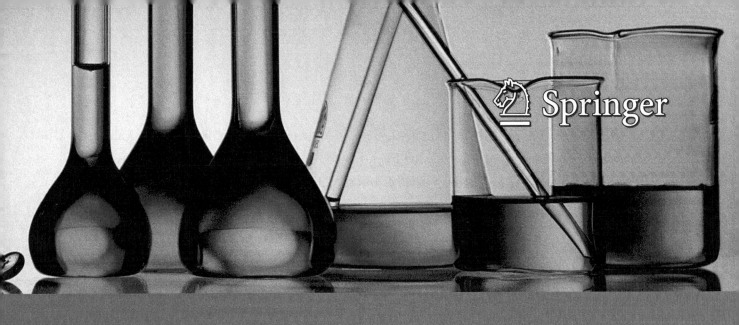

Springer

病原耐药性（第2卷）
Antimicrobial Drug Resistance

临床与流行病学
Clinical and Epidemiological Aspects

[美] Douglas L. Mayers, Jack D. Sobel,
Marc Ouellette, Keith S. Kaye, Dror Marchaim　编著

曹小安　刘永生　张杰　兰喜　李华　译

U0306255

（第二版）
(2nd Ed.)

中国农业科学技术出版社

图书在版编目（CIP）数据

病原耐药性. 第2卷, 临床与流行病学：第2版 = Antimicrobial Drug Resistance（Volume 2）: Clinical and Epidemiological Aspects（2nd Ed.）/（美）道格拉斯·迈耶（Douglas L. Mayers）等编著；曹小安等译. --北京：中国农业科学技术出版社，2022. 12

ISBN 978-7-5116-5241-6

Ⅰ.①病… Ⅱ.①道… ②曹… Ⅲ.①病原微生物—抗药性—研究 Ⅳ.①R37 ②R969.4

中国版本图书馆CIP数据核字（2021）第 049862 号

First published in English under the title

Antimicrobial Drug Resistance (Volume 2): Clinical and Epidemiological Aspects (2nd Ed.)

edited by Douglas L. Mayers, Jack D. Sobel, Marc Ouellette, Keith S. Kaye and Dror Marchaim

Copyright © 2009, 2017 Springer International Publishing AG

This edition has been translated and published under licence from Springer International Publishing AG

All Rights Reserved

责任编辑 崔改泵

责任校对 李向荣

责任印制 姜义伟　王思文

出 版 者 中国农业科学技术出版社

北京市中关村南大街12号　　邮编：100081

电　　话 （010）82109194（编辑室）　　（010）82109702（发行部）

（010）82109709（读者服务部）

传　　真 （010）82109698

网　　址 https:// castp.caas.cn

经 销 者 各地新华书店

印 刷 者 北京建宏印刷有限公司

开　　本 210 mm × 285 mm　　1/16

印　　张 58.75

字　　数 1 760千字

版　　次 2022年12月第1版　　2022年12月第1次印刷

定　　价 185.00元

◄━━◆ 版权所有·翻印必究 ◆━━►

中国农业科学院兰州兽医研究所（LVRI）

家畜疫病病原学国家重点实验室（SKL）

中国农业科学院科技创新工程

资助出版

《病原耐药性：临床与流行病学》
翻译人员

译　者：曹小安　刘永生　张　杰　兰　喜　李　华

审　校：曹小安　刘永生　张　杰　兰　喜　李　华

主译单位：中国农业科学院兰州兽医研究所

序　言

抗生素耐药性是关乎全球健康的重大问题，因为微生物对我们使用的抗生素的适应，耐药性问题正在扩大，新种类的抗生素正在被研发并推广到临床。编辑和作者都希望《病原耐药性》第二版进行更新，综合病原耐药性的信息资源，包括目前与细菌、真菌、原虫以及病毒等微生物相关的可用信息。基于耐药性的领域已经进化，上、下两卷添加了许多新的作者和章节。我们相信本书的信息对于临床医生、流行病学专家、微生物学家、病毒学家、寄生虫学家、公共卫生部门、医学生以及培训人员都是有价值的。我们以一种易于接受的形式，为关注临床耐药性以及全球社区内耐药性传播的人群提供了这些信息。

《病原耐药性》分为两卷，卷一涵盖了耐药性和耐药机制，首先是药物分类，然后是单个抗生素制剂，包括针对细菌、真菌、原虫和病毒的抗菌药物。卷二包括临床、流行病学和耐药性的公共健康问题，以及对特定药物的作用和解释的概述。总之，这两卷书给每个领域的专家提供了耐药性的全面综合信息。

我们感谢来自世界各地的197位专家对本书的贡献和支持，因为这项工作我们走到了一起。另外，编者要特别感谢Michelle Feng He，她在本书出版之前为编者提供了额外的支持和鼓励。最后，还要感谢我们的妻子和家人，没有他们的耐心和支持，这本书也不能完成。

剑桥，马萨诸塞州，美国	Douglas L. Mayers，M. D.
底特律，密歇根州，美国	Jack D. Sobel，M. D.
魁北克省，加拿大	Marc Ouellette，M. D.
安阿伯市，密歇根州，美国	Keith S. Kaye，M. D.，M. P. H.
特拉维夫市，以色列	Dror Marchaim，M. D.

编　者

Kamilia Abdelraouf，埃及，亚历山大，亚历山大大学，药学院药剂学系。

Sabeena Ahmed，理学硕士。孟加拉国达卡国际腹泻病研究中心，传染病科高级研究员。

Robert A. Akins，博士。美国密歇根州底特律市，韦恩州立大学医学院，生物化学与分子生物学教授。

Barbara D. Alexander，医学博士。美国北卡罗来纳州达勒姆，杜克大学医学与病理学教授。

Elizabeth R. Andrews，药学博士。美国北卡罗来纳州三角研究园，G1治疗学临床科学家。

Sevtap Arikan-Akdagli，医学博士。土耳其安卡拉，哈西德佩大学医学院，微生物学和临床微生物学教授；土耳其安卡拉，哈西德佩大学医学院，真菌学实验室主任。

Eric J. Arts，博士。加拿大安大略省西安大略大学，微生物学和免疫学教授，HIV发病机制和病毒控制研究主席。

Dominique Aubert，博士。法国兰斯香槟阿登大学布兰奇医院和EA 3800实验室寄生虫学-真菌学。

Fernando Baquero，博士，医学博士。西班牙马德里，拉蒙·卡哈尔健康研究所（IRYCIS），流行病学和公共卫生生物医学调查中心，拉蒙·卡哈尔大学医院，微生物学与进化生物学研究教授。

Margaret C. Bash，医学博士，公共卫生硕士。美国马里兰州贝塞斯达，美国食品和药物管理局生物制品评估和研究中心，疫苗研究和审查办公室，美国马里兰州贝塞斯达健康科学统一服务大学儿科。

John D. Baxter，医学博士。美国新泽西州卡姆登市，罗文大学库珀医学院，库珀大学医院传染病科。

Gonzalo M. L. Bearman，医学博士，公共卫生硕士。美国弗吉尼亚州里士满市，传染病、流行病学和社区医学处主任；美国弗吉尼亚州里士满市，内科、流行病学和社区医学教授。

Kirthana R. Beaulac，药学博士。美国马萨诸塞州波士顿，塔夫茨医疗中心。

Apostolos Beloukas，理科硕士，博士。英国利物浦，利物浦大学感染与全球健康研究所助理研究员。

Thomas Benfeld，医学博士。丹麦哥本哈根，赫维德大学医院传染病科。

Michael L. Bennish，医学博士。南非姆图巴图巴的姆皮洛勒执行主任。

Michel G. Bergeron, O. Q., 医学博士，皇家内科医师学会会员。加拿大魁北克市拉瓦尔大学传染病研究中心创始人兼主任。

Hiranmoy Bhattacharjee，博士。美国佛罗里达州迈阿密，佛罗里达国际大学赫伯特·威瑟姆医学院细胞生物学和药理学系。

Giancarlo A. Biagini，博士。英国利物浦彭布罗克，利物浦热带医学院药物与诊断研究中心。

John P. Bilello，博士。美国宾夕法尼亚州西点默克，传染病生物学发现首席科学家。

John S. Blanchard，博士。美国纽约布朗克斯市，阿尔伯特爱因斯坦医学院生物化学系。

GuyBoivin，医学博士。加拿大微生物学教授，加拿大魁北克省拉瓦尔大学传染病新兴病毒和抗病毒抗性研究中心研究主席。

Robert A. Bonomo，医学博士。美国俄亥俄州，克利夫兰大学医院病例医疗中心医学、药理学、分子生物学和微生物学教授；美国俄亥俄州，克里夫兰市大学医院病例医疗中心路易斯·斯托克斯克利夫兰医疗服务中心主任；美国俄亥俄州克利夫兰大学医院病例医疗中心医学系退伍军人事务副主席。

Michelle D. Brazas，博士。加拿大多伦多安大略省，癌症研究所MaRS中心。

Itzhak Brook，医学博士，理科硕士。美国华盛顿特区，乔治城大学医学院儿科教授。

Robert W. Buckheit Jr.，美国马里兰州弗雷德里克市，探索生物科学公司。

Joseph Adrian L. Buensalido，医学博士。菲律宾马尼拉，马尼拉总医院，菲律宾大学医学系传染病科临床副教授。

Karen Bush，博士。美国印第安纳州布卢明顿，印第安纳大学生物系生物技术项目实践教授。

Gerard Cangelosi，博士。美国华盛顿州西雅图市，华盛顿大学公共卫生学院环境与职业健康科学系教授。

Lilia López Cánovas，博士。墨西哥墨西哥城，墨西哥城自治大学基因科学教授。

Rafael Cantón，博士。西班牙马德里大学药学院微生物系，西班牙马德里拉蒙·卡哈尔大学医院微生物学系主任。

Jelena Catania，医学博士。美国北卡罗来纳州达勒姆杜克大学医学中心传染病研究员。

Vincent Cattoir，药学博士，博士。法国卡昂，卡昂诺曼底大学卡昂大学医学院临床微生物学系临床微生物学教授。

Jaya Chakravarty，工商管理硕士，医学博士。印度瓦拉纳西巴纳拉斯，印度大学医学科学院医学副教授。

Jyotsna Chandra，博士。美国俄亥俄州克利夫兰，凯斯西储大学克利夫兰大学医院皮肤科医学真菌学中心高级研究员。

P. H. Chandrasekar，医学博士。美国密歇根州底特律，韦恩州立大学医学院哈珀大学医院内科传染病科。

Kimberly C. Claeys，药学博士。美国密歇根州底特律市，韦恩州立大学药物学院尤金·阿普尔鲍姆药学院抗感染研究实验室。

Gerald C. Coles，文学硕士，博士，理科博士。英国布里斯托尔，布里斯托大学兽医学院。

Lynn E. Connolly，医学博士，博士。美国加利福尼亚州旧金山阿根公司；美国加利福尼亚大学旧金山分校传染病科医学系。

A. J. Cornell。澳大利亚新南威尔士州沃加沃加，查尔斯特大学动物与兽医学院和格雷厄姆农业创新中心。

Patrice M. Courvalin，医学博士，（英国）皇家内科医师学会会员。法国巴黎巴斯德研究所反艾滋病代理单位。

Mathieu Coutu。加拿大魁北克蒙特利尔，蒙特利尔大学微生物学、传染病学和免疫学系。

Clyde S. Crumpacker Ⅱ，医学博士。美国马萨诸塞州波士顿，哈佛医学院贝斯·以色列女执事医学中心传染病科；美国马萨诸塞州波士顿，哈佛医学院医学教授。

Sarah L. Cudmore，理科学士。加拿大渥太华安大略省，公共卫生感染预防和控制部门。

Vanessa M. D'Costa，博士。加拿大安大略省多伦多市，儿童医院细胞生物学项目。

Florence Depardieu。法国巴黎巴斯德研究所反艾滋病代理单位。

Nainee Desai，药学博士。美国马萨诸塞州莱克星顿市，立体派制药公司医务部。

Abhay Dhand，医学博士。美国马萨诸塞州波士顿，塔夫茨医学中心地理医学与传染病学系。

Carlos A. Diaz Granados，医学博士，理学硕士。美国宾夕法尼亚州斯威夫特沃特的赛诺菲巴斯德临床科学主任。

Michael J. Doenhoff，理科学士，博士。英国诺丁汉，诺丁汉大学生命科学学院。

Yohei Doi，医学博士，博士。美国宾夕法尼亚州匹兹堡，匹兹堡大学医学院传染病科。

Robert A. Domaoal，博士。美国佐治亚州亚特兰大，埃默里大学医学院儿科系艾滋病研究中心生化药理学实验室。

Summer Donovan，医学博士。美国弗吉尼亚州里士满，弗吉尼亚联邦大学医学中心儿科传染病科研究员。

Shira I. Doron，医学博士。美国马萨诸塞州波士顿，塔夫茨大学医学院医学副教授；美国马萨诸塞州波士顿，塔夫茨医学中心地理医学与传染病学系。

Jacques Dumas，博士。美国马萨诸塞州沃特敦，四相制药公司首席科学家。

Herbert L. DuPont，医学博士。美国得克萨斯州休斯顿，得克萨斯大学公共卫生学院麦戈文医学院，贝勒医学院和凯尔西研究基金会。

Noton K. Dutta，博士。美国马里兰州巴尔的摩市，约翰霍普金斯大学医学院结核病研究中心医学系传染病科医学研究员。

Maryam Ehteshami，博士。美国佐治亚州亚特兰大，埃默里大学医学院儿科系艾滋病研究中心生化药理学实验室。

Matthew E. Falagas，医学博士，理科硕士，理学博士。希腊雅典阿尔法生物医学科学研究所（AIBS）；美国马萨诸塞州波士顿，塔夫茨大学医学院医学系。

Loïc Favennec，医学博士，博士。法国鲁昂大学查尔斯·尼科尔和EA 3800医院寄生虫学-真菌学实验室首席医务干事，药学教授。

Lucía Fernández。西班牙阿斯图里亚斯，维拉维西奥萨，阿斯图里亚斯乳制品研究所（IPLA），科学研究高级理事会（CSI）。

Andrés Finzi，博士。加拿大微生物学，传染病学和免疫学系研究助理教授，加拿大蒙特利尔蒙特利尔大学逆转录病毒研究主席。

Gary E. Garber，医学博士，皇家内科医师学会会员，美国医师学会会员。加拿大渥太华安大略省公共卫生感染预防和控制部门。

Consuelo Gómez García，博士。墨西哥墨西哥城，国立理工学院国家医学与顺势疗法（ENMyH）分子生物医学研究所教授。

Anna Maria Geretti，医学博士，博士，皇家病理学学院成员。英国利物浦，利物浦大学传染病研究所病毒学和传染病学教授，传染病荣誉顾问。

Mahmoud A. Ghannoum，博士。美国俄亥俄州克利夫兰，凯斯西储大学克利夫兰大学医院皮肤科医学真菌学中心教授。

Vaidya Govindarajan。美国佛罗里达州迈阿密市，佛罗里达国际大学赫伯特·威瑟姆医学院细胞生物学和药理学系。

Fabrice E. Graf。瑞士巴塞尔寄生虫化疗单位，瑞士热带和公共卫生研究所。

Robert M. Greenberg，博士。美国宾夕法尼亚州费城，宾夕法尼亚大学兽医学院病理学系。

Ying-Shan Han，博士。加拿大蒙特利尔，犹太总医院戴维斯夫人医学研究所麦吉尔大学艾滋病中心。

Robert E. W. Hancock，博士。加拿大不列颠，哥伦比亚大学微生物学和免疫学系主任兼教授，加拿大不列颠哥伦比亚省温哥华市不列颠哥伦比亚大学微生物疾病和免疫研究中心主任。

Kimberly E. Hanson，医学博士，卫生科学硕士。美国犹他州盐湖城，犹他大学传染病研究所。

Bianca Heinrich，博士。美国马萨诸塞州剑桥市，Abcam公司基因组分析高级科学家。

David K. Henderson，医学博士。美国马里兰州贝塞斯达国立卫生研究院临床护理副主任办公室。

Brian D. Herman，博士。美国佐治亚州，亚特兰大退伍军人事务医疗中心埃默里大学医学院儿科生化药理学实验室艾滋病研究中心。

Kathleen L. Horan，医学博士。美国华盛顿州西雅图，弗吉尼亚梅森医疗中心肺病学。

Ann Huletsky，博士。加拿大魁北克省，拉瓦尔大学传染病研究中心副教授。

Michael G. Ison，医学博士，理科硕士。美国伊利诺伊州芝加哥市，西北大学芬伯格医学院传染病与器官移植科副教授。

Michael R. Jacobs，医学博士，博士。美国俄亥俄州克利夫兰市，凯斯西储大学临床微生物学教授，大学医院病例医疗中心病理学和医学教授。

George A. Jacoby，医学博士。美国马萨诸塞州波士顿，哈佛医学院兼职医学副教授。

Jisha John，医学博士。美国密歇根州底特律，韦恩州立大学传染病研究员。

Matthew D. Johnson。澳大利亚墨尔本，莫纳什大学莫纳什制药科学研究所药物递送、处置和动力学。

Glenn W. Kaatz，医学博士。美国密歇根州底特律，韦恩州立大学医学院内科和传染病科教授；约翰·丁格尔·瓦医学中心研究与发展副主任。

Petros C. Karakousis，医学博士。美国马里兰州巴尔的摩市，约翰霍普金斯大学医学院传染病医学系结核病研究中心医学副教授。

Angela D. M. Kashuba，理学学士，药学博士，药物管理局。美国北卡罗来纳州教堂山市，北卡罗来纳大学艾希尔曼药学院药物治疗与实验治疗学教授兼主席。

David E. Katz，医学博士，公共卫生学硕士。以色列耶路撒冷，希伯来大学医学院沙阿雷·泽德克医学中心内科主任。

Wasif A Khan，工商管理硕士，卫生科学硕士。孟加拉国达卡国际腹泻病研究中心传染病科学家。

Keith P. Klugman，医学博士，博士。美国华盛顿州西雅图市，比尔及梅琳达·盖茨基金会肺炎主任。

Joseph Kovacs，医学博士。丹麦哥本哈根，哥本哈根大学医院里格索斯皮塔莱传染病科。

Sebastian G. Kurz，医学博士，博士。美国马萨诸塞州波士顿，塔夫茨医学中心内科肺和危重病护理科。

Jannik-Helweg Larsen，医学博士。丹麦哥本哈根，哥本哈根大学医院里格索斯皮塔莱传染病科。

Roland Leclercq，医学博士，博士。法国卡昂，诺曼底大学医学院卡昂大学医院临床微生物学教授。

Danielle Légaré，博士。加拿大魁北克省魁北克市拉瓦尔大学，魁北克省传染病学研究中心。

Donald P. Levine，医学博士。美国密歇根州底特律，韦恩州立大学医学教授。

Shawn Lewenza，博士。加拿大阿布·阿萨巴斯卡，阿萨巴斯卡大学科学与技术学院副教授。

Jennifer Li，理科学士。加拿大安大略省渥太华，渥太华大学医学院生物化学、微生物学和免疫学系。

Jian Li，博士。澳大利亚墨尔本，莫纳什大学药学研究所的药物输送、处理和动力学。

Xian-Zhi Li，医学博士，博士。加拿大安大略省渥太华，加拿大卫生部健康产品和食品部兽药局人类安全部组长。

Stephen A. Locarnini，临床医学学士，理科学士，博士，皇家病理学学院成员。澳大利亚墨尔本，多尔蒂研究所维多利亚传染病参考实验室首席研究与分子发展。

Jose L. Lopez-Ribot，药学博士，博士。美国得克萨斯州圣安东尼奥市，得克萨斯大学圣安东尼奥分校生物学系和南得克萨斯州新发传染病中心。

R. Dwayne Lunsford，博士。美国马里兰州，贝塞斯达国家牙科和颅面研究所（NIDCR）微生物学计划综合生物学和传染病科。

Joseph D. Lutgring，医学博士。美国佐治亚州亚特兰大，埃默里大学传染病学系助理教授。

Pauline Macheboeuf，博士。法国格勒诺布尔，阿尔卑斯大学法国国家科学研究中心结构生物学研究所高级科学家。

Maria L. Magalh.es。巴西南卡罗来纳州拉格斯，食品和动物生产部圣巴卡罗那国立大学。

Elias K. Manavathu，博士。美国佐治亚州奥古斯塔，奥古斯塔大学医学院医学系传染病科。

Goutam Mandal，博士。美国佛罗里达州迈阿密市，佛罗里达国际大学赫伯特威瑟姆医学院细胞生物学和药理学系。

Laurence A. Marchat，博士。墨西哥，墨西哥城国立理工学院国家医学与顺势疗法（ENMyH）分子生物医学研究所教授。

Pascal Mäser，博士。瑞士巴塞尔，寄生虫化疗单位瑞士热带和公共卫生研究所。

Henry Masur，医学博士。美国马里兰州贝塞斯达，国立卫生研究院临床中心重症监护医学系。

Kathryn A. Matthias，博士。美国马里兰州贝塞斯达市，美国食品和药物管理局生物制品评估与研究中心疫苗研究与审查办公室。

Douglas L. Mayers，医学博士。美国马萨诸塞州剑桥市，特里贝尔疗法首席医疗官。

Matthew McCarthy，医学博士。美国纽约州纽约市，威尔康奈尔中心移植-肿瘤学传染病项目。

Patrick F. McDermott，理科硕士，博士。美国马里兰州劳雷尔，美国食品和药物管理局研究办公室兽医中心。

Lesley McGee，博士。美国佐治亚州，亚特兰大疾病控制和预防中心呼吸疾病分部微生物学家。

John E. McGowan Jr.，医学博士。美国佐治亚州亚特兰大，埃默里大学罗林斯公共卫生学院流行病学系教授。

Joseph B. McPhee，博士。加拿大安大略省多伦多，瑞尔森大学化学与生物系助理教授。

Francis Mégraud，医学博士。法国波尔多，波尔多瑟加兰大学弯曲杆菌和螺杆菌国家参考中心。

Thibault Mesplède，博士。加拿大魁北克省，麦吉尔大学艾滋病中心蒙特利尔犹太人总医院戴维斯夫人医学研究所。

Melissa B. Miller，博士，D.（A. B. M. M.）美国北卡罗来纳州教堂山，联合国军司令部医学院病理学和实验室医学系。

Greg Moeck，博士。加拿大魁北克，圣洛朗医药公司生物学副总裁。

Stephen A. Morse，公共卫生学硕士，博士。美国佐治亚州，亚特兰大疾病预防控制中心（退休）国家新兴人畜共患病和传染病中心食源性、水源性和环境疾病分部。

Rita Mukhopadhyay，博士。美国佛罗里达州迈阿密市，佛罗里达国际大学赫伯特·韦特海姆医学院细胞生物学和药理学系。

Alexandre Mzabi，医学博士。法国兰斯香槟-阿登大学，布兰奇医院和EA 3800实验室寄生虫学-真菌学。

Roger L. Nation，博士。澳大利亚墨尔本莫纳什大学莫纳什制药科学研究所药物递送、处置和动力学。

Eleni Ntokou，博士。丹麦欧登塞，南丹麦大学生物化学与分子生物学系。

Esther Orozco，博士。墨西哥，墨西哥城辛维斯塔夫-伊普恩传染病和病原体学系教授。

Elizabeth M. O. Shaughnessy，医学博士。美国马里兰州银泉市，美国食品和药物管理局药物评估和研究中心医学博士。

Marc Ouellette，博士。加拿大魁北克市，拉瓦尔大学加拿大传染病研究中心加拿大抗菌药物耐药研究主席兼教授。

Tara N. Palmore，医学博士。美国马里兰州贝塞斯达，美国国立卫生研究院国家过敏和传染病研究所医院流行病学服务。

Neil T. Parkin，博士。美国加州，贝尔蒙特数据第一咨询公司执行董事。

Sally R. Partridge，博士。澳大利亚新南威尔士州，悉尼大学韦斯特米德医院韦斯特米德医学研究所传染病和微生物中心首席研究员。

David L. Paterson，医学博士，博士。澳大利亚布里斯班，昆士兰大学临床研究中心和皇家布里斯班妇女医院。

Thomas F. Patterson，医学博士，美国医师学会会员，食品和药物管理局博士。美国得克萨斯州圣安东尼奥市德，克萨斯大学健康科学系传染病科医学系，圣安东尼奥中心和美国得克萨斯州圣安东尼奥市南德州退伍军人医疗保健系统奥迪·墨菲分部。

Federico Perez，医学博士。美国俄亥俄州克利夫兰，凯斯西储大学医学院退伍军人事务部医疗中心路易斯·斯托克斯·克利夫兰医学和研究服务部。

D. Guillermo Pérez Ishiwara，博士。墨西哥，墨西哥城国立政治研究所生物技术研究中心（CIBA）教授。

John R. Perfect，医学博士。詹姆斯·杜克医学教授，美国北卡罗来纳州达勒姆杜克大学医学中心传染病和国际卫生司司长。

David S. Perlin，博士。美国新泽西州新不伦瑞克，新泽西州立大学罗格斯新泽西医学院公共健康研究所。

Jocelyne Piret，博士。加拿大魁北克省拉瓦尔市，魁北克大学医院传染病研究中心。

Bruno Pradines，药学博士，博士。法国大麦布赖蒂尼，军队生物医学研究所传染病系寄生虫学和昆虫学科。

Roger K. Prichard，博士。加拿大魁北克，圣安妮·德贝尔维尤麦吉尔大学寄生虫学研究所。

Michael J. Pucci，博士。美国马萨诸塞州剑桥市，斯珀罗治疗公司执行董事。

Annette N. Ratcliff，博士。美国俄亥俄州哥伦布市，俄亥俄州立大学技术许可经理。

Jacqueline D. Reeves，博士。美国加利福尼亚州南旧金山，美国控股实验室公司单基因生物科学总监。

John H. Rex，医学博士。美国马萨诸塞州沃尔瑟姆，阿斯利康传染业务部高级副总裁兼首席战略官。

Katherine Reyes，医学博士，公共卫生硕士。美国密歇根州底特律，亨利·福特卫生系统感染预防和控制公司医疗主任；美国密歇根州底特律，亨利·福特医院传染病高级内科医师。

Louis B. Rice，医学博士。美国罗得岛州普罗维登斯，布朗大学罗得岛医院。

Marilyn C. Roberts，博士。美国华盛顿州西雅图市，华盛顿大学公共卫生学院环境与职业健康科学系。

Mario Alberto Rodríguez，博士。墨西哥，墨西哥城辛维斯塔夫-伊普恩传染病和病原体学系教授。

Paul H. Roy，博士。加拿大魁北克市，拉瓦尔大学感染学研究中心名誉教授。

William A. Rutala，博士，公共卫生硕士。美国北卡罗来纳州教堂山，联合国军司令部医疗保健系统医院流行病学系；美国北卡罗来纳州教堂山联合国军司令部医学院传染病科。

Michael J. Rybak，药学博士，公共卫生硕士。美国密歇根州底特律，韦恩州立大学尤金·阿普尔鲍姆药学院抗感染研究实验室药剂学教授兼医学副教授。

Max Salfnger，医学博士。美国科罗拉多州丹佛市，国家犹太健康分子诊断实验室，分枝杆菌学和药代动力学执行主任。

Nicholas C. Sangster，理科学士，渔业科学学士，博士。澳大利亚新南威尔士州沃加沃加，查尔斯特大学动物与兽医学院。

Celia A. Schiffer，博士。美国马萨诸塞州伍斯特市，马萨诸塞大学医学院生物化学与分子药理学系耐药研究所教授兼主任。

Raymond F. Schinazi，博士，理学博士。美国佐治亚州亚特兰大，退伍军人事务医疗中心埃默里大学医学院儿科学系生化药理学实验室艾滋病研究中心儿科学教授，弗朗西斯·温斯·沃尔特斯教授。

Bryan D. Schindler，博士。美国密歇根州安阿伯市，国家科学基金会国际微生物学家Ⅱ。

Stefan Schwarz，博士。德国纽斯塔特-马里恩塞的弗里德里希-洛弗斯特研究所，农场动物遗传学研究所。

Alisa W. Serio，博士。美国加利福尼亚州旧金山，南部阿查根公司。

Mansi Sharma，博士。美国佛罗里达州迈阿密市，佛罗里达国际大学赫伯特·威瑟姆医学院细胞生物学和药理学系。

Ola E. Sköld，医学博士，博士。瑞典乌普萨拉，乌普萨拉大学医学生物化学与微生物学系。

Nicolas Sluis-Cremer，博士。美国宾夕法尼亚州匹兹堡，匹兹堡大学医学院传染病科医学副教授。

Jeffrey D. Smith，理科硕士。加拿大安大略省渥太华，公共卫生部门感染预防和控制。

Jordan R. Smith，药学博士。美国北卡罗来纳州，海波因特高点大学药学院临床科学助理教授。

David R. Snydman，医学博士，美国医师学会会员。美国马萨诸塞州波士顿，塔夫茨医疗中心塔夫茨大学医学院和地理医学及传染病分部医学教授。

Jack D. Sobel，医学博士。美国密歇根州底特律，底特律医学中心韦恩州立大学医学院院长，医学教授。

Akos Somoskovi，医学博士，博士，理学博士。瑞典斯克夫德斯卡拉堡医院呼吸内科。

Kathryn A. Stafford，理科学士，理科硕士，博士。英国布里斯托尔兰福德，布里斯托尔大学临床兽医学系研究助理。

Judith N. Steenbergen，博士。美国马萨诸塞州列克星敦，立体派制药公司临床微生物学执行主任。

Shyam Sundar，医学博士，皇家医师学会会员，F. N. A. 印度瓦拉纳西巴纳拉斯印度大学医学研究所医学教授。

Göte Swedberg，博士。瑞典乌普萨拉，乌普萨拉大学医学生物化学与微生物学系副教授。

Vincent H. Tam，药学博士。美国得克萨斯州休斯顿，休斯顿大学药学院药学实践与转化研究系。

Sandeep Tamber，博士。加拿大安大略省渥太华，加拿大卫生部微生物危害局研究科学家。

Fred C. Tenover，博士。美国加利福尼亚州桑尼维尔市，造父公司科学事务副总裁。

Kyriakos K. Trigkidis，医学博士。希腊雅典，阿尔法生物医学科学研究所（AIBS）。

Liza Valdivia，医学博士。美国罗得岛州普罗维登斯，布朗大学罗得岛医院。

Jose A. Vazquez，医学博士。美国佐治亚州奥古斯塔，奥古斯塔大学医学院传染病科主任，医学教授。

Colin M. Venner。加拿大伦敦西部大学微生物和免疫学系。

Thierry Vernet，博士。法国格勒诺布尔阿尔卑斯大学癌胚抗原结构生物学研究所组长。

Birte Vester，博士。丹麦欧登塞南，丹麦大学生物化学与分子生物学系教授。

Isabelle Villena，医学博士。法国兰斯，香槟阿登大学布兰奇医院和EA 3800实验室寄生虫学首席医学专家、医学教授。

Erhard Vander Vries，博士。德国汉诺威兽医大学新发感染和人畜共患病研究中心。

Mark A. Wainberg，博士。加拿大蒙特利尔，犹太总医院戴维斯夫人医学研究所麦吉尔大学艾滋病中心。

Thomas J. Walsh，医学博士。美国纽约州，威尔康奈尔中心儿科和移植-肿瘤学传染病项目。

Stephen A. Ward，博士。英国利物浦彭布罗克广场，利物浦热带医学院药物与诊断研究中心。

David J. Weber，医学博士。博士。美国北卡罗来纳州教堂山，联合国军司令部医疗保健系统医院流行病学系；

美国北卡罗来纳州教堂山，联合国军司令部医学院传染病科。

Linda M. Weigel，博士。美国佐治亚州亚特兰大，疾病控制与预防中心生物防御研究与开发实验室首席研究员。

L. Joseph Wheat，医学博士。美国印第安纳州，印第安纳波利斯米拉维斯塔诊断学医疗主任。

Jean M. Whichard，兽医学博士，博士。美国佐治亚州亚特兰大，疾病控制和预防中心食源性、水源性和环境疾病分部。

Nathan P. Wiederhold，药学博士。美国得克萨斯州圣安东尼奥市，圣安东尼奥得克萨斯大学健康科学中心病理学系。

Rob G. Woodgate，理科学士，BVMS（Hons），博士。澳大利亚新南威尔士州瓦格加市，查尔斯斯特大学动物与兽医学学院兽医寄生虫学高级讲师。

Gerard D. Wright，博士。加拿大安大略省汉密尔顿，麦克马斯特大学生物化学与生物医学科学教授；加拿大汉密尔顿麦克马斯特大学传染病研究所所长。

Hui-Ling Yen，博士。香港大学香港分校兰道-克莱弗纳综合症医学院公共卫生学院。

Nese Kurt Yilmaz，博士。美国马萨诸塞州伍斯特市，马萨诸塞州伍斯特大学医学院生物化学与分子药理学系研究助理教授。

Juwon Yim，药学博士。美国密歇根州底特律，市韦恩州立大学尤金·阿普尔鲍姆药学院抗感染研究实验室。

André Zapun，博士。法国格勒诺布尔，阿尔卑斯大学法国国家科学研究中心结构生物学研究所高级科学家。

Evan J. Zasowski，药学博士，公共卫生学硕士。美国密歇根州底特律，韦恩州立大学尤金·阿普尔鲍姆药学院抗感染研究实验室。

Marcus Zervos，医学博士。美国密歇根州底特律，亨利福特健康系统传染病科主任；美国密歇根州底特律，韦恩州立大学医学院医学教授。

目　录

第七篇　革兰氏阳性细菌临床分离株耐药性

第八篇　革兰氏阴性菌耐药性：临床篇

第九篇　真菌分离菌株的耐药性：临床篇

第十篇　病毒抗药性：临床篇

第十一篇　寄生虫耐药性：临床篇

第十二篇　对耐药性的检测

第十三篇　耐药性引起的公共卫生事件

第七篇

革兰氏阳性细菌临床分离株耐药性

第49章 肺炎链球菌耐药性

Lesley McGee，Keith P. Klugman

1 前言

肺炎链球菌（*Streptococcus pneumoniae*，the pneumococcus）已成为100多年来十分重要的人类病原体。它感染机体后可引起复杂而多变的感染表征，从表现为轻度的中耳炎和鼻窦炎症状到严重的肺部炎症及脑膜炎，从而威胁到感染者的生命安全。在世界范围内，肺炎球菌感染5岁以下幼儿引起的发病率和死亡率最高，2011年由肺炎所造成的130万死亡人数中，估计由肺炎球菌感染引起的占1/3[1]。肺炎球菌是呼吸道中的常见定殖微生物，尤其是在儿童鼻咽部，由于这些部位经常接触到抗菌剂，使得这一现象更为明显。肺炎球菌不仅严重影响青年人群的健康，它也是老年群体引发呼吸道疾病而致死的重要因素；在社区生活的居民中，肺炎球菌是主要的呼吸道疾病病原体，经常导致健康居民突然出现呼吸道感染症状而送医治疗。

多年来，通常利用青霉素（penicillin）或者氨苄青霉素（ampicillin）来治疗由肺炎链球菌感染引起的疾病。在20世纪40年代，人们首次利用青霉素治疗由肺炎链球菌引起的呼吸道疾病获得了十分理想的效果。然而，随着青霉素在细菌性疾病治疗中的广泛应用，肺炎球菌在长期接触青霉素的过程中，耐药菌株随之也不断涌现。在众多的耐药菌株中，很多呈现全球性分布。从20世纪60年代首次发现耐药菌以来，近几十年来由耐药菌导致抗生素治疗效果不佳的现象持续增加。20世纪80年代至90年代出现了青霉素和其他β-内酰胺类抗生素耐药菌，导致了临床治疗肺炎球菌感染所用到的大环内酯类、氟喹诺酮类（FQs）和其他非β-内酰胺类抗生素使用量的增加。药代动力学（Pharmacodynamics）研究表明，注射高剂量的类β-内酰胺（parenteral β-lactams）药物能够良好地抑制革兰氏阳性菌的活性，并且是目前治疗大多数耐受青霉素肺炎球菌感染的主要药物。相反，口服β-内酰胺（oral β-lactams）药物在治疗过程中可能无效，但是高剂量口服阿莫西林成为目前治疗青霉素耐受菌感染的最佳口服β-内酰胺药物。口服或注射大环内酯类（macrolides）药物都无法治疗对大环内酯类药物耐受的肺炎球菌感染。目前，氟喹诺酮耐药（Fluoroquinolone resistance）现象在临床治疗中出现较少，但对于之前已经接触过这类药物的患者，由于氟喹诺酮在杀灭敏感菌以后使患者机体内保留了具有耐受氟喹诺酮类药物的突变菌株，从而导致携带有此种突变菌株的患者再次使用氟喹诺酮类药物治疗时治疗失败的风险很大程度上增加。随着抗生素在临床治疗中的广泛应用，耐药菌株的出现使得成年人和儿童在治疗由肺炎链球菌引发的各种疾病过程变得复杂而艰辛。由广泛利用抗生素进行疾病治疗过程中所产生的选择压力[2, 3]以及多重抗药性肺炎球菌克隆株自身增殖和扩散[4]，直接导致抗生素耐药菌的不断涌现。最近，对婴儿进行联苗免疫（conjugate vaccine immunization）发现由侵袭感染导致对单一疫苗免疫保护力降低，但是无疫苗进行预防的感染仍然面临抗生素治疗过程中选择压力，从而导致耐药菌株的出现。这就需要科研人员不断研发新型抗菌类药物来确保肺炎球菌感染患者的临床疗效。

本章将叙述肺炎球菌抗生素耐药性如何出现、机制、临床意义以及相关疫苗对耐药性的影响。

2 肺炎球菌流行病学及耐药性危险因素分析

2岁以下幼儿以及65岁以上老人是肺炎球菌感染发病率最高的2个群体。其他重要的风险因素还包括潜在的疾病，如与心肺相关的慢性病（chronic heart and lung disease）、吸烟和免疫缺陷症（immunodeficiency states），如无脾综合征（asplenia）、艾滋病毒（HIV）和镰状细胞病（sickle cell disease）。

肺炎链球菌通常定殖于上呼吸道，并且是健康个体正常菌群（normal flora）的一部分。通常，肺炎球菌定殖于宿主呼吸道内是处于动态平衡状态。特定血清型肺炎球菌在未被从宿主体内清除或者被其他血清型肺炎球菌所取代之前可以在宿主体内生存数月之久。新生婴儿及幼儿对于肺炎球菌的携带率（40%～60%）明显高于儿童（12%）、青少年（6%～10%）以及成人（3%～4%）[5, 6]。与肺炎球菌携带率增加有关的因素包括冬季寒冷天气、过度拥挤的密闭环境（例如托儿所的舞会及生活在拥挤的环境中）[7]。利用抗生素来降低肺炎球菌的携带率似乎不可行，但是却可以增加携带耐药突变菌的几率，尤其是给人群使用β-内酰胺类抗生素后所产生的菌株耐药现象更加明显[8]。

对世界各地肺炎球菌流行情况的血清学调查表明，此种细菌血清型的分布特点因地理位置以及年龄而异[9]。在儿童极易携带的肺炎球菌血清型中，经常携带菌体血清型的分布特点是不同于所引起疾病的分离株血清型，并且在针对肺炎球菌联苗使用之前的时期内，儿童经常携带的肺炎球菌（血清型6、9、14和23）十分容易出现耐药性[9]。这种现象可能是由于幼儿期经常利用抗生素进行临床治疗的过程中，导致特定血清型肺炎球菌在选择压力的作用下产生了突变株[10]。

具有抗药性肺炎球菌导致的感染会造成多种健康风险。这些风险是大多数抗生素压力筛选出来的各种耐药菌所共有的特点。由β-内酰胺类抗生素所诱导产生的耐药菌，其影响范围已经在国家、省、幼儿园、家族或者个体等不同水平体现出来[11-16]。使用大环内酯类药物也同样可以产生耐药菌，尤其是长期使用药物（如阿奇霉素）更是如此[17]。耐药菌株的产生是在选择压力作用下经过复杂的生物学过程而实现的，其中大环内酯类药物似乎是比β-内酰胺药物更容易诱导耐药菌的产生[16]。耐药菌的产生在一定程度上受到季节的影响，在冬季人们由于增加对抗生素的使用而使耐药菌产生的几率显著提升[18]。对多种抗生素产生的交叉耐药性已经不仅是细菌感染领域的问题，其已经延伸到利用抗生素治疗的问题上来，例如在疟疾寄生虫等多细胞生物体感染中这种情况显得尤为突出。其中利用抗疟药物凡西达治疗的过程中，肺炎球菌容易产生针对甲氧苄啶-磺胺甲噁唑的耐药突变株[19]。

如上所述的耐药菌是在儿童体内产生的，但氟喹诺酮耐药性（fluoroquinolone resistance）肺炎球菌更容易在成人体内产生[20-22]，这是因为氟喹诺酮类药物通常禁止儿童服用。在特定临床感染治疗中，例如耐药性结核病的治疗，服用氟喹诺酮类药物的患儿更容易产生氟喹诺酮耐药肺炎球菌，并且这些突变菌株与侵袭性疾病直接相关[23]。

值得注意的是，生活在偏远地区的儿童通常接触抗生素的机会较少，因此儿童体内产生耐药菌的几率就相对较低[24, 25]，而在一些大城市，家境贫寒的儿童通常生活在城市中心，且获得医疗护理资源的机会较少，而家境富裕的儿童则生活在城市周边，这有助于这些儿童远离充斥着抗生素的生活环境[26]。目前对于抗生素服用剂量与耐药菌产生之间的联系知之甚少，但是一项前沿性研究表明，相对于常规阿莫西林临床治疗，服用高剂量的阿莫西林并且疗程短可以有效降低阿莫西林耐药菌株的产生[27]。

医院就诊是引起肺炎球菌感染的一个重要风险因素[28]，并且首批多重耐药肺炎球菌就是在医院中被鉴定出来[29]。进而发现住院治疗也是多重耐药肺炎球菌产生的高危因素[25]。

对于艾滋病病毒感染者来说，经常服用甲氧苄啶-磺胺甲噁唑类抗生素药物是产生肺炎球菌耐药菌株的重要原因[30]，尤其对于感染艾滋病病毒的妇女来说，她们对于身边儿童体内耐药肺炎球菌产生是一个不可忽视的因素[31]。

利用肺炎球菌联苗接种儿童或者成年人，在所处地域内定期接受联苗接种来预防肺炎球菌使儿童感染肺炎球菌的风险降低，这也是和耐药菌产生的情况相关（此部分内容的解释见第1卷第10章）。

3　菌体克隆在耐药性中的作用

随着抗生素以及联合疫苗的广泛使用，肺炎球菌流行病学发展规律再次进入了流行病学专家的视野。过去的几十年来，各种肺炎球菌分子分型的分析结果增加了人们对其流行病学规律的认识。虽然大多数血清型与其对应的耐药菌株之间存在相当大的差异，但少数几个耐药克隆菌株已经在各国发展成为优势菌株，并且在一些情况下，这些耐药克隆菌株实现了大规模的地域传播[4]。为此，肺炎球菌分子流行病学网络（Pneumococcal Molecular Epidemiology Network，PMEN）于1997年成立，旨在为全球肺炎球菌克隆的命名和分类进行标准化。目前，PMEN已经记录了43个国际间流行的耐药克隆菌株，其中26个是多重耐药菌。最典型的耐药菌当属在20世纪80年代起源于西班牙的Spain^{23F}-1或PMEN1。随后，这株菌于1991年在美国发现，而后在很短的时间传播到了英国、南非、匈牙利和南美地区[32]。到20世纪90年代后期，美国约有40%青霉素非敏感性肺炎球菌是该菌体克隆的成员[33]，而在引入肺炎球菌联苗进行预防的国家，这种耐药克隆菌的感染率相对偏低[34, 35]。最近，对PMEN1耐药菌进行全基因组测序分析后发现，该谱系耐药克隆菌存在众多的遗传多样性[32, 36, 37]。这些遗传多样性主要是由数百个重组事件引起，这说明在外界选择压力的作用下（如抗生素治疗或者疫苗预防）。耐药克隆菌株从弱势菌群逐渐发展成为优势菌群。随着耐药菌在全球范围内的扩散，由于不同地域存在不同抗生素带来的新型选择压力，这将导致多重耐药菌的产生。此外，耐药菌在针对肺炎球菌联苗所引起的免疫压力的作用下，其血清型和基因型都会发生显著的变化[34, 35, 38]。例如，在美国，血清型19A已被确定为输入性携带及侵袭感染病症（post-PCV7）的流行菌株。临床分离菌株中青霉素耐药性和多重耐药性的遗传特点与血清型19A菌株十分相似[34, 35, 39]。大多数具有耐受青霉素的19A菌株属于新发克隆复合体320（emerging clonal complex 320，CC320），CC320源于中国台湾地区的多重耐药菌Taiwan^{19F}-14（PMEN14）。1999年，在PCV7疾病引入之前，19A菌株只包括CC199以及3株劣势克隆菌。2005年暴发PCV疾病以后，11株复合型克隆菌被检测出来了，这其中就包括血清型4的ST695被膜突变体（ST695 capsular variants of serotype 4）[38, 40]。

4　抗药性的实验室检测

尽管研究人员现在可以根据分子遗传特征鉴定肺炎球菌及其耐药性特点，但菌体培养（bacterial culture）和表型易感性试验（phenotypic susceptibility tests）仍然是临床实验室诊断的黄金标准方法。然而，由于菌体培养物对培养条件的严格要求，许多专业机构如临床和实验室标准研究所（Clinical and Laboratory Standards Institute，CLSI）、英国抗微生物化学疗法协会（British Society for Antimicrobial Chemotherapy，BSAC）以及欧洲抗菌药物敏感性试验委员会（European Committee on Antimicrobial Susceptibility testing，EUCAST）研发了一系列安全可靠的培养方法，从而为培养目标菌提供技术支持[41]。由于判断节点是基于微生物学、药理学和临床诊断数据综合分析来确定，但是随着耐药菌遗传多样性的出现，这将导致判断节点也在不断地发生变化。例如，临床和实验室标准研究所于2008年采用其修订的青霉素判断节点重新定义了脑膜和非脑膜炎肺炎球菌分离株的易感性[42]。

由于利用临床标本来培养致病菌及检测其抗生素敏感性通常需要花费很长时间（最长可达

48 h），而且在取样或生物体自溶之前往往进行抗生素相关临床治疗，所以培养结果呈阴性。针对这些检测方法的不足之处，免疫学或分子生物学检测技术的推广应用对于最终鉴定待检菌和其耐药性具有重要意义。PCR检测已被证明是从临床标本和细菌分离培养物中快速鉴定肺炎链球菌的有效方法[43, 44]。基于PCR检测的优势，利用其进行相关耐药性基因鉴定已迫在眉睫。然而，与抗生素敏感性的表型检测不同，药敏检测能同时检查特定抗生素的所有耐药机制，但PCR检测只能检测已知的耐药机制。在临床检测方面，很多检测方法已经被证明可有效检测肺炎球菌中特定的耐药性基因的存在[44-50]。尽管基因组测序和微阵列（microarray）已被用于肺炎球菌耐药基因的检测[49, 50]，但PCR检测方法的应用范围仍然最广[44-47]。

5　对β-内酰胺类药物的抗性

随着20世纪40年代青霉素G用于临床治疗，肺炎病例死亡率骤减[51]。应用初期，临床分离的肺炎球菌株对最低抑菌浓度（minimum inhibitory concentration，MIC）≤0.01 mg/L剂量的青霉素极其敏感。但是，此时实验室就已经检测到了对青霉素耐药性的突变菌株，直到20年后，波士顿的研究人员报告从临床样品中所分离出来的200株菌中就有2株具有青霉素耐药性[52]。起初，研究人员还没有意识到两者之间存在着相关性，但直到Hansman和Bullen[53]报道一例来自澳大利亚的低血丙种球蛋白血症患者痰液中分离出的青霉素耐药菌（MIC 0.6 mg/L）后，研究人员确定两者存在明显的相关性。此后，在新几内亚和澳大利亚再次分离到了耐药菌株，并且在1974年，美国报道了青霉素非敏感菌株引起的首例临床感染病例[54, 55]。1977年，对青霉素耐受的肺炎球菌又在南非被发现；1978年，南非约翰内斯堡记录了第一例多重耐药的肺炎球菌[29, 56]。此后，耐受青霉素的肺炎球菌在临床和微生物环境中被越来越频繁地报道。当今，在所有进行流行病学调查的国家几乎都发现了耐受青霉素的肺炎球菌。基因重组似乎是自然界中β-内酰胺抗性菌株进化的重要机制，并且具有抗性的克隆菌在全球范围内引发抗β-内酰胺类药物疗效起到了关键作用[4]。

β-内酰胺类抗生素通过使细胞壁合成青霉素结合蛋白（penicillin-binding proteins，PBPs）失活来抑制肺炎球菌的生长。具有β-内酰胺抗性的肺炎球菌可以通过利用突变基因pbp表达出来一种与β-内酰胺低亲和力的PBP蛋白，从而避免被β-内酰胺类药物失活来展示出耐药性表型。在肺炎链球菌中，有6种PBPs（PBP 1a、1b、2a、2b、2x、3）蛋白被鉴定出来，其中PBP2X和PBP2B对菌体增殖至关重要[57, 58]。细菌对β-内酰胺类药物的抗性有着复杂而多变的机制。这取决于不同pbp基因以不同的组合方式翻译表达出来的PBP对于β-内酰胺的亲和力大小，从而出现不同对药物耐受性的突变菌株。PBP 1b、2a和3[59, 60]在抵抗β-内酰胺类药物的过程中所发挥的作用较小，而PBP 2x、2b和1a的改变是大多数临床分离出来具有β-内酰胺抗性菌株的共有现象。突变后的PBP蛋白产物由重组后的pbp基因编码，并且突变基因仍然可以进行种间和种内重组，从而导致等位基因中可以被序列一致性差异达到20%的基因片段进行重组替换[61]。因此，基因重组导致嵌合在pbp基因的插入序列（mosaic sequence）很难进行分类。一般而言，特定分离株对抗生素的耐药谱是由不同pbp基因排列组合来确定，此外，该基因同时和参与胞壁肽（muropeptide）侧链合成相关酶类基因的murMN操纵子的互作也是影响其耐药谱的因子之一。肺炎球菌耐药谱是由PBP蛋白产物形成不同复合体后，其与介导胞壁肽侧链合成的酶类编码基因的murMN操纵子结合来实现的。尽管突变后的pbp基因不同组合可以确定耐药菌株的形成，但除了pbp基因突变之外，还有几个其他基因参与了β-内酰胺抗性菌株的形成[61]。

当菌体具有青霉素抗性的时候，此时这株菌在一定程度上对β-内酰胺类抗生素不敏感。PBP2x中产生突变会使菌株对青霉素具有一定水平的抗性，并且使菌株对口服头孢菌素不敏感。PBP2b的突变将使菌体耐受青霉素MIC值提到更高的水平[62]，而PBP1a的突变可显著提高细菌对高剂量青霉素和广谱头孢菌素的耐受[60, 63-65]。如果耐药菌株可以耐受剂量达到（MIC≥8 mg/L）高水平的时候，那么此种菌体所含有的3种PBPs（即1a、2b和2x）均会发生突变，有时还需要其他非PBP抗性决定簇（non-PBP resistance determinants）参与此种耐药特性的形成过程，如MurM[66]。

由于阿莫西林具有良好的药效学特性，因此肺炎球菌对该药物产生耐药菌的几率相对较低（<5%）[67, 68]。通常，阿莫西林最低抑菌浓度小于（可小至1/4）或等于青霉素的最低抑菌浓度[2-6]。过去，多数研究报道指出耐药菌对阿莫西林最小抑菌浓度的范围（4~16 mg/L）比青霉素最小抑菌浓度的范围（2~8 mg/L）要高[68, 70-72]。值得注意的是，研究人员推测PBP2b的表达对菌体相关表型的形成至关重要[73]。除了PBP1a和PBP2x的基因序列存在特征性突变之外，这些菌株在PBP2b基因的第590~641核苷酸区域（此区域紧邻功能活性区）具有特定的突变特征[68, 72, 73]。

在对头孢菌素（cephalosporins）产生耐药性的过程中，pbp1a和pbp2x基因也会随之突变，并且这两个基因在染色体上紧密连锁有助于遗传特性在两者之间水平转移[64, 74]。PBP2b不是头孢菌素的靶标，因为分离到具有头孢菌素抗性而对青霉素敏感的菌株中，pbp2b基因没有产生明显的突变[75]。绝大多数具有头孢类广谱抗性的菌株也对青霉素和阿莫西林具有耐受性，而这类菌株对头孢噻肟（ceftaroline）和头孢曲松（ceftobiprole）相对敏感。新推出的抗生素如头孢噻肟和头孢曲松似乎在临床治疗上更具优势，其对突变的pbp基因具有更强的亲和力，从而有效杀灭耐受β-内酰胺类药物菌株[76, 77]。美国于20世纪90年代早期检测到高水平头孢噻肟和头孢曲松（MIC为2~32 mg/L）耐药的肺炎球菌[78]，这种高水平耐药性是由于PBPs 1A和2X序列发生改变而导致的[65]。这些突变菌对头孢菌素最小抑菌浓度的数值已经高出其对青霉素的数值，PBP2x氨基酸序列中的特定点突变（Thr550Ala）与这种表型的形成相关[65]。这些头孢菌素耐药菌株存在于之前的耐药克隆菌中，并且表明氨基酸点突变以及基因重组在肺炎球菌对β-内酰胺类抗生素耐药性的形成有非常重要的作用。

6　耐大环内酯类药物

大环内酯类药物（macrolides）已被广泛用于治疗社区内获得性呼吸道感染。近年来，肺炎链球菌对大环内酯类抗生素［如红霉素（erythromycin）、克拉霉素（clarithromycin）和阿奇霉素（azithromycin）］的耐药性急剧增加。肺炎球菌大环内酯耐药菌株现在比青霉素耐药菌株更常见[79]。然而，大环内脂类抗生素的耐药率和耐药机制可能因地理位置而异[80]。红霉素的耐药率在拉丁美洲约为15%，在远东的分离株中高达80%[81]，这些差异可能部分反映了不同国家之间临床治疗所用的抗生素处方的不同。

肺炎链球菌中的大环内酯抗性主要由两种机制介导：目标修饰（target modification）和主动外排（active efflux）。目标修饰的常见形式是甲基化酶在23S rRNA 2 058位腺嘌呤残基处的双甲基化（dimethylation）[82]。此种耐药机制使耐药菌对14-、15-和16-大环内酯类药物、林可酰胺（lincosamides）和链格列酮（streptogramins B）的最低抑菌浓度提高到256 mg/L以上，即所谓的MLS$_B$表型。在肺炎链球菌中，几乎在所有耐药菌中都由erm（B）介导的甲基化，极少数情况是由erm（A）亚类中的erm（TR）甲基化酶介导[83]。通过23S rRNA的结构域Ⅱ和V以及编码核糖蛋白L4和L22的基因点突变进行的靶点修饰也可以使肺炎球菌具有大环内酯类药物的抗性。搜集世界范围内从临床病料中分离到的耐药菌中已经发现存在广泛的核糖蛋白L4和L22基因的点突变现象[84-86]。

在某些国家，如美国[87]，主动外排是大环内酯耐药的主要机制。这种耐药机制只能使14-和15-大环内酯类药物的最低抑菌浓度得到一定程度的提高（MIC，1~16 mg/L），但对16-大环内酯类药物、林可酰胺和链球菌素B无效，这种现象被定义为M表型。主动外排由mef类基因家族编码，这其中包括几个变体基因、具有90%序列同一性的多拷贝mef（A）和mef（E）基因，以及仅在意大利临床分离出来的两株罕见突变体*mef*（*I*）基因[88]。

在肺炎球菌中，*mef*基因家族的三个亚类所携带的遗传元件不完全相同，只是具有相似性。*mef*（*A*）基因位于缺陷型转座子*Tn1207.1*或紧密相关的*Tn1207.3*上[89]，而*mef*（*A*）通常位于一个巨大的大环内酯外排遗传组件（macrolide efflux genetic assembly）上[90]。*mef*（*I*）基因分别与*Tn1207.1*上的*mef*（*A*）基因和大环内酯外排遗传组件上的*mef*（*E*）基因同源性分别为91.4%和93.6%[88]，其是构成5216 IQ非移动分子复合体的骨架性分子[91]。

由*erm*（*B*）和*mef*（*A*或*E*）介导的耐药机制更适宜于大多数耐受大环内酯类药物肺炎球菌，并且这些基因在不同国家分离菌株所占的比率存在很大差异。近年来，肺炎链球菌临床分离株中*erm*（*B*）和*mef*基因所发挥的作用越来越受到研究人员的重视，特别是在亚洲国家，而且在欧洲、南非和美国情况也是一样重视[92, 93]。PROTEKT报道指出，2003—2004年全球大环内酯类耐药菌株的流行率为12%，并且都是由*erm*（*B*）和*mef*（*A*）参与[81]。

大多数同时具有*erm*（*B*）和*mef*（*A*）活性的双重阳性分离菌株具有多重耐药性，并且他们都是属于中国台湾地区发现的Taiwan[19F]-14克隆家族成员主要为320、271、236型多位点序列[4, 92-94]。似乎携带*erm*（*B*）和*mef*基因的大环内酯抗性菌株在全球范围内有所增加的原因可能是中国台湾地区发现的Taiwan[19F]-14克隆家族在肺炎球菌联合疫苗的选择压力下而逐渐演变出来。在美国流行的优势菌株19A ST320突变菌更是这种机制的代表。特别是，在PCV13疾病暴发之前，该变体菌在美国成为唯一最常见的IPD遗传复合体。

7 对氟喹诺酮类药物的耐药性

由于肺炎球菌菌株对β-内酰胺类以及大环内酯类抗生素的耐药率增加，氟喹诺酮类（fluoroquinolones，FQs）药物已成为临床治疗呼吸道感染或者肺炎球菌感染首选药物。已有报告指出，肺炎球菌耐药性的产生与氟喹诺酮类药物的使用存在直接关系[95-97]；然而，尽管氟喹诺酮类药物的使用量增加，但肺炎链球菌对新一代抗生素的耐药性的报道却很少。来自欧洲、美国和加拿大等地区的报告显示，肺炎球菌对左氧氟沙星（levofloxacin）和莫西沙星（moxifloxacin）的耐药水平往往低于2%[95-97]。有3个主要因素可能导致了这种低水平的耐药性：①用更有效的左氧氟沙星和莫西沙星代替了旧版的氟喹诺酮类药物-环丙沙星；②肺炎球菌联合疫苗来进行预防性接种；③由于儿童是肺炎球菌主要的贮存宿主，通常不用氟喹诺酮类药物进行治疗。最近一项来自南非的研究表明，由于多重耐药结核病而使用氟喹诺酮类药物治疗的儿童体内分离出的肺炎链球菌对氟喹诺酮类药物的耐受性显著增加[98]。在耐药发生率增加的国家里，由于老年人和患有慢性肺病的患者群体经常暴露于氟喹诺酮类药物的环境中，他们中存在耐药菌株的比例要高得多[99]。

目前已经发现了2种降低肺炎球菌耐受氟喹诺酮类药物的机制：靶位更换（target alteration）和利用外排来降低药物富集（reduced accumulation due to efflux）。靶标修饰相关的耐药性是在喹诺酮抗性决定簇（quinlone resistance-determining region，QRDR），这个基因簇所编码的基因产物是DNA促旋酶和DNA拓扑异构酶IV亚基。突变的前提下才能实现。突变位点，这里被定义为第一步突变（First-step mutation），通常是氟喹诺酮类药物优先识别的靶点，例如环丙沙星及左氧氟沙星优先识别*ParC*位点或者莫西沙星、加替沙星（gatifloxacin）、吉米沙星（gemifloxacin）优先识别的*GyrA*位点[100, 101]。一些在*parC*基因发生突变的分离株对环丙沙星的最低抑菌浓度不高（MIC<4 mg/L），这样导致使用常规抗生素药敏试验不能鉴定出这些耐药菌的存在[102]。具有第一步突变的分离株克隆群很有临床意义，因为与没有这些第一步突变的菌株相比，它们更有可能在临床治疗用药过程中通过第二步突变（second-step mutation）而获得更高水平的耐药性[103, 104]。在第二步突变体（second-step mutant）中，氨基酸替换同时在拓扑异构酶IV和促旋酶中发生。而最常见

的氨基酸突变是在ParC和GyrA蛋白产物中，而ParE和GyrB中氨基酸突变情况较少[105]。

针对这几种酶发生突变的报道已有很多，但通过体外实验研究相关突变对酶活性的影响研究报道却很少。研究显示，gyrA基因总氨基酸S81F/Y/C或者I/E85 k是突变位点；gyrB基因中的E474 k是突变位点；parC基因中A63T、S79F/Y/L以及D83G是其突变位点；parE基因中E474 k与D435N/H是其突变位点[100，106]。而parC基因中的K137N和parE中的I460V的相关突变则不影响菌株对氟喹诺酮类药物的敏感性，因为它们通常存在于易感菌株中，并且在体外实验中没有证据表明它们表现出具有氟喹诺酮类药的抗性[107]。gyrA基因中氨基酸位点Q118 k与parC基因中的S79F突变会导致氟喹诺酮类药物临床治疗的失败[108]。

在某些肺炎球菌分离株中，对氟喹诺酮类药物耐受的另一种机制是主动增加外排活性，这会影响环丙沙星等喹诺酮类药物对菌体的杀伤作用[109]。与具有大环内酯抗性的mefA基因相反，耐受氟喹诺酮类药物的外排机制还不是十分清楚，只是在低水平耐受氟喹诺酮类药物的分离株中得以证实[101]。mefA基因产物并不是抗性基因的编码产物，而是在肺炎球菌体内表达量在8%～45%的菌体蛋白[101]。关于PmrA表达调控的机制知之甚少，但外排泵（efflux pump）可被植物生物碱利血平（plant alkaloid reserpine）阻断，并且维拉帕米（verapamil）可有限地阻断这一生物学过程[111]。外排过程可能不会使菌体对氟喹诺酮类药物完全抵抗，但可能能够将细胞内氟喹诺酮类药物的含量降低至亚致死浓度，从而促进喹诺酮抗性决定簇相关位点突变的发生[112]。

与β-内酰胺抗性相反，水平基因转移和基因重组在耐受喹诺酮类药物进化中发挥的作用具有不确定性。已发现体内发生喹诺酮类药物抗性基因座（FQ resistance loci）在种内和种间发生了转移，但此类事件发生频率很小。体外实验发现，与自发突变相比，草绿色链球菌（viridans group streptococci）与肺炎链球菌之间喹诺酮抗性决定簇的基因重组频率更高[113]然而，这种重组水平似乎没有在体内复制[114]。研究发现，0～11%的喹诺酮抗性分离株中存在水平基因转移的现象，并且有趣的是，这种比例在呼吸道分离株中似乎高于侵入性分离株（invasive isolates）[115-118]。

许多国际上流行的肺炎球菌克隆都具有氟喹诺酮耐药性，这些克隆与青霉素和大环内酯耐药性的发展有关[119，120]。然而，这些克隆的传播进一步增强抗氟喹诺酮突变菌群体规模方面的争议，研究其影响力具有不同的意义。据报道，1995—2001年，中国香港报告的左氧氟沙星耐药性的增加和传播与Spain[23F]-1克隆相关的菌株有关。然而，一些研究表明：克隆传播对氟喹诺酮类药物抗性增加不起重要作用[120-122]。1999—2000年，来自25个国家的抗左氧氟沙星肺炎球菌的数据显示，尽管流行株中34%属于Spain[23F]-1克隆[120]，但大部分基因无关。这些研究表明克隆传播和新的抗性品系的出现都有助于氟喹诺酮抗性菌株的传播。

8　抵抗新一类的抗生素

泰利霉素（Telithromycin）是第一个批准用于临床治疗的酮内酯类（ketolide）抗生素，然而，安全问题限制了这种药物的临床应用范围[123]。塞红霉素（cethromycin）（ABT-773）和索利霉素（solithromycin）（CEM-101）是一类新型氟酮内酯类（fluoroketolide）抗生素，它们都可以显著提升对大环内酯耐药、泰利霉素中间体和泰利霉素耐受的细菌的抵抗活性[124-126]。这种抗菌功能的提升使人们对这些新型化合物未来广阔的前景充满信心，目前相关化合物正在进行药代动力学/药效学、毒性和动物感染模型实验的相关研究。肺炎链球菌中的高水平泰利霉素耐药性已通过23S rRNA基因和核糖体蛋白L4和L22的结构域II或V突变实验所证实[127]，并且易于通过对erm（B）基因上游区域的缺失或者突变来产生大环内酯耐药菌[128]。相反，肺炎链球菌的临床泰利霉素耐药性报道仍然很少。Farrell报告指出，在全球范围内收集的13 874肺炎链球菌分离株（1999—2003年分离）中，只有10株耐药菌对泰利霉素的最小抑菌浓度大于4 mg/L，并且这些耐药菌都含有erm（B）基因[129]。在临床耐泰利霉素分离株中也发现了23S rRNA基因和核糖体蛋白L4和L22的突变现象[130, 131]，而突变基因的组合可导致比单一基因突变更高的泰利霉素耐药性[132, 133]。Wolter及其同事指出，2007年在加拿大分离到的菌株中，erm（B）基因在前导序列中缺失导致高水平泰利霉素耐药菌的出现[134]。

利奈唑胺（Linezolid）是2000年批准用于临床治疗医院内及社区获得性肺炎（nosocomial and community-acquired pneumonia）的噁唑烷酮类（oxazolidinone）中的第一种新药。利奈唑胺通过与23S rRNA结构域V的中央环区段相互作用结合细菌核糖体的50S亚基以阻断蛋白质合成起始复合物的形成。迄今为止，利奈唑胺非敏感性肺炎球菌菌株极为罕见[129, 135]。最近，来自美国LEADER和国际ZAAPS监测系统的数据显示，2011年检测的2 150株肺炎链球菌菌株中没有利奈唑胺非敏感菌株出现[136, 137]。关于利奈唑胺不敏感的报告在葡萄球菌和肠球菌的临床分离株中是偶发性的，并且发现23S rRNA的区域V中的突变可导致耐药菌的出现[138]。在肺炎球菌中，Wolter等已经描述了对利奈唑胺（MIC 4 mg/L）敏感性降低的2种临床分离株，发现它们在编码核糖蛋白L4的基因中含有6 bp的缺失序列[139]。还发现L4序列的缺失是菌体对大环内酯类、噁唑烷酮和氯霉素同时产生耐药性的新机制。最近的一项研究在美国疾病控制和预防中心活性细菌核心监测（active bacterial core surveillance，ABCs）计划中发现了另外2个来自美国的利奈唑胺非敏感性肺炎球菌，其中rplD基因内有突变和缺失[140]。耐利奈唑胺实验室生成的突变菌体的全基因组测序也表明，23S rRNA甲基转移酶（spr0333）和对ABC蛋白家族的PatA和PatB的基因突变对导致耐药菌的产生[141]。蛋白质组学和转录组学筛选表明，这些实验室衍生的突变菌体的耐药性将成为菌体额外消耗能量来维持其耐药性特征的负荷[142]。第二代噁唑烷酮类（oxazolidinones）药物，如泰地唑利（tedizolid）（一种蛋白质合成抑制剂）正处于临床治疗革兰氏阳性感染的开发阶段。泰地唑利已经显示出对青霉素耐药的肺炎链球菌包括利奈唑胺耐药菌株高效的抑菌活性[143]。

革兰阳性球菌对奎奴普丁-达福普汀（quinupristin-dalfopristin）的耐药性非常罕见。2001—2002年发现了8 837个肺炎链球菌分离株中有2个临床分离株对此种抗生素的最低抑菌浓度达到4 mg/L。这2个耐药菌所含有的L22核糖体蛋白基因（rplV）中有一个5个氨基酸的串联重复（5-amino acid tandem duplication，RTAHI），阻止链阳霉素（streptogramin）类药物与菌体核糖体的高效结合[144]。

9　对其他药物的抗性

先前常用于临床治疗的一类抗微生物剂是四环素（tetracyclines），它是广谱抑菌药物，具有对肺炎球菌明显的抗菌活性。但是在一些国家推广使用的过程中，细菌耐受四环素的临床病例越来越多[145]。在肺炎链球菌中，耐受四环素是通过阻止细菌30S核糖体亚基免受TetM或TetO与之有效结合而发挥作用[146, 147]，其中tet（M）基因比tet（O）基因在肺炎球菌中更常见。在链球菌中，tet（M）通常与Tn916～Tn1545型的高度移动性接合转座子以及大型复合分子结构（如Tn5253和Tn3872）相关。最近的一项研究发现了1967—1968年在肺炎球菌中鉴定出的2种不同Tn916样含tet（M）成分的克隆菌，这是已知最早的耐药菌事例[145]。这些转座子通常携带其他抗性基因，如erm（B）基因编码抗大环内酯类药物、林可酰胺和解释四环素耐药性持续存在的链球菌素B（这些转座子继续被大环内酯类药物加压选择）。通过对tet（M）基因序列在多重耐药分离菌株的比较，研究人员揭示了高水平的等位基因突变[148]。相关研究还发现了所选等位基因的克隆分布特点以及携带tet（M）基因的移动元件水平运动的特点[149, 150]。

研究人员已建议将利福平（rifampin）与β-内酰胺类抗生素或万古霉素（vancomycin）联合用于治疗由多重耐药肺炎球菌引起的脑膜炎。利福平已被用于联合治疗结核和耐药葡萄球菌感染，且广泛用于预防脑膜炎奈瑟菌（Neisseria meningitidis）和b型流感嗜血杆菌（Haemophilus influenzae type b）。利福平耐药性在肺炎球菌分离株中的流行率目前很低，所报道出的流行率介于0.1%～1.5%[151, 152]。已经发现在几种细菌对利福平有耐受性，这是由RNA聚合酶的β亚基（抗生素的靶标）改变所引起的。肺炎链球菌对利福平的耐药性与编码RNA聚合酶β亚基的*rpoB*基因簇N、Ⅰ、Ⅱ和Ⅲ的突变有关[153, 154]。

肺炎链球菌对氯霉素的抗性是由于通过产生氯霉素乙酰转移酶（chloramphenicol acetyltransfe-rase，CAT）使抗生素乙酰化。肺炎球菌分离株中的*cat*基因是由接合转座子（conjugative transposon）*Tn5253*携带，*Tn5253*是由四环素抗性转座子*Tn5251*和*Tn5252*组成的复合转座子（composite transposon），携带氯霉素抗性决定簇（chloramphenicol resistance determinant）[155]。氯霉素抗性菌株含有与cat~pC194~和金黄色葡萄球菌质粒pC194的其他侧翼序列同源的序列[156]。

甲氧苄啶（Trimethoprim，也称甲氧苄氨嘧啶）、磺胺甲噁唑（sulfamethoxazole）和复方新诺明（co-trimoxazole）广泛应用。复方新诺明用于治疗各种肺炎链球菌疾病，特别是在儿童中，因为它价格低廉且普遍的有效作用，在世界许多地区，对复方新诺明的抗药性显著增加，最近的监测研究显示，此项耐药率范围从欧洲的19%到非洲艾滋病患者的50%，而亚洲则约为60%[29, 157, 158]。对复方新诺明的耐药性往往与对其他抗生素，特别是对青霉素的耐药性有关。据报道，肺炎双球菌对甲氧苄啶的耐药性是由二氢叶酸还原酶（dihydrofolate reductase，DHFR）蛋白中的一个氨基酸取代（Ile-100→Leu）引起，并且通常与嵌合等位基因（mosaic alleles）有关。此外其他类型的耐药机制是通过增强并调节突变的二氢叶酸还原酶与天然底物的亲和力来实现[160]。在许多情况下，对磺胺类药物的耐药性与编码二氢蝶酸合酶（dihydropteroate，DHFR）的基因突变有关。研究证实，磺胺嘧啶抗性肺炎链球菌临床分离株二氢蝶酸合酶中存在单个和/或多个氨基酸突变位点[161-163]。有研究表明，在非洲使用Fansidar治疗疟疾可增加肺炎球菌对复方新诺明的耐药性[19]。

10　抗生素耐药的临床相关性

当青霉素耐药的肺炎球菌首次从成人中分离出来时，有人推测这种菌株不能通过静脉注射青霉素治疗[164, 165]。由于我们通过药物动力学分析后掌握了β-内酰胺类药物与时间之间的数学模型，显然，静脉注射治疗达到的高水平青霉素超过了大多数菌株最小抑菌浓度（8 mg/L）所要求的大剂量，静脉注射青霉素4～6 h给药间隔[166]，这种高度耐青霉素的菌株仍然很少见，并且由于青霉素耐药性，静脉注射青霉素、阿莫西林、头孢噻肟或头孢曲松的治疗失败案例很少[167, 168]。有可能的是，较少活性的静脉药如头孢呋辛（cefuroxime）可能无法治疗青霉素耐药性感染[169]，以及具有广谱抵抗革兰氏阴性菌的β-内酰胺类药物，如替卡西林[164]和头孢他啶[170]不应该用于治疗青霉素耐药性肺炎球菌感染。口服β-内酰胺治疗可能在对青霉素耐药（MIC≥0.1 mg/L，中等程度）的中性粒细胞性肺炎球菌感染的治疗中失败。头孢克洛（cefaclor）等活性较差的头孢菌素（cephalosporins）比头孢呋辛（cefuroxime）的失败率更高[171, 172]，高剂量阿莫西林是可用于抵抗青霉素耐药的肺炎球菌性中耳炎的有效口服药物[173]。鼻窦炎和鼻炎在利用上述抗生素治疗中效果可能有相似的效果[174]。由于青霉素难以通过血脑屏障，即使对于中度耐药株，β-内酰胺抗性对于脑膜炎治疗也具有重要的临床意义，因为青霉素已被证明对相关感染无效[175, 176]。当脑膜炎对青霉素有完全耐药（MIC>2 mg/L）时，用头孢噻肟或头孢曲松（MIC≥1 mg/L）等，升级版的头孢菌素也会无疗效[177, 178]。因此，青霉素耐药性肺炎球菌性脑膜炎的经验性治疗是：头孢噻肟+万古霉素，或头孢曲松+万古霉素。因为观察到这些药物联合使用的疗效明显好于单独使用头孢菌素[17]（针对头孢菌素耐药的肺炎球菌感染的治疗）[179, 180]。

无论大环内酯类药物的耐药性如何，当大环内酯类药物对应的菌体最低抑菌浓度高于2 mg/L的时候，大环内酯类药物即被认为是无效药物[181, 182]。这一评判标准适用于中耳炎[171, 172]和肺炎[183]的治疗，并且此标准的判定与药代动力学给出的结论一致[184]。

研究表明，甲氧苄氨嘧啶-磺胺甲噁唑不能根治中耳炎[185]。氟喹诺酮类药物无法清除已存在的耐药菌株，即便*parC*基因属于第一步突变时也不能成功治疗肺炎球菌感染[186]。由于氟喹诺酮类药物耐药菌株，免疫功能低下患者可能面临重复感染的风险[187]。

11 联合疫苗的影响

肺炎球菌联合疫苗的广泛应用虽然降低了儿童患侵袭性疾病的风险[188]，但是却增加了相应耐药菌向成人传播的风险[189]。在南非的9价联苗试验中证明了联合疫苗对抗生素耐药性侵袭性疾病具有不错的预防作用[190]，而多状态研究（multistate studies）进一步证明了联合疫苗可有效降低血液中耐药菌形成的几率[191]。然而，在美国引入7价联合疫苗后，尤其是19A型血清型[192, 193]，非疫苗型肺炎球菌引起了耳部感染和侵袭性疾病，联苗导致了抗生素耐药性出现。美国19A型血清型结合后疫苗的增加在儿童社区抗菌药物使用率较高的州中显著增加[194]。除了直接保护儿童免受抗生素耐药性肺炎球菌感染以及成人对这些耐药菌株的携带以外，通过阻断其传播，联合疫苗还可以通过减少针对接种疫苗的儿童开具个性化的抗菌药物处方来减少耐药菌的出现[195-197]。

12 小结

多重耐药的肺炎球菌继续在全球流行。肺炎球菌群体中的抗菌素耐药性出现并且通过许多因素的复杂相互作用而得以维持。尝试减少这种病原体的耐药负担，因呼吸道感染的广泛经验性治疗而受挫。恰当和不恰当的抗生素用途仍然是耐药突变株产生的原动力。虽然联合疫苗减少了入侵分离菌株产生耐药性的概率，但持续的抗生素应用导致非疫苗类型耐药菌的出现。

参考文献

［1］ Fischer Walker CL, Rudan I, Liu L, et al. Global burden of childhood pneumonia and diarrhoea. Lancet. 2013；381：1405-16.

［2］ Castanheira M, Gales AC, Mendes RE, et al. Antimicrobial susceptibility of *Streptococcus pneumoniae* in Latin America：results from five years of the SENTRY Antimicrobial Surveillance Program. Clin Microbiol Infect. 2004；10：645-51.

［3］ Reinert RR, Reinert S, van der Linden M, et al. Antimicrobial susceptibility of *Streptococcus pneumoniae* in eight European countries from 2001 to 2003. Antimicrob Agents Chemother. 2005；49：2903-13.

［4］ McGee L, McDougal L, Zhou J, et al. Nomenclature of major antimicrobial-resistant clones of *Streptococcus pneumoniae* defined by the pneumococcal molecular epidemiology network.J Clin Microbiol. 2001；39：2565-71.

［5］ Cardozo DM, Nascimento-Carvalho CM, Andrade AL, et al.Prevalence and risk factors for nasopharyngeal carriage of *Streptococcus pneumoniae* among adolescents. J Med Microbiol. 2008；57：185-9.

［6］ Dagan R, Melamed R, Muallem M, et al. Nasopharyngeal colonization in southern Israel with antibiotic-resistant pneumococci during the first 2 years of life：relation to serotypes likely to be included in pneumococcal conjugate vaccines. J Infect Dis. 1996；174：1352-5.

［7］ Zenni MK, Cheatham SH, Thompson JM, et al. *Streptococcus pneumoniae* colonization in the young child：association with otitis media and resistance to penicillin. J Pediatr. 1995；127：533-7.

［8］ Mehr S, Wood N. *Streptococcus pneumoniae*-a review of carriage, infection, serotype replacement and vaccination. Paediatr Resp Rev. 2012；13：258-64.

［9］ Hausdorff WP, Feikin DR, Klugman KP. Epidemiological differences among pneumococcal serotypes. Lancet Infect Dis. 2005；5：83-93.

［10］ Klugman KP, Friedland IR. Antibiotic-resistant pneumococci in pediatric disease. Microb Drug Resist. 1995；1：5-8.

［11］ Bronzwaer S, Cars O, Buchholz U, et al. A European study on the relationship between antimicrobial use and antimicrobial resistance. Emerg Infect Dis. 2002；8：278-82.

［12］ Van Eldere J, Mera RM, Miller LA, et al. Risk factors for development of multiple-class resistance to *Streptococcus pneumoniae* strains in Belgium over a 10-year period：antimicrobial consumption, population density, and geographic location. Antimicrob Agents Chemother. 2007；51：3491-7.

［13］ Arason VA, Kristinsson KG, Sigurdsson JA, et al. Do antimicrobials increase the carriage rate of penicillin resistant pneumococci in children? Cross sectional prevalence study. Br Med J. 1996313：387-91.

［14］ Levine OS, Farley M, Harrison LH, et al. Risk factors for invasive pneumococcal disease in children：a population-based case-control study in North America. Pediatrics. 1999；103，E28.

［15］　Samore MH，Magill MK，Alder SC，et al. High rates of multiple antibiotic resistance in *Streptococcus pneumoniae* from healthy children living in isolated rural communities：association with cephalosporin use and intrafamilial transmission. Pediatrics. 2001；108：856-65.

［16］　Vanderkooi OG，Low DE，Green K，et al. Predicting antimicrobial resistance in invasive pneumococcal infections. Clin Infect Dis. 2005；40：1288-97.

［17］　Dias R，Canica M. Emergence of invasive erythromycin-resistant *Streptococcus pneumoniae* strains in Portugal：contribution and phylogenetic relatedness of serotype 14. J Antimicrob Chemother. 2004；54：1035-9.

［18］　Dagan R，Barkai G，Givon-Lavi N，et al. Seasonality of antibiotic-resistant *Streptococcus pneumoniae* that causes acute otitis media：a clue for an antibiotic-restriction policy? J Infect Dis. 2008；197：1094-102.

［19］　Feikin DR，Dowell SF，Nwanyanwu OC，et al. Increased carriage of trimethoprim/sulfamethoxazole-resistant Streptococcus pneumoniae in Malawian children after treatment for malaria with sulfadoxine/pyrimethamine. J Infect Dis. 2000；181：1501-5.

［20］　Chen DK，McGeer A，de Azavedo JC，et al. Decreased susceptibility of Streptococcus pneumoniae to fluoroquinolones in Canada. N Engl J Med. 1999；341：233-9.

［21］　Ho PL，Tse WS，Tsang KW，et al. Risk factors for acquisition of levofloxacin-resistant *Streptococcus pneumoniae*：a case-control study. Clin Infect Dis. 2001；32：701-7.

［22］　Kupronis BA，Richards CL，Whitney CG，Active Bacterial Core Surveillance Team. Invasive pneumococcal disease in older adults residing in long-term care facilities and in the community. J Am Geriatr Soc. 2003；51：1520-5.

［23］　von Gottberg A，Klugman KP，Cohen C，et al. Emergence of levofloxacin-non-susceptible *Streptococcus pneumoniae* and treatment for multidrug-resistant tuberculosis in children in South Africa：a cohort observational surveillance study. Lancet. 2008；371：1108-13.

［24］　Mthwalo M，Wasas A，Huebner R，et al. Antimicrobial resistance of nasopharyngeal isolates of *Streptococcus pneumoniae* from children in Lesotho. Bull WHO. 1998；76：641-50.

［25］　Crowther-Gibson P，Cohen C，Klugman KP，et al. Risk factors for multidrug-resistant invasive pneumococcal disease in South Africa，a setting with high HIV prevalence，in the prevaccine era from 2003 to 2008. Antimicrob Agents Chemother. 2012；56：5088-95.

［26］　Hofmann J，Cetron MS，Farley MM，et al. The prevalence of drug-resistant *Streptococcus pneumoniae* in Atlanta. N Engl J Med. 1995；333：481-6.

［27］　Schrag SJ，Pena C，Fernandez J，et al. Effect of short-course，high-dose amoxicillin therapy on resistant pneumococcal carriage：a randomized trial. J Am Med Assoc. 2001；286：49-56.

［28］　Bedos JP，Chevret S，Chastang C，et al. Epidemiological features of and risk factors for infection by Streptococcus pneumoniae strains with diminished susceptibility to penicillin：findings of a French survey. Clin Infect Dis. 1996；22：63-72.

［29］　Jacobs MR，Koornhof HJ，Robins-Browne RM，et al. Emergence of multiply resistant pneumococci. N Engl J Med. 1978；299：735-40.

［30］　Soeters HM，von Gottberg A，Cohen C，et al. Trimethoprim-sulfamethoxazole prophylaxis and antibiotic nonsusceptibility in invasive pneumococcal disease. Antimicrob Agents Chemother. 2012；56：1602-5.

［31］　Buie KA，Klugman KP，von Gottberg A，et al. Gender as a risk factor for both antibiotic resistance and infection with pediatric serogroups/serotypes，in HIV-infected and -uninfected adults with pneumococcal bacteremia. J Infect Dis. 2004；189：1996—2000.

［32］　Wyres KL，Lambertsen LM，Croucher NJ，et al. The multidrug-resistant PMEN1 pneumococcus is a paradigm for genetic success. Genome Biol. 2012；13：R103.

［33］　Corso A，Severina EP，Petruk VF，et al. Molecular characterization of penicillin-resistant *Streptococcus pneumoniae* isolates causing respiratory disease in the United States. Microb Drug Resist. 1998；4：325-37.

［34］　Richter SS，Heilmann KP，Dohrn CL，et al. Changing epidemiology of antimicrobial-resistant Streptococcus pneumoniae in the United States，2004—2005. Clin Infect Dis. 2009；48：23-33.

［35］　Simões AS，Pereira L，Nunes S，et al. Clonal evolution leading to maintenance of antibiotic resistance rates among colonizing Pneumococci in the PCV7 era in Portugal. J Clin Microbiol. 2011；49：2810-7.

［36］　Croucher NJ，Harris SR，Fraser C，et al. Rapid pneumococcal evolution in response to clinical interventions. Science. 2011；331：430-4.

［37］　Hiller NL，Eutsey RA，Powell E，et al. Differences in genotype and virulence among four multidrug-resistant Streptococcus pneumoniae isolates belonging to the PMEN1 clone. PLoS ONE. 2011；6，e28850.

［38］　Beall BW，Gertz RE，Hulkower RL，et al. Shifting genetic structure of invasive serotype 19A pneumococci in the United States. J Infect Dis. 2011；203：1360-8.

［39］　Beall B，McEllistrem MC，Gertz Jr RE，et al. Pre- and post-vaccination clonal compositions of invasive pneumococcal serotypes for isolates collected in the United States in 1999，2001，and 2002. J Clin Microbiol. 2006；44：999-1017.

［40］　Pai R，Moore MR，Pilishvili T，et al. Postvaccine genetic structure of Streptococcus pneumoniae serotype 19A from children in the United States. J Infect Dis. 2005；192：1988-95.

［41］　Edson DC，Glick T，Massey LD. Susceptibility testing practices for *Streptococcus pneumoniae*：results of a proficiency testing survey of clinical laboratories. Diagn Microbiol Infect Dis. 2006；55：225-30.

［42］　Clinical and Laboratory Standards Institute. Performance standards for antimicrobial susceptibility testingeighteenth informational supplement. CLSI document M100-S18. Wayne，PA：Clinical and Laboratory Standards Institute；2008.

［43］　Carvalho Mda G，Tondella ML，McCaustland K，et al. Evaluation and improvement of real-time PCR assays targeting lytA，ply，and psaA genes for detection of pneumococcal DNA. J Clin Microbiol. 2007；45：2460-6.

［44］　Harris KA，Turner P，Green EA，et al. Duplex real-time PCR assay for detection of Streptococcus pneumoniae in clinical samples and determination of penicillin susceptibility. J Clin Microbiol. 2008；46：2751-8.

［45］　Srinivasan V，du Plessis M，Beall BW，et al. Quadriplex real-time polymerase chain reaction（lytA，mef，erm，pbp2b（wt））for pneumococcal detection and assessment of antibiotic susceptibility. Diagn Microbiol Infect Dis. 2011；71：453-6.

［46］　Fukushima KY，Yanagihara K，Hirakata Y，et al. Rapid identification of penicillin and macrolide resistance genes and simultaneous quantification of Streptococcus pneumoniae in purulent sputum samples by use of a novel real-time multiplex PCR assay. J Clin Microbiol. 2008；46：2384-8.

［47］ Kearns AM, Graham C, Burdess D, et al. Rapid real-time PCR for determination of penicillin susceptibility in pneumococcal meningitis, including culture-negative cases. J Clin Microbiol. 2002；40：682-4.

［48］ Zettler EW, Scheibe RM, Dias CA, et al. Determination of penicillin resistance in *Streptococcus pneumoniae* isolates from southern Brazil by PCR. Int J Infect Dis. 2006；10：110-5.

［49］ Cassone M, D'Andrea MM, Iannelli F, et al. DNA microarray for detection of macrolide resistance genes. Antimicrob Agents Chemother. 2006；50：2038-41.

［50］ Haanper? M, Huovinen P, Jalava J. Detection and quantification of macrolide resistance mutations at positions 2058 and 2059 of the 23S rRNA gene by pyrosequencing. Antimicrob Agents Chemother. 2005；49：457-60.

［51］ Austrian R, Gold J. Pneumococcal bacteremia with special reference to bacteremic pneumococcal pneumonia. Ann Intern Med. 1964；60：759-76.

［52］ Kislak JW, Razavi LM, Daly AK, et al. Susceptibility of pneumococci to nine antibiotics. Am J Med Sci. 1965；250：261-8.

［53］ Hansman D, Bullen MM. A resistant pneumococcus. Lancet. 1967；1：264-5.

［54］ Hansman D, Glasgow H, Sturt J, et al. Increased resistance to penicillin of pneumococci isolated from man. N Engl J Med. 1971；284：175-7.

［55］ Naraqi S, Kirkpatrick GP, Kabins S. Relapsing pneumococcal meningitis: isolation of an organism with decreased susceptibility to penicillin G. J Pediatr. 1974；85：671-3.

［56］ Appelbaum PC, Bhamjee A, Scragg JN, et al. *Streptococcus pneumoniae* resistant to penicillin and chloramphenicol. Lancet. 1977；2：995-7.

［57］ Hakenbeck R, Ellerbrok H, Briese T, et al. Penicillin-binding proteins of penicillin-susceptible and -resistant pneumococci: immunological relatedness of altered proteins and changes in peptides carrying the (-lactam binding site. Antimicrob Agents Chemother. 1986；30：553-8.

［58］ Kell CM, Sharma UK, Dowson CG, et al. Deletion analysis of the essentiality of penicillin-binding proteins 1A, 2B and 2X of *Streptococcus pneumoniae*. FEMS Microbiol Lett. 1993；106：171-5.

［59］ Smith AM, Feldman C, Massidda O, et al. Altered PBP2A and its role in the development of penicillin, cefotaxime and ceftriaxone resistance in a clinical isolate of *Streptococcus pneumoniae*. Antimicrob Agents Chemother. 2005；49：2002-7.

［60］ Reichmann P, Kőning A, Marton A, et al. Penicillin-binding proteins as resistance determinants in clinical isolates of *Streptococcus pneumoniae*. Microb Drug Resist. 1996；2：177-81.

［61］ Hakenbeck R, Brückner R, Denapaite D, et al. Molecular mechanisms of β-lactam resistance in *Streptococcus pneumoniae*. Future Microbiol. 2012；7：395-410.

［62］ Grebe T, Hakenbeck R. Penicillin-binding proteins 2b and 2x of *Streptococcus pneumoniae* are primary resistance determinants for different classes of β-lactam antibiotics. Antimicrob Agents Chemother. 1996；40：829-34.

［63］ Dowson CG, Johnson AP, Cercenado E, et al. Genetics of oxacillin resistance in clinical isolates of *Streptococcus pneumoniae* that are oxacillin resistant and penicillin susceptible. Antimicrob Agents Chemother. 1994；38：49-53.

［64］ Munoz R, Dowson CG, Daniels M, et al. Genetics of resistance to third-generation cephalosporins in clinical isolates of *Streptococcus pneumoniae*. Mol Microbiol. 1992；6：2461-5.

［65］ Coffey TJ, Daniels M, McDougal LK, et al. Genetic analysis of clinical isolates of *Streptococcus pneumoniae* with high-level resistance to expanded-spectrum cephalosporins. Antimicrob Agents Chemother. 1995；39：1306-13.

［66］ Smith AM, Klugman KP. Alterations in MurM, a cell wall muropeptide branching enzyme, increase high-level penicillin and cephalosporin resistance in *Streptococcus pneumoniae*. Antimicrob Agents Chemother. 2001；45：2393-6.

［67］ Vanhoof R, Brouillard J, Damee S, et al. High prevalence of penicillin resistance and comparative in vitro activity of various antibiotics in clinical isolates of *Streptococcus pneumoniae* isolated in the Province of Hainaut during winter 2004. Acta Clin Belg. 2005；60：345-9.

［68］ Cafini F, del Campo R, Alou L, et al. Alterations of the penicillin-binding proteins and *mur*M alleles of clinical *Streptococcus pneumoniae* isolates with high-level resistance to amoxicillin in Spain. J Antimicrob Chemother. 2006；57：224-9.

［69］ Butler DL, Gagnon RC, Miller LA, et al. Differences between the activity of penicillin, amoxycillin, and co-amoxyclav against 5, 252 *Streptococcus pneumoniae* isolates tested in the Alexander Project 1992—1996. J Antimicrob Chemother. 1999；43：777-82.

［70］ Schrag SJ, McGee L, Whitney CG, et al. Emergence of *Streptococcus pneumoniae* with very-high-level resistance to penicillin. Antimicrob Agents Chemother. 2004；48：3016-23.

［71］ Doit C, Loukil C, Fitoussi F, et al. Emergence in France of multiple clones of clinical *Streptococcus pneumoniae* isolates with high-level resistance to amoxicillin. Antimicrob Agents Chemother. 1999；43：1480-3.

［72］ Kosowska K, Jacobs MR, Bajaksouzian S, et al. Alterations of penicillin-binding proteins 1A, 2X and 2B in *Streptococcus pneumoniae* isolates with amoxicillin MICs are higher than penicillin MICs. Antimicrob Agents Chemother. 2004；48：4020-2.

［73］ Du Plessis M, Bingen E, Klugman KP. Analysis of penicillin-binding protein genes of clinical isolates of *Streptococcus pneumoniae* with reduced susceptibility to amoxicillin. Antimicrob Agents Chemother. 2002；46：2349-57.

［74］ Gasc AM, Kauc L, Barraillé P, et al. Gene localization, size, and physical map of the chromosome of *Streptococcus pneumoniae*. J Bacteriol. 1991；173：7361-7.

［75］ Smith AM, Botha RF, Koornhof HJ, et al. Emergence of a pneumococcal clone with cephalosporin resistance and penicillin susceptibility. Antimicrob Agents Chemother. 2001；45：2648-50.

［76］ Davies TA, Flamm RK, Lynch AS. Activity of ceftobiprole against Streptococcus pneumoniae isolates exhibiting high-level resistance to ceftriaxone. Int J Antimicrob Agents. 2012；39：534-8.

［77］ Flamm RK, Sader HS, Farrell DJ, et al. Antimicrobial activity of ceftaroline tested against drug-resistant subsets of *Streptococcus pneumoniae* from U.S. medical centers. Antimicrob Agents Chemother. 2014；58：2468-71.

［78］ McDougal LK, Rasheed JK, Biddle JW, et al. Identification of multiple clones of extended-spectrum cephalosporin-resistant *Streptococcus pneumoniae* isolates in the United States. Antimicrob Agents Chemother. 1995；39：2282-8.

［79］ Felmingham D, Reinert RR, Hirakata Y, et al. Increasing prevalence of antimicrobial resistance among isolates of Streptococcus pneumoniae from the PROTEKT surveillance study, and comparative in vitro activity of the ketolide, telithromycin. J Antimicrob Chemother. 2002；50（Suppl S1）：25-37.

［80］ Klugman KP, Lonks JR. Hidden epidemic of macrolide-resistant pneumococci. Emerg Infect Dis. 2005；11：802-7.

［81］ Felmingham D, Cantón R, Jenkins SG. Regional trends in beta-lactam, macrolide, fluoroquinolone and telithromycin resistance among Streptococcus pneumoniae isolates 2001—2004. J Infect. 2007；55：111-8.

［82］ Weisblum B. Erythromycin resistance by ribosome modification. Antimicrob Agents Chemother. 1995；39：577-85.

［83］ Syrogiannopoulos GA, Grivea IN, Tait-Kamradt A, et al. Identification of an *erm*（A）erythromycin resistance methylase gene in *Streptococcus pneumoniae* isolated in Greece. Antimicrob Agents Chemother. 2001；45：342-4.

［84］ Farrell DJ, Douthwaite S, Morrissey I, et al. Macrolide resistance by ribosomal mutation in clinical isolates of *Streptococcus pneumoniae* from the PROTEKT 1999—2000 study. Antimicrob Agents Chemother. 2003；47：1777-83.

［85］ Doktor SZ, Shortridge VD, Beyer JM, et al. Epidemiology of macrolide and/or lincosamide resistant *Streptococcus pneumoniae* clinical isolates with ribosomal mutations. Diagn Microbiol Infect Dis. 2004；49：47-52.

［86］ Davies TA, Bush K, Sahm D, et al. Predominance of 23S rRNA mutants among non-erm, non-mef macrolide-resistant clinical isolates of *Streptococcus pneumoniae* collected in the United States in 1999—2000. Antimicrob Agents Chemother. 2005；49：3031-3.

［87］ Farrell DJ, Jenkins SG. Distribution across the USA of macrolide resistance and macrolide resistance mechanisms among Streptococcus pneumoniae isolates collected from patients with respiratory tract infections：PROTEKT US 2001—2002. J Antimicrob Chemother. 2004；54（Suppl S1）：17-22.

［88］ Cochetti I, Vecchi M, Mingoia M, et al. Molecular characterization of pneumococci with efflux-mediated erythromycin resistance and identification of a novel mef gene subclass, *mef*（I）. Antimicrob Agents Chemother. 2005；49：4999-5006.

［89］ Santagati M, Iannelli F, Cascone C, et al. The novel conjugative transposon Tn1207.3 carries the macrolide efflux gene *mef*（A）in *Streptococcus pyogenes*. Microb Drug Resist. 2003；9：243-7.

［90］ Gay K, Stephens DS. Structure and dissemination of a chromosomal insertion element encoding macrolide efflux in *Streptococcus pneumoniae*. J Infect Dis. 2001；184：56-65.

［91］ Mingoia M, Vecchi M, Cochetti I, et al. Composite structure of *Streptococcus pneumoniae* containing the erythromycin efflux resistance gene *mef*（I）and the chloramphenicol resistance gene *catQ*. Antimicrob Agents Chemother. 2007；51：3983-7.

［92］ McGee L, Klugman KP, Wasas A, et al. Serotype 19F multiresistant pneumococcal clone harboring two erythromycin resistance determinants（*erm*（B）and *mef*（A））in South Africa. Antimicrob Agents Chemother. 2001；45：1595-8.

［93］ Farrell DJ, Jenkins SG, Brown SD, et al. Emergence and spread of *Streptococcus pneumoniae* with *erm*（B）and *mef*（A）resistance. Emerg Infect Dis. 2005；11：851-8.

［94］ Bowers JR, Driebe EM, Nibecker JL, et al. Dominance of multidrug resistant CC271 clones in macrolide-resistant *Streptococcus pneumoniae* in Arizona. BMC Microbiol. 2012；12：12.

［95］ Patel SN, McGeer A, Melano R, et al. Susceptibility of *Streptococcus pneumoniae* to fluoroquinolones in Canada. Antimicrob Agents Chemother. 2011；55：3703-8.

［96］ Simoens S, Verhaegen J, van Bleyenbergh P, et al. Consumption patterns and in vitro resistance of *Streptococcus pneumoniae* to fluoroquinolones. Antimicrob Agents Chemother. 2011；55：3051-3.

［97］ Fenoll A, Granizo JJ, Aguilar L, et al. Temporal trends of invasive *Streptococcus pneumoniae* serotypes and antimicrobial resistance patterns in Spain from 1979 to 2007. J Clin Microbiol. 2009；47：1012-20.

［98］ Wolter N, du Plessis M, von Gottberg A, et al. Molecular characterization of emerging non-levofloxacin-susceptible pneumococci isolated from children in South Africa. J Clin Microbiol. 2009；47：1319-24.

［99］ Ho PL, Yam WC, Cheung TK, et al. Fluoroquinolone resistance among *Streptococcus pneumoniae* in Hong Kong linked to the Spanish 23F clone. Emerg Infect Dis. 2001；7：906-8.

［100］ Pan XS, Ambler J, Mehtar S, et al. Involvement of topoisomerase IV and DNA gyrase as ciprofloxacin targets in *Streptococcus pneumoniae*. Antimicrob Agents Chemother. 1996；40：2321-6.

［101］ Bast DJ, Low DE, Duncan CL, et al. Fluoroquinolone resistance in clinical isolates of *Streptococcus pneumoniae*：contributions of type II topoisomerase mutations and efflux to levels of resistance. Antimicrob Agents Chemother. 2000；44：3049-54.

［102］ Lim S, Bast D, McGeer A, et al. Antimicrobial susceptibility breakpoints and first-step *par*C mutations in *Streptococcus pneumoniae*：redefining fluoroquinolones resistance. Emerg Infect Dis. 2003；9：833-7.

［103］ Li X, Zhao X, Drlica K. Selection of *Streptococcus pneumoniae* mutants having reduced susceptibility to moxifloxacin and levofloxacin. Antimicrob Agents Chemother. 2002；46：522-4.

［104］ Gillespie SH, Voelker LL, Ambler JE, et al. Fluoroquinolone resistance in *Streptococcus pneumoniae*：evidence that *gyr*A mutations arise at a lower rate and that mutation in *gyr*A or *par*C predisposes to further mutation. Microb Drug Resist. 2003；9：17-24.

［105］ Perichon B, Tankovic J, Courvalin P. Characterization of a mutation in the pare gene that confers fluoroquinolone resistance in *Streptococcus pneumoniae*. Antimicrob Agents Chemother. 1997；41：1166-7.

［106］ Weigel LM, Anderson GJ, Facklam RR, et al. Genetic analyses of mutations contributing to fluoroquinolone resistance in clinical isolates of *Streptococcus pneumoniae*. Antimicrob Agents Chemother. 2001；45：3517-23.

［107］ Duesberg CB, Welte T, Pletz MW. The Lys137Asn mutation as surrogate marker for developing fluoroquinolone resistance in *Streptococcus pneumoniae*. J Chemother. 2007；19：750-1.

［108］ Pletz MW, Fugit RV, McGee L, et al. Fluoroquinolone-resistant Streptococcus pneumoniae. Emerg Infect Dis. 2006；12：1462-3.

[109] Zeller V, Janoir C, Kitzis MD, et al. Active efflux as a mechanism of resistance to ciprofloxacin in *Streptococcus pneumoniae*. Antimicrob Agents Chemother. 1997; 41: 1973-8.

[110] Pletz MW, van der Linden M, von Baum H, et al. Low prevalence of fluoroquinolone resistant strains and resistance precursor strains in Streptococcus pneumoniae from patients with community-acquired pneumonia despite high fluoroquinolone usage. Int J Med Microbiol. 2011; 301: 53-7.

[111] Andersen CL, Holland IB, Jacq A. Verapamil, a Ca2+ channel inhibitor acts as a local anesthetic and induces the sigma E dependent extra-cytoplasmic stress response in *E. coli*. Biochim Biophys Acta. 2006; 1758: 1587-95.

[112] Pletz MW, Michaylov N, Schumacher U, et al. Antihypertensives suppress the emergence of fluoroquinolone-resistant mutants in pneumococci: an in vitro study. Int J Med Microbiol. 2013; 303: 176-81.

[113] Janoir C, Podglajen I, Kitzis MD, et al. *In vitro* exchange of fluoroquinolone resistance determinants between *Streptococcus pneumoniae* and viridans streptococci and genomic organization of the parE-parC region in *S. mitis*. J Infect Dis. 1999; 180: 555-8.

[114] Tankovic J, Perichon B, Duval J, et al. Contribution of mutations in *gyr*A and *par*C genes to fluoroquinolone resistance of mutants of *Streptococcus pneumoniae* obtained *in vivo* and *in vitro*. Antimicrob Agents Chemother. 1996; 40: 2505-10.

[115] Martin-Galiano AJ, Balsalobre L, Fenoll A, et al. Genetic characterization of optochin-susceptible viridans group streptococci. Antimicrob Agents Chemother. 2003; 47: 3187-94.

[116] Bast DJ, de Azavedo JC, Tam TY, et al. Interspecies recombination contributes minimally to fluoroquinolone resistance in *Streptococcus pneumoniae*. Antimicrob Agents Chemother. 2001; 45: 2631-4.

[117] Pletz MW, McGee L, Beall B, et al. Interspecies recombination in type II topoisomerase genes is not a major cause of fluoroquinolone resistance in invasive *Streptococcus pneumoniae* isolates in the United States. Antimicrob Agents Chemother. 2005; 49: 779-80.

[118] Balsalobre L, Ferrandiz MJ, Linares J, et al. Viridans group streptococci are donors in horizontal transfer of topoisomerase IV genes to *Streptococcus pneumoniae*. Antimicrob Agents Chemother. 2003; 47: 2072-81.

[119] Pletz MW, McGee L, Jorgensen J, et al. Levofloxacin-resistant invasive Streptococcus pneumoniae in the United States: evidence for clonal spread and the impact of conjugate pneumococcal vaccine. Antimicrob Agents Chemother. 2004; 48: 3491-7.

[120] Canton R, Morosini M, Enright MC, et al. Worldwide incidence, molecular epidemiology and mutations implicated in fluoroquinolone-resistant *Streptococcus pneumoniae*: data from the global PROTEKT surveillance programme. J Antimicrob Chemother. 2003; 52: 944-52.

[121] Hsueh PR, Teng LJ, Lee CM, et al. Telithromycin and quinupristine-dalfopristin resistance in clinical isolates of *Streptococcus pyogenes*: SMART Program 2001 Data. Antimicrob Agents Chemother. 2003; 47: 2152-7.

[122] Montanari MP, Tili E, Cochetti I, et al. Molecular characterization of clinical *Streptococcus pneumoniae* isolates with reduced susceptibility to fluoroquinolones emerging in Italy. Microb Drug Resist. 2004; 10: 209-17.

[123] Lonks JR, Goldman DA. Telithromycin: a ketolide antibiotic for treatment of respiratory tract infections. Clin Infect Dis. 2005; 40: 1657-64.

[124] McGhee P, Clark C, Kosowska-Shick KM, et al. In vitro activity of CEM-101 against Streptococcus pneumoniae and Streptococcus pyogenes with defined macrolide resistance mechanisms. Antimicrob Agents Chemother. 2010; 54: 230-8.

[125] Wilson DN. On the specificity of antibiotics targeting the large ribosomal subunit. Ann NY Acad Sci. 2011; 1241: 1-16.

[126] Patel SN, Pillai DR, Pong-Porter S, et al. In vitro activity of ceftaroline, ceftobiprole and cethromycin against clinical isolates of *Streptococcus pneumoniae* collected from across Canada between 2003 and 2008. J Antimicrob Chemother. 2009; 64: 659-60.

[127] Leclercq R, Courvalin P. Resistance to macrolides and related antibiotics in *Streptococcus pneumoniae*. Antimicrob Agents Chemother. 2002; 46: 2727-34.

[128] Walsh F, Willcock J, Amyes S. High-level telithromycin resistance in laboratory-generated mutants of *Streptococcus pneumoniae*. J Antimicrob Chemother. 2003; 52: 345-53.

[129] Farrell DJ, Morrissey I, Bakker S, et al. In vitro activities of telithromycin, linezolid, and quinupristin-dalfopristin against *Streptococcus pneumoniae* with macrolide resistance due to ribosomal mutations. Antimicrob Agents Chemother. 2004; 48: 3169-71.

[130] Reinert RR, van der Linden M, Al-Lahham A. Molecular characterization of the first telithromycin-resistant *Streptococcus pneumoniae* isolate in Germany. Antimicrob Agents Chemother. 2005; 49: 3520-2.

[131] Tait-Kamradt A, Davies T, Appelbaum PC, et al. Two new mechanisms of macrolide resistance in clinical strains of *Streptococcus pneumoniae* from Eastern Europe and North America. Antimicrob Agents Chemother. 2000; 44: 3395-401.

[132] Faccone D, Andres P, Galas M, et al. Emergence of a *Streptococcus pneumoniae* clinical isolate highly resistant to telithromycin and fluoroquinolones. J Clin Microbiol. 2005; 43: 5800-3.

[133] Pérez-Trallero E, Marimon JM, Iglesias L, et al. Fluoroquinolone and macrolide treatment failure in pneumococcal pneumonia and selection of multidrug-resistant isolates. Emerg Infect Dis. 2003; 9: 1159-62.

[134] Wolter N, Smith AM, Low DE, et al. High-level telithromycin resistance in a clinical isolate of *Streptococcus pneumoniae*. Antimicrob Agents Chemother. 2007; 51: 1092-5.

[135] Draghi DC, Sheehan DJ, Hogan P, et al. *In vitro* activity of linezolid against key Gram-positive organisms isolated in the United States: results of the LEADER 2004 surveillance program. Antimicrob Agents Chemother. 2005; 49: 5024-32.

[136] Flamm RK, Mendes RE, Ross JE, et al. An international activity and spectrum analysis of linezolid: ZAAPS Program results for 2011. Diagn Microbiol Infect Dis. 2013; 76: 206-13.

[137] Flamm RK, Mendes RE, Ross JE, et al. Linezolid surveillance results for the United States: LEADER surveillance program 2011. Antimicrob Agents Chemother. 2013; 57: 1077-81.

[138] Meka VG, Gold HS. Antimicrobial resistance to linezolid. Clin Infect Dis. 2004; 39: 1010-5.

[139] Wolter N, Smith AM, Farrell DJ, et al. Novel mechanism of resistance to oxazolidinones, macrolides, and chloramphenicol in ribosomal protein L4 of the pneumococcus. Antimicrob Agents Chemother. 2005; 49: 3554-7.

[140] Dong W, Chochua S, McGee L, et al. Mutations within the *rpl*D gene of linezolid nonsusceptible *Streptococcus pneumoniae* strains

isolated in the USA. Antimicrob Agents Chemother. 2014；58：2459-62.

［141］ Feng J, Lupien A, Gingras H, et al. Genome sequencing of linezolid-resistant *Streptococcus pneumoniae* mutants reveals novel mechanisms of resistance. Genome Res. 2009；19：1214-23.

［142］ Feng J, Billal DS, Lupien A, et al. Proteomic and transcriptomic analysis of linezolid resistance in Streptococcus pneumoniae. J Proteome Res. 2011；10：4439-52.

［143］ Kisgen JJ, Mansour H, Unger NR, et al. Tedizolid：a new oxazolidinone antimicrobial. Am J Health Syst Pharm. 2014；71：621-33.

［144］ Jones RN, Farrell DJ, Morrissey I. Quinupristin-dalfopristin resistance in *Streptococcus pneumoniae*：novel L22 ribosomal protein mutation in two clinical isolates from the SENTRY antimicrobial surveillance program. Antimicrob Agents Chemother. 2003；47：2696-8.

［145］ Wyres KL, van Tonder A, Lambertsen LM, et al. Evidence of antimicrobial resistance-conferring genetic elements among pneumococci isolated prior to 1974. BMC Genomics. 2013；14：500.

［146］ Burdett V, Inamine J, Rajagopalan S. Heterogeneity of tetracycline resistance determinants in *Streptococcus*. J Bacteriol. 1982；149：995-1004.

［147］ Widdowson CA, Klugman KP, Hanslo D. Identification of the tetracycline resistance gene, *tet*（O）, in *Streptococcus pneumoniae*. Antimicrob Agents Chemother. 1996；40：2891-3.

［148］ Oggioni MR, Dowson CG, Smith JM, et al. The tetracycline resistance gene *tet*（M）exhibits mosaic structure. Plasmid. 1996；35：156-63.

［149］ Doherty N, Trzcinski K, Pickerill P, et al. Genetic diversity of the *tet*（M）gene in tetracycline-resistant clonal lineages of *Streptococcus pneumoniae*. Antimicrob Agents Chemother. 2000；44：2979-84.

［150］ Dzierzanowska-Fangrat K, Semczuk K, Gorska P, et al. Evidence for tetracycline resistance determinant *tet*（M）allele replacement in a *Streptococcus pneumoniae* population of limited geographical origin. Int J Antimicrob Agents. 2006；27：159-64.

［151］ Doern GV, Brueggemann A, Holley Jr HP, et al. Antimicrobial resistance of *Streptococcus pneumoniae* recovered from outpatients in the United States during the winter months of 1994—1995：results of a 30-center national surveillance study. Antimicrob Agents Chemother. 1996；40：1208-13.

［152］ Marchese A, Mannelli S, Tonoli E, et al. Prevalence of antimicrobial resistance in *Streptococcus pneumoniae* circulating in Italy：results of the Italian Epidemiological Observatory Survey（1997—1999）. Microb Drug Resist. 2001；7：277-87.

［153］ Padayachee T, Klugman KP. Molecular basis of rifampin resistance in *Streptococcus pneumoniae*. Antimicrob Agents Chemother. 1999；43：2361-5.

［154］ Ferrandiz MJ, Ardanuy C, Linares J, et al. New mutations and horizontal transfer of *rpo*B among rifampin-resistant *Streptococcus pneumoniae* from four Spanish hospitals. Antimicrob Agents Chemother. 2005；49：2237-45.

［155］ Ayoubi P, Kilic AO, Vijayakumar MN. *Tn*5253, the pneumococcal omega（*cat tet*）BM6001 element, is a composite structure of two conjugative transposons, *Tn*5251 and *Tn*5252. J Bacteriol. 1991；173：1617-22.

［156］ Widdowson CA, Adrian PV, Klugman KP. Acquisition of chloramphenicol resistance by the linearization and integration of the entire staphylococcal plasmid pC194 into the chromosome of *Streptococcus pneumoniae*. Antimicrob Agents Chemother. 2000；44：393-5.

［157］ Jones ME, Blosser-Middleton RS, Critchley IA, et al. In vitro susceptibility of *Streptococcus pneumoniae*, *Haemophilus influenzae* and *Moraxella catarrhalis*：a European multicenter study during 2000—2001. Clin Microbiol Infect. 2003；9：590-9.

［158］ Johnson DM, Stilwell MG, Fritsche TR, et al. Emergence of multidrug-resistant *Streptococcus pneumoniae*：report from the SENTRY Antimicrobial Surveillance Program（1999—2003）. Diagn Microbiol Infect Dis. 2006；56：69-74.

［159］ Adrian PV, Klugman KP. Mutations in the dihydrofolate reductase gene of trimethoprim-resistant isolates of *Streptococcus pneumoniae*. Antimicrob Agents Chemother. 1997；41：2406-13.

［160］ Maskell JP, Sefton AM, Hall LM. Multiple mutations modulate the function of dihydrofolate reductase in trimethoprim-resistant *Streptococcus pneumoniae*. Antimicrob Agents Chemother. 2001；45：1104-8.

［161］ Lopez P, Espinosa M, Greenberg B, et al. Sulfonamide resistance in *Streptococcus pneumoniae*：DNA sequence of the gene encoding dihydropteroate synthase and characterization of the enzyme. J Bacteriol. 1987；169：4320-6.

［162］ Maskell JP, Sefton AM, Hall LM. Mechanism of sulfonamide resistance in clinical isolates of *Streptococcus pneumoniae*. Antimicrob Agents Chemother. 1997；41：2121-6.

［163］ Padayachee T, Klugman KP. Novel expansions of the gene encoding dihydropteroate synthase in trimethoprim-sulfamethoxazole-resistant *Streptococcus pneumoniae*. Antimicrob Agents Chemother. 1999；43：2225-30.

［164］ Feldman C, Kallenbach JM, Miller SD, et al. Community-acquired pneumonia due to penicillin-resistant pneumococci. N Engl J Med. 1985；313：615-7.

［165］ Pallares R, Gudiol F, Linares J, et al. Risk factors and response to antibiotic therapy in adults with bacteremic pneumonia caused by penicillin-resistant pneumococci. N Engl J Med. 1987；317：18-22.

［166］ Bryan CS, Talwani R, Stinson MS. Penicillin dosing for pneumococcal pneumonia. Chest. 1997；112：1657-64.

［167］ Kaplan SL, Mason Jr EO, Barson WJ, et al. Outcome of invasive infections outside the central nervous system caused by *Streptococcus pneumoniae* isolates nonsusceptible to ceftriaxone in children treated with beta-lactam antibiotics. Pediatr Infect Dis J. 2001；20：392-6.

［168］ Pallares R, Capdevila O, Linares J, et al. The effect of cephalosporin resistance on mortality in adult patients with nonmeningeal systemic pneumococcal infections. Am J Med. 2002；113：120-6.

［169］ Yu VL, Chiou CC, Feldman C, et al. An international prospective study of pneumococcal bacteremia：correlation with in vitro resistance, antibiotics administered, and clinical outcome. Clin Infect Dis. 2003；37：230-7.

［170］ Daum RS, Nachman JP, Leitch CD, et al. Nosocomial epiglottitis associated with penicillin- and cephalosporin-resistant *Streptococcus pneumoniae* bacteremia. J Clin Microbiol. 1994；32：246-8.

［171］ Dagan R, Leibovitz E, Fliss DM, et al. Bacteriologic efficacies of oral azithromycin and oral cefaclor in treatment of acute otitis media in infants and young children. Antimicrob Agents Chemother. 2000；44：43-50.

［172］Dagan R，Leibovitz E. Bacterial eradication in the treatment of otitis media. Lancet Infect Dis. 2002；2：593-604.

［173］Dagan R，Hoberman A，Johnson C，et al. Bacteriologic and clinical efficacy of high dose amoxicillin/clavulanate in children with acute otitis media. Pediatr Infect Dis J. 2001；20：829-37.

［174］Brook I，Gooch WMI，et al. Medical management of acute bacterial sinusitis. Recommendations of a clinical advisory committee on pediatric and adult sinusitis. Ann Otol Rhinol Laryngol. 2000；109：2-20.

［175］Friedland IR，Klugman KP. Failure of chloramphenicol therapy in penicillin-resistant pneumococcal meningitis. Lancet. 1992；339：405-8.

［176］Klugman KP，Walsh AL，Phiri A，et al. Mortality in penicillin-resistant pneumococcal meningitis. Pediatr Infect Dis J. 2008；27：671-2.

［177］Bradley JS，Connor JD. Ceftriaxone failure in meningitis caused by *Streptococcus pneumoniae* with reduced susceptibility to beta-lactam antibiotics. Pediatr Infect Dis J. 1991；10：871-3.

［178］Klugman KP. Pneumococcal resistance to the third-generation cephalosporins：clinical，laboratory and molecular aspects. Int J Antimicrob Agents. 1994；4：63-7.

［179］Klugman KP，Friedland IR，Bradley JS. Bactericidal activity against cephalosporin-resistant *Streptococcus pneumoniae* in cerebrospinal fluid of children with acute bacterial meningitis. Antimicrob Agents Chemother. 1995；39：1988-92.

［180］Friedland IR，Klugman KP. Cerebrospinal fluid bactericidal activity against cephalosporin-resistant *Streptococcus pneumoniae* in children with meningitis treated with high-dosage cefotaxime. Antimicrob Agents Chemother. 1997；41：1888-91.

［181］Musher DM，Dowell ME，Shortridge VD，et al. Emergence of macrolide resistance during treatment of pneumococcal pneumonia. N Engl J Med. 2002；346：630-1.

［182］Daneman N，McGeer A，Green K，et al. Macrolide resistance in bacteremic pneumococcal disease：implications for patient management. Clin Infect Dis. 2006；43（4）：432-8.

［183］Lonks JR，Garau J，Gomez L，et al. Failure of macrolide antibiotic treatment in patients with bacteremia due to erythromycin-resistant *Streptococcus pneumoniae*. Clin Infect Dis. 2002；35：556-64.

［184］Jacobs MR，Bajaksouzian S，Windau A，et al. Susceptibility of *Streptococcus pneumoniae*，*Haemophilus influenzae*，and *Moraxella catarrhalis* to 17 oral antimicrobial agents based on pharmacodynamic parameters：1998—2001 U S Surveillance Study. Clin Lab Med. 2004；24：503-30.

［185］Leiberman A，Leibovitz E，Piglansky L，et al. Bacteriologic and clinical efficacy of trimethoprim-sulfamethoxazole for treatment of acute otitis media. Pediatr Infect Dis J. 2001；20：260-4.

［186］Davidson R，Cavalcanti R，Brunton JL，et al. Resistance to levofloxacin and failure of treatment of pneumococcal pneumonia. N Engl J Med. 2002；346：747-50.

［187］Anderson KB，Tan JS，File Jr TM，et al. Emergence of levofloxacin-resistant pneumococci in immunocompromised adults after therapy for community-acquired pneumonia. Clin Infect Dis. 2003；37：376-81.

［188］Whitney CG，Farley MM，Hadler J，et al. Decline in invasive pneumococcal disease after the introduction of protein-polysaccharide conjugate vaccine. N Engl J Med. 2003；348：1737-46.

［189］Pilishvili T，Lexau C，Farley MM，et al. Sustained reductions in invasive pneumococcal disease in the era of conjugate vaccine. J Infect Dis. 2010；201（1）：32-41.

［190］Klugman KP，Madhi SA，Huebner RE，et al. A trial of a 9-valent pneumococcal conjugate vaccine in children with and those without HIV infection. N Engl J Med. 2003；349：1341-8.

［191］Kyaw MH，Lynfield R，Schaffner W，et al. Effect of introduction of the pneumococcal conjugate vaccine on drug-resistant *Streptococcus pneumoniae*. N Engl J Med. 2006；354：1455-63.

［192］Pichichero ME，Casey JR. Emergence of a multiresistant serotype 19A pneumococcal strain not included in the 7-valent conjugate vaccine as an otopathogen in children. J Am Med Assoc. 2007；298（15）：1772-8.

［193］Moore MR，Gertz Jr RE，Woodbury RL，et al. Population snapshot of emergent *Streptococcus pneumoniae* serotype 19A in the United States，2005. J Infect Dis. 2008；197（7）：1016-27.

［194］Hicks LA，Chien YW，Taylor Jr TH，et al. Outpatient antibiotic prescribing and nonsusceptible *Streptococcus pneumoniae* in the United States，1996—2003. Clin Infect Dis. 2011；53（7）：631-9.

［195］Fireman B，Black SB，Shinefield HR，et al. Impact of the pneumococcal conjugate vaccine on otitis media. Pediatr Infect Dis J. 2003；22（1）：10-6.

［196］Dagan R，Sikuler-Cohen M，Zamir O，et al. Effect of a conjugate pneumococcal vaccine on the occurrence of respiratory infections and antibiotic use in day-care center attendees. Pediatr Infect Dis J. 2001；20（10）：951-8.

［197］Palmu AA，Jokinen J，Nieminen H，et al. Effect of pneumococcal *Haemophilus influenzae* protein D conjugate vaccine（PHiD-CV10）on outpatient antimicrobial purchases：a double-blind，cluster randomised phase 3-4 trial. Lancet Infect Dis. 2014；14：205-12.

第50章　非肺炎球菌链球菌耐药性及其临床影响

Nainee Desai，Judith Steenbergen，David E. Katz

1　前言

在过去的20年中，链球菌的分类发生了重大变化。目前的分类基于表型和基因型等相关特征来进行判定。利用系统发育树来对链球菌进行基因型分类通常用到的基因是16S rRNA序列[1]，此种基因在链球菌家族成员内部系统性分类中发挥着重要作用。对于从事临床治疗的微生物学家来说，表型特性作为链球菌的分类标准也很重要。血琼脂溶血的类型（type of hemolysis on blood agar）、兰氏链球菌抗血清分群实验（reaction with Lancefield grouping antisera）、对奥普托欣的抗性实验（resistance to optochin）和胆汁溶解度（bile solubility）对临床链球菌分离株的分群以及对症治疗方案的选择仍然很重要[2]。在下面的章节中，将讨论2个表型分类组：草绿色链球菌（viridans group streptococci，VGS）和β-溶血性链球菌（beta-hemolytic streptococci）。

草绿色链球菌和β-溶血性链球菌分离株的耐药性很普遍。β-内酰胺抗性在草绿色链球菌中广泛存在，并且对其他抗菌剂的耐药性不断增加。在β-溶血性链球菌中，β-内酰胺抗性是不常见的。然而，大环内酯耐药性在门诊患者中所占比重需要在临床治疗中引起足够重视。高水平β-内酰胺耐药性的绿色链球菌群链球菌对感染性心内膜炎的治疗以及中性粒细胞减少症患者败血症的经验性治疗是真正的威胁。如果耐药率继续上升，由大环内酯耐药的β-溶血性链球菌引起的感染（包括咽炎）也可能成为临床治疗中的硬骨头。

由革兰氏阳性菌引起的感染随着时间的推移而增加，几乎与革兰氏阴性感染一样常见。这一现象是与频繁地进行侵入性操作（invasive procedures）和医院获得性感染（hospital-acquired infection）的比例增加有关。经常使用广谱抗生素进行临床治疗可能会导致细菌耐药性随着时间的推移而增加[3]。因此，实施抗菌药物管理和感染控制环节对于保护患者、医疗服务人员和社区服务人员方面变得越来越重要。

本章总结了链球菌群的一般特征，目前的抗菌药物耐药趋势、耐药机制以及对草绿色链球菌和β-溶血性链球菌耐药的临床意义。

2　非肺炎球菌链球菌的特征

2.1　草绿色链球菌

草绿色链球菌形成属于链球菌属（Streptococcus）中的系统分类异质性物种群（phylogenetically heterogeneous group of species）[1]。但是，它们具有一些共同的表型特性。草绿色链球菌是一组过氧化氢酶阴性、革兰氏阳性球菌，在显微镜检查时具有链状形态。它们被分组命名α-或非溶血型。由于对奥普托欣具有抗性且缺乏胆汁溶解性，草绿色链球菌可以与肺炎链球菌区分开来，尽管由于相似的序列同源性，两组之间的区别仍然困难[2, 4]。它们是亮氨酸氨基肽酶（leucine aminopeptidase）阳性、吡咯烷酮基芳基酰胺酶（pyrrolidonylaryl amidase）阴性，并且可以通过它们不能在含有6.5%氯化钠的培养基中生长而与肠球菌种（Enterococcus species）区分[2]。VGS中一度包含营养变异链球菌，但基于分子数据被移除至新属*Abiotrophia*[5]。草绿色链球菌属于人和动物口腔和上呼吸道的正常微生物群。草绿色链球菌也可以从女性生殖道和胃肠道中分离出来[2, 5]。尽管以前对草绿色链球菌进行分类比较困难，但该菌群中是由许多菌种组成。6个主要群体包括变异链球菌（*S. mutans*）、唾液腺链球菌（*S. salivarius*）、咽峡炎链球菌（*S. anginosus*）、缓征链球菌（*S. mitis*）、血液链球菌（*S. sanguinis*）和牛肺炎链球菌（*S. bovis*）亚群。咽峡炎链球菌亚群一直是分类方面争议和含糊不清的重灾区。这一亚群生物学表型具有α-、β-或非溶血性，并且它是缺乏β-溶血性的分类群，通常被认为是草绿色链球菌群的一部分。由于草绿色链球菌群的多样性，耐药性的发生率和模式差异很大。物种鉴定和患者人群的差异有助于这种变异[4]。

缓征链球菌群体比其他草绿色链球菌群成员对更多类型抗生素具有耐药性[4]。草绿色链球菌群中最具临床相关性的物种是缓征链球菌、血液链球菌和口腔链球菌（*S. oralis*）。缺乏α-溶血似乎与临床结果或疾病严重程度无关，并且没有酶促或毒素效应作为α-溶血的副产物被记录[4]。

2.2 β-溶血性链球菌

通过血琼脂平板上的溶血模式、抗原组成、生长特征、生化反应和遗传分析，β-溶血链球菌可以从异质性链球菌组群中区分出来。β-溶血性链球菌通常产生溶血素，其在血琼脂平板上培养时引起红细胞的完全溶解（β-溶血）。依靠血清学进行亚群分组是基于检测细胞壁碳水化合物中的组特异性抗原差异。通过兰氏链球菌抗血清分群[6]，血清型A、B、C、D、F和G是人类最常见的血清型[7]。

2.2.1 A组链球菌（化脓链球菌）

A群链球菌（Group A *streptococcus*，GAS）［如化脓链球菌（*Streptococcus pyogene*s）］是几乎专门局限于人类宿主的重要病原体[8]。化脓性链球菌通常与急性咽炎或局部皮肤感染相关。化脓性链球菌具有高度传染性，并且可以引起所有年龄的健康人群发病，机体无针对此种链球菌的特异性血清学免疫反应[9]。传播可以发生在急性感染者或无症状携带者身上，通常通过手接触或呼吸道飞沫传播。食物和水源作为传染源也有报道[8]。居住环境拥挤或者卫生条件差的儿童易患脓胞病和咽炎。由于感染的高度传染性，可能在同一家庭中发现多种链球菌感染[9]。

这些疾病通常是自限性的咽部和皮肤局部感染。酿脓性链球菌是急性咽炎（acute pharyngitis）最常见的病原体，占儿童病例的15%～30%，成人病例的5%～10%[9]。皮肤侵入可导致败血症或严重的深层组织感染，如坏死性筋膜炎和肌炎。其他的临床症状还有中耳炎、鼻窦炎、肌炎、淋巴管炎、脑膜炎、化脓性关节炎、心内膜炎、骨髓炎、肺炎、丹毒、蜂窝组织炎、链球菌中毒性休克综合征、阴道炎和龟头炎[10-13]。原发性化脓感染也可能导致严重的非功能性后遗症，例如，急性风湿热、风湿性心脏病和急性肾小球肾炎[2, 14, 15]。

A组链球菌可以通过对杆菌肽（bacitracin）敏感性实验与其他组区分开来。kirby-bauer纸片（Kirby-bauer disc）含有0.04 U的杆菌肽可抑制超过95%的A组菌株的生长，而80%～90%的非A组菌株对这种抗菌肽有抗性[9]。传统上，M[16]和T[17]蛋白的血清学分型用于A组链球菌的流行病学分型[18]。最近，诸如*emm*基因序列分型、多位点序列分型、脉冲场凝胶电泳、反转凝胶电泳、mga调节子（mga-regulon）的限制性长度多态性分析和随机扩增多态DNA分析的分子分型（Vir型）方法提供了更多的区分方法用于研究A组链球菌株之间的克隆关系。

2.2.2 B组链球菌

B组链球菌（Group B *streptococci*，GBS）［如无乳链球菌（*Streptococcus agalactiae*）］是新生儿败血症的最常见病原。这是新生儿菌血症和脑膜炎的主要原因之一，并可能导致孕妇感染[19, 20]。非怀孕和孕妇的阴道内菌体的克隆是B组链球菌的主要来源。然而，它也可以在健康人的胃肠道和上呼吸道定殖。进入门户并不清楚，但可能的部位包括皮肤、生殖道、泌尿道和呼吸道[21]。新生儿可以在子宫内或母体生殖道分娩过程中垂直获取该生物体。尽管无乳链球菌感染从阴道分娩新生儿的传播率约为50%，但是预防性使用抗生素可以使这一感染率降低至1% ~ 2%[21]。

B组链球菌也可能导致老年人和非妊娠成人患有潜在或慢性疾病的侵袭性感染。成人侵袭性GBS疾病的广泛临床表现包括皮肤和软组织感染、原发性菌血症、尿路感染、肺炎、骨髓炎、腹膜炎、化脓性关节炎、脑膜炎、心内膜炎和静脉导管感染[21]。B组链球菌根据其荚膜多糖的不同链结构被分为不同的血清型。已知几种血清型有-Ia、Ib、Ic、Ⅱ、Ⅲ、Ⅳ、Ⅴ、Ⅵ、Ⅶ和Ⅷ型。从血液、脑脊液（cerebrospinal fluid，CSF）和/或局部化脓患处分离B组链球菌是诊断侵袭性B组链球菌感染的唯一方法[21]。

2.2.3　C组和G组β-溶血性链球菌

大多数兰氏链球菌抗血清分群实验分类的C组链球菌（gourp C Streptococci，GCS）在血琼脂上产生β-溶血，尽管非溶血菌株也存在[2]。C组链球菌主要是动物病原体。然而，已经从鼻咽、皮肤和生殖道的正常人类微生物群中分离出β-溶血性菌株[22]。大部分G组链球菌（GGS）都是β-溶血性的[2]。

最近发现人类起源的C组链球菌和G组链球菌包含单个亚种：泌乳链球菌马亚种（Streptococcus dysgalactiae subsp. equisimilis）。它可以在上呼吸道的正常菌群中分离到，并且通常是其他地域居民体内的条件性致病菌。它也可能与皮肤和软组织感染、咽炎、菌血症、心内膜炎、化脓性关节炎、骨髓炎、产褥感染和脑膜炎有关[22]。

3　草绿色链球菌的抗菌素耐药性

为了向读者更好地阐明草绿色链球菌的耐药性发展趋势，我们将使用当代大规模监测研究的数据来显示这类细菌对不同抗生素的耐药性。由于欧洲抗微生物药物敏感性试验委员会（European Committee on Antimicrobial Susceptibility Testing，EUCAST）和临床和实验室标准化研究所（Clinical and laboratory Standards Institute，CLSI）的对此类细菌对不同抗生素耐药性评判标准在本章节中进行介绍，我们所叙述的流行病学和耐药率将主要按照CLSI标准的定义进行设定。

3.1　β-内酰胺活性

在链球菌中，β-内酰胺抗性由青霉素结合蛋白（penicillin-binding proteins，PBPs）中的点突变来实现。PBPs是一类膜结合转肽酶（membrane-bound transpeptidases），它们具有丝氨酸水解酶的活性，催化细菌细胞壁合成过程中肽聚糖亚基的交联[23, 24]。β-内酰胺作为PBP的底物，PBP内部的丝氨酸活性位点与β-内酰胺环反应并生成共价连接的酶-β-内酰胺中间体（enzyme-beta-lactam intermediate）。这种酰基酶中间体不能催化肽聚糖亚基的交联[23]。在链球菌中存在低分子量和高分子量的PBPs[25, 26]。这两种酶对细胞壁合成都很重要，但只有高分子量的PBPs对β-内酰胺类抗生素的细菌具有杀伤活性[24]。在草绿色链球菌群中有两种高分子量PBPs，PBP1（PBP1a和PBP1b）和PBP2（PBP2a、PBP2b和PBP2x）[25]。PBP的同源分子可以在肺炎链球菌中找到，草绿色链球菌群中的PBPs的命名惯例来自肺炎链球菌[24-26]。

具有野生型PBPs的草绿色链球菌群对β-内酰胺类抗生素敏感[27]。当高分子量PBPs对β-内酰胺的亲和力降低时菌体产生耐药性。亲和力降低可以通过PBPs转肽酶结构域中的氨基酸替换来实现[24, 27]。单点突变可提高青霉素最小抑菌浓度的数值。对于中等水平的β-内酰胺抗性通常需要多点突变才能实现。高度耐药的菌株在PBPs中由于突变点的不断累积，显著改变了PBPs的结构和活性从而导致β-内酰胺不再与其结合。如果菌体细胞壁完整性受损，则PBPs中若干突变的积累也可能导致致菌体的致死性突变。根据肺炎链球菌中研究的结果，在这些高度耐药菌株的形成过程中PBP的突变只是其中的一个主要因素[24]。由于突变的PBP编码基因或其部分基因的水平转移是链球菌耐药性产生的重要因素，从而通过基因重组产生了野生型的PBP基因，由此产生耐药菌[28]。

从血液中分离耐受青霉素的草绿色链球菌已经有很多的报道了。Farrell等在JMI实验室进行了大规模的监测研究，以检测来自欧洲33个地区医疗中心的60 084个临床分离株对各种抗生素的易感性。2005—2010年收集了超过1 200株草绿色链球菌分离株，并测试了对一系列抗生素的易感性。针对青霉素的MIC_{50}和MIC_{90}分别为0.06和1 mg/L。按照CLSI的判断标准，77.5%草绿色链球菌对青霉素易感，17%的菌株对青霉素呈现中等敏感性和5.5%的菌株对青霉素耐药[29]（表50.1）。2012年LEADER监测研究了从美国60个检测点分离的7 429个菌株，包括526个草绿色链球菌，青霉素的MIC_{50}为≤0.06 mg/L、MIC_{90}为0.5 mg/L，与欧洲的易感性模式相似[30]。

总体而言，在草绿色链球菌中，MIC_{50}和MIC_{90}结果显示其对头孢菌素具有相似的敏感性。头孢吡肟MIC_{50}和MIC_{90}分别为≤0.12 mg/L和1 mg/L，92.1%的草绿色链球菌对其敏感。3%~5%的分离株显示中等易感性或被认为具有抗性。头孢曲松MIC_{50}≤0.25 mg/L，具有相同的MIC_{90}和相似的耐药比率[29]（表50.1）。美国的监测数据显示，MIC_{50}和MIC_{90}值分别为0.25 mg/L和0.5 mg/L，只有1.2%的草绿色链球菌耐药[30]。

表50.1 欧洲医疗中心针对分离菌株进行测试时头孢比隆和对照药物的抗菌活性（2005—2010）

生物体（测试的分离物的数目）和抗微生物剂	MIC				易感/中度/耐药菌株的比例（%）	
	MIC_{50}	MIC_{90}	范围估计		CLSI	EUCAST
			最小值	最大值		
β-溶血性链球菌（2 981）						
头孢	≤0.06	≤0.06	≤0.06	0.25	–/–/–	–/–/–
青霉素	≤0.03	0.06	≤0.03	0.12	100.0/–/–	100.0/0.0/0.0
头孢吡肟	≤0.12	≤0.12	≤0.12	2	99.9/–/–	100.0/0.0/0.0
头孢曲松钠	≤0.25	≤0.25	≤0.25	4	99.9/–/–	100.0/0.0/0.0
克林霉素	≤0.25	≤0.25	≤0.25	>2	91.9/0.5/7.6	92.4/0.0/7.6
红霉素	≤0.25	>2	≤0.25	>2	82.0/1.0/17.0	82.0/1.0/17.0
达托霉素	≤0.06	0.25	≤0.06	0.5	100.0/–/–	100.0/0.0/0.0
左氧氟沙星	≤0.5	1	≤0.5	>4	99.6/0.0/0.4	95.6/4.0/0.4
利奈唑胺	1	1	0.25	2	100.0/–/–	100.0/0.0/0.0
四环素	4	>8	≤2	>8	49.5/2.6/47.9	49.3/0.2/50.5
替加环素	≤0.03	0.06	≤0.03	0.5	>99.9/–/–	>99.9/<0.1/0.0
甲氧苄啶/磺胺甲噁唑	≤0.5	≤0.5	≤0.5	>2	–/–/–	99.0/0.4/0.6
万古霉素	0.25	0.5	≤0.12	1	100.0/–/–	100.0/0.0/0.0
草绿色链球菌（1 264）						
头孢	≤0.06	0.25	≤0.06	>8	–/–/–	–/–/–
青霉素	0.06	1	≤0.03	>4	77.5/17.0/5.5	84.3/10.2/5.5
头孢吡肟	≤0.12	1	≤0.12	>16	92.1/3.4/4.5	88.1/0.0/11.9
头孢曲松钠	≤0.25	1	≤0.25	>8	92.2/3.2/4.6	88.8/0.0/11.2
达托霉素	0.25	0.5	≤0.06	2	99.8/–/–	–/–/–

（续表）

生物体（测试的分离物的数目）和抗微生物剂	MIC				易感/中度/耐药菌株的比例（%）	
	MIC_{50}	MIC_{90}	范围估计		CLSI	EUCAST
			最小值	最大值		
克林霉素	≤0.25	>2	≤0.25	>2	88.0/0.3/11.7	88.3/0.0/11.7
红霉素	≤0.25	>2	≤0.25	>2	61.6/2.2/36.2	–/–/–
左氧氟沙星	1	2	≤0.5	>4	96.8/1.1/2.1	–/–/–
利奈唑胺	1	1	≤0.12	2	100.0/–/–	–/–/–
四环素	≤2	>8	≤2	>8	62.2/2.2/35.6	–/–/–
替加环素	≤0.03	0.06	≤0.03	0.5	99.9/–/–	–/–/–
万古霉素	0.5	1	≤0.12	1	100.0/–/–	100.0/0.0/0.0

头孢托罗酯（Ceftobiprole medocaril）是具有广谱抗菌功能的第五代头孢菌素。根据欧洲的监测数据，草绿色链球菌对头孢托罗酯的MIC_{50}和MIC_{90}分别为≤0.06 mg/L和0.25 mg/L[29]（表50.1）。头孢洛林酯（Ceftaroline fosamil）是广谱的肠胃外头孢菌素，用于治疗某些皮肤感染和社区获得性细菌性肺炎（coomunity-acquired bacterial pneumonia，CABP）。SENTRY抗菌监测项目最近的一项报告测试了头孢类新药在2008—2011年对1 273株链球菌分离株的耐药性，头孢类新药对所有草绿色链球菌具有最高MIC值（1 mg/L），如口腔链球菌、缓症链球菌以及人乳链球菌[31]。

3.2　大环内酯、林可酰胺及酮内脂的抗菌活性

大环内酯类、酮内酯类、林可酰胺类和链球菌素B类抗生素尽管具有不同的化学结构，但具有针对草绿色链球菌相似但不相同的抗菌活性，这是因为细菌对这些抗菌剂产生的耐药机制是相似的。这些抗生素通过结合细菌核糖体来抑制蛋白质合成。根据其内酯环中的碳原子数可将大环内酯分成不同的组群。14和15元环大环内酯（如红霉素和阿奇霉素）具有相似的抗菌活性。16元环大环内酯（如螺旋霉素）在其对草绿色链球菌的抗菌活性方面不同于14和15元环大环内酯。与大环内酯类药物相比，林可酰胺类药物（如克林霉素和链霉抗生素类药物）对细菌的活性具有差异性。

在链球菌中，有2种特征性的大环内酯耐药机制。这些是靶点修饰和活性药物外排。靶位点修饰由erm（红霉素核糖体甲基化）基因编码的甲基化酶或23S核糖体RNA或核糖体蛋白L4和L22处的突变引起。肽基转移酶的第2 058位的腺嘌呤甲基化后，23S rRNA形成的环状结构可导致突变菌对大环内酯类药物、林可酰胺及链球菌素B抗生素的耐药性[32]。由mef（大环内酯外排）基因介导的主动外排机制更具特异性，并且仅对14和15元环大环内酯产生耐药性[33]。23S核糖体RNA和核糖体蛋白L4和L22的大环内酯结合结构域的突变降低了大环内酯对核糖体的亲和力[34]。突变可能导致几种不同耐药性表型的产生。erm和mef基因可以在不同的链球菌之间水平转移[35]。

3.2.1　红霉素

红霉素A与其他14和15元环大环内酯（包括阿奇霉素）在体外对草绿色链球菌的活性相似[36]。红霉素耐药在临床草绿色链球菌分离株中相当常见。在欧洲，红霉素对草绿色链球菌的MIC_{50}和MIC_{90}分别≤0.25 mg/L和>2 mg/L。草绿色链球菌对红霉素的耐药性持续保持高水平，即36.2%的菌株对红霉素耐药[29]（表50.1）。在美国，大环内酯的MIC值和耐药率持续上升。LEADER研究中约50%的草绿色链球菌分离株对红霉素耐药，MIC_{50}和MIC_{90}分别为0.5 mg/L和16 mg/L[30]。最常见的红

霉素耐药机制由mef（A）基因阿奇霉素介导[36, 37]。大约70%～80%耐受红霉素的草绿色链球菌株携带mef（A）基因，16%～20%携带erm（B）基因[36-38]。但是，来自法国的报道指出，在草绿色链球菌血液分离株中erm（B）比mef（A）更普遍[35]。连续监测侵入性草绿色链球菌分离株是必要的，这可以对临床用药进行建议性指导，尤其是在患有潜在疾病的患者中[39]。

3.2.2 克林霉素

草绿色链球菌对克林霉素的耐药性在血液和正常微生物群中远低于其对红霉素的耐药性[40]。MIC_{50}和MIC_{90}值与红霉素相似，分别为≤0.25 mg/L和>2 mg/L。在欧洲和美国，高达12%的草绿色链球菌株耐受克林霉素[29, 30]（表50.1）。血液和正常微生物分离菌株的耐药水平相似。抗性水平较低的原因是由mef（A）抗性基因介导的外排机制不能对克林霉素产生抗性[40]。感染链球菌菌株患者的尸检报告发现，由于短期使用克林霉素，该分离株的耐药特性具有大环内酯类、林可霉素和链球菌素B耐药表型（MLSB）。该外排机制诱导菌株对克林霉素和米诺环素的耐药性[41]。

3.2.3 酮内酯

泰利霉素与细菌核糖体的亲和力比红霉素强得多。这就是为什么核糖体RNA的甲基化不会像红霉素那样使泰利霉素的MIC值增加的原因[42]。基因mef（A）介导的外排泵将泰利霉素导出菌体外部，并将红霉素泵出。然而，在链球菌中，与没有mef（A）基因的菌株相比，基因mef（A）介导的外排泵确实增加了泰利霉素的MIC值[43]。

3.2.4 链阳霉素

喹奴普汀-达福普汀（quinupristin-dalfopristin）是链阳霉素B（Streptogramin B）和链阳霉素A（Streptogramin A）的组合，可用于静脉注射。它对草绿色链球菌具有良好的抗菌活性。然而，不同研究所得出的草绿色链球菌对连阳霉素类药物的耐药性数值差异很大。在一些研究中，耐药菌株尚未被分离出来，而其他研究表明多达70%的菌株对链阳霉素的敏感性下降以及28%的菌株产生了耐药性[44, 45]。草绿色链球菌株对喹奴普汀-达福普汀的MIC值为16 mg/L[44]。草绿色链球菌株对喹奴普汀-达福普汀的抗性与链阳霉素A（达福普汀）的抗性具有相关性。因此，草绿色链球菌为了对喹奴普汀-达福普汀产生耐药性，菌株必须对链阳霉素A具有抗性。链阳霉素A抗性由vga（A）、vga（B）、lsa及各种vat基因介导。迄今为止，这些基因已在临床葡萄球菌和肠球菌中被发现，但草绿色链球菌中基因的存在尚未见报道[46]。虽然没有进行详细的研究[44, 47]，但可能是由于金黄色葡萄球菌的核糖体突变导致耐药性的产生[48]。

3.3 甲氧苄啶-磺胺甲氧异噁唑与四环素类抗生素的活性

草绿色链球菌中的四环素耐药性很常见。在欧洲的监测研究中，草绿色链球菌的MIC_{50}≤2 mg/L、MIC_{90}>8 mg/L。高达36%的草绿色链球菌株耐受四环素[29]（表50.1）。与之相比，替加环素的抗菌活性更高（99.9%的分离株对其敏感），MIC_{50}和MIC_{90}分别≤0.03 mg/L和0.06 mg/L[29]（表50.1）。甲氧苄啶-磺胺甲氧异噁唑不用于治疗草绿色链球菌感染，但通常用于预防中性粒细胞减少症患者[49]。草绿色链球菌株对甲氧苄氨嘧啶-磺胺甲噁唑的敏感性下降的现象相当普遍。

3.4 氟喹诺酮活性

在链球菌中，存在2种氟喹诺酮抗性机制：拓扑异构酶IV的喹诺酮抗性决定簇（quinolone resistance-determining regions，QRDRs）处的突变及DNA促旋酶分子（DNA gyrase molecules）和外排机制（efflux mechanism）[50-52]。在链球菌中，拓扑异构酶IV分子由parC和parE基因编码的两个亚基构成。DNA旋转酶含由gyrA和gyrB基因编码的两个亚基构成。拓扑异构酶IV是草绿色链球菌中氟喹诺酮类药物的主要靶点[50]。拓扑异构酶IV相关编码基因的突变可导致菌体具有低水平的耐药性（MIC 4 mg/L）。而拓扑异构酶IV突变和氟喹诺酮外排机制的联合作用将会导致高水平氟喹诺酮耐药的产生（MIC≥16 mg/L）。QRDR可以在草绿色链球菌株与肺炎链球菌之间实现基因水平转移[50, 53-55]。左氧氟沙星是欧洲和美国监测研究中唯一评估的氟喹诺酮类药物。左氧氟沙星的MIC$_{50}$为1 mg/L以及MIC$_{90}$为2 mg/L说明当前流行的菌株对其具有很高水平的耐药性。大约2%的草绿色链球菌分离物株在欧洲被确定为耐药菌，在美国为6%[29, 30]（表50.1）。

3.5 糖肽活性

3.5.1 万古霉素

万古霉素（一种糖肽类抗生素）具有良好的草绿色链球菌杀菌活性。迄今为止，没有草绿色链球菌对万古霉素的耐药性报道[36, 56-62]。在欧洲和美国，万古霉素MIC$_{50}$为0.5 mg/L，MIC$_{90}$为1 mg/mL[29, 30]（表50.1）。

3.5.2 奥利万星（oritavancin）与达巴万星（dalbavancin）

新型糖肽包括奥利万星和达巴万星。在SENTRY监测计划中，对奥利万星（一种杀菌性脂糖肽）进行了评估，以扩大目前有限的糖肽体外抗菌数据。奥利万星对许多革兰氏阳性病原体具有活性，包括针对链球菌的奥利万星MIC$_{50}$与MIC$_{90}$≤0.008 mg/L，以及对草绿色链球菌的奥利万星MIC$_{50}$与MIC$_{90}$≤0.06 mg/L[63]。该项目还评估了达巴万星的体外抗菌活性。利用CLSI参考肉汤微量稀释法进行了草绿色链球菌对达巴万星体外抗菌活性的测试。MIC$_{50}$和MIC$_{90}$分别为≤0.03~0.25 mg/L和0.06~0.12 mg/L[64]。总体而言，目前草绿色链球菌对糖肽类抗生素具有较高的敏感性。

3.6 氨基糖苷类化合物的活性

一般而言，氨基糖苷类抗草绿色链球菌的活性有限[65]。包括庆大霉素、阿米卡星、链阳雷素和奈替米星在内的氨基糖苷类药物已与青霉素或头孢菌素联合用于治疗感染性心内膜炎[66]和中性粒细胞减少症患者的败血症[67]。从血液中分离草绿色链球菌株[59-61]和正常微生物群[68]中的草绿色链球菌确实对庆大霉素十分敏感，其MIC值通常在0.25~96 mg/L[59, 60, 69]，MIC$_{90}$值在0.5~32 mg/L[59, 68]。很少能够分离出来缓征链球菌具有对氨基糖苷类药物高水平的耐药性。在这些菌株中，庆大霉素的MIC值已经高达1 000 mg/L[69]。

3.7 噁唑烷酮药物的活性

3.7.1 利奈唑胺

利奈唑胺属于噁唑烷酮类抗生素[70]。利奈唑胺已用于治疗耐受万古霉素屎肠球菌的感染、医院获得性肺炎和复杂的皮肤感染[71]。利奈唑胺对草绿色链球菌株的活性尚未得到很好的研究。目前正在对利奈唑胺在体外对革兰氏阳菌的抗菌活性与其他抗生素进行对比试验。LEADER监测表明，利奈唑胺对草绿色链球菌的MIC值主要为1 mg/L，流行于美国的草绿色链球菌对其100%敏感[72]。全球性ZAAPS计划也给出了类似的结论[73]。

3.7.2 噁唑烷酮

噁唑烷酮（Tedizolid）是前体药物噁唑烷酮磷酸酯的有效活性成分。它是一种新型噁唑烷酮类化合物，其体外活性已被研究用于草绿色链球菌群。从2期临床试验中分离的15株草绿色链球菌分离株，并对患有复杂皮肤和皮肤结构感染的患者进行了测试。第2阶段数据的敏感性试验，结果表明：MIC$_{50}$和MIC$_{90}$为0.25 mg/L[74]。

3.8 达托霉素的活性

达托霉素（daptomycin）是一种具有抗链球菌活性的抗菌脂肽（bactericidal lipopeptide）。它被成功地用于治疗万古霉素耐药肠球菌和耐甲氧西林葡萄球菌引起的心内膜炎。达托霉素是唯一用于金黄色葡萄球菌菌血症和心内膜炎的药物。研究表明，达托霉素MIC_{50}为0.25 mg/L，MIC_{90}为0.5 mg/L[29]（表50.1）。此前，一直认为草绿色链球菌对达托霉素敏感，然而，最近在这些分离株中报道了接触达托霉素后菌株表现出高水平的达托霉素耐受性（high-level daptomycin resistance，HLDRMIC>256 mg/L）。从患有感染性心内膜炎的患者体内分离到的114株草绿色链球菌进行体外耐受达托霉素MIC的测定，不同种类临床链球菌分离株对达托霉素敏感性：*S. meditis*为0.03~1.5 mg/L，*S. bovis*为0.023~0.12 mg/L、*S. anginosus*为0.12~0.5 mg/L、*S. mutans*为0.25~0.5 mg/L以及*S. salivarius*为0.016~0.047 mg/L。HLDR只在菌株接触到达托霉素24 h后出现，而这种现象在*S. sitis*分离株中占27%、*S. oralis*分离株占47%、*S. sanguis*分离株中占13%[75]。针对临床分离株对达托霉素的抗药率的调查尚未见相关报道。

4　β-溶血性链球菌的抗药性

4.1　耐大环内脂类药物

4.1.1　在GAS、GBS、GCS与GGS中大环内脂类耐药性的发生率

1959年，Lowburry和Hurst在英国报道了第一例从4名烧伤患者体内分离到的红霉素耐药性GAS分离菌[76]。在接下来的几年中，欧洲主要报道了红霉素耐药性GAS菌株在英国、瑞典、意大利和西班牙的零星病例及小规模流行情况[76-81]。在20世纪70年代，日本暴发了大规模红霉素耐药性GAS菌感染，其中耐药菌株的比例从1971年的12%增加到1977年的82%[82]。这些菌株的特征是对大环内酯类和林可霉素有高度耐药性（MIC值>100 mg/L），并且经常对四环素和氯霉素也有耐药性，菌株仅仅是T12血清型。从1985年到1987年，澳大利亚弗里曼特尔地区的红霉素耐药性GAS发生频率从1%上升到17.6%[83]，这些菌株属于不同的血清型，并显示对红霉素的较高的敏感性（MIC范围2~8 mg/L），对克林霉素和四环素的抗性很少见。1988—1989年，英国的邓迪地区报道了偶发分离株和家族暴发，22%为红霉素耐药GAS菌（T4M4血清型）[84]。

自1962年以来，关于GBS的耐药性被持续关注着。首先描述来自美国[85]，同一国家GBS对大环内酯耐药性从1980年至1993年所收集菌株的1.2%上升至1997年的18%[82]。这些菌株对大环内脂类、林可霉素、四环素类及氯霉素具有高水平耐药性（MIC>100 mg/L）。在西班牙，GBS的大环内酯耐药频率从1993—1996年的2.5%~5.6%上升到1998—2001年的14.5%~18%[86]。中国的台湾地区从1994年的19%上升到1997年的46%[87]。自20世纪90年代末以来，法国报道的耐药率为15%~21%[88-90]，加拿大为13%~18%[91, 92]，韩国为4%[40]，土耳其为22%[94]。

C组和G组链球菌对大环内酯类药物的耐药性因不同国家而异。在芬兰，耐药性并不常见，C组链球菌对克林霉素和红霉素耐药率分别为1%和3.6%。大环内酯类药物最常见的耐药机制是通过*mef*（*A*）基因突变来形成的[95]。与C组链球菌耐药率相似，G组链球菌对红霉素和克林霉素耐药率分别为3.5%和0.3%，这些菌株大多具有*erm*（*TR*）抗性基因及一个具有*erm*（*B*）抗性基因[95]。在土耳其，C组和G组链球菌对红霉素的耐药性较高，GCS和GGS菌株分别对红霉素耐药率为1.4%和16.2%[28]。中国台湾地区的GCS和GGS菌株对红霉素耐药性更为普遍，41.7%的GCS分离菌株和53.3%的GGS分离菌株具有耐药性[96]。

欧洲和北美地区的大环内酯耐药性持续上升。根据土耳其和以色列共收集2 981株β-溶血性链球菌分离株，并从美国收集950株分离株。目前累计监测数据（占所有β-溶血性链球菌群体）显示，在欧洲国家，对克林霉素有7.6%的抗药性和对红霉素有17%的抗药性。美国的这一比例增加，对克林霉素和红霉素的耐药率分别为19.4%和38%[29, 30]（表50.1）。

4.1.2　β-溶血性链球菌对大环内酯类抗生素的耐药机制

由*erm*基因编码的核糖体甲基化产生的大环内酯抗性机制于1956年首次在金黄色葡萄球菌中发

现[97]。这种耐药机制适用于大环内酯类、林可酰胺类和链霉素B类抗生素。自20世纪70年代以来，β-溶血链球菌中已经发现了链霉素B类抗生素耐药性具有诱导型和组成型（inducible and constitutive forms）[98-100]。甲基化酶基因erm（B）是链球菌中唯一发现的erm基因类型[101-103]，直到1998年，化脓性链球菌中的erm（TR）序列被测定[104]，其核苷酸序列与葡萄球菌erm（A）基因具有82.5%的一致性、与erm（B）基因具有58%的一致性。因此，erm（TR）基因属于erm（A）甲基化酶基因家族[105]。甲基化酶的诱导或组成型的形成取决于位于结构性甲基化酶基因上游调控区的序列。耐药性是与调节序列的结构变化有关。携带诱导型erm基因的化脓性链球菌暴露于克林霉素会导致化脓性链球菌高度耐药突变株的产生[106]。

通过MIC测定两种药敏片（红霉素和克林霉素药敏片放置在接种琼脂附近）的诱导测试，研究了链球菌中大环内酯抗性的表型变化。对1990年从芬兰分离出的GAS菌株的分析揭示了一种新的红霉素抗性表型，其具有低或中等水平的耐药性（MIC值范围1~32 mg/L），这仅对14和15元大环内酯类（M-表型）的相关研究。所研究的菌株中，代表新的M-表型菌株占到34%[80]。随后，导致这种表型和编码mef（A）和mef（E）基因的主动外排机制在化脓性链球菌和肺炎链球菌中得到了验证[33, 107]。已经在世界不同地区的β-溶血性链球菌中发现了这种耐药机制的分离菌株。目前，在西班牙、德国、希腊、芬兰、美国、智利、阿根廷及中国台湾地区，携带mef（A）基因的GAS菌株已经成为大环内酯耐药性分离株中的优势菌[108-116]。据报道，俄罗斯、斯洛伐克、捷克共和国和克罗地亚已经确定了携带mef（A）的GAS菌株为优势耐药菌[117, 118]。在加拿大、法国、西班牙和中国台湾地区，携带mef（A）与mef（B）的GBS菌株已经成为优势耐药菌[86-89, 92, 119-121]。在GBS和GCS菌株中，携带mef（A）基因耐药菌最高的两个地区是中国台湾地区（37%）和芬兰（95%）[95, 96]。

除了大环内酯类药物耐药决定簇，包括erm（A）、erm（B）和mef（A），还有一种更罕见的机制也被证明会引起大环内酯类药物的耐药性。该机制涉及化脓性链球菌核糖体蛋白L4中的突变和23S rRNA编码基因中第2 611和2 058位点的突变。23S rRNA基因第2 611位和第2 058位的突变引起对克林霉素和链雷霉素B（奎奴普丁）的耐药性。此外，第2 058位的突变导致菌体对泰利霉素的抗性[122-124]。在化脓性链球菌中还存在与erm（TR）基因相关新型外排系统[125]。另一个基因mre（A），最初在无乳链球菌中被描述为大环内酯泵出机制相关的基因[107]，编码核黄素激酶也在红霉素敏感的GBS菌株中被发现[126]。同时具有两种不同大环内酯类抗性机制（mef和erm介导）的菌株可能在GAS菌株中共存，并且在GBS菌株中更常见[88, 94, 108, 126-129]。此种表型的菌株通常由erm基因的突变导致的。

抗药基因erm（B）是链球菌相关的质粒或染色体[105]。在早期的研究中，从A、B、C和G组链球菌中发现了具有红霉素抗性决定簇的接合质粒（conjugative plasmids），链球菌种之间可通过基因水平转移来实现接合质粒的转移[130]。草绿色链球菌之间也存在接合质粒的水平转移[131, 132]。然而，目前在链球菌中B、C和G组的β-溶血性链球菌通过基因水平转移大环内酯抗性决定簇来实现耐药菌的形成[126, 133-135]。在GAS中，Tn3701是编码红霉素和四环素抗性的复合染色体接合元件（composite chromosomal conjugative element）[136]。在这个元件中，抗性基因由Tn916样转座子携带。携带erm（B）基因和tet（M）基因的Tn916~Tn1545转座子可以形成接合转座子存在于耐药菌中，并且在GAS的染色体中，erm（A）基因与tet（O）基因是相互关联的[137, 138]。在不同的GAS菌株中也发现了一种不同寻常的嵌合遗传元件（chimeric genetic element），这种遗传元件与Tn1207.1转座子（一种携带链球菌大环内脂类抗药性的转座子）相同。提示这些菌株实现基因水平转移是通过转导机制[139]。通过Southern印迹实验对mef（A）和erm（B）基因的遗传特征分析表明，携带这些基因的遗传元件尤其是erm（B）具有明显的异源性。不同具有基因水平转移能力的遗传元件能够借助GAS菌体之间的转化功能实现抗性基因插入菌体染色体中，并且在菌株获得了抗性决定簇后也可能发生基因重排[138]。大环内酯类耐药机制在兰氏链球菌分类法和地理区域分类法上有明显区别，这也暗示了不断有新型抗药性基因持续进化。

4.1.3 大环内酯耐药的β-溶血性链球菌的流行病学

大量的GAS克隆菌是耐药的[113, 138, 140, 141]。耐药菌株的克隆传播和循环微生物群体间水平转移耐药决定簇可能导致耐药率增加。已发现来自不同国家甚至不同大陆的同一克隆的大环内酯耐药GAS菌株[140]。在易感菌株中也发现了相同的克隆菌，但通常GAS克隆菌的异质性在耐药菌株中似乎较低[138, 140, 141]。具有大环内酯抗药决定簇的GAS单克隆菌株可能成为主要的或者导致区域和全国暴发的菌株[128, 142-144]。例如，1994年，在芬兰收集的82%的红霉素抗性GAS分离株表达M-表型。尽管在这些分离株中发现了多个克隆菌，但地域性耐药率的持续增高与mef（A）基因（T4和T4血清型）之间显著相关[112, 134]。在美国，携带mef（A）基因emm6（M6血清型）的克隆菌株在2001年引起学龄儿童中的流行。2002年4—5月，当耐药率高时，在同一地区未发现该血清型。35%的分离株对红霉素有抗药性，emm75（M75血清型）克隆占优势[114, 143]。Cresti等人发现红霉素抗性GAS从1992年的9%稳步增加到1997年的53%，这是由于携带诱导型和组成型erm（B）和erm（TR）基因决定簇的菌株比例增加而导致。这些菌株是多克隆的起源。相关性红霉素抗性GAS克隆菌所携带的非同源性erm（B）基因表明，无遗传关系的不同克隆株中erm（B）基因具有相同的遗传环境[138]。耐药性的增加包括循环链球菌群体内的复杂遗传互作，这种遗传互作也可能发生于链球菌与其他细菌之间[145]。大环内酯类药物的使用、机体免疫力的差异以及其他宿主因素也可能导致抗药决定簇和抗药克隆菌的相互作用和传播[146-148]。

4.1.4 对克林霉素的抗性

克林霉素抗性几乎完全与在β-溶血性链球菌中发现的大环内酯类、林可酰胺类和链霉素抗性表型有关，它们是受到erm基因的调控。在GBS中，对克林霉素耐药率超过了大环内酯耐药率，这表明克林霉素耐药性可能由另一种全新的机制调控[86, 93, 149]。在来自加拿大的一株GBS分离株中，linB基因能够编码一种林可酰胺-失活核苷酸转移酶（lincosamide-inactivating nucleotideyltransferase）[92]。这个基因以前在屎肠球菌中被鉴定出来。

近年来，组成型和诱导型克林霉素耐药性都有所增加，特别是A组和B组链球菌[150]。在β-溶血性链球菌中的诱导性克林霉素耐药性仍然没有研究清楚。通过动物模型和患者回访性评估了诱导型克林霉素耐药性。在动物模型中，暴露于林可霉素48 h内，具有诱导型抗性的β-溶血性链球菌与作为对照的组成型克林霉素抗性菌株的菌体载量相同[151]。因为有8个菌株在微生物实验或者是临床治疗性试验中都表现出对克林霉素的高水平耐药性，因此在常规抗菌药物敏感性试验中应检测诱导型和组成型耐药。

欧洲监测数据显示，克林霉素MIC_{50}和MIC_{90}≤0.25 mg/L，91.9%分离株对其敏感，0.5%分离株呈现中等耐药和7.6%分离株为耐药菌[29]（表50.1）。美国的监测数据表明，类似的MIC_{50}≤0.25 mg/L，MIC_{90}>2 mg/L。在960个β溶血性链球菌分离株中，有80%的分离株是敏感株。分离株对其他常用大环内酯类药物的敏感性往往较低[30]。

4.1.5 对红霉素的抗药性

欧洲已报道GAS中红霉素耐药率持续增高。化脓链球菌中红霉素耐药的机制包括靶点修饰和药物外排。erm基因编码的红霉素抗性甲基化酶介导靶位点修饰，其减少大环内酯、林可酰胺和链球菌素B（macrolide，lincosamide，and streptogramin B，MLS_B）抗生素与50S核糖体亚基中的靶位点的结合。最近的监测数据表明GAS菌群对红霉素的MIC_{50}和MIC_{90}值≤0.25 mg/L以及其他β-溶血性链球菌群对红霉素的MIC值>2 mg/L[29]（表50.1）。在美国，GAS菌群的MIC值与其他国家的MIC值存在明显差异。最近的数据报道，MIC_{50}值≤0.12 mg/L和MIC_{90}值>16 mg/L。60%的分离株对红霉素呈现高度的耐药性[30]。

4.1.6 泰利霉素的抗药性

目前对泰利霉素的耐药率较低（<6%）[152]。迄今为止，很少有耐药菌株被分离出来。这是由于*erm*（*B*）基因组成型表达或者基因中第2 058位的腺嘌呤突变成鸟嘌呤而导致[43, 124]。

4.2 对四环素类抗生素的耐药性

β-溶血性链球菌对四环素的耐药性很常见，尤其是在大环内酯类耐药菌株中。由抗性基因*tet*（*M*）或者*tet*（*O*）编码的四环素抗性核糖体保护蛋白（tetracycline resistance ribosomal protection proteins）引起。*tet*（*M*）基因是分布最广泛的抗药性基因，并且在GAS菌群中此基因常与*erm*（B）基因协同互作[137]。在GBS菌群中，对大环内酯类敏感的菌株与具有耐受性的菌株是由不同大环内酯耐药决定因素导致的[127]。在GAS菌群中的染色体中，*erm*（*A*）基因或*mef*（*A*）基因中存在*Tet*（*O*）编码序列，它可以在有或没有*erm*（*A*）基因及*mef*（*A*）基因的情况下发生水平转移[137]。监测数据显示，四环素$MIC_{50} \leqslant 4$ mg/L，$MIC_{90} > 8$ mg/L。2 981个β-溶血性链球菌分离株大约50%的菌株对四环素敏感，另外50%是耐药菌[29]（表50.1）。

5 耐药性在临床治疗中的影响

5.1 草绿色链球菌导致的感染

草绿色链球菌通常是正常菌群的一部分，可在口咽、泌尿生殖道和胃肠道微生物菌群中找到其身影。其通常被认为是条件致病菌，可能会导致免疫功能低下患者出现心脏异常等临床症状。随着草绿色链球菌耐药性持续上升，被其感染具有一定的发病率和死亡率[4]。虽然感染草绿色链球菌具有很多临床症状，但本节将重点介绍草绿色链球菌感染后的两种主要临床症状：感染性心内膜炎（infective endocarditis，IE）和中性粒细胞减少性发热（neutropenic fever）。在治疗与草绿色链球菌感染导致的囊性纤维化过程中，耐药性是一个很大的挑战。

5.1.1 感染性心内膜炎

感染性心内膜炎多发生于急性期，应进行完整的病史和体检确定感染源。诊断是基于多种因素的综合判断，对心内膜炎症病料进行菌体培养是最直接的方法。草绿色链球菌是一种常见的病原体。在2 781例感染性心内膜炎患者中，17%的患者体内的草绿色链球菌是潜在的病原体[153]。据报道，几种不同的草绿色链球菌株会引起感染性心内膜炎，这是一种危及生命的疾病[154]。草绿色链球菌中，*S. bovis*、*S. sanguis*、*S. mitis*、*S. oralis*和*S. gordonii*仍然是从成人或儿童血液或感染瓣膜中分离出来的常见菌株[66, 155, 156]。在免疫系统正常的感染性心内膜炎患者利用青霉素或者大环内酯类药物治疗的过程中，*S. mitis*是最常见的病原体。感染性心内膜炎的病因根据患者的年龄和疾病的临床特点而有所不同[154, 155, 157, 158]。

在成人中，由草绿色链球菌引起的感染性心内膜炎的流行病学趋势正在发生着变化。从1987—2009年，原发性瓣膜心内膜炎患者的平均年龄从（38±22）岁增加到（60±16）岁（$P<0.001$）。无先天心脏病的感染性心内膜炎病例的比例从25%逐渐增加到67%（$P<0.001$）[159]。其他风险因素包括牙科感染和注射吸毒，尽管VGS在静脉吸毒者中并不在IE中发挥重要作用[155]。虽然毒性比其他微生物弱，但草绿色链球菌仍然是社区获得性感染性心内膜炎的主要原因。在社区获得性感染性心内膜炎病例中，占40%～60%的天然瓣膜心内膜炎是由草绿色链球菌和牛链球菌引起。在儿童中，草绿色链球菌被认为是感染性心内膜炎最常见的致病源，占32%～43%的病例由其所致[4]。

过去，草绿色链球菌对许多常用的抗菌药物敏感，包括β-内酰胺类、大环内酯类、四环素类和氨基糖苷类。如上文所述，菌血症患者中耐药菌株具有多重耐药性的比重持续提高。与其他病原体一样，草绿色链球菌中的耐药性在免疫功能低下的患者中最具临床流行性。这可能是由于暴露于存在抗生素的医院环境或患者暴露于多个抗生素疗程的结果。

对于治疗和预防，尽管抗药性仍然是临床关注的问题，青霉素是治疗草绿色链球菌感染的重要抗生素。最近对北美分离出的革兰氏阳性球菌的儿童进行的一项调查显示，在182名感染草绿色链球菌的患儿中，28.6%对青霉素不敏感，其中4.9%完全耐药[4]。

临床治疗方案取决于病菌对抗生素敏感性的特征。根据美国心脏协会针对成人患有由高度青霉素敏感引起的自体瓣膜感染性心内膜炎的治疗方案，草绿色链球菌MIC≤0.12 mg/L，可用青霉素G静脉注射治疗，其中青霉素或头孢曲松用药4周为最佳疗程。无并发症的临床症状也可以使用庆大霉素联合青霉素或头孢曲松治疗2周。青霉素过敏患者通常可以用头孢曲松治疗，然而，如果患者出现立即超敏反应，可考虑使用万古霉素治疗4周。在上述治疗过程中，病原菌对所使用抗生素的敏感性测试以及定期菌体培养是必需的[153]。

中等敏感性定义为0.12 mg/L<MIC≤0.5 mg/L。美国心脏协会指南建议在4周疗程的前2周内加入庆大霉素治疗与青霉素敏感链球菌相同的治疗。已经证明这种组合对草绿色链球菌感染具有协同作用[160]，然而，建议更高剂量的青霉素和更长的治疗时间（4～6周）[66, 160, 161]。与以前一样，青霉素过敏患者应考虑使用万古霉素。预计完成适当治疗的患者的细菌根除率可达98%以上[162]。完全耐药菌株的MIC值>0.5 mg/L，推荐治疗方法是静脉注射庆大霉素4～6周、加静脉注射青霉素（4～6周）、氨苄青霉素（4～6周）或万古霉素（6周）[153]。

近年来，临床分离的VGS中β-内酰胺和大环内酯类药物的耐药率有所增加。对β-内酰胺类和大环内酯类药物的抗生素敏感性试验表明，突变的青霉素结合基因与获得某些大环内酯类抗性基因联合可能是更广泛的耐药表型的基础[41]。这是一个挑战，因为有限的临床数据支持替代方案来优化由耐药性草绿色链球菌导致的心内膜炎治疗。但是，可用选项和参考数据如下。

大多数草绿色链球菌对万古霉素敏感[66, 160]。有报道单用万古霉素和万古霉素联合头孢曲松和庆大霉素成功用于治疗草绿色链球菌引起的心内膜炎[163, 164]。针对青霉素耐药草绿色链球菌引起的心内膜炎的治疗过程十分困难。一例病例表明单独使用万古霉素或与头孢噻肟和庆大霉素联合使用，并不能完全清除HIV患者体内高度耐受青霉素的链球菌[165]。万古霉素和庆大霉素联合用药也未能治愈65岁高龄女性患有高度耐青霉素 S. sanguis 引起的心内膜炎[166]。尽管病例报告的结果令人沮丧，但这些数据确实提醒临床医生需要研究新的抗生素治疗方案。

对草绿色链球菌分离株具有体外抗菌活性的其他抗生素包括左氧氟沙星、莫西沙星、奎奴普丁/达福普汀、利奈唑胺和达托霉素。与其他抗生素一样，菌体培养和菌体药敏试验是临床用药的指导方针。其他一些较新的抗生素目前实验数据量有限，它们可以作为潜在的治疗药品在临床治疗中发挥作用。利奈唑胺耐药菌株并不常见，它已成功用于治疗万古霉素耐药肠球菌和耐甲氧西林葡萄球菌引起的心内膜炎[71, 167]。然而，噁唑啉酮是抑菌抗生素，因此它们可用于治疗感染性心内膜炎[70]。目前不清楚利奈唑胺是否对由草绿色链球菌引起的心内膜炎有疗效[38]。

一例患有感染性心内膜炎且免疫功能低下病人的病例报告显示，多重耐药的草绿色链球菌为致病性病原体。在患者整个治疗过程中，细菌感染的周期性治疗可能导致青霉素、头孢菌素、碳青霉烯、大环内酯类和氟喹诺酮耐药变形链球菌，最后由于多种并发症，患者死于肺血栓塞[41]。另一例左氧氟沙星耐药的病例报告表明，伴有二尖瓣心内膜炎的患者，S. mitis 是导致化脓性眼内炎症的潜在病原体。根据2005年美国心脏协会治疗指南对患有由草绿色链球菌分离株（青霉素MIC为0.12～0.5 mg/L）引起的自体瓣膜心内膜炎的患者进行静脉注射头孢曲松治疗6周后，患者完全康复[168]。

在正常微生物菌群中，越来越多的耐青霉素草绿色链球菌株可能对感染性心内膜炎的预防性治疗带来障碍。阿莫西林或氨苄西林目前对心内膜炎预防用药[66]。这些抗生素的预防性使用可能会在正常菌群中出现耐青霉素的草绿色链球菌株，这些菌株可能会导致感染性心内膜炎[165]。克林霉素被推荐用于对青霉素过敏患者的预防性治疗[66]，然而，应该指出的是，大环内酯类的使用也可以选择正常菌群中链球菌之间的克林霉素抗性菌株。泰利霉素对正常微生物菌群中的草绿色链球菌株非常有效。尽管存在耐药性模式，但青霉素仍可作为传染性心内膜炎治疗中广泛使用的经典抗菌药物。在感染性心内膜炎患者以及其他疾病中，持续监测草绿色链球菌分离株很有必要，可以帮助指导适当的治疗。

5.1.2　中性粒细胞减少性发热

中性粒细胞减少发热（neutropenic fever）被定义为绝对嗜中性粒细胞计数低于1 500个/μL，单次口腔温度>38.3℃（101℉）或>38.0℃（100.4℉）的温度持续超过1 h[169]。由发热性中性粒细胞减少引起的菌血症患者会有一系列病因学（etiology）方面的变化，并且感染是这一患群的主要发病与死亡的原因。历史上革兰氏阴性菌是菌血症的主要病因，然而中性粒细胞减少症患者中高达70%的菌血症是由革兰氏阳性菌引发[170-173]。10%~27%的血液系统恶性肿瘤患者发生发热性嗜中性粒细胞减少症会引发菌血症，18%~29%的菌血症由草绿色链球菌引起。这些患者可能由于使用抗生素进行预防性治疗、增加使用静脉导管（intravenous catheters），以及过多的化疗（aggressive chemotherapies）导致中性粒细胞减少和黏膜炎（mucositis）加重[171, 172, 174, 175]。草绿色链球菌是中性粒细胞减少症患者引发菌血症的重要原因。一项研究评估了528次血流感染（bloodstream infection）（败血症与菌血症的统称），其中15%与中性粒细胞减少有关。35%的血流感染是由革兰氏阳性菌引起，其中草绿色链球菌占到22%[176]。草绿色链球菌作为菌血症的原因的比例范围在3%~30%[56, 172, 173, 177-179]。在常见的分离菌株中，*S. mitis*所占比例最大，其次是*S. oralis*或*S. sanguis*[173, 179-182]。草绿色链球菌引起的菌血症通常源于口腔黏膜[183, 184]，其感染的诱发因素包括严重和持续的中性粒细胞减少症、喹诺酮类或甲氧苄氨嘧啶-磺胺甲噁唑预防性抗生素治疗、黏膜炎以及用抗酸剂或组胺2型拮抗剂治疗化疗引起的胃炎[174, 182]。草绿色链球菌感染可能无症状，发热是最常见的症状[174, 181, 185-187]。18%~39%的草绿色链球菌感染患者出现严重并发症，包括感染性休克、急性呼吸窘迫综合征（ARDS）或两者兼有。草绿色链球菌目前是成人和儿童中最常见的病原体之一，由这种细菌引起的菌血症可导致多达20%的患者死亡[188]。

存在多种针对中性粒细胞减少发热的治疗指导方针。根据持续的临床数据、治疗经验及药物开发的推进，相关治疗指南将继续进行修订。美国传染病协会（Infectious Diseases Society of America's，IDSA）最新的治疗发热和中性粒细胞减少症患者建议更新风险评估。一旦发现发热，应评估风险和感染程度，以帮助选择经验性治疗的方案、地点和疗程。欧洲新指南重新审视了适当的初始抗生素治疗在发热性中性粒细胞减少症中的重要性，以尽量减少与抗生素过度使用而引发的并发症及耐药菌的产生。指南建议：基于当地流行病学、风险因素、升级和降级方法、经验性治疗的持续时间、非常规治疗对抗多重耐药性以及其他细菌管理问题的感染控制程序和新抗生素方案对优化抗生素选择至关重要。在本章中，笔者将重点介绍基于美国传染病协会的建议。

低风险患者定义为那些中性粒细胞减少症少于7 d，并且没有或很少出现合并症（comorbid conditions）的患者。口服抗生素经验治疗在这类患群中是必要的。在低/高风险患者中，经验性治疗应适当包括对革兰氏阳性菌和革兰氏阴性菌的防控，特别注意草绿色链球菌和铜绿假单胞菌盐（*Pseudomonas aeruginosa*）菌株，因为感染可能进展迅速。环丙沙星与阿莫西林克拉维酸盐（amoxicillin-clavulanate）联合用药是可供选择的治疗方法，低风险患者不建议使用抗生素预防性治疗[189]。

根据美国传染病协会指南，风险受中性粒细胞减少症持续时间的影响。高风险定义为中性粒细胞减少超过7 d，绝对中性粒细胞计数≤100个/mm[3]和/或具有显著的合并症。对于这些患者，可能需要住院治疗和静脉治疗。尽管可以使用用抗假单胞菌β-内酰胺药物如头孢吡肟（cefepime）、美罗培南（meropenem）、亚胺培南-西司他丁（imipenem-cilastatin）或哌拉西林-他唑巴坦

（piperacillin-tazobactam）进行单一疗法，但优选的药物包括抗假单胞菌β-内酰胺、碳青霉烯（carbapenem）或哌拉西林-他唑巴坦。头孢他啶单一治疗也被证明有效，并继续在一些癌症中心使用。然而，许多专家避免使用头孢他啶单一疗法，因为革兰氏阴性菌的耐药率持续上升，并且与较新的替代方案相比，其对革兰氏阳性菌（如链球菌）的抗菌能力有限[169]。由于革兰氏阴性菌对病症的影响有限，糖肽应避免单一化，与哌拉西林-他唑巴坦治疗相比，经验性添加万古霉素并没有带来预期的效果[190]。无论如何，添加这种药物对可能因过多使用静脉导管而引发的感染、皮肤或软组织感染、肺炎或血流动力学不稳定的患者治疗有益[169]。

对于耐甲氧西林金黄色葡萄球菌（methicillin-resistant *Staphylococcus aureus*，MRSA）、耐万古霉素肠球菌（vancomycin-resistant *Enterococcus*，VRE）、具有广泛β-内酰胺酶（extended-spectrum b-lactamase，ESBL）的革兰氏阴性菌以及产碳青霉烯酶的菌体，包括肺炎克雷伯菌碳青霉烯酶（*Klebsiella pneumoniae* carbapenemase，KPC）可能会被适当用于辅助治疗。对高危患者应考虑氟喹诺酮预防[191]。在多个机构中，喹诺酮类预防性药物在高危中性粒细胞减少患者中的使用被认为是标准治疗，但治疗耐药性的迅速发展是一个值得关注的问题。Garnica等分析了预防喹诺酮类药物的效果，观察到发热性中性粒细胞减少症和菌血症发作减少，抗生素治疗和住院时间缩短以及碳青霉烯类药物使用增加和喹诺酮耐药率增加[192]。尽管美国传染病协会及其他治疗指南推荐将β-内酰胺治疗作为首选药物，但由于并发症发生率和抗生素敏感性的潜在差异，这些实践指南是否可应用于成人和儿童尚不确定。

Han等比较了发热性中性粒细胞减少的成人和儿童中由草绿色链球菌引起的菌血症患者的临床特征及抗生素敏感性特征。在成人和儿童中发生的202例草绿色链球菌菌血症中，有20.8%的患者有严重并发症，包括6.9%的死亡。这些事件中大约13%是由于草绿色链球菌引起的菌血症。药敏试验结果显示，199株草绿色链球菌分离株中有80%对头孢吡肟敏感，且与患者年龄和病原体易感性无关。这些数据表明，可能没有必要调整成人和儿童之间的治疗指南。在儿科癌症患者中草绿色链球菌株占主导地位。*S. mitis*是最常见的引起菌血症的草绿色链球菌株，也是最容易对青霉素产生耐药性的菌株[188]。

链球菌的耐药性正在增加。研究显示骨髓移植受者的青霉素耐药率大于50%，亚胺培南耐药率高达25%[171]。因此，一些研究机构可能在初始经验性治疗发热性中性粒细胞减少症时使用万古霉素。有研究表明，当万古霉素未被纳入最初的经验方案时，绿色链球菌菌血症患者死亡率会增加[173]。最近，Shelburne等人开发了VGS中引起血流感染的β-内酰胺抗性的临床预测模型，该研究验证了使用包括万古霉素在内的革兰氏阳性光谱抗生素治疗发热性中性粒细胞减少症的经验性治疗，并提出了几个假设：包括定义青霉素非敏感性、MIC值≥2 mg/L、休克综合征风险增加和死亡率等。还假定在VGS菌血症的中性粒细胞减少症患者中发热时使用万古霉素可改善预后。在之前的30 d内使用β-内酰胺预防β-内酰胺，以及发热性嗜中性粒细胞减少症患者的住院状态与预测的MIC值≥2 mg/L和非敏感性相关。在这项研究中确定，尽管IDSA指南更严格的标准，可以安全推迟糖肽类直至获得抗性革兰氏阳性细菌感染[193]。

5.1.3 囊性纤维化

囊性纤维化（cystic fibrosis，CF）是一种遗传病，影响产生黏液、汗液和消化道分泌物的细胞，分泌物变厚并堵塞肺和鼻窦的通道。细菌可以黏附在这种黏稠的黏液上，导致鼻窦炎、支气管炎和肺炎。虽然囊性纤维化无法治愈，但抗生素是治疗和预防肺部感染的主要手段。有证据表明，*S. anginosus*等草绿色链球菌可能是该群体中的重要病原体。最近的研究比较了囊性纤维化和非囊性纤维化患者群体的耐药模式，并显示青霉素和红霉素耐药的草绿色链球菌分离株在患者中所占比例分别达到38.4%和87.9%。在囊性纤维化分离株中，耐药率随着患者寿命延长并持续在抗生素加压下持续上升。此外，由于这些患者的肺部生理受到影响，所以药物渗透到他们的肺部较为困难。这可能导致感染部位的药物浓度不理想，导致耐药性选择增加[194]。

5.2 β-溶血性链球菌引发的感染

β-溶血性链球菌引起广泛的侵袭性和非侵袭性疾病。其中一些包括链球菌性咽炎、新生儿败血症、心内膜炎、脑膜炎和尿路感染。此章节中，笔者将重点关注两个临床相关的症状：咽炎（pharyngitis）和新生儿败血症（neonatal sepsis）。

5.2.1 咽炎

咽炎的严重程度可能会有所不同，但传统上咽喉的不适和疼痛定义为使其难以吞咽。它是由咽部肿胀引起，本质上可能是细菌性感染。咽喉炎5%～15%是由GAS引起[195]。青霉素是治疗链球菌感染的首选药物，大环内酯类药物被认为是青霉素过敏患者的替代治疗药物。应该使用药敏试验来确认治疗选择，并且应该在治疗时监测重复培养的耐药性发展。治疗根除率（treatment eradication rates）与病原体易感性相关。具体来说，当大环内酯类药物用于治疗大环内酯类耐药菌株时，根除率仅为38%～60%，而当这些药物用于治疗大环内酯类易感性生物体时，根除率仅为80%～92%[196-198]。使用大环内酯治疗耐大环内酯类GAS引发的咽炎，与使用阿莫西林、阿莫西林-克拉维酸钾盐（amoxicillin-clavulanate）或头孢克洛（cefaclor）相比，临床治愈率显著降低[198]。再次强调一点，菌体培养和药敏试验在治疗方案的制定过程中非常重要。最近的一项研究也显示，*erm*和*emm*90是侵入性GAS的重要抗性基因[199]。很少有耐药菌株存在，耐药性和抗性机制的知识很重要。例如，使用克林霉素对抗红霉素抗性分离菌株需要掌握药敏试验和大环内酯抗性表型的结果，因为克林霉素不应该用于治疗具有多重耐药表型的分离株[106]。

关于青霉素在GAS和其他β-溶血性链球菌中敏感性和稳定性以及这些高敏感率是否能够稳定存在有争议性。青霉素耐药性发生在相关的菌株中，如肺炎链球菌、草绿色链球菌和肠球菌等。在GAS中对青霉素持续高敏感率的原因包括GAS中遗传转移的低效机制（inefficient mechanisms for genetic transfer in GAS），DNA摄取和复制的功能受限以及由青霉素结合蛋白突变导致的突变菌细胞壁合成受阻，从而降低青霉素耐受菌的存活率[200, 201]。

β-溶血性链球菌（特别是GAS和GBS），可能会导致严重感染，大环内酯类药物的替代品很少。应该鼓励限制使用这些药剂[202, 203]。由社区中使用的大环内酯量引起的选择性压力已经显示与社区中GAS的大环内酯抗性水平相关，并且减少这些药剂的使用会导致大环内酯抗性的降低[146-148, 202-204]。耐大环内酯类GAS菌株对泰利霉素仍然敏感，因此可能是更好的治疗选择。

5.2.2 新生儿败血症

GBS是新生儿感染以及分娩期抗生素预防的主要原因。根据指导方针，美国所有孕妇均进行筛查并进行预防性治疗。对于有风险的患者，建议分娩时采用青霉素治疗，氨苄青霉素、克林霉素、红霉素和万古霉素作为可接受的替代治疗方法，而且青霉素G是首选药物[205]。此前GBS被认为是泌尿生殖器病原体，它已成为一种非医院机会性病原体，引起严重的临床并发症，包括血流感染、心内膜炎和中枢神经系统感染。Sunkara等人分析了非妊娠成人GBS的流行病学特征，发现GBS与年龄幼小及β-内酰胺过敏的发生率较高相关，并且与免疫抑制直接相关，GBS易受包括青霉素和头孢菌素在内的常用抗菌剂的影响，因此与启动适当抗菌疗法的延迟无关。替代治疗方案包括大环内酯类和克林霉素的耐药率继续上升，应该密切监测其发展趋势[206]。

6 结论

本章中，笔者讨论了全球范围内几种关键耐药菌的相关数据，包括耐药性的发生率和机制。耐药性主要由青霉素结合蛋白发生突变引起，并由于其在治疗感染性心内膜炎和中性粒细胞减少发热中的作用而给临床治疗带来了困难。常见的大环内酯类抗性基因包括*erm*和*mef*。这类抗生素的耐药性可能导致各种感染，包括咽炎和新生儿败血症。抗性基因和机制在不断的发现中，新型抗性基因更是层出不穷。过量使用抗生素，抗生素使用不当以及推迟使用抗生素是导致抗生素耐药性增加的因素。临床研究和药物开发继续为药物治疗提供新的出路，然而，在治疗包括草绿色链球菌和β-溶血性链球菌在内的侵入性链球菌感染患者时，使用抗菌谱窄的抗生素、实施感染控制程序和抗菌管理是至关重要。

参考文献

［1］ Kawamura Y, Hou XG, Sultana F, Miura H, Ezaki T. Determination of 16S rRNA sequences of Streptococcus mitis and Streptococcus gordonii and phylogenetic relationships among members of the genus Streptococcus. Int J Syst Bacteriol. 1995；45：406-8.

［2］ Johnson CC, Tunkel AR. Viridans Streptococci and Groups C and G Streptococci. In：Mandell GB, Bennett J, Dolin R, editors. Princiles and practice of infectious diseases. Philadelphia：Churchill Livingstone2000. p. 2167-73.

［3］ Mayr FB, Yende S, Angus DC. Epidemiology of severe sepsis. Virulence. 2014；5（1）：4-11.

［4］ Doern CD, Burnham CA. It's not easy being green：the viridans group streptococci, with a focus on pediatric clinical manifestations. J Clin Microbiol. 2010；48（11）：3829-35.

［5］ Whiley RA, Beighton D. Current classification of the oral streptococci. Oral Microbiol Immunol. 1998；13：195-216.

［6］ Lancefield RC. A serological differentiation of human and other groups of hemolytic streptococci. J Exp Med. 1933；57：571-95.

［7］ Bisno AL, van de Rijn I. Classification of streptococci. In：Mandell GL, Bennett JE, Dolin R, editors. Principles and practice of infectious diseases. 4th ed. New York：Churchill Livingstone Inc.；1995. p. 1784-5.

［8］ Farley TA, Wilson SA, Mahoney F, Kelso KY, Johnson DR, Kaplan EL. Direct inoculation of food as the cause of an outbreak of group A streptococcal pharyngitis. J Infect Dis. 1993；167：1232-5.

［9］ Khan Z, et al. Group A Streptococcal infections. Medscape. http://emedicine.medscape.com/article/228936-overview. Accessed 14Sept 2014.

［10］ Donald FE, Slack RCB, Colman G. Streptococcus pyogenes vulvovaginitis in children in Nottingham. Epidemiol Infect. 1991；106：459-65.

［11］ Bisno AL, Stevens DL. Streptococcal infections of skin and soft tissues. N Engl J Med. 1996；334：240-5.

［12］ Orden B, Martin R, Franco A, Ibañez G, Mendez E. Balanitis caused by group A beta-hemolytic streptococci. Pediatr Infect Dis J. 1996；15：920-1.

［13］ Bisno AL. Streptococcus pyogenes. In：Mandell GL, Bennett JE, Dolin R, editors. Principles and practice of infectious diseases. 4th ed. New York：Churchill Livingstone Inc.1995. p. 1786-99.

［14］ Stollerman GH. Variation in group A streptococci and the prevalence of rheumatic fever：a half-century vigil. Ann Intern Med. 1993；118：467-9.

［15］ Weinstein L, Le Frock J. Does antimicrobial therapy of streptococcal pharyngitis or pyoderma alter the risk of glomerulonephritis? J Infect Dis. 1971；124：229-31.

［16］ Lancefield RC. Current knowledge of type-specific M antigens of group A streptococci. J Immunol. 1962；89：307-13.

［17］ Griffith MB. The serological classification of Streptococcus pyogenes.J Hygiene. 1934；34：542-84.

［18］ Maxted WR, Widdowson JP, Fraser CAM, Ball LC, Bassett DCJ. The use of the serum opacity reaction in the typing of group-A streptococci. J Med Microbiol. 1973；6：83-90.

［19］ Poyart C, Quesne G, Couloun S, Berche P, Trieu-Cuot P. Identification of streptococci to species level by sequencing the gene encoding the manganese-dependent superoxide dismutase. J Clin Microbiol. 1998；36：41-7.

［20］ Edwards MS, Baker CJ. Streptococcus agalactiae（group B streptococcus）.In：Mandell GL, Bennett JE, Dolin R, editors. Principles and practice of infectious diseases. 4th ed. New York：Churchill Livingstone1995. p. 1835-45.

［21］ Woods CJ. Steptococcus Group B infections. Medscape. http://emedicine.medscape.com/article/229091-overview. Accessed 14 Sept 2014.

［22］ Wessels MR. Group C and group G streptococcal infection. In：Post TW, editor. UpToDate. Waltham, MA：UpToDate. Accessed 14 Sept 2014.

［23］ Walsh C. Antibiotics：actions, origins, resistance. Washington, DC：ASM Press2003.

［24］ Chambers HF. Penicillin-binding protein-mediated resistance in pneumococci and staphylococci. J Infect Dis. 1999；179：S353-9.

［25］ Ajdic D, McShan WM, McLaughlin RE, Saviæ G, Chang J, Carson MB, Primeaux C, Tian R, Kenton S, Jia H, Lin S, Qian Y, Li S, Zhu H, Najar F, Lai H, White J, Roe BA, Ferretti JJ. Genome sequence of Streptococcus mutans UA159, a cariogenic dental pathogen. Proc Natl Acad Sci U S A. 2002；99：14434-9.

［26］ Hoskins J, Alborn WEJ, Arnold J, Blaszczak LB, Burgett S, DeHoff BS, Estrem ST, Fritz L, Fu D-J, Fuller W, Geringer C, Gilmour R, Glass JS, Khoja H, Kraft AR, Lagace RE, LeBlanc DJ, Lee LN, Lefkowitz EJ, Lu J, Matsushima P, McAhren SM, McHenney M, McLeaster K, Mundy CW, Nicas TI, Norris FH, O'Gara M, Peery RB, Robertson GT, Rockey P, Sun P-M, Winkler ME, Yang Y, Young-Bellido M, Zhao G, Zook CA, Baltz RH, Jaskunas SR. Genome of the bacterium Streptococcus pneumoniae Strain R. J Bacteriol. 2001；183：5709-17.

［27］ Dowson CG, Hutchison A, Woodford N, Johnson AP, George RC, Spratt BG. Penicillin-resistant viridans streptococci have obtained altered penicillin-binding protein genes from penicillin-resistant strains of Streptococcus pneumoniae. Proc Natl Acad Sci U S A. 1990; 87: 5858-62.

［28］ Ergin A, Ercis S, Hascelik G. In vitro susceptibility, tolerance and MLS resistance phenotypes of Group C and Group G streptococci isolated in Turkey between 1995 and 2002. Int J Antimicrob Agents. 2003; 22: 160-3.

［29］ Farrell DJ, Flamm RK, Sader HS, Jones RN. Ceftobiprole activity against over 60, 000 clinical bacterial pathogens isolated in Europe, Turkey, and Israel from 2005 to 2010. Antimicrob Agents Chemother. 2014; 58（7）: 3882-8.

［30］ Mendes RE, Flamm RK, Hogan PA, Ross JE, Jones RN. Summary of linezolid activity and resistance mechanisms detected during the 2012 LEADER surveillance program for the United States. Antimicrob Agents Chemother. 2014; 58（2）: 1243-7.

［31］ Sader HS, Jones RN, Stilwell MG, Flamm RK. Ceftaroline activity tested against uncommonly isolated Gram-positive pathogens: report from the SENTRY Antimicrobial Surveillance Program（2008—2011）. Int J Antimicrob Agents. 2014; 43（3）: 284-6.

［32］ Weisblum B. Erythromycin resistance by ribosome modification. Antimicrob Agents Chemother. 1995; 39: 577-85.

［33］ Sutcliffe J, Tait-Kamradt A, Wondrack L. Streptococcus pneumoniae and Streptococcus pyogenes resistant to macrolides but sensitive to clindamycin: a common resistance pattern mediated by an efflux system. Antimicrob Agents Chemother. 1996; 40: 1817-24.

［34］ Pihlajamaki M, Kataja J, Seppala H, Elliot J, Leinonen M, Huovinen P, Jalava J. Ribosomal mutations in Streptococcus pneumoniae clinical isolates. Antimicrob Agents Chemother.2002; 46: 654-8.

［35］ Arpin C, Canron M-H, Maugein J, Quentin C. Incidence of mefA and mefE genes in viridans group streptococci. Antimicrob Agents Chemother. 1999; 43: 2335-6.

［36］ Seppala H, Haanperä M, Al-Juhaish M, Järvinen H, Jalava J, Huovinen P. Antimicrobial susceptibility patterns and macrolide resistance genes of viridans group streptococci from normal flora.J Antimicrob Chemother. 2003; 52: 636-44.

［37］ Ioannidou S, Papaparaskevas J, Tassios PT, Foustoukou M, Legakis NJ, Vatopoulos AC. Prevalence and characterization of the mechanisms of macrolide, lincosamide and streptogramin resistance in viridans group streptococci. Int J Antimicrob Agents.2003; 22: 626-9.

［38］ Gershon AS, de Azavedo JC, McGeer A, Ostrowska KI, Church D, Hoban DJ, Harding GK, Weiss K, Abbott L, Smaill F, Gourdeau M, Murray G, Low DE. Activities of new fluoroquinolones, ketolides, and other antimicrobials against blood culture isolates of viridans group streptococci from across Canada, 2000. Antimicrob Agents Chemother. 2002; 46: 1553-6.

［39］ Ergin A, Eser OK, Hascelik G. Erythromycin and penicillin resistance mechanisms among viridans group streptococci isolated from blood cultures of adult patients with underlying diseases.New Microbiol. 2011; 34（2）: 187-93.

［40］ Leclercq R. Mechanisms of resistance to macrolides and lincosamides: nature of the resistance elements and their clinical implications. Clin Infect Dis. 2002; 34: 482-92.

［41］ Matsui N, Ito M, Kuramae H, Inukai T, Sakai A, Okugawa M. Infective endocarditis caused by multidrug-resistant Streptococcus mitis in a combined immunocompromised patient: an autopsy case report. J Infect Chemother. 2013; 19（2）: 321-5.

［42］ Liu M, Douthwaite S. Activity of the ketolide telithromycin is refractory to Erm monomethylation of bacterial rRNA. Antimicrob Agents Chemother. 2002; 46: 1629-33.

［43］ Jalava J, Kataja J, Seppala H, Huovinen P. In vitro activities of the novel ketolide telithromycin（HMR 3647）against erythromycin-resistant Streptococcus species. Antimicrob Agents Chemother. 2001; 45: 789-93.

［44］ Doern GV, Ferraro MJ, Brueggemann AB, Ruoff KL. Emergence of high rates of antimicrobial resistance among viridans group streptococci in the United States. Antimicrob Agents Chemother.1996; 40: 891-4.

［45］ Fluit AC, Schmitz FJ, Verhoef J, Milatovic D. Daptomycin in vitro susceptibility in European Gram-positive clinical isolates. Int J Antimicrob Agents. 2004; 24: 59-66.

［46］ Thal LA, Zervos MJ. Occurrence and epidemiology of resistance to virginiamycin and streptogramins. J Antimicrob Chemother. 1999; 43: 171-6.

［47］ Alcaide F, Carratala J, Linares J, Gudiol F, Martin R. In vitro activities of eight macrolide antibiotics and RP-59500（quinupristin-dalfopristin）against viridans group streptococci isolated from blood of neutropenic cancer patients. Antimicrob Agents Chemother. 1996; 40: 2117-20.

［48］ Malbruny B, Canu A, Bozdogan B, Fantin B, Zarrouk V, Dutka-Malen S, Feger C, Leclercq R. Resistance to quinupristin-dalfopristin due to mutation of L22 ribosomal protein in Staphylococcus aureus. Antimicrob Agents Chemother. 2002; 46: 2200-7.

［49］ Kern W, Kurrle E. Ofloxacin versus trimethoprim-sulfamethoxazole for prevention of infection in patients with acute leukemia and granulocytopenia. Infection. 1991; 19: 73-80.

［50］ Ferrándiz MJ, Oteo J, Aracil B, Gómez-Garcés JL, De La Campa AG. Drug efflux and parC mutations are involved in fluoroquinolone resistance in viridans group streptococci. Antimicrob Agents Chemother. 1999; 43: 2520-3.

［51］ González I, Georgiou M, Alcaide F, Balas D, Liñares J, de laCampa AG. Fluoroquinolone resistance mutations in the parC, parE, and gyrA genes of clinical isolates of viridans group streptococci.Antimicrob Agents Chemother. 1998; 42: 2792-8.

［52］ Guerin F, Varon E, Hoï AB, Gutmann L, Podglajen I. Fluoroquinolone resistance associated with target mutations and active efflux in oropharyngeal colonizing isolates of viridans group streptococci. Antimicrob Agents Chemother. 2000; 44: 2197-200.

［53］ Ferrándiz MJ, Fenoll A, Liñares J, De La Campa AG. Horizontal Transfer of parC and gyrA in fluoroquinolone-resistant clinical isolates of Streptococcus pneumoniae. Antimicrob Agents Chemother. 2000; 44: 840-7.

［54］ Balsalobre L, Ferrándiz MJ, Liñares J, Tubau F, de la Campa AG. Viridans group streptococci are donors in horizontal transfer of topoisomerase IV genes to Streptococcus pneumoniae. Antimicrob Agents Chemother. 2003; 47: 2072-81.

［55］ Janoir C, Podglajen I, Kitzis MD, Poyart C, Gutmann L. In vitro exchange of fluoroquinolone resistance determinants between Streptococcus pneumoniae and viridans streptococci and genomic organization of the parE-parC region in S. mitis. J Infect Dis.1999; 180: 555-8.

［56］ Marron A, Carratalà J, González-Barca E, Fernández-Sevilla A, Alcaide F, Gudiol F. Serious complications of bacteremia caused by viridans streptococci in neutropenic patients with cancer. Clin Infect Dis. 2000；31：1126-30.

［57］ Aracil B, Minambres M, Oteo J, Alos J. High prevalence of erythromycin-resistant and clindamycin-susceptible（M phenotype）viridans group streptococci from pharyngeal samples：a reservoir of mef genes in commensal bacteria. J Antimicrob Chemother. 2001；48：592-4.

［58］ Pfaller MA, Jones RN, Marshall SA, Edmond MB, Wenzel RP. Nosocomial streptococcal blood stream infections in the SCOPE Program：species occurrence and antimicrobial resistance.Diagn Microbiol Infect Dis. 1997；29：259-63.

［59］ Teng L-J, Hsueh P-R, Chen Y-C, Ho S-W, Luh K-T. Antimicrobial susceptibility of viridans group streptococci in Taiwan with an emphasis on the high rates of resistance to penicillin and macrolides in Streptococcus oralis. J Antimicrob Chemother. 1998；41：621-7.

［60］ Renneberg J, Niemann LL, Gutschik E. Antimicrobial susceptibility of 278 streptococcal blood isolates to seven antimicrobial agents. J Antimicrob Chemother. 1997；39：135-40.

［61］ Johnson AP, Warner M, Broughton K, James D, Efsratiou A, George RC, Livermore DM. Antibiotic susceptibility of streptococci and related genera causing endocarditis：analysis of UK reference laboratory referrals, January 1996 to March 2000. Br Med J. 2001；322：395-6.

［62］ Reinert RR, von Eiff C, Kresken M, Brauers J, Hafner D, Al-Lahham A, Schorn H, Lutticken R, Peters G. Nationwide German multicenter study on the prevalence of antibiotic resistance in streptococcal blood isolates from neutropenic patients and comparative in vitro activities of quinupristin-dalfopristin and eight other antibiotics. J Clin Microbiol. 2001；39：1928-31.

［63］ Mendes RE, Sader HS, Flamm RK, Jones RN. Activity of oritavancin tested against uncommonly isolated Gram-positive pathogens responsible for documented infections in hospitals worldwide. J Antimicrob Chemother. 2014；69（6）：1579-81.

［64］ Jones RN, Sader HS, Flamm RK. Update of dalbavancin spectrum and potency in the USA：report from the SENTRY Antimicrobial Surveillance Program（2011）. Diagn Microbiol Infect Dis. 2013；75（3）：304-7.

［65］ Phillips I, Shannon KP. Aminoglycosides and aminocyclitols. In：O'Grady F, Lambert HP, Finch RG, Greenwood D, editors. Antibiotic and Chemotherapy：anti-infective agents and their use in therapy Seventh edit. New York：Churchill Livingstone Inc.；1997. p. 164-201.

［66］ Horstkotte D, Follath F, Gutschik E, Lengyel M, Oto A, Pavie A, Soler-Soler J, Thiene G, von Graevenitz A, Priori SG, Garcia MA, Blanc JJ, Budaj A, Cowie M, Dean V, Deckers J, Fernandez Burgos E, Lekakis J, Lindahl B, Mazzotta G, Morais J, Smiseth OA, Vahanian A, Delahaye F, Parkhomenko A, Filipatos G, Aldershvile J, Vardas P, The Task Force on Infective Endocarditis of the European Society of Cardiology. Guidelines on prevention, diagnosis and treatment of infective endocarditis executive summary. Eur Heart J. 2004；25：267-76.

［67］ Cometta A, Zinner S, de Bock R, Calandra T, Gaya H, Klastersky J, Langenaeken J, Paesmans M, Viscoli C, Glauser MP. Piperacillin-tazobactam plus amikacin versus ceftazidime plus amikacin as empiric therapy for fever in granulocytopenic patients with cancer. Antimicrob Agents Chemother. 1995；39：445-52.

［68］ Ioannidou S, Tassios PT, Kotsovili-Tseleni A, Foustoukou M, Legakis NJ, Vatopoulos A. Antibiotic resistance rates and macrolide resistance phenotypes of viridans group streptococci from the oropharynx of healthy Greek children. Int J Antimicrob Agents. 2001；17：195-201.

［69］ Potgieter E, Carmichael M, Koornhof HJ, Chalkey LJ. In vitro antimicrobial susceptibility of viridans streptococci isolated from blood cultures. Eur J Clin Microb Infect Dis. 1992；11：543-6.

［70］ Eliopoulos GM. Quinupristin-dalfopristin and linezolid：evidence and opinion. Clin Infect Dis. 2003；36：473-81.

［71］ Birmingham MC, Rayner CR, Meagher AK, Flavin SM, Batts DH, Schentag JJ. Linezolid for the treatment of multidrug-resistant, gram-positive infections：experience from a compassionate-use program. Clin Infect Dis. 2003；36：159-68.

［72］ Flamm RK, Mendes RE, Ross JE, Sader HS, Jones RN. Linezolid surveillance results for the United States：LEADER surveillance program 2011. Antimicrob Agents Chemother. 2013；57（2）：1077-81

［73］ Flamm RK, Mendes RE, Ross JE, Sader HS, Jones RN. An international activity and spectrum analysis of linezolid：ZAAPS Program results for 2011. Diagn Microbiol Infect Dis.2013；76（2）：206-13.

［74］ Prokocimer P, Bien P, Deanda C, Pillar CM, Bartizal K. In vitro activity and microbiological efficacy of tedizolid（TR-700）against Gram-positive clinical isolates from a phase 2 study of oral tedizolid phosphate（TR-701）in patients with complicated skin and skin structure infections. Antimicrob Agents Chemother.2012；56（9）：4608-13.

［75］ Garcia-de-la-Maria C, Pericas JM, Del Rio A, Castaneda X, Vila-Farres X, Armero Y, Espinal PA, Cervera C, Soy D, Falces C, Ninot S, Almela M, Mestres CA, Gatell JM, Vila J, Moreno A, Marco F, Miro JM, Hospital Clinic Experimental Endocarditis Study Group. Early in vitro and in vivo development of high-level daptomycin resistance is common in mitis group Streptococci after exposure to daptomycin. Antimicrob Agents Chemother. 2013；57（5）：2319-25.

［76］ Lowbury EJ, Hurst L. The sensitivity of staphylococci and other wound bacteria to erythromycin, oleandomycin, and spiramycin. J Clin Pathol. 1959；12：163-9.

［77］ Kohn J, Evans AJ. Group A streptococci resistant to clindamycin.Br Med J. 1970；2：423.

［78］ Betriu C, Sanchez A, Gomez M, Cruceyra A, Picazo JJ. Antibiotic susceptibility of group A streptococci：a 6-year follow-up study. Antimicrob Agents Chemother. 1993；37：1717-9.

［79］ Seppälä H, Nissinen A, Järvinen H, Huovinen S, Henriksson T, Herva E, Holm SE, Jahkola M, Katila ML, Klaukka T, et al. Resistance to erythromycin in group A streptococci. N Engl J Med. 1992；326：292-7.

［80］ Seppala H, Nissinen A, Yu Q, Huovinen P. Three different phenotypes of erythromycin-resistant Streptococcus pyogenes in Finland. J Antimicrob Chemother. 1993；32：885-91.

［81］ SeppalaH. Streptococcus pyogenes：erythromycin resistance and molecular typing. Turku University1994.

［82］ Mitsuhashi S, Inoue M, Saito K, Nakae M. Drug resistance in Streptococcus pyogenes strains isolated in Japan. In：Microbiology.

Washington，DC：American Society for Microbiology1982. p. 151-4.

［83］ Stingemore N，Francis GRJ，Toohey M，McGechie DB. The emergence of erythromycin resistance in Streptococcus pyogenes in Fremantle，Western Australia. Med J Aust. 1989；150：626-7.

［84］ Phillips G，Parratt D，Orange GV，Harper I，McEwan H，Young N. Erythromycin-resistant Streptococcus pyogenes. J Antimicrob Chemother. 1990；25：723-4.

［85］ Eickhoff TC，Klein JO，Daly AK，Ingall D，Finland M. Neonatal sepsis and other infections due to group B beta-hemolytic streptococci. N Engl J Med. 1964；271：1221-8.

［86］ Betriu C，Culebras E，Gomez M，Rodriguez-Avial I，Sanchez BA，Agreda MC，Picazo JJ. Erythromycin and clindamycin resistance and telithromycin susceptibility in Streptococcus agalactiae. Antimicrob Agents Chemother. 2003；47：1112-4.

［87］ Hsueh PR，Teng LJ，Lee LN，Ho SW，Yang PC，Luh KT. High incidence of erythromycin resistance among clinical isolates of Streptococcus agalactiae in Taiwan. Antimicrob Agents Chemother. 2001；45：3205-8.

［88］ De Mouy D，Cavallo JD，Leclercq R，Fabre R. Antibiotic susceptibility and mechanisms of erythromycin resistance in clinical isolates of Streptococcus agalactiae：French multicenter study. Antimicrob Agents Chemother. 2001；45：2400-2.

［89］ Fitoussi F，Loukil C，Gros I，Clermont O，Mariani P，Bonacorsi S，Le Thomas I，Deforche D，Bingen E. Mechanisms of macrolide resistance in clinical group B streptococci isolated in France. Antimicrob Agents Chemother. 2001；45：1889-91.

［90］ Poyart C，Jardy L，Quesne G，Berche P，Trieu-Cuot P. Genetic basis of antibiotic resistance in Streptococcus agalactiae strains isolated in a French hospital. Antimicrob Agents Chemother. 2003；47：794-7.

［91］ Andrews JI，Diekema DJ，Hunter SK，Rhomberg PR，Pfaller MA，Jones RN，Doern GV. Group B streptococci causing neonatal bloodstream infection：antimicrobial susceptibility and serotyping results from SENTRY centers in the Western Hemisphere. Am J Obstet Gynecol. 2000；183：859-62.

［92］ de Azavedo JC，McGavin M，Duncan C，Low DE，McGeer A. Prevalence and mechanisms of macrolide resistance in invasive and noninvasive group B streptococcus isolates from Ontario，Canada. Antimicrob Agents Chemother. 2001；45：3504-8.

［93］ Uh Y，Jang IH，Hwang GY，Yoon KJ，Song W. Emerging erythromycin resistance among group B streptococci in Korea. Eur J Clin Microbiol Infect Dis. 2001；20：52-4.

［94］ Acikgoz ZC，Almayanlar E，Gamberzade S，Gocer S. Macrolide resistance determinants of invasive and noninvasive group B streptococci in a Turkish hospital. Antimicrob Agents Chemother. 2004；48：1410-2.

［95］ Kataja J，Seppala H，Skurnik M，Sarkkinen H，Huovinen P. Different erythromycin resistance mechanisms in group C and group G streptococci. Antimicrob Agents Chemother. 1998；42：1493-4.

［96］ Wu JJ，Lin KY，Hsueh PR，Liu JW，Pan HI，Sheu SM. High incidence of erythromycin-resistant streptococci in Taiwan. Antimicrob Agents Chemother. 1997；41：844-6.

［97］ Chabbert YA. Antagonisme in vitro entre l' erythromycine et la spiramycine. Ann Inst Pasteur. 1956；90：787-90.

［98］ Hyder SL，Streitfeld MM. Inducible and constitutive resistance to macrolide antibiotics and lincomycin in clinically isolated strains of Streptococcus pyogenes. Antimicrob Agents Chemother. 1973；4：327-31.

［99］ Dixon JM，Lipinski AE. Infections with beta-Hemolytic Streptococcus resistant to lincomycin and erythromycin and observations on zonal-pattern resistance to lincomycin. J Infect Dis. 1974；130：351-6.

［100］ Horodniceanu T，Bougueleret L，El-Solh N，Bouanchaud DH，Chabbert YA. Conjugative R plasmids in Streptococcus agalactiae（group B）. Plasmid. 1979；2：197-206.

［101］ Weisblum B，Holder SB，Halling SM. Deoxyribonucleic acid sequence common to staphylococcal and streptococcal plasmids which specify erythromycin resistance. J Bacteriol. 1979；138：990-8.

［102］ Horinouchi S，Byeon WH，Weisblum B. A complex attenuator regulates inducible resistance to macrolides，lincosamides，and streptogramin type B antibiotics in Streptococcus sanguis. J Bacteriol. 1983；154：1252-62.

［103］ Shaw JH，Clewell DB. Complete nucleotide sequence of macrolide-lincosamide- streptogramin B-resistance transposon Tn917 in Streptococcus faecalis. J Bacteriol. 1985；164：782-96.

［104］ Seppälä H，Skurnik M，Soini H，Roberts MC，Huovinen P. A novel erythromycin resistance methylase gene（ermTR）in Streptococcus pyogenes. Antimicrob Agents Chemother. 1998；42：257-62.

［105］ Roberts MC，Sutcliffe J，Courvalin P，Jensen LB，Rood J，Seppala H. Nomenclature for macrolide and macrolide-lincosamide-streptogramin B resistance determinants. Antimicrob Agents Chemother. 1999；43：2823-30.

［106］ Fines M，Gueudin M，Ramon A，Leclercq R. In vitro selection of resistance to clindamycin related to alterations in the attenuator of the erm（TR）gene of Streptococcus pyogenes UCN1 inducibly resistant to erythromycin. J Antimicrob Chemother. 2001；48：411-6.

［107］ Clancy J，Petitpas J，Dib-Hajj F，Yuan W，Cronan M，Kamath AV，Bergeron J，Retsema JA. Molecular cloning and functional analysis of a novel macrolide-resistance determinant，mefA，from Streptococcus pyogenes. Mol Microbiol. 1996；22：867-79.

［108］ Portillo A，Lantero M，Gastanares MJ，Ruiz-Larrea F，Torres C. Macrolide resistance phenotypes and mechanisms of resistance in Streptococcus pyogenes in La Rioja，Spain. Int J Antimicrob Agents. 1999；13：137-40.

［109］ Betriu C，Redondo M，Palau ML，Sanchez A，Gomez M，Culebras E，Boloix A，Picazo JJ. Comparative in vitro activities of linezolid，quinupristin-dalfopristin，moxifloxacin，and trovafloxacin against erythromycin-susceptible and -resistant streptococci. Antimicrob Agents Chemother. 2000；44：1838-41.

［110］ Sauermann R，Gattringer R，Graninger W，Buxbaum A，Georgopoulos A. Phenotypes of macrolide resistance of group A streptococci isolated from outpatients in Bavaria and susceptibility to 16 antibiotics. J Antimicrob Chemother. 2003；51：53-7.

［111］ Petinaki E，Kontos F，Pratti A，Skulakis C，Maniatis AN. Clinical isolates of macrolide-resistant Streptococcus pyogenes in Central Greece. Int J Antimicrob Agents. 2003；21：67-70.

［112］ Kataja J，Huovinen P，Muotiala A，Vuopio-Varkila J，Efstratiou A，Hallas G，Seppala H，Finnish Study Group for Antimicrobial Resistance. Clonal spread of group A streptococcus with the new type of erythromycin resistance. J Infect Dis. 1998；177：786-9.

［113］ Yan JJ, Wu HM, Huang AH, Fu HM, Lee CT, Wu JJ. Prevalence of polyclonal mefA-containing isolates among erythromycin-resistant group A streptococci in Southern Taiwan. J Clin Microbiol. 2000; 38: 2475-9.

［114］ Green M, Martin JM, Barbadora KA, Beall B, Wald ER. Reemergence of macrolide resistance in pharyngeal isolates of group a streptococci in southwestern Pennsylvania. Antimicrob Agents Chemother. 2004; 48: 473-6.

［115］ Palavecino EL, Riedel I, Berrios X, Bajaksouzian S, Johnson D, Kaplan E, Jacobs MR. Prevalence and mechanisms of macrolide resistance in Streptococcus pyogenes in Santiago, Chile. Antimicrob Agents Chemother. 2001; 45: 339-41.

［116］ Martinez S, Amoroso AM, Famiglietti A, de Mier C, Vay C, Gutkind GO. Genetic and phenotypic characterization of resistance to macrolides in Streptococcus pyogenes from Argentina. Int J Antimicrob Agents. 2004; 23: 95-8.

［117］ Kozlov RS, Bogdanovitch TM, Appelbaum PC, Ednie L, Stratchounski LS, Jacobs MR, Bozdogan B. Antistreptococcal activity of telithromycin compared with seven other drugs in relation to macrolide resistance mechanisms in Russia. Antimicrob Agents Chemother. 2002; 46: 2963-8.

［118］ Bozdogan B, Appelbaum PC. Macrolide resistance in Streptococci and Haemophilus influenzae. Clin Lab Med. 2004; 24: 455-75.

［119］ Diekema DJ, Andrews JI, Huynh H, Rhomberg PR, Doktor SR, Beyer J, Shortridge VD, Flamm RK, Jones RN, Pfaller MA. Molecular epidemiology of macrolide resistance in neonatal bloodstream isolates of group B streptococci. J Clin Microbiol.2003; 41: 2659-61.

［120］ Poyart C, Quesne G, Acar P, Berche P, Trieu-Cuot P. Characterization of the Tn916-like transposon Tn3872 in a strain of abiotrophia defectiva（Streptococcus defectivus）causing sequential episodes of endocarditis in a child. Antimicrob Agents Chemother. 2000; 44: 790-3.

［121］ Betriu C, Culebras E, Rodriguez-Avial I, Gomez M, Sanchez BA, Picazo JJ. In vitro activities of tigecycline against erythromycin-resistant Streptococcus pyogenes and Streptococcus agalactiae: mechanisms of macrolide and tetracycline resistance. Antimicrob Agents Chemother. 2004; 48: 323-5.

［122］ Bingen E, Leclercq R, Fitoussi F, Brahimi N, Malbruny B, Deforche D, Cohen R. Emergence of group A streptococcus strains with different mechanisms of macrolide resistance. Antimicrob Agents Chemother. 2002; 46: 1199-203.

［123］ Malbruny B, Nagai K, Coquemont M, Bozdogan B, Andrasevic AT, Hupkova H, Leclercq R, Appelbaum PC. Resistance to macrolides in clinical isolates of Streptococcus pyogenes due to ribosomal mutations. J Antimicrob Chemother. 2002; 49: 935-9.

［124］ Jalava J, Vaara M, Huovinen P. Mutation at the position 2058 of the 23S rRNA as a cause of macrolide resistance in Streptococcus pyogenes. Ann Clin Microbiol Antimicrob. 2004; 3: 5.

［125］ Giovanetti E, Brenciani A, Burioni R, Varaldo PE. A novel efflux system in inducibly erythromycin-resistant strains of Streptococcus pyogenes. Antimicrob Agents Chemother. 2002; 46: 3750-5.

［126］ Portillo A, Lantero M, Olarte I, Ruiz-Larrea F, Torres C. MLS resistance phenotypes and mechanisms in beta-haemolytic group B, C and G Streptococcus isolates in La Rioja, Spain. J Antimicrob Chemother. 2001; 47: 115-6.

［127］ Culebras E, Rodriguez-Avial I, Betriu C, Redondo M, Picazo JJ. Macrolide and tetracycline resistance and molecular relationships of clinical strains of Streptococcus agalactiae. Antimicrob Agents Chemother. 2002; 46: 1574-6.

［128］ Bingen E, Fitoussi F, Doit C, Cohen R, Tanna A, George R, Loukil C, Brahimi N, Le Thomas I, Deforche D. Resistance to macrolides in Streptococcus pyogenes in France in pediatric patients. Antimicrob Agents Chemother. 2000; 44: 1453-7.

［129］ Giovanetti E, Montanari MP, Mingoia M, Varaldo PE. Phenotypes and genotypes of erythromycin-resistant Streptococcus pyogenes strains in Italy and heterogeneity of inducible resistant strains. Antimicrob Agents Chemother. 1999; 43: 1935-40.

［130］ Buu-Hoi A, Bieth G, Horaud T. Broad host range of streptococcal macrolide resistance plasmids. Antimicrob Agents Chemother. 1984; 25: 289-91.

［131］ Malke H. Transfer of a plasmid mediating antibiotic resistance between strains of Streptococcus pyogenes in mixed cultures. Z Allg Mikrobiol. 1975; 15: 645-9.

［132］ Malke H, Starke R, Kohler W, Kolesnichenko G, Totolian AA. Bacteriophage P13234mo-mediated intra- and intergroup transduction of antibiotic resistance among streptococci. Zentralbl Bakteriol [Orig A]. 1975; 233: 24-34.

［133］ Horaud T, De Cespedes G, Clermont D, David F, Delbos F. Variability of chromosomal genetic elements in streptococci. In: Dunny GM, Cleary PP, McKay LL, editors. Genetics and molecular biology of streptococci, lactococci, and enterococci. Washington, DC: American Society for Microbiology1991.p. 16-20.

［134］ Kataja J, Huovinen P, Skurnik M, Seppala H. Erythromycin resistance genes in group A streptococci in Finland. The Finnish Study Group for Antimicrobial Resistance. Antimicrob Agents Chemother. 1999; 43: 48-52.

［135］ Giovanetti E, Magi G, Brenciani A, Spinaci C, Lupidi R, Facinelli B, Varaldo PE. Conjugative transfer of the erm（A）gene from erythromycin-resistant Streptococcus pyogenes to macrolide-susceptible S. pyogenes, Enterococcus faecalis and Listeria innocua. J Antimicrob Chemother. 2002; 50: 249-52.

［136］ Le Bouguenec C, de Cespedes G, Horaud T. Molecular analysis of a composite chromosomal conjugative element（Tn3701）of Streptococcus pyogenes. J Bacteriol. 1988; 170: 3930-6.

［137］ Giovanetti E, Brenciani A, Lupidi R, Roberts MC, Varaldo PE. Presence of the tet（O）gene in erythromycin- and tetracycline-resistant strains of Streptococcus pyogenes and linkage with either the mef（A）or the erm（A）gene. Antimicrob Agents Chemother. 2003; 47: 2844-9.

［138］ Cresti S, Lattanzi M, Zanchi A, Montagnani F, Pollini S, Cellesi C, Rossolini GM. Resistance determinants and clonal diversity in group A streptococci collected during a period of increasing macrolide resistance. Antimicrob Agents Chemother. 2002; 46: 1816-22.

［139］ Banks DJ, Porcella SF, Barbian KD, Martin JM, Musser JM. Structure and distribution of an unusual chimeric genetic element encoding macrolide resistance in phylogenetically diverse clones of group A Streptococcus. J Infect Dis. 2003; 188: 1898-908.

［140］ Kataja J, Huovinen P, Efstratiou A, Perez-Trallero E, Seppala H. Clonal relationships among isolates of erythromycin-resistant Streptococcus pyogenes of different geographical origin. Eur J Clin Microbiol Infect Dis. 2002; 21: 589-95.

［141］ Reinert RR, Lutticken R, Sutcliffe JA, Tait-Kamradt A, Cil MY, Schorn HM, Bryskier A, Al-Lahham A. Clonal relatedness of erythromycin-resistant Streptococcus pyogenes isolates in Germany. Antimicrob Agents Chemother. 2004; 48: 1369-73.

［142］ Katz KC, McGeer AJ, Duncan CL, Ashi-Sulaiman A, Willey BM, Sarabia A, McCann J, Pong-Porter S, Rzayev Y, de Azavedo JS, Low DE. Emergence of macrolide resistance in throat culture isolates of group a streptococci in Ontario, Canada, in 2001. Antimicrob Agents Chemother. 2003; 47: 2370-2.

［143］ Martin JM, Green M, Barbadora KA, Wald ER. Erythromycin-resistant group S streptococci in schoolchildren in Pittsburgh. N Engl J Med. 2002; 346: 1200-6.

［144］ Perez-Trallero E, Marimon JM, Montes M, Orden B, de Pablos M. Clonal differences among erythromycin-resistant streptococcus pyogenes in Spain. Emerg Infect Dis. 1999; 5: 235-40.

［145］ Reig M, Galan J, Baquero F, Perez-Diaz JC. Macrolide resistance in Peptostreptococcus spp. mediated by ermTR: possible source of macrolide-lincosamide-streptogramin B resistance in Streptococcus pyogenes. Antimicrob Agents Chemother. 2001; 45: 630-2.

［146］ Granizo JJ, Aguilar L, Casal J, Dal-Re R, Baquero F. Streptococcus pyogenes resistance to erythromycin in relation to macrolide consumption in Spain（1986—1997）. J Antimicrob Chemother. 2000; 46: 959-64.

［147］ Seppälä H, Klaukka T, Lehtonen R, Nenonen E, Huovinen P. Outpatient use of erythromycin: link to increased erythromycin resistance in group A streptococci. Clin Infect Dis. 1995; 21: 1378-85.

［148］ Bergman M, Huikko S, Pihlajamaki M, Laippala P, Palva E, Huovinen P, Seppala H. Effect of macrolide consumption on erythromycin resistance in Streptococcus pyogenes in Finland in 1997—2001. Clin Infect Dis. 2004; 38: 1251-6.

［149］ Ko WC, Lee HC, Wang LR, Lee CT, Liu AJ, Wu JJ. Serotyping and antimicrobial susceptibility of group B Streptococcus over an eight-year period in southern Taiwan. Eur J Clin Microbiol Infect Dis. 2001; 20: 334-9.

［150］ Bowling JE, Owens AE, McElmeel ML, Fulcher LC, Herrera ML, Wickes BL, Jorgensen JH. Detection of inducible clindamycin resistance in beta-hemolytic streptococci by using the CLSI broth microdilution test and erythromycin-clindamycin combinations.J Clin Microbiol. 2010; 48（6）: 2275-7.

［151］ Lewis 2nd JS, Lepak AJ, Thompson 3rd GR, Craig WA, Andes DR, Sabol-Dzintars KE, Jorgensen JH. Failure of clindamycin to eradicate infection with beta-hemolytic streptococci inducibly resistant to clindamycin in an animal model and in human infections. Antimicrob Agents Chemother. 2014; 58（3）: 1327-31.

［152］ Richter SS, Heilmann KP, Dohrn CL, Beekmann SE, Riahi F, Garcia-de-Lomas J, Ferech M, Goossens H, Doern GV. Increasing telithromycin resistance among Streptococcus pyogenes in Europe. J Antimicrob Chemother. 2008; 61（3）: 603-11.

［153］ Sexton DJ. Antimicrobial therapy of native valve endocarditis. In: Post TW, editor. UpToDate. Waltham, MA: UpToDate. Accessed 14 Sept 2014.

［154］ Hogevik H, Olaison L, Andersson R, Lindberg J, Alestig K. Epidemiologic aspects of infective endocarditis in an urban population: a 5-year prospective study. Medicine（Baltimore）. 1995; 74: 324-39.

［155］ Watanakunakorn C, Burkert T. Infective endocarditis at a large community teaching hospital, 1980—1990. A review of 210 episodes. Medicine（Baltimore）. 1993; 72: 90-102.

［156］ Eykyn SJ. Bacteraemia, septicaemia and endocarditis, Vol. Chapter 16.p. 277-98.1999.

［157］ Mylonakis E, Calderwood SB. Infective endocarditis in adults. N Engl J Med. 2001; 345: 1318-30.

［158］ Alestig K, Hogevik H, Olaison L. Infective endocarditis: a diagnostic and therapeutic challenge for the new millennium. Scand J Infect Dis. 2000; 32: 343-56.

［159］ Castillo JC, Anguita MP, Ruiz M, Peña L, Santisteban M, Puentes M, Arizón JM, Suárez de Lezo J. [Changing epidemiology of native valve infective endocarditis]. Rev Esp Cardiol. 2011; 64（7）: 594-8.

［160］ Gutschik E. New developments in the treatment of infective endocarditis infective cardiovasculitis. Int J Antimicrob Agents. 1999; 13: 79-92.

［161］ Shanson DC. New guidelines for the antibiotic treatment of streptococcal, enterococcal and staphylococcal endocarditis. J Antimicrob Chemother. 1998; 42: 292-6.

［162］ Baddour LM, Wilson WR, Bayer AS, Fowler VG Jr, Bolger AF, Levison ME, Ferrieri P, Gerber MA, Tani LY, Gewitz MH, Tong DC, Steckelberg JM, Baltimore RS, Shulman ST, Burns JC, Falace DA, Newburger JW, Pallasch TJ, Takahashi M, Taubert KACommittee on Rheumatic Fever, Endocarditis, and Kawasaki DiseaseCouncil on Cardiovascular Disease in the YoungCouncils on Clinical Cardiology, Stroke, and Cardiovascular Surgery and AnesthesiaAmerican Heart AssociationInfectious Diseases Society of America. Infective endocarditis: diagnosis, antimicrobial therapy, and management of complications: a statement for healthcare professionals from the Committee on Rheumatic Fever, Endocarditis, and Kawasaki Disease, Council on Cardiovascular Disease in the Young, and the Councils on Clinical Cardiology, Stroke, and Cardiovascular Surgery and Anesthesia, American Heart Association: endorsed by the Infectious Diseases Society of America. Circulation. 2005; 111（23）: e394-434.

［163］ Levitz RE. Prosthetic-valve endocarditis caused by penicillin-resistant Streptococcus mitis. N Engl J Med. 1999; 340: 1843-4.

［164］ Sabella C, Murphy D, Drummond-Webb J. Endocarditis due to Streptococcus mitis with high-level resistance to penicillin and ceftriaxone. J Am Med Assoc. 2001; 285: 2195.

［165］ Lonks JR, Dickinson BP, Runarsdottir V. Endocarditis due to Streptococcus mitis with high-level resistance to penicillin and cefotaxime. N Engl J Med. 1999; 341: 1239.

［166］ Levy CS, Kogulan P, Gill VJ, Croxton MB, Kane JG, Lucey DR. Endocarditis Caused by Penicillin-Resistant Viridans Streptococci: 2 Cases and Controversies in Therapy. Clin Infect Dis. 2001; 33: 577-9.

［167］ Hamza N, Ortiz J, Bonomo RA. Isolated pulmonic valve infective endocarditis: a persistent challenge. Infection. 2004; 32: 170-5.

［168］ Dinani A, Ktaich N, Urban C, Rubin D. Levofloxacin-resistant-Streptococcus mitis endophthalmitis: a unique presentation of bacterial endocarditis. J Med Microbiol. 2009; 58（Pt 10）: 1385-7.

［169］ Wingard JR. Treatment of neutropenic fever syndromes in adults with hematologic malignancies and hematopoietic cell transplant recipients （high-risk patients）. In：Post TW, editor. UpToDate. Waltham, MA：UpToDate. Accessed 14 Sept 2014.

［170］Klastersky J. Science and pragmatism in the treatment and prevention of neutropenic infection. J Antimicrob Chemother. 1998；41 Suppl 4：13-24.

［171］Collin BA, Leather HL, Wingard JR, Ramphal R. Evolution, incidence, and susceptibility of bacterial bloodstream isolates from 519 bone marrow transplant patients. Clin Infect Dis. 2001；33：947-53.

［172］Ramphal R. Changes in the etiology of bacteremia in febrile neutropenic patients and the susceptibilities of the currently isolated pathogens. Clin Infect Dis. 2004；39：S25-31.

［173］Elting LS, Rubenstein EB, Rolston KV, Bodey GP. Outcomes of bacteremia in patients with cancer and neutropenia：observations from two decades of epidemiological and clinical trials. Clin Infect Dis. 1997；25：247-59.

［174］Elting LS, Bodey GP, Keefe BH. Septicemia and shock syndrome due to viridans streptococci：a case-control study of predisposing factors. Clin Infect Dis. 1992；14：1201-7.

［175］Picazo J. Management of the febrile neutropenic patient：a consensus conference. Clin Infect Dis. 2004；39：S1-6.

［176］Marín M, Gudiol C, Garcia-Vidal C, Ardanuy C, Carratal J. Bloodstream infections in patients with solid tumors：epidemiology, antibiotic therapy, and outcomes in 528 episodes in a single cancer center. Medicine（Baltimore）. 2014；93（3）：143-9.

［177］Kanamaru A, Tatsumi Y. Microbiological data for patients with febrile neutropenia. Clin Infect Dis. 2004；39：S7-10.

［178］Gonzalez-Barca E, Fernández-Sevilla A, Carratalà J, Grañena A, Gudiol F. Prospective study of 288 episodes of bacteremia in neutropenic cancer patients in a single institution. Eur J Clin Microbiol Infect Dis. 1996；15：291-6.

［179］Bochud PY, Calandra T, Francioli P. Bacteremia due to viridans streptococci in neutropenic patients：a review. Am J Med. 1994；97：256-64.

［180］Alcaide F, Liñares J, Pallares R, Carratalà J, Benitez MA, Gudiol F, Martin R. In vitro activities of 22 beta-lactam antibiotics against penicillin-resistant and penicillin-susceptible viridans group streptococci isolated from blood. Antimicrob Agents Chemother.1995；39：2243-7.

［181］Villablanca J, Steiner M, Kersey J, Ramsay NKC, Ferrieri P, Haake R, Weisdorf D. The clinical spectrum of infections with viridans streptococci in bone marrow transplant patients. Bone Marrow Transplant. 1990；6：387-93.

［182］Bochud PY, Eggiman P, Calandra T, Van Melle G, Saghafi L, Francioli P. Bacteremia due to viridans streptococcus in neutropenic patients with cancer：clinical spectrum and risk factors. Clin Infect Dis. 1994；18：25-31.

［183］Wisplinghoff H, Reinert RR, Cornely O, Seifert H. Molecular relationships and antimicrobial susceptibilities of viridans group streptococci isolated from blood of neutropenic cancer patients. J Clin Microbiol. 1999；37：1876-80.

［184］Richard P, Amador Del Valle G, Moreau P, Milpied N, Felice MP, Daeschler T, Harousseau JL, Richet H. Viridans streptococcal bacteraemia in patients with neutropenia. Lancet. 1995；345：1607-9.

［185］Kern W, Kurrle E, Schmeiser T. Streptococcal bacteremia in adult patients with leukemia undergoing aggressive chemotherapy. A review of 55 cases. Infection. 1990；18：138-45.

［186］Steiner M, Villablanca J, Kersey J, Ramsay N, Haake R, Ferrieri P, Weisdorf D. Viridans streptococcal shock in bone marrow transplantation patients. Am J Hematol. 1993；42：354-8.

［187］Zinner S, Calandra T, Meunier F, Gaya H, Viscoli C, Klastersky J, Glauser MP, Langenaken J, Paesmans M. Reduction of fever and streptococcal bacteremia in granulocytopenic patients with cancer. J Am Med Assoc. 1994；272：1183-9.

［188］Han SB, Bae EY, Lee JW, Lee DG, Chung NG, Jeong DC, ChoB, Kang JH, Kim HK. Clinical characteristics and antimicrobial susceptibilities of viridans streptococcal bacteremia during febrile neutropenia in patients with hematologic malignancies：a comparison between adults and children. BMC Infect Dis. 2013；13：273.

［189］Freifeld AG, Bow EJ, Sepkowitz KA, Boeckh MJ, Ito JI, Mullen CA, Raad II, Rolston KV, Young JA, Wingard JR, Infectious Diseases Society of America. Clinical practice guideline for the use of antimicrobial agents in neutropenic patients with cancer：2010 update by the Infectious Diseases Society of America. Clin Infect Dis. 2011；52（4）：e56-93.

［190］Cometta A, Kern WV, De Bock R, Paesmans M, Vandenbergh M, Crokaert F, Engelhard D, Marchetti O, Akan H, Skoutelis A, Korten V, Vandercam M, Gaya H, Padmos A, Klastersky J, Zinner S, Glauser MP, Calandra T, Viscoli C. Vancomycin versus placebo for treating persistent fever in patients with neutropenic cancer receiving piperacillin-tazobactam monotherapy. Clin Infect Dis. 2003；37：382-9.

［191］Liu C, Bayer A, Cosgrove SE, Daum RS, Fridkin SK, Gorwitz RJ, Kaplan SL, Karchmer AW, Levine DP, Murray BE, Rybak MJ, Talan DA, Chambers HF, Infectious Diseases Society of America.Clinical practice guidelines by the infectious diseases society of america for the treatment of methicillin-resistant Staphylococcus aureus infections in adults and children. Clin Infect Dis. 2011；52（3）：e18-55.

［192］Garnica M, Nouér SA, Pellegrino FL, Moreira BM, Maiolino A, Nucci M. Ciprofloxacin prophylaxis in high risk neutropenic patients：effects on outcomes, antimicrobial therapy and resistance. BMC Infect Dis. 2013；13（1）：356.

［193］Shelburne 3rd SA, Lasky RE, Sahasrabhojane P, Tarrand JT, Rolston KV. Development and validation of a clinical model to predict the presence of β-lactam resistance in viridans group streptococci causing bacteremia in neutropenic cancer patients. Clin Infect Dis. 2014；59（2）：223-30.

［194］Maeda Y, Elborn JS, Parkins MD, Reihill J, Goldsmith CE, Coulter WA, Mason C, Millar BC, Dooley JS, Lowery CJ, Ennis M, Rendall JC, Moore JE. Population structure and characterization of viridans group streptococci（VGS）including Streptococcus pneumoniae isolated from adult patients with cystic fibrosis（CF）. J Cyst Fibros. 2011；10（2）：133-9.

［195］Cooper RJ, et al. Principles of appropriate antibiotic use for acute pharyngitis in adults：background. Ann Intern Med. 2001；134（6）：509-17.

［196］Varaldo PE, Debbia EA, Nicoletti G, Pavesio D, Ripa S, Schito GC, Tempera G, Artemis-Italy Study Group. Nationwide survey in Italy of treatment of Streptococcus pyogenes pharyngitis in children：influence of macrolide resistance on clinical and microbiological outcomes. Clin Infect Dis. 1999；29：869-73.

［197］ Rondini G，Cocuzza CE，Cianflone M，Lanzafame A，Santini L，Mattina R. Bacteriological and clinical efficacy of various antibiotics used in the treatment of streptococcal pharyngitis in Italy. An epidemiological study. Int J Antimicrob Agents. 2001；18：9-17.

［198］ Bassetti M，Manno G，Collida A，Ferrando A，Gatti G，Ugolotti E，Cruciani M，Bassetti D. Erythromycin resistance in Streptococcus pyogenes in Italy. Emerg Infect Dis. 2000；6：180-3.

［199］ Chen I，Kaufisi P，Erdem G. Emergence of erythromycin- and clindamycin-resistant Streptococcus pyogenes emm 90 strains in Hawaii. J Clin Microbiol. 2011；49（1）：439-41.

［200］ Diekema DJ，Beach ML，Pfaller MA，Jones RN，SENTRY Participants Group. Antimicrobial resistance in viridans group streptococci among patients with and without the diagnosis of cancer in the USA，Canada and Latin America. Clin Microbiol Infect. 2001；7：152-7.

［201］ Horn DL，Zabriskie JB，Austrian R，Cleary PP，Ferretti JJ，Fischetti VA，Gotschlich E，Kaplan EL，McCarty M，Opal SM，Roberts RB，Tomasz A，Wachtfogel Y. Why have group A streptococci remained susceptible to penicillin? Report on a symposium. Clin Infect Dis. 1998；26：1341-5.

［202］ Seppälä H，Klaukka T，Vuopio-Varkila J，Muotiala A，Helenius H，Lager K，Huovinen P. The effect of changes in the consumption of macrolide antibiotics on erythromycin resistance in group A streptococci in Finland. N Engl J Med. 1997；337：441-6.

［203］ Fujita K，Murono K，Yoshikawa M，Murai T. Decline of erythromycin resistance of group A streptococci in Japan. Pediatr Infect Dis J. 1994；13：1075-8.

［204］ Cizman M，Pokorn M，Seme K，Orazem A，Paragi M. The relationship between trends in macrolide use and resistance to macrolides of common respiratory pathogens. J Antimicrob Chemother. 2001；47：475-7.

［205］ Commitee. Revised guidelines for prevention of early-onset group B streptococcal（GBS）infection. American Academy of Pediatrics Committee on Infectious Diseases and Committee on Fetus and Newborn. Pediatrics. 1997；99：489-96.

［206］ Sunkara B，Bheemreddy S，Lorber B，Lephart PR，Hayakawa K，Sobel JD，Kaye KS，Marchaim D. Group B Streptococcus infections in non-pregnant adults：the role of immunosuppression. Int J Infect Dis. 2012；16（3）：e182-6.

第51章　肠球菌在成人中的感染

Katherine Reyes，Marcus Zervos，Jisha John

1　前言

肠球菌（Enterococci）（曾称为D组链球菌）在1899年首次被确定为人类病原体，历史上被认为是一种来源于人肠道中的内源性获得性病原体（endogenously acquired pathogens）。粪肠球菌（Enterococcus faecalis）是最常见的病原体，而屎肠球菌（Enterococcus faecium）的流行模式是医院获得性的（hospital-acquired infections）。通常在医院就诊的患者容易发生屎肠球菌的获得性感染。随着医院就诊量上升和抗生素治疗的普及，医院获得性肠球菌感染的流行病学特征发生了变化，其感染的临床治疗失败率不断上升以及出现了许多种类的耐药菌。肠球菌具有多种与生俱来的耐药基因（intrinsic antibiotic resistances），而且能够从外界获取新的抗药基因。肠球菌对万古霉素的耐药性主要由临床用药导致。尿路感染和菌血症是肠球菌引起的最常见感染，而肠球菌所引起的心内膜炎症状是非常严重。肠道球菌也常见于腹腔、盆腔和软组织感染，通常是混合菌群（mixed flora）的一部分。不常见的感染是脑膜炎（meningitis）、骨髓炎（osteomyelitis）和化脓性关节炎（septic arthritis）。免疫抑制、长期定殖、患者之间广泛传播的能力以及形成生物膜的能力使得医院中的肠球菌迅速成为医院里具有威胁性病原体，这些都促使医生不断调整最佳的感染控制措施和缓解症状的最佳治疗方法。

2　微生物学

肠球菌属（Enterococci）革兰氏阳性，兼性厌氧球菌（facultative anaerobic cocci），形态上与链球菌相似，在血琼脂平板上呈现灰色菌落，通常为α-溶血型（alpha-hemolytic）（图51.1）。肠球菌在水解吡咯烷酮-β-萘酰胺（hydrolyze pyrrolidonyl-beta-naphthylamide）方面也是与其他链球菌物种区分的标准。为了鉴定更新的肠球菌种类，常规生化测试和DNA检测相结合更为有效。目前，有23个肠球菌种被确定了[1]，其中60%的分离株为粪肠球菌，20%的分离株是屎肠球菌。而其余种类的分离菌在感染率上不到5%，这些包括鸡肠球菌（E. gallinarum）、木薯肠球菌（E. casseliflavus）、鸡肠球菌（E. avium）、盲肠球菌（E. cecorum）、杜兰氏肠球菌（E. durans）、平菇肠球菌（E. hirae）、恶臭埃希菌（E. malodoratus）、孟氏肠球菌（E. mundtii）、做空肠球菌（E. pseudoavium）和棉子糖肠球菌（E. raffinosus）。

针对肠球菌的耐药菌株临床治疗，亟待准确且合理的治疗方法。肠球菌对种的鉴别非常重要，这种鉴定不仅对万古霉素耐药肠球菌（vancomycin-resistant enterococci，VRE），而且对万古霉素敏感肠球菌（vancomycin-susceptible enterococci，VSE）也是如此。大多数粪肠球菌对氨苄青霉素敏感，但对奎奴普丁-达福普汀耐药。大多数屎肠球菌对氨苄青霉素耐药，对奎奴普丁-达福普汀敏感，并对高水平的万古霉素耐药。在血液样本中鉴定粪肠球菌和其他肠球菌种的新方法中包括E. faecalis/OE PNA FISH探针，只需要90 min就可以敏感且特意地将目标菌鉴定出来[2]。脉冲场凝胶电泳和菌种分型通常用于分析菌株的相关性，PCR方法通常用于评估基因转移的情况。

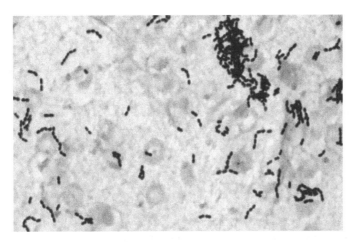

彩色图片

图51.1　革兰氏染色粪肠球菌在血液中的培养形态（Robert Tibbets博士提供）

3　流行病学

肠球菌的存活能力极强，可以长期存在于环境中。有迹象表明，在病患就诊量巨大的大型医院里，曾经发现了可以耐受万古霉素的耐药菌流行。万古霉素耐药菌定殖于患者的重要诱因包括入院期间使用抗生素、手术、透析（dialysis）以及转院（discharge to another healthcare facility）[3]。系统性分析表明，若想清除万古霉素耐药菌的污染，26周为数学模型所得出的中位时间（a model-estimated median time）[4]。万古霉素耐药菌在胃肠道正常性定殖与出现临床症状的感染比例正常为10∶1。

国家医疗保健安全网（National Healthcare Safety Network）[5, 6]将肠球菌列为仅次于葡萄球菌的第二大污染医院的病原体。粪肠球菌分离株仍然占绝大比例，但屎肠球菌的发病率也在持续增加。从2003—2006年，万古霉素耐药菌感染的住院率翻了一番[7]。万古霉素耐药菌感染的最重要诱因就是先前对抗生素的使用，而万古霉素的使用是肠球菌菌血症患者感染和死亡的直接因素。万古霉素耐药菌感染的其他危险因素包括疾病严重程度、重症监护病房的入院情况、住院时间延长、与其他患者之间的接触和万古霉素耐药菌对物体表面的污染、为万古霉素耐药菌侵入提供机会的医疗器械以及在长期护理机构中的居住。每个重症监护病房住院一天都会使患万古霉素耐药屎肠球菌的风险增加1.03倍，每1 000天患者新发生的万古霉素耐药菌发病率为21.9%[8]。已在社区发现含有万古霉素耐药菌的粪便排泄物，其危险因素包括非居住用房（non-home residence）、慢性皮肤溃疡（chronic skin ulcers）、先前的侵入性操作（previous invasive procedures）、处在抗生素使用的环境中以及留在患者身体上的置留针/导管（presence of indwelling devices）[9]。

抗生素耐药性肠球菌传播的流行病学很复杂。它不仅包括与患者有关的风险，还包括患者间通过接触实现克隆菌株之间的传播，以及耐药决定簇的质粒和转座子传播。有研究发现，万古霉素耐药肠球菌曾经与甲氧西林耐药金黄色葡萄球菌（methicillin-resistant *Staphylococcus aureus*）共同定殖或共感染患者[10]。虽然万古霉素耐药肠球菌在粪便中被发现是相对罕见的，但含有Inc18质粒和万古霉素抗性转座子Tn1549的分离菌已被确定为金黄色葡萄球菌中万古霉素抗性的供体菌。

4　肠球菌的致病与耐药机制

已知的肠球菌致病的决定因素包括凝集素（aggregation substances）、细胞溶解（cytolysis）、胶原蛋白结合蛋白（collagen-binding protein）、粪肠球菌心内膜炎相关抗原（*E. faecalis* endocarditis antigen）、肠球菌表面蛋白（enterococcal surface protein）、明胶酶（gelatinase）、透明质酸酶

（hyaluronidase）和应激反应蛋白G1s24（stress response protein G1s24）[11]。在肠球菌中，高浓度庆大霉素耐药（最低抑菌浓度MICs为600~2 000 mg/mL）通常是由于"双功能"氨基糖苷修饰酶（aminoglycoside-modifying enzyme）的存在引起[12]。相反，肠球菌对万古霉素的耐药性是由于合成了对万古霉素亲和力下降的修饰肽聚糖前体（modified peptidoglycan precursors）[13]。万古霉素耐药性主要有5种类型[14]。VanA菌株是美国、欧洲和韩国最主要的流行菌株。VanB菌株对替考拉宁（teicoplanin）敏感，流行于新加坡和澳大利亚[15]。VanD菌株对万古霉素具有水平相对较低的耐药性，并且可能对替考拉宁具有敏感或中等抗性两种表型。VanD和vanA菌株具有相同的临床和微生物学特征，vanD分离株在暴露于糖苷后可转变为vanA菌株表型[16]。对利奈唑胺的耐药性与G2576T突变有关[17]。肠球菌对喹奴普汀-达福普汀（Quinupristin-dalfopristin）抗性与链霉素在农业中的使用有关[18]。对达托霉素具有耐药性的肠球菌是由于敏感菌先前接触达托霉素和万古霉素耐药而诱导产生的[19]。体外药敏实验显示对达托霉素（daptomycin）敏感的肠球菌却在临床上治疗失败的原因与肠球菌菌株对万古霉素异质耐药、心磷脂合成酶突变（cardiolipin synthase mutation）和liaF密码子缺失有关[20-22]。

5 临床症状

5.1 尿路感染

尿路感染（urinary tract infections，UTIs）是肠球菌引起的最常见的感染，通常与导尿管（urinary catheters）使用过程中的感染相关[23]。国家卫生安全网络所掌握的与导管使用相关的尿路感染中，粪肠球菌（E. faecalis）所引起的感染排在第五位，而屎肠球菌（E. faecium）排第十位[6]。有必要将肠球菌在尿道中的存在形式从上尿道感染下尿道进行区分（克隆定殖或者感染）。诊断是在有感染症状的情况下进行的，利用尿液分析和致病菌的定量培养来确诊。不伴有菌血症的肠球菌尿路感染通常只需要单一药物治疗，如果可能的话还需要口服药物。如果肠球菌是敏感菌，阿莫西林是首选治疗药物。其他口服制剂包括呋喃妥因（nitrofurantoin）和磷霉素（fosfomycin），它们对大多数泌尿肠球菌分离株（包括万古霉素耐药菌株）具有内在活性[24]。如果肠球菌对氨苄青霉素耐药，可以使用万古霉素。如果肠球菌对氨苄青霉素和万古霉素都有耐药性，并且存在上尿路感染或菌血症[25]，那么利奈唑胺或达托霉素可以作为替代药物进行治疗。替加环素（Tigecycline）在尿液中的有效浓度很难达到，不建议进行相关治疗用药。对于特定分离菌株，具有低MIC值的喹诺酮可被认为是替代治疗性药物，但必须确定分离菌对所选药剂的敏感性。

5.2 脑膜炎

由肠球菌引起的中枢神经系统感染十分罕见，并且与年龄较大、严重的基础疾病、其他肠球菌感染和定殖位点的存在以及留置中枢神经系统装置有关。发热而引起的神经性症状及变化是常见的临床症状。脑脊液（cerebrospinal fluid）通常表现为低度嗜中性粒细胞增多症（low-grade neutrophilic pleocytosis）、轻度低血糖（mild hypoglycorrhachia）、血浆蛋白升高（elevated protein）、革兰氏阳性染色和培养[26]。常用组合疗法来达到最大的杀菌活性[27]。心室内和鞘内治疗（Intracentricular and intrathecal therapy）也是常用的。使用的抗生素包括青霉素或氨苄青霉素、氯霉素、奎奴普丁-达福普汀、达托霉素和利奈唑胺。庆大霉素和利福平可以联合用药治疗。如果患者身体被长期置留了中枢神经系统装置，则建议从患者体中移除。

5.3 腹腔内感染

肠球菌在腹腔感染中只是扮演着参与者的角色，它要与其他类型的病原菌（肠道细菌与厌氧细菌）共同作用才会出现临床症状，如果需要对肠球菌在感染中的致病作用进行评估也只能是凭经验而定。以前治疗肠道内多种致病菌造成的感染并不会利用抗生素来对肠球菌进行治疗，然而，由于就医的病患数量的增加会提高医院源性感染的复杂性，所以必须考虑利用抗生素对肠球菌进行由其引发的肝胆或胰腺感染方面的治疗以及免疫抑制性患者和肠球菌菌血症患者的治疗。有报道指出，患有严重急性胰腺炎的患者在利用抗生素进行相关治疗后有出现万古霉素耐药性肠炎的风险[28]。

5.4　皮肤与软组织感染

利用软组织培养物对肠球菌进行针对性培养是很难区在感染病患处分离出克隆菌株。有报告称，慢性损伤组织中有万古霉素与耐甲氧西林金黄色葡萄球菌的共同定殖和/或共同感染的现象，而之前所使用的抗生素治疗是导致这一现象的主要因素。国家医疗安全网络分析发现，肠道球菌在器官移植手术后手术部位感染病例中占到1/3[6]。

5.5　菌血症与感染性心内膜炎

肠球菌血流感染（Enterococcal bloodstream infections，BSI）在医疗相关的血流感染病例中排第二[5]，这与经常使用血管内导管和其他置留治疗器械有直接关系。肠球菌菌血症的常见来源是肝胆和泌尿生殖道感染以及较少程度的皮肤和软组织感染。肠球菌血流感染的临床表现根据来源不同而不同，如果患者出现休克，应该进行与更多病原微生物或深层感染源共同感染的检查。粪肠球菌（E. faecalis）以前是比屎肠球菌（E. faecium）更常见的肠球菌血流感染病原体，然而，屎肠球菌现在的分离率接近粪肠球菌的分离率，在血液培养物中，所分离出来的粪肠球菌和屎肠球菌的比率为1.8：1[5, 29]。万古霉素耐药性肠球菌在整个肠球菌分离株中所占的比例在不断上涨，这导致了患者就医每1 000天可分离出万古霉素耐药菌的概率维持在0.06至0.17[30]。与万古霉素敏感菌相比，万古霉素耐药菌所引发的肠球菌血流感染的复发率、死亡率和治疗成本都很高[31]。为了鉴别心内膜炎是否由肠球菌菌血症所引发，研究人员提出了一套评分系统。具体来说，在利用食道超声心动图（trans-esophageal echocardiography）做相关检查之前，需要进行相关临床检测评分来决定：心脏杂音（heart murmur），1分先前瓣膜病变（prior value disease），2分；未知菌血症来源（unknown source of bacteremia），4分；连续菌血症（continuous bacteremia），5分。这套评分系统简称为NOVA（number of positive blood cultures，origin of the bacteremia，previous valve disease，auscultation of heart murmur）。NOVA评分≥4分表明需要经食管超声心动图[32]。

肠球菌感染性心内膜炎（Enterococcal infective endocarditis，IE）曾被认为是老年白人男性的社区获得性疾病，然而，现在它更多地与医疗保健相关。肠球菌感染已经成为肠球菌感染性心内膜炎的第三大主因，也是由临床治疗引起的肠球菌感染性心内膜炎的第二大主因[5]。与万古霉素耐药性粪肠球菌引起的心内膜炎相比，万古霉素耐药性屎肠球菌引起的心内膜炎具有更高的死亡率和连续的菌血症[2]。肠球菌引起的心内膜炎的危险因素包括年龄较大、性别、免疫抑制、癌症、人工瓣膜和置留中心静脉导管。年龄较大、心力衰竭和医院获得是死亡率的预测指标。肠球菌心内膜炎通常呈亚急性美国传染病协会的指导方针包括依据临床症状持续的时间来确定疗程[33]。屎肠球菌比屎肠球菌更常见于中风[34]。国际心内膜炎合作组织（International Collaboration on Endocarditis）报道，肠球菌引起的心内膜炎感染与心力衰竭相关的并发症比心梗（embolic event）更常见，患病1年后的死亡率为28.9%，心脏瓣膜手术没有改善此类病症的能力[35]。肠球菌引起的心内膜炎感染的复发率高达3%[15]。

6　治疗

肠球菌对抗生素治疗方面带来的挑战主要是由于其与内在耐药性所决定的。控制肠球菌感染的策略主要是控制感染源，例如对创口进行清理消毒以及清除介入治疗性器械。对于肠球菌菌血症是否使用单一疗法或联合疗法尚无定论，而采用联合疗法治疗心内膜炎是实践标准。

细菌壁活性剂（cell wall-active agents）抑制肠球菌。针对敏感菌进行治疗时，氨苄青霉素是首选药物，只有肠球菌耐氨苄西林和万古霉素敏感时才推荐使用万古霉素。当存在β-内酰胺酶抗性时，粪肠球菌可能对氨苄青霉素和青霉素具有耐药性，这通常发生在与心内膜炎相似的病原体感染中。厄氟西林（nafcillin）、厄他培南（ertapenem）、氨曲南（aztreonam）和大多数头孢菌素对肠球菌无效。抗生素Ceftaroline在体外实验中表现出对粪肠球菌的抑菌活性，但对屎肠球菌无活性[36]。

美国传染病协会推荐使用利奈唑胺或达托霉素治疗由置留导管引起菌血症中对氨苄西林和万古霉素耐药的肠球菌感染[37]。对于肠球菌性心内膜炎，通过联合使用β-内酰胺类抗生素可以达到杀菌作用，并且还可以通过联合使用β-内酰胺类和氨基糖苷类增强杀菌活性[33]。对于耐万古霉素、氨基糖苷类和青霉素的肠球菌，对替代抗菌药物（如达托霉素和利奈唑胺）进行药敏试验是必要的。

肠球菌心内膜炎的护理标准涉及6周的联合药物疗程。对于没有高水平氨基糖苷类抗生素的肠球菌，治疗方案通常为氨苄青霉素+庆大霉素；然而，具有高水平氨基糖苷类抗性的粪肠球菌菌株已经增加，导致氨基糖苷类和β-内酰胺类之间的协同作用丧失。在涉及氨基糖苷类的联合治疗中，由此对肾脏造成毒副作用的几率很大[21]，并延长了治疗时间。一项研究报道说2~3周的氨基糖苷类（联合氨苄西林）可能就足够了[38]。对于粪肠球菌心内膜炎，氨苄西林联合头孢曲松已被证明与氨苄青霉素联合庆大霉素一样有效，包括用于治疗高水平氨基糖苷类耐药菌株[39, 40]。氨苄青霉素和达托霉素的组合也被用于粪肠球菌引起的心内膜炎[41]。考虑到由庆大霉素患者肾病毒性的风险，可考虑的替代方案包括使用链霉素代替庆大霉素，短程庆大霉素治疗（2~3周）以及使用含有非氨基糖苷的双β-内酰胺方案[33]。

治疗屎肠球菌与治疗粪肠球菌的方法不同，这是与抗生素选择范围狭窄有关（表51.1和表51.2）。据报道，屎肠球菌对万古霉素的耐药性高达80%[5]。美国食品和药物管理局（FDA）批准的耐药肠球菌药物包括奎奴普丁-达福普汀（quinupristin-dalfopristin）（1999年批准）和linezolid（2000年批准）。非FDA批准的药物包括达托霉素和替加环素。

使用奎奴普丁-达福普汀的时候要充分考虑其带来的副作用，平衡利弊后在决定是否用于临床治疗。奎奴普丁-达福普汀对万古霉素耐受性粪肠球菌没有抗菌活性。利奈唑胺是一种合成的噁唑烷酮制剂，它通过抑制蛋白质合成而表现出对肠球菌的抑菌活性[42]。在一项非随机性利奈唑胺治疗疗效的调查中，肠球菌感染的临床和微生物治愈率分别为81%和86%[43]。比较利奈唑胺和达托霉素治疗万古霉素耐药性菌血症，结果显示死亡率无显著差异[44]。有关利奈唑胺治疗左心内膜炎的报道，主要是作为联合治疗的一部分，主要用于粪肠球菌，显示有相似的结果和良好的耐受性[45]，利奈唑胺口服的疗效显著，可口服或静脉给药治疗。与利奈唑胺相关的毒性包括发生血小板减少症（development of thrombocytopenia）、周围神经病变（peripheral neuropathy）、眼部受累（ocular involvement）和5-羟色胺综合征（serotonin syndeome）时采用选择性5-羟色胺再摄取抑制剂（selective serotonin reuptake inhibitors）。肠球菌已报道对利奈唑胺具有耐药性。

达托霉素是万古霉素耐药性菌血症的主要治疗药物，因为它具有强效的体外杀菌活性[46]。达托霉素是一种环状脂肽，其作用于细菌细胞质膜，对细胞功能具有多种作用，包括抑制脂磷壁酸合成、膜电位的破坏以及肽聚糖合成。它表现出迅速地浓度依赖性杀伤作用，即对于生长稳定期的肠球菌也具有杀菌活性。FDA已批准美国达托霉素用于复杂的皮肤和软组织感染，剂量为4 mg/（kg·d），严重葡萄球菌和肠球菌感染的临床试验已经使用6~12 mg/（kg·d）的达托霉素。据报道，达托霉素在体外与氨基糖苷类、利福平和β-内酰胺类抗万古霉素耐药菌有协同作用。

达托霉素用于万古霉素耐药菌感染的问题包括给药方案、对达托霉素具有高MIC的分离菌株的治疗失败、治疗过程中耐药菌的形成、单药治疗与联合治疗以及适合的联合治疗的备选药物。比较利奈唑胺和达托霉素的万古霉素耐药菌血症的系统分析显示，临床和微生物治愈与治疗过程中出现的副作用的几率无差异[47]。比较达托霉素、利奈唑胺和β-内酰胺的特异性研究未显示死亡率存在显著差异[48]。在全国范围内研究中，达托霉素与利奈唑胺治疗万古霉素耐药菌引起的血流感染病例相比，疗效更好[49]。

目前针对严重万古霉素耐药菌感染没有达托霉素的标准推荐剂量。使用高于6 mg/（kg·d）的达托霉素的研究已显示临床和微生物治疗的效果显著[50]。最近的证据表明，辅助性β-内酰胺结合达托霉素的临床和微生物疗效明显。对于达托霉素MIC为3～4 mg/mL的肠球菌血液分离株，达托霉素抗菌活性较差，表明联合β-内酰胺治疗可能会改善临床治疗的效果。即使在抗氨苄青霉素的万古霉素耐药性尿肠球菌病例中，氨苄青霉素和达托霉素的联合用药也能增强万古霉素耐药菌的杀伤作用[51]。有报道用达比妥霉素和氨苄西林对粪肠球菌心内膜炎有效[41]。

表51.1 粪肠球菌引起的膀胱炎的建议性用药

粪肠球菌	抗生素	剂量	注释
PCN-S	阿莫西林	500 mg PO q6 h	对于膀胱炎
	呋喃妥因	100 mg PO q6 h	如果隔离易感
VRE			不适用于肾功能衰竭
	磷霉素	3 g PO×1	菌株敏感
全身感染，但不是心内膜炎			
PCN-S	氨苄西林	3～4 g IV q6 h	调整CrCl上氨苄青霉素的剂量
	青霉素G	300万单位 IV q4 h	
PCN-R	万古霉素	15～20 mg/kg IV q8～12 h	监测万古霉素血清谷浓度
	青霉素G		监视CrCl
VRE	达托霉素	8～10 mg/kg IV q24 h	监视CPK
	利奈唑胺	600 mg PO/IV q12 h	监测血小板计数
心内膜炎			
PCN-S	氨苄西林加	2 g IV q4 h	PenG也建议4～6周的时间
		每次2～3剂量3 mg/kg	达到血清
	庆大霉素		3～4 µg/mL的峰值
			谷浓度<1 µmg/mL
AMG-S			监视CrCl
	氨苄西林加	2 g IV q4 h	推荐用于肾功能受损的患者
	头孢曲松钠	2 g IV q12 h	最少6周
PCN过敏	万古霉素	15～20 mg/kg IV q8～12 h	考虑过敏咨询脱敏
PCN-S或低水平电阻	plus		监测万古霉素血清谷浓度
			监测庆大霉素血清
			3～4 µg/mL的峰值
AMG-S	庆大霉素	1 mg/kg q8 h	低于1 µg/m
			监视CrCl

（续表）

粪肠球菌	抗生素	剂量	注释
PCN-S	氨苄西林加	2 g IV q4 h	调整CrCl上氨苄青霉素的剂量
AMG-R	头孢曲松钠	2 g IV q12 h	至少6周的治疗
	达托霉素+/-	8～10 mg/kg IV q24 h	监视CPK
VRE	另一种抗菌剂		如果易感，请使用氨苄青霉素或penG

PCN：青霉素；S：易感；AMG：氨基糖苷类；R：耐药性；VRE：耐万古霉素肠球菌；g：克；IV：静脉注射 PO：经口；q：每一个；h：小时；UTI：尿路感染；IE：感染性心内膜炎；CrCl：肌酐清除率；CPK：肌酸磷酸激酶。

表51.2　通常以粪肠球菌引起的膀胱炎为例说明万古霉素耐药性菌体感染的抗生素用药

VRE	抗生素	剂量	注释
	膀胱炎		
VRE	呋喃妥因	100 mg PO q6 h	如果隔离易感
			不适用于肾功能衰竭
	磷霉素	3 g PO×1	菌株敏感
	全身感染，而非心内膜炎		
			监视CPK
			阻力报告
	达托霉素	10 mg/kg IV q24 h	开发
VRE			治疗
			+/-另一个代理
	利奈唑胺	600 mg PO/IV q12 h	抑菌检测血小板计数
	普丁-达福普汀	7.5 mg/kg IV q8 h	Via中心线
	心内膜炎		
	达托霉素+/-	每剂量10～12 mg/kg	监视CPK
	氨苄西林		已显示氨苄青霉素增强达托霉素杀死VRE菌株
	利奈唑胺	600 mg IV /PO q12 h	抑菌
VRE			治疗可能需要更换心脏瓣膜
			Via中心线
	奎奴普丁、达福普汀	7.5 mg/kg IV q8 h	至少8周的治疗
			已报道与氨苄青霉素联合治疗

VRE：耐万古霉素肠球菌；AMG：氨基糖苷类；S：易感；R：耐药性；g：克；IV：静脉注射；PO：经口； q：每一个；h：小时；UTI：尿路感染；IE：感染性心内膜炎；CrCl：肌酐清除率；CPK：肌酸磷酸激酶。

7　检测治疗的终点

抗生素治疗肠球菌感染的时间取决于感染部位和临床表现。治疗简单的UTI可能只需要几天的口服或静脉注射抗生素。没有心内膜炎的菌血症可能需要10～14 d的抗生素疗程,并且通常取决于临床和微生物治愈的速度以及感染源是否及时清除。超声心动图(echocardiography)可用于区分心内膜炎和其他病灶引起的菌血症。如果不能排除感染源,或必须保留的中心静脉导管或无法排出的脓肿,抗菌治疗的持续时间可能会更长。推荐4周疗法用于天然肠内肠球菌引起的心内膜炎的相关治疗,而对于患有肠球菌肠炎的患者或者超过3个月的症状或引起人工瓣膜心内膜炎的患者,推荐6周为疗程。对于耐多药的肠球菌引起的心内膜炎,可能需要手术瓣膜置换。

参考文献

［1］　Low DE, Keller N, Barth A, et al. Clinical prevalence, antimicrobial susceptibility, and geographic resistance patterns of enterococci: results from the SENTRY Antimicrobial Surveillance Program, 1997—1999. Clin Infect Dis. 2001; 32 Suppl 2: S133-45.

［2］　Forrest GN, Arnold RS, Gammie JS, et al. Single center experience of a vancomycin resistant enterococcal endocarditis cohort. J Infect. 2011; 63(6): 420-8.

［3］　Sohn KM, Peck KR, Joo EJ, et al. Duration of colonization and risk factors for prolonged carriage of vancomycin-resistant enterococci after discharge from the hospital. Int J Infect Dis. 2013; 17(4): e240-6.

［4］　Shenoy ES, Paras ML, Noubary F, et al. Natural history of colonization with methicillin-resistant Staphylococcus aureus(MRSA)and vancomycin-resistant Enterococcus(VRE): a systematic review. BMC Infect Dis. 2014; 14(1): 177.

［5］　Hidron AI, Edwards JR, Patel J, et al. NHSN annual update: antimicrobial-resistant pathogens associated with healthcare-associated infections: annual summary of data reported to the National Healthcare Safety Network at the Centers for Disease Control and Prevention, 2006—2007. Infect Control Hosp Epidemiol. 2008; 29(11): 996-1011.

［6］　Sievert DM, Ricks P, Edwards JR, et al. Antimicrobial-resistant pathogens associated with healthcare-associated infections: summary of data reported to the National Healthcare Safety Network at the Centers for Disease Control and Prevention, 2009—2010. Infect Control Hosp Epidemiol. 2013; 34(1): 1-14.

［7］　Ramsey AM, Zilberberg MD. Secular trends of hospitalization with vancomycin-resistant enterococcus infection in the United States, 2000—2006. Infect Control Hosp Epidemiol. 2009; 30(2): 184-6.

［8］　Pan SC, Wang JT, Chen YC, et al. Incidence of and risk factors for infection or colonization of vancomycin-resistant enterococci in patients in the intensive care unit. PLoS ONE. 2012; 7(10), e47297.

［9］　Omotola AM, Li Y, Martin ET, et al. Risk factors for and epidemiology of community-onset vancomycin-resistant Enterococcus faecalis in southeast Michigan. Am J Infect Control. 2013; 41(12): 1244-8.

［10］　Reyes K, Malik R, Moore C, et al. Evaluation of risk factors for coinfection or cocolonization with vancomycin-resistant enterococcus and methicillin-resistant Staphylococcus aureus. J Clin Microbiol. 2010; 48(2): 628-30.

［11］　Billstrom H, Lund B, Sullivan A, et al. Virulence and antimicrobial resistance in clinical Enterococcus faecium. Int J Antimicrob Agents. 2008; 32(5): 374-7.

［12］　Patterson JE, Zervos MJ. High-level gentamicin resistance in Enterococcus: microbiology, genetic basis, and epidemiology. Rev Infect Dis. 1990; 12(4): 644-52.

［13］　Alam MR, Donabedian S, Brown W, et al. Heteroresistance to vancomycin in Enterococcus faecium. J Clin Microbiol. 2001; 39(9): 3379-81.

［14］　Murray BE. Problems and perils of vancomycin resistant enterococci. Braz J Infect Dis. 2000; 4(1): 9-14.

［15］　Molton JS, Tambyah PA, Ang BS, et al. The global spread of healthcare-associated multidrug-resistant bacteria: a perspective from Asia. Clin Infect Dis. 2013; 56(9): 1310-8.

［16］　Song JY, Cheong HJ, Seo YB, et al. Clinical and microbiological characteristics of vancomycin-resistant enterococci with the VanD phenotype and vanA genotype. Jpn J Infect Dis. 2013; 66(1): 1-5.

［17］　Flamm RK, Mendes RE, Ross JE, et al. Linezolid surveillance results for the United States: LEADER surveillance program 2011. Antimicrob Agents Chemother. 2013; 57(2): 1077-81.

［18］　Hershberger E, Donabedian S, Konstantinou K, et al. Quinupristin-dalfopristin resistance in gram-positive bacteria: mechanism of resistance and epidemiology. Clin Infect Dis. 2004; 38(1): 92-8.

［19］　Storm JC, Diekema DJ, Kroeger JS, et al. Daptomycin exposure precedes infection and/or colonization with daptomycin non-susceptible enterococcus. Antimicrob Resist Infect Control. 2012; 1(1): 19.

［20］　Arias CA, Torres HA, Singh KV, et al. Failure of daptomycin monotherapy for endocarditis caused by an Enterococcus faecium strain with vancomycin-resistant and vancomycin-susceptible subpopulations and evidence of in vivo loss of the vanA gene cluster. Clin Infect Dis. 2007; 45(10): 1343-6.

［21］　Munita JM, Arias CA, Murray BE. Editorial Commentary: Enterococcus faecalis infective endocarditis: is it time to abandon aminoglycosides? Clin Infect Dis. 2013; 56(9): 1269-72.

[22] Munita JM, Tran TT, Diaz L, et al. A liaF codon deletion abolishes daptomycin bactericidal activity against vancomycin-resistant Enterococcus faecalis. Antimicrob Agents Chemother. 2013; 57（6）: 2831-3.

[23] Lloyd S, Zervos M, Mahayni R, et al. Risk factors for enterococcal urinary tract infection and colonization in a rehabilitation facility. Am J Infect Control. 1998; 26（1）: 35-9.

[24] Michalopoulos AS, Livaditis IG, Gougoutas V. The revival of fosfomycin. Int J Infect Dis. 2011; 15（11）: e732-9.

[25] Heintz BH, Halilovic J, Christensen CL. Vancomycin-resistant enterococcal urinary tract infections. Pharmacotherapy. 201030（11）: 1136-49.

[26] Wang JS, Muzevich K, Edmond MB, et al. Central nervous system infections due to vancomycin-resistant enterococci: case series and review of the literature. Int J Infect Dis. 2014; 25: 26-31.

[27] Pintado V, Cabellos C, Moreno S, et al. Enterococcal meningitis: a clinical study of 39 cases and review of the literature. Medicine （Baltimore）. 2003; 82（5）: 346-64.

[28] Zhang Y, Gao SL, Zhang SY, et al. Six cases of severe acute pancreatitis complicated with vancomycin-resistant enterococcus enteritis. Shock. 2014; 42（5）: 400-6.

[29] Arias CA, Mendes RE, Stilwell MG, et al. Unmet needs and prospects for oritavancin in the management of vancomycin-resistant enterococcal infections. Clin Infect Dis. 2012; 54 Suppl 3: S233-8.

[30] Mckinnell JA, Patel M, Shirley RM, et al. Observational study of the epidemiology and outcomes of vancomycin-resistant Enterococcus bacteraemia treated with newer antimicrobial agents. Epidemiol Infect. 2011; 139（9）: 1342-50.

[31] Salgado CD, Farr BM. Outcomes associated with vancomycin-resistant enterococci: a meta-analysis. Infect Control Hosp Epidemiol. 2003; 24（9）: 690-8.

[32] Bouza E, Kestler M, Beca T, et al. The NOVA score: a proposal to reduce the need for transesophageal echocardiography in patients with enterococcal bacteremia. Clin Infect Dis. 2015; 60（4）: 528-35.

[33] Baddour LM, Wilson WR, Bayer AS, et al. Infective endocarditis in adults: diagnosis, antimicrobial therapy, and management of complications: a scientific statement for healthcare professionals from the American Heart Association. Circulation. 2015; 132（15）: 1435-86.

[34] Chirouze C, Athan E, Alla F, et al. Enterococcal endocarditis in the beginning of the 21st century: analysis from the International Collaboration on Endocarditis-Prospective Cohort Study. Clin Microbiol Infect. 2013; 19（12）: 1140-7.

[35] Mcdonald JR, Olaison L, Anderson DJ, et al. Enterococcal endocarditis: 107 cases from the international collaboration on endocarditis merged database. Am J Med. 2005; 118（7）: 759-66.

[36] Jacqueline C, Caillon J, Le Mabecque V, et al. In vivo activity of a novel anti-methicillin-resistant Staphylococcus aureus cephalosporin, ceftaroline, against vancomycin-susceptible and -resistant Enterococcus faecalis strains in a rabbit endocarditis model: a comparative study with linezolid and vancomycin. Antimicrob Agents Chemother. 2009; 53（12）: 5300-2.

[37] Mermel LA, Allon M, Bouza E, et al. Clinical practice guidelines for the diagnosis and management of intravascular catheter-related infection: 2009 Update by the Infectious Diseases Society of America. Clin Infect Dis. 2009; 49（1）: 1-45.

[38] Olaison L, Schadewitz K, Swedish Society of Infectious Diseases Quality Assurance Study Group for Endocarditis. Enterococcal endocarditis in Sweden, 1995—1999: can shorter therapy with aminoglycosides be used? Clin Infect Dis. 2002; 34（2）: 159-66.

[39] Fernandez-Hidalgo N, Almirante B, Gavalda J, et al. Ampicillin plus ceftriaxone is as effective as ampicillin plus gentamicin for treating enterococcus faecalis infective endocarditis. Clin Infect Dis. 2013; 56（9）: 1261-8.

[40] Gavalda J, Len O, Miro JM, et al. Brief communication: treatment of Enterococcus faecalis endocarditis with ampicillin plus ceftriaxone. Ann Intern Med. 2007; 146（8）: 574-9.

[41] Sierra-Hoffman M, Iznaola O, Goodwin M, et al. Combination therapy with ampicillin and daptomycin for treatment of Enterococcus faecalis endocarditis. Antimicrob Agents Chemother.2012; 56（11）: 6064.

[42] Bostic GD, Perri MB, Thal LA, et al. Comparative in vitro and bactericidal activity of oxazolidinone antibiotics against multidrug-resistant enterococci. Diagn Microbiol Infect Dis. 1998; 30（2）: 109-12.

[43] Birmingham MC, Rayner CR, Meagher AK, et al. Linezolid for the treatment of multidrug-resistant, gram-positive infections: experience from a compassionate-use program. Clin Infect Dis. 2003; 36（2）: 159-68.

[44] Crank CW, Scheetz MH, Brielmaier B, et al. Comparison of outcomes from daptomycin or linezolid treatment for vancomycin-resistant enterococcal bloodstream infection: a retrospective, multicenter, cohort study. Clin Ther. 2010; 32（10）: 1713-9.

[45] Lauridsen TK, Bruun LE, Rasmussen RV, et al. Linezolid as rescue treatment for left-sided infective endocarditis: an observational, retrospective, multicenter study. Eur J Clin Microbiol Infect Dis.2012; 31（10）: 2567-74.

[46] Whang DW, Miller LG, Partain NM, et al. Systematic review and meta-analysis of linezolid and daptomycin for treatment of vancomycin-resistant enterococcal bloodstream infections. Antimicrob Agents Chemother. 2013; 57（10）: 5013-8.

[47] Balli EP, Venetis CA, Miyakis S. Systematic review and meta-analysis of linezolid versus daptomycin for treatment of vancomycin-resistant enterococcal bacteremia. Antimicrob Agents Chemother. 2014; 58（2）: 734-9.

[48] Hayakawa K, Martin ET, Gudur UM, et al. Impact of different antimicrobial therapies on clinical and fiscal outcomes of patients with bacteremia due to vancomycin-resistant enterococci. Antimicrob Agents Chemother. 2014; 58（7）: 3968-75.

[49] Britt NS, Potter EM, Patel N, et al. Comparison of the effectiveness and safety of linezolid and daptomycin in vancomycinresistant enterococcal bloodstream infection: a national cohort study of Veterans Affairs patients. Clin Infect Dis.2015; 61（6）: 871-8.

[50] Kullar R, Davis SL, Levine DP, et al. High-dose daptomycin for treatment of complicated gram-positive infections: a large, multicenter, retrospective study. Pharmacotherapy. 2011; 31（6）: 527-36.

[51] Sakoulas G, Bayer AS, Pogliano J, et al. Ampicillin enhances daptomycin-and cationic host defense peptide-mediated killing of ampicillin- and vancomycin-resistant Enterococcus faecium. Antimicrob Agents Chemother. 2012; 56（2）: 838-44.

[52] Sakoulas G, Nonejuie P, Nizet V, et al. Treatment of high-level gentamicin-resistant Enterococcus faecalis endocarditis with daptomycin

plus ceftaroline. Antimicrob Agents Chemother. 2013；57（8）：4042-5.

［53］ Sakoulas G，Rose W，Nonejuie P，et al. Ceftaroline restores daptomycin activity against daptomycin-nonsusceptible vancomycin-resistant Enterococcus faecium. Antimicrob Agents Chemother.2014；58（3）：1494-500.

［54］ Miller BA，Gray A，Leblanc TW，et al. Acute eosinophilic pneumonia secondary to daptomycin：a report of three cases. Clin Infect Dis. 2010；50（11）：e63-8.

［55］ Eliopoulos GM. Microbiology of drugs for treating multiply drug-resistant Gram-positive bacteria. J Infect. 2009；59 Suppl 1：S17-24.

［56］ Schutt AC，Bohm NM. Multidrug-resistant Enterococcus faecium endocarditis treated with combination tigecycline and high-dose daptomycin. Ann Pharmacother. 2009；43（12）：2108-12.

［57］ Polidori M，Nuccorini A，Tascini C，et al. Vancomycin-resistant Enterococcus faecium（VRE）bacteremia in infective endocarditis successfully treated with combination daptomycin and tigecycline. J Chemother. 2011；23（4）：240-1.

［58］ Giannakaki V，Miyakis S. Novel antimicrobial agents against multi-drug-Resistant gram-positive bacteria：an overview. Recent Pat Antiinfect Drug Discov. 2012；7（3）：182-8.

［59］ Morrissey I，Seifert H，Canton R，et al. Activity of oritavancin against methicillin-resistant staphylococci，vancomycin-resistant enterococci and beta-haemolytic streptococci collected from western European countries in 2011. J Antimicrob Chemother. 2013；68（1）：164-7.

［60］ Pavleas J，Skiada A，Daikos GL，et al. Efficacy of teicoplanin，administered in two different regimens，in the treatment of experimental endocarditis due to Enterococcus faecalis. J Chemother.2008；20（2）：208-12.

第52章 金黄色葡萄球菌的耐药机制和临床意义

Donald P. Levine，Jisha John

自发现以来，金黄色葡萄球菌（*Staphylococcus arueus*）一直是最重要的人类病原体之一。金黄色葡萄球菌所具有的独特病原体特征、毒力、耐药机制、适应性（adaptability）和易变性（volatile nature）都是全世界基础科学家和临床科学家都感兴趣的领域。有趣的是，尽管金黄色葡萄球菌在2个多世纪前就被发现并进行了相关研究，但这种细菌仍然有很多未知领域需要研究人员不断地研究去揭示其存在的本质，因为此种病原体可以造成显著的发病率及严重的死亡率。在本章中，我们旨在讨论这种病原体的基本流行病学、临床意义、耐药机制和治疗方案，以及针对金黄色葡萄球菌进行的前沿性研究进展。

1 流行病学

1.1 历史

1880年，苏格兰外科医生Alexander Ogston在查找化脓（suppuration）的直接原因过程中，发现葡萄球菌（*Staphylococcus*）是引起化脓的主要病原体[1, 2]，德国医师Friedrich Rosenbach进一步研究发现，葡萄球菌在固体培养基表面呈现金黄色菌落，故将其命名为金黄色葡萄球菌[3]。在接下来的2个世纪里，这种引起人们关注的细菌呈现出了其作为病原体的多面性，这里包括所引起的临床症状以及耐药性特征。事实上，在1941年对青霉素开始研究之后不久就于1942年发现针对青霉素的耐药性[4]。甲氧西林和万古霉素几乎同时分别在1958年和1959年被批准使用。到1961年，第一例耐甲氧西林金黄色葡萄球菌（methicillin-resistant *S. aureus*，MRSA）被报道[5]。因此，万古霉素自然而然地成为耐甲氧西林金黄色葡萄球菌的治疗药物，但此种疗效也就维持了半个多世纪。在对万古霉素敏感性降低的分离菌株中，一类被称为万古霉素中间体金黄色葡萄球菌（vancomycin intermediate *S. aureus*）在1996年被进行了相关报道。第一个真正的耐万古霉素金黄色葡萄球菌（vancomycin-resistant *S. aureus*，VRSA）在2002年被正式鉴定出来。

2 发病率及流行分布情况

金黄色葡萄球菌是整个医学领域重要的感染源，此种病原体不仅存在于社区，而且存在于医院环境当中。金黄色葡萄球菌感的实际发病率还不是很清楚。耐甲氧西林金黄色葡萄球菌最初只是在患者接受抗生素治疗以及使用医疗设备的情况下才会被发现和关注，但是到20世纪70年代后期，耐甲氧西林金黄色葡萄球菌已经成为广泛存在于医院内的主流病原体。然而，到了20世纪80年代初，耐甲氧西林金黄色葡萄球菌流行情况发生了转变，即耐甲氧西林金黄色葡萄球菌经常在未住院并且没有明显的耐受耐甲氧西林的患者中引起感染。这些耐甲氧西林金黄色葡萄球菌的菌株逐渐在全球范围内开始流行。

在美国，当地医院在20世纪70年代后期陆续报道了耐甲氧西林金黄色葡萄球菌的流行性暴发，直到20世纪80年代，医院源性耐甲氧西林金黄色葡萄球菌（healthcare-associated MRSA，HA-MRSA）在各地医院开始流行[6, 7]。

20世纪90年代，社区获得性耐甲氧西林金黄色葡萄球菌（community-acquired MRSA，CA-MRSA）成为侵入性感染的主要病原体。在美国CA-MRSA感染中报道的最常见的流行克隆菌株是USA300[8, 9]。与HA-MRSA相比，CA-MRSA在毒力和易感性方面具有独特性。从流行病学和临床角度来看，诸多耐药菌通过混合共生以及遗传物质交换使得医院源性与社区获得性本身具有的独特性变得越来越模糊，医院源性的相关感染也与社区获得性菌株相关。

美国在1995—2005年间，与MRSA感染相关的住院率增加了1倍多，患者接受住院治疗的主要原因是皮肤和软组织感染以及坏死性肺炎[10]。国家医疗保健安全网（National Healthcare Safety Network，NHSN）就2003年的数据显示，与前5年相比，由耐甲氧西林金黄色葡萄球菌引起的医院源性感染病例增加到60%[11]。

美国疾病预防控制中心开启的新发传染病计划/重点病原菌活力监测活动（Emerging Infections Program/Active Bacterial Core Surveillance Activity，EIP-ABSC）于2005年开始在九个大都市地区追踪侵袭性MRSA感染的流行状况。有趣的是，虽然MRSA仍是主要致病菌，但最近的报道显示MRSA侵袭性血流感染的发病率正在下降[12]。虽然原因尚不完全清楚，但2005—2008年医院发病血流感染发生率每年下降11%[13]。总体而言，与2005年的发病率相比，发现侵入性MRSA感染发生率降低了31%[14]。

3　菌株克隆化与携带者的特点

人类被认为是金黄色葡萄球菌的天然储存宿主。国家健康和营养调查（National Health and Nutrition Examination Survey，NHANES）数据的二次分析表明，31.6%的美国人口是金黄色葡萄球菌携带者。相同的数据显示，2003—2004年间，MRSA鼻腔定殖的患病率为1.5%，高于2001—2002年的0.8%[15, 16]。现在已经确认了其他克隆菌的存在，这些菌株通常定殖于喉咙、腋窝、腹股沟、会阴和阴道。

MRSA定殖的危险因素包括1型糖尿病、血液透析或腹膜透析、静脉药物使用、类风湿性关节炎和慢性鼻窦炎。另外，接受反复注射过敏的患者、感染HIV和其他原发性免疫缺陷的患者，甚至老年患者也被认为是重要的携带者[17, 18]。侵入性感染金黄色葡萄球菌的确切风险并不清楚，但在以前的研究中检出其存在[19, 20]。

4　临床意义

金黄色葡萄球菌仍然是社区和医疗保健相关感染的主要原因。疾病范围广泛，包括皮肤和软组织感染、肺炎、血流感染、心内膜炎、骨髓炎（osteomyelitis）、假体关节（prosthetic joint）以及其他与治疗设备使用相关的感染。这是延长住院时间并增加医疗保健支出的主要原因[21, 22]。MRSA的死亡率超过MSSA的死亡率，事实上MRSA的致死率在所有病原体中都是最高的[10, 23, 24]。

最近，人们对治疗金黄色葡萄球菌感染使用抗生素的MIC值的提高以及缺乏适当的试验药敏检测来临床指导抗生素用药方面的担忧。临床实验室和标准研究所（Clinical Labs and Standards Institute，CLSI）在2006年将万古霉素敏感性的MIC值判断点从4 μg/mL降低到2 μg/mL[25]，但许多专家现在建议对侵袭性感染进一步降低MIC的阈值[26]。目前，万古霉素中间体菌株和真性万古霉素耐药分离菌株（vancomycin intermediate- and ture vancomycin-resistant isolates）已经被鉴定出来。由于在万古霉素敏感的金黄色葡萄球菌（vancomycin-susceptible S. aureus，hVISA）集落中存在一种针对万古霉素的MIC值在4～8 μg/mL之间的克隆菌株，这就造成了异质性耐药的存在（Heteroresitance），并且目前尚无针对异质性耐药早期的检测方法[27]。人们认识到，MIC值越接近

2 μg/mL的判断点，遇到这种hVISA菌株的可能性就越大[28]。中度耐药性的临床意义尚不清楚，但是具有高水平MIC值的耐药菌株引起的临床感染导致的治疗失败率非常高。值得注意的是，即使临床治疗MIC值小于2 μg/mL的耐药菌引起的感染，治疗失败的概率也是逐步上升[29]。

随着万古霉素在临床使用中逐渐暴露出来的问题越来越多，临床医生已经逐渐将注意力放在了寻找新型治疗方法上来。然而，尽管最近批准的许多抗生素药物具有抗MRSA的活性，但是与万古霉素相比缺乏显著的优势，并且对这些新开发的抗生素药物所产生的耐药性也日渐被临床医生所重视。

无临床症状人群鼻腔中所定殖的MRSA有能力通过空气传播途径侵入易感人群体内。目前，没有足够的数据来反映居住在社区中的健康人群所携带的葡萄球菌的总体情况。然而，对医护人员开展相关筛查和菌体定殖情况的评估还是具有重要的公共卫生意义，但如果缺乏有效性数据支持的话，这一概念仍在争论中[30, 31]。

针对上述MRSA在人体定殖的各种危险因素，最好的解决方法就是及早确定高危人群，并且针对这些高危人群进行相关感染的预防控制措施。

从食品、农业，甚至家庭宠物传播MRSA是另一个值得关注的传播途径。需要进一步的研究来了解这一新途径的临床意义[32]。

5 耐药性机制

金黄色葡萄球菌是一种广泛存在于自然界的菌种。它被形象地称为变化中的病原体[33]，其原因是金黄色葡萄球菌具有很强的适应性且通过不同耐药机制来针对多种抗生素产生耐药性。金黄色葡萄球菌的多种耐药机制目前还不是十分清楚，笔者总结了已鉴定的一些耐药机制方面的研究成果（表52.1）。

表52.1　抗菌药物的耐药性机制

抗生素	作用部位	耐药机制	发挥功能的基因产物	遗传性状
β-内酰胺		（1）水解β-内酰胺环中的肽键并使药物失活	（1）β-内酰胺酶（青霉素酶）	（1）*blaZ*基因质粒
青霉素	细胞壁合成			
头孢菌素		（2）降低与PBP结合的亲和力	（2）PBP2a	（2）*mecA*
碳青霉烯类				
糖肽		万古霉素诱导细胞壁增厚（VISA）	增厚的肽聚糖层外部具有更多D-Ala-D-Ala残基	（1）未知*agr*基因簇多态性
万古霉素	细胞壁合成	细胞壁前体（VRSA）的改变	D-Ala-D-Lac中的新细胞壁前体末端	（2）从VRE获得*VanA*基因
达托霉素	细胞膜	细胞膜电荷的改变	增加L-PG（赖氨酰-磷脂酰甘油）的合成	*mprF*基因
利奈唑啉	蛋白质合成	23S rRNA或50S L3/L4核糖体蛋白的点突变	23S rRNA亚基靶点改变	*rrn*基因
		23S rRNA亚基的甲基化		含*cfr*基因-质粒介导

6　针对β-内酰胺类药物的抗性

青霉素自从在1942年发现之后，很快就发现金黄色葡萄球菌培养物中出现了对青霉素的耐药性[34, 35]。这种耐药性首先是在医院环境中被注意到，随后社区环境中也发现其存在的证据。青霉素与细菌细胞壁中的青霉素结合蛋白（penicillin-binding-protein，PBPs）结合并阻断PBPs发挥其正常生物学功能，从而抑制细胞壁合成。金黄色葡萄球菌产生青霉素酶，其通过水解肽键来灭活青霉素的β-内酰胺环。这种β-内酰胺酶由位于质粒上的-blaZ基因编码，该质粒通常还携带额外的耐药性基因（红霉素和庆大霉素）。超过90%的葡萄球菌分离株现在对青霉素不敏感。

1961年引入甲氧西林作为第一种半合成青霉素酶耐药青霉素，随即报道了耐甲氧西林菌株。细菌改变了它的细胞壁含量，并获得了一种新的PBP，称为青霉素结合蛋白2a（PBP2a或PBP2′），它对所有β-内酰胺抗生素的亲和力较低。因此，MRSA天生对所有头孢菌素和碳青霉烯耐药不敏感。PBP2a由mecA基因编码，mecA基因一个被命名为葡萄球菌盒式染色体（staphylococcal cassette chromosome mec，SCCmec）的大型可移动遗传元件的一部分[36]。

据推测mecA基因是通过从凝固酶阴性葡萄球菌（coagulase-negative staphylococci，CONS）转移获得，这是因为该基因在MSSA中没有相应的同源基因存在[37, 38]。目前已经确定了11种SCCmec类型的耐药性遗传元件[39]。

SCCmec类型1、4和5是较小的亚型，并且仅对甲氧西林抗生素具有抗性。SCCmec亚型4和5较小，并且与社区相关的CA-MRSA分离菌株相关，由于其自身基因长度较小，因此推测这有助于其在菌株之间容易实现遗传信息的传递。SCCmec亚型4携带的是Panton-Valentine白介素（Panton-Valentine leucocidin）基因或PVL的基因。这可能在CA-MRSA致病力中发挥作用，特别是与严重的皮肤软组织感染和坏死性肺炎有关，但是近期基于动物感染模型的相关研究所得出的结论与之相冲突[40]。

CA-MRSA在抗生素敏感性和致病力方面与HA-MRSA不同。通常认为CA-MRSA对非β-内酰胺类抗生素（大环内酯类除外）敏感，似乎致病力更强。在美国循环的CA-MRSA的主要克隆是脉冲场型（pulsed-field type）USA300，然后是USA400。典型的USA300克隆分离菌株对甲氧苄啶-磺胺甲基异噁唑（trimethoprim-sulfamethoxazole，TMP-SMX）、克林霉素和四环素敏感，并对红霉素和加替沙星有抗性。在USA300菌株中，越来越多的非β-内酰胺耐药菌被鉴定出来。在旧金山和波士顿地区的男性接触者中已经描述了USA300克隆菌株中存在着多重耐药性，其由对莫匹罗星（mupirocin）、大环内酯和克林霉素的耐药性更加显著[41]。在上述分离菌株中，77%的菌株对环丙沙星具有耐药性。

存在于HA-MRSA中的SCCmec亚型携带了很多额外的耐药抗性基因[42]。对红霉素有抗性的菌株偶尔具有诱导型克林霉素抗性。这些菌株通常由红霉素抗性和克林霉素易感性的表型来鉴定。因此，当发现此类分离株时，疾控中心建议使用D检验（D-test）进一步检测诱导型克林霉素耐药性。SCCmec（2型和4型）在鉴定耐药性方面最为重要，但其对MRSA的毒力或侵袭性的直接影响尚不清楚[43]。

7　针对万古霉素的耐药性

1958年，万古霉素获得FDA作为临床用药的许可，并一直是临床治疗MRSA感染的撒手锏。此外，由于其抗菌谱较广，万古霉素被越来越多地用于治疗各种其他细菌引起的感染，包括艰难梭菌腹泻（病原为Clostridium difficile）、MSSA感染和肠球菌感染。广泛使用这种效果迟缓的抗菌糖肽（slowly bactericidal glycopeptide）会导致来自抗生素的选择压力持续作用致病菌，从而导致耐药菌的形成。据报道，万古霉素治疗侵袭性感染临床治疗效果显现的很慢[44]，但由于当前流行的金黄色葡萄球菌对万古霉素的敏感性逐渐降低而未被临床医生所考虑。然而，1996年，日本报道了万古霉素中度耐药性金黄色葡萄球菌（VISA）感染的病例，随后陆续有相似的病例被报道了出来[45]。值得注意的是，这种抵抗形式与临床应用减少和治疗失败有关。

发现VISA菌株由于肽聚糖生物合成的改变而使其细胞壁厚度有所增加。这些菌株在其细胞壁中似乎具有额外的肽聚糖，并且这些肽聚糖很少交联，从而使更多的D-Ala-D-Ala残基展示到细胞壁外侧[46, 47]。这些残基与万古霉素进行结合，从而阻止万古霉素与菌体细胞膜结合来杀伤细菌。VISA菌株的形成与其菌体直接暴露于万古霉素的环境中有直接的关系。体外研究表明，除去抗生素选择压力后，菌体可能回复到敏感株[48]。值得注意的是，并非所有的VISA菌株都是MRSA[49]。

尽管进行了广泛的研究，VISA抗性的遗传机制仍不清楚[50]。如上所述，关于万古霉素在MRSA感染中临床治疗失败的报道以及对药物动力学规律的掌握致使人们重新评估万古霉素MIC值的判断点。2006年，CLSI重新定义了如下MIC临界点：敏感性，≤2 mg/mL中等（VISA），4~8 mg/mL抗性（VRSA），16 mg/mL[51]。尽管将MIC值进行了不同等级的分类，但是万古霉素临床治疗失败的案例还是不断增多，即使利用万古霉素治疗敏感性菌体的过程中仍然有失败的案例出现，这也引起了许多专家对是否应进一步降低MIC临界值判断点持续争论。一种名为MIC"蠕变"（MIC "creep"）的现象也表明，随着时间的推移，万古霉素的MIC中位值（median MIC）逐步增加，这一现象也在许多中心得到描述[52, 53]。然而，关于这一现象的数据有矛盾，现在看来，"蠕变"可能仅限于少数选择中心，其中MIC值升高可能在临床实践中发挥重要作用[54, 55]。先前的抗生素压力筛选和克隆菌株替换（clonal replacement）被认为是MIC"蠕变"的可能因素，但其临床意义尚未确定。

MRSA分离株似乎对万古霉素敏感，且只有一个亚群（105个菌株中存在1个此亚型菌株）能够中等程度抵抗糖聚肽的杀菌活性，这种亚型菌株被称为异质VISA（heteroVISA，hVISA）。尽管人群所携带的菌株MIC呈现较低水平的情况很少，但MIC值接近2 mg/mL临界判断点时容易分离出hVISA菌株[52]。hVISA感染与持续性菌血症、万古霉素治疗失败、转移并发症和高接种率感染相关[56]，因此hVISA感染的临床意义逐渐明晰起来。目前还没有明晰hVISA感染与死亡率上升之间的相关性[57]。近期，有报道指出hVISA引起临床感染呈现暴发式流行的趋势[58]。

耐万古霉素金黄色葡萄球菌（Vancomycin-resistant *S. aureus*，VRSA）于2002年首次报道。迄今为止，仅有13例报道[59, 60]。VRSA菌株中的抗性机制似乎是由万古霉素抗性粪肠球菌（VRE）中的vanA操纵子的接合转移引起的。*vanA*基因的获得允许VRSA分离菌合成细胞壁外侧的肽链为D-Ala-D-Lac残基而不是D-Ala-D-Ala残基（万古霉素的靶位点）。这种新的细胞壁前体对万古霉素的亲和力下降，导致MIC>16 mg/mL，通常MIC值>250 mg/mL[61]。根据临床报告，似乎这些病原菌是在持续感染以及MRSA和VRE共同定殖的患者暴露于万古霉素一定时期后产生的，通常可以持续数月。

8 利奈唑胺

利奈唑胺（Linezolid）是第一个噁唑烷酮药物（oxazolidinone agent），于2000年获准用于治疗MRSA引起的感染。这种蛋白质合成抑制剂与50S核糖体亚基结合，充分对菌体的生物合成造成严重影响。在临床治疗过程中，由于具有很好的组织渗透功能，利奈唑胺可作为口服和静脉注射剂使用。临床应用包括治疗MRSA引起的肺炎，以及复杂和单纯革兰氏阳性菌所引起的皮肤软组织感染（SSSIs）。虽然在一些前瞻性随机对照研究中，利奈唑胺与万古霉素相比治愈率更高[62, 63]，但利奈唑胺的治疗优势依然存在争议[64, 65]。

由于抗生素结合位点23S rRNA亚基的点突变，最常见到金黄色葡萄球菌对利奈唑胺的耐药[66]。

也有人提出，核糖体亚基中L3/L4蛋白的突变也可能单独或/与23S rRNA突变一起引起耐药[67]。2008年，西班牙马德里一家重症监护病房报告了涉及12例利奈唑胺耐药金黄色葡萄球菌株流行性暴发的案例[68]。金黄色葡萄球菌对利奈唑胺耐药机制菌体获得了携带氯霉素/氟苯尼考耐药基因（chloramphenicol/florfenicol resistance gene，cfr）的质粒而产生的[69]。cfr基因介导23S rRNA亚基的甲基化，并且该突变可以赋予对多种抗生素包括氯霉素、林可酰胺、噁唑烷酮、截短侧耳素（pleuromutilins）和链阳霉素A（streptogramin A）的抗性。原因可能是在利奈唑胺耐受机制发挥作用的同时，在分子传递以及耐药表型产生过程中涉及其他抗生素抗性通路的时候一起产生了多重耐药性。

从2004年至2012年的9年时间里，利奈唑胺经验和准确测定抗药性（Linezolid Experience and Accurate Determination of Resistance，LEADER）监测计划仅对金黄色葡萄球分离菌株进行监测的结果发现，只有低水平耐利奈唑胺耐药菌株存在（<0.03%～0.15%）[70]。金黄色葡萄球菌对利奈唑胺产生耐药性的风险因素包括：前期利用利奈唑胺进行临床治疗、长时间暴露于利奈唑胺的筛选压力中、重症监护病房治疗时间过长以及同时使用多种抗生素。这强调了抗生素管理和感染控制措施在预防细菌耐药性形成过程中扮演着重要的角色。

9　达托霉素

达托霉素（Daptomycin）是一种脂肽类抗生素（lipopeptide antibiotic），通过菌体细胞膜去极化来实现杀菌作用。它在2003年被FDA批准用于革兰氏阳性菌所引起皮肤软组织感染（CSSSIs）的临床治疗，并在2006年被批准用于菌血症（bacteremia）和右侧心内膜炎（right-sided endocarditis）的临床治疗。MRSA治疗指南推荐剂量：4 mg/kg用于治疗革兰氏阳性菌所引起皮肤软组织感染、6 mg/kg用于治疗菌血症和心内膜炎[71]。此前，长期暴露于万古霉素、过量的菌体感染（higher bacterial burden）和深层感染（deep-seated infections）是治疗MRSA感染期间达托霉素失败的危险因素[72, 73]。一些专家建议，万古霉素MIC>1 mg/kg或者甚至>10 mg/kg时，使用较高剂量（8或10 mg/kg）治疗由对万古霉素耐受的金黄色葡萄球菌引起的菌血症和心内膜炎[74-76]。

金黄色葡萄球菌对达托霉素的耐药性与其遗传性状的改变是相关的，最常见的是多肽抗性因子基因（multipeptide resistance factor，mprF）突变。mprF基因突变是尤其自身单核苷酸多态性的逐渐积累导致的，从而导致菌体细胞膜电荷改变，影响到达托霉素与细菌的接合能力。有人认为VISA表型可能与增厚的菌体细胞壁相关，影响了达托霉素通过渗透作用与细胞膜结合的剂量。最近，达托霉素与β-内酰胺的联合已经在医院用于治疗持续性菌血症，疗效显著[77-79]。这可能是因为β-内酰胺能够降低细菌表面正电荷，从而有助于达托霉素更好地黏附[80]。

10　新型治疗药物

最近，批准用于治疗由金黄色葡萄球菌引起的革兰氏阳性菌引起的皮肤软组织感染的较新药物包括头孢洛林（ceftaroline）、特拉万星（telavancin）、达巴万星（dalbavancin）、替扎唑胺（tedizolid）和奥利万星（oritavancin）。头孢洛林是一种头孢菌素，是一种β-内酰胺类抗生素，由于其对PRB2a的亲和力而再次具有MRSA的杀灭作用。特拉万星也被FDA批准用于治疗由金黄色葡萄球菌引起的肺炎。在这些药物中，每一种都具有较简单的给药方案。虽然在某些情况下（达巴万星和奥利万星）由于较长的血清半衰期，但与常规治疗药物相比并没有很明显的治疗优势。进一步的临床经验将揭示这些药物的临床安全性和其他特有的治疗属性。

11 疫苗研发

在研发针对金黄色葡萄球菌的特效疫苗的过程中，研发人员遇到了重重困难。虽然一些疫苗在动物感染模型中展示出了很好的预防能力，但它们未能达到人类的临床试验所具有的优势。被动和主动免疫均已在人体研究中证明是无效的。Fowler认为，人类保护性免疫的知识有限可能是无法开发针对这种病原体开发有效疫苗的原因[81]。较新的研究表明，在金黄色葡萄球菌的毒力中起作用的生物标志物最终可能会影响相关疫苗的成功研发[82]。

12 小结

致病菌对各种抗生素逐渐形成的耐药性是人类无法回避的现实问题。金黄色葡萄球菌虽然在2个多世纪前就被发现了，但其很多生命本质的知识仍然未被人类所揭示。关于耐药机制的研究和争论将有助于我们更好地了解这种病原体。虽然研究人员在不断发现一些新的耐药机制，但仍然需要我们不断的努力去深入探索。

参考文献

[1] Ogston A. Micrococcus poisoning. J Anat. 1882，17：24-58.

[2] Classics in infectious diseases："On abscesses"：Alexander Ogston（1844—1929）. J Infect Dis. 1984，6：122-8.

[3] Rosenbach FJ. Microorganisms in the wound infections diseases of man. Wiesbaden，Germany：J.F. Bergmann1884：18.

[4] Bondi Jr A，Dietz CC. Penicillin resistant staphylococci. Proc Soc Exp Biol Med. 1945，60：55-8.

[5] Jevons MP. "Celbenin"-resistant staphylococci [letter]. Br Med J. 1961，1：124-5.

[6] Crossley K，Landesman B，Zaske D. An outbreak of infections caused by strains of Staphylococcus aureus resistant to methicillin and aminoglycosides II. Epidemiologic studies. J Infect Dis. 1979；139：280-7.

[7] Peacock Jr JE，Marsik FJ，Wenzel RP. Methicillin-resistant Staphylococcus aureus：introduction and spread within a hospital. Ann Intern Med. 1980；93：526-32.

[8] Chambers HF，Deleo F. Waves of resistance：Staphylococcus aureus in the antibiotic era. Nat Rev Microbiol. 2009；7：629-41.

[9] Mendes RE，Sader HS，Deshpande LM，Diep BA，Chambers HF，Jones RN. Characterization of baseline methicillin-resistant Staphylococcus aureus isolates recovered from phase IV clinical trial for linezolid. J Clin Microbiol. 2010；48：568-74.

[10] Klein E，Smith DL，Laxminarayan R. Hospitalizations and deaths caused by methicillin-resistant Staphylococcus aureus，United States，1999—2005. Emerg Infect Dis. 2007；13（12）：1840-6.

[11] Centers for Disease Control and Prevention. National Nosocomial Infections Surveillance（NNIS）system report，data summary from January 1992 through June 2004，issued October 2004. Am J Infect Control. 2004；32：470-85.

[12] Klevens RM，Edwards JR，Tenover FC，McDonald LC，Horan T，Gaynes R. Changes in the epidemiology of methicillin-resistant Staphylococcus aureus in intensive care units in US hospitals，1992—2003. Clin Infect Dis. 2006；42：389-91.

[13] Kallen AJ，Mu Y，Bulens S，Reingold A，Petit S，Gershman K，Ray SM，Harrison LH，Lynfield R，Dumyati G，Townes JM，Schaffner W，Patel PR，Fridkin SKActive Bacterial Core surveillance（ABCs）MRSA Investigators of the Emerging Infections Program. Health care-associated invasive MRSA infections，2005—2008. J Am Med Assoc. 2010；304（6）：641-8.

[14] Dantes R，et al. National Burden of invasive methicillin-resistant Staphylococcus aureus Infections，United States，2011. JAMA Intern Med. 2013；173（21）：1970-8.

[15] Graham III PL，Lin SX，Larson EL. A U.S. population-based survey of Staphylococcus aureus colonization. Ann Intern Med. 2006；144：318-25.

[16] Kuehnert MJ，et al. Prevalence of Staphylococcus aureus nasal colonization in the United States，2001—2002. J Infect Dis. 2006；193：172-9.

[17] Lowy FD. Staphylococcus aureus infections. N Engl J Med. 1998；339：520-32.

[18] Bischoff WE，Wallis ML，Tucker KB，Reboussin BA，Sherertz RJ. Staphylococcus aureus nasal carriage in a student community：prevalence，clonal relationships，and risk factors. Infect Control Hosp Epidemiol. 2004；25：485-91.

[19] Muder RR，Carole Brennen RN，Wagener MM，Vickers RM，Rihs JD，Hancock GA，Yee YC，Michael Miller JYVL. Methicillin-resistant Staphylococcal colonization and infection in a long-term care facility. Ann Intern Med. 1991；114（2）：107-12.

[20] Wenzel RP，Perl TM. The significance of nasal carriage of Staphylococcus aureus and the incidence of postoperative wound infection. J Hosp Infect. 1995；31（1）：13-24.

［21］ Engemann JJ, Carmeli Y, Cosgrove SE, Fowler VG, Bronstein MZ, Trivette SL, Briggs JP, Sexton DJ, Kaye KS. Adverse clinical and economic outcomes attributable to methicillin resistance among patients with Staphylococcus aureus surgical site infection. Clin Infect Dis. 2003；36：592-8.

［22］ Cosgrove SE, Qi Y, Kaye KS, Harbarth S, Karchmer AW, Carmeli Y. The impact of methicillin resistance in Staphylococcus aureus bacteremia on patient outcomes: mortality, length of stay, and hospital charges. Infect Control Hosp Epidemiol. 2005；26：166-74.

［23］ Cosgrove SE, et al. Comparison of mortality associated with methicillin-resistant and methicillin- susceptible Staphylococcus aureus bacteremia: a meta-analysis. Clin Infect Dis. 2003；36：53-9.

［24］ Kock R, Becker K, Cookson B, van Gemert-Pijnen JE, Harbarth S, Kluytmans J, Mielke M, Peters G, Skov RL, Struelens MJ, Tacconelli E, Navarro Torné A, Witte W, Friedrich AW. Methicillin-resistant Staphylococcus aureus and control challenges in Europe. Euro Surveill. 2010；15：1-9.

［25］ Clinical and Laboratory Standards Institute（CLSI）. Methods for dilution antimicrobial susceptibility tests for bacteria that grow aerobicallyapproved standard, 7th ed. Pennsylvania: Wayne2006.

［26］ Sakoulas G, Moise-Broder PA, Schentag J, Forrest A, Moellering RJ, Eliopoulos GM. Relationship of MIC and bactericidal activity to efficacy of vancomycin for treatment of methicillin resistant Staphylococcus aureus bacteremia. J Clin Microbiol. 2004；42（6）：2398-402.

［27］ Charles PG, Ward PB, Johnson PD, Howden BP, Grayson ML. Clinical features associated with bacteremia due to heterogeneous vancomycin-intermediate Staphylococcus aureus. Clin Infect Dis. 2004；38（3）：448-51.

［28］ Maor Y, Hagin M, Belausov N, Keller N, Ben-David D, Rahav G. Clinical features of heteroresistant vancomycin-intermediate Staphylococcus aureus bacteremia versus those of methicillin resistant S. aureus bacteremia. J Infect Dis. 2009；199（5）：619-24.

［29］ Kullar R, McKinnell JA, Sakoulas G. Avoiding the perfect storm: the biologic and clinical case for reevaluating the 7-day expectation for methicillin-resistant Staphylococcus aureus bacteremia before switching therapy. Clin Infect Dis. 2014；59（10）：1455-61.

［30］ Hawkins G, Stewart S, Blatchford O, Reilly J. Should healthcare workers be screened routinely for methicillin-resistant Staphylococcus aureus? A review of the evidence. J Hosp Infect. 201177（4）：285-9.

［31］ Dulon M, Peters C, Schablon A, Nienhaus A. MRSA carriage among healthcare workers in non-outbreak settings in Europe and the United States: a systematic review. BMC Infect Dis. 2014；14：363.

［32］ Bisdorff, et al. MRSA-ST398 in livestock farmers and neighbouring residents in a rural area in Germany. BMC Proc. 20115（Suppl. 6）：P169.

［33］ Stryjewski ME, Ralph CG. Methicillin-resistant Staphylococcus aureus: an evolving pathogen. Clin Infect Dis. 2014；58（S1）：S10-9.

［34］ Kirby WMM. Extraction of a highly potent penicillin inactivator from penicillin resistant staphylococci. Science. 1944；99：452-3.

［35］ Bondi JA, Dietz CC. Penicillin resistant staphylococci. Proc Royal Soc Exp Biol Med. 1945；60：55-8.

［36］ Katayama Y, Ito T, Hiramatsu K. A new class of genetic element, Staphylococcus Cassette chromosome mec, encodes methicillin resistance in Staphylococcus aureus. Antimicrob Agents Chemother. 2000；44（6）：1549-55.

［37］ Archer GL, Niemeyer DM. Origin and evolution of DNA associated with resistance to methicillin in staphylococci. Trends Microbiol. 1994；2（10）：343-7.

［38］ Wielders CL, Vriens MR, Brisse S, et al. In-vivo transfer of mecA DNA to Staphylococcus aureus [corrected]. Lancet. 2001；357：1674-5.

［39］ International Working Group on the Staphylococcal Cassette Chromosome Elements. Currently identified SCCmec types in S. aureus strains. Available at: http://www.sccmec.org/Pages/SCC_ TypesEN. html.

［40］ Voyich JM, Otto M, Mathema B, Braughton KR, Whitney AR, Welty D, Long RD, Dorward DW, Gardner DJ, Lina G, Kreiswirth BN, DeLeo FR. Is Panton-Valentine leukocidin the major virulence determinant in community-associated methicillin-resistant Staphylococcus aureus disease? J Infect Dis. 2006；194（12）：1761-70.

［41］ Diep BA, Chambers HF, et al. Emergence of multidrug-resistant, community-associated, methicillin-resistant Staphylococcus aureus clone USA300 in men who have sex with men. Ann Intern Med. 2008；148（4）：249-57.

［42］ Deresinski S. Methicillin-resistant Staphylococcus aureus: an evolutionary, epidemiologic, and therapeutic odyssey. Clin Infect Dis. 2005；40：562-73.

［43］ Tsuji BT, Rybak MJ, Cheung CM, Amjad M, Kaatz GW. Community- and health care-associated methicillin-resistant Staphylococcus aureus: a comparison of molecular epidemiology and antimicrobial activities of various agents. Diagn Microbiol Infect Dis. 2007；58（1）：41-7.

［44］ Levine DP, Fromm BS, Reddy BR. Slow response to vancomycin or vancomycin plus rifampin in methicillin-resistant Staphylococcus aureus endocarditis. Ann Intern Med. 1991；115：674-80.

［45］ Hiramatsu K, Hanaki H, Ino T, Yabuta K, Oguri T, Tenover FC. Methicillin-resistant Staphylococcus aureus clinical strain with reduced vancomycin susceptibility. J Antimicrob Chemother. 1997；40：135-6.

［46］ Hanaki H, et al. Increase in glutamine-non-amidated muropeptides in the peptidoglycan of vancomycin-resistant Staphylococcus aureus strain Mu50. J Antimicrob Chemother. 1998；42：315-20.

［47］ Hanaki H, et al. Activated cell-wall synthesis is associated with vancomycin resistance in methicillin-resistant Staphylococcus aureus clinical strains Mu3 and Mu50. J Antimicrob Chemother. 1998；42：199-209.

［48］ Boyle-Vavra S, Berke SK, Lee JC, Daum RS. Reversion of the glycopeptides resistance phenotype in Staphylococcus aureus clinical isolates. Antimicrob Agents Chemother. 2000；44：272-7.

［49］ Saravolatz LD, Pawlak J, Johnson LB. In vitro susceptibilities and molecular analysis of vancomycin-intermediate and vancomycin-resistant Staphylococcus aureus isolates. Clin Infect Dis. 2012；55：582-6.

［50］ Appelbaum PC. The emergence of vancomycin-intermediate and vancomycin-resistant Staphylococcus aureus. Clin Microbiol Infect. 2006；12 Suppl 1：16-23.

[51] Clinical and Laboratory Standards Institute. Performance standards for antimicrobial susceptibility testing: 17th informational supplement. Document M100-S17. Wayne, PA: Clinical and Laboratory Standards Institute, 2007.

[52] Rybak MJ, Leonard SN, Rossi KL, Cheung CM, Sader HS, Jones RN. Characterization of vancomycin-heteroresistant Staphylococcus aureus from the metropolitan area of Detroit, Michigan, over a 22-year period (1986—2007). J Clin Microbiol. 2008; 46: 2950-4.

[53] Ho PL, Lo PY, Chow KH, et al. Vancomycin MIC creep in MRSA isolates from 1997 to 2008 in a healthcare region in Hong Kong. J Infect. 2010; 60: 140-5.

[54] Jones RN. Microbiological features of vancomycin in the 21st century: minimum inhibitory concentration creep, bactericidal/static activity, and applied breakpoints to predict clinical outcomes or detect resistant strains. Clin Infect Dis. 2006; 42 Suppl 1: S13-24.

[55] Edwards B, Milne K, Lawes T, Cook I, Robb A, Gould IM. Is vancomycin MIC "creep" method dependent? Analysis of methicillin-resistant Staphylococcus aureus susceptibility trends in blood isolates from north east Scotland from 2006 to 2010. J Clin Microbiol. 2012; 50: 318-25.

[56] Liu C, Chambers HF. Staphylococcus aureus with heterogeneous resistance to vancomycin: epidemiology, clinical significance, and critical assessment of diagnostic methods. Antimicrob Agents Chemother. 2003; 47: 3040-5.

[57] van Hal SJ, Paterson DL. Systematic review and meta-analysis of the significance of heterogeneous vancomycin-intermediate Staphylococcus aureus isolates. Antimicrob Agents Chemother. 2011; 55: 405-10.

[58] Parer S, Lotthe A, Chardon P, Poncet R, Jean-Pierre H, Jumas-Bilak E. An outbreak of heterogeneous glycopeptide-intermediate Staphylococcus aureus related to a device source in an intensive care unit. Infect Control Hosp Epidemiol. 2012; 33: 167-74.

[59] http://www.cdc.gov/HAI/settings/lab/vrsa_lab_search_containment. html.

[60] Network on Antimicrobial Resistance in S. aureus (NARSA). Glycopeptide resistant staphylococci. Available at: http://www. narsa.net/control/member/search?repositoryId=99.

[61] Weigel LM, Clewell DB, Gill SR, et al. Genetic analysis of a high-level vancomycin-resistant isolate of Staphylococcus aureus. Science. 2003; 302: 1569-71.

[62] Chavanet P. The ZEPHyR study: a randomized comparison of linezolid and vancomycin for MRSA pneumonia. Med Mal Infect. 2013; 43 (11-12): 451-5.

[63] Chastre J, Blasi F, Masterton RG, Rello J, Torres A, Welte T. European perspective and update on the management of nosocomial pneumonia due to methicillin-resistant Staphylococcus aureus after more than 10 years of experience with linezolid. Clin Microbiol Infect. 2014; 20 Suppl 4: 19-36.

[64] Wunderink RG, Niederman MS, Kollef MH, Shorr AF, Kunkel MJ, Baruch A, McGee WT, Reisman A, Chastre J. Linezolid in methicillin-resistant Staphylococcus aureus nosocomial pneumonia: a randomized, controlled study. Clin Infect Dis. 2012; 54 (5): 621-9.

[65] Fu J, Ye X, Chen C, Chen S. The efficacy and safety of linezolid and glycopeptides in the treatment of Staphylococcus aureus infections. PLoS ONE. 2013; 8 (3), e58240.

[66] Flamm RK, Mendes RE, Hogan PA, Ross JE, Farrell DJ, Jones RN. In vitro activity of linezolid as assessed through the 2013 LEADER surveillance program. Diagn Microbiol Infect Dis. 2014.

[67] Mendesa RE, Deshpande LM, Jones RN. Linezolid update: Stable in vitro activity following more than a decade of clinical use and summary of associated resistance mechanisms. Drug Resist Updates. 2014; 17: 1-12.

[68] Sánchez García M, De la Torre MA, Morales G, Peláez B, Tolón MJ, Domingo S, Candel FJ, Andrade R, Arribi A, García N, Martínez Sagasti F, Fereres J, Picazo J. Clinical outbreak of linezolid-resistant Staphylococcus aureus in an intensive care unit. J Am Med Assoc. 2010; 303 (22): 2260-4.

[69] Morales G, Picazo JJ, Baos E, Candel FJ, Arribi A, Peláez B, Andrade R, de la Torre MA, Fereres J, Sánchez-García M. Resistance to linezolid is mediated by the cfr gene in the first report of an outbreak of linezolid-resistant Staphylococcus aureus. Clin Infect Dis. 2010; 50 (6): 821-5.

[70] Mendes RE, Flamm RK, Hogan PA, Ross JE, Jones RN. Summary of linezolid activity and resistance mechanisms detected during the 2012 LEADER Surveillance Program for the United States. Antimicrob Agents Chemother. 2014; 58 (2): 1243-7.

[71] Liu C, Bayer A, Cosgrove SE, Daum RS, Fridkin SK, Gorwitz RJ, Kaplan SL, Karchmer AW, Levine DP, Murray BE, Rybak M, Talan DA, Chambers HFInfectious Diseases Society of America. Clinical practice guidelines by the infectious diseases society of america for the treatment of methicillin-resistant Staphylococcus aureus infections in adults and children. Clin Infect Dis. 2011; 52 (3).

[72] Gould IM, David MZ, Esposito S, Garau J, Lina G, Mazzei T, Peters G. New insights into methicillin-resistant Staphylococcus aureus (MRSA) pathogenesis, treatment and resistance. Int J Antimicrob Agents. 2012; 39 (2): 96-104.

[73] van Hal SJ, Paterson DL, Gosbell IB. Emergence of daptomycin resistance following vancomycin-unresponsive Staphylococcus aureus bacteraemia in a daptomycin-naïve patient—a review of the literature. Eur J Clin Microbiol Infect Dis. 2011; 30 (5): 603-10.

[74] Fowler Jr VG, Boucher HW, Corey GR, Abrutyn E, Karchmer AW, Rupp ME, Levine DP, Chambers HF, Tally FP, Vigliani GA, Cabell CH, Link AS, DeMeyer I, Filler SG, Zervos M, Cook P, Parsonnet J, Bernstein JM, Price CS, Forrest GN, Fätkenheuer G, Gareca M, Rehm SJ, Brodt HR, Tice A, Cosgrove SE, S. aureus Endocarditis and Bacteremia Study Group. Daptomycin versus standard therapy for bacteremia and endocarditis caused by Staphylococcus aureus. N Engl J Med. 2006; 355 (7): 653-65.

[75] Moore CL, Osaki-Kiyan P, Haque NZ, Perri MB, Donabedian S, Zervos MJ. Daptomycin versus vancomycin for bloodstream infections due to methicillin-resistant Staphylococcus aureus with a high vancomycin minimum inhibitory concentration: a case-control study. Clin Infect Dis. 2012; 54 (1): 51-8.

[76] Murray KP, Zhao JJ, Davis SL, Kullar R, Kaye KS, Lephart P, Rybak MJ. Early use of daptomycin versus vancomycin for

methicillin-resistant Staphylococcus aureus bacteremia with vancomycin minimum inhibitory concentration >1 mg/L：a matched cohort study. Clin Infect Dis. 2013；56（11）：1562-9.

［77］ Barber KE，Rybak MJ，Sakoulas G. Vancomycin plus ceftaroline shows potent in vitro synergy and was successfully utilized to clear persistent daptomycin-non-susceptible MRSA bacteraemia. J Antimicrob Chemother. 2015；70（1）：311-3.

［78］ Sakoulas G，Moise PA，Casapao AM，Nonejuie P，Olson J，Okumura CY，Rybak MJ，Kullar R，Dhand A，Rose WE，Goff DA，Bressler AM，Lee Y，Pogliano J，Johns S，Kaatz GW，Ebright JR，Nizet V. Antimicrobial salvage therapy for persistent staphylococcal bacteremia using daptomycin plus ceftaroline. Clin Ther. 2014；36（10）：1317-33.

［79］ Sakoulas G，Okumura CY，Thienphrapa W，Olson J，Nonejuie P，Dam Q，Dhand A，Pogliano J，Yeaman MR，Hensler ME，Bayer AS，Nizet V. Nafcillin enhances innate immune-mediated killing of methicillin-resistant Staphylococcus aureus. J Mol Med（Berl）. 2014；92（2）：139-49.

［80］ Werth BJ，Sakoulas G，Rose WE，Pogliano J，Tewhey R，Rybak MJ. Ceftaroline increases membrane binding and enhances the activity of daptomycin against daptomycin-nonsusceptible vancomycin-intermediate Staphylococcus aureus in a pharmacokinetic/pharmacodynamic model. Antimicrob Agents Chemother. 2013；57（1）：66-73.

［81］ Fowler Jr VG，Proctor RA. Where does a Staphylococcus aureus vaccine stand? Clin Microbiol Infect. 2014；20 Suppl 5：66-75.

［82］ agana M，Ioannidis A，Magiorkinis E，Ursu O，Bologa CG，Chatzipanagiotou S，Hamblin MR，Tegos GP. Therapeutic options and emerging alternatives for multidrug resistant Staphylococcal Infections. Curr Pharm Des. 2015.

第53章 需氧型革兰氏阳性杆菌的耐药性
David J. Weber，Melissa B. Miller，William A. Rutala

1 前言

　　需氧型革兰氏阳性杆菌（Aerobic Gram-positive bacilli）包含很多种类的菌，如芽孢杆菌属（Bacillus）、李斯特菌属（Listeria）、丹毒丝菌属（Erysipelothrix）、乳杆菌属（Lacto-bacillus）、棒状杆菌属（Corynebacterium）、加德纳菌属（Gardnerella）、放线菌属（Actinomyces）、诺卡氏菌属（Nocardia）和分枝杆菌属（Mycobacterium）。除了描述李斯特菌和诺卡氏菌的流行病学和微生物学特征之外，本章将重点介绍芽孢杆菌属相关生物学特征。在这些不同属的细菌中，炭疽（anthrax）作为生物恐怖武器是种极度危害性的杆菌；蜡状芽孢杆菌（Bacillus cereus）是一种重要的食源性疾病（agent of foodborne）的病原体，以及芽孢杆菌属（Bacillus spp.）是很重要的条件致病菌。芽孢杆菌属是需氧型革兰氏阳性细菌，是一类人类感染的重要致病微生物。炭疽杆菌是一种潜在的生物恐怖主义武器，正如2003年在美国暴发炭疽杆菌所显示的那样，通过故意污染的信件传播，感染了22人。炭疽芽孢杆菌可能产生β-内酰胺酶，当使用青霉素临床治疗其引发的感染常常导致治疗失败。蜡状芽孢杆菌是引起胃肠炎的常见病菌，通常存在于被污染的食物中。除炭疽芽孢杆菌外，芽孢杆菌属通常对青霉素和头孢菌素有耐药性，它们可引发严重的感染症状，包括创伤后眼内炎（posttraumatic endophthalmitis）、伤口感染（wound infections）、骨和关节感染（bone and joint infections）以及菌血症（bacteremia），尤其是免疫力低下的患者置留的中心静脉导管很容易产生菌血症。芽孢杆菌属通常对万古霉素、碳青霉烯类和喹诺酮类敏感。针对上述病症，临床治疗方案的确定需要根据感染种类、感染的类型、严重程度以及体外敏感性等指标来制定。

2 芽孢杆菌：微生物学、流行病学以及临床表现

2.1 微生物学

　　历史上，大多数需氧形成内生孢子的细菌（aerobic endospore-forming bacteria）被划分为芽孢杆菌属。然而，利用系统进化树进行分类后发现，芽孢杆菌可以划分出一个新的遗传分支，该遗传分支归属于由芽孢杆菌和乳杆菌属组成的厚壁菌门（Firmicutes）[1]。目前，需氧形成内生孢子的细菌分布在超过60个属以及7个科组成的芽孢杆菌目（Bacillales）中[1]。芽孢杆菌属是芽孢杆菌科的一个属。芽孢杆菌属成员的特征是内生孢子形成、需氧、过氧化氢酶阳性，并通过周围鞭毛实现菌体的运动。然而，该属在表型上呈现多样性，并且一些菌株无芽孢形成（asporogenous）、兼性厌氧（facultatively anaerobic）或严格厌氧（strictly anaerobic），以及嗜热（thermophiclic）或嗜冷（psychrophilic）。虽然通常为革兰氏阳性菌，但某些菌种表现出多变性，特别是在菌体生长后期染色后呈现多样性。当在显微镜下观察时，芽孢杆菌可表现为单一球状菌体或相当长度的链状菌体。单个杆菌观察到的长宽范围为（0.5 mm × 1.2 mm）~（2.5 mm × 10 mm），并且杆端可以呈现为圆形或正方形。单一的内生孢子表型是芽孢杆菌属呈现出营养型菌落的重要特征。孢子可呈椭圆形或圆柱形，并且可以位于菌体的中心近末端或末端。经常遇到的菌种包括枯草芽孢杆菌

（*B. subtilis*）、蜡状芽孢杆菌（*B. cereus*）、地衣芽孢杆菌（*B. licheniforms*）、巨大芽孢杆菌（*B. megaterium*）和短小芽孢杆菌（*B. pumilus*）。

2.2　临床症状

芽孢杆菌属能够引起各种临床感染（表53.1）。根据不同芽孢杆菌引起的临床感染症状具体可分为三大类：由炭疽芽孢杆菌引起的感染，包括皮肤感染、肺炎和播散性感染（如脑膜炎和注射器械使用造成的感染）、由蜡状芽孢杆菌引起的食物中毒和非炭疽芽孢杆菌属的侵入性感染。

2.2.1　炭疽芽孢杆菌的感染

炭疽杆菌是炭疽病的病原微生物。炭疽（anthrax）主要是一种世界范围内对食草动物（如牛、山羊和绵羊）呈区域性流行的疾病，其传播途径是接触污染的土壤[2-7]。然而，包括人类在内的所有哺乳动物都易感染。在美国，地方性炭疽是一种罕见的疾病，1989—2012年报告的只有8起非暴发性病例[8]。2003年，美国有22例炭疽病例是人为造成的[9]。现在炭疽已被认为是潜在的生物恐怖主义武器[10, 11]。它被疾控中心列为A类致病微生物，这是由于炭疽杆菌容易传播，可造成很高的死亡率，能够对公共卫生造成重大影响，容易引起公众恐慌并且需要特种设备进行污染源的清除[12, 13]。炭疽杆菌的最终储存库是土壤（特别是高钙和pH值>6.1的土壤），在适当条件下孢子可能持续数十年[5]。休眠孢子对包括加热、紫外线和电离辐射、压力和化学制剂在内的极端环境条件具有高度耐受性，并且可持续数年[2, 14, 15]。在合适的环境中，以孢子形式存在的菌体重新转变为营养型菌体进行生长繁殖。植物性细菌（vegetative bacteria）在动物或人类宿主体外存活能力较差，接种入水24 h后，菌落计数可降到无法检测的水平。

人类炭疽通常被描述为当炭疽芽孢杆菌内生孢子通过皮肤擦伤，通过吸入或摄入进入人体时发生的致命细菌感染[16, 17]。最近，出现了第四种综合征，其特征是注射吸毒者感染炭疽杆菌会造成严重的软组织感染[18, 19]。人类感染炭疽主要是直接接触感染的动物产品（如羊毛、皮革、骨头）或土壤、摄入受污染的肉或吸入雾化的内生孢子。很少会发生直接的人际传播[20]。炭疽感染临床症状的确定主要是依据当时采集模式来进行评估[21-25]，包括呼吸道的采集[26-28]和胃肠道的采集[29, 30]。初次感染后，炭疽芽孢杆菌可能通过血流扩散，最常见于脓毒症和/或脑膜炎[31, 32]。炭疽杆菌的毒力是可变的，至少由两个因素决定：防止吞噬作用的多糖类荚膜（polysaccharide capsule）和细胞外毒素（extracellular toxin）。炭疽毒素由三种多肽组成：保护性抗原（protective antigen，PA）（结合可被细胞的弗林蛋白酶（cellular furin）切割的细胞受体）、具有寡聚化和转运功能的致死因子（oligomerizes and transports lethal factor，LF）和水肿因子（edema factor，EF）（腺苷酸环化酶）[33-35]。这些毒力因子足以产生多种与炭疽感染相关的临床症状。

皮肤炭疽（Cutaneous anthrax）是最常见的临床感染形式，全球每年报告2 000例[10]。皮肤炭疽通过侵染破损处的皮肤组织侵染机体，次日，感染者患处开始出现瘙痒性斑丘疹或丘疹扩大成圆形溃疡，此后将会发展成为无痛性焦黑色病灶，并伴有局部水肿。在大多数情况下，焦痂在10 d内开始分解，并在6周内完成。然而，淋巴管炎和疼痛性淋巴结病可能伴有相关的全身症状，并且罕见的皮肤炭疽可能与血毒性休克（toxemic shock）相关[36]。临床治疗通常使用环丙沙星（ciprofloxacin）或多西环素（doxycycline）为首选抗生素，但手术活检（surgical biopsy）是确诊的必要手段[37]。据报道，如果不使用抗生素治疗，死亡率可高达20%[10]。通过适当的治疗，死亡率低于1%。

虽然肠胃炭疽（gastrointestinal anthrax）并不常见，但在亚洲和非洲地区，由于食用了未经充分煮熟的肉类而呈现流行性暴发的病例报道很多[38-40]，潜伏期为2～5 d。已经描述了两种临床形式的疾病：口咽和腹部。口咽型炭疽（oral-pharyngeal form of anthrax）的特征是口腔或食管溃疡，并发展为局部淋巴结肿大、水肿和败血症。下消化道疾病（lower gastrointestinal tract）主要表现为最常见于回肠末端或盲肠的肠道病变。患者出现恶心、呕吐和不适，迅速发展为血性腹泻、急腹症或脓毒症。

吸入性炭疽（inhalation axthrax）随着含孢子颗粒侵入到肺泡中，随后孢子被巨噬细胞吞噬，通过淋巴管转运到纵隔淋巴结，在经过一段时间的孢子休眠后，孢子可以根据其周围环境来选择复苏或者继续持续休眠状态[10]。孢子一旦苏醒，临床症状就会迅速出现。炭疽芽孢杆菌可释放毒素导致患处出血、水肿和坏死。即使使用抗生素治疗，吸入炭疽的死亡率仍然高于50%。与吸入炭疽相关的症状通常包括发烧、寒战、出汗、疲劳、干咳（nonproductive cough）、呼吸困难、胸痛（chest pain）/胸膜痛（pleuritic pain）以及肌肉疼痛（myalgias）。大多数患者表现出发烧和心动过速（tachycardia）。出现非典型炭疽（鼻或鼻咽；喉或喉咽；原发性脑膜脑炎）的患者咳嗽较少，胸痛较少或比典型吸入性炭疽患者肺部检查异常的可能性较小[41]。实验室检查结果通常包括白细胞计数水平维持正常或轻度升高、细胞核左移（a left shift）、肝转氨酶升高（elevated liver tansaminases）和缺氧（hypoxia）。在大约70%的患者中发现了纵隔扩增（widened mediastinum）的典型影像。胸部X光片往往表现为胸腔积液（pleural effusion）和浸润（infiltrates）或实变（consolidation）。在引入性炭疽确诊方面，胸部X线检查在发现纵隔增宽或胸腔积液方面的敏感性为100%，特异性为71.8%，与社区获得性肺炎和流感样感染的肺部影像相比，肺部X射线检测手段的特异性为95.6%[42]。胸部CT扫描对于检测炭疽引起肺部感染比标准胸部X光片更敏感。

自2000年以来，欧洲报道了约70例与静脉注射毒品（主要是海洛因）相关的炭疽感染病例，死亡率约为35%[43-45]。其中许多病例表现出严重的软组织感染伴有明显的肿胀或水肿。在描述症状的病例中，红斑和疼痛并不是一定会出现的临床症状，并且没有一例显示皮肤炭疽的典型焦痂（即无痛性黑色结痂）。实验室获得的炭疽病也有报道[46]。

2.2.2　蜡状芽孢杆菌引起的食物中毒

蜡状芽孢杆菌（*Bacillus cereus*）已经被研究的较为清楚了，但是在美国从1998—2008年偶尔还是有疑似此菌引起食物中毒的个别例病例报道，这些病例报道占整个食物中毒病例报告的1%[47]。尽管疾控中心报告的这些病例中无死亡病例，但是蜡状芽孢杆菌引起的食物中毒却有死亡病例的报道[48]，包括猝死（sudden death）[49]。蜡状芽孢杆菌菌株可引起两种类型的食物中毒综合征[50-57]。1型具有"潜伏期短"（short incubation）或"催吐"（emietic）的症状特征，潜伏期为0.5~6 h主要症状是呕吐和痉挛，偶尔出现腹泻。病程通常为8~10 h（范围6~24 h）。"短潜伏期"型的菌株产生一种热稳定性肽，即"呕吐毒素"（cereulide）。这种呕吐毒素可引起实验猴子产生呕吐症状。2型具有"潜伏期长"（long incubation）或"腹泻"综合征，增殖用时为6~24 h（偶尔>24 h）主要症状是腹泻和腹部痉挛，呕吐不常见。病程通常为12~24 h（偶尔持续数天）。"长潜伏期"菌株产生了一种热不稳定肠毒素（heat-labile enterotoxins）（例如，Hbl、Nhe、CytK），其激活肠腺苷酸环化酶并导致肠液分泌。两种综合征的临床表现通常是轻度和自限性的，不常伴有发热。蜡样芽孢杆菌食物中毒没有季节性，并且没有发生继发性病例。"早期潜伏"疾病最常与受污染的炒饭或意大利面食有关，而"晚期潜伏"疾病通常与受污染的肉类或蔬菜有关。通常的污染源是生食，而不是食物处理者或食物准备环境。烹饪不足是导致疾病暴发的最重要因素。

2.2.3　条件性芽孢杆菌引起的感染

芽孢杆菌曾经被划归为食物污染性致病菌。然而，人们发现非粉末状的芽孢杆菌（non-anthracis *Bacillus* spp.）能够引起一系列临床性疾病[50, 51, 58-60]。身体局部性以及全身性的感染通常是由蜡状芽孢杆菌引起的而非枯草芽孢杆菌。

芽孢杆菌属的菌株可以从手术和创伤性伤口中分离出来，通常作为混合感染的一部分[61, 62]。这种情况下的芽孢杆菌的临床意义往往不清楚。但是，芽孢杆菌属物菌种可能导致严重的筋膜炎

（fasciitis）和类似气肿疽的肌炎（myositis resembling gas gangrene）。另外，芽孢杆菌属可能在烧伤患处进行定殖并且导致伤口感染。菌血症很少在皮肤感染或者烧伤中出现。在医院使用受到污染的石膏来进行固定治疗的过程中也可以导致伤口感染[63]或受到污染的失禁垫（incontinence pads）[64]。医院感染也是由于使用污染的医院床单或毛巾造成的[59, 65]。

芽孢杆菌属能够在密闭性强的组织结构中发生感染，尤其是眼部感染，包括结膜炎（conjunctivitis）、虹膜睫状体炎（iridocyclitis）、泪囊炎（dacryocystitis）、角膜炎（keratitis）、眼内炎（endophthalmitis）和眼球周炎（panophthalmitis）[51, 66-71]。蜡状芽孢杆菌是穿透性眼外伤以及吸毒人员利用注射器注射毒品过程中引起的系统性全眼球麻痹的原因。外生性蜡状芽孢杆菌全眼球炎的特征为发病快（损伤后18～24 h）、剧烈疼痛、结膜水肿、眼球突出、眶周肿胀和发热。感染常导致眼球损伤（evisceration）和失明。其他封闭性组织感染包括胆囊炎（cholecystitis）、化脓性关节炎（septic arthritis）、骨髓炎（osteomyelitis）、腹腔内感染（intra-abdominal infection）、软组织脓肿（soft tissue abscesses）和尿路感染（urinary tract infections）。严重的全身感染包括中枢神经系统感染[72-75]、下呼吸道感染[76, 77]、心包膜[78]（包括人工瓣膜心内膜炎）[79]感染、自发性细菌性腹膜炎[80]和临床败血症原发性菌血症[81-83]。大多数脑膜炎患者对其敏感性高，包括远端部位感染，最近的神经外科手术常常使用脑室造瘘术（ventriculostomy）、癌症、心内膜炎或静脉药物使用[72]。中枢神经系统感染的死亡率高达50%。

芽孢杆菌属的血培养阳性率范围0.1～0.9%。由于其耐寒的生长特性，芽孢杆菌属生物体是常见的实验室污染物。芽孢杆菌假感染（*Bacillus* pseudoinfection）的来源包括污染的肉汤培养物、注射器、用于消毒血培养瓶顶部的酒精棉签和手套。从血培养中分离出的具有芽孢杆菌属的患者大约有10%出现复发性芽孢杆菌菌血症或明显的芽孢杆菌属感染现象。大多数菌血症患者均经历过容易感染芽孢杆菌的医疗经历，如早产（prematurity）、静脉药物注射、留置中心静脉导管、免疫抑制药物或中性粒细胞减少（neutropenia）[84, 85]。菌血症通常与临床上重要的感染灶如脑膜炎和肺炎相关。心内膜炎可伴有菌血症，尤其是静脉注射吸毒者。

3　杆菌引起感染的临床治疗

3.1　炭疽芽孢杆菌引起的感染

3.1.1　体外耐药敏感性

在评估炭疽杆菌对抗生素体外敏感性的报道时应提及四点注意事项。第一，已经使用了多种确定体外敏感性的方法。临床和实验室标准研究所目前建议使用调整了阳离子浓度的Mueller-Hinton肉汤（cation-adjusted mueller-Hinton broth，CAMHB）在（35±2）℃的有氧环境中培养16～20 h[86]，进行肉汤微量稀释敏感性试验。第二，临床和实验室标准研究所仅为青霉素、四环素和多西环素以及环丙沙星提供判断标准（breakpoint）[86]。第三，针对临床分离的炭疽杆菌来进行β-内酰胺酶的检测结果并不可靠[86]。第四，如果使用临床和实验室标准研究所推荐的方法进行MIC敏感性检测显示炭疽杆菌分离株对青霉素敏感的话，则阿莫西林仍可考虑用于儿童和孕妇的预防性使用[86]。Mohammed及其同事将临床和实验室标准研究所肉汤微量稀释法与E-test®琼脂梯度扩散法进行了比较，并指出这两种检测方法对任何抗生素检测得出的结果之间无差异性然而，通过E-test®琼脂梯度扩散法获得的青霉素结果比肉汤微稀释法[87]得到的结果低1～9倍。此外，通过生物安全柜隔离玻璃进行E-test®琼脂梯度扩散法检测结果的分析是困难的。最近，Luna及其同事比较了E-test®和Sensititre®（一种自动微量稀释稀释法）方法所得出的结果，并指出这两种方法都产生了"除甲氧苄氨嘧啶-磺胺甲噁唑（trimethoprim-sulfamethoxazole）以外的所有抗菌剂几乎相同的结果"[88]。据报道，炭疽杆菌的快速药敏试验可在6 h内得出结果[89]。

临床分离的炭疽杆菌的检测表明，菌株通常对第一代头孢菌素、四环素类、喹诺酮类、碳青霉烯类、克林霉素、氯霉素和万古霉素具有敏感性（表53.2）[88, 90-103]。炭疽杆菌似乎也对较新的抗生素替加环素、利奈唑胺、达巴万星和奥利万星具有敏感性[102-105]。大多数菌株对青霉素敏感，但临床菌株可能产生β-内酰胺酶（见下文）。大多数菌株对第二代和第三代头孢菌素、氨曲南和甲氧苄氨嘧啶-磺胺甲噁唑类药物具有抗性。

使用时间杀灭法（time-kill method）已经确定了对选定的炭疽芽孢杆菌菌株的快速杀菌作用[106]。奎奴普丁-达福普汀、利福平和莫西沙星迅速的杀菌效果在0.5~4 h内使炭疽杆菌以4倍$\log_{10}$为数量级递减。β-内酰胺和万古霉素在5~15 h内对炭疽杆菌的杀灭速度表现出2~4倍$\log_{10}$的数量级减少。大环内酯类、四环素类和利奈唑胺对炭疽杆菌的杀伤率较低，而氯霉素根本无法杀灭炭疽杆菌。体外实验中，多种抗生素对炭疽杆菌的杀灭作用也进行了不同组合杀菌效果的评估性实验分析[107]。针对两种炭疽芽孢杆菌，只有利福平和克林霉素的组合表现出正向协同杀菌效应。

已经测定了两种炭疽杆菌对多种抗生素表现出来的抗菌后效应（post-antibiotic effects）[108]。观察到的抗菌后效应如下：氟喹诺酮2~5 h大环内酯类化合物1~4 h克林霉素2 h四环素1~3 h β-内酰胺（青霉素G、阿莫西林、头孢曲松）、万古霉素、利奈唑胺和氯霉素1~2 h奎奴普汀-达福普汀7~8 h。

3.1.2 炭疽芽孢杆菌的耐药性（表53.1）

临床和土壤衍生菌株的调查显示，高达16%的菌株对青霉素G有抗药性[87, 90-92, 96, 97]。已经有存在于自然界的青霉素耐药菌株引起人类感染的病例报道[109-111]。据报道，暴露于β-内酰胺环境中的炭疽芽孢杆菌可以对青霉素产生耐药性[87, 91, 93]。这是由于炭疽芽孢杆菌中存在两种β-内酰胺酶bla1和bla2可以对β-内酰胺类药物进行破坏[112]。这两种β-内酰胺酶基因在Sterne炭疽芽孢杆菌菌株中发现，并通过克隆到大肠杆菌中进行针对β-内酰胺类耐药性的评估[113]。Bla1是一种对青霉素、阿莫西林和青霉素G具有高度耐药性的青霉素酶，而bla2是一种对头孢曲松、头孢唑林、头孢西丁和头孢替坦具有低水平耐药性的头孢菌素酶[113]。最近，针对炭疽芽孢杆菌的β-内酰胺酶进行了深入研究后，发现Bla1优先水解青霉素，并可被他唑巴坦和克拉维酸抑制其活性[114, 115]。Bla1表现出碳青霉烯、青霉素和头孢菌素水解活性。

炭疽芽孢杆菌对大环内酯的体外敏感性不同。来自炭疽杆菌的诱导型大环内酯-林可酰胺-链球菌素B抗性决定簇*ermJ*基因已被克隆到大肠杆菌中[116]。

以次级抑菌浓度的抗生素连续进行菌体培养传代可产生对喹诺酮类和大环内酯类药物耐药的菌株[117, 118]。虽然炭疽芽孢杆菌对四环素的MIC值增高了，但未达到产生临床上针对四环素治疗所具有的耐药水平[118]。最近的一项研究表明，脑心浸液琼脂（brain heart infusion agar）连续传代导致喹诺酮类、大环内酯类、四环素类、克林霉素、万古霉素和利奈唑胺耐药菌的产生[119]。耐喹诺酮的菌株表现出对其他喹诺酮的交叉耐药性，但对多西环素没有交叉耐药性。

表53.1 炭疽芽孢杆菌体外实验中表现出来的耐药性

高度活跃	易变活性	通常具有抵抗性
第一代头孢菌素	青霉素	第二代头孢菌素
头孢唑啉	大环内酯类	头孢呋辛
头孢噻吩	红霉素	头孢羟唑
碳青霉烯类抗生素	阿奇霉素	第三代头孢菌素
亚胺培南	克林霉素	头孢噻肟

（续表）

高度活跃	易变活性	通常具有抵抗性
美罗培南	氨基糖苷类	头孢他啶
四环素类抗生素	庆大霉素	头孢曲松
四环素	奈替米星	第四代头孢菌素
强力霉素	阿米卡星	头孢吡肟
甘氨酰环素		氨曲南
替加环素		复方新诺明
喹诺酮类		
环丙沙星		
左氧氟沙星		
莫西沙星		
氧氟沙星		
大环内酯类		
克拉霉素		
利福霉素类		
利福平		
氯霉素		
糖肽		
万古霉素		
达巴万星		
奥利万星		

3.1.3　推荐临床抗生素治疗方案

尽管炭疽杆菌对青霉素已经表现出一定程度的耐药性，利用青霉素G作为临床用药一直是炭疽感染的标准疗法[17]。2003年恐怖分子在美国故意将炭疽杆菌作为生物武器之前，推荐的炭疽治疗药物包括青霉素（假定菌株对青霉素敏感）、四环素、多西环素、红霉素和其他大环内酯类、氯霉素、环丙沙星、链霉素、第一代头孢菌素、庆大霉素和万古霉素[10, 16]。正确的药物类型、剂量和使用途径取决于所治疗的临床综合征，即吸入性、皮肤感染或胃肠道感染。

一旦发现有炭疽芽孢杆菌感染病例，应当立即向当地卫生部门报告疫情。目前，针对炭疽感染所指定的临床治疗方案一定要由临床综合征来进行确定[120]。值得注意的是，对于人类吸入性炭疽的治疗没有对照研究。此外，使用灵长类模型来指导吸入性炭疽治疗方案的动物数据也很有限。环丙沙星、左氧氟沙星和多西环素已被FDA批准用于治疗成人吸入性炭疽感染的一线治疗。如果这些抗生素不可用于临床治疗，其他可供选择的抗生素包括左氧氟沙星或莫西沙星、克林霉素或阿莫西林或青霉素VK。如果分离株对青霉素敏感，计划使用β-内酰胺药物进行治疗的话，则必须考虑发生耐药的风险。猴子暴露炭疽芽孢杆菌的致死性气溶胶（例如，半数致死量为8 LD_{50}）的环境中，利用青霉素、环丙沙星和多西环素可有效保护试验猴子免受感染[121]。

疾控中心目前将炭疽（全身性疾病）治疗对象划分为脑膜炎患者与非脑膜炎患者[120]。对疑似或不能排除炭疽性脑膜炎的全身性炭疽的经验性治疗应包括不少于3种有效的抗菌药物，不少于1种具有抗菌活性，不少于1种是蛋白质合成抑制剂，所有抗生素药物均可在中枢神经系统中具有良好的渗透性。对可能发生脑膜炎的全身性炭疽静脉联合治疗应提供不少于2周的疗程或直至患者临床症状被稳定控制为准。优选的药物包括环丙沙星（替代品：左氧氟沙星或莫西沙星）、美罗培南（替代品：亚胺培南或多利培南）和利奈唑胺（替代品：克林霉素、利福平或氯霉素）。如果炭疽杆菌菌株对青霉素敏感（MIC<0.125 μg/mL），青霉素G和氨苄青霉素是碳青霉烯类药物的可接受替代品。

除了以下四种情况外，排除脑膜炎的全身性炭疽患者与疑似脑膜炎或者无法排除脑膜炎因素的患者在用药选择上是相似的。第一种，治疗应包括不少于2种对炭疽杆菌具有活性的抗菌药物，不少于1种药物具有杀菌活性，不少于1种药物应为蛋白质合成抑制剂。第二种，应给予不少于2周的静脉联合治疗或直到患者临床症状稳定被控制。第三种，如果炭疽杆菌菌株对青霉素敏感，那么青霉素G也可以作为初步炭疽杆菌感染治疗药物氟喹诺酮的替代品。第四种，具有良好中枢神经系统渗透性的抗生素不是治疗的核心因素。因此，美罗培南被推荐为一种可接受的替代方案，而不是治疗炭疽杆菌感染的主打药品，万古霉素也是一种可接受的替代方案。克林霉素和利奈唑胺被认为是蛋白质合成抑制剂的首选。如果利奈唑胺或克林霉素禁忌或无法使用，多西环素可作为蛋白合成抑制剂的替代药物。

一旦患有系统性疾病且接触过雾化孢子的患者已经完成了初始联合治疗，则应转为单药口服治疗，以防止存活的炭疽芽孢杆菌孢子复发。抗菌药物的选择与暴露后预防药物选择的原则是一样的。

疾控中心为炭疽暴露后预防性治疗以及儿童、孕妇和免疫功能低下人群的治疗提供了极好的指导[120]。一般情况下，用药原则是一样的，只是建议儿童、孕妇和免疫力低下者的用药量要适当调整。对于生物恐怖主义相关病例，推荐治疗的总疗程为60 d（静脉注射和口服联合治疗）；对于自然获得性病例，总体治疗时间为7~14 d，具体取决于反应和感染部位。与生物恐怖主义有关的病例的持续时间延长是基于斯维尔德洛夫斯克暴发炭疽杆菌感染后的研究数据而制定的，即正常个体暴露于气雾化炭疽病人后长达6周内不会造成吸入性炭疽感染[122]。这是由于植于上呼吸道的炭疽芽孢杆菌芽孢的晚期复发而形成的。目前已经建立了可疑吸入性或皮肤炭疽病患者的临床评估管理算法[123]。

3.1.4 临床治疗的推荐方案

疾控中心建议对疑似患有炭疽的患者进行初步评估，应该与针对急性发热性疾病患者的标准评估类似，并且应当强调进行治疗前需要获得血液和其他病料的菌体培养物[120]。然而，未能达到系统性炎症临床表现的标准也不可放松患者出现败血症的关注，因为全身性炭疽病患者最初可能不会出现危重症。吸入性炭疽患者的病程可以有一个前驱阶段（prodromal phase），然后是暴发阶段（fulminant phase）。全身性炭疽病患者表现虚弱，首先是短暂的症状减轻，然后是急剧的血液动力学恶化（precipitous hemodynamic deterioration）。鉴于急性代偿紊乱的可能性，住院患者应该进行仔细的血流动力学监测，包括连续脉搏血氧仪和遥测。除非禁忌，否则应进行腰部穿刺（lumbar puncture）以排除脑膜炎。

虽然没有动物数据或随机试验来支持人类炭疽皮质类固醇的疗效，但小型观察研究和无明显的副作用表明，在有皮质类固醇治疗史的患者或者出现水肿（特别是头或颈部）、炭疽引起的脑膜炎或抗血管加压药物引起的休克（vasopressor-resistant shock）时应考虑辅助性皮质类固醇激素治疗[124, 125]。据报道，在抗生素前期使用的抗毒素可以改善患者的预后[120]。疾控中心的战略性国家储备中目前有2种抗毒素：一种人源单克隆抗体（raxibacumab）（GlaxoSmithKline，伦敦，英国）

和静脉注射用炭疽免疫球蛋白（anthrax immune globulin intravenous，AIGIV）（Cangene公司，加拿大）[120]。两种抗毒素抑制PA与炭疽毒素受体的结合以及两种主要毒素（LT和ET）向细胞中的移位。Raxibacumab是一种重组人源化的IgG1 λ 单克隆抗体。AIGIV是由炭疽疫苗吸附（anthrax vaccine absorbed，AVA）免疫的人血浆制成的人多克隆抗血清，可能对LF和EF有一定的直接作用。根据现有数据，对于任何对全身性炭疽有高度临床怀疑的患者，应该在抗微生物药物联合治疗中加入抗毒素。虽然AIGIV在临床治疗中有一些使用经验，但"没有大的医疗，操作上或后勤上的考虑，明显地支持在具有全身性炭疽的成年人中使用1种抗毒素"[120]。

3.2 除炭疽杆菌以外芽孢杆菌引起的感染

3.2.1 体外抗生素敏感性实验

临床与标准研究所已经发布了对芽孢杆菌属进行敏感性测试的指导方针（炭疽杆菌除外）[86]。应使用调整阳离子的Mueller-Hinton肉汤（cation-adjusted Mueller-Hinton broth，CAMHB）使用肉汤微量稀释进行敏感性测试不推荐使用药敏片测试（disk diffusion test）。临床与标准研究所将很多抗生素耐药性的判断临界点发布：青霉素类（青霉素、氨苄西林）、头孢菌素类（头孢唑林、头孢噻肟、头孢他啶、头孢曲松）、碳青霉烯类（亚胺培南）、糖肽类（万古霉素）、氨基糖苷类（庆大霉素、阿米卡星）、大环内酯类（红霉素）、四环素类四环素）、喹诺酮类（环丙沙星、左氧氟沙星）、林可酰胺类（克林霉素）、叶酸拮抗剂（甲氧苄啶-磺胺甲噁唑）和其他药物（氯霉素、利福平）。Andrews和Wise报道了芽孢杆菌属的梯度试验（即E-test®）所得出的实验结果是不可靠的；并且青霉素耐药性和β-内酰胺酶检测之间相关性不强[126]。双药敏片检测β-内酰胺酶的产量比头孢硝噻吩（nitrocefin）或intralactam得出的结果更可靠。

芽孢杆菌的体外抗菌药物敏感性已经在人类分离物的研究中作为芽孢杆菌属物种进行了系统性评估[127, 128]、特定临床感染评估[70, 83, 85, 129-135]和新抗菌药物敏感性的评估[136, 137]。芽孢杆菌属一般对万古霉素、亚胺培南、环丙沙星和氨基糖苷类敏感（表53.2）。他们通常对包括第三代头孢菌素在内的β-内酰胺产生耐药性。初步研究表明它们对达托霉素和利奈唑胺敏感[127]。10株从眼部分离出来的蜡样芽孢杆菌的体外药敏试验表明，万古霉素、克林霉素和庆大霉素均有活性[138]。克林霉素-庆大霉素组合表现出比万古霉素-庆大霉素组合具有更高的协同杀菌效果。

3.2.2 耐药性

蜡状芽孢杆菌通常产生β-内酰胺酶，因此对β-内酰胺类抗生素包括第三代头孢菌素具有抗性[51, 139]。其他芽孢杆菌属也经常产生β-内酰胺酶[126, 133]。例如，Uraz和同事分离出19株来自牛奶的芽孢杆菌菌株，其中5株表现出β-内酰胺酶活性[140]。对于评估芽孢杆菌属的β-内酰胺酶并没有多少关注，除了大部分菌株对包括第三代头孢菌素在内的青霉素和头孢菌素广泛耐药以外，几乎没有人知道。许多菌株也对含有β-内酰胺酶抑制剂的抗生素（例如克拉维酸）有抗药性[136, 137]。但是，大多数菌株对碳青霉烯类敏感。

表53.2 芽孢杆菌对选定抗生素的敏感性

芽孢杆菌属	高度敏感	适度敏感	很少敏感
	亚胺培南	红霉素	青霉素
	美罗培南	克拉霉素	苯唑西林
蜡状芽孢杆菌	多尼培南	阿奇霉素	头孢唑啉
	万古霉素		头孢西丁
	利奈唑胺		头孢呋辛

（续表）

芽孢杆菌属	高度敏感	适度敏感	很少敏感
	氯霉素		头孢噻肟
	环丙沙星		头孢他啶
蜡状芽孢杆菌	左氧氟沙星		四环素
	氧氟沙星		复方新诺明
	庆大霉素		克林霉素
			阿莫西林-克拉维酸
	亚胺培南	头孢唑啉	青霉素
	万古霉素	头孢西丁	氨苄西林
	红霉素	头孢呋辛	阿莫西林-克拉维酸
	复方新诺明	头孢噻肟	苯唑西林
其他芽孢杆菌属		氯霉素	
	庆大霉素	四环素	
	环丙沙星	哌拉西林他唑巴坦	
	左氧氟沙星	克林霉素	

高度敏感：>95%的菌株敏感；中度敏感：70%～95%敏感菌株；很少敏感：<70%的菌株敏感。

3.2.3 推荐的临床治疗方案

万古霉素通常被认为是严重芽孢杆菌感染的首选药物。替代品包括碳青霉烯类或氟喹诺酮类。由芽孢杆菌引起的眼内炎（endophthalmitis）通常需要静脉注射治疗和玻璃体腔（intravitreal）消炎治疗。对于脑膜炎或心内膜炎患者，过去常常使用万古霉素+庆大霉素联合治疗。碳青霉烯应该是一个合理的选择，但临床治疗方面的经验积累不足。目前，不清楚单药治疗是否足以治疗严重的芽孢杆菌感染或联合治疗的优越性也有待于在动物模型或临床试验中评估。

根据感染部位，疾病的严重程度和潜在的宿主防御异常，大多数芽孢杆菌感染的治疗持续时间为7～14 d。导管相关血流感染患者通常需要取出导管。心内膜炎和骨髓炎患者需要延长治疗时间。对于骨骼和软组织感染，口服克林霉素或环丙沙星可能是长期治疗的合适选择。

4　杆菌对杀菌剂的敏感性

疾控中心预计，医疗相关感染事件约为720 000例，导致75 000人死亡[141]。控制医疗相关感染的主要干预措施包括监测、隔离传染病患者或耐多药病原体、适当的皮肤消毒和手部卫生，以及对医疗设备和环境表面进行适当的消毒和灭菌。

防腐或消毒措施不到位是医院内部发生感染事例的重要因素。防腐剂用量不足、耐药性病原体、抗生素过度稀释或使用受到耐受菌污染的防腐剂导致皮肤除菌不利。医疗设备或环境表面的消毒不充分可能由于使用受到耐受菌污染的防腐剂、耐药性病原体、过度稀释消毒剂、消毒持续时间不足，消毒剂与微生物之间无法充分接触。

孢子形成芽孢杆菌如芽孢杆菌属。本质上对酒精具有抗性[142]。在人类攻毒模型中，利用酒精对收不进行杀菌消毒对萎缩芽孢杆菌（*Bacillus atropheus*）（炭疽芽孢杆菌的代用品）无效[143]。在用酒精对包装有炭疽芽孢杆菌的小瓶外部进行灭菌消毒的过程中，只要又一次表面消毒失败就会导致操作人员皮肤的感染[144]。使用70％用于皮肤消毒的乙醇溶液导致蜡样芽孢杆菌的假性暴发流行（pseudo-outbreak）[145]。然而，已经证明炭疽杆菌可被氯[146-149]、4％甲醛[148]、2％戊二醛[147, 149]、环氧乙烷[149]和0.025％过乙酸[147, 149]灭活。

5　单核球增多性李斯特菌

5.1　微生物学与临床疾病

李斯特菌属（*Listeria*）由革兰氏阳性，非孢子形成，兼性厌氧杆状细菌组成[150-152]。李斯特菌的主要栖息环境含有大量的腐生生物。李斯特菌可以在不同的环境中生存，包括土壤、水、植被、污水和食品加工设施，以及人类和各种动物体内。李斯特菌是人畜共患病的重要原因，特别是在畜群动物中[152]。该属的主要人类病原体是单核细胞增生李斯特菌。在成人中，单核细胞增生李斯特菌主要引起败血症、脑膜炎和脑炎[152-154]。但很多由李斯特菌感染引起的疾病是不被重视的，包括心内膜炎、心包炎、关节炎、骨髓炎、腹腔内脓肿、腹膜炎、胆囊炎、呼吸道感染和脑脓肿[151, 153]。

在孕妇中，单核细胞增生李斯特菌可能导致轻度，自限性流感样疾病或严重感染[151-154]。感染可能导致胎盘炎和/或羊膜炎，胎儿感染可能导致流产、死胎，常见的是早产。据估计，孕期侵入性李斯特菌病的发病率比普通人群高出13～100倍[154]。新生儿感染以两种形式发生：一种早发性败血症综合征，通常与早产相关，并且可能在宫内造成迟发性脑膜炎，最常见的情况是在足月婴儿产后在2周内出现临床症状，并且很可能是由于产妇阴道中的李斯特菌感染所致[152]。

单核细胞增生李斯特氏菌（*L. monocytogenes*）是以胃肠炎为特征的食源性疾病的病原体，其可伴有发热、头痛、关节痛和肌痛。潜伏期约为24 h，病程通常为2 d左右。

5.2　抗生素敏感性与耐药性机制

临床分离出来的单核细胞增生李斯特菌的药敏试验应使用肉汤微量稀释法[86]。推荐的培养基是含有马血液裂解物（2.5％～5％，v/v）的CAMH。含有培养基的试管在35℃的开放环境中孵育20～24 h。达到青霉素、氨苄青霉素和甲氧苄啶-磺胺甲噁唑的判断点，相关鉴定就可以进行了。

青霉素和氨基青霉素（即氨苄西林或阿莫西林）是单核细胞增生李斯特氏菌的首选药物[151]。尽管偶尔报道单核细胞增生利斯特氏菌对氨苄青霉素具有体外耐药性，但这些研究中使用的方法已被证明不足以用于李斯特菌的药敏试验[151]。在多项研究和综述中，未检测到对青霉素G和氨苄青霉素的体外耐药性[155-158]。单核细胞增生李斯特菌对甲氧苄氨嘧啶-磺胺甲噁唑敏感[156]。最近对人类分离菌株进行的良好研究尚未证实对青霉素、氨苄青霉素或甲氧苄氨嘧啶-磺胺甲噁唑出现耐药[158, 159]。大多数分离自环境的单核细胞增生李斯特菌菌株已被证明对青霉素、庆大霉素、利奈唑胺、利福平和万古霉素完全敏感，但对头孢菌素具有天然耐药性[157]。

很少有来自环境的菌株表现出对红霉素、四环素和甲氧苄氨嘧啶-磺胺甲噁唑的耐药[157]。红霉素抗性是由于存在*erm*（B）和*erm*（C）基因引起的。有报道指出，由于*dfrD*基因产物的形成而产生对甲氧苄氨嘧啶-磺胺甲噁唑高水平的耐药性[160]。通过外排质子逆向转运体（efflux proton antiporters）和核糖体致使李斯特菌对四环素产生耐药性[161]。

6　诺卡氏菌属

6.1　微生物学与临床疾病

放线菌目（Atinomyetales）包括诺卡氏菌科（Nocardiaceae）。在某个生长阶段，放线菌目中的所有成员均呈现革兰氏阳性棒状菌。直接利用革兰氏染色进行鉴定的过程中，菌体通常表现为非常长的分支状、薄且细珠状的革兰氏阳性杆菌[162]。诺卡氏菌（*Nocardia*）是人类感染最常见的分离需氧放线菌。据报道，在被命名的85种诺卡氏菌种中，约有50种菌株可感染人类[162]。

诺卡氏菌感染通常是由创伤相关的病原体侵入或吸入在肺部集聚（特别是在免疫功能低下的人群中）造成感染[162]。血源性传播可能从肺脏组织转移到其他脏器，尤其是中枢神经系统。最常见的临床综合征是胸膜与肺部疾病（pleuropulmonary disease）、中枢神经系统感染和皮肤/软组织感染[163, 164]。已有很多关于肺诺卡菌病[165]、中枢神经系统感染[166]和皮肤/软组织感染[167]的临床特征和治疗结果的报道。大多数诺卡菌病患者免疫功能低下[163, 164, 168]。实体器官移植患者的诺卡氏菌病发生率在0.7%～3%之间波动，并且在心脏、肝脏和肺脏感染病例较多[163]。

6.2 抗生素敏感性与耐药机制

应对所有被认为具有临床重要性的诺卡氏菌分离株进行药敏检测[162]。应用肉汤微量稀释法进行临床分离诺卡氏菌的耐药性试验[169]。耐药判断点可用于许多抗生素并分为首选抗生素［阿米卡星、阿莫西林-克拉维酸、头孢曲松、环丙沙星（左氧氟沙星）、克拉霉素（新型大环内酯类）、亚胺培南、利奈唑胺、米诺环素、莫西沙星、甲氧苄氨嘧啶-磺胺甲噁唑和妥布霉素］以及备用抗生素（头孢吡肟、头孢噻肟、强力霉素和庆大霉素）[169]。

最近已经发表了常见和罕见的诺卡氏菌临床菌株的抗菌药物敏感性[170-173]。在97%～98%的分离菌株对临床治疗使用的甲氧苄啶-磺胺甲噁唑类抗生素敏感[172, 173]。南非诺卡氏菌复合体（*N. transvalensis* complex）的菌株群中约有80%的对甲氧苄啶-磺胺甲基异噁唑不敏感[172, 173]。一项研究报告指出，约有31%的假性巴西诺卡氏菌（*N. pseudobrasiliensis*）的分离菌株对甲氧苄啶-磺胺甲基异噁唑的耐药性也高达69%[173]。利奈唑胺和阿米卡星对除了南非诺卡氏菌复合体和假性巴西诺卡氏菌以外的99%的诺卡氏菌的所有分离株具有很好的杀菌作用[171-173]。其他抗生素对诺卡氏菌的抗菌作用呈现出菌种特异性。例如其他常见的抗生素药物（阿米卡星、头孢曲松、甲氧苄氨嘧啶-磺胺甲基异噁唑和亚胺培南）对不同菌种的敏感性如下：*N. pseudobrasiliensis*（100%）、*N. transvalensis* complex（83%）、*N. farcinica*（68%）、*N. puris*（57%）、*N. brasiliensis*（51%）、*N. aobensis*（50%）和*N. amikacinitolerans*（43%）[172]。在碳青霉烯类（carbapenems）药物中，多利培南（dorpenem）和美罗培南（meropenem）比厄他培南（ertapenem）和阿替拉韦（impenem）更具活性[170]。替加环素（tigecycline）已显示在体外的抗菌活性非常高[170, 173]。总之，当需要将不同抗生素进行联合用药治疗的时候，需要对目标菌进行耐药性测定，检测对象主要是菌种尚不明确的或敏感性不同的患者以及甲氧苄氨嘧啶-磺胺甲噁唑不耐受患者[172]。

甲氧苄啶-磺胺甲噁唑（trimethoprim-sulfamethoxazole）是针对诺卡氏菌感染治疗的常用药物，但是当其已经对感染军不敏感的时候就需要采用其他联合治疗和替代抗生素来进行治疗[174]。皮肤诺卡菌病治疗1～3个月、肺部或由其扩散导致其他部位的感染的治疗6～12个月、中枢神经系统感染≥12个月[174]。利奈唑胺已经成为耐受常用抗生素的耐药菌感染的治疗当中，但长期使用可能出现骨髓抑制（myelosuppression）、周围神经病变（peripheral neurophathy），乳酸酸中毒（lactic acidosis）和视网膜炎（retinitis）的副作用[174]。

如上所述，绝大多数诺卡氏菌属菌株对甲氧苄氨嘧啶-磺胺甲噁唑敏感。然而，一些报告指出诺卡氏菌属对这种常用药物已经存在较广的耐药性[175, 176]。Brown-Elliott及其同事重新分析了包含在这些报告中的大量诺卡氏菌菌株，并指出0.5%是甲氧苄氨嘧啶-磺胺甲噁唑耐药[177]。他们认为导致这种差异的主要原因是目前尚无可靠的药敏检测手段。对诺卡氏菌的实验室内和实验室间敏感性试验的研究表明，采用*N. cyriacigeorgica*和*N. wallacei*进行肉汤微量稀释试验、替加环素对*N. brasiliensis*和*N. cyriacigeorgica*，以及磺胺类药物对*N. farcinia*和*N. wallacei*的耐药性试验所获得的试验结果并不令人十分满意[178]。

在诺卡氏菌对甲氧苄氨嘧啶-磺胺甲噁唑形成耐药性的机制研究并不很多。Valdezate及其同事通过E-test®检测法（临床与标准研究所建议肉汤稀释测试易感性）评估了耐诺卡菌临床菌株耐甲氧苄氨嘧啶-磺胺甲噁唑的耐药性，并报告存在以下耐药基因 *sul1*（93.4%）、*sul2*（78.9%）、*dfrA*（*S1*）（14.7%）、*bla*$_{TEM-1}$（2.6%）、*blaZ*（2.6%）、*VIM-2*（1.3%）、*aph*（*3′*）*-111a*（40.8%）、*ermA*（2.6%）、*armB*（77.6%）、*mefA*（14.4%）、*msrD*（5.2%）[179]。

7 小结

革兰氏阳性杆菌的几个属能够引起多种人类感染，包括芽孢杆菌属、李斯特菌属、丹毒丝菌属、乳杆菌属、棒状杆菌属、加德纳菌属、放线菌属和诺卡氏菌属。本章主要针对芽孢杆菌属的细菌进行相关生物学与耐药性的说明。因为炭疽杆菌被认为是最重要的潜在生物恐怖主义药物之一，蜡状芽孢杆菌是食源性感染的重要原因，所以在本章中也进行了详细讲解。炭疽杆菌是一种特殊且重要的人类感染源，尤其是免疫力低下的患者对其更加易感。针对单核细胞增生李斯特氏菌和诺卡氏菌属，基于它们作为人类病原体的重要性，所以也进行了讲解。了解这些病原体的抗生素耐药性与敏感性，其抗生素耐药性的共同机制对于这些病原体的正确治疗至关重要。

参考文献

[1] Turenne CY，Snyder JW，Alexander DC. Bacillus and other aerobic endospore-forming bacteria. In：Jorgensen JH，Pfaller MA，editors. Manual of clinical microbiology. Washington，DC：ASM Press. 2015. p. 441-61.

[2] Mock M，Fouet A. Anthrax. Ann Rev Microbiol. 2001；55：647-71.

[3] Weber DJ，Rutala WA. Risks and prevention of nosocomial transmission of rare zoonotic diseases. Clin Infect Dis. 2003；32：446-56.

[4] Oncu S，Oncu S，Sakarya S. Anthrax-an overview. Med Sci Monit. 2003；9：RA276-83.

[5] Hugh-Jones M，Blackburn J. The ecology of *Bacillus anthracis*. Mol Aspects Med. 2009；30：356-67.

[6] Beyer W，Turnbull PCB. Anthrax in animals. Mol Aspects Med. 2009；30：481-9.

[7] Fasanella A，Galante D，Garofolo G，Jones MH. Anthrax undervalued zoonosis. Vet Microbiol. 2010；140：318-31.

[8] Centers for Disease Control and Prevention. Summary of notifiable diseases—United States，2012. Morb Mort Weekly Rep（MMWR）. 2014；61：1-121.

[9] Jernigan JA，Stephens DS，Ashford DA，et al. Bioterrorism-related inhalation anthrax：the first 10 cases reported in the United States. Emerg Infect Dis. 2001；7：933-44.

[10] Inglesby TV，O'Toole T，Henderson DA，et al. Anthrax as a biological weapon，2002. J Am Med Assoc. 2002；287：2236-52.

[11] Goel AK. Anthrax：a disease of biowarfare and public health importance. World J Clin Cases. 2015；3：20-33.

[12] Centers for Disease Control and Prevention. Biological and chemical terrorism：strategic plan for preparedness and response. Morb Mort Weekly Rep（MMWR）. 2000；49（RR-4）：1-14.

[13] Grundmann O. The current state of bioterrorist attack surveillance and preparedness in the US. Risk Manage Healthc Policy.2014；7：177-87.

[14] Nicholson WL，Munakata N，Horneck G，Melosh HJ，Setlow P.Resistance of *Bacillus* endospores to extreme terrestrial and extraterrestrial environments. Microbiol Mol Biol Rev. 2000；64：548-72.

[15] Driks A. The *Bacillus anthracis* spore. Mol Aspects Med. 2009；30：368-73.

[16] Dixon TC，Meselson M，Guillemin J，Hanna PC. Anthrax. N Engl J Med. 1999；341：815-26.

[17] Swartz MN. Recognition and management of anthrax—an update. N Engl J Med. 2001；345：1621-6.

[18] Sweeney DA，Hicks CW，Cui X，Li Y，Eichacker PQ. Anthrax infection. Am J Respir Crit Care Med. 2011；184：1333-41.

[19] Hicks CW，Sweeney DA，Cui X，Li Y，Eichacker PQ. An overview of anthrax infection including the recently identified form of disease in injection drug users. Intensive Care Med. 2012；38：1092-104.

[20] Weber DJ，Rutala WA. Recognition and management of anthrax.N Engl J Med. 2002；346：944.

[21] Tutrone WD，Scheinfeld NS，Weinberg JM. Cutaneous anthrax：a concise review. Cutis. 2000；69：27-33.

[22] Celia F. Cutaneous anthrax：an overview. Dermatol Nursing.2002；14：89-92.

[23] Karachocagil MK，Akdeniz N，Akeniz H，et al. Cutaneous anthrax in Eastern Turkey：a review of 85 cases. Clin Exp Dermatol.2008；33：406-11.

[24] Godyn JJ，Siderits R，Dzaman J. Cutaneous anthrax. Arch Pathol Lab Med. 2004；128：709-10.

[25] Wenner KA，Kenner JR. Anthrax. Dermatol Clin. 2004；22：247-56.

[26] Shafazand S，Doyle R，Ruoss S，Weinacker A，Raffin TA. Inhalation anthrax. Chest. 1999；116：1369-76.

[27] Quintiliani Jr R，Quintiliani R. Inhalation anthrax and bioterrorism. Curr Opin Pulmon Med. 2003；9：221-6.

[28] Cuneo BM. Inhalation anthrax. Respir Care Clin N Am.2004；10：75-82.

［29］ Beatty ME, Ashford DA, Griffin PM, Tauxe RV, Sobel J. Gastrointestinal anthrax. Arch Intern Med. 2003；163：2527-31.

［30］ Owen JL, Yang T, Mohamadzadeh M. New insights into gastrointestinal anthrax infection. Trends Mol Med. 2015；21：154-63.

［31］ Meyer ME. Neurologic complications of anthrax. Arch Neurol.2003；60：483-8.

［32］ Lanska DJ. Anthrax meningoencephalitis. Neurol. 2002；59：327-34.

［33］ Ascenzi P, Visca P, Ippolito G, Spallarossa A, Bolognesi M, Montecucco C. Anthrax toxin：a tripartite lethal combination.FEBS Lett. 2002；531：384-8.

［34］ Moayeri M, Leppla SH. The role of anthrax toxin in pathogenesis. Curr Opin Microbiol. 2004；7：19-24.

［35］ Mourez M. Anthrax toxins. Rev Physiol Biochem Pharmacol.2004；152：135-64.

［36］ Doganay M, Metan G, Alp E. A review of cutaneous anthrax and its outcome. J Infect Public Health. 2010；3：98-105.

［37］ Godyn JJ, Reyes L, Siderits R, Hazra A. Cutaneous anthrax：conservative or surgical treatment? Adv Skin Wound Care.2005；18：146-50.

［38］ Sirsanthana T, Nelson KE, Ezzell JW, Abshire TG. Serological studies of patients with cutaneous and oral-oropharyngeal anthrax from northern Thailand. Am Trop Med Hyg. 1988；39：575-81.

［39］ Ichhpujani RL, Rajogopal V, Bhattacharya D, et al. An outbreak of human anthrax in Mysore（India）. J Commun Dis. 2004；36：199-204.

［40］ Kanafani ZA, Ghossain A, Sharara AI, Hatem JM, Kanj SS.Epidemic gastrointestinal anthrax in 1960s Lebanon：clinical manifestations and surgical findings. Emerg Infect Dis. 2003；9：520-5.

［41］ Holty J-EC, Kim RY, Bravata DM. Anthrax：a systematic review of atypical presentations. Ann Emerg Med. 2006；48：200-11.

［42］ Kyriacou DN, Stein AC, Yarnold PR, et al. Clinical predictors of bioterrorism-related inhalational anthrax. Lancet. 2004；354：449-52.

［43］ Berger T, Kassirer M, Aran AA. Injectional anthrax—new presentation of an old disease. Euro Surbeill. 2014；14：1-11.

［44］ Palmateer NE, Hope VD, Roy K, et al. Injections with spore-forming bacteria in persons who inject drugs, 2000—2009. Emerg Infect Dis. 2013；19：29-34.

［45］ Abbara A, Brooks T, Taylor GP, et al. Lessons for control of heroin-associated anthrax in Europe from 2009—2010 outbreak case studies, London, UK. Emerg Infect Dis. 2014；20：1115-22.

［46］ Singh K. Laboratory-acquired infections. Clin Infect Dis.2009；49：142-7.

［47］ Centers for Disease Control and Prevention. Surveillance for foodborne-disease outbreaks-United States, 1998—2008. Morb Mort Weekly Rep（MMWR）.2013；62（SS-2）：1-34.

［48］ Dierick K, van Coillie E, Swiecicka I, et al. Fatal family outbreak of *Bacillus cereus*-associated food poisoning. J Clin Microiol.2005；43：4277-9.

［49］ Naranjo M, Denayer S, Botteldoorn N, et al. Sudden death of a young adult associated with *Bacillus cereus* food poisoning. J Clin Microbiol. 2011；49：4379-81.

［50］ Weber DJ, Rutala WA. *Bacillus* species. Infect Control Hosp Epidemiol. 1988；9：368-73.

［51］ Drobniewski FA. *Bacillus cereus* and related species. Clin Microbiol Rev. 1993；6：324-38.

［52］ Granum PE, Lund T. *Bacillus cereus* and its food poisoning toxins.FEMS Microbiol Lett. 1997；157：223-8.

［53］ Kotiranta A, Lounatmaa K, Haapasalo M. Epidemiology and pathogenesis of *Bacillus cereus* infections. Microbes Infect.2000；2：189-98.

［54］ Gaur AH, Shenep JL. The expanding spectrum of diseases caused by *Bacillus species*. Pediatr Infect Dis J. 2001；20：533-4.

［55］ Ehling-Schulz M, Fricher M, Scherer S. *Bacillus cereus*, the causative agent of emetic type of food-borne illness. Mol Nutr Food Res. 2004；48：479-87.

［56］ Logan NA. *Bacillus* and relatives in foodborne illness. Appl Microbiol. 2011；112：417-29.

［57］ Arnesen LPS, Fagerlund A, Granum PE. From soil to gut：*Bacillus cereus* and its foodborne poisoning toxins. FEMS Microbiol Rev.2008；32：579-606.

［58］ Sliman R, Rehm S, Shlaes DM. Serious infections caused by *Bacillus* species. Medicine. 1987；66：218-23.

［59］ Bottone EJ. *Bacillus cereus*, a volatile human pathogen. Clin Microbiol Rev. 2010；23：382-98.

［60］ Samkararaman S, Velayuthan S. *Bacillus cereus*. Pediatr Rev.2013；34：196-7.

［61］ Dubouix A, Bonnet E, Alvarez M, et al. *Bacillus cereus* infections in traumatology-orthopaedics department：retrospective investigation and improvement of healthcare practices. J Infect. 2005；50：22-30.

［62］ Pillai A, Thomas S, Arora J. *Bacillus cereus*：the forgotten pathogen. Surg Infect. 2006；7：305-8.

［63］ Rutala WA, Saviteer SM, Thomann CA, Wilson MB. Plaster-associated *Bacillus cereus* wound infection. Orthoped. 19869：575-7.

［64］ Stansfield R, Caudle S. *Bacillus cereus* and orthopaedic surgical wound infection associated with incontinence pads manufactured from virgin wood pulp. J Hosp Infect. 1997；37：336-8.

［65］ Dohmae S, Okubo T, Higuchi W, et al. *Bacillus cereus* nosocomial infection from reused towels in Japan. J Hosp Infect. 2008；69：361-7.

［66］ Reynolds DS, Flynn HW. Endophthalmitis after penetrating ocular trauma. Curr Opin Ophthalmol. 1997；8：32-8.

［67］ Duch-Samper AM, Chaques-Alepuz V, Menezo JL, Hurtado-Sarrio M. Endophthalmitis following open-glove injuries. Curr Opin Ophthalmol. 1998；9：59-65.

［68］ Choudhuri KK, Sharma S, Garg P, Rao GN. Clinical and microbiologic profile of *Bacillus* keratitis. Cornea. 2000；19：301-6.

［69］ Das T, Choudhury K, Sharma S, Jalali S, Nuthethi R. Clinical profile and outcome in *Bacillus* endophthalmitis. Ophthalmol. 2001；108：1819-25.

［70］ Chhabra S, Kunimoto DY, Kazi L, et al. Endophthalmitis after open globe injury：microbiologic spectrum and susceptibilities of isolates. Am J Ophthalmol. 2006；142：852-4.

［71］ Durand ML. Endophthalmitis. Clin Microbiol Infect. 2013；19：227-34.

［72］ Gaur AH, Patrick CC, McCullers JA, et al. *Bacillus cereus* bacteremia and meningitis in immunocompromised children. Clin Infect Dis.

2001；32：1456-62.

［73］ Weisse ME，Bass JW，Jarrett RV，Vincent JM. Nonanthrax *Bacillus* infections of the central nervous system. Pediatr Infect Dis J. 1991；10：243-6.

［74］ Tokieda K，Morikawa Y，Maeyama K，Mori K，Ikeda K. Clinical manifestations of *Bacillus cereus* meningitis in newborn infants. J Paediatr Child Health. 1999；35：582-4.

［75］ Moanickam N，Knorr A，Muldrew KL. Neonatal meningoencephalitis caused by *Bacillus cereus*. Pediatr Infect Dis J. 2008；27：843-6.

［76］ Frankard J，Li R，Taccone F，Struelens MJ，Jacobs F，Kentos A.*Bacillus cereus* pneumonia in a patient with acute lymphoblastic leukemia. Eur J Microbiol Infect Dis. 2004；23：725-8.

［77］ Miyata J，Tasaka S，Miyazaki M，et al. *Bacillus cereus* necrotizing pneumonia in a patient with nephrotic syndrome. Intern Med. 2013；52：101-4.

［78］ Steen MK，Bruno-Murtha LA，Chaux G，Lazar H，Bernard S，Sulis C. *Bacillus cereus* endocarditis：report of a case and review.Clin Infect Dis. 1992；14：945-6.

［79］ Castedo E，Castro A，Martin P，Roda J，Montero CG. *Bacillus cereus* prosthetic valve endocarditis. Ann Thorac Surg.1999；68：2351-2.

［80］ Lee YL，Shih SD，Weng YJ，Chen C，Liu CE. Fatal spontaneous bacterial peritonitis and necrotizing fasciitis with bacteremia caused by *Bacillus cereus* in a patient with cirrhosis. J Med Microbiol. 2010；59：242-4.

［81］ Hilliard NJ，Schelonka RL，Waites KB. *Bacillus cereus* bacteremia in a preterm neonate. J Clin Microbiol. 2003；41：3441-4.

［82］ Musa MO，Al Douri MA，Khan S，Shafi T，Al HA，Al Rasheed AM. Fulminant septicaemic syndrome of *Bacillus cereus*：three case reports. J Infect. 1999；39：154-6.

［83］ Uchino Y，Iriyama N，Matsumoto K，et al. A case series of *Bacillus cereus* septicemia in patients with hematological disease. Intern Med. 2012；51：2733-8.

［84］ Zinner SH. Changing epidemiology of infections in patients with neutropenia and cancer：emphasis on Gram-positive and resistant bacteria. Clin Infect Dis. 1999；29：490-4.

［85］ Ozkocaman V，Ozcelik T，Ali R，et al. *Bacillus* spp. among hospitalized patients with haematological malignancies：clinical features，epidemics and outcomes. J Hosp Infect. 2006；64：169-76.

［86］ Clinical and Laboratory Standards Institute. Methods for antimicrobial dilution and disk susceptibility testing of infrequently isolated or fastidious bacteriaapproved guideline，2nd ed. M45-A2，vol. 30，No. 18. Wayne，PA：Clinical and Laboratory Standards Institute.

［87］ Mohammed MJ，Marston CK，Popovic T，Weyant RS，Tenover FC. Antimicrobial susceptibility testing of *Bacillus anthracis*：comparison of results obtained by using the National Committee for Clinical Laboratory Standards broth microdilution reference and E-test agar gradient diffusion methods. J Clin Microbiol.2002；40：1902-7.

［88］ Luna VA，King DS，Gulledge J，Cannons AC，Amuso PT，Cattani J. Susceptibility of *Bacillus anthracis*，*Bacillus cereus*，*Bacillus mycoides*，*Bacillus pseudomycoides*，and *Bacillus thuringiensis* to 24 antimicrobials using Sensititre® automated microbroth dilution and E-test® agar gradient diffusion methods. J Antimicrob Chemother. 2007；60：555-67.

［89］ Weigel LM，Sue D，Michel PA，Kitchel B，Pillai P. A rapid antimicrobial susceptibility test for *Bacillus anthracis*. Antimicrob Agents Chemother. 2010；54：2793-800.

［90］ Lightfoot NF，Scott RJD，Turnbull PCB. Antimicrobial susceptibility of *Bacillus anthracis*. Salisbury Med Bull. 1990；68（Suppl）：95-8.

［91］ Odendaal MW，Pieterson PM，de Vos V，Botha AD. The antibiotic sensitivity patterns of *Bacillus anthracis* isolated from Kruger National Park. Onderstepoort J Vet Res. 1991；58：17-9.

［92］ Doganay M，Aydin N. Antimicrobial susceptibility of *Bacillus anthracis*. Scand J Infect Dis. 1991；23：333-5.

［93］ Bryskier A. *Bacillus anthracis* and antibacterial agents. Clin Microbiol Infect. 2002；8：467-78.

［94］ Drago L，de Vecchi E，Lombardi A，Nicola L，Valli M，Gismondo MR. Bactericidal activity of levofloxacin，gatifloxacin，penicillin，meropenem and rokitamycin against *Bacillus anthracis* clinical isolates. J Antimicrobial Chemother. 2002；50：1059-63.

［95］ Bakici MZ，Eladi N，Bakir M，Bokmetas I，Erandac M，Turan M. Antimicrobial susceptibility of *Bacillus anthracis* in an endemic area. Scand J Infect Dis. 2002；34：564-6.

［96］ Cavallo J-D，Ramisse F，Girardet M，Vaissaire J，Mock M，Hernandez E. Antimicrobial susceptibilities of 96 isolates of *Bacillus anthracis* isolated in France between 1994 and 2000. Antimicrob Agents Chemother. 2002；46：2307-9.

［97］ Coker PR，Smith KL，Hugh-Jones ME. Antimicrobial susceptibilities of diverse *Bacillus anthracis* isolates. Antimicrob Agents Chemother. 2002；46：3843-5.

［98］ Frean J，Klugman KP，Arntzen L，Bukofzer S. Susceptibility of *Bacillus anthracis* to eleven antimicrobial agents including novel fluoroquinolones and a ketolide. J Antimicrob Chemother.2003；52：297-9.

［99］ Jones ME，Goguen J，Critchley IA，et al. Antibiotic susceptibility of isolates of *Bacillus anthracis*，a bacterial pathogen with the potential use in biowarfare. Clin Microbiol Infect. 2003；9：984-6.

［100］ Turnbull PCB，Sirianni NM，LeBron CI，et al. MICs of selected antibiotics for *Bacillus anthracis*，*Bacillus cereus*，*Bacillus thuringiensis*，and *Bacillus mycoides* from a range of clinical and environmental sources as determined by E-test. J Antimicrob Chemother. 2004；42：3626-34.

［101］ Maho A，Rossano A，Hachler H，et al. Antibiotic susceptibility and molecular diversity of *Bacillus anthracis* strains in Chad：Detection of a new phylogenic group. J Clin Microbiol.2006；44：3422-5.

［102］ Ortatatli M，Karagoz A，Percin D，Kenar L，Kilic S. Antimicrobial susceptibility and molecular subtyping of 55 Turkish *Bacillus anthracis* strains using 25-loci multiple-locus VNTR analysis.Comp Immunol Microbiol Infect Dis. 2012；35：355-61.

［103］ Durmaz R，Doganay M，Sahin M，et al. Molecular epidemiology of the *Bacillus anthracis* isolates collected throughout Turkey from 1983 to 2011. Eur J Clin Microbiol Infect Dis. 2012；31：2783-90.

［104］ Heine HS, Purcell BK, Bassett J, Miller L, Goldstein BP. Activity of dalbavancin against *Bacillus anthracis* in vitro and in a mouse inhalation anthrax model. Antimicrob Agents Chemother. 2010; 54: 991-6.

［105］ Heine HS, Bassett J, Miller L, et al. Efficacy of oritavancin in a murine model of *Bacillus anthracis* spore inhalation anthrax. Antimicrob Agents Chemother. 2008; 52: 3350-7.

［106］ Athamna A, Massalha M, Athamna M, et al. *In vitro* susceptibilities of *Bacillus anthracis* to various antibacterial agents and time-kill activity. J Antimicrob Chemother. 2004; 53: 247-51.

［107］ Athamna A, Athamna M, Nura A, et al. Is *in vitro* antibiotic combination more effective than single-drug therapy against anthrax. Antimicrob Agents Chemother. 2005; 49: 1323-5.

［108］ Anthamna A, Athamna M, Medlej B, Bast DJ, Rubinstein E. *In vitro* post-antibiotic effect of fluoroquinolones, macrolides, β-lactams, tetracyclines, vancomycin, clindamycin, linezolid, chloramphenicol, quinupristin-dalfopristin and rifampin on *Bacillus anthracis*. J Antimicrob Chemother. 2004; 53: 609-15.

［109］ Severn M. A fatal case of pulmonary anthrax. Br Med J. 1976; 1: 748.

［110］ Bradaric N, Punda-Polic J. Cutaneous anthrax due to penicillin-resistant *Bacillus anthracis* transmitted by insect bite. Lancet.1992; 340: 306-7.

［111］ Lalitha MK. Penicillin resistance in *Bacillus anthracis*. Lancet.1997; 349: 1522.

［112］ Chen Y, Tenover FC, Koehler TM. β-lactamase gene expression in a penicillin-resistant *Bacillus anthracis* strain. Antimicrob Agents Chemother. 2004; 48: 4873-7.

［113］ Chen Y, Succi J, Tenover FC, Koehler TM. Beta-lactamase genes of the penicillin-susceptible *Bacillus anthracis* Sterne strain. J Bacteriol. 2003; 185: 823-30.

［114］ Materon IC, Queenan AM, Koehler TM, Bush K, Palzkill T. Biochemical characterization of β-lactamases Bla1 and Bla2 from *Bacillus anthracis*. Antimicrob Agents Chemother.2003; 47: 2040-2.

［115］ Beharry Z, Chen H, Gadhachanda VR, Buynak JD, Palzkill T. Evaluation of penicillin-based inhibitors of the class A and B β-lactamases from *Bacillus anthracis*. Biochem Biophysical Res Commun. 2004; 313: 541-5.

［116］ Kim HS, Choi EC, Kim BK. A macrolide-lincosamide-streptogramin B resistance determination from *Bacillus anthracis* 590: cloning and expression of ermJ. J Gen Microbiol. 1993; 139: 601-7.

［117］ Choe CH. *In vitro* development of resistance to ofloxacin and doxycycline in *Bacillus anthracis* Sterne. Antimicrob Agents Chemother. 2000; 44: 1766.

［118］ Brook I, Elliott TB, Pryor II HI, et al. *In vitro* resistance of *Bacillus anthracis* Sterne to doxycycline, macrolides and quinolones. Int J Antimicrob Agents. 2001; 18: 559-62.

［119］ Athamna A, Athamna M, Abu-Rashed N, Medlej B, Bast DJ, Rubinstein E. Selection of *Bacillus anthracis* isolates resistant to antibiotics. J Antimicrob Chemother. 2004; 54: 424-8.

［120］ Hendricks KA, Wright ME, Shadomy SV, et al. Centers for Disease Control and Prevention expert panel meetings on prevention and treatment of anthrax in adults. Emerg Infect Dis. 2014; 20, e130687.

［121］ Friedlander AM, Welkos SL, Pitt ML, et al. Postexposure prophylaxis against experimental inhalation anthrax. J Infect Dis.1993; 167: 1239-43.

［122］ Meselson M, Guillemin J, Langmuir MH-A, Popova I, Yampolskaya ASO. The Sverdlovsk anthrax outbreak of 1979.Science. 1994; 266: 1202-8.

［123］ Barlett JG, Inglesby TV, Borio L. Management of anthrax. Clin Infect Dis. 2002; 35: 851-8.

［124］ Sejvar JJ, Tenover FC, Stephens DS. Management of anthrax meningitis. Lancet Infect Dis. 2005; 5: 287-95.

［125］ Annane D, Bellissant E, Bollaert PE, Briegel J, Confalonieri M, De Gaudio R. Corticosteroids in the treatment of severe sepsis and septic shock in adults: a systematic review. J Am Med Assoc. 2009; 301: 2362-75.

［126］ Andrews JM, Wise R. Susceptibility testing of *Bacillus* species. J Antimicrob Chemother. 2002; 49: 1039-46.

［127］ Weber DJ, Saviteer SM, Rutala WA, Thomann CA. *In vitro* susceptibility of *Bacillus* spp. to selected antimicrobial agents. Antimicrob Agents Chemother. 1988; 32: 642-5.

［128］ Turnbull PCB, Sirianni NM, LeBron CI, et al. MICs of selected antibiotics for *Bacillus anthracis*, *Bacillus cereus*, *Bacillus thuringiensis*, and *Bacillus mycoides* from a range of clinical and environmental sources as determined by the E-test. J Clin Microbiol. 2004; 42: 3626-34.

［129］ Banerjee C, Bustamante CI, Wharton R, Talley E, Wade JC.*Bacillus* infections in patients with cancer. Arch Intern Med.1988; 148: 1769-74.

［130］ Wong MT, Dolan MJ. Significant infections due to *Bacillus* species following abrasions associated with motor vehicle-related trauma. Clin Infect Dis. 1992; 15: 855-7.

［131］ Krause A, Freeman R, Sisson PR, Murphy OM. Infection with *Bacillus cereus* after close-range gunshot injuries. J Trauma.1996; 41: 546-8.

［132］ Kunimoto DK, Das T, Sharma S, et al. Microbiologic spectrum and susceptibility of isolates: part II. Posttraumatic endophthalmitis. Am J Ophthalmol. 1999; 128: 242-4.

［133］ Handal T, Olsen I, Walker CB, Caugant DA. β-lactamase production and antimicrobial susceptibility of subgingival bacteria from refractory periodontitis. Oral Microbiol Immunol. 2004; 19: 303-8.

［134］ Callegan MC, Cochran DC, Kane ST, et al. Virulence factor profiles and antimicrobial susceptibilities of ocular *Bacillus* isolates. Curr Eye Res. 2006; 31: 693-702.

［135］ Horii T, Notake S, Tamai K, Yanagisawa H. *Bacillus cereus* from blood cultures: virulence genes, antimicrobial susceptibility and risk factors for blood stream infection. FEMS Immunol Med Microbiol. 2011; 63: 202-9.

［136］ Johnson DM, Biedenbach DJ, Jones RN. Potency and antimicrobial spectrum update for piperacillin/tazobactam（2000）: emphasis on its activity against resistant organism populations and generally untested species causing community-acquired respiratory tract infections. Diag Microbiol Infect Dis. 2002；43：49-60.

[137] Streit JM，Jones RN，Sadar HS. Daptomycin activity and spectrum：a worldwide sample of 6737 clinical Gram-positive organisms.J Antimicrob Chemother. 2004；53：669-74.

[138] Gigantelli JW，Gomez JT，Osato MS. In vitro susceptibilities of ocular *Bacillus cereus* isolates to clindamycin，gentamicin，and vancomycin alone or in combination. Antimicrob Agents Chemother. 1991；35：201-2.

[139] Coonrod JD，Leadley PJ，Eickhoff TC. Antibiotic susceptibility of *Bacillus* species. J Infect Dis. 1971；123：102-5.

[140] Uraz G，Simsek H，Maras Y. Determination of beta-lactamase activities and antibiotic susceptibility of some *Bacillus* strains causing food poisoning. Drug Metabol Drug Interact. 2001；18：69-77.

[141] Magill SS，Edwards JR，Bamberg W，et al. Multistate point-prevalence survey of healthcare-associated infections. N Engl J Med. 2014；370：1198-208.

[142] Spaulding EH. Chemical sterilization of surgical instruments. Surg Gynecol Obstet. 1939；69：738-44.

[143] Weber DJ，Sickbert-Bennett E，Gergen MF，Rutala WA. Efficacy of selected hand hygiene agents used to remove *Bacillus atropheus*（a surrogate of *Bacillus anthracis*）from contaminated hands. J Am Med Assoc. 2003；289：1274-7.

[144] Centers for Disease Control and Prevention. Update：cutaneous anthrax in a laboratory worker-Texas，2002. Morb Mort Weekly Rep （MMWR）. 2002；51：482.

[145] Hseuh P-R，Teng L-J，Yang P-C，Pan H-H，Ho S-W，Luh K-T. Nosocomial pseudoepidemic caused by *Bacillus cereus* traced to contaminated ethyl alcohol from a liquor factory. J Clin Microb. 1999；37：2280-4.

[146] Brazis AR，Leslie JE，Kabler PW，Woodward RL. The inactivation of spores of *Bacillus globigii* and *Bacillus anthracis* by free available chlorine. Appl Microbiol. 1958；6：338-42.

[147] Lensing HH，Oei HL. Investigations on the sporicidal and fungicidal activity of disinfectants. Zentralbl Bakteriol Mikrobiol Hyg{b}. 1985；181：487-95.

[148] Russell AD. Bacterial resistance to disinfectants：present knowledge and future problems. J Hosp Infect. 1998；4（Suppl）：S57-68.

[149] Whitney EAS，Beatty ME，Taylor TH，Weyant R，Sobel J，Arduino MJ，Ashford DA. Inactivation of *Bacillus anthracis* spores. Emerg Infect Dis. 2003；9：623-7.

[150] Wellinghausen N. Listeria and Erysipelothrix. In：Jorgensen JH，Pfaller MA，editors. Manual of clinical microbiology. Washington，DC：ASM Press；2015. p. 462-73.

[151] Lorber B. Listeriosis. Clin Infect Dis. 1997；24：1-11.

[152] Doganay M. Listeriosis：clinical presentation. FEMS Immunol Med Microbiol. 2003；35：173-5.

[153] Hernandez-Milian A，Payeras-Cifre A. What is new in listeriosis? Biomed Res Int. 2014；358051：1-7.

[154] Kourtis A，Read JS，Jamieson DJ. Pregnancy and infection. N Engl J Med. 2014；370：2211-8.

[155] Barbosa J，Magelhaes R，Santos I，et al. Evaluation of antibiotic resistance patterns of food and clinical *Listeria monocytogenes* isolates in Portugal. Foodborne Pathol Dis. 2013；10：861-6.

[156] Charpentier E，Gerbaud G，Jacquet C，Rocourt J，Courvalin P. Incidence of antibiotic resistance in *Listeria* species. J Infect Dis. 1995；172：277-81.

[157] Granier SA，Moubareck C，Colaneri C，et al. Antimicrobial resistance of *Listeria monocytogenes* isolates from food and the environment in France over a 10-year period. Appl Environ Microbiol.2011；77：2788-90.

[158] Prieto M，Martinez C，Aguerre L，Rocca MF，Cipolla L，Callejo R. Antibiotic susceptibility of *Listeria monocytogenes* in Argentina. Enferm Infec Microbiol Clin. 2016；34：91-5.

[159] Dos Reis CMF，Barbosa AV，Rusak LA，Vallim DC，Hofer E. Antibiotic susceptibility of *Listeria monocytogenes* human strains isolated from 1970 to 2008 in Brazil. Rev Soc Bras Med Trop. 2011；44：173-6.

[160] Charpentier E，Courvalin P. Emergence of trimethoprim resistance gene *dfrD* in *Listeria monocytogenes* BM4293. Antimicrob Agents Chemother. 1997；41：1134-6.

[161] Charpentier E，Courvalin P. Antibiotic resistance in *Listeria monocytogenes*. Antimicrob Agents Chemother. 1999；43：2103-8.

[162] Conville PS，Witebsky FG. *Nocardia*，*Rhodococcus*，*Gordonia*，*Actinomadura*，*Streptomyces*，and other aerobic *Actinomycetes*. In：Jorgensen JH，Pfaller MA，editors. Manual of clinical microbiology.Washington，DC：ASM Press；2015. p. 504-35.

[163] Rosman Y，Grossman E，Keller N，et al. Nocardiosis：a 15-year experience in a tertiary medical center in Israel. Eur J Intern Med.2013；24：552-7.

[164] Ambrosioni J，Lew D，Garbino J. Nocardiosis：updated clinical review and experience at a tertiary center. Infection. 2010；38：89-97.

[165] Martinez R，Reyes S，Menendez R. Pulmonary nocardiosis：risk factors，clinical features，diagnosis and prognosis. Curr Opin Pulm Med. 2008；14：219-27.

[166] Anagnostou T，Arvanitis M，Kourkoumpetis TK，Desalermos A，Carneiro HA，Mylonakis E. Nocardiosis of the central nervous system：experience from a general hospital and review of 84 cases from the literature. Medicine. 2014；93：19-32.

[167] Dodiuk-Gad R，Cohen E，Ziv M，et al. Cutaneous nocardiosis：report of two cases and review of the literature. Int J Dermatol.2010；49：1380-5.

[168] Wilson JW. Nocardiosis：updates and clinical overview. Mayo Clin Proc. 2012；87：403-7.

[169] Clinical and Laboratory Standards Institute. Susceptibility testing of *Mycobacteria*，*Nocardiae*，and other aerobic *Actinomycetes*；approved standard，2nd ed. 2011. M24-A2，vol.31，No. 5. p. 43.

[170] Lai C-C，Liu W-L，Ko W-C，et al. Multicenter study in Taiwan of the in vitro activities of nemonoxacin，tigecycline，doripenem，and other antimicrobial agents against clinical isolates of various *Nocardia* species. Antimicrob Agents Chemother. 2011；55：2084-91.

[171] Larruskain J，Idigoras P，Marimon JM，Perez-Trallero E. Susceptibility of 186 *Nocardia* sp. isolates to 20 antimicrobial agents. Antimicrob Agents Chemother. 2011；55：2995-8.

［172］ Schlaberg R, Fisher MA, Hanson KE. Susceptibility profiles of *Nocardia* isolates based on current taxonomy. Antimicrob Agents Chemother. 2014；58：795-800.

［173］ McTaggart LR, Doucet J, Witkowska M, Richardson SE. Antimicrobial susceptibility among clinical *Nocardia* species identified by multilocus sequence analysis. Antimicrob Agents Chemother. 2015；59：269-75.

［174］ Welsh O, Vera-Cabrera L, Salina-Carmona MC. Current treatment for *Nocardia* infections. Expert Opin Pharmacother. 2013；14：2387-8.

［175］ Uhde KB, Pathak S, Jr MC, et al. Antimicrobial-resistant *Nocardia* isolates, United States, 1995—2004. Clin Infect Dis. 2010；51：1445-8.

［176］ Tremblay J, Thibert L, Alarie I, Valiquette L, Pepin J. Nocardiosis in Quebec, Canada, 1988—2008. Clin Microbiol Infect.2011；17：690-6.

［177］ Brown-Elliott BA, Biehle J, Conville PS, et al. Sulfonamide resistance in isolates of *Nocardia* ssp. from a U.S. multicenter survey.J Clin Microbiol. 2012；50：670-2.

［178］ Conville PS, Brown-Elliott BA, Wallace Jr. RJ, et al. Multistate reproducibility of broth microdilution method for susceptibility testing of *Nocardia* species. J Clin Microbiol.2012；50：1270-80.

［179］ Valdezate S, Garrido N, Carrasco G, Villalon P, Medina-Pascual MJ, Saez-Nieto JA. Resistance gene pool to co-trimoxazole in non-susceptible *Nocardia* strains. Front Microbiol. 2015；6：Article 376.

第八篇

革兰氏阴性菌耐药性：临床篇

第54章　奈瑟氏菌的耐药性

Margaret C. Bash，Kathryn A. Matthias

1　前言

奈瑟氏菌属细菌包括致病性奈瑟氏菌和共生性奈瑟氏菌。致病性奈瑟氏菌包括脑膜炎奈瑟氏菌和淋病奈瑟氏菌，只感染人，不感染其他动物。共生性奈瑟氏菌包括乳酸奈瑟氏菌、干燥奈瑟氏菌、微黄奈瑟氏菌（包括变异微黄奈瑟氏菌、黄色奈瑟氏菌和深黄奈瑟氏菌）、黏膜奈瑟氏菌、浅黄奈瑟氏菌、灰质奈瑟氏菌、多糖奈瑟氏菌和延长奈瑟氏菌（包括延长奈瑟氏菌亚种、糖酵解奈瑟氏菌亚种和氮还原奈瑟氏菌亚种），是一类共生菌，目前只在人体中发现，但很少与疾病相关。一些共生奈瑟氏菌也存在于动物的呼吸道和口腔中，包括犬奈瑟氏菌和犬网织奈瑟氏菌、豚鼠脱氮奈瑟氏菌、恒河猴奈瑟氏菌、奶牛奈瑟氏菌和鬣蜥奈瑟氏菌。

脑膜炎奈瑟氏菌常常在人体中定殖而不引发疾病，只有它通过鼻咽上皮时，才会出现败血症和脑膜炎等严重而典型的侵袭性症状。同样，淋病奈瑟氏菌常常导致无症状感染（大约50%的女性没有表现出疾病症状）[1]，当发生局限性疾病时，它通常表现为女性的宫颈炎和男性的尿道炎，可延伸至上生殖道，导致盆腔炎（PID）和附睾炎，这两者都与长期并发症有关。咽部和直肠外感染也很常见。播散性感染如淋球菌性关节炎-皮炎综合征、化脓性关节炎和心内膜炎及脑膜炎等其他局限性播散性疾病则极为罕见[2]。

淋病奈瑟氏菌耐药性对治疗和控制该菌感染造成了严峻挑战。由于淋病奈瑟氏菌的耐药性呈现出较高的可转换性，其耐药性在整个物种中迅速传播，从而导致淋病奈瑟氏菌对除了第三代头孢菌素外的临床上用于治疗淋病外的各类抗生素都产生显著的耐药性。而第三代头孢菌素是目前唯一对淋病奈瑟氏菌具有单剂量单药物治疗作用的抗生素，并且有效的治疗方案因感染的地理来源而异。

淋病奈瑟氏菌和脑膜炎奈瑟氏菌的DNA分析表明，它们是密切相关并且非常相似的细菌。通过基因交换进行多样化是两种细菌适应环境的重要方面。然而，淋病奈瑟氏菌和脑膜炎奈瑟氏菌的抗生素耐药性在疾病治疗和预防中的作用却存在巨大差异。虽然抗生素耐药性一直是控制淋氏菌疾病的主要考虑因素，但自从抗生素使用以来，它对治疗脑膜炎奈瑟氏菌感染的方法并没有太大的影响。

2　淋病奈瑟氏菌

淋病奈瑟氏菌可引起一种人类最常见的传染病，淋病奈瑟氏菌是一种性传播病原体，通常感染黏膜表面，发病症状变化很大。虽然淋病奈瑟氏菌的无症状感染很常见，但淋病奈瑟氏菌导致的并发症往往给患者造成较高的医疗费用并引起严重的后遗症。大量证据表明，淋病奈瑟氏菌也与人类免疫缺陷病毒（艾滋病病毒）的感染和传播趋势增加有关，这意味着感染淋病奈瑟氏菌与其他性传播病原体之间存在直接关系[3]。

2.1 淋球菌病的概述

2.1.1 全球分布

淋病是一种具有全球公共卫生重要性的疾病。2008年世界卫生组织（WHO）的一份报告估计，每年大约有1.06亿新病例发生，这一数字可以使得我们根据这种疾病的特点对诊断和报告的不足之处进行调整[4]。尤其是对于淋病最流行的地区以及非洲和亚洲的发展中国家，由于对淋病的诊断和监测手段的缺乏，监测机制较差，治疗方案有限，因此，淋病的检测报告可能存在漏检之处。虽然淋病在世界范围内分布，但发病率和患病率都因地理位置而异。例如，在2008年，西太平洋地区15～49岁人群的发病率比东地中海地区高约13.5倍（表54.1）[4]。

尽管许多因素可能导致这些差异，包括成人人口规模、抗生素的可用性以及对性行为的文化态度，但最主要的影响因素却是特定人群的社会经济条件。即使在淋病发生率极低的西方发达国家，种族和经济地位最边缘的社区的淋病发病率也最高。例如，英国淋病的总发病率相对很低（63/100 000），但在城市地区发病率大量增加，伦敦的发病率可高达634/100 000人[5]。在同一地理区域，与白人种族相比，黑人种族的诊断率高出4倍，而且不同年龄和性别的人群也不同。同样，在2012年的美国，非洲裔美国男性和女性中淋病发病率最高，分别为每10万人中有467.7和456.3例（相比之下，总体发病率为107.5/100 000）[6]。大多数病例都发生在人口密集、公共卫生资源负担过重的大都市和公共卫生资源稀缺农村以及贫困县。

尽管全球努力控制，但淋病的发病率仍然居高不下，甚至增加。在发达国家的许多地区，淋病已经在同性恋活跃的男性中再次出现[7-9]，而在病例报告机制崩溃的前东欧国家，仍有很高的患病率[10]。然而，研究表明，特定社会背景下的贫困和收入不平等是淋球菌发生的最重要指标[11]。这些研究表明，如果要在最脆弱的群体中遏制淋球菌传播和威胁，就需要增强监测机制并建立成效显著的卫生保健体系。

表54.1 2008年淋病流行状况

地区	发病数（百万人）	新发数（百万人）
西太平洋地区	42	13.3
东南亚地区	25.4	9.3
非洲地区	21.1	8.2
美洲地区	11	3.6
欧洲地区	3.4	1
东地中海地区	3.1	1

2.1.2 临床表现

淋病的定义是在临床样本中检测出淋球菌。淋球菌是一种仅在人类身上发现的微生物，并且高度适应人类生物圈。大多数情况下，它会感染黏膜表面，导致性传播性男性的尿道炎和女性的子宫颈炎。肛门直肠和咽部感染在男性和女性中都可发生，并难以治疗。新生儿在通过受感染产道的过程中也可经眼结膜感染。子宫颈、肛门直肠和咽部感染通常是无症状的，因此临床表现被延迟，感染者就成为淋病奈瑟氏菌的储存宿主和传染源。

黏膜感染迁延不愈可引起男性的睾丸附睾炎或女性盆腔炎，这两者都可能导致不孕不育。特别是在女性感染淋病奈瑟氏菌后，并发症可能会增加自然流产、异位妊娠和慢性盆腔疼痛的风险。无症状感染淋病奈瑟氏菌的妇女发生弥漫性淋球菌感染（DGIs）的几率是其他感染方式的4倍，占所有受淋病奈瑟氏菌感染患者的0.5%～3%[12]。弥漫性淋球菌感染与抗人正常血清的菌株有关，该菌株通过血液传播感染，可引起腱鞘炎和化脓性关节炎，甚至引起罕见的心内膜炎和脑膜炎[13]。如果不及时治疗，淋病可传染给性伴侣，在怀孕期间，可传染给新生儿，通常引起新生儿结膜炎，若治疗不及时可导致角膜穿孔或失明。

淋病奈瑟氏菌的感染可显著增加艾滋病毒的感染力和持续传播能力，使艾滋病毒的传播速度增加到原来的5倍[14]。在淋球菌感染过程中，炎性细胞在黏膜表面，从而加速艾滋病毒感染和传播。正是炎性细胞中的这些吞噬细胞和CD4+T细胞成为艾滋病毒入侵的靶标，增加了艾滋病毒入侵的风险。艾滋病毒和淋球菌混合感染男性的艾滋病毒载量比没有感染淋病而感染了艾滋病毒男性的艾滋病毒载量高8倍，这导致了艾滋病患者携带的艾滋病毒的数量增加，传播的风险也更大。可喜的是，这种风险可以通过简单的治疗手段来降低，当使用有效的抗生素治疗淋球菌后，高病毒载量会降低到与未感染人群相当的水平[15]。

2.1.3　治疗和控制措施

长期以来，人们认识到一项控制淋病的综合措施，即同时采取减少淋病发生率、降低其可传播性、减少持续感染时间和性接触次数等方法的联合使用以控制淋病[16, 17]。多重耐药和潜在的无法治疗的淋病奈瑟氏菌株的出现，给预防和控制淋病带来了新的问题和紧迫感。近年来，人们正在努力研发淋病奈瑟氏菌疫苗，期望构建出候选疫苗株。当然，在这种安全有效的疫苗问世之前，通过抗生素等综合措施控制该病的传播仍是首要目标。

2012年，世界卫生组织（WHO）制定了一项全球行动计划，目标就是控制淋病的传播[17]。除了让更多的人群认识到现已经存在多重耐药性淋球菌菌株之外，还要采取各种措施以成功预防和治疗淋球菌感染。其中一些包括：①行为改变；②提高诊断能力；③充分监测；④加强卫生保健（包括提供适当的抗生素治疗）。

在疾病发生早期和有效治疗是这种综合方法的核心。建议的治疗策略是在首次陈述或诊断时采用单剂量治疗，治愈率最低达95%。这种方法依据的原理有以下两个方面：一是在多剂量治疗中坚持服药率不可能达到服药要求，二是要尽可能快地减少疾病进一步传播任何可能（在有效的抗生素治疗下，淋球菌存活不超过12 h）[16, 18, 19]。由于淋病的充分治疗对疾病的全面控制至关重要，因此人们正在付出极大的努力来限制、监测和应对淋病奈瑟氏菌的抗菌素耐药性。

2.2　淋病奈瑟氏菌抗菌素耐药性

淋球菌具有迅速产生抗生素耐药性的很好的识别潜力。淋球菌的基因重组和表型多样性增强了其感染传播和逃逸宿主免疫系统监视的能力，对于其在人类体内的生存至关重要[20-22]。这种基因转化和重组的倾向也使得淋球菌抗生素耐药基因的迅速传播，从而导致在世界上许多地方使用青霉素、四环素、喹诺酮类和后期出现的头孢菌素类抗生素治疗该病时无效[23-25]。

最初，淋球菌对许多抗生素都是极为敏感的，并且容易治疗[26]。然而现在，淋球菌已对多种抗生素产生了耐药性，就只有第三代头孢菌素，尤其是头孢曲松仍然对淋球菌有效，并且在全球部分国家和地区出现了对第三代头孢菌素类抗生素敏感性降低的菌株。甚至已经发现了一些头孢菌素高度耐药性菌株以及头孢菌素治疗失败的病例[27-36]。由于淋球菌对青霉素类抗生素普遍耐药，因此在考虑使用青霉素类药物治疗淋球菌前必须验证其有效性，喹诺酮类抗生素的使用在世界许多地方同样受到限制。这意味着廉价有效的口服治疗药物将被昂贵的或可注射的药物替代。因此，在资源贫乏的区域，由于药物和治疗成本昂贵，疗效可靠的抗生素往往得不到广泛使用[37]。

在许多淋球菌病发病率很高的地区，为患者使用抗生素进行治疗的多数为非正规卫生部门。在这种环境中，掺假的抗生素、非法制剂和不适合的抗生素都会被使用[37-41]。这些掺假和不对症药剂的使用意味着患者购买到的治疗药物可能存在治疗剂量不足等问题。具有讽刺意味的是，不受限制的药物供应导致抗生素过度使用和滥用，这也是导致细菌产生抗生素耐药性的重要因素之一。在世界卫生组织西太平洋区域，抗生素不受监管，很容易获得，这些区域已经连续出现了青霉素、四环素、壮观霉素、喹诺酮类、头孢菌素耐药性淋球菌。世界卫生组织全球行动计划建议医务人员遵守用药准则，遏制抗生素的过度使用和滥用，以控制淋病奈瑟氏菌的传播及其耐药性的产生[17]。

2.2.1 淋病奈瑟氏菌抗生素耐药性产生和传播

抗生素耐药性一般包括抗生素进入靶位点的机会减少或靶位自身发生改变。抗生素进入淋球菌的靶位点会受到以下因素限制：①细胞膜孔蛋白的变化引起的细胞膜通透性降低；②通过外排泵从细胞中主动输出抗生素；③在抗生素与淋球菌靶位点相互作用之前破坏抗生素[24, 25]。淋球菌的抗生素靶位点的改变或缺失通常导致其对抗生素的亲和力降低。从遗传学角度而言，这些变化可能是由染色体或染色体外元件（质粒）介导的。多重耐药性决定簇可能共存于同一细菌细胞内，从而导致耐药性水平增加，或在某些情况下，对多种不同的抗生素产生耐药性。

在淋球菌中，染色体介导的耐药性的出现和传播通常很缓慢。然而遗传转化（即获得这些决定簇的机制）介导的耐药性在淋病奈瑟氏菌中却很常见，临床上淋病奈瑟氏菌相关抗生素耐药性的产生往往需要多基因转移[42]。淋球菌中质粒介导的青霉素和四环素耐药性比染色体介导的青霉素和四环素耐药性扩散更快。淋球菌间耐药性的传播需要淋球菌有一个接合质粒来调动耐药性质粒，如果淋球菌不携带接合质粒，则可能将其作为受体菌株而获得接合质粒，一旦获得接合质粒，接受者自己可以成为供体，不仅长期播散接合质粒而且播散染色体外耐药性基因[25, 42]。

2.2.1.1 青霉素类耐药性（青霉素、氨苄西林、阿莫西林、青霉素/β-内酰胺抑制剂）

青霉素被广泛用于治疗淋病。最初，淋病奈瑟氏菌对其极其敏感，在大多数情况下，使用15万单位青霉素治疗是有效的[26]。在它问世之后不久，就出现了体外敏感性下降，早在20世纪50年代中期就出现了治疗无效的情况。增加青霉素的使用剂量可以提高疗效，但更强的耐药菌株迅速出现，即使使用更高剂量的青霉素，大量的治疗无效的病例再次出现[19, 43]。这是由于在几十年的时间里，多个染色体多个基因位点不断变化积累的结果。目前，高水平染色体介导的青霉素耐药性的遗传基础已经研究清楚，他是由5个不同基因或基因位点的突变引起的[44]。

β-内酰胺的靶标是青霉素结合蛋白（PBPs），是位于细胞外膜的酶，参与细胞壁肽聚糖代谢。PBP-2的改变降低了青霉素结合蛋白对青霉素的亲和力，从而降低了淋病奈瑟氏菌本身对青霉素的敏感性[45]。PBP-2由*penA*基因座编码[46]。其他基序如*mtr*和*penB*的变化也会产生叠加效应，通过主动外排系统，*mtr*基因座介导了对多种抗生素、洗涤剂和染料的耐药性[47, 48]。反过来，*penB*基因座发生突变，进而影响到主要的外膜孔蛋白，导致细胞膜对亲水的抗生素和其他化合物的渗透性降低[42, 49-51]。*ponA1*编码的PBP-1中*penC*（*pilQ2*）基因座发生突变的情况，干扰了高分子量PilQ分泌蛋白复合物的形成，也使得淋病奈瑟氏菌对青霉素类药物产生耐药性[44, 52]。*penA*、*penB*、*mtr*、*penC*和*ponA1*的联合作用将青霉素的最小抑菌浓度（MIC）提高了120倍，表现出这些变化的淋球菌被称为染色体突变型耐药菌（CMRNG）[53]，染色体突变型耐药菌的表型与表达*PenB*等位基因的菌株有关，菌外膜穿孔蛋白也是血清型IB（或WⅡ/WⅢ）菌株的血清型抗体的靶标[54, 55]。

淋病奈瑟氏菌对青霉素的耐药性也可以由质粒携带的诱导型TEM-1型β-内酰胺酶介导产生，而淋球菌的诱导型TEM-1型β-内酰胺酶最初是由淋球菌从嗜血杆菌中捕获的[56-60]，这种酶水解β-内酰胺酶青霉素环，从而灭活青霉素类药物。与染色体基因逐渐突变介导的缓慢出现的耐药性相反，质粒介导的耐药性可一步完成。1976年，英国[61]和美国[62]同时检测出产青霉素酶的淋病奈瑟氏菌（PPNG），这一批菌株分别来自非洲和远东地区，尽管这两种菌株都携带有相同的TEM型β-内酰胺酶，但这种基因被携带在不同大小的质粒上，它们分别被称为"非洲"质粒和"亚洲"质粒。通过接合质粒来产生和传播耐药性这一现象在第一批分离的亚洲产青霉素酶淋病奈瑟氏菌中就已发现，而直到1981年这一现象才在非洲菌株中发现[60]。因此，与非洲质粒相比，亚洲质粒的抗药性更迅速、更广泛。从那时起，许多国家和地区相继报道了携带有TEM型β-内酰胺酶基因质粒的产青霉素酶淋病奈瑟氏菌株[42]。酰胺酶的产生（PPNG）和染色体突变（CMRNG）可以在同一分离株中共存，因此，试图通过β-内酰胺酶抑制剂和青霉素类药物如阿莫西林和克拉维酸联用来治疗淋病的效果是有限的[63, 64]。尽管内酰胺酶抑制剂可以中和水解酶的作用，并使青霉素对机体的作用不受阻碍，但如果潜在的染色体突变介导的耐药机制也存在，菌体仍将具有耐药性[65]。

2.2.1.2　四环素

一般不建议将四环素类抗生素用于治疗淋病，因为它们必须在数天内以多剂量给药，而患者常常不遵守治疗方案或接受不恰当的治疗。尽管存在这些问题，四环素仍然被广泛使用，特别是在非正规卫生部门，由于患者贫穷，而四环素价格又廉价，因此使它们常常被非正规卫生部门使用。在淋球菌中已经发现了染色体突变介导的耐药基因和携带四环素耐药基因的质粒，后者是造成高度耐药性的主要因素。与青霉素类似，染色体突变导致的耐药性与*mtr*和*penB*基因座的突变有关[42]。另外，编码核蛋白S10的第三个基因座*tet-2*中*rpsJ*基因的单点突变也可导致耐药性产生[46, 66]，这些基因座的突变与染色体上其他基因突变的共同作用可以使淋球菌在临床上表现出显著的耐药性[67]。

四环素高耐药性淋球菌（TRNG）最早发现于1068年，其耐药性的产生是由于淋球菌获得了tetM决定簇[68]。*tetM*决定簇有"荷兰"型和"美国"型两种略有不同的类型，位于自调节质粒上[69]，这种自调节质粒广泛分布于正常生殖道菌群中。*tetM*基因PCR分子流行病学研究表明，荷兰型可能起源于远东和非洲大陆上的美洲型[70]。质粒在细菌间的转移和治疗其他性传播感染（STIs）时，四环素的大量使用所产生的选择性压力的共同作用促进了四环素高耐药性淋球菌菌株的广泛传播[53, 71-75]。

2.2.1.3　磺胺-甲氧苄氨嘧啶合剂

磺胺甲噁唑和甲氧苄氨嘧啶（复方新诺明）常常作为口服药物对淋病进行多剂量治疗。正如前面讨论的四环素类药物一样，由于不遵守医嘱或不能正确服用该类多剂量药物，从而导致了淋球菌对复方新诺明耐药性的产生。也使得甲氧苄氨嘧啶对淋球菌并不是特别有效。实验室中甲氧苄氨嘧啶甚至被添加至原代培养基中用于培养细菌，以降低淋球菌二氢叶酸还原酶对微生物制剂的亲和力。增加二氢叶酸还原酶的产量或降低细胞通透性也可导致耐药性的产生[76]。淋球菌也可仅对磺胺类药物产生耐药性[42, 77]。

2.2.1.4　喹诺酮类抗生素

20世纪90年代初开始，单剂量氟喹诺酮类药物，如环丙沙星和氧氟沙星就被用来口服治疗生殖器淋病奈瑟氏菌感染[78]。在过去的20年中，喹诺酮耐药淋球菌（QRNG）在全球范围内出现的频率越来越高（图54.1），喹诺酮类抗菌药对淋球菌感染的治疗效果也越来越低[24, 25, 79, 80]。2007年，美国疾病控制与预防中心（CDC）呼吁停止在美国使用喹诺酮类药物治疗淋病[81]。

淋球菌氟喹诺酮耐药性是由细菌*gyrA*和*parC*基因中的点突变导致的，这2个基因分别编码靶酶DNA促旋酶和拓扑异构酶IV[82]，序列分析表明*gyrA*中的多个突变或*gyrA*和*parC*突变的组合通常与环丙沙星耐药相关（环丙沙星MIC≥1 μg/mL），从而导致喹诺酮类药物在临床上对这类淋球菌感染治疗无效[82-88]。此外，淋球菌外膜孔蛋白的变化和外排机制也可导致其产生耐药性[89, 90]。虽然后来又研发出了具有强parC活性的新型喹诺酮药物，但由于parC这种靶位点在淋球菌耐药性方面不如GyrA重要，因此这些药物在喹诺酮类高度耐药菌株流行的地区使用则不太可能有效控制该病的传播[91]。

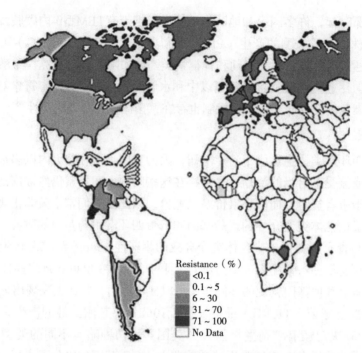

图54.1　全球部分地区淋球菌抗生素敏感性监测示意图

2010年各国对淋病奈瑟氏菌对环丙沙星、喹诺酮类的耐药比例报告[154]。

2.2.1.5　头孢类抗生素

随着淋病奈瑟氏菌对氟喹诺酮类药物的耐药性增加以及随后停止使用，使得头孢菌素成为仅有的单剂量单药治疗淋病奈瑟氏菌抗生素类别，而截至目前，尚未产生大量的头孢菌素耐药性淋病奈瑟氏菌淋球菌菌株。头孢类抗生素是β-内酰胺药物，它们像青霉素一样起到与细胞膜中存在的青霉素结合蛋白结合并抑制细菌细胞壁的合成和交联的作用。然而，与青霉素类抗生素对β-内酰胺酶的敏感性相比，头孢菌素对β-内酰胺酶的敏感性更低。另外，在许多革兰氏阴性菌中表达的头孢菌素酶在奈瑟菌属中未检测到[23]。因此，一些淋球菌对头孢菌素敏感性的改变也是由染色体基因突变介导的，其机制与染色体突变型耐药菌中引起青霉素敏感性降低的机制相似[42, 92]。

数据表明，与青霉素类似，尽管*pilQ*基因的突变不太可能影响淋球菌对头孢菌素类的敏感性[96]，但包括*penA*、*ponA*、*mtrR*和*penB*（*porB*）在内的多种基因的突变都会增强淋球菌对头孢菌素耐药性[93-95]，临床上已经证实淋球菌对青霉素和早期头孢菌素（如头孢呋辛）之间存在交叉耐药性[42, 92, 97]，但对第三代头孢菌素如头孢曲松和头孢克肟没有耐药性[98]。对这些广谱头孢菌素（ESCs）的耐药性通常与*penA*基因中的多个位点突变导致β-内酰胺结合位点PBP-2的构象发生变化有关[99]。这种构象变化足以显著增加淋球菌对广谱头孢菌素（ESCs）的耐药性，并且当同时存在*ponA*、*mtrR*和*penB*基因位点突变时，这种效应会进一步增强。

研究人员认为，淋病奈瑟氏菌中PenA的突变是由与其密切相关的共生菌如浅黄奈瑟氏菌、黄色奈瑟氏菌、深黄奈瑟氏菌、灰质奈瑟氏菌和脑膜炎奈瑟球菌的*penA*基因重组产生的[100]。对广谱头孢菌素（ESCs）耐药性分离株的序列与其共生菌的序列进行比较时，在penA转肽酶结构域中鉴定出同源性序列[95, 101]。由于口咽部是这些共生菌的主要定殖部位，因此口咽部也可能是淋病奈瑟氏菌与其同属共生菌发生基因重组的部位，性工作者和男男同性恋者（MEM）中逐年增多的广谱头孢菌素（ESCs）耐药菌株的发现进一步支持这一假说，另外，目前一些国家已经报道了多例头孢曲松治疗淋病奈瑟氏菌咽部感染失败的案例[28, 42, 92, 102]。

2002年，日本首次证实并报道了口服头孢克肟治疗淋病失败的首例患者[36]。从自此以后，南非、加拿大、奥地利、法国、西班牙、英国和挪威等国家相继报道了口服头孢克肟治疗淋病失败的案例[27, 29, 30, 34, 35]。在治疗失败的同时，也发现对头孢克肟最小抑菌剂量耐受性升高（≥0.25 μg/mL）的分离株所占的百分比持续上升（图54.2），直到10年后，在2012年，美国疾病控制和预防中心（CDC）建议停止使用口服头孢克肟治疗淋球菌[103]。目前，美国疾病控制和预防中心（CDC）推荐使用可注射头孢曲松与口服阿奇霉素或多西环素组合的双重疗法来治疗淋球菌病。然而，最近基于头孢曲松疗法治疗失败的案例也有所报道[33, 102, 104]，广泛耐药性（XDR）淋球菌菌株也已经出现[28, 32, 33]，这些变化趋势预示着上述双重疗法可能会在将来治疗淋球菌时疗效下降。

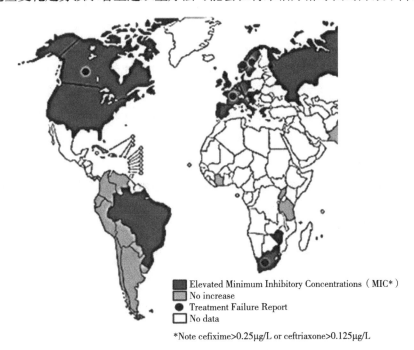

■ Elevated Minimum Inhibitory Concentrations（MIC*）
■ No increase
● Treatment Failure Report
□ No data

*Note cefixime>0.25μg/L or ceftriaxone>0.125μg/L

图54.2　全球部分地区淋球菌抗生素敏感性监测示意图

2010年头孢克肟和/或头孢曲松最小抑菌浓度升高的国家[154]。

注：头孢克肟>0.25 μg/L或头孢曲松>0.125 μg/L。

2.2.1.6　壮观霉素和氨基糖苷类药物

淋病奈瑟氏球菌对壮观霉素或氨基糖苷类药物的高度耐药性是通过染色体中的核糖体基因的连续的单步突变产生的，这种突变使得细菌翻译不再继续受阻而表现出耐药特征[42, 105, 106]。20世纪80年代，随着壮观霉素的广泛使用，韩国出现了耐壮观霉素的淋球菌菌株。然而，当停止将壮观霉素用于治疗淋病奈瑟氏菌感染后，这种抗壮观霉素耐药菌株消失了。临床上对壮观霉素具有耐药性的淋病奈瑟菌菌株很少见，特别是在停用壮观霉素后的多年里也没有再在韩国出现过[75]，这表明它们在将来可能成为治疗淋病奈瑟氏菌的有效药物。也有报道显示，体外培养的淋病奈瑟氏菌对壮观霉素具有敏感性，但在体内用壮观霉素治疗其感染时却无效，这可能是由于注射壮观霉素后，药物在局部停留，吸收和扩散不充分所致[77]。另外，尽管壮观霉素在治疗泌尿生殖道和肛门直肠淋病方面是有效的，但它在治疗咽部感染方面的疗效较差[107]，表明在选择合适的抗生素治疗方案时感染部位也需要重点考虑。

氨基糖苷类抗生素（主要是卡那霉素和庆大霉素）是低成本的注射剂，有时用作一线治疗药物。然而，敏感性试验数据表明，已经出现了具有抗低浓度庆大霉素的耐药性菌株。2012年的一项研究记录表明，虽然单剂量的庆大霉素可有效治疗大部分感染，但没有进行进一步治疗的患者，清除淋病奈瑟氏菌的比例明显低于当前美国疾病控制和预防中心（CDC）推荐的治愈标准（≥95%疗效）[108]。由于庆大霉素最佳的最小抑菌浓度还不是很确定[109, 110]，因此很显然还需要进一步研究庆大霉素的体外抑菌浓度与临床有效剂量的相关性。

2.2.1.7　新型大环内酯类药物

许多较新的大环内酯类药物已用于治疗伴随沙眼衣原体感染的淋球菌感染，最典型的是阿奇霉素。与红霉素一样[47]，对阿奇霉素的染色体突变型耐药性依赖于*mtr*表型的表达[111]。编码对红霉素的抗药性的基因突变位于核糖体[112, 113]和*macAB*的启动子区域，它们保证菌体的翻译机制不受阻碍，并且提高了*MacA-MacB*外排泵编码基因的转录[114]。虽然，目前已出现了应用低剂量（1 g）阿奇霉素治疗无效的病例[115-117]，但最近使用的双重疗法使得阿奇霉素在治疗淋球菌方面获得了新的进展。口服阿奇霉素并注射庆大霉素或同时口服阿奇霉素和吉米沙星的联合用药模式用于治疗时，对泌尿生殖器淋病的治愈率可分别达到100%和99.5%的功效[118]。应用这两种组合，对咽部和肛门直肠感染的淋球菌百分之百有效，这一现象表明，霉双重疗法在消除细菌携带者体内可导致产生抗生素耐药性菌株方面起到重要作用。

2.2.1.8　氯霉素/甲砜霉素

尚缺乏关于体外氯霉素/甲砜霉素药物敏感性的数据，但确实有数据提示淋球菌对这些药物具有耐药性[71, 119]。

2.2.2　耐药性的实验室检测方法

原则上，用于对淋球菌进行药敏试验的实验室方法与其他细菌类似。然而，淋病奈瑟氏菌具有专门的生长要求，导致开发的检测方法多种多样。

2.2.2.1　琼脂稀释法（琼脂掺入法）

琼脂稀释法检测最小抑菌浓度是一种权威性的药敏试验。它是一种劳动密集型方法，只能在专门的实验室进行，但在批量检测大量菌株时相对便宜。目前使用的方法不统一，不同的实验室获得的最小抑菌浓度也不尽相同[120]。一般认为最小抑菌浓度的准确值是加上或减去一个二倍稀释的值。

2.2.2.2　扩散圆盘法

由于成本低廉并且技术简单，扩散圆盘法敏感性检测方法在实验室中得到了广泛使用。但该方法在评估淋球菌敏感性方面的实用性和准确性得商榷，因为该方法最初是检测生长快速的微生物的标准化方法，由于淋病奈瑟氏菌生长缓慢，使得其孵育时间也相对延长，这就对抑菌圈直径的大小产生了很大的影响。不过，将抑菌圈与最小抑菌浓度关联起来，建立关联标准，可提高该方法在检测淋病奈瑟氏菌对药物敏感性应用方面的准确性，虽然还没有标准化，但可以在不同的实验室产生可信的数据[16]。

2.2.2.3　E检测法

这是一种药敏试验的定量检测方法，是使用预先吸附有特定浓度抗生素的试纸条来检测细菌的最小抑菌浓度。E检测法（E-test）在参考实验室条件下比常规的琼脂稀释法更受青睐。与常规琼脂稀释法相比，E检测法在参考实验室获得的最小抑菌浓度略低。而在马拉维田间应用中，E检测法获得数据可比性较差[109]。

2.2.2.4　最小抑菌浓度数据的可比性

最小抑菌浓度（MIC）数据的可比性存在许多问题。然而，最近有人提出，如果确定了某些检测参数并使用国际上一致公认的控制措施[77, 90]，则可以对通过不同方法获得的耐药率进行比较。例如，美国和加拿大对青霉素染色体突变型耐药性的最小抑菌浓度（MIC）值定义为≥2 μg/mL，英国和澳大利亚定义为≥1 μg/mL。然而，当应用相关的解释标准时，菌株的定性分类（即敏感性或耐药性）是相同的。世界卫生组织西太平洋区域可靠的持续监测方案证明了这种方法的有效性[121, 122]。

2.2.2.5　β-内酰胺酶检测（产青霉素酶淋病奈瑟菌鉴定，PPNG鉴定）

产青霉素酶淋病奈瑟氏菌（PPNG）的质粒可表达诱导型TEM型β-内酰胺酶，并且可以通过许多方法检测，包括市售的显色试验。不过这些试验方法因为也用于检测青霉素的耐药性，因此在临床上检测产青霉素酶淋病奈瑟氏菌时，检测结果往往受到青霉素耐药菌株的干扰而有误差。另外，只有在产青霉素酶淋病奈瑟氏菌的耐药质粒被剔除后，才能在产青霉素酶淋病奈瑟氏菌株中检测到染色体突变引起的耐药性。

2.2.2.6　一些抗生素检测的特殊试验要求

尽管并不推荐使用复方新诺明，但由于其可用性和低廉的价格，复方新诺明被广泛用于治疗淋病。检测对这种药物的敏感性时要求生长培养基不含干扰其活性的物质。阿奇霉素敏感性检测是pH值依赖性的。由于二氧化碳（淋球菌生长需要）可以改变培养基的pH值，所以在评估阿奇霉素的活性时必须使用稳定的对照。

2.2.2.7　DNA探针及杂交技术确定敏感性

染色体介导的淋病奈瑟氏菌的耐药性是多基因突变的结果，对此没有通用的探针。目前已经鉴定出了可用于检测与喹诺酮耐药淋球菌（QRNG）[123-125]相关的*gyrA*、*parC*和*gyrB*基因以及与青霉素耐药相关的*penA*和*ponA*基因中已知的突变的探针[126]。因为影响耐药水平的新突变不断被发现，所以使用探针来鉴定耐药决定区中缺失突变（野生型序列）序列的替代方法可能是另一种检测抗生素敏感性的可行的筛选策略[127]。使耐药菌株丢失一部分耐药性的突变（例如通过*env*突变抑制*mtr*表型的表达）[42]表明，通过基于分子的方法鉴定耐药表型的复杂性。然而，如果开发出不需要进行细菌增殖培养就可以可靠且快速地直接检测临床标本的方法，那么通过DNA检测鉴定耐药性标记将显著提高传统检测方法的敏感性。

2.3　淋病奈瑟氏菌耐药性的临床意义

2.3.1　流行病学

淋病奈瑟氏菌的流行病学比较复杂，虽然淋球菌通常不被认为是外来性疾病，但耐药性淋病的暴发往往是由与表型和/或基因型相关的菌株引起的[67, 128, 129]。研究表明，在一个地区产生抗生素耐药性淋病菌株传播的过程经历了几个典型阶段，首先，耐药分离株主要是外来的，并且是零星散发，很少或没有二次传播，在这个阶段，耐药菌株是多种多样的。其次，耐药菌株可能会在局部持续传播，形成地方流行性传播，这种变化通常与性工作者等核心传播者的感染有关[130]，在这个阶段，一个菌株或几个密切相关的菌株占了耐药菌株的很大一部分，这表明在这个含有这种耐药性基因的菌株在人群中广泛分布之前，进行公共卫生干预有一个最佳时期。最后，一旦这种耐药菌株在连续几年的时间里在某一地区流行，可发现多种遗传多样性的耐药菌株。

喹诺酮耐药淋球菌（QRNG）的传播是一个有趣的例子。喹诺酮耐药淋球菌（QRNG）的出现在亚洲尤其显著，自1999年以来已占东南亚分离株的50%以上[122, 131-133]。突变模式和分型特征的变异性分析表明。喹诺酮耐药淋球菌（QRNG）在世界范围内分离株是多种多样的[84, 91, 134, 135]，并在某一地区最初出现喹诺酮耐药淋球菌（QRNG）的特征是由旅行者先从流行地区携带入少量的不同种类的菌株数[134]，然后喹诺酮耐药淋球菌（QRNG）在这一地区中传播速度加快，形成地方流行性传播，这就是典型的外来病定殖现象。在英国、澳大利亚、日本、美国、以色列和瑞典的研究也进一步证明这种喹诺酮高度耐药菌株（QRNG）的克隆传播模式。

2.3.2 检测

由于抗生素耐药性淋球菌出现并迅速扩散，容易跨越国家和地区边界传播，所以需要有关体外培养的流行性淋球菌药物敏感性的数据，以建立和维持有效的治疗指南[140-145]。虽然体外敏感性数据可以可靠地预测临床结果，但这些检查通常不是针对特定个体进行的，在个体检测结果可用之前，必须提供常规治疗。为了克服这些问题，可利用流行病学方法来确定流行淋球菌的药物敏感性和淋球菌耐药性模式的趋势。国际旅行加剧了抗微生物药物耐药性的扩散，青霉素酶淋病奈瑟氏菌（PPNG）和喹诺酮耐药淋球菌（QRNG）数据丰富[146, 147]，因此，在缺乏可靠的体外试验的情况下，对于成功治愈淋病来说，了解感染起源以及局部和全球淋球菌特异性抗微生物药物耐药模式是至关重要的。

不幸的是，监测数据资源的严重缺乏影响了监督过程。尽管发达国家已有数十年的国家计划[6, 148-152]，但在不发达国家却很少提供足够的数据[4]。近年来，一些区域性检测报告活动已经实施，并且这些数据正在逐步得到国际组织的评估和验证[121, 153]。另外，基于核酸的扩增试验技术已经广泛用于性传播疾病的诊断，它既是一种强大的检测手段，也是一种用于减少基于体外培养的技术来进行药物敏感性检测的方法。不过，今后如果要使淋球菌监测计划保持成功，进行细菌分离和抗生素药敏试验仍然是监测方案的程序之一。

2.3.2.1 区域性监测数据

由于淋球菌抗生素耐药性发生率的区域差异很大，目前有许多淋病奈瑟氏菌的监测方案[4, 121]。自1992年以来，世界卫生组织西太平洋区域的淋球菌抗生素监测计划（GASP）不断监测到抗生素耐药性菌株的出现[75, 121]。目前拉丁美洲和东南亚已经有类似的不完善方案，西非地区的淋球菌抗生素监测计划（GASP）也已建立。目前正在尝试建立全球淋球菌药物敏感性监测计划[154, 155]。

2.3.2.2 国家监测数据

除了区域计划外，还有一些国家计划对淋病奈瑟氏菌的抗生素耐药性进行监测。例如，随着澳大利亚的淋球菌监测计划（AGSP）于1979年建立[151]以后，美国于1986年建立了淋球菌分离监测计划（GISP）[148]，此后，英国（淋球菌耐药性及抗菌药物敏感性国家监测计划，GRASP）、加拿大、瑞典、丹麦、新加坡、中国、中国香港、孟加拉国和法国等都相继建立了的淋球菌国家监测计划[152]。目前来自澳大利亚的淋球菌监测计划（AGSP）、美国淋球菌分离监测计划（GISP）和英国淋球菌耐药性及抗菌药物敏感性国家监测计划（GRASP）的数据足以显示青霉素类和喹诺酮类药物在治疗淋球菌病方面正逐渐失去治疗作用，并且越来越多的头孢菌素类抗生素被用于淋球菌治疗[6, 149, 150]。来自其他国家的监测数据也证实了在临床上一些抗生素对淋球菌的有效性正有逐年降低的趋势。例如，在斯堪的纳维亚的调查中，从海外传入的多重耐药淋球菌感染非常突出，而来自中国、中国香港和孟加拉国的数据都表明，多重耐药菌株从境外传入问题也十分突出。在非洲和拉丁美洲的数据中，喹诺酮耐药性并不像亚洲那样明显，但青霉素和四环素耐药率很高[77]。显而易见，淋球菌监测方案的改进使得国家能够更好地监测全球抗生素耐药性的趋势，并有利于利用这一信息指导地方一级选择恰当药物治疗淋病。

2.4 治疗

2.4.1 淋病奈瑟氏菌感染的处理措施

在发达国家，通常的做法是对出现性传播感染症状的个人进行病原确诊诊断。细菌培养是典型的诊断方法，但基于DNA的诊断技术正在逐渐成为标准的诊断方法。核酸扩增试验（NAAT）可提高监测灵敏性，特别是对于妇女常见的无症状感染，可提高临床诊断的检出率。与此相反，在世界上许多地方不存在或基本不存在诊断设施，临床治疗方案都是依靠临床症状来确定的[156]，治疗对象也都是针对那些最有可能出现特定临床情况的感染人员。依靠临床症状诊断法只有在表现出足够大的临床症状时，才能引起患者的重视，并寻求治疗。然而，对于无症状的妇女或只有轻微不适的患者，虽然没有出现明显的临床症状，但患者往往存在出现并发症的危险，并可能成为其他疾病的传染源[156, 157]。

无论诊断水平如何，最初的治疗方法都是经验性的，所用抗生素的选择是通过最近分离的淋球菌所显示的抗生素耐药性的模式来预先确定的。分类的本地信息与国家整体汇总数据信息相反，分散的本地区数据与制定适合本地处理方案密切相关。例如，虽然青霉素仍然适用于澳大利亚农村的一些偏远地区，但悉尼的治疗方案已调整为利用头孢曲松治疗青霉素高耐药菌株以及正在增加的喹诺酮高耐药菌株感染[158]。在实践中，一旦淋球菌群体对单个抗生素产生耐药性达到5%或更高，则建议从治疗方案中去除该抗生素[145]。

淋病奈瑟氏菌与其他可治疗性的性传播疾病的合并感染是常见的。特别是沙眼衣原体感染，经常伴随淋球菌感染，并且可能无症状或产生类似于淋病的相似症状。有研究表明：20%～40%的淋病患者属于合并感染，除非衣原体的存在被明确排除，否则通常最初抗淋球菌治疗还要同时进行抗衣原体治疗[144, 159-161]。

对接受治疗的患者进行随访评估是发达国家的标准做法。这并不包括重复的实验室检查，但如果症状持续存在或复发，并在治疗失败的情况下，为了确保治愈患者，则应该进行细菌分离培养以确定抗生素敏感性[162]。鉴别因新发或耐药菌株的流行而导致的治疗失败很重要，以便于当地实施相应的控制措施。然而，通常情况下，很难区分抗生素治疗失败和淋球菌再感染。治疗前和治疗后培养物的比较有助于对二者进行区分，监控监测还可以提醒医生及早发现在淋球菌中存在的新的耐药形式。重复评估的时间需要仔细考虑，因为即使该微生物对抗生素或抗生素组合产生了耐药性，患者的症状和体征也会在药物作用下暂时缓解，并可能在治疗停止后复发。在这种情况下，同时施用抗衣原体治疗可能会有协同治疗作用，但不具有治疗效果[116, 163]。在欠发达的地区中，获得治疗和诊断的机会往往有限，后续的评估也很少。

虽然这里的重点是抗生素耐药性和治疗策略，但个体病例管理应该包括对患者生殖健康需求的全面管理。咨询、接触者追踪和其他可能的性传播疾病的鉴定对于淋病的治疗和管理都是至关重要的。

2.4.2　当前抗生素使用建议

最佳使用方法是要求在首次使用单剂量抗生素治疗时，治愈率至少达到95%以上。理想的情况下，选择的方案应该依据成本低、效益好的原则，并在直接监督下口服，随后进行适当的临床评估。由于淋病奈瑟氏菌倾向于迅速形成耐药性，因此任何治疗方案都应该精心设计和管理，以防止出现新的耐药形式。符合上述标准的标准协议已经开发出来，可以作为通用标准，也可以用于单个国家的使用标准[141, 142, 144, 145, 164]。建议对复杂的淋球菌病和新生儿、儿童和怀孕期间感染的特殊病例同时进行生殖器和生殖器外（咽、直肠和眼部感染）感染的治疗。考虑到淋球菌对现有抗生素敏感性的变化，应定期修订这些建议，引入新药物或使用旧药物的新经验、目前使用的治疗方法的可用性以及不同环境中疾病的不同流行情况等。最新的治疗建议由美国疾控中心（CDC）提供（http://www.cdc.gov/std/tg2015/）。已公布的方案还包括预防新生儿眼炎，治疗方案一般采用下面描述的抗菌药物。

2.4.2.1　头孢菌素类

目前，推荐使用口服头孢菌素治疗淋病的方案最有效，但近年来耐药菌株的迅速发展已经减少了它们的使用。美国疾病控制与预防中心（CDC）现在建议单剂量口服阿奇霉素（1 g）或强力霉素7 d（100 mg，每日2次）的情况下，单次肌内注射头孢曲松（250 mg）[144]。如果改用口服头孢克肟，则建议在一周后随访，以确认没有治疗失败。头孢曲松适用于所有形式的淋球菌性疾病，包括通常难以治疗的咽部淋病。静脉内注射通常用于弥漫性淋球菌感染（DGI）以及其引起的脑膜炎和心内膜炎。新生儿、大婴儿和成人的眼部感染也可使用头孢曲松治疗，这类抗生素还可以在怀孕期间使用。

2.4.2.2 喹诺酮类药物

氟喹诺酮类药物，主要是环丙沙星或氧氟沙星，被广泛推荐为耐药性低的地区治疗淋病的标准药物。推荐剂量分别为环丙沙星500 mg或氧氟沙星400 mg作为单一口服剂量。最初，使用低剂量方案（例如，环丙沙星250 mg），但由于出现了低抗生素水平的治疗失败的报告，进而采纳使用更高剂量的建议。口服氟喹诺酮药物可有效治疗肛门生殖器和咽部感染，但不宜给怀孕、哺乳期间或青春期前的儿童使用。在治疗弥漫性淋球菌感染（DGI）和全身性淋球菌感染时，可每12 h可给予非口服环丙沙星（500 mg）或氧氟沙星（400 mg）。但是，对于这种并发症，头孢曲松应当优先使用。早期的非氟化喹诺酮疗效较差，因此不推荐使用。

2.4.2.3 壮观霉素

壮观霉素是一种以肌内注射2 g为单一剂量的氨基环醇化合物。它相对昂贵，但在治疗肛门及生殖器感染方面有效，不建议用于治疗咽部淋病。该药副作用很小，因此，壮观霉素通常被认为是治疗淋病的"储备"药物（例如，对于那些不能接受头孢菌素或喹诺酮类药物的患者），可以给予孕妇标准剂量。对于弥漫性淋球菌感染（DGI），如果每天给药2次，最长可连用7 d。

2.4.2.4 次优或过时的治疗

一些以前有效的方案由于出现了耐药性而变得无效，只有当感染的微生物明显被证明是敏感的情况下才可以使用。然而，在一些地区，淋球菌对抗生素的敏感性筛查是不可能进行的，而且效率低下，因为患者根本无法负担更有效的疗法所产生的治疗费用，因此易于获得的治疗方法仍在继续使用。青霉素，包括氨苄西林和阿莫西林（有或不含克拉维酸和/或丙磺舒），曾经是淋病的标准治疗药物，但由于抗药性，现在已经很少使用。最有效的给药方式是一次口服阿莫西林3 g，如果同时给予丙磺舒（1 g），则会延缓青霉素在肾脏的排泄。

阿奇霉素被广泛用作衣原体的单一剂量（1 g）治疗药物。现在推荐将其作为对淋病进行双重联合治疗药物的一个组成部分，其原理是使用两种不同作用机制的抗生素来提高疗效，并延缓头孢菌素耐药性发展[144]。只使用阿奇霉素时，这种抗生素表现出一定的抗淋球菌活性，但治疗失败的程度高得令人无法接受，并且在治疗过程中出现了耐药性[165]。阿奇霉素与专用的抗淋球菌药物共同使用并不会明显增强抗淋球菌疗效[116, 117, 166]。与阿奇霉素一样，口服四环素也被用作抗衣原体药物与抗淋球菌药物联合使用，并显示出一定的抗淋球菌活性。然而，当四环素用于治疗淋病时，需要每天多次服用方案，因此由于常常不易遵从医嘱而通常不推荐使用。

尽管如此，四环素的可用性及其低成本使得它们在一些环境中仍然在持续使用。一些指南还提到卡那霉素（2 g，肌内注射）作为体外耐药率低的替代治疗。然而，有关耐药性和体外抗药性标准的数据记载不详[109, 110]。与四环素类似，复方新诺明（甲氧苄氨嘧啶/磺胺甲噁唑联合）是多剂量口服治疗，因此不推荐使用。尽管在获得可靠的体外数据之前必须满足相当多的技术要求，但它的使用应该以体外数据为指导，证明对药物的敏感性。另外，在经济条件较差的一些地区，氯霉素/甲砜霉素抗生素仍然被广泛用于治疗许多疾病。

2.4.3 感染控制措施

在社区获得适当的治疗可显著降低疾病和并发症发生率，包括降低艾滋病毒传播的几率。据估计，对100名淋病妇女进行（其中25名怀孕）有效治疗，可预防25例盆腔炎、1例异位妊娠、6例不孕症和7例新生儿眼炎[16]。这一结果得到了瑞典纵向研究结果的支持，在瑞典，淋病发病率下降与盆腔炎发病率下降同时发生[167-169]。据估计，在有100名高频率淋病传播者的地区正确治疗淋球菌疾病将在10年内累计阻断425例新发艾滋病病例[170]；在坦桑尼亚姆万扎进行的一项改良性病治疗的研究中发现，新感染艾滋病毒的发病率下降，这一研究结果支持了这些预测[171]。

控制淋病奈瑟氏菌抗微生物药物耐药性所需的多学科方法包括：①快速准确的诊断检测；②随时可以使用有效的抗生素，并具有监督药物评估和批准的既定监管框架；③严格管理处方药物的存取；④可靠的药物输送系统；⑤掌握药物敏感性信息前沿知识的医生基地，和具有良好和可评价诊断标准的实验室系统[172]。预防措施也很重要，包括那些旨在改变行为的预防措施都很重要。尽管一些国家在通过努力联合使用这些措施后，似乎控制了淋病，但由于放弃了"安全的性行为"做法而导致已经控制的淋病发生率反弹的现象[173]。

在控制淋球菌抗生素耐药性方面已经取得了一些进展。例如，世界卫生组织正在开发廉价的诊断系统，以便为选择恰当的综合疗法来治疗性传播疾病提供依据。此外，还制定了一系列容易获得的彩色密度图，按地区和国家显示了淋球菌特异性抗生素耐药性的分布。这些地图的数据是由有效的淋球菌监测系统提供的，这些监测系统提供的数据，几乎不用花费成本就可以获得，已经在那些没有多少资金支持检测淋球菌耐药性的地区使用[4, 121]。这些控制措施和其他直接针对当地淋病的其他治疗措施的使用，已在实践中证明，可有效扭转淋球菌耐药趋势。例如，在夏威夷，2001—2002年，启动了包括通用抗菌素耐药性检测以及菌株鉴定在内的控制措施，并采用相应的措施治疗所有氟喹诺酮耐药性淋病后，发现耐氟喹诺酮类淋球菌的发生率下降（从19.6%降至10.1%）[174]。尽管逆转这种耐药趋势的现象并不多见，但有效的措施通常能减缓新耐药性出现的速度。

3　脑膜炎奈瑟氏菌

3.1　脑膜炎球菌概述

3.1.1　流行病学和临床表现

脑膜炎奈瑟氏菌在全球范围内呈地方流行性和流行性的特征，但与淋球菌感染一样，发达国家和欠发达国家之间存在显著差异。临床上主要的血清型是它们的荚膜多糖决定的，分为A、B、C、W、Y型和最近发现的X型。血清A型仅在亚洲部分地方和撒哈拉以南非洲地区流行，呈再发流行性或高度地方流行性传播，在非洲撒哈拉地带，该地区通常被称为"脑膜炎带"。据估计，1995—2004年的10年间，非洲脑膜炎球菌疾病的暴发造成了约70万人感染和60 000人死亡[175]。血清型X也主要局限于脑膜炎带，但最初被认为只是零星散发脑膜炎病的来源。但在2006—2010年，血清X型在尼日尔、乌干达、肯尼亚、多哥和布基纳法索也发生了暴发性流行[176]。在西方发达国家，B型或C型脑膜炎球菌感染占主导地位。在美国，血清Y型占脑膜炎球菌病的1/3[177]以上，最近血清Y型脑膜炎球菌病在英国的发病率也增加[178]。对于地方流行性脑膜炎，第一个发病高峰主要以4岁龄以内的儿童发病为主，并以血清B型感染为主，第二个发病高峰则以青少年和年轻人感染为主，流行菌株以血清C型为主，暴发流行也往往发生在这个年龄段。

鼻咽中常常无症状携带脑膜炎奈瑟氏菌。在一项对健康人群进行的32个月的观察研究发现，有18%的人被发现在某一时刻是脑膜炎奈瑟氏菌携带者[179]。当该菌穿透鼻咽上皮表面时发生侵袭性脑膜炎球菌病，其最典型的症状是脓毒症和脑膜炎，也可发生肺炎、关节炎和复发性菌血症。受多种因素影响，如可用护理类型、临床表现、患者年龄和血清型等，病死率各不相同。发达国家在非流行情况下的病死率约为8%[180, 181]，而在欠发达国家流行期间，病死率通常要高得多，即使在其最理想的医疗条件下，发病率仍然很高，严重者造成听力障碍、神经系统后遗症以及四肢坏死等病症。

3.1.2 治疗和控制

第一个成功治愈脑膜炎球菌病的抗生素是1937年使用的磺胺类药物[182]。青霉素在20世纪40年代也成为该病的有效治疗方法，紧接着是氯霉素和最近的第三代头孢菌素。目前的建议是早期用广谱头孢菌素ESCs（头孢噻肟或头孢曲松）进行经验性治疗，一旦获得微生物学诊断结果，随后根据药物敏感性可用高剂量青霉素、氨苄青霉素或头孢菌素治疗5~7 d。对于严重的青霉素过敏者，氯霉素是推荐的替代药物[183]。利福平、头孢曲松、环丙沙星或阿奇霉素用于对患者发生密切接触的人员进行预防治疗。目前，有效且廉价的抗生素治疗难以在"脑膜炎带"中普及，这些地区对个别病例的治疗依然高度依赖肌肉内注射长效氯霉素[175]。在尼日尔进行的一项试验表明，头孢曲松作为目前单次肌肉内注射（100 mg/kg）的药物，在治疗效果、易用性和成本方面都是合适的替代药物[184]。

对脑膜炎球菌病的控制措施包括使用疫苗、治疗确诊病例和避免与患者接触。已经有商品化的二价（A/C）或四价（ACYW）多糖疫苗已用于免疫"高危"人群或暴发地区以控制该病。例如，在1987—2001年间暴发一系列疫情之后，所有在麦加朝圣的朝圣者都必须接种一种多价ACYW疫苗，自实施强制接种疫苗以来，麦加和麦地那的朝圣者和居民中原发脑膜炎球菌病和境外传入性脑膜炎球菌疾病的发病率均下降[186]。直到最近，撒哈拉以南非洲地区的流行性脑膜炎球菌疾病的控制，依赖于利用多糖疫苗来阻断疾病暴发的"反应性免疫接种"计划，并对已确诊病例进行抗生素治疗。由于多糖疫苗不能诱导免疫记忆，并且对婴幼儿来说免疫原性较低，常规的预防接种没有推广，并且整体的免疫效果受到是否能迅速鉴定疫情和激活免疫应答的限制[175]。

与多糖疫苗不同，结合疫苗（偶联疫苗）通过刺激T细胞应答来诱导儿童的免疫记忆，可通过重复免疫强化免疫应答，并且通常对婴儿具有高免疫原性。第一个获得许可的脑膜炎球菌结合疫苗是一种在英国普及疫苗接种活动使用的单价血清C型疫苗，这种单价脑膜炎球菌结合疫苗后来成为欧洲几个国家以及澳大利亚和加拿大国家计划免疫的一部分[187-189]。随后，针对血清A、C、Y和W型的多价结合疫苗也获得了许可，并且在美国，建议对青少年进行常规免疫[183]。最近，在非洲撒哈拉以南地区开发和大规模应用的血清A型结合疫苗MenAfriVac®正在消除该地区的流行性脑膜炎[190, 191]。1996—1997年期间，流行于该地区的脑膜炎导致25万人发病和25 000人死亡，MenAfriVac®血清A型结合疫苗已经在15个国家的超过2.17亿人中使用[192, 193]。迄今为止，在接种疫苗的人群中没有发生A型脑膜炎球菌病。乍得的MenAfriVac®疫苗接种活动由该地区进行，与未接种疫苗的地区相比，疫苗接种地区的脑膜炎发病率（所有原因）减少了94%[194]，证明了这种疫苗的良好效果，这很可能与疫苗接种后几年内脑膜炎球菌携带率大幅降低并维持在很低的水平有关[195, 196]。

虽然脑膜炎球菌结合疫苗的开发和使用已导致普遍接种疫苗项目的疾病显著减少，但控制血清B型的暴发一直是个挑战。这是由于B型多糖的免疫原性差，且化学性质与人体中枢神经系统中发现的物质相同。因此，血清B型疫苗的研制必然依赖于非荚膜抗原作为候选疫苗的研究。

血清B型脑膜炎球菌通常具有不同的亚型，但个别亚型可能引起流行性或高地方流行性疾病[197]。在挪威、古巴、巴西、智利和新西兰，来源于与暴发或高地方流行性脑膜炎球菌疾病相关的特定血清B型菌株的外膜囊泡（OMV）也表现出一定的免疫预防效果[198-205]。预防由抗原性不同的菌株引起的地方流行性血清B型脑膜炎的疫苗已成为新的脑膜炎球菌疫苗开发的焦点，而基于蛋白质的血清B型结合疫苗已在欧洲、加拿大、澳大利亚以及美国的部分地区获得许可。由于疾病发生率低，因此不可能对这些疫苗进行临床终点免疫效果试验研究。这些疫苗产生的抗体已显示对选定的菌株具有杀菌作用，但最终免疫效果则需要在广泛使用后，通过其他研究和流行病学监测来验证[206-210]。

3.2 脑膜炎奈瑟氏菌抗生素耐药性

幸运的是，与淋球菌不同，脑膜炎奈瑟氏菌对抗生素的耐药性尚未对其感染造成临床疾病的治疗产生重大影响。对此，Antignac等人提出了一个解释，他们认为，至少对于青霉素而言，编码PBP-2的基因penA在两个物种中是各自独立进化的，从而存在差异[211]，也就是说，脑膜炎球菌和淋球菌在发展出抗生素耐药性的过程中，它们的遗传进化是不同的。尽管如此，在过去的20年中，脑膜炎球菌的药物敏感性已经发生了变化[212]。

3.2.1 脑膜炎奈瑟氏菌对治疗药物的耐药性。

3.2.1.1 青霉素

对青霉素的耐药性部分原因是由于PBP-2构象改变发展而成，PBP-2构象改变使其对青霉素的亲和力降低[211, 213, 214]。尽管β-内酰胺酶的产生不是脑膜炎球菌中的重要耐药性机制，但penA突变与β-内酰胺类抗生素的敏感性降低有关[215]。膜渗透性降低[216]和外排[217]也可能导致耐药性的产生。

1985年西班牙首次发现了青霉素敏感性降低的菌株[218]。从那时起，这种耐药菌株在欧洲、北美、澳大利亚和非洲的部分地区均有发现，不过，在不同国家和地区，这种耐药菌株出现的比率差异很大。虽然许多报道显示中度青霉素敏感菌株（MIC 0.125～1 μg/mL）的患病率正在增加，但耐药程度似乎很稳定[212, 219]。事实上，2007年的一项基因组研究分析了来自22个国家和60多年来收集的1 670个脑膜炎球菌分离株的penA序列，结果表明PBP-2等位基因的突变经常出现，这些等位基因突变的发生独立于克隆扩增[220]。最近有学者解释了这种脑膜炎奈瑟氏菌耐药性水平增加的机制，其机制是因为penA突变引起肽聚糖修饰的改变导致Nod1依赖性炎症反应和脑膜炎球菌迁移减少[221]，因此，penA的获得是脑膜炎奈瑟氏菌产生耐药性的基础。

3.2.1.2 氯霉素

20世纪80年代以来，氯霉素已不再是发达国家常用的药物，也不再是越南脑膜炎球菌脑膜炎的标准治疗药物，它多被局部使用，特别是眼科外用制剂。在许多发展中国家，特别是非洲，它仍是标准的肠胃外治疗的常用药物。尽管氯霉素在上述地方广泛使用，但2001年，一项对1963—1998年收集的来自9个国家的33个血清A型分离株的研究表明，所有这些分离株都是氯霉素的敏感菌[222]。只有一个分离株表明可能存在氯霉素乙酰转移酶（catP）基因，该基因可能来自产气荚膜梭菌（perfringens），它介导氯霉素抗药性。由于未进行测序，结果仅依赖于聚合酶链式反应的电泳结果，作者认为该分离物中存在的氯霉素乙酰转移酶catP可能是假阳性。

尽管脑膜炎球菌对氯霉素的敏感性很常见，但有两篇报道证实存在对氯霉素具有耐药性的菌株[223]，其中一篇报道了在1994年和1997年从澳大利亚的患者中分离出了两种血清B型分离株，另一篇报道了在1987—1996年，从12名患者的脑脊液中分离出的菌株中，其中11种是与越南流行株不相关的菌株，另一种是来自法国的一位没有东南亚旅行史的病人。虽然所有12株都是血清B型，但它们也具有遗传多样性，这些菌株的最小抑菌浓度为64 mg/L，培养皿琼脂稀释试验表明它们对磺胺类药物和链霉素也有抗药性，但对青霉素类、头孢菌素类、四环素类、大环内酯类、利福平和喹诺酮类敏感。就上述两份报告而言，氯霉素乙酰转移酶基因catP是存在的。

3.2.2 脑膜炎奈瑟氏菌对预防药物的耐药性

早在1963年，美国就已识别出脑膜炎球菌对磺胺类药物的耐药性，现在，这种耐药性已广泛存在。尽管磺胺类药物不再用于治疗临床疾病，但在鉴定出耐药性之前，它们被广泛用于疾病预防[224]。脑膜炎奈瑟氏菌对磺胺类药物的耐药性是由于二氢蝶酸合酶基因的突变造成的[225]。

脑膜炎奈瑟氏菌对利福平也具有耐药性[226, 227]，这是由于脑膜炎奈瑟氏菌的rpoB基因突变和膜通透性改变所导致的[180, 223, 228]。美国疾病预防与控制中心（CDC）1997年的一项研究发现，97个脑膜炎奈瑟氏菌分离株中有3株对利福平耐药[229]。澳大利亚的一项更大规模的研究发现，在20世纪90年代的6年时间里获得的1 434株分离株中，只有8株对利福平耐药（MIC 1 mg/L），而对环丙沙星的敏感性降低（MIC 0.25 mg/L）[228]。法国的学者研究发现，2003年，2 167株中只有1株对利福平耐药，另有1株对利福平的敏感性降低[180]，而到2012年，却有3例脑膜炎奈瑟氏菌的患者感染的是血清C型利福平耐药菌株[230, 231]，欧洲和拉丁美洲的其他研究发现了类似的情况[213, 232, 233]。美国1996年的研究显示，在预防治疗期间，脑膜炎奈瑟氏菌对利福平逐渐产生了耐药性。1996年，西雅图一所中学发生了脑膜炎奈瑟氏菌感染，在预防性治疗之前和治疗3周后，对采集的口咽分泌物进行了鉴定培养和药敏试验，结果发现，虽然没有发生继发感染，但有12%的脑膜炎奈瑟氏菌分离株产生了耐药性，所有这些菌株都是血清B型[234]。

目前，已有脑膜炎奈瑟氏菌对环丙沙星的敏感性降低的报道，其中包括澳大利亚的一名急性侵袭性脑膜炎患者感染的血清C型菌株、法国的一名携带者感染的血清B型菌株和西班牙的一名患者脑脊髓液中分离出的血清B型菌株[235, 236]。据报道，北美首例耐环丙沙星脑膜炎球菌是2007—2008年在明尼苏达州和北达科他州之间的北部边界地区发现的[237]。最近，人们对1965—2013年期间收集的374株脑膜炎奈瑟氏菌的耐药性进行了研究，研究结果清晰地揭示了亚洲氟喹诺酮耐药性的变化模式，对环丙沙星不敏感的菌株数量从1965—1985年的0增加到2005—2013年的84%[102]，这种快速进化的耐药性是由于脑膜炎奈瑟氏菌的*gyrA*和*parC*基因中发生了与喹诺酮耐药淋球菌（QRNG）相似的突变[238]。

3.3 脑膜炎奈瑟氏菌耐药性的临床意义

来自英国的一项研究专门验证了脑膜炎球菌对青霉素敏感性降低与脑膜炎球菌感染致死性结果之间的联系[181]，作者回顾性分析了英格兰和威尔士1993—2000年报告的11 000例病例，在此期间，血清B型青霉素中介株（剂量依赖性敏感菌株）的检出率从不到6%增加到18%以上（平均检出率为12.6%），而血清C型和W135的青霉素剂量依赖性敏感菌株的检出率更高，总体病死率约为8%，尽管致死性结果与特定血清群和血清型之间存在关联，但与青霉素敏感性降低无关。西班牙对1988—1992年的分离菌进行的研究发现，34%的菌株（213中的72个）对青霉素的敏感性降低，并且，尽管并不是所有的病例都是用青霉素治疗的，但这些对青霉素敏感性降低的菌株导致的发病率或死亡率更高[239]。

个别病例报告指出，对青霉素敏感性降低可能会导致使用青霉素治疗无效的可能。英国的一份报告报道了一名18岁的脑膜炎奈瑟氏菌感染导致脑膜炎的患者就出现这种情况。他接受了静脉注射苄青霉素的治疗，但刚开始治疗的最初几天有效，随后就无效，仍然发病，脑脊髓液复检仍呈脑膜炎奈瑟氏菌阳性，随后改为氯霉素治疗，该患者迅速好转。最初从该患者脑脊液中分离的脑膜炎奈瑟球菌和复检时分离的脑膜炎奈瑟球菌的青霉素最小抑菌浓度（MIC）为0.64 mg/L（敏感性降低）。当然，与某些用途相比，这个青霉素的剂量仍然偏低[240]。另一份来自阿根廷的报告也表明青霉素可能对抑制脑膜炎奈瑟氏菌感染无效[241]。

与利福平耐药性相关的预防失败案例也已有报道[226, 242]。1986—2005年，在以色列军队中发生的3次小范围的奈瑟氏脑膜炎病例中，其中一个案例是利福平敏感，但在服用利福平的接触者中发生了2例继发性病例，并且该菌株被确定为利福平耐药菌株，所有3次疫病的感染菌株均为C群：NT：P1.2[227]。在1997年，美国疾病预防与控制中心研究发现，对9名与利福平耐药性脑膜炎奈瑟氏菌感染的患者发生接触的人进行了利福平预防治疗，结果这9名接触者并没有发生脑膜炎[229]。

3.4 治疗和控制感染建议

青霉素G疗法仍然是美国和其他地区侵入性脑膜炎球菌疾病的推荐治疗方法，剂量为每日250 000 U/kg体重（最高可达1 200万U/d），每4～6 h一次，头孢噻肟、头孢曲松和氨苄西林是可接受的替代品。最近的数据表明，与通常接受的7~10 d的疗程相比，可以在更短时间内治愈脑膜炎球菌病[184, 243]。对于青霉素过敏患者，建议使用氯霉素。对于世界上青霉素敏感性下降或耐药性已有报道的地区，建议使用头孢噻肟、头孢曲松或氯霉素。对于与感染者密切接触的人群，因为他们发展为侵袭性脑膜炎球菌病的风险增加，因此建议进行药物预防。这些人群包括在发病患者疾病发作前7 d内与之发生过接触以及接触过发病患者分泌物的人（例如在患者发病前7 d内接吻或共用饮食用具的人）。接触传染场所多为家庭、幼儿园或育婴所等。另外，对进行口对口人工呼吸抢救或在气管内插管期间没能有效保护的卫生保健工作者也应接受药物预防。除非是用头孢曲松或头孢噻肟进行治疗，否则患者还应接受预防治疗以消除隐性带菌情况。建议使用以下预防方案以消除隐性带菌，方案包括利福平600 mg（或1个月以上儿童10 mg/kg和1个月以下婴儿5 mg/kg），每12 h一次，连续用药2 d；或头孢曲松250 mg一次性肌肉注射（15岁以下儿童用125 mg）；或环丙沙星500 mg一次性口服[183]。

脑膜炎球菌病的继发感染可在发病患者发病几周后发生，因此，接种疫苗可以用作药物预防的辅助手段。

4　共生奈瑟氏菌

乳酸奈瑟氏菌、干燥奈瑟氏菌、微黄奈瑟氏菌（包括变异微黄奈瑟氏菌、黄色奈瑟氏菌和深黄奈瑟氏菌）、黏膜奈瑟氏菌、浅黄奈瑟氏菌、灰质奈瑟氏菌、多糖奈瑟氏菌和延长奈瑟氏菌（包括延长奈瑟氏菌亚种、糖酵解奈瑟氏菌亚种和氮还原奈瑟氏菌亚种），是人类共生菌，在正常情况下很少与疾病相关。延长奈瑟氏菌亚种、微黄奈瑟氏菌和干燥或深黄色奈瑟氏菌偶尔会与受损的或正常的心脏瓣膜炎和先天性心脏病发生的感染性心内膜炎有关[244, 245]；干燥奈瑟氏菌和深黄奈瑟氏菌在艾滋病患者肺炎和弥散性感染中也有发现[246]。

乳酸奈瑟氏菌抗体对脑膜炎奈瑟氏菌具有免疫中和作用，因此，对乳酸奈瑟氏菌的研究主要集中在其免疫特性和免疫动力学上，而对共生奈瑟球菌耐药性方面的研究很少。

不像脑膜炎奈瑟氏球菌的短暂侵袭性感染，共生奈瑟氏菌具有在鼻咽部长期定殖的特性，因此，它们面对抗生素耐药压力的机会比致病性奈瑟氏菌更频繁、接触时间也更长，所以，共生奈瑟氏球菌可能拥有可供侵入性细菌获取的耐药基因库。由染色体*penA*基因编码的青霉素结合蛋白是青霉素的靶位点，已有报道指出，嵌合型*penA*基因已经出现在具有高度可转变性的共生奈瑟氏球菌中，并使这类共生奈瑟氏菌具有了中等耐青霉素特性，然后通过重组将这些耐药基因转移到其他共生的奈瑟球菌和脑膜炎奈瑟氏菌中[247, 248]。

1996年和1998年，西班牙学者在对脑膜炎球菌携带者的研究中收集分离了286株乳酸奈瑟氏菌，抗生素耐药性检测试验发现，所有分离株的青霉素最小抑菌浓度都升高到0.12~1 mg/L[249]，此外，在该国的致病性脑膜炎奈瑟氏菌出现之前，约2%的乳酸奈瑟氏菌分离株在多年里都表现出对喹诺酮敏感性降低的现象。在一次氟喹诺酮耐药性脑膜炎球菌病暴发后，美国对脑膜炎球菌携带状况研究发现，从感染患者体内分离出的乳酸奈瑟氏菌的*gyrA*基因发生了与氟喹诺酮耐药性脑膜炎球菌相同的突变，这一现象表明二者之间发生了基因水平转移事件[250]。同样，日本的一项检测显示，淋球菌分离株对头孢克肟的敏感性降低，嵌合体PBP-2含有与灰质奈瑟氏菌和深黄奈瑟氏菌的PBP-2相同的片段[251]。

偶尔出现全身感染时，分离的延长奈瑟氏菌亚种、微黄奈瑟氏菌、干燥/深黄奈瑟氏菌往往表现出对青霉素和其他药物具有耐药性或敏感性降低的现象，因此，滥用抗生素可能会对耐药基因在同属的共生菌种之间的出现和扩散产生深远的影响。由于致病性奈瑟球菌菌株也与共生奈瑟氏菌具有相同的生态位，在此期间会出现基因转移的机会，因此也可观察到对脑膜炎球菌和淋球菌的"下游"影响。

参考文献

［1］ Hook Ⅲ EW, Handsfield HH. Gonococcal infections in the adult. In: Holmes KK, Sparling PF, Stamm WE, et al., editors. Sexually transmitted diseases. 4th ed. New York: McGraw-Hill; 2008.

［2］ Hynes NA, Rompalo AM. Gonococcal infection in women. In: Goldman MB, Troisi R, Rexrode KM, editors. Women and health.2nd ed. London: Academic; 2013.

［3］ Cohen MS. Sexually transmitted diseases enhance HIV transmis-sion: no longer a hypothesis. Lancet. 1998; 351 Suppl 3: 5-7.

［4］ World Health Organization. Global incidence and prevalence of selected curable sexually transmitted infections—2008. Geneva: World Health Organization; 2012.

［5］ Public Health England. Sexually transmitted infections and chla-mydia screening in England, 2014. Infection Report, vol. 9.London: Public Health England; 2015.

［6］ Centers for Disease Control and Prevention. Sexually transmitted disease surveillance 2012. Atlanta: Centers for Disease Control and Prevention; 2013.

［7］ Centers for Disease Control and Prevention, Donovan B, Bodsworth NJ, Rohrsheim R, McNulty A, Tapsall JW, Martin IM, Ison CA, Waugh MA, Holtgrave DR, Crosby RA, Walker CK, Sweet RL, Laga M, Manoka A, Kivuvu M, Malele B, Tuliza M, Nzila N, Goeman J, Behets F, Batter V, Alary M, et al. Increases in fluoroquinolone-resistant Neisseria gonorrhoeae among men who have sex with men—United States, 2003, and revised recom-mendations for gonorrhea treatment, 2004. MMWR Morb Mortal Wkly Rep. 2004; 53 (16): 335-8. doi: 10.2147/IJWH.S13427.

［8］ Donovan B, Bodsworth NJ, Rohrsheim R, McNulty A, Tapsall JW. Increasing gonorrhoea reports—not only in London. Lancet.2000; 355 (9218): 1908. doi: 10.1016/s0140-6736 (05) 73352-3.

［9］ Martin IM, Ison CA. Rise in gonorrhoea in London, UK. London Gonococcal Working Group. Lancet. 2000; 355 (9204): 623.

［10］ Waugh MA. Task force for the urgent response to the epidemics of sexually transmitted diseases in eastern Europe and central Asia.Sex Transm Infect. 1999; 75 (1): 72-3.

［11］ Holtgrave DR, Crosby RA. Social capital, poverty, and income inequality as predictors of gonorrhoea, syphilis, chlamydia and AIDS case rates in the United States. Sex Transm Infect.2003; 79 (1): 62-4.

［12］ Walker CK, Sweet RL. Gonorrhea infection in women: preva-lence, effects, screening, and management. Int J Womens Health. 2011; 3: 197-206. doi: 10.2147/ijwh.s13427.

［13］ Sparling PF, Handsfield HH. Neisseria gonorrhoeae.In: Mandell GL, Bennett JE, editors. Principles and practice of infectious dis-eases, 8th ed. Philadelphia: Churchill Livingstone; 2000.p. 2242-58.

［14］ Laga M, Manoka A, Kivuvu M, Malele B, Tuliza M, Nzila N, Goeman J, Behets F, Batter V, Alary M, et al. Non-ulcerative sexu-ally transmitted diseases as risk factors for HIV-1 transmission in women: results from a cohort study. AIDS. 1993; 7 (1): 95-102.

［15］ Cohen MS, Hoffman IF, Royce RA, Kazembe P, Dyer JR, Daly CC, Zimba D, Vernazza PL, Maida M, Fiscus SA, Eron Jr JJ, AIDSCAP Malawi Research Group. Reduction of concentration of HIV-1 in semen after treatment of urethritis: implications for prevention of sexual transmission of HIV-1. Lancet. 1997; 349 (9069): 1868-73.

［16］ Tapsall JW. Antimicrobial resistance in Neisseria gonorrhoeae.Geneva: World Health Organization; 2001.

［17］ World Health Organization. Global action plan to control the spread and impact of antimicrobial resistance in Neisseria gonor-rhoeae. Geneva: World Health Organization; 2012.

［18］ Haizlip J, Isbey SF, Hamilton HA, Jerse AE, Leone PA, Davis RH, Cohen MS. Time required for elimination of Neisseria gonor-rhoeae from the urogenital tract in men with symptomatic urethri-tis: comparison of oral and intramuscular single-dose therapy. Sex Transm Dis. 1995; 22 (3): 145-8.

［19］ Holmes KK, Johnson DW, Floyd TM. Studies of venereal disease.I. Probenecid-procaine penicillin G combination and tetracycline hydrochloride in the treatment of "penicillin-resistant" gonorrhea in men. J Am Med Assoc. 1967; 202 (6): 461-73.

［20］ Cannon JG, Sparling PF. The genetics of the gonococcus. Annu Rev Microbiol. 1984; 38: 111-33. doi: 10.1146/annurev.mi.38. 100184.000551.

［21］ Fussenegger M, Rudel T, Barten R, Ryll R, Meyer TF. Transformation competence and type-4 pilus biogenesis in Neisseria gonorrhoeae—a review. Gene. 1997; 192 (1): 125-34.

［22］ Hamilton HL, Dillard JP. Natural transformation of Neisseria gonor-rhoeae: from DNA donation to homologous recombination. Mol Microbiol. 2006; 59 (2): 376-85. doi: 10.1111/j.1365-2958.2005.04964.x.

［23］ Barry PM, Klausner JD. The use of cephalosporins for gonorrhea: the impending problem of resistance. Expert Opin Pharmacother.2009; 10 (4): 555-77. doi: 10.1517/14656560902731993.

［24］ Lewis DA. Global resistance of Neisseria gonorrhoeae: when theory becomes reality. Curr Opin Infect Dis. 2014; 27 (1): 62-7.doi: 10.1097/qco.0000000000000025.

［25］ Patel AL, Chaudhry U, Sachdev D, Sachdeva PN, Bala M, Saluja D. An insight into the drug resistance profile and mechanism of drug resistance in Neisseria gonorrhoeae. Indian J Med Res.2011; 134: 419-31.

［26］ Reyn A, Korner B, Bentzon MW. Effects of penicillin, streptomy-cin, and tetracycline on N. gonorrhoeae isolated in 1944 and in 1957. Br J Vener Dis. 1958; 34 (4): 227-39.

［27］ Allen VG, Mitterni L, Seah C, Rebbapragada A, Martin IE, Lee C, Siebert H, Towns L, Melano RG, Low DE. Neisseria gonorrhoeae treatment failure and susceptibility to cefixime in Toronto, Canada. J Am Med Assoc. 2013; 309 (2): 163-70. doi: 10.1001/jama.2012.176575.

［28］ Camara J, Serra J, Ayats J, Bastida T, Carnicer-Pont D, Andreu A, Ardanuy C. Molecular characterization of two high-level ceftriaxone-resistant Neisseria gonorrhoeae isolates detected in Catalonia, Spain. J Antimicrob Chemother. 2012; 67 (8): 1858-60. doi: 10.1093/jac/dks162.

［29］ Ison CA, Hussey J, Sankar KN, Evans J, Alexander S. Gonorrhoea treatment failures to cefixime and azithromycin in England, 2010. Euro Surveill. 2011; 16（14）: 7-10.

［30］ Lewis DA, Sriruttan C, Muller EE, Golparian D, Gumede L, Fick D, de Wet J, Maseko V, Coetzee J, Unemo M. Phenotypic and genetic characterization of the first two cases of extended-spectrum-cephalosporin-resistant Neisseria gonorrhoeae infectionin South Africa and association with cefixime treatment failure.J Antimicrob Chemother. 2013; 68（6）: 1267-70. doi: 10.1093/jac/dkt034.

［31］ Chen MY, Stevens K, Tideman R, Zaia A, Tomita T, Fairley CK, Lahra M, Whiley D, Hogg G. Failure of 500 mg of ceftriaxone to eradicate pharyngeal gonorrhoea, Australia. J Antimicrob Chemother. 2013; 68（6）: 1445-7. doi: 10.1093/jac/dkt017.

［32］ Ohnishi M, Golparian D, Shimuta K, Saika T, Hoshina S, Iwasaku K, Nakayama S, Kitawaki J, Unemo M. Is Neisseria gonorrhoeae initiating a future era of untreatable gonorrhea? detailed character-ization of the first strain with high-level resistance to ceftriaxone.Antimicrob Agents Chemother. 2011; 55（7）: 3538-45. doi: 10.1128/aac.00325-11.

［33］ Unemo M, Golparian D, Nicholas R, Ohnishi M, Gallay A, Sednaoui P. High-level cefixime-and ceftriaxone-resistant Neisseria gonorrhoeae in France: novel penA mosaic allele in a successful international clone causes treatment failure. Antimicrob Agents Chemother. 2012; 56（3）: 1273-80. doi: 10.1128/aac.05760-11.

［34］ Unemo M, Golparian D, Stary A, Eigentler A. First Neisseria gon-orrhoeae strain with resistance to cefixime causing gonorrhoea treatment failure in Austria, 2011. Euro Surveill. 2011b; 16（43）: pii: 19998.

［35］ Unemo M, Golparian D, Syversen G, Vestrheim DF, Moi H. Twocases of verified clinical failures using internationally recom-mended first-line cefixime for gonorrhoea treatment, Norway, 2010. Euro Surveill. 2010; 15（47）: pii: 19721.

［36］ Yokoi S, Deguchi T, Ozawa T, Yasuda M, Ito S, Kubota Y, Tamaki M, Maeda S. Threat to cefixime treatment for gonorrhea. Emerg Infect Dis. 2007; 13（8）: 1275-7. doi: 10.3201/eid1308.060948.

［37］ Laga M. Epidemiology and control of sexually transmitted diseases in developing countries. Sex Transm Dis. 1994; 21 Suppl 2: S45-50.

［38］ Abellanosa I, Nichter M. Antibiotic prophylaxis among commer-cial sex workers in Cebu City, Philippines. Patterns of use and perceptions of efficacy. Sex Transm Dis.1996; 23（5）: 407-12.

［39］ Adu-Sarkodie YA. Antimicrobial self medication in patients attending a sexually transmitted diseases clinic. Int J STD AIDS.1997; 8（7）: 456-8.

［40］ Taylor RB, Shakoor O, Behrens RH. Drug quality, a contributor to drug resistance? Lancet. 1995; 346（8967）: 122.

［41］ Van der Veen F, Fransen L. Drugs for STD management in devel-oping countries: choice, procurement, cost, and financing. Sex Transm Infect. 1998; 74 Suppl 1: S166-74.

［42］ Johnson SR, Morse SA. Antibiotic resistance in Neisseria gonor-rhoeae: genetics and mechanisms of resistance. Sex Transm Dis.1988; 15（4）: 217-24.

［43］ Sparling PF. Antibiotic resistance in Neisseria gonorrhoeae. Med Clin North Am. 1972; 56（5）: 1133-44.

［44］ Ropp PA, Hu M, Olesky M, Nicholas RA. Mutations in ponA, the gene encoding penicillin-binding protein 1, and a novel locus, penC, are required for high-level chromosomally mediated peni-cillin resistance in Neisseria gonorrhoeae. Antimicrob Agents Chemother. 2002; 46（3）: 769-77.

［45］ Dougherty TJ. Involvement of a change in penicillin target and peptidoglycan structure in low-level resistance to beta-lactam antibiotics in Neisseria gonorrhoeae. Antimicrob Agents Chemother. 1985; 28（1）: 90-5.

［46］ Sparling PF, Sarubbi Jr FA, Blackman E. Inheritance of low-level resistance to penicillin, tetracycline, and chloramphenicol in Neisseria gonorrhoeae. J Bacteriol. 1975; 124（2）: 740-9.

［47］ Guymon LF, Sparling PF. Altered crystal violet permeability and lytic behavior in antibiotic-resistant and-sensitive mutants of Neisseria gonorrhoeae. J Bacteriol. 1975; 124（2）: 757-63.

［48］ Hagman KE, Pan W, Spratt BG, Balthazar JT, Judd RC, Shafer WM. Resistance of Neisseria gonorrhoeae to antimicrobial hydropho-bic agents is modulated by the mtrRCDE efflux system. Microbiology. 1995; 141（Pt. 3）: 611-22. doi: 10.1099/13500872-141-3-611.

［49］ Gill MJ, Simjee S, Al-Hattawi K, Robertson BD, Easmon CS, Ison CA. Gonococcal resistance to beta-lactams and tetracycline involves mutation in loop 3 of the porin encoded at the penB locus. Antimicrob Agents Chemother. 1998; 42（11）: 2799-803.

［50］ Olesky M, Hobbs M, Nicholas RA. Identification and analysis of amino acid mutations in porin IB that mediate intermediate-level resistance to penicillin and tetracycline in Neisseria gonorrhoeae. Antimicrob Agents Chemother. 2002; 46（9）: 2811-20.

［51］ Olesky M, Zhao S, Rosenberg RL, Nicholas RA. Porin-mediated anti-biotic resistance in Neisseria gonorrhoeae: ion, solute, and antibiotic permeation through PIB proteins with penB mutations. J Bacteriol. 2006; 188（7）: 2300-8. doi: 10.1128/jb.188.7.2300-2308.2006.

［52］ Zhao S, Tobiason DM, Hu M, Seifert HS, Nicholas RA. The penC mutation conferring antibiotic resistance in Neisseria gonorrhoeae arises from a mutation in the PilQ secretin that interferes with multimer stability. Mol Microbiol. 2005; 57（5）: 1238-51.doi: 10.1111/j.1365-2958.2005.04752.x.

［53］ Ison CA. Antimicrobial agents and gonorrhoea: therapeutic choice, resistance and susceptibility testing. Genitourin Med.1996; 72（4）: 253-7.

［54］ Bygdeman SM. Polyclonal and mnoclonal antibodies applied to the epidemiology of gonococcal infection. In: Young H, McMillan A, editors. Immunologic diagnosis of sexually transmitted dis-eases. New York: Marcel Dekker; 1988. p. 117-65.

［55］ Knapp JS, Bygdeman S, Sandstrom E, Holmes KK. Nomenclature for the serologic classification of Neisseria gonorrhoeae. In: Schoolnik G, Brooks GF, Falkow S, editors. The pathogenic Neisseriae. Washington, DC: American Society for Microbiology; 1985. p. 4-5.

［56］ Brunton JL, Clare D, Ehrman N, Meier MA. Evolution of antibi-otic resistance plasmids in Neisseria gonorrhoeae and Haemophilus species. Clin Invest Med. 1983; 6（3）: 221-8.

［57］ Flett F, Humphreys GO, Saunders JR. Intraspecific and intergeneric mobilization of non-conjugative resistance plasmids by a 24.5 megadalton conjugative plasmid of Neisseria gonorrhoeae. J Gen Microbiol. 1981; 125（1）: 123-9. doi: 10.1099/00221287-125-1-123.

［58］ Laufs R, Kaulfers PM, Jahn G, Teschner U. Molecular character-ization of a small Haemophilus influenzae plasmid specifying beta-lactamase and its relationship to R factors from Neisseria gonorrhoeae. J Gen Microbiol. 1979；111（1）：223-31. doi：10.1099/00221287-111-1-223.

［59］ Roberts M, Elwell LP, Falkow S. Molecular characterization of two beta-lactamase-specifying plasmids isolated from Neisseria gonorrhoeae. J Bacteriol. 1977；131（2）：557-63.

［60］ van Embden JD, van Klingeren B, Dessens-Kroon M, van Wijngaarden LJ. Emergence in the Netherlands of penicillinase-producing gonococci carrying "Africa" plasmid in combination with transfer plasmid. Lancet. 1981；1（8226）：938.

［61］ Phillips I. Beta-lactamase-producing, penicillin-resistant gono-coccus. Lancet. 1976；2（7987）：656-7.

［62］ Ashford WA, Golash RG, Hemming VG. Penicillinase-producing Neisseria gonorrhoeae. Lancet. 1976；2（7987）：657-8.

［63］ Lim KB, Rajan VS, Giam YC, Lui EO, Sng EH, Yeo KL. Two dose Augmentin treatment of acute gonorrhoea in men. Br J Vener Dis. 1984；60（3）：161-3.

［64］ Lim KB, Thirumoorthy T, Lee CT, Sng EH, Tan T. Three regimens of procaine penicillin G, Augmentin, and probenecid compared for treating acute gonorrhoea in men. Genitourin Med.1986；62（2）：82-5.

［65］ Tapsall JW, Phillips EA, Morris LM. Chromosomally mediated intrinsic resistance to penicillin of penicillinase producing strains of Neisseria gonorrhoeae isolated in Sydney：guide to treatment with Augmentin. Genitourin Med. 1987；63（5）：305-8.

［66］ Hu M, Nandi S, Davies C, Nicholas RA. High-level chromosom-ally mediated tetracycline resistance in Neisseria gonorrhoeae results from a point mutation in the rpsJ gene encoding ribosomal protein S10 in combination with the mtrR and penB resistance determinants. Antimicrob Agents Chemother. 2005；49（10）：4327-34.doi：10.1128/aac.49.10.4327-4334.2005.

［67］ Faruki H, Kohmescher RN, McKinney WP, Sparling PF. A community-based outbreak of infection with penicillin-resistant Neisseria gonorrhoeae not producing penicillinase（chromosom-ally mediated resistance）. N Engl J Med. 1985；313（10）：607-11.doi：10.1056/nejm198509053131004.

［68］ Morse SA, Johnson SR, Biddle JW, Roberts MC. High-level tetra-cycline resistance in Neisseria gonorrhoeae is result of acquisition of streptococcal tetM determinant. Antimicrob Agents Chemother.1986；30（5）：664-70.

［69］ Gascoyne-Binzi DM, Heritage J, Hawkey PM. Nucleotide sequences of the tet（M）genes from the American and Dutch type tetracycline resistance plasmids of Neisseria gonorrhoeae.J Antimicrob Chemother. 1993；32（5）：667-76.

［70］ Turner A, Gough KR, Leeming JP. Molecular epidemiology of tetM genes in Neisseria gonorrhoeae. Sex Transm Infect. 1999；75（1）：60-6.

［71］ Djajakusumah T, Sudigdoadi S, Meheus A, Van Dyck E. Plasmid patterns and antimicrobial susceptibilities of Neisseria gonor-rhoeae in Bandung, Indonesia. Trans R Soc Trop Med Hyg.1998；92（1）：105-7.

［72］ Ison CA, Dillon JA, Tapsall JW. The epidemiology of global anti-biotic resistance among Neisseria gonorrhoeae and Haemophilus ducreyi. Lancet. 1998；351 Suppl 3：8-11.

［73］ Van Dyck E, Crabbe F, Nzila N, Bogaerts J, Munyabikali JP, Ghys P, Diallo M, Laga M. Increasing resistance of Neisseria gonor-rhoeae in west and central Africa. Consequence on therapy of gonococcal infection. Sex Trans Dis.1997；24（1）：32-7.

［74］ West B, Changalucha J, Grosskurth H, Mayaud P, Gabone RM, Ka-Gina G, Mabey D. Antimicrobial susceptibility, auxotype and plasmid content of Neisseria gonorrhoeae in northern Tanzania：emergence of high level plasmid mediated tetracycline resistance. Genitourin Med. 1995；71（1）：9-12.

［75］ WHO Western Pacific Region Gonococcal Antimicrobial Surveillance Programme. Surveillance of antibiotic susceptibility of Neisseria gonorrhoeae in the WHO western Pacific region 1992—1994. Genitourin Med. 1997；73（5）：355-61.

［76］ Ho RI, Lai PH, Corman L, Ho J, Morse SA. Comparison of dihy-drofolate reductases from trimethoprim-and sulfonamide-resistant strains of Neisseria gonorrhoeae. Sex Transm Dis.1978；5（2）：43-50.

［77］ Tapsall JW. Antibiotic resistance in Neisseria gonorrhoeae. Clin Infect Dis. 2005；41 Suppl 4：S263-8. doi：10.1086/430787.

［78］ Moran JS, Zenilman JM. Therapy for gonococcal infections：options in 1989. Rev Infect Dis. 1990；12 Suppl 6：S633-44.

［79］ Dan M. The use of fluoroquinolones in gonorrhoea：the increasing problem of resistance. Expert Opin Pharmacother. 2004；5（4）：829-54. doi：10.1517/14656566.5.4.829.

［80］ Ghanem KG, Giles JA, Zenilman JM. Fluoroquinolone-resistant Neisseria gonorrhoeae：the inevitable epidemic. Infect Dis Clin North Am. 2005；19（2）：351-65. doi：10.1016/j.idc.2005.03.005.

［81］ Update to CDC's sexually transmitted diseases treatment guide-lines, 2006：fluoroquinolones no longer recommended for treat-ment of gonococcal infections. MMWR Morb Mortal Wkly Rep.2007；56（14）：332-6.

［82］ Belland RJ, Morrison SG, Ison C, Huang WM. Neisseria gonor-rhoeae acquires mutations in analogous regions of gyrA and parC in fluoroquinolone-resistant isolates. Mol Microbiol. 1994；14（2）：371-80.

［83］ Deguchi T, Saito I, Tanaka M, Sato K, Deguchi K, Yasuda M, Nakano M, Nishino Y, Kanematsu E, Ozeki S, Kawada Y. Fluoroquinolone treatment failure in gonorrhea.Emergence of a Neisseria gonorrhoeae strain with enhanced resistance to fluoro-quinolones. Sex Transm Dis. 1997；24（5）：247-50.

［84］ Giles JA, Falconio J, Yuenger JD, Zenilman JM, Dan M, Bash MC. Quinolone resistance-determining region mutations and por type of Neisseria gonorrhoeae isolates：resistance surveillance and typing by molecular methodologies. J Infect Dis. 2004；189（11）：2085-93. doi：10.1086/386312.

［85］ Tanaka M, Nakayama H, Haraoka M, Nagafuji T, Saika T, Kobayashi I. Analysis of quinolone resistance mechanisms in a sparfloxacin-resistant clinical isolate of Neisseria gonorrhoeae. Sex Transm Dis. 1998；25（9）：489-93.

［86］ Tanaka M, Sagiyama K, Haraoka M, Saika T, Kobayashi I, Naito S. Genotypic evolution in a quinolone-resistant Neisseria gonor-rhoeae isolate from a patient with clinical failure of levofloxacin treatment. Urol Int. 1999；62（1）：64-8.

［87］ Tanaka M, Sakuma S, Takahashi K, Nagahuzi T, Saika T, Kobayashi I, Kumazawa J. Analysis of quinolone resistance mechanisms in Neisseria gonorrhoeae isolates in vitro. Sex Transm Infect. 1998；74（1）：59-62.

［88］ Trees DL，Sandul AL，Whittington WL，Knapp JS. Identification of novel mutation patterns in the parC gene of ciprofloxacin-resistant isolates of Neisseria gonorrhoeae. Antimicrob Agents Chemother. 1998；42（8）：2103-5.

［89］ Dewi BE，Akira S，Hayashi H，Ba-Thein W. High occurrence of simultaneous mutations in target enzymes and MtrRCDE efflux system in quinolone-resistant Neisseria gonorrhoeae. Sex Transm Dis. 2004；31（6）：353-9.

［90］ Knapp JS，Fox KK，Trees DL，Whittington WL. Fluoroquinolone resistance in Neisseria gonorrhoeae. Emerg Infect Dis.1997；3（1）：33-9. doi：10.3201/eid0301.970104.

［91］ Shultz TR，Tapsall JW，White PA. Correlation of in vitro suscepti-bilities to newer quinolones of naturally occurring quinolone-resistant Neisseria gonorrhoeae strains with changes in GyrA and ParC. Antimicrob Agents Chemother. 2001；45（3）：734-8.doi：10.1128/aac.45.3.734-738.2001.

［92］ Ison CA，Bindayna KM，Woodford N，Gill MJ，Easmon CS. Penicillin and cephalosporin resistance in gonococci. Genitourin Med. 1990；66（5）：351-6.

［93］ Lindberg R，Fredlund H，Nicholas R，Unemo M. Neisseria gonor-rhoeae isolates with reduced susceptibility to cefixime and ceftri-axone：association with genetic polymorphisms in penA，mtrR，porB1b，and ponA. Antimicrob Agents Chemother. 2007；51（6）：2117-22. doi：10.1128/aac.01604-06.

［94］ Takahata S，Senju N，Osaki Y，Yoshida T，Ida T. Amino acid sub-stitutions in mosaic penicillin-binding protein 2 associated with reduced susceptibility to cefixime in clinical isolates of Neisseria gonorrhoeae. Antimicrob Agents Chemother. 2006；50（11）：3638-45. doi：10.1128/aac.00626-06.

［95］ Tanaka M，Nakayama H，Huruya K，Konomi I，Irie S，Kanayama A，Saika T，Kobayashi I. Analysis of mutations within multiple genes associated with resistance in a clinical isolate of Neisseria gonorrhoeae with reduced ceftriaxone susceptibility that shows a multidrug-resistant phenotype. Int J Antimicrob Agents. 2006；27（1）：20-6. doi：10.1016/j.ijantimicag.2005.08.021.

［96］ Whiley DM，Jacobsson S，Tapsall JW，Nissen MD，Sloots TP，Unemo M. Alterations of the pilQ gene in Neisseria gonorrhoeae are unlikely contributors to decreased susceptibility to ceftriaxone and cefixime in clinical gonococcal strains. J Antimicrob Chemother. 2010；65（12）：2543-7. doi：10.1093/jac/dkq377.

［97］ Rice RJ，Biddle JW，JeanLouis YA，DeWitt WE，Blount JH，Morse SA. Chromosomally mediated resistance in Neisseria gonor-rhoeae in the United States：results of surveillance and reporting，1983—1984. J Infect Dis. 1986；153（2）：340-5.

［98］ Schwebke JR，Whittington W，Rice RJ，Handsfield HH，Hale J，Holmes KK. Trends in susceptibility of Neisseria gonorrhoeae to ceftriaxone from 1985 through 1991. Antimicrob Agents Chemother. 1995；39（4）：917-20.

［99］ Tomberg J，Unemo M，Davies C，Nicholas RA. Molecular and structural analysis of mosaic variants of penicillin-binding protein 2 conferring decreased susceptibility to expanded-spectrum ceph-alosporins in Neisseria gonorrhoeae：role of epistatic mutations. Biochemistry. 2010；49（37）：8062-70. doi：10.1021/bi101167

［100］ Bowler LD，Zhang QY，Riou JY，Spratt BG. Interspecies recombi-nation between the penA genes of Neisseria meningitidis and commensal Neisseria species during the emergence of penicillin resistance in N. meningitidis：natural events and laboratory simu-lation. J Bacteriol. 1994；176（2）：333-7.

［101］ Ameyama S，Onodera S，Takahata M，Minami S，Maki N，Endo K，Goto H，Suzuki H，Oishi Y. Mosaic-like structure of penicillin-binding protein 2 Gene（penA）in clinical isolates of Neisseria gonorrhoeae with reduced susceptibility to cefixime. Antimicrob Agents Chemother. 2002；46（12）：3744-9.

［102］ Chen M，Guo Q，Wang Y，Zou Y，Wang G，Zhang X，Xu X，Zhao M，Hu F，Qu D，Chen M，Wang M. Shifts in the antibiotic suscep-tibility，serogroups，and clonal complexes of Neisseria meningiti-dis in Shanghai，China：a time trend analysis of the pre-quinolone and quinolone Eras. PLoS Med. 2015；12（6），e1001838. doi：10.1371/journal.pmed.1001838，discussion e1001838.

［103］ Update to CDC's Sexually transmitted diseases treatment guide-lines，2010：oral cephalosporins no longer a recommended treat-ment for gonococcal infections. MMWR Morb Mortal Wkly Rep.2012；61（31）：590-4.

［104］ Unemo M，Golparian D，Hestner A. Ceftriaxone treatment failure of pharyngeal gonorrhea verified by international recommenda-tions，Sweden，July 2010. Euro Surveill 2011a；16（6）：pii：19792.

［105］ Boslego JW，Tramont EC，Takafuji ET，Diniega BM，Mitchell BS，Small JW，Khan WN，Stein DC. Effect of spectinomycin use on the prevalence of spectinomycin-resistant and penicillinase-producing Neisseria gonorrhoeae. N Engl J Med. 1987；317（5）：272-8. doi：10.1056/nejm198707303170504.

［106］ Maness MJ，Foster GC，Sparling PF. Ribosomal resistance to streptomycin and spectinomycin in Neisseria gonorrhoeae. J Bacteriol. 1974；120（3）：1293-9.

［107］ Gil-Setas A，Navascues-Ortega A，Beristain X. Spectinomycin in the treatment of gonorrhoea. Euro Surveill. 2010；15（19）：pii/19568；author reply pii/19569.

［108］ Dowell D，Kirkcaldy RD. Effectiveness of gentamicin for gonor-rhea treatment：systematic review and meta-analysis. Sex Transm Infect. 2012；88（8）：589-94. doi：10.1136/sextrans-2012-050604.

［109］ Daly CC，Hoffman I，Hobbs M，Maida M，Zimba D，Davis R，Mughogho G，Cohen MS. Development of an antimicrobial suscep-tibility surveillance system for Neisseria gonorrhoeae in Malawi：comparison of methods. J Clin Microbiol. 1997；35（11）：2985-8.

［110］ Lkhamsuren E，Shultz TR，Limnios EA，Tapsall JW. The antibi-otic susceptibility of Neisseria gonorrhoeae isolated in Ulaanbaatar，Mongolia. Sex Transm Infect. 2001；77（3）：218-9.

［111］ Slaney L，Chubb H，Ronald A，Brunham R. In-vitro activity of azithromycin，erythromycin，ciprofloxacin and norfloxacin against Neisseria gonorrhoeae，Haemophilus ducreyi，and Chlamydia tra-chomatis. J Antimicrob Chemother. 1990；25（Suppl. A）：1-5.

［112］ Chisholm SA，Dave J，Ison CA. High-level azithromycin resis-tance occurs in Neisseria gonorrhoeae as a result of a single point mutation in the 23S rRNA genes. Antimicrob Agents Chemother.2010；54（9）：3812-6. doi：10.1128/aac.00309-10.

［113］ Ehret JM，Nims LJ，Judson FN. A clinical isolate of Neisseria gon-orrhoeae with in vitro resistance to erythromycin and decreased susceptibility to azithromycin. Sex Transm Dis.1996；23（4）：270-2.

［114］ Rouquette-Loughlin CE, Balthazar JT, Shafer WM. Characterization of the MacA-MacB efflux system in Neisseria gonorrhoeae. J Antimicrob Chemother. 2005；56（5）：856-60. doi：10.1093/jac/dki333.

［115］ Steingrimsson O, Olafsson JH, Thorarinsson H, Ryan RW, Johnson RB, Tilton RC. Azithromycin in the treatment of sexually transmitted disease. J Antimicrob Chemother. 1990；25（Suppl.A）：109-14.

［116］ Tapsall JW, Shultz TR, Limnios EA, Donovan B, Lum G, Mulhall BP. Failure of azithromycin therapy in gonorrhea and discorrelation with laboratory test parameters. Sex Transm Dis. 1998；25（10）：505-8.

［117］ Young H, Moyes A, McMillan A. Azithromycin and erythromycin resistant Neisseria gonorrhoeae following treatment with azithromycin. Int J STD AIDS. 1997；8（5）：299-302.

［118］ Kirkcaldy RD, Weinstock HS, Moore PC, Philip SS, Wiesenfeld HC, Papp JR, Kerndt PR, Johnson S, Ghanem KG, Hook 3rd EW. The efficacy and safety of gentamicin plus azithromycin and gemifloxacin plus azithromycin as treatment of uncomplicated gonorrhea. Clin Infect Dis. 2014；59（8）：1083-91. doi：10.1093/cid/ciu521.

［119］ Bhalla P, Sethi K, Reddy BS, Mathur MD. Antimicrobial suscep-tibility and plasmid profile of Neisseria gonorrhoeae in India（New Delhi）. Sex Transm Infect. 1998；74（3）：210-2.

［120］ Tapsall JW. Use of a quality assurance scheme in a long-term mul-ticentric study of antibiotic susceptibility of Neisseria gonor-rhoeae. Genitourin Med. 1990；66（1）：8-13.

［121］ Lahra MM. Surveillance of antibiotic resistance in Neisseria gon-orrhoeae in the WHO Western Pacific and South East Asian Regions, 2010. Commun Dis Intell Q Rep. 2012；36（1）：95-100.

［122］ Surveillance of antibiotic resistance in Neisseria gonorrhoeae in the World Health Organization Western Pacific Region, 2003.Commun Dis Intell Q Rep. 2005；29（1）：62-4.

［123］ Deguchi T, Yasuda M, Nakano M, Kanematsu E, Ozeki S, Nishino Y, Ezaki T, Maeda S, Saito I, Kawada Y. Rapid screening of point mutations of the Neisseria gonorrhoeae parC gene associated with resistance to quinolones. J Clin Microbiol. 1997；35（4）：948-50.

［124］ Deguchi T, Yasuda M, Nakano M, Ozeki S, Ezaki T, Maeda S, Saito I, Kawada Y. Rapid detection of point mutations of the Neisseria gonorrhoeae gyrA gene associated with decreased sus-ceptibilities to quinolones. J Clin Microbiol. 1996；34（9）：2255-8.

［125］ Deguchi T, Yasuda M, Nakano M, Ozeki S, Kanematsu E, Kawada Y, Ezaki T, Saito I. Uncommon occurrence of mutations in the gyrB gene associated with quinolone resistance in clinical isolates of Neisseria gonorrhoeae. Antimicrob Agents Chemother.1996；40（10）：2437-8.

［126］ Vernel-Pauillac F, Merien F. A novel real-time duplex PCR assay for detecting penA and ponA genotypes in Neisseria gonorrhoeae：Comparison with phenotypes determined by the E-test. Clin Chem. 2006；52（12）：2294-6. doi：10.1373/clinchem.2006.075309.

［127］ Giles J, Hardick J, Yuenger J, Dan M, Reich K, Zenilman J. Use of applied biosystems 7900HT sequence detection system and Taqman assay for detection of quinolone-resistant Neisseria gon-orrhoeae. J Clin Microbiol. 2004；42（7）：3281-3. doi：10.1128/jcm.42.7.3281-3283.2004.

［128］ Kilmarx PH, Knapp JS, Xia M, St Louis ME, Neal SW, Sayers D, Doyle LJ, Roberts MC, Whittington WL. Intercity spread of gono-cocci with decreased susceptibility to fluoroquinolones：a unique focus in the United States. J Infect Dis. 1998；177（3）：677-82.

［129］ van Klingeren B, Ansink-Schipper MC, Dessens-Kroon M, Verheuvel M. Relationship between auxotype, plasmid pattern and susceptibility to antibiotics in penicillinase-producing Neisseria gonorrhoeae. J Antimicrob Chemother. 1985；16（2）：143-7.

［130］ Rothenberg R, Voigt R. Epidemiologic aspects of control of penicillinase-producing Neisseria gonorrhoeae. Sex Transm Dis.1988；15（4）：211-6.

［131］ Increases in fluoroquinolone-resistant Neisseria gonorrhoeae—Hawaii and California, 2001. MMWR Morb Mortal Wkly Rep.2002；51（46）：1041-4.

［132］ Surveillance of antibiotic resistance in Neisseria gonorrhoeae in the WHO Western Pacific Region, 2002. Commun Dis Intell Q Rep. 2003；27（4）：488-91.

［133］ Tanaka M, Nakayama H, Haraoka M, Saika T. Antimicrobial resistance of Neisseria gonorrhoeae and high prevalence of ciprofloxacin-resistant isolates in Japan, 1993 to 1998. J Clin Microbiol. 2000；38（2）：521-5.

［134］ Tapsall JW, Shultz TR, Phillips EA. Characteristics of Neisseria gonorrhoeae isolated in Australia showing decreased sensitivity to quinolone antibiotics. Pathology. 1992；24（1）：27-31.

［135］ Trees DL, Sandul AL, Neal SW, Higa H, Knapp JS. Molecular epidemiology of Neisseria gonorrhoeae exhibiting decreased sus-ceptibility and resistance to ciprofloxacin in Hawaii, 1991—1999. Sex Transm Dis. 2001；28（6）：309-14.

［136］ Palmer HM, Leeming JP, Turner A. Investigation of an outbreak of ciprofloxacin-resistant Neisseria gonorrhoeae using a simpli-fied opa-typing method. Epidemiol Infect. 2001；126（2）：219-24.

［137］ Tapsall JW, Limnios EA, Shultz TR. Continuing evolution of the pattern of quinolone resistance in Neisseria gonorrhoeae isolated in Sydney, Australia. Sex Transm Dis. 1998；25（8）：415-7.

［138］ Unemo M, Sjostrand A, Akhras M, Gharizadeh B, Lindback E, Pourmand N, Wretlind B, Fredlund H. Molecular characterization of Neisseria gonorrhoeae identifies transmission and resistance of one ciprofloxacin-resistant strain. APMIS. 2007；115（3）：231-41. doi：10.1111/j.1600-0463.2007.apm_487.x.

［139］ Yagupsky P, Schahar A, Peled N, Porat N, Trefler R, Dan M, Keness Y, Block C. Increasing incidence of gonorrhea in Israel associated with countrywide dissemination of a ciprofloxacin-resistant strain. Eur J Clin Microbiol Infect Dis. 2002；21（5）：368-72. doi：10.1007/s10096-002-0717-1.

［140］ Bignell C, Fitzgerald M. UK national guideline for the manage-ment of gonorrhoea in adults, 2011. Int J STD AIDS. 2011；22（10）：541-7. doi：10.1258/ijsa.2011.011267.

［141］ Bignell C, Unemo M. 2012 European guideline on the diagnosis and treatment of gonorrhoea in adults. Int J STD AIDS.2013；24（2）：85-92. doi：10.1177/0956462412472837.

［142］ Brooks B, Patel R. The 2012 International Union against Sexually Transmitted Infections European Collaborative Clinical Group report on the diagnosis and management of Neisseria gonorrhoeae infections in Europe. Int J STD AIDS. 2013；24（6）：419-22.doi：10.1177/0956462413476269.

［143］ Tapsall JW，Limnios EA，Abu Bakar HM，Darussalam B，Ping YY，Buadromo EM，Kumar P，Singh S，Lo J，Bala M，Risbud A，Deguchi T，Tanaka M，Watanabe Y，Lee K，Chong Y，Noikaseumsy S，Phouthavane T，Sam IC，Tundev O，Lwin KM，Eh PH，Goarant C，Goursaud R，Bathgate T，Brokenshire M，Latorre L，Velemu E，Carlos C，Leano S，Telan EO，Goh SS，Koh ST，Ngan C，Tan AL，Mananwatte S，Piyanoot N，Lokpichat S，Sirivongranson P，Fakahau M，Sitanilei H，le Hung V.Surveillance of antibiotic resistance in Neisseria gonorrhoeae in the WHO Western Pacific and South East Asian regions，2007—2008. Commun Dis Intell Q Rep. 2010；34（1）：1-7.

［144］ Workowski KA，Bolan GA，Centers for Disease C，Prevention.Sexually transmitted diseases treatment guidelines，2015. MMWR Recomm Rep. 2015；64（RR-03）：1-137

［145］ World Health Organization. Guidelines for the management of sexu-ally transmitted infections. Geneva：World Health Organization；2003.

［146］ Backman M，Jacobson K，Ringertz S. The virgin population of Neisseria gonorrhoeae in Stockholm has decreased and antimicro-bial resistance is increasing. Genitourin Med. 1995；71（4）：234-8.

［147］ Marrazzo JM. Sexual tourism：implications for travelers and the destination culture. Infect Dis Clin North Am. 2005；19（1）：103-20. doi：10.1016/j.idc.2004.10.008.

［148］ Gorwitz RJ，Nakashima AK，Moran JS，Knapp JS，The Gonococcal Isolate Surveillance Project Study Group. Sentinel surveillance for antimicrobial resistance in Neisseria gonorrhoeae—United States，1988—1991. MMWR CDC Surveill Summ. 1993；42（3）：29-39.

［149］ Ison CA，Town K，Obi C，Chisholm S，Hughes G，Livermore DM，Lowndes CM. Decreased susceptibility to cephalosporins among gonococci：data from the Gonococcal Resistance to Antimicrobials Surveillance Programme（GRASP）in England and Wales，2007—2011. Lancet Infect Dis. 2013；13（9）：762-8. doi：10.1016/ s1473-3099（13）70143-9.

［150］ Lahra MM. Australian Gonococcal Surveillance Programme annual report，2013. Commun Dis Intell Q Rep.2015；39（1）：E137-45.

［151］ Members of the Australian Gonococcal Surveillance Programme.Penicillin sensitivity of gonococci in Australia：development of Australian gonococcal surveillance programme. Br J Vener Dis.1984；60（4）：226-30.

［152］ Paine TC，Fenton KA，Herring A，Turner A，Ison C，Martin I，Robinson A，Kinghorn G. GRASP：a new national sentinel surveil-lance initiative for monitoring gonococcal antimicrobial resistance in England and Wales. Sex Transm Infect. 2001；77（6）：398-401.

［153］ Dillon JA，Li H，Sealy J，Ruben M，Prabhakar P. Antimicrobial susceptibility of Neisseria gonorrhoeae isolates from three Caribbean countries：Trinidad，Guyana，and St. Vincent Sex Transm Dis. 2001；28（9）：508-14.

［154］ World Health Organization. Baseline report on global sexually transmitted infection surveillance 2012. World Health Organization；2013.

［155］ World Health Organization. Progress report of the implementation of the global strategy for prevention and control of sexually trans-mitted infections：2006—2015. Geneva：World Health Organization；2015.

［156］ Mayaud P，Hawkes S，Mabey D. Advances in control of sexually transmitted diseases in developing countries. Lancet. 1998；351 Suppl 3：29-32.

［157］ Zenilman JM，Deal CD. Gonorrhea：epidemiology，control，and prevention. In：Stanberry LR，Bernstein DI，editors. Sexually transmitted diseases-vaccines，prevention and control. London：Academic；2000. p. 369-85.

［158］ Annual report of the Australian Gonococcal Surveillance Programme，2004. Commun Dis Intell Q Rep. 2005；29（2）：137-42.

［159］ Lyss SB，Kamb ML，Peterman TA，Moran JS，Newman DR，Bolan G，Douglas Jr JM，Iatesta M，Malotte CK，Zenilman JM，Ehret J，Gaydos C，Newhall WJ. Chlamydia trachomatis among patients infected with and treated for Neisseria gonorrhoeae in sexually transmitted disease clinics in the United States. Ann Intern Med. 2003；139（3）：178-85.

［160］ Miller WC，Zenilman JM. Epidemiology of chlamydial infection，gonorrhea，and trichomoniasis in the United States—2005. Infect Dis Clin North Am. 2005；19（2）：281-96. doi：10.1016/j.idc.2005.04.001.

［161］ Schachter J. Chlamydial infections（second of three parts）. N Engl J Med. 1978；298（9）：490-5. doi：10.1056/ nejm197803022980905.

［162］ Harry C. The management of uncomplicated adult gonococcal infection：should test of cure still be routine in patients attending genitourinary medicine clinics? Int J STD AIDS. 2004；15（7）：453-8. doi：10.1258/0956462041211252.

［163］ Tapsall JW，Limnios EA，Thacker C，Donovan B，Lynch SD，Kirby LJ，Wise KA，Carmody CJ. High-level quinolone resistance in Neisseria gonorrhoeae：a report of two cases. Sex Transm Dis.1995；22（5）：310-1.

［164］ Bignell CJ. BASHH guideline for gonorrhea. Sex Transm Infect.2004；80（5）：330-1. doi：10.1136/sti.2004.012781.

［165］ Handsfield HH，Dalu ZA，Martin DH，Douglas Jr JM，McCarty JM，Schlossberg D，Azithromycin Gonorrhea Study Group.Multicenter trial of single-dose azithromycin vs. ceftriaxone in the treatment of uncomplicated gonorrhea. Sex Transm Dis.1994；21（2）：107-11.

［166］ Dillon JA，Rubabaza JP，Benzaken AS，Sardinha JC，Li H，Bandeira MG，dos Santos Fernando Filho E. Reduced susceptibil-ity to azithromycin and high percentages of penicillin and tetracy-cline resistance in Neisseria gonorrhoeae isolates from Manaus，Brazil，1998. Sex Transm Dis. 2001；28（9）：521-6.

［167］ Kamwendo F，Forslin L，Bodin L，Danielsson D.Decreasing inci-dences of gonorrhea-and chlamydia-associated acute pelvic inflammatory disease. A 25-year study from an urban area of cen-tral Sweden. Sex Transm Dis. 1996；23（5）：384-91.

［168］ Kamwendo F，Forslin L，Bodin L，Danielsson D. Programmes to reduce pelvic inflammatory disease—the Swedish experience.Lancet. 1998；351 Suppl 3：25-8.

［169］ Kamwendo F，Forslin L，Bodin L，Danielsson D. Epidemiology of ectopic pregnancy during a 28 year period and the role of pelvic inflammatory disease. Sex Transm Infect. 2000；76（1）：28-32.

［170］ Over M，Piot P. Human immunodeficiency virus infection and other sexually transmitted diseases in developing countries：public health importance and priorities for resource allocation. J Infect Dis. 1996；174 Suppl 2：S162-75.

［171］ Grosskurth H，Mosha F，Todd J，Mwijarubi E，Klokke A，Senkoro K，Mayaud P，Changalucha J，Nicoll A，ka-Gina G，et al. Impact of improved treatment of sexually transmitted diseases on HIV infec-tion in rural Tanzania：randomised controlled trial.

Lancet.1995；346（8974）：530-6.

［172］ Simonsen GS, Tapsall JW, Allegranzi B, Talbot EA, Lazzari S. The antimicrobial resistance containment and surveillance approach—a public health tool. Bull World Health Organ. 2004；82（12）：928-34.

［173］ Increases in unsafe sex and rectal gonorrhea among men who have sex with men—San Francisco, California, 1994—1997. MMWR Morb Mortal Wkly Rep. 1999；48（3）：45-8.

［174］ Katz AR, Lee MV, Ohye RG, Whiticar PM, Effler PV. Ciprofloxacin resistance in Neisseria gonorrhoeae: trends in Hawaii, 1997—2002.Lancet. 2003；362（9382）：495. doi：10.1016/s0140-6736（03）14084-6.

［175］ Enhanced surveillance of epidemic meningococcal meningitis in Africa: a three-year experience. Wkly Epidemiol Rec.2005；80（37）：313-20.

［176］ Xie O, Pollard AJ, Mueller JE, Norheim G. Emergence of serogroup X meningococcal disease in Africa: need for a vaccine. Vaccine. 2013；31（27）：2852-61. doi：10.1016/j.vaccine.2013.04.036.

［177］ Cohn AC, MacNeil JR, Harrison LH, Hatcher C, Theodore J, Schmidt M, Pondo T, Arnold KE, Baumbach J, Bennett N, Craig AS, Farley M, Gershman K, Petit S, Lynfield R, Reingold A, Schaffner W, Shutt KA, Zell ER, Mayer LW, Clark T, Stephens D, Messonnier NE. Changes in Neisseria meningitidis disease epide-miology in the United States, 1998—2007: implications for preven-tion of meningococcal disease. Clin Infect Dis. 2010；50（2）：184-91.doi：10.1086/649209.

［178］ Ladhani SN, Flood JS, Ramsay ME, Campbell H, Gray SJ, Kaczmarski EB, Mallard RH, Guiver M, Newbold LS, Borrow R. Invasive meningococcal disease in England and Wales: impli-cations for the introduction of new vaccines. Vaccine. 2012；30（24）：3710-6. doi：10.1016/j.vaccine.2012.03.011.

［179］ Greenfield S, Sheehe PR, Feldman HA. Meningococcal carriage in a population of "normal" families. J Infect Dis. 1971；123（1）：67-73.

［180］ Antignac A, Ducos-Galand M, Guiyoule A, Pires R, Alonso JM, Taha MK. Neisseria meningitidis strains isolated from invasive infections in France（1999—2002）: phenotypes and antibiotic sus-ceptibility patterns. Clin Infect Dis. 2003；37（7）：912-20.doi：10.1086/377739.

［181］ Trotter CL, Fox AJ, Ramsay ME, Sadler F, Gray SJ, Mallard R, Kaczmarski EB. Fatal outcome from meningococcal disease-an association with meningococcal phenotype but not with reduced susceptibility to benzylpenicillin. J Med Microbiol.2002；51（10）：855-60. doi：10.1099/0022-1317-51-10-855.

［182］ Schwentker FF, Gelman S, Long PH. Landmark article April 24, 1937. The treatment of meningococcic meningitis with sulfanil-amide. Preliminary report. By Francis F. Schwentker, Sidney Gelman, and Perrin H. Long. J Am Med Assoc. 1984；251（6）：788-90.

［183］ Meningococcal infections. In: Kimberlin DW, Brady MT, Jackson MA, Long SS, editors. Red book, 2015 Report of the Committee on Infectious Diseases, 30th ed. American Academy of Pediatrics Elk Grove Village；2015. p. 547-58.

［184］ Nathan N, Borel T, Djibo A, Evans D, Djibo S, Corty JF, Guillerm M, Alberti KP, Pinoges L, Guerin PJ, Legros D. Ceftriaxone as effective as long-acting chloramphenicol in short-course treat-ment of meningococcal meningitis during epidemics: a ran-domised non-inferiority study. Lancet. 2005；366（9482）：308-13.doi：10.1016/s0140-6736（05）66792-x.

［185］ Aguilera JF, Perrocheau A, Meffre C, Hahne S. Outbreak of sero-group W135 meningococcal disease after the Hajj pilgrimage, Europe, 2000. Emerg Infect Dis. 2002；8（8）：761-7. doi：10.3201/eid0805.010422.

［186］ Memish Z, Al Hakeem R, Al Neel O, Danis K, Jasir A, Eibach D. Laboratory-confirmed invasive meningococcal disease: effect of the Hajj vaccination policy, Saudi Arabia, 1995—2011. Euro Surveill. 2013；18（37）.

［187］ Auckland C, Gray S, Borrow R, Andrews N, Goldblatt D, Ramsay M, Miller E. Clinical and immunologic risk factors for meningo-coccal C conjugate vaccine failure in the United Kingdom. J Infect Dis. 2006；194（12）：1745-52. doi：10.1086/509619.

［188］ De Wals P, Trottier P, Pepin J. Relative efficacy of different immu-nization schedules for the prevention of serogroup C meningococ-cal disease: a model-based evaluation. Vaccine. 2006；24（17）：3500-4. doi：10.1016/j.vaccine.2006.02.010.

［189］ Trotter CL, Andrews NJ, Kaczmarski EB, Miller E, Ramsay ME. Effectiveness of meningococcal serogroup C conjugate vac-cine 4 years after introduction. Lancet. 2004；364（9431）：365-7.doi：10.1016/s0140-6736（04）16725-1.

［190］ Frasch CE. Recent developments in Neisseria meningitidis group A conjugate vaccines. Expert Opin Biol Ther. 2005；5（2）：273-80. doi：10.1517/14712598.5.2.273.

［191］ Kshirsagar N, Mur N, Thatte U, Gogtay N, Viviani S, Preziosi MP, Elie C, Findlow H, Carlone G, Borrow R, Parulekar V, Plikaytis B, Kulkarni P, Imbault N, LaForce FM. Safety, immunogenicity, and antibody persistence of a new meningococcal group A conjugate vaccine in healthy Indian adults. Vaccine. 2007；25 Suppl 1：A101-7. doi：10.1016/j.vaccine.2007.04.050.

［192］ Meyer SA, Kambou JL, Cohn A, Goodson JL, Flannery B, Medah I, Messonnier N, Novak R, Diomande F, Djingarey MH, Clark TA, Yameogo I, Fall A, Wannemuehler K. Serogroup A meningococ-cal conjugate（PsA-TT）vaccine coverage and measles vaccine coverage in Burkina Faso-implications for introduction of PsA-TT into the Expanded Programme on Immunization. Vaccine. 2015；33（12）：1492-8. doi：10.1016/j.vaccine.2015.01.043.

［193］ Program for Appropriate Technology in Health. Meningitis Vaccine Project；2003—2015.

［194］ Daugla DM, Gami JP, Gamougam K, Naibei N, Mbainadji L, Narbe M, Toralta J, Kodbesse B, Ngadoua C, Coldiron ME, Fermon F, Page AL, Djingarey MH, Hugonnet S, Harrison OB, Rebbetts LS, Tekletsion Y, Watkins ER, Hill D, Caugant DA, Chandramohan D, Hassan-King M, Manigart O, Nascimento M, Woukeu A, Trotter C, Stuart JM, Maiden MC, Greenwood BM. Effect of a serogroup A meningococcal conjugate vaccine（PsA-TT）on serogroup A meningococcal meningitis and carriage in Chad: a community study[corrected]. Lancet. 2014；383（9911）：40-7. doi：10.1016/s0140-6736（13）61612-8.

［195］ Kristiansen PA, Ba AK, Ouedraogo AS, Sanou I, Ouedraogo R, Sangare L, Diomande F, Kandolo D, Saga IM, Misegades L, Clark TA, Preziosi MP, Caugant DA. Persistent low carriage of sero-group A Neisseria meningitidis two years after mass vaccination with the meningococcal conjugate vaccine, MenAfriVac. BMC Infect Dis. 2014；14：663. doi：10.1186/s12879-014-0663-4.

［196］ Kristiansen PA, Diomande F, Ba AK, Sanou I, Ouedraogo AS, Ouedraogo R, Sangare L, Kandolo D, Ake F, Saga IM, Clark

TA，Misegades L，Martin SW，Thomas JD，Tiendrebeogo SR，Hassan-King M，Djingarey MH，Messonnier NE，Preziosi MP，Laforce FM，Caugant DA. Impact of the serogroup A meningococcal con-jugate vaccine，MenAfriVac，on carriage and herd immunity. Clin Infect Dis. 2013；56（3）：354-63. doi：10.1093/cid/cis892.

[197] Martin DR，Walker SJ，Baker MG，Lennon DR. New Zealand epi-demic of meningococcal disease identified by a strain with pheno-type B：4：P1.4. J Infect Dis. 1998；177（2）：497-500.

[198] Bjune G，Gronnesby JK，Hoiby EA，Closs O，Nokleby H. Results of an efficacy trial with an outer membrane vesicle vaccine against systemic serogroup B meningococcal disease in Norway. NIPH Ann. 1991；14（2）：125-30[discussion 130-122].

[199] Bjune G，Hoiby EA，Gronnesby JK，Arnesen O，Fredriksen JH，Halstensen A，Holten E，Lindbak AK，Nokleby H，Rosenqvist E，et al. Effect of outer membrane vesicle vaccine against group B meningococcal disease in Norway. Lancet. 1991；338（8775）：1093-6.

[200] Boslego J，Garcia J，Cruz C，Zollinger W，Brandt B，Ruiz S，Martinez M，Arthur J，Underwood P，Silva W，et al. Efficacy，safety，and immunogenicity of a meningococcal group B（15：P1.3）outer membrane protein vaccine in Iquique，Chile. Chilean National Committee for Meningococcal Disease. Vaccine.1995；13（9）：821-9.

[201] Milagres LG，Ramos SR，Sacchi CT，Melles CE，Vieira VS，Sato H，Brito GS，Moraes JC，Frasch CE. Immune response of Brazilian children to a Neisseria meningitidis serogroup B outer membrane protein vaccine：comparison with efficacy. Infect Immun.1994；62（10）：4419-24.

[202] Oster P，O'Hallahan J，Aaberge I，Tilman S，Ypma E，Martin D. Immunogenicity and safety of a strain-specific MenB OMV vaccine delivered to under 5-year olds in New Zealand. Vaccine. 2007；25（16）：3075-9. doi：10.1016/j.vaccine.2007.01.023.

[203] Sierra GV，Campa HC，Varcacel NM，Garcia IL，Izquierdo PL，Sotolongo PF，Casanueva GV，Rico CO，Rodriguez CR，Terry MH. Vaccine against group B Neisseria meningitidis：protection trial and mass vaccination results in Cuba. NIPH Ann. 1991；14（2）：195-207[discussion 208-110].

[204] Thornton V，Lennon D，Rasanathan K，O'Hallahan J，Oster P，Stewart J，Tilman S，Aaberge I，Feiring B，Nokleby H，Rosenqvist E，White K，Reid S，Mulholland K，Wakefield MJ，Martin D. Safety and immunogenicity of New Zealand strain meningo-coccal serogroup B OMV vaccine in healthy adults：beginning of epidemic control. Vaccine. 2006；24（9）：1395-400. doi：10.1016/j.vaccine.2005.09.043.

[205] Wong S，Lennon D，Jackson C，Stewart J，Reid S，Crengle S，Tilman S，Aaberge I，O'Hallahan J，Oster P，Mulholland K，Martin D. New Zealand epidemic strain meningococcal B outer mem-brane vesicle vaccine in children aged 16-24 months. Pediatr Infect Dis J. 2007；26（4）：345-50. doi：10.1097/01.inf.0000 258697.05341.2c.

[206] Feavers I，Griffiths E，Baca-Estrada M，Knezevic I，Zhou T. WHO/Health Canada meeting on regulatory considerations for evalua-tion and licensing of new meningococcal Group B vaccines，Ottawa，Canada，3-4 October 2011. Biologicals. 2012；40（6）：507-16. doi：10.1016/j.biologicals.2012.09.008.

[207] McQuaid F，Snape MD. Will booster doses be required for sero-group B meningococcal vaccine? Expert Rev Vaccines. 2014；13（3）：313-5. doi：10.1586/14760584.2014.878654.

[208] Poolman JT，Richmond P. Multivalent meningococcal serogroup B vaccines：challenges in predicting protection and measuring effectiveness. Expert Rev Vaccines. 2015；14（9）：1277-87. doi：10. 1586/14760584.2015.1071670.

[209] Snape MD，Saroey P，John TM，Robinson H，Kelly S，Gossger N，Yu LM，Wang H，Toneatto D，Dull PM，Pollard AJ. Persistence of bactericidal antibodies following early infant vaccination with a serogroup B meningococcal vaccine and immunogenicity of a pre-school booster dose. CMAJ. 2013；185（15）：E715-24. doi：10.1503/cmaj.130257.

[210] Tirani M，Meregaglia M，Melegaro A. Health and economic out-comes of introducing the new MenB vaccine（Bexsero）into the Italian routine infant immunisation programme. PLoS ONE.2015；10（4），e0123383. doi：10.1371/journal.pone.0123383.

[211] Antignac A，Boneca IG，Rousselle JC，Namane A，Carlier JP，Vazquez JA，Fox A，Alonso JM，Taha MK. Correlation between alterations of the penicillin-binding protein 2 and modifications of the peptidoglycan structure in Neisseria meningitidis with reduced susceptibility to penicillin G. J Biol Chem. 2003；278（34）：31529-35. doi：10.1074/jbc.M304607200.

[212] Harcourt BH，Anderson RD，Wu HM，Cohn AC，MacNeil JR，Taylor TH，Wang X，Clark TA，Messonnier NE，Mayer LW. Population-based surveillance of Neisseria meningitidis anti-microbial resistance in the United States. Open Forum Infect Dis.2015；2（3）：ofv117. doi：10.1093/ofid/ofv117.

[213] Arreaza L，de La Fuente L，Vazquez JA. Antibiotic susceptibility patterns of Neisseria meningitidis isolates from patients and asymptomatic carriers. Antimicrob Agents Chemother. 2000；44（6）：1705-7.

[214] Saez-Nieto JA，Lujan R，Berron S，Campos J，Vinas M，Fuste C，Vazquez JA，Zhang QY，Bowler LD，Martinez-Suarez JV，et al.Epidemiology and molecular basis of penicillin-resistant Neisseria meningitidis in Spain：a 5-year history（1985—1989）. Clin Infect Dis. 1992；14（2）：394-402.

[215] Thulin S，Olcen P，Fredlund H，Unemo M. Total variation in the penA gene of Neisseria meningitidis：correlation between suscepti-bility to beta-lactam antibiotics and penA gene heterogeneity. Antimicrob Agents Chemother. 2006；50（10）：3317-24. doi：10.1128/aac.00353-06.

[216] Orus P，Vinas M. Mechanisms other than penicillin-binding pro-tein-2 alterations may contribute to moderate penicillin resistance in Neisseria meningitidis. Int J Antimicrob Agents.2001；18（2）：113-9.

[217] Rouquette-Loughlin C，Dunham SA，Kuhn M，Balthazar JT，Shafer WM. The NorM efflux pump of Neisseria gonorrhoeae and Neisseria meningitidis recognizes antimicrobial cationic com-pounds. J Bacteriol. 2003；185（3）：1101-6.

[218] Saez-Nieto JA，Fontanals D，Garcia de Jalon J，Martinez de Artola V，Pena P，Morera MA，Verdaguer R，Sanfeliu I，Belio-Blasco C，Perez-Saenz JL，et al. Isolation of Neisseria meningitidis strains with increase of penicillin minimal inhibitory concentrations. Epidemiol Infect. 1987；99（2）：463-9.

[219] Vazquez JA，Enriquez R，Abad R，Alcala B，Salcedo C，Arreaza L. Antibiotic resistant meningococci in Europe：any need to act? FEMS Microbiol Rev. 2007；31（1）：64-70. doi：10.1111/j.1574-6976.2006.00049.x.

［220］ Taha MK, Vazquez JA, Hong E, Bennett DE, Bertrand S, Bukovski S, Cafferkey MT, Carion F, Christensen JJ, Diggle M, Edwards G, Enriquez R, Fazio C, Frosch M, Heuberger S, Hoffmann S, Jolley KA, Kadlubowski M, Kechrid A, Kesanopoulos K, Kriz P, Lambertsen L, Levenet I, Musilek M, Paragi M, Saguer A, Skoczynska A, Stefanelli P, Thulin S, Tzanakaki G, Unemo M, Vogel U, Zarantonelli ML. Target gene sequencing to characterize the penicillin G susceptibility of Neisseria meningitidis. Antimicrob Agents Chemother. 2007; 51 (8): 2784-92. doi: 10.1128/aac.00412-07.

［221］ Zarantonelli ML, Skoczynska A, Antignac A, El Ghachi M, Deghmane AE, Szatanik M, Mulet C, Werts C, Peduto L, d' Andon MF, Thouron F, Nato F, Lebourhis L, Philpott DJ, Girardin SE, Vives FL, Sansonetti P, Eberl G, Pedron T, Taha MK, Boneca IG. Penicillin resistance compromises Nod1-dependent proin-flammatory activity and virulence fitness of neisseria meningiti-dis. Cell Host Microbe. 2013; 13 (6): 735-45. doi: 10.1016/j.chom.2013.04.016.

［222］ Tondella ML, Rosenstein NE, Mayer LW, Tenover FC, Stocker SA, Reeves MW, Popovic T. Lack of evidence for chlorampheni-col resistance in Neisseria meningitidis, Africa. Emerg Infect Dis. 2001; 7 (1): 163-4. doi: 10.3201/eid0701.700163.

［223］ Galimand M, Gerbaud G, Guibourdenche M, Riou JY, Courvalin P. High-level chloramphenicol resistance in Neisseria meningitidis.N Engl J Med. 1998; 339 (13): 868-74. doi: 10.1056/nejm199809243391302.

［224］ Feldman HA. Sulfonamide-resistant meningococci. Annu Rev Med.1967; 18: 495-506. doi: 10.1146/annurev.me.18.020167.002431.

［225］ Kristiansen BE, Radstrom P, Jenkins A, Ask E, Facinelli B, Skold O. Cloning and characterization of a DNA fragment that confers sulfonamide resistance in a serogroup B, serotype 15 strain of Neisseria meningitidis. Antimicrob Agents Chemother.1990; 34 (11): 2277-9.

［226］ Cooper ER, Ellison 3rd RT, Smith GS, Blaser MJ, Reller LB, Paisley JW. Rifampin-resistant meningococcal disease in a contact patient given prophylactic rifampin. J Pediatr. 1986; 108 (1): 93-6

［227］ Yagupsky P, Ashkenazi S, Block C. Rifampicin-resistant menin-gococci causing invasive disease and failure of chemoprophylaxis. Lancet. 1993; 341 (8853): 1152-3.

［228］ Tapsall JW, Shultz T, Limnios E, Munro R, Mercer J, Porritt R, Griffith J, Hogg G, Lum G, Lawrence A, Hansman D, Collignon P, Southwell P, Ott K, Gardam M, Richardson CJ, Bates J, Murphy D, Smith H. Surveillance of antibiotic resistance in invasive iso-lates of Neisseria meningitidis in Australia 1994—1999. Pathology.2001; 33 (3): 359-61.

［229］ Rosenstein NE, Stocker SA, Popovic T, Tenover FC, Perkins BA. Antimicrobial resistance of Neisseria meningitidis in the United States, 1997. The Active Bacterial Core Surveillance (ABCs) Team.Clin Infect Dis. 2000; 30 (1): 212-3. doi: 10.1086/313599.

［230］ Delaune D, Andriamanantena D, Merens A, Viant E, Aoun O, Ceppa F, Taha MK, Rapp C. Management of a rifampicin-resistant meningococcal infection in a teenager. Infection. 2013; 41 (3): 705-8. doi: 10.1007/s15010-013-0418-y.

［231］ Mounchetrou Njoya I, Deghmane A, Taha M, Isnard H, Parent du Chatelet I. A cluster of meningococcal disease caused by rifampicin-resistant C meningococci in France, April 2012. Euro Surveill. 2012; 17 (34): pii: 20254.

［232］ Canica M, Dias R, Nunes B, Carvalho L, Ferreira E. Invasive culture-confirmed Neisseria meningitidis in Portugal: evaluation of serogroups in relation to different variables and antimicrobial susceptibility (2000—2001). J Med Microbiol. 2004; 53 (Pt 9): 921-5. doi: 10.1099/jmm.0.45556-0.

［233］ Ibarz-Pavon AB, Lemos AP, Gorla MC, Regueira M, Gabastou JM. Laboratory-based surveillance of Neisseria meningitidis iso-lates from disease cases in Latin American and Caribbean coun-tries, SIREVA II 2006—2010. PLoS ONE. 2012; 7 (8), e44102.doi: 10.1371/journal.pone.0044102.

［234］ Jackson LA, Alexander ER, DeBolt CA, Swenson PD, Boase J, McDowell MG, Reeves MW, Wenger JD. Evaluation of the use of mass chemoprophylaxis during a school outbreak of enzyme type 5 serogroup B meningococcal disease. Pediatr Infect Dis J. 1996; 15 (11): 992-8.

［235］ Alcala B, Salcedo C, de la Fuente L, Arreaza L, Uria MJ, Abad R, Enriquez R, Vazquez JA, Motge M, de Batlle J. Neisseria menin-gitidis showing decreased susceptibility to ciprofloxacin: first report in Spain. J Antimicrob Chemother. 2004; 53 (2): 409. doi: 10.1093/jac/dkh075.

［236］ Shultz TR, Tapsall JW, White PA, Newton PJ. An invasive isolate of Neisseria meningitidis showing decreased susceptibility to qui-nolones. Antimicrob Agents Chemother. 2000; 44 (4): 1116.

［237］ Emergence of fluoroquinolone-resistant Neisseria meningitidis--Minnesota and North Dakota, 2007—2008. MMWR Morb Mortal Wkly Rep. 2008; 57 (7): 173-5.

［238］ Shultz TR, White PA, Tapsall JW. In vitro assessment of the fur-ther potential for development of fluoroquinolone resistance in Neisseria meningitidis. Antimicrob Agents Chemother. 2005; 49 (5): 1753-60. doi: 10.1128/aac.49.5.1753-1760.2005.

［239］ Luaces Cubells C, Garcia Garcia JJ, Roca Martinez J, Latorre Otin CL. Clinical data in children with meningococcal meningitis in a Spanish hospital. Acta Paediatr. 1997; 86 (1): 26-9.

［240］ Turner PC, Southern KW, Spencer NJ, Pullen H. Treatment failure in meningococcal meningitis. Lancet. 1990; 335 (8691): 732-3.

［241］ Bardi L, Badolati A, Corso A, Rossi MA. Failure of the treatment with penicillin in a case of Neisseria meningitidis meningitis.Medicina (B Aires). 1994; 54 (5 Pt 1): 427-30.

［242］ Rainbow J, Cebelinski E, Bartkus J, Glennen A, Boxrud D, Lynfield R. Rifampin-resistant meningococcal disease. Emerg Infect Dis. 2005; 11 (6): 977-9. doi: 10.3201/eid1106.050143.

［243］ Briggs S, Ellis-Pegler R, Roberts S, Thomas M, Woodhouse A. Short course intravenous benzylpenicillin treatment of adults with meningococcal disease. Intern Med J. 2004; 34 (7): 383-7.doi: 10.1111/j.1445-5994.2004.00601.x.

［244］ Brouqui P, Raoult D. Endocarditis due to rare and fastidious bac-teria. Clin Microbiol Rev. 2001; 14 (1): 177-207. doi: 10.1128/cmr.14.1.177-207.2001.

［245］ Haddow LJ, Mulgrew C, Ansari A, Miell J, Jackson G, Malnick H, Rao GG. Neisseria elongata endocarditis: case report and litera-ture review. Clin Microbiol Infect. 2003; 9 (5): 426-30.

［246］ Morla N, Guibourdenche M, Riou JY. Neisseria spp. and AIDS. J Clin Microbiol. 1992; 30 (9): 2290-4.

［247］ Mastrantonio P，Stefanelli P，Fazio C，Sofia T，Neri A，La Rosa G，Marianelli C，Muscillo M，Caporali MG，Salmaso S. Serotype dis-tribution, antibiotic susceptibility, and genetic relatedness of Neisseria meningitidis strains recently isolated in Italy. Clin Infect Dis. 2003；36（4）：422-8. doi：10.1086/346154.

［248］ Orus P，Vinas M. Transfer of penicillin resistance between Neisseriae in microcosm. Microb Drug Resist. 2000；6（2）：99-104.doi：10.1089/107662900419393.

［249］ Arreaza L，Salcedo C，Alcala B，Vazquez JA. What about antibi-otic resistance in Neisseria lactamica? J Antimicrob Chemother.2002；49（3）：545-7.

［250］ Wu HM，Harcourt BH，Hatcher CP，Wei SC，Novak RT，Wang X，Juni BA，Glennen A，Boxrud DJ，Rainbow J，Schmink S，Mair RD，Theodore MJ，Sander MA，Miller TK，Kruger K，Cohn AC，Clark TA，Messonnier NE，Mayer LW，Lynfield R. Emergence of ciprofloxacin-resistant Neisseria meningitidis in North America.N Engl J Med. 2009；360（9）：886-92. doi：10.1056/NEJMoa0806414.

［251］ Ito M，Deguchi T，Mizutani KS，Yasuda M，Yokoi S，Ito S，Takahashi Y，Ishihara S，Kawamura Y，Ezaki T. Emergence and spread of Neisseria gonorrhoeae clinical isolates harboring mosaic-like structure of penicillin-binding protein 2 in Central Japan. Antimicrob Agents Chemother. 2005；49（1）：137-43. doi：10.1128/AAC.49.1.137-143.2005.

第55章　流感嗜血杆菌和黏膜炎莫拉氏菌的耐药机制

Michael R. Jacobs

1　前言

流感嗜血杆菌和黏膜炎莫拉氏菌均是呼吸道共生菌和呼吸道侵入性病原体。虽然理想的药物疗法是对已知药物敏感性特征的病原体针对性使用敏感性药物，但分离病原体常常困难或不切实际，并且许多感染是凭经验治疗的[1]，因此了解凭经验治疗疾病时所用抗生素的活性以及细菌在机体内的耐药机制对抗生素效果的影响是重要的。应合理使用抗菌药物，避免过度使用，尽可能对已鉴定的病原体进行敏感性药物治疗，并根据药物代谢动力学（PK）、药效学（PD）参数和主要病原体的药物敏感性临界值进行经验性治疗[2]。本章主要综述了推荐用于经验性和定向治疗流感嗜血杆菌病和黏膜炎莫拉氏菌病的抗菌药物，以及流感嗜血杆菌和黏膜炎莫拉氏菌对这些抗菌药物的耐药性机制的现状。

2　流感嗜血杆菌和卡他莫拉菌的携带状况

许多感染，特别是呼吸道感染，是病毒与定殖的细菌双重感染引起的炎症过程。通常情况下定殖在口腔和呼吸道的细菌是链球菌，主要是肺炎链球菌、流感嗜血杆菌、黏膜炎莫拉氏菌、奈瑟球菌、各种厌氧菌和葡萄球菌。定殖在鼻咽和口咽的肺炎链球菌超过90种血清型、流感嗜血杆菌则有包囊型和非包膜型菌株。定殖在鼻咽和口咽的肺炎链球菌、流感嗜血杆菌和黏膜炎莫拉氏菌的每一个菌株都会随免疫发展而改变，并且携带者也会从其他人获得不同的菌株[3, 4]。这些菌株的携带也受到蛋白质结合荚膜多糖疫苗、B型流感嗜血杆菌（Hib）疫苗和7价、10价及13价肺炎球菌疫苗的影响[5]。

3　流感嗜血杆菌和黏膜炎莫拉菌引起的主要疾病

流感嗜血杆菌和黏膜炎莫拉菌主要引起儿童脑膜炎和菌血症、成人和儿童传染性肺炎、急性中耳炎、急性鼻窦炎和慢性支气管炎的急性发作。我们将对这些疾病的经验性和定向性抗微生物治疗进行简要回顾，以确定在临床上对这些细菌具有重要作用的抗菌药物的范围，以及这些细菌对它们的耐药性。

3.1　脑膜炎

虽然B型流感嗜血杆菌（Hib）疫苗接种已大大降低了使用疫苗的国家的（Hib）脑膜炎的发病率，但在未使用疫苗的地区，B型流感嗜血杆菌引起的7岁以下儿童的脑膜炎仍然很严重[6, 7]。世界卫生组织估计，截至2013年底，尽管在189个国家使用了Hib疫苗，但2013年全球三种剂量的B型流感嗜血杆菌（Hib）疫苗的覆盖率估计为52%，而西太平洋和东南亚洲地区的免疫覆盖率更低，分别为18%和27%，每年有199 000个死亡病例[8]。美国传染病协会推荐的B型流感嗜血杆菌脑膜炎的经验性抗菌治疗药物是万古霉素加第三代头孢菌素（如头孢噻肟或头孢曲松）[9]。如果脑脊液革兰氏染色显示为革兰氏阴性杆菌，并据此推定为流感嗜血杆菌，建议单独使用第三代头孢菌素。流感嗜血杆菌的替代疗法包括氯霉素、头孢吡肟和美罗培南。一旦病原菌被分离并鉴定出来，且敏感性已知，则可以根据需要选择缩小剂量或改变抗生素。对于β-内酰胺酶阴性的流感嗜血杆菌，建议使用氨苄青霉素作为标准疗法，使用第三代头孢菌素、头孢吡肟或氯霉素作为替代疗法。应使用第三代头孢菌素治疗β-内酰胺酶阳性的流感嗜血杆菌，并以头孢吡肟或氯霉素作为替代药物。通常无分型的流感嗜血杆菌菌株也可能感染患有基底颅骨骨折的患者，引起脑膜炎，这些患者应该使用上面讨论过的相同药物进行治疗，并将莫西沙星添加到仅推荐用于成人患者的替代药物列表中。

3.2 儿童肺炎和菌血症

在未使用蛋白质结合荚膜多糖B型流感嗜血杆菌疫苗和肺炎球菌荚膜多糖疫苗的地区，6个月至5岁之间儿童肺炎最常见的致病菌是肺炎链球菌、B型流感嗜血杆菌和黏膜炎莫拉氏菌[10, 11]。在学龄时，肺炎支原体和肺炎衣原体肺炎更为常见，5~10岁之间肺炎支原体肺炎更常见，10岁以后衣原体肺炎更常见[12, 13]。肺炎链球菌和B型流感嗜血杆菌菌血症有时会伴随肺炎发生。

高剂量阿莫西林［90 mg/（kg·d）］单独使用或加入克拉维酸，是儿童细菌性肺炎门诊患者经验性治疗的首选药物[14]。如果不耐受口服抗生素，每日肌内（IM）注射头孢曲松对上述三种主要的致病菌（肺炎链球菌、B型流感嗜血杆菌和黏膜炎莫拉氏菌）具有良好的抑制效果。对于年龄较大的儿童，感染肺炎衣原体或肺炎支原体的可能性较高，建议加用大环内酯类抗生素[13-17]。由于口服头孢菌素不适用于青霉素耐药性肺炎球菌感染的治疗，因此应避免口服头孢菌素。在对住院患者进行经验性治疗时，建议优先使用头孢曲松或头孢噻肟，以使对青霉素不敏感的肺炎链球菌和β-内酰胺酶阳性的流感嗜血杆菌的多种菌株都处在抗生素的抑制作用范围之内。建议添加阿奇霉素或红霉素，以使年龄较大儿童的非典型病原体处在药物的抑制作用范围之内。在治疗危及生命的肺部感染时，应同时加入万古霉素或克林霉素，以应对越来越多的毒力更强、人群密集区易于感染、并具有甲氧西林耐药性的金黄色葡萄球菌的感染。针对由流感嗜血杆菌导致的肺炎的肠胃外治疗包括氨苄西林用于β-内酰胺酶阴性菌株感染的治疗和头孢曲松、头孢噻肟或头孢呋辛用于β-内酰胺酶阳性菌株感染的治疗。

3.3 成人社区获得性肺炎（CAP）

获得性肺炎最常见的病原是肺炎链球菌（占26%~60%）、肺炎支原体（占10%~37%）、无法分型的流感嗜血杆菌（占2%~12%）、嗜肺军团菌（占2%~6%）、肺炎衣原体（占5%~15%）和黏膜炎莫拉氏菌（占3%）[1]。美国胸科协会和美国传染病协会已建立了针对免疫能力健全的成人的获得性肺炎治疗指南[18]。指南指出，对没有并发症的门诊患者，如果在过去3个月内没有使用任何抗生素进行治疗，建议使用阿奇霉素、克拉霉素和多西环素；如果在过去3个月使用过抗生素治疗，推荐使用左氧氟沙星、吉米沙星或莫西沙星作为单一药物进行治疗，或联合使用大环内酯-β-内酰胺（阿奇霉素或克拉霉素与阿莫西林联用，每天各3 g，或每天合用阿莫西林4 g、克拉维酸250 mg）治疗。对已经产生了并发症的门诊患者，如果在过去3个月内没有使用抗生素治疗，建议使用阿奇霉素、克拉霉素、左氧氟沙星、吉米沙星或莫西沙星；如果在过去3个月内曾使用抗生素治疗，推荐使用左氧氟沙星、吉米沙星或莫西沙星作为单一药物进行治疗，或联合应用大环内酯-β-内酰胺（每天用阿奇霉素或克拉霉素与阿莫西林各4 g，克拉维酸250 mg）。推荐阿莫西林-克拉维酸或克林霉素用于疑似吸入性肺炎治疗；高剂量阿莫西林、高剂量阿莫西林-克拉维酸钾、头孢泊肟、头孢丙烯、头孢呋辛酯、左氧氟沙星、吉米沙星或莫西沙星用于细菌性双重感染治疗。对于医疗病房住院病人，建议单用左氧氟沙星、吉米沙星或莫西沙星，或者阿奇霉素或克拉霉素加头孢噻肟、头孢曲松、氨苄西林舒巴坦或厄他培南治疗。对于需要重症监护的患者，如果存在可能感染铜绿假单胞菌的问题，那么建议加用抗假单胞菌药物。指南强调，只要有可能就确定传染性病原，并在确定病原后使用病原导向疗法。近年来，毒力更强、人群密集区易于感染、并具有甲氧西林耐药性的金黄色葡萄球菌（耐甲氧苯青霉素金黄色葡萄球菌）越来越多，因此应考虑同时加入万古霉素或克林霉素或其他抗耐甲氧苯青霉素金黄色葡萄球菌药物[19]。

头孢洛林和替加环素已于最近获得批准用于治疗成人获得性肺炎（CAP）[20]，头孢洛林对抑制流感嗜血杆菌的感染非常有效，并且对成人获得性肺炎（CAP）住院患者的治疗效果和安全性与头孢曲松用相当。替加环素对流感嗜血杆菌的最小抑菌浓度也与流感嗜血杆菌对替加环素的敏感性临界值接近（图55.8和图55.10），因此也被批准用于治疗成人获得性肺炎（CAP），但与其他用于治疗肺炎的药物相比，使用替加环素治疗方案存在患者死亡率增加的风险。

3.4 急性中耳炎（AOM）

急性中耳炎（AOM）是最常见的儿科感染性疾病之一，其发病率仅次于普遍感冒，6月龄至3岁之间易发，尤其是在频繁发生病毒性上呼吸道感染的儿童中更易发生急性中耳炎[29]。引起急性中耳炎（AOM）的主要病原菌是肺炎链球菌（25%～50%），无法分型的流感嗜血杆菌（23%～67%）和卡他莫拉菌（12%～15%）[30, 31]。在美国，儿童接种肺炎球菌共轭疫苗以预防急性中耳炎，然而，目前已经出现了产β-内酰胺酶的无法归入现有任何血清型的流感嗜血杆菌和对氨苄西林耐药的血清19A型肺炎链球菌，并且这两种菌株在未能第一时间进行阿莫西林治疗的患者中出现的情况更为普遍[32-34]。最近的急性中耳炎（AOM）经验性治疗指南包括以下内容[35]：将阿莫西林［80～90 mg/（kg·d）］或阿莫西林-克拉维酸钾［90/6.4 mg/（kg·d）］作为首选药物，对青霉素过敏的患者使用头孢地尼、头孢呋辛酯、头孢泊肟或头孢曲松［50 mg/（kg·d），肌肉注射］或阿德福韦酯［50 mg/（kg·d），静脉滴注，1～3 d］作为青霉素的替代品。对使用阿莫西林治疗48～72 h后无效的患者，使用阿莫西林-克拉维酸钠［90/6.4 mg/（kg·d）］或头孢曲松［50 mg/（kg·d）］肌肉或静脉注射，疗程3 d）进行治疗。增加克林霉素治疗和诊断性鼓室穿刺术可根据具体情况作为额外选择。

3.5 急性鼻窦炎

虽然大多数急性鼻窦炎都是病毒性的，但当发生细菌继发感染时，肺炎链球菌、无法归入现有任何血清型的流感嗜血杆菌和黏膜炎莫拉氏菌是主要的感染菌，黏膜炎莫拉氏菌在发生急性鼻窦炎的儿童中更为常见[22]。急性鼻窦炎治疗方案包括：对发生急性鼻窦炎的成年患者，建议一线使用阿莫西林-克拉维酸盐［1.5 g/（375 mg·d）～1.75 g/（250 mg·d）］，二线使用阿莫西林-克拉维酸盐［4 g/（250 mg·d）］或强力霉素[36]；建议对于β-内酰胺过敏患者，使用多西环素、左氧氟沙星或莫西沙星；建议对住院患者使用氨苄西林舒巴坦、左氧氟沙星、莫西沙星、头孢曲松或头孢噻肟。对于发生急性鼻窦炎的儿童，建议一线使用阿莫西林-克拉维酸盐［（45/6.4 mg/（kg·d）］，二线使用阿莫西林-克拉维酸盐（90/6.4 mg/d），对于β-内酰胺过敏儿童，建议使用左氧氟沙星、克林霉素加头孢克肟、或头孢泊肟进行治疗。建议对住院的儿童使用氨苄西林舒巴坦、左氧氟沙星、头孢曲松或头孢噻肟进行治疗。

3.6 慢性支气管炎急性加重（AECB）

慢性支气管炎的急性细菌性重症主要由典型的上呼吸道细菌感染引起的，这些细菌主要包括尚未分型的流感嗜血杆菌、肺炎链球菌和黏膜炎莫拉氏菌，85%～95%的慢性支气管炎的急性细菌性重症病例都是由它们造成的，其中流感嗜血杆菌通常是诱发慢性支气管炎急性细菌性重症的最常见的病原体[37]。此外，副流感嗜血杆菌、铜绿假单胞菌、金黄色葡萄球菌、肺炎支原体、嗜肺军团菌和条件性革兰氏阴性致病菌偶尔也参与其中，这些细菌主要出现在重症疾病中。从慢性支气管炎患者的痰中分离出了流感嗜血菌、肺炎链球菌或黏膜炎莫拉氏菌的新型菌株，它们的出现使慢性支气管炎的急性重症风险增加了2倍[4]。

建议对慢性支气管炎急性加重（AECB）患者依据基线患病因素（肺功能、共患疾病、复发性恶化、慢性类固醇使用、家用氧气使用和高碳酸血症）和恶化的严重程度进行分级治疗。恶化的严重程度取决于呼吸困难增加、痰量增加和痰液脓肿增加程度。"轻度"恶化是仅有这三种症状中的一种并且不需要抗生素治疗的疾病。"中度"或"严重"恶化需要三种症状中的任何两种出现，并且治疗措施由基础患病因素的严重程度决定。建议对没有上述基线患病因素的慢性支气管炎急性加重（AECB）患者使用包括阿奇霉素、克拉霉素、多西环素、头孢呋辛酯、头孢泊肟和头孢地尼。对具有上述任何基线危险因素的患者建议使用阿莫西林-克拉维酸-左氧氟沙星-吉米沙星和莫西沙星；如果怀疑有铜绿假单胞菌合并感染，应考虑使用环丙沙星。在72 h内临床状况恶化或反应不足的患者应重新评估并进行痰培养[38, 39]。建议对耐药率较低的老年患者使用一线窄谱抗生素（阿莫西林、氨苄西林、甲氧苄氨嘧啶/磺胺甲基异噁唑和多西环素），而对具有明显耐药风险因素或初始抗生素治疗失败的患者，建议使用二线广谱药物（阿莫西林/克拉维酸、第二代或第三代头孢菌素和呼吸性氟喹诺酮类药物）[40]。

4　基线敏感性与耐药性发展

每种细菌通常都有一个典型的药物敏感性基线，在引入新的抗微生物类药物时，野生型菌群通常对抗微生物药物具有确实的、固有的敏感性范围（通常狭窄）[41]。这就限定了每种抗微生物药剂的初始抑菌活性范围，并且这一抑菌活性范围又取决于给药方案和感染部位。然后可以根据药物敏感性基线和敏感性降低菌株的敏感性来研究菌种，分析它们是最初药物敏感状态还是已经开始进化，从而发展出了一定的药物耐受性。野生型菌群抗生素药物敏感性基线和获得性耐药菌群敏感性基线之间的药物敏感性临界值可在临床中使用，并将其称为"微生物药物敏感性阈值"[41]。这样的临界值非常有用，但不一定与临床临界值相关。不幸的是，流感嗜血杆菌普遍使用的许多临界值都是几乎没有临床用途的微生物药物敏感性阈值，目前美国临床和实验室标准协会（CLSI）（以前称为NCCLS）的流感嗜血杆菌的解释指南指出，以口服β-内酰胺时提供的药物敏感性临界值进行药敏试验时，大环内酯类和酮内酯类药物"通常对个体患者的治疗无效"，但"可能适用于监测或流行病学研究"[42]。

每种药剂的临床相关的敏感性临界值也特地进行了研究，使得分离菌可被分类为敏感菌、介于敏感与耐药之间和耐药菌。这样的临界值应该基于药物代谢动力学和药效学（PK/PD）参数和适当的临床研究进行确定，并且对于与每种临床综合征相关的所有病种（例如肺炎、脑膜炎、膀胱炎、耳炎等）应该是相同的。在这些原则被使用前，人们已经确定了许多临界值，但已经证明，临床中使用的一些临界值是不适当的，特别是口服药物临界值尤其是不适当的。如前所述，流感嗜血杆菌尤其如此）[23]。而为了克服这个问题，研究人员已经确定出了基于药物代谢动力学和药效学（PK/PD）参数的临界值，并且已经进行了足够的临床研究，这些数据将在本综述中使用，以便临床敏感性和临床耐药性方面更有意义地使用相关术语[26, 43]。

5　流感嗜血杆菌和卡他莫拉菌产生抗药性的机制

5.1　β-内酰胺类抗生素

β-内酰胺类抗生素通过干扰细菌细胞壁的肽聚糖层的形成和维持而发挥抗菌作用[44, 45]。位于细胞膜胞外表面的肽酶促进了茎肽的交联[46]，β-内酰胺通过与这些通常被称为青霉素结合蛋白

（PBPs）的肽酶发生不可逆的结合来发挥其抗菌作用[47]，当遗传改变导致青霉素结合蛋白对β-内酰胺类抗生素的亲和力降低或产生β-内酰胺酶时，抗药性就会出现[25, 48, 49]。β-内酰胺酶在结构上与青霉素结合蛋白有关并且对β-内酰胺抗生素具有高亲和力，β-内酰胺和β-内酰胺酶之间的相互作用引起β-内酰胺环的永久性开放，从而使抗生素失活（图55.1）[45, 50]。与抗生素和青霉素结合蛋白之间的相互作用不同，β-内酰胺和β-内酰胺酶之间的相互作用不会产生共价键，并且该酶可以自由地使其他β-内酰胺分子失活。

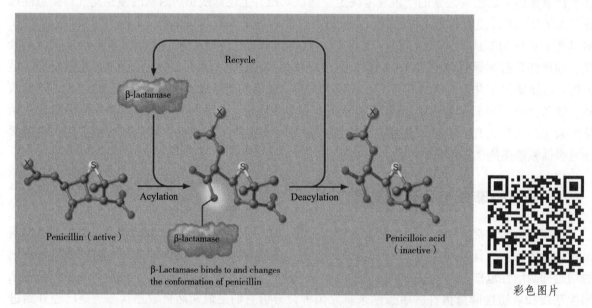

彩色图片

图55.1　流感嗜血杆菌和黏膜炎莫拉氏菌的β-内酰胺酶对青霉素的抗生素灭活作用

　　流感嗜血杆菌对β-内酰胺类药物产生耐药性的机制主要是其产生了β-内酰胺酶，流感嗜血杆菌中编码β-内酰胺酶的基因首先是在质粒上发现的，并且主要存在于质粒基因组中，在某些情况下，这些基因也被整合到细菌染色体中[51]。流感嗜血杆菌的TEM-1菌株和ROB-1菌株分别产生2种不同的β-内酰胺酶，其中TEM-1菌株产生的β-内酰胺酶更常见[52]。黏膜炎莫拉氏菌产生3种β-内酰胺酶：BRO-1、BRO-2和BRO-3，它们在结构上相互类似，但与TEM-1或ROB-1产生的β-内酰胺酶不同[53]。

　　β-内酰胺酶产生的抗药性不能通过增加β-内酰胺抗生素的剂量（即，感染部位的浓度）来克服，因为β-内酰胺酶每次与抗生素相互作用，并使抗生素失活后会随之后再生。然而，这种耐药机制可以通过使用β-内酰胺抗生素与β-内酰胺酶抑制剂（如阿莫西林-克拉维酸盐）的组合或通过使用对β-内酰胺酶作用稳定的β-内酰胺抗生素来克服（如头孢曲松、头孢呋辛、头孢泊肟、头孢克肟，前提是药物的药物代谢动力学性质是足够的）。β-内酰胺酶抑制剂作为"自杀底物"，在β-内酰胺酶和β-内酰胺酶抑制剂之间形成共价键，使酶失活，并防止其破坏更多的β-内酰胺分子（图55.2）[54]。β-内酰胺酶稳定剂通过其侧链的空间结构阻断β-内酰胺酶黏附位点而避免了β-内酰胺酶的作用。超广谱β-内酰胺酶（ESBL）变种对广谱β-内酰胺类抗生素具有增强的抗生素耐药性，并且在某些情况下，肠杆菌科细菌也出现了β-内酰胺酶抑制剂（如克拉维酸），但这一现象尚未在流感嗜血杆菌的临床分离株中检测到，人们只是在流感嗜血杆菌的克隆菌株中对TEM-1进行了表达[55]。有研究报道，在南非分离了两株产超广谱β-内酰胺酶（ESBLs）变种TEM-15酶的副流感嗜血杆菌，头孢噻肟对它们的最小抑菌浓度大于16 μg/mL[56]。

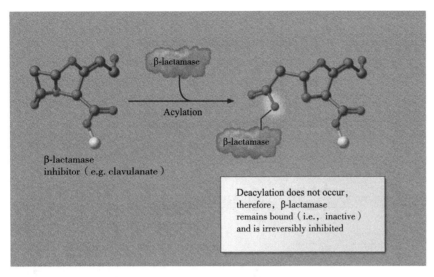

彩色图片

图55.2　β-内酰胺酶抑制剂与β-内酰胺酶的不可逆结合

流感嗜血杆菌通过其*ftsI*基因编码的PBP3的变化，可介导流感嗜血杆菌（b型和不可分型的流感嗜血杆菌）产生非β-内酰胺酶介导的由于青霉素结合蛋白改变而引起的β-内酰胺抗药性[25, 57]。该青霉素结合蛋白由N末端疏水区域、中央青霉素结合区域和C末端区域组成，并且转肽酶活性的活性位点由3个保守氨基酸基序SXXK、SSN和KTG组成（图55.3）。这些基序分别出现在流感嗜血杆菌PBP3氨基酸的326～330、379～381和512～514位置[28]。在这些基序中或附近有特定突变的菌株称为β-内酰胺酶阴性、氨苄青霉素耐药（BLNAR）菌株，如果它们也是β-内酰胺酶阳性的，那么则称之为β-内酰胺酶阳性、阿莫西林克拉维酸耐药（BLPACR）菌株[57]。这些菌株可进一步分为低和高水平抗药性菌株：低水平β-内酰胺酶阴性、氨苄青霉素耐药（BLNAR）菌株具有的氨苄青霉素最小抑菌浓度（与野生型菌株的模式值0.12 μg/mL相比）是0.5～4 μg/mL；而高水平β-内酰胺酶阴性、氨苄青霉素耐药（BLNAR）菌株具有氨苄青霉素最小抑菌浓度为1～16 μg/mL（图55.4）。低水平β-内酰胺酶阴性、氨苄青霉素耐药（BLNAR）和β-内酰胺酶阳性、阿莫西林克拉维酸耐药（BLPACR）菌株在*ftsI*基因中靠近KTG基序的位置具有N526 k或R517 h位氨基酸的取代，而高水平β-内酰胺酶阴性、氨苄青霉素耐药（BLNAR）和β-内酰胺酶阳性、阿莫西林克拉维酸耐药（BLPACR）菌株另外还具有靠近SSN基序位置的第S385T或第S385T和L389F位氨基酸的取代（图55.3）[28, 58, 59]。已经证实，流感嗜血菌的*ftsI*基因可在流感嗜血杆菌内部和流感嗜血杆菌与溶血葡萄球菌之间水平转移[60]。所有β-内酰胺类药物对*ftsI*突变菌株的最小抑菌浓度均高于野生型菌株，且临床意义也因每种药物的药物代谢动力学/药效学（PK/PD）阈值而异（图55.4和图55.5）。

低水平的β-内酰胺酶阴性、氨苄青霉素耐药（BLNAR）和β-内酰胺酶阳性、阿莫西林克拉维酸耐药（BLPACR）菌株在许多国家都普遍存在，占分离菌数的10%，而迄今为止高水平的β-内酰胺酶阴性、氨苄青霉素耐药（BLNAR）和β-内酰胺酶阳性、阿莫西林克拉维酸耐药（BLPACR）菌株在大多数地区则很少见，在分离菌数中的占比不到1%[61-63]。然而，在日本，低水平β-内酰胺酶阴性、氨苄青霉素耐药（BLNAR）和β-内酰胺酶阳性、阿莫西林克拉维酸耐药（BLPACR）菌株已在非脑膜分离株和脑膜分离株中的占比分别达26%和40%，而高水平的β-内酰胺酶阴性、氨苄青霉素耐药（BLNAR）和β-内酰胺酶阳性、阿莫西林克拉维酸耐药（BLPACR）菌株在非脑膜分离株和脑膜分离株中的占比分别高达13%和24%[6, 25]，日本急性中耳炎（AOM）儿童鼻咽分离物中上述菌株的占比也是如此[48]。韩国和西班牙也发现了高水平的β-内酰胺酶阴性、氨苄青霉素耐药（BLNAR）和β-内酰胺酶阳性、阿莫西林克拉维酸耐药（BLPACR）菌株[64-66]。

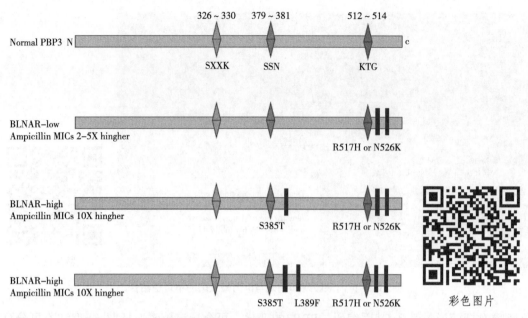

图55.3 构成流感嗜血杆菌PBP3的活性转肽酶位点的基序的主要结构和位置以及与低水平和高水平BLNAR菌株相关的突变

改编自 Ubukata等[28]Dabernat等[58]和 Hasegawa等[25]。版权归Michael R. Jacobs所有，经许可在本处使用。

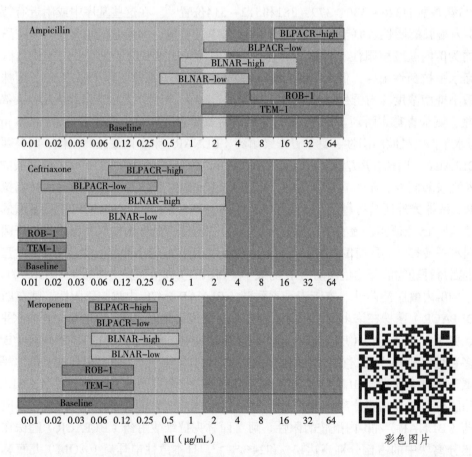

图55.4 流感嗜血杆菌的药物敏感性与β−内酰胺类药物（氨苄西林、头孢曲松和美罗培南）耐药机制的相关性

背景颜色表示基于药代动力学/药效学（PK/PD）参数的敏感性：绿色，敏感；黄色，中间；红色，耐药。改编自Hasegawa等[6]和Sanbongi等[59]。版权归Michael R. Jacobs所有，经许可在本处使用。

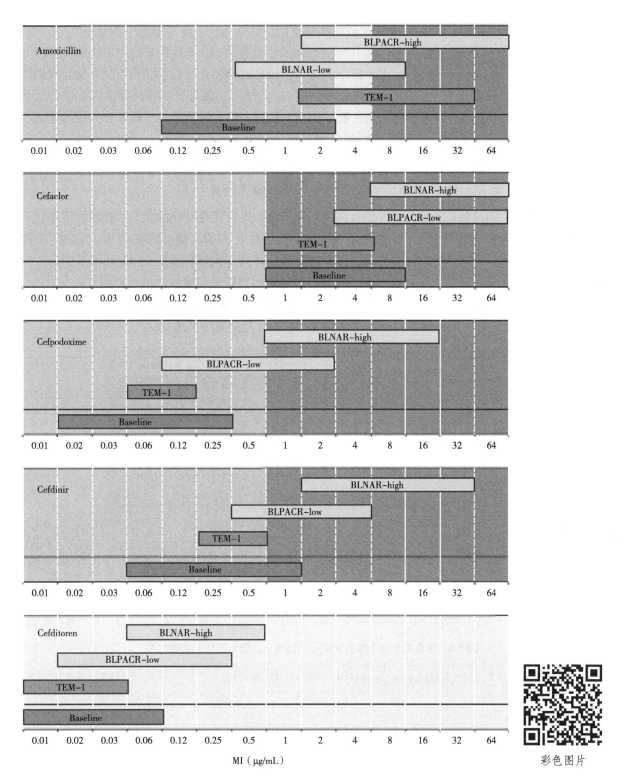

图55.5　流感嗜血杆菌的药物敏感性与β-内酰胺类药物（阿莫西林、头孢克洛、
头孢泊肟、头孢地尼和头孢妥仑）耐药机制的相关性

背景颜色表示基于药代动力学/药效学（PK/PD）参数的敏感性：绿色，易感；黄色，中间；红色，耐药。 改编自Hasegawa et al [6]和Sanbongi等[59]。版权归Michael R. Jacobs所有，经许可在本处使用。

5.2　蛋白质合成抑制剂

抑制蛋白合成的药物有几类[67]。尽管这些试剂在化学和结构上是不同的，但它们都是通过结合到细菌核糖体的50S亚基的23S组分上从而破坏细菌蛋白质的合成[68]。典型细菌中70S核糖体的数量在2万~7万之间，每个70S核糖体都分别由50S和20S两个亚基组成。50S亚基由34个核糖体蛋白和两条核糖体RNA（rRNA、23S RNA和5S RNA）组成。rRNA为50S亚基提供结构支架并确定核糖体蛋白的位置。四环素阻止带电荷的tRNA与核糖体A位点的结合；氯霉素抑制核糖体大亚基的肽基转移酶反应；大环内酯-林可酰胺-链霉抗生素（MLS）包括大环内酯类（如红霉素和克拉霉素）、氮杂内酯类（例如阿奇霉素）、林可酰胺类（例如克林霉素）、酮内酯类（例如泰利霉素和链霉素），他们可阻断细菌核糖体出口通道，由此阻止细菌新生肽的移动和释放。

5.3 大环内酯-林可酰胺-链霉药物（MLS）和酮内酯类药物

大环内酯类耐药机制包括外排泵（既有内源性外排泵，也有获得性外排泵）、核糖体甲基化酶以及核糖体蛋白和RNA的改变[69, 70]。流感嗜血杆菌本质上对大环内酯-林可酰胺-链霉（MLS）药物和酮内酯药物耐药，这与acrAB外排泵的存在有关，该外排泵与大肠杆菌的acrAB外排泵同源，并具有相似的耐药机制，表明这些药物对流感嗜血杆菌的大多数野生型菌株的抑制作用有限[71-73]。很少出现缺乏acrAB外排泵并且最小抑菌浓度比典型野生型菌株更低的流感嗜血杆菌菌株，而少数菌株具有与L4或L22核糖体蛋白或23S rRNA中的突变相关的更高的最小抑菌浓度（图55.6）。

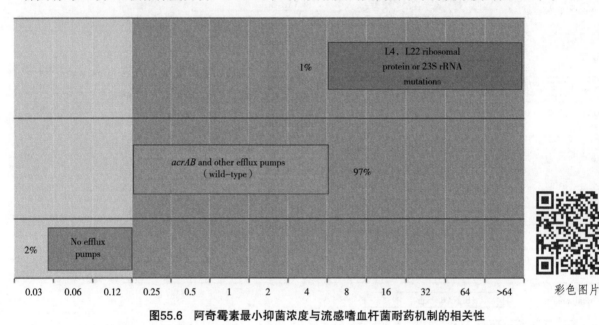

图55.6 阿奇霉素最小抑菌浓度与流感嗜血杆菌耐药机制的相关性

改编自Peric等人[74]。版权归Michael R. Jacobs所有，经许可在本处使用。

5.4 四环素

四环素通过与细菌核糖体的30S亚基结合并阻止tRNA与A或P位点结合而发挥抗菌作用[75]。流感嗜血菌中的四环素耐药性是由tet（B）基因编码的细胞膜相关外排机制产生的，tet（B）基因通常位于结合质粒上[76, 77]。由tet（B）基因编码的外排蛋白使得细菌对四环素和米诺环素产生抗药性，但对甘氨酰环素没有抗药性[76]。四环素抗药性通常在携带氨苄西林-氯霉素-四环素-卡那霉素抗药性基因的接合质粒上传播，这已在比利时、西班牙和古巴的B型流感嗜血杆菌中得到证实[78, 79]。

5.5 喹诺酮类

喹诺酮类具有广泛的抑菌作用，并通过干扰DNA复制和细菌繁殖而发挥抗微生物作用。细菌在复制过程中有两种重要的酶，分别是DNA促旋酶和拓扑异构酶Ⅳ，而具有喹诺酮抗药性的流感嗜血杆菌菌株就是通过改变这些基因的喹诺酮抗药性决定区（QRDR）而产生的[80, 81]。这些改变可以通过自发突变或通过从其他细菌中获取DNA而产生。较新的喹诺酮类药物对流感嗜血杆菌效力强，而且临床株之间的耐药率较低[49, 63, 82]。然而，通过体外接触喹诺酮，流感嗜血杆菌很容易自发的产生对喹诺酮类药物具有抗药性的突变体菌株，并且这也导致菌种对该类药物产生相当大的抗药性[83, 84]。研究显示，流感嗜血杆菌的喹诺酮耐药分离株具有高突变频率[85]。

5.6 氯霉素

流感嗜血杆菌中的氯霉素抗药性通常与质粒介导的*cat*基因编码的氯霉素乙酰转移酶（CAT）的产生有关，有时这些菌株具有穿透屏障[86, 87]。携带*cat*基因的接合质粒的分子量在$34 \times 10^6 \sim 46 \times 10^6$，并且这些质粒通常携带编码抗四环素和氨苄青霉素的基因，这些接合质粒也可以掺入染色体[88]。产生的CAT酶类似于肠杆菌产生的Ⅱ型CAT。与渗透屏障有关的抗药性是由于外膜蛋白的丢失而产生的[86]。

5.7 叶酸代谢抑制剂

甲氧苄啶和磺胺甲噁唑（单独或组合使用）通过依次阻断四氢叶酸的产生、干扰细胞代谢和复制而发挥抗菌作用。在正常的细胞代谢过程中，二氢叶酸被二氢叶酸还原酶（DHFR）降解为四氢叶酸[89]。四氢叶酸是许多细胞反应中的重要辅助因子，为胸苷酸、嘌呤核苷酸、甲硫氨酸、丝氨酸、甘氨酸和其他化合物的生产提供单碳部分[90]。抑制四氢叶酸生成导致细菌细胞死亡，因为缺乏胸腺嘧啶可阻止DNA复制[91]。甲氧苄啶是二氢叶酸的底物类似物并阻止二氢叶酸还原酶（DHFR）将二氢叶酸还原为四氢叶酸，而磺胺甲噁唑是对氨基苯甲酸的底物类似物，其参与二氢叶酸的前体化合物二氢蝶酸的产生，阻断二氢蝶酸合成（DHPS）（图55.7）[89]，因此，这些化合物的组合使用限制了二氢叶酸的产生并防止了二氢叶酸转化为四氢叶酸。甲氧苄氨嘧啶和磺胺甲噁唑这两种化合物选择性地抑制细菌代谢，对人体毒性很小，因为人类不合成叶酸；相反，必需水平的叶酸是从膳食来源获得的。

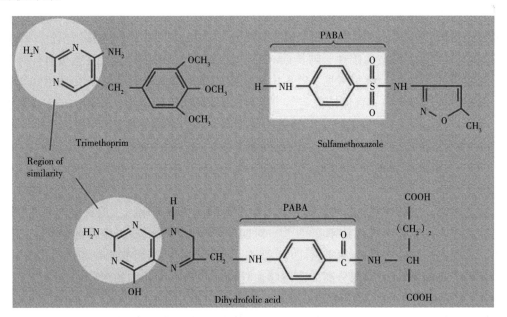

图55.7 甲氧苄啶和磺胺类药的作用机制是通过模拟二氢叶酸成分，阻断将对氨基苯甲酸转化为将二氢叶酸和将二氢叶酸转化为四氢叶酸的酶的活性形式

高亮显示部分为甲氧苄啶和磺胺甲噁唑与二氢叶酸的相似区域。版权归Michael R. Jacobs所有，经许可在本处使用。

对甲氧苄氨嘧啶的耐药性是通过改变甲氧苄啶与二氢叶酸还原酶（DHFR）之间的亲和力而发生的，这种亲和力的降低是编码二氢叶酸还原酶（DHFR）的基因发生了改变而造成的，二氢叶酸还原酶（DHFR）通常携带在质粒或转座子上，可能起源于与之密切相关的细菌。研究表明，二氢叶酸还原酶的氨基酸序列中的替换导致细菌对甲氧苄氨嘧啶产生抗药性而不影响其与天然底物的亲和力[92-94]。流感嗜血杆菌菌株对甲氧苄氨嘧啶-磺胺甲基异噁唑的抗药性很常见，并且对使甲氧苄氨嘧啶亲和力降低的二氢叶酸还原酶（DHFR）的产量也增加了[95]。在卡他莫拉菌菌株中也观察到对甲氧苄氨嘧啶-磺胺甲噁唑具有抗药性的现象，其本质上是耐甲氧苄氨嘧啶[96-99]。

流感嗜血杆菌对磺胺类药物的抗药性有2种机制[100]。第一种是通过*sul2*基因介导的，*sul2*基因是肠道细菌中获得性磺胺抗药性的常见介质，其编码二氢蝶酸合成酶的药物抗药性形式。第二种是通过染色体上编码二氢蝶酸合成酶的基因的突变介导的，对二氢蝶酸合成酶药物的抗药性与染色体*folP*基因中15 bp的插入基因片段和其他错义突变都相关。

6　全球传播历史

细菌对抗生素药物的抗药性来自抗生素压力和自然选择，获得抗药性可以通过克隆扩增或水平转移扩散，通常情况下，主要是通过质粒、噬菌体载体或自然转化系统进行扩散。流感嗜血杆菌和卡他莫拉菌产生的药物抗药性主要是针对β-内酰胺类抗菌药物的，其原因是由于这些细菌能产生β-内酰胺酶，从而产生了相应的抗药性。

6.1　流感嗜血杆菌

1973年首次报道了利用氨苄青霉素治疗由流感嗜血杆菌引起的脑膜炎时失败的病例[101]，并于1974年得到证实[102, 103]，此时β-内酰胺酶的产生被确定为介导流感嗜血杆菌产生抗药性的原因[104]。这类利用氨苄青霉素治疗流感嗜血杆菌性脑膜炎失败的案例在美国、英国和新西兰较为普遍，到20世纪70年代后期，英国流感嗜血杆菌对氨苄西林的耐药率已达到6.2%，其中92%是β-内酰胺酶介导的耐药[105]，在20世纪80年代早期，β-内酰胺酶阴性、氨苄青霉素耐药（BLNAR）流感嗜血杆菌菌株在美国、英国、新西兰和日本都能分离到[105-107]，现在，β-内酰胺酶阴性、氨苄青霉素耐药（BLNAR）和β-内酰胺酶阳性、阿莫西林克拉维酸耐药（BLPACR）流感嗜血杆菌菌株在日本、韩国和西班牙[6, 59, 65, 66]都很常见。产β-内酰胺酶的流感嗜血杆菌菌株从20世纪80年代开始普遍增加，但在过去的20年中一直保持稳定[63, 108]。在20世纪80年代早期，美国的产β-内酰胺酶的流感嗜血杆菌菌株的比例为10%～15%，而最近的监测研究表明全球总体流行率为20%[63]。各国家和地区的产β-内酰胺酶的流感嗜血杆菌菌株的比例通常在4.2%（俄罗斯）到29.6%（美国）之间（图55.8）[21]。最近，在挪威发现了与克隆相关的多重耐药的由流感嗜血杆菌PBP3介导的对广谱头孢菌素耐药的菌株[109]。

尽管最近出现了几例对大环内酯类药物具有抗药性的超级耐药菌株，但大环内酯类抗流感嗜血杆菌的活性在过去30年中基本保持不变[26, 74]。对四环素和氯霉素具有抗药性的菌株也已经出现，如前所述，它与携带氨苄青霉素-氯霉素-四环素-卡那霉素抗药性基因的质粒相关，主要存在于b型流感嗜血杆菌分离株中[110]。临床分离的流感嗜血杆菌对喹诺酮类药物的耐药性也很少；然而，通过监测研究，已经鉴定出了一些使得喹诺酮最小抑菌浓度增加的临床菌株，并且在长期护理机构中检测到了发生大量增殖的具有高度抗药性的菌株[21, 26, 111]。在日本北海道地区分离的457个流感嗜血杆菌分离株中有12个菌株（2.6%）是喹诺酮耐药菌株，只有在58岁以上的患者体内才会发现耐药菌株[82]。相比之下，耐甲氧苄氨嘧啶-磺胺甲噁唑合剂的菌株在过去20年中有所增加，抗药菌株的比例从比利时的8.5%（低点）到肯尼亚的55.2%（高点）之间（图55.8）[21]。

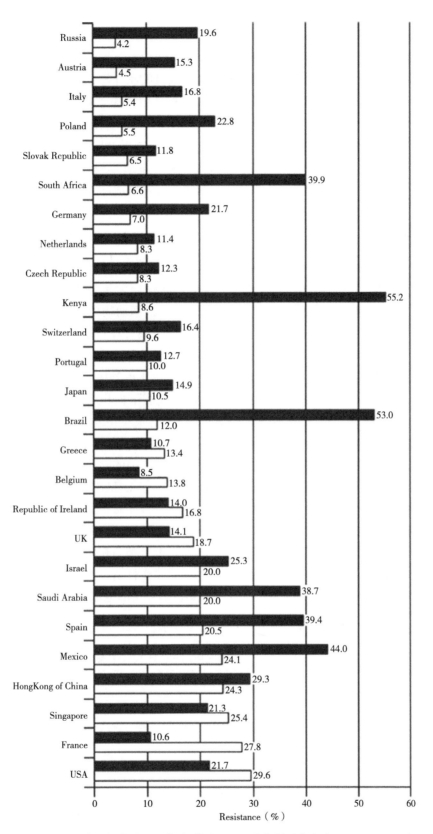

图55.8 流感嗜血杆菌的甲氧苄啶-磺胺甲异噁唑合剂耐药率（MIC≥1 μg/mL）
（黑柱）和产β-内酰胺酶耐药率（白柱）

1998—2001亚历山大计划，版权归Michael R. Jacobs所有，经许可在本处使用。

6.2 黏膜炎莫拉菌

黏膜炎莫拉氏菌中产生β-内酰胺酶的菌株也很普遍。β-内酰胺酶介导的抗药性首先出现在20世纪70年代后期，目前全世界至少有90%的分离株存在β-内酰胺酶介导的抗药性。Walker和Levy在连续10年时间里，从一个退伍军人管理医院收集黏膜炎分枝杆菌菌株并监测其遗传变化，结果发现，在这短短的10年里，β-内酰胺酶阳性分离菌株的比例从不足30%发展到高于95%以上[112]。甚至有一项监测研究指出，几乎100%的黏膜炎莫拉氏菌菌株产生β-内酰胺酶[21]。阿莫西林-克拉维酸对黏膜炎莫拉氏菌是具有抑制活性的，最小抑菌浓度为0.12~0.25 μg/mL。β-内酰胺酶稳定型头孢菌素、大环内酯类和氟喹诺酮类对大多数黏膜炎莫拉氏菌菌株均有抑制活性。

7 临床意义

近年来，通过对药物代谢动力学与药效学（PK/PD）之间的相互关系的研究，使得人们对细菌在体外对药物的敏感性和药物在体内对细菌感染的抑制作用之间关系的理解方面取得了重大进展。在缺少人体研究或完善有限的人体数据的情况下，可根据动物模型和药物代谢动力学参数建立敏感性阈值。然后可以将这些药物代谢动力学与药效学（PK/PD）参数应用于标准给药方案，并由此来推导出与临床治疗相适应的药物敏感性临界值。对于非脑膜内感染，时间依赖性药物（如β-内酰胺）的给药剂量临界值可以在血浆内非蛋白结合药物水平的25%~50%，浓度依赖性药物（如大多数非β-内酰胺药物）的给药剂量临界值可以使药时曲线下面积/最小抑菌浓度（AUC/MIC）比率超过30。这些原理已经多次在动物模型、以及急性中耳炎（AOM）、慢性支气管炎急性加重（AECB）和鼻窦炎患者的人体细菌学研究结果中得到了验证[2, 43, 113-116]。基于药物代谢动力学与药效学（PK/PD）参数建议用于抗流感嗜血菌和黏膜炎莫拉氏菌的给药临界值，以及当前的美国临床和实验室标准协会（CLSI）及欧盟药敏试验标准委员会（EUCAST）推荐的药物敏感性临界值见表55.1。如前所述，虽然药物代谢动力学与药效学（PK/PD）临界值和欧盟药敏试验标准委员会（EUCAST）推荐的药物敏感性临界值非常相似，但美国临床和实验室标准协会（CLSI）推荐的流感嗜血杆菌的许多药物敏感性临界值都相当高，并且通常都是细菌在体外对药物的敏感性临界值而不是临床最低有效剂量。推荐用于治疗由全球分离的流感嗜血杆菌和黏膜炎莫拉氏菌所引起疾病的药物敏感性临界值见表55.2，流感嗜血杆菌的药物敏感性临界值的地域差异见表55.3。

表55.1 用基于药代动力学与药效学（PK/PD）、欧盟药敏试验标准委员会（EUCAST）和美国临床和实验室标准协会（CLSI）推荐的敏感性临界值确定敏感S）、中间（I）和耐药（R）类型的临界值（μg/mL）[21, 23, 42, 108, 115, 117]（PK/PD临界值对两种物种都适用）

抗药性	PK/PD临界值		欧盟药敏试验标准委员会临界值						美国临床和实验室标准协会临界值					
			流感嗜血杆菌			卡他莫拉菌			流感嗜血杆菌			卡他莫拉菌		
	敏感	耐药	敏感	中间	耐药	敏感	中间	耐药	敏感	中间	耐药	敏感	中间	耐药
胃肠外药物														
氨苄西林	≤2	≥4	≤1	-	≥2	≤1	-	≥2	≤1	2	≥4[a]	-	-	-
氨苄西林舒巴坦	≤2	≥4	≤1	-	≥2	-	-	-	≤2	-	≥2	-	-	-
哌拉西林他唑巴坦	≤8	≥16	-	-	-	-	-	-	≤1	-	≥2	-	-	-
头孢呋辛钠	≤4	≥4	≤1	2	≥4	≤4	8	≥16	≤4	8	≥16	-	-	-
头孢噻肟	≤2	≥4	≤0.125	-	≥0.25	≤1	2	≥4	≤2	-	-	≤2	-	-
头孢曲松钠	≤2	≥4	≤0.125	-	≥0.25	≤1	2	≥4	≤2	-	-	≤2	-	-
头孢吡肟	≤4	≥8	≤0.5	-	≥1	≤4	-	≥8	≤2	-	-	≤2	-	-
头孢他啶	≤8	≥16	-	-	-	-	-	-	≤2	-	-	≤2	-	-

（续表）

抗药性	PK/PD临界值 敏感	耐药	欧盟药敏试验标准委员会临界值 流感嗜血杆菌 敏感	中间	耐药	卡他莫拉菌 敏感	中间	耐药	美国临床和实验室标准协会临界值 流感嗜血杆菌 敏感	中间	耐药	卡他莫拉菌 敏感	中间	耐药
头孢洛林			≤0.03	-	≥0.06							-	-	-
美罗培南	≤4	≥8	≤2 (0.25)^e	- (0.5~1)^e	≥4 (≥2)^e	≤1	-	≥2	≤0.5	-	-	-	-	-
亚胺培南	≤4	≥8	≤2	-	≥4	≤0.5	-	≥1	≤4					
多尼培南	≤4	≥8	≤1	-	≥2	≤2	-	≥4						
厄他培南	≤1	≥2	≤0.5	-	≥1	≤2	-	≥4	≤0.5	-				
肠胃外和口服药物														
红霉素	≤0.25	≥0.5	≤0.5	1~16	≥32	≤0.25	0.5	≥1	-	-	-	≤2	-	-
克拉霉素	≤0.25	≥0.5	≤1	2~16	≥32	≤0.25	0.5	≥1	≤8	16	≥32	≤1	-	-
阿奇霉素	≤0.12	≥0.25	≤0.12	0.5~4	≥8	≤0.25	0.5	≥1	≤4	-	-	≤0.25	-	-
强力霉素	≤0.25	≥0.5	-	-	-	-	-	-						
甲氧苄啶-磺胺甲异噁唑	≤0.5	≥1	≤0.5	1	≥2	≤0.5	1	≥2	≤0.5	1~2	≥4	≤0.5	1~2	≥4
环丙沙星	≤1	≥2	≤0.5	-	≥1	≤0.5	-	≥1	≤1	-	-	≤1	-	-
氧氟沙星	≤2	≥4	≤0.5	-	≥1	≤0.5	-	≥1	≤2	-	-			
吉米沙星	≤0.25	≥0.5	≤0.25	-	≥0.5	≤0.25	-	≥0.5						
左氧氟沙星	≤2	≥4	≤1	-	≥2	≤1	-	≥2	≤2	-	-	≤2	-	-
莫西沙星	≤1	≥2	≤0.5	-	≥1	≤0.5	-	≥1	≤1	-	-			
利福平	ND	ND	≤1	-	≥2-	-	-	-	≤1	2	≥4			
氯霉素	≤2	≥4	≤2	-	≥4	≤2	-	≥4	≤2	4	≥8			
口服药物														
阿莫西林 [1.5 g/d; 45 mg/(kg·d)]	≤2	≥4	≤2		≥4									
阿莫西林 [3~4 g/d; 90 mg/(kg·d)]	≤4^b	≥8^b	-		-									
阿莫西林-克拉维酸盐 [(1.5 g/250 mg)/d; (45 mg/6.4 mg)/(kg·d)]	≤2^b	≥4^b	≤1	-	≥2	≤1	-	≥2	≤4	-	≥8^c	≤4	-	≥8
阿莫西林-克拉维酸盐 [(4 g/6.4 mg)/d; 45 mg/(kg·d)]	≤4^b	≥8^b	-		-									
头孢克洛	≤0.5	≥1				-	-	-	≤8	16	≥32	≤8	16	≥32
头孢呋辛酯	≤1	≥2	≤0.25	0.5~1	≥2	≤0.12	0.25~4	≥8	≤4	8	≥16	≤4	8	≥16
头孢克肟	≤1	≥2	-			≤0.5	1	≥2	-	≥1				
头孢丙烯	≤1	≥2							≤8	16	≥32			
头孢地尼	≤0.5	≥1	-						≤1					

抗药性	PK/PD临界值		欧盟药敏试验标准委员会临界值						美国临床和实验室标准协会临界值					
			流感嗜血杆菌			卡他莫拉菌			流感嗜血杆菌			卡他莫拉菌		
	敏感	耐药	敏感	中间	耐药	敏感	中间	耐药	敏感	中间	耐药	敏感	中间	耐药
头孢泊肟	≤0.5	≥1	≤0.25	0.5	≥1	-	-	-	≤2	-	-	-	-	-
头孢布烯			≤1	-	≥2									
泰利霉素	≤0.5	≥1	≤0.12	0.25~8	≥16	≤0.25	0.5	≥1	≤4	8	≥16	-	-	-
四环素	≤2	≥4	≤1	2	≥4	≤1	2	≥4	≤2	4	≥8	≤2	4	≥8
强力霉素	ND	ND	≤1	2	≥4	≤1	2	≥4	-	-	-	-	-	-

ND，未提供；

-，没有可用的临界值；

[a]美国临床和实验室标准协会（CLSI）推荐的用于确定对β-内酰胺酶阴性、氨苄青霉素耐药（BLNAR）的分离株的敏感性临界值，并将对β-内酰胺酶阴性、氨苄青霉素耐药的流感嗜血杆菌菌株视为对阿莫西林-克拉维酸盐、氨苄西林-舒巴坦、头孢克洛、头孢孟多、头孢他美头孢尼西、头孢丙烯、头孢呋辛、劳拉卡西和哌拉西林-他唑巴坦等药物耐药（虽然有些菌株在体外试验中表现为对这些药物中的部分药物敏感）[42]；

[b]以阿莫西林/克拉维酸2：1的比例表示为阿莫西林组分时分离菌的药物敏感性临界值；

[c]用于确定对β-内酰胺酶阴性、氨苄青霉素耐药的分离株的敏感性临界值；

[d]以甲氧苄啶/磺胺甲噁唑1：19的比例表示为甲氧苄啶组分时分离菌的药物敏感性临界值；

[e]括号内的值指的是用于治疗脑膜炎时菌株对药物的敏感性临界值。

表55.2 全球流感嗜血杆菌分离株（N=8 523）和黏膜炎莫拉氏菌（N=874）对23种抗菌剂的敏感性和MIC_{50}s和MIC_{90}s（1998—2001亚历山大计划，改编自Jacobs等[21]）

抗菌药	流感嗜血杆菌					卡他莫拉菌		
	MIC_{50}	MIC_{90}	PK/PD	CLSI		MIC_{50}	MIC_{90}	PK/PD
	（μg/mL）	（μg/mL）	S（%）	S（%）	R（%）	（μg/mL）	（μg/mL）	S（%）
氨苄西林	0.25	>16	NA	81.9	17.0	8	16	NA
阿莫西林	0.5	>16	81.6	83.2	16.8	8	16	22.7
阿莫西林-克拉维酸钾（低剂量）	0.5	1	98.1	99.6	0.4	≤0.12	0.25	100
阿莫西林-克拉维酸钾（高剂量）	0.5	1	99.6	NA	NA	≤0.12	0.25	100
头孢克洛	4	16	1.4	89.7	3.6	2	4	10.9
头孢呋辛酯	1	2	83.6	98.1	0.7	1	2	61.9
头孢克肟	0.03	0.06	99.8	99.8	NA	0.12	0.5	100
头孢曲松钠	≤0.004	0.008	100	100	NA	0.12	1	97.4
头孢丙烯	2	8	22.3	92.5	2.6	4	8	16.0
头孢地尼	0.25	0.5	92.0	97.6	NA	0.25	0.5	100
红霉素	4	8	<0.5	NA	NA	≤0.5	≤0.5	99.7[a]
克拉霉素	8	16	<0.3	79.6	0.9	≤0.5	≤0.5	99.9[a]
阿奇霉素	1	2	<1.2	99.5	NA	0.06	0.12	99.3

（续表）

抗菌药	流感嗜血杆菌					卡他莫拉菌		
	MIC$_{50}$	MIC$_{90}$	PK/PD	CLSI		MIC$_{50}$	MIC$_{90}$	PK/PD
	（μg/mL）	（μg/mL）	S（%）	S（%）	R（%）	（μg/mL）	（μg/mL）	S（%）
氯霉素	0.5	1	98.1	97.9	1.9	0.5	0.5	100
强力霉素	0.5	1	28.9	NA	NA	0.12	0.25	95.8
复方新诺明	0.12	>4	78.3	78.3	17.0	0.25	1	72.0
环丙沙星	0.015	0.03	99.9	99.9	NA	0.03	0.06	99.9
氧氟沙星	0.03	0.06	99.9	99.9	NA	0.12	0.12	99.8
吉米沙星	0.004	0.015	99.9	NA	NA	0.008	0.015	99.8
左氧氟沙星	0.015	0.015	99.9	99.9	NA	0.03	0.06	>99.5
莫西沙星	0.015	0.03	99.8	99.9	NA	0.06	0.06	100

NA，未提供；

[a]对于黏膜炎莫拉氏菌，对红霉素和克拉霉素的敏感性百分比是基于检测的最低浓度（0.5 mg/L）而不是在0.25（μg/mL）的拐点处。

表55.3　基于PK/PD拐点的流感嗜血杆菌对抗菌药的敏感性（%）的区域差异
（参见表55.1的拐点。1998—2000亚历山大计划。改编自Jacobs等[21]）

地区/国家	N	氨苄西林	氨苄西林、β-内酰胺酶阴性	阿莫西林	阿莫西林、β-内酰胺酶阴性	阿莫西林-克拉维酸酸钾，低剂量	阿莫西林-克拉维酸盐，高剂量	头孢克洛	头孢呋辛酯	头孢克肟	头孢曲松钠	头孢丙烯	头孢地尼	氯霉素	强力霉素	甲氧氨苄/磺胺甲噁唑	氧氟沙星
非洲	361	91.4	98.2	90.6	97.3	97.5	100	0.8	80.1	99.4	100	19.7	93.5	96.1	26.6	57.6	100
东欧	1 393	93.6	99.8	93.6	99.8	99.7	100	0.5	88.0	99.9	99.9	26.4	95.4	99.3	26.5	82.1	100
西欧	3 064	85.5	99.1	85.7	99.3	99.1	99.9	0.2	87.4	100	100	22.4	93.5	98.7	35.1	83.5	100
中国香港	379	74.9	99.0	72.3	95.5	96.0	99.5	0.5	73.4	100	100	8.4	87.3	90.8	16.4	70.7	99.7
日本	457	81.0	90.5	80.1	89.5	87.1	94.5	0.4	53.8	96.7	100	9.2	66.2	95.4	18.4	85.1	99.8
沙特阿拉伯	225	79.1	98.9	78.2	97.8	98.2	100	0.0	80.0	100	100	9.8	88.8	92.0	16.9	61.3	100
巴西	183	88.5	100	89.1	100	100	100	9.3	95.6	100	100	60.7	100	94.5	49.7	47.0	100
墨西哥	191	75.4	99.3	75.4	99.3	99.5	100	5.2	88.0	99.5	100	30.4	94.0	99.5	45.5	56.0	100
美国	2 073	69.7	98.8	69.2	98.2	98.5	99.8	3.2	83.5	100	100	23.4	93.9	99.7	23.6	78.3	99.8
所有分离株	8 523	81.9	98.6	81.6	98.2	98.1	99.6	1.4	83.6	99.8	100	22.3	92.0	98.1	28.9	78.3	99.9

最小抑菌浓度值与药物敏感性临界值之间的关系非常重要，因为它们决定了药物的临床活性。临床上对菌株有抑制效果的药物的最小抑菌浓度应该低于药物代谢动力学与药效学（PK/PD）临界值，并且最小抑菌浓度和药物代谢动力学与药效学（PK/PD）临界值之间的差距越大，药物在临床使用中成功的可能性就越大。因此，检查与药物代谢动力学与药效学（PK/PD）临界值相关的最小抑菌浓度值是重要的，并且可以发现抑制流感嗜血杆菌的药物的几种最小抑菌浓度模式（图55.9，图55.10和图55.11）[21, 22, 24-28, 57]。

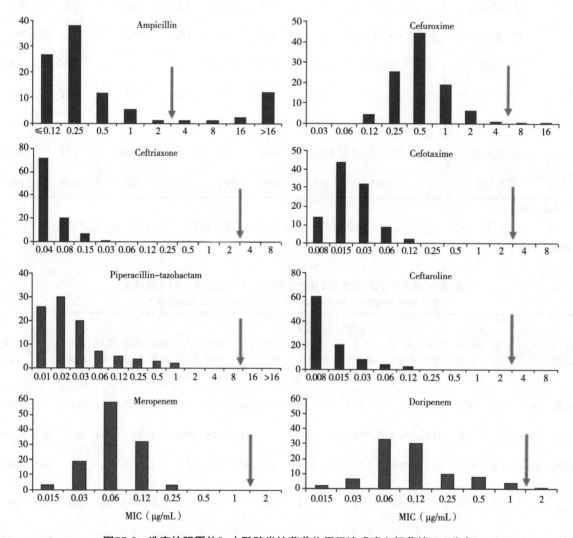

图55.9 选定的肠胃外β–内酰胺类抗菌药物用于流感嗜血杆菌的MIC分布

箭头表示PK/PD拐点。数据改编自文献或用于生成这些出版物的数据库[21-28]。版权归**Michael R. Jacobs**所有，经许可使用。

- 第一种是药物代谢动力学与药效学（PK/PD）临界值是最小抑菌浓度值的4倍（即2倍的2倍），甚至最小抑菌浓度值远低于药代动力学与药效学（PK/PD）临界值的单峰最小抑菌浓度模式，其中肠胃外头孢呋辛、阿莫西林-克拉维酸盐、头孢克肟、头孢泊肟和喹诺酮类药物就是这种情况，因此，这些药物在抗流感嗜血杆菌方面具有很高的活性，并且最适合经验性使用。
- 第二种是药代动力学与药效学（PK/PD）临界值在2种最小抑菌浓度值之内的单峰最小抑菌浓

度模式，如在头孢呋辛（口服）、头孢地尼、头孢丙烯和多西环素，这些药物的临床活性有限，只有在其他更适合的药物不能使用的情况下才能使用。

• 第三种是药代动力学与药效学（PK/PD）临界值低于最小抑菌浓度分布的单峰最小抑菌浓度，如头孢克洛、红霉素、阿奇霉素、克拉霉素和泰利霉素，这些药物由于药代动力学限制而具有固有抗药性，并且在临床上对流感嗜血杆菌基本上没有抑制作用。

• 具有明确的低于药代动力学与药效学（PK/PD）临界值的敏感菌群和明确的抗药性菌群的双峰最小抑菌浓度的分布，具有明确的抗药性机制的典型特征。与β-内酰胺酶产生相关的氨苄青霉素和阿莫西林耐药菌群、与*tetB*基因相关的四环素耐药菌群、与二氢叶酸还原酶和二氢蝶酸合成酶突变相关的甲氧苄氨嘧啶-磺胺甲噁唑耐药菌群，以及与*cat*基因相关的氯霉素耐药菌群均属于这种情况。尽管药物毒性也需要考虑，但这些药物却适用于直接抗流感嗜血杆菌，并且在抗药性低、治疗失败率低的情况下，特别适合经验性使用。

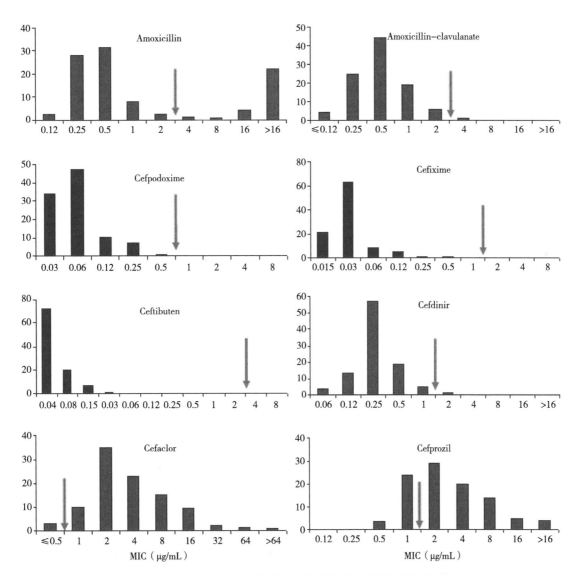

图55.10　选定的口服β-内酰胺类抗菌药物用于流感嗜血杆菌的MIC分布

箭头表示PK/PD拐点。数据改编自文献或用于生成这些出版物的数据库[21-28]。版权归Michael R. Jacobs所有，经许可使用。

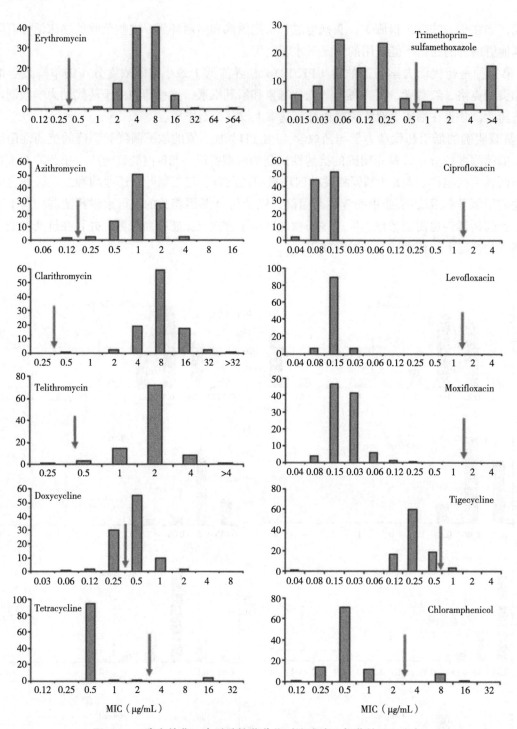

图55.11　选定的非β-内酰胺抗菌药物对流感嗜血杆菌的MIC分布

箭头表示PK / PD拐点。数据改编自文献或用于生成一些出版物的数据库[21-28]。版权归Michael R. Jacobs所有，经许可使用。

通过对这些基于药代动力学与药效学的敏感性的解释与目前用于治疗流感嗜血杆菌引起的相关疾病所推荐的药物剂量的比较，揭示了以下内容。

脑膜炎：如果革兰氏染色能够推定病原体是流感嗜血杆菌，目前的经验性治疗建议是使用万古霉素加上第三代头孢菌素（如头孢噻肟或头孢曲松）或单独使用第三代头孢菌素。但在高水平的β-内酰胺酶阴性、氨苄青霉素耐药（BLNAR）流感嗜血杆菌菌株和β-内酰胺酶阳性、阿莫西林克拉维酸耐药（BLPACR）流感嗜血杆菌菌株流行且Hib疫苗未使用的地区不建议使用它们[6]。根据美罗培南对低水平和高水平的β-内酰胺酶阴性、氨苄青霉素耐药（BLNAR）流感嗜血杆菌菌株的PBP3的亲和力没有发生变化的现象（表55.4和图55.4）[6, 59]，建议对发现高水平BLNAR和BLPACR菌株的地区使用头孢噻肟或头孢曲松加美罗培南的治疗方案。对于非氯霉素抗药性株或非高水平BLNAR和BLPACR株流行的地区，以氯霉素、头孢吡肟和美罗培南作为替代疗法似乎也是有效的。因为目前几乎所有的流感嗜血杆菌对莫西沙星都是敏感的，因此，建议把莫西沙星作为成人感染流感嗜血杆菌的治疗药物，这是一种有效的选择。如果其他药物对儿童是禁忌的，也应考虑使用喹诺酮类药物治疗儿童流感嗜血杆菌感染。鉴定脑膜炎流感嗜血杆菌的敏感性拐点对于指导医生在临床上治疗流感嗜血杆菌诱发的脑膜炎时的用药剂量方面具有重要意义。

表55.4 基于β-内酰胺抗药性机制的621株脑膜炎流感嗜血杆菌b型分离株的MIC$_{50}$/MIC$_{90}$值
（日本2000—2004，改编自Hasegawa等[6]）

	基于抗药性机制的MIC$_{50}$/MIC$_{90}$值（μg/mL）					
	无 （N=155，25%）	TEM-1[a] （N=68，11%）	低水平BLNAR[b] （N=189，30%）	高水平BLNAR[c] （N=138，22%）	低水平BLPACR[d] （N=59，10%）	高水平BLPACR[e] （N=12，2%）
氨苄西林	0.25/0.5	8/16	1/2	2/4	16/32	32/64
头孢噻肟	0.016/0.03	0.016/0.03	0.06/0.125	0.5/1	0.06/0.125	0.5/1
头孢曲松钠	0.004/0.008	0.004/0.008	0.016/0.03	0.125/0.25	0.016/0.03	0.125/0.25
美罗培南	0.03/0.06	0.06/0.06	0.125/0.25	0.125/0.25	0.125/0.25	0.125/0.25

[a]TEM-1：TEM-1 β-内酰胺酶基因存在；
[b]*ftsI*基因中的N256K或R517H替代；
[c]*ftsI*基因中S385T和N256K或S385T和R517H替代；
[d]TEM-1 β-内酰胺酶基因和*ftsI*基因中的N256K或R517H替代；
[e]TEM-1 β-内酰胺酶基因和*ftsI*基因中的S385T和N256K或S385T和R517H替代。

儿童肺炎和菌血症：对于β-内酰胺酶阴性、氨苄青霉素耐药（BLNAR）流感嗜血杆菌菌株和β-内酰胺酶阳性、阿莫西林克拉维酸耐药（BLPACR）流感嗜血杆菌菌株没有流行的地区，目前的经验性和直接治疗其他菌株的建议仍然是有效的。但对于BLNAR和BLPACR菌株流行的地区，口服阿莫西林和阿莫西林-克拉维酸盐对高水平BLNAR菌株的抑制效果可能会受到影响，肠外头孢菌素和美罗培南的疗效也可能受到影响，但上述药物对高水平BLNAR菌株的最小抑菌浓度目前仍低于药代动力学与药效学（PK/PD）药物敏感性临界点（表55.4、表55.5和图55.4）[6, 59]。

表55.5 1999年基于β-内酰胺抗药性机制的来自日本的296个和美国的100个为分型的流感嗜血杆菌呼吸分离株的MIC$_{50}$/MIC$_{90}$值
（改编自Hasegawa等[25]）

	基于抗药性机制的MIC$_{50}$/MIC$_{90}$值（μg/mL）									
	没有		TEM-1[a]		ROB-1[b]		低水平BLNAR[c]		高水平BLNAR[d]	
国家	日本	美国	日本	美国	日本	美国	日本	美国	日本	美国
N（%）	163（55%）	45（46%）	9（3%）	26（26%）	-[e]	10（10%）	78（26%）	13（13%）	39（13%）	-
氨苄西林	0.25/0.5	0.25/.025	4/32	8/32	-	16/64	1/2	1/1	2/8	-
阿莫西林	0.5/0.5	0.5/0.5	4/32	8/32	-	16/64	2/4	2/8	4/16	-
哌拉西林	0.016/0.06	0.016/0.03	1/32	4/32	-	16/64	0.03/0.06	0.03/0.125	0.06/0.25	-
头孢噻肟	0.016/0.03	0.016/0.03	0.016/0.03	0.016/0.016	-	0.008/0.016	0.06/0.25	0.06/0.06	0.5/1	-
头孢曲松钠	0.004/0.008	0.004/0.008	0.004/0.008	0.004/0.004	-	0.004/0.008	0.016/0.03	0.016/0.03	0.125/0.25	-

（续表）

	基于抗药性机制的MIC$_{50}$/MIC$_{90}$值（μg/mL）									
	没有		TEM-1[a]		ROB-1[b]		低水平·BLNAR[c]		高水平·BLNAR[d]	
国家	日本	美国	日本	美国	日本	美国	日本	美国	日本	美国
头孢克洛	2/8	2/8	2/4	2/4	-	16/64	16/64	16/64	32/64	-
头孢泊肟	0.06/0.125	0.06/0.125	0.06/0.125	0.06/0.06	-	0.06/0.06	0.25/1	0.25/0.5	2/8	-
头孢地尼	0.5/0.5	0.25/0.5	0.25/0.5	0.25/0.5	-	0.25/0.25	1/4	0.5/1	8/16	-
头孢	0.016/0.03	0.016/0.03	0.016/0.06	0.008/0.016	-	0.016/0.016	0.03/0.125	0.03/0.03	0.25/0.25	-
美罗培南	0.06/0.125	0.06/0.06	0.06/0.125	0.06/0.06	-	0.06/0.06	0.125/0.5	0.12/0.25	0.25/0.5	-

[a]TEM-1：TEM-1 β-内酰胺酶基因存在；

[b]ROB-1：ROB-1 β-内酰胺酶基因存在；

[c]ftsI基因中的N256K或R517H替代；

[d]ftsI基因中的S385T和N256K或S385T和R517H替代；

[e]-，不适用。

成人获得性肺炎（CAP）：对于没有发生合并症的患者，建议使用阿奇霉素、克拉霉素或多西环素。对于发生了合并症，但在过去3个月内未使用过抗生素治疗的成人获得性肺炎门诊患者，由于他们近期没有接受过这些药物的任何临床治疗，因此建议使用阿奇霉素或克拉霉素。这些药物对具有大环内酯耐药性肺炎球菌的活性也值得关注[118]。除了前面讨论过的已经发现的β-内酰胺酶阴性、氨苄青霉素耐药（BLNAR）流感嗜血杆菌菌株和β-内酰胺酶阳性、阿莫西林克拉维酸耐药（BLPACR）流感嗜血杆菌菌株的地区外，其余地区用于治疗成人获得性肺炎（CAP）的建议仍然是有效的，在这种情况下，适合呼吸道感染的药物如喹诺酮和美罗培南是合适的药物。

急性中耳炎（AOM）：除了已经发现β-内酰胺酶阴性、氨苄青霉素耐药（BLNAR）流感嗜血杆菌菌株和β-内酰胺酶阳性、阿莫西林克拉维酸耐药（BLPACR）流感嗜血杆菌菌株的地区外，目前推荐的治疗药物对其他菌株仍然是有效的，其中阿莫西林、头孢克洛、头孢泊肟和头孢地尼对高水平BLNAR和PLPACR菌株的MIC$_{90}$s仍然高于药代动力学与药效学（PK/PD）药物敏感性临界点（表55.5）。头孢托仑对高水平BLNAR菌株的MIC$_{90}$为0.25 μg/mL，然而，该药物的药代动力学与药效学（PK/PD）药物敏感性临界点尚未确定，但可能低于MIC$_{90}$的值[119, 120]。头孢克肟在临床上可能具有有效的抗高水平BLNAR菌株的活性，但需要额外的信息，并且应考虑同时使用喹诺酮类[34, 120, 121]。

急性鼻窦炎：与急性中耳炎的情况一样，除了已经发现β-内酰胺酶阴性、氨苄青霉素耐药（BLNAR）流感嗜血杆菌菌株和β-内酰胺酶阳性、阿莫西林克拉维酸耐药（BLPACR）流感嗜血杆菌菌株的地区外，目前关于对其他菌株引发的鼻窦炎的治疗建议仍然是有效的。

慢性支气管炎急性发作（AECB）：对基线危险因素患者，建议的阿莫西林-克拉维酸盐和呼吸道喹诺酮类药物是有效的，因为流感嗜血杆菌是主要的致病因子，并且根据药代动力学与药效学（PK/PD）药物敏感性临界点，这些药物对引起慢性支气管炎急性发作的流感嗜血杆菌仍然是有效的。然而，对于基线危险因素的患者建议的阿奇霉素、克拉霉素、泰利霉素、多西环素、头孢呋辛酯、头孢泊肟和头孢地尼等药物中，根据药代动力学与药效学药物敏感性临界点，只有头孢泊肟对流感嗜血杆菌有抑制作用。对于这些后来提出的对自然分离率很高的患者组无效的药物的推荐理由尚不清楚。

8　药物敏感性的实验室测定

8.1　最小抑菌浓度（MIC）测定

通过最小抑菌浓度的测定来检测细菌对药物的敏感性试验已经通过美国临床和实验室标准协会（CLSI）及欧盟药敏试验标准委员会（EUCAST）和其他通常能提供可比较结果的方法很好地标准化了[42, 122]。试验的主要要求是确保高铁血红素、血红蛋白、血液或其他铁源和NAD浓度能够充分支持流感嗜血杆菌生长，确保接种量是正确的，并且每个检测批次中都要有适当的质量控制菌株。由CLSI指定的培养基是嗜血杆菌检测培养基（HTM），HTM主要组成成分是Mueller-Hinton肉汤、酵母提取物、NAD和血红素，其中每毫升Mueller-Hinton肉汤分别添加5 mg酵母提取物、15 μg NAD和15 μg血红素以补充阳离子[42, 123]。由BSAC指定的培养基是Iso-sensitest琼脂或每毫升补充有5%马血（溶解肉汤制剂）和20 μg NAD的肉汤[124]。用这两种方法获得的结果和其他变化是可比的[125, 126]。由于血红素会从贮存液中沉淀出来，因此在配置培养基时应当使用新鲜的血红素[125]。美国临床和实验室标准协会规定了卡他莫拉菌（*Moraxella catarrhalis*）的敏感性试验的培养基是Mueller-Hinton肉汤或琼脂[117]。BSAC建议补充5%马血的Iso-sensitest琼脂[124]。欧盟药物敏感性试验委员会推荐了MH-F培养基，由Mueller-Hinton肉汤组成，补充有5%裂解马血和20 mg/L的β-NAD，用于检测嗜血杆菌属细菌和卡他莫拉菌[127]。上述琼脂培养基可用于平板和梯度扩散试验。

8.2　平板琼脂扩散检测

美国临床和实验室标准协会（CLSI）及欧盟药敏试验标准委员会（EUCAST）都介绍了抗嗜血杆菌的多种药物的琼脂扩散试验标准[42, 128]。然而，这些药物中的大多数药物的最小抑菌浓度的分布是单峰的，因此，对这些药物的敏感性的检测最好通过最小抑菌浓度试验测定，而不是通过琼脂扩散试验来确定。最小抑菌浓度具有双峰分布的药物（如氨苄西林、阿莫西林、四环素、氯霉素和甲氧苄啶-磺胺甲噁唑）最适合于纸片扩散试验。欧盟药物敏感性试验委员会和美国临床和实验室标准研究所介绍了一些检测卡他莫拉菌药物敏感性的琼脂扩散试验方法[23, 117]。纸片扩散试验的一个主要局限是许多试剂的解释标准是基于微生物学的而不是基于药物代谢动力学与药效学（PK/PD）药物敏感性临界点的，所以它们的临床相关性是有限的。

8.3　梯度扩散试验（E-test）

这种方法已经得到广泛使用，并且其检测效果通常与用于检测流感嗜血杆菌药物敏感性的标准的最小抑菌浓度检测方法相当[129]。在具有5%～10%二氧化碳的培养条件下，大环内酯类、酮内酯类和喹诺酮类药物的最小抑菌浓度值通常是梯度扩散（E-test）检测结果的2倍，因此，在解释和比较结果时需要考虑到这一点[130, 131]。目前，还没有建立足以鉴别β-内酰胺酶阴性、氨苄青霉素耐药（BLNAR）流感嗜血杆菌菌株和β-内酰胺酶阳性、阿莫西林克拉维酸耐药（BLPACR）流感嗜血杆菌菌株与基线流感菌株的E-test方法[57]。

8.4　β-内酰胺酶检测

利用硝基头孢菌的显色头孢菌素方法，可以很好地确定β-内酰胺酶。该方法的原理是当硝基头孢菌被β-内酰胺酶或其他类似试剂水解时，由黄色转化为粉红色[132]。

9　感染控制措施

在引入Hib疫苗之前，乙型流感嗜血杆菌是诱发2月龄至5岁儿童细菌性脑膜炎的最常见的病原。通过对幼龄儿童广泛接种Hib疫苗，对该病的预防是非常有效的。在没有疫苗或未接种疫苗的地区，乙型流感嗜血杆菌脑膜炎仍然是儿童的一大威胁[8, 133]，从乙型流感嗜血杆菌定殖于鼻咽部到开始进行有效的抗生素治疗后的24～48 h内，该疾病仍然可以传染；接触者，尤其是6岁以下的接触者，应接受利福平预防性治疗（儿童20 mg/kg，成人600 mg，每日1次，口服4 d）。

已经证明，使用含有11个血清型的肺炎链球菌多糖的新型疫苗（每种疫苗都与流感嗜血杆菌衍生的蛋白D偶联），可预防由不可分型的流感嗜血杆菌引起的急性中耳炎[134]，除了能防止肺炎球菌型急性中耳炎外，在使用过程中还发现，接种了该疫苗的人群中，由不可预测的流感嗜血杆菌引起的急性中耳炎也减少了35.5%。

10　结论

流感嗜血杆菌和黏膜炎莫拉氏菌是与常见呼吸道感染相关的主要病原体，并且乙型流感嗜血杆菌是未免疫儿童的侵袭性病原体。这些感染的治疗受到病原菌内源性和获得性耐药的限制，并且这些病原体的抗药性机制会持续进化。将药物代谢动力学与药效学（PK/PD）原理用于检测这些病原体的药物敏感性，对于了解体外药敏和体内反应之间的临床关系至关重要。准确地使用抗微生物制剂是保持这些药物活性并防止抗药性进一步发展的关键。

参考文献

［1］　Bartlett JG，Dowell SF，Mandell LA，File TM，Musher DM，Fine MJ，Infectious Diseases Societyof America. Practice guidelinesfor the management of community-acquired pneumonia inadults.Clin Infect Dis. 2000；31：347-82.

［2］　Jacobs MR. Anti-infective pharmacodynamics—maximizing effcacy，minimizing toxicity. DrugDiscov Today. 2004；1：505-12.

［3］　Coles CL，Kanungo R，Rahmathullah L，Thulasiraj RD，Katz J，Santosham M，Tielsch JM.Pneumococcal nasopharyngeal colonization in young South Indian infants. Pediatr Infect DisJ.2001；20：289-95.

［4］　Sethi S，Evans N，Grant BJ，Murphy TF. New strains of bacteriaand exacerbations of chronicobstructive pulmonary disease. N Engl J Med. 2002；347：465-71.

［5］　Garcia-Cobos S，Moscoso M，Pumarola F，Arroyo M，Lara N，Perez-Vazquez M，Aracil B，Oteo J，Garcia E，Campos J. Frequencarriage of resistance mechanisms to beta-lactams and bioflm formation in Haemophilus influenzae causing treatment failure and recurrent otitis mediain young children. J Antimicrob Chemother.2014；69：2394-9.

［6］　Hasegawa K，Kobayashi R，Takada E，Ono A，Chiba N，Morozumi M，Iwata S，Sunakawa K，UbukataK.High prevalence of type b {beta}-lactamase-non-producing ampicillin-resistant Haemophilus influenzae in meningitis：the situation in Japan where Hib vaccine has not been introduced. J AntimicrobChemother. 2006；57：1077-82.

［7］　Shinjoh M，Iwata S，Yagihashi T，Sato Y，Akita H，Takahashi T，Sunakawa K. Recent trends inpediatric bacterial meningitis in Japan—a country where Haemophilus influenzae type b and Streptococcus pneumoniae conjugated vaccines have just been introduced. J Infect Chemother.2014；20：477-83.

［8］　World Health Organization 2014. Global immunization coverage in 2013. http://www.who.int/immunization/monitoring_surveillance/global_immunization_data.pdf.

［9］　Tunkel AR，Hartman BJ，Kaplan SL，Kaufman BA，Roos KL，Scheld WM，Whitley RJ. Practice for the management of bacterial meningitis. Clin Infect Dis. 2004；39：1267-84.

［10］　Juven T，Mertsola J，Waris M，Leinonen M，Meurman O，Roivainen M，Eskola J，Saikku P，Ruuskanen O. Etiology of community-acquired pneumonia in 254 hospitalized children.Pediatr Infect Dis J. 2000；19：293-8.

［11］　McCracken Jr GH. Etiology and treatment of pneumonia. Pediatr Infect Dis J. 2000；19：373-7.

［12］　Heiskanen-Kosma T，Korppi M，Jokinen C，Kurki S，Heiskanen L，Juvonen H，Kallinen S，StenM，Tarkiainen A，Ronnberg PR，Kleemola M，Makela PH，Leinonen M. Etiology of childhood pneumonia：serologic results of a prospective，population-basedstudy. Pediatr InfectDis J. 1998；17：986-91.

［13］　McIntosh K. Community-acquired pneumonia in children. N EnglJ Med. 2002；346：429-37.

［14］　Bradley JS，Byington CL，Shah SS，Alverson B，Carter ER，Peter SD，Stockwell JA，Swanson JT. The management of community-acquired pneumonia in infants and children older than3 months of age：clinical practice guidelines by the Pediatric Infectious Diseases Society and theInfectious Diseases Society ofAmerica. Clin Infect Dis. 2011；53：e25-76.

［15］　Block S，Hedrick J，Hammerschlag MR，Cassell GH，CraftJC. Mycoplasma pneumoniae and Chlamydia pneumoniae in pediatric community-acquired pneumonia：comparative effcacyand safetyof clarithromycin vs. erythromycin ethylsuccinate.Pediatr Infect Dis J. 1995；14：471-7

［16］　BradleyJS. Management of community-acquired pediatric pneumonia in an era of increasing antibiotic resistance and conjugate vaccines. Pediatr Infect Dis J. 2002；21：592-8，discussion 613-4.

［17］ McMillan JA. Chlamydia pneumoniae revisited. Pediatr Infect Dis J. 1998；17：1046-7.

［18］ Mandell LA，Wunderink RG，Anzueto A，Bartlett JG，Campbell GD，Dean NC，Dowell SF，FileTM，Musher DM，Niederman MS，Torres A，Whitney CG. Infectious Diseases Society of America/American Thoracic Society consensus guidelines on the management of community-acquired pneumonia in adults. Clin Infect Dis. 2007；44 Suppl 2：S27-72.

［19］ Stevens DL. The role of vancomycin in the treatment paradigm.Clin Infect Dis. 2006；42Suppl1：S51-7.

［20］ Liapikou A，Torres A. Current treatment of community-acquired pneumonia. Expert Opin Pharmacother. 2013；14：1319-32.

［21］ Jacobs MR，Felmingham D，Appelbaum PC，Gruneberg RN. The Alexander Project 1998—2000：susceptibility of pathogens isolated from community-acquired respiratory tract infection to commonly used antimicrobial agents. J Antimicrob Chemother.2003；52：229-46.

［22］ Anon JB，Jacobs MR，Poole MD，AMBROSE PG，Benninger MS，Hadley JA，Craig WA. Antimicrobial treatment guidelines for acute bacterial rhinosinusitis. Otolaryngol Head Neck Surg.2004；130：1-45.

［23］ European Committee on Antimicrobial Susceptibility Testing（EUCAST）2015. MIC-andInhibition zone diameter distributions of microorganisms without and with resistance mechanisms.Accessed 28 Feb.，2015. http://mic.eucast.org/Eucast2/.

［24］ Hasegawa K，Chiba N，Kobayashi R，Murayama SY，Iwata S，Sunakawa K，Ubukata K. Rapidly increasing prevalence of betalactamase-nonproducing，ampicillin-resistant Haemophilus influenzae type b in patients with meningitis. Antimicrob Agents Chemother. 2004；48：1509-14.

［25］ Hasegawa K，Yamamoto K，Chiba N，Kobayashi R，Nagai K，Jacobs MR，Appelbaum PC，Sunakawa K，Ubukata K. Diversity of ampicillin-resistance genes in Haemophilus influenzae in Japan and the United States. Microb Drug Resist. 2003；9：39-46.

［26］ Jacobs MR，Bajaksouzian S，Windau A，Good CE，Lin G，Pankuch GA，Appelbaum PC. Susceptibility of Streptococcus pneumoniae，Haemophilus influenzae，and Moraxella catarrhalis to 17 oral antimicrobial agents based on pharmacodynamic parameters：1998—2001 US Surveillance Study. Clin Lab Med. 2004；24：503-30.

［27］ Koeth LM，Jacobs MR，Good CE，Bajaksouzian S，Windau A，Jakielaszek C，Saunders KA. Comparative in vitro activity of a pharmacokinetically enhanced oral formulation of amoxicillin/clavulanic acid（2000/125 mg twice daily）against 9172 respiratory isolates collected worldwidein 2000. Int J Infect Dis.2004；8：362-73.

［28］ Ubukata K，Shibasaki Y，Yamamoto K，Chiba N，Hasegawa K，Takeuchi Y，Sunakawa K，Inoue M，Konno M. Association of amino acid substitutions in penicillin-binding protein 3 with beta-lactam resistance in beta-lactamase-negative ampicillin-resistant Haemophilus influenzae. Antimicrob Agents Chemother. 2001；45：1693-9.

［29］ Daly KA. Epidemiology of otitis media. Otolaryngol Clin North Am. 1991；24：775-86.

［30］ Dagan R，Leibovitz E. Bacterial eradication in the treatment of otitis media. Lancet InfectDis. 2002；2：593-604.

［31］ Dowell SF，Butler JC，Giebink GS，Jacobs MR，Jernigan D，Musher DM，Rakowsky A，Schwartz B. Acute otitis media：management and surveillance in an era of pneumococcal resistance-areport from the Drug-resistant Streptococcus pneumoniae Therapeutic Working Group. Pediatr Infect Dis J. 1999；18：1-9.

［32］ Casey JR，Pichichero ME. Changes in frequency and pathogens causing acute otitis media in 1995—2003. Pediatr Infect Dis J. 2004；23：824-8.

［33］ Pelton SI，Huot H，Finkelstein JA，BishopCJ，Hsu KK，Kellenberg J，Huang SS，Goldstein R，Hanage WP. Emergence of 19A as virulent and multidrug resistant Pneumococcus in Massachusetts following universal immunization of infants with pneumococcal conjugate vaccine. Pediatr Infect Dis J. 2007；26：468-72.

［34］ Pichichero ME，Casey JR. Emergence of a multiresistant serotype 19A pneumococcal strain not included in the 7-valent conjugate vaccine as an otopathogen in children. J Am Med Assoc.2007；298：1772-8.

［35］ Lieberthal AS，Carroll AE，Chonmaitree T，Ganiats TG，Hoberman A，Jackson MA，Joffe MD，Miller DT，Rosenfeld RM，Sevilla XD，Schwartz RH，Thomas PA，Tunkel DE. The diagnosis and management of acute otitis media. Pediatrics. 2013；131：e964-99.

［36］ Chow AW，Benninger MS，Brook I，Brozek JL，Goldstein EJ，Hicks LA，Pankey GA，Seleznick M，Volturo G，Wald ER，File TM. IDSA clinical practice guideline for acute bacterial rhinosinusitis in children and adults. Clin Infect Dis. 2012；54：e72-112.

［37］ Sethi S. Infectious exacerbations of chronic bronchitis：diagnosis and management. J Antimicrob Chemother. 1999；43（Suppl A）：97-105.

［38］ Balter MS，La Forge J，Low DE，Mandell L，Grossman RF. Canadian guidelines for the managementof acute exacerbations of chronic bronchitis. Can Respir J. 2003；10（SupplB）：3B-32B.

［39］ Sethi S，Murphy TF. Acute exacerbations of chronic bronchitis：new developments concerning microbiology and pathophysiology—impact on approaches to risk stratifcation and therapy.Infect Dis Clin North Am. 2004；18（861-882）：ix.

［40］ Albertson TE，Louie S，Chan AL. The diagnosis and treatment of elderly patients with acuteexacerbation of chronic obstructive pulmonary disease and chronic bronchitis. J Am Geriatr Soc.2010；58：570-9.

［41］ Turnidge J，Kahlmeter G，Kronvall G. Statistical characterisation of bacterial wild-type MIC value distributions and the determination of epidemiological cut-off values. Clin Microbiol Infect.2006；12：418-25.

［42］ Clinical and Laboratory Standards Institute. Performance standards for antimicrobial susceptibility testing；Twenty-ffth informational supplement. M100-S25. Wayne，PA：CLSI；2015.

［43］ Andes D，Anon J，Jacobs MR，Craig WA. Application of pharmacokinetics and pharmacodynamics to antimicrobial therapy of respiratory tract infections. Clin Lab Med. 2004；24：477-502.

［44］ Chambers HF. Penicillin-binding protein-mediated resistance in pneumococci and staphylococci. J Infect Dis. 1999；179 Suppl2：S353-9.

［45］ Massova I，Mobashery S. Structural and mechanistic aspects of evolution of beta-lactamases and penicillin-binding proteins. Curr Pharm Des. 1999；5：929-37.

［46］ Ghuysen JM. Molecular structures of penicillin-binding proteins and beta-lactamases. Trends Microbiol. 1994；2：372-80.

［47］ Blumberg PM，Strominger JL. Interaction of penicillin with the bacterial cell：penicillin-binding proteins and penicillin-sensitive enzymes. Bacteriol Rev. 1974；38：291-335.

［48］ Hotomi M，Sakai KF，Billal DS，Shimada J，Suzumoto M，Yamanaka N. Antimicrobial resistance in Haemophilus influenzae isolated from the nasopharynx among Japanese children with acute otitis media. Acta Otolaryngol. 2006；126：130-7.

[49] Jacobs MR. Worldwide trends in antimicrobial resistance among common respiratory tract pathogens in children. Pediatr Infect Dis J. 2003；22：S109-19.

[50] Massova I, Mobashery S. Kinship and diversifcation of bacterial penicillin-binding proteins and beta-lactamases. Antimicrob Agents Chemother. 1998；42：1-17.

[51] Jordens JZ, Slack MP. Haemophilus influenzae：then and now. EurJ Clin Microbiol Infect Dis. 1995；14：935-48.

[52] Rubin LG, Medeiros AA, Yolken RH, Moxon ER. Ampicillin treatment failure of apparently beta-lactamase-negative Haemophilus influenzae type b meningitis due to novel betalactamase. Lancet. 1981；2：1008-10.

[53] Wallace Jr RJ, Steingrube VA, Nash DR, Hollis DG, Flanagan C, Brown BA, Labidi A. BRO beta-lactamases of Branhamella catarrhalis and Moraxella subgenus Moraxella, including evidence for chromosomal beta-lactamase transfer by conjugation in B. catarrhalis, M. nonliquefaciens, and M. lacunata. Antimicrob Agents Chemother. 1989；33：1845-54.

[54] Bush K. Beta-lactamase inhibitors from laboratory to clinic. Clin Microbiol Rev. 1988；1：109-23.

[55] Bozdogan B, Tristram S, Appelbaum PC. Combination of altered PBPs and expression of cloned extended-spectrum betalactamases confers cefotaxime resistance in Haemophilus influenzae. J Antimicrob Chemother. 2006；57：747-9.

[56] Pitout M, Macdonald K, Musgrave H, Lindique C, Forward K, Hiltz M, Davidson R. Characterization of extended spectrum betalactamase（ESBL）activity in Haemophilus influenzae. In：Program and abstracts of the 42nd interscience conference on antimicrobials and chemotherapy, San Diego, CA. Abstract C2-645. Washington, DC：American Society for Microbiology；2002. p. 96.

[57] Tristram S, Jacobs MR, Appelbaum PC. Antimicrobial resistance in Haemophilus influenzae. Clin Microbiol Rev. 2007；20：368-89.

[58] Dabernat H, Delmas C, Seguy M, Pelissier R, Faucon G, Bennamani S, Pasquier C. Diversity of beta-lactam resistanceconferring amino acid substitutions in penicillin-binding protein 3 of Haemophilus influenzae. Antimicrob Agents Chemother.2002；46：2208-18.

[59] Sanbongi Y, Suzuki T, Osaki Y, Senju N, Ida T, Ubukata K. Molecular evolution of betalactam-resistant Haemophilus influenzae：9-year surveillance of penicillin-binding protein 3 mutations in isolates from Japan. Antimicrob Agents Chemother.2006；50：2487-92.

[60] Takahata S, Ida T, Senju N, Sanbongi Y, Miyata A, Maebashi K, Hoshiko S. Horizontal gene transfer of ftsI, encoding penicillinbinding protein 3, in Haemophilus influenzae. Antimicrob Agents Chemother. 2007；51：1589-95.

[61] Dabernat H, Seguy M, Faucon G, Delmas C. Epidemiology of Haemophilus influenzae strains identifed in 2001 in France, and assessment of their susceptibility to beta-lactams. Med Mal Infect.2004；34：97-101.

[62] Fluit AC, Florijn A, Verhoef J, Milatovic D. Susceptibility of European beta-lactamase-positive and-negative Haemophilus influenzae isolates from the periods 1997/1998 and 2002/2003. J Antimicrob Chemother. 2005；56：133-8.

[63] Tomic V, Dowzicky MJ. Regional and global antimicrobial susceptibility among isolates of Streptococcus pneumoniae and Haemophilus influenzae collected as part of the Tigecycline Evaluation and Surveillance Trial（T.E.S.T.）from 2009 to 2012 and comparison with previous years of T.E.S.T.（2004—2008）. Ann Clin Microbiol Antimicrob. 2014；13：52.

[64] Garcia-Cobos S, Arroyo M, Perez-Vazquez M, Aracil B, Lara N, Oteo J, Cercenado E, Campos J. Isolates of beta-lactamasenegative ampicillin-resistant Haemophilus influenzae causing invasive infections in Spain remain susceptible to cefotaxime and imipenem. J Antimicrob Chemother. 2014；69：111-6.

[65] Garcia-Cobos S, Campos J, Lazaro E, Roman F, Cercenado E, Garcia-Rey C, Perez-Vazquez M, Oteo J, De Abajo F. Ampicillinresistant non-beta-lactamase-producing Haemophilus influenzaein Spain：recent emergence of clonal isolates with increased resistance to cefotaxime and cefxime. Antimicrob Agents Chemother.2007；51：2564-73.

[66] Kim IS, Ki CS, Kim S, Oh WS, Peck KR, Song JH, Lee K, Lee NY. Diversity of ampicillin resistance genes and antimicrobial susceptibility patterns in Haemophilus influenzaes trains isolatedin Korea. Antimicrob Agents Chemother. 2007；51：453-60.

[67] Ng WL, Kazmierczak KM, Robertson GT, Gilmour R, Winkler ME. Transcriptional regulation andsignature patterns revealed by microarray analyses of Streptococcus pneumoniae R6 challenged with sublethal concentrations of translation inhibitors. J Bacteriol.2003；185：359-70.

[68] Vazquez D, Monro RE. Effects of some inhibitors of protein synthesis on the binding ofaminoacyl tRNA to ribosomal subunits.Biochim Biophys Acta. 1967；142：155-73.

[69] Tait-Kamradt A, Davies T, Appelbaum PC, Depardieu F, Courvalin P, Petitpas J, Wondrack L, Walker A, Jacobs MR, Sutcliffe J. Two new mechanisms of macrolide resistance in clinical strains of Streptococcus pneumoniae from Eastern Europe and North America. Antimicrob Agents Chemother. 2000；44：3395-401.

[70] Tait-Kamradt A, Davies T, Cronan M, Jacobs MR, Appelbaum PC, Sutcliffe J. Mutations in 23S rRNA and ribosomal protein L4 accountfor resistance in pneumococcal strains selected in vitro by macrolide passage. Antimicrob Agents Chemother. 2000；44：2118-25.

[71] Bogdanovich T, Bozdogan B, Appelbaum PC. Effect of efflux on telithromycin and macrolide susceptibility in Haemophilus influenzae. Antimicrob Agents Chemother. 2006；50：893-8.

[72] Sanchez L, Leranoz S, Puig M, Loren JG, Nikaido H, Vinas M. Molecular basis of antimicrobial resistance in non-typable Haemophilus influenzae. Microbiologia. 1997；13：309-14.

[73] Sanchez L, Pan W, Vinas M, Nikaido H. The acrAB homolog of Haemophilus influenzae codes for a functional multidrug efflux pump. J Bacteriol. 1997；179：6855-7.

[74] Peric M, Bozdogan B, Jacobs MR, Appelbaum PC. Effects of an efflux mechanism and ribosomal mutations on macrolide susceptibility of Haemophilus influenzae clinical isolates. Antimicrob Agents Chemother. 2003；47：1017-22.

[75] Chopra I, Hawkey PM, Hinton M. Tetracyclines, molecular and clinical aspects. J AntimicrobChemother. 1992；29：245-77.

[76] Chopra I, Roberts M. Tetracycline antibiotics：mode of action, applications, molecular biology, and epidemiology of bacterial resistance. Microbiol Mol Biol Rev. 2001；65：232-60.

[77] Marshall B, Roberts M, Smith A, Levy SB. Homogeneity of transferable tetracycline-resistance determinants in Haemophilus species. J Infect Dis. 1984；149：1028-9.

［78］　Campos J，Chanyangam M，Degroot R，Smith AL，Tenover FC，Reig R. Genetic relatedness of antibiotic resistance determinants in multiply resistant Hemophilus influenzae. J Infect Dis. 1989；160：810-7.

［79］　Levy J，Verhaegen G，de Mol P，Couturier M，Dekegel D，Butzler JP. Molecular characterization of resistance plasmids in epidemiologically unrelated strains of multiresistant Haemophilus influenzae. J Infect Dis. 1993；168：177-87.

［80］　Pan XS，Fisher LM. DNA gyrase and topoisomerase IV are dual targets of clinafloxacin actionin Streptococcus pneumoniae.Antimicrob Agents Chemother. 1998；42：2810-6.

［81］　Wang JC. DNA topoisomerases. Annu Rev Biochem.1985；54：665-97.

［82］　Yokota SI，Ohkoshi Y，Sato K，Fujii N. Emergence of fluoroquinolone-resistant Haemophilus influenzae strains among elderly patients but not in children. J Clin Microbiol.2008；46：361-5.

［83］　Davies TA，Kelly LM，Hoellman DB，Ednie LM，Clark CL，Bajaksouzian S，Jacobs MR，Appelbaum PC. Activities and postantibiotic effects of gemifloxacin compared to those of 11 other agents against Haemophilus influenzae and Moraxella catarrhalis. Antimicrob Agents Chemother. 2000；44：633-9.

［84］　Davies TA，Kelly LM，Pankuch GA，Credito KL，Jacobs MR，Appelbaum PC. Antipneumococcal activities of gemifloxacin compared to those of nine other agents. Antimicrob Agents Chemother. 2000；44：304-10.

［85］　Perez-Vazquez M，Roman F，Garcia-Cobos S，Campos J. Fluoroquinolone resistance in Haemophilus influenzae is associated with hypermutability. Antimicrob Agents Chemother.2007；51：1566-9.

［86］　Burns JL，Mendelman PM，Levy J，Stull TL，Smith AL. A permeability barrier as a mechanismof chloramphenicol resistance in Haemophilus influenzae. Antimicrob Agents Chemother.1985；27：46-54.

［87］　Roberts MC，Swenson CD，Owens LM，Smith AL. Characterization of chloramphenicol-resistant Haemophilus influenzae. Antimicrob Agents Chemother. 1980；18：610-5.

［88］　Powell M，Livermore DM. Mechanisms of chloramphenicol resistance in Haemophilus influenzaein the United Kingdom. J Med Microbiol. 1988；27：89-93.

［89］　Burchall JJ，Hitchings GH. Inhibitor binding analysis of dihydrofolate reductases fromvarious species. Mol Pharmacol. 1965；1：126-36.

［90］　Hartman PG. Molecular aspects and mechanism of action of dihydrofolate reductase inhibitors.J Chemother. 1993；5：369-76.

［91］　Then R，Angehrn P. Nature of the bacterial action of sulfonamides and trimethoprim，alone and in combination. J Infect Dis.1973；128 Suppl 3：498-501.

［92］　Adrian PV，Klugman KP. Mutations in the dihydrofolate reductase gene of trimethoprim-resistant isolates of Streptococcus pneumoniae. Antimicrob Agents Chemother. 1997；41：2406-13.

［93］　Maskell JP，Sefton AM，Hall LM. Multiple mutations modulate the function of dihydrofolate reductase in trimethoprim-resistant Streptococcus pneumoniae. Antimicrob Agents Chemother. 2001；45：1104-8.

［94］　Pikis A，Donkersloot JA，Rodriguez WJ，Keith JM. A conservative amino acid mutation in the chromosome-encoded dihydrofolate reductase confers trimethoprim resistance in Streptococcus pneumoniae. J Infect Dis. 1998；178：700-6.

［95］　De Groot R，Chaffn DO，Kuehn M，Smith AL. Trimethoprim resistance in Haemophilus influenzae is due to altered dihydrofolate reductase（s）. Biochem J. 1991；274（Pt 3）：657-62.

［96］　Burman LG. The antimicrobial activities of trimethoprim and sulfonamides. Scand J InfectDis. 1986；18：3-13.

［97］　Eliopoulos GM，Wennersten CB. In vitro activity of trimethoprimalone compared with trimethoprim-sulfamethoxazole and other antimicrobials against bacterial species associated with upper respiratory tract infections. Diagn Microbiol Infect Dis. 1997；29：33-8.

［98］　Then RL. Neisseriaceae，a group of bacteria with dihydrofolate reductases，moderately susceptible to trimethoprim. Zentralbl Bakteriol [Orig A]. 1979；245：450-8.

［99］　Wallace Jr RJ，Nash DR，Steingrube VA. Antibiotic susceptibilities and drug resistance in Moraxella（Branhamella）catarrhalis.Am J Med. 1990；88：46S-50.

［100］　Enne VI，King A，Livermore DM，Hall LM. Sulfonamide resistance in Haemophilus influenzaemediated by acquisition of sul2 or a short insertion in chromosomal folP. Antimicrob Agents Chemother. 2002；46：1934-9.

［101］　Bower BD. Ampicillin 'failure' in H. influenzae meningitis. Dev Med Child Neurol.1973；15：813-4.

［102］　Khan W，Ross S，Rodriguez W，Controni G，Saz AK. Haemophilus influenzae type B resistant to ampicillin. A report of two cases.J Am Med Assoc. 1974；229：298-301.

［103］　Tomeh MO，Starr SE，MCGowan Jr JE，Terry PM，Nahmias AJ. Ampicillin-resistant Haemophilus influenzae type B infection.J Am Med Assoc. 1974；229：295-7.

［104］　Farrar WE，O' DELL NM. Beta-lactamase activity in ampicillinresistant Haemophilus influenzae.Antimicrob Agents Chemother.1974；6：625-9.

［105］　Philpott-Howard J，Williams JD. Increase in antibiotic resistance in Haemophilus influenzae in the United Kingdom since 1977：report of study group. Br Med J（Clin Res Ed）. 1982；284：1597-9.

［106］　Markowitz SM. Isolation of an ampicillin-resistant，non-betalactamase-producing strain of Haemophilus influenzae.Antimicrob Agents Chemother. 1980；17：80-3.

［107］　Mendelman PM，Chaffn DO，Stull TL，Rubens CE，Mack KD，Smith AL. Characterization of non-beta-lactamase-mediated ampicillin resistance in Haemophilus influenzae. Antimicrob Agents Chemother. 1984；26：235-44.

［108］　Jacobs MR，Bajaksouzian S，Zilles A，Lin G，Pankuch GA，Appelbaum PC. Susceptibilities of Streptococcus pneumoniae and Haemophilus influenzae to 10 oral antimicrobial agents based on pharmacodynamic parameters：1997 U.S. Surveillance study.Antimicrob Agents Chemother. 1999；43：1901-8.

［109］　Skaare D，Anthonisen IL，Kahlmeter G，Matuschek E，Natas OB，Steinbakk M，Sundsfjord A，Kristiansen BE. Emergence of clonallyrelated multidrug resistant Haemophilus influenzae with penicillinbinding protein 3-mediated resistance to extended-spectrum cephalosporins，Norway，2006—2013. Euro Surveill. 2014；19：20986.

[110] Tamargo I，Fuentes K，Llop A，Oteo J，Campos J. High levels of multiple antibiotic resistance among 938 Haemophilus influenzae type b meningitis isolates from Cuba（1990—2002）. J Antimicrob Chemother. 2003；52：695-8.

[111] Nazir J，Urban C，Mariano N，Burns J，Tommasulo B，Rosenberg C，Segal-Maurer S，Rahal JJ. Quinolone-resistant Haemophilu sinfluenzae in a long-term care facility：clinical and molecular epidemiology. Clin Infect Dis. 2004；38：1564-9.

[112] Walker ES，Levy F. Genetic trends in a population evolving antibiotic resistance. Evol Int J Org Evol. 2001；55：1110-22.

[113] Ambrose PG，Anon JB，Owen JS，Van Wart S，McPhee ME，Bhavnani SM，Piedmonte M，Jones RN. Use of pharmacodynamic end points in the evaluation of gatifloxacin for the treatment of acute maxillary sinusitis. Clin Infect Dis. 2004；38：1513-20.

[114] Craig WA. Pharmacokinetic/pharmacodynamic parameters：rationale for antibacterial dosingof mice and men. Clin Infect Dis.1998；26：1-10.

[115] Craig WA. Basic pharmacodynamics of antibacterials with clinical applications to the use of beta-lactams，glycopeptides，and linezolid. Infect Dis Clin North Am. 2003；17：479-501.

[116] Jacobs M. Optimisation of antimicrobial therapy using pharmacokinetic and pharmacodynamic parameters. Clin Microbiol Infect.2001；7：589-96.

[117] Clinical and Laboratory Standards Institute. Methods for antimicrobial dilution and disk susceptibility testing of infrequently isolated or fastidious bacteria；approved guideline. 2nd ed. Wayne，PA：CLSI；2010.

[118] Jacobs MR. In vivo veritas：in vitro macrolide resistance in systemic Streptococcus pneumoniae infections does result in clinical failure. Clin Infect Dis. 2002；35：565-9.

[119] Liu P，Rand KH，Obermann B，Derendorf H. Pharmacokineticpharmacodynamic modelling of antibacterial activity of cefpodoxime and cefxime in in vitro kinetic models. Int J Antimicrob Agents. 2005；25：120-9.

[120] Nakamura T，Takahashi H. Antibacterial activity of oral cephems against various clinically isolated strains and evaluation of effcacy based on the pharmacokinetics/pharmacodynamics theory.Jpn J Antibiot. 2004；57：465-74.

[121] Schaad UB. Fluoroquinolone antibiotics in infants and children.Infect Dis Clin North Am.2005；19：617-28.

[122] Kahlmeter G，Brown DF，Goldstein FW，MacGowan AP，Mouton JW，Odenholt I，Rodloff A，Soussy CJ，Steinbakk M，Soriano F，Stetsiouk O. European Committee on Antimicrobial Susceptibility Testing（EUCAST）technical notes on antimicrobial susceptibility testing. Clin Microbiol Infect.2006；12：501-3.

[123] Clinical and Laboratory Standards Institute. M7-A7 Methods for dilution antimicrobial susceptibility tests for bacteria that grow aerobically；approved standard. 7th ed. Wayne，PA：CLSI；2006.

[124] BSAC 2006. BSAC methods for antimicrobial susceptibility testing，Version 5；January 2006. http://www.bsac.org.uk/_db/_documents/version_5_.pdf.

[125] Jacobs MR，Bajaksouzian S，Windau A，Appelbaum PC，Lin G，Felmingham D，Dencer C，Koeth L，Singer ME，Good CE. Effects of various test media on the activities of 21 antimicrobial agents against Haemophilus influenzae. J Clin Microbiol.2002；40：3269-76.

[126] Reynolds R，Shackcloth J，Felmingham D，MacGowan A. Comparison of BSAC agar dilution and NCCLS broth microdilution MIC methods for in vitro susceptibility testing of Streptococcus pneumoniae，Haemophilus influenzae and Moraxella catarrhalis：the BSAC Respiratory Resistance Surveillance Programme. J Antimicrob Chemother.2003；52：925-30.

[127] European Committee on Antimicrobial Susceptibility Testing（EUCAST）. Media preparation for EUCAST disk diffusion testing and for determination of MIC values by the broth microdilution method；2014. http://www.eucast.org/fleadmin/src/media/PDFs/EUCAST_files/Disk_test_documents/Version_4/Media_preparation_v_4.0_EUCAST_AST.pdf.

[128] Matuschek E，Brown DF，Kahlmeter G. Development of the EUCAST disk diffusion antimicrobial susceptibility testing method and its implementation in routine microbiology laboratories. Clin Microbiol Infect. 2014；20：O255-66.

[129] Fuchs PC，Barry AL，Brown SD. Influence of variations in test methods on susceptibility of Haemophilus influenzae to ampicillin，azithromycin，clarithromycin，and telithromycin. J Clin Microbiol.2001；39：43-6.

[130] Bouchillon SK，Johnson JL，Hoban DJ，Stevens TM，Johnson BM. Impact of carbon dioxide on the susceptibility of key respiratory tract pathogens to telithromycin and azithromycin.J Antimicrob Chemother. 2005；56：224-7.

[131] Perez-Vazquez M，Roman F，Varela MC，Canton R，Campos J. Activities of 13 quinolones by three susceptibility testing methods against a collection of Haemophilus influenzae isolates with different levels of susceptibility to ciprofloxacin：evidence for cross-resistance. J Antimicrob Chemother. 2003；51：147-51.

[132] Sutton LD，Biedenbach DJ，Yen A，Jones RN. Development，characterization，and initial evaluations of S1. A new chromogenic cephalosporin for beta-lactamase detection. Diagn Microbiol Infect Dis. 1995；21：1-8.

[133] Yogev R，Guzman-Cottrill J. Bacterial meningitis in children：critical review of current concepts. Drugs. 2005；65：1097-112.

[134] Prymula R，Peeters P，Chrobok V，Kriz P，Novakova E，Kaliskova E，Kohl I，Lommel P，Poolman J，Prieels JP，Schuerman L. Pneumococcal capsular polysaccharides conjugated to protein D for prevention of acute otitis media caused by both Streptococcus pneumoniae and non-typable Haemophilus influenzae：a randomised double-blind effcacy study. Lancet. 2006；367：740-8.

[135] American Academy of Pediatrics. Haemophilus influenzae infections. In：Pickering LK，editor. Red Book：2003 Report of the Committee on Infectious Diseases，26th ed. Elk Grove Village，IL：American Academy of Pediatrics；2003. p. 293-301.

第56章　肠杆菌科

David L. Paterson，Yohei Doi

1　前言

　　肠杆菌科的革兰氏阴性细菌是尿路感染（UTI）、血流感染、医院和医疗相关的肺炎以及各种腹腔内感染的重要病原。肠杆菌科中，大肠埃希菌是尿路感染的常见病原，克雷伯菌属和肠杆菌属是肺炎的重要病原，所有肠杆菌科都与血流感染、腹膜炎、胆管炎和其他腹腔内感染有关。此外，沙门氏菌等病原会引发肠胃炎，并在随后的一些患者中产生侵袭性感染。肠杆菌科的新兴耐药性是一个重大问题，产生超广谱β-内酰胺酶（ESBLs）和碳青霉烯酶相关的耐药性是防治肠杆菌科感染的主要问题。由于产生碳青霉烯酶的微生物通常具有广泛的耐药性（XDR），有时甚至具有泛耐药性（PDR），因此，碳青霉烯酶在肠杆菌科中的出现值得特别关注。

2　耐药趋势概述

　　50%～60%的大肠杆菌属分离株对氨苄青霉素耐药[1, 2]。这种耐药性由广谱（但不是超广谱）β-内酰胺酶如TEM-1介导产生[3]。添加克拉维酸等β-内酰胺酶抑制剂可以保护青霉素不被TEM-1水解，因此，大肠杆菌属对阿莫西林-克拉维酸盐的耐药率仅约为5%[3, 4]。但就整个肠杆菌科细菌而言，由于阴沟肠杆菌等细菌产生的AmpC β-内酰胺酶使这些细菌不受克拉维酸盐的抑制，所以，几乎四分之一的菌株对阿莫西林-克拉维酸盐耐药[4]。

　　TEM-1等广谱β-内酰胺酶的出现，可能是第三代头孢菌素开发的部分原因之一，最常见的肠杆菌科第三代头孢菌素耐药机制是这些细菌能产生超广谱β-内酰胺酶（ESBLs），在美国，疾病控制和预防中心（CDC）已将产超广谱β-内酰胺酶的肠杆菌科细菌列为严重威胁，估计每年发生26 000例病例，其后有1 700例死亡。在美国疾病控制和预防中心协调的国家医疗安全网络（NHSN）系统（包括2009—2010年数据）的报告中指出，在美国，与中心静脉相关的血液感染（克拉霉素BSI）相关的克雷伯菌属（*Klebsiella* spp.）分离株中，有28.8%的菌株对第三代头孢菌素耐药[5]，这一数字与上一个统计时期（2007—2008年）相比保持不变。37.4%的肠杆菌属分离株对第三代头孢菌素有耐药性，与上一个统计时期（2007—2008年）相比保持不变。然而值得注意的是，大肠杆菌属菌株对第三代头孢菌素的耐药率从12.3%大幅上升至19.0%。在欧洲的一些国家，2012年报告的侵袭性肺炎克雷伯菌分离株对三代头孢菌素耐药率更高（保加利亚高达74.8%）（http://www.ecdc.europa.eu/en/publications/Publications/antimicrobial-resistance-surveillance-europe-2012.pdf）。

　　美国疾病控制和预防中心协调的国家医疗安全网络系统调查中，氟喹诺酮类药物的耐药率正在上升，尤其是在大肠杆菌属细菌中，从2007—2008年的37.7%上升到2009—2010年的41.8%[5]，在欧洲，2012年时，氟喹诺酮耐药率在冰岛的9.7%到塞浦路斯和意大利的42.0%之间。2009—2011年，美国医院内的尿路感染分离株中，肠杆菌科细菌对氟喹诺酮类药物的不敏感率一般在肺炎克雷伯菌中为9.7%、阴沟肠杆菌为10.1%、弗氏枸橼酸杆菌为17%、粘菌沙雷菌为4.3%。美国疾病预防控制中心的国家抗菌药物耐药监测系统（NARMS）的数据显示，沙门氏菌对环丙沙星的耐药率也在逐年上升，从1996年的0.4%上升到2009年的2.4%[6]。

氨基糖苷类药物对肠杆菌科细菌仍保持良好的活性。2009—2011年，美国住院病人尿路感染分离株中大肠杆菌属菌株对阿米卡星的不敏感率为1.3%、肺炎克雷伯菌对阿米卡星的不敏感率为5.5%、阴沟肠杆菌对阿米卡星的不敏感率为1.0%。2012年来自美国和欧洲的肺炎分离株中，大肠杆菌属菌株、肺炎克雷伯菌属菌株和肠杆菌属菌株对庆大霉素不敏感率分别为16.8%、22.4%和7.0%[8]。16S核糖体RNA的甲基化正在成为肠杆菌科细菌对氨基糖苷类药物（阿米卡星、庆大霉素和妥布霉素）高度耐药的机制[9]，然而，目前这种机制可能仅占氨基糖苷耐药菌株的一小部分。

在过去，肠杆菌科细菌对碳青霉烯的抵抗力十分罕见，但在近10年里，这种情况发生了巨大的变化。美国疾病控制和预防中心协调的国家医疗安全网络（NHSN）系统数据显示，2009—2010年，由克雷伯菌属（*Klebsiella* spp.）细菌诱发的与中心静脉相关的血液感染（克拉霉素BSI）菌株中，有12.8%克雷伯菌分离株对碳青霉烯耐药[5]，虽然目前尚无最新的美国国家监测数据，但是，在最近关于抗生素耐药性威胁的报告中，对碳青霉烯耐药的肠杆菌科（CRE）细菌被列为三种"紧急"威胁之一。据估计，近年来每年发生9 300起对碳青霉烯耐药的肠杆菌科细菌感染的病例，其中610人死亡。欧洲一些国家的报道中指出，肺炎克雷伯菌对碳青霉烯具有较高的耐药率，其中意大利达到28.8%，而希腊达到60.5%（http://www.ecdc.europa.eu/en/publications/Publications/antimicrobial-resistance-surveillance-europe-2012.pdf.）。在美国发生的与中心静脉相关的血液感染克拉霉素BSI的菌株中，除克雷伯菌属外，其他肠杆菌科细菌对碳青霉烯类的耐药性仍然不太常见，其中大肠杆菌为1.9%、肠杆菌属为4.0%[5]。

对替加环素和多粘菌素的使用报告显示，肠杆菌科细菌对替加环素和多粘菌素的获得性耐药性并不常见[10-13]。值得注意的是替加环素对变形杆菌属、普罗威登斯菌属和摩氏摩根菌没有活性，而多粘菌素对变形杆菌属、普罗威登斯菌属和粘质沙雷菌没有活性[14, 15]。

3 产超广谱β-内酰胺酶（ESBLs）的肠杆菌科

3.1 一般问题和命名

产超广谱β-内酰胺酶的肠杆菌科细菌引起的感染是当前环境中的严重问题。一些超广谱β-内酰胺酶是从广谱（但非ESBL）β-内酰胺酶如TEM-1、TEM-2和SHV-1进化而来的酶。CTX-M型超广谱β-内酰胺酶可能来源于克鲁维氏菌属产生的染色体编码的β-内酰胺酶[3]。超广谱β-内酰胺酶可以水解大多数头孢菌素和青霉素。然而，超广谱β-内酰胺酶通常对头孢霉素（如头孢替坦、头孢西丁或头孢美唑）或碳青霉烯类（如多利培南、亚胺培南、厄他培南和美罗培南）无效，并且通常可以被克拉维酸、舒巴坦或他唑巴坦等β-内酰胺酶抑制剂抑制。不像大多数已被发现大肠杆菌、肺炎克雷伯菌和其他肠杆菌科的超广谱β-内酰胺酶，OXA型超广谱β-内酰胺酶主要见于铜绿假单胞菌中，而在肠杆菌科中很少见[16]。

超广谱β-内酰胺酶应与能够水解超广谱头孢菌素和青霉素的其他β-内酰胺酶（包括AmpC型β-内酰胺酶和碳青霉烯酶）区分开来。碳青霉烯酶可进一步分组为金属-β-内酰胺酶（B类）或丝氨酸碳青霉烯酶（A和D类）；与超广谱β-内酰胺酶一样，AmpC型β-内酰胺酶可水解第三代或扩展谱的头孢菌素，但与超广谱β-内酰胺酶不同，它们对头孢霉素也有活性，并且对克拉维酸盐或其他β-内酰胺酶抑制剂的抑制具有抗药性[17, 18]。另外，AmpC型β-内酰胺酶不能有效地水解第四代头孢菌素，如头孢吡肟和头孢匹罗。碳青霉烯酶一般具有更广泛的活性范围，能使碳青霉烯类和扩展谱头孢菌素失活[17, 19]。

3.2 体外药敏分析和临床结果

应谨慎评估产超广谱β-内酰胺酶的肠杆菌科对头孢菌素的耐药率。一般来说，根据临床与实验室标准化研究所（CLSI）在2010年之前的标准，通过基因型鉴定确定为产超广谱β-内酰胺酶的肠杆菌科细菌的比例要比通过检查对第三代头孢菌素的耐药率确定为产超广谱β-内酰胺酶的比率大得多[20]，这在临床上具有重要意义。在一项关于产超广谱β-内酰胺酶的肺炎克雷伯菌菌血症患者的研究中，根据以前的临床与实验室标准化研究所的标准，有54%的肺炎克雷伯菌菌血症患者的临床检验被确定为对头孢菌素敏感，但在用头孢菌素治疗时常常失败[20]，这些结果与来自各种观察性研究的结果一致。当头孢菌素最小抑菌浓度分别为8 μg/mL、4 μg/mL和≤2 μg/mL时，当第一代头孢菌素用于治疗产超广谱β-内酰胺酶的细菌引起的感染时，则临床治疗失败率分别大于90%、大约为67%和小于30%[21, 22]。为了解决这个问题，临床与实验室标准化研究所已经降低了临床使用中关键头孢菌素的敏感性临界点。根据这些修订后的临界点，超广谱β-内酰胺酶的检测是可选的。这是基于这样一种考虑，即在治疗由大多数产超广谱β-内酰胺酶的肠杆菌科细菌引起的感染时，由于感染菌对头孢菌素有抗药性，因此应避免使用头孢菌素。尽管如此，由于CTX-M型超广谱β-内酰胺酶对头孢他啶的降解效率较低，近40%的产超广谱β-内酰胺酶肠杆菌仍然对头孢他啶敏感[23]，不过，这种现象的临床意义尚不明确。

3.3　产超广谱β-内酰胺酶细菌感染的治疗

产超广谱β-内酰胺酶的肠杆菌科细菌通常都具有多重耐药性，因而使得治疗复杂化。当从患者机体分离出产超广谱β-内酰胺酶的微生物时，首先要考虑的是患者是受到该类细菌的感染，还是只是在患者体内定殖。从患者尿液或呼吸道中分离到的产超广谱β-内酰胺酶的肠杆菌科细菌，可能只是在其中定殖，在这些情况下显然没有治疗的需要。假如患者因受到产超广谱β-内酰胺酶的肠杆菌科细菌的严重感染而发生疾病，用于经验性治疗的药物的选择就会因这些细菌可能存在多重耐药和没有大量、随机的对照试验（RCT）数据来比较不同抗生素对这类超广谱耐药菌的抑制作用而变得较为困难。一项此类对照试验正在进行中（"MERINO"试验、NCT02176122），但预计到2017年才能看到结果。主要争议是哌拉西林/他唑巴坦是否可以用于由于产超广谱β-内酰胺酶细菌造成的严重感染，以及该β-内酰胺/β-内酰胺酶抑制剂组合（BLBLIs）的疗效是否与碳青霉烯疗法的效果一样好。

一系列数据表明：美罗培南在治疗产超广谱β-内酰胺酶细菌造成的感染方面具有明显的优势。首先，碳青霉烯类通常不会被超广谱β-内酰胺酶水解，也不会发生明显的接种效应。多项临床研究证实了碳青霉烯疗法在临床上治疗产超广谱β-内酰胺酶细菌感染的益处。对肺炎克雷伯菌菌血症患者进行的一项前瞻性观察性国际研究报道发现，分别与单独使用氟喹诺酮和单独使用非碳青霉烯β-内酰胺治疗相比，单独使用碳青霉烯的全因14 d死亡率为3.7%（1/27），而单独使用氟喹诺酮和单独使用非碳青霉烯β-内酰胺的全因14 d死亡率为分别为36.3%和44%[22]。对于感染产超广谱β-内酰胺酶细菌的肺炎克雷伯菌的患者，接受碳青霉烯类单药治疗或联合治疗的患者中，相应的14 d死亡率为4.8%（2/42），而接受非碳青霉烯类抗生素治疗的患者为27.6%（8/29）。其他一些研究也显示了类似的结果，例如，2012年发表的文章综合分析发现，碳青霉烯类优于非碳青霉烯类方案（包括β-内酰胺/β-内酰胺酶抑制剂组合）[24]。随后的2项观察性研究也显示碳青霉烯优于哌拉西林/他唑巴坦[25, 26]。

相反，根据定义，超广谱β-内酰胺酶可被β-内酰胺酶抑制剂如他唑巴坦等抑制[3]，然而，大肠杆菌或克雷伯菌可能会产生多种β-内酰胺酶的类型，其中一些类型对他唑巴坦的抑制具有抗药性。此外，在某些情况下，外膜蛋白质丢失可能会导致大肠杆菌或克雷伯菌对他唑巴坦耐药[27]。不过，尽管有这些局限性，但观察性研究表明哌拉西林/他唑巴坦可能在治疗产超广谱β-内酰胺酶菌的感染中起一定的作用。Rodriguez-Bano及其同事和Peralta等人分别于2012年2月[28]和2012年10月发表了大量的观察性研究并对结果进行了分析[29]。

Rodriguez-Bano对6个产超广谱β-内酰胺酶大肠杆菌菌血症患者进行了事后分析，在所有队列中，分析仅限于那些易受分析抗生素影响的微生物。在这项研究中，碳青霉烯类（如美洛培南）的疗效并不优于β-内酰胺/β-内酰胺酶抑制剂组合（如哌拉西林/他唑巴坦）的疗效。特别是在确定的治疗组中，30 d的死亡率没有显著差异：接受β-内酰胺/β-内酰胺酶联合治疗（如哌拉西林/他唑巴坦）的患者的死亡率为9.3%，接受碳青霉烯治疗的患者的死亡率为16.7%（P>0.20）[28]。Peralta等人分析了387名产超广谱β-内酰胺酶的大肠杆菌或克雷伯氏菌感染患者的治疗结果，结果发现接受哌拉西林/他唑巴坦治疗的患者总体住院病死率为20.9%～18.2%，接受碳青霉烯治疗的患者总住院病死率为25.7%[29]。同样，在治疗产超广谱β-内酰胺酶的大肠杆菌或克雷伯氏菌感染时，碳青霉烯的治疗效果与哌拉西林/他唑巴坦相比没有优势。最近完成的一项国际回顾性综合分析研究（"增量"研究）比较了分别接受β-内酰胺/β-内酰胺酶抑制剂组合（BLBLIs）与碳青霉烯类药物治疗的患者的治疗效果，其结果进一步加深了对产超广谱β-内酰胺酶的大肠杆菌或克雷伯氏菌使用非碳青霉烯类抗生素的争论。

产超广谱β-内酰胺酶细菌不能有效水解头孢霉素（如头孢西丁或头孢替坦），由于阿莫西林β-内酰胺酶的质粒介导的表达[30]或过表达[31]，肠杆菌科可能表现出对这些药物的抗药性。孔蛋白缺陷型突变体的发展也可能导致对头孢霉素的抗药性[32]。这些抗药性机制的存在使得由产超广谱β-内酰胺酶（ESBL）的肠杆菌科细菌引起的严重感染的患者不宜再使用头孢霉素治疗。产超广谱β-内酰胺酶（ESBL）的细菌可能对头孢吡肟敏感。在医院获得性肺炎患者中比较头孢吡肟和亚胺培南的随机分析盲评试验显示，接受亚胺培南治疗由产超广谱β-内酰胺酶（ESBL）细菌引起的肺炎的患者100%（10/10）经历了阳性临床反应，而用头孢吡肟治疗的患者只有69%（9例13）经历了阳性临床反应[33]。在另一项回顾性研究中，145名患者发生了产超广谱β-内酰胺酶（ESBL）细菌经血流感染，多变量分析显示，在经验性治疗中，头孢吡肟治疗ESBL细菌血液感染会使患者死亡的风险增加，而经验性的用碳青霉烯疗法治疗可降低患者死亡风险[34]。

同样，氟喹诺酮类、氨基糖苷类和甲氧苄氨嘧啶-磺胺甲基异噁唑（TMP-SMX）通常也不适用于由产ESBL的肠杆菌科细菌引起的严重感染的初始治疗，因为产ESBL细菌通常也对这些药物耐药[35-37]。对于氟喹诺酮类药物，即使ESBL细菌存在明显的敏感性，也可能存在显著的失败率。在之前讨论的一项对产ESBL肺炎克雷伯菌感染治疗的国际性研究中，接受氟喹诺酮治疗的患者中有36.4%的患者在14 d内死亡[22]，最近的一项非随机研究综合分析表明，在治疗产ESBL的肠杆菌科细菌感染过程中，非碳青霉烯类与碳青霉烯类抗生素相比，接受非β-内酰胺酶和β-内酰胺酶抑制剂（如氟喹诺酮类药物）治疗的患者的死亡率更高[24]。

3.4 社区获得性产超广谱β-内酰胺酶细菌（ESBLs）

产ESBL的肠杆菌科细菌在医院流行，现在有证据表明：产ESBL的肠杆菌科细菌（尤其是产ESBL的大肠杆菌）也在社区中出现并扩散[38]。随着美国报道了这一现象，目前已经有许多国家也相继报道了社区中存在产ESBL的细菌的病例[39, 40]。尽管社区中的获得性ESBL细菌胃肠道感染也可能是重要的，但多数情况下，社区获得性ESBL细菌感染的病例多涉及尿路感染（UTIs）。加拿大卡尔加里健康地区对社区人员的产ESBL大肠杆菌菌血症的实验室监测研究报告指出，76%的患者是在社区感染而发病的[41]。这项研究没有提到产ESBL的大肠杆菌是否一定是在社区获得，但这些数据确实说明了社区内产ESBL菌种的高感染率[38]。从社区感染发病的患者中分离出来的大肠杆菌中最常见的ESBL类型是CTX-M型，尤其是CTX-M-14和CTX-M-15较多，其中许多是由单一克隆谱系属于序列类型（ST）131的大肠杆菌和ST131内的亚型H30[42-44]。

典型的社区患者的临床表现为产CTX-M大肠杆菌引起的尿路感染（UTIs）（有时与菌血症相关），其中老年妇女最易被感染。这类细菌对于典型的UTI一线药物（如环丙沙星、TMP-SMX、庆大霉素和头孢曲松）具有抗药性，即社区相关性ESBLs对上述药物具有多重耐药性，因此，用典型的UTI一线药物治疗社区获得性产ESBL大肠杆菌感染时，其疗效可能会受到影响。在2010—2011年，密歇根州的医院进行的一项研究中，分别有16%和18%的产ESBL的大肠杆菌病例与社区相关性ESBLs感染有关[45]。医疗界需要意识到社区获得性ESBL出现的这个新问题，特别是现在ESBL的检测并不是作为微生物实验室的必检项目。

产ESBL的细菌也可能参与社区获得性胃肠道感染。据报道，产生肠胃炎的耐药性ESBLs的细菌包括沙门氏菌属、志贺菌属和产志贺毒素的大肠杆菌[46-50]。对治疗胃肠炎的常用抗生素具有耐药性的沙门氏菌菌株的出现和传播是值得关注的，因为这些细菌的感染可能是侵入性的。TEM-、SHV-和CTX-M型ESBLs以及AmpC β-内酰胺酶已在引起感染的沙门氏菌中被发现[46, 47, 51]。美国学者研究发现，沙门氏菌对第三代头孢菌素的耐药机制与产AmpC β-内酰胺酶有关[52-54]，特别是与质粒介导的AmpC β-内酰胺酶CMY-2有关。最近，美国的一项报道指出，从人和动物中分离出了产生ESBL沙门氏菌[55, 56]。由于只有头孢曲松和氟喹诺酮类药物是侵入性沙门氏菌病的首选药物，但氟喹诺酮类药物不适用于儿童，而产生ESBL的沙门氏菌又对头孢曲松具有耐药性，因此，沙门氏菌对第三代头孢菌素的耐药性令人担忧。幸运的是，对头孢曲松耐药沙的门氏菌目前在美国很少见，但它们代表了一个值得进一步关注的领域。

4　肠杆菌属的抗生素耐药性

肠杆菌属物种是医院感染的重要病原，并且由于其AmpC β-内酰胺酶是由染色体携带的基因产生[57]，对氨基青霉素、头孢唑林和头孢西丁具有内在耐药性[57]。此外，β-内酰胺的存在能够诱导肠杆菌属细菌中的AmpC β-内酰胺酶的表达，随之产生对第三代头孢菌素的抗药性，更有甚者，这种突变可导致菌株永久性的超量生产AmpC β-内酰胺酶，从而形成持续的耐药性。在肠杆菌感染的治疗过程中，第三代头孢菌素的使用可能与过量产生AmpC β-内酰胺酶突变菌株的出现有关。自第三代头孢菌素普遍使用以来，对这些抗生素耐药的肠杆菌的比例有所增加。例如，在一项研究中，在治疗肠杆菌菌血症期间，约有20%的患者出现对第三代头孢菌素的耐药性[58]。在先前接受过第三代头孢菌素治疗的患者中，初始血培养阳性的多重耐药肠杆菌显著高于先前接受过其他抗生素治疗的患者（$P<0.001$），并且这些患者的死亡率较高[58]。

应该避免使用第三代头孢菌素作为严重感染肠杆菌属细菌患者的治疗，因为在这种情况下使用它们会导致高产AmpC β-内酰胺酶的突变体。相比之下，头孢吡肟对AmpC β-内酰胺酶相对稳定，因此被认为是治疗肠杆菌感染的合适选择[57]。然而，在美国[59-62]、欧洲[63]和亚洲[64-66]已发现了产ESBL的一些肠杆菌（特别是阴沟肠杆菌），它们可产生CTX-M和SHV型ESBLs，导致头孢吡肟的最小抑菌浓度可能有所升高，这会影响抗生素的活性[67]。

5　氟喹诺酮耐药性

氟喹诺酮类药物已广泛用于治疗大肠杆菌引起的严重的尿路感染（UTIs），也可用于治疗其他肠杆菌科成员引起的其他感染[68, 69]。因此，肠杆菌科中的氟喹诺酮耐药性菌株可能会导致治疗失败，并且也是值得重点关注的。质粒介导的氟喹诺酮类药物耐药性的出现也是如此。在21世纪初，从美国医院重症监护室和非重症监护室区域的患者体内分离的大肠杆菌分离株中分别有7.3%和8.2%的菌株对氟喹诺酮耐药[70]。到2010年，分离自重症监护室和非重症监护室区域的中心静脉相关的血液感染（克拉霉素BSI）患者的大肠杆菌分离株中对氟喹诺酮类耐药的菌株分别有36.5%和47.1%[5]。氟喹诺酮已被证明是导致细菌产生氟喹诺酮耐药的独立危险因素[71]。

喹诺酮对肠杆菌科的耐药性通常是由于靶酶（DNA促旋酶和/或拓扑异构酶Ⅳ）的改变或由于孔蛋白表达的改变或外排机制改变导致目标酶受损而引起的[72]，这两种抗药性的获得主要都是通过染色体突变引起的。最近，由于大肠杆菌ST131 H30菌株的DNA促旋酶和拓扑异构酶Ⅳ发生了改变而对氟喹诺酮产生了抗药性，因此，大肠杆菌中的ST131 H30菌株对氟喹诺酮敏感性的降低与其在全球范围内的传播也相一致。质粒介导的氟喹诺酮耐药性也出现在肺炎克雷伯菌和大肠杆菌中。1994年，美国报道了第一例质粒介导的对氟喹诺酮类药物具有耐药性的菌株，这株细菌是由美国阿拉巴马大学分离的一株肺炎克雷伯菌[71]。质粒pMG252可使细菌获得多重耐药性，并且在转移至缺乏外膜孔蛋白的肺炎克雷伯菌菌株时能大大增加对氟喹诺酮的抗药性，与该抗药性相关的基因被命名为qnr，含有qnr质粒的氟喹诺酮耐药菌株现已出现在大肠杆菌和肺炎克雷伯菌菌中[73-75]。美国的一项研究报道，尽管没有一个大肠杆菌菌株检测到qnr，但来自6个州的肺炎克雷伯菌菌株中有11.1%的菌株表现出与qnr基因相关的质粒介导的氟喹诺酮耐药性[76]。一些菌株含有原始的pMG252质粒，而qnr则可以被携带在不同的质粒上。喹诺酮耐药机制与含有qnr的质粒有关，其抑制氟喹诺酮与DNA促旋酶的结合[77]。在肠杆菌科中质粒介导的氟喹诺酮耐药的其他机制包括AAC（6′）-lb-cr，编码氨基糖苷类乙酰转移酶AAC（6′）-lb[78]的基因变体和外排泵QepA1[79, 80]。

这种新的质粒介导的氟喹诺酮耐药性机制的出现尤其令人担忧，因为它为氟喹诺酮耐药性的快速发展和扩散以及对肠杆菌科重要成员的多重耐药性的产生提供了便利。

5.1 碳青霉烯耐药性

具有碳青霉烯抗药性肠杆菌科细菌（CRE）的出现和传播是抗微生物药物耐药性中最新和最令人担忧的事件之一，而肺炎克雷伯菌的问题最严重。虽然碳青霉烯耐药可能涉及几种联合机制，包括外膜渗透性改变和外排系统上调，但最近急剧增加的CRE主要是由碳青霉烯酶的产生介导的。在各种碳青霉烯酶中，美国和欧洲最常见的碳青霉烯酶是KPC，在美国，已经观察到的具有碳青霉烯抗药性的肺炎克雷伯菌产生的碳青霉烯酶是A类，主要是KPC-2或KPC-3[81-88]，这些酶明显通过质粒偶联获得，并能够水解和灭活所有碳青霉烯类抗生素。产KPC菌株一般表现出多重耐药性，包括对哌拉西林-他唑巴坦、第三代和第四代头孢菌素、氟喹诺酮类和氨基糖苷类、碳青霉烯类耐药[88]。外膜蛋白的丢失事件的发生可能是产生KPC-2和KPC-3的高水平抗药性菌株所需的辅因子[83, 84, 89]。产KPC型肺炎克雷伯菌的传播被认为是一种高度克隆的过程，在美国和世界范围内发现的大多数菌株属于单一谱系ST258或相关STs[90]。与产生金属-β-内酰胺酶的肠杆菌科一样，敏感性试验可能会由于接种效应而错误地表明产KPC型肺炎克雷伯菌对临床药物是敏感的[81, 86, 87]。

在全球范围内，其他新出现的碳青霉烯酶包括NDM-1和OXA-48。NDM-1是一种新型金属-β-内酰胺酶，最初是2009年自一位从印度返回瑞典的病人体内分离的肺炎克雷伯菌和大肠杆菌分离株产生的[91]。随后发现，产NDM-1肠杆菌科细菌在印度次大陆地区非常流行[92, 93]，并已在世界范围内传播了几年时间[94]。OXA-48是一种D类丝氨酸碳青霉烯酶，最初是在土耳其肺炎克雷伯菌中发现的[95]，与其他碳青霉烯酶不同，OXA-48水解青霉素和碳青霉烯类，但不能水解头孢菌素类抗生素，这意味着对头孢菌素敏感，因此，这就给检测产OXA-48的肠杆菌科细菌带来了一定难度，除非碳青霉烯最小抑菌浓度足够高可以使产OXA-48菌株被分类为对碳青霉烯类耐药，否则就可能容易遗漏。到目前为止，产生OX-48的肠杆菌科细菌已经具有广泛的地理分布，覆盖了北非、中东、土耳其和印度等国家和地区[96]。

5.1.1 产碳青霉烯酶菌感染的治疗

用于治疗碳青霉烯耐药型肺炎克雷伯菌感染的可选择药物是有限的，因为它们通常对包括碳青霉烯类在内的所有β-内酰胺药物都具有耐药性，但是一些菌株仍然对庆大霉素敏感，并且大多数仍然对替加环素和粘菌素敏感。始终表现出对产KPC型肺炎克雷伯菌具有体外活性的药物包括替加环素（65%～100%敏感）、粘菌素（73%～93%敏感）、氨基糖苷类（庆大霉素30%～63%敏感，阿米卡星6%～77%敏感）和四环素（32%～67%敏感）[81, 88, 97-99]。

粘菌素是与脂肪酸链连接的阳离子环状多肽，并且通常是唯一一种能够使血清药物浓度超过最小抑菌浓度抗产生碳青霉烯酶的肠杆菌科细菌的试剂。然而，它必须作为微生物学无活性的前体药物使用，并且由于这种独特的药代动力学性质以及限制剂量范围的肾毒性的可能性，通常将其与另一种药剂组合使用作为联合疗法的一部分。

在对889例患有产碳青霉烯酶肺炎克雷伯菌感染患者的治疗结果进行系统性回顾分析发现，441例接受联合治疗、346例接受单药治疗[100]，联合治疗组和单药治疗组的死亡率分别为27.4%和38.7%（P<0.001），二者差异极显著。单药治疗组中碳青霉烯治疗组死亡率为40.1%、替加环素为41.1%、粘菌素为42.8%。联合治疗组中缺乏碳青霉烯类组合的死亡率为30.7%，含碳青霉烯的组合的死亡率为18.8%，表明在组合中添加碳青霉烯可提高存活率。该分析中的大部分患者来自美国、希腊和意大利，都发生了产碳青霉烯酶型肺炎克雷伯菌菌血症，其中大部分分离株都是产KPC的，这些研究结果进一步证实了联合使用包括粘菌素和/或替加环素以及碳青霉烯在内的药物对碳青霉烯耐药肺炎克雷伯菌引起的侵入性感染进行联合治疗的重要性。另一方面，无论对非侵入性感染（如单纯性尿路感染）的患者实施哪种疗法，治疗效果都行之有效。在回顾性研究21例因碳青霉烯类耐药肺炎克雷伯菌感染引起的尿路感染患者的临床治疗结果中发现，90%的患者无论接受何种治疗都取得了临床成功，并且30 d死亡率总体上低至6%[101]。

最近有几个对具有碳青霉烯抗药性肠杆菌科细菌（CRE）有抑制活性药物已被批准或正在进行后期临床试验。其中阿维巴坦（Avibactam）是一种非β-内酰胺β-内酰胺酶抑制剂，对已知的Ambler A类和C类β-内酰胺酶具有抑制活性，对某些Ambler D类酶也有活性[102]，由于这些酶中的活性位点缺乏丝氨酸残基，它对MBLs（如NDM、VIM、IMP）没有抑制活性[103, 104]。值得注意的是，阿维巴坦对KPC的抑制活性强于克拉维酸和他唑巴坦[105]。头孢他啶-阿维巴坦是FDA批准用于治疗复杂的腹腔内感染和并发尿路感染的药物组合，它可能在怀疑由抗药性肠杆菌科病原体引起的侵入性感染的经验性单一治疗中发挥作用，并且还可能潜在地确定产KPC肠杆菌科感染的确定性治疗。

Plazomicin是一种新型氨基糖苷类抗生素，用于抵抗大多数临床相关的氨基糖苷类修饰酶，并有望用于治疗由CRE引起的感染，包括产生KPC的肺炎克雷伯菌[106]。目前正在进行针对CRE菌血症和肺炎的第三期优化试验，在这个试验中，基于Plazomicin的方案将与粘菌素治疗方案进行比较。然而，由于产NDM的分离株也产生16S核糖体RNA甲基转移酶，因此它对大多数产生NDM的分离株没有抑制活性。

6　结论

肠杆菌科细菌是造成严重感染的重要原因，并且该家族中许多最重要的成员对目前可用的抗生素都变得越来越有抗药性，这是一个令人不安的趋势，需要警惕并加强控制这些重要的革兰氏阴性病原体进一步传播抗药性的措施。应该强调的是，如果产超广谱β-内酰胺酶（ESBLs）和产碳青霉烯酶的肠杆菌科细菌的耐药性稳步上升，而这些细菌的其他形式的抗药性降低或停止，那么需要改进控制感染和管理抗生素的措施。

感染控制是限制耐药肠杆菌科细菌的出现和传播的关键因素。已有充分证据证实，产超广谱β-内酰胺酶和产碳青霉烯酶的肠杆菌科细菌存在人与人之间的传播。据报道，将第三代头孢菌素类药物使用量减少与控制感染的传统措施（如在手术和对感染患者的护理过程中使用手套、防护服和注意手部卫生）相结合，可控制多重耐药肺炎克雷伯菌在医院的传播。由于对这些菌株具有潜在活性的抗生素种类在逐渐减少，因此需要采取措施防止和减缓多重耐药性肠杆菌科菌株在全球传播。

参考文献

［1］ Horner C, Fawley W, Morris K, Parnell P, Denton M, Wilcox M.*Escherichia coli* bacteraemia: 2 years of prospective regional surveillance (2010—2012). J Antimicrob Chemother. 2014; 69 (1): 91 100.

［2］ Gobernado M, Valdes L, Alos JI, Garcia-Rey C, Dal-Re R, Garciade-Lomas J. Antimicrobial susceptibility of clinical *Escherichia coli* isolates from uncomplicated cystitis in women over a 1-year period in Spain. Rev Esp Quimioter. 2007; 20 (1): 68-76.

［3］ Paterson DL, Bonomo RA. Extended-spectrum beta-lactamases: a clinical update. Clin Microbiol Rev. 2005; 18 (4): 657-86.

［4］ Sader HS, Fritsche TR, Jones RN. In vitro activity of garenoxacin tested against a worldwide collection of ciprofloxacin-susceptible and ciprofloxacin-resistant Enterobacteriaceae strains (1999—2004). Diagn Microbiol Infect Dis. 2007; 58 (1): 27-32.

［5］ Sievert DM, Ricks P, Edwards JR, Schneider A, Patel J, Srinivasan A, et al. Antimicrobial-resistant pathogens associated with healthcare-associated infections: summary of data reported to the National Healthcare Safety Network at the Centers for Disease Control and Prevention, 2009—2010. Infect Control Hosp Epidemiol. 2013; 34 (1): 1-14.

［6］ Medalla F, Hoekstra RM, Whichard JM, Barzilay EJ, Chiller TM, Joyce K, et al. Increase in resistance to ceftriaxone and nonsusceptibility to ciprofloxacin and decrease in multidrug resistance among *Salmonella* strains, United States, 1996—2009. Foodborne Pathog Dis. 2013; 10 (4): 302-9.

［7］ Bouchillon SK, Badal RE, Hoban DJ, Hawser SP. Antimicrobial susceptibility of inpatient urinary tract isolates of gram-negative bacilli in the United States: results from the study for monitoring antimicrobial resistance trends (SMART) program: 2009—2011.Clin Ther. 2013; 35 (6): 872-7.

［8］ Farrell DJ, Sader HS, Flamm RK, Jones RN. Ceftolozane/tazobactam activity tested against Gram-negative bacterial isolates from hospitalised patients with pneumonia in US and European medical centres (2012). Int J Antimicrob Agents. 2014; 43 (6): 533-9.

［9］ Wachino J, Arakawa Y. Exogenously acquired 16S rRNA methyltransferases found in aminoglycoside-resistant pathogenic Gramnegative bacteria: an update. Drug Resist Updat. 2012; 15 (3): 133-48.

［10］ van Duin D, Cober ED, Richter SS, Perez F, Cline M, Kaye KS, et al. Tigecycline therapy for carbapenem-resistant *Klebsiella pneumoniae* (CRKP) bacteriuria leads to tigecycline resistance.Clin Microbiol Infect. 2014; 20 (12): O1117-20.

［11］ Nigo M, Cevallos CS, Woods K, Flores VM, Francis G, Perlman DC, et al. Nested case-control study of the emergence of tigecycline resistance in multidrug-resistant *Klebsiella pneumoniae*.Antimicrob Agents Chemother. 2013; 57 (11): 5743-6.

［12］ Capone A, Giannella M, Fortini D, Giordano A, Meledandri M, Ballardini M, et al. High rate of colistin resistance among patients with carbapenem-resistant *Klebsiella pneumoniae* infection accounts for an excess of mortality. Clin Microbiol Infect.2013; 19 (1): E23-30.

［13］ Olaitan AO, Diene SM, Kempf M, Berrazeg M, Bakour S, Gupta SK, et al. Worldwide emergence of colistin resistance in *Klebsiella pneumoniae* from healthy humans and patients in Lao PDR, Thailand, Israel, Nigeria and France owing to inactivation of the PhoP/PhoQ regulator *mgrB*: an epidemiological and molecular study. Int J Antimicrob Agents. 2014; 44 (6): 500-7.

［14］ Livermore DM. Tigecycline: what is it, and where should it be used? J Antimicrob Chemother. 2005; 56 (4): 611-4.

［15］ Li J, Nation RL, Turnidge JD, Milne RW, Coulthard K, Rayner CR, et al. Colistin: the re-emerging antibiotic for multidrugresistant Gram-negative bacterial infections. Lancet Infect Dis.2006; 6 (9): 589-601.

［16］ Bradford PA. Extended-spectrum beta-lactamases in the 21st century: characterization, epidemiology, and detection of this important resistance threat. Clin Microbiol Rev. 2001; 14 (4): 933-51, table of contents.

［17］ Jacoby GA, Munoz-Price LS. The new beta-lactamases. N Engl J Med. 2005; 352 (4): 380-91.

［18］ Rupp ME, Fey PD. Extended spectrum beta-lactamase (ESBL) -producing Enterobacteriaceae: considerations for diagnosis, prevention and drug treatment. Drugs. 2003; 63 (4): 353-65.

［19］ Walsh TR, Toleman MA, Poirel L, Nordmann P. Metallo-betalactamases: the quiet before the storm? Clin Microbiol Rev.2005; 18 (2): 306-25.

［20］ Paterson DL, Ko WC, Von Gottberg A, Casellas JM, Mulazimoglu L, Klugman KP, et al. Outcome of cephalosporin treatment for serious infections due to apparently susceptible organisms producing extended-spectrum beta-lactamases: implications for the clinical microbiology laboratory. J Clin Microbiol. 2001; 39 (6): 2206-12.

［21］ Wong-Beringer A, Hindler J, Loeloff M, Queenan AM, Lee N, Pegues DA, et al. Molecular correlation for the treatment outcomes in bloodstream infections caused by *Escherichia coli* and *Klebsiella pneumoniae* with reduced susceptibility to ceftazidime.Clin Infect Dis. 2002; 34 (2): 13546.

［22］ Paterson DL, Ko WC, Von Gottberg A, Mohapatra S, Casellas JM, Goossens H, et al. Antibiotic therapy for *Klebsiella pneumoniae* bacteremia: implications of production of extended-spectrum beta-lactamases. Clin Infect Dis. 2004; 39 (1): 31-7.

［23］ Polsfuss S, Bloemberg GV, Giger J, Meyer V, Hombach M. Comparison of European Committee on Antimicrobial Susceptibility Testing (EUCAST) and CLSI screening parameters for the detection of extended-spectrum beta-lactamase production in clinical Enterobacteriaceae isolates. J Antimicrob Chemother.2012; 67 (1): 159-66.

［24］ Vardakas KZ, Tansarli GS, Rafailidis PI, Falagas ME.Carbapenems versus alternative antibiotics for the treatment of bacteraemia due to Enterobacteriaceae producing extended-spectrum betalactamases: a systematic review and meta-analysis. J Antimicrob Chemother. 2012; 67 (12): 2793-803.

［25］ Ofer-Friedman H, Shefler C, Sharma S, Tirosh A, Tal-Jasper R, Kandipalli D, et al. Carbapenems versus Piperacillin-tazobactam for bloodstream infections of nonurinary source caused by extended-spectrum beta-lactamase-producing Enterobacteriaceae. Infect Control Hosp Epidemiol. 2015; 36 (8): 981-5.

［26］ Tamma PD, Han JH, Rock C, Harris AD, Lautenbach E, Hsu AJ, et al. Carbapenem therapy is associated with improved survival compared with piperacillin-tazobactam for patients with extendedspectrum beta-lactamase bacteremia. Clin Infect Dis.2015; 60 (9): 1319-25.

［27］ Rice LB，Carias LL，Hujer AM，Bonafede M，Hutton R，Hoyen C，et al. High-level expression of chromosomally encoded SHV-1 beta-lactamase and an outer membrane protein change confer resistance to ceftazidime and piperacillin-tazobactam in a clinical isolate of *Klebsiella pneumoniae*. Antimicrob Agents Chemother.2000；44（2）：362-7.

［28］ Rodriguez-Bano J，Navarro MD，Retamar P，Picon E，Pascual A，Extended-Spectrum Beta-Lactamases-Red Espanola de Investigacion en Patologia Infecciosa/Grupo de Estudio de Infeccion Hospitalaria G. Beta-lactam/beta-lactam inhibitor combinations for the treatment of bacteremia due to extendedspectrum beta-lactamase-producing *Escherichia coli*：a post hocanalysis of prospective cohorts. Clin Infect Dis. 2012；54（2）：167-74.

［29］ Peralta G，Lamelo M，Alvarez-Garcia P，Velasco M，Delgado A，Horcajada JP，et al. Impact of empirical treatment in extendedspectrum beta-lactamase-producing *Escherichia coli* and *Klebsiella* spp. bacteremia. A multicentric cohort study. BMC Infect Dis. 2012；12：245.

［30］ Alvarez M，Tran JH，Chow N，Jacoby GA. Epidemiology of conjugative plasmid-mediated AmpC beta-lactamases in the United States. Antimicrob Agents Chemother. 2004；48（2）：533-7.

［31］ Tracz DM，Boyd DA，Bryden L，Hizon R，Giercke S，Van Caeseele P，et al. Increase in *ampC* promoter strength due to mutations and deletion of the attenuator in a clinical isolate of cefoxitin-resistant *Escherichia coli* as determined by RT-PCR. J Antimicrob Chemother. 2005；55（5）：768-72.

［32］ Martinez-Martinez L，Hernandez-Alles S，Alberti S，Tomas JM，Benedi VJ，Jacoby GA. *In vivo* selection of porin-defcient mutants of *Klebsiella pneumoniae* with increased resistance to cefoxitin and expanded-spectrum-cephalosporins. Antimicrob Agents Chemother. 1996；40（2）：3428.

［33］ Zanetti G，Bally F，Greub G，Garbino J，Kinge T，Lew D，et al.Cefepime versus imipenem-cilastatin for treatment of nosocomial pneumonia in intensive care unit patients：a multicenter，evaluatorblind，prospective，randomized study. Antimicrob Agents Chemother. 2003；47（11）：34427.

［34］ Chopra T，Marchaim D，Veltman J，Johnson P，Zhao JJ，Tansek R，et al. Impact of cefepime therapy on mortality among patients with bloodstream infections caused by extended-spectrum-betalactamase-producing *Klebsiella pneumoniae* and *Escherichia coli*. Antimicrob Agents Chemother. 2012；56（7）：3936-42.

［35］ Lautenbach E，Strom BL，Bilker WB，Patel JB，Edelstein PH，Fishman NO. Epidemiological investigation of fluoroquinolone resistance in infections due to extended-spectrum beta-lactamaseproducing *Escherichia coli* and *Klebsiella pneumoniae*. Clin Infect Dis. 2001；33（8）：1288-94.

［36］ DiPersio JR，Deshpande LM，Biedenbach DJ，Toleman MA，Walsh TR，Jones RN. Evolution and dissemination of extendedspectrum beta-lactamase-producing *Klebsiella pneumoniae*：epidemiology and molecular report from the SENTRY Antimicrobial Surveillance Program（1997—2003）. Diagn Microbiol Infect Dis.2005；51（1）：1-7.

［37］ Hyle EP，Lipworth AD，Zaoutis TE，Nachamkin I，Fishman NO，Bilker WB，et al. Risk factors for increasing multidrug resistance among extended-spectrum beta-lactamase-producing *Escherichia coli* and *Klebsiella* species. Clin Infect Dis. 2005；40（9）：1317-24.

［38］ Pitout JD，Nordmann P，Laupland KB，Poirel L. Emergence of Enterobacteriaceae producing extended-spectrum beta-lactamases （ESBLs）in the community. J Antimicrob Chemother. 2005；56（1）：52-9.

［39］ Doi Y，Park YS，Rivera JI，Adams-Haduch JM，Hingwe A，Sordillo EM，et al. Community-associated extended-spectrum betalactamase-producing *Escherichia coli* infection in the United States.Clin Infect Dis. 2013；56（5）：641-8.

［40］ Rodriguez-Bano J，Paterson DL. A change in the epidemiology of infections due to extended-spectrum beta-lactamase-producing organisms. Clin Infect Dis. 2006；42（7）：935-7.

［41］ Peirano G，van der Bij AK，Gregson DB，Pitout JD. Molecular epidemiology over an 11-year period（2000 to 2010）of extendedspectrum beta-lactamase-producing *Escherichia coli* causing bacteremia in a centralized Canadian region. J Clin Microbiol. 2012；50（2）：294-9.

［42］ Peirano G，Pitout JD. Fluoroquinolone-resistant *Escherichia coli* sequence type 131 isolates causing bloodstream infections in a canadian region with a centralized laboratory system：rapid emergence of the *H*30-Rx sublineage. Antimicrob Agents Chemother. 2014；58（5）：2699-703.

［43］ Banerjee R，Strahilevitz J，Johnson JR，Nagwekar PP，Schora DM，Shevrin I，et al. Predictors and molecular epidemiology of community-onset extended-spectrum beta-lactamase-producing *Escherichia coli* infection in a Midwestern community. Infect Control Hosp Epidemiol. 2013；34（9）：947-53.

［44］ Hu F，O' Hara JA，Rivera JI，Doi Y. Molecular features of community-associated extended-spectrum-beta-lactamase-producing *Escherichia coli* strains in the United States. Antimicrob Agents Chemother. 2014；58（11）：6953-7.

［45］ Hayakawa K，Gattu S，Marchaim D，Bhargava A，Palla M，Alshabani K，et al. Epidemiology and risk factors for isolation of *Escherichia coli* producing CTX-M-type extended-spectrum betalactamase in a large U.S. Medical Center. Antimicrob Agents Chemother. 2013；57（8）：4010-8.

［46］ Munday CJ，Whitehead GM，Todd NJ，Campbell M，Hawkey PM. Predominance and genetic diversity of community-and hospital-acquired CTX-M extended-spectrum beta-lactamases in York，UK. J Antimicrob Chemother. 2004；54（3）：628-33.

［47］ Kruger T，Szabo D，Keddy KH，Deeley K，Marsh JW，Hujer AM，et al. Infections with nontyphoidal *Salmonella* species producing TEM-63 or a novel TEM enzyme，TEM-131，in South Africa. Antimicrob Agents Chemother. 2004；48（11）：4263-70.

［48］ Ishii Y，Kimura S，Alba J，Shiroto K，Otsuka M，Hashizume N，et al. Extended-spectrum beta-lactamase-producing Shiga toxin gene （Stx1）-positive *Escherichia coli* O26：H11：a new concern. J Clin Microbiol. 2005；43（3）：1072-5.

［49］ Kim S，Kim J，Kang Y，Park Y，Lee B. Occurrence of extendedspectrum beta-lactamases inmembers of the genus *Shigella* in the Republic of Korea. J Clin Microbiol. 2004；42（11）：5264-9.

［50］ Radice M，Gonzealez C，Power P，Vidal MC，Gutkind G. Thirdgeneration cephalosporin resistance in *Shigella sonnei*，Argentina. Emerg Infect Dis. 2001；7（3）：442-3.

［51］ Li WC，Huang FY，Liu CP，Weng LC，Wang NY，Chiu NC，et al. Ceftriaxone resistance of nontyphoidal *Salmonella enterica* isolates

143

in northern Taiwan attributable to production of CTXM-14 and CMY-2 beta-lactamases. J Clin Microbiol. 2005；43（7）：3237-43.

［52］ Carattoli A, Tosini F, Giles WP, Rupp ME, Hinrichs SH, Angulo FJ, et al. Characterization of plasmids carrying CMY-2 from expanded-spectrum cephalosporin-resistant *Salmonella* strains isolated in the United States between 1996 and 1998. Antimicrob Agents Chemother. 2002；46（5）：1269-72.

［53］ Dunne EF, Fey PD, Kludt P, Reporter R, Mostashari F, Shillam P, et al. Emergence of domestically acquired ceftriaxone-resistant *Salmonella* infections associated with AmpC beta-lactamase. J Am Med Assoc. 2000；284（24）：3151-6.

［54］ Fey PD, Safranek TJ, Rupp ME, Dunne EF, Ribot E, Iwen PC, et al. Ceftriaxone-resistant salmonella infection acquired by a child from cattle. N Engl J Med. 2000；342（17）：1242-9.

［55］ Sjolund-Karlsson M, Howie R, Krueger A, Rickert R, Pecic G, Lupoli K, et al. CTX-M-producing non-Typhi *Salmonella* spp. isolated from humans, United States. Emerg Infect Dis. 2011；17（1）：97-9.

［56］ Wittum TE, Mollenkopf DF, Erdman MM. Detection of *Salmonella enterica* isolates producing CTX-M cephalosporinase in U.S. livestock populations. Appl Environ Microbiol. 2012；78（20）：7487-91.

［57］ Bouza E, Cercenado E. *Klebsiella* and *Enterobacter*：antibiotic resistance and treatment implications. Semin Respir Infect.2002；17（3）：215-30.

［58］ Chow JW, Fine MJ, Shlaes DM, Quinn JP, Hooper DC, Johnson MP, et al. *Enterobacter* bacteremia：clinical features and emergence of antibiotic resistance during therapy. Ann Intern Med. 1991；115（8）：585-90.

［59］ Qureshi ZA, Paterson DL, Pakstis DL, Adams-Haduch JM, Sandkovsky G, Sordillo E, et al. Risk factors and outcome of extended-spectrum beta-lactamase-producing *Enterobacter cloacae* bloodstream infections. Int J Antimicrob Agents. 2011；37（1）：26-32.

［60］ Levison ME, Mailapur YV, Pradhan SK, Jacoby GA, Adams P, Emery CL, et al. Regional occurrence of plasmid-mediated SHV-7, an extended-spectrum beta-lactamase, in *Enterobactercloacae* in Philadelphia Teaching Hospitals. Clin Infect Dis.2002；35（12）：1551-4.

［61］ Sanders CC, Ehrhardt AF, Moland ES, Thomson KS, Zimmer B, Roe DE. BetalasEN：microdilution panel for identifying betalactamases present in isolates of *Enterobacteriaceae*. J Clin Microbiol. 2002；40（1）：123-7.

［62］ D'Agata E, Venkataraman L, DeGirolami P, Weigel L, Samore M, Tenover F. The molecular and clinical epidemiology of enterobacteriaceae-producing extended-spectrum beta-lactamase in a tertiary care hospital. J Infect. 1998；36（3）：279-85.

［63］ Tzelepi E, Giakkoupi P, Sofanou D, Loukova V, Kemeroglou A, Tsakris A. Detection of extended-spectrum beta-lactamases in clinical isolates of *Enterobacter cloacae* and *Enterobacter aerogenes*. J Clin Microbiol. 2000；38（2）：542-6.

［64］ Park YJ, Park SY, Oh EJ, Park JJ, Lee KY, Woo GJ, et al.Occurrence of extended-spectrum beta-lactamases among chromosomal AmpC-producing *Enterobacter cloacae*, *Citrobacter freundii*, and *Serratia marcescens* in Korea and investigation of screening criteria. Diagn Microbiol Infect Dis. 2005；51（4）：265-9.

［65］ Jiang X, Ni Y, Jiang Y, Yuan F, Han L, Li M, et al. Outbreak of infection caused by *Enterobacter cloacae* producing the novel VEB-3 beta-lactamase in China. J Clin Microbiol. 2005；43（2）：826-31.

［66］ Pai H, Hong JY, Byeon JH, Kim YK, Lee HJ. High prevalence of extended-spectrum beta-lactamase-producing strains among blood isolates of *Enterobacter* spp. collected in a tertiary hospital during an 8-year period and their antimicrobial susceptibility patterns. Antimicrob Agents Chemother. 2004；48（8）：3159-61.

［67］ Szabo D, Bonomo RA, Silveira F, Pasculle AW, Baxter C, Linden PK, et al. SHV-type extended-spectrum beta-lactamase production is associated with reduced cefepime susceptibility in *Enterobacter cloacae*. J Clin Microbiol. 2005；43（10）：5058-64.

［68］ Carson C, Naber KG. Role of fluoroquinolones in the treatment of serious bacterial urinary tract infections. Drugs. 2004；64（12）：1359-73.

［69］ Hooper DC. Clinical applications of quinolones. Biochim Biophys Acta. 1998；1400（1-3）：45-61.

［70］ National Nosocomial Infections Surveillance（NNIS）System Report, data summary from January 1992 through June 2004, issued October 2004. Am J Infect Control. 32（8）：470-85.

［71］ Martinez-Martinez L, Pascual A, Jacoby GA. Quinolone resistance from a transferable plasmid. Lancet. 1998；351（9105）：797-9.

［72］ Hooper DC. Mechanisms of fluoroquinolone resistance. Drug Resist Updat. 1999；2（1）：38-55.

［73］ Wang M, Tran JH, Jacoby GA, Zhang Y, Wang F, Hooper DC. Plasmid-mediated quinolone resistance in clinical isolates of *Escherichia coli* from Shanghai, China. Antimicrob Agents Chemother. 2003；47（7）：2242-8.

［74］ Mammeri H, Van De Loo M, Poirel L, Martinez-Martinez L, Nordmann P. Emergence of plasmid mediated quinolone resistance in *Escherichia coli* in Europe. Antimicrob Agents Chemother. 2005；49（1）：71-6.

［75］ Rodriguez-Martinez JM, Pascual A, Garcia I, Martinez-Martinez L. Detection of the plasmid-mediated quinolone resistance determinant qnr among clinical isolates of *Klebsiella pneumoniae* producing AmpC-type beta-lactamase. J Antimicrob Chemother. 2003；52（4）：703-6.

［76］ Wang M, Sahm DF, Jacoby GA, Hooper DC. Emerging plasmidmediated quinolone resistance associated with the qnr gene in *Klebsiella pneumoniae* clinical isolates in the United States. Antimicrob Agents Chemother. 2004；48（4）：1295-9.

［77］ Tran JH, Jacoby GA. Mechanism of plasmid-mediated quinolone resistance. Proc Natl Acad Sci U S A. 2002；99（8）：5638-42.

［78］ Robicsek A, Strahilevitz J, Jacoby GA, Macielag M, Abbanat D, Park CH, et al. Fluoroquinolone-modifying enzyme：a new adaptation of a common aminoglycoside acetyltransferase. Nat Med.2006；12（1）：83-8.

［79］ Perichon B, Courvalin P, Galimand M. Transferable resistance to aminoglycosides by methylation of G1405 in 16S rRNA and to hydrophilic fluoroquinolones by QepA-mediated efflux in *Escherichia coli*. Antimicrob Agents Chemother. 2007；51（7）：2464-9.

［80］ Yamane K, Wachino J, Suzuki S, Kimura K, Shibata N, Kato H, et al. New plasmid-mediated fluoroquinolone efflux pump, QepA, found in an *Escherichia coli* clinical isolate. Antimicrob Agents Chemother. 2007；51（9）：3354-60.

［81］ Bratu S, Mooty M, Nichani S, Landman D, Gullans C, Pettinato B, et al. Emergence of KPC-possessing *Klebsiella pneumoniae* in Brooklyn, New York：epidemiology and recommendations for detection. Antimicrob Agents Chemother. 2005；49（7）：3018-20.

［82］ Yigit H, Queenan AM, Anderson GJ, Domenech-Sanchez A, Biddle JW, Steward CD, et al. Novel carbapenem-hydrolyzing beta-lactamase, KPC-1, from a carbapenem-resistant strain of *Klebsiella pneumoniae*. Antimicrob Agents Chemother. 2001；45（4）：1151-61.

［83］ Smith Moland E, Hanson ND, Herrera VL, Black JA, Lockhart TJ, Hossain A, et al. Plasmid-mediated, carbapenem-hydrolysing beta-lactamase, KPC-2, in *Klebsiella pneumoniae* isolates. J Antimicrob Chemother. 2003; 51（3）: 711-4.

[84] Bradford PA, Bratu S, Urban C, Visalli M, Mariano N, Landman D, et al. Emergence of carbapenem-resistant *Klebsiella* species possessing the class A carbapenem-hydrolyzing KPC-2 and inhibitor-resistant TEM-30 beta-lactamases in New York City. Clin Infect Dis. 2004; 39（1）: 55-60.

[85] Woodford N, Tierno Jr PM, Young K, Tysall L, Palepou MF, Ward E, et al. Outbreak of *Klebsiella pneumoniae* producing a new carbapenem-hydrolyzing class A beta-lactamase, KPC-3, in a New York Medical Center. Antimicrob Agents Chemother. 2004; 48（12）: 4793-9.

[86] Bratu S, Landman D, Haag R, Recco R, Eramo A, Alam M, et al. Rapid spread of carbapenem-resistant *Klebsiella pneumoniae* in New York City: a new threat to our antibiotic armamentarium. Arch Intern Med. 2005; 165（12）: 1430-5.

[87] Bratu S, Landman D, Alam M, Tolentino E, Quale J. Detection of KPC carbapenem-hydrolyzing enzymes in *Enterobacter* spp. from Brooklyn, New York. Antimicrob Agents Chemother. 2005; 49（2）: 776-8.

[88] Bratu S, Tolaney P, Karumudi U, Quale J, Mooty M, Nichani S, et al.Carbapenemase-producing *Klebsiella pneumoniae* in Brooklyn, NY: molecular epidemiology and in vitro activity of polymyxinB and other agents. J Antimicrob Chemother. 2005; 56（1）: 128-32.

[89] Hong JH, Clancy CJ, Cheng S, Shields RK, Chen L, Doi Y, et al. Characterization of porin expression in *Klebsiella pneumoniae* Carbapenemase（KPC）-producing *K. pneumoniae* identifes isolates most susceptible to the combination of colistin and carbapenems. Antimicrob Agents Chemother. 2013; 57（5）: 2147-53.

[90] Kitchel B, Rasheed JK, Patel JB, Srinivasan A, Navon-Venezia S, Carmeli Y, et al. Molecular epidemiology of KPC-producing *Klebsiella pneumoniae* isolates in the United States: clonal expansion of multilocus sequence type 258. Antimicrob Agents Chemother. 2009; 53（8）: 3365-70.

[91] Yong D, Toleman MA, Giske CG, Cho HS, Sundman K, Lee K, et al. Characterization of a new metallo-beta-lactamase gene, *bla* NDM-1, and a novel erythromycin esterase gene carried on a unique genetic structure in *Klebsiella pneumoniae* sequence type 14 from India. Antimicrob Agents Chemother. 2009; 53（12）: 5046-54.

[92] Kumarasamy KK, Toleman MA, Walsh TR, Bagaria J, Butt F, Balakrishnan R, et al. Emergence of a new antibiotic resistance mechanism in India, Pakistan, and the UK: a molecular, biological, and epidemiological study. Lancet Infect Dis. 2010（9）; 10: 597-602.

[93] Day KM, Salman M, Kazi B, Sidjabat HE, Silvey A, Lanyon CV, et al. Prevalence of NDM-1 carbapenemase in patients with diarrhoea in Pakistan and evaluation of two chromogenic culture media. J Appl Microbiol. 2013; 114（6）: 1810-6.

[94] Wailan AM, Paterson DL. The spread and acquisition of NDM-1: a multifactorial problem.Expert Rev Anti Infect Ther.2014; 12（1）: 91-115.

[95] Poirel L, Heritier C, Tolun V, Nordmann P. Emergence of oxacillinase-mediated resistance to imipenem in *Klebsiella pneumoniae*. Antimicrob Agents Chemother. 2004; 48（1）: 15-22.

[96] Poirel L, Potron A, Nordmann P. OXA-48-like carbapenemases: the phantom menace. J Antimicrob Chemother. 2012; 67（7）: 1597-606.

[97] Castanheira M, Sader HS, Deshpande LM, Fritsche TR, Jones RN. Antimicrobial activities of tigecycline and other broadspectrum antimicrobials tested against serine carbapenemase-and metallo-beta-lactamase-producing *Enterobacteriaceae*: report from the SENTRY Antimicrobial Surveillance Program. Antimicrob Agents Chemother. 2008; 52（2）: 570-3.

[98] Satlin MJ, Calfee DP, Chen L, Fauntleroy KA, Wilson SJ, Jenkins SG, et al. Emergence of carbapenem-resistant Enterobacteriaceae as causes of bloodstream infections in patients with hematologic malignancies. Leuk Lymphoma. 2013; 54（4）: 799-806.

[99] Pena I, Picazo JJ, Rodriguez-Avial C, Rodriguez-Avial I. Carbapenemase-producing Enterobacteriaceae in a tertiary hospital in Madrid, Spain: high percentage of colistin resistance among VIM-1-producing *Klebsiella pneumoniae* ST11 isolates. Int J Antimicrob Agents. 2014; 43（5）: 460-4.

[100] Tzouvelekis LS, Markogiannakis A, Piperaki E, Souli M, Daikos GL. Treating infections caused by carbapenemase-producing Enterobacteriaceae. Clin Microbiol Infect. 2014; 20（9）: 862-72.

[101] Qureshi ZA, Syed A, Clarke LG, Doi Y, Shields RK. Epidemiology and clinical outcomes of patients with carbapenem-resistant *Klebsiella pneumoniae* bacteriuria. Antimicrob Agents Chemother. 2014; 58（6）: 3100-4.

[102] Lagace-Wiens P, Walkty A, Karlowsky JA. Ceftazidimeavibactam: an evidence-based review of its pharmacology and potential use in the treatment of Gram-negative bacterial infections. Core Evid. 2014; 9: 13-25.

[103] Ehmann DE, Jahic H, Ross PL, Gu RF, Hu J, Durand-Reville TF, et al. Kinetics of avibactam inhibition against Class A, C, and D beta-lactamases. J Biol Chem. 2013; 288（39）: 27960-71.

[104] Mushtaq S, Warner M, Williams G, Critchley I, Livermore DM. Activity of chequerboard combinations of ceftaroline and NXL104 versus beta-lactamase-producing Enterobacteriaceae. J Antimicrob Chemother. 2010; 65（7）: 1428-32.

[105] Stachyra T, Levasseur P, Pechereau MC, Girard AM, Claudon M, Miossec C, et al. In vitro activity of the beta-lactamase inhibitor NXL104 against KPC-2 carbapenemase and Enterobacteriaceae expressing KPC carbapenemases. J Antimicrob Chemother.2009; 64（2）: 326-9.

[106] Endimiani A, Hujer KM, Hujer AM, Armstrong ES, Choudhary Y, Aggen JB, et al. ACHN-490, a neoglycoside with potent in vitro activity against multidrug-resistant *Klebsiella pneumoniae* isolates. Antimicrob Agents Chemother. 2009; 53（10）: 4504-7.

第57章　假单胞菌

Kamilia Abdelraouf，Vincent H. Tam

1　前言

假单胞菌属细菌是无处不在的非发酵革兰氏阴性菌。绿脓假单胞菌是一种机会致病性的病原体，并且是住院患者中发生条件性致病的主要感染源之一，尤其是免疫功能受损的人更容易被感染，这是医院获得性肺炎、血液和尿路感染的常见原因。由于其外膜透过率低、有几种多药外排泵并能通过染色体基因表达β-内酰胺酶，铜绿假单胞菌对许多抗微生物药剂具有内在抗药性。此外，它还具有通过几种途径获得额外的耐药性的显著能力，例如，抗药性决定簇的水平转移和染色体编码改变的抗药性机制都能使其获得抗药性突变。重症监护病房中的多重耐药铜绿假单胞菌严重限制了我们对治疗药物的选择。因此，人们认为在医院环境中出现多重耐药的铜绿假单胞菌分离株的现象是对人们健康的严重危害。迫切需要作出协调一致的努力来减少多重耐药的铜绿假单胞菌的蔓延。本章的目的是总结目前关于铜绿假单胞菌的知识，重点介绍其抗生素耐药机制，包括内在、获得和适应机制。另外，还讨论了预防和管理铜绿假单胞菌耐药性的关键策略。

2　假单胞菌属概述

假单胞菌是属于假单胞菌科的革兰氏阴性需氧菌[1]，这些细菌在环境中广泛存在。多年来，已经发现了越来越多的假单胞菌属细菌种类，目前已超过200种[2]。

已经将几种假单胞菌属菌株鉴定为人类病原体，例如，栖稻黄色单胞菌（*Pseudomonas oryzihabitans*）（以前称为*Flavimonas oryzihabitans*）是一种新出现的病原体，可能导致人体感染，如菌血症、尿道和导管相关性感染[3-6]。荧光假单胞菌是一种广泛存在于如冷藏食物和水等各种环境中的细菌[7]，也有人认为荧光假单胞菌不但与克罗恩氏病的发生有关[8, 9]，并且还与住院患者中的一些细菌性感染的暴发有关[10, 11]。恶臭假单胞菌很少与人类的菌血症、尿路感染和肺炎感染等有关[12, 13]。目前已经发现这些假单胞菌中有些菌株对一些抗生素具有耐药性[6, 14, 15]。然而，与铜绿假单胞菌相比，这些菌种通常被认为毒力低且临床意义不大，而铜绿假单胞菌是属于假单胞菌属的最重要的人类病原体。

铜绿假单胞菌于1882年由格萨德从绿脓中首次分离出来[16]。大多数铜绿假单胞菌临床分离株都产生绿蓝色绿脓菌素，这是它们具有特征性绿色的原因[17]。铜绿假单胞菌具有广泛的生物多样性，可以生存在土壤和水等不同的环境中，它还可以有效地适应医院环境；铜绿假单胞菌往往可在医院洗手池、下水道、浴缸、呼吸机、（偶尔还在）临床工作人员手中取样的培养物中发现[18]。铜绿假单胞菌还具有耐受对大多数其他微生物不适应的恶劣环境条件的能力，这使得这种细菌很难根除[19]。

铜绿假单胞菌是一种条件性病原体，通常与医院交叉感染有关，尤其是在免疫功能低下的患者中更易发生铜绿假单胞菌感染[20]。由于铜绿假单胞菌引起的慢性肺部感染在囊性纤维化患者中非常常见，因此被认为是这些患者死亡的主要原因[21]。

铜绿假单胞菌也是尿路感染、社区和医院获得性肺炎、菌血症和软组织感染的重要病原[22]。

铜绿假单胞菌有多种毒力因子，这些毒力因子包括蛋白酶、内毒素A、脂肪酶、磷脂酶和绿脓菌素等，大量的毒力因子介导这种细菌的致病性[23]。此外，还有一个主要的毒力决定因素是Ⅲ型分泌系统（T3SS）的表达，通过T3SS针状附件，效应蛋白从细菌转移到宿主细胞中，从而导致宿主细胞发生病变。目前已经从铜绿假单胞菌中鉴定出了4种效蛋白，分别是ExoY、ExoS、ExoT和ExoU，研究表明，这些效应物促进细胞损伤并拮抗伤口愈合。因此，表达T3SS的表型通常会导致侵袭性感染，并与死亡率增加有关[23]。

铜绿假单胞菌的感染通常与高发病率和死亡率有关，因此，对铜绿假单胞菌感染治疗也更具挑战性[24, 25]，这归因于铜绿假单胞菌具有显著抗微生物化学疗法的能力。事实上，在这种细菌中可以看到包括酶促和突变机制在内的大多数已知的抗生素耐药机制[26]。铜绿假单胞菌对各种结构上不相关的抗微生物制剂具有内在的抗药性。2000年人们对铜绿假单胞菌野生型菌株PAO1的全基因组进行了测序，并提供了关于这种固有抗药性能力在分子方面有价值的信息[19]。铜绿假单胞菌的内在耐药性主要归因于其外膜不可渗透性和几种多药外排泵的活性[27]。此外，铜绿假单胞菌通过水平转移抗药性决定簇和/或抗药性突变可很容易地在治疗过程中产生额外的抗药性，从而对青霉素类、头孢菌素类、碳青霉烯类、单环胺类、氟喹诺酮类、氨基糖苷类和多粘菌素等所有类型的抗假单胞菌药物产生获得性耐药性。铜绿假单胞菌获得性耐药机制包括药物灭活酶的产生、药物外排泵的过度表达、靶位点的改变或外膜透过性的进一步降低等，这些机制也可能同时出现，进而导致多重耐药，这可能会显著影响治疗效果，并对临床治疗产生不利影响[28]。

3　铜绿假单胞菌感染的流行病学

3.1　呼吸道感染

铜绿假单胞菌可引起几种肺炎综合症，尽管铜绿假单胞菌很少引起社区获得性肺炎（CAP），但是，社区获得性肺炎一旦由铜绿假单胞菌引起，其病程发展通常就会非常迅速，并往往是致命的，即使是在身体健康的受试者中也是如此[29, 30]，危险因素包括肺部疾病（特别是慢性阻塞性肺疾病）、吸烟、艾滋病毒感染、既往住院和插管等[31]。另一方面，由铜绿假单胞菌引起的医院获得性肺炎（HAP）非常普遍，特别是在重症监护室（ICU）和免疫功能低下患者中更易发生。因此，铜绿假单胞菌是医院获得性肺炎的主要原因，也是重症监护室呼吸道分离株中最常见的细菌[32]。铜绿假单胞菌可通过受污染的支气管镜传播[33]，是支气管镜相关性肺炎（BAP）和医疗相关性肺炎（HCAP）[34]的特定病原体。根据最近的一项监测研究，铜绿假单胞菌是不同地理区域呼吸机相关性肺炎（VAP）最常见的病原，约占所有区域呼吸机相关性肺炎病例的26%[35]。由于铜绿假单胞菌被确定为住院期间区域呼吸机相关性肺炎的重要危险因素[36]，即使采用适当的抗生素治疗，铜绿假单胞菌引起的区域呼吸机相关性肺炎患者的死亡率也可能超过40%[31, 37]。

另外，铜绿假单胞菌通常与患者的慢性肺部感染造成的囊性纤维化相关，大约80%的成人囊性纤维化患者可见铜绿假单胞菌引起的慢性肺部感染，并且这些患者死亡率占绝大多数[38]。慢性铜绿假单胞菌肺部感染在慢性支气管扩张和慢性阻塞性肺疾病患者中也很常见[23]。

3.2　尿路感染（UTI）

尿路感染是住院成人患者最常见的感染，估计所有医院的感染发生率为30%～40%。重症患者医院内尿路感染的发生率在7%～31%，革兰氏阴性菌约占医院重症患者尿路感染的71%[39]。最常见于医院内尿路感染的微生物是大肠杆菌、奇异变形杆菌、铜绿假单胞菌、肺炎克雷伯菌和粪肠球菌[40]。铜绿假单胞菌是泌尿道感染的第三大常见病原[38]。铜绿假单胞菌引起的尿路感染在重症监护室和留置导尿管的患者中更为常见[22]。

3.3 皮肤和软组织感染（SSTIs）

皮肤和软组织感染包括坏死性感染与叮咬和动物接触相关的感染、糖尿病足感染、手术部位感染和烧伤感染[41, 42]。皮肤和软组织感染的危险因素包括糖尿病、肾功能衰竭、肝硬化和因使用糖皮质激素、慢性免疫抑制治疗和艾滋病毒感染而引起的损害免疫功能的疾病等[43]。

由铜绿假单胞菌等革兰氏阴性需氧菌引起的感染十分常见，铜绿假单胞菌通常被认为是烧伤部位最常见的细菌性病原体，铜绿假单胞菌也是胃肠手术后手术部位感染的第四大常见病因[38]。

3.4 菌血症

菌血症是一种严重的并可能危及生命的病理过程，虽然大多数细菌性血流感染是由革兰氏阳性菌株引起的[44]，但铜绿假单胞菌也是菌血症的重要致病因子，铜绿假单胞菌菌血症与高死亡率相关。报告指出重症监护室中铜绿假单胞菌菌血症对存在免疫抑制的患者引起的死亡率大体上高于50%[45]。铜绿假单胞菌菌血症对于免疫功能低下的患者以及恶性肿瘤或嗜中性粒细胞减少症患者也是极其致命的。铜绿假单胞菌菌血症患者死亡的危险因素包括感染性休克、肺炎、严重的基础疾病、中性粒细胞减少症、不适当的经验性治疗、不及时的有效抗微生物治疗以及多重耐药铜绿假单胞菌菌株的产生等[45-48]。

4 内在抵抗机制

治疗铜绿假单胞菌感染的主要困难是这种细菌对许多结构不相关的抗微生物制剂具有内在的抗药性[27]，而其外膜透过性极低可能是铜绿假单胞菌具有这种内在抗药性的原因之一，这是由于铜绿假单胞菌具有天然不易穿透的孔蛋白系统，可选择性地限制抗生素摄取[49]。孔蛋白是反式外膜蛋白质，形成充水通道，亲水分子通过该通道扩散到细菌中。在铜绿假单胞菌中发现了几种重要的孔蛋白家族[19]，其中OprF孔蛋白在铜绿假单胞菌的外膜上表达最丰富，与其他孔蛋白不同，OprF孔蛋白是非特异性的，允许大分子和小分子的扩散，排斥极限估计为3 000 Da[50]，因此，它们被认为是普通扩散孔。OprF孔蛋白主要由小通道和少量大通道形成，这些通道促进较大底物的摄取。然而，由于铜绿假单胞菌的大通道数量有限，使其在一定程度上限制了对抗微生物药物等生物大分子的吸收，因此，使抗生素通过铜绿假单胞菌的外膜渗透进入细菌内部的贡献意义是有争议的[51, 52]。除了非特异性OprF家族外，还发现了几种特异性孔蛋白，其中OprB孔蛋白是碳水化合物选择性孔蛋白，主要负责葡萄糖、果糖、甘露醇和木糖等其他糖的摄取[53, 54]，一些证据表明它们也可能在妥布霉素的摄取中起作用[55]。OprD孔蛋白可促进碱性氨基酸和小肽的摄取[56]，它们在碳青霉烯类，尤其是亚胺培南的摄取中也起作用[57-59]，OprD孔蛋白在铜绿假单胞菌的外膜上适度表达，因此导致这些孔蛋白缺失的突变有助于降低该菌对碳青霉烯类的敏感性[60]。尚未有证据证明铜绿假单胞菌的其他孔蛋白家族在药物敏感性方面发挥重要作用[61]。

虽然较差的外膜透过率在降低铜绿假单胞菌对抗生素的敏感性方面起着重要作用，这并不是其内在抗生素耐药性高的主要原因。一些涉及使用抑制剂或铜绿假单胞菌敲除突变体的研究表明，通过能量依赖性多药外排系统排出抗生素的方式构成了铜绿假单胞菌内在抗药性的最重要机制[62]。与临床上显著的内在抗药性相关的外排泵属于抗药性-结节-细胞分裂（RND）超家族。铜绿假单胞菌的全基因组序列信息显示，其基因组中存在十多种抗药性结节细胞分裂超家族多药外排泵[19]。研究证明，正常表达抗药性结节细胞分裂家族成员的铜绿假单胞菌野生型菌株具有内在的多重耐药性，这些外排泵是MexAB-OprM和MexXY-OprM，前者是第一个被确定的系统，它是由内膜药物-质子反向转运蛋白（MexB）、外膜通道形成组分（OprM）和周质膜连接蛋白（MexA）组成的三重系统[63, 64]，它对许多抗生素具有内在抗药性，这些抗生素包括氟喹诺酮类药物、一些β-内酰胺类（如羧苄青霉素、四环素、大环内酯类、氯霉素、新生霉素、甲氧苄氨嘧啶）和一些磺胺类药物[65-69]。MexAB-OprM的表达受抑制蛋白MexR的调节，MexR负责表达的负向下调[67, 70]。另一个外排系统MexXY-OprM具有排出氨基糖苷类、四环素和红霉素的能力[71-73]，然而，它们的活性似乎取决于在某些抗微生物制剂存在的情况下诱导野生型菌株表达MexXY[72]，与MexAB-OprM类似，MexXY-OprM系统也利用OprM作为其外膜成分[71, 72, 74]，MexZ蛋白似乎抑制MexXY的表达[73]。

除了前面提到的推荐机制之外，一些铜绿假单胞菌菌株选择性地产生染色体AmpC β-内酰胺酶，后者通过切割β-内酰胺环的酰胺键水解β-内酰胺[75, 76]。铜绿假单胞菌的野生型菌株产生的AmpC β-内酰胺酶的水平并不高，因此对青霉素、头孢菌素和碳青霉烯酶敏感。在接触到某些β-内酰胺后，β-内酰胺诱导铜绿假单胞菌的野生型菌株产生β-内酰胺酶，从而导致铜绿假单胞菌的野生型菌株对包括诱导剂在内的β-内酰胺类药物的敏感性降低[77]。

值得一提的是，这些抗药性机制似乎并不是独立运作的。不同的耐药机制之间往往发生多机制协同作用，进而导致该菌对抗微生物制剂的敏感性非常低。例如，铜绿假单胞菌较低的外膜透过性与AmpC β-内酰胺酶过量产生机制之间相互协同作用，可导致β-内酰胺最小抑菌浓度的显著升高[61, 78]。另一项研究也表明，外排和AmpC β-内酰胺酶活性之间也可能发生协同作用[75]，因此，似乎每种机制都起到促进另一种机制的功能的作用，从而使该细菌具有较强内在抗药性。此外，铜绿假单胞菌的内在抗药性可通过靶位点突变进一步加强。

5 获得性抗药性机制

尽管固有的内在抵抗力一直是人们关注的问题，但铜绿假单胞菌最大的问题在于其通过多种途径获得额外耐药性的非凡能力。DNA片段（如质粒、整合子或携带抗生素抗药性基因的噬菌体）可快速在细菌菌株间传播抗药性，这种机制被称为"抗药性决定簇的水平转移"。这种类型的抗药性被证明可以抗氨基糖苷类和β-内酰胺类等几种抗假单胞菌药物[79-81]，例如，编码氨基糖苷类修饰酶、超广谱β-内酰胺酶（ESBLs）、金属-β-内酰胺酶（MBLs）和16S rRNA甲基化酶的基因可以通过这种机制在铜绿假单胞菌菌株之间转移[81-86]，这种水平转移尤其重要，因为它与细菌群体中抗药性决定簇的快速转移和广泛传播有关。

另一个重要的获得性抗药性机制是能够使染色体编码机制的表达和/或功能改变的抗药性突变，例如，破坏外排阻遏基因*mexR*或*mexZ*表达的突变可能分别导致MexAB-OprM或MexXY-OprM外排系统过度生成，从而导致对其抗生素底物的敏感性降低[67, 87-90]，其他突变可导致MexCD-OprJ和MexEF-OprN的诱导[91-94]，这些不是野生型铜绿假单胞菌菌株天然产生的多药外排系统。它们在*nfxB*和*nfxC*基因中的突变表达导致对各种抗微生物制剂具有相当大的抗药性[65, 69, 93, 95-97]。

铜绿假单胞菌还存在其他几种抗药性突变，例如那些导致外膜通透性改变的抗药性突变、孔蛋白或抗生素结合位点的突变[98, 99]，这种抗药性突变产生的途径通常与临床药物造成的选择压力相关。此外，也有人认为铜绿假单胞菌不同耐药突变之间的协同作用可能导致高水平的耐药性[100, 101]。

最近研究还发现，除了通过上述途径获得抗药性外，铜绿假单胞菌还存在几种低水平的耐药突变[102-105]，尽管这些突变并不单独与耐药水平的显著增加有关，但是这些突变中的一些突变的积累可导致逐步产生高水平的耐药性，这种现象被称为"蠕动基线"[27, 106]，El'Garch等精确地展示了这种现象，在他们的研究中使用一系列可产生双重、三重和四重PAO1的突变体，他们能展示不同的非酶促突变对氨基糖苷类抗药性的累积效应，与野生型菌株PAO1相比，最小抑菌浓度从双倍突变体的2倍增加到四倍体突变体的64倍[107]，这种现象也进一步证实这种突变的积累会影响铜绿假单胞菌对其他类抗生素的敏感性[106]，因此，铜绿假单胞菌基因组中几个低影响突变的逐渐积累，可能最终致使该菌在临床上形成显著的耐药性，这一现象多存在于囊性纤维化患者的分离株中。

某些类型的抗药性突变可以诱发铜绿假单胞菌表型的显著改变。导致修复DNA复制错误来保证遗传物质稳定的DNA错配修复系统（MMR）失活的突变会诱使细菌的突变频率快速增加[108]，这些菌株被称为超可变菌株或"突变体"，并且它们在长期定殖于囊性纤维化患者肺中的铜绿假单胞菌是高度流行的[109]。*mutS*、*mutL*或*mutU*（也称为*uvrD*）中的突变主要负责超突变的产生[110]，突变体能够获得对β-内酰胺、氨基糖苷类和氟喹诺酮类药物的耐药性和多重耐药性[111-115]，此外，一些证据表明，突变体比非突变体菌株能更快地获得更多的抗药性机制[112, 116]。本章后面将进一步讨论假单胞菌对不同抗生素类的获得性抗药性的独特机制。

6 适应性抗药性机制

适应性抗药性是细菌应对某种极端环境条件或在某种触发剂存在的情况下，对一种或多种抗微生物制剂产生抗药性的一种机制[117]。与获得性抗药性相反，这类抗药性的特征是非突变、瞬时和不可遗传的（即，在去除触发因素后，最小抑菌浓度逐渐恢复到接近基线水平）。适应性抗药性首次发现于20世纪60年代，但由于其抗药性是短暂性的，这类抗药性几十年来一直被忽视，现在，越来越多的研究者们认为适应性抗药性机制是造成铜绿假单胞菌感染越来越难以治愈以及产生内在和获得性耐药机制的重要原因。

适应性抗药性的触发因素包括抗生素的亚抑制浓度以及一些环境信号，如pH值、厌氧生物、阳离子水平和生物被膜的形成等[106]。这些触发信号似乎引起一种或多种抗药性基因的失调，导致外排系统功能、外膜通透性和/或酶活性的改变。目前已经发现，铜绿假单胞菌中存在几种适应性抗药性机制，例如，先前已经描述过的当存在一些β-内酰胺时，假单胞菌*AmpC*的基因响应β-内酰胺的诱导而编码β-内酰胺酶[118]。编码MexXY-OprM外排系统的转运蛋白*MexY*的基因也在接触氨基糖苷类药物后开始过度表达[119]。然而，由于适应性抗药性仅在最近才受到关注，所以涉及这种类型抗药性的大多数分子机制尚不完全清楚。

7 对重要的抗假单胞菌药物的耐药机制

7.1 对β-内酰胺/碳青霉烯类的抗药性

β-内酰胺通过阻断转肽酶（也称为青霉素结合蛋白，PBPs）的作用来抑制细菌细胞壁的合成[120]，这类抗生素包括青霉素、头孢菌素、碳青霉烯类、单环胺类以及β-内酰胺/β-内酰胺酶抑制剂组合制剂[121]。假单胞菌的野生型菌株对青霉素G、氨基青霉素以及第一和第二代头孢菌素具有内在的抗药性，它们对大部分其他的β-内酰胺类药物敏感，这些药物主要是羧基尼古丁、脲基青霉素、氨曲南、一些第三和第四代头孢菌素、第二代碳青霉烯类[122]。铜绿假单胞菌还可通过产生β-内酰胺酶、过表达几种外排系统、改变外膜通透性和/或改变青霉素结合蛋白（靶位点）而获得对β-内酰胺的抗药性[26]。

7.1.1 β-内酰胺酶的生产

β-内酰胺酶是通过破坏β-内酰胺环的酰胺键从而使它们失活的酶，β-内酰胺酶的产生是铜绿假单胞菌对β-内酰胺具有抗药性的最重要的机制[123]。目前已经发现了数百种β-内酰胺酶，它们通常基于底物特异性或蛋白质组学同源性进行分类。已经在铜绿假单胞菌中鉴定出属于Ambler分子分类系统的四大类β-内酰胺酶，它们分别是β-内酰胺酶A、β-内酰胺酶B、β-内酰胺酶C和β-内酰胺酶D[124, 125]。A类、C类和D类β-内酰胺酶通过具有催化活性的丝氨酸残基使β-内酰胺环失活[126]，B类金属-β-内酰胺酶（MBL）通过不同的机制进行运行，它们的特点是在其活性中心有二价阳离子，通常是锌，作为金属辅助因子[127]。

（1）水解性羧苄青霉素β-内酰胺酶（CARBs）

这些酶属于β-内酰胺酶A类，在铜绿假单胞菌中有CARB-1（PSE-4）、CARB-2（PSE-1）、CARB-3和CARB-4四种A类β-内酰胺酶[128]。这些酶可以水解羧基尼克酸类、脲基青霉素类和头孢磺啶类，但不能水解卡他定或碳青霉烯类。它们的活性受到市售β-内酰胺酶抑制剂如克拉维酸、他唑巴坦和舒巴坦的抑制[129]。

（2）AmpC β-内酰胺酶（头孢菌素酶）

AmpC β-内酰胺酶属于C类β-内酰胺酶分子，该酶由基因*ampC*编码，*ampC*基因由野生型铜绿假单胞菌低量表达[130, 131]。然而，在存在一些β-内酰胺如亚胺培南的情况下，会导致*ampC*的诱导表达，导致酶活性增加（高达千倍）。铜绿假单胞菌中AmpC β-内酰胺酶产量的大幅度增加使其对第三代头孢菌素具有了抗药性，这一现象在临床分离菌中比较常见[132-135]。尽管亚胺培南是*ampC*的优良诱导剂，但它较强的抗水解能力仍能使其保持对过度表达*AmpC*的铜绿假单胞菌菌株的具有抑制效力[136, 137]，然而，铜绿假单胞菌的*AmpC*过表达，或*AmpC*过表达与OprD孔蛋白失活同时存在时，该菌对多尼培南和美罗培南的敏感性降低，导致其最小抑菌浓度增加2～4倍[137]。此外，在临床上还发现了能够灭活亚胺培南和氧亚氨基鞘磷脂的表达广谱AmpC的铜绿假单胞菌分离株[138]。除了阿维巴坦外，AmpC β-内酰胺酶的活性不受其他市售β-内酰胺酶抑制剂的抑制[127, 139]。在铜绿假单胞菌中未检测到质粒介导的AmpC β-内酰胺酶的转移。

（3）苯唑西林酶

它们也被称为OXA型酶，是D类β-内酰胺酶。传统的苯唑西林酶（不属于超广谱β-内酰胺酶）包括OXA-1、OXA-2和OXA-10型，它们水解羧基尼克酸和脲基青霉素[26, 140, 141]。铜绿假单胞菌中染色体编码的OXA-50型苯唑西林酶已经对亚胺培南表现出较弱的水解活性，并且在较小程度上对美罗培南、他唑巴坦和克拉维酸表现出较弱的抗药性[142]。

（4）超广谱β-内酰胺酶（ESBLs）

这些β-内酰胺酶是一组能够水解多种β-内酰胺类的药物，包括青霉素、窄谱和广谱头孢菌素以及氨曲南。然而，它们不会水解头孢霉素和碳青霉烯类[127, 143]。铜绿假单胞菌的超广谱β-内酰胺酶基因的转移是由质粒或整合子介导的[141, 143]，在铜绿假单胞菌中已发现了几种超广谱β-内酰胺酶，他们属于类A和D类β-内酰胺酶分子[144]。

A类超广谱β–内酰胺酶： 在铜绿假单胞菌中已发现了7种超广谱β-内酰胺酶，分别是TEM、SHV、PER、VEB、GES/IBC、BEL和PME[145-152]。A类超广谱β-内酰胺酶使得铜绿假单胞菌对羟基青霉素、脲基青霉素、氨曲南以及头孢他啶、头孢吡肟和头孢匹罗等超广谱头孢菌素具有了抗药性。但是，它们不能使铜绿假单胞菌对碳青霉烯产生抗药性[144]，它们的活性可以被β-内酰胺酶抑制剂如克拉维酸和他唑巴坦抑制[152, 153]。

D类超广谱β–内酰胺酶： 它们也被称为OXA型超广谱β-内酰胺酶。OXA-11是第一个在铜绿假单胞菌中发现的OXA型超广谱β-内酰胺酶[154]，这些酶使得铜绿假单胞菌对头孢噻肟、头孢他啶、头孢吡肟、头孢匹罗、拉氧头孢、美罗培南和氨曲南具有了抗药性[142, 155]。除了OXA-18和OXA-45型超广谱β-内酰胺酶以外，其他类型的OXA型超广谱β-内酰胺酶不受克拉维酸或他唑巴坦等β-内酰胺酶抑制剂的抑制[125, 127, 143]。

（5）B类金属-β-内酰胺酶（MBLs）

金属-β-内酰胺酶被认为是一种超广谱β-内酰胺酶，因为它们能够水解除氨曲南外的所有β-内酰胺类药物，包括亚胺培南、美罗培南和多利培南等碳青霉烯类，由于它们具有碳青霉烯水解能力，它们通常被称为碳青霉烯酶[156]。金属-β-内酰胺酶不受市售β-内酰胺酶抑制剂的抑制。然而，它们容易被EDTA等金属离子螯合剂抑制[157]。在铜绿假单胞菌中金属-β-内酰胺酶编码基因的转移是质粒或整合子介导的[85]。已经在铜绿假单胞菌中发现的金属-β-内酰胺酶的类型有IMP、VIM、SPM、GIM、NDM、AIM和FIM[158-164]。

7.1.2 外排

MexAB-OprM外排系统有助于野生型铜绿假单胞菌菌株对大多数β-内酰胺类药物产生内在耐药性[165]。此外，主要通过*mexR*、*nalC*、*nalB*或*nalD*基因突变发生的MexAB-OprM的过表达与野生型铜绿假单胞菌对β-内酰胺类药物的敏感性降低有关[67, 70, 166, 167]。MexAB-OprM的过量产生降低了铜绿假单胞菌对青霉素、头孢菌素、单环内酰胺和美罗培南的敏感性，但不能降低铜绿假单胞菌对其他碳青霉烯类（亚胺培南或帕尼培南）的敏感性[58]。由于*nfxB*基因的突变，MexCD-OprJ系统的过度表达使得铜绿假单胞菌对头孢吡肟和头孢匹罗产生耐药性[168, 169]。MexXY-OprM表达量与铜绿假单胞菌对头孢吡肟的耐药性有关[170]。*nfxC*基因的突变导致MexEF-OprN泵过度表达，使铜绿假单胞菌对碳青霉烯类，尤其是亚胺培南产生抗药性。然而，铜绿假单胞菌对上述药物的这种抗性可能都是由于OprD孔蛋白的表达降低造成的[171]。

7.1.3 外膜渗透性的改变

由于*oprD*基因的突变而使铜绿假单胞菌缺乏OprD孔蛋白，从而使得菌株在临床上显示出对亚胺培南抗药性增加的现象，但对其他β-内酰胺类药物的抗药性没有增加[58, 171, 172]。*oprD*的缺失也与铜绿假单胞菌对美罗培南和多利培南的敏感性降低有关。然而，铜绿假单胞菌对这些碳青霉烯类药物的临床耐药性似乎取决于其他机制，如*oprD*突变体中AmpC或MexAB-OprM过量产生等[137]。

7.1.4 靶标的改变

对青霉素结合蛋白的修饰使得铜绿假单胞菌对β-内酰胺亲和力降低，*pbp*基因转录水平的降低也使得与铜绿假单胞菌β-内酰胺抗药性增加[173-175]。PBP1a/b蛋白模式的改变与铜绿假单胞菌临床分离株对β-内酰胺产生抗药性有关[176]。*pbp3*基因转录水平的下调也使铜绿假单胞菌对碳青霉烯产生一定的抗药性[177]。然而，由于所检查的临床分离株中存在其他潜在的抗药性机制，因此，难以确定靶标改变这种机制在铜绿假单胞菌产生抗药性中所起的作用。

7.2 氨基糖苷类药物抗药性

氨基糖苷类是对铜绿假单胞菌具有杀菌活性的聚阳离子分子。这些药物主要通过与细菌30S核糖体亚基结合，从而影响细菌蛋白质的合成[178]。铜绿假单胞菌对氨基糖苷类抗生素耐药的最重要机制是通过氨基糖苷类修饰酶（AMEs）的合成而产生的，其他重要的耐药机制包括主动外排以及靶标部位的修饰[179]。

7.2.1 氨基糖苷修饰酶（AMEs）

通过将官能团连接到抗生素分子上，氨基糖苷修饰酶（AMEs）使氨基糖苷类药物失活，并因此妨碍药物与靶位点（细菌30S核糖体亚基）的结合[178, 180]。氨基糖苷修饰酶编码基因可通过质粒和整合子等移动遗传元件水平转移[179]。在铜绿假单胞菌中发现了三类氨基糖苷修饰酶：氨基糖苷乙酰转移酶（AACs）、氨基糖苷核苷酸转移酶（ANTs）和氨基糖苷磷酸转移酶（APHs）

（1）氨基糖苷乙酰转移酶（AACs）

他们负责氨基糖苷类的乙酰化。它们使得铜绿假单胞菌对庆大霉素、妥布霉素、奈替米星、阿米卡星和阿贝卡星产生抗药性[179, 181-183]。

（2）氨基糖苷核苷酸转移酶（ANTs）

它们也被称为氨基糖苷腺苷酸转移酶（AADs）。它们通过与氨基糖苷类药物如庆大霉素、妥布霉素、异帕米星、阿米卡星和链霉素作用，使其腺苷酸化而起作用[179, 184]。

（3）氨基糖苷磷酸转移酶（APHs）

它们负责氨基糖苷类的磷酸化。使得铜绿假单胞菌对庆大霉素、卡那霉素、新霉素、链霉素、依司帕米星、妥布霉素和阿米卡星产生抗药性[179, 185, 186]。

7.2.2　外膜渗透性中的外排和改变

20世纪70年代和80年代发表的几项研究表明，铜绿假单胞菌外膜通透性的降低可能导致细胞内氨基糖苷类浓度降低，从而降低对所有氨基糖苷类药物的敏感性。抗渗性被认为是囊性纤维化患者中最常见的耐药机制[187-190]。然而，现在发现，细胞内氨基糖苷类积聚减少是由于活性氨基糖苷持续外排造成的，而不是减少摄取造成的[73, 191, 192]。已经发现，接触氨基糖苷类后，氨基糖苷类可诱导MexXY-OprM外排系统的表达，从而导致铜绿假单胞菌对氨基糖苷类的敏感性降低[192]，其分子机制是编码转运蛋白MexY[73, 119, 191]的基因过表达、阻遏物mexZ基因[193, 194]中的突变或其他突变造成的[195]。还有人提出，新型外膜蛋白OpmG及其密切相关的Paralog OpmI也参与了氨基糖苷外排[196]。

7.2.3　靶标的改变

导致细菌核糖体改变的突变与铜绿假单胞菌对氨基糖苷类的高水平耐药有关。通过移动遗传因子获得编码16S rRNA甲基化酶的rmtA基因与高水平的泛氨基糖苷类抗药性有关[86]。同样，获得编码新型16S rRNA甲基化酶的rmtD或armA基因也使铜绿假单胞菌具有泛氨基糖苷类抗药性[197-199]。

7.3　对喹诺酮类/氟喹诺酮类药物的耐药性

喹诺酮类和氟喹诺酮类是与细菌DNA复制、转录、重组和修复所必需的2种酶［DNA促旋酶（拓扑异构酶Ⅱ）和拓扑异构酶Ⅳ］相互作用的杀菌剂[200]。这种相互作用可抑制细菌DNA合成以及在较高药物浓度下可抑制细菌RNA的合成[201]。铜绿假单胞菌对喹诺酮类药物耐药的2个主要机制是靶酶和主动外排的改变。

7.3.1　靶标的改变

氟喹诺酮耐药突变最常见于编码DNA促旋酶和/或拓扑异构酶的基因的喹诺酮抗药性决定区（QRDR）Ⅳ的突变。编码DNA促旋酶的gyrA/gyrB基因的突变可导致铜绿假单胞菌产生对喹诺酮亲和力降低的修饰酶，这种机制与铜绿假单胞菌对环丙沙星以及其他喹诺酮类药物敏感性的显著降低有关[98, 202, 203]。编码拓扑异构酶Ⅳ的parC/parE基因突变也与喹诺酮类药物敏感性降低有关[92]。gyrA和/或parC基因中的多个突变与高水平耐药相关[203-205]。

7.3.2　外排

喹诺酮类药物是铜绿假单胞菌中所有已知的4种主要外排泵（MexAB-OprM、MexXY-OprM、MexEF-OprN和MexCD-OprJ）的底物，因此，通常情况下，任何导致这些外排泵分子过度表达的突变都会使喹诺酮类药物（包括环丙沙星）最小抑菌浓度增加。主动外排可能是囊性纤维化分离物中氟喹诺酮耐药性最普遍的机制[92, 169, 206-209]。一项研究还发现了MexVW-OprM系统（一种新发现的抗药性、结节细胞、分裂RND家族成员），该外排系统可能参与铜绿假单胞菌对氟喹诺酮类药物产生耐药性的过程[210]。

尽管靶酶和活性外排的改变通常被认为是导致抗药性的唯一两种机制，但最近的一项研究表明，其他的不明确的机制也可能导致临床分离菌产生高水平氟喹诺酮耐药性[211]。在这项研究中，诱导对喹诺酮类药物敏感的铜绿假单胞菌参考菌株PA14的QRDRs突变，并将外排调节编码基因灭活，以使MexCD-OprJ、MexAB-OprM、MexXY和MexEFOprN外排泵产生过表达，结果表明，这两种机制可能不足以解释铜绿假单胞菌的临床分离株的氟喹诺酮耐药性水平，因此，需要进一步的研究来证实这些发现。

7.4 多粘菌素抗药性

多粘菌素的主要作用方式是通过与细菌外膜脂多糖的脂质A组分相互作用，导致细菌通透性改变和细胞动态平衡破坏[212]而表现出抑菌作用。铜绿假单胞菌可以通过用4-氨基-1-阿拉伯糖修饰脂质A来发展对多粘菌素以及其他阳离子抗微生物肽的抗药性，所以，4-氨基-1-阿拉伯糖可干扰多粘菌素与外膜的相互作用。*arnBCADTEF-pmrE*操纵子（也称为*pmrHFIJKLME[PA3552-59]*）中的基因编码负责合成和向脂质A添加4-氨基-1-阿拉伯糖的酶[213, 214]。因此，通过三个双组分调控系统*PmrAB*、*PhoPQ*和*ParRS*[215-217]激活*arnBCADTEF-pmrE*操纵子的转录可以降低抗菌肽的抑菌作用。导致此机制激活的*pmrB*、*phoQ*或*parR*基因的突变与临床铜绿假单胞菌菌株中的低至中等水平多粘菌素抗药性相关[218-220]。最近又在铜绿假单胞菌中发现了另外两种在多粘菌素和其他阳离子抗微生物肽抗药性中发挥作用的双组分调控系统，分别为CprRS和ColRS[221, 222]。

8　生物膜抗性和非复制持留细胞

生物膜是一种或多种类型的细菌群体附着于接触表面并将细胞自身封闭在胞外多糖基质中的膜样复合体[223]。生物被膜可以在医疗植入物、中心静脉导管、导尿管、气管导管和假体心脏瓣膜上生长，导致严重的院内感染[224, 225]。已经发现铜绿假单胞菌、大肠杆菌、肺炎克雷伯氏菌和金黄色葡萄球菌等几种细菌可产生生物被膜并在其中生长[226]。囊性纤维化患者的慢性肺部感染通常与铜绿假单胞菌生物被膜导致的肺纤维化有关[227]。

生物被膜的形成被认为是一种适应性抵抗[106]。已经证实，当细菌被包裹在生物被膜中时，与浮游（自由生活）细菌相比，它们对抗菌剂的抗药性提高10~1 000倍[228]，这对于囊性纤维化患者来说是个致命问题。另外，这也可以部分解释铜绿假单胞菌的体外药敏试验结果不能准确预测临床上体内治疗效果的原因[229]。

铜绿假单胞菌生物被膜抗药性的几种机制。已经发现，胞外多糖基质是抗微生物剂通过生物膜扩散的物理和化学屏障。使用不同的体外模型研究发现，生物被膜基质可以限制细菌和抗微生物剂之间的相互作用[230, 231]，生物被膜中细菌细胞的生长速度也可能对细菌产生抗药性有关。与浮游细胞相比，生物被膜中的铜绿假单胞菌细胞的代谢活性较低，生长速度较慢，同时伴随着靶向代谢活性细胞对抗微生物剂抗药性的增加[232, 233]。生物被膜中的细菌生长缓慢可能是由于营养物质通过基质扩散的速度降低，从而导致营养缺乏和废物积累的。

也有人认为，生物被膜内细菌细胞的高密度集聚可能引发普通的应激反应[234]。在生物被膜内的铜绿假单胞菌细胞高度表达RpoS和AlgT两种可变的西格玛因子，这两个因子可以保护细菌免受环境压力，增加铜绿假单胞菌对氧化杀菌剂的抗药性，因此它们对生物被膜抗药性的产生具有一定作用[235]。此外，一些研究表明，生物被膜内的细菌群体对抗微生物剂的作用没有统一的反应。根据对营养物质利用率可知，接近生物被膜暴露侧的细菌比深入嵌入基质内的细菌以更快的速率生长，因此，生物被膜内的细菌细胞的位置似乎在其对抗菌素的生理反应中起作用[236, 237]。也有人提出，铜绿假单胞菌生物被膜细胞显示出与浮游细胞极为不同的特殊表型，并且能够抵抗抗微生物剂的破坏作用[238, 239]。例如，已经证明一种优先在生物被膜细菌中表达的新型ABC家族外排系统可使铜绿假单胞菌对氨基糖苷类抗生素产生抗药性[240]。

除了前面提到的抗药性机制以外，非复制性持留细菌展示了消除生物被膜的另外一个挑战[241]。持留细菌是一群耐多药细菌细胞，构成细菌群落中的一小部分亚群，这些细胞可以耐受治疗浓度的抗生素，并且能够在抗生素压力撤回后复制，导致再发和复发[241]。铜绿假单胞菌生物被膜内有相当数量的持留细菌，它们越来越被认为是生物被膜抗药性的重要因素[242, 243]。该非复制性持留细菌和耐药细菌之间的关键差异在于持留细菌在进行再生时，新增殖的细菌群体表现出与原始细菌群体类似的药物敏感性，另一方面，获得性抗药性机制永久改变细菌基因组，并且在细菌繁殖时可以继承[241]。

囊性纤维化患者中铜绿假单胞菌的顽固性慢性感染与复制性持留病菌有很大的联系。Mulcahy等人采用纵向研究设计比较了15例囊性纤维化患者在铜绿假单胞菌慢性感染开始时和96个月后收集的分离菌之间的持续性，研究结果证明，晚期分离株中持留形态的细菌急剧增加，但耐药性的增加不显著，这表明持留细菌在顽固性囊性纤维化感染中起重要作用[227]。

9　多重耐药性

多重耐药的铜绿假单胞菌分离株是一种新出现的威胁，严重限制了我们的治疗选择，这种情况在重症监护室特别明显[244]。这些耐多药菌株的流行率正以惊人的速度在世界范围内增加。临床医生有义务采取更积极的治疗策略，例如长期和持续输注β-内酰胺类抗生素，或使用像多粘菌素这样更老的抗生素（尽管它们具有毒性）[245, 246]。

试图评估铜绿假单胞菌多重药性问题时出现一个主要问题，即缺乏多重耐药性定义的共识，这阻碍了对不同研究结果的直接比较。文献中多将铜绿假单胞菌的多重耐药性任意定义为对至少2、3、4或8种抗假单胞菌药物的耐药性[247]。同样，广谱耐药性和泛耐药性的许多定义也正在医学文献中使用。最近，欧洲疾病预防与控制中心（ECDC）和美国疾病控制与预防中心（CDC）联合发起了一项标准化的国际术语，以描述所有细菌中获得性耐药性概况，这些细菌易于产生多重耐药性。多重耐药性被定义为至少对3种或3种以上属于不同类型的药物具有的耐药性，而广谱耐药性被定义为对每一类抗生素而言都至少对其中的一种药物具有耐药性，而不是对一类或两类抗生素耐药。对于耐受所有可用于治疗药物都耐药的分离株定义为泛耐药性[248]。

一些监测研究试图阐明铜绿假单胞菌多重耐药性的具体机制。多重耐药表型通常归因于多个连续的抗药性突变或获得的抗药性基因通过水平转移，每个突变使得铜绿假单胞菌对一类抗生素具有抗药性。它也可以通过单一机制介导，例如多药外排泵的过表达。RNB家族外排泵的过表达是多重耐药临床分离株中的一个常见现象。特别是MexAB-OprM系统的MexB过表达，这种系统使得铜绿假单胞菌产生了对广谱抗菌药物的耐药性，这种现象在临床分离株中经常能检测到[133, 135, 249, 250]。MexXY-OprM的过表达也是非常普遍的（一些系列中高达72%）[135, 166, 249-252]。对碳青霉烯具有抗药性的铜绿假单胞菌中，经常能检测到外膜孔蛋白OprD的缺失，缺失率高达100%[135, 249, 250, 252]。在多重耐药分离株中，gyrA和parC的QRDR突变也很常见[133, 249]。最后，染色体AmpC β-内酰胺酶的过表达[135, 249, 253]以及B类金属-β-内酰胺酶（例如VIM-2和VIM-4）[133, 249, 254]、超广谱β-内酰胺酶类[250, 253]和OXA型β-内酰胺酶[249, 250]的获得现象也有报道。

最近，已经确定了铜绿假单胞菌在临床上产生多重药物耐药性分离株的几个危险因素。在一些研究中，先前接触过抗生素，特别是接触过喹诺酮类药物是产生多重耐药菌株并发生院内感染的重要危险因素[255-260]。先前接触β-内酰胺类抗生素或氨基糖苷类药物也增加了产生多重耐药性分离株的风险[25, 244, 256, 260, 261]。其他危险因素包括重症监护室住院[244, 262]、卧床不起、使用侵入性设备[244]、前一年有铜绿假单胞菌感染史、慢性阻塞性肺疾病史[261]、皮质类固醇治疗[260]和机械通气等[25]。

10　细菌抗生素耐药性对其存活率和毒力的影响

不同的抗药性突变是否与铜绿假单胞菌的存活率和毒力强弱有关是值得商榷的。一些研究表明，耐药突变会对细菌产生生理代价，这会降低其拓展压力适应机制的能力，这种代价表现为在次最适生长条件下，例如在动物宿主或营养有限的环境中细菌存活率降低[263-267]。与其野生型菌株相比，过度表达一种或多种外排系统的抗药性突变株的存活率相对较低[263, 267]，因此，在没有抗生素选择压力的情况下，抗药性突变株不太可能与它们在环境中共存的敏感菌株竞争。然而，通过补偿性突变获得的细菌适应性可以起到恢复细菌存活率而不会显著降低细菌耐药性的作用[268, 269]。最近还报道了没有获得代偿性突变而恢复存活率的代谢补偿[270]。因此，通常情况下，耐药分离株比野生型菌株的存活率更低的观点仍然存在争议。

虽然由耐药分离株引起的感染通常与更差的临床结果相关[244, 271, 272]，但一些报道表明，某些多重耐药铜绿假单胞菌分离株的致病性低于非耐药分离株，如毒力决定簇的减少和细菌清除率的提高[62, 266, 273, 274]，因此，感染耐药分离株的患者的不良结局可能至少部分归因于毒力以外的因素，例如二线抗生素的有效性降低或初始治疗时未及时使用恰当的抗生素。然而，一些研究发现了某些多重耐药的铜绿假单胞菌株表现出高毒力的表型。携带T3SS *exoU*基因的菌株具有快速的细胞毒性，与*exoS*基因型相比，*exoU*基因对疾病的严重程度影响最大[275, 276]。此外，一些抗药性突变也能增强毒力，例如，缺乏OprD孔蛋白的铜绿假单胞菌菌株与表达该孔蛋白的菌株相比致病性更强[277]。因此，为了准确预测临床分离株的存活率和毒力，详细的表型分析可能是必不可少的。

11　耐药率和多重耐药性

耐药铜绿假单胞菌分离株在全世界非常普遍。尤其是在重症监护室和囊性纤维化患者中，铜绿假单胞菌的耐药性问题极为严重，对氨基糖苷类抗生素耐药的菌株在来自囊性纤维化病人的分离株中很常见，而对β-内酰胺和氟喹诺酮类药物耐药的菌株在重症监护室中非常普遍。

临床上铜绿假单胞菌分离株耐药发生率的趋势有些争议。1993—2002年美国对来自重症监护室患者的铜绿假单胞菌分离株的耐药率进行了国家监测，结果显示，近年来铜绿假单胞菌对所有抗假单胞菌药物的敏感性显著下降[278]，其中环丙沙星、亚胺培南和妥布霉素的耐药率最显著增加，耐药率分别为15%～23%、15%～32%和9%～16%。多重耐药率（对头孢他啶、环丙沙星、妥布霉素和亚胺培南的耐药≥3）在10年期间也稳步增加（4%～14%）。表57.1列出了2002年以来铜绿假单胞菌分离株对不同抗假单胞菌药物的耐药率。另一方面，另一项对1993—2004年间美国对重症监护室的铜绿假单胞菌分离株进行的国家监测显示，大多数被检测的抗假单胞菌药物的耐药性出现增加趋势，其中环丙沙星、亚胺培南和妥布霉素的耐药率分别为11.2%～28.9%、10.6%～14.5%和7.8%～13.7%[279]，另外，在这12年铜绿假单胞菌的多重耐药率观察到多重耐药性（定义为对至少一种超广谱头孢菌素、一种氨基糖苷和环丙沙星的耐药性）也显著增加（1.7%～9.3%）。表57.1列出了2002—2004年收集的菌株之间的耐药率。同样，美国国家卫生安全网络（NHSN）在2009年和2010年向美国疾病控制中心报道了与医疗相关的感染中铜绿假单胞菌对抗生素耐药性的模式，总结显示，耐药铜绿假单胞菌分离株的比例与前2年没有明显改变[310]，此外，在重要防控地点的耐药率没有显著差异。有趣的是，报道的不同抗假单胞菌药物的耐药率与Obritch等人2002年观察到的相似（表57.1）。这表明美国铜绿假单胞菌的耐药率在过去十年中基本一致。

表57.1　报道的铜绿假单胞菌分离株的抗菌药物耐药率

	显示抗性的铜绿假单胞菌分离物的比例（%）				
	全国ICU监测[a]，美国，2002年（n=951）[278]	全国ICU监测[a]，美国，2002—2004（n=3 550）[279]	国家医疗安全网[b]，美国，2009—2010（n=6 111）[310]	EARS-Net年度报告，欧洲，2008—2011（n>9 300）[280]	全国医院监测[a]，加拿大，2008（n=373）[281]
β内酰胺类抗生素					
头孢吡肟	25.0	12.5	23.3[c]		7.2
头孢他啶	19.0	4.5		14.2	

（续表）

	显示抗性的铜绿假单胞菌分离物的比例（%）				
	全国ICU监测[a]，美国，2002年（n=951）[278]	全国ICU监测[a]，美国，2002—2004（n=3 550）[279]	国家医疗安全网[b]，美国，2009—2010（n=6 111）[310]	EARS-Net年度报告，欧洲，2008—2011（n>9 300）[280]	全国医院监测[a]，加拿大，2008（n=373）[281]
头孢曲松钠		48.0			32.7
美罗培南			22.5[d]	18.6[d]	5.6
亚胺培南	23.0	14.5			
哌拉西林	15.0	16.0	15.5[e]	16.5[e]	
哌拉西林/他唑巴坦	10.0	13.2			8.0
替卡西林/克拉维酸	17.0				
氨曲南	32.0	17.8			
氨基糖苷类			10.0	17.7	
阿米卡星	10.0	3.5			3.5
庆大霉素					12.3
妥布霉素	16.0	13.7			
氟喹诺酮类药物			29.6	22.5	
环丙沙星	32.0	28.9			19.0
左氧氟沙星	34.0				24.1
多粘菌素					
多粘菌素					0.8
多重耐药性	14.0[f]	9.3（2004年）[g]	13.5[h]	15.3[i]	5.9[j]

[a] 根据临床和实验室标准研究所（CLSI）的指导方针；

[b] 根据报告的中央静脉相关血流感染、导管相关尿路感染、呼吸机相关性肺炎和手术部位感染的值计算总体耐药率；

[c] 报告了头孢吡肟和头孢他啶的联合用药率；

[d] 报告了美罗培南和亚胺培南的联合用药率；

[e] 哌拉西林和哌拉西林/他唑巴坦联合用药报告；

[f] 多重耐药性定义为对以下物质≥3的耐药性：头孢他啶、环丙沙星、妥布霉素和亚胺培南；

[g] 多重耐药性定义为对至少一种超广谱头孢菌素、一种氨基糖苷类药物和环丙沙星耐药；

[h] 多重耐药性定义为对以下三类药物中的至少一种药物的耐药或中度敏感性：超广谱头孢菌素、氟喹诺酮类、氨基糖苷类、碳青霉烯类和哌拉西林或哌拉西林/他唑巴坦；

[i] 多重耐药性定义为对≥3种抗生素类别的药物具有耐药性；

[j] 多重耐药性定义为对≥3种抗生素具有耐药性：头孢吡肟、哌拉西林/他唑巴坦、美罗培南、阿米卡星或庆大霉素和环丙沙星。

在欧洲，所报告的耐药率趋势也是不一致的。与Obritch等人的推论类似，欧洲抗菌药物耐药监测网络（EARS-Net）的年度报告显示，2008—2011年，几个国家的铜绿假单胞菌对所有抗假单胞菌药物的耐药率稳步增加[280]。例如，法国发现铜绿假单胞菌对哌拉西林、头孢他啶、氟喹诺酮类、氨基糖苷类和碳青霉烯类药物的抗药性有显著增加的趋势。多重耐药性也有显著增加的趋势（定义为对3种及3种以上抗生素类别的抗药性）。然而，Slekovec等人的另一项研究评估了2001—2011年从法国6家医院收集的铜绿假单胞菌分离菌的耐药趋势，观察结果与EARS-Net报道的结果相矛盾[282]，仅观察到对碳青霉烯耐药性显著增加的趋势。此外，他们观察到对氟喹诺酮类、氨基糖苷类和氨曲南的耐药性显著下降。导致两项研究之间观察到的耐药趋势差异的原因之一可能是由于耐药定义的差异所导致的。根据欧盟药敏试验标准委员会2013推荐的药物敏感性临界值，

Slekovec等人使用了耐药性常数的定义，而EARS-Net报告中的药敏试验结果则基于报告国家当地实验室使用的临床临界值标准，因此，对耐药性定义的差异给直接比较不同的研究结果带来了困难[248]。

加拿大于2008年进行了第一次全国前瞻性监测研究，评估了抗生素耐药性，其中包括对来自不同医院的10名患者的373株铜绿假单胞菌分离株的耐药性监测[281]，报道的耐药率普遍低于美国和欧洲的研究报告（表57.1）。根据医院病房的位置，来自囊性纤维化诊所和重症监护室的菌株的耐药率最高。对头孢吡肟、哌拉西林/他唑巴坦、美罗培南、阿米卡星或庆大霉素和环丙沙星的多重耐药率（定义为对3种或3种以上的抗生素的耐药性）为5.9%，与美国和欧洲的研究报道相比，加拿大分离株的多重耐药率低的原因之一可能是该研究中使用的多重耐药性的限制性略高，因此，如果没有多重耐药表型的标准定义，对不同研究中铜绿假单胞菌的多重耐药率进行比较可能很困难。

多重耐药铜绿假单胞菌的流行率增加尤其令人担忧，因为由这些菌株引起的感染通常与预后不良的临床结果相关[28]。一项研究显示，多重耐药铜绿假单胞菌菌血症对患者治疗结果具有影响，研究表明，铜绿假单胞菌的多重耐药性与菌血症患者的30 d死亡率独立相关［比值比（OR）：6.8］，此外，多重耐药铜绿假单胞菌菌血症患者的死亡时间显著缩短（$P=0.011$）[45]。另一项研究评估了两家意大利大学医院的铜绿假单胞菌血流感染患者的临床结果，结果发现多重耐药和初始抗菌治疗不足与患者的21 d死亡率独立相关（OR分别为3.31和2.73）[260]。除了死亡率增加之外，由多重耐药铜绿假单胞菌引起的感染也与发病率的增加有关。多重耐药铜绿假单胞菌的分离株与手术（即手术切除感染源）感染的高发生率、支气管镜检查或导管植入等侵入性手术感染率、住院时间以及患者出院到慢性护理机构频率的增加有关[244]。然而，值得一提的是，感染耐药分离株的患者的不良结局并不总是与这些菌株的毒力相关，一些耐药菌株的毒力并没有增强（如前文"抗生素耐药性对细菌存活率和毒力的影响"所述）。另外，其他因素，如抗生素疗效降低或没有及时获得适当的抗菌治疗，也可能导致这些不良的临床结果。

一些研究已经阐明了多重耐药铜绿假单胞菌感染是造成治疗费用增加的原因。这些研究通常认为这些感染与住院费用增加和住院时间增加有关[28]。例如，1994年8月至1997年12月，对22例住院患者的一系列检查旨在研究多重耐药铜绿假单胞菌与医疗费用增加之间的相关性，研究发现，与不耐药铜绿假单胞菌感染相比，多重耐药铜绿假单胞菌与平均住院费用显著较高有关，部分原因是需要依靠手术去除多重耐药感染患者的感染源，这增加了住院费用和住院时间[283]。2005年1月1日至2006年12月31日期间，在西班牙的一家三级医疗教学医院进行了一项对最近所有住院患者进行的回顾性研究，以评估医院获得性多重耐药铜绿假单胞菌的住院费用，该研究包括402个铜绿假单胞菌阳性培养物，与非耐药菌株相比，耐药菌株和多重耐药菌株与医院总费用增加独立相关（超过70%患者每次住院时间增加）[284]。因此，寻找合适的策略来抑制多重耐药性感染的出现和传播不仅对于改善临床结果有利，而且还对患者不再额外增加治疗费用至关重要。

12　预防策略和耐药性管理

要有效地预防和管理抗菌药物的耐药性，需要协调不同的策略，以便及时发现、控制感染和有效治疗。

12.1　可靠的临床预测工具的开发

识别患铜绿假单胞菌感染不良后果的患者（如发生耐药或死亡）是非常重要的。开发预测这些不良结果的验证工具可以改善医疗决策的制定。例如，可以用临床预测工具来量化患者对铜绿假单胞菌感染的耐受性，从而推导出铜绿假单胞菌对患者造成的风险。为了预测铜绿假单胞菌呼吸道感染患者分离株产生多重耐药性的因素，Lodise等开发了一种特定的工具来评估该患者群体中产生多重耐药的可能性[285]，该模型可以帮助临床医师进行经验性决策，从而改善治疗结果。同样，已经开发了几种模型来预测铜绿假单胞菌血症患者的死亡率[286, 287]，这样的模型对于临床医生在识别死亡率高的患者时是有价值的，因此可以针对性地实施以患者为目标的监测与干预以降低死亡率。

12.2　早期检测和隔离

对于免疫功能低下的患者或需要机械通气的患者，他们被铜绿假单胞菌感染的风险增加，应密切注意并监测是否有任何感染迹象。没有及时检测铜绿假单胞菌感染可能导致错过及时使用适当抗生素治疗的机会，这可能导致预后不良。用于快速检测铜绿假单胞菌的新技术包括定量PCR（qPCR）、肽核酸荧光原位杂交（PNA FISH）和基质辅助激光解吸/电离飞行时间质谱（MALDI-TOF MS）等方法。几项研究表明，与样本培养相比，定量PCR和基质辅助激光解吸/电离飞行时间质谱是早期检测铜绿假单胞菌的高度敏感和特异性工具[288, 289]，同样，最近一项研究对肽核酸荧光原位杂交技术在铜绿假单胞菌快速检测中的应用进行了评估，结果表明，该技术检测铜绿假单胞菌临床分离株的敏感性和特异性分别达到了100%和95%[290]，但是，这些方法单独使用时不能可靠地预测抗生素敏感性。临床上铜绿假单胞菌菌株表现出不同的耐药机制和抗菌药物敏感性，因此，体外药敏试验数据对于医生在选择适当药物时仍然很重要，在临床上应立即收集用于培养和药敏试验的样本，并且最好在给予任何抗生素之前进行药敏试验。

12.3　感染控制和传播减少

由于铜绿假单胞菌主要与院内感染有关，因此严格遵守感染控制措施对于避免医院暴发该菌的感染至关重要，这可能包括定殖或感染多重耐药菌株的患者与新近接触者隔离的政策，以尽量减少患者间传播的风险[291]，其他措施包括经常洗手、血管内导管的无菌插入技术以及听诊器隔膜等清洁和消毒设备。

12.4　实施抗生素管控计划（ASP）

抗生素管控计划是一套协调一致的医院策略，致力于通过提高患者的治疗效果，减少耐药性发展和避免不必要的治疗成本来改善抗生素的使用。医院的抗生素管控计划的核心要素是实施可以改善抗生素使用的干预措施，如抗生素"超时"、剂量调整和优化、追踪和报告抗生素使用以及评估其对患者的治疗效果。其他重要的抗生素管控计划要素包括提供领导支持和持续的员工教育、定期提供最新的当地抗生素耐药趋势、抗生素处方和解决国家和地方问题的传染病管理策略。

有大量证据表明，抗生素管控计划在提高患者护理质量、减少治疗失败以及减少抗生素耐药性方面取得了成功。Regal等人比较了作为抗生素管控计划一部分的β-内酰胺使用减少前后的铜绿假单胞菌敏感性模式，研究发现铜绿假单胞菌对头孢他啶、哌拉西林、亚胺培南和氨曲南的敏感性增加[292]。Goldstein等人也观察到在社区教学医院开始使用厄他培南后铜绿假单胞菌对亚胺培南的敏感性显著增加[293]。鉴于平均销售价格的好处以及医院对改善抗生素使用的迫切需求，2014年美国疾控中心建议所有急诊医院实施这些计划[294]。

12.5　适当的经验性治疗

一旦确诊为铜绿假单胞菌感染，应迅速给予合适的经验性治疗对临床结果至关重要。对于无并发症的下尿路感染，建议使用抗生素单药治疗，但中性粒细胞减少患者或疑似菌血症时除外。2种或2种以上抗假单胞菌药联合治疗常用于发生菌血症或医院获得性肺炎严重感染的患者[295]。联合治疗的基本原理是增加适当经验覆盖的概率、减少抗药性突变体的选择并达到协同抗菌效果。一种氨基糖苷和一种β-内酰胺的组合通常用于治疗由铜绿假单胞菌引起的菌血症。一些研究表明适当的经验性联合治疗方法比适当的经验性单药治疗更有优势[296-298]。然而，最近的一些研究对这一说法提出不同的见解，鲍尔斯等人比较了接受适当经验组合疗法与单一疗法治疗铜绿假单胞菌菌血症患者的结果，在校正基线APACHE Ⅱ评分和菌血症发病前的住院时间后，他们发现30 d死亡率、住院死亡率或适当的经验组合与单药治疗后的死亡时间无统计学差异[24]。Pena等人也报道了类似的结果，他们发现与单药治疗相比，联合抗菌药物治疗并没有降低铜绿假单胞菌血流感染的死亡率风险[299]。一项综合性综述分析了18项研究的数据，其中包括426例非绿脓杆菌感染的铜绿假单胞菌脓毒症患者，比较了使用β-内酰胺/氨基糖苷类联合治疗与β-内酰胺单药治疗后的全因死亡率，他们没有观察到研究组之间的显著差异，此外，他们还发现联合用药组出现了副作用，特别是肾毒性的发生率更高[300]，因此，只要经验性治疗合适，就临床结果而言，联合用药疗法并不比单一药物疗法有优势。此外，多项研究表明，β-内酰胺/氨基糖苷联合治疗与β-内酰胺单药治疗相比，在抑制耐药出现方面并不无优势[301]。需要大型前瞻性随机对照试验来进一步评估经验性联合疗法在治疗铜绿假单胞菌感染的不同患者时的有效性。

12.6　替代路线的药物管理

在难以治疗的铜绿假单胞菌感染的情况下，抗生素给药的替代途径可被认为是辅助治疗。例如，吸入性氨基糖苷类药物如妥布霉素可用于根除囊性纤维化患者的铜绿假单胞菌以及支气管扩张的非囊性纤维化患者的肺部感染[302]。吸入氨基糖苷类或粘菌素也可能有利于治疗由多重耐药铜绿假单胞菌引起的呼吸机相关性肺炎[303]。局部多粘菌素B也用于与全身抗生素结合治疗临床伤口感染[304]。通过玻璃体内滴注哌拉西林/他唑巴坦药物组用于治疗由多重耐药铜绿假单胞菌引起的眼内炎[305]。鞘内多粘菌素已成功用于治疗神经外科手术后由于耐多药铜绿假单胞菌引起的中枢神经系统感染，如脑膜炎和脑室腹腔分流感染[306-308]。除了直接向感染部位递送抗生素外，这些给药途径还减少了药物的全身暴露，并因此将副作用降至最低。

13　结论

铜绿假单胞菌是医院感染的主要病原，也是医疗环境中具有挑战性的病原体。越来越多的报道指出铜绿假单胞菌对各类抗假单胞菌药物具有耐药性。不幸的是，只有极少数用于治疗耐药铜绿假单胞菌菌株的新抗生素预计将在未来十年内才能商业化[309]，因此，看起来铜绿假单胞菌感染在未来很多年内仍将是一个问题，高标准的感染控制和明智的抗微生物药物的使用对于防止情况恶化至关重要。

参考文献

[1] Palleroni NJ. Introduction to the family Pseudomonadaceae. In：Starr MP，Stolp H，Trüper HG，Balows A，Schlegel HG，editors.The prokaryotes. Berlin，Heidelberg：Springer；1981. p. 655-65. doi：10.1007/978-3-662-13187-9_58.

[2] Ozen AI，Ussery DW. Defning the Pseudomonas genus：where do we draw the line with Azotobacter? Microb Ecol. 2012；63（2）：239-48. doi：10.1007/s00248-011-9914-8.

[3] Bhatawadekar SM. Community-acquired urinary tract infection by pseudomonas oryzihabitans. J Glob Infect. 2013；5（2）：82-4. doi：10.4103/0974-777X.112274.

[4] Jog SM，Patole SK. Flavimonas oryzihabitans bacteremia in aneonate. Indian Pediatr. 2001；38（5）：562-3.

[5] Lin RD，Hsueh PR，Chang JC，Teng LJ，Chang SC，Ho SW，Hsieh WC，Luh KT. Flavimonas oryzihabitans bacteremia：clinical features and microbiological characteristics of isolates. Clin Infect Dis. 1997；24（5）：867-73.

[6] Marin M，Garcia de Viedma D，Martin-Rabadan P，RodriguezCreixems M，Bouza E. Infection of hickman catheter by Pseudomonas（formerly flavimonas）oryzihabitans traced to a synthetic bath sponge. J Clin Microbiol. 2000；38（12）：4577-9.

[7] Rajmohan S，Dodd CE，Waites WM. Enzymes from isolates of Pseudomonas fluorescens involved in food spoilage. J Appl Microbiol. 2002；93（2）：205-13.

[8] Liu L，Chen H，Brecher MB，Li Z，Wei B，Nandi B，Zhang J，Ling H，Winslow G，Braun J，Li H. Pft is a structurally novel Crohn's disease-associated superantigen. PLoS Pathog. 2013；9（12），e1003837. doi：10.1371/journal.ppat.1003837.

［9］ Madi A，Lakhdari O，Blottiere HM，Guyard-Nicodeme M，Le Roux K，Groboillot A，Svinareff P，Dore J，Orange N，Feuilloley MG，Connil N. The clinical Pseudomonas fluorescens MFN1032 strain exerts a cytotoxic effect on epithelial intestinal cells and induces Interleukin-8 via the AP-1 signaling pathway. BMC Microbiol. 2010；10：215. doi：10.1186/1471-2180-10-215.

［10］ Gershman MD，Kennedy DJ，Noble-Wang J，Kim C，Gullion J，Kacica M，Jensen B，Pascoe N，Saiman L，McHale J，Wilkins M，Schoonmaker-Bopp D，Clayton J，Arduino M，Srinivasan A，Pseudomonas fluorescens Investigation T. Multistate outbreak of Pseudomonas fluorescens bloodstream infection after exposure to contaminated heparinized saline flush prepared by a compounding pharmacy. Clin Infect Dis. 2008；47（11）：1372-9. doi：10.1086/592968.

［11］ Hsueh PR，Teng LJ，Pan HJ，Chen YC，Sun CC，Ho SW，Luh KT. Outbreak of Pseudomonas fluorescens bacteremia among oncology patients. J Clin Microbiol. 1998；36（10）：2914-7.

［12］ Yang CH，Young T，Peng MY，Weng MC. Clinical spectrum of Pseudomonas putida infection. J Formosan Med Assoc. 1996；95（10）：754-61.

［13］ Yoshino Y，Kitazawa T，Kamimura M，Tatsuno K，Ota Y，Yotsuyanagi H. Pseudomonas putida bacteremia in adult patients：fve case reports and a review of the literature. J Infect Chemother. 2011；17（2）：278-82. doi：10.1007/s10156-010-0114-0.

［14］ Chandrasekaran S，Lalithakumari D. Plasmid-mediated rifampicin resistance in Pseudomonas fluorescens. J Med Microbiol. 1998；47（3）：197-200.

［15］ Horii T，Muramatsu H，Iinuma Y. Mechanisms of resistance to fluoroquinolones and carbapenems in Pseudomonas putida. J Antimicrob Chemother. 2005；56（4）：643-7. doi：10.1093/jac/dki254.

［16］ Gessard C. Classics in infectious diseases. On the blue and green coloration that appears on bandages. By Carle Gessard（1850—1925）. Rev Infect Dis. 1984；6（Suppl. 3）：S775-6.

［17］ Wilson R，Pitt T，Taylor G，Watson D，MacDermot J，Sykes D，Roberts D，Cole P. Pyocyanin and 1-hydroxyphenazine produced by Pseudomonas aeruginosa inhibit the beating of human respiratory cilia in vitro. J Clin Invest. 1987；79（1）：221-9. doi：10.1172/JCI112787.

［18］ Berrouane YF，McNutt LA，Buschelman BJ，Rhomberg PR，Sanford MD，Hollis RJ，Pfaller MA，Herwaldt LA. Outbreak of severe Pseudomonas aeruginosa infections caused by a contaminated drain in a whirlpool bathtub. Clin Infect Dis.2000；31（6）：1331-7. doi：10.1086/317501.

［19］ Stover CK，Pham XQ，Erwin AL，Mizoguchi SD，Warrener P，Hickey MJ，Brinkman FS，Hufnagle WO，Kowalik DJ，Lagrou M，Garber RL，Goltry L，Tolentino E，Westbrock-Wadman S，Yuan Y，Brody LL，Coulter SN，Folger KR，Kas A，Larbig K，Lim R，Smith K，Spencer D，Wong GK，Wu Z，Paulsen IT，Reizer J，Saier MH，Hancock RE，Lory S，Olson MV. Complete genome sequenceof Pseudomonas aeruginosa PAO1，an opportunistic pathogen. Nature. 2000；406（6799）：959-64. doi：10.1038/35023079.

［20］ Rice LB. Challenges in identifying new antimicrobial agents effective for treating infections with Acinetobacter baumannii and Pseudomonas aeruginosa. Clin Infect Dis. 2006；43 Suppl 2：S100-5. doi：10.1086/504487.

［21］ Gibson RL，Burns JL，Ramsey BW. Pathophysiology and management of pulmonary infections in cystic fbrosis. Am J Respir Crit Care Med. 2003；168（8）：918-51. doi：10.1164/rccm.200304-505SO.

［22］ Driscoll JA，Brody SL，Kollef MH. The epidemiology，pathogenesis and treatment of Pseudomonas aeruginosa infections. Drugs. 2007；67（3）：351-68.

［23］ Gellatly SL，Hancock RE. Pseudomonas aeruginosa：new insights into pathogenesis and host defenses. Pathog Dis. 2013；67（3）：159-73. doi：10.1111/2049-632X.12033.

［24］ Bowers DR，Liew YX，Lye DC，Kwa AL，Hsu LY，Tam VH. Outcomes of appropriate empiric combination versus monotherapy for Pseudomonas aeruginosa bacteremia. Antimicrob Agents Chemother. 2013；57（3）：1270-4. doi：10.1128/AAC.02235-12.

［25］ Cao B，Wang H，Sun H，Zhu Y，Chen M. Risk factors and clinical outcomes of nosocomial multi-drug resistant Pseudomonas aeruginosa infections. J Hosp Infect. 2004；57（2）：112-8. doi：10.1016/j.jhin.2004.03.021.

［26］ Strateva T，Yordanov D. Pseudomonas aeruginosa—a phenomenon of bacterial resistance. J Med Microbiol.2009；58（Pt 9）：1133-48. doi：10.1099/jmm.0.009142-0.

［27］ Breidenstein EB，de la Fuente-Nunez C，Hancock RE. Pseudomonas aeruginosa：all roads lead to resistance. Trends Microbiol. 2011；19（8）：419-26. doi：10.1016/j.tim.2011.04.005.

［28］ Hirsch EB，Tam VH. Impact of multidrug-resistant Pseudomonas aeruginosa infection on patient outcomes. Expert Rev Pharmacoecon Outcomes Res. 2010；10（4）：441-51. doi：10.1586/erp.10.49.

［29］ Gharabaghi MA，Abdollahi SM，Safavi E. Abtahi SH（2012）Community acquired Pseudomonas pneumonia in an immune competent host. BMJ Case Rep. 2012. doi：10.1136/bcr.01.2012.5673.

［30］ Huhulescu S，Simon M，Lubnow M，Kaase M，Wewalka G，Pietzka AT，Stoger A，Ruppitsch W，Allerberger F. Fatal Pseudomonas aeruginosa pneumonia in a previously healthy woman was most likely associated with a contaminated hot tub. Infection. 2011；39（3）：265-9. doi：10.1007/s15010-011-0096-6.

［31］ Fujitani S，Sun HY，Yu VL，Weingarten JA. Pneumonia due to Pseudomonas aeruginosa. Part I：Epidemiology，clinical diagnosis，and source. Chest. 2011；139（4）：909-19. doi：10.1378/chest.10-0166.

［32］ Zavascki AP，Barth AL，Fernandes JF，Moro AL，Goncalves AL，Goldani LZ. Reappraisal of Pseudomonas aeruginosa hospitalacquired pneumonia mortality in the era of metallo-beta-lactamasemediated multidrug resistance：a prospective observational study. Crit Care. 2006；10（4）：R114. doi：10.1186/cc5006.

［33］ Bou R，Aguilar A，Perpinan J，Ramos P，Peris M，Lorente L，Zuniga A. Nosocomial outbreak of Pseudomonas aeruginosa infections related to a flexible bronchoscope. J Hosp Infect.2006；64（2）：129-35. doi：10.1016/j.jhin.2006.06.014.

［34］ Micek ST，Kollef KE，Reichley RM，Roubinian N，Kollef MH. Health care-associated pneumonia and community-acquired pneumonia：a single-center experience. Antimicrob Agents Chemother. 2007；51（10）：3568-73. doi：10.1128/AAC.00851-07.

［35］ Kollef MH，Chastre J，Fagon JY，Francois B，Niederman MS，Rello J，Torres A，Vincent JL，Wunderink RG，Go KW，Rehm

C. Global prospective epidemiologic and surveillance study of ventilator-associated pneumonia due to Pseudomonas aeruginosa. Crit Care Med. 2014；42（10）：2178-87. doi：10.1097/CCM.0000000000000510.

[36] Rello J, Allegri C, Rodriguez A, Vidaur L, Sirgo G, Gomez F, Agbaht K, Pobo A, Diaz E. Risk factors for ventilator-associated pneumonia by Pseudomonas aeruginosa in presence of recent antibiotic exposure. Anesthesiology. 2006；105（4）：709-14.

[37] Cezario RC, Duarte De Morais L, Ferreira JC, Costa-Pinto RM, da Costa Darini AL, Gontijo-Filho PP. Nosocomial outbreak by imipenem-resistant metallo-beta-lactamase-producing Pseudomonas aeruginosa in an adult intensive care unit in a Brazilian teaching hospital. Enferm Infecc Microbiol Clin. 2009；27（5）：269-74. doi：10.1016/j.eimc.2008.09.009.

[38] El Solh AA, Alhajhusain A. Update on the treatment of Pseudomonas aeruginosa pneumonia. J Antimicrob Chemother. 2009；64（2）：229-38. doi：10.1093/jac/dkp201.

[39] Bagshaw SM, Laupland KB. Epidemiology of intensive care unitacquired urinary tract infections. Curr Opin Infect Dis.2006；19（1）：67-71.

[40] Mittal R, Aggarwal S, Sharma S, Chhibber S, Harjai K. Urinary tract infections caused by Pseudomonas aeruginosa: a minireviewJ Infect Public Health. 2009；2（3）：101-11. doi：10.1016/j.jiph.2009.08.003.

[41] Dryden MS. Complicated skin and soft tissue infection. J Antimicrob Chemother. 2010；65（Suppl. 3）：iii35-44. doi：10.1093/jac/dkq302.

[42] Ji X, Jin P, Chu Y, Feng S, Wang P. Clinical characteristics and risk factors of diabetic foot ulcer with multidrug-resistant organism infection. Int J Low Extrem Wounds. 2014；13（1）：64-71.doi：10.1177/1534734614521236.

[43] Stevens DL, Bisno AL, Chambers HF, Dellinger EP, Goldstein EJ, Gorbach SL, Hirschmann JV, Kaplan SL, Montoya JG, Wade JC. Practice guidelines for the diagnosis and management of skin band soft tissue infections: 2014 update by the Infectious Diseases Society of America. Clin Infect Dis. 2014；59（2）：e10-52. doi：10.1093/cid/ciu296.

[44] Kollef MH, Zilberberg MD, Shorr AF, Vo L, Schein J, Micek ST, Kim M. Epidemiology, microbiology and outcomes of healthcareassociated and community-acquired bacteremia: a multicenter cohort study. J Infect. 2011；62（2）：130-5. doi：10.1016/j.jinf.2010.12.009.

[45] Tam VH, Rogers CA, Chang KT, Weston JS, Caeiro JP, Garey KW. Impact of multidrug-resistant Pseudomonas aeruginosa bacteremia on patient outcomes. Antimicrob Agents Chemother. 2010；54（9）：3717-22. doi：10.1128/AAC.00207-10.

[46] Kang CI, Kim SH, Kim HB, Park SW, Choe YJ, Oh MD, Kim EC, Choe KW. Pseudomonas aeruginosa bacteremia: risk factors for mortality and influence of delayed receipt of effective antimicrobial therapy on clinical outcome. Clin Infect Dis. 2003；37（6）：745-51. doi：10.1086/377200.

[47] Kim YJ, Jun YH, Kim YR, Park KG, Park YJ, Kang JY, Kim SI. Risk factors for mortality in patients with Pseudomonas aeruginosa bacteremia: retrospective study of impact of combination antimicrobial therapy. BMC Infect Dis. 2014；14：161. doi：10.1186/1471-2334-14-161.

[48] Morata L, Cobos-Trigueros N, Martinez JA, Soriano A, Almela M, Marco F, Sterzik H, Nunez R, Hernandez C, Mensa J. Influence of multidrug resistance and appropriate empirical therapy on the 30-day mortality rate of Pseudomonas aeruginosa bacteremia. Antimicrob Agents Chemother. 2012；56（9）：4833-7. doi：10.1128/AAC.00750-12.

[49] Hancock RE, Schmidt A, Bauer K, Benz R. Role of lysines in ion selectivity of bacterial outer membrane porins. Biochim Biophys Acta. 1986；860（2）：263-7.

[50] Bellido F, Martin NL, Siehnel RJ, Hancock RE. Reevaluation, using intact cells, of the exclusion limit and role of porin OprF in Pseudomonas aeruginosa outer membrane permeability. J Bacteriol. 1992；174（16）：5196-203.

[51] Bratu S, Landman D, Gupta J, Quale J. Role of AmpD, OprF and penicillin-binding proteins in beta-lactam resistance in clinical isolates of Pseudomonas aeruginosa. J Med Microbiol. 2007；56（Pt6）：809-14. doi：10.1099/jmm.0.47019-0.

[52] Pumbwe L, Piddock LJ. Two efflux systems expressed simultaneously in multidrug-resistant Pseudomonas aeruginosa. Antimicrob Agents Chemother. 2000；44（10）：2861-4.

[53] Trias J, Rosenberg EY, Nikaido H. Specifcity of the glucose channel formed by protein D1 of Pseudomonas aeruginosa. Biochim Biophys Acta. 1988；938（3）：493-6.

[54] Wylie JL, Worobec EA. The OprB porin plays a central role in carbohydrate uptake in Pseudomonas aeruginosa. J Bacteriol.1995；177（11）：3021-6.

[55] MacLeod DL, Velayudhan J, Kenney TF, Therrien JH, Sutherland JL, Barker LM, Baker WR. Fosfomycin enhances the active transport of tobramycin in Pseudomonas aeruginosa. Antimicrob Agents mChemother. 2012；56（3）：1529-38. doi：10.1128/AAC.05958-11.

[56] Trias J, Nikaido H. Protein D2 channel of the Pseudomonas aeruginosa outer membrane has a binding site for basic amino acidsm and peptides. J Biol Chem. 1990；265（26）：15680-4.

[57] Huang H, Hancock RE. The role of specifc surface loop regions in determining the function of the imipenem-specifc pore protein OprD of Pseudomonas aeruginosa. J Bacteriol. 1996；178（11）：3085-90.

[58] Livermore DM. Of Pseudomonas, porins, pumps and carbapenems. J Antimicrob Chemother. 2001；47（3）：24750.

[59] Trias J, Nikaido H. Outer membrane protein D2 catalyzes facilitated diffusion of carbapenems and penems through the outer membrane of Pseudomonas aeruginosa. Antimicrob Agents Chemother. 1990；34（1）：52-7.

[60] Kohler T, Michea-Hamzehpour M, Epp SF, Pechere JC. Carbapenem activities against Pseudomonas aeruginosa: respective contributions of OprD and efflux systems. Antimicrob Agents Chemother. 1999；43（2）：424-7.

[61] Hancock RE, Brinkman FS. Function of pseudomonas porins in uptake and efflux. Annu Rev Microbiol. 2002；56：17-38. doi：10.1146/annurev.micro.56.012302.160310.

[62] Piddock LJ. Multidrug—resistance efflux pumps-not just for resistance. Nat Rev Microbiol. 2006；4（8）：629-36. doi：10.1038/nrmicro1464.

［63］　Nikaido H. Prevention of drug access to bacterial targets：permeability barriers and active efflux. Science. 1994；264（5157）：382-8.

［64］　Zhao Q，Li XZ，Srikumar R，Poole K. Contribution of outer membrane efflux protein OprM to antibiotic resistance in Pseudomonas aeruginosa independent of MexAB. Antimicrob Agents Chemother. 1998；42（7）：1682-8.

［65］　Kohler T，Kok M，Michea-Hamzehpour M，Plesiat P，Gotoh N，Nishino T，Curty LK，Pechere JC. Multidrug efflux in intrinsic resistance to trimethoprim and sulfamethoxazole in Pseudomonas aeruginosa. Antimicrob Agents Chemother. 1996；40（10）：2288-90.

［66］　Li XZ，Zhang L，Srikumar R，Poole K. Beta-lactamase inhibitors are substrates for the multidrug efflux pumps of Pseudomonas aeruginosa. Antimicrob Agents Chemother. 1998；42（2）：399-403.

［67］　Poole K，Tetro K，Zhao Q，Neshat S，Heinrichs DE，Bianco N. Expression of the multidrug resistance operon mexA-mexB-oprM in Pseudomonas aeruginosa：mexR encodes a regulator of operon expression. Antimicrob Agents Chemother. 1996；40（9）：2021-8.

［68］　Srikumar R，Kon T，Gotoh N，Poole K. Expression of Pseudomonas aeruginosa multidrug efflux pumps MexA-MexB-OprM and MexC-MexD-OprJ in a multidrug-sensitive Escherichia coli strain. Antimicrob Agents Chemother. 1998；42（1）：65-71.

［69］　Srikumar R，Li XZ，Poole K. Inner membrane efflux components are responsible for beta-lactam specifcity of multidrug efflux pumps in Pseudomonas aeruginosa. J Bacteriol. 1997；179（24）：7875-81.

［70］　Srikumar R，Paul CJ，Poole K. Influence of mutations in the mexR repressor gene on expression of the MexA-MexB-oprM multidrug efflux system of Pseudomonas aeruginosa. J Bacteriol.2000；182（5）：1410-4.

［71］　Aires JR，Kohler T，Nikaido H，Plesiat P. Involvement of an active efflux system in the natural resistance of Pseudomonas aeruginosa to aminoglycosides. Antimicrob Agents Chemother. 1999；43（11）：2624-8.

［72］　Masuda N，Sakagawa E，Ohya S，Gotoh N，Tsujimoto H，Nishino T. Contribution of the MexX-MexY-oprM efflux system to intrinsic resistance in Pseudomonas aeruginosa. Antimicrob Agents Chemother. 2000；44（9）：22426

［73］　Westbrock-Wadman S，Sherman DR，Hickey MJ，Coulter SN，Zhu YQ，Warrener P，Nguyen LY，Shawar RM，Folger KR，Stover CK. Characterization of a Pseudomonas aeruginosa efflux pump contributing to aminoglycoside impermeability. Antimicrob Agents Chemother. 1999；43（12）：2975-83.

［74］　Mine T，Morita Y，Kataoka A，Mizushima T，Tsuchiya T. Expression in Escherichia coli of a new multidrug efflux pump，MexXY，from Pseudomonas aeruginosa. Antimicrob Agents Chemother. 1999；43（2）：415-7.

［75］　Masuda N，Gotoh N，Ishii C，Sakagawa E，Ohya S，Nishino T. Interplay between chromosomal beta-lactamase and the MexAB-OprM efflux system in intrinsic resistance to beta-lactams in Pseudomonas aeruginosa. Antimicrob Agents Chemother.1999；43（2）：400-2.

［76］　Nakae T，Nakajima A，Ono T，Saito K，Yoneyama H. Resistance to beta-lactam antibiotics in Pseudomonas aeruginosa due to interplay between the MexAB-OprM efflux pump and beta-lactamase. Antimicrob Agents Chemother. 1999；43（5）：1301-3.

［77］　Sanders CC，Sanders Jr WE. Type I beta-lactamases of gramnegative bacteria：interactions with beta-lactam antibiotics.J Infect Dis. 1986；154（5）：792-800.

［78］　Livermore DM. Interplay of impermeability and chromosomal beta-lactamase activity in imipenem-resistant Pseudomonas aeruginosa. Antimicrob Agents Chemother. 1992；36（9）：2046-8.

［79］　Bunny KL，Hall RM，Stokes HW. New mobile gene cassettes containing an aminoglycoside resistance gene，aacA7，and a chloramphenicol resistance gene，catB3，in an integron in pBWH301. Antimicrob Agents Chemother. 1995；39（3）：686-93.

［80］　Girlich D，Naas T，Leelaporn A，Poirel L，Fennewald M，Nordmann P. Nosocomial spread of the integron-located veb-1-like cassette encoding an extended-pectrum beta-lactamase in Pseudomonas aeruginosa in Thailand. Clin Infect Dis. 2002；34（5）：603-11. doi：10.1086/338786.

［81］　Shahid M，Malik A，Sheeba. Multidrug-resistant Pseudomonas aeruginosa strains harbouring R-plasmids and AmpC betalactamases isolated from hospitalised burn patients in a tertiary care hospital of North India. FEMS Microbiol Lett.2003；228（2）：181-6.

［82］　Aboufaycal H，Sader HS，Rolston K，Deshpande LM，Toleman M，Bodey G，Raad I，Jones RN. blaVIM-2 and blaVIM-7 carbapenemase-producing Pseudomonas aeruginosa isolates detected in a tertiary care medical center in the United States：report from the MYSTIC program. J Clin Microbiol. 2007；45（2）：614-5. doi：10.1128/JCM.0135106.

［83］　Angelatou F，Litsas SB，Kontomichalou P. Purifcation and properties of two gentamicin-modifying enzymes，coded by a single plasmid pPK237 originating from Pseudomonas aeruginosa. J Antibiot. 1982；35（2）：235-44.

［84］　Poirel L，Girlich D，Naas T，Nordmann P. OXA-28，an extendedspectrum variant of OXA-10 beta-lactamase from Pseudomonas aeruginosa and its plasmid-and integron-located gene. Antimicrob Agents Chemother. 2001；45（2）：447-53. doi：10.1128/AAC.45.2.447-453.2001.

［85］　Poirel L，Naas T，Nicolas D，Collet L，Bellais S，Cavallo JD，Nordmann P. Characterization of VIM-2，a carbapenemhydrolyzing metallo-beta-lactamase and its plasmid-and integronborne gene from a Pseudomonas aeruginosa clinical isolate in France. Antimicrob Agents Chemother. 2000；44（4）：891-7.

［86］　Yokoyama K，Doi Y，Yamane K，Kurokawa H，Shibata N，Shibayama K，Yagi T，Kato H，Arakawa Y. Acquisition of 16S rRNA methylase gene in Pseudomonas aeruginosa. Lancet. 2003；362（9399）：1888-93. doi：10.1016/S0140-6736（03）14959-8.

［87］　Adewoye L，Sutherland A，Srikumar R，Poole K. The mexR repressor of the mexAB-oprM multidrug efflux operon in Pseudomonas aeruginosa：characterization of mutations compromising activity. J Bacteriol. 2002；184（15）：4308-12.

［88］　Higgins PG，Fluit AC，Milatovic D，Verhoef J，Schmitz FJ. Mutations in GyrA，ParC，MexR and NfxB in clinical isolates of Pseudomonas aeruginosa. Int J Antimicrob Agents. 2003；21（5）：409-13.

［89］　Jahandideh S. Diversity in structural consequences of MexZ mutations in Pseudomonas aeruginosa. Chem Biol Drug Des. 2013；81（5）：600-6. doi：10.1111/cbdd.12104.

［90］　Llanes C，Hocquet D，Vogne C，Benali-Baitich D，Neuwirth C，Plesiat P. Clinical strains of Pseudomonas aeruginosa overproducing MexAB-OprM and MexXY efflux pumps simultaneously. Antimicrob Agents Chemother. 2004；48（5）：1797-802.

［91］　Hirai K，Suzue S，Irikura T，Iyobe S，Mitsuhashi S. Mutations producing resistance to norfloxacin in Pseudomonas aeruginosa. Antimicrob Agents Chemother. 1987；31（4）：582-6.

［92］ Jalal S, Ciofu O, Hoiby N, Gotoh N, Wretlind B. Molecular mechanisms of fluoroquinolone resistance in Pseudomonas aeruginosa isolates from cystic fbrosis patients. Antimicrob Agents Chemother. 2000; 44（3）: 710-2.

［93］ Kohler T, Michea-Hamzehpour M, Henze U, Gotoh N, Curty LK, Pechere JC. Characterization of MexE-MexF-OprN, a positively regulated multidrug efflux system of Pseudomonas aeruginosa. Mol Microbiol. 1997; 23（2）: 34554.

［94］ Masuda N, Sakagawa E, Ohya S. Outer membrane proteins responsible for multiple drug resistance in Pseudomonas aeruginosa. Antimicrob Agents Chemother. 1995; 39（3）: 645-9.

［95］ Fraud S, Campigotto AJ, Chen Z, Poole K. MexCD-OprJ multidrug efflux system of Pseudomonas aeruginosa: involvement in chlorhexidine resistance and induction by membrane-damaging agents dependent upon the AlgU stress response sigma factor. Antimicrob Agents Chemother. 2008; 52（12）: 4478-82. doi: 10.1128/AAC.01072-08.

［96］ Fukuda H, Hosaka M, Hirai K, Iyobe S. New norfloxacin resistance gene in Pseudomonas aeruginosa PAO. Antimicrob Agents Chemother. 1990; 34（9）: 1757-61.

［97］ Masuda N, Gotoh N, Ohya S, Nishino T. Quantitative correlation between susceptibility and OprJ production in NfxB mutants of Pseudomonas aeruginosa. Antimicrob Agents Chemother. 1996; 40（4）: 909-13.

［98］ Mouneimne H, Robert J, Jarlier V, Cambau E. Type II topoisomerase mutations in ciprofloxacin-resistant strains pof Pseudomonas aeruginosa. Antimicrob Agents Chemother. 1999; 43（1）: 62-6.

［99］ Ocampo-Sosa AA, Cabot G, Rodriguez C, Roman E, Tubau F, Macia MD, Moya B, Zamorano L, Suarez C, Pena C, Dominguez MA, Moncalian G, Oliver A, Martinez-Martinez L, Spanish Network for Research in Infectious D. Alterations of OprD in carbapenem-intermediate and-susceptible strains of Pseudomonas aeruginosa isolated from patients with bacteremia in a Spanish multicenter study. Antimicrob Agents Chemother. 2012; 56（4）: 1703-13. doi: 10.1128/AAC.05451-11.

［100］ Nakajima A, Sugimoto Y, Yoneyama H, Nakae T. High-level fluoroquinolone resistance in Pseudomonas aeruginosa due to interplay of the MexAB-OprM efflux pump and the DNA gyrase mutation. Microbiol Immunol. 2002; 46（6）: 391-5.

［101］ Quale J, Bratu S, Gupta J, Landman D. Interplay of efflux system, ampC, and oprD expression in carbapenem resistance of Pseudomonas aeruginosa clinical isolates. Antimicrob Agents Chemother. 2006; 50（5）: 1633-41. doi: 10.1128/AAC.50.5.1633-1641.2006.

［102］ Alvarez-Ortega C, Wiegand I, Olivares J, Hancock RE, Martinez JL.Genetic determinants involved in the susceptibility of Pseudomonas aeruginosa to beta-lactam antibiotics. Antimicrob Agents Chemother. 2010; 54（10）: 4159-67. doi: 10.1128/AAC.00257-10.

［103］ Breidenstein EB, Khaira BK, Wiegand I, Overhage J, Hancock RE. Complex ciprofloxacin resistome revealed by screening a Pseudomonas aeruginosa mutant library for altered susceptibility. Antimicrob Agents Chemother. 2008; 52（12）: 4486-91. doi: 10.1128/AAC.00222-08.

［104］ Dotsch A, Becker T, Pommerenke C, Magnowska Z, Jansch L, Haussler S. Genomewide identifcation of genetic determinants of antimicrobial drug resistance in Pseudomonas aeruginosa.Antimicrob Agents Chemother. 2009; 53（6）: 2522-31. doi: 10.1128/AAC.00035-09.

［105］ Schurek KN, Marr AK, Taylor PK, Wiegand I, Semenec L, Khaira BK, Hancock RE. Novel genetic determinants of low-level aminoglycoside resistance in Pseudomonas aeruginosa. Antimicrob Agents Chemother. 2008; 52（12）: 4213-9. doi: 10.1128/AAC.00507-08.

［106］ Fernandez L, Breidenstein EB, Hancock RE. Creeping baselines and adaptive resistance to antibiotics. Drug Resist Updat.2011; 14（1）: 1-21. doi: 10.1016/j.drup.2011.01.001.

［107］ El' Garch F, Jeannot K, Hocquet D, Llanes-Barakat C, Plesiat P. Cumulative effects of several nonenzymatic mechanisms on the resistance of Pseudomonas aeruginosa to aminoglycosides. Antimicrob Agents Chemother. 2007; 51（3）: 1016-21. doi: 10.1128/AAC.00704-06.

［108］ Wiegand I, Marr AK, Breidenstein EB, Schurek KN, Taylor P, Hancock RE. Mutator genes giving rise to decreased antibiotic susceptibility in Pseudomonas aeruginosa. Antimicrob Agents Chemother. 2008; 52（10）: 3810-3. doi: 10.1128/AAC.00233-08.

［109］ Oliver A, Mena A. Bacterial hypermutation in cystic fbrosis, not only for antibiotic resistance. Clin Microbiol Infect. 2010; 16（7）: 798-808. doi: 10.1111/j.1469-0691.2010.03250.x.

［110］ Oliver A, Baquero F, Blazquez J. The mismatch repair system（mutS, mutL and uvrD genes）in Pseudomonas aeruginosa: molecular characterization of naturally occurring mutants. Mol Microbiol. 2002; 43（6）: 1641-50.

［111］ Ciofu O, Riis B, Pressler T, Poulsen HE, Hoiby N. Occurrence of hypermutable Pseudomonas aeruginosa in cystic fbrosis patients is associated with the oxidative stress caused by chronic lung inflammation. Antimicrob Agents Chemother. 2005; 49（6）: 2276-82. doi: 10.1128/AAC.49.6.2276-2282.2005.

［112］ Ferroni A, Guillemot D, Moumile K, Bernede C, Le Bourgeois M, Waernessyckle S, Descamps P, Sermet-Gaudelus I, Lenoir G, Berche P, Taddei F. Effect of mutator P. aeruginosa on antibiotic resistance acquisition and respiratory function in cystic fbrosis. Pediatr Pulmonol. 2009; 44（8）: 820-5. doi: 10.1002/ppul.21076.

［113］ Henrichfreise B, Wiegand I, Pfster W, Wiedemann B. Resistance mechanisms of multiresistant Pseudomonas aeruginosa strains from Germany and correlation with hypermutation. Antimicrob Agents Chemother. 2007; 51（11）: 4062-70. doi: 10.1128/AAC.00148-07.

［114］ Macia MD, Blanquer D, Togores B, Sauleda J, Perez JL, Oliver A. Hypermutation is a key factor in development of multipleantimicrobial resistance in Pseudomonas aeruginosa strains causing chronic lung infections. Antimicrob Agents Chemother. 2005; 49（8）: 3382-6. doi: 10.1128/AAC.49.8.3382-3386.2005.

［115］ Oliver A, Canton R, Campo P, Baquero F, Blazquez J. High frequency of hypermutable Pseudomonas aeruginosa in cystic fbrosis lung infection. Science. 2000; 288（5469）: 1251-4.

［116］ Oliver A. Mutators in cystic fbrosis chronic lung infection: prevalence, mechanisms, and consequences for antimicrobial therapy. Int J Med Microbiol. 2010; 300（8）: 563-72. doi: 10.1016/j.ijmm.2010.08.009.

［117］　Barber M，Waterworth PM. Activity of gentamicin against Pseudomonas and hospital Staphylococci. Br Med J. 1966；1（5481）：203-5.

［118］　Llanes C，Pourcel C，Richardot C，Plesiat P，Fichant G，Cavallo JD，Merens A，Group GS. Diversity of beta-lactam resistance mechanisms in cystic fbrosis isolates of Pseudomonas aeruginosa：a French multicentre study. J Antimicrob Chemother.2013；68（8）：1763-71. doi：10.1093/jac/dkt115.

［119］　Hocquet D，Vogne C，El Garch F，Vejux A，Gotoh N，Lee A，Lomovskaya O，Plesiat P. MexXY-OprM efflux pump is necessary for a adaptive resistance of Pseudomonas aeruginosa to aminoglycosides. Antimicrob Agents Chemother. 2003；47（4）：1371-5.

［120］　Mirelman D，Nuchamowitz Y. Biosynthesis of peptidoglycan in Pseudomonas aeruginosa. 2. Mode of action of beta-lactam antibiotics. Eur J Biochem/FEBS. 1979；94（2）：549-56.

［121］　Paul M，Yahav D，Bivas A，Fraser A，Leibovici L. Antipseudomonal beta-lactams for the initial，empirical，treatment of febrile neutropenia：comparison of beta-lactams. Cochrane Database Syst Rev. 2010；11，CD005197. doi：10.1002/14651858.CD005197.pub3.

［122］　Pechere JC，Kohler T. Patterns and modes of beta-lactam resistance in Pseudomonas aeruginosa. Clin Microbiol Infect. 1999；5 Suppl 1：S15-8.

［123］　Drawz SM，Bonomo RA. Three decades of beta-lactamase inhibitors. Clin Microbiol Rev. 2010；23（1）：160-201. doi：10.1128/CMR.00037-09.

［124］　Ambler RP. The structure of beta-lactamases. Philos Trans R Soc Lond B Biol Sci. 1980；289（1036）：321-31.

［125］　Zhao WH，Hu ZQ. Beta-lactamases identifed in clinical isolates of Pseudomonas aeruginosa. Crit Rev Microbiol. 2010；36（3）：245-58. doi：10.3109/1040841X.2010.481763.

［126］　Lamotte-Brasseur J，Knox J，Kelly JA，Charlier P，Fonze E，Dideberg O，Frere JM. The structures and catalytic mechanisms of active-site serine beta-lactamases. Biotechnol Genet Eng Rev.1994；12：189-230.

［127］　Nordmann P，Guibert M. Extended-spectrum beta-lactamases in Pseudomonas aeruginosa. J Antimicrob Chemother. 1998；42（2）：128-31.

［128］　Bert F，Branger C，Lambert-Zechovsky N. Identifcation of PSE and OXA beta-lactamase genes in Pseudomonas aeruginosa using PCR-restriction fragment length polymorphism. J Antimicrob Chemother. 2002；50（1）：11-8.

［129］　Therrien C，Kotra LP，Sanschagrin F，Mobashery S，Levesque RC. Evaluation of inhibition of the carbenicillin-hydrolyzing betalactamase PSE-4 by the clinically used mechanism-based inhibitors. FEBS Lett. 2000；470（3）：28592.

［130］　Langaee TY，Gagnon L，Huletsky A. Inactivation of the ampD gene in Pseudomonas aeruginosa leads to moderate-basal-level and hyperinducible AmpC beta-lactamase expression. Antimicrob Agents Chemother. 2000；44（3）：583-9.

［131］　Lodge J，Busby S，Piddock L. Investigation of the Pseudomonas aeruginosa ampR gene and its role at the chromosomal ampC beta-lactamase promoter. FEMS Microbiol Lett.1993；111（2-3）：315-20.

［132］　Bagge N，Ciofu O，Hentzer M，Campbell JI，Givskov M，Hoiby N. Constitutive high expression of chromosomal beta-lactamase in Pseudomonas aeruginosa caused by a new insertion sequence（IS1669）located in ampD. Antimicrob Agents Chemother. 2002；46（11）：3406-11.

［133］　Tam VH，Chang KT，Abdelraouf K，Brioso CG，Ameka M，McCaskey LA，Weston JS，Caeiro JP，Garey KW. Prevalence，resistance mechanisms，and susceptibility of multidrug-resistant bloodstream isolates of Pseudomonas aeruginosa. Antimicrob Agents Chemother. 2010；54（3）：1160-4. doi：10.1128/AAC.01446-09.

［134］　Tam VH，Schilling AN，LaRocco MT，Gentry LO，Lolans K，Quinn JP，Garey KW. Prevalence of AmpC over-expression in bloodstream isolates of Pseudomonas aeruginosa. Clin Microbiol Infect. 2007；13（4）：413-8. doi：10.1111/j.1469-0691.2006.01674.x.

［135］　Xavier DE，Picao RC，Girardello R，Fehlberg LC，Gales AC. Efflux pumps expression and its association with porin downregulation and beta-lactamase production among Pseudomonas aeruginosa causing bloodstream infections in Brazil. BMC Microbiol. 2010；10：217. doi：10.1186/1471-2180-10-217.

［136］　Jones RN. Important and emerging beta-lactamase-mediated resistances in hospital-based pathogens：the Amp C enzymes. Diagn Microbiol Infect Dis. 1998；31（3）：461-6.

［137］　Riera E，Cabot G，Mulet X，Garcia-Castillo M，del Campo R，Juan C，Canton R，Oliver A. Pseudomonas aeruginosa carbapenem resistance mechanisms in Spain：impact on the activity of imipenem，meropenem and doripenem. J Antimicrob Chemother. 2011；66（9）：2022-7. doi：10.1093/jac/dkr232.

［138］　Rodriguez-Martinez JM，Poirel L，Nordmann P. Extendedspectrum cephalosporinases in Pseudomonas aeruginosa.Antimicrob Agents Chemother. 2009；53（5）：1766-71. doi：10.1128/AAC.01410-08.

［139］　Li H，Estabrook M，Jacoby GA，Nichols WW，Testa RT，Bush K. In vitro susceptibility of characterized beta-lactamase-producing strains tested with avibactam combinations. Antimicrob Agents Chemother. 2015；59（3）：1789-93. doi：10.1128/AAC.04191-14.

［140］　Huovinen S，Huovinen P，Jacoby GA. Detection of plasmidmediated beta-lactamases with DNA probes. Antimicrob Agents Chemother. 1988；32（2）：175-9.

［141］　Poirel L，Naas T，Nordmann P. Diversity，epidemiology，and genetics of class D beta-lactamases. Antimicrob Agents Chemother. 2010；54（1）：24-38. doi：10.1128/AAC.01512-08.

［142］　Girlich D，Naas T，Nordmann P. Biochemical characterization of the naturally occurring oxacillinase OXA-50 of Pseudomonas aeruginosa. Antimicrob Agents Chemother. 2004；48（6）：2043-8. doi：10.1128/AAC.48.6.2043-2048.2004.

［143］　Bradford PA. Extended-spectrum beta-lactamases in the 21st century：characterization，epidemiology，and detection of this important resistance threat. Clin Microbiol Rev. 2001；14（4）：933-51，table of contents. doi：10.1128/CMR.14.4.933-951.2001.

［144］　Paterson DL，Bonomo RA. Extended-spectrum beta-lactamases：a clinical update. Clin Microbiol Rev. 2005；18（4）：657-86. doi：10.1128/CMR.18.4.657-686.2005.

［145］　Dubois V，Poirel L，Marie C，Arpin C，Nordmann P，Quentin C. Molecular characterization of a novel class 1 integron containing bla（GES-1）and a fused product of aac3-Ib/aac6'-Ib' gene cassettes in Pseudomonas aeruginosa. Antimicrob Agents Chemother. 2002；46（3）：638-45.

[146] Mavroidi A, Tzelepi E, Tsakris A, Miriagou V, Sofanou D, Tzouvelekis LS. An integron-associated beta-lactamase（IBC-2）from Pseudomonas aeruginosa is a variant of the extendedspectrum beta-lactamase IBC-1. J Antimicrob Chemother. 2001; 48（5）: 627-30.

[147] Mugnier P, Dubrous P, Casin I, Arlet G, Collatz E. A TEM-derived extended-spectrum beta-lactamase in Pseudomonas aeruginosa. Antimicrob Agents Chemother. 1996; 40（11）: 2488-93.

[148] Naas T, Philippon L, Poirel L, Ronco E, Nordmann P. An SHVderived extended-spectrum beta-lactamase in Pseudomonas aeruginosa. Antimicrob Agents Chemother. 1999; 43（5）: 1281-4.

[149] Naas T, Poirel L, Karim A, Nordmann P. Molecular characterization of In50, a class 1 integron encoding the gene for the extendedspectrum beta-lactamase VEB-1 in Pseudomonas aeruginosa. FEMS Microbiol Lett. 1999; 176（2）: 411-9.

[150] Nordmann P, Naas T. Sequence analysis of PER-1 extendedspectrum beta-lactamase from Pseudomonas aeruginosa and comparison with class A beta-lactamases. Antimicrob Agents Chemother. 1994; 38（1）: 104-14.

[151] Poirel L, Brinas L, Verlinde A, Ide L, Nordmann P. BEL-1, a novel clavulanic acid-inhibited extended-spectrum beta-lactamase, and the class 1 integron In120 in Pseudomonas aeruginosa. Antimicrob Agents Chemother. 2005; 49（9）: 3743-8. doi: 10.1128/AAC.49.9.3743-3748.2005.

[152] Tian GB, Adams-Haduch JM, Bogdanovich T, Wang HN, Doi Y. PME-1, an extended-spectrum beta-lactamase identifed in Pseudomonas aeruginosa. Antimicrob Agents Chemother. 2011; 55（6）: 2710-3. doi: 10.1128/AAC.01660-10.

[153] Weldhagen GF, Poirel L, Nordmann P. Ambler class A extendedspectrum beta-lactamases in Pseudomonas aeruginosa: novel developments and clinical impact. Antimicrob Agents Chemother. 2003; 47（8）: 2385-92.

[154] Hall LM, Livermore DM, Gur D, Akova M, Akalin HE. OXA-11, an extended-spectrum variant of OXA-10（PSE-2）beta-lactamase from Pseudomonas aeruginosa. Antimicrob Agents Chemother. 1993; 37（8）: 1637-44.

[155] Fournier D, Hocquet D, Dehecq B, Cholley P, Plesiat P. Detection of a new extended-spectrum oxacillinase in Pseudomonas aeruginosa. J Antimicrob Chemother. 2010; 65（2）: 364-5. doi: 10.1093/jac/dkp438.

[156] Queenan AM, Bush K. Carbapenemases: the versatile betalactamases. Clin Microbiol Rev. 2007; 20（3）: 440-58, table of contents. doi: 10.1128/CMR.00001-07.

[157] Nordmann P, Poirel L. Emerging carbapenemases in Gramnegative aerobes. Clin Microbiol Infect. 2002; 8（6）: 321-31.

[158] Castanheira M, Toleman MA, Jones RN, Schmidt FJ, Walsh TR. Molecular characterization of a beta-lactamase gene, blaGIM-1, encoding a new subclass of metallo-beta-lactamase. Antimicrob Agents Chemother. 2004; 48（12）: 4654-61.doi: 10.1128/AAC.48.12.4654-4661.2004.

[159] Jovcic B, Lepsanovic Z, Suljagic V, Rackov G, Begovic J, Topisirovic L, Kojic M. Emergence of NDM-1 metallo-betalactamase in Pseudomonas aeruginosa clinical isolates from Serbia. Antimicrob Agents Chemother. 2011; 55（8）: 3929-31.doi: 10.1128/AAC.00226-11.

[160] Lauretti L, Riccio ML, Mazzariol A, Cornaglia G, Amicosante G, Fontana R, Rossolini GM. Cloning and characterization of blaVIM, a new integron-borne metallo-beta-lactamase gene from a Pseudomonas aeruginosa clinical isolate. Antimicrob Agents Chemother. 1999; 43（7）: 1584-90.

[161] Leiros HK, Borra PS, Brandsdal BO, Edvardsen KS, Spencer J, Walsh TR, Samuelsen O.Crystal structure of the mobile metallo-betalactamase AIM-1 from Pseudomonas aeruginosa: insights into antibiotic binding and the role of Gln157. Antimicrob Agents Chemother. 2012; 56（8）: 4341-53. doi: 10.1128/AAC.00448-12.

[162] Pollini S, Maradei S, Pecile P, Olivo G, Luzzaro F, Docquier JD, Rossolini GM. FIM-1, a new acquired metallo-beta-lactamase from a Pseudomonas aeruginosa clinical isolate from Italy. Antimicrob Agents Chemother. 2013; 57（1）: 410-6. doi: 10.1128/AAC.01953-12.

[163] Senda K, Arakawa Y, Nakashima K, Ito H, Ichiyama S, Shimokata K, Kato N, Ohta M. Multifocal outbreaks of metallo-betalactamase-producing Pseudomonas aeruginosa resistant to broadspectrum beta-lactams, including carbapenems. Antimicrob Agents Chemother. 1996; 40（2）: 349-53.

[164] Toleman MA, Simm AM, Murphy TA, Gales AC, Biedenbach DJ, Jones RN, Walsh TR. Molecular characterization of SPM-1, anovel metallo-beta-lactamase isolated in Latin America: report from the SENTRY antimicrobial surveillance programme.J Antimicrob Chemother. 2002; 50（5）: 673-9.

[165] Li XZ, Ma D, Livermore DM, Nikaido H. Role of efflux pump（s）in intrinsic resistance of Pseudomonas aeruginosa: active efflux asa contributing factor to beta-lactam resistance. Antimicrob Agents Chemother. 1994; 38（8）: 1742-52.

[166] Sobel ML, Hocquet D, Cao L, Plesiat P, Poole K. Mutations in PA3574（nalD）lead to increased MexAB-OprM expression and multidrug resistance in laboratory and clinical isolates of Pseudomonas aeruginosa. Antimicrob Agents Chemother.2005; 49（5）: 1782-6. doi: 10.1128/AAC.49.5.1782-1786.2005.

[167] Vettoretti L, Floret N, Hocquet D, Dehecq B, Plesiat P, Talon D, aeruginosa in a French university hospital. Eur J Clin Microbiol Infect Dis. 2009; 28（10）: 1217-22. doi: 10.1007/s10096-009-0767-8.

[168] Jakics EB, Iyobe S, Hirai K, Fukuda H, Hashimoto H. Occurrence of the nfxB type mutation in clinical isolates of Pseudomonas aeruginosa. Antimicrob Agents Chemother. 1992; 36（11）: 2562-5.

[169] Masuda N, Sakagawa E, Ohya S, Gotoh N, Tsujimoto H, Nishino T. Substrate specifcities of MexAB-OprM, MexCD-OprJ, and MexXY-oprM efflux pumps in Pseudomonas aeruginosa.Antimicrob Agents Chemother. 2000; 44（12）: 3322-7.

[170] Pena C, Suarez C, Tubau F, Juan C, Moya B, Dominguez MA, Oliver A, Pujol M, Ariza J. Nosocomial outbreak of a noncefepime-susceptible ceftazidime-susceptible Pseudomonas aeruginosa strain overexpressing MexXY-OprM and producing an integron-borne PSE-1 betta-lactamase. J Clin Microbiol. 2009; 47（8）: 2381-7. doi: 10.1128/JCM.00094-09.

[171] Ochs MM, McCusker MP, Bains M, Hancock RE. Negative regulation of the Pseudomonas aeruginosa outer membrane porin OprD selective for imipenem and basic amino acids. Antimicrob Agents Chemother. 1999; 43（5）: 1085-90.

[172] Wang J, Zhou JY, Qu TT, Shen P, Wei ZQ, Yu YS, Li LJ. Molecular epidemiology and mechanisms of carbapenem resistance

in Pseudomonas aeruginosa isolates from Chinese hospitals. Int J Antimicrob Agents. 2010；35（5）：486-91. doi：10.1016/j.ijantimicag.2009.12.014.

［173］ Bellido F，Veuthey C，Blaser J，Bauernfeind A，Pechere JC. Novel resistance to imipenem associated with an altered PBP-4 in a Pseudomonas aeruginosa clinical isolate. J Antimicrob Chemother. 1990；25（1）：57-68.

［174］ Godfrey AJ，Bryan LE，Rabin HR. Beta-Lactam-resistant Pseudomonas aeruginosa with modifed penicillin-binding proteins emerging during cystic fbrosis treatment. Antimicrob Agents Chemother. 1981；19（5）：705-11.

［175］ Liao X，Hancock RE. Susceptibility to beta-lactam antibiotics of Pseudomonas aeruginosa overproducing penicillin-binding protein 3. Antimicrob Agents Chemother. 1997；41（5）：1158-61.

［176］ Moya B，Beceiro A，Cabot G，Juan C，Zamorano L，Alberti S，Oliver A. Pan-beta-lactam resistance development in Pseudomonas aeruginosa clinical strains：molecular mechanisms，penicillinbinding protein profles，and binding affnities. Antimicrob Agents Chemother. 2012；56（9）：4771-8. doi：10.1128/AAC.00680-12.

［177］ Giske CG，Buaro L，Sundsfjord A，Wretlind B. Alterations of porin，pumps，and penicillin-binding proteins in carbapenem resistant clinical isolates of Pseudomonas aeruginosa. Microb Drug Resist. 2008；14（1）：23-30. doi：10.1089/mdr.2008.0778.

［178］ Kotra LP，Haddad J，Mobashery S. Aminoglycosides：perspectives on mechanisms of action and resistance and strategies to counter resistance. Antimicrob Agents Chemother. 2000；44（12）：3249-56.

［179］ Poole K. Aminoglycoside resistance in Pseudomonas aeruginosa. Antimicrob Agents Chemother. 2005；49（2）：479-87. doi：10.1128/AAC.49.2.479-487.2005.

［180］ Ramirez MS，Tolmasky ME. Aminoglycoside modifying enzymes. Drug Resist Updat. 2010；13（6）：151-71. doi：10.1016/j.drup.2010.08.003.

［181］ Brzezinska M，Benveniste R，Davies J，Daniels PJ，WeinsteinJ. Gentamicin resistance in strains of Pseudomonas aeruginosa mediated by enzymatic N-acetylation of the deoxystreptamine moiety. Biochemistry. 1972；11（5）：761-5.

［182］ Sagai H，Krcmery V，Hasuda K，Iyobe S，Knothe H. R factormediated resistance to aminoglycoside antibiotics in Pseudomonas aeruginosa. Jpn J Microbiol. 1975；19（6）：427-32.

［183］ Tada T，Miyoshi-Akiyama T，Shimada K，Shimojima M，Kirikae T. novel 6'-n-aminoglycoside acetyltransferase AAC（6'）-Iaj from a clinical isolate of Pseudomonas aeruginosa. Antimicrob Agents Chemother. 2013；57（1）：96-100. doi：10.1128/AAC.01105-12.

［184］ Miller GH，Sabatelli FJ，Hare RS，Glupczynski Y，Mackey P，Shlaes D，Shimizu K，Shaw KJ，Aminoglycoside Resistance Study Groups. The most frequent aminoglycoside resistance mechanisms--changes with time and geographic area：a reflection of aminoglycoside usage patterns? Clin Infect Dis. 1997；24 Suppl1：S46-62.

［185］ Kobayashi F，Yamaguchi M，Mitsuhashi S. Phosphorylated inactivation of aminoglycosidic antibiotics by Pseudomonas aeruginosa. Jpn J Microbiol. 1971；15（3）：265-72.

［186］ Kobayashi F，Yamaguchi M，Mitsuhashi S. Activity of lividomycin against Pseudomonas aeruginosa：its inactivation by phosphorylation induced by resistant strains. Antimicrob Agents Chemother. 1972；1（1）：17-21.

［187］ Bryan LE，Haraphongse R，Van den Elzen HM. Gentamicin resistance in clinical-isolates of Pseudomonas aeruginosa associated with diminished gentamicin accumulation and no detectable enzymatic modifcation. J Antibiot. 1976；29（7）：743-53.

［188］ Kono M，O'Hara K. Kanamycin-resistance mechanism of Pseudomonas aeruginosa governed by an R-plasmid independently of inactivating enzymes. J Antibiot. 1977；30（8）：688-90.

［189］ Maloney J，Rimland D，Stephens DS，Terry P，Whitney AM. Analysis of amikacin-resistant Pseudomonas aeruginosa developing in patients receiving amikacin. Arch Intern Med. 1989；149（3）：630-4.

［190］ Tseng JT，Bryan LE，Van den Elzen HM. Mechanisms and spectrum of streptomycin resistance in a natural population of Pseudomonas aeruginosa. Antimicrob Agents Chemother. 1972；2（3）：136-41.

［191］ Sobel ML，McKay GA，Poole K. Contribution of the MexXY multidrug transporter to aminoglycoside resistance in Pseudomonas aeruginosa clinical isolates. Antimicrob Agents Chemother. 2003；47（10）：3202-7.

［192］ Vogne C，Aires JR，Bailly C，Hocquet D，Plesiat P. Role of the multidrug efflux system MexXY in the emergence of moderate resistance to aminoglycosides among Pseudomonas aeruginosa isolates from patients with cystic fbrosis. Antimicrob Agents Chemother. 2004；48（5）：1676-80.

［193］ Feliziani S，Lujan AM，Moyano AJ，Sola C，Bocco JL，Montanaro P，Canigia LF，Argarana CE，Smania AM. Mucoidy，quorum sensing，mismatch repair and antibiotic resistance in Pseudomonas aeruginosa from cystic fbrosis chronic airways infections. PLoS ONE 2010；5（9）. doi：10.1371/journal.pone.0012669.

［194］ Smith EE，Buckley DG，Wu Z，Saenphimmachak C，Hoffman LR，D'Argenio DA，Miller SI，Ramsey BW，Speert DP，Moskowitz SM，Burns JL，Kaul R，Olson MV. Genetic adaptation by Pseudomonas aeruginosa to the airways of cystic fbrosis patients. Proc Natl Acad Sci U S A. 2006；103（22）：8487-92. doi：10.1073/pnas.0602138103.

［195］ Guenard S，Muller C，Monlezun L，Benas P，Broutin I，Jeannot K，Plesiat P. Multiple mutations lead to MexXY-OprM-dependent aminoglycoside resistance in clinical strains of Pseudomonas aeruginosa. Antimicrob Agents Chemother. 2014；58（1）：221-8.doi：10.1128/AAC.01252-13.

［196］ Jo JT，Brinkman FS，Hancock RE. Aminoglycoside efflux in Pseudomonas aeruginosa：involvement of novel outer membrane proteins. Antimicrob Agents Chemother. 2003；47（3）：1101-11.

［197］ Doi Y，de Oliveira GD，Adams J，Paterson DL. Coproduction of novel 16S rRNA methylase RmtD and metallo-beta-lactamase SPM-1 in a panresistant Pseudomonas aeruginosa isolate fromBrazil. Antimicrob Agents Chemother. 2007；51（3）：852-6. doi：10.1128/AAC.01345-06.

［198］ Gurung M，Moon DC，Tamang MD，Kim J，Lee YC，Seol SY，Cho DT，Lee JC. Emergence of 16S rRNA methylase gene armA and cocarriage of bla（IMP-1）in Pseudomonas aeruginosa isolates from South Korea. Diagn Microbiol Infect Dis. 2010；68（4）：468-70. doi：10.1016/j.diagmicrobio.2010.07.021.

［199］ Zhou Y, Yu H, Guo Q, Xu X, Ye X, Wu S, Guo Y, Wang M. Distribution of 16S rRNA methylases among different species of Gram-negative bacilli with high-level resistance to aminoglycosides. Eur J Clin Microbiol Infect Dis. 2010；29（11）：1349-53.doi：10.1007/s10096-010-1004-1.

［200］ Drlica K, Zhao X. DNA gyrase, topoisomerase IV, and the 4-quinolones. Microbiol Mol Biol Rev. 1997；61（3）：377-92.

［201］ Hooper DC. Mechanisms of action of antimicrobials: focus on fluoroquinolones. Clin Infect Dis. 2001；32 Suppl 1：S9-15. doi：10.1086/319370.

［202］ Cambau E, Perani E, Dib C, Petinon C, Trias J, Jarlier V. Role of mutations in DNA gyrase genes in ciprofloxacin resistance of Pseudomonas aeruginosa susceptible or resistant to imipenem. Antimicrob Agents Chemother. 1995；39（10）：2248-52.

［203］ Jalal S, Wretlind B. Mechanisms of quinolone resistance in clinical strains of Pseudomonas aeruginosa. Microb Drug Resist. 1998；4（4）：257-61.

［204］ Lee JK, Lee YS, Park YK, Kim BS. Alterations in the GyrA and GyrB subunits of topoisomerase II and the ParC and ParE subunits of topoisomerase IV in ciprofloxacin-resistant clinical isolates of Pseudomonas aeruginosa. Int J Antimicrob Agents. 2005；25（4）：290-5. doi：10.1016/j.ijantimicag.2004.11.012.

［205］ Muramatsu H, Horii T, Takeshita A, Hashimoto H, Maekawa M. Characterization of fluoroquinolone and carbapenem susceptibilities in clinical isolates of levofloxacin-resistant Pseudomonas aeruginosa. Chemotherapy. 2005；51（2-3）：70-5. doi：10.1159/000085612.

［206］ Adabi M, Talebi-Taher M, Arbabi L, Afshar M, Fathizadeh S, Minaeian S, Moghadam-Maragheh N, Majidpour A. Spread of efflux pump overexpressing-mediated fluoroquinolone resistance and multidrug resistance in Pseudomonas aeruginosa by using an efflux pump inhibitor. Infect Chemother. 2015；47（2）：98-104. doi：10.3947/ic.2015.47.2.98.

［207］ Llanes C, Kohler T, Patry I, Dehecq B, van Delden C, Plesiat P. Role of the MexEF-OprN efflux system in low-level resistance of Pseudomonas aeruginosa to ciprofloxacin. Antimicrob Agents Chemother. 2011；55（12）：5676-84. doi：10.1128/AAC.00101-11.

［208］ Poole K. Pseudomonas aeruginosa: resistance to the max. Front Microbiol. 2011；2：65. doi：10.3389/fmicb.2011.00065.

［209］ Zhang L, Li XZ, Poole K. Fluoroquinolone susceptibilities of efflux-mediated multidrug-resistant Pseudomonas aeruginosa, Stenotrophomonas maltophilia and Burkholderia cepacia.J Antimicrob Chemother. 2001；48（4）：549-52.

［210］ Li Y, Mima T, Komori Y, Morita Y, Kuroda T, Mizushima T, Tsuchiya T. A new member of the tripartite multidrug efflux pumps, MexVW-OprM, in Pseudomonas aeruginosa. J Antimicrob Chemother. 2003；52（4）：572-5. doi：10.1093/jac/dkg390.

［211］ Bruchmann S, Dotsch A, Nouri B, Chaberny IF, Haussler S. Quantitative contributions of target alteration and decreased drug accumulation to Pseudomonas aeruginosa fluoroquinolone resistance. Antimicrob Agents Chemother. 2013；57（3）：1361-8. doi：10.1128/AAC.01581-12.

［212］ Velkov T, Thompson PE, Nation RL, Li J. Structure-activity relationships of polymyxin antibiotics. J Med Chem. 2010；53（5）：1898-916. doi：10.1021/jm900999 h.

［213］ Boll M, Radziejewska-Lebrecht J, Warth C, Krajewska-Pietrasik D, Mayer H. 4-Amino-4-deoxy-L-arabinose in LPS of enterobacterial R-mutants and its possible role for their polymyxin reactivity. FEMS Immunol Med Microbiol. 1994；8（4）：329-41.

［214］ Moskowitz SM, Brannon MK, Dasgupta N, Pier M, Sgambati N, Miller AK, Selgrade SE, Miller SI, Denton M, Conway SP, Johansen HK, Hoiby N. PmrB mutations promote polymyxin resistance of Pseudomonas aeruginosa isolated from colistintreated cystic fbrosis patients. Antimicrob Agents Chemother. 2012；56（2）：1019-30. doi：10.1128/AAC.05829-11.

［215］ Fernandez L, Gooderham WJ, Bains M, McPhee JB, Wiegand I, Hancock RE. Adaptive resistance to the "last hope" antibiotics polymyxin B and colistin in Pseudomonas aeruginosa is mediated by the novel two-component regulatory system ParRParS. Antimicrob Agents Chemother. 2010；54（8）：3372-82. doi：10.1128/AAC.00242-10.

［216］ Gunn JS, Lim KB, Krueger J, Kim K, Guo L, Hackett M, Miller SI. PmrA-PmrB-regulated genes necessary for 4-aminoarabinose lipid A modifcation and polymyxin resistance. Mol Microbiol. 1998；27（6）：1171-82.

［217］ Miller AK, Brannon MK, Stevens L, Johansen HK, Selgrade SE, Miller SI, Hoiby N, Moskowitz SM. PhoQ mutations promote lipid A modifcation and polymyxin resistance of Pseudomonas aeruginosa found in colistin-treated cystic fbrosis patients. Antimicrob Agents Chemother. 2011；55（12）：5761-9. doi：10.1128/AAC.05391-11.

［218］ Barrow K, Kwon DH. Alterations in two-component regulatory systems of phoPQ and pmrAB are associated with polymyxin B resistance in clinical isolates of Pseudomonas aeruginosa Antimicrob Agents Chemother. 2009；53（12）：5150-4.doi：10.1128/AAC.00893-09.

［219］ Muller C, Plesiat P, Jeannot K. A two-component regulatory system interconnects resistance to polymyxins, aminoglycosides, fluoroquinolones, and beta-lactams in Pseudomonas aeruginosa. Antimicrob Agents Chemother. 2011；55（3）：1211-21.doi：10.1128/AAC.01252-10.

［220］ Schurek KN, Sampaio JL, Kiffer CR, Sinto S, Mendes CM, Hancock RE. Involvement of pmrAB and phoPQ in polymyxin B adaptation and inducible resistance in non-cystic fbrosis clinical isolates of Pseudomonas aeruginosa. Antimicrob Agents Chemother. 2009；53（10）：4345-51. doi：10.1128/AAC.01267-08.

［221］ Fernandez L, Jenssen H, Bains M, Wiegand I, Gooderham WJ, Hancock RE. The two-component system CprRS senses cationic peptides and triggers adaptive resistance in Pseudomonas aeruginosa independently of ParRS. Antimicrob AgentsChemother.2012；56（12）：6212-22.doi：10.1128/AAC.01530-12.

［222］ Gutu AD, Sgambati N, Strasbourger P, Brannon MK, Jacobs MA, Haugen E, Kaul RK, Johansen HK, Hoiby N, Moskowitz SM. Polymyxin resistance of Pseudomonas aeruginosa phoQ mutants is dependent on additional two-component regulatory systems. Antimicrob Agents Chemother. 2013；57（5）：2204-15. doi：10.1128/AAC.02353-12.

［223］ Donlan RM. Bioflm formation: a clinically relevant microbiological process. Clin Infect Dis. 2001；33（8）：1387-92. doi：10.1086/322972.

［224］ Nicolle LE. The prevention of hospital-acquired urinary tract infection. Clin Infect Dis. 2008；46（2）：251-3. doi：10.1086/524663.

［225］ Smith K, Hunter IS. Effcacy of common hospital biocides with bioflms of multi-drug resistant clinical isolates. J Med Microbiol. 2008；57（Pt 8）：966-73. doi：10.1099/jmm.0.47668-0.

［226］ Donlan RM, Costerton JW. Bioflms: survival mechanisms of clinically relevant microorganisms. Clin Microbiol Rev. 2002; 15 (2): 167-93.

［227］ Mulcahy LR, Burns JL, Lory S, Lewis K. Emergence of Pseudomonas aeruginosa strains producing high levels of persister cells in patients with cystic fbrosis. J Bacteriol. 2010; 192 (23): 6191-9. doi: 10.1128/JB.01651-09.

［228］ Mah TF, O'Toole GA. Mechanisms of bioflm resistance to antimicrobial agents. Trends Microbiol. 2001; 9 (1): 34-9.

［229］ Moreau-Marquis S, Stanton BA, O'Toole GA. Pseudomonas aeruginosa bioflm formation in the cystic fbrosis airway. Pulm Pharmacol Ther. 2008; 21 (4): 595-9. doi: 10.1016/j.pupt.2007.12.001.

［230］ Hoyle BD, Alcantara J, Costerton JW. Pseudomonas aeruginosa bioflm as a diffusion barrier to piperacillin. Antimicrob Agents Chemother. 1992; 36 (9): 2054-6.

［231］ Stewart PS, Roe F, Rayner J, Elkins JG, Lewandowski Z, Ochsner UA, Hassett DJ. Effect of catalase on hydrogen peroxide penetration into Pseudomonas aeruginosa bioflms. Appl Environ Microbiol. 2000; 66 (2): 836-8.

［232］ Evans DJ, Allison DG, Brown MR, Gilbert P. Susceptibility of Pseudomonas aeruginosa and Escherichia coli bioflms towards ciprofloxacin: effect of specifc growth rate. J Antimicrob Chemother. 1991; 27 (2): 177-84.

［233］ Pamp SJ, Gjermansen M, Johansen HK, Tolker-Nielsen T. Tolerance to the antimicrobial peptide colistin in Pseudomonas aeruginosa bioflms is linked to metabolically active cells, and depends on the pmr and mexAB-oprM genes. Mol Microbiol. 2008; 68 (1): 223-40. doi: 10.1111/j.1365-2958.2008.06152.x.

［234］ Brown MR, Barker J. Unexplored reservoirs of pathogenic bacteria: protozoa and bioflms. Trends Microbiol. 1999; 7 (1): 46-50.

［235］ Cochran WL, Suh SJ, McFeters GA, Stewart PS. Role of RpoS and AlgT in Pseudomonas aeruginosa bioflm resistance to hydrogen peroxide and monochloramine. J Appl Microbiol. 2000; 88 (3): 546-53.

［236］ Korber DR, James GA, Costerton JW. Evaluation of fleroxacin activity against established pseudomonas fluorescens bioflms. Appl Environ Microbiol. 1994; 60 (5): 1663-9.

［237］ Xu KD, McFeters GA, Stewart PS. Bioflm resistance to antimicrobial agents. Microbiology. 2000; 146 (Pt 3): 547-9.

［238］ Cochran WL, McFeters GA, Stewart PS. Reduced susceptibility of thin Pseudomonas aeruginosa bioflms to hydrogen peroxide and monochloramine. J Appl Microbiol. 2000; 88 (1): 22-30.

［239］ Mah TF, Pitts B, Pellock B, Walker GC, Stewart PS, O'Toole GA. A genetic basis for Pseudomonas aeruginosa bioflm antibiotic resistance. Nature. 2003; 426 (6964): 306-10. doi: 10.1038/nature02122.

［240］ Zhang L, Mah TF. Involvement of a novel efflux system in bioflmspecifc resistance to antibiotics. J Bacteriol. 2008; 190 (13): 4447-52. doi: 10.1128/JB.01655-07.

［241］ Fauvart M, De Groote VN, Michiels J. Role of persister cells in chronic infections: clinical relevance and perspectives on antipersister therapies. J Med Microbiol. 2011; 60 (Pt 6): 699-709. doi: 10.1099/jmm.0.030932-0.

［242］ Brooun A, Liu S, Lewis K. A dose-response study of antibiotic resistance in Pseudomonas aeruginosa bioflms. Antimicrob Agents Chemother. 2000; 44 (3): 640-6.

［243］ Roberts ME, Stewart PS. Modelling protection from antimicrobial agents in bioflms through the formation of persister cells. Microbiology. 2005; 151 (Pt 1): 75-80. doi: 10.1099/mic.0.27385-0.

［244］ Aloush V, Navon-Venezia S, Seigman-Igra Y, Cabili S, Carmeli Y. Multidrug-resistant Pseudomonas aeruginosa: risk factors and clinical impact. Antimicrob Agents Chemother. 2006; 50 (1): 43-8. doi: 10.1128/AAC.50.1.43-48.2006.

［245］ Moriyama B, Henning SA, Childs R, Holland SM, Anderson VL, Morris JC, Wilson WH, Drusano GL, Walsh TJ. High-dose continuous infusion beta-lactam antibiotics for the treatment of resistant Pseudomonas aeruginosa infections in immunocom promised patients. Ann Pharmacother. 2010; 44 (5): 929-35. doi: 10.1345/aph.1M717.

［246］ Zavascki AP, Goldani LZ, Li J, Nation RL. Polymyxin B for the treatment of multidrug-resistant pathogens: a critical review. J Antimicrob Chemother. 2007; 60 (6): 1206-15. doi: 10.1093/jac/dkm357.

［247］ Falagas ME, Koletsi PK, Bliziotis IA. The diversity of defnitions of multidrug-resistant (MDR) and pandrug-resistant (PDR) Acinetobacter baumannii and Pseudomonas aeruginosa. J Med Microbiol. 2006; 55 (Pt 12): 1619-29. doi: 10.1099/jmm.0.46747-0.

［248］ Magiorakos AP, Srinivasan A, Carey RB, Carmeli Y, Falagas ME, Giske CG, Harbarth S, Hindler JF, Kahlmeter G, Olsson-Liljequist B, Paterson DL, Rice LB, Stelling J, Struelens MJ, Vatopoulos A, Weber JT, Monnet DL. Multidrug-resistant, extensively drug-resistant and pandrug-resistant bacteria: an international expert proposal for interim standard defnitions for acquired resistance. Clin Microbiol Infect. 2012; 18 (3): 268-81. doi: 10.1111/j.1469-0691.2011.03570.x.

［249］ Cabot G, Ocampo-Sosa AA, Dominguez MA, Gago JF, Juan C, Tubau F, Rodriguez C, Moya B, Pena C, Martinez-Martinez L, Oliver A, Spanish Network for Research in Infectious D. Genetic markers of widespread extensively drug-resistant Pseudomonas aeruginosa high-risk clones. Antimicrob Agents Chemother. 2012; 56 (12): 6349-57. doi: 10.1128/AAC.01388-12.

［250］ Vatcheva-Dobrevska R, Mulet X, Ivanov I, Zamorano L, Dobreva E, Velinov T, Kantardjiev T, Oliver A. Molecular epidemiology and multidrug resistance mechanisms of Pseudomonas aeruginosa isolates from Bulgarian hospitals. Microb Drug Resist. 2013; 19 (5): 355-61. doi: 10.1089/mdr.2013.0004.

［251］ Kriengkauykiat J, Porter E, Lomovskaya O, Wong-Beringer A. Use of an efflux pump inhibitor to determine the prevalence of efflux pump-mediated fluoroquinolone resistance and multidrug resistance in Pseudomonas aeruginosa. Antimicrob Agents Chemother. 2005; 49 (2): 565-70. doi: 10.1128/AAC.49.2.565-570.2005.

［252］ Wolter DJ, Smith-Moland E, Goering RV, Hanson ND, Lister PD. Multidrug resistance associated with mexXY expression in clinical isolates of Pseudomonas aeruginosa from a Texas hospital. Diagn Microbiol Infect Dis. 2004; 50 (1): 43-50. doi: 10.1016/j.diagmicrobio.2004.05.004.

［253］ Cholley P, Thouverez M, Hocquet D, van der Mee-Marquet N, Talon D, Bertrand X. Most multidrug-resistant Pseudomonas aeruginosa isolates from hospitals in eastern France belong to a few clonal types. J Clin Microbiol. 2011; 49 (7): 2578-83. doi: 10.1128/JCM.00102-11.

［254］ Liakopoulos A, Mavroidi A, Katsifas EA, Theodosiou A, Karagouni AD, Miriagou V, Petinaki E. Carbapenemaseproducing Pseudomonas aeruginosa from central Greece: molecular epidemiology and genetic analysis of class I integrons. BMC Infect Dis. 2013; 13: 505. doi: 10.1186/1471-2334-13-505.

［255］ Bratu S, Quale J, Cebular S, Heddurshetti R, Landman D. Multidrug-resistant Pseudomonas aeruginosa in Brooklyn, New York: molecular epidemiology and in vitro activity of polymyxin B. Eur J Clin Microbiol Infect Dis. 2005; 24 (3): 196-201. doi: 10.1007/s10096-005-1294-x.

［256］ Defez C, Fabbro-Peray P, Bouziges N, Gouby A, Mahamat A, Daures JP, Sotto A. Risk factors for multidrug-resistant Pseudomonas aeruginosa nosocomial infection. J Hosp Infect. 2004; 57 (3): 209-16. doi: 10.1016/j.jhin.2004.03.022.

［257］ Nouer SA, Nucci M, de-Oliveira MP, Pellegrino FL, Moreira BM. Risk factors for acquisition of multidrug-resistant Pseudomonas aeruginosa producing SPM metallo-beta-lactamase Antimicrob Agents Chemother. 2005; 49 (9): 3663-7. doi: 10.1128/AAC.49.9.3663-3667.2005.

［258］ Paramythiotou E, Lucet JC, Timsit JF, Vanjak D, Paugam-Burtz C, Trouillet JL, Belloc S, Kassis N, Karabinis A, Andremont A. Acquisition of multidrug-resistant Pseudomonas aeruginosa in patients in intensive care units: role of antibiotics with antipseudomonal activity. Clin Infect Dis. 2004; 38 (5): 670-7.doi: 10.1086/381550.

［259］ Tacconelli E, Tumbarello M, Bertagnolio S, Citton R, Spanu T, Fadda G, Cauda R. Multidrug-resistant Pseudomonas aeruginosa bloodstream infections: analysis of trends in prevalence and epidemiology. Emerg Infect Dis. 2002; 8 (2): 220-1. doi: 10.3201/eid0802.010121.

［260］ Tumbarello M, Repetto E, Trecarichi EM, Bernardini C, De Pascale G, Parisini A, Rossi M, Molinari MP, Spanu T, Viscoli C, Cauda R, Bassetti M. Multidrug-resistant Pseudomonas aeruginosa bloodstream infections: risk factors and mortality. Epidemiol Infect. 2011; 139 (11): 1740-9. doi: 10.1017/S0950268810003055.

［261］ Ohmagari N, Hanna H, Graviss L, Hackett B, Perego C, Gonzalez V, Dvorak T, Hogan H, Hachem R, Rolston K, Raad I. Risk factors for infections with multidrug-resistant Pseudomonas aeruginosa in patients with cancer. Cancer. 2005; 104 (1): 205-12. doi: 10.1002/cncr.21115.

［262］ Yang MA, Lee J, Choi EH, Lee HJ. Pseudomonas aeruginosa bacteremia in children over ten consecutive years: analysis of clinical characteristics, risk factors of multi-drug resistance and clinical outcomes. J Korean Med Sci. 2011; 26 (5): 612-8. doi: 10.3346/jkms.2011.26.5.612.

［263］ Abdelraouf K, Kabbara S, Ledesma KR, Poole K, Tam VH. Effect of multidrug resistance-conferring mutations on the ftness and virulence of Pseudomonas aeruginosa. J Antimicrob Chemother. 2011; 66 (6): 1311-7. doi: 10.1093/jac/dkr105.

［264］ Kugelberg E, Lofmark S, Wretlind B, Andersson DI. Reduction of the ftness burden of quinolone resistance in Pseudomonas aeruginosa. J Antimicrob Chemother. 2005; 55 (1): 22-30. doi: 10.1093/jac/dkh505.

［265］ Montanari S, Oliver A, Salerno P, Mena A, Bertoni G, Tummler B, Cariani L, Conese M, Doring G, Bragonzi A. Biological cost ofhypermutation in Pseudomonas aeruginosa strains from patients with cystic fbrosis. Microbiology. 2007; 153 (Pt 5): 1445-54.doi: 10.1099/mic.0.2006/003400-0.

［266］ Mulet X, Cabot G, Ocampo-Sosa AA, Dominguez MA, Zamorano L, Juan C, Tubau F, Rodriguez C, Moya B, Pena C, MartinezMartinez L, Oliver A, Spanish Network for Research in Infectious D. Biological markers of Pseudomonas aeruginosa epidemic highrisk clones. Antimicrob Agents Chemother. 2013; 57 (11): 5527-35. doi: 10.1128/AAC.01481-13.

［267］ Sanchez P, Linares JF, Ruiz-Diez B, Campanario E, Navas A, Baquero F, Martinez JL. Fitness of in vitro selected Pseudomonas aeruginosa nalB and nfxB multidrug resistant mutants. J Antimicrob Chemother. 2002; 50 (5): 657-64.

［268］ Moya B, Juan C, Alberti S, Perez JL, Oliver A. Beneft of having multiple ampD genes for acquiring beta-lactam resistance without losing ftness and virulence in Pseudomonas aeruginosa. Antimicrob Agents Chemother. 2008; 52 (10): 3694-700. doi: 10.1128/AAC.00172-08.

［269］ Perron GG, Hall AR, Buckling A. Hypermutability and compensatory adaptation in antibiotic-resistant bacteria. Am Nat. 2010; 176 (3): 303-11. doi: 10.1086/655217.

［270］ Olivares J, Alvarez-Ortega C, Martinez JL. Metabolic compensation of ftness costs associated with overexpression of the multidrug efflux pump MexEF-OprN in Pseudomonas aeruginosa. Antimicrob Agents Chemother. 2014; 58 (7): 3904-13. doi: 10.1128/AAC.00121-14.

［271］ Lautenbach E, Synnestvedt M, Weiner MG, Bilker WB, Vo L, Schein J, Kim M. Imipenem resistance in Pseudomonas aeruginosa: emergence, epidemiology, and impact on clinical and economic outcomes. Infect Control Hosp Epidemiol. 2010; 31 (1): 47-53. doi: 10.1086/649021.

［272］ Pena C, Suarez C, Gozalo M, Murillas J, Almirante B, Pomar V, Aguilar M, Granados A, Calbo E, Rodriguez-Bano J, Rodriguez F, Tubau F, Martinez-Martinez L, Oliver A, Spanish Network for Research in Infectious Diseases R. Prospective multicenter study of the impact of carbapenem resistance on mortality in Pseudomonas aeruginosa bloodstream infections. Antimicrob Agents Chemother.2012; 56 (3): 1265-72. doi: 10.1128/AAC.05991-11.

［273］ Deptula A, Gospodarek E. Reduced expression of virulence factors in multidrug-resistant Pseudomonas aeruginosa strains. Arch Microbiol. 2010; 192 (1): 79-84. doi: 10.1007/s00203-009-0528-1.

［274］ Fuse K, Fujimura S, Kikuchi T, Gomi K, Iida Y, Nukiwa T, Watanabe A. Reduction of virulence factor pyocyanin production in multidrug-resistant Pseudomonas aeruginosa. J Infect Chemother. 2013; 19 (1): 82-8. doi: 10.1007/s10156-012-0457-9.

［275］ Shaver CM, Hauser AR. Relative contributions of Pseudomonas aeruginosa ExoU, ExoS, and ExoT to virulence in the lung. Infect Immun. 2004; 72 (12): 6969-77. doi: 10.1128/IAI.72.12.6969-6977.2004.

［276］ Zaborina O, Kohler JE, Wang Y, Bethel C, Shevchenko O, Wu L, Turner JR, Alverdy JC. Identifcation of multi-drug resistant Pseudomonas aeruginosa clinical isolates that are highly disruptive to the intestinal epithelial barrier. Ann Clin Microbiol Antimicrob. 2006; 5: 14. doi: 10.1186/1476-0711-5-14.

［277］ Skurnik D, Roux D, Cattoir V, Danilchanka O, Lu X, YoderHimes DR, Han K, Guillard T, Jiang D, Gaultier C, Guerin F,

Aschard H, Leclercq R, Mekalanos JJ, Lory S, Pier GB. Enhancedin vivo ftness of carbapenem-resistant oprD mutants of Pseudomonas aeruginosa revealed through high-throughput sequencing. Proc Natl Acad Sci U S A. 2013; 110（51）: 20747–52. doi: 10.1073/pnas.1221552110.

［278］ Obritsch MD, Fish DN, MacLaren R, Jung R. National surveillance of antimicrobial resistance in Pseudomonas aeruginosa isolates obtained from intensive care unit patients from 1993 to 2002. Antimicrob Agents Chemother. 2004; 48（12）: 4606–10. doi: 10.1128/AAC.48.12.4606-4610.2004.

［279］ Lockhart SR, Abramson MA, Beekmann SE, Gallagher G, Riedel S, Diekema DJ, Quinn JP, Doern GV. Antimicrobial resistance among Gram-negative bacilli causing infections in intensive care unit patients in the United States between 1993 and 2004. J Clin Microbiol. 2007; 45（10）: 3352–9. doi: 10.1128/JCM.01284-07.

［280］ ECDC. Antimicrobial resistance surveillance in Europe 2011. Annual report of the European Antimicrobial Resistance Surveillance Network （EARS-Net）. Stockholm: European Centre for Disease Prevention and Control; 2012. doi: 10.2900/6551.

［281］ Zhanel GG, DeCorby M, Adam H, Mulvey MR, McCracken M, Lagace-Wiens P, Nichol KA, Wierzbowski A, Baudry PJ, Tailor F, Karlowsky JA, Walkty A, Schweizer F, Johnson J, Canadian Antimicrobial Resistance A, Hoban DJ. Prevalence of antimicrobial-resistant pathogens in Canadian hospitals: results of the Canadian Ward Surveillance Study（CANWARD 2008）. Antimicrob Agents Chemother. 2010; 54（11）: 4684–93.doi: 10.1128/AAC.00469-10.

［282］ Slekovec C, Robert J, Trystram D, Delarbre JM, Merens A, van der Mee-Marquet N, de Gialluly C, Costa Y, Caillon J, Hocquet D, Bertrand X, on behalf of the O. Pseudomonas aeruginosa in French hospitals between 2001 and 2011: back to susceptibility. Eur J Clin Microbiol Infect Dis. 2014; 33（10）: 1713–7. doi: 10.1007/s10096-014-2125-8.

［283］ Harris A, Torres-Viera C, Venkataraman L, DeGirolami P, Samore M, Carmeli Y. Epidemiology and clinical outcomes of patients with multiresistant Pseudomonas aeruginosa. Clin Infect Dis.1999; 28（5）: 1128–33. doi: 10.1086/514760.

［284］ Morales E, Cots F, Sala M, Comas M, Belvis F, Riu M, Salvado M, Grau S, Horcajada JP, Montero MM, Castells X. Hospital costs of nosocomial multi-drug resistant Pseudomonas aeruginosa acquisition. BMC Health Serv Res. 2012; 12: 122. doi: 10.1186/1472-6963-12-122.

［285］ Lodise TP, Miller CD, Graves J, Furuno JP, McGregor JC, Lomaestro B, Graffunder E, McNutt LA. Clinical prediction tool to identify patients with Pseudomonas aeruginosa respiratory tract infections at greatest risk for multidrug resistance. Antimicrob Agents Chemother. 2007; 51（2）: 417–22. doi: 10.1128/AAC.00851-06.

［286］ Aliaga L, Mediavilla JD, Cobo F. A clinical index predicting mortality with Pseudomonas aeruginosa bacteraemia. J MedMicrobiol. 2002; 51（7）: 615–9. doi: 10.1099/0022-1317-51-7-615.

［287］ Hirsch EB, Cottreau JM, Chang KT, Caeiro JP, Johnson ML, Tam VH. A model to predict mortality following Pseudomonas aeruginosa bacteremia. Diagn Microbiol Infect Dis.2012; 72（1）: 97–102.doi: 10.1016/j.diagmicrobio.2011.09.018.

［288］ Deschaght P, Van Daele S, De Baets F, Vaneechoutte M. PCR and the detection of Pseudomonas aeruginosa in respiratory samples of CF patients. A literature review. J Cystic Fibrosis. 2011; 10（5）: 293–7. doi: 10.1016/j.jcf.2011.05.004.

［289］ Vlek AL, Bonten MJ, Boel CH. Direct matrix-assisted laser desorption ionization time-of-flight mass spectrometry improves appropriateness of antibiotic treatment of bacteremia. PLoS ONE. 2012; 7（3）, e32589. doi: 10.1371/journal.pone.0032589.

［290］ Peleg AY, Tilahun Y, Fiandaca MJ, D'Agata EM, Venkataraman L, Moellering Jr RC, Eliopoulos GM. Utility of peptide nucleic acid fluorescence in situ hybridization for rapid detection of Acinetobacter spp. and Pseudomonas aeruginosa. J Clin Microbiol. 2009; 47（3）: 830–2. doi: 10.1128/JCM.01724-08.

［291］ Harris AD, McGregor JC, Furuno JP. What infection control interventions should be undertaken to control multidrug-resistant gram-negative bacteria? Clin Infect Dis. 2006; 43 Suppl 2: S57–61. doi: 10.1086/504479.

［292］ Regal RE, DePestel DD, VandenBussche HL. The effect of an antimicrobial restriction program on Pseudomonas aeruginosa resistance to beta-lactams in a large teaching hospital. Pharmacotherapy. 2003; 23（5）: 618–24.

［293］ Goldstein EJ, Citron DM, Peraino V, Elgourt T, Meibohm AR, Lu S. Introduction of ertapenem into a hospital formulary: effect on antimicrobial usage and improved in vitro susceptibility of Pseudomonas aeruginosa. Antimicrob Agents Chemother. 2009; 53（12）: 5122–6. doi: 10.1128/AAC.00064-09.

［294］ Fridkin S, Baggs J, Fagan R, Magill S, Pollack LA, Malpiedi P, Slayton R, Khader K, Rubin MA, Jones M, Samore MH, Dumyati G, Dodds-Ashley E, Meek J, Yousey-Hindes K, Jernigan J, Shehab N, Herrera R, McDonald CL, Schneider A, Srinivasan A, Centers for Disease C, Prevention. Vital signs: improving antibiotic use among hospitalized patients. MMWR Morb Mortal Wkly Rep. 2014; 63（9）: 194–200.

［295］ Rossolini GM, Mantengoli E. Treatment and control of severe infections caused by multiresistant Pseudomonas aeruginosa. Clin Microbiol Infect. 2005; 11 Suppl 4: 17–32. doi: 10.1111/j. 1469-0691.2005.01161.x.

［296］ Hilf M, Yu VL, Sharp J, Zuravleff JJ, Korvick JA, Muder RR. Antibiotic therapy for Pseudomonas aeruginosa bacteremia: outcome correlations in a prospective study of 200 patients. Am J Med. 1989; 87（5）: 540–6.

［297］ Kumar A, Zarychanski R, Light B, Parrillo J, Maki D, Simon D, Laporta D, Lapinsky S, Ellis P, Mirzanejad Y, Martinka G, Keenan S, Wood G, Arabi Y, Feinstein D, Kumar A, Dodek P, Kravetsky L, Doucette S, Cooperative Antimicrobial Therapy of Septic Shock Database Research G. Early combination antibiotic therapy yields improved survival compared with monotherapy in septic shock: a propensity-matched analysis. Crit Care Med. 2010; 38（9）: 1773–85. doi: 10.1097/CCM.0b013e3181eb3ccd.

［298］ Park SY, Park HJ, Moon SM, Park KH, Chong YP, Kim MN, Kim SH, Lee SO, Kim YS, Woo JH, Choi SH. Impact of adequate empirical combination therapy on mortality from bacteremic Pseudomonas aeruginosa pneumonia. BMC Infect Dis. 2012; 12: 308. doi: 10.1186/1471-2334-12-308.

［299］ Pena C, Suarez C, Ocampo-Sosa A, Murillas J, Almirante B, Pomar V, Aguilar M, Granados A, Calbo E, Rodriguez-Bano J, Rodriguez F, Tubau F, Oliver A, Martinez-Martinez L, Spanish Network for Research in Infectious D. Effect of adequate singledrug vs combination antimicrobial therapy on mortality in Pseudomonas aeruginosa bloodstream infections: a post Hoc analysis of a prospective

171

cohort. Clin Infect Dis. 2013；57（2）：208-16.doi：10.1093/cid/cit223.

［300］ Paul M，Lador A，Grozinsky-Glasberg S，Leibovici L. Beta lactam antibiotic monotherapy versus beta lactam-aminoglycoside antibiotic combination therapy for sepsis. Cochrane Database Syst Rev.2014；1，CD003344. doi：10.1002/14651858.CD003344.pub3.

［301］ Bliziotis IA，Samonis G，Vardakas KZ，Chrysanthopoulou S，Falagas ME. Effect of aminoglycoside and beta-lactam combination therapy versus beta-lactam monotherapy on the emergence of antimicrobial resistance：a meta-analysis of randomized，controlled trials. Clin Infect Dis. 2005；41（2）：149-58. doi：10.1086/430912.

［302］ Bilton D，Henig N，Morrissey B，Gotfried M. Addition of inhaled tobramycin to ciprofloxacin for acute exacerbations of Pseudomonas aeruginosa infection in adult bronchiectasis. Chest. 2006；130（5）：1503-10. doi：10.1378/chest.130.5.1503.

［303］ Dhand R. The role of aerosolized antimicrobials in the treatment of ventilator-associated pneumonia. Respir Care. 2007；52（7）：866-84.

［304］ Lipsky BA，Hoey C. Topical antimicrobial therapy for treating chronic wounds. Clin Infect Dis. 2009；49（10）：1541-9. doi：10.1086/644732.

［305］ Pathengay A，Mathai A，Shah GY，Ambatipudi S. Intravitreal piperacillin/tazobactam in the management of multidrug-resistant Pseudomonas aeruginosa endophthalmitis. J Cataract Refract Surg. 2010；36（12）：2210-1. doi：10.1016/j.jcrs.2010.09.013.

［306］ Baiocchi M，Catena V，Zago S，Badolati L，Baccarin M. Intrathecal colistin for treatment of multidrug resistant（MDR）Pseudomonas aeruginosa after neurosurgical ventriculitis. Infez Med. 2010，18（3）：182-6.

［307］ Gump WC，Walsh JW. Intrathecal colistin for treatment of highly resistant Pseudomonas ventriculitis. Case report and review of the literature. J Neurosurg. 2005，102（5）：915-7. doi:10.3171/jns.2005.102.5.0915.

［308］ Quinn AL，Parada JP，Belmares J，O'Keefe JP. Intrathecal colistin and sterilization of resistant Pseudomonas aeruginosa shunt infection. Ann Pharmacother. 2005，39（5）：949-52. doi:10.1345/aph.1E485.

［309］ Boucher HW，Talbot GH，Benjamin Jr DK，Bradley J，Guidos RJ，Jones RN，Murray BE，Bonomo RA，Gilbert D，Infectious Diseases Society of A. 10 x '20 Progress--development of new drugs active against gram-negative bacilli：an update from the Infectious Diseases Society of America. Clin Infect Dis. 2013，56（12）：1685-94. doi:10.1093/cid/cit152.

［310］ Sievert DM，Ricks P，Edwards JR，Schneider A，Patel J，Srinivasan A，Kallen A，Limbago B，Fridkin S，National Healthcare Safety Network T，Participating NF. Antimicrobial-resistant pathogens associated with healthcare-associated infections：summary of data reported to the National Healthcare Safety Network at the Centers for Disease Control and Prevention，2009-2010. Infect Control Hosp Epidemiol. 2013，34（1）：1-14. doi:10.1086/668770.

第58章　鲍曼不动杆菌和不动杆菌属

Federico Perez，Robert A. Bonomo

1　前言：微生物学和分类方面的挑战

在临床微生物学实验室中，鲍曼不动杆菌越来越多地被认为是感染人类的细菌性病原体。在显微镜检查中，鲍曼不动杆菌表现为革兰氏阴性球杆菌，并且在麦康凯琼脂上生长时产生明显的菌落，不能发酵乳糖。不动杆菌属在分类上属于变形菌门的γ亚类的一部分，细菌种类较多，目前包含43种（http://www.bacterio.net/acinetobacter.html），主要由基因组DNA-DNA杂交定义。

鲍曼不动杆菌的原始描述可追溯到1986年（布维和格里蒙特）。虽然鲍曼不动杆菌是不动杆菌属中最常见的医院内病原体，但其他几个种因为偶尔会引起人类感染和暴发，在临床中也变得越来越重要。这些包括医院不动杆菌和皮特不动杆菌，其表型类似于鲍曼不动杆菌，因此在临床上用传统的微生物学实验室生化方法很难区分开来，因此，研究人员开发了一些新的技术用来克服这些缺点，这些技术包括基质辅助激光解吸/电离飞行时间（MALDI-TOF）质谱或PCR/电喷雾电离质谱（PCR/ESI-MS）等"先进技术"和核酸测序技术。乌尔新不动杆菌、溶血不动杆菌、鲁菲不动杆菌、微小不动杆菌和准尼不动杆菌等偶尔也会感染人类。最近塞菲尔蒂不动杆菌被鉴定为该属的一个新的种，该菌早在20世纪90年代就已经从临床分离出来，将塞菲尔蒂不动杆菌识别为新物种的分类学方法需要从多方面进行分析，其分析包括相对于其他不动杆菌属菌种的全基因组序列，其管家基因序列中的相似性被确定足够低（<95%）的平均核苷酸同一性（AIN）。此外，为了区分塞菲尔蒂不动杆菌，还使用了蛋白质组学分析、全细胞MALDI-TOF质谱以及代谢与生理检测和测序等方法对其进行鉴别[1-8]。

2　鲍曼不动杆菌的基因组分析

随着基因组工具的进步，人们对鲍曼不动杆菌属和其他属的典型菌株的基因组进行了系列分析，并揭示了其遗传多样性和进化动态。目前，研究人员已经对不动杆菌属各菌种的基因组进行了更全面的分析。例如，利用基因多位点序列分型（MLST）技术来对鲍曼不动杆菌进行基因型分型，分析表明，属细菌的平均基因组的大小为3.87 Mb（在2.7～4.9 Mb），对于鲍曼不动杆菌，核心基因组具有1 590个直系同源蛋白质家族，其相当于44%的最小鲍曼不动杆菌基因组的大小，并且具有相关性仅为78%基因库，表明鲍曼不动杆菌内存在很大的遗传变异并且具有频繁的水平基因转移。此外，基因组分析表明，不动杆菌属细菌是非常古老的菌种，根据鲍曼不动杆菌与其最远类属之间的序列差异分析表明，不动杆菌已经存在大约500万年了[8-15]。

有各种各样的机制使得鲍曼不动杆菌积累这种遗传多样性成为可能。其中，最重要的是*intI1*类的整合子。正如基因组分析所揭示的那样，这种整合子在鲍曼不动杆菌中表现出极大的丰度。插入序列（IS）也涉及遗传多样性，尤其是在调节抗生素抗药性方面遗传多样性更大。在鲍曼不动杆菌的基因组中经常发现多种插入序列，在这方面，IS*Abal*作为决定下游碳青霉烯酶基因表达的启动子的作用已经十分明确[16]，虽然这种机制并不是广泛存在，但不动杆菌属的菌种之间基因自然转移的现象却时常发生[9, 17, 18]。

通过用噬菌体转导也可以促进不动杆菌中遗传物质的水平转移，这种转导也包括抗生素抗药性决定簇的水平转移。基因组比较分析显示在鲍曼不动杆菌基因组中存在许多噬菌体序列，同样，从基因组分析中可以看出移动小元件比大的共轭元件更占优势，大多数不动杆菌基因组中转化所需的遗传机制的保守性表明，在某些条件下（见上文的介绍），大多数属的成员是自然转化的。为了保护它们的基因组免受质粒和病毒等可传播遗传因素的"感染"，细菌具有成簇的有规律的间隔短回文重复序列（CRISPR），其与其他序列（如*cas*基因和Cas蛋白）一起形成CRISPR-Cas，是细菌的一种适应性免疫系统。在鲍曼不动杆菌中，大多数CRISPR-Cas系统属于I-Fb型，表明这可能是遗传指纹识别的靶标[19]。CRISPR-Cas系统可能在基因组转化的动力学中起重要作用，特别是在控制接合元件的转移中起作用。抗生素抗药性的获得通常是由编码几种抗药性基因的移动元件的转移引起的，一个典型的例子是含有数十种来自不同细菌来源的抗生素抗药性决定簇的基因组岛（AbaR1）[10]。

基因插入和缺失发生在基因组的特定区域，被视为"热点"区域。根据详细的基因组比较分析，大约80个"热点"区域仅包含所有可能基因座的5%，但包括66%的辅助基因组。由此看来，在鲍曼不动杆菌基因组的几个"热点"位置发生了大量的基因转移[8]。鲍曼不动杆菌还有其他遗传多样性机制。核心基因组中同源重组的等位基因交换也可能导致多样化，在鲍曼不动杆菌中，这个过程估计会影响多达1/3的核心基因家族。最后，鲍曼不动杆菌内遗传多样性的出现也可能是由于点突变产生，这种情况可以轻易地导致该菌产生对抗生素的抗药性。由于点突变机制容易激活出错的DNA聚合酶，从而可加速适应动力学现象，因此细菌可能发生超突变，这些突变又会影响导致外排泵过度表达的双组分调控系统[20]。

3 鲍曼不动杆菌毒力的确定

鲍曼不动杆菌是人类病原体，其毒力的大小一直难以捉摸。一方面，对毒力的系统分析未能明确区分与流行病学和临床结果相关的特定毒力因子；另一方面，不动杆菌属家族复杂的微生物学特征和命名法使得很难利用文献来确定鲍曼不动杆菌与其他不动杆菌属的特征，即使是非临床分离的不动杆菌也具有与临床分离的鲍曼不动杆菌相同的毒力机制。有趣的是，尽管Acinetobacter这个名称来源于希腊词"无运动"，但似乎这个词用得并不恰当，尤其是，鲍曼不动杆菌可在接触物表面迅速扩散，可能是由于其抽动运动造成的[21]。

鲍曼不动杆菌的一个众所周知的典型特征是其在环境中的存活能力。如下所述，该属性也可能有助于其传播[22]，因此，允许其在生物和非生物表面存活的因素可被视为毒力的重要属性。鲍曼不动杆菌能够在接触表面形成生物被膜这样的高度结构化的微生物群落。促进生物被膜形成的因素包括Csu菌毛[23]、BfmRS双组分调控系统和群体感应系统[24, 25]等。类似地，黏附到宿主细胞和组织是定殖和随后感染的关键初始阶段，表面蛋白，如Bap、外多糖聚-β-1，6 N-乙酰葡糖胺、PNAG和自转运蛋白Ata，在这方面起着重要作用[26-28]，还有一种O-糖基化系统似乎对生物被膜形成和毒力大小也很重要。同样，外膜蛋白Omp 38或ompA则参与黏附和细胞侵袭和凋亡的后续阶段[29]，矛盾的是，鲍曼不动杆菌菌株黏附到人上皮细胞仅引起很低的炎症反应，从而使细菌逃避宿主免疫系统并导致鲍曼不动杆菌的持续性感染[30]。

与任何其他革兰氏阴性细菌一样，鲍曼不动杆菌的外膜含有脂多糖（LPS），一旦鲍曼不动杆菌进入血流中，脂多糖（LPS）是发生脓毒性休克的重要组分。大多数不动杆菌LPS分子含有O-多糖链（O-抗原），参与其他革兰氏阴性菌的致病活性。鲍曼不动杆菌的内毒素可激活单核细胞中的炎症信号。免疫细胞对鲍曼不动杆菌的应答依赖于Toll样受体、TLR2和TLR4。事实上，通过使用如LPS合成抑制剂LPCx等阻断小鼠中LPS的产生，可有效地沉默LPS对宿主免疫系统的影响，并有助于通过调理吞噬杀死应答来消除鲍曼不动杆菌，从而提高患者的存活率[31-33]。

鲍曼不动杆菌细胞膜的另一个成分是荚膜多糖，鉴于其在介导抗补体杀伤中的重要性，也可在毒力中发挥作用[34]。与其他革兰氏阴性细菌类似，鲍曼不动杆菌在细菌生长的各个阶段和受压时分泌外膜囊泡（OMV），OMV是由LPS、外膜蛋白、脂质、选择性周质蛋白和核酸组成的球形纳米囊泡，最近，在OMV中发现了OXA和金属-β-内酰胺酶。毒力因子如OmpA与鲍曼不动杆菌的OMV相关，诱导细胞凋亡[35]。鲍曼不动杆菌中被认为是潜在的毒力决定因子的其他蛋白素还包括磷脂酶D和磷脂酶C[36]。鲍曼不动杆菌的一个有趣的观察结果是，乙醇能促进细菌的生长并刺激与毒力有关的代谢途径[37]。

4　鲍曼不动杆菌的抗生素耐药性

鲍曼不动杆菌对多种抗生素产生耐药性，对公众健康构成了真正的威胁。由于这种现象通常只有少数，最好是使用有效的抗生素来治疗由鲍曼不动杆菌引起的感染。为了更好地理解和比较鲍曼不动杆菌对多种抗生素的耐药性，有必要了解通常用于指定鲍曼不动杆菌是"多重耐药性"（MDR）、"广谱耐药性"（XDR）还是"泛耐药性"（PDR）。对普通鲍曼不动杆菌具有抑制活性，但对获得了耐药机制的鲍曼不动杆菌没有活性的相关类别的抗生素类是氨基糖苷类、碳青霉烯类、β-内酰胺/β-内酰胺酶抑制剂（氨苄西林/舒巴坦为特殊类别）、扩展型头孢菌素、氟喹诺酮类、多粘菌素、叶酸抑制剂和四环素类。当对三类或更多类抗生素类别中的一种或多种药剂产生耐药性或非药敏时，该细菌被称为多重耐药性；除了对两类或更少类药物中的一种或多种药物敏感外，对其他所有药物的耐药性或不敏感性称为广泛谱药性；对所有类别的所有药物的耐药性或不敏感性称为泛耐药性[38]。

4.1　β-内酰胺类药物的耐药机制

鲍曼不动杆菌对β-内酰胺产生耐药性的有关机制包括产生β-内酰胺酶和通过改变外膜蛋白（OMPs）或外排泵的表达来改变细菌膜的通透性等[39]。

从不动杆菌属细菌发现的β-内酰胺酶中，属于Ambler分类中的AmpC酶或C类β-内酰胺酶具有水解青霉素和头孢菌素的能力，并且不受如克拉维酸、舒巴坦和他唑巴坦等β-内酰胺-β-内酰胺酶抑制剂的影响，该家族的酶被称为来自不动杆菌的头孢菌素酶（ADCs）[40]。插入序列（IS）如ISAbaI的存在充当表达编码ADC的基因的启动子。

另一组在鲍曼不动杆菌中具有相当临床重要性的β-内酰胺酶是Ambler D类酶，也称为苯唑西林酶（OXAs），命名为苯唑西林酶是因为该酶能够水解苯唑西林，然而，在鲍曼不动杆菌中，苯唑西林酶的特征在于它们的碳青霉烯酶活性，并被命名为碳青霉烯水解D类β-内酰胺酶或CHDLs，有5组苯唑西林酶与鲍曼不动杆菌有关，它们分别是：OXA-51、OXA-23、OXA-24/40、OXA-58和OXA-143。在OXA-51存在的情况下，其作为耐碳青霉烯类和头孢菌素抗药性决定因素的作用很大程度上受到促进其表达的插入序列（通常为ISAbaI）的限制[41]。

B类金属-β-内酰胺酶（MBL）是鲍曼不动杆菌的另一组与临床相关性的β-内酰胺酶。金属-β-内酰胺酶的共同特征是它们能使细菌对除氨曲南单巴坦外的所有β-内酰胺都有抗药性，金属-β-内酰胺酶的关键特征是存在锌部分，锌部分可以被EDTA螯合以使酶失活。鲍曼不动杆菌中的金属-β-内酰胺酶包括IMP、VIM、SIM和NDM，有趣的是IMP和VIM酶虽然在鲍曼不动杆菌中发现，但却分别来自日本和意大利的铜绿假单胞菌；另一方面，SIM是原本在韩国确定的鲍曼不动杆菌的金属-β-内酰胺酶。最近，从印度次大陆返回的旅客的肠杆菌科细菌中鉴定出NDM。印度、埃及、中国、德国、巴尔干、美国和以色列都已报道在鲍曼不动杆菌分离株中鉴定出bla_{NDM}基因，bla_{NDM}在不动杆菌中的遗传背景表明这种金属-β-内酰胺酶已经出现在鲍曼不动杆菌属中[42, 43]。即使在没有任何已知的碳青霉烯酶产生的情况下，碳青霉烯耐药也可以通过某些外膜蛋白CarO的丧失而产生，其他外膜蛋白也参与碳青霉烯抗药性，特别是与C类和D类酶的表达相结合时往往可产生碳青霉烯抗药性。

4.2　氨基糖苷类药物的耐药机制

氨基糖苷类抗生素的耐药主要机制是通过表达氨基糖苷类乙酰转移酶、核苷酸转移酶和磷酸转移酶等氨基糖苷类修饰酶（AMEs）而产生。一项来自对美国军事设施鲍曼不动杆菌分离株的分析研究揭示了以下编码氨基糖苷类修饰酶的基因，它们是*aphA6*、*aadA1*、*aadB*、*aacC1*和*aacC2*[3]。氨基糖苷类修饰酶与移动遗传因子（如质粒和Ⅰ类整合子）之间存在着重要关联，这在很大程度上解释了它们广泛传播的原因[44]。

其他类型的氨基糖苷类修饰酶也已经在远东的鲍曼不动杆菌中发现，例如，一种由*aac*（6'）-*Iad*编码的新型氨基糖苷类修饰酶介导的阿米卡星耐药已在日本发现，类似地，*armA*与鲍曼不动杆菌中的16S rRNA的甲基化有关，也导致鲍曼不动杆菌对阿米卡星以及庆大霉素和妥布霉素的产生抗药性[45, 46]。另外，在鲍曼不动杆菌中，氨基糖苷类药物的耐药性可以通过AdeABC外排泵的表达来介导，这也被认为是一种对氟喹诺酮类药物以及其他抗生素产生耐药性的机制[47]。

4.3　氟喹诺酮类药物的耐药机制

鲍曼不动杆菌对氟喹诺酮类药物的耐药性通常是由喹诺酮耐药决定区（QRDR）突变引起DNA促旋酶的结构改变而产生的。喹诺酮耐药决定区包括编码DNA促旋酶和DNA拓扑异构酶Ⅳ的*gyrA*基因和*parC*基因，这些变化导致喹诺酮与酶-DNA复合物结合的亲和力降低。如上所述，耐氟喹诺酮类药物的另一重要机制是通过减少细胞内药物积聚的外排系统介导的。与肠杆菌科细菌的氟喹诺酮类药物耐药性的广泛存在相反，质粒介导的喹诺酮耐药（*qnr*基因）很少在鲍曼不动杆菌中出现，只有在阿尔及利亚和中国的分离株中有散发性的质粒介导的喹诺酮耐药株[48, 49]。

4.4　多粘菌素的耐药机制

对抗生素尤其是碳青霉烯抗药性的增加，促使多粘菌素B和粘菌素作为治疗剂被广泛用于治疗由鲍曼不动杆菌引起的感染。虽然大多数鲍曼不动杆菌保留对多粘菌素的敏感性，但抗药性的发生并不罕见。

导致对革兰氏阴性菌中的多粘菌素耐受的共同途径是通过脂质A修饰以中和外膜的负电荷。双组分调节系统pmrA/pmrAB在激活后通过添加磷酸乙醇胺导致脂质A修饰。鲍曼不动杆菌对多粘菌素产生抗药性的更突出的机制是通过影响*lpxA*、*lpxC*或*lpxD*等参与脂质A生物合成的关键基因的突变引起脂多糖的损失，这些外膜结构的变化使鲍曼不动杆菌的生理学发生改变，从而导致鲍曼不动杆菌对其他类抗生素的敏感性增加而生物适应性丧失。由于多粘菌素的选择性压力的存在，在鲍曼不动杆菌中也观察到了异源抗药性基因，或者与原始亲本菌株相比具有更高抗药性的亚群[50-55]。

4.5　四环素和替加环素的耐药机制

鲍曼不动杆菌对四环素的耐药性是由于外排泵或核糖体保护蛋白发挥作用而产生的。协助鲍曼不动杆菌对四环素产生耐药性的外排泵由2种转座子介导，其中*TetB*促进四环素和米诺环素的外排，而*TetA*不能促进米诺环素外排，而只促进四环素外排。由*tet*（M）基因编码的核糖体保护蛋白保护核糖体免受四环素、多西环素和米诺环素的作用。上述机制都没有干扰替加环素的活性，虽然它与四环素有关，但是它单独属于甘氨酰环类[18, 56]。

目前，已经证实AdeABC外排泵是替加环素的耐药机制。*adeABC*基因座的过表达与鲍曼不动杆菌菌株中替加环素最小抑菌浓度的增加相关，该外排泵使得细菌对替加环素、庆大霉素、左氧氟沙星和氯霉素等类广泛的药物具有抗药性。双组分调控系统、传感器AdeS和调节剂AdeR蛋白调节外排泵，并且可以通过插入序列 ISAba1 以及其他可能的突变和插入来破坏这种外排机制[18, 20, 57]。

5　鲍曼不动杆菌引起的感染

鲍曼不动杆菌感染和由感染引起的定殖主要影响免疫抑制患者或患有严重基础疾病的患者，由于这些患者接受了侵入性手术并接受广谱抗生素治疗，因此，住院患者尤其是重症监护病房（ICU）和长期护理机构（LTCF）的患者更常见。

与鲍曼不动杆菌感染有关的最常见的综合征是肺炎，包括医院获得性肺炎（HAP）和呼吸机相关性肺炎（VAP），以及与导管相关的血流感染，或来自各种其他来源的血液感染，这些可能包括泌尿道感染、复杂的皮肤和软组织感染、腹内感染以及通常与神经外科手术和颅内分流相关的中枢神经系统感染。尤其是医院获得性肺炎和呼吸机相关性肺炎等极其严重的疾病可能与治疗失败有关，也与由于广泛的抗生素抗药性的限制而导致医生在开始治疗鲍曼不动杆菌感染时不能恰当地选择合适的抗生素有关。

关于鲍曼不动杆菌的定殖和感染是否与增加的发病率和死亡率有关，或者如果治疗结果不良是否由于潜在的宿主特征、病原体的毒力或抗生素治疗引起的，这在目前一直存在争议。对现有文献的系统评估表明，感染（甚至持续定殖有）鲍曼不动杆菌的患者的死亡率显著较高[58]，另一项重要的研究表明，与未感染患者和感染了对药物敏感的鲍曼不动杆菌的患者相比，多耐药鲍曼不动杆菌感染与重症监护室住院时间延长独立相关，然而，在这个分析中，两组之间的死亡率没有差异[59]。一项研究多重分析比较了对碳青霉烯耐药的鲍曼不动杆菌与对碳青霉烯类敏感的鲍曼不动杆菌患者死亡率，结果确定对碳青霉烯耐药的鲍曼不动杆菌患者的死亡风险显著增高，优势比为2.2，在此分析中，耐碳青霉烯鲍曼不动杆菌患者更可能有严重的基础疾病，并且接受过不适当的经验性抗微生物治疗，这会增加死亡风险[60]。

鲍曼不动杆菌引起的感染对癌症患者的影响越来越大。病例对照研究表明，在癌症患者中感染多重耐药的鲍曼不动杆菌与医院因素相关，而不是潜在癌症的特征。此外，癌症患者感染鲍曼不动杆菌与住院时间延长和死亡率增加有关[61]。患有广谱耐药鲍曼不动杆菌菌血症的血液系统恶性肿瘤患者和中性粒细胞减少症患者在30 d时的死亡率为83%，与广谱耐药鲍曼不动杆菌极相关，尤其是在因广谱耐药鲍曼不动杆菌感染而未接受适当抗生素治疗的患者中死亡率更高[62]。

通过实体器官移植感染了耐碳青霉烯鲍曼不动杆菌的患者会延长住院治疗、其他多重耐药菌感染、同种异体移植物功能障碍和丢失以及与高感染相关的死亡率[63]。尤其重要的是呼吸机相关性肺炎和其他呼吸道感染，这与心胸移植接受者的频繁发病相关[64]。它们增加的免疫抑制和对医疗护理暴露的网络状态可能使接受实体器官移植的患者易于出现鲍曼不动杆菌感染。例如，同时进行了肾脏-胰腺移植后的患者如果在术后感染了携带有 bla_{OXA-23} 碳青霉烯酶基因的耐碳青霉烯鲍曼不动杆菌，则会引起暴发性脓毒症并可导致6 d后死亡，尸检结果显示患者出现了急性二尖瓣心内膜炎、心肌炎、脾肾栓塞、腹膜炎和肺炎等弥散性感染[65]。

尽管文献中只描述了少数病例，但似乎艾滋病毒的发病率与不动杆菌感染显著相关，特别是当 $CD4^+$ 细胞数低、中性粒细胞减少和住院时，这种相关性更高[66]。在检查南非开普敦一家重症监护室患者的鲍曼不动杆感染病例记录时发现，携带艾滋病毒的患者和艾滋病患者更可能患菌血症，死亡率高于非艾滋病患者[67]。有趣的是，在美国没有观察到类似的与艾滋病毒相关的鲍曼不动杆菌菌血症的临床模式。

2001年9月11日以后，鲍曼不动杆菌已成为在参与中东军事行动的人员（作为全球反恐战争的一部分）中发现的主要病原体。最初，鲍曼不动杆菌血液感染数量增加的病例来自在伊拉克自由行动（OIF）期间在伊拉克/科威特地区服役时受伤的军人，以及在持久自由行动（OEF）期间在阿富汗受伤的军人在军事医疗设施内治疗时出现的，大部分病例最初在德国的兰施图尔地区医疗中心和哥伦比亚特区的（WRAMC）接受治疗，随后在美国国家海军医疗中心海军船舶舒适医院和布鲁克陆军医疗中心接受治疗。值得注意的是军人们感染的鲍曼不动杆菌具有高度的抗生素耐药性[68]。

在军事人员中，与鲍曼不动杆菌感染相关的疾病表现为皮肤和软组织蜂窝织炎，其往往发展为坏死性大疱性感染[69]。对军人鲍曼不动杆菌暴发的系统调查表明，医院内环境污染和医院感染传播途径在病原体传播中发挥了重要作用[70]。来自沃尔特里德陆军医疗中心对不动杆菌属中耐药性的详细分子特征的研究揭示了其复杂的遗传背景，包括PER-1以及碳青霉烯酶OXA-58和OXA-23[3]。

同样，不动杆菌已被确定为自然灾害受害者感染的常见原因。最受认可的例子之一是2005年印度洋地震和海啸遇难者中存在多重耐药不动杆菌，导致数十万人死亡。在撤离到欧洲医疗中心后，一些受害者被检出在患有软组织创伤和其他创伤性损伤的部位存在假单胞菌、肠道细菌以及不动杆菌感染[71]。土耳其医院的重症监护室也在1998年发生了马尔马拉地区强烈地震的受害者中检出了不动杆菌感染[72]。

特别感兴趣的是，与其作为医院内病原体的地位相反，鲍曼不动杆菌被认为是造成社区居民严重感染的原因，特别是在澳大利亚和东南亚尤其突出，临床症状明显，主要有肺炎和菌血症并发急性呼吸窘迫综合征和弥漫性血管内凝血症。吸烟、酗酒、慢性阻塞性气道疾病和糖尿病是导致鲍曼不动杆菌感染并导致高死亡率的潜在因素[73, 74]。

6 鲍曼不动杆菌的流行病学

鲍曼不动杆菌的定殖与感染与温带气候之间有一个有趣的联系。对从132家医院通过7年（1999—2006年）时间获得的超过200 000份血培养物的大型数据库进行分析显示，在夏季，鲍曼不动杆菌引起的感染比在冬季多51.8%（95% CI：41.1～63.2），同样，每增加10℃，鲍曼不动杆菌感染的发病率就会增加10%。值得注意的是，这些根据温度和季节的变化超过了其他革兰氏阳性和革兰氏阴性病原体的变化[75]。这些现象背后的原因仍不清楚，据推测，较高的温度可以促进鲍曼不动杆菌在环境中的生长并增加其在人类体内定殖的几率。

如前所述，或许鲍曼不动杆菌最显著的特征之一是其在包括医院表面在内的环境中生存的能力，这一特征以及对多种抗菌药物耐药决定因素的存在，在很大程度上解释了鲍曼不动杆菌作为医院内病原体的原因。对鲍曼不动杆菌干燥耐受性的研究表明，在模拟的医院条件下可存活达27 d。目前已观察到了菌株依赖性变异现象，但其在暴发相关的菌株之间并不存在必然优势[76, 77]。

环境污染与鲍曼不动杆菌定殖患者之间存在着重要的相互作用，即使定殖偏远，周围环境也经常受到污染[78]，相反，暴露于受到污染的医院环境中的患者感染鲍曼不动杆菌的风险比未暴露的患者高2.77倍[79]。有研究认为，患有鲍曼不动杆菌的患者发生鲍曼不动杆菌定殖是随后感染和传播的重要危险因素，例如，监测培养物中碳青霉烯耐药鲍曼不动杆菌的存在与重症监护室背景下碳青霉烯耐药鲍曼不动杆菌感染的后续发展风险相关[80]。人们认识到，住院患者可能成为鲍曼不动杆菌的长期携带者。不幸的是，来自单个地点的整体监控数据的敏感性很低（30%），并且即使最多抽样了6个解剖地点（55%），它仍然如此。有趣的是据报道，分离鲍曼不动杆菌的平均持续时间长达20个月[81]。此外，鲍曼不动杆菌可能发生气雾化，特别是与直肠定殖有关，并有助于该病原体的传播[82, 83]。

与鲍曼不动杆菌相关的患者概况（如严重的潜在合并症）和感染类型（例如呼吸机相关性肺炎）意味着其传播主要局限于重症监护病房。然而，尤其是在美国，居住在长期护理机构中的患者表现出特别易受由鲍曼不动杆菌引起的定殖和感染，因此，长期护理机构代表了这一重要的医疗相关病原体的流行病学的一个新前沿[84, 85]。

鉴于这些特征，预防和控制由鲍曼不动杆菌引起的感染就变得极具挑战性。鲍曼不动杆菌被认为有能力在不同的医疗环境中引起暴发性传播，引起暴发性传播的鲍曼不动杆菌通常包括由各种鉴别分型方法鉴定为密切相关的菌株，一个普通的环境水库可能被认为是这种暴发的来源[86]。在一次特殊的暴发性传播中，鲍曼不动杆菌定殖株的传播明显是由脉冲灌洗创伤期间引起传播的，可能由此导致了环境污染[87]。在另一次定殖株暴发中，来自伤口护理车的培养物以及环境和临床培养物在遗传特征上都相关，在这种情况下，患者的隔离、伤口护理车的消毒以及汽化过氧化氢的去污染都有助于有效地去污灭菌，然而，当患有鲍曼不动杆菌的患者重新占有房间时，环境污染会再次发生[88]。

在其他情况下，许多鲍曼不动杆菌的流行病学要复杂得多，难以解释清楚，这是由于散发性和流行性菌株共存，以及患者和环境中鲍曼不动杆菌的流体库共存所致，因此对处方和实施有效的感染控制措施提出了独特的挑战。在某些地区，鲍曼不动杆菌可以达到地方性性流行状态，其特征是存在多种菌株类型并有持续的高发病率。为了应对这种情况，一家西班牙医院实施了一项长期的多方面的"捆绑"方法，该计划包括员工教育、手部卫生优化、接触预防措施和患者隔离、环境清洁以及在特定地区和特定时段的主动监测，这一系列干预措施使得鲍曼不动杆菌定殖和感染率持续下降[89]。

了解多重耐药性和广谱耐药性的传播动力学，需要应用分子工具来确定鲍曼不动杆菌对抗生素耐药性的遗传类型和机制，同样，这些信息可以用来描述鲍曼不动杆菌的时间演变。使用脉冲场凝胶电泳（PFGE）的标准化方案对消化的DNA进行分型，结果证实发生暴发性流行的菌株高度相关或不可区分，表明暴发性流行的菌株具有共同来源或发生了患者到患者之间的传播[90]。此外，脉冲场凝胶电泳、核糖体基因型和扩增片段长度多态性（AFLP）方法的结合使用可以鉴定某些鲍曼不动杆菌欧洲株，这些欧洲株在全球范围内也均有发现[91, 92]。基因多位点序列分型技术允许进一步鉴定鲍曼不动杆菌菌株群体的种群结构、遗传多样性和独特性[93]。基于自动化重复序列的PCR（rep-PCR）也被用于鲍曼不动杆菌A型的研究，以研究引起疾病暴发的因素，也用于鉴定全球性鲍曼不动杆菌菌株[84, 94]。

有趣的是，应用分子流行病学工具对鲍曼不动杆菌进行分析表明，鲍曼不动杆菌可分为3个全球优势谱系，特别是昔日的欧洲和现在的国际克隆Ⅱ型，通常与碳青霉烯酶OXA-23和OXA-24/40相关。由于其多重耐药性表型与其成功的全球传播相结合，属于这些菌株群的鲍曼不动杆菌已被指定为"高危克隆"[95]。

7　鲍曼不动杆菌感染的治疗

由于多重耐药性、广谱耐药性和泛耐药性菌株的增加而使鲍曼不动杆菌感染的治疗变得较为复杂。此外，最高质量的临床数据如随机对照试验通常无法对鲍曼不动杆菌的治疗提供有效的建议，因此，有关抗生素治疗鲍曼不动杆菌的决定很大程度上取决于观察性研究，而这些观察性研究通常不受控制并且具有选择性偏好等固有限制。同样，从抗生素敏感性调查获得的信息通常用于指导抗生素的使用。

AmpC型头孢菌素酶或来自不动杆菌的头孢菌素酶的存在使得选用头孢菌素对该菌引起的疾病进行治疗存在潜在风险，因此，大多数临床医生在面对感染鲍曼不动杆菌的重病患者时通常依靠碳青霉烯类抗生素。亚胺培南通常表现出比美罗培南或多利培南有更高的效力（更低的最小抑菌浓度），因此是治疗鲍曼不动杆菌感染的优选碳青霉烯类抗生素。一项由63例不动杆菌引起的呼吸机相关性肺炎患者的临床系列研究显示，83%的患者使用亚胺培南可获得有效治疗，同样的研究也强调氨苄西林/舒巴坦是一种极好的替代亚胺培南的药物，尽管患者人数较少但疗效相似[96]。

在由引起的感染的情况下，舒巴坦与其作为β-内酰胺酶抑制剂的其他情况相反，被认为是结合青霉素结合蛋白（PBP2）的活性β-内酰胺。其他含有舒巴坦的组合药物药物如头孢哌酮/舒巴坦等也可使用。在一项观察性研究中，77%的头孢哌酮/舒巴坦治疗患者出现有利的临床结果，而亚胺培南治疗的患者中有75%出现有利临床结果。对4项研究的一项小型多重分析表明，以舒巴坦为基础的疗法与各种对照药物（如氟喹诺酮类、四环素类、多粘菌素类、碳青霉烯类）一样具有同样的疗效[97, 98]。综上所述，当鲍曼不动杆菌对舒巴坦敏感时，舒巴坦是治疗耐碳青霉烯鲍曼不动杆菌的首选方案，即使在鲍曼不动杆菌仍然对β-内酰胺敏感的情况下，舒巴坦也可以作为碳青霉烯替代物使用。不幸的是，由于多重耐药性鲍曼不动杆菌的广泛传播而导致"高风险克隆"的产生，使大部分耐碳青霉烯菌株也对舒巴坦耐药[94]。

多粘菌素是经常用于治疗碳青霉烯和舒巴坦耐药的鲍曼不动杆菌的替代物。多粘菌素确实成为治疗由广谱耐药性鲍曼不动杆菌引起的感染的"最后手段"，多粘菌素B和多粘菌素E（俗称粘菌素）在它们的氨基酸组成上略有不同，其中多粘菌素B以苯丙氨酸代替存在于粘菌素中的d-亮氨酸。多粘菌素最初是在二十世纪五十年代开发的，随后被放弃，随后在过去的20年中随着多重耐药性和广谱耐药性鲍曼不动杆菌、肺炎克雷伯菌和铜绿假单胞菌的出现而被"重新发现"，目前对该药的研究已经取得了相当大的进展，填补了在其作用机制、药代动力学和药效学特征及其临床疗效方面的空白。在这方面，多粘菌素B与粘菌素的关键比较导致了这样一种观点，即除了治疗尿路感染外，前者实际上是治疗其他大多数鲍曼不动杆菌感染的更好用的抗生素[99]。

至于作为多粘菌素E甲磺酸盐前体药物来使用的粘菌素，存在非常狭窄的治疗剂量区间，其中需要$2\ \mu g/mL$的稳态的平均浓度来实现治疗目标，但是浓度约为$2.5\ \mu g/mL$时往往与肾毒性相关[100]。通常的给药方案似乎不能使粘菌素的初始浓度达到杀灭细菌的浓度，也不能快速地使粘菌素的有效剂量达到与治疗目标相关的浓度，尤其是对于肾功能健全的患者（CrCl>80 mg/min）更是如此[101]。我们需要要进一步警惕的是粘菌素单一疗法，因为这一疗法可能存在治疗浓度不够并且可能出现耐药性[102]。

上述这些局限性显示，粘菌素应与其他药物共同使用，用于治疗某些解剖室中发生的感染，另外还有IV疗法。例如，雾化粘菌素的补充使用可以为肺炎的治疗带来益处，并且鞘内和黏膜内粘菌素可能有利于治疗中枢神经系统感染。观察性研究的多重分析描述了用静脉内和雾化形式的粘菌素治疗呼吸机相关性肺炎患者的结局，结果表明通过静脉内和雾化形式使用粘菌素的患者与对照药物治疗的患者具有相似的医院死亡率和肾毒性[99]。一项多重分析和观察性研究的系统综述评估了雾化粘菌素作为静脉抗菌药物辅助治疗的安全性和有效性，并建议通过额外使用雾化粘菌素来改善治疗结果[103]。同样，一个通过脑室内和硬膜内使用粘菌素的经验性治疗多重耐药和广谱耐药鲍曼不动杆菌性脑室炎和脑膜炎的综述表明，该方法具有较高的成功率（89%），无效率为（11%），并且发生可逆性化学性脑室炎/脑膜炎[104]。

韩国的经验为观察粘菌素治疗鲍曼不动杆菌菌血症提供了一个有趣的机会，在那里粘菌素仅在2006年出现。与非活性药物相比，仅用粘菌素治疗的死亡率与非活性药物疗法的死亡率相似，分别是35.5%和38.5%[105]。由于人们担心粘菌素用作治疗血液感染的单一疗法的功效，因此现已提出联合疗法；然而，关于联合疗法的益处目前还没有达成共识，支持联合治疗的证据只能从观察性研究中获得。在西班牙28家医院进行的一项高质量前瞻性观察研究未发现联合治疗与鲍曼不动杆菌感染死亡率提高的相关性[106]。不幸的是，所提出的多种药物组合和研究质量的变化使人们无法得出确切的结论，对研究资料的系统评价并未确定粘菌素与其他药物联合治疗的优点，评价结果甚至显示，粘菌素单一治疗与标准抗生素相比具有类似的安全性和有效性[107, 108]。

在一项多中心、开放标签的临床随机对照试验中，比较了粘菌素单一疗法治疗广谱耐药性鲍曼不动杆菌引起的严重感染与粘菌素和利福平联合治疗的疗效。尽管额外使用利福平可使微生物根除率显著增加，但在与感染相关的死亡率（43%）和住院时间方面没有观察到差异[109]。另一项小样本研究比较了多粘菌素单药治疗与多粘菌素和利福平联合治疗鲍曼不动杆菌性多囊卵巢综合症的治疗结果，结果表明与上述研究具有类似的结果[110]。有人认为，利福平可能不是粘菌素联合治疗方案的最佳合作药物[111]。

两项随机对照试验正在评估粘菌素单一疗法与粘菌素和美罗培南联合用于治疗鲍曼不动杆菌以及其他广谱耐药性革兰氏阴性菌（NCT01597973和NCT0173250）的用途。有趣的是，比较粘菌素与粘菌素联合静脉注射磷霉素（不足以用作单一疗法）治疗耐碳青霉烯鲍曼不动杆菌感染的随机对照试验的初步结果显示，联合疗法显著具有更有利的微生物学反应，但在接受联合治疗的患者的生存率方面无显著差异[112]。相比之下，前瞻性多中心观察性研究发现，与粘菌素-碳青霉烯联合治疗相比，粘菌素-替加环素联合治疗（当替加环素的最小抑菌浓度超过2 mg/L时）的死亡率增加[113]。

替加环素在不存在其他替代物以及为了避免使用多粘菌素时会产生肾毒性的情况下，已被用于治疗由耐碳青霉烯鲍曼不动杆菌引起的感染。替加环素对耐碳青霉烯鲍曼不动杆菌的体外活性的全球监测结果显示，2011年，35%的分离菌株具有2 µg/mL或更高的最小抑菌浓度，拉丁美洲和其他地区对替加环素的总体耐药率有所增加[114]。替加环素在血清中仅能达到0.6 µg/mL的最大浓度，因此人们对该药物是否能够满足必要的药代动力学与药效学参数，以及能否有效治疗血液感染的能力产生担忧[18]。只有有限的数据显示替加环素可用于治疗由耐碳青霉烯鲍曼不动杆菌引起的如血流感染或呼吸机相关性肺炎等严重感染[115]。对单用替加环素或与亚胺培南和舒巴坦等其他抗生素联合治疗多重耐药性鲍曼不动杆菌感染患者的临床结果分析显示，在386名患者中，120名患者接受亚胺培南或舒巴坦治疗、266人接受替加环素治疗（其中108人单用替加环素治疗，158人用替加环素与其他药物联合治疗），各组之间的生存率没有显著差异；然而，替加环素组患者病情较轻，除替加环素外还使用了其他药物治疗的患者病情也很轻，而非替加环素组患者使用的药物对鲍曼不动杆菌没有抑制活性[116]。临床医生可能会在治疗由耐碳青霉烯鲍曼不动杆菌引起的感染中看到替加环素在治疗皮肤和软组织感染和腹内感染方面更明确的治疗作用，但是，很难找到支持这一选择的临床数据。一般而言，应该以其他抗生素（如果可用）作为优先选择来治疗由广谱耐药性鲍曼不动杆菌引起的严重感染。

米诺环素作为治疗由广谱耐药性鲍曼不动杆菌引起的感染的可选药物而受到关注，这种四环素类抗生素对来自全球收集的大约80%的鲍曼不动杆菌菌株具有体外抑制活性[117]，因此，鉴于其在美国作为静脉内制剂的可用性药物，米诺环素已被用于治疗对碳青霉烯类耐药的鲍曼不动杆菌引起的感染的药物。随机观察研究统计结果显示，米诺环素的临床和微生物反应良好。米诺环素既可作为单一疗法，也可与其他抗菌剂联合使用，并且其副作用是可接受的[118, 119]。

8 结论

我们综述了鲍曼不动杆菌的分类、微生物学、基因组学、毒力、抗生素耐药性、感染控制和治疗的一些主要方面，并对其他一些不动杆菌属细菌也有所涉及。随着我们对鲍曼不动杆菌认识的提高，我们意识到挑战将永远存在。在接下来的几年中，将揭示更多的知识，揭示鲍曼不动杆菌的复杂性，我们预计，特别是CRISPR-Cas、siRNAs和细菌网络理论等遗传因子的作用被阐明时，新型治疗方法如疫苗、免疫调节剂和内溶素的修饰以创造能通过外膜并对不动杆菌有抑制活性的制剂可能有一天会被用于治疗不动杆菌引起的感染[33, 120, 121]。

参考文献

[1] Dijkshoorn L，Nemec A，Seifert H. An increasing threat in hospitals：multidrug-resistant *Acinetobacter baumannii*. Nat Rev Microbiol. 2007；5：939-51.

［2］ Espinal P, Seifert H, Dijkshoorn L, Vila J, Roca I. Rapid and accurate identifcation of genomic species from the *Acinetobacter baumannii*（Ab）group by MALDI-TOF MS. Clin Microbiol Infect. 2012；18：1097-103.

［3］ Hujer KM, Hujer AM, Hulten EA, Bajaksouzian S, Adams JM, Donskey CJ, Ecker DJ, Massire C, Eshoo MW, Sampath R, Thomson JM, Rather PN, Craft DW, Fishbain JT, Ewell AJ, Jacobs MR, Paterson DL, Bonomo RA. Analysis of antibiotic resistance genes in multidrug-resistant *Acinetobacter* sp. isolates from military and civilian patients treated at the Walter Reed Army Medical Center. Antimicrob Agents Chemother. 2006；50：4114-23.

［4］ Nemec A, Dijkshoorn L, Cleenwerck I, De Baere T, Janssens D, Van der Reijden TJ, Jezek P, Vaneechoutte M. *Acinetobacter parvus* sp. nov., a small-colony-forming species isolated from human clinical specimens. Int J Syst Evol Microbiol. 2003；53：1563-7.

［5］ Nemec A, Krizova L, Maixnerova M, Sedo O, Brisse S, Higgins PG. *Acinetobacter seifertii* sp. nov., a member of the *Acinetobacter calcoaceticus-Acinetobacter baumannii* complex isolated from human clinical specimens. Int J Syst Evol Microbiol. 2015；65：934-42.

［6］ Nemec A, Radolfova-Krizova L, Maixnerova M, Vrestiakova E, Jezek P, Sedo O. Taxonomy of haemolytic and/or proteolytic strains of the genus Acinetobacter with the proposals of Acinetobacter *courvalinii* sp. nov.（genomic species 14 sensu Bouvet & Jeanjean）, *Acinetobacter dispersus* sp. nov.（genomic species 17）, *Acinetobacter modestus* sp. nov., *Acinetobacter proteolyticus* sp. nov. and *Acinetobacter vivianii* sp. nov. Int J Syst Evol Microbiol. 2016.

［7］ Sedo O, Nemec A, Krizova L, Kacalova M, Zdrahal Z. Improvement of MALDI-TOF MS profling for the differentiation of species within the *Acinetobacter calcoaceticus-Acinetobacter baumannii* complex. Syst Appl Microbiol. 2013；36：572-8.

［8］ Touchon M, Cury J, Yoon EJ, Krizova L, Cerqueira GC, Murphy C, Feldgarden M, Wortman J, Clermont D, Lambert T, GrillotCourvalin C, Nemec A, Courvalin P, Rocha EP. The genomic diversifcation of the whole *Acinetobacter* genus：origins, mechanisms, and consequences. Genome Biol Evol. 2014；6：2866-82.

［9］ Barbe V, Vallenet D, Fonknechten N, Kreimeyer A, Oztas S, Labarre L, Cruveiller S, Robert C, Duprat S, Wincker P, Ornston LN, Weissenbach J, Marliere P, Cohen GN, Medigue C. Unique features revealed by the genome sequence of *Acinetobacter* sp. ADP1, a versatile and naturally transformation competent bacterium. Nucleic Acids Res. 2004；32：5766-79.

［10］ Fournier PE, Vallenet D, Barbe V, Audic S, Ogata H, Poirel L, Richet H, Robert C, Mangenot S, Abergel C, Nordmann P, Weissenbach J, Raoult D, Claverie JM. Comparative genomics of multidrug resistance in *Acinetobacter baumannii*. PLoS Genet. 2006；2，e7.

［11］ Antunes LC, Visca P, Towner KJ. *Acinetobacter baumannii*：evolution of a global pathogen. Pathog Dis. 2014；71：292-301.

［12］ Imperi F, Antunes LC, Blom J, Villa L, Iacono M, Visca P, Carattoli A. The genomics of *Acinetobacter baumannii*：insights into genome plasticity, antimicrobial resistance and pathogenicity. IUBMB Life. 2011；63：1068-74.

［13］ Adams MD, Goglin K, Molyneaux N, Hujer KM, Lavender H, Jamison JJ, MacDonald IJ, Martin KM, Russo T, Campagnari AA, Hujer AM, Bonomo RA, Gill SR. Comparative genome sequence analysis of multidrug-resistant *Acinetobacter baumannii*. J Bacteriol. 2008；190：8053-64.

［14］ Sahl JW, Johnson JK, Harris AD, Phillippy AM, Hsiao WW, Thom KA, Rasko DA. Genomic comparison of multi-drug resistant invasive and colonizing *Acinetobacter baumannii* isolated from diverse human body sites reveals genomic plasticity. BMC Genomics. 2011；12：291.

［15］ Farrugia DN, Elbourne LD, Hassan KA, Eijkelkamp BA, Tetu SG, Brown MH, Shah BS, Peleg AY, Mabbutt BC, Paulsen IT. The complete genome and phenome of a community-acquired *Acinetobacter baumannii*. PLoS ONE. 2013；8，e58628.

［16］ Turton JF, Ward ME, Woodford N, Kaufmann ME, Pike R, Livermore DM, Pitt TL. The role of ISAba1 in expression of OXA carbapenemase genes in *Acinetobacter baumannii*. FEMS Microbiol Lett. 2006；258：72-7.

［17］ Vaneechoutte M, Young DM, Ornston LN, De Baere T, Nemec A, Van der Reijden T, Carr E, Tjernberg I, Dijkshoorn L. Naturally transformable *Acinetobacter* sp. strain ADP1 belongs to the newly described species *Acinetobacter baylyi*. Appl Environ Microbiol.2006；72：932-6.

［18］ Perez F, Hujer AM, Hujer KM, Decker BK, Rather PN, Bonomo RA. Global challenge of multidrug-resistant Acinetobacter baumannii. Antimicrob Agents Chemother. 2007；51：3471-84.

［19］ Karah N, Samuelsen O, Zarrilli R, Sahl JW, Wai SN, Uhlin BE. CRISPR-cas subtype I-Fb in *Acinetobacter baumannii*：evolution and utilization for strain subtyping. PLoS ONE. 2015；10，e0118205.

［20］ Yoon EJ, Courvalin P, Grillot-Courvalin C. RND-type efflux pumps in multidrug-resistant clinical isolates of *Acinetobacter baumannii*：major role for AdeABC overexpression and AdeRS mutations. Antimicrob Agents Chemother. 2013；57：2989-95.

［21］ Eijkelkamp BA, Stroeher UH, Hassan KA, Papadimitrious MS, Paulsen IT, Brown MH. Adherence and motility characteristics of clinical *Acinetobacter baumannii* isolates. FEMS Microbiol Lett.2011；323：44-51.

［22］ Espinal P, Marti S, Vila J. Effect of bioflm formation on the survival of *Acinetobacter baumannii* on dry surfaces. J Hosp Infect.2012；80：56-60.

［23］ Tomaras AP, Dorsey CW, Edelmann RE, Actis LA. Attachment to and bioflm formation on abiotic surfaces by *Acinetobacter baumannii*：involvement of a novel chaperone-usher pili assemblysystem. Microbiology. 2003；149：3473-84.

［24］ Geisinger E, Isberg RR. Antibiotic modulation of capsular exopolysaccharide and virulence in *Acinetobacter baumannii*. PLoS Pathog. 2015；11，e1004691.

［25］ Gaddy JA, Actis LA. Regulation of *Acinetobacter baumannii* bioflm formation. Future Microbiol. 2009；4：273-8.

［26］ Fattahian Y, Rasooli I, Mousavi Gargari SL, Rahbar MR, Darvish Alipour Astaneh S, Amani J. Protection against *Acinetobacter baumannii* infection via its functional deprivation of bioflm associated protein（Bap）. Microbial Pathog. 2011；51：402-6.

［27］ Bentancor LV, Camacho-Peiro A, Bozkurt-Guzel C, Pier GB, Maira-Litran T. Identifcation of Ata, a multifunctional trimeric autotransporter of *Acinetobacter baumannii*. J Bacteriol. 2012；194：3950-60.

［28］ Bentancor LV, O'Malley JM, Bozkurt-Guzel C, Pier GB, MairaLitran T. Poly-N-acetyl-beta-（1-6）-glucosamine is a target for protective immunity against *Acinetobacter baumannii* infections.Infect Immun. 2012；80：651-6.

［29］ Choi CH, Lee EY, Lee YC, Park TI, Kim HJ, Hyun SH, Kim SA, Lee SK, Lee JC. Outer membrane protein 38 of *Acinetobacter baumannii* localizes to the mitochondria and induces apoptosis of epithelial cells. Cell Microbiol. 2005；7：1127-38.

［30］De Breij A，Dijkshoorn L，Lagendijk E，van der Meer J，Koster A，Bloemberg G，Wolterbeek R，van den Broek P，Nibbering P. Do bioflm formation and interactions with human cells explain the clinical success of *Acinetobacter baumannii*? PLoS ONE. 2010；5，e10732.

［31］Pantophlet R，Nemec A，Brade L，Brade H，Dijkshoorn L. O-antigen diversity among *Acinetobacter baumannii* strains from the Czech Republic and Northwestern Europe，as determined by lipopolysaccharide-specifc monoclonal antibodies. J Clin Microbiol. 2001；39：2576-80.

［32］Erridge C，Moncayo-Nieto OL，Morgan R，Young M，Poxton IR.*Acinetobacter baumannii* lipopolysaccharides are potent stimulators of human monocyte activation via Toll-like receptor 4 signalling. J Med Microbiol. 2007；56：165-71.

［33］Lin L，Tan B，Pantapalangkoor P，Ho T，Baquir B，Tomaras A，Montgomery JI，Reilly U，Barbacci EG，Hujer K，Bonomo RA，Fernandez L，Hancock RE，Adams MD，French SW，Buslon VS，Spellberg B. Inhibition of LpxC protects mice from resistant *Acinetobacter baumannii* by modulating inflammation and enhancing phagocytosis. mBio. 2012；3.

［34］Iwashkiw JA，Seper A，Weber BS，Scott NE，Vinogradov E，Stratilo C，Reiz B，Cordwell SJ，Whittal R，Schild S，Feldman MF. Identifcation of a general O-linked protein glycosylation system in *Acinetobacter baumannii* and its role in virulence and bioflm formation. PLoS Pathog. 2012；8，e1002758.

［35］Jin JS，Kwon SO，Moon DC，Gurung M，Lee JH，Kim SI，Lee JC.*Acinetobacter baumannii* secretes cytotoxic outer membrane protein A via outer membrane vesicles. PLoS ONE. 2011；6，e17027.

［36］Smith MG，Des Etages SG，Snyder M. Microbial synergy via an ethanol-triggered pathway. Mol Cell Biol. 2004；24：3874-84.

［37］unknown.

［38］Magiorakos AP，Srinivasan A，Carey RB，Carmeli Y，Falagas ME，Giske CG，Harbarth S，Hindler JF，Kahlmeter G，Olsson-Liljequist B，Paterson DL，Rice LB，Stelling J，Struelens MJ，Vatopoulos A，Weber JT，Monnet DL. Multidrug-resistant，extensively drugresistant and pandrug-resistant bacteria：an international expert proposal for interim standard defnitions for acquired resistance.Clin Microbiol Infect. 2012；18：268-81.

［39］Roca I，Espinal P，Vila-Farres X，Vila J. The *Acinetobacter baumannii* Oxymoron：commensal hospital dweller turned pan-drugresistant menace. Front Microbiol. 2012；3：148.

［40］Hujer KM，Hamza NS，Hujer AM，Perez F，Helfand MS，Bethel CR，Thomson JM，Anderson VE，Barlow M，Rice LB，Tenover FC，Bonomo RA. Identifcation of a new allelic variant of the *Acinetobacter baumannii* cephalosporinase，ADC-7 betalactamase：defning a unique family of class C enzymes.Antimicrob Agents Chemother. 2005；49：2941-8.

［41］Poirel L，Nordmann P. Carbapenem resistance in *Acinetobacter baumannii*：mechanisms and epidemiology. Clin Microbiol Infect.2006；12：826-36.

［42］Chen Y，Zhou Z，Jiang Y，Yu Y. Emergence of NDM-1-producing *Acinetobacter baumannii* in China. J Antimicrob Chemother. 2011；66：1255-9.

［43］Espinal P，Fugazza G，Lopez Y，Kasma M，Lerman Y，MalhotraKumar S，Goossens H，Carmeli Y，Vila J. Dissemination of an NDM-2-producing *Acinetobacter baumannii*clone in an Israeli rehabilitation center. Antimicrob Agents Chemother. 2011；55：5396-8.

［44］Nemec A，Dijkshoorn L，VAN DER Reijden TJ. Long-term predominance of two pan-European clones among multi-resistant *Acinetobacter baumannii* strains in the Czech Republic. J Med Microbiol. 2004；53：147-53.

［45］Doi Y，Adams JM，Yamane K，Paterson DL. Identifcation of 16S rRNA methylase-producing *Acinetobacter baumannii* clinical strains in North America. Antimicrob Agents Chemother. 2007；51：4209-10.

［46］Doi Y，Arakawa Y. 16S ribosomal RNA methylation：emerging resistance mechanism against aminoglycosides. Clin Infect Dis. 2007；45：88-94.

［47］Magnet S，Courvalin P，Lambert T. Resistance-nodulation-cell division-type efflux pump involved in aminoglycoside resistance in *Acinetobacter baumannii* strain BM4454. Antimicrob Agents Chemother. 2001；45：3375-80.

［48］Touati A，Brasme L，Benallaoua S，Gharout A，Madoux J，De Champs C. First report of qnrB-producing *Enterobacter cloacae* and qnrA-producing *Acinetobacter baumannii* recovered from Algerian hospitals. Diagn Microbiol Infect Dis. 2008；60：287-90.

［49］Jiang X，Yu T，Zhang W，Zhang L，Ma J. Emergence of plasmidmediated quinolone resistance genes in clinical isolates of *Acinetobacter baumannii* and *Pseudomonas aeruginosa* in Henan，China. Diagn Microbiol Infect Dis. 2014；79：381-3.

［50］Garcia-Quintanilla M，Carretero-Ledesma M，Moreno-Martinez P，Martin-Pena R，Pachon J，McConnell MJ. Lipopolysaccharide loss produces partial colistin dependence and collateral sensitivity to azithromycin，rifampicin and vancomycin in *Acinetobacter baumannii*. Int J Antimicrob Agents. 2015；46：696-702.

［51］Qureshi ZA，Hittle LE，O'Hara JA，Rivera JI，Syed A，Shields RK，Pasculle AW，Ernst RK，Doi Y. Colistin-resistant *Acinetobacter baumannii*：beyond carbapenem resistance. Clin Infect Dis.2015；60：1295-303.

［52］Olaitan AO，Morand S，Rolain JM. Mechanisms of polymyxin resistance：acquired and intrinsic resistance in bacteria. Front Microbiol. 2014；5：643.

［53］O'Hara JA，Ambe LA，Casella LG，Townsend BM，Pelletier MR，Ernst RK，Shanks RM，Doi Y. Activities of vancomycin-containing regimens against colistin-resistant *Acinetobacter baumannii* clinical strains. Antimicrob Agents Chemother. 2013；57：2103-8.

［54］Beceiro A，Llobet E，Aranda J，Bengoechea JA，Doumith M，Hornsey M，Dhanji H，Chart H，Bou G，Livermore DM，Woodford N. Phosphoethanolamine modifcation of lipid A in colistinresistant variants of *Acinetobacter baumannii* mediated by the pmrAB two-component regulatory system. Antimicrob Agents Chemother. 2011；55：3370-9.

［55］Moffatt JH，Harper M，Harrison P，Hale JD，Vinogradov E，Seemann T，Henry R，Crane B，St Michael F，Cox AD，Adler B，Nation RL，Li J，Boyce JD. Colistin resistance in *Acinetobacter baumannii* is mediated by complete loss of lipopolysaccharide production. Antimicrob Agents Chemother. 2010；54：4971-7.

［56］Huys G，Cnockaert M，Vaneechoutte M，Woodford N，Nemec A，Dijkshoorn L，Swings J. Distribution of tetracycline resistance genes in genotypically related and unrelated multiresistant *Acinetobacter baumannii* strains from different European hospitals. Res

Microbiol. 2005; 156: 348-55.

[57] Wieczorek P, Sacha P, Hauschild T, Zorawski M, Krawczyk M, Tryniszewska E. Multidrug resistant *Acinetobacter baumannii*—the role of AdeABC (RND family) efflux pump in resistance to antibiotics. Folia Histochem Cytobiol. 2008; 46: 257-67.

[58] Falagas ME, Bliziotis IA, Siempos II. Attributable mortality of *Acinetobacter baumannii* infections in critically ill patients: a systematic review of matched cohort and case-control studies. Crit Care. 2006; 10: R48.

[59] Sunenshine RH, Wright MO, Maragakis LL, Harris AD, Song X, Hebden J, Cosgrove SE, Anderson A, Carnell J, Jernigan DB, Kleinbaum DG, Perl TM, Standiford HC, Srinivasan A. Multidrugresistant *Acinetobacter* infection mortality rate and length of hospitalization. Emerg Infect Dis. 2007; 13: 97-103.

[60] Lemos EV, De La Hoz FP, Einarson TR, McGhan WF, Quevedo E, Castaneda C, Kawai K. Carbapenem resistance and mortality in patients with *Acinetobacter baumannii* infection: systematic review and meta-analysis. Clin Microbiol Infect. 2014; 20: 416-23.

[61] Fukuta Y, Muder RR, Agha ME, Clarke LG, Wagener MM, Hensler AM, Doi Y. Risk factors for acquisition of multidrugresistant *Acinetobacter baumannii* among cancer patients. Am J Infect Control. 2013; 41: 1249-52.

[62] Freire MP, De Oliveira Garcia D, Garcia CP, Campagnari Bueno MF, Camargo CH, Kono Magri AS, Francisco GR, Reghini R, Vieira MF, Ibrahim KY, Rossi F, Hajjar L, Levin AS, Hoff PM, Pierrotti LC, Abdala E. Bloodstream infection caused by extensively drug-resistant *Acinetobacter baumannii* in cancer patients: high mortality associated with delayed treatment rather than with the degree of neutropenia. Clin Microbiol Infect. 2015.

[63] Reddy P, Zembower TR, Ison MG, Baker TA, Stosor V. Carbapenem-resistant *Acinetobacter baumannii* infections after organ transplantation. Transplant Infect Dis. 2010; 12: 87-93.

[64] Shields RK, Clancy CJ, Gillis LM, Kwak EJ, Silveira FP, Massih RC, Eschenauer GA, Potoski BA, Nguyen MH. Epidemiology, clinical characteristics and outcomes of extensively drug-resistant *Acinetobacter baumannii* infections among solid organ transplant recipients. PLoS ONE. 2012; 7, e52349.

[65] Patel G, Perez F, Hujer AM, Rudin SD, Augustine JJ, Jacobs GH, Jacobs MR, Bonomo RA. Fulminant endocarditis and disseminated infection caused by carbapenem-resistant *Acinetobacter baumannii* in a renal-pancreas transplant recipient. Transplant Infect Dis. 2015; 17: 289-96.

[66] Manfredi R, Nanetti A, Valentini R, Chiodo F. *Acinetobacter* infections in patients with human immunodefciency virus infection: microbiological and clinical epidemiology. Chemotherapy. 2001; 47: 19-28.

[67] Ntusi NB, Badri M, Khalfey H, Whitelaw A, Oliver S, Piercy J, Raine R, Joubert I, Dheda K. ICU-associated *Acinetobacter baumannii* colonisation/infection in a high HIV-prevalence resourcepoor setting. PLoS ONE. 2012; 7, e52452.

[68] United States Centers for Disease Control and Prevention. *Acinetobacter baumannii* infections among patients at military medical facilities treating injured U.S. service members, 2002—2004. MMWR Morb Mortal Wkly Rep. 2004; 53: 1063-6.

[69] Sebeny PJ, Riddle MS, Petersen K. *Acinetobacter baumannii* skin and soft-tissue infection associated with war trauma. Clin Infect Dis. 2008; 47: 444-9.

[70] Scott P, Deye G, Srinivasan A, Murray C, Moran K, Hulten E, Fishbain J, Craft D, Riddell S, Lindler L, Mancuso J, Milstrey E, Bautista CT, Patel J, Ewell A, Hamilton T, Gaddy C, Tenney M, Christopher G, Petersen K, Endy T, Petruccelli B. An outbreak of multidrug-resistant *Acinetobacter baumannii-calcoaceticus* complex infection in the US military health care system associated with military operations in Iraq. Clin Infect Dis. 2007; 44: 1577-84.

[71] Maegele M, Gregor S, Steinhausen E, Bouillon B, Heiss MM, Perbix W, Wappler F, Rixen D, Geisen J, Berger-Schreck B, Schwarz R. The long-distance tertiary air transfer and care of tsunami victims: injury pattern and microbiological and psychological aspects. Crit Care Med. 2005; 33: 1136-40.

[72] Oncul O, Keskin O, Acar HV, Kucukardali Y, Evrenkaya R, Atasoyu EM, Top C, Nalbant S, Ozkan S, Emekdas G, Cavuslu S, Us MH, Pahsa A, Gokben M. Hospital-acquired infections following the 1999 Marmara earthquake. J Hosp Infect. 2002; 51: 47-51.

[73] Dexter C, Murray GL, Paulsen IT, Peleg AY. Community-acquired *Acinetobacter baumannii*: clinical characteristics, epidemiology and pathogenesis. Expert Rev Anti Infect Ther. 2015; 13: 567-73.

[74] Anstey NM, Currie BJ, Withnall KM. Community-acquired *Acinetobacter* pneumonia in the Northern Territory of Australia. Clin Infect Dis. 1992; 14: 83-91.

[75] Eber MR, Shardell M, Schweizer ML, Laxminarayan R, Perencevich EN. Seasonal and temperature-associated increases in gram-negative bacterial bloodstream infections among hospitalized patients. PLoS ONE. 2011; 6, e25298.

[76] Jawad A, Seifert H, Snelling AM, Heritage J, Hawkey PM. Survival of *Acinetobacter baumannii* on dry surfaces: comparison of outbreak and sporadic isolates. J Clin Microbiol. 1998; 36: 1938-41.

[77] Wendt C, Dietze B, Dietz E, Ruden H. Survival of *Acinetobacter baumannii* on dry surfaces. J Clin Microbiol. 1997; 35: 1394-7.

[78] Thom KA, Johnson JK, Lee MS, Harris AD. Environmental contamination because of multidrug-resistant *Acinetobacter baumannii* surrounding colonized or infected patients. Am J Infect Control. 2011; 39: 711-5.

[79] Rosa R, Arheart KL, Depascale D, Cleary T, Kett DH, Namias N, Pizano L, Fajardo-Aquino Y, Munoz-Price LS. Environmental exposure to carbapenem-resistant *Acinetobacter baumannii* as a risk factor for patient acquisition of *A. baumannii*. Infect Control Hosp Epidemiol. 2014; 35: 430-3.

[80] Latibeaudiere R, Rosa R, Laowansiri P, Arheart K, Namias N, Munoz-Price LS. Surveillance cultures growing carbapenemresistant *Acinetobacter baumannii* predict the development of clinical infections: a retrospective cohort study. Clin Infect Dis. 2015; 60: 415-22.
81. Marchaim D, Navon-Venezia S, Schwartz D, Tarabeia J, Fefer I, Schwaber MJ, Carmeli Y. Surveillance cultures and duration of carriage of multidrug-resistant *Acinetobacter baumannii*. J Clin Microbiol. 2007; 45: 1551-5.

[81] Shimose LA, Doi Y, Bonomo RA, DE Pascale D, Viau RA, Cleary T, Namias N, Kett DH, Munoz-Price LS. Contamination of Ambient Air with *Acinetobacter baumannii* on Consecutive Inpatient Days. J Clin Microbiol. 2015; 53: 2346-8.

[82] Munoz-Price LS, Fajardo-Aquino Y, Arheart KL, Cleary T, Depascale D, Pizano L, Namias N, Rivera JI, O'Hara JA, Doi Y.

Aerosolization of *Acinetobacter baumannii* in a trauma ICU*. Crit Care Med. 2013；41：1915-8.

[83]　Perez F，Endimiani A，Ray AJ，Decker BK，Wallace CJ，Hujer KM，Ecker DJ，Adams MD，Toltzis P，Dul MJ，Windau A，Bajaksouzian S，Jacobs MR，Salata RA，Bonomo RA. Carbapenemresistant *Acinetobacter baumannii* and *Klebsiella pneumoniae* across a hospital system：impact of post-acute care facilities on dissemination. J Antimicrob Chemother. 2010；65：1807-18.

[84]　Sengstock DM，Thyagarajan R，Apalara J，Mira A，Chopra T，Kaye KS. Multidrug-resistant *Acinetobacter baumannii*：an emerging pathogen among older adults in community hospitals and nursing homes. Clin Infect Dis. 2010；50：1611-6.

[85]　Villegas MV，Hartstein AI. Acinetobacter outbreaks，1977—2000.Infect Control Hosp Epidemiol. 2003；24：284-95.

[86]　Maragakis LL，Cosgrove SE，Song X，Kim D，Rosenbaum P，Ciesla N，Srinivasan A，Ross T，Carroll K，Perl TM. An outbreak of multidrug-resistant *Acinetobacter baumannii* associated with pulsatile lavage wound treatment. J Am Med Assoc. 2004；292：3006-11.

[87]　Ray A，Perez F，Beltramini AM，Jakubowycz M，Dimick P，Jacobs MR，Roman K，Bonomo RA，Salata RA. Use of vaporized hydrogen peroxide decontamination during an outbreak of multidrugresistant *Acinetobacter baumannii* infection at a long-term acute care hospital. Infect Control Hosp Epidemiol. 2010；31：1236-41.

[88]　Rodriguez-Bano J，Garcia L，Ramirez E，Martinez-Martinez L，Muniain MA，Fernandez-Cuenca F，Beltran M，Galvez J，Rodriguez JM，Velasco C，Morillo C，Perez F，Endimiani A，Bonomo RA，Pascual A. Long-term control of hospital-wide，endemic multidrug-resistant *Acinetobacter baumannii* through a comprehensive "bundle" approach. Am J Infect Control. 2009；37：715-22.

[89]　Grundmann HJ，Towner KJ，Dijkshoorn L，Gerner-Smidt P，Maher M，Seifert H，Vaneechoutte M. Multicenter study using standardized protocols and reagents for evaluation of reproducibility of PCR-based fngerprinting of *Acinetobacter* spp. J Clin Microbiol.1997；35：3071-7.

[90]　Higgins PG，Dammhayn C，Hackel M，Seifert H. Global spread of carbapenem-resistant *Acinetobacter baumannii*. J Antimicrob Chemother. 2010；65：233-8.

[91]　Dijkshoorn L，Aucken H，Gerner-Smidt P，Janssen P，Kaufmann ME，Garaizar J，Ursing J，Pitt TL. Comparison of outbreak and nonoutbreak *Acinetobacter baumannii* strains by genotypic and phenotypic methods. J Clin Microbiol. 1996；34：1519-25.

[92]　Diancourt L，Passet V，Nemec A，Dijkshoorn L，Brisse S. The population structure of *Acinetobacter baumannii*：expanding multiresistant clones from an ancestral susceptible genetic pool. PLoS ONE. 2010；5，e10034.

[93]　Decker BK，Perez F，Hujer AM，Hujer KM，Hall GS，Jacobs MR，Gebreyes WA，Zoll ST，Massire C，Eshoo MW，Ecker DJ，Rather PN，Bonomo RA. Longitudinal analysis of the temporal evolution of *Acinetobacter baumannii* strains in Ohio，USA，by using rapid automated typing methods. PLoS ONE. 2012；7，e33443.

[94]　Woodford N，Turton JF，Livermore DM. Multiresistant Gramnegative bacteria：the role of high-risk clones in the dissemination of antibiotic resistance. FEMS Microbiol Rev. 2011；35：736-55.

[95]　Wood GC，Hanes SD，Croce MA，Fabian TC，Boucher BA. Comparison of ampicillin-sulbactam and imipenem-cilastatin for the treatment of acinetobacter ventilator-associated pneumonia. Clin Infect Dis. 2002；34：1425-30.

[96]　Chu H，Zhao L，Wang M，Liu Y，Gui T，Zhang J. Sulbactam-based therapy for *Acinetobacter baumannii* infection：a systematic review and meta-analysis. Braz J Infect Dis. 2013；17：389-94.

[97]　Choi JY，Kim CO，Park YS，Yoon HJ，Shin SY，Kim YK，Kim MS，Kim YA，Song YG，Yong D，Lee K，Kim JM. Comparison of effcacy of cefoperazone/sulbactam and imipenem/cilastatin for treatment of Acinetobacter bacteremia. Yonsei Med J. 2006；47：63-9.

[98]　Nation RL，Velkov T，Li J. Colistin and polymyxin B：peas in a pod，or chalk and cheese? Clin Infect Dis. 2014；59：88-94.

[99]　Landersdorfer CB，Nation RL. Colistin：how should it be dosed for the critically ill? Semin Respir Crit Care Med. 2015；36：126-35.

[100]　Garonzik SM，Li J，Thamlikitkul V，Paterson DL，Shoham S，Jacob J，Silveira FP，Forrest A，Nation RL. Population pharmacokinetics of colistin methanesulfonate and formed colistin in critically ill patients from a multicenter study provide dosing suggestions for various categories of patients. Antimicrob Agents Chemother. 2011；55：3284-94.

[101]　Bergen PJ，Landersdorfer CB，Zhang J，Zhao M，Lee HJ，Nation RL，Li J. Pharmacokinetics and pharmacodynamics of 'old' polymyxins：what is new? Diagn Microbiol Infect Dis. 2012；74：213-23.

[102]　Valachis A，Samonis G，Kofteridis DP. The role of aerosolizedcolistin in the treatment of ventilator-associated pneumonia：a systematic review and metaanalysis. Crit Care Med. 2015；43：527-33.

[103]　Karaiskos I，Galani L，Baziaka F，Giamarellou H. Intraventricular and intrathecal colistin as the last therapeutic resort for the treatment of multidrug-resistant and extensively drug-resistant *Acinetobacter baumannii* ventriculitis and meningitis：a literature review. Int J Antimicrob Agents. 2013；41：499-508.

[104]　Lim SK，Lee SO，Choi SH，Choi JP，Kim SH，Jeong JY，Woo JH，Kim YS. The outcomes of using colistin for treating multidrug resistant *Acinetobacter* species bloodstream infections. J Korean Med Sci. 2011；26：325-31.

[105]　Lopez-Cortes LE，Cisneros JM，Fernandez-Cuenca F，Bou G，Tomas M，Garnacho-Montero J，Pascual A，Martinez-Martinez L，Vila J，Pachon J，Rodriguez Bano J. Monotherapy versus combination therapy for sepsis due to multidrug-resistant *Acinetobacter baumannii*：analysis of a multicentre prospective cohort. J Antimicrob Chemother. 2014；69：3119-26.

[106]　Poulikakos P，Tansarli GS，Falagas ME. Combination antibiotic treatment versus monotherapy for multidrug-resistant，extensively drug-resistant，and pandrug-resistant Acinetobacter infections：a systematic review. Eur J Clin Microbiol. 2014；33：1675-85.

[107]　Liu Q，Li W，Feng Y，Tao C. Effcacy and safety of polymyxins for the treatment of *Acinetobacter baumannii* infection：a systematic review and meta-analysis. PLoS ONE. 2014；9，e98091.

[108]　Durante-Mangoni E，Signoriello G，Andini R，Mattei A，De Cristoforo M，Murino P，Bassetti M，Malacarne P，Petrosillo N，Galdieri N，Mocavero P，Corcione A，Viscoli C，Zarrilli R，Gallo C，Utili R. Colistin and rifampicin compared with colistin alone for the treatment of serious infections due to extensively drugresistant *Acinetobacter baumannii*：a multicenter，randomized clinical trial. Clin Infect Dis. 2013；57：349-58.

[109]　Aydemir H，Akduman D，Piskin N，Comert F，Horuz E，Terzi A，Kokturk F，Ornek T，Celebi G. Colistin vs. the combination of colistin and rifampicin for the treatment of carbapenem-resistant *Acinetobacter baumannii* ventilator-associated pneumonia. Epidemiol

Infect. 2013；141：1214-22.

[110] Pogue JM, Kaye KS. Is there really no beneft to combination therapy with colistin? Expert Rev Anti Infect Ther. 2013；11：881-4.

[111] Sirijatuphat R, Thamlikitkul V. Preliminary study of colistin versus colistin plus fosfomycin for treatment of carbapenem-resistant *Acinetobacter baumannii* infections. Antimicrob Agents Chemother. 2014；58：5598-601.

[112] Cheng A, Chuang YC, Sun HY, Sheng WH, Yang CJ, Liao CH, Hsueh PR, Yang JL, Shen NJ, Wang JT, Hung CC, Chen YC, Chang SC. Excess mortality associated with colistin-tigecycline compared with colistin-carbapenem combination therapy for extensively drug-resistant *Acinetobacter baumannii* bacteremia：a multicenter prospective observational study. Crit Care Med. 2015；43：1194-204.

[113] Sader HS, Flamm RK, Jones RN. Tigecycline activity tested against antimicrobial resistant surveillance subsets of clinical bacteria collected worldwide（2011）. Diagn Microbiol Infect Dis. 2013；76：217-21.

[114] Karageorgopoulos DE, Kelesidis T, Kelesidis I, Falagas ME. Tigecycline for the treatment of multidrug-resistant（including carbapenem-resistant）Acinetobacter infections：a review of the scientifc evidence. J Antimicrob Chemother. 2008；62：45-55.

[115] Lee YT, Tsao SM, Hsueh PR. Clinical outcomes of tigecycline alone or in combination with other antimicrobial agents for the treatment of patients with healthcare-associated multidrugresistant *Acinetobacter baumannii* infections. Eur J Clin Microbiol Infect Dis. 2013；32：1211-20.

[116] Castanheira M, Mendes RE, Jones RN. Update on Acinetobacter species：mechanisms of antimicrobial resistance and contemporary in vitro activity of minocycline and other treatment options. Clin Infect Dis. 2014；59 Suppl 6：S367-73.

[117] Pogue JM, Neelakanta A, Mynatt RP, Sharma S, Lephart P, Kaye KS. Carbapenem-resistance in gram-negative bacilli and intravenous minocycline：an antimicrobial stewardship approach at the Detroit Medical Center. Clin Infect Dis. 2014；59 Suppl 6：S388-93.

[118] Goff DA, Bauer KA, Mangino JE. Bad bugs need old drugs：a stewardship program's evaluation of minocycline for multidrugresistant *Acinetobacter baumannii* infections. Clin Infect Dis.2014；59 Suppl 6：S381-7.

[119] Briers Y, Walmagh M, Van Puyenbroeck V, Cornelissen A, Cenens W, Aertsen A, Oliveira H, Azeredo J, Verween G, Pirnay JP, Miller S, Volckaert G, Lavigne R. Engineered endolysin-based "Artilysins" to combat multidrug-resistant gram-negative pathogens. mBio. 2014；5：e01379-14.

[120] Perez F, Bonomo RA. Vaccines for *Acinetobacter baumannii*：thinking "out of the box". Vaccine. 2014；32：2537-9.

第59章 嗜麦芽窄食单胞菌的抗生素耐药机制和临床意义

Xian-Zhi Li，Jennifer Li

1 前言

嗜麦芽窄食单胞菌先前称为嗜麦芽假单胞菌[1]和嗜麦芽黄单胞菌[2]，是嗜麦芽窄食单胞菌属的一员，并且是狭长平胞属中的8个菌种成员之一[3, 4]。嗜麦芽窄食单胞菌是一种需氧、非发酵性革兰氏阴性细菌，普遍存在于自然界。嗜麦芽窄食单胞菌成为一种全球性条件性病原体，越来越受到人们的重视，特别是在免疫功能低下的患者中嗜麦芽窄食单胞菌引起的感染会威胁患者生命[5-11]。值得注意的是，这种微生物无论其临床和/或环境来源如何，对各种抗菌药物（包括β-内酰胺类甚至碳青霉烯类、氨基糖苷类、喹诺酮类、大环内酯类和四环素类）都具有高水平的固有抗药性[7, 10, 12]。嗜麦芽窄食单胞菌在接触不同的抗菌剂后，可以很容易获得多重耐药性（MDR），这一现象正迅速在临床分离菌中出现[13]。该耐药性的产生具有多种分子和生化机制，包括Ambler A类和B类β-内酰胺酶的生产、几种氨基糖苷类修饰酶、Qnr喹诺酮靶标保护蛋白和多药外排转运蛋白等。再加上毒力因素，多重耐药性菌株的不断出现成为治疗该菌引起的疾病的主要障碍。甲氧苄氨嘧啶-磺胺甲噁唑和其他抗微生物组合方案仍然是嗜麦芽窄食单胞菌感染的有限药物中的主要治疗制剂。然而，除了全球出现的甲氧苄氨嘧啶磺酰胺耐药性菌株之外，其余的组合疗法的选择通常仅基于体外抗微生物协同作用检测和/或病例报告。本章概述了嗜麦芽窄食单胞菌中抗生素耐药性的特征、耐药机制和临床意义，重点介绍了耐药的遗传和生化机制。

2 嗜麦芽窄食单胞菌，一种全球性条件性致病菌

嗜麦芽窄食单胞菌存在于许多水生和潮湿环境中，包括动物、植物、食物和水[4, 14]。虽然最初被认为是一种主要限于医院环境的新兴医院病原体[7]，但它现在已经在全球范围内扩展到与医院和社区相关的获得性感染方面[14-16]，其高水平的多重耐药性和定殖倾向对医院感染控制措施构成挑战。这种微生物定殖和感染的危险因素往往包括以前接触抗微生物制剂、重症监护病房、患有恶性肿瘤、住院时间延长、机械通气和使用血管内装置等[7, 14, 17, 18]。

嗜麦芽窄食单胞菌感染的一个主要诱发因素是之前的抗菌药物的使用，特别是广谱抗菌药物的使用[17, 18]。相反，研究还发现囊性纤维化患者通过口服抗菌剂来降低嗜麦芽窄食单胞菌感染的风险可以维持肺功能运转[19]。这种条件性致病菌在免疫功能低下的个体中是一种特别突出的机会性病原体，特别是对囊性纤维化和存在潜在的恶性肿瘤的患者尤其如此[7, 9, 10]。最近一项流行病学研究报告发现癌症患者血液感染样品中嗜麦芽窄食单胞菌阳性率达9.4%[20]。虽然在呼吸道和胃肠道内检测到嗜麦芽窄食单胞菌不一定表明患者受到了该菌的感染，然而，这种条件性致病菌在一些条件下可能会引起各种感染，如呼吸道感染、菌血症、心内膜炎、泌尿道感染、皮肤和软组织感染、骨和关节感染、胃肠道感染和脑膜炎等[7, 10, 14, 21]。嗜麦芽窄食单胞菌具有多种毒力因子[21]，具有强大的多功能性和适应特性，可以成为多种微生物混合感染的一部分[4, 7, 10, 14]。对文献的系统回顾表明，嗜麦芽窄食单胞菌感染在患者死亡率方面的作用不应该被低估[22]。事实上，美国重症监护病房患者在1993—2004年，嗜麦芽窄食单胞菌是第8大分离的革兰氏阴性菌［4.3%（3 217/74 394）］[23]。另一

项研究将其分别列为美国和欧洲/地中海地区肺炎住院患者（2009—2012）的第六种（4.4%）和第九种（3.2%）最常见的微生物[24]。据报道，广谱耐药菌株与患者死亡率有较为密切的关系[25]。此外，嗜麦芽窄食单胞菌能够形成生物被膜，这对有效的治疗干预又是一个重大挑战[26, 27]。

3 高水平的内在多重耐药性和获得性耐药性的出现

嗜麦芽窄食单胞菌对多种抗生素和消毒剂具有内在的抗药性[7]，临床和环境分离菌通常表现出高水平的多重耐药性[6, 10, 12, 28, 29]。例如，嗜麦芽窄食单胞菌分离株对几乎所有的β-内酰胺类（包括碳青霉烯类）和氨基糖苷类都有抗药性，许多菌株对氟喹诺酮类和四环素类也有耐药性[10, 30-33]，这些特征进一步限制了医生在对嗜麦芽窄食单胞菌感染进行治疗时对药物的选择范围，甚至在一些情况下，药物组合如环丙沙星与β-内酰胺或氨基糖苷类联合使用在治疗嗜麦芽窄食单胞菌感染时仅显示出有限的协同作用，有时甚至没有治疗作用[34]。

表59.1列出了文献[10, 32, 35, 36]提供的抗生素药物敏感性数据以及美国临床和实验室标准研究所（CLSI）鉴定出的嗜麦芽窄食单胞菌对其具有固有抗药性的药物[37]，表59.1中包含的菌株ULA-511是来自意大利拉奎拉大学临床分离株[38]，并被用作实验室参考菌株研究抗菌药物耐药性已有20多年[32, 35, 36, 39, 40]。需要指出的是，耐多药菌株可以由敏感的嗜麦芽窄食单胞菌在实验室中各种结构不相关的抗微生物药物的选择压力下产生[32, 41, 42]，也可从接受抗菌药物治疗的患者体内由于药物的选择压力而产生。使敏感的嗜麦芽窄食单胞菌产生多重耐药性的药物有β-内酰胺类、氨基糖苷类、氟喹诺酮类或甲氧苄啶-磺胺甲噁唑（复方新诺明）[13, 43, 44]，虽然甲氧苄氨嘧啶-磺胺甲噁唑仍然是治疗嗜麦芽窄食单胞菌感染的首选药物（既可单独使用，也可联合使用）[10]，但已有报道指出甲氧苄氨嘧啶-磺胺甲噁唑嗜麦芽窄食单胞菌耐药菌株已在全球范围内出现[45-49]。2001年的一项研究[50]显示耐药的嗜麦芽窄食单胞菌菌株经常与肺部感染相关，与评估的地理区域无关（亚太地区、加拿大、欧洲、拉丁美洲和美国），842株嗜麦芽窄食单胞菌分离株（1997—1999年）对甲氧苄啶-磺胺甲噁唑的耐药率在加拿大和拉丁美洲分别为2%和10%，而对环丙沙星、加替沙星和曲伐沙星的耐药率分别为21%~49%、2%~15%和2%~13%，对头孢他啶和替卡西林-克拉维酸钾的耐药率较高，分别为25%~53%和10%~29%[50]。一项独立的德国研究表明，囊性纤维化患者体内长期定殖的嗜麦芽窄食单胞菌对甲氧苄氨嘧啶-磺胺甲噁唑的耐药率为17%、对替加环素为3%、对左氧氟沙星和莫西沙星为30%、对头孢他啶为54%、对粘菌素为58%[51]。考虑到多重耐药性革兰阴性细菌感染（例如与呼吸机相关肺炎或囊性纤维化患者有关的鲍曼不动杆菌和铜绿假单胞菌感染）的威胁[52-55]，有必要对下面的情况给予足够的重视，那就是在使用碳青霉烯或多粘菌素治疗其他革兰氏阴性杆菌感染时，由于嗜麦芽窄食单胞菌对碳青霉烯类的固有抗药性并对多粘菌素表现出不同程度的抗药性（在许多情况下表现为抗药性）[56-58]，在这种情况下可能由于选择则压力而促使多重耐药性嗜麦芽窄食单胞菌的产生。总之，嗜麦芽窄食单胞菌容易获得高水平耐多药的内在抗药性无疑对抗狭长平胞属细菌的化学治疗提出了新的挑战。

表59.1 抗生素对野生型实验室参考菌株嗜麦芽窄食单胞菌ULA-511的抗菌活性与对临床分离株的MIC$_{50}$值

抗生素	菌株ULA-511[a]的MIC（μg/mL）	临床分离株[b]的MIC$_{50}$（μg/mL）		CLSI临床耐药断点[c]	CLSI确定的固有抗性[c]
		极小值	极大值		
β内酰胺类抗生素					
亚胺培南	512	>8	512（>32[d]）		R
美罗培南	1 024	>8	>64（>32[d]）		R
多尼培南			>32[e]		（R[e]）
头孢噻肟	512		≥64		R

（续表）

抗生素	菌株ULA-511[a]的MIC（μg/mL）	临床分离株[b]的MIC$_{50}$（μg/mL）		CLSI临床耐药断点[c]	CLSI确定的固有抗性[c]
		极小值	极大值		
头孢他啶	256	8	128（>256[d]）	≥32	（R[f]）
头孢曲松钠	512	>32	256		R
头孢吡肟	128	16	64		（R[f]）
头孢匹罗	512				
哌拉西林			>256[d]		
替卡西林	>1 024	16	512		R
替卡西林-克拉维酸		2	128	≥128/2	
氨曲南	>1 024	>16	256（>256[d]）		R
吡拉莫南	8				
其他β-内酰胺类[a]	>1 024				R
氨基糖苷类					
阿米卡星	512	>32	512		R
庆大霉素	512	>8	64		R
卡那霉素	1 024				R
新霉素	>2 048				R
奈替米星			>256[d]		
链霉素	256				R
妥布霉素	2 048	≥16	64（>256[d]）		R
大环内酯类					
阿奇霉素	256		≥512 g		R
红霉素	512				R
喹诺酮类					
萘啶酸	16		8[h]		
诺氟沙星	16		（≥16）		
氧氟沙星			0.5		
环丙诺氟沙星	4	0.25	>8		
加替沙星		0.1	4		
吉米沙星	1				
左氧氟沙星		0.2	2（4[d]）	≥8	
莫西沙星	0.5	0.06	0.5		
司帕沙星	0.5		0.25[h]		
曲伐沙星	0.25~0.5				
BaYy3118	0.063				
克林沙	0.12~0.25				
四环素					
强力霉素	0.5	1	2（4[d]）		
米诺环素	0.125	0.2	1（2[d]）		
四环素	8	>8	32		R
替加环素	0.5		1（2[e]）	（≤2为敏感[i]）	

（续表）

抗生素	菌株ULA-511[a]的MIC（μg/mL）	临床分离株[b]的MIC$_{50}$（μg/mL）		CLSI临床耐药断点[c]	CLSI确定的固有抗性[c]
		极小值	极大值		
		其他抗生素			
复方新诺明		≤0.25	>64（0.5[d]）	≥4/76	
甲氧苄啶	16				R
氯霉素	8	4	32	≥32	
d-环丝氨酸	512				
磷霉素			128[j]		R
新生霉素	2 560				
多粘菌素			2[e]（8[d]）	（≤2易感[e]）	
多粘菌素B		1	2（8[j]）	（≤2为易感性[k]）	
利福平	8		32[l]	（≤1易感[m]）	
		毒物			
吖啶黄	256				
原黄素	>256				
结晶紫罗兰	16				
溴化乙锭	512				
十二烷基硫酸钠	3 200				

[a]数据来自参考文献[32，35]。其他测试的β-内酰胺包括氨苄青霉素、氨苄西林舒巴坦、阿莫西林、羧苄青霉素、氯唑西林、帕尼培南、青霉素G、哌拉西林、头孢磺啶和头孢哌酮，所有最小抑菌浓度值均大于1 024 μg/mL。

[b]除非另有说明，数据来自参考文献[10]中的文献。

[c]参考文献[37]推荐临床耐药断点和内在耐药（R）。嗜麦芽窄食单胞菌对附加药物包括β-内酰胺（头孢菌素、头孢唑林、头孢呋辛、头孢西丁和头孢替坦）、克林霉素、达托霉素、夫西地酸、磷霉素、万古霉素、替考拉宁、利奈唑胺、克拉霉素和奎奴普丁-达托霉素的固有抗性[37]。

[d]引自文献[207]

[e]引自文献[203]

[f]引自文献[221]

[g]引自文献[218]

[h]引自文献[171]

[i]引自文献[201]

[j]引自文献[222]

[k]引自文献[203]

[l]引自文献[207]

[m]文献[37]列出的CLSI推荐的金黄色葡萄球菌敏感性断点，另见文献[207]。

4 抗药性机制的分子和生化特征

4.1 抗菌药物耐药决定簇的基因组分析

目前大量可用的细菌基因组数据使我们能够轻松评估抗菌药物耐药决定簇遗传决定因子在细菌种类中的存在和分布。2008年，研究人员测序并公布嗜麦芽窄食单胞菌K279a菌株的全基因组序列数据，这是公布的第一个嗜麦芽窄食单胞菌全基因组序列，该菌株可被认为是野生型菌株（也可用作实验室模式菌株），其基因组大小为4.85 Mb，G+C平均含量66%[59]，与其他高水平的固有抗药性病原体相比，这种基因组大小比铜绿假单胞菌（6.3 Mb）小[60]，但比鲍曼不动杆菌（3.2～3.9 Mb）大[61]。随后其他几个包括获得性多重耐药性的嗜麦芽窄食单胞菌菌株的全基因组序列也被测出[62-65]。

基因组数据为分析嗜麦芽窄食单胞菌的基因组特征和抗药性基因元件提供了重要的线索。首先，嗜麦芽窄食单胞菌菌株显示出显著的遗传异质性[66, 67]，其次，在嗜麦芽窄食单胞菌的基因组中鉴定出了大量的抗药性基因，这些基因包括编码β-内酰胺酶、氨基糖苷类修饰酶和多种药物外排转运蛋白的基因（表59.2；详见下文）；嗜麦芽窄食单胞菌也含有称为Sm qnr的染色体qnr基因[59, 64, 68]，其通常出现在其他细菌的质粒上[69, 70]。移动遗传因子如Ⅰ类整合子也出现在耐药分离株的基因组中，其具有与抗药性基因盒相似的排列[65, 71, 72]。研究人员已经从各种细菌如鲍曼不动杆菌[73]和沙门氏菌属中鉴定出了抗生素耐药性基因组岛[74]，并从多重耐药性嗜麦芽窄食单胞菌中也鉴定出了一个类似的大小为40 kb的抗生素耐药性基因组岛，该基因岛含有6个抗药性决定簇（包括tetR-tetA（A）、strA/strB、sul1、aadA2和floR基因），这个基因岛区域拥有整合子和插入序列等移动遗传因子[75]。第三，致病性多重耐药嗜麦芽窄食单胞菌与植物相关嗜麦芽窄食单胞菌和嗜根窄食单胞菌的比较基因组分析显示，他们具有总体高度的序列相似性，包括涉及抗微生物药物耐药性的基因[64]以及菌株特异性致病岛基因等[76]。最后，作为基因捕捉系统的几种质粒，其携带的插入序列共同区（ISCR）元件也与嗜麦芽窄食单胞菌对甲氧苄氨嘧啶-磺胺甲噁唑获得抗药性的基因密切相关[46, 77]。

表59.2　嗜麦芽窄食单胞菌中抗生素耐药性的生化机制

抗生素类	药物灭活酶	药物靶点改变/保护/旁路	药物外排泵/外膜渗透性
β内酰胺类抗生素	B类金属L1和A类L2 β-内酰胺酶和其他β-内酰胺酶（TEM-2、CTX-M和NDM-1）		RND泵SmeABC和SmeDEF；外膜透过性
氨基糖苷类	N-乙酰转移酶：AAC（6'）-Iam，AAC（6'）-Iak，AAC（6'）-Iz和AAC（2'）O-核苷酸转移酶：ANT（3''）O-磷酸转移酶：APH（3'）-IIc，StrA/StrB		脂多糖改变；ABC泵MacABC；RND SmeOP-TolC和SmeYZ
氯霉素	氯霉素乙酰转移酶		RND泵SmeDEF和SmeVWX；MFS泵FloR和MfsA
氟喹诺酮类药物		DNA促旋酶和拓扑异构酶IV的改变（尽管仍有待充分证实）；Qnr五肽家族蛋白	RND泵SmeABC，SmeDEF，SmeIJK和SmeVWX；ABC泵SmrA；MFS泵MfsA
镰孢菌酸			ABC泵FuaABC
大环内酯类	大环内酯磷酸转移酶		RND泵SmeABC，SmeDEF和SmeOP-TolC；ABC泵MacABC；MFS泵MfsA
多粘菌素			脂多糖改变；ABC泵MacABC
磺胺类药物		二氢蝶酸合酶（由sul1和sul2编码）	RND泵SmeDEF
甲氧苄啶		二氢叶酸还原酶（由dhfr或dfrA基因编码）	RND泵SmeDEF
四环素			RND泵SmeABC，SmeDEF，SmeIJK，SmeOP-TolC和SmeVWX；ABC泵SmrA；MFS泵TetA，TcrA和MfsA
替加环素			RND泵SmeABC和SmeDEF

4.2 对β-内酰胺的抗药性

β-内酰胺酶是革兰氏阴性菌中代表β-内酰胺抗药性的最重要机制，并水解β-内酰胺类的四元β-内酰胺环[78]。迄今为止报道了超过1 000种天然存在的β-内酰胺酶，根据它们的一级氨基酸序列和催化机制，将这些酶分为4类（Ambler A、B、C和D）。A、C和D类β-内酰胺酶是丝氨酸依赖性酶，而B类β-内酰胺酶是金属酶[78]。至于嗜麦芽窄食单胞菌，两种类型的β-内酰胺酶最初在20世纪80年代早期就已经被报道[80]，目前被称为L1（Ambler B类）和L2（Ambler A类）β-内酰胺酶，它们都是组成性产生的并可以进一步诱导[67, 81-83]。这两种β-内酰胺酶一起使得嗜麦芽窄食单胞菌对几乎所有的β-内酰胺药物（包括碳青霉烯类药物）具有耐药性（除了头孢他啶和替卡西林-克拉维酸等几种β-内酰胺类药物，因为从临床耐药性药物敏感性临界点的角度来看，他们可能仍然有效）（表59.1）[13, 30, 84]。通过对染色体上blaL1和/或blaL2基因的缺失突变，研究人员首次确定了这两种β-内酰胺酶对β-内酰胺在降解能力方面的差异[32]。有报道称有多种携带L1/L2 β-内酰胺酶的临床分离株[81, 85]；然而来自不同地理区域的大多数分离株在β-内酰胺酶产生和β-内酰胺抗药性表型方面显示出相似的表现[86]。编码L1和L2酶的基因既存在于染色体上，也可由大型质粒携带[87]。此外，低外膜（外膜）通透性和多药物外排泵也在β-内酰胺耐药中发挥作用[36, 88, 89]，但在L1和/或L2酶存在时其发挥的作用可被掩盖。

（1）L1 β-内酰胺酶

这种由染色体[90]上的blaL1基因（也称为blaS基因）编码的金属酶属于Ambler分类中的B类和功能分类中的3b类[78, 91]，等电点约为7，单体分子质量约28 kDa，这种酶需要二价金属离子来发挥其催化活性[39, 82, 92]。二价螯合剂如乙二胺四乙酸可抑制L1酶的活性。L1 β-内酰胺酶具有广泛的底物特征，并且水解大多数β-内酰胺类，在其他类型的β-内酰胺类也存在的情况下，它优先水解碳代青霉烯类[93]。如前所述，遗传学研究已经鉴定出了各种嗜麦芽窄食单胞菌菌株中L1酶的分子异质性，这主要是由于氨基酸序列的变异所导致的[67, 85]，这种差异可使L1酶细分为三种亚酶[87]。通过对L1 β-内酰胺酶和其他细菌的B类金属-β-内酰胺酶的比对已经确定了B类β-内酰胺酶内的保守区[94]，该酶作为四聚体存在，并显示仅在金属-β-内酰胺酶中观察到αβ/βα折叠[95]。底物氨苄青霉素、头孢他啶和亚胺培南的模拟结合揭示了β-内酰胺羰基氧和氮与锌离子及β-内酰胺羧酸盐与Ser187之间的直接相互作用。Ullah等人[95]已经提出L1酶的催化机制包括对β-内酰胺羰基碳上的桥接水的亲核攻击、带负电荷的四面体过渡态的静电稳定化，以及由锌离子配位的第二水分子使β-内酰胺氮质子化。金属-底物之间的直接相互作用使得L1酶很容易与底物结合，并且可以解释B类β-内酰胺酶缺乏特异性。因此，L1 β-内酰胺酶使得嗜麦芽窄食单胞菌对碳青霉烯类以及大多数其他β-内酰胺类药物具有高度耐药性并不奇怪[32, 93]。

与L2酶（见下文）不同，L1酶对临床上不可获得的β-内酰胺酶抑制剂如克拉维酸、舒巴坦和他唑巴坦不敏感，这表明这些抑制剂对L1 β-内酰胺酶的作用很小。然而，针对L1 β-内酰胺酶的抑制研究表明，巯基乙酸的硫羟酸酯衍生物能够抑制L1酶以及其他金属-β-内酰胺酶[40, 96-98]。已有研究发现在C-甲基碳青霉烯的C-2位具有苯并噻吩基硫代亚甲基的碳代青霉烯化合物是包括L1酶在内的B类β-内酰胺酶（具有非常低的Ki值）的有效抑制剂[99, 100]，研究还发现类黄酮高良姜素和槲皮素可以抑制L1酶，并且添加$ZnCl_2$并不能逆转这种作用[101]。N-（2'-巯基乙基）-2-苯基乙酰胺和N-苄基乙酰基-D-丙氨酰硫代乙酸这两种含巯基化合物是L1酶的竞争性抑制剂[97]。此外，有研究还报道具有共有序列的肽（即，Cys-Val-His-Ser-Pro-Asn-Arg-Glu-Cys）是L1酶的特异性抑制剂[102]。

（2）L2 β-内酰胺酶

该酶属于Ambler A类β-内酰胺酶和Bush组2e[78]，分子量约为30 kDa，等电点8.4，它以二聚体的形式存在[103]。L2酶的晶体结构也已被解析完成（doi：10.2210/pdb1o7e/pdb）。L2酶与具有丝氨酸活性位点的TEM β-内酰胺酶密切相关，但它显示出不寻常的头孢菌素酶活性，其中该酶优先水解包括头孢噻肟在内的头孢菌素，但不是碳青霉烯类[104]。与A类酶一致，与舒巴坦和他唑巴坦（IC_{50}值大部分在0.1～2 μmol/L）相比，L2酶对克拉维酸更敏感（IC_{50}值<0.1 μmol/L）[105]。事实上，替卡西林-克拉维酸盐是非常有限地对嗜麦芽窄食单胞菌有效的β-内酰胺类药物（表59.1）[106]。

（3）L1和L2 β-内酰胺酶表达的调控

革兰氏阴性菌中的β-内酰胺酶诱导与细胞壁肽聚糖再循环密切相关，涉及复杂的网络[107, 108]。本节中详细介绍的嗜麦芽窄食单胞菌中也存在类似的监管网络。首先，L1和L2酶的组成型基础表达对头孢硝噻的水解作用几乎相同[32]。另外，这两种酶的产生可以通过诱导剂如各种β-内酰胺试剂（特别是头孢西丁和亚胺培南、两种经典的AmpC β-内酰胺酶诱导剂）进一步刺激而产生[109]。早期研究分离出了3种类型的突变体：（a）L1酶的组成型过表达和L2酶的诱导型表达；（b）L2酶的过表达和L1酶的可诱导表达；（c）L1和L2的组成型过表达。这些酶一起表明L1和L2表达可能存在重叠的调控机制[110]。随后的研究发现有AmpR、$AmpD_I$、AmpN、AmpG、MrcA和NagZ等多种基因产物参与调节L1和L2酶表达（图59.1）[111-115]。

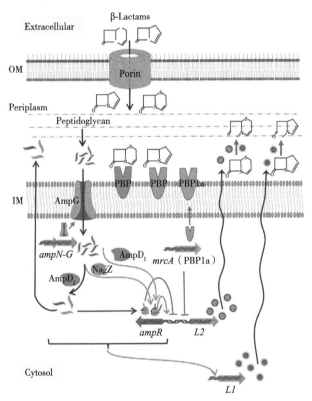

即使在不存在β-内酰胺的情况下，野生型菌株中也存在blaL1和blaL2基因的基础组成型表达，在正常的细胞壁再循环下，可从细胞壁去除N-乙酰葡糖胺基-1, 6-脱水-N-乙酰胞壁酰-肽并通过AmpG通透酶运输到细胞质中。这些GlcNAc-anhMurNAc-肽被AmpDI切割以产生游离肽，其随后转化为UDP-MurNAc-五肽。这些五肽依次与AmpR-blaL2基因间区域的AmpR相互作用，以抑制blaL2基因的转录并允许基础性L2 β-内酰胺酶生成。在存在β-内酰胺诱导的情况下，β-内酰胺（例如头孢西丁和亚胺培南）通过孔蛋白穿过外膜（OM），进入周质并与内膜（IM）相关的靶青霉素结合蛋白（PBPs）相互作用。当它们与AmpR结合时，1, 6-脱水多肽会增加，将其转化为转录激活剂以增加blaL2表达。ampDI中的突变可使AmpDI失活并导致blaL2表达的去阻遏。nagZ（编码β-N-乙酰葡糖胺酶）和mrcA（编码PBP1a）表达的失活也增强blaL2的表达，blaL1基因表达也存在类似的情况，但是详细的机制仍有待进一步研究。

图59.1 嗜麦芽窄食单胞菌中L1和L2 β-内酰胺酶表达的调节机制

彩色图片

调节基因ampR由L2基因差异化的转录并编码LysR型调控子（AmpR），后者再与脱水-N-乙酰胞壁酰肽（anhMur-NAc-肽，诱导肽）结合后激活L1和L2基因（例如，响应β-内酰胺攻击）[111]，相反，LysR型调节剂与UDP-N-乙酰胞壁酸五肽（抑制肽）结合则抑制β-内酰胺酶表达。阻断ampR基因的功能可显著增加嗜麦芽窄食单胞菌对β-内酰胺类药物的敏感性[111]。来自细胞壁肽聚糖的降解肽产物如N-乙酰葡糖胺基-1, 6-脱水-N-乙酰胞壁酰基肽（GlcNAc-anhMurNAc-肽）（包括GlcNAc-anhMurNAc-三肽、GlcNAc-anhMurNAc-四肽和GlcNAc-anhMurNAc-五肽）可通过LysR型调节剂通透酶穿过内部（细胞质）膜转运到胞质溶胶中。LysR型调节剂由一个操纵子编码，该操纵子由ampNG组成，这对于诱导菌体产生L1和L2内酰胺酶（ampN是一个假定的核酸内切酶基因）是必不可少的[113]。AmpG或AmpN的失活可增加嗜麦芽窄食单胞菌对β-内酰胺敏感性，因此，不表达AmpG的突变体不能再转运细胞壁肽并且不能被β-内酰胺诱导。AmpD是一种胞质脱水-N-乙酰胞壁酰基-1-丙氨酸酰胺酶，在平衡胞质溶胶中GlcNAc-anhMurNAc-肽和UDP-N-乙酰胞壁酸-五肽的浓度方面起关键酶的作用，AmpD突变可导致高水平anhMur-NAc-肽的积累，即使在没有β-内酰胺诱导的情况下也会导致β-内酰胺酶过度产生[112]。目前已发现两个AmpD同源物，其中之一是AmpD₁，参与β-内酰胺酶过度表达[112, 116]，另一个是mrcA基因（预测编码青霉素结合蛋白PBP1a），它的失活可导致基础L1/L2 β-内酰胺酶活性增加100倍[114]。最后，另一种β-内酰胺酶表达调控途径与编码β-N-乙酰葡糖胺酶的nagZ基因连锁，并在嗜麦芽窄食单胞菌中表现为组成型表达[115]，NagZ产生脱水-MurNAc-肽并且对于β-内酰胺酶的基础表达是关键的[115]，其失活使基底β-内酰胺酶活性降低20%。然而，在诱导β-内酰胺酶活性时，可能存在NagZ依赖性和NagZ独立途径两种方式，NagZ失活可降低头孢呋辛和哌拉西林诱导的β-内酰胺酶活性，但不影响氨曲南、羧苄青霉素和头孢西丁的诱导[115]。

（4）其他β-内酰胺酶

由于嗜麦芽窄食单胞菌中L1和L2酶的异质性[117]，在其基因组序列尚未明确前，难以确定嗜麦芽窄食单胞菌是否产生了额外的染色体编码的β-内酰胺酶[82]。有研究人员构建了L1和L2缺失双突变体[32]，试图通过生物化学手段鉴定额外的β-内酰胺酶并选择β-内酰胺抗药性突变体，结果试验并未成功（X. -Z. Li，未发表）。现在已知在迄今测序的几种嗜麦芽窄食单胞菌菌株的基因组中没有鉴定出额外的β-内酰胺酶编码基因[59, 62-65]。尽管如此，研究人员却在临床分离株基因组中的新型Tn1-/Tn3-型转座子内鉴定出了编码TEM-2 β-内酰胺酶的基因，该基因与bla_TEM-2基因几乎相同，这是首次发现嗜麦芽窄食单胞菌携带TEM-2 β-内酰胺酶编码基因[118]。后来还发现了携带CTX-M型超广谱β-内酰胺酶（如CTX-M-1和CTX-M-15）基因[119, 120]和bla_NDM-1基因（编码另一种B类金属-β-内酰胺酶）的嗜麦芽窄食单胞菌分离株[83, 121]。

4.3 对氨基糖苷类的抗药性

氨基糖苷修饰酶的产生代表了氨基糖苷类抗药性的主要机制[122-124]。实际上，嗜麦芽窄食单胞菌基因组编码多种已知的和推定的氨基糖苷修饰酶（例如2′或6′N-氨基糖苷乙酰转移酶［AAC，如AAC（6′）-Iam］和3′-磷酸转移酶[APH]）（表59.2）[59]，这些氨基糖苷修饰酶使得菌株对几乎所有的氨基糖苷都具有高度抗药性（表59.1）。嗜麦芽窄食单胞菌还含有推定的壮观霉素磷酸转移酶的基因，这也就解释了嗜麦芽窄食单胞菌对氨基环醇药物的高度耐药性[59, 75]。King等最初证实了AAC（6′）[122]的存在，随后，据报道aac（6′）-Iz基因在嗜麦芽窄食单胞菌中广泛分布[125]，其失活导致对阿米卡星、庆大霉素、奈替米星、西索米星和妥布霉素最小抑菌浓度值降低至1/2（2～128 μg/mL）[29]。另一种新的AAC（6′）-Iak与AAC（6′）-Iz具有86%的相似性，并且可以使嗜麦芽窄食单胞菌对乙酰化阿米卡星、阿贝卡星、地贝卡星、异帕米星、卡那霉素、新霉素、奈替米星、西索米星和妥布霉素产生耐药性[126]。AAC（6′）-Iz和AAC（6′）-Iak酶都具有相似的底物特征[126]。编码APH（3′）-IIc的基因的损伤增加了嗜麦芽窄食单胞菌对布替色素、卡那霉素、新霉素和巴龙霉素的敏感性（最小抑菌浓度减少至1/32～1/4）[127]。嗜麦芽窄食单胞菌还产生O-核苷酸转移酶ANT（3″），后者能修饰链霉素和壮观霉素[128]。

此外，生长温度可影响含有脂多糖（LPS）外膜脂质的组成，从而增加对氨基糖苷类的敏感性（例如，在37℃下生长的细胞比在30℃下更容易受氨基糖苷类影响）[129-131]。在这方面，研究人员发现，囊性纤维化患者的嗜麦芽窄食单胞菌在暴露于16 000 μg/mL的气雾化妥布霉素中仍能存活下来，并且其存活率在较低温度下会得到增强[132]。氨基糖苷类是聚阳离子剂，因此LPS的阴离子结合位点会影响氨基糖苷类的进入[128]。使spgM基因（编码磷酸葡萄糖变位酶）失活后，可导致嗜麦芽窄食单胞菌的O-多糖链较短，从而对庆大霉素、粘菌素（多粘菌素E）和多粘菌素B敏感性增加[133]。最后，几种多药外排泵MacABC、SmeOP-TolC和SmeYZ也参与该菌氨基糖苷类药物的耐药性（表59.2）（见第4.10节）[134-137]。SmeYZ缺陷突变体中阿米卡星和庆大霉素最小抑菌浓度值减少128倍，由此可知，SmeYZ泵在氨基糖苷耐药中的重要性。然而，考虑到天然氨基糖苷修饰酶的存在，我们认为需要调查*smeYZ*的遗传失活是否可以影响任何氨基糖苷修饰酶的表达。此外，SmeDEF的过度生产可导致卡那霉素最小抑菌浓度值降低至1/4[36]。

4.4 对氟喹诺酮的抗药性

尽管新药（例如克林沙星和莫西沙星）比旧药物表现出更高的活性，但嗜麦芽窄食单胞菌也对氟喹诺酮类药物表现出的高水平耐药性（表59.1）[31, 35, 42]。意外的是，与许多其他革兰氏阴性菌不同，氟喹诺酮类、拓扑异构酶Ⅱ（也称为DNA促旋酶，由*gyrAB*编码）和Ⅳ（*parCE*）的靶蛋白并不是嗜麦芽窄食单胞菌中氟喹诺酮抗药性的主要靶标，例如，虽然嗜麦芽窄食单胞菌*gyrAB*和*parCE*基因的喹诺酮类药物耐药决定区（QRDRs）序列发生了突变，但它们与环丙沙星最小抑菌浓度值的变化并不总是相关[138]。此外，对环丙沙星敏感性不同的其他临床分离株中也没有发生*gyrA*或*parC*基因的突变[139]。一项研究比较环丙沙星敏感株（最小抑菌浓度为0.5～4 µg/mL）和环丙沙星耐药突变株（最小抑菌浓度为16～128 µg/mL）的喹诺酮类药物耐药决定区，结果未发现序列突变[140]。相反，这些前述研究表明嗜麦芽窄食单胞菌药物外排泵在其氟喹诺酮耐药性方面起着一定的作用。例如，已经发现SmeABC、SmeDEF和SmeVWX泵在具有高水平氟喹诺酮耐药性的临床分离株对氟喹诺酮抗药性起着重要作用[36, 71, 141, 142]（参见第4.10节），这些泵与喹诺酮耐药性的出现密切相关[143]。

质粒携带的*qnr*基因在肠杆菌科中广泛分布，并编码五肽重复家族产物，其保护DNA促旋酶并使得菌体对氟喹诺酮类药物产生低水平抗药性（见参考文献[69，70]）。麦芽嗜麦芽杆菌染色体编码的SmnR同源物SmQnr由219个氨基酸残基组成[68, 144]，确实有助于该菌对喹诺酮类药物产生低水平的内在抗药性[145]。迄今为止，已经在许多不同地区的分离株中鉴定出了大约60个SmQnr家族的突变体[49, 146-148]。染色体*qnr*基因也存在于90多个细菌种的基因组中[69, 70]。总之，这些染色体来源的*qnr*基因可以充当肠杆菌科细菌中质粒携带的*qnr*基因的储存库。然而，与广泛分布的质粒携带的*qnrA*基因相比，质粒携带的Sm*qnr*基因在大肠杆菌中看起来不稳定[149, 150]。SmQnr的表达受转录阻遏物SmQnrR的负调控，其编码基因与主要促进子超家族转运蛋白基因（Sm*tcrA*）形成操纵子。SmQnrR还可以抑制其自身的表达以及Sm*tcrA*表达[151]。

4.5 对氯霉素类的抗药性

推定的编码氯霉素乙酰转移酶的基因存在于嗜麦芽窄食单胞菌的基因组内，并且可能提供了对氨苄青霉素抗药性的机制[59]。此外，苯丙氨酸外排泵*floR*基因也已在耐药嗜麦芽窄食单胞菌中鉴定出来[46, 75]。其他多药外排泵如SmeDEF和SmeVWX也参与了嗜麦芽窄食单胞菌对氯霉素的耐药性[36, 141]。

4.6 对大环内酯类药物的抗药性

尽管大环内酯类抗菌剂对革兰氏阳性菌大多具有活性，但某些药物（如阿奇霉素）对革兰氏阴性菌也具有活性[152]。然而，嗜麦芽窄食单胞菌菌株对大环内酯具有内在的抗药性，这可能由于该菌具有多种抗药性机制。大环内酯类是大分子疏水分子，不能有效穿过有机硅屏障[153]，它们的物理化学性质也使它们成为多药外排泵的良好底物[36, 135, 153]。而且，嗜麦芽窄食单胞菌基因组携带编码大环内酯灭活酶和大环内酯磷酸转移酶的基因[59]。

4.7 对多粘菌素的抗药性

多粘菌素是一种分子量较大（>1 100 Da）的阳离子脂肽抗生素（净正电荷为4、多粘菌素B的脂肪酸尾巴）。他们通过竞争性地从带负电荷的脂多糖分子中取代二价阳离子（Mg^{2+}和Ca^{2+}），靶向革兰氏阴性菌的外膜，导致外膜屏障不稳定[154]。因此，多粘菌素是强外膜干扰物，并且表现出对包括非发酵性杆菌在内的许多革兰氏阴性菌的抑制活性。它们独特的作用方式也解释了抗革兰氏阳性菌药物多粘菌素及其衍生物（如多粘菌素B九肽）不但能抑制革兰氏阳性菌，而且还在抗革兰氏阴性菌方面具有一定活性的原因[155]。虽然关于嗜麦芽窄食单胞菌对多粘菌素具有可变敏感性的机制仍有待研究，但革兰氏阴性菌对多粘菌素耐药的多种方式却已经研究得较多，通常是由于外膜的改变而导致。首先，通过沙门氏菌和铜绿假单胞菌对多粘菌素的适应性抗药性试验中观察到的诱导条件分析发现，菌体对多粘菌素的适应性抗药性是非突变性的暂时发生[156]。例如，双组分调控系统PhoPQ和PmrAB可在镁缺乏条件下被独立激活，从而导致LPS修饰，进而减少阴离子脂质A的负电荷和多粘菌素对静电的吸引[156]；其次，也可以通过突变介导获得性耐药[157]。影响PhoPQ、PmrAB和另一种双组分调控系统ParRS的突变促成LPS改变，并导致菌体对多粘菌素产生抗药性。例如，铜绿假单胞菌中的ParRS影响脂多糖（LPS）修饰以及arn操纵子和mexXY外排泵基因的表达，并是菌体产生多粘菌素和氨基糖苷类抗药性[158]。荚膜多糖还可以减少外膜与多粘菌素之间的相互作用，产生如在肺炎克雷伯菌中观察到的类似的多粘菌素抗药性[157]。在鲍曼不动杆菌中，几种脂质A生物合成基因中的一种突变可导致菌体不能产生LPS并产生多粘菌素抗药性，其中粘菌素和多粘菌素B的最小抑菌浓度值增加128倍以上（如所预期的，其他药物如阿奇霉素、头孢吡肟和替考拉宁因为外膜渗透屏障的破坏，其最小抑菌浓度也急剧增加）[159]。在嗜麦芽窄食单胞菌中，LPS的完整性也对多粘菌素的抵抗作用起重要作用，因为破坏LPS相关基因spgM会增加菌体对多粘菌素的敏感性[133]。此外，生长温度对嗜麦芽窄食单胞菌中LPS分布的影响也对多粘菌素的敏感性产生适度影响（在37℃下最小抑菌浓度下降至30℃时的1/2以下，然而，与对氨基糖苷类药物敏感性的影响相反）[130]。MacABC外排泵也对嗜麦芽窄食单胞菌的多粘菌素耐药性有帮助[59, 135]，macAB-断裂性突变对粘菌素和多粘菌素B的最小抑菌浓度值降低至1/8～1/4[135]。虽然推测其他细菌对多粘菌素抗药性的已知机制可能适用于嗜麦芽窄食单胞菌，但对嗜麦芽窄食单胞菌中多粘菌素抗药性机制的阐明仍然是重要的研究领域。

4.8　对四环素和替加环素的耐药性

革兰氏阴性菌对四环素的耐药性主要由质粒编码的四环素特异性外排转运蛋白（即Tet蛋白）和核糖体靶修饰和保护机制介导[160]。替加环素是一种米诺环素（属于甘氨酰环素类）的9-叔丁基甘氨酰胺基衍生物，用于克服Tet泵的外排[161]，但仍受到多药外排转运蛋白的外排[153]。尽管已在嗜麦芽窄食单胞菌含有抗药性基因盒的基因组岛中发现了tet（A）[75]，但由染色体编码的多药外排泵仍是主要负责对四环素和替加环素产生高水平内在和获得性抗药性的因素。在野生型菌株中灭活多药物外排泵SmeDEF降低了菌体对四环素、多西环素和米诺环素及替加环素（最小抑菌浓度减少至1/4～1/2）的敏感性。SmeDEF过度产生会增加对这些四环素药物的耐药性（最小抑菌浓度增加至2～8倍），并且SmeDEF失活则使得突变株比野生株对四环素更敏感[36]。另一种多药外排泵为SmeIJK，在一个突变体过度生产的环境中SmeIJK系统失活，导致菌体对四环素和米诺环素的敏感性增加（最小抑菌浓度降低至1/4）[134]。TcrA泵也参与对四环素的耐药性[151]。

4.9　对磺酰胺和甲氧苄啶的耐药性

对磺酰胺和甲氧苄啶的抗药性分别由二氢叶酸合酶（由sul基因编码）和二氢叶酸还原酶（由dhfr或dfrA基因编码）介导，并且这些酶中的每一种都由不同的变体组成[162]。目前已在嗜麦芽窄食单胞菌菌株中发现越来越多的耐药基因盒或含有整合子的基因组岛和包括sul和/或dhfr在内的几种抗药性基因[47, 48, 71, 163, 164]，并且这种现象解释了它们在嗜麦芽窄食单胞菌耐磺胺类药物和甲氧苄啶药性中的作用[45, 46, 48]。在一项来自中国的研究中，442个被检测的分离株中有近50%分离株对这种组合剂具有抗药性[49]。在分析来自全球各种来源的报告中的分离株时发现[46]，有17种磺酰胺-甲氧苄氨嘧啶耐药分离株（MIC>32 μg/mL）携带*sul1*基因和1类整合子，而敏感分离株（最小抑菌浓度为0.5～2 μg/mL）为阴性，此外，*sul2*基因和几种IS*CR*变异体也存在于耐药分离株的质粒中[46]。最近在韩国进行的一项研究表明，耐药菌株中存在*sul1*、*dfrA*、整合子和/或IS*CR*元件，对甲氧苄氨嘧啶-磺胺甲噁唑高度耐药的菌株有72%（23/32）为*sul1*阳性[48]，有趣的是，表没食子儿茶素没食子酸酯是绿茶的一种成分，由于它抑制了来自甲苄啶敏感的二氢叶酸还原酶，因此它显示出对嗜麦芽窄食单胞菌具有抑制活性（对于18种检测的分离株的最小抑菌浓度范围为4～250 μg/mL），并且它也显示出与磺胺甲噁唑具有协同作用[165]。SmeDEF过度产生可使甲氧苄氨嘧啶和甲氧苄氨嘧啶-磺胺甲噁唑的最小抑菌浓度值增加4～8倍[36, 166]，表明了菌体对非抗叶酸磺胺酰胺和甲氧苄氨嘧啶耐药的机制，叶酸磺胺酰胺和甲氧苄氨嘧啶也是铜绿假单胞菌Mex外排泵的底物[167]。尽管SmeABC的过度产生可导致对甲氧苄氨嘧啶的敏感性增加，但外膜组分SmeC可能对尚未确定的甲氧苄氨嘧啶耐药性外排泵也产生作用，因为*smeC*失活使甲氧苄氨嘧啶最小抑菌浓度值降低至1/4～1/8[89]。SmeYZ的失活将甲氧苄氨嘧啶-磺胺甲噁唑的最小抑菌浓度降低至1/16[137]。

4.10 多重耐药性

外膜渗透屏障和多药外排泵相互作用，有助于嗜麦芽窄食单胞菌产生固有和获得性多重耐药性[153]。外膜由含有LPS的脂质双分子层组成，并且在减少包括抗菌剂在内的有毒物质的流入方面起到了有效的屏障作用。小的亲水剂如β-内酰胺可以通过水充满的孔蛋白通道穿过外膜，而大分子或疏水性的药剂需要穿透外膜脂质双分子层[153]。增加外膜渗透性的药剂可以使许多抗革兰氏阳性药物对革兰氏阴性细菌的抑制活性增强。多粘菌素作用于外膜，从而增加各种药物进入其细胞靶点的途径。在一项研究中，0.1 μg/mL的多粘菌素B能够增强甲氧苄氨嘧啶-磺胺甲噁唑对所有30种耐多药的嗜麦芽窄食单胞菌菌株的活性[168]，这与外膜屏障在抗药性中的作用一致。乳铁蛋白可损伤外膜并增加菌体对利福平的敏感性（在存在乳铁蛋白的情况下，利福平最小抑菌浓度值降低至1/16～1/3）[169]。一个片段阳离子蛙肽esculentin-1b也可能作用于细菌膜，并能增强阿米卡星和多粘菌素对嗜麦芽窄食单胞菌菌株的抑制活性[170]。此外，还在氟喹诺酮耐药和多重耐药分离株中发现了外膜蛋白的改变[171]，这可能有助于降低外膜渗透性和/或增加药物外排。

另一方面，嗜麦芽窄食单胞菌拥有属于以下超家族之一的各种药物外排体（表59.2），这些超家族有：①ATP-结合盒（ABC）超家族；②药物/代谢物转运蛋白超家族，其包括小的多重耐药（SMR）家族；③主要辅助因子超家族（MFS）；④抗药性结节细胞分裂（RND）超家族[153]。然而，尚未发现嗜麦芽窄食单胞菌中有多药/寡糖-脂质/多糖输出超家族，包括耐药相关的多药和毒性化合物外排（MATE）家族。这些药物外排体具有广泛的（多特异性）或窄的底物谱，并且主动地将相关的药物底物从细胞中排出，特别是抗药性结节细胞分裂型多组分外排泵在革兰氏阴性菌的多重耐药性中发挥重要作用，在包括嗜麦芽窄食单胞菌在内的非发酵性杆菌中，该渗透屏障非常有效[153]。

（1）RND泵

嗜麦芽窄食单胞菌的染色体编码8种抗药性结节细胞分裂超家族（RND）型Sme系统和几种其他类型的药物外排体[59]。抗药性结节细胞分裂泵复合体通常包含3个组件，位于内膜中的泵、外膜通道蛋白和连接前2个组件的辅助蛋白（周质衔接蛋白）[153]。图59.2显示了8种抗药性结节细胞分裂系统的遗传组织，包括它们可能的调控基因。每个系统由包含2个或3个基因的操纵子编码。对于多种抗药性结节细胞分裂系统，尽管不存在外膜组分基因（即*smeGH*、*smeIJK*、*smeMN*和*smeYZ*操纵子），但由其他操纵子或基因编码的外膜通道蛋白可提供功能性多组分外排所需的机械结构部分[36, 89]，类似于大肠杆菌TolC和铜绿假单胞菌OprM在多种抗药性结节细胞分裂泵中的作用[153]。

一些抗药性结节细胞分裂泵操纵子是组成型表达的（如*smeDEF*），并且负责细菌的内在抗药性。通过抗生素（如氯霉素、氟喹诺酮类和四环素类）或消毒剂（如三氯生）可容易地获得抗药性结节细胞分裂泵过表达的获得性耐药突变株[32, 141, 143, 172, 173]。嗜麦芽窄食单胞菌中鉴定的第一个抗药性结节细胞分裂泵SmeABC有助于细菌获得包括对甲氧苄氨嘧啶-磺胺甲噁唑耐药的多重耐药性[71, 89, 174]。另一个抗药性结节细胞分裂泵是SmeDEF，就其在内在和获得性多重耐药性中的作用而言，是最重要的抗药性结节细胞分裂泵[35, 36, 71, 166, 175, 176]，SmeDEF的失活主要是导致四环素、替加环素、甲氧苄氨嘧啶-磺胺甲基噁唑、大环内酯、氯霉素、新生霉素、β-内酰胺（在不存在L1和L2型β-内酰胺酶的情况下）、染料和清洁剂的最小抑菌浓度值降低至1/8~1/2[36, 166]。此外，SmeOP-TolC外排系统也协助对嗜麦芽窄食单胞菌几种抗生素（阿米卡星、庆大霉素、红霉素、白霉素和多西环素）、羰基氰化物3-氯苯腙（一种质子导体）、染料和洗涤剂产生抗药性[136]。SmeYZ参与氨基糖苷类和甲氧苄氨嘧啶-磺胺甲噁唑的耐药[137]。SmeVWX的过表达则增强对嗜麦芽窄食单胞菌氯霉素、喹诺酮和四环素的抗药性，但对氨基糖苷类药物仍然敏感[141]。SmeJK（形成一个外排体的配对泵）和SmeZ泵的同时过度表达增加了临床分离株的底物谱，并且在对环丙沙星和四环素的耐药性以及对氨基糖苷类抗药性中起作用[134]。此外，尽管包括苯丙氨酸-精氨酸-β-萘酰胺（PAβN）在内的几种外排抑制剂对大肠杆菌和铜绿假单胞菌的抗药性结节细胞分裂泵显示出强烈的抑制活性[153]，但苯丙氨酸-精氨酸-β-萘酰胺不影响SmeDEF泵的活性[177]。

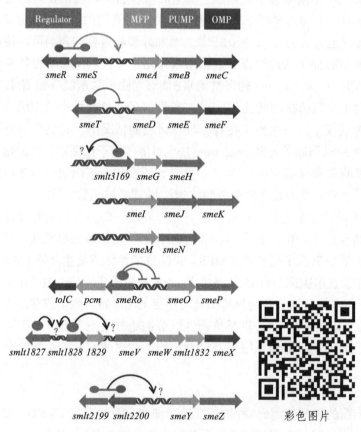

图59.2　嗜麦芽窄食单胞菌RND多药外排系统表达的调控

介绍了该菌鉴定的八个RND泵操纵子（大部分在右侧），箭头显示了基因转录方向。三种不同的颜色（橙色、红色和蓝色）分别对应于它们作为膜融合蛋白（MFP，也称为周质衔接蛋白）、泵或外膜蛋白（OMP）的作用。编码经证实或推定的调节子的基因在左侧显示，其基因转录方向如箭头所示。虽然来自*smeS*的绿色箭头表示对*smeABC*表达的正调控，但抑制性红线显示通过阻遏物抑制相关基因转录。有关RND泵表达的假定调节因子（带有黑色箭头和问号的棕色椭圆形）的作用仍有待调查。

（2）非RND泵

3种ABC类型的外排体参与抗药性：①FuaABC系统使得镰刀菌酸可诱导镰刀菌产生耐药性[178]；②MacABC对氨基糖苷类、大环内酯类和多粘菌素类具有内在的抗药性，它的失活可导致上述药物最小抑菌浓度下降至1/8～1/2[59, 135]；③当在大肠杆菌中表达时，SmrA与对氟喹诺酮、四环素、阿霉素和染料的耐药性有关[179]。另外，MFS型泵EmrCAB涉及疏水性有毒药剂的排出，但本质上不能很好地表达[180]。最近的一项研究描述了氧化还原循环剂的诱导以及SoxS对另一种MFS型外排体MfsA的激活，MfsA介导了对百草枯的抗药性[181]。另外，还报道了编码SMR蛋白的基因[71]。

（3）外排泵除了在耐药性方面发挥作用外，还在其他方面发挥作用

药物外排泵也可能具有除了耐药性以外的其他生理功能[153]。在植物根的定殖方面发挥作用是SmeDEF泵的原始功能[182]。SmeDEF的正常表达水平可以为细菌提供最佳的生理作用，而其过度产生则会导致其需要更高营养需求以维持其生长[183]。SmeIJK的灭活导致细菌生长缓慢，并且还增加了细菌对膜破坏剂的敏感性、激活细胞包膜应激反应[184]。SmeYZ有助于增强氧化应激反应和毒力[137]。MacABC参与氧化耐受和细胞包膜应力以及生物被膜形成[135]。

（4）外排泵的表达调控

多药外排转运蛋白的存在和多种功能的发挥需要对这些外排体的表达进行良好的调控。事实上，如图59.2所示，8个抗药性结节细胞分裂型泵中的5个抗药性结节细胞分裂泵的结构基因附近具有调控基因。SmeABC和SmeYZ系统的操纵子分别与双组分调控系统SmeSR和Smlt2200-Smlt2199相连[59, 89]。SmeSR正调控SmeABC和L2 β-内酰胺酶的表达[89]。对于SmeDEF、SmeGH和SmeOP，都可以找到TetR家族阻遏蛋白[185, 186, 187]，SmeDEF泵的SmeT阻遏物是嗜麦芽窄食单胞菌中最具特色的泵调节器，smeDEF和smeT基因之间存在重叠启动子区域。作为二聚体，SmeT负调控smeDEF和smeT基因的表达[187]。smeT编码的SmeT中的Leu166Gln的置换突变可导致smeDEF和smeT的过表达[186]。研究还发现，SmeT的靶标smeDEF启动子中的IS1246样元件与临床分离株中SmeDEF的过表达相关[176]。天然类黄酮也与SmeT结合，从而抑制SmeDEF的表达[182]。此外，本身的调控子FuaR也正调控镰菌酸诱导型FuaABC泵的表达[178]，EmrR抑制因子抑制EmrCAB泵的生产[180]。

4.11　对重金属的耐受性

银离子可以影响外膜渗透性等细胞的多种生理过程，从而显示出对嗜麦芽窄食单胞菌等革兰氏阴性菌的抑制活性[188, 189]。在临床分离株中观察到一系列与抗生素和重金属抗药性有关的基因，这些基因包括mphBM（用于大环内酯磷酸转移酶）和cadCA操纵子（编码CadC调节剂和CadA镉外排泵）[190]。嗜麦芽窄食单胞菌基因组含有一些与砷、铜和汞抗药性相关的重金属抗药性基因[59]。事实上，应该注意嗜麦芽窄食单胞菌对镉、钴、铜、铅、亚硒酸盐、亚碲酸盐、铀酰和锌等各种重金属盐的高度耐受性[191]。通过培养污染物获得的分离株能够在500 μmol/L CdCl$_2$、20 mmol/L亚碲酸盐或50 mmol/L亚硒酸盐或20 μmol/L AgNO$_3$、50 μmol/L HgCl$_2$和其他重金属存在的情况下生长，这个过程涉及了2种机制，其一是将含氧阴离子还原成无毒元素离子并将Cd变成无毒CdS[191]，在这种情况下，嗜麦芽窄食单胞菌对AgNO$_3$的敏感性与大肠杆菌对AgNO$_3$的敏感性水平相当[192]，这与银剂对多重耐药性革兰氏阴性菌的作用可能一致[189]。

5　嗜麦芽窄食单胞菌感染抗菌疗法

高水平的固有多重耐药性对治疗嗜麦芽窄马杆菌感染提出了主要挑战，并且药物的选择确实非常有限。尽管在全球范围内出现了对磺胺/甲氧苄氨嘧啶耐药的菌株，但叶酸磺胺/甲氧苄氨嘧啶组合方案仍然是抗嗜麦芽窄食单胞菌的主要活性抗菌药物[9, 10, 193]，而嗜麦芽窄马杆菌对其他药物的敏感性往往是不可预测的[9]。美国临床和实验室标准研究所目前推荐用于抗嗜麦芽窄食单胞菌药

物敏感性试验的药物仅包括甲氧苄啶-磺胺甲基异噁唑、头孢他啶、替卡西林-克拉维酸钾、氯霉素、左氧氟沙星和米诺环素[37]（表59.1）。因此，即使对其他抗菌药物进行药敏试验，由于缺乏其解释标准，也可能无法为选择针对嗜麦芽窄食单胞菌的药物提供足够的指导。在这方面，在特定给药途径和剂量下对相关抗微生物制剂的药效学和药代动力学的理解对指导抗微生物制剂的选择是重要的。

在临床环境中，抗微生物联合治疗通常用于治疗嗜麦芽窄食单胞菌感染。然而，在许多情况下，现有的数据通常是由体外抗菌协同研究产生的，其临床疗效仍有待通过临床试验充分调查。甲氧苄氨嘧啶-磺胺甲噁唑仍然是经验型或嗜麦芽窄食单胞菌感染的首选药物[7, 14, 193-195]，这个组合药物也可与其他药物一起使用。例如，甲氧苄氨嘧啶-磺胺甲噁唑和环丙沙星的联合治疗治愈了一例小儿嗜麦芽窄马杆菌脑膜炎[196]。

替卡西林-克拉维酸钾联合治疗是治疗嗜麦芽窄食单胞菌感染的另一个主要选择[10, 14, 195]，但该药目前已经停用（制造商2014年年底停止生产）。某些其他β-内酰胺-β-内酰胺酶抑制剂组合包括氨曲南克拉维酸、替卡西林-舒巴坦、哌拉西林-他唑巴坦、氨苄西林-舒巴坦、头孢他啶-克拉维酸、头孢哌酮-舒巴坦、头孢吡肟-克拉维酸和头孢他唑-他唑巴坦等对嗜麦芽窄食单胞菌都没有良好的抑制活性[194, 197]。然而，值得注意的是，这些组合中的许多药物都没有商业化。此外，应注意嗜麦芽窄食单胞菌对碳青霉烯类具有抗药性（表59.1），碳青霉烯类不适于治疗嗜麦芽窄食单胞菌感染[56]。

氟喹诺酮类药物已成为治疗嗜麦芽窄食单胞菌的一种可选药物。一项研究表明，左氧氟沙星和环丙沙星或甲氧苄氨嘧啶-磺胺甲噁唑疗法在治疗嗜麦芽窄食单胞菌感染（主要是肺部感染）方面具有相似治疗结果（具有52%~61%的临床成功率）[44]。一项基于30 d死亡率和不良药物事件的回顾性研究表明，左氧氟沙星是替代甲氧苄啶-磺胺甲基异噁唑治疗嗜麦芽窄食单胞菌菌血症的替代方案[43]。另一项回顾性研究证实氟喹诺酮类药物与三甲嘧啶-磺胺甲噁唑联合使用也可以用于治疗嗜麦芽窄食单胞菌菌感染[198]。建议将莫西沙星或左氧氟沙星作为二线治疗方案[195]，莫西沙星和其他氟喹诺酮类药物的亚抑制浓度可降低嗜麦芽窄食单胞菌的黏附和生物被膜形成[26, 199]。

米诺环素对嗜麦芽窄食单胞菌具有很好的抑制活性（表59.1）。同样，替加环素也是嗜麦芽窄食单胞菌感染的临床候选药物（表59.1）[200, 201]。在西班牙进行的一项研究中，替加环素对120株分离株的MIC_{50}和MIC_{90}值分别为0.5 μg/mL和1.5 μg/mL[200]。另一项研究报告称，中国台湾2006—2010年903株分离株的替加环素MIC_{50}和MIC_{90}值分别为2 μg/mL和4 μg/mL（最小抑菌浓度范围为0.03~16 μg/mL）[202]。然而，法国的一项研究显示，72株分离株的MIC_{50}和MIC_{90}值分别为2 μg/mL和8 μg/mL[203]，该药物与甲氧苄氨嘧啶-磺胺甲噁唑治疗嗜麦芽窄食单胞菌感染相比，2种治疗方案的死亡率和临床缓解率无显著差异[204]。据报道，高倍剂量的替加环素剂量方案可成功治疗嗜麦芽窄食单胞菌菌血症[205]。

总体上来说，尽管嗜麦芽窄食单胞菌对多种药物不敏感的比例很高，但文献提供了评估抗多重药物抗药性组合物的多种实例。2008年发表的一篇综述文章进行了除甲氧苄氨嘧啶-磺胺甲噁唑以外的治疗嗜麦芽窄食单胞菌感染的药物分析[206]，结果发现：①49例中20（41%）例接受单独使用环丙沙星或与其他抗生素联合治疗的患者治愈/改善率为90%；②49例中有12例（25%）接受头孢曲松或头孢他啶为基础的治疗方案的患者治愈（改善）率为75%；③49例中有6例（12%）接受替卡西林或替卡西林克拉维酸治疗的患者治愈率（改善）率为67%，另外11名患者还接受了其他各种抗菌药物如基于氨基糖苷类、碳青霉烯类、左氧氟沙星、氯霉素、氨曲南、米诺环素和其他β-内酰胺类的治疗方案[206]。这项研究还表明，这些治疗组合的选择缺乏足够的临床试验是一个主要缺陷。另一项研究[207]描述了对来自囊性纤维化患者的80种呼吸道分离株的517种药物组合的体外检测结果，这些药物包括左氧氟沙星、头孢他啶、替卡西林-克拉维酸钾、哌拉西林-他唑巴坦、氨曲南、氯霉素、米诺环素、妥布霉素和甲氧苄啶-磺胺甲噁唑，结果显示最具协同增效作用的组合是替卡西林-克拉维酸盐加氨曲南组合（92%协同），其次是替卡西林-克拉维酸盐加粘菌素组合（40%），以及替卡西林-克拉维酸盐加左氧氟沙星组合（19%），病例报告显示，在接受过左氧氟沙星、阿莫西林-克拉维酸、头孢他啶和哌拉西林-他唑巴坦的治疗后，氯霉素和利福平是唯一对分离自患有骨髓纤维化患者的泌尿装置中的嗜麦芽窄食单胞菌分离株有效的药物[208]。

多粘菌素是治疗多重耐药革兰氏阴性菌感染（例如，多药/耐碳青霉烯类鲍曼不动杆菌、铜绿假单胞菌和肠杆菌科引起的感染）的有限的"最后手段"性抗生素[53, 209]。然而，嗜麦芽窄食单胞菌菌株对多粘菌素表现出易变的敏感性，这对使用粘菌素治疗嗜麦芽窄食单胞菌感染提出了挑战。在一项研究中，报道了2008—2009年法国分离的72株分离菌的粘菌素最小抑菌浓度范围，MIC_{50}和MIC_{90}值分别为0.01～32.2 μg/mL和32 μg/mL[203]，在另一项研究中，2004年来自新加坡的17个检测菌株对粘菌素耐药，MIC_{50}为128 μg/mL[210]。一例病例报道，一个分离自烧伤的败血症患者的广谱耐药分离株仅对粘菌素敏感[211]。尽管粘菌素不是嗜麦芽窄食单胞菌体外敏感性试验的试剂[37]，但是粘菌素已经与其他药物联合用于抗嗜麦芽窄食单胞菌感染的治疗，粘菌素与甲氧苄氨嘧啶-磺胺甲基异噁唑、替加环素或利福平联合应用对嗜麦芽窄食单胞菌具有协同抑制作用[168, 212]。然而，关于粘菌素的静脉内施用用于治疗嗜麦芽窄食单胞菌感染的信息很少。只有少数回顾性研究显示，在用粘菌素治疗耐多药革兰氏阴性细菌相关的感染的过程中，曾分离出了少量的嗜麦芽窄食单胞菌菌株[213, 214]。一份报告建议使用包括粘菌素、氟喹诺酮或替加环素的联合方案来治疗多重耐药性嗜麦芽窄食单胞菌[215]。一项病例研究描述了静脉注射强力霉素和雾化粘菌素治疗复发性嗜麦芽窄食单胞菌性呼吸机相关性肺炎[216]。另外，阿奇霉素-曲伐沙星组合对于嗜麦芽窄食单胞菌没有抑制活性[217]。然而，阿奇霉素-甲氧苄氨嘧啶-磺胺甲噁唑、阿奇霉素-头孢他啶或克拉霉素-头孢他啶组合在体外产生协同或相加抑菌作用[218]。脂质糖肽telavancin加粘菌素对粘菌素敏感的嗜麦芽窄食单胞菌有协同抑制作用[219]。包含铁载体单环内酰胺（BAL19764）、C类β-内酰胺酶抑制剂（单菌唑）和克拉维酸盐的三重组合对12种嗜麦芽窄食单胞菌分离物具有2 μg/mL的MIC_{90}值[220]。综上所述，尽管进行了广泛的体外组合检测和回顾性临床病例报告，但仍然缺乏经过精心设计的包括微生物学和临床结果在内的多药物组合疗法的临床试验。

6 结论

嗜麦芽窄食单胞菌是一种重要的医院内机会性病原体，由于其高度广泛的内在抵抗力，对抗微生物治疗构成巨大挑战。这种抗药性表型可以通过现有的基因组数据和各种生化研究来解释，这些研究显示有抗主要临床相关抗微生物制剂的抗药性决定因子的存在。由于对首选药物甲氧苄氨嘧啶-磺胺甲噁唑以及其他药物的耐药性菌株大面积出现，使该菌内在的耐药特征进一步复杂化，临床分离株的敏感性/抗药性表型也可能是不可预测的，因此，对疑似嗜麦芽窄食单胞菌感染进行抗菌药物敏感性试验非常重要。尽管如此，嗜麦芽窄食单胞菌的药物敏感性临界点仅适用于有限数量的药物。治疗时通常需要选择具有不同抑菌活性的药物组合。由于大多数治疗建议仅由体外抗微生物协同作用数据和临床病例报告产生，而缺乏来自临床试验的惊喜数据，因此，这一现象令人担忧。此外，由于嗜麦芽窄食单胞菌具有固有的碳青霉烯抗药性和对多粘菌素易变性的特征，因此需要在临床上研究这些作为"最后的手段"的抗生素在治疗其他多重耐药革兰氏阴性细菌相关的感染期间出现嗜麦芽窄食单胞菌感染时的治疗效果。考虑到嗜麦芽窄食单胞菌的医院内机会性致病性质（特别是影响免疫功能低下的患者），医院感染控制和卫生习惯在减少细菌感染方面发挥重要作用不应该被低估。干预措施的重点应该是防止医疗机构内嗜麦芽窄食单胞菌的传播，并减少嗜麦芽窄食单胞菌在患者中定殖的风险因素，特别是在高危人群中更易如此。

7 证明附录

研究显示，来自嗜麦芽窄食单胞菌的外膜囊泡含有L1和L2 β-内酰胺酶，并增加嗜麦芽窄食单胞菌以及铜绿假单胞菌和洋葱伯克霍尔德菌的β-内酰胺抗药性[223]。目前认为SmQnrR对Smqnr表达的调节是菌株特异性的[224]。smlt2199-smlt2200编码的双组分调控系统（SmeS$_y$R$_y$）的遗传失活使菌体对氨基糖苷类抗生素敏感性增加，但对氯霉素、环丙沙星、大环内酯类和四环素等多种抗生素的敏感性降低[225]，这种不同的敏感性表型是由于SmeYZ泵的表达减少和SmeDEF泵的表达升高造成的[225]。双组分调控系统PhoPQ也会影响PhoP突变体的抗菌药物敏感性，表现出膜渗透性增加和SmeZ泵表达减少[226]。MFS型外排泵MfsA的中断导致嗜麦芽窄食单胞菌对氨基糖苷类、氯霉素、红霉素、氟喹诺酮类、利福平、四环素和2种第一代β-内酰胺类药物（最小抑菌浓度值降低至1/16～1/4）的敏感性增加[227]。据报道嗜麦芽窄食单胞菌的甲氧苄氨嘧啶-磺胺甲噁唑耐药率正在增加（39%）[228]，因此，抗菌药物敏感试验在筛选抗嗜麦芽窄食单胞菌感染的抗菌药物中起着重要作用。最近，一项名为环介导等温扩增（LAMP）的基因检测技术为监测磺胺抗药性基因、二氢蝶酸盐合酶sul1和sul2基因的扩散提供了一个有用的工具[229]。最后，来自美国的一项新的临床案例研究讨论了几种可能的抗微生物组合用于治疗肾移植患者血液的嗜麦芽窄食单胞菌，结果显示头孢他啶-阿维巴坦和氨曲南对该菌具有抑制效用，然而，该新型药物组合的安全性和有效性仍有待进一步研究[230]。

致谢 本章中的观点并不一定反映Xian-Zhi Li（李显志）所属加拿大卫生部的观点。

参考文献

［1］ Hugh R, Ryschenkow E. *Pseudomonas maltophilia*, an alcaligenes-like species. J Gen Microbiol. 1961；26：123-32.doi：10.1099/00221287-26-1-123.

［2］ Swings J, De Vos P, Van Den Mooter M, De Ley J. Transfer of *Pseudomonas maltophilia* Hugh 1981 to the genus *Xanthomonas* as *Xanthomonas maltophilia*（Hugh 1981）comb. nov. Int J Syst Bacteriol. 1983；33（2）：409-13. doi：10.1099/00207713-33-2-409.

［3］ Palleroni NJ, Bradbury JF. *Stenotrophomonas*, a new bacterial genus for *Xanthomonas maltophilia*（Hugh 1980）Swings et al. 1983. Int J Syst Bacteriol. 1993；43（3）：606-9. doi：10.1099/00207713-43-3-606.

［4］ Ryan RP, Monchy S, Cardinale M, Taghavi S, Crossman L, Avison MB, Berg G, van der Lelie D, Dow JM. The versatility and adaptation of bacteria from the genus *Stenotrophomonas*. Nat Rev Microbiol. 2009；7（7）：514-25. doi：10.1038/nrmicro2163.

［5］ Marshall WF, Keating MR, Anhalt JP, Steckelberg JM. *Xanthomonas maltophilia*：an emerging nosocomial pathogen. Mayo Clin Proc.1989；64（9）：1097-104. doi：10.1016/S0025-6196（12）64979-9.

［6］ Spencer RC. The emergence of epidemic, multiple-antibioticresistant *Stenotrophomonas*（*Xanthomonas*）*maltophilia* and *Burkholderia*（*Pseudomonas*）*cepacia*. J Hosp Infect.1995；30（Suppl）：453-64.doi：10.1016/0195-6701（95）90049-7.

［7］ Denton M, Kerr KG. Microbiological and clinical aspects of infection associated with *Stenotrophomonas maltophilia*. Clin Microbiol Rev. 1998；11（1）：57-80.

［8］ Micozzi A, Venditti M, Monaco M, Friedrich A, Taglietti F, Santilli S, Martino P. Bacteremia due to *Stenotrophomonas maltophilia* in patients with hematologic malignancies. Clin Infect Dis.2000；31（3）：705-11. doi：10.1086/314043.

［9］ Safdar A, Rolston KV. *Stenotrophomonas maltophilia*：changing spectrum of a serious bacterial pathogen in patients with cancer. Clin Infect Dis. 2007；45（12）：1602-9. doi：10.1086/522998.

［10］ Looney WJ, Narita M, Muhlemann K. *Stenotrophomonas maltophilia*：an emerging opportunist human pathogen. Lancet Infect Dis.2009；9（5）：312-23.doi：10.1016/S1473-3099（09）70083-0.

［11］ Mori M, Tsunemine H, Imada K, Ito K, Kodaka T, Takahashi T. Life-threatening hemorrhagic pneumonia caused by *Stenotrophomonas maltophilia* in the treatment of hematologic diseases. Ann Hematol. 2014；93（6）：901-11. doi：10.1007/s00277-014-2028-x.

［12］ Berg G, Roskot N, Smalla K. Genotypic and phenotypic relationships between clinical and environmental isolates of *Stenotrophomonas maltophilia*. J Clin Microbiol. 1999；37（11）：3594-600.

［13］ Garrison MW, Anderson DE, Campbell DM, Carroll KC, Malone CL, Anderson JD, Hollis RJ, Pfaller MA. *Stenotrophomonas maltophilia*：emergence of multidrug-resistant strains during therapy and in an *in vitro* pharmacodynamic chamber model. Antimicrob Agents Chemother. 1996；40（12）：2859-64.

［14］ Brooke JS. *Stenotrophomonas maltophilia*：an emerging global opportunistic pathogen. Clin Microbiol Rev. 2012；25（1）：2-41.doi：10.1128/CMR.00019-11.

［15］ Falagas ME, Kastoris AC, Vouloumanou EK, Dimopoulos G. Community-acquired *Stenotrophomonas maltophilia* infections: a systematic review. Eur J Clin Microbiol Infect Dis. 2009; 28（7）: 719-30. doi: 10.1007/s10096-009-0709-5.

［16］ De Mauri A, Torreggiani M, Chiarinotti D, Andreoni S, Molinari G, De Leo M. *Stenotrophomonas maltophilia*: an emerging pathogen in dialysis units. J Med Microbiol. 2014; 63（Pt 11）: 1407-10.doi: 10.1099/jmm.0.076513-0.

［17］ Denton M, Todd NJ, Littlewood JM. Role of anti-pseudomonal antibiotics in the emergence of *Stenotrophomonas maltophilia* in cystic fbrosis patients. Eur J Clin Microbiol Infect Dis. 1996; 15（5）: 402-5. doi: 10.1007/BF01690098.

［18］ Hotta G, Matsumura Y, Kato K, Nakano S, Yunoki T, Yamamoto M, Nagao M, Ito Y, Takakura S, Ichiyama S. Risk factors and outcomes of *Stenotrophomonas maltophilia* bacteraemia: a comparison with bacteraemia caused by *Pseudomonas aeruginosa* and *Acinetobacter* species. PLoS One. 2014; 9（11）: e112208. doi: 10.1371/journal.pone.0112208.

［19］ Stanojevic S, Ratjen F, Stephens D, Lu A, Yau Y, Tullis E, Waters V. Factors influencing the acquisition of *Stenotrophomonas maltophilia* infection in cystic fbrosis patients. J Cyst Fibros. 2013; 12（6）: 575-83. doi: 10.1016/j.jcf.2013.05.009.

［20］ Trecarichi EM, Tumbarello M. Antimicrobial-resistant Gramnegative bacteria in febrile neutropenic patients with cancer: current epidemiology and clinical impact. Curr Opin Infect Dis 2014; 27（2）: 200-10.doi: 10.1097/QCO.0000000000000038.

［21］ Abbott IJ, Slavin MA, Turnidge JD, Thursky KA, Worth LJ. *Stenotrophomonas maltophilia*: emerging disease patterns and challenges for treatment. Expert Rev Anti Infect Ther. 2011; 9（4）: 471-88. doi: 10.1586/eri.11.24.

［22］ Falagas ME, Kastoris AC, Vouloumanou EK, Rafailidis PI, Kapaskelis AM, Dimopoulos G. Attributable mortality of *Stenotrophomonas maltophilia* infections: a systematic review of the literature. Future Microbiol. 2009; 4（9）: 1103-9. doi: 10.2217/fmb.09.84.

［23］ Lockhart SR, Abramson MA, Beekmann SE, Gallagher G, Riedel S, Diekema DJ, Quinn JP, Doern GV. Antimicrobial resistance among Gram-negative bacilli causing infections in intensive care unit patients in the United States between 1993 and 2004. J Clin Microbiol. 2007; 45（10）: 3352-9. doi: 10.1128/JCM.01284-07.

［24］ Sader HS, Farrell DJ, Flamm RK, Jones RN. Antimicrobial susceptibility of Gram-negative organisms isolated from patients hospitalised with pneumonia in US and European hospitals: results from the SENTRY Antimicrobial Surveillance Program, 2009—2012. Int J Antimicrob Agents. 2014; 43（4）: 328-34. doi: 10.1016/j.ijantimicag.2014.01.007.

［25］ Tan CK, Liaw SJ, Yu CJ, Teng LJ, Hsueh PR. Extensively drugresistant *Stenotrophomonas maltophilia* in a tertiary care hospital in Taiwan: microbiologic characteristics, clinical features, and outcomes. Diagn Microbiol Infect Dis. 2008; 60（2）: 205-10.doi: 10.1016/j.diagmicrobio.2007.09.007.

［26］ Di Bonaventura G, Spedicato I, D'Antonio D, Robuffo I, Piccolomini R. Bioflm formation by *Stenotrophomonas maltophilia*: modulation by quinolones, trimethoprim-sulfamethoxazole, and ceftazidime. Antimicrob Agents Chemother. 2004; 48（1）: 151-60. doi: 10.1128/AAC.48.1.151-160.2004.

［27］ Pompilio A, Pomponio S, Crocetta V, Gherardi G, Verginelli F, Fiscarelli E, Dicuonzo G, Savini V, D'Antonio D, Di Bonaventura G.Phenotypic and genotypic characterization of *Stenotrophomonas maltophilia* isolates from patients with cystic fbrosis: genome diversity, bioflm formation, and virulence. BMC Microbiol. 2011; 11: 159. doi: 10.1186/1471-2180-11-159.

［28］ Sánchez P, Alonso A, Campanario E, Alos I, Martiinez JL. Accumulation and efflux of quinolones by clinical isolates of *Stenotrophomonas maltophilia*. Rev Esp Quimioter. 2000; 13（2）: 176-81.

［29］ Li X-Z, Zhang L, McKay GA, Poole K. Role of the acetyltransferase AAC（6'）-Iz modifying enzyme in aminoglycoside resistance in *Stenotrophomonas maltophilia*. J Antimicrob Chemother. 2003; 51（4）: 803-11. doi: 10.1093/jac/dkg148.

［30］ Pankuch GA, Jacobs MR, Rittenhouse SF, Appelbaum PC. Susceptibilities of 123 strains of *Xanthomonas maltophilia* to eight β-lactams（including β-lactam-β-lactamase inhibitor combinations）and ciprofloxacin tested by fve methods. Antimicrob Agents Chemother. 1994; 38（10）: 2317-22. doi: 10.1128/AAC.38.10.2317.

［31］ Pankuch GA, Jacobs MR, Appelbaum PC. Susceptibilities of 123 *Xanthomonas maltophilia* strains to clinafloxacin, PD 131628, PD138312, PD 140248, ciprofloxacin, and ofloxacin. Antimicrob Agents Chemother. 1994; 38（2）: 369-70. doi: 10.1128/AAC.38.2.369.

［32］ Zhang L, Li X-Z, Poole K. Multiple antibiotic resistance in *Stenotrophomonas maltophilia*: involvement of a multidrug efflux system. Antimicrob Agents Chemother. 2000; 44（2）: 287-93. doi: 10.1128/AAC.44.2.287-293.2000.

［33］ Tripodi MF, Andreana A, Sarnataro G, Ragone E, Adinolf LE, Utili R. Comparative activities of isepamicin, amikacin, cefepime, and ciprofloxacin alone or in combination with other antibiotics against *Stenotrophomonas maltophilia*. Eur J Clin Microbiol Infect Dis. 2001; 20（1）: 73-5. doi: 10.1007/PL00011239.

［34］ Chow AW, Wong J, Bartlett KH. Synergistic interactions of ciprofloxacin and extended-spectrum β-lactams or aminoglycosides against multiply drug-resistant *Pseudomonas maltophilia*. Antimicrob Agents Chemother. 1988; 32（5）: 782-4. doi: 10.1128/AAC.32.5.782.

［35］ Zhang L, Li X-Z, Poole K. Fluoroquinolone susceptibilities of efflux-mediated multidrug-resistant *Pseudomonas aeruginosa*, *Stenotrophomonas maltophilia* and *Burkholderia cepacia*. J Antimicrob Chemother. 2001; 48（4）: 549-52. doi: 10.1093/jac/48.4.549.

［36］ Zhang L, Li X-Z, Poole K. SmeDEF multidrug efflux pump contributes to intrinsic multidrug resistance in *Stenotrophomonas maltophilia*. Antimicrob Agents Chemother. 2001; 45（12）: 3497-503.doi: 10.1128/AAC.45.12.3497-3503.2001.

［37］ CLSI. Performance standards for antimicrobial susceptibility testing; Twenty-ffth informational supplement, M100-S25. Wayne, PA: Clinical and Laboratory Standards Institute; 2015.

［38］ Felici A, Amicosante G, Oratore A, Strom R, Ledent P, Joris B, Fanuel L, Frere JM. An overview of the kinetic parameters of class B β-lactamases. Biochem J. 1993; 291（Pt 1）: 151-5.doi: 10.1042/bj2910151.

［39］ Felici A, Amicosante G. Kinetic analysis of extension of substrate specifcity with *Xanthomonas maltophilia*, *Aeromonas hydrophila*, and *Bacillus cereus* metallo-β-lactamases. Antimicrob Agents Chemother. 1995; 39（1）: 192-9. doi: 10.1128/AAC.39.1.192.

［40］ Payne DJ, Bateson JH, Gasson BC, Proctor D, Khushi T, Farmer TH, Tolson DA, Bell D, Skett PW, Marshall AC, Reid R, Ghosez L, Combret Y, Marchand-Brynaert J. Inhibition of metallo-β-lactamases by a series of mercaptoacetic acid thiol ester derivatives.

Antimicrob Agents Chemother. 1997；41（1）：135-40.

［41］ Alonso A, Martínez JL. Multiple antibiotic resistance in *Stenotrophomonas maltophilia*. Antimicrob Agents Chemother. 1997；41（5）：1140-2.

［42］ Ba BB, Feghali H, Arpin C, Saux MC, Quentin C. Activities of ciprofloxacin and moxifloxacin against *Stenotrophomonas maltophilia* and emergence of resistant mutants in an *in vitro* pharmacokineticpharmacodynamic model. Antimicrob Agents Chemother.2004；48（3）：946-53.doi：10.1128/AAC.48.3.946-953.2004.

［43］ Cho SY, Kang CI, Kim J, Ha YE, Chung DR, Lee NY, Peck KR, Song JH. Can levofloxacin be a useful alternative to trimethoprimsulfamethoxazole for treating *Stenotrophomonas maltophilia* bacteremia? Antimicrob Agents Chemother. 2014；58（1）：581-3.doi：10.1128/AAC.01682-13.

［44］ Wang YL, Scipione MR, Dubrovskaya Y, Papadopoulos J. Monotherapy with fluoroquinolone or trimethoprimsulfamethoxazole for treatment of *Stenotrophomonas maltophilia* infections. Antimicrob Agents Chemother. 2014；58（1）：176-82.doi：10.1128/AAC.01324-13.

［45］ Al-Jasser AM. *Stenotrophomonas maltophilia* resistant to trimethoprim-sulfamethoxazole：an increasing problem. Ann Clin Microbiol Antimicrob. 2006；5：23. doi：10.1186/1476-0711-5-23.

［46］ Toleman MA, Bennett PM, Bennett DM, Jones RN, Walsh TR. Global emergence of trimethoprim/sulfamethoxazole resistance in *Stenotrophomonas maltophilia* mediated by acquisition of *sul* genes. Emerg Infect Dis. 2007；13（4）：559-65. doi：10.3201/eid1304.061378.

［47］ Kaur P, Gautam V, Tewari R. Distribution of class 1 integrons, *sul1* and *sul2* genes among clinical isolates of *Stenotrophomonas maltophilia* from a tertiary care hospital in North India. Microb Drug Resist. 2015. doi：10.1089/mdr.2014.0176.

［48］ Chung HS, Kim K, Hong SS, Hong SG, Lee K, Chong Y. The *sul1* gene in *Stenotrophomonas maltophilia* with high-level resistance to trimethoprim/sulfamethoxazole. Ann Lab Med. 2015；35（2）：246-9. doi：10.3343/alm.2015.35.2.246.

［49］ Zhang R, Sun Q, Hu YJ, Yu H, Li Y, Shen Q, Li GX, Cao JM, Yang W, Wang Q, Zhou HW, Hu YY, Chen GX. Detection of the Sm*qnr* quinolone protection gene and its prevalence in clinical isolates of *Stenotrophomonas maltophilia* in China. J Med Microbiol. 2012；61（Pt 4）：535-9. doi：10.1099/jmm.0.037309-0.

［50］ Gales AC, Jones RN, Forward KR, Linares J, Sader HS, Verhoef J. Emerging importance of multidrug-resistant *Acinetobacter* species and *Stenotrophomonas maltophilia* as pathogens in seriously ill patients：geographic patterns, epidemiological features, and trends in the SENTRY Antimicrobial Surveillance Program（1997—1999）. Clin Infect Dis. 2001；32 Suppl 2：S104-13.doi：10.1086/320183.

［51］ Vidigal PG, Dittmer S, Steinmann E, Buer J, Rath PM, Steinmann J. Adaptation of *Stenotrophomonas maltophilia* in cystic fbrosis：molecular diversity, mutation frequency and antibiotic resistance.Int J Med Microbiol. 2014；304（5-6）：613-9. doi：10.1016/j.ijmm.2014.04.002.

［52］ Garnacho-Montero J, Ortiz-Leyba C, Jimenez-Jimenez FJ, Barrero-Almodovar AE, Garcia-Garmendia JL, Bernabeu-Wittel IM, Gallego-Lara SL, Madrazo-Osuna J. Treatment of multidrugresistant *Acinetobacter baumannii* ventilator-associated pneumonia（VAP）with intravenous colistin：a comparison with imipenem-susceptible VAP. Clin Infect Dis. 2003；36（9）：1111-8.doi：10.1086/374337.

［53］ Giamarellou H, Poulakou G. Multidrug-resistant Gram-negative infections：what are the treatment options? Drugs.2009；69（14）：1879-901.doi：10.2165/11315690-000000000-00000.

［54］ Folkesson A, Jelsbak L, Yang L, Johansen HK, Ciofu O, Hoiby N, Molin S. Adaptation of *Pseudomonas aeruginosa* to the cystic fbrosis airway：an evolutionary perspective. Nat Rev Microbiol. 2012；10（12）：841-51. doi：10.1038/nrmicro2907.

［55］ Kollef MH, Chastre J, Fagon JY, Francois B, Niederman MS, Rello J, Torres A, Vincent JL, Wunderink RG, Go KW, Rehm C. Global prospective epidemiologic and surveillance study of ventilator-associated pneumonia due to *Pseudomonas aeruginosa*. Crit Care Med. 2014；42（10）：2178-87. doi：10.1097/CCM.0000000000000510.

［56］ Hawkey PM, Livermore DM. Carbapenem antibiotics for serious infections. Br Med J. 2012；344：e3236. doi：10.1136/bmj.e3236.

［57］ Apisarnthanarak A, Kiratisin P, Apisarnthanarak P, Mundy LM. Gastrointestinal selective capacity of doripenem, meropenem, and imipenem for carbapenem-resistant Gram-negative bacilli in treated patients with pneumonia. Infect Control Hosp Epidemiol. 2011；32（4）：410-1. doi：10.1086/659252.

［58］ Sivakumar M, Hisham M, Nandakumar V, Gopinathan T. Emergence of isolates that are intrinsically resistant to colistin in critically ill patients：are we selecting them out? Crit Care. 2015；19 Suppl 1：95. doi：10.1186/cc14175.

［59］ Crossman LC, Gould VC, Dow JM, Vernikos GS, Okazaki A, Sebaihia M, Saunders D, Arrowsmith C, Carver T, Peters N, Adlem E, Kerhornou A, Lord A, Murphy L, Seeger K, Squares R, Rutter S, Quail MA, Rajandream MA, Harris D, Churcher C, Bentley SD, Parkhill J, Thomson NR, Avison MB. The complete genome, comparative and functional analysis of *Stenotrophomonas maltophilia* reveals an organism heavily shielded by drug resistance determinants. Genome Biol. 2008；9（4）：R74. doi：10.1186/gb-2008-9-4-r74.

［60］ Stover CK, Pham XQ, Erwin AL, Mizoguchi SD, Warrener P, Hickey MJ, Brinkman FS, Hufnagle WO, Kowalik DJ, Lagrou M, Garber RL, Goltry L, Tolentino E, Westbrock-Wadman S, Yuan Y, Brody LL, Coulter SN, Folger KR, Kas A, Larbig K, Lim R, Smith K, Spencer D, Wong GK, Wu Z, Paulsen IT, Reizer J, Saier MH, Hancock RE, Lory S, Olson MV. Complete genome sequence of *Pseudomonas aeruginosa* PAO1, an opportunistic pathogen. Nature. 2000；406（6799）：959-64. doi：10.1038/35023079.

［61］ Fournier PE, Richet H. The epidemiology and control of *Acinetobacter baumannii* in health care facilities. Clin Infect Dis. 2006；42（5）：692-9. doi：10.1086/500202.

［62］ Lira F, Hernández A, Belda E, Sánchez MB, Moya A, Silva FJ, Martínez JL. Whole-genome sequence of *Stenotrophomonas maltophilia* D457, a clinical isolate and a model strain. J Bacteriol.2012；194（13）：3563-4. doi：10.1128/JB.00602-12.

［63］ Song S, Yuan X, Liu S, Zhang N, Wang Y, Ke Y, Xu J, Huang L, Chen Z, Li Y. Genome sequence of *Stenotrophomonas maltophilia* S028, an isolate harboring the AmpR-L2 resistance module.J Bacteriol. 2012；194（23）：6696. doi：10.1128/JB.01809-12.

［64］ Alavi P, Starcher MR, Thallinger GG, Zachow C, Muller H, Berg G. *Stenotrophomonas* comparative genomics reveals genes and functions that differentiate benefcial and pathogenic bacteria. BMC Genomics. 2014；15：482. doi：10.1186/1471-2164-15-482.

［65］ Zhao Y，Niu W，Sun Y，Hao H，Yu D，Xu G，Shang X，Tang X，Lu S，Yue J，Li Y. Identifcation and characterization of a serious multidrug resistant *Stenotrophomonas maltophilia* strain in China. BioMed Res Int. 2015；2015：580240. doi：10.1155/2015/580240.

［66］ Rocco F，De Gregorio E，Colonna B，Di Nocera PP. *Stenotrophomonas maltophilia* genomes：a start-up comparison. Int J Med Microbiol. 2009；299（8）：535-46. doi：10.1016/j.ijmm.2009.05.004.

［67］ Sanschagrin F，Dufresne J，Levesque RC. Molecular heterogeneity of the L-1 metallo-β-lactamase family from *Stenotrophomonas maltophilia*. Antimicrob Agents Chemother. 1998；42（5）：1245-8.

［68］ Sánchez MB，Hernández A，Rodriguez-Martínez JM，MartínezMartínez L，Martínez JL. Predictive analysis of transmissible quinolone resistance indicates *Stenotrophomonas maltophilia* as a potential source of a novel family of Qnr determinants. BMC Microbiol. 2008；8：148. doi：10.1186/1471-2180-8-148.

［69］ Li X-Z. Quinolone resistance in bacteria：emphasis on plasmidmediated mechanisms. Int J Antimicrob Agents. 2005；25（6）：453-63. doi：10.1016/j.ijantimicag.2005.04.002.

［70］ Jacoby GA，Strahilevitz J，Hooper DC. Plasmid-mediated quinolone resistance. Microbiol Spectr. 2014；2（2）. doi：10.1128/microbiolspec.PLAS-0006-2013.

［71］ Chang LL，Chen HF，Chang CY，Lee TM，Wu WJ. Contribution of integrons，and SmeABC and SmeDEF efflux pumps to multidrug resistance in clinical isolates of *Stenotrophomonas maltophilia*. J Antimicrob Chemother. 2004；53（3）：518-21. doi：10.1093/jac/dkh094.

［72］ Wu K，Wang F，Sun J，Wang Q，Chen Q，Yu S，Rui Y. Class 1integron gene cassettes in multidrug-resistant Gram-negative 2012；40（3）：264-7. doi：10.1016/j.ijantimicag.2012.05.017.

［73］ Fournier PE，Vallenet D，Barbe V，Audic S，Ogata H，Poirel L，Richet H，Robert C，Mangenot S，Abergel C，Nordmann P，Weissenbach J，Raoult D，Claverie JM. Comparative genomics of multidrug resistance in *Acinetobacter baumannii*. PLoS Genet.2006；2（1）：e7. doi：10.1371/journal.pgen.0020007.

［74］ Li X-Z. Antimicrobial resistance in *Salmonella*：features and mechanisms. In：Giordano LS，Moretti MA，editors. *Salmonella* infections：new research. Hauppauge，NY：Nova Scienence Publishers；2008. p. 1-43.

［75］ He T，Shen J，Schwarz S，Wu C，Wang Y. Characterization of a genomic island in *Stenotrophomonas maltophilia* that carries a novel *floR* gene variant. J Antimicrob Chemother. 2015；70（4）：1031-6. doi：10.1093/jac/dku491.

［76］ Adamek M，Linke B，Schwartz T. Virulence genes in clinical and environmental *Stenotrophomonas maltophilia* isolates：a genome sequencing and gene expression approach. Microb Pathog.2014；67-68：20-30. doi：10.1016/j.micpath.2014.02.001.

［77］ Toleman MA，Bennett PM，Walsh TR. ISCR elements：novel gene-capturing systems of the 21st century? Microbiol Mol Biol Rev. 2006；70（2）：296-316. doi：10.1128/MMBR.00048-05.

［78］ Bush K，Jacoby GA，Medeiros AA. A functional classifcation scheme for β-lactamases and its correlation with molecular structure. Antimicrob Agents Chemother. 1995；39（6）：1211-33.doi：10.1128/AAC.39.6.1211.

［79］ Bush K，Fisher JF. Epidemiological expansion，structural studies，and clinical challenges of new β-lactamases from Gram-negative bacteria. Annu Rev Microbiol. 2011；65：455-78. doi：10.1146/annurev-micro-090110-102911.

［80］ Saino Y，Kobayashi F，Inoue M，Mitsuhashi S. Purifcation and properties of inducible penicillin β-lactamase isolated from *Pseudomonas maltophilia*. Antimicrob Agents Chemother. 1982；22（4）：564-70. doi：10.1128/AAC.39.6.1211.

［81］ Akova M，Bonfglio G，Livermore DM. Susceptibility to β-lactam antibiotics of mutant strains of *Xanthomonas maltophilia* with high-and low-level constitutive expression of L1 and L2 β-lactamases. J Med Microbiol. 1991；35（4）：208-13. doi：10.1099/00222615-35-4-208.

［82］ Paton R，Miles RS，Amyes SG. Biochemical properties of inducible β-lactamases produced from *Xanthomonas maltophilia*. Antimicrob Agents Chemother. 1994；38（9）：2143-9. doi：10.1128/AAC.38.9.2143.

［83］ Yang Z，Liu W，Cui Q，Niu W，Li H，Zhao X，Wei X，Wang X，Huang S，Dong D，Lu S，Bai C，Li Y，Huang L，Yuan J. Prevalence and detection of *Stenotrophomonas maltophilia* carrying metallo-β-lactamase blaL1 in Beijing，China. Front Microbiol. 2014；5：692.doi：10.3389/fmicb.2014.00692.

［84］ Lecso-Bornet M，Bergogne-Berezin E. Susceptibility of 100 strains of *Stenotrophomonas maltophilia* to three β-lactams and fve β-lactam-β-lactamase inhibitor combinations. J Antimicrob Chemother. 1997；40（5）：717-20. doi：10.1093/jac/40.5.717.

［85］ Mercuri PS，Ishii Y，Ma L，Rossolini GM，Luzzaro F，Amicosante G，Franceschini N，Frere JM，Galleni M. Clonal diversity and metallo-β-lactamase production in clinical isolates of *Stenotrophomonas maltophilia*. Microb Drug Resist. 2002；8（3）：193-200. doi：10.1089/107662902760326904.

［86］ Gould VC，Okazaki A，Avison MB. β-Lactam resistance and β-lactamase expression in clinical *Stenotrophomonas maltophilia* isolates having defned phylogenetic relationships. J Antimicrob Chemother. 2006；57（2）：199-203. doi：10.1093/jac/dki453.

［87］ Avison MB，Higgins CS，von Heldreich CJ，Bennett PM，Walsh TR. Plasmid location and molecular heterogeneity of the L1 and L2 β-lactamase genes of *Stenotrophomonas maltophilia*. Antimicrob Agents Chemother. 2001；45（2）：413-9. doi：10.1128/AAC.45.2.413-419.2001.

［88］ Mett H，Rosta S，Schacher B，Frei R. Outer membrane permeability and β-lactamase content in *Pseudomonas maltophilia* clinical isolates and laboratory mutants. Rev Infect Dis. 1988；10（4）：765-9. doi：10.1093/clinids/10.4.765.

［89］ Li X-Z，Zhang L，Poole K. SmeC，an outer membrane multidrug efflux protein of *Stenotrophomonas maltophilia*. Antimicrob Agents Chemother. 2002；46（2）：333-43. doi：10.1128/AAC.46.2.333-343.2002.

［90］ Dufresne J，Vezina G，Levesque RC. Cloning and expression of the imipenem-hydrolyzing β-lactamase operon from *Pseudomonas maltophilia* in *Escherichia coli*. Antimicrob AgentsChem other.1988；32（6）：819-26.doi：10.1128/AAC.32.6.819.

［91］ Rasmussen BA，Bush K. Carbapenem-hydrolyzing β-lactamases.Antimicrob Agents Chemother. 1997；41（2）：223-32.

［92］ Garrity JD，Carenbauer AL，Herron LR，Crowder MW. Metal binding Asp-120 in metallo-β-lactamase L1 from *Stenotrophomonas maltophilia* plays a crucial role in catalysis. J Biol Chem. 2004；279（2）：920-7. doi：10.1074/jbc.M309852200.

［93］ Crowder MW, Walsh TR, Banovic L, Pettit M, Spencer J. Overexpression, purifcation, and characterization of the cloned metallo-β-lactamase L1 from *Stenotrophomonas maltophilia*. Antimicrob Agents Chemother. 1998；42（4）：921-6.

［94］ Concha NO, Rasmussen BA, Bush K, Herzberg O. Crystal structure of the wide-spectrum binuclear zinc β-lactamase from *Bacteroides fragilis*. Structure. 1996；4（7）：823-36. doi：10.1016/S0969-2126（96）00089-5.

［95］ Ullah JH, Walsh TR, Taylor IA, Emery DC, Verma CS, Gamblin SJ, Spencer J. The crystal structure of the L1 metallo-β-lactamase from *Stenotrophomonas maltophilia* at 1.7 Å resolution. J Mol Biol. 1998；284（1）：125-36. doi：10.1006/jmbi.1998.2148.

［96］ Payne DJ, Bateson JH, Gasson BC, Khushi T, Proctor D, Pearson SC, Reid R. Inhibition of metallo-β-lactamases by a series of thiol ester derivatives of mercaptophenylacetic acid. FEMS Microbiol Lett. 1997；157（1）：171-5. doi：10.1111/j.1574-6968.1997.tb12769.x.

［97］ Yang KW, Crowder MW. Inhibition studies on the metallo-β-lactamase L1 from *Stenotrophomonas maltophilia*. Arch Biochem Biophys. 1999；368（1）：1-6. doi：10.1006/abbi.1999.1293.

［98］ Payne DJ, Hueso-Rodriguez JA, Boyd H, Concha NO, Janson CA, Gilpin M, Bateson JH, Cheever C, Niconovich NL, Pearson S, Rittenhouse S, Tew D, Diez E, Perez P, De La Fuente J, Rees M, Rivera-Sagredo A. Identifcation of a series of tricyclic natural products as potent broad-spectrum inhibitors of metallo-β-lactamases. Antimicrob Agents Chemother. 2002；46（6）：1880-6.doi：10.1128/AAC.46.6.1880-1886.2002.

［99］ Nagano R, Adachi Y, Imamura H, Yamada K, Hashizume T, Morishima H. Carbapenem derivatives as potential inhibitors of various β-lactamases, including class B metallo-β-lactamases. Antimicrob Agents Chemother. 1999；43（10）：2497-503.

［100］ Nagano R, Adachi Y, Hashizume T, Morishima H. *In vitro* antibacterial activity and mechanism of action of J-111, 225, a novel 1β-methylcarbapenem, against transferable IMP-1 metallo-β-lactamase producers. J Antimicrob Chemother. 2000；45（3）：271-6. doi：10.1093/jac/45.3.271.

［101］ Denny BJ, Lambert PA, West PW. The flavonoid galangin inhibits the L1 metallo-β-lactamase from *Stenotrophomonas maltophilia*. FEMS Microbiol Lett. 2002；208（1）：21-4. doi：10.1111/j.1574-6968.2002.tb11054.x.

［102］ Sanschagrin F, Levesque RC. A specifc peptide inhibitor of the class B metallo-β-lactamase L-1 from *Stenotrophomonas maltophilia* identifed using phage display. J Antimicrob Chemother.2005；55（2）：252-5. doi：10.1093/jac/dkh550.

［103］ Saino Y, Inoue M, Mitsuhashi S. Purifcation and properties of an inducible cephalosporinase from *Pseudomonas maltophilia* GN12873. Antimicrob Agents Chemother. 1984；25（3）：362-5.doi：10.1111/j.1574-6968.2002.tb11054.x.

［104］ Walsh TR, MacGowan AP, Bennett PM. Sequence analysis and enzyme kinetics of the L2 serineβ-lactamase from*Stenotrophomonas maltophilia*. Antimicrob Agents Chemother. 1997；41（7）：1460-4.

［105］ Pradhananga SL, Rowling PJ, Simpson IN, Payne DJ. Sensitivity of L-2 type β-lactamases from *Stenotrophomonas maltophilia* to serine active site β-lactamase inhibitors. J Antimicrob Chem other.1996；37（2）：394-6.doi：10.1093/jac/37.2.394.

［106］ Vartivarian S, Anaissie E, Bodey G, Sprigg H, Rolston K. A changing pattern of susceptibility of *Xanthomonas maltophilia* to antimicrobial agents：implications for therapy. Antimicrob Agents Chemother. 1994；38（3）：624-7. doi：10.1128/AAC.38.3.624.

［107］ Normark S. β-Lactamase induction in Gram-negative bacteria is intimately linked to peptidoglycan recycling. Microb Drug Resist. 1995；1（2）：111-4. doi：10.1089/mdr.1995.1.111.

［108］ Lister PD, Wolter DJ, Hanson ND. Antibacterial-resistant *Pseudomonas aeruginosa*：clinical impact and complex regulation of chromosomally encoded resistance mechanisms. Clin Microbiol Rev. 2009；22（4）：582-610. doi：10.1128/CMR.00040-09.

［109］ Hu RM, Huang KJ, Wu LT, Hsiao YJ, Yang TC. Induction of L1 and L2 β-lactamases of *Stenotrophomonas maltophilia*. Antimicrob Agents Chemother. 2008；52（3）：1198-200. doi：10.1128/AAC.00682-07.

［110］ Avison MB, Higgins CS, Ford PJ, von Heldreich CJ, Walsh TR, Bennett PM. Differential regulation of L1 and L2 β-lactamase expression in *Stenotrophomonas maltophilia*. J Antimicrob Chemother. 2002；49（2）：387-9. doi：10.1093/jac/49.2.387.

［111］ Okazaki A, Avison MB. Induction of L1 and L2 β-lactamase production in *Stenotrophomonas maltophilia* is dependent on an AmpR-type regulator. Antimicrob Agents Chemother. 2008；52（4）：1525-8. doi：10.1128/AAC.01485-07.

［112］ Yang TC, Huang YW, Hu RM, Huang SC, Lin YT. AmpDI is involved in expression of the chromosomal L1 and L2 β-lactamases of *Stenotrophomonas maltophilia*. Antimicrob Agents Chemother. 2009；53（7）：2902-7. doi：10.1128/AAC.01513-08.

［113］ Huang YW, Lin CW, Hu RM, Lin YT, Chung TC, Yang TC. AmpNAmpG operon is essential for expression of L1 and L2 β-lactamases in *Stenotrophomonas maltophilia*. Antimicrob Agents Chemother. 2010；54（6）：2583-9. doi：10.1128/AAC.01283-09.

［114］ Lin CW, Lin HC, Huang YW, Chung TC, Yang TC. Inactivation of *mrcA* gene derepresses the basal-level expression of L1 and L2 β-lactamases in *Stenotrophomonas maltophilia*. J Antimicrob Chemother. 2011；66（9）：2033-7. doi：10.1093/jac/dkr276.

［115］ Huang YW, Hu RM, Lin CW, Chung TC, Yang TC. NagZdependent and NagZ-independent mechanisms for β-lactamase expression in Stenotrophomonas maltophilia. Antimicrob Agents Chemother. 2012；56（4）：1936-41. doi：10.1128/AAC.05645-11.

［116］ Talfan A, Mounsey O, Charman M, Townsend E, Avison MB. Involvement of mutation in *ampD* I, *mrcA*, and at least one additional gene in β-lactamase hyperproduction in *Stenotrophomonas maltophilia*. Antimicrob Agents Chemother. 2013；57（11）：5486-91. doi：10.1128/AAC.01446-13.

［117］ Cullmann W, Dick W. Heterogeneity of β-lactamase production in *Pseudomonas maltophilia*, a nosocomial pathogen. Chemotherapy. 1990；36（2）：117-26. doi：10.1159/000238757.

［118］ Avison MB, von Heldreich CJ, Higgins CS, Bennett PM, Walsh TR. A TEM-2 β-lactamase encoded on an active Tn *1*-like transposon in the genome of a clinical isolate of *Stenotrophomonas maltophilia*. J Antimicrob Chemother. 2000；46（6）：879-84.doi：10.1093/jac/46.6.879.

［119］ al Naiemi N, Duim B, Bart A. A CTX-M extended-spectrum β-lactamase in *Pseudomonas aeruginosa* and *Stenotrophomonas maltophilia*. J Med Microbiol. 2006；55（Pt 11）：1607-8. doi：10.1099/jmm.0.46704-0.

［120］ Maravic A, Skocibusic M, Fredotovic Z, Cvjetan S, Samanic I, Puizina J. Characterization of environmental CTX-M-15-producing *Stenotrophomonas maltophilia*. Antimicrob Agents Chemother. 2014；58（10）：6333-4. doi：10.1128/AAC.03601-14.

[121] Liu W, Zou D, Wang X, Li X, Zhu L, Yin Z, Yang Z, Wei X, Han L, Wang Y, Shao C, Wang S, He X, Liu D, Liu F, Wang J, Huang L, Yuan J. Proteomic analysis of clinical isolate of *Stenotrophomonas maltophilia* with *blaNDM-1*, *blaL1* and *blaL2* β-lactamase genes under imipenem treatment. J Proteome Res. 2012; 11（8）: 4024-33. doi: 10.1021/pr300062v.

[122] King BA, Shannon KP, Phillips I. Aminoglycoside 6'-*N* acetyltransferase production by an isolate of *Pseudomonas maltophilia*. JAntimicrob Chemother. 1978; 4（5）: 467-8. doi: 10.1093/jac/4.5.467-a.

[123] Shaw KJ, Rather PN, Hare RS, Miller GH. Molecular genetics of aminoglycoside resistance genes and familial relationships of the aminoglycoside-modifying enzymes. Microbiol Rev. 1993; 57（1）: 138-63.

[124] Poole K. Aminoglycoside resistance in *Pseudomonas aeruginosa*. Antimicrob Agents Chemother. 2005; 49（2）: 479-87. doi: 10.1128/AAC.49.2.479-487.2005.

[125] Lambert T, Ploy MC, Denis F, Courvalin P. Characterization of the chromosomal *aac*（6'）-*Iz* gene of *Stenotrophomonas maltophilia*. Antimicrob Agents Chemother. 1999; 43（10）: 2366-71.

[126] Tada T, Miyoshi-Akiyama T, Dahal RK, Mishra SK, Shimada K, Ohara H, Kirikae T, Pokhrel BM. Identifcation of a novel6'-*N*-aminoglycoside acetyltransferase, AAC（6'）-Iak, from a multidrug-resistant clinical isolate of *Stenotrophomonas maltophilia*. Antimicrob Agents Chemother. 2014; 58（10）: 6324-7. doi: 10.1128/AAC.03354-14.

[127] Okazaki A, Avison MB. Aph（3'）-IIc, an aminoglycoside resistance determinant from *Stenotrophomonas maltophilia*. Antimicrob Agents Chemother. 2007; 51（1）: 359-60. doi: 10.1128/AAC.00795-06.

[128] Vanhoof R, Sonck P, Hannecart-Pokorni E. The role of lipopolysaccharide anionic binding sites in aminoglycoside uptake in *Stenotrophomonas*（*Xanthomonas*）*maltophilia*. J Antimicrob Chemother. 1995; 35（1）: 167-71. doi: 10.1093/jac/35.1.167.

[129] Wilcox MH, Winstanley TG, Spencer RC. Outer membrane protein profles of *Xanthomonas maltophilia* isolates displaying temperature-dependent susceptibility to gentamicin. J Antimicrob Chemother. 1994; 33（3）: 663-6. doi: 10.1093/jac/33.3.663.

[130] Rahmati-Bahram A, Magee JT, Jackson SK. Growth temperaturedependent variation of cell envelope lipids and antibiotic susceptibility in *Stenotrophomonas*（*Xanthomonas*）*maltophilia*. J Antimicrob Chemother. 1995; 36（2）: 317-26. doi: 10.1093/jac/36.2.317.

[131] Rahmati-Bahram A, Magee JT, Jackson SK. Temperaturedependent aminoglycoside resistance in *Stenotrophomonas*（*Xanthomonas*）*maltophilia*; alterations in protein and lipopolysaccharide with growth temperature. J Antimicrob Chemother. 1996; 37（4）: 665-76. doi: 10.1093/jac/37.4.665.

[132] Mooney L, Kerr KG, Denton M. Survival of *Stenotrophomonas maltophilia* following exposure to concentrations of tobramycin used in aerosolized therapy for cystic fbrosis patients. Int J Antimicrob Agents. 2001; 17（1）: 63-6. doi: 10.1016/S0924-8579（00）00307-1.

[133] McKay GA, Woods DE, MacDonald KL, Poole K. Role of phosphoglucomutase of *Stenotrophomonas maltophilia* in lipopolysaccharide biosynthesis, virulence, and antibiotic resistance. Infect Immun. 2003; 71（6）: 3068-75. doi: 10.1128/IAI.71.6.3068-3075.2003.

[134] Gould VC, Okazaki A, Avison MB. Coordinate hyperproduction of SmeZ and SmeJK efflux pumps extends drug resistance in *Stenotrophomonas maltophilia*. Antimicrob Agents Chemother. 2013; 57（1）: 655-7. doi: 10.1128/AAC.01020-12.

[135] Lin YT, Huang YW, Liou RS, Chang YC, Yang TC. MacABCsm, an ABC-type tripartite efflux pump of *Stenotrophomonas maltophilia* involved in drug resistance, oxidative and envelope stress tolerances and bioflm formation. J Antimicrob Chemother. 2014; 69（12）: 3221-6. doi: 10.1093/jac/dku317.

[136] Lin CW, Huang YW, Hu RM, Yang TC. SmeOP-TolCsm efflux pump contributes to the multidrug resistance of *Stenotrophomonas maltophilia*. Antimicrob Agents Chemother. 2014; 58（4）: 2405-8. doi: 10.1128/AAC.01974-13.

[137] Lin YT, Huang YW, Chen SJ, Chang CW, Yang TC. The SmeYZ efflux pump of *Stenotrophomonas maltophilia* contributes to drug resistance, virulence-related characteristics, and virulence in mice. Antimicrob Agents Chemother. 2015; 59（7）: 4067-73. doi: 10.1128/AAC.00372-15.

[138] Valdezate S, Vindel A, Echeita A, Baquero F, Canto R. Topoisomerase II and IV quinolone resistance-determining regions in *Stenotrophomonas maltophilia* clinical isolates with different levels of quinolone susceptibility. Antimicrob Agents Chemother. 2002; 46（3）: 665-71. doi: 10.1128/AAC.46.3.665-671.2002.

[139] Ribera A, Domenech-Sánchez A, Ruiz J, Benedi VJ, Jimenez de Anta MT, Vila J. Mutations in *gyrA* and *parC* QRDRs are not relevant for quinolone resistance in epidemiological unrelated *Stenotrophomonas maltophilia* clinical isolates. Microb Drug Resist. 2002; 8（4）: 245-51. doi: 10.1089/10766290260469499.

[140] Valdezate S, Vindel A, Saez-Nieto JA, Baquero F, Canton R. Preservation of topoisomerase genetic sequences during *in vivo* and *in vitro* development of high-level resistance to ciprofloxacin in isogenic *Stenotrophomonas maltophilia* strains. J Antimicrob Chemother. 2005; 56（1）: 220-3. doi: 10.1093/jac/dki182.

[141] Chen CH, Huang CC, Chung TC, Hu RM, Huang YW, Yang TC. Contribution of resistance-nodulation-division efflux pump operon *smeU1-V-W-U2-X* to multidrug resistance of *Stenotrophomonas maltophilia*. Antimicrob Agents Chemother. 2011; 55（12）: 5826-33. doi: 10.1128/AAC.00317-11.

[142] Garcia-Leon G, Ruiz de Alegria Puig C, Garcia de la Fuente C, Martínez-Martínez L, Martínez JL, Sánchez MB. High-level quinolone resistance is associated with the overexpression of *smeVWX* in *Stenotrophomonas maltophilia* clinical isolates. Clin Microbiol Infect. 2015; 21（5）: 464-7. doi: 10.1016/j.cmi.2015.01.007.

[143] Garcia-Leon G, Salgado F, Oliveros JC, Sánchez MB, Martínez JL. Interplay between intrinsic and acquired resistance to quinolones in *Stenotrophomonas maltophilia*. Environ Microbiol. 2014; 16（5）: 1282-96. doi: 10.1111/1462-2920.12408.

[144] Shimizu K, Kikuchi K, Sasaki T, Takahashi N, Ohtsuka M, Ono Y, Hiramatsu K. Sm*qnr*, a new chromosome-carried quinolone resistance gene in *Stenotrophomonas maltophilia*. Antimicrob Agents Chemother. 2008; 52（10）: 3823-5. doi: 10.1128/AAC.00026-08.

[145] Sánchez MB, Martínez JL. SmQnr contributes to intrinsic resistance to quinolones in *Stenotrophomonas maltophilia*. Antimicrob Agents Chemother. 2010; 54（1）: 580-1. doi: 10.1128/AAC.00496-09.

[146] Gordon NC, Wareham DW. Novel variants of the Smqnr family of quinolone resistance genes in clinical isolates of *Stenotrophomonas maltophilia*. J Antimicrob Chemother. 2010; 65（3）: 483-9. doi: 10.1093/jac/dkp476.

［147］ Wareham DW, Gordon NC, Shimizu K. Two new variants of and creation of a repository for *Stenotrophomonas maltophilia* quinolone protection protein（Sm*qnr*）genes. Int J Antimicrob Agents. 2011；37（1）：89-90. doi：10.1016/j.ijantimicag.2010.10.002.

［148］ Kanamori H, Yano H, Tanouchi A, Kakuta R, Endo S, Ichimura S, Ogawa M, Shimojima M, Inomata S, Ozawa D, Aoyagi T, Weber DJ, Kaku M. Prevalence of Sm*qnr* and plasmid-mediated quinolone resistance determinants in clinical isolates of *Stenotrophomonas maltophilia* from Japan：novel variants of Smqnr. New Microbes New Infect. 2015；7：8-14. doi：10.1016/j.nmni.2015.04.009.

［149］ Sánchez MB, Martínez JL. Differential epigenetic compatibility of *qnr* antibiotic resistance determinants with the chromosome of *Escherichia coli*. PLoS One. 2012；7（5）：e35149. doi：10.1371/journal.pone.0035149.

［150］ Gracia-Paez JI, Ferraz JR, Silva IA, Rossi F, Levin AS, Cost SF. Sm*qnr* variants in clinical isolates of *Stenotrophomonas maltophilia* in Brazil. Rev Inst Med Trop Sao Paulo.2013；55（6）：417-20.doi：10.1590/S0036-46652013000600008.

［151］ Chang YC, Tsai MJ, Huang YW, Chung TC, Yang TC. SmQnrR, a DeoR-type transcriptional regulator, negatively regulates the expression of Sm*qnr* and Sm*tcrA* in *Stenotrophomonas maltophilia*. J Antimicrob Chemother. 2011；66（5）：1024-8. doi：10.1093/jac/dkr049.

［152］ Retsema J, Girard A, Schelkly W, Manousos M, Anderson M, Bright G, Borovoy R, Brennan L, Mason R. Spectrum and mode of action of azithromycin（CP-62, 993）, a new 15-membered-ring macrolide with improved potency against Gram-negative organisms. Antimicrob Agents Chemother. 1987；31（12）：1939-47.doi：10.1128/AAC.31.12.1939.

［153］ Li X-Z, Plésiat P, Nikaido H. The challenge of efflux-mediated antibiotic resistance in Gram-negative bacteria. Clin Microbiol Rev. 2015；28（2）：337-418. doi：10.1128/CMR.00117-14.

［154］ Nikaido H. Molecular basis of bacterial outer membrane permeability revisited. Microbiol Mol Biol Rev. 2003；67（4）：593-656.doi：10.1128/MMBR.67.4.593-656.2003.

［155］ Vaara M. Agents that increase the permeability of the outer membrane. Microbiol Rev. 1992；56（3）：395-411.

［156］ Fernandez L, Breidenstein EB, Hancock RE. Creeping baselines and adaptive resistance to antibiotics. Drug Resist Updat.2011；14（1）：1-21. doi：10.1016/j.drup.2011.01.001.

［157］ Olaitan AO, Morand S, Rolain JM. Mechanisms of polymyxin resistance：acquired and intrinsic resistance in bacteria. Front Microbiol. 2014；5：643. doi：10.3389/fmicb.2014.00643.

［158］ Fernandez L, Hancock RE. Adaptive and mutational resistance：role of porins and efflux pumps in drug resistance. Clin Microbiol Rev. 2012；25（4）：661-81. doi：10.1128/CMR.00043-12.

［159］ Moffatt JH, Harper M, Harrison P, Hale JD, Vinogradov E, Seemann T, Henry R, Crane B, St Michael F, Cox AD, Adler B, Nation RL, Li J, Boyce JD. Colistin resistance in *Acinetobacter baumannii* is mediated by complete loss of lipopolysaccharide production. Antimicrob Agents Chemother. 2010；54（12）：4971-7. doi：10.1128/AAC.00834-10.

［160］ Chopra I, Roberts M. Tetracycline antibiotics：mode of action, applications, molecular biology, and epidemiology of bacterial resistance. Microbiol Mol Biol Rev. 2001；65（2）：232-60.doi：10.1128/MMBR.65.2.232-260.2001.

［161］ Petersen PJ, Jacobus NV, Weiss WJ, Sum PE, Testa RT. *In vitro* and *in vivo* antibacterial activities of a novel glycylcycline, the 9-*t*-butylglycylamido derivative of minocycline（GAR-936）.Antimicrob Agents Chemother. 1999；43（4）：738-44.

［162］ Huovinen P. Resistance to trimethoprim-sulfamethoxazole. Clin Infect Dis. 2001；32（11）：1608-14. doi：10.1086/320532.

［163］ Barbolla R, Catalano M, Orman BE, Famiglietti A, Vay C, Smayevsky J, Centron D, Pineiro SA. Class 1 integrons increase trimethoprim-sulfamethoxazole MICs against epidemiologically unrelated *Stenotrophomonas maltophilia* isolates. Antimicrob Agents Chemother. 2004；48（2）：666-9. doi：10.1128/AAC.48.2.666-669.2004.

［164］ Hu LF, Chang X, Ye Y, Wang ZX, Shao YB, Shi W, Li X, Li JB.*Stenotrophomonas maltophilia* resistance to trimethoprim/sulfamethoxazole mediated by acquisition of *sul* and *dfrA* genes in a plasmid-mediated class 1 integron. Int J Antimicrob Agents. 2011；37（3）：230-4. doi：10.1016/j.ijantimicag.2010.10.025.

［165］ Navarro-Martínez MD, Navarro-Peran E, Cabezas-Herrera J, Ruiz-Gomez J, Garcia-Canovas F, Rodriguez-Lopez JN.Antifolate activity of epigallocatechin gallate against *Stenotrophomonas maltophilia*. Antimicrob Agents Chemother. 2005；49（7）：2914-20.doi：10.1128/AAC.49.7.2914-2920.2005.

［166］ Sánchez MB, Martínez JL. The efflux pump SmeDEF contributes to trimethoprim-sulfamethoxazole resistance in *Stenotrophomonas maltophilia*. Antimicrob Agents Chemother. 2015；59（7）：4347-8.doi：10.1128/AAC.00714-15.

［167］ Köhler T, Kok M, Michea-Hamzehpour M, Plésiat P, Gotoh N, Nishino T, Curty LK, Pechere JC. Multidrug efflux in intrinsic resistance to trimethoprim and sulfamethoxazole in *Pseudomonas aeruginosa*. Antimicrob Agents Chemother. 1996；40（10）：2288-90.

［168］ Munoz JL, Garcia MI, Munoz S, Leal S, Fajardo M, GarciaRodriguez JA. Activity of trimethoprim/sulfamethoxazole plus polymyxin B against multiresistant *Stenotrophomonas maltophilia*.Eur J Clin Microbiol Infect Dis. 1996；15（11）：879-82.doi：10.1007/BF01691222.

［169］ Qamruddin AO, Alkawash MA, Soothill JS. Antibiotic susceptibility of *Stenotrophomonas maltophilia* in the presence of lactoferrin. Antimicrob Agents Chemother. 2005；49（10）：4425-6.doi：10.1128/AAC.49.10.4425-4426.2005.

［170］ Maisetta G, Mangoni ML, Esin S, Pichierri G, Capria AL, Brancatisano FL, Di Luca M, Barnini S, Barra D, Campa M, Batoni G. *In vitro* bactericidal activity of the N-terminal fragment of the frog peptide esculentin-1b（Esc 1-18）in combination with conventional antibiotics against *Stenotrophomonas maltophilia*. Peptides.2009；30（9）：1622-6. doi：10.1016/j.peptides.2009.06.004.

［171］ Lecso-Bornet M, Pierre J, Sarkis-Karam D, Lubera S, BergogneBerezin E. Susceptibility of *Xanthomonas maltophilia* to six quinolones and study of outer membrane proteins in resistant mutants selected *in vitro*. Antimicrob Agents Chemother. 1992；36（3）：669-71. doi：10.1128/AAC.36.3.669.

［172］ Sánchez P, Moreno E, Martínez JL. The biocide triclosan selects *Stenotrophomonas maltophilia* mutants that overproduce the SmeDEF multidrug efflux pump. Antimicrob Agents Chemother.2005；49（2）：781-2.doi：10.1128/AAC.49.2.781-782.2005.

［173］ García-León G, Sánchez MB, Martínez JL. The inactivation of intrinsic antibiotic resistance determinants widens the mutant selection window for quinolones in *Stenotrophomonas maltophilia*. Antimicrob Agents Chemother. 2012；56（12）：6397-9.doi：10.1128/

AAC.01558-12.

［174］ Cho HH, Sung JY, Kwon KC, Koo SH. Expression of Sme efflux pumps and multilocus sequence typing in clinical isolates of *Stenotrophomonas maltophilia*. Ann Lab Med. 2012；32（1）：38-43.doi：10.3343/alm.2012.32.1.38.

［175］ Alonso A, Martínez JL. Expression of multidrug efflux pump SmeDEF by clinical isolates of *Stenotrophomonas maltophilia*.Antimicrob Agents Chemother. 2001；45（6）：1879-81. doi：10.1128/AAC.45.6.1879-1881.2001.

［176］ Gould VC, Avison MB. SmeDEF-mediated antimicrobial drug resistance in *Stenotrophomonas maltophilia* clinical isolates having defned phylogenetic relationships. J Antimicrob Chemother.2006；57（6）：1070-6. doi：10.1093/jac/dkl106.

［177］ Sánchez P, Le U, Martínez JL. The efflux pump inhibitor Phe-Arg-β-naphthylamide does not abolish the activity of the *Stenotrophomonas maltophilia* SmeDEF multidrug efflux pump. J Antimicrob Chemother. 2003；51（4）：1042-5. doi：10.1093/jac/dkg181.

［178］ Hu RM, Liao ST, Huang CC, Huang YW, Yang TC. An inducible fusaric acid tripartite efflux pump contributes to the fusaric acid resistance in *Stenotrophomonas maltophilia*. PLoS One.2012；7（12）：e51053. doi：10.1371/journal.pone.0051053.

［179］ Al-Hamad A, Upton M, Burnie J. Molecular cloning and characterization of SmrA, a novel ABC multidrug efflux pump from *Stenotrophomonas maltophilia*. J Antimicrob Chemother. 2009；64（4）：731-4. doi：10.1093/jac/dkp271.

［180］ Huang YW, Hu RM, Chu FY, Lin HR, Yang TC. Characterization of a major facilitator superfamily（MFS）tripartite efflux pump EmrCABsm from *Stenotrophomonas maltophilia*. J Antimicrob Chemother. 2013；68（11）：2498-505. doi：10.1093/jac/dkt250.

［181］ Srijaruskul K, Charoenlap N, Namchaiw P, Chattrakarn S, Giengkam S, Mongkolsuk S, Vattanaviboon P. Regulation by SoxR of *mfsA*, which encodes a major facilitator protein involved in paraquat resistance in *Stenotrophomonas maltophilia*. PLoS One. 2015；10（4）：e0123699. doi：10.1371/journal.pone.0123699.

［182］ García-León G, Hernández A, Hernando-Amado S, Alavi P, Berg G, Martínez JL. A function of the major quinolone resistance determinant of *Stenotrophomonas maltophilia* SmeDEF is the colonization of the roots of the plants. Appl Environ Microbiol. 2014；80（15）：4559-65. doi：10.1128/AEM.01058-14.

［183］ Alonso A, Morales G, Escalante R, Campanario E, Sastre L, Martínez JL. Overexpression of the multidrug efflux pump SmeDEF impairs *Stenotrophomonas maltophilia* physiology. J Antimicrob Chemother. 2004；53（3）：432-4. doi：10.1093/jac/dkh074.

［184］ Huang YW, Liou RS, Lin YT, Huang HH, Yang TC. A linkage between SmeIJK efflux pump, cell envelope integrity, and σ Emediated envelope stress response in *Stenotrophomonas maltophilia*. PLoS ONE. 2014；9（11）：e111784. doi：10.1371/journal.pone.0111784.

［185］ Cuthbertson L, Nodwell JR. The TetR family of regulators. Microbiol Mol Biol Rev. 2013；77（3）：440-75. doi：10.1128/MMBR.00018-13.

［186］ Sánchez P, Alonso A, Martínez JL. Cloning and characterization of SmeT, a repressor of the *Stenotrophomonas maltophilia* multidrug efflux pump SmeDEF. Antimicrob Agents Chemother.2002；46（11）：3386-93.doi：10.1128/AAC.46.11.3386-3393.2002.

［187］ Hernández A, Mate MJ, Sánchez-Diaz PC, Romero A, Rojo F, Martínez JL. Structural and functional analysis of SmeT, the repressor of the *Stenotrophomonas maltophilia* multidrug efflu xpump SmeDEF. J Biol Chem. 2009；284（21）：14428-38.doi：10.1074/jbc.M809221200.

［188］ Huang HI, Shih HY, Lee CM, Yang TC, Lay JJ, Lin YE. *In vitro* effcacy of copper and silver ions in eradicating *Pseudomonas aeruginosa*, *Stenotrophomonas maltophilia* and *Acinetobacter baumannii*：implications for on-site disinfection for hospital infection control. Water Res. 2008；42（1-2）：73-80. doi：10.1016/j.watres.2007.07.003.

［189］ Morones-Ramirez JR, Winkler JA, Spina CS, Collins JJ. Silver enhances antibiotic activity against Gram-negative bacteria. Sci Transl Mede. 2013；5（190）：190ra181. doi：10.1126/scitranslmed.3006276.

［190］ Alonso A, Sánchez P, Martínez JL. *Stenotrophomonas maltophilia* D457R contains a cluster of genes from Gram-positive bacteria involved in antibiotic and heavy metal resistance. Antimicrob Agents Chemother. 2000；44（7）：1778-82. doi：10.1128/AAC.44.7.1778-1782.2000.

［191］ Pages D, Rose J, Conrod S, Cuine S, Carrier P, Heulin T, Achouak W. Heavy metal tolerance in *Stenotrophomonas maltophilia*.PLoS ONE. 2008；3（2）：e1539. doi：10.1371/journal.pone.0001539.

［192］ Li X-Z, Nikaido H, Williams KE. Silver-resistant mutants of *Escherichia coli* display active efflux of Ag+and are defcient in porins. J Bacteriol. 1997；179（19）：6127-32.

［193］ Livermore DM, Mushtaq S, Warner M, Woodford N. Comparative *in vitro* activity of sulfametrole/trimethoprim and sulfamethoxazole/trimethoprim and other agents against multiresistant Gramnegative bacteria. J Antimicrob Chemother. 2014；69（4）：1050-6.doi：10.1093/jac/dkt455.

［194］ Nicodemo AC, Paez JI. Antimicrobial therapy for *Stenotrophomonas maltophilia* infections. Eur J Clin Microbiol Infect Dis. 2007；26（4）：229-37. doi：10.1007/s10096-007-0279-3.

［195］ Abbott IJ, Peleg AY. *Stenotrophomonas*, *Achromobacter*, and nonmelioid *Burkholderia* species：antimicrobial resistance and therapeutic strategies. Semin Respir Crit Care Med. 2015；36（1）：99-110.doi：10.1055/s-0034-1396929.

［196］ Rojas P, Garcia E, Calderon GM, Ferreira F, Rosso M. Successful treatment of *Stenotrophomonas maltophilia* meningitis in a preterm baby boy：a case report. J Med Case Reps. 2009；3：7389.doi：10.4076/1752-1947-3-7389.

［197］ Farrell DJ, Sader HS, Flamm RK, Jones RN. Ceftolozane/tazobactam activity tested against Gram-negative bacterial isolates from hospitalised patients with pneumonia in US and European medical centres（2012）. Int J Antimicrob Agents.2014；43（6）：533-9. doi：10.1016/j.ijantimicag.2014.01.032.

［198］ Lakatos B, Jakopp B, Widmer A, Frei R, Pargger H, Elzi L, Battegay M. Evaluation of treatment outcomes for *Stenotrophomonas maltophilia* bacteraemia. Infection. 2014；42（3）：553-8. doi：10.1007/s15010-014-0607-3.

［199］ Pompilio A, Catavitello C, Picciani C, Confalone P, Piccolomini R, Savini V, Fiscarelli E, D'Antonio D, Di Bonaventura G. Subinhibitory concentrations of moxifloxacin decrease adhesion and bioflm formation of *Stenotrophomonas maltophilia* from cystic fbrosis. J Med Microbiol. 2010；59（Pt 1）：76-81.doi：10.1099/jmm.0.011981-0.

［200］ Insa R, Cercenado E, Goyanes MJ, Morente A, Bouza E. *In vitro* activity of tigecycline against clinical isolates of *Acinetobacter baumannii* and *Stenotrophomonas maltophilia*. J Antimicrob Chemother. 2007; 59（3）: 583-5. doi: 10.1093/jac/dkl496.

［201］ Farrell DJ, Sader HS, Jones RN. Antimicrobial susceptibilities of a worldwide collection of *Stenotrophomonas maltophilia* isolates tested against tigecycline and agents commonly used for *S. maltophilia*infections. Antimicrob Agents Chemother. 2010; 54（6）: 2735-7. doi: 10.1128/AAC.01774-09.

［202］ Chen YH, Lu PL, Huang CH, Liao CH, Lu CT, Chuang YC, Tsao SM, Chen YS, Liu YC, Chen WY, Jang TN, Lin HC, Chen CM, Shi ZY, Pan SC, Yang JL, Kung HC, Liu CE, Cheng YJ, Liu JW, Sun W, Wang LS, Ko WC, Yu KW, Chiang PC, Lee MH, Lee CM, Hsu GJ, Hsueh PR. Trends in the susceptibility of clinically important resistant bacteria to tigecycline: results from theTigecycline In Vitro Surveillance in Taiwan study, 2006—2010.Antimicrob Agents Chemother. 2012; 56（3）: 1452-7. doi: 10.1128/AAC.06053-11.

［203］ Jacquier H, Le Monnier A, Carbonnelle E, Corvec S, Illiaquer M, Bille E, Zahar JR, Jaureguy F, Fihman V, Tankovic J, Cattoir V, Gmc Study Group. *In vitro* antimicrobial activity of "last-resort" antibiotics against unusual nonfermenting Gram-negative bacilli clinical isolates. Microb Drug Resist. 2012; 18（4）: 396-401.doi: 10.1089/mdr.2011.0195.

［204］ Tekce YT, Erbay A, Cabadak H, Sen S. Tigecycline as a therapeutic option in *Stenotrophomonas maltophilia* infections. J Chemother. 2012; 24（3）: 150-4. doi: 10.1179/1120009X 12Z.00000000022.

［205］ Wu Y, Shao Z. High-dosage tigecycline for *Stenotrophomonas maltophilia* bacteremia. Chin Med J. 2014; 127（17）: 3199.doi: 10.3760/cma.j.issn.0366-6999.20140364.

［206］ Falagas ME, Valkimadi PE, Huang YT, Matthaiou DK, Hsueh PR. Therapeutic options for *Stenotrophomonas maltophilia* infections beyond co-trimoxazole: a systematic review. J Antimicrob Chemother. 2008; 62（5）: 889-94. doi: 10.1093/jac/dkn301.

［207］ Milne KE, Gould IM. Combination antimicrobial susceptibility testing of multidrug-resistant *Stenotrophomonas maltophilia* from cystic fibrosis patients. Antimicrob Agents Chemother. 2012; 56（8）: 4071-7. doi: 10.1128/AAC.00072-12.

［208］ Savini V, Catavitello C, D'Aloisio M, Balbinot A, Astolf D, Masciarelli G, Pompilio A, Di Bonaventura G, D'Antonio D. Chloramphenicol and rifampin may be the only options against *Stenotrophomonas maltophilia*. A tale of a colonized bladder device in a patient with myelofibrosis. Infez Med.2010; 18（3）: 193-7.

［209］ Falagas ME, Kasiakou SK. Colistin: the revival of polymyxins for the management of multidrug-resistant Gram-negative bacterial infections. Clin Infect Dis. 2005; 40（9）: 1333-41. doi: 10.1086/429323.

［210］ Tan TY, Ng SY. The *in-vitro* activity of colistin in Gram-negative bacteria. Singapore Med J. 2006; 47（7）: 621-4.

［211］ Leung C, Drew P, Azzopardi EA. Extended multidrug-resistant *Stenotrophomonas maltophilia* septicemia in a severely burnt patient. J Burn Care Res. 2010; 31（6）: 966. doi: 10.1097/BCR.0b013e3181f93b46.

［212］ Betts JW, Phee LM, Woodford N, Wareham DW. Activity of colistin in combination with tigecycline or rifampicin against multidrug-resistant *Stenotrophomonas maltophilia*. Eur J Clin Microbiol Infect Dis. 2014; 33（9）: 1565-72. doi: 10.1007/ s10096-014-2101-3.

［213］ Pintado V, San Miguel LG, Grill F, Mejia B, Cobo J, Fortun J, Martin-Davila P, Moreno S. Intravenous colistin sulphomethate sodium for therapy of infections due to multidrug-resistant Gramnegative bacteria. J Infect. 2008; 56（3）: 185-90. doi: 10.1016/ j.jinf.2008.01.003.

［214］ Falagas ME, Rafailidis PI, Ioannidou E, Alexiou VG, Matthaiou DK, Karageorgopoulos DE, Kapaskelis A, Nikita D, Michalopoulos A. Colistin therapy for microbiologically documented multidrugresistant Gram-negative bacterial infections: a retrospective cohort study of 258 patients. Int J Antimicrob Agents. 2010; 35（2）: 194-9. doi: 10.1016/j.ijantimicag.2009.10.005.

［215］ Samonis G, Karageorgopoulos DE, Maraki S, Levis P, Dimopoulou D, Spernovasilis NA, Kofteridis DP, Falagas ME. *Stenotrophomonas maltophili*a infections in a general hospital: patient characteristics, antimicrobial susceptibility, and treatment outcome. PLoS ONE. 2012; 7（5）, e37375. doi: 10.1371/journal.pone.0037375.

［216］ Wood GC, Underwood EL, Croce MA, Swanson JM, Fabian TC. Treatment of recurrent *Stenotrophomonas maltophilia* ventilator-associated pneumonia with doxycycline and aerosolized colistin. Ann Pharmacother. 2010; 44（10）: 1665-8. doi: 10.1345/aph.1P217.

［217］ Johnson DM, Jones RN, Pfaller MA. Antimicrobial interactions of trovafloxacin and extended-spectrum cephalosporins or azithromycin tested against clinical isolates of *Pseudomonas aeruginosa* and *Stenotrophomonas maltophilia*. J Antimicrob Chemother. 1998; 42（4）: 557-9. doi: 10.1093/jac/42.4.557.

［218］ Saiman L, Chen Y, Gabriel PS, Knirsch C. Synergistic activities of macrolide antibiotics against *Pseudomonas aeruginosa*, *Burkholderia cepacia*, *Stenotrophomonas maltophilia*, and *Alcaligenes xylosoxidans* isolated from patients with cystic fibrosis. Antimicrob Agents Chemother. 2002; 46（4）: 1105-7.doi: 10.1128/AAC.46.4.1105-1107.2002.

［219］ Hornsey M, Longshaw C, Phee L, Wareham DW. *In vitro* activity of telavancin in combination with colistin versus Gram-negative bacterial pathogens. Antimicrob Agents Chemother. 2012; 56（6）: 3080-5. doi: 10.1128/AAC.05870-11.

［220］ Page MG, Dantier C, Desarbre E, Gaucher B, Gebhardt K, Schmitt-Hoffmann A. *In vitro* and *in vivo* properties of BAL30376, a β-lactam and dual β-lactamase inhibitor combination with enhanced activity against Gram-negative bacilli that express multiple β-lactamases. Antimicrob Agents Chemother. 2011; 55（4）: 1510-9. doi: 10.1128/AAC.01370-10.

［221］ Leclercq R, Canton R, Brown DF, Giske CG, Heisig P, MacGowan AP, Mouton JW, Nordmann P, Rodloff AC, Rossolini GM, Soussy CJ, Steinbakk M, Winstanley TG, Kahlmeter G. EUCAST expert rules in antimicrobial susceptibility testing.Clin Microbiol Infect. 2013; 19（2）: 141-60. doi: 10.1111/j.1469-0691.2011.03703.x.

［222］ Rizek C, Ferraz JR, van der Heijden IM, Giudice M, Mostachio AK, Paez J, Carrilho C, Levin AS, Costa SF. *In vitro* activity of potential old and new drugs against multidrug-resistant Gram-negatives. J Infect Chemother. 2015; 21（2）: 114-7. doi: 10.1016/ j.jiac.2014.10.009.

［223］ Devos S, Stremersch S, Raemdonck K, Braeckmans K, Devreese B. Intra-and interspecies effects of outer membrane vesicles from *Stenotrophomonas maltophilia* on β-lactam resistance. Antimicrob Agents Chemother. 2016; 60（4）: 2516-8. doi: 10.1128/ AAC.02171-15.

[224] Sánchez MB, Martínez JL. Regulation of Sm*qnr* expression by SmQnrR is strain-specifc in *Stenotrophomonas maltophilia*. J Antimicrob Chemother. 2015; 70 (10): 2913-4. doi: 10.1093/jac/dkv196.

[225] Wu CJ, Huang YW, Lin YT, Ning HC, Yang TC. Inactivation of SmeS yRy two-component regulatory system inversely regulates the expression of SmeYZ and SmeDEF efflux pumps in *Stenotrophomonas maltophilia*. PLoS One. 2016; 11 (8): e0160943. doi: 10.1371/journal.pone.0160943.

[226] Liu MC, Tsai YL, Huang YW, Chen HY, Hsueh PR, Lai SY, Chen LC, Chou YH, Lin WY, Liaw SJ. *Stenotrophomonas maltophilia* PhoP, a two-component response regulator, involved in antimicrobial susceptibilities. PLoS One. 2016; 11 (5): e0153753. doi: 10.1371/journal.pone.0153753.

[227] Dulyayangkul P, Charoenlap N, Srijaruskul K, Mongkolsuk S, Vattanaviboon P. Major facilitator superfamily MfsA contributes to multidrug resistance in emerging nosocomial pathogen *Stenotrophomonas maltophilia*. J Antimicrob Chemother.2016; 71 (10): 2990-1. doi: 10.1093/jac/dkw233.

[228] Hu LF, Chen GS, Kong QX, Gao LP, Chen X, Ye Y, Li JB. Increase in the prevalence of resistance determinants to trimethoprim/sulfamethoxazole in clinical *Stenotrophomonas maltophilia* isolates in China. PLoS One. 2016; 11 (6): e0157693. doi: 10.1371/journal.pone.0157693.

[229] Zhao J, Xing Y, Liu W, Ni W, Wei C, Wang R, Liu Y, Liu Y. Surveillance of dihydropteroate synthase genes in *Stenotrophomonas maltophilia* by LAMP: implications for infection control and initial therapy. Front Microbiol. 2016; 7: 1723.doi: 10.3389/fmicb.2016.01723.

[230] Mojica MF, Ouellette CP, Leber A, Becknell MB, Ardura MI, Perez F, Shimamura M, Bonomo RA, Aitken SL, Shelburne SA. Successful treatment of bloodstream infection due to metallo-β-lactamase-producing *Stenotrophomonas maltophilia* in a renal transplant patient. Antimicrob Agents Chemother. 2016; 60 (9): 5130-4. doi: 10.1128/AAC.00264-16.

第60章 志贺菌、伤寒沙门氏菌和非伤寒沙门氏菌的耐药性

Herbert L. DuPont，Jean M. Whichard

1 前言

在19世纪末，确定了2种主要的痢疾形式，即偶发性阿米巴痢疾（阿米巴病）和细菌性痢疾（志贺菌病），它们会导致产生严重腹泻的病。自从首次发现志贺氏菌以来，该菌已被证明是造成全球细菌性痢疾发病的重要原因，痢疾杆菌1型（志贺杆菌）流行株也是热带地区流行性痢疾的主要致死原因。

肠炎或伤寒热—种显著的发热综合征，伴有腹泻症状和与菌血症沙门氏菌病有关的症状。如果不治疗，伤寒可能在疾病的第二周发展为肠道穿孔和肠出血等危及生命的并发症。导致伤寒疾病的沙门氏菌的血清型是伤寒沙门氏菌、甲型副伤寒沙门氏菌、乙型副伤寒沙门氏菌和丙型副伤寒沙门氏菌。

非伤寒沙门氏菌菌株是健康儿童和成人通常自限性食源性胃肠炎的重要原因，在极端年龄和某些非常敏感的宿主发生感染时，由于出现发热和全身毒性而使疾病复杂化，全身感染或菌血症的出现可能与并发症有关。

人类和灵长类动物是志贺菌和伤寒沙门氏菌的储存宿主，抗菌药物在人类医学中的广泛使用与这些病原中出现抗药性菌株密切相关。例如，在自行用药和无处方就可购买抗菌药物的发展中国家的许多地区以及在发达的地区，如果在病毒感染和未指明抗生素的其他疾病中使用抗生素会导致细菌耐药率上升。对于非伤寒沙门氏菌菌株，动物是主要的宿主，并且动物中使用抗生素为耐药菌株的产生提供了选择性压力，这会促进能够感染与动物或动物产品接触的人中抗药性菌株的产生。

这篇综述着眼于目前的志贺氏菌和沙门氏菌的耐药状况，并着重介绍目前抗菌治疗的指导原则。

2 志贺氏菌和沙门氏菌的危害

2.1 志贺氏菌

据估计，每年发生的志贺氏菌腹泻和痢疾病例数量为1.65亿，导致发展中国家约100万人死亡[1]。痢疾志贺菌1（志贺杆菌）的特征是具有更严重的后果，并且可以产生广泛和严重的流行病。在美国，估计每年约有500 000例志贺氏杆菌病例，但仅有极少数病例是由痢疾志贺菌1造成的[2]。志贺氏菌菌株仍然是国际游客和军人旅行者中腹泻的重要原因[3, 4]。由于只需要较低的细菌数量就可诱发疾病[5]，因此，志贺菌病在细菌病原体中具有独特的致病性，导致常见的人与人之间的传播。通过口腔及消化道直接或间接接触含有志贺氏菌的人类粪便均会导致感染，传播媒介主要为受污染的食物或水或受污染的公共娱乐水域。日间护理中，幼龄儿童可能在手部卫生不足的情况下传播，并且更易在男性中发生暴发流行（美国疾控中心关于志贺氏菌和志贺菌病的报道，[6]2014年9月29日）。

由于许多小体积的粪便含有大量血液和黏液，志贺菌菌株可能是偶发性痢疾患者的一种潜在的病原体，这种疾病往往在临床上引人注目，如果未经治疗可能会持续一周或更长时间。

2.2　伤寒沙门氏菌

Buckle等人估计2010年世界上约有2 690万例伤寒病例[7]。Crump等人[8]保守估计伤寒病例患者的死亡率为1%。伤寒沙门氏菌的感染剂量中等偏高[9]，因此，不容易在人与人之间传播，伤寒沙门氏菌的传播需要通过食物或水的携带才能传播。伤寒在印度次大陆、东南亚、非洲和南美洲特别流行。这种疾病引起人们的关注，患者往往会去医疗中心以检测是否患有伤寒。伤寒是国际旅行者在伤寒流行地区最重要的发热条件之一。血液培养应始终作为从疾病流行地区返回后出现发热的旅行者的常规检查项目，以评估患者是否患有伤寒。

2.3　非伤寒沙门氏菌

非伤寒沙门氏菌病在美国造成约100万例国内获得性食源性疾病，导致估计有19 000例住院和近400例死亡[2, 10]。在1岁以下的年轻婴儿中发现非伤寒沙门氏菌病的发生率高得惊人，这似乎与这一年龄组发生胃肠炎所需的病原数量减少以及家庭成员因常见的室内交叉污染有关。

3　志贺氏菌的流行区域分布

缩短志贺氏杆菌病病程的第一种抗生素是氨苄西林[11]。在严重志贺氏菌病患儿中，口服可吸收氨苄青霉素的治疗效果要优于口服不可吸收的新霉素的疗效。该菌对这2种药物的体外敏感性均相似。这项研究表明黏膜侵袭性志贺菌病的有效治疗需要对药物进行吸收。随着氨苄西林随后在20世纪70年代和80年代广泛用于细菌性腹泻的治疗，氨苄西林耐药现象也开始广泛发生[12]，从而使得人们寻找其他药物用以治疗这种严重的腹泻和痢疾。纳尔逊等人[13]的研究表明甲氧苄氨嘧啶-磺胺甲噁唑（TMP/SMX）在体外具有抑菌活性，并表明该药缩短了感染儿童临床志贺氏菌病的病程，在这项儿科志愿者研究公布后不久，有地方性志贺菌病的成年人在用该药治疗后也发现他们的临床疾病有改善[14]，而杜邦等[15]研究表明，在墨西哥短期停留期间，由于志贺菌感染而发生的腹泻旅行者，在接受甲氧苄氨嘧啶-磺胺甲噁唑的治疗后，其病程持续时间明显缩短。在20世纪80年代期间，甲氧苄氨嘧啶-磺胺甲噁唑在美国、欧洲、拉丁美洲和亚洲保持了对志贺菌分离株的抑制活性[12]，而在20世纪90年代，志贺氏菌等肠杆菌病原体开始对甲氧苄氨嘧啶-磺胺甲噁唑失去敏感性，全世界的耐药率达到50%～94%。在美国，我们发现最初访问过耐药菌株流行的地区的国际旅游者回国后，他们对甲氧苄氨嘧啶-磺胺甲噁唑耐药[16]。美国国家抗菌药物耐药监测系统（NARMS）发现，2012年在美国患者中检测到的43.3%志贺菌分离株对甲氧苄氨嘧啶-磺胺甲噁唑耐药[17]。

最早成功用于治疗耐甲氧苄氨嘧啶-磺胺甲噁唑志贺氏菌病的药物之一是萘啶酸，它是一种喹诺酮类药物，可以悬浮液形式用于儿科，并具有抗肠道细菌病原体的体外活性[16]，该药物对儿童具有潜在的喹诺酮毒性而限制广泛使用。美西林（甲亚胺青霉素）被进一步评估并发现在孟加拉国志贺氏菌病的治疗中具有应用价值[18]，可用于敏感和更耐药的志贺氏菌感染的治疗。后来，贺氏杆菌对萘啶酸的耐药性情况也变得很普遍，究其原因可能是临床上对该药的普遍使用造成的，特别在痢疾志贺菌菌株1感染时普遍使用该药更容易造成对该药耐药菌株的产生[19]。随着新型氟喹诺酮类药物，诺氟沙星（NF）是继环丙沙星（CF）和左氧氟沙星（LF）出现之后，对成人志贺菌病具有较高治疗效果的药物。

在美国，美国国家抗菌药物耐药监测系统（NARMS）在2012年检测的志贺氏菌中有4.5%对萘啶酸有耐药性，2.0%对氟喹诺酮（FQ）类的环丙沙星耐药[17]。因为耐药性拓扑异构酶突变影响氟喹诺酮类药物以及萘啶酮酸的疗效，因此耐萘啶酸的志贺氏菌通常表现出对氟喹诺酮类药物的耐药性或降低的敏感性。然而目前只确定了贺氏菌对氟喹诺酮类药物的耐药机制，而对萘啶酸的耐药机制尚不清楚[20]。近年来，在亚洲，对于弗氏志贺菌和痢疾志贺菌菌株的萘啶酸耐药性已达到非常高的水平，这些菌株通常表现出氟喹诺酮耐药性[21, 22]。孟加拉国已发现了对抗生素敏感的痢疾杆菌2型地方性流行性菌株[23]。

志贺菌的抗菌药物敏感性与人群中抗菌剂的普遍使用以及病原体引起的疾病有关。弗氏志贺菌表现出比宋氏志贺氏菌具有更高的耐药性[24]，而痢疾杆菌1与其他血清型相比耐药程度最高[16]。随着时间的推移，在孟加拉等流行地区，萘啶酸耐药性在临床上变得较为重要，该药物对志贺菌痢疾已没有抑制效果[16]。

鉴于对传统抗菌药物的高度耐药性，医生们转向用阿奇霉素（AZ）治疗志贺菌病。早在20世纪90年代后期，越南和泰国报道了用阿奇霉素治疗耐药志贺菌病[25]。2007年法国暴发儿童志贺氏菌痢疾，用阿奇霉素治疗失败，究其原因是该菌的质粒携带有大环内酯磷酸转移酶基因*mphA*[26]，该基因在2005年首次从美国患者体内分离出来的宋氏志贺菌中发现的[27]，此后也在弗氏志贺氏菌和鲍氏志贺氏菌中出现，2014年的一项研究发现，男男性接触者中曾发生过志贺菌暴发感染，男性中艾滋病毒合并感染的比例很高，表明其对阿奇霉素的敏感性下降[28]。阿奇霉素对志贺菌的抑菌活性缺乏临床解释标准，在美国临床和实验室标准研究所建立相关的临床解释标准之前，通过更多的临床数据以阐明志贺氏菌对阿奇霉素的不敏感性是必要的。

在表60.1中提供了在各种已发表的研究中分离的志贺氏菌菌株在全球区域总结的抗微生物敏感性数据。

表60.1 志贺菌敏感性的变化

地区	氨卡西林	TMP/SMX	萘啶酸	氟喹诺酮类	阿奇霉素	参考文献
美国	18→26	0→43	低→5	低→2	4	[17]
欧洲、中东	18→10～77	6→64～95	低→0～49	低→0～4	4	[29-34]
拉丁美洲	15→43～100	0→27～100	0	0→0	低→?	[35-38]
亚洲	10→43～100	10→63～98	低→59～100	0→12～82	低→17～49	[39-47]
非洲	37→12～60	6→25～99	低→0～7	低→0～7	?	[48-51]

耐药性最初发生在20世纪70年代到80年代，直到2000年至2010年蔓延至世界各地。

ᵃ目前痢疾志贺菌株1的耐药性最高，弗氏志贺菌株的耐药性也较高，宋氏志贺菌的耐药性较低。

4 伤寒沙门氏菌和副伤寒沙门氏菌性肠道伤寒

自20世纪40年代以来，在发展中国家一直用氯霉素治疗伤寒病。这种药物价格低廉，有效缩短了病程。在20世纪70年代，在印度次大陆和墨西哥出现了对氯霉素具有抗药性的伤寒沙门氏菌株[52]，随后，人们开始使用氨苄青霉素、甲氧苄氨嘧啶-磺胺甲噁唑等其他抗菌药物治疗伤寒[53]。在20世纪80年代，亚洲和欧洲出现了耐多药的伤寒沙门氏菌菌株。质粒编码的抗药性不仅仅针对氯霉素，而且还会针对氨苄西林和甲氧苄氨嘧啶-磺胺甲噁唑组合，并导致死亡率增加[54]，目前，全球范围内的伤寒沙门氏菌对氯霉素、氨苄青霉素和甲氧苄氨嘧啶-磺胺甲噁唑的耐药性持续增加。

对伤寒沙门氏菌菌株中的萘啶酮酸耐药性是氟喹诺酮中等耐药的重要预测因子，该现象提示用高剂量氟喹诺酮类药物才能成功治疗耐萘啶酮酸伤寒沙门氏菌菌株造成的感染[55]。有报道指出已出现了氟喹诺酮耐药性伤寒沙门氏菌分离株[56, 57]，但它尚未广泛流行，造成的影响也不是很严重[55, 58]。大多数氟喹诺酮耐药的伤寒沙门氏菌菌株染色体中编码DNA促旋酶或DNA拓扑异构酶Ⅳ

的基因中有点突变[59]。氟喹诺酮对 *GyrA* 起作用，与 *ParC* 互作需要有较高浓度，*ParC* 点突变导致细菌对氧氟沙星、环丙沙星和加替沙星的敏感性降低[60]。几年前，美国临床和实验室标准研究所根据最近的临床结果和微生物学数据更新了沙门氏菌侵袭性菌株对耐药性的临床解释，更新后的数据定义了耐药分离株的最低抑制浓度结果（≥1 μg/mL）或盘扩散区直径（≤20 mm）[61]。

在美国，大多数伤寒发生在国外旅行人群中，特别是去访问印度次大陆后，携带的伤寒沙门氏菌多重耐药率从1%以内上升到20世纪90年代的10%以上[62, 63]。对氨苄青霉素、氯霉素和甲氧苄氨嘧啶-磺胺甲噁唑的耐药性上升到2006年的18.6%，随后下降。2012年，从美国患者获得的伤寒沙门氏菌分离株中有9.2%对这3种药物都有耐药性[17]。

在欧洲，近年来多重耐药性变得更加普遍，近1/3的菌株表现出对氟喹诺酮敏感性降低，表明用这类药物治疗需要更高的剂量[64]。相反，在一些对氟喹诺酮类药物耐药性寒沙门氏菌增加的地区，对氯霉素耐药的菌株则减少[65]，由于氟喹诺酮类和氯霉素的成本差异很大，这可能影响发展中国家将来在治疗耐药寒沙门氏菌时对药物的选择。在尼泊尔进行的一项研究中，从实验室分离的多重耐药性和广谱β-内酰胺酶生产型肠伤寒菌株多为甲型副伤寒菌，而不是伤寒沙门氏菌[66]。对来自印度的副伤寒分离株的研究也表明该菌对萘啶酮酸耐药并对环丙沙星的敏感性降低[67]。几乎所有从美国本土人群分离的甲型副伤寒沙门氏菌分离株都对萘啶酸有耐药性[17]，其感染与到南亚旅行有关[68]。伤寒沙门氏菌和副伤寒沙门氏菌分离株的敏感性检测对于及时为肠伤寒患者提供最佳疗法、防止迟发性恢复和治疗失败是很重要的。

5　非伤寒沙门氏菌性胃肠炎

20世纪70年代和80年代，非伤寒沙门氏菌菌株对氨苄西林、四环素和甲氧苄氨嘧啶-磺胺甲噁唑具有不同程度的敏感性[12]。近年来，氨苄青霉素、甲氧苄氨嘧啶-磺胺甲噁唑、氯霉素、氨基糖苷类和磺胺类药物的耐药性在全球范围内已经广泛传播，造成这种趋势的原因至少部分是由于质粒、转座子或整合盒在这些细菌病原体之间水平转移。正如其他肠道病原体一样，在治疗侵袭性沙门氏菌病时，传统的抗微生物药物在很大程度上已被其他药物所替代，在这种情况下，氟喹诺酮类药物和广谱头孢菌素类药物也已被其他药物所取代。超广谱头孢菌素对于治疗小儿感染尤为重要。

有证据表明，多重耐药性非伤寒沙门氏菌的传播是由于在局部使用抗生素导致在局部产生耐药菌株，并在家畜和其他动物群体中广泛传播所致[69-71]。从不同机构分离出来的肠炎血清型沙门氏菌的相同遗传谱系进一步证实耐药性菌株来自同一祖先[72]。零售肉类也含有抗药性沙门氏菌菌株，这支持了目前的建议，即国家对耐抗生素沙门氏菌的监测应包括对零售食品的监测，并且对所有食用动物应限制使用对人类有重要作用的抗生素药物[73]。

1995—1999年，自返回美国的旅客中分离出的菌株显示出对氟喹诺酮药物耐药性的增加。各种旅游目的地返回的旅客携带的非伤寒沙门氏菌菌株对环丙沙星的抗药率从4%上升到24%，而从泰国返回者则上升幅度更大，耐药率从6%上升到50%[74]。

抗药性肠炎血清型沙门氏菌可从家禽中分离[75]，并且发现蛋壳具有耐萘啶酸沙门氏菌菌株，其抗药性模式显示为血清型依赖型[76]。美国零售肉类中的抗喹诺酮沙门氏菌分离株非常罕见，在美国国家抗菌药物耐药监测系统监督下屠宰的4种食用动物（牛、鸡、猪和火鸡）中，牛是最常见的萘啶酸耐酸沙门氏菌宿主（2009—2011年从1%上升至3%）[77]。肠炎沙门氏菌是从美国人群中分离出来的耐喹诺酮沙门氏菌最常见的血清型[17]，美国人群中的喹诺酮耐药性感染与国外旅行有关[78]。

沙门氏菌的许多血清型中鼠伤寒沙门氏菌对抗菌药物的抗药性最强。多重耐药的决定型（DT）104型鼠伤寒沙门氏菌已在世界范围内出现，并也出现在美国。在美国，约1/3的伤寒沙门氏菌感染由DT 104株造成的，它们的特征是对氨苄青霉素、氯霉素、四环素、链霉素、磺胺甲噁唑和卡那霉素具有抗药性[79]。利用噬菌体类型可鉴定属于多种血清型的各种DT 104类型，并且它们对氨基糖苷类、甲氧苄氨嘧啶和β-内酰胺类药的物耐药性具有相似的整合子基因抗药性机制[73]。沙门氏菌噬菌体型DT 104含有称为沙门氏菌基因组岛1（SGI 1）的基因组岛，其含有使得沙门氏菌具有多重耐药性的抗生素基因簇[80]。美国疾病预防控制中心赞助的FoodNet研究项目表明，美国人出现DT 104菌株与事先在发病前4周内接受抗菌药物有关[79]。1998—2002年，耐多药沙门氏菌纽波特株在美国成为重要的公共卫生问题[81]，该菌株特别重要，因为它不仅对DT 104菌株所见的药物具有抗药性，而且对第三代头孢菌素头孢曲松耐药，而头孢曲松是治疗全身性小儿沙门氏菌病的首选药物。沙门氏菌纽波特株的这种多重耐药性不是由沙门氏菌属鼠伤寒沙门氏菌DT 104中的染色体多重耐药性引起的，而是由质粒携带的几种耐药基因（包括bla_{CMY-2}、β-内酰胺酶基因的一个或多个拷贝）所致[82, 83]。在家畜中使用抗菌药物后，这些菌株的抗药性似乎被提高，并最终蔓延至人类[81, 84]。人类使用抗菌药物也可以促进沙门氏菌从牛源到人类的传播[85]。目前，沙门氏菌纽波特株是美国第三大最常见的沙门氏菌血清型[17]，重要性从1998年到2001年增长了5倍[81]。

最近在美国出现了头孢曲松耐药海德堡株沙门氏菌。美国人群中分离的这种血清型对头孢曲松的耐药率在2009年已达20%以上[17]，但这一幅度小于血清型纽波特的增幅，因为与纽波特株相比海德堡株是不常感染人类的血清型[86]，海德堡株的感染主要与家禽有关，是家禽常见病原体。与耐头孢菌素纽波特株沙门氏菌不同，该血清型的头孢菌素抗药性成员一般对其他非β-内酰胺药物没有抗药性，其原因是因为在这2种血清型中循环的质粒类型不同。

环丙沙星耐药肯塔基沙门氏菌是从法国患者中分离出来的，他们在2000年代初期曾去过非洲东部和北部[87]。从非洲国家或中东返回的英格兰、威尔士和丹麦的旅客也可以看到这一现象[88]，大多数分离株对其他几种药物都有抗药性。2013年，人们测定出了流行于全球的环丙沙星耐药肯塔基沙门氏菌ST 198的主要序列类型（ST）[89]，这些菌株含有$gyrA$突变；大多数含有SGI1或SGI1突变体，许多含有对广谱头孢菌素等产生耐药性的β-内酰胺酶基因，以及少数含有与耐碳青霉烯类药物（bla_{VIM-2}和bla_{OXA-48}）有关的基因。家禽是主要的储存宿主，但这些菌株也被从受污染的肉类、海鲜、香料和其他动物中分离出来[89]。

与敏感菌株相比，多重耐药沙门氏菌菌株更容易产生严重感染和死亡[90]，并导致要接受住院治疗[91]，有证据表明，耐抗生素沙门氏菌不仅能够抵抗抗生素对其表现出低敏感性的作用，而且它们可能比敏感菌株更具致命性，导致更长病程和更严重的疾病[92]。宿主的混合感染状况可能影响其对沙门氏菌病的敏感性并影响治疗结果。在埃塞俄比亚的一项研究中，艾滋病病毒感染患者的沙门氏菌分离株对抗菌素的耐药性高于艾滋病毒阴性对照患者[93]。监测人群中耐药性沙门氏菌的发病率以及食品供应，将对预测感染人类的病原菌对抗微生物药物耐药性的演变有很好的帮助[94, 95]。

6 目前的治疗建议

在表60.2中，总结了本文所考虑的各种细菌性肠道感染的治疗建议方案。

表60.2 基于当前药物敏感性模式推荐的志贺氏菌病和沙门氏菌病的治疗

条件	孩子		成人	
志贺氏菌痢疾	阿奇霉素[b]	5 mg/（kg·d），连用3 d	诺氟沙星（NF）或环丙沙星（CF）或左氧氟沙星（LF）或阿奇霉素（AZ）	NF 400 mg bid, CF 500 mg bid或LV 500qd 3 d或AZ 1 000 mg单剂量

（续表）

条件	孩子		成人
伤寒	头孢曲松钠	50 mg/（kg·d），每天两次，静脉注射，连用7~10 d	CF，LF或其他氟喹诺酮（FQ）或阿奇霉素（AZ）	FQ以全剂量给药7~10 d 每天500 mg AZ，连续7 d
沙门氏菌病（健康人发热，无毒）	液体疗法和观察		液体疗法和观察
沙门氏菌病（当发热或中毒时或特殊宿主[a]）	治疗伤寒菌血症为或用阿奇霉素（AZ）治疗头孢菌素耐药菌株	参见上面的头孢曲松剂量，AZ 10 mg/（kg·d），单日剂量，连续7 d	治疗伤寒菌血症[c]

[a]年龄极限（<3个月，>65岁）、镰状细胞性贫血、炎症性肠病、血液透析、接受系统性皮质类固醇或抗癌或抗免疫药物、艾滋病（AIDS或免疫抑制剂，至少2周）；

[b]虽然未批准用于细菌性腹泻，但对于较大的儿童，环丙沙星可安全给药3 d；

[c]免疫功能低下患者可能需要延长治疗时间。

6.1　志贺氏菌

氟喹诺酮已成为治疗成人志贺氏菌病的主要方法。尽管用单剂量治疗对于许多由1型痢疾沙门氏菌以外的菌种引起的更轻型的志贺氏菌病是有效的，但大多数病例应该使用抗生药物治疗3 d[96, 97]。阿奇霉素单剂量疗法似乎可以有效治疗许多形式的志贺氏菌病[98]，阿奇霉素或其中一种第三代头孢菌素目前被认为是治疗儿童志贺氏菌病的首选药物。目前已经出现了对第三代头孢菌素耐药的宋氏沙门氏菌菌株[99]。尽管阿奇霉素是志贺氏菌病的重要治疗药物，但用E-test和琼脂扩散试验解释志贺氏菌分离株的体外药敏试验时仍可能会带来挑战[100]。

有研究报道，1型痢疾志贺氏菌感染引起的痢疾可能会诱发出溶血性尿毒症综合征（HUS），这是治疗志贺氏菌痢疾的一个问题[101]。Bennish及其合作者[102]研究了抗菌治疗与志贺氏菌痢疾HUS发展的关系，他们在一项小型研究中发现，治疗志贺氏菌痢疾不会造成溶血性尿毒症综合征，治疗对象的粪便显示志贺氏菌毒素减少。

6.2　伤寒

自氯霉素使用30年来，由于抗药性的出现、高复发率以及不能从肠道根除，氯霉素在近年来被更加谨慎地使用[9]。全球范围内已经出现了对氯霉素、氨苄青霉素和甲氧苄氨嘧啶-磺胺甲噁唑耐药的伤寒沙门氏菌菌株。氟喹诺酮在体外可保持对沙门氏菌的抑制活性，在胆汁和巨噬细胞中呈现高浓度，因此也可以用于短期治疗。对于那些花费并不高昂的地区的成年人来说，可以选择氟喹诺酮类药物来治疗[58, 63]，对成年患者使用氟喹诺酮的建议时间为7~10 d，一旦口服药物可以服用，应该立即口服药物。头孢曲松（每天1~2 g）连用7~10 d，也对成年伤寒患者有效，第三代头孢菌素是治疗小儿伤寒的首选药物[103]。口服头孢克肟和口服阿奇霉素仍然是治疗耐药菌株感染的替代品[104]。

6.3　非伤寒沙门氏菌病

多年来，非伤寒沙门氏菌的多重耐药菌株已经出现，这给治疗其感染时带来较大困难。幸运的是，大多数非伤寒沙门氏菌病例表现为轻至中度自限性胃肠炎。在一部分患者中，可能发生菌血症或脑膜炎等其他全身性感染，这可解释美国每年近600人死于肠道沙门氏菌病的原因。在怀疑沙门氏菌菌血症和全身感染的情况下，应根据经验启动抗菌治疗，其中具备下列条件的沙门氏菌胃肠炎患者必须启动抗菌治疗：①极端年龄（<3个月和>65岁）；②进行常规血液透析；③接受高剂量类固醇；④艾滋病或癌症的存在或接受改变免疫活性的抗癌药物；⑤炎症性肠病或镰状细胞病的存在。在这些情况下，给予抗生素7～10 d以治疗菌血症，而不是用于局部肠道感染。在患有癌症或艾滋病和可能的全身性沙门氏菌病的免疫力低下的人中，至少连续给予抗生素治疗2周，一些人需要治疗的时间更长。给患有菌血症或可能的菌血症的患者使用的抗菌剂不会缩短非系统性肠道疾病的病程，并且可能会促使患者暂时性排出耐药型菌株[105]，而不会减少腹泻后沙门氏菌的排出[106]。

在成人中治疗全身性非伤寒沙门氏菌感染的首选药物是氟喹诺酮，当可以口服时可以选择口服途径给药。氟喹诺酮对出现在美国的沙门氏菌菌株保持抑制活性[94]。对于儿童全身性沙门氏菌病，肠外第三代头孢菌素是首选药物，随着来自动物群体的头孢菌素耐药性非伤寒沙门氏菌的出现，儿童也需要新的治疗方法。由于大多数非伤寒沙门氏菌菌株现在都具有多重耐药性，因此在进行经验性治疗的同时，应该对分离菌株进行常规的体外药敏试验。

7　关于肠道病原体抗药性的总体评价

在局部使用抗生素的情况下，志贺氏菌、伤寒沙门氏菌和空肠弯曲菌等非沙门氏菌肠道病原体特征性地发展为对局部抗生素具有抗药性的多克隆菌株。非伤寒沙门氏菌株的重要种群的传播促进了菌耐药种群的广泛分布，类似的问题已经在耐甲氧西林金黄色葡萄球菌中出现，耐甲氧西林金黄色葡萄球菌原先只在医院内存在，目前已经开始向社区内传播。在研究非伤寒沙门氏菌种群的传播时，流行病学研究可能需要多种遗传学分型方法，因为单个基因特征可能给出不完整的流行病学数据[107]。尽管从公共卫生的角度来看不太重要，但肠道沙门氏菌菌株可能会出现多克隆种群的扩散[108]。

参考文献

[1] Kotloff KL, Winickoff JP, Ivanoff B, Clemens JD, Swerdlow DL, Sansonetti PJ, Adak GK, Levine MM. Global burden of Shigella infections: implications for vaccine development and implementation of control strategies. Bull World Health Organ. 1999; 77 (8): 651-66.

[2] Scallan E, Hoekstra RM, Angulo FJ, Tauxe RV, Widdowson MA, Roy SL, Jones JL, Griffn PM. Foodborne illness acquired in the United States—major pathogens. Emerg Infect Dis. 2011; 17 (1): 7-15. doi: 10.3201/eid1701.091101p1.

[3] Jiang ZD, Lowe B, Verenkar MP, Ashley D, Steffen R, Tornieporth N, von Sonnenburg F, Waiyaki P, DuPont HL. Prevalence of enteric pathogens among international travelers with diarrheaa cquired in Kenya (Mombasa), India (Goa), or Jamaica (Montego Bay). J Infect Dis. 2002; 185 (4): 497-502.

[4] Thornton SA, Sherman SS, Farkas T, Zhong W, Torres P, Jiang X. Gastroenteritis in US Marines during Operation Iraqi Freedom. Clin Infect Dis. 2005; 40 (4): 519-25.

[5] DuPont HL, Levine MM, Hornick RB, Formal SB. Inoculum size in shigellosis and implications for expected mode of transmission. J Infect Dis. 1989; 159 (6): 1126-8.

[6] CDC.Shigella—Shigellosis; 2014. https: //urldefense.proofpoint. com/v2/url?u=http-3A__www.cdc.gov_shigella_general-2Dinformation. html&d=AAIFAg&c=6vgNTiRn9_pqCD9 hKx9JgXN1VapJQ8JVoF8oWH1AgfQ&r=Tindu1I6zHX9BlqDJ5l-7Uf-sHBkj3P2UlGnSytAo_o&m=UAfW4n6nPLnukHndq19gj03ismwWYlHxV6IEkHQNX68&s=fMUtLtU14bXqJfm488C9NigSJbU5NmkC0VxNedXrMgY&e=. Accessed 29 Sept 2014.

[7] Buckle GC, Walker CL, Black RE. Typhoid fever and paratyphoid fever: systematic review to estimate global morbidity and mortality for 2010. J Global Health. 2012; 2 (1): 010401. doi: 10.7189/jogh.02.010401.

[8] Crump JA, Luby SP, Mintz ED. The global burden of typhoid fever. Bull World Health Organ. 2004; 82 (5): 346-53.

[9] Hornick RB, Greisman SE, Woodward TE, DuPont HL, Dawkins AT, Snyder MJ. Typhoid fever: pathogenesis and immunologic control. N Engl J Med. 1970; 283 (13): 686-91.

[10] Mead PS, Slutsker L, Dietz V, McCaig LF, Bresee JS, Shapiro C, Griffn PM, Tauxe RV. Food-related illness and death in the United States. Emerg Infect Dis. 1999; 5 (5): 607-25.

[11] Haltalin KC, Nelson JD, Hinton LV, Kusmiesz HT, Sladoje M. Comparison of orally absorbable and nonabsorbable antibiotics in shigellosis. A double-blind study with ampicillin and neomycin. J Pediatr. 1968; 72 (5): 708-20.

[12] Murray BE. Resistance of Shigella, Salmonella, and other selected enteric pathogens to antimicrobial agents. Rev Infect Dis. 1986; 8 Suppl 2: S172-81.

[13] Nelson JD, Kusmiesz H, Jackson LH, Woodman E. Trimethoprimsulfamethoxazole therapy for shigellosis. J Am Med Assoc. 1976; 235 (12): 1239-43.

［14］ Barada Jr FA，Guerrant RL. Sulfamethoxazole-trimethoprim versus ampicillin in treatment of acute invasive diarrhea in adults. Antimicrob Agents Chemother. 1980；17（6）：961-4.

［15］ DuPont HL，Reves RR，Galindo E，Sullivan PS，Wood LV，Mendiola JG. Treatment of travelers' diarrhea with trimethoprim/ sulfamethoxazole and with trimethoprim alone. N Engl J Med. 1982；307（14）：841-4.

［16］ Bennish ML，Salam MA，Hossain MA，Myaux J，Khan EH，Chakraborty J，Henry F，Ronsmans C. Antimicrobial resistance of Shigella isolates in Bangladesh，1983—1990：increasing frequency of strains multiply resistant to ampicillin， trimethoprimsulfamethoxazole，and nalidixic acid. Clin Infect Dis. 1992；14（5）：1055-60.

［17］ CDC. National antimicrobial resistance monitoring system for enteric bacteria（NARMS）Human Isolates fnal report；2012. Atlanta， GA：U.S. Department of Health and Human Services，CDC.

［18］ Salam MA，Dhar U，Khan WA，Bennish ML. Randomised comparison of ciprofloxacin suspension and pivmecillinam for childhood shigellosis. Lancet. 1998；352（9127）：522-7.

［19］ Munshi MH，Sack DA，Haider K，Ahmed ZU，Rahaman MM，Morshed MG. Plasmid-mediated resistance to nalidixic acid in Shigella dysenteriae type 1. Lancet. 1987；2（8556）：419-21.

［20］ Folster JP，Pecic G，Bowen A，Rickert R，Carattoli A，Whichard JM. Decreased susceptibility to ciprofloxacin among Shigella isolates in the United States，2006—2009. Antimicrob Agents Chemother.2011；55（4）：1758-60.doi：10.1128/AAC.01463-10.

［21］ Talukder KA，Khajanchi BK，Islam MA，Dutta DK，Islam Z，Safa A，Khan GY，Alam K，Hossain MA，Malla S，Niyogi SK， Rahman M，Watanabe H，Nair GB，Sack DA. Genetic relatedness of ciprofloxacin-resistant Shigella dysenteriae type 1 strains isolated in south Asia. J Antimicrob Chemother. 2004；54（4）：730-4.

［22］ Taneja N. Changing epidemiology of shigellosis and emergence of ciprofloxacin-resistant Shigellae in India. J Clin Microbiol. 2007；45 （2）：678-9.

［23］ Talukder KA，Khajanchi BK，Islam MA，Dutta DK，Islam Z，Khan SI，Nair GB，Sack DA. The emerging strains of Shigella dysenteriae type 2 in Bangladesh are clonal. Epidemiol Infect. 2006；134（6）：1249-56.

［24］ Hoge CW，Gambel JM，Srijan A，Pitarangsi C，Echeverria P. Trends in antibiotic resistance among diarrheal pathogens isolated in Thailand over 15 years. Clin Infect Dis. 1998；26（2）：341-5.

［25］ Isenbarger DW，Hoge CW，Srijan A，Pitarangsi C，Vithayasai N，Bodhidatta L，Hickey KW，Cam PD. Comparative antibiotic resistance of diarrheal pathogens from Vietnam and Thailand，1996—1999. Emerg Infect Dis. 2002；8（2）：175-80.

［26］ Boumghar-Bourtchai L，Mariani-Kurkdjian P，Bingen E，Filliol I，Dhalluin A，Ifrane SA，Weill FX，Leclercq R. Macrolide-resistant Shigella sonnei. Emerg Infect Dis. 2008；14（8）：1297-9.doi：10.3201/eid1408.080147.

［27］ Howie RL，Folster JP，Bowen A，Barzilay EJ，Whichard JM. Reduced azithromycin susceptibility in Shigella sonnei，United States. Microb Drug Resist. 2010；16（4）：245-8. doi：10.1089/mdr.2010.0028.

［28］ Heiman KE，Karlsson M，Grass J，Howie B，Kirkcaldy RD，Mahon B，Brooks JT，Bowen A，Centers for Disease C，Prevention. Notes from the feld：Shigella with decreased susceptibility to azithromycin among men who have sex with men-United States，2002— 2013. MMWR Morb Mortal Wkly Rep. 2014；63（6）：132-3.

［29］ Eftekhari N，Bakhshi B，Pourshafe MR，Zarbakhsh B，Rahbar M，Hajia M，Ghazvini K. Genetic diversity of Shigella spp. and their integron content. Foodborne Pathog Dis. 2013；10（3）：237-42. doi：10.1089/fpd.2012.1250.

［30］ Nogrady N，Kiraly M，Borbas K，Toth A，Paszti J，Toth I. Antimicrobial resistance and genetic characteristics of integroncarrier shigellae isolated in Hungary（1998—2008）. J Med Microbiol. 2013；62（Pt 10）：1545-51. doi：10.1099/jmm.0.058917-0.

［31］ Ozmert EN，Ince OT，Orun E，Yalcin S，Yurdakok K，Gur D. Clinical characteristics and antibiotic resistance of Shigella gastroenteritis in Ankara，Turkey between 2003 and 2009，and comparison with previous reports. Int J Infect. 2011；15（12）：e849- 53. doi：10.1016/j.ijid.2011.08.008.

［32］ Pons MJ，Gomes C，Martinez-Puchol S，Ruiz L，Mensa L，Vila J，Gascon J，Ruiz J. Antimicrobial resistance in Shigella spp. causing traveller's diarrhoea（1995—2010）：a retrospective analysis. Travel Med Infect Dis. 2013；11（5）：315-9. doi：10.1016/ j.tmaid.2013.06.010.

［33］ Tajbakhsh M，Garcia Migura L，Rahbar M，Svendsen CA，Mohammadzadeh M，Zali MR，Aarestrup FM，Hendriksen RS. Antimicrobial-resistant Shigella infections from Iran：an overlooked problem? J Antimicrob Chemother. 2012；67（5）：1128-33.doi： 10.1093/jac/dks023.

［34］ Vrints M，Mairiaux E，Van Meervenne E，Collard JM，Bertrand S. Surveillance of antibiotic susceptibility patterns among Shigella sonnei strains isolated in Belgium during the 18-year period 1990—2007. J Clin Microbiol. 2009；47（5）：1379-85. doi：10.1128/ JCM.02460-08.

［35］ Bastos FC，Loureiro EC. Antimicrobial resistance of Shigella spp. isolated in the State of Para，Brazil. Rev Soc Bras Med Trop. 2011；44 （5）：607-10.

［36］ Marcoleta A，Toro C，Prado V，Serrano M，Fernandez P，Benadof D，Camponovo R，Campos V，Porte L，Zamorano J，Ortega C，Urqueta B，Ulloa MT. Antibiotic susceptibility patterns among Shigella sonnei，isolated during three different periods in Region Metropolitana，Chile. Rev Chilena Infectol. 2013；30（6）：616-21. doi：10.4067/S0716-10182013000600007.

［37］ Mota MI，Gadea MP，Gonzalez S，Gonzalez G，Pardo L，Sirok A，Rivas M，Algorta G，Schelotto F，Varela G. Bacterial pathogens associated with bloody diarrhea in Uruguayan children. Rev Argent Microbiol. 2010；42（2）：114-7. doi：10.1590/S0325- 75412010000200009.

［38］ Nunes MR，Magalhaes PP，Penna FJ，Nunes JM，Mendes EN. Diarrhea associated with Shigella in children and susceptibility to antimicrobials. J Pediatr. 2012；88（2）：125-8. doi：10.2223/JPED.2131.

［39］ Bhattacharya D，Bhattacharya H，Thamizhmani R，Sayi DS，Reesu R，Anwesh M，Kartick C，Bharadwaj AP，Singhania M， Sugunan AP，Roy S. Shigellosis in Bay of Bengal Islands，India：clinical and seasonal patterns，surveillance of antibiotic susceptibility patterns，and molecular characterization of multidrugresistant Shigella strains isolated during a 6-year period from 2006 to 2011. Eur J Clin

Microbiol Infect Dis. 2014；33（2）：157~70. doi：10.1007/s10096-013-1937-2.

[40] Das SK, Rahman A, Chisti MJ, Ahmed S, Malek MA, Salam MA, Bardhan PK, Faruque AS. Changing patient population in Dhaka Hospital and Matlab Hospital of icddr, b. Trop Med Int Health：TM & IH. 2014；19（2）：240~3. doi：10.1111/tmi.12231.

[41] Ghosh S, Pazhani GP, Niyogi SK, Nataro JP, Ramamurthy T. Genetic characterization of Shigella spp. isolated from diarrhoeal and asymptomatic children. J Med Microbiol. 2014；63（Pt7）：903~10. doi：10.1099/jmm.0.070912-0.

[42] Iqbal MS, Rahman M, Islam R, Banik A, Amin MB, Akter F, Talukder KA. Plasmid-mediated sulfamethoxazole resistance encoded by the sul2 gene in the multidrug-resistant Shigella flexneri 2a isolated from patients with acute diarrhea in Dhaka, Bangladesh. PLoS ONE. 2014；9（1）, e85338. doi：10.1371/journal. pone.0085338.

[43] Qiu S, Wang Y, Xu X, Li P, Hao R, Yang C, Liu N, Li Z, Wang Z, Wang J, Wu Z, Su W, Yang G, Jin H, Wang L, Sun Y, Yuan Z, Huang L, Song H. Multidrug-resistant atypical variants of Shigella flexneri in China. Emerg Infect Dis. 2013；19（7）：1147~50. doi：10.3201/eid1907.111221.

[44] Shen Y, Qian H, Gong J, Deng F, Dong C, Zhou L, Guo H. High prevalence of antibiotic resistance and molecular characterization of integrons among Shigella isolates in Eastern China. Antimicrob Agents Chemother. 2013；57（3）：1549~51. doi：10.1128/AAC.02102-12.

[45] Tariq A, Haque A, Ali A, Bashir S, Habeeb MA, Salman M, Sarwar Y. Molecular profiling of antimicrobial resistance and integron association of multidrug-resistant clinical isolates of Shigella species from Faisalabad, Pakistan. Can J Microbiol. 2012；58（9）：1047~54. doi：10.1139/w2012-085.

[46] Ud-Din AI, Wahid SU, Latif HA, Shahnaij M, Akter M, Azmi IJ, Hasan TN, Ahmed D, Hossain MA, Faruque AS, Faruque SM, Talukder KA. Changing trends in the prevalence of Shigella species：emergence of multi-drug resistant Shigella sonnei biotype g in Bangladesh. PLoS ONE. 2013；8（12）, e82601. doi：10.1371/journal.pone.0082601.

[47] Yang H, Chen G, Zhu Y, Liu Y, Cheng J, Hu L, Ye Y, Li J. Surveillance of antimicrobial susceptibility patterns among Shigella species isolated in China during the 7-year period of 2005—2011. Ann Lab Med. 2013；33（2）：111~5. doi：10.3343/=alm.2013.33.2.111.

[48] Bonkoungou IJ, Haukka K, Osterblad M, Hakanen AJ, Traore AS, Barro N, Siitonen A. Bacterial and viral etiology of childhood diarrhea in Ouagadougou, Burkina Faso. BMC Pediatr.2013；13：36. doi：10.1186/1471-2431-13-36.

[49] Dejli J, Nada RA, Mansour A, El-Moniem AA, Wasfy MO, Klena JD. Comparative analysis of Shigella sonnei biotype g isolated from paediatric populations in Egypt, 1999—2005. Epidemiol Infect. 2013；141（8）：1614~24. doi：10.1017/S0950268812002002.

[50] El-Gendy AM, Mansour A, Weiner MA, Pimentel G, Armstrong AW, Young SY, Elsayed N, Klena JD. Genetic diversity and antibiotic resistance in Shigella dysenteriae and Shigella boydii strains isolated from children aged <5 years in Egypt. Epidemiol Infect. 2012；140（2）：299~310. doi：10.1017/S0950268811000525.

[51] Sang WK, Oundo V, Schnabel D. Prevalence and antibiotic resistance of bacterial pathogens isolated from childhood diarrhoea in four provinces of Kenya. J Infect Dev Ctries. 2012；6（7）：572~8.

[52] Paniker CK, Vimala KN. Transferable chloramphenicol resistance in Salmonella typhi. Nature. 1972；239（5367）：109~10.

[53] Snyder MJ, Gonzalez O, Palomino C, Music SI, Hornick RB, Perroni J, Woodward WE, Gonzalez C, DuPont HL, Woodward TE. Comparative effcacy of chloramphenicol, ampicillin, and cotrimoxazole in the treatment of typhoid fever. Lancet. 1976；2（7996）：1155~7.

[54] Rowe B, Ward LR, Threlfall EJ. Multidrug-resistant Salmonella typhi：a worldwide epidemic. Clin Infect Dis. 1997；24 Suppl1：S106~9.

[55] Wain J, Hoa NT, Chinh NT, Vinh H, Everett MJ, Diep TS, Day NP, Solomon T, White NJ, Piddock LJ, Parry CM. Quinolone-resistant Salmonella typhi in Viet Nam：molecular basis of resistance and clinical response to treatment. Clin Infect Dis. 1997；25（6）：1404~10.

[56] Joshi S, Amarnath SK. Fluoroquinolone resistance in Salmonella typhi and S. paratyphi A in Bangalore, India. Trans R Soc Trop Med Hyg. 2007；101（3）：308~10.

[57] Saha SK, Darmstadt GL, Baqui AH, Crook DW, Islam MN, Islam M, Hossain M, El Arifeen S, Santosham M, Black RE. Molecular basis of resistance displayed by highly ciprofloxacin-resistant Salmonella enterica serovar Typhi in Bangladesh. J Clin Microbiol. 2006；44（10）：3811~3.

[58] Parry CM, Ho VA, le Phuong T, Bay PV, Lanh MN, le Tung T, Tham NT, Wain J, Hien TT, Farrar JJ. Randomized controlled comparison of ofloxacin, azithromycin, and an ofloxacinazithromycin combination for treatment of multidrug-resistant and nalidixic acid-resistant typhoid fever. Antimicrob Agents Chemother. 2007；51（3）：819~25.

[59] Hirose K, Hashimoto A, Tamura K, Kawamura Y, Ezaki T, Sagara H, Watanabe H. DNA sequence analysis of DNA gyrase and DNA topoisomerase IV quinolone resistance-determining regions of Salmonella enterica serovar Typhi and serovar Paratyphi A. Antimicrob Agents Chemother. 2002；46（10）：3249~52.

[60] Turner AK, Nair S, Wain J. The acquisition of full fluoroquinolone resistance in Salmonella Typhi by accumulation of point mutations in the topoisomerase targets. J Antimicrob Chemother. 2006；58（4）：733~40.

[61] Performance standards for antimicrobial susceptibility testing；Twenty-fourth informational supplement M100-S24（2014）. Wayne, PA：Clinical and Laboratory Standards Institute.

[62] Ackers ML, Puhr ND, Tauxe RV, Mintz ED. Laboratory-based surveillance of Salmonella serotype Typhi infections in the United States：antimicrobial resistance on the rise. J Am Med Assoc. 2000；283（20）：2668~73.

[63] Mermin JH, Townes JM, Gerber M, Dolan N, Mintz ED, Tauxe RV. Typhoid fever in the United States, 1985—1994：changing risks of international travel and increasing antimicrobial resistance. Arch Intern Med. 1998；158（6）：633~8.

[64] Threlfall EJ, Fisher IS, Berghold C, Gerner-Smidt P, Tschape H, Cormican M, Luzzi I, Schnieder F, Wannet W, Machado J, Edwards G. Trends in antimicrobial drug resistance in Salmonella enterica serotypes Typhi and Paratyphi A isolated in Europe, 1999—

2001. Int J Antimicrob Agents. 2003；22（5）：487-91.

[65] Gautam V，Gupta NK，Chaudhary U，Arora DR. Sensitivity pattern of Salmonella serotypes in Northern India. Braz J Infect Dis.2002；6（6）：281-7.

[66] Pokharel BM，Koirala J，Dahal RK，Mishra SK，Khadga PK，Tuladhar NR. Multidrug-resistant and extended-spectrum beta-lactamase（ESBL）-producing Salmonella enterica（serotypes Typhi and Paratyphi A）from blood isolates in Nepal：surveillance of resistance and a search for newer alternatives. Int J Infect Dis. 2006；10（6）：434-8.

[67] Mandal S，Mandal MD，Pal NK. Antibiotic resistance of Salmonella enterica serovar Paratyphi A in India：emerging and reemerging problem. J Postgrad Med. 2006；52（3）：163-6.

[68] Gupta SK，Medalla F，Omondi MW，Whichard JM，Fields PI，Gerner-Smidt P，Patel NJ，Cooper KL，Chiller TM，Mintz ED. Laboratory-based surveillance of paratyphoid fever in the United States：travel and antimicrobial resistance. Clin Infect Dis. 2008；46（11）：1656-63. doi：10.1086/587894.

[69] Heurtin-Le Corre C，Donnio PY，Perrin M，Travert MF，Avril JL. Increasing incidence and comparison of nalidixic acid-resistant Salmonella enterica subsp. enterica serotype typhimurium isolates from humans and animals. J Clin Microbiol. 1999；37（1）：266-9.

[70] Malorny B，Schroeter A，Bunge C，Hoog B，Steinbeck A，Helmuth R. Evaluation of molecular typing methods for Salmonella enterica serovar Typhimurium DT104 isolated in Germany from healthy pigs. Vet Res. 2001；32（2）：119-29.

[71] Prager R，Liesegang A，Rabsch W，Gericke B，Thiel W，Voigt W，Helmuth R，Ward L，Tschape H. Clonal relationship of Salmonella enterica serovar typhimurium phage type DT104 in Germany and Austria. Zentralbl Bakteriol. 1999；289（4）：399-414.

[72] Fonseca EL，Mykytczuk OL，Asensi MD，Reis EM，Ferraz LR，Paula FL，Ng LK，Rodrigues DP. Clonality and antimicrobial resistance gene profiles of multidrug-resistant Salmonella enterica serovar infantis isolates from four public hospitals in Rio de Janeiro, Brazil. J Clin Microbiol. 2006；44（8）：2767-72.

[73] White DG，Zhao S，Sudler R，Ayers S，Friedman S，Chen S，McDermott PF，McDermott S，Wagner DD，Meng J. The isolation of antibiotic-resistant salmonella from retail ground meats. N Engl J Med. 2001；345（16）：1147-54.

[74] Hakanen A，Kotilainen P，Huovinen P，Helenius H，Siitonen A. Reduced fluoroquinolone susceptibility in Salmonella enterica serotypes in travelers returning from Southeast Asia. Emerg Infect Dis. 2001；7（6）：996-1003.

[75] Shahada F，Chuma T，Tobata T，Okamoto K，Sueyoshi M，Takase K. Molecular epidemiology of antimicrobial resistance among Salmonella enterica serovar Infantis from poultry in Kagoshima，Japan. Int J Antimicrob Agents. 2006；28（4）：302-7.

[76] Musgrove MT，Jones DR，Northcutt JK，Cox NA，Harrison MA，Fedorka-Cray PJ，Ladely SR. Antimicrobial resistance in Salmonella and Escherichia coli isolated from commercial shell eggs. Poult Sci. 2006；85（9）：1665-9.

[77] Enteric Bacteria（NARMS）：2011 Executive Report. FDA. National antimicrobial resistance monitoring system. Food and Drug Administration；2013.

[78] O'Donnell AT，Vieira AR，Huang JY，Whichard J，Cole D，Karp BE. Quinolone-resistant Salmonella enterica serotype enteritidis infections associated with international travel. Clin Infect Dis. 2014；59（9）：e139-41. doi：10.1093/cid/ciu505.

[79] Glynn MK，Bopp C，Dewitt W，Dabney P，Mokhtar M，Angulo FJ. Emergence of multidrug-resistant Salmonella enterica serotype typhimurium DT104 infections in the United States. N Engl J Med. 1998；338（19）：1333-8.

[80] Quinn T，O'Mahony R，Baird AW，Drudy D，Whyte P，Fanning S.Multi-drug resistance in Salmonella enterica：efflux mechanisms and their relationships with the development of chromosomal resistance gene clusters. Curr Drug Targets. 2006；7（7）：849-60.

[81] Gupta A，Fontana J，Crowe C，Bolstorff B，Stout A，Van Duyne S，Hoekstra MP，Whichard JM，Barrett TJ，Angulo FJ. Emergence of multidrug-resistant Salmonella enterica serotype Newport infections resistant to expanded-spectrum cephalosporins in the United States. J Infect Dis. 2003；188（11）：1707-16.

[82] Carattoli A，Filetici E，Villa L，Dionisi AM，Ricci A，Luzzi I. Antibiotic resistance genes and Salmonella genomic island 1 in Salmonella enterica serovar Typhimurium isolated in Italy. Antimicrob Agents Chemother. 2002；46（9）：2821-8.

[83] Dunne EF，Fey PD，Kludt P，Reporter R，Mostashari F，Shillam P，Wicklund J，Miller C，Holland B，Stamey K，Barrett TJ，Rasheed JK，Tenover FC，Ribot EM，Angulo FJ. Emergence of domestically acquired ceftriaxone-resistant Salmonella infections associated with AmpC beta-lactamase. J Am Med Assoc.2000；284（24）：3151-6.

[84] Spika JS，Waterman SH，Hoo GW，St Louis ME，Pacer RE，James SM，Bissett ML，Mayer LW，Chiu JY，Hall B，et al. Chloramphenicol-resistant Salmonella newport traced through hamburger to dairy farms. A major persisting source of human salmonellosis in California. N Engl J Med. 1987；316（10）：565-70.

[85] Varma JK，Marcus R，Stenzel SA，Hanna SS，Gettner S，Anderson BJ，Hayes T，Shiferaw B，Crume TL，Joyce K，Fullerton KE，Voetsch AC，Angulo FJ. Highly resistant Salmonella NewportMDRAmpC transmitted through the domestic US food supply：a FoodNet case-control study of sporadic Salmonella Newport infections，2002—2003. J Infect Dis. 2006；194（2）：222-30.

[86] Folster JP，Pecic G，McCullough A，Rickert R，Whichard JM. Characterization of bla（CMY）-encoding plasmids among Salmonella isolated in the United States in 2007. Foodborne Pathog Dis. 2011；8（12）：1289-94. doi：10.1089/fpd.2011.0944.

[87] Weill FX，Bertrand S，Guesnier F，Baucheron S，Cloeckaert A，Grimont PA. Ciprofloxacin-resistant Salmonella Kentucky in travelers. Emerg Infect Dis. 2006；12（10）：1611-2. doi：10.3201/eid1210.060589.

[88] Le Hello S，Hendriksen RS，Doublet B，Fisher I，Nielsen EM，Whichard JM，Bouchrif B，Fashae K，Granier SA，Jourdan-Da Silva N，Cloeckaert A，Threlfall EJ，Angulo FJ，Aarestrup FM，Wain J，Weill FX. International spread of an epidemic population of Salmonella enterica serotype Kentucky ST198 resistant to ciprofloxacin. J Infect Dis. 2011；204（5）：675-84. doi：10.1093/infdis/jir409.

[89] Le Hello S，Bekhit A，Granier SA，Barua H，Beutlich J，Zajac M，Munch S，Sintchenko V，Bouchrif B，Fashae K，Pinsard JL，Sontag L，Fabre L，Garnier M，Guibert V，Howard P，Hendriksen RS，Christensen JP，Biswas PK，Cloeckaert A，Rabsch W，Wasyl D，Doublet B，Weill FX. The global establishment of a highlyfluoroquinolone resistant Salmonella enterica serotype Kentucky ST198 strain. Front Microbiol. 2013；4：395. doi：10.3389/fmicb.2013.00395.

[90] Helms M，Vastrup P，Gerner-Smidt P，Molbak K. Excess mortality associated with antimicrobial drug-resistant Salmonella typhimurium.

Emerg Infect Dis. 2002；8（5）：490-5.

［91］ Martin LJ, Fyfe M, Dore K, Buxton JA, Pollari F, Henry B, Middleton D, Ahmed R, Jamieson F, Ciebin B, McEwen SA, Wilson JB. Increased burden of illness associated with antimicrobial-resistant Salmonella enterica serotype typhimurium infections. J Infect Dis. 2004；189（3）：377-84.

［92］ Travers K, Barza M. Morbidity of infections caused by antimicrobial-resistant bacteria. Clin Infect Dis. 2002；34 Suppl 3：S131-4.

［93］ Wolday D, Erge W. Antimicrobial sensitivity pattern of Salmonella：comparison of isolates from HIV-infected and HIV-uninfected patients. Trop Doct. 1998；28（3）：139-41.

［94］ Herikstad H, Hayes P, Mokhtar M, Fracaro ML, Threlfall EJ, Angulo FJ. Emerging quinolone-resistant Salmonella in the United States. Emerg Infect Dis. 1997；3（3）：371-2.

［95］ Kiessling CR, Cutting JH, Loftis M, Kiessling WM, Datta AR, Sofos JN. Antimicrobial resistance of food-related Salmonella isolates, 1999—2000. J Food Prot. 2002；65（4）：603-8.

［96］ Bassily S, Hyams KC, el-Masry NA, Farid Z, Cross E, Bourgeois AL, Ayad E, Hibbs RG. Short-course norfloxacin and trimethoprim-sulfamethoxazole treatment of shigellosis and salmonellosis in Egypt. Am J Trop Med Hyg. 1994；51（2）：219-23.

［97］ Bennish ML, Salam MA, Khan WA, Khan AM. Treatment of shigellosis：III. Comparison of one-or two-dose ciprofloxacin with standard 5-day therapy. A randomized, blinded trial. Ann Intern Med. 1992；117（9）：727-34.

［98］ Shanks GD, Smoak BL, Aleman GM, Oundo J, Waiyaki PG, Dunne MW, Petersen L. Single dose of azithromycin or three-day course of ciprofloxacin as therapy for epidemic dysentery in Kenya. Acute Dysentery Study Group. Clin Infect Dis. 1999；29（4）：942-3.

［99］ Huang IF, Chiu CH, Wang MH, Wu CY, Hsieh KS, Chiou CC. Outbreak of dysentery associated with ceftriaxone-resistant Shigella sonnei：frst report of plasmid-mediated CMY-2-type AmpC beta-lactamase resistance in S. sonnei. J Clin Microbiol. 2005；43（6）：2608-12.

［100］ Jain SK, Gupta A, Glanz B, Dick J, Siberry GK. Antimicrobialresistant Shigella sonnei：limited antimicrobial treatment options for children and challenges of interpreting in vitro azithromycin susceptibility. Pediatr Infect Dis J. 2005；24（6）：494-7.

［101］ Taneja N, Lyngdoh VW, Sharma M. Haemolytic uraemic syndrome due to ciprofloxacin-resistant Shigella dysenteriae serotype1. J Med Microbiol. 2005；54（Pt 10）：997-8.

［102］ Bennish ML, Khan WA, Begum M, Bridges EA, Ahmed S, Saha D, Salam MA, Acheson D, Ryan ET. Low risk of hemolytic uremic syndrome after early effective antimicrobial therapy for Shigella dysenteriae type 1 infection in Bangladesh. Clin Infect Dis. 2006；42（3）：356-62.

［103］ Girgis NI, Sultan Y, Hammad O, Farid Z. Comparison of the effcacy, safety and cost of cefxime, ceftriaxone and aztreonam in the treatment of multidrug-resistant Salmonella typhi septicemia in children. Pediatr Infect Dis J. 1995；14（7）：603-5.

［104］ Girgis NI, Tribble DR, Sultan Y, Farid Z. Short course chemotherapy with cefxime in children with multidrug-resistant Salmonella typhi Septicaemia. J Trop Pediatr. 1995；41（6）：364-5.

［105］ Neill MA, Opal SM, Heelan J, Giusti R, Cassidy JE, White R, Mayer KH. Failure of ciprofloxacin to eradicate convalescent fecal excretion after acute salmonellosis：experience during an outbreak in health care workers. Ann Intern Med. 1991；114（3）：195-9.

［106］ Sirinavin S, Thavornnunth J, Sakchainanont B, Bangtrakulnonth A, Chongthawonsatid S, Junumporn S. Norfloxacin and azithromycin for treatment of nontyphoidal salmonella carriers. Clin Infect Dis. 2003；37（5）：685-91.

［107］ Liebana E, Garcia-Migura L, Clouting C, Clifton-Hadley FA, Lindsay E, Threlfall EJ, McDowell SW, Davies RH. Multiple genetic typing of Salmonella enterica serotype typhimurium isolates of different phage types（DT104, U302, DT204b, and DT49）from animals and humans in England, Wales, and Northern Ireland. J Clin Microbiol. 2002；40（12）：4450-6.

［108］ Ghilardi AC, Tavechio AT, Fernandes SA. Antimicrobial susceptibility, phage types, and pulse types of Salmonella Typhimurium, in Sao Paulo, Brazil. Mem Inst Oswaldo Cruz. 2006；101（3）：281-6.

第61章　弧菌的抗菌素耐药性

Michael L. Bennish，Wasif A Khan，Sabeena Ahmed

1　前言

本章介绍了一个包含100多个种的属——弧菌属细菌的抗微生物药物耐药性，其中已知有15个种对人类是有致病性的[1, 2]。弧菌属细菌是兼性厌氧革兰氏阴性杆菌。除霍乱弧菌外，其他所有的弧菌属细菌都是嗜盐的（喜欢盐）[1]。近年来，利用系统发育分析方法，有少数与人类疾病有关的弧菌种类已被重新归类为其他的属，对这些细菌，本章不再概述[3, 4]。

致病性弧菌引起肠道疾病和肠外疾病。这些肠道疾病中最闻名和最常见的是霍乱。可能需要抗菌治疗的弧菌感染可分为3种不同的临床症状：由霍乱弧菌O1或O139引起的霍乱以及很少的由其他血清型霍乱弧菌引起的霍乱；由非O1或O139霍乱弧菌或其他弧菌引起的非重度、非霍乱腹泻；由嗜盐海洋弧菌引起的软组织感染和败血症。霍乱弧菌O1或目前较不常见的O139血清群的感染（两者均可产生促分泌素霍乱毒素）几乎全部发生在难以获得清洁水或适当卫生的水源的贫穷国家。

除了霍乱弧菌O1和O139与肠道感染和腹泻相关以外[5-7]，其他霍乱弧菌血清群如副溶血性弧菌[8-10]和模拟弧菌[11, 12]也是如此。有时，这些其他霍乱弧菌血清群和弧菌菌种可能具有产生霍乱毒素的遗传能力[7, 13, 14]，因此可能导致类似霍乱的疾病，更常见的是，它们可引起较轻微的腹泻。这些多发生在海洋地区或海鲜较多的地方。另外，霍乱和非霍乱腹泻也会发生在其他地方的健康宿主中，最常见的就是在该病流行地区的儿童中最易发生。

皮肤和软组织感染，包括坏死性筋膜炎和脓毒症，是由嗜盐海洋弧菌引起的临床综合征[15]，这些现象在免疫功能低下的宿主中最常见，特别是那些有肝损害的宿主更易发生皮肤和软组织感染。与软组织感染和败血症相关的最常见病原体是创伤弧菌[16-19]，创伤弧菌感染也是迄今为止死亡率最高的弧菌病[1, 17]。

所有弧菌的主要储存源通常是热带和亚热带地区的海水或河口水域，但偶尔也在温带地区的水源中出现[20]。霍乱弧菌，因为它不是嗜盐的，也可能栖息在淡水（或至少是非盐水）中，若内陆水域受到严重污染，可能会成为霍乱暴发的隐患[21]。因此，海岸或河口内陆常常频繁暴发霍乱，其感染可能是饮用了受污染的"新鲜"水、食用了含霍乱弧菌的食物或人与人之间的接触传播而发生。

20～30℃的水温是霍乱弧菌复制的最佳温度[22]。全球变暖已经改变了20～30℃区间沿海海水温度的地理分布和季节性，这些海洋温度的变化，被认为是造成弧菌，特别是近年来在美国和欧洲观察到的非霍乱弧菌感染率增加的原因之一[1, 17, 23, 24]。

由弧菌引起的霍乱、非霍乱腹泻或伤口感染和败血症这3种不同临床综合征的发病机理和流行病学大不相同，并且影响对抗微生物治疗和抗微生物药物耐药性发展的需求。

霍乱弧菌O1和O139的获得性多重耐药现在是常见的，并在感染发生的地方经常存在。霍乱弧菌O1和O139获得的抗药性主要来自可传播的遗传元件，后者包括接合质粒、整合子或携带编码抗药性基因的整合接合元件。流行菌株在传播过程中既可以获得也可以丧失抗药性，因此对抵抗模式的监测至关重要。由于疾病发作迅速，如果没有适当的液体补充和抗微生物治疗，疾病可能会迅速致命，因此应根据已知的耐药现象及时向临床霍乱患者凭经验给予抗菌药物。另外，霍乱通常在感染生物体的隔离和敏感性检测不规范的情况下进行治疗，因此，监测耐药性并针对霍乱患者接受治疗的外围诊所报道的监测计划对于该疾病的管理至关重要。在霍乱弧菌中，耐药性在嗜盐弧菌中并不常见，尽管有许多药物在体外对这些细菌保持活性，因为感染相对稀少，并且缺乏临床试验，所以选择的治疗方案是根据体外和动物研究以及有限的临床经验确定的。

由霍乱弧菌O1或O139感染引起的霍乱是迄今为止由弧菌感染引起的所有疾病中最常见的疾病。摄入水或被霍乱弧菌O1（或O139）污染的食物导致霍乱，感染局限于肠腔内，霍乱毒素的产生会导致严重的水样腹泻。

在霍乱大流行中会导致患者发生剧烈腹泻（迄今为止有7次大流行），该病可定期流行，在印度恒河三角洲和印度次大陆其他地区呈流行性传播。如果无法快速获得有效治疗，霍乱往往是致命的[25]。在霍乱流行的69个国家中估计有13亿人有感染风险[26]，感染几乎完全局限于缺乏基本卫生、卫生条件差和饮用水不洁的贫穷国家。地方流行性和流行性传播都会导致以前非流行地区（特别是难民营）数万或数十万人发病[27, 28]，感染可发生在所有年龄段的人群中，但在流行地区，年轻人更易感染发病[29, 30]。

世界卫生组织（WHO）最近一次（2014年）全球霍乱总结报告中报道了42个国家的190 549例霍乱和2 231例霍乱死亡病例[31]，这些数字显然低估了疾病的实际负担。例如，广泛研究霍乱（并在国际科学文献中公布结果）的印度和孟加拉国的研究机构没有向世卫组织报告任何霍乱病例，多年来一直没有报告。一个较准确的估计是，霍乱病例的数量比向世卫组织报告的病例数大约多20倍（实际病例可能是2 800 000例），死亡人数比报告的数量高出约45倍（可能是91 000人死亡）[26]。

由于大量霍乱弧菌O1或O139感染及其独特的临床表现，有必要进行大量的随机对照试验以鉴定对其有效的治疗药物，这可为确定最佳抗微生物治疗方案提供了坚实的证据[32-42]。大量感染者还提供了关于耐药模式的广泛信息，这些信息通常是专门从事肠道感染研究的研究中心在研究或进行疫情调查期间系统纵向调查的一部分内容[43-84]（表61.1）。

表61.1　霍乱弧菌O1和O139临床分离株对可能用于治疗霍乱的抗菌药物耐药性的最新报道

作者和参考	位置，国家、地区或来源	获得的年份菌株	测试的分离物数量	AMP或AMX	AZM	CEP	CHL	CIP或NOR	DOX	ERY	FUR	NAL	SXT	TET
霍乱弧菌O1														
Chander[59]	印度昌迪加尔	1999—2007	277	34		0	3	2			85		88	5
Das[112]	印度德里	2001—2006	584	100		0	6	12			100	100	88	0
Mandomando[74]	莫桑比克马普托省	2002—2004	77	12			58/29					4/1	97	97/2
Kingston[72]	印度钦奈	2002—2005	41	32		7	10		2	68		97	92	0
Wang[50]	中国多个省份	2002—2010	109	3	0	0	2	2	0			46	38	11
Mwansa[157]	赞比亚卢萨卡	2004	150	100		0	0/100	0/100		0/100			100	0
Ngandjio[78]	喀麦隆多个网站	2004—2005	352	6		0	99	0				0	100	0
Roychowdhury[82]	印度加尔各答	2004—2005	135	79			10				100	100	89	7

（续表）

作者和参考	位置，国家、地区或来源	获得的年份菌株	测试的分离物数量	耐药菌株的比例（%）										
				AMP或AMX	AZM	CEP	CHL	CIP或NOR	DOX	ERY	FUR	NAL	SXT	TET
Rajeshwari[111]	印度德里	2005	40	83		3		5				90		15
Rahmani[80]	伊朗多个省份	2005—2007	107				99						97	
Ahmed[52]	孟加拉国达卡	2005—2008	5 934					0		31/57			99	61
Smith[83]	纳米比亚Omusati和Kunene区	2006—2007	9	0		0	0	0		0/100		0	100	0
Balaji[53]	印度泰米尔纳德邦省	2006—2009	31	100			3	32		29		97	90	
Saidi[110]	肯尼亚的Nyanza	2007—2008	80	0		1/3	0/99	0				4/96	100	0
Chomvarin[63]	泰国东北部	2007—2008	84	5			1	2		2/92			95	76/12
Das[64]	印度德里	2007—2009	238			2	1	37			100	100	89	17
Borkakoty[58]	印度阿萨姆邦	2007—2010	40	23		8		8					100	40
Ranjbar[48]	伊朗卡拉伊	2008	70	100		7		0	55	65	91	100	96	28
Karki[113]	尼泊尔	2008—2009	57	18/9				0		0/32	100	100	100	0
Islam[108]	津巴布韦四个网站	2008—2009	31		0			0			100	84	100	0
Ismail[70]	南非多个省份	2008—2009	716	2		1	42	0		25		100	100	2
Mandal[158]	印度本地治里	2008—2010	154	64		2		3			77			17
Quilici[79]	尼日利亚和喀麦隆多个地点	2009	19	0/100			0/100	0				100	100	0
Murhekar[77]	巴布亚新几内亚多个地区	2009—2011	305	76			3	1		38/55		<1	3	10/31
Jain[56]	印度Solapur	2010	41	0		0	0	0	0	0		100	100	0
Kar[71]	印度奥里萨邦	2010	35	100	0		100	0		100	100	100	100	100
Roy[60]	印度卡纳塔克邦	2010	18	100	6/11	28/17	17	6/17				100	100	22/44

（续表）

作者和参考	位置，国家、地区或来源	获得的年份菌株	测试的分离物数量	耐药菌株的比例（%）										
				AMP或AMX	AZM	CEP	CHL	CIP或NOR	DOX	ERY	FUR	NAL	SXT	TET
Sjolund-Karlsson[47]	海地	2010—2011	122		0			0			100	100	100	0
Das[65]	孟加拉国的四个城市	2010—2011	811		23			1	96				95	34
Smith[84]	多哥	2010—2012	42	0		0	0	0	0			91	100	0
Smith[84]	刚果民主共和国	2011	36	0		0	0	0	5			18	97	0
Smith[84]	几内亚	2012	125	1		0	6	0	0			0	99	0
Smith[84]	象牙海岸	2012	28			0	10	0				100	97	0
Dixit[66]	尼泊尔三个地点	2012	22	0		0		0	0			100	100	0
Shrestha[49]	尼泊尔加德满都	2012	22	0		18	9	9	91			100	100	0
Smith[84]	莫桑比克	2012—2013	26	100		100	97	0	0			100	97	48
Khan（未发表）	孟加拉国	2014—2015	478	0				0	0/100				100	99
霍乱弧菌O139														
Yu[51]	中国	1993—2009	290	73		50	0	67	6	14	94		83	91	83
Kingston[72]	印度钦奈	2002—2004	10	10	10					70		90		10

AMP：氨苄西林；AMX：阿莫西林；AZM：阿奇霉素；CEP：头孢菌素剂，包括头孢吡肟、头孢克肟、头孢噻肟、头孢他啶、头孢曲松或头孢噻吩；CHL：氯霉素；CIP：环丙沙星；DOX：强力霉素；ERY：红霉素；FVR：呋喃唑酮；NAL：萘啶酮酸；NOR：诺氟沙星；SXT：甲氧苄氨嘧啶-磺胺甲噁唑；TET：四环素。

诺氟沙星是Wang、Mwansa、Rajeshwari用于药敏试验的氟喹诺酮药物；其他人使用环丙沙星作为评估的氟喹诺酮药物之一，细胞中的双值指示耐药/中度敏感性。

除了Wang、Rahmani和Borkakoty使用肉汤稀释法检测MIC，Smith、Islam、Ismail和Quilici使用了E-test检测MIC外，表中其他所有研究均使用琼脂扩散法来测定敏感性。

感染除O1或O139外的霍乱弧菌血清群或与其他弧菌（最常见的是副溶血性弧菌）后引起的腹泻与霍乱不同，它在临床上症状不够典型，而且散发性很强，因此无法进行抗菌治疗的随机临床试验[1, 8-10, 85-87]。所以，霍乱弧菌O1或O139以外的弧菌引起的非霍乱腹泻的抗菌治疗效果尚不确定。

大多数霍乱感染发生在缺乏基本诊断微生物设施的发展中国家的偏远地区。对于大多数霍乱患者来说，感染的弧菌并不是孤立的，并且对抗菌药物敏感性也不确定。但不管怎样，如果抗生素治疗有用，则需要在疾病早期进行抗微生物治疗，因为感染菌株分离和体外敏感性需要48～72 h，而这段时间是霍乱治疗的关键时期。霍乱是一种迅速发作的疾病（患者可以在24 h内排出相当于自身体重的水量），在分离出感染菌株并确定抗生素敏感性的这段时间，患者要么死亡或要么康复，因此，根据已知的霍乱弧菌O1或O139流行株的耐药性和已知流行情况，必须经验性地进行抗菌治疗。

相反，引起筋膜炎、组织坏死或败血症的嗜盐海洋弧菌感染是由污染水域或处理海产品时摄入受污染的海产品或通过皮肤接种造成的[1, 2, 11, 17, 19, 22, 88]，是局部和系统侵袭性的[16, 89, 90]，通常偶尔发生，并且发生率相对较低[90-92]，并且不成比例地影响老年人和免疫功能低下者，特别是更易感染伴有肝硬化的患者[19, 90, 92, 93]，这种感染最常见于富裕和中等收入国家，可能是因为贫穷国家没有关于该菌的有效鉴定手段。与引起腹泻的非霍乱弧菌物种一样，还没有对嗜盐海洋弧菌确定最佳的抗微生物疗法的随机试验，并且也仅有少量的报告报道了对环境分离株的调查或其临床分离株的耐药性模式[94-101]。与霍乱患者相反，侵入性弧菌感染患者更有可能在医院环境中受到感染，在这种情况下可以进行明确的微生物学诊断并确定其抗微生物药物耐药性[16]。

本章将分别反复讨论霍乱、非霍乱腹泻、伤口感染和败血症这些临床综合征。

2　由霍乱弧菌O1或O139引起的霍乱

2.1　地理传播和抗药性流行病学

四环素是第一个经过系统评估的用于治疗霍乱的抗菌药物[40-42]。它很快就成为治疗这种疾病的首选药物。在使用的前20年直到20世纪70年代后期，报道的对四环素的耐药现象很少[102]。对用于治疗霍乱的其他药物（包括氨苄青霉素、氯霉素和甲氧苄氨嘧啶-磺胺甲噁唑）的耐药性也很少。在1969年从菲律宾患者获得的1 109株霍乱弧菌O1的报道中，仅有11例（1.0%）表现出对用于治疗的药物的耐药性[103]。在1976年亚洲、非洲和欧洲报告的1 156个菌株中，只有27个（2.3%）对所检测的药物（四环素、氨苄青霉素、氯霉素或磺胺制剂）有抗药性，然后所有上述药物都用于治疗霍乱[102]。

然而，到了20世纪70年代末，自亚洲和非洲分离的霍乱弧菌O1菌株中发现了由质粒介导的多重耐药菌株，这些菌株对四环素、氨苄青霉素、氯霉素和甲氧苄氨嘧啶-磺胺甲噁唑耐药[104-107]。由霍乱弧菌获得的接合组C质粒含有编码 II 型二氢叶酸还原酶、β-内酰胺酶和其他抗药性机制的基因。

从那以后，多种抗微生物药物耐药性成为全球范围内霍乱弧菌O1菌株的特征，非洲[44, 70, 74, 78, 79, 83, 84, 108-110]、亚洲[48-50, 52, 53, 56, 58-60, 63, 64, 66, 71, 72, 80, 82, 111-114]、欧洲[115, 116]、南美、中美洲和加勒比地区[47, 117-119]、大洋洲[77]都是如此（表61.1）。霍乱弧菌循环株和其他肠杆菌科细菌之间耐药质粒的转移有利于耐药性的扩散。

霍乱弧菌O139在1992年被首次确认为是造成霍乱的病原，当时它在孟加拉国及其他亚洲国家引起以严重腹泻为特征的大流行[120]，这是第一个产生霍乱毒素并引起霍乱流行性的非O1霍乱弧菌血清群，该流行菌株是由霍乱弧菌O1菌株自供体菌株经水平基因转移而获得了O139抗原编码基因，并与El Tor O1染色体重组进化而来[121, 122]。O139流行株对磺胺甲噁唑、链霉素和呋喃唑酮的抗药性与地方性流行菌株O1菌株也不同，O139流行菌株对这些药物的抗药性是由一种新型的可传播遗传因子——SXT "constin" 赋予的。Constin是它的性质的首字母 "共轭、自我转导和整合" 缩写而成，而SXT是因为constin组合基因赋予的磺胺甲噁唑和甲氧苄氨嘧啶耐药性[123, 124]，这种SXT constin或其变体具有不同的抗药基因，现已在霍乱弧菌O1和其他菌种中发现[81]。自霍乱弧菌O139被鉴定为引起霍乱的病原后，该菌在其后的10年里迅速传播，目前霍乱弧菌O139已基本消失，自2000年以来，亚洲只有零星病例发生[51, 125]。

在霍乱暴发之前，霍乱弧菌O1和O139的耐药性难以预测。在流行地区，可能有霍乱弧菌O1或O139同时循环的多个亚群，这些不同的亚群可能具有不同的抗微生物药物敏感性[126-130]。在非流行地区，霍乱的暴发通常是由于单一霍乱弧菌O1或O139的传入而引起的[131]，并且大多数初始感染是由于具有相同抗菌药物耐药性特征的菌株引起的[131]，然而，随着时间的推移，这些流行菌株可能会获得（或失去）抗菌素耐药性，与最初的分离株相比，从流行后期患者获得的分离株可能与感染初期分离的菌株的抗菌药物耐药性不同[44, 132-135]。一份报告表明，在流行地区，使用选择性富集和抗生素联合筛查环境分离株有助于鉴定具有新的抗生素耐药性的霍乱弧菌菌株，这些菌株很可能会流行[136]，但是这个假设尚未经过连续观察证实。

霍乱弧菌O1和O139中的抗生素耐药性通常是通过许多可移动遗传元件获得的[137]，这些可移动遗传元件通常是来自其他霍乱弧菌（包括霍乱弧菌O1和O139所在的水生环境中的非O1或O139血清群[117]）和肠道中其他革兰氏阴性细菌中的质粒[44, 106, 116, 132, 138-141]、整合子[116, 134, 135, 141-145]和整合性接合元件或Constin[123, 124, 143-146]（表61.2）。这些移动元素并不稳定[124]，会随着抗微生物压力和其他生态的变化而变化，既可以获得抗药性并且将抗药性品系迅速繁殖，也可以丢失抗药性基因并且重新建立其对药物的敏感性，这种生态压力还增加了对抗菌基因靶点或抗菌外排泵机制中染色体突变的分离株的适应性选择[147, 148]，如霍乱弧菌O1分离株对氟喹诺酮类敏感性降低和临床耐药[36, 62, 149-152]（表61.2）。

表61.2　抗霍乱弧菌O1或O139治疗中常用的抗生素的耐药机制

药物	首次出现抗药性的时期	遗传决定因素和抗性机制	注释
氨苄西林和其他β-内酰胺	1970s	表达β-内酰胺酶的共轭质粒、整合子或整合接合元件（ICE），包括扩展谱β-内酰胺酶[167]	尽管多年来耐受氨苄青霉素的霍乱弧菌菌株已经出现上升和下降趋势，但有限的调查表明，耐药菌株目前并不常见（表61.1），氨苄青霉素不常用于治疗霍乱。对霍乱患者的霍乱弧菌进行耐药性调查和临床实验室检测时，通常不包括对氨苄西林敏感性的确定，从而降低其在临床实践中使用的可能性。它也不是世界卫生组织推荐的治疗霍乱的药物[168]
大环内酯类红霉素和阿奇霉素	1990s和2000s	接合质粒、整合子或整合接合元件（ICE）携带的多药外排系统[169, 170]	由于阿奇霉素在感染部位的浓度较高，并且其本身对细菌目标具有较高活性，因此即使对红霉素的敏感性降低，阿奇霉素也可能保持活性。这些药物用于治疗霍乱弧菌O1或O139感染的抗药性阈值暂时尚不明确
萘啶酸	1990s	在编码喹诺酮靶酶DNA促旋酶的基因gyrA的喹诺酮抗性决定区中存在单一突变，通常导致对萘啶酸的高水平耐药性。这种变化可能会降低菌体对氟喹诺酮类药物的敏感性，但不会造成直接的耐药性[171]。对氟喹诺酮类药物的高水平的抗性需要另外的突变，即在gyrA或parC中也发生突变，它们也编码氟喹诺酮靶酶、DNA拓扑异构酶	对萘啶酸的耐药性可用作筛选试验，可用于鉴定是否对氟喹诺酮类药物的敏感性降低，但不能鉴定是否具有直接的耐药性[33]。这种分离株造成的感染通常会导致氟喹诺酮治疗的临床反应减弱[33]
氟喹诺酮类药物	1990s	分别编码氟喹诺酮靶酶DNA促旋酶和DNA拓扑异构酶的基因gyrA和parC中的突变。这些基因的序列突变可使菌体逐渐降低对氟喹诺酮类药物的敏感性[165]。这些突变可以使最小抑菌浓度增加100倍，而使用目前的阈值定义（低于1 μg/mL的氟喹诺酮能抑制菌株生长）[33]，或者他们可以导致直接抗性（4 μg/mL以内的氟喹诺酮浓度抑制菌株生长）。可转移遗传元件qnrVC3有助于选择更高水平的耐药突变[172]。外排泵在O1和O139血清群中的耐药作用不确定[147]	与其他抗菌药物不同，氟喹诺酮类药物的耐药方向一直是单向的，只会越来越严重。迄今为止，在敏感性降低的霍乱弧菌O1菌株已确定的地区，还没有出现对已经增加的敏感性又降低的逆转现象。值得注意的是，在对氟喹诺酮类药物敏感性降低但仍被认为敏感的菌株使用临床实验室标准研究所建议的平板扩散或肉汤稀释标准方法检测时[161]，该菌对氟喹诺酮类药物具有临床耐药性，特别是用于单次剂量时更是如此[33]
四环素	1970s	含有多重耐药性外排基因的结合质粒[173]	四环素耐药性是在霍乱弧菌O1首先出现的、也是最常见的耐药性之一[104, 105]，这主要是因为它是第一个通常用于治疗霍乱的抗微生物制剂[174]，并且可能是生态压力筛选出了耐药菌株。四环素耐药性不稳定，敏感菌株可以在耐药菌株占优势的时期重新出现

（续表）

药物	首次出现抗药性的时期	遗传决定因素和抗性机制	注释
复方新诺明	1970s	结合质粒、整合子或整合性接合元件（ICE）[104, 106, 124, 175, 176]。这些可转移的元件含有编码 二氢叶酸酯合成酶或二氢叶酸还原酶突变体的 基因，这些酶是细菌叶酸合成所必需的。这些 突变体对磺胺甲噁唑和甲氧苄氨嘧啶的作用具 有抗性[177, 178]	与转移元件携带的其他耐药决定因素一样，霍乱弧菌携带的这些元素是不稳定的，因此其抗药性也是不固定的。在耐药性菌株出现并且在一段时间内已成为主要的流行菌株后，可能会出现药物敏感型菌株

　　亚洲霍乱弧菌O139感染的历程清楚地说明了耐药性基因的获得和丧失。20世纪90年代的前期霍乱弧菌O139初步流行后，作为腹泻的原因，这种病原体随后在很大程度上消失。当在90年代后期再次出现感染时，该病原体已经失去了对甲氧苄氨嘧啶-磺胺甲噁唑的抗药性，这是其最初的特征之一[43, 126, 153-155]，这是由于SXT *constin*中的抗生素耐药性基因簇被删除而造成的[124]。矛盾的是，在霍乱弧菌O139流行期消退后，出现的霍乱弧菌O1亚群（霍乱弧菌O1作为霍乱病原在印度次大陆的O139流行高峰期实际上消失）却对甲氧苄啶-磺胺甲噁唑耐药，这是由于获得了抗甲氧苄氨嘧啶-磺胺甲噁唑的编码基因SXT *constin*[124]，含有SXT元件的霍乱弧菌O1的多重耐药菌株现已广泛传播到其他大陆地区[134]，这种传播最引人注目（也是最广为人知的）的例子是南亚的联合国工作人员将具有多重耐药性的霍乱弧菌O1携带入海地地区[156]，在不经意的携带霍乱弧菌O1这一多重耐药菌株的2年内，海地地区有600 000多人发生了霍乱，7 000多人死于霍乱[27]，而这是在一个人口约为10 000 000的国家。

　　霍乱弧菌O1和O139抗微生物药物耐药现状如何？很难进行广泛的概括。由于许多地区的流行毒株都可能是由可能成为最初流行病原的亲本毒株进化而来，他们既可以获得耐药性基因也可失去抗药性基因，因此它们的耐药性模式在地理上是不同的，这导致霍乱流行或地方流行性地区出现各种耐药性表型，如表61.1所示，该表总结了近期来自20多个国家霍乱弧菌O1或O139耐药性谱的报道。

　　目前还没有简单可用和最新溯源跟踪的耐药性模式。已发表的文献数据即使在发表时也很可能因为数据整理、稿件撰写和出版等过程（甚至假定电子出版物）已经经过了2年或更久的时间见刊。此外，与没有耐药性的报道相比，由于耐药性报道可能是更值得出版的报道，因此会被更多地报道，从而提供了一个与实际耐药性模式不太吻合的报道。世界卫生组织出版的"每周流行病学记录"是一个定期发布疫情的出版物，霍乱疫情是作为其"暴发新闻"功能的一部分，但这些报道通常不包含有关抗生素敏感性模式的信息。

　　在10多年前第一版的本章中，我们发现没有可用的在线资源来报道霍乱弧菌的耐药模式并及时获得结果，目前仍然没有这样的资源。但已有国家开始努力协调霍乱预防、控制和治疗的措施，其中一个例子是由盖茨基金会支持的非洲霍乱监测网-Africhol（http://africhol.org/），该网站发表了全非洲大陆的霍乱弧菌的耐药模式报道[84]。但在霍乱流行的撒哈拉以南非洲地区，尽管电子通讯有所增加，约10亿人口中有5亿手机订阅人数（过去15年增长25倍），但获得同期耐药性信息仍然很难，农村地区更是如此。即使在霍乱仍然每年都流行的孟加拉国和国际腹泻病研究中心对患者腹泻病原体的耐药模式进行着常规监测，初级保健机构仍然难以及时获得此类信息。

　　目前霍乱弧菌O1的耐药情况仍令人不安（表61.1）。现在多重耐药的霍乱弧菌O1在霍乱流行的所有地区都很常见，2015年，国际腹泻病研究中心的治疗中心治疗了约12 000名由霍乱弧菌O1引起的霍乱患者和450名霍乱弧菌O139患者（按历史标准[159]计算，数字相对较低），几乎所有的分离株均对甲氧苄嘧啶-磺胺甲噁唑和四环素耐药，大多数患者对红霉素只有中等敏感性（推测阿奇霉素也是如此），实际上所有分离株对氟喹诺酮类药物的敏感性和临床反应都会减弱[33, 160]。

氟喹诺酮的体外敏感性并不总是等同于临床疗效。国际腹泻病研究中心分离的所有霍乱弧菌O1株在通过琼脂扩散法（抑制区>21 mm）或琼脂稀释法（低于阈值水平的最小抑制浓度<1 μg/mL，用于定义耐药性）进行检测时，似乎对氟喹诺酮类敏感[33, 161]，当在全球范围内使用这些标准阈值水平时，大多数霍乱弧菌O1分离株对氟喹诺酮类仍然敏感（表61.1），但偶尔也有耐药[60, 64]。

然而，从1994年到2012年，霍乱弧菌O1的环丙沙星的最小抑菌浓度[90]增加了20倍，从0.012 μg/mL增加到了0.250 μg/mL[33, 36]，与此同时，菌株对萘啶酮酸（一种较早的喹诺酮）具有极高的抗药性，对萘啶酮酸的最小抑菌浓度[90]从32 μg/mL增加到了≥256 μg/mL。通过琼脂扩散试验，检测发现耐萘啶酸的分离株的环丙沙星最小抑菌浓度为0.190 μg/mL，而对萘啶酸敏感的分离株为0.002 μg/mL，重要的是，治疗萘啶酮酸耐药菌株感染患者的临床成功率仅为18%，而使用单剂量环丙沙星治疗萘啶酸敏感菌株感染患者的临床成功率为94%[33]。显然，与沙门氏菌[162]和淋球菌[163]一样，应用氟喹诺酮类药物对霍乱弧菌O1的体外敏感性临界点并不能预测这些药物在霍乱期间的体内应答效果。

体外敏感性阈值部分来源于抗微生物药物在组织和血清的预期浓度，以及这些浓度与所考虑的病原体的最小抑菌浓度之间的关系。对于霍乱来说，药物效力重要的决定因素是肠道内的浓度（这是感染的部位）。鉴于霍乱期间肠道体液量较高，肠道内药物浓度会迅速被稀释。采用单剂量治疗后，环丙沙星在给药24 h内在肠腔内的浓度可降至敏感性降低的霍乱弧菌菌株的最小抑菌浓度以下，这也解释了单剂量疗法在对这些患者进行治疗时相对缺乏效力的原因。针对霍乱弧菌菌株感染的环丙沙星3 d治疗方案可能比单剂量方案更有效，但其敏感性会降低，并且临床反应仍不是最佳[33, 164]。

霍乱弧菌对氟喹诺酮类药物的敏感性下降总是与其萘啶酮酸耐药性有关，并且是由编码DNA促旋酶的基因gyrA的单一突变引起的，这是喹诺酮类药物的靶点[165]，这一基因的进一步突变会导致霍乱弧菌对氟喹诺酮类药物具有更广泛的耐药性。

抗药性不是固定的。由于SXT元件中的耐药性质粒和耐药性基因都不稳定[67]，因此随着抗菌药物压力的降低，菌株倾向于能够再次回复到自己原本敏感的状态。除了霍乱弧菌O139中的耐药性基因型丢失的例子之外，国际腹泻病研究中心还发现了对四环素的抗药性也存在波动的菌株。在20世纪90年代初期，霍乱弧菌O1对四环素的耐药率达到80%以上，到90年代后期该耐药性则消失，仅在2004年恢复，然后每年大幅波动[81, 160]。从2006年到2011年，所有霍乱弧菌O1菌临床分离株均含有SXT元件，据推测该菌株仍含有磺胺甲噁唑和甲氧苄啶耐药性基因，因此说明它们对这两种药物具有持续抗药性。四环素耐药性的波动是由于来自SXT元件的四环素抗药性基因的丢失，或者由于编码四环素耐药性的质粒的转移和丢失造成的。

霍乱弧菌的耐药形式并不全都是很严峻的。尽管目前霍乱弧菌对红霉素的敏感性阈值还没有完全确定，它们对该药物和阿奇霉素的敏感性是否降低也不清楚[161]，从表61.1可以看出，在非洲，大多数分离株对红霉素仍然敏感[84]。几乎所有的非洲分离株都对氨苄青霉素敏感，但关于氨苄青霉素治疗霍乱的疗效数据非常有限[32, 166]。相对于霍乱弧菌O1的最小抑菌浓度，氨苄青霉素的肠内腔浓度不可能非常高，这对药物效力来说不是好事。许多分离菌对氯霉素仍然敏感，但由于该药（如果罕见）对造血系统具有毒性，因此人们不愿意将该药重新纳入常规使用药剂之列。

但在某些地区，耐药性问题非常严峻。在莫桑比克，2012年和2013年分离的临床菌株对氨苄西林、头孢曲松、氯霉素、萘啶酸和甲氧苄啶-磺胺甲噁唑的耐药性几乎一致，有一半分离株对四环素耐药。当用于治疗对萘啶酮酸有耐药性的菌株时，就只有阿奇霉素是经过验证的有效药物，或者可以使用氟喹诺酮，但其活性较低且临床反应较差（表61.3）。2010—2011年在孟加拉国4个地点进行的一项研究中，几乎所有的霍乱弧菌菌株都对红霉素和甲氧苄氨嘧啶-磺胺甲噁唑耐药，1/3的分离株对四环素耐药，1/4的分离株对阿奇霉素耐药（后者以葡萄球菌药物敏感性临界点为根据，阿奇霉素对霍乱弧菌的敏感性药物敏感性临界点尚未建立）[161]，只有1%的分离株对环丙沙星有明显的耐药性。尽管没有做萘啶酸敏感性试验和氟喹诺酮最小抑菌浓度测定，但这些菌株对氟喹诺酮类药物的敏感性很可能已经降低（表61.2）。

表61.3　治疗成人和儿童霍乱的抗菌药选择

药物	剂量	成人剂量	小儿剂量
氨苄西林	多	未评估	12.5 mg/kg体重，每6 h 1次，连用3 d[166]
	单	未评估	未评估
阿奇霉素	多	未评估	每天10 mg/kg体重，3 d[179]
	单	1 g[36]	20 mg/kg体重[35]
环丙沙星	多	每24 h 500 mg，3 d[180, 181]	未评估
	单	1 g[34]	20 mg/kg体重[37]
强力霉素	多	第1 d 100 mg两次（每12 h 1次），然后在第2 d和第3 d每天一次，每次100 mg[39]	第1 d 2 mg/kg体重，两次（每12 h 1次），然后第2 d和第3 d每天一次，每次100 mg[39]
	单	300 mg[38]	4 mg/kg体重[38, 39]
红霉素	多	每6 h 500 mg，连用3 d[180]	每6 h 12.5 mg/kg体重，3 d[182]
	单	未评估	未评估
四环素	多	每6 h 500 mg，连用3 d[180]	12.5 mg/kg体重，每6 h 1次，连用3 d[166]
	单	1 g[183]	未评估
甲氧苄啶-磺胺甲噁唑	多	160 mg甲氧苄啶和800 mg磺胺甲噁唑，每12 h 1次，连用3 d[184]	每1 kg体重10 mg/kg甲氧苄氨嘧啶和50 mg/kg磺胺甲噁唑，每12 h 1次，连用3 d[182]
	单	未评估	未评估

表中列出的所有药物都很常见。治疗霍乱药剂的选择取决于在发生感染的地区，霍乱弧菌在同时期的药物敏感性模式。

2.2　临床意义

霍乱中使用抗生素是辅助治疗，而非治疗所必需的。因为霍乱弧菌O1和O139是非侵入性和自限性感染，所以感染过程本身不是致命的，即没有感染诱导的炎症变化导致细胞死亡和组织破坏。霍乱弧菌O1和O139的致死后果与霍乱毒素的产生和由毒素作用引起的肠液丢失以及低血容量和休克对器官功能的影响有关。口服（对于轻度疾病患者）或口服和静脉注射（对于更严重的霍乱患者）替代液体可挽救生命[185]。

然而，抗生素可使腹泻量减少1/2甚至减少2/3，使腹泻持续时间减半[37, 185, 186]（表61.3）。如果没有抗菌药物治疗，患有严重霍乱的患者在接受补液治疗后会泄泻大约750 mL水液/kg体重；有效的抗微生物治疗可将液体损失降至每千克体重250 mL[37, 41, 42, 186]。在一个50 kg的人中，每千克体重有500 mL的水液泄泻差额，在他们住院期间水液泄泻差额达到25 L。凭借有效的抗生素治疗，腹泻的持续时间从略低于4 d的平均值降至略低于2 d。流体损失的减少以及随之而来的流体替换需求的减少对患者的监护具有重要影响。在缺乏经验的人手中，严重脱水霍乱患者的液体替代治疗可能会产生问题，医疗保健提供者通常给患者补充的液体不足，从而导致不必要的死亡。在有经验的人手中，霍乱的死亡率应该是0.2%或更低[46]。然而，整体而言，霍乱死亡率仍远高于此[31, 187]。在流行期间，特别是在流行病开始时，死亡率可能非常高。在卢旺达难民营大规模暴发多重耐药霍乱弧菌

O1感染期间，死亡率几乎为50%[28]。2010年海地地震后霍乱疫情开始暴发时，死亡率超过5%[188]，随着来自美国（距航程2 h）和其他国家的国际援助，死亡率随后降至1%[27]。

缺乏经验或不知所措的工作人员难以判断所需补液的量，通常低估患者所需补液的体积。另外，如果收治患者太多、工作人员太少以及缺乏药品等限制，即使有训练有素的工作人员，对霍乱患者治愈的成功率也会大大降低，这一问题会在医疗有限而霍乱最常见的情况下加剧。通过满足流体需求和缩短疾病持续时间，以及使用有效的抗微生物治疗可以大大减少严重霍乱患者的死亡率。最后，有效的抗菌治疗不仅可以降低治疗成本，还可以大幅度降低死亡率。

霍乱弧菌O1群El Tor型（以1905年首次返回埃及哈吉斯时的检疫营区命名）是具有霍乱毒素编码基因的经典的霍乱弧菌生物型，该霍乱的出现，使得治疗该病变得复杂起来[189]。El Tor型是第七次霍乱流行病的起因，该病原于1961年在印度尼西亚开始流行，随后蔓延至除南极洲以外的所有大陆，并持续至今（根据定义看，大流行病的开始和结束甚至比经济衰退更具有随意性）。El Tor型感染与传统生物型感染相比不太可能产生严重脱水性腹泻，大概是因为El Tor霍乱毒素的表达量较低和毒力较弱[190]。随着经典生物型霍乱毒素的获得，这种El Tor菌株的感染现在正在产生更严重的疾病，死亡率更高[110, 191]，这种变异型霍乱弧菌O1 El Tor型现在已经从孟加拉国传播到亚洲其他地区[58, 192, 193]、非洲[110, 194]和美洲[195]。

霍乱的治疗是经验性的。在霍乱流行地区或霍乱暴发期间，任何患有严重水样腹泻的成人都被认为患有霍乱[185]。标准疗法是补液，如果患者没有脱水则口服补液，如果患者严重脱水或者有很高泄泻率（每千克体重每小时泄泻量大于5 mL）则通过静脉输液[196]，所有脱水或高泄泻率的患者也应该接受抗菌药物治疗，并根据预先了解的流行株药物敏感性模式选择药物[196, 197]（表61.3）。

2.3 耐药性的实验室诊断

为了给霍乱患者选择合适的抗生素而对个体患者进行实验室诊断是无用的，因为给霍乱患者使用抗生素治疗的益处在于疾病早期及时使用抗生素可为患者康复提供有益的帮助，而不是在霍乱弧菌O1和O139感染菌株的分离和敏感性检测所需的48～72 h后。因此，用于治疗的抗生素的选择必须基于对循环毒株耐药性模式的了解。应该使用敏感性试验来确定霍乱暴发开始时的耐药性情况，并监测流行毒株的耐药性情况，作为流行或流行病监测的一部分[198]。

琼脂平板上的圆盘扩散检测是确定敏感性的最常用手段[161, 198-200]。圆盘扩散试验具有简单、成本低、重复性好的优点，这是在发生霍乱的贫困地区进行抗生素敏感性试验时亟需解决的关键问题。在这些地区通常缺乏最基本的诊断能力，所以通常必须在流行病期间现场建立实验室，以便进行菌株分离和药敏试验，或将样品送到区域实验室鉴定。无论自动化检测系统在其他环境中的可靠程度如何，贫困地区的简陋条件是不利于复杂的自动化系统使用的[161, 198, 201]，这些自动化系统都没有被批准用于霍乱弧菌的监测。虽然已经有许多人在开发霍乱快速诊断试剂和方法（包括即时检测），但目前仍没有开发出确定抗生素耐药性的快速检测方法[202]。

圆盘扩散法的使用存在局限性。美国临床和实验室标准研究所（CLSI）霍乱弧菌检测的解释标准是基于有限的临床信息，并且通常来源于其他微生物[161]。多西环素的圆盘扩散试验并不能准确预测临床反应[34]。在体外对多西环素敏感但对四环素耐药的霍乱弧菌菌株感染的患者不会对强力霉素给药产生反应[34]，因此，当强力霉素被考虑用于治疗霍乱弧菌O1或O139感染时，应使用四环素敏感性试验而不是多西环素敏感性试验。用于检测红霉素或阿奇霉素的圆盘扩散和肉汤稀释敏感性标准由对葡萄球菌的活性推断[161]，这很重要，因此，大环内酯类药物用于治疗时应确定其临床效果，而不是单纯依靠建议的药物敏感性临界点并相应地调整治疗方案。后者说起来容易做起来难，因为在发生霍乱疫情的复杂而混乱的环境中，甚至在治疗霍乱的地方性流行环境中，对临床反应的系统评估很困难。

霍乱弧菌对氟喹诺酮的圆盘扩散药物敏感性临界点是根据对其他肠杆菌科的活性确定的，建议的环丙沙星对敏感菌的抑制区≥21 mm[161]，抑制区相当于<1 μg/mL的最小抑菌浓度[161]，这些体外敏感性定义与临床反应无关。对感染了环丙沙星敏感性霍乱弧菌O1菌株的患者使用琼脂扩散试验确定的敏感性药物敏感性临界点，并且使用E-test确定的环丙沙星最小抑菌浓度（0.250 μg/mL）时，往往治疗无效[33, 36]，因此，环丙沙星琼脂扩散试验结果不能用于确定霍乱弧菌O1和O139的敏感性。氟喹诺酮对环丙沙星中度敏感的霍乱弧菌的抑制范围为18 ~ 20 mm，或最小抑菌浓度为2 μg/mL[161]，依据这个剂量进行治疗，通常会导致临床治疗失败，即使使用多剂量而不是单剂量的治疗方案，其结果也是如此[33]。

氟喹诺酮类药物是治疗霍乱和其他肠道感染的重要选择，更重要的是有一些确定敏感性的方法可以预测临床反应。一种选择是使用萘啶酮酸的敏感性，即认为所有在琼脂扩散试验中对萘啶酸耐药的菌株也可以临床耐受氟喹诺酮类药物[33]。目前的美国临床和实验室标准研究所指南不包含霍乱弧菌针对萘啶酸活性的解释标准，但美国疾病控制与预防中心和世界卫生组织建议抑制范围小于19 mm的区域表示具有萘啶酸耐药性[198, 203]。

确定氟喹诺酮敏感性的另一种选择是使用E-test来确定最小抑菌浓度。E-test虽然比平板原点扩散检测更昂贵，但与用于发展中国家简单和可靠的琼脂扩散检测具有相同的优点。一般认为，E-test试验中环丙沙星的最小抑菌浓度≥0.250 μg/mL的菌株是临床耐药的[36]；最小抑菌浓度为0.002 ~ 0.025 μg/mL的菌株，尽管通过琼脂扩散法常常被鉴定为对萘啶酸耐药，但在临床上对环丙沙星至少会有敏感性[33, 37, 204]；环丙沙星E-test最小抑菌浓度≤0.002 μg/mL的菌株在进行琼脂扩散试验时，不但对萘啶酸敏感，而且用环丙沙星治疗时完全有效。

虽然美国临床和实验室标准研究所建议的霍乱弧菌对红霉素或阿奇霉素的敏感性检测标准是依据葡萄球菌敏感性检测的经验建立的[161]，但我们的经验是对红霉素的E-test最小抑菌浓度≤0.750 μg/mL或对阿奇霉素E-test最小抑菌浓度≤0.125 μg/mL的分离株在临床上对这些药物具有敏感性[35, 36]。霍乱弧菌的红霉素E-test与琼脂扩散试验显示出良好的相关性[205]，但该研究中建议的体外药敏阈值（16 μg/mL）超过了预期临床反应的水平[205]。

2.4　治疗选择

霍乱弧菌O1的大多数流行菌株仍然对至少一种已知的可有效治疗霍乱的抗菌药物敏感（表61.3）。然而，如果没有其他替代药物备用，这并不是一个很好现象。对治疗霍乱需要进行评估的最后一种新药是阿奇霉素，我们在1999年评估了它[35]。从那时起，我们既没有鉴定出可用于治疗霍乱的新型抗菌药物，也没有发现任何正在进行的用于治疗霍乱的新型抗菌药物的临床试验注册申请（www.clinicaltrials.gov）。用于霍乱的药物必须具有体外活性，在肠腔内达到高浓度，可口服，对儿童安全，并且价格低廉。即使不考虑成本，也没有一类未经评估的抗菌药物符合治疗霍乱的这些标准。

当我们在10多年前的版本撰写本章时，那些看起来很有希望的药物——抗菌剂利福昔明[206]、virstatin，因其是一种不可吸收的转录调控因子，能调控霍乱毒素和毒素共调菌毛的表达[207, 208]，那时还没有被淘汰出局。

有建议指出在体外实验中表现出耐药的药物在临床使用时可能仍然有效。一项四环素非随机研究显示，即使分离株在体外对四环素耐药，但在临床上对霍乱患者使用四环素时，对霍乱也具有一定疗效[209]。回顾性观察表明，由于对环丙沙星的最小抑菌浓度增加，虽然单剂量环丙沙星对治疗霍乱弧菌O1感染无效[36]，但多剂量疗法可能仍然具有一定疗效[33]。

一项研究发现，补充锌可以非常及时地减少腹泻持续时间和泄泻物的体积[210]。这是一个有点令人惊讶的发现，因为锌在其他病因引起的腹泻的治疗中常常是没有疗效的[211]，并且因为锌的这种即时作用的生物活性（在不涉及组织破坏的疾病的48 h内）也是有问题的。

霍乱治疗的关键仍然是体液补充。如果引起感染的菌株是对所有目前已知的有效药物产生耐药性的菌株（现实存在这种可能性），那么霍乱患者对静脉输液的需求将会相应增加。目前的霍乱已经在其治疗中出现巨大的挑战，这将增加治疗费用，对某些患者来说，可能还会造成死亡。

2.5　感染控制措施

避免霍乱弧菌耐药性问题的最有效手段是通过提供洁净的饮用水和改善卫生条件来预防霍乱[212]。不幸的是，世界上大部分地区仍然缺乏清洁安全的饮用水，全球1/3的人口缺乏基本的卫生设施[213]。两者当然都应该被视为一项基本的人权，但是地方政府和国际及双边机构提供的水和卫生设施投资仍然不足以为全人类提供洁净安全的饮用水[213]。

在发展中国家的农村地区，从中央水站网络系统提供自来水的供水方式是不切实际的。这些地方已经通过挖掘大量水井来提供饮用水，但是其维护和意外事件（例如印度次大陆的一些管井中砷含量高）也会阻碍这些项目的实施[214]。

用于提供洁净饮用水的替代或补充解决方案是在收集水源并在摄入之前对水进行杀菌。净化饮水的方法是使用当地可用的材料（例如用于制作纱丽的布）来过滤携带霍乱弧菌的桡足类和其他海洋生物[215]，其他方法包括使用窄口（以防止继续污染）的添加有氯的水容器[216]或使用陶瓷滤水器[217]，上述简陋的方法都不是最佳供水模式，集中供水系统仍然是为世界上大部分人口提供洁净饮水的良好方式，特别是生活在贫穷国家农村地区。实际上，提供安全饮用水的方法必须便宜（例如，对于大多数缺乏干净水的人来说沸水太贵）并且适应贫困的农村条件。

霍乱疫苗的持续发展和利用率的提高也许是霍乱控制方面最有希望的进展。霍乱疫苗已经开发和研究超过100年[204]，它们的疗效、使用储存的简便性有了渐进的进步，使它们更适合在最常发生霍乱的世界贫困地区使用。现有霍乱疫苗所提供的保护水平和免疫持续时间都不尽理想[218, 219]，目前它们主要用于在难民营或自然灾害之后的霍乱流行期间进行紧急免疫接种。已经开发出一种霍乱疫苗作为储备以用于紧急情况[220]，这可以减轻在灾难和内乱期间（如卢旺达和海地发生的霍乱流行病）暴发的一些霍乱的严重程度[27, 28]。够提供持久免疫力的常规霍乱疫苗还需要研究人员进一步开发。

有人建议（但目前还没有经验证据）认为，给霍乱患者施以抗菌治疗可降低继发霍乱的发生，从而减少霍乱的发病率。最近的研究表明，霍乱患者的霍乱弧菌与环境分离株相比是"高感染性"的（ID_{50}低得多）[221]，这些由患者释放的霍乱弧菌的瞬时超感染性可能有助于解释霍乱弧菌引起暴发性流行的原因[222]。建模试验表明，对于排出大量霍乱粪便（每升含有10^{12}个菌）的所有中度或重度疾病患者，抗生素治疗本身可以通过减少继发性霍乱的次数和严重程度，将霍乱死亡率减少12%[223]。当抗生素与清洁水和霍乱疫苗一起使用时，将会在更大程度上减少霍乱流行期间感染和死亡的人数[223]。

但目前还不清楚扩大抗微生物治疗的实施如何减少继发性霍乱病例。患有中度或重度霍乱并寻求治疗的患者通常会留在治疗中心或医院，不管他们是否接受过抗菌素治疗，直到他们的腹泻减轻甚至康复才会出院。二次传播的最大风险很可能是在他们到达医疗机构之前，目前尚不清楚如何在患者家中进行抗微生物治疗。医院本身可能是一种病原的储存媒介，通过医院内传播[224, 225]或未经处理的医疗设施废物可导致周围社区的人群处于受感染风险之中[226, 227]。推测在治疗设施中对患者进行更全面的抗微生物治疗可能会降低这些设施内或其附近发生二次传播的风险。但针对这些问题，更好的（但并非总是可以实现）解决方法是加强感染控制和废物处理。

由于家庭中二次感染的高发病率（高达50%的霍乱病患者是通过家庭成员之间接触被感染的），也有人建议对家庭成员实施预防性抗微生物治疗。研究人员药物预防对这种方法进行了评估，得出了不同的结论：多剂量、多日药物预防（而不是短期抗菌预防），可减少该菌的传播和二次发病[228]；预防措施可使家庭接触者中排泄的霍乱弧菌减少[229]；预防措施可降低疾病严重程度，但不能降低二次感染的发生率[230]；药物预防可短暂延迟排毒时间，但不能防止排毒[231]；或者药物预防对二次感染的影响很小[232]。直接对这些研究结果进行对比比较困难，因为它们是使用不同的药物方案在不同的条件下进行的。由于考虑到支持其使用的证据太少，目前的指南并不建议使用抗菌药物进行预防[197, 233]。

迄今为止的研究表明，无论是患者接受治疗的增加还是预防性药物的使用，都没能解释在抗菌药物的扩大使用过程中对霍乱弧菌（或其他病原体）耐药性的潜在影响[223]。

3　霍乱弧菌O1或O139以外的弧菌引起的腹泻病

3.1　耐药性的地理传播和流行病学

霍乱弧菌O1或O139以外的弧菌的耐药性甚至比霍乱弧菌O1或O139还要多，目前还没有系统的报告或监测引起非霍乱腹泻的弧菌之间的耐药性。

非霍乱弧菌相关性腹泻的最常见病原中，关于副溶血性弧菌耐药性的报道是最常见的。近期在全球范围内传播的副溶血性弧菌独特血清型导致非霍乱腹泻病例有所增加[234]。来自亚洲的非霍乱腹泻的报道尤为普遍，可能与这些地区存在摄入生的或未煮熟的海鲜饮食文化有关，在那里，一般情况下卫生水平很差，因此这种疾病在那里也更常见[9, 10, 85, 87, 235-237]。但是，无论在何处，只要接触了海洋环境和海产品，都可能发生非霍乱弧菌感染[8, 17, 18, 86]。氨苄青霉素和链霉素耐药性似乎是全球最近分离的副溶血弧菌菌株的共同特征，大多数菌株仍然对甲氧苄氨嘧啶-磺胺甲噁唑、四环素和喹诺酮敏感[9, 85, 86, 235, 238]。

腹泻很少与创伤弧菌、河流弧菌、模仿弧菌和非O1或非O139霍乱弧菌血清群等其他弧菌种类感染有关[1]。后者很少具有毒力属性，例如拥有产生霍乱毒素能力最常见的弧菌是霍乱弧菌O1和O139，并导致临床霍乱[7]。有关这些非O1或非O139血清群的弧菌的耐药性报道很少，许多报道都来自环境分离株，这些分离株可能是或可能不是来自患者的典型分离株[5, 101, 239-241]。

3.2　临床意义

除了不常见的非O1、非O139产生霍乱毒素的霍乱弧菌分离株外，与霍乱弧菌相比，由非O1或O139血清群的弧菌引起的腹泻是较轻的自限性的。感染这些微生物并不会产生临床综合征，可将其与许多其他不需要抗菌治疗（包括病毒感染）的腹泻病因区分开来，在没有快速诊断检测的情况下，可以确定病因作为非霍乱弧菌性腹泻，由于这些细菌引起的腹泻不需要抗微生物治疗，因此经验性治疗往往会导致用药过度的治疗。唯一例外的情况可能发生在食源性疾病暴发中，在这种情况下，对暴发性菌株的鉴定可能有利于为后续感染选择合适药物。但即使假设或推测感染的菌株不是霍乱弧菌，也没有对照研究证明使用抗生素对非霍乱弧菌引起的腹泻有益处。

3.3　耐药性的实验室诊断

最近的（2015）CSLI对不经常鉴定的细菌进行敏感性试验的指南包括非霍乱弧菌菌种检测指南[161]。使用标准培养基（分别用阳离子调节的Mueller-Hinton肉汤或Mueller-Hinton琼脂）[161]进行肉汤稀释最小抑菌浓度和琼脂扩散实验，可用于确定这些细菌对药物的敏感性。但与霍乱弧菌O1或O139一样，对抗微生物制剂的临床和细菌学反应信息的稀缺性意味着这些制剂的敏感性阈值常常是从其他细菌中推断出来的。在这种情况下，阿奇霉素治疗霍乱的剂量仍将依赖于其他肠杆菌科或葡萄球菌的外推。对这些不经常鉴定耐药性的细菌，由于它们很少被分离，因此不可能严格按照所有要求建立药物敏感性临界值，也就更不可能确定其与临床应答的相关性[242]。

3.4 治疗选择

与大多数水样腹泻一样，治疗大多数患者的主要手段是依靠口服补液盐，或者如果脱水严重，则通过静脉补液。

3.5 感染控制措施

大多数感染与食品卫生条件不良有关。要么摄入未煮熟的海鲜，要么是缺乏足够的卫生措施，不能确保其他食物不会受到感染者粪便的污染或者人与人之间的粪便传播。标准的卫生习惯可以预防大部分感染。但正如上文所指出的关于霍乱流行的原因那样，缺乏清洁饮用水和适当卫生条件仍然是贫穷国家人民良好卫生习惯的障碍。在富裕国家，重点必须放在限制海鲜处理不当或消耗不当的风险上。

4 霍乱弧菌O1或O139以外的弧菌引起的组织侵袭性疾病和败血症

4.1 耐药性地理传播和流行病学

总结引起侵袭性疾病或败血症的弧菌的耐药性模式时，因多种因素影响而使得该工作变得复杂。这些因素包括人源分离株的相对稀少性、文献中关于药物敏感性的报道很罕见、关于耐药性机制的报道匮乏、它们被分离的地理位置的多样性、缺乏人与人之间较大传播因而不存在导致多重感染的单一菌株，并且直到最近还没有用于药敏试验的标准化方法。

非霍乱弧菌特别是创伤弧菌（最常引起组织侵袭性疾病的弧菌菌种）的组织侵袭性感染比非霍乱弧菌的胃肠道感染更令人担忧，因为组织侵袭性感染通常在没有有效抗微生物疗法的情况下会导致患者死亡。虽然软组织感染和这些细菌引起的败血症等临床综合征可能包括这些患者所具有的腹泻症状，但是这种疾病的关键特征是前者（组织侵入和败血症）而不是后者（腹泻）。

与获得性耐药现在普遍存在的霍乱弧菌O1或O139不同，嗜盐（非霍乱）组织侵袭性弧菌的耐药性似乎不太常见。大多数报道表明创伤弧菌通常对氟喹诺酮类[89, 94-96, 100, 238, 243, 244]、头孢噻肟和其他第三代头孢菌素[89, 95, 96, 100, 238, 244, 245]、甲氧苄氨嘧啶-磺胺甲噁唑[96, 100, 238, 243]、四环素或米诺环素[89, 95, 96, 100, 238, 244, 245]和亚胺培南[89, 96, 238]敏感。在对这些细菌的临床综合症首次详细总结时，发现它们对氨苄青霉素的耐药性很常见[98, 99, 243, 246]，对氨苄青霉素的耐药性或中间敏感性（MIC≥1 μg/mL）也很常见，该剂量与第一代或第二代头孢菌素的使用剂量类似[89, 96, 100, 244, 245]。克拉维酸盐添加到氨苄青霉素或阿莫西林中可降低对β-内酰胺具有耐药性菌株的最小抑菌浓度，但仅对4 μg/mL的最小抑菌浓度[90]有所降低[96]。庆大霉素也表现出很好的针对创伤弧菌的中间活性，在两项研究中报道的最小抑菌浓度分别为2 μg/mL[50]和4 μg/mL[89, 95]，最小抑菌浓度值是早期研究的2倍[243]。

有研究报道了溶藻弧菌的敏感性。在大部分情况下，耐药模式与报道的创伤弧菌相似[96, 100, 247]。其他组织侵入性弧菌种类的报道则更少。

4.2 临床意义

与霍乱弧菌O1和O139或非霍乱弧菌引起的非侵入性腹泻疾病不同，抗微生物治疗对组织侵袭性弧菌感染患者的存活至关重要。

据我们所知，目前还没有对组织侵袭性弧菌病的抗菌治疗进行对照研究的报道。因此，治疗药物的选择通常是根据相对较少的一部分患者的治疗结果、临床经验以及体外或动物研究的外推得出的[89, 94, 95, 245, 248-250]。

由于非霍乱弧菌引起的侵袭性疾病患者通常免疫功能低下，并且疾病可能迅速加重（接触36 h

内发病，大多数病例死亡率为50%或更高）。因此根据临床表现和流行病学特征（肝病患者的海洋接触或其他免疫损害）怀疑感染时，首先应开始抗生素治疗，然后在根据随后的实验室结果进行调整。基于体外和动物研究提出的药物治疗方案包括环丙沙星和头孢噻肟联合用药[95]、四环素单药治疗[248]、氟喹诺酮单药治疗[94]以及头孢噻肟和米诺环素联合用药[251, 252]。

近年来，文献报道得最多的一系列患者来自中国台湾地区。一般而言，这种方法一直使用两种已知对非霍乱弧菌具有良好体外活性的药物进行治疗。有93例接受各种抗菌药物治疗的患者的一系列报道表明，使用第三代头孢菌素和四环素或同类药物组合可以达到最低的死亡率[16]。接受第一代或第二代头孢菌素和氨基糖苷类治疗的患者，其治疗效果明显更差[16]。另一项对89例由创伤弧菌引起的坏死性筋膜炎治疗的回顾性报道发现，第三代头孢菌素和米诺环素或氟喹诺酮和米诺环素的联合治疗比仅接受第三代头孢菌素治疗的效果要好[253]。这些研究与所有不受控制的回顾性研究一样，由于这些病例会根据疾病的严重程度选择治疗方案，并随着时间的推移而改变抗微生物方案以及提供差异化治疗，因此受到这些研究本身固有特性的限制而具有一定的局限性。

目前的疾病控制与预防中心建议的治疗方案是用强力霉素（100 mg口服或静脉注射，一天2次，7～14 d）与第三代头孢菌素（例如头孢他啶1～2 g，每8 h静脉内或肌内注射）或氟喹诺酮作为单一药剂治疗[250]。由于担心氟喹诺酮和多西环素对儿童具有潜在毒性，疾病控制与预防中心建议用甲氧苄氨嘧啶-磺胺甲噁唑加氨基糖苷类抗生素对儿童感染进行治疗。鉴于疾病的严重性，该建议似乎错位了。在有限的时间段内，儿童使用氟喹诺酮类药物似乎是安全的，儿童使用四环素类药物会使牙齿不可逆地变色，但不会导致长期的严重疾病。鉴于组织侵入性弧菌感染的致死特点，使用这些药物的风险比收益更大。另外，与成人相比，儿童侵袭性弧菌感染更少见。

4.3　耐药性的实验室诊断

与霍乱弧菌O1或O139以及引起腹泻的非霍乱弧菌一样，目前存在更完整针对组织浸润性弧菌琼脂扩散和肉汤稀释最小抑菌浓度试验的建议[161]。与霍乱弧菌一样，敏感性临界点在很大程度上是从其他细菌的敏感性试验中推断出来的。

4.4　治疗选择

需要手术治疗（切开引流、坏死组织清创、筋膜切除术或截肢术）时，抗微生物治疗是组织侵袭性疾病的重要辅助手段[16, 88, 89, 249]，其他关键的辅助措施包括维持血压（感染性休克是感染的常见表现，尤其是免疫功能低下的患者更是如此）和控制弥散性血管内凝血的措施。

4.5　感染控制措施

患有肝病的患者具有发生创伤弧菌败血症的高风险。在美国，生海鲜特别是牡蛎是最常见的传播媒介[97]。应该警告所有高危疾病患者避免食用生的或未煮熟的海鲜，在餐馆或海鲜店发布警告通常不会被那些处于危险中的人注意到，或者是因为它们不显眼，或者它们所处的语言无法被风险人士理解（例如在美国的英语语言符号无法被患有肝病的高风险西班牙裔人理解）[254]。

在至少一份来自日本的报道中，流行地区的许多卫生保健人员也不知道吃生的或未煮熟的海鲜对肝病患者有风险[255]，因此，除了餐馆和食品商店的警告外，医护人员向感染弧菌的患者提供建议是非常重要的，其他预防措施包括为所有处理海鲜的商业人员提供手套，并警告捕鱼者或涉及海洋活动的其他人员，如果他们有开放伤口或磨损或穿透性损伤（如鱼钩），就存在被感染风险。鉴于捕鱼时无处不在的风险，建议所有患有肝病或免疫力低下的人避免此类活动。

参考文献

［1］ Janda JM, Newton AE, Bopp CA. Vibriosis. Clin Lab Med. 2015；35：273-88.

［2］ Mazel D, Colwell R, Klose K, et al. VIBRIO 2014 meeting report. Res Microbiol. 2014；165：857-64.

［3］ Thompson FL, Hoste B, Vandemeulebroecke K, Swings J. Reclassifcation of Vibrio hollisae as Grimontia hollisae gen. nov., comb. nov. Int J Syst Evol Microbiol. 2003；53：1615-7.

［4］ Hinestrosa F, Madeira RG, Bourbeau PP. Severe gastroenteritis and hypovolemic shock caused by Grimontia（Vibrio）hollisae infection. J Clin Microbiol. 2007；45：3462-3.

［5］ Dutta D, Chowdhury G, Pazhani GP, et al. Vibrio cholerae nonO1, non-O139 serogroups and cholera-like diarrhea, Kolkata, India. Emerg Infect Dis. 2013；19：464-7.

［6］ Marin MA, Thompson CC, Freitas FS, et al. Cholera outbreaks in Nigeria are associated with multidrug resistant atypical El Tor and non-O1/non-O139 Vibrio cholerae. PLoS Negl Trop Dis. 2013；7, e2049.

［7］ Tobin-D'Angelo M, Smith AR, Bulens SN, et al. Severe diarrhea caused by cholera toxin-producing vibrio cholerae serogroup O75 infections acquired in the southeastern United States. Clin Infect Dis. 2008；47：1035-40.

［8］ Gavilan RG, Zamudio ML, Martinez-Urtaza J. Molecular epidemiology and genetic variation of pathogenic Vibrio parahaemolyticus in Peru. PLoS Negl Trop Dis. 2013；7, e2210.

［9］ Pazhani GP, Bhowmik SK, Ghosh S, et al. Trends in the epidemiology of pandemic and non-pandemic strains of Vibrio parahaemolyticus isolated from diarrheal patients in Kolkata, India. PLoS Negl Trop Dis. 2014；8, e2815.

［10］ Letchumanan V, Chan KG, Lee LH. Vibrio parahaemolyticus：a review on the pathogenesis, prevalence, and advance molecular identifcation techniques. Front Microbiol. 2014；5：705.

［11］ Kay MK, Cartwright EJ, Maceachern D, et al. Vibrio mimicus infection associated with crayfsh consumption, Spokane, Washington, 2010. J Food Prot. 2012；75：762-4.

［12］ Chitov T, Kirikaew P, Yungyune P, Ruengprapan N, Sontikun K. An incidence of large foodborne outbreak associated with Vibrio mimicus. Eur J Clin Microbiol Infect Dis. 2009；28：421-4.

［13］ Shinoda S, Nakagawa T, Shi L, et al. Distribution of virulenceassociated genes in Vibrio mimicus isolates from clinical and environmental origins. Microbiol Immunol. 2004；48：547-51.

［14］ Crump JA, Bopp CA, Greene KD, et al. Toxigenic Vibrio cholerae serogroup O141-associated cholera-like diarrhea and bloodstream infection in the United States. J Infect Dis. 2003；187：866-8.

［15］ Dechet AM, Yu PA, Koram N, Painter J. Nonfoodborne Vibrio infections：an important cause of morbidity and mortality in the United States, 1997—2006. Clin Infect Dis. 2008；46：970-6.

［16］ Liu JW, Lee IK, Tang HJ, et al. Prognostic factors and antibiotics in Vibrio vulnifcus septicemia. Arch Intern Med. 2006；166：2117-23.

［17］ Newton A, Kendall M, Vugia DJ, Henao OL, Mahon BE. Increasing rates of vibriosis in the United States, 1996—2010：review of surveillance data from 2 systems. Clin Infect Dis. 2012；54 Suppl 5：S391-5.

［18］ Jones EH, Feldman KA, Palmer A, Butler E, Blythe D, Mitchell CS. Vibrio infections and surveillance in Maryland, 2002—2008. Public Health Rep. 2013；128：537-45.

［19］ Oliver JD. Wound infections caused by Vibrio vulnifcus and other marine bacteria. Epidemiol Infect. 2005；133：383-91.

［20］ Back E, Ljunggren A, Smith Jr H. Non-cholera Vibrios in Sweden. Lancet. 1974；1：723-4.

［21］ Rebaudet S, Sudre B, Faucher B, Piarroux R. Environmental determinants of cholera outbreaks in inland Africa：a systematic review of main transmission foci and propagation routes. J Infect Dis. 2013；208 Suppl 1：S46-54.

［22］ Igbinosa EO, Okoh AI. Emerging Vibrio species：an unending threat to public health in developing countries. Res Microbiol.2008；159：495-506.

［23］ Vezzulli L, Pezzati E, Brettar I, Hofle M, Pruzzo C. Effects of global warming on vibrio ecology. Microbiol Spectr. 2015；3.

［24］ Le Roux F, Wegner KM, Baker-Austin C, et al. The emergence of Vibrio pathogens in Europe：ecology, evolution, and pathogenesis（Paris, 11-12th March 2015）. Front Microbiol. 2015；6：830.

［25］ Bennish M. Cholera. In：DA Warrell CT, Firth JD, Benz EJ, editors. Oxford textbook of medicine. Oxford, United Kingdom：Oxford University Press；2003. p. 515-21.

［26］ Ali M, Nelson AR, Lopez AL, Sack DA. Updated global burden of cholera in endemic countries. PLoS Negl Trop Dis. 2015；9, e0003832.

［27］ Barzilay EJ, Schaad N, Magloire R, et al. Cholera surveillance during the Haiti epidemic—the frst 2 years. N Engl J Med. 2013；368：599-609.

［28］ Siddique AK, Salam A, Islam MS, et al. Why treatment centres failed to prevent cholera deaths among Rwandan refugees in Goma, Zaire. Lancet. 1995；345：359-61.

［29］ Agtini MD, Soeharno R, Lesmana M, et al. The burden of diarrhoea, shigellosis, and cholera in North Jakarta, Indonesia：fndings from 24 months surveillance. BMC Infect Dis. 2005；5：89.

［30］ Sur D, Deen JL, Manna B, et al. The burden of cholera in the slums of Kolkata, India：data from a prospective, community based study. Arch Dis Child. 2005；90：1175-81.

［31］ Cholera 2014. Wkly Epidemiol Rec 2015；90：517-28.

［32］ Leibovici-Weissman Y, Neuberger A, Bitterman R, Sinclair D, Salam MA, Paul M. Antimicrobial drugs for treating cholera. Cochrane Database Syst Rev. 2014；6, CD008625.

［33］ Khan WA, Saha D, Ahmed S, Salam MA, Bennish ML. Effcacy of ciprofloxacin for treatment of cholera associated with diminished susceptibility to ciprofloxacin to vibrio cholerae O1. PLoS ONE. 2015；10, e0134921.

［34］ Khan WA, Bennish ML, Seas C, et al. Randomised controlled comparison of single-dose ciprofloxacin and doxycycline for cholera caused by Vibrio cholerae 01 or 0139. Lancet.1996；348：296-300.

［35］ Khan WA，Saha D，Rahman A，Salam MA，Bogaerts J，Bennish ML. Comparison of single-dose azithromycin and 12-dose，3-day erythromycin for childhood cholera：a randomised，double-blind trial. Lancet. 2002；360：1722-7.

［36］ Saha D，Karim MM，Khan WA，Ahmed S，Salam MA，Bennish ML. Single-dose azithromycin for the treatment of cholera in adults. N Engl J Med. 2006；354：2452-62.

［37］ Saha D，Khan WA，Karim MM，Chowdhury HR，Salam MA，Bennish ML. Single-dose ciprofloxacin versus 12-dose erythromycin for childhood cholera：a randomised controlled trial. Lancet. 2005；366：1085-93.

［38］ Alam AN，Alam NH，Ahmed T，Sack DA. Randomised double blind trial of single dose doxycycline for treating cholera in adults. Br Med J. 1990；300：1619-21.

［39］ Sack DA，Islam S，Rabbani H，Islam A. Single-dose doxycycline for cholera. Antimicrob Agents Chemother. 1978；14：462-4.

［40］ Greenough 3rd WB，Gordon Jr RS，Rosenberg IS，Davies BI，Benenson AS. Tetracycline in the treatment of cholera. Lancet. 1964；41：355-7.

［41］ Lindenbaum J，Greenough WB，Islam MR. Antibiotic therapy of cholera in children. Bull World Health Organ. 1967；37：529-38.

［42］ Lindenbaum J，Greenough WB，Islam MR. Antibiotic therapy of cholera. Bull World Health Organ. 1967；36：871-83.

［43］ Das S，Gupta S. Diversity of Vibrio cholerae strains isolated in Delhi，India，during 1992—2000. J Health Popul Nutr. 2005；23：44-51.

［44］ Mwansa JC，Mwaba J，Lukwesa C，et al. Multiply antibioticresistant Vibrio cholerae O1 biotype El Tor strains emerge during cholera outbreaks in Zambia. Epidemiol Infect. 2006；1-7.

［45］ Mishra M，Mohammed F，Akulwar SL，Katkar VJ，Tankhiwale NS，Powar RM. Re-emergence of El Tor vibrio in outbreak of cholera in & around Nagpur. Indian J Med Res. 2004；120：478-80.

［46］ Ryan ET，Dhar U，Khan WA，et al. Mortality，morbidity，and microbiology of endemic cholera among hospitalized patients in Dhaka，Bangladesh. Am J Trop Med Hyg. 2000；63：12-20.

［47］ Sjolund-Karlsson M，Reimer A，Folster JP，et al. Drug-resistance mechanisms in Vibrio cholerae O1 outbreak strain，Haiti，2010. Emerg Infect Dis. 2011；17：2151-4.

［48］ Ranjbar M，Rahmani E，Nooriamiri A，et al. High prevalence of multidrug-resistant strains of Vibrio cholerae，in a cholera outbreak in Tehran-Iran，during June-September 2008. Trop Doct. 2010；40：214-6.

［49］ Thapa Shrestha U，Adhikari N，Maharjan R，et al. Multidrug resistant Vibrio cholerae O1 from clinical and environmental samples in Kathmandu city. BMC Infect Dis. 2015；15：104.

［50］ Wang R，Lou J，Liu J，Zhang L，Li J，Kan B. Antibiotic resistance of Vibrio cholerae O1 El Tor strains from the seventh pandemic in China，1961—2010. Int J Antimicrob Agents. 2012；40：361-4.

［51］ Yu L，Zhou Y，Wang R，et al. Multiple antibiotic resistance of Vibrio cholerae serogroup O139 in China from 1993 to 2009. PLoS ONE. 2012；7，e38633.

［52］ Ahmed D，Hoque A，Elahi MS，Endtz HP，Hossain MA. Bacterial aetiology of diarrhoeal diseases and antimicrobial resistance in Dhaka，Bangladesh，2005—2008. Epidemiol Infect. 2012；140：1678-84.

［53］ Balaji K，Okonjo PA，Thenmozhi R，Karutha Pandian S. Virulence and multidrug resistance patterns of Vibrio cholerae O1 isolates from diarrheal outbreaks of South India during 2006—2009. Microb Drug Resist. 2013；19：198-203.

［54］ Bhattacharya D，Dey S，Roy S，et al. Outbreak of cholera by multidrug resistant Vibrio cholerae O1 in a back ward taluka of Bagalkot，North Karnataka. Jpn J Infect Dis. 2015.

［55］ Bhattacharya K，Kanungo S，Sur D，et al. Tetracycline-resistant Vibrio cholerae O1，Kolkata，India. Emerg Infect Dis. 2011；17：568-9.

［56］ Jain M，Goel AK，Bhattacharya P，Ghatole M，Kamboj DV. Multidrug resistant Vibrio cholerae O1 El Tor carrying classical ctxB allele involved in a cholera outbreak in South Western India. Acta Trop. 2011；117：152-6.

［57］ Chatterjee S，Ghosh K，Raychoudhuri A，et al. Incidence，virulence factors，and clonality among clinical strains of non-O1，nonO139 Vibrio cholerae isolates from hospitalized diarrheal patients in Kolkata，India. J Clin Microbiol. 2009；47：1087-95.

［58］ Borkakoty B，Biswas D，Devi U，Yadav K，Mahanta J. Emergence of classical ctxB genotype 1 and tetracycline resistant strains of Vibrio cholerae O1 El Tor in Assam，India. Trans R Soc Trop Med Hyg. 2012；106：382-6.

［59］ Chander J，Kaistha N，Gupta V，et al. Epidemiology & antibiograms of Vibrio cholerae isolates from a tertiary care hospital in Chandigarh，north India. Indian J Med Res. 2009；129：613-7.

［60］ Roy S，Parande MV，Mantur BG，et al. Multidrug-resistant Vibrio cholerae O1 in Belgaum，south India. J Med Microbiol. 2012；61：1574-9.

［61］ Chandrasekhar MR，Krishna BV，Patil AB. Changing characteristics of Vibrio cholerae：emergence of multidrug resistance and non-O1，non-O139 serogroups. Southeast Asian J Trop Med Public Health. 2008；39：1092-7.

［62］ Krishna BV，Patil AB，Chandrasekhar MR. Fluoroquinoloneresistant Vibrio cholerae isolated during a cholera outbreak in India. Trans R Soc Trop Med Hyg. 2006；100：224-6.

［63］ Chomvarin C，Jumroenjit W，Wongboot W，et al. Molecular analysis and antimicrobial resistance of Vibrio cholerae O1 in northeastern Thailand. Southeast Asian J Trop Med Public Health. 2012；43：1437-46.

［64］ Das S，Choudhry S，Saha R，Ramachandran VG，Kaur K，Sarkar BL. Emergence of multiple drug resistance Vibrio cholerae O1 in East Delhi. J Infect Dev Countries. 2011；5：294-8.

［65］ Das SK，Ahmed S，Ferdous F，et al. Etiological diversity of diarrhoeal disease in Bangladesh. J Infect Dev Countries. 2013；7：900-9.

［66］ Dixit SM，Johura FT，Manandhar S，et al. Cholera outbreaks（2012）in three districts of Nepal reveal clonal transmission of multi-drug resistant Vibrio cholerae O1. BMC Infect Dis. 2014；14：392.

［67］ Faruque AS，Alam K，Malek MA，et al. Emergence of multidrugresistant strain of Vibrio cholerae O1 in Bangladesh and reversal of their susceptibility to tetracycline after two years. J Health Popul Nutr. 2007；25：241-3.

［68］ Goel AK, Jiang SC. Genetic determinants of virulence, antibiogram and altered biotype among the Vibrio cholerae O1 isolates from different cholera outbreaks in India. Infect Genet Evol.2010; 10: 815-9.

［69］ Gu W, Yin J, Yang J, et al. Characterization of Vibrio cholerae from 1986 to 2012 in Yunnan Province, southwest China bordering Myanmar. Infect Genet Evol. 2014; 21: 1-7.

［70］ Ismail H, Smith AM, Tau NP, et al. Cholera outbreak in South Africa, 2008—2009: laboratory analysis of Vibrio cholerae O1 strains. J Infect Dis. 2013; 208 Suppl 1: S39-45.

［71］ Kar SK, Pal BB, Khuntia HK, Achary KG, Khuntia CP. Emergence and spread of tetracycline resistant Vibrio cholerae O1 El Tor variant during 2010 cholera epidemic in the tribal areas of Odisha, India. Int J Infect Dis. 2015; 33: 45-9.

［72］ Kingston JJ, Thavachelvam K, Tuteja U, James T, Janardhanan B, Batra HV. Antimicrobial susceptibility and molecular characterization of Vibrio cholerae from cholera outbreaks in Chennai. Indian J Microbiol. 2009; 49: 84-8.

［73］ Mandal BK. Epidemic cholera due to a novel strain of V. cholerae non-O1-the beginning of a new pandemic? J Infect. 1993; 27: 115-7.

［74］ Mandomando I, Espasa M, Valles X, et al. Antimicrobial resistance of Vibrio cholerae O1 serotype Ogawa isolated in Manhica District Hospital, southern Mozambique. J Antimicrob Chemother. 2007; 60: 662-4.

［75］ Miwanda B, Moore S, Muyembe JJ, et al. Antimicrobial drug resistance of Vibrio cholerae, Democratic Republic of the Congo. Emerg Infect Dis. 2015; 21: 847-51.

［76］ Mugoya I, Kariuki S, Galgalo T, et al. Rapid spread of Vibrio cholerae O1 throughout Kenya, 2005. Am J Trop Med Hyg. 2008; 78: 527-33.2.

［77］ Murhekar M, Dutta S, Ropa B, Dagina R, Posanai E, Rosewell A. Vibrio cholerae antimicrobialdrug resistance, Papua New Guinea, 2009—2011. Western Pac Surveill Response J. 2013; 4: 60-2.

［78］ Ngandjio A, Tejiokem M, Wouafo M, et al. Antimicrobial resistance and molecular characterization of Vibrio cholerae O1 during the 2004 and 2005 outbreak of cholera in Cameroon. Foodborne Pathog Dis. 2009; 6: 49-56.

［79］ Quilici ML, Massenet D, Gake B, Bwalki B, Olson DM. Vibrio cholerae O1 variant with reduced susceptibility to ciprofloxacin, Western Africa. Emerg Infect Dis. 2010; 16: 1804-5.

［80］ Rahmani F, Fooladi AA, Marashi SM, Nourani MR. Drug resistance in Vibrio cholerae strains isolated from clinical specimens. Acta Microbiol Immunol Hungarica. 2012; 59: 77-84.

［81］ Rashed SM, Mannan SB, Johura FT, et al. Genetic characteristics of drug-resistant Vibrio cholerae O1 causing endemic cholera in Dhaka, 2006—2011. J Med Microbiol. 2012; 61: 1736-45.

［82］ Roychowdhury A, Pan A, Dutta D, et al. Emergence of tetracycline-resistant Vibrio cholerae O1 serotype Inaba, in Kolkata, India. Jpn J Infect Dis. 2008; 61: 128-9.

［83］ Smith AM, Keddy KH, De Wee L. Characterization of cholera outbreak isolates from Namibia, December 2006 to February 2007. Epidemiol Infect. 2008; 136: 1207-9.

［84］ Smith AM, Njanpop-Lafourcade BM, Mengel MA, et al. Comparative characterization of Vibrio cholerae O1 from fve Sub-Saharan African countries using various phenotypic and genotypic techniques. PLoS ONE. 2015; 10, e0142989.

［85］ Tai DT. Virulence and antimicrobial resistance characteristics of Vibrio parahaemolyticus isolated from environment, food and clinical samples in the south of Vietnam, 2010. BMC Proc 2011; 5（Suppl. 1）: 94.

［86］ Dauros P, Bello H, Dominguez M, Hormazabal JC, Gonzalez G. Characterization of Vibrio parahaemolyticus strains isolated in Chile in 2005 and in 2007. J Infect Dev Countries. 2011; 5: 502-10.

［87］ Ma C, Deng X, Ke C, et al. Epidemiology and etiology characteristics of foodborne outbreaks caused by Vibrio parahaemolyticus during 2008—2010 in Guangdong province, China. Foodborne Pathog Dis. 2014; 11: 21-9.

［88］ Ulusarac O, Carter E. Varied clinical presentations of Vibrio vulnifcus infections: a report of four unusual cases and review of the literature. South Med J. 2004; 97: 163-8.

［89］ Chiang SR, Chuang YC. Vibrio vulnifcus infection: clinical manifestations, pathogenesis, and antimicrobial therapy. J Microbiol Immunol Infect. 2003; 36: 81-8.

［90］ Klontz KC, Lieb S, Schreiber M, Janowski HT, Baldy LM, Gunn RA. Syndromes of Vibrio vulnifcus infections. Clinical and epidemiologic features in Florida cases, 1981—1987. Ann Intern Med. 1988; 109: 318-23.

［91］ Hoge CW, Watsky D, Peeler RN, Libonati JP, Israel E, Morris Jr JG. Epidemiology and spectrum of Vibrio infections in a Chesapeake Bay community. J Infect Dis. 1989; 160: 985-93.

［92］ Shapiro RL, Altekruse S, Hutwagner L, et al. The role of Gulf Coast oysters harvested in warmer months in Vibrio vulnifcus infections in the United States, 1988—1996. Vibrio Working Group. J Infect Dis. 1998; 178: 752-9.

［93］ Hally RJ, Rubin RA, Fraimow HS, Hoffman-Terry ML. Fatal Vibrio parahemolyticus septicemia in a patient with cirrhosis. A case report and review of the literature. Dig Dis Sci. 1995; 40: 1257-60.

［94］ Tang HJ, Chang MC, Ko WC, Huang KY, Lee CL, Chuang YC. In vitro and in vivo activities of newer fluoroquinolones against Vibrio vulnifcus. Antimicrob Agents Chemother. 2002; 46: 3580-4.

［95］ Kim DM, Lym Y, Jang SJ, et al. In vitro effcacy of the combination of ciprofloxacin and cefotaxime against Vibrio vulnifcus. Antimicrob Agents Chemother. 2005; 49: 3489-91.

［96］ Zanetti S, Spanu T, Deriu A, Romano L, Sechi LA, Fadda G. In vitro susceptibility of Vibrio spp. isolated from the environment. Int J Antimicrob Agents. 2001; 17: 407-9.

［97］ Vibrio vulnifcus infections associated with eating raw oysters--Los Angeles. MMWR Morb Mortal Wkly Rep. 1996; 45: 621-4.

［98］ French GL, Woo ML, Hui YW, Chan KY. Antimicrobial susceptibilities of halophilic vibrios. J Antimicrob Chemother. 1989; 24: 183-94.

［99］ Joseph SW, DeBell RM, Brown WP. In vitro response to chloramphenicol, tetracycline, ampicillin, gentamicin, and beta-lactamase production by halophilic Vibrios from human and environmental sources. Antimicrob Agents Chemother. 1978; 13: 244-8.

［100］ Ottaviani D, Bacchiocchi I, Masini L, et al. Antimicrobial susceptibility of potentially pathogenic halophilic vibrios isolated from seafood. Int J Antimicrob Agents. 2001; 18: 135-40.

［101］ Bier N, Schwartz K, Guerra B, Strauch E. Survey on antimicrobial resistance patterns in Vibrio vulnifcus and Vibrio cholerae nonO1/non-O139 in Germany reveals carbapenemase-producing Vibrio cholerae in coastal waters. Front Microbiol. 2015; 6: 1179.

［102］ O' Grady F, Lewis MJ, Pearson NJ. Global surveillance of antibiotic sensitivity of Vibrio cholerae. Bull World Health Organ. 1976; 54: 181-5.

［103］ Kobari K, Takakura I, Nakatomi M, Sogame S, Uylangco C. Antibiotic-resistant strains of E1 Tor vibrio in the Philippines and the use of furalazine for chemotherapy. Bull World Health Organ. 1970; 43: 365-71.

［104］ Mhalu FS, Mmari PW, Ijumba J. Rapid emergence of El Tor Vibrio cholerae resistant to antimicrobial agents during frst six months of fourth cholera epidemic in Tanzania. Lancet. 1979; 1: 345-7.

［105］ Glass RI, Huq I, Alim AR, Yunus M. Emergence of multiply antibiotic-resistant Vibrio cholerae in Bangladesh. J Infect Dis. 1980; 142: 939-42.

［106］ Glass RI, Huq MI, Lee JV, et al. Plasmid-borne multiple drug resistance in Vibrio cholerae serogroup O1, biotype El Tor: evidence for a point-source outbreak in Bangladesh. J Infect Dis. 1983; 147: 204-9.

［107］ Towner KJ, Pearson NJ, Mhalu FS, O' Grady F. Resistance to antimicrobial agents of Vibrio cholerae E1 Tor strains isolated during the fourth cholera epidemic in the United Republic of Tanzania. Bull World Health Organ. 1980; 58: 747-51.

［108］ Islam MS, Midzi SM, Charimari L, Cravioto A, Endtz HP. Susceptibility to fluoroquinolones of Vibrio cholerae O1 isolated from diarrheal patients in Zimbabwe. J Am Med Assoc. 2009; 302: 2321-2.

［109］ Smith AM, Sooka A, Ismail H, et al. Analysis of Vibrio cholerae isolates from the Northern Cape province of South Africa. J Med Microbiol. 2009; 58: 151-4.

［110］ Saidi SM, Chowdhury N, Awasthi SP, et al. Prevalence of Vibrio cholerae O1 El Tor variant in a cholera-endemic zone of Kenya. J Med Microbiol. 2014; 63: 415-20.

［111］ Rajeshwari K, Gupta A, Dubey AP, Uppal B, Singh MM. Diarrhoeal outbreak of Vibrio cholerae 01 Inaba in Delhi. Trop Doct. 2008; 38: 105-7.

［112］ Das S, Saha R, Kaur IR. Trend of antibiotic resistance of Vibrio cholerae strains from East Delhi. Indian J Med Res. 2008; 127: 478-82.

［113］ Karki R, Bhatta DR, Malla S, Dumrc SP. Cholera incidence among patients with diarrhea visiting National Public Health Laboratory, Nepal. Jpn J Infect Dis. 2010; 63: 185-7.

［114］ Das SK, Chisti MJ, Huq S, et al. Clinical characteristics, etiology and antimicrobial susceptibility among overweight and obese individuals with diarrhea: observed at a large diarrheal disease hospital, Bangladesh. PLoS ONE. 2013; 8, e70402.

［115］ Israil A, Nacescu N, Cedru CL, Ciufecu C, Damian M. Changes in Vibrio cholerae O1 strains isolated in Romania during 1977-95. Epidemiol Infect. 1998; 121: 253-8.

［116］ Falbo V, Carattoli A, Tosini F, Pezzella C, Dionisi AM, Luzzi I. Antibiotic resistance conferred by a conjugative plasmid and a class I integron in Vibrio cholerae O1 El Tor strains isolated in Albania and Italy. Antimicrob Agents Chemother. 1999; 43: 693-6.

［117］ Campos LC, Zahner V, Avelar KE, et al. Genetic diversity and antibiotic resistance of clinical and environmental Vibrio Cholerae suggests that many serogroups are reservoirs of resistance.Epidemiol Infect. 2004; 132: 985-92.

［118］ Dubon JM, Palmer CJ, Ager AL, Shor-Posner G, Baum MK. Emergence of multiple drug-resistant Vibrio cholerae O1 in San Pedro Sula, Honduras. Lancet. 1997; 349: 924.

［119］ Weber JT, Mintz ED, Canizares R, et al. Epidemic cholera in Ecuador: multidrug-resistance and transmission by water and seafood. Epidemiol Infect. 1994; 112: 1-11.

［120］ Large epidemic of cholera-like disease in Bangladesh caused by Vibrio cholerae O139 synonym Bengal. Cholera Working Group, International Centre for Diarrhoeal Diseases Research, Bangladesh. Lancet. 1993; 342: 387-90.

［121］ Waldor MK, Mekalanos JJ. Emergence of a new cholera pandemic: molecular analysis of virulence determinants in Vibrio cholerae O139 and development of a live vaccine prototype. J Infect Dis. 1994; 170: 278-83.

［122］ Waldor MK, Mekalanos JJ. Vibrio cholerae O139 specifc gene sequences. Lancet. 1994; 343: 1366.

［123］ Waldor MK, Tschape H, Mekalanos JJ. A new type of conjugative transposon encodes resistance to sulfamethoxazole, trimethoprim, and streptomycin in Vibrio cholerae O139. J Bacteriol. 1996; 178: 4157-65.

［124］ Hochhut B, Lotf Y, Mazel D, Faruque SM, Woodgate R, Waldor MK. Molecular analysis of antibiotic resistance gene clusters in vibrio cholerae O139 and O1 SXT constins. Antimicrob Agents Chemother. 2001; 45: 2991-3000.

［125］ Chowdhury F, Mather AE, Begum YA, et al. Vibrio cholerae Serogroup O139: isolation from cholera patients and asymptomatic household family members in Bangladesh between 2013 and 2014. PLoS Negl Trop Dis. 2015; 9, e0004183.

［126］ Basu A, Garg P, Datta S, et al. Vibrio cholerae O139 in Calcutta, 1992—1998: incidence, antibiograms, and genotypes. Emerg Infect Dis. 2000; 6: 139-47.

［127］ Ramamurthy T, Rajendran K, Garg P, et al. Cluster-analysis and patterns of dissemination of multidrug resistance among clinical strains of Vibrio cholerae in Calcutta, India. Indian J Med Res. 2000; 112: 78-85.

［128］ Faruque SM, Abdul Alim AR, Rahman MM, Siddique AK, Sack RB, Albert MJ. Clonal relationships among classical Vibrio cholerae O1 strains isolated between 1961 and 1992 in Bangladesh. J Clin Microbiol. 1993; 31: 2513-6.

［129］ Faruque SM, Ahmed KM, Abdul Alim AR, Qadri F, Siddique AK, Albert MJ. Emergence of a new clone of toxigenic Vibrio cholerae O1 biotype El Tor displacing V. cholerae O139 Bengal in Bangladesh. J Clin Microbiol. 1997; 35: 624-30.

［130］ Faruque SM, Saha MN, Asadulghani, et al. The O139 serogroup of Vibrio cholerae comprises diverse clones of epidemic and nonepidemic strains derived from multiple V. cholerae O1 or non-O1 progenitors. J Infect Dis. 2000; 182: 1161-8.

［131］ Scrascia M, Maimone F, Mohamud KA, et al. Clonal relationship among Vibrio cholerae O1 El Tor strains causing the largest cholera epidemic in Kenya in the late 1990s. J Clin Microbiol. 2006; 44: 3401-4.

[132] Finch MJ, Morris Jr JG, Kaviti J, Kagwanja W, Levine MM. Epidemiology of antimicrobial resistant cholera in Kenya and East Africa. Am J Trop Med Hyg. 1988; 39: 484-90.

[133] Radu S, Vincent M, Apun K, et al. Molecular characterization of Vibrio cholerae O1 outbreak strains in Miri, Sarawak (Malaysia). Acta Trop. 2002; 83: 169-76.

[134] Dalsgaard A, Forslund A, Sandvang D, Arntzen L, Keddy K. Vibrio cholerae O1 outbreak isolates in Mozambique and South Africa in 1998 are multiple-drug resistant, contain the SXT element and the aadA2 gene located on class 1 integrons. J Antimicrob Chemother. 2001; 48: 827-38.

[135] Dalsgaard A, Forslund A, Tam NV, Vinh DX, Cam PD. Cholera in Vietnam: changes in genotypes and emergence of class I integrons containing aminoglycoside resistance gene cassettes in vibrio cholerae O1 strains isolated from 1979 to 1996. J Clin Microbiol.1999; 37: 734-41.

[136] Faruque SM, Islam MJ, Ahmad QS, et al. An improved technique for isolation of environmental Vibrio cholerae with epidemic potential: monitoring the emergence of a multiple-antibioticresistant epidemic strain in Bangladesh. J Infect Dis. 2006; 193: 1029-36.

[137] Kitaoka M, Miyata ST, Unterweger D, Pukatzki S. Antibiotic resistance mechanisms of Vibrio cholerae. J Med Microbiol. 2011; 60: 397-407.

[138] Olukoya DK, Ogunjimi AA, Abaelu AM. Plasmid profles and antimicrobial susceptibility patterns of Vibrio cholerae O1 strain isolated during a recent outbreak in Nigeria. J Diarrhoeal Dis Res. 1995; 13: 118-21.

[139] Tabtieng R, Wattanasri S, Echeverria P, et al. An epidemic of Vibrio cholerae el tor Inaba resistant to several antibiotics with a conjugative group C plasmid coding for type II dihydrofolate reductase in Thailand. Am J Trop Med Hyg. 1989; 41: 680-6.

[140] Yamamoto T, Nair GB, Takeda Y. Emergence of tetracycline resistance due to a multiple drug resistance plasmid in Vibrio cholerae O139. FEMS Immunol Med Microbiol. 1995; 11: 131-6.

[141] Ceccarelli D, Salvia AM, Sami J, Cappuccinelli P, Colombo MM. New cluster of plasmid-located class 1 integrons in Vibrio cholerae O1 and a dfrA15 cassette-containing integron in Vibrio parahaemolyticus isolated in Angola. Antimicrob Agents Chemother. 2006; 50: 2493-9.

[142] Ehara M, Nguyen BM, Nguyen DT, Toma C, Higa N, Iwanaga M. Drug susceptibility and its genetic basis in epidemic Vibrio cholerae O1 in Vietnam. Epidemiol Infect. 2004; 132: 595-600.

[143] Vora GJ, Meador CE, Bird MM, Bopp CA, Andreadis JD, Stenger DA. Microarray-based detection of genetic heterogeneity, antimicrobial resistance, and the viable but nonculturable state in human pathogenic Vibrio spp. Proc Natl Acad Sci U S A. 2005; 102: 19109-14.

[144] Iwanaga M, Toma C, Miyazato T, Insisiengmay S, Nakasone N, Ehara M. Antibiotic resistance conferred by a class I integron and SXT constin in *Vibrio cholerae* O1 strains isolated in Laos.Antimicrob Agents Chemother. 2004; 48: 2364-9.

[145] Amita Chowdhury SR, Thungapathra M, Ramamurthy T, Nair GB, Ghosh A. Class I integrons and SXT elements in El Tor strains isolated before and after 1992 Vibrio cholerae O139 outbreak, Calcutta, India. Emerg Infect Dis. 2003; 9: 500-2.

[146] Toma C, Nakasone N, Song T, Iwanaga M. Vibrio cholerae SXT element, Laos. Emerg Infect Dis. 2005; 11: 346-7.

[147] Baranwal S, Dey K, Ramamurthy T, Nair GB, Kundu M. Role of active efflux in association with target gene mutations in fluoroquinolone resistance in clinical isolates of *Vibrio cholerae*. Antimicrob Agents Chemother. 2002; 46: 2676-8.

[148] Colmer JA, Fralick JA, Hamood AN. Isolation and characterization of a putative multidrug resistance pump from Vibrio cholerae. Mol Microbiol. 1998; 27: 63-72.

[149] Garg P, Sinha S, Chakraborty R, et al. Emergence of fluoroquinolone-resistant strains of Vibrio cholerae O1 biotype El Tor among hospitalized patients with cholera in Calcutta, India. Antimicrob Agents Chemother. 2001; 45: 1605-6.

[150] Jesudason MV, Balaji V, Thomson CJ. Quinolone susceptibility of Vibrio cholerae O1 & O139 isolates from Vellore. Indian J Med Res. 2002; 116: 96-8.

[151] Jesudason MV, Saaya R. Resistance of Vibrio cholerae 01 to nalidixic acid. Indian J Med Res. 1997; 105: 153-4.

[152] Mukhopadhyay AK, Basu I, Bhattacharya SK, Bhattacharya MK, Nair GB. Emergence of fluoroquinolone resistance in strains of Vibrio cholerae isolated from hospitalized patients with acute diarrhea in Calcutta, India. Antimicrob Agents Chemother. 1998; 42: 206-7.

[153] Albert MJ, Bhuiyan NA, Talukder KA, et al. Phenotypic and genotypic changes in Vibrio cholerae O139 Bengal. J Clin Microbiol. 1997; 35: 2588-92.

[154] Faruque SM, Chowdhury N, Kamruzzaman M, et al. Reemergence of epidemic Vibrio cholerae O139, Bangladesh. Emerg Infect Dis. 2003; 9: 1116-22.

[155] Jabeen K, Hasan R. Re-emergence of Vibrio cholerae O139 in Pakistan: report from a tertiary care hospital. J Pak Med Assoc. 2003; 53: 335-8.

[156] Chin CS, Sorenson J, Harris JB, et al. The origin of the Haitian cholera outbreak strain. N Engl J Med. 2011; 364: 33-42.

[157] Mwansa JC, Mwaba J, Lukwesa C, et al. Multiply antibiotic-resistant Vibrio cholerae O1 biotype El Tor strains emerge during cholera outbreaks in Zambia. Epidemiol Infect. 2007; 135: 847-53.

[158] Mandal J, Dinoop KP, Parija SC. Increasing antimicrobial resistance of Vibrio cholerae OI biotype El tor strains isolated in a tertiary-care centre in India. J Health Popul Nutr. 2012; 30: 12-6.

[159] Sack DA, Sack RB, Chaignat CL. Getting serious about cholera. N Engl J Med. 2006; 355: 649-51.

[160] Saha D, Khan WA, Ahmed S, Faruque ASG, Salam MA, Bennish ML. Resurgent, multiresistant V. cholerae O1 in Bangladesh. In: 46th Interscience conference on antimicrobial agents and chemotherapy. San Francisco, CA, USA; 2006.

[161] CLSI. Methods for antimicrobial dilution and disk susceptibility testing of infrequently isolated or fastidious bacteria, 3rd ed. CLSI guideline M45. Wayne, PA: Clinical and Laboratory Standards Institute; 2015.

[162] Crump JA, Barrett TJ, Nelson JT, Angulo FJ. Reevaluating fluoroquinolone breakpoints for Salmonella enterica serotype Typhi and for

non-Typhi salmonellae. Clin Infect Dis. 2003；37：75-81.

[163] Knapp JS, Hale JA, Neal SW, Wintersheid K, Rice RJ, Whittington WL. Proposed criteria for interpretation of susceptibilities of strains of Neisseria gonorrhoeae to ciprofloxacin, ofloxacin, enoxacin, lomefloxacin, and norfloxacin. Antimicrob Agents Chemother. 1995；39：2442-5.

[164] Khan WA, Ahmed S, Salam MA, Cravioto A, Bennish ML. Singledose azithromycin is superior to 6-dose ciprofloxacin in adult cholera：results of a double-blind randomized controlled trial. Infectious Disease Society of America；October 21-24 2010；Vanvouver, Canada；2010.

[165] Jacoby GA. Mechanisms of resistance to quinolones. Clin Infect Dis. 2005；41：S120-6.

[166] Roy SK, Islam A, Ali R, et al. A randomized clinical trial to compare the effcacy of erythromycin, ampicillin and tetracycline for the treatment of cholera in children. Trans R Soc Trop Med Hyg.1998；92：460-2.

[167] Kruse H, Sorum H, Tenover FC, Olsvik O. A transferable multiple drug resistance plasmid from Vibrio cholerae O1. Microb Drug Resist. 1995；1：203-10.

[168] Prevention and control of cholera outbreaks：WHO policy and recommendations. Accessed March 6 2016, 2016, at http://www.who.int/cholera/prevention_control/recommendations/en/index4.html.

[169] Smith KP, Kumar S, Varela MF. Identfcation, cloning, and functional characterization of EmrD-3, a putative multidrug effluxpump of the major facilitator superfamily from Vibrio cholerae O395. Arch Microbiol. 2009；191：903-11.

[170] Poole K. Efflux-mediated multiresistance in Gram-negative bacteria. Clin Microbiol Infect. 2004；10：12-26.

[171] Ruiz J. Mechanisms of resistance to quinolones：target alterations, decreased accumulation and DNA gyrase protection. J Antimicrob Chemother. 2003；51：1109-17.

[172] Kim HB, Wang M, Ahmed S, et al. Transferable quinolone resistance in Vibrio cholerae. Antimicrob Agents Chemother. 2010；54：799-803.

[173] Speer BS, Shoemaker NB, Salyers AA. Bacterial resistance to tetracycline：mechanisms, transfer, and clinical signifcance. Clin Microbiol Rev. 1992；5：387-99.

[174] Greenough WB, Ⅲ, Gordon RS, Rosenberg IH, Davies BI, Benenson AS. Tetracycline in the treatment of cholera. Lancet. 1964；i：355-7.

[175] Burrus V, Marrero J, Waldor MK. The current ICE age：biology and evolution of SXT-related integrating conjugative elements. Plasmid. 2006；55：173-83.

[176] Mazel D. Integrons：agents of bacterial evolution. Nat Rev Microbiol. 2006；4：608-20.

[177] Then RL. Mechanisms of resistance to trimethoprim, the sulfonamides, and trimethoprim-sulfamethoxazole. Rev Infect Dis. 1982；4：261-9.

[178] Sköld O. Sulfonamide resistance：mechanisms and trends. Drug Resistance Updates. 2000；3：155-60.

[179] Bhattacharya MK, Dutta D, Ramamurthy T, Sarkar D, Singharoy A, Bhattacharya SK. Azithromycin in the treatment of cholera in children. Acta Paediatr. 2003；92：676-8.

[180] Khan WA, Begum M, Salam MA, Bardhan PK, Islam MR, Mahalanabis D. Comparative trial of fve antimicrobial compounds in the treatment of cholera in adults. Trans R Soc Trop Med Hyg. 1995；89：103-6.

[181] Gotuzzo E, Seas C, Echevarria J, Carrillo C, Mostorino R, Ruiz R. Ciprofloxacin for the treatment of cholera：a randomized, double-blind, controlled clinical trial of a single daily dose in Peruvian adults. Clin Infect Dis. 1995；20：1485-90.

[182] Kabir I, Khan WA, Haider R, Mitra AK, Alam AN. Erythromycin and trimethoprim-sulphamethoxazole in the treatment of cholera in children. J Diarrhoeal Dis Res. 1996；14：243-7.

[183] Islam MR. Single dose tetracycline in cholera. Gut. 1987；28：1029-32.

[184] Grados P, Bravo N, Battilana C. Comparative effectiveness of cotrimoxazole and tetracycline in the treatment of Cholera. Bull Pan Am Health Organ. 1996；30：36-42.

[185] Bennish ML. Cholera：pathophysiology, clinical features, and treatment. In：Wachsmuth IK, Blake PA, Olsvik O, editors. *Vibrio cholerae* and cholera：molecular to global perspectives. Washington, DC：American Society for Microbiology；1994. p. 229-55.

[186] Karchmer AW, Curlin GT, Huq MI, Hirschhorn N. Furazolidone in paediatric cholera. Bull World Health Organ. 1970；43：373-8.

[187] Cholera 2005. Wkly Epidemiol Rec. 2006；81：297-307.

[188] Butler D. Cholera tightens grip on Haiti. Nature. 2010；468：483-4.

[189] Nair GB, Qadri F, Holmgren J, et al. Cholera due to altered El Tor strains of Vibrio cholerae O1 in Bangladesh. J Clin Microbiol. 2006；44：4211-3.

[190] Ghosh-Banerjee J, Senoh M, Takahashi T, et al. Cholera toxin production by the El Tor variant of Vibrio cholerae O1 compared to prototype El Tor and classical biotypes. J Clin Microbiol. 2010；48：4283-6.

[191] Siddique AK, Nair GB, Alam M, et al. El Tor cholera with severe disease：a new threat to Asia and beyond. Epidemiol Infect. 2010；138：347-52.

[192] Ang GY, Yu CY, Balqis K, et al. Molecular evidence of cholera outbreak caused by a toxigenic Vibrio cholerae O1 El tor variant strain in Kelantan, Malaysia. J Clin Microbiol. 2010；48：3963-9.

[193] Nguyen BM, Lee JH, Cuong NT, et al. Cholera outbreaks caused by an altered Vibrio cholerae O1 El Tor biotype strain producing classical cholera toxin B in Vietnam in 2007—2008. J Clin Microbiol. 2009；47：1568-71.

[194] Safa A, Sultana J, Dac Cam P, Mwansa JC, Kong RY. Vibrio cholerae O1 hybrid El Tor strains, Asia and Africa. Emerg Infect Dis. 2008；14：987-8.

[195] Son MS, Megli CJ, Kovacikova G, Qadri F, Taylor RK. Characterization of Vibrio cholerae O1 El Tor biotype variant clinical isolates from Bangladesh and Haiti, including a molecular genetic analysis of virulence genes. J Clin Microbiol. 2011；49：3739-49.

[196] World Health Organization：The treatment of diarrhoea：a manual for physicians and other senior health workers；2005. http://www.who.

int/child-adolescent-health/New_Publications/CHILD_HEALTH/ISBN_92_4_159318_0.pdf. Accessed 1 Feb 2007.

［197］ Nelson EJ, Nelson DS, Salam MA, Sack DA. Antibiotics for both moderate and severe cholera. N Engl J Med. 2011; 364: 5-7.

［198］ Perilla M, Ajello M, Bopp C, et al. Manual for the Laboratory Identifcation and Antimicrobial Susceptibility Testing of Bacterial Pathogens of Public Health Importance in the Developing World: *Haemophilus influenzae*, *Neisseria meningitidis*, *Streptococcus pneumoniae*, *Neisseria gonorrhoeae*, *Salmonella serotype Typhi*, *Shigella*, *and Vibrio cholerae*. Geneva Switzerland: World Health Organization; 2003.

［199］ Centers for Disease Control and Prevention Atlanta G. Laboratory methods for the diagnosis of epidemic dysentery and cholera; 1999.

［200］ Bacterial Agents of Enteric Infections of Public Health Concern: *Salmonella* serotype typhi, *Shigella*, *Vibrio cholerae*. Manual for identifcation and antimicrobial susceptibility testing. Geneva: World Health Organization.

［201］ Sciortino CV, Johnson JA, Hamad A. Vitek system antimicrobial susceptibility testing of O1, O139, and non-O1 Vibrio cholerae. J Clin Microbiol. 1996; 34: 897-900.

［202］ Dick MH, Guillerm M, Moussy F, Chaignat CL. Review of two decades of cholera diagnostics--how far have we really come? PLoS Negl Trop Dis. 2012; 6, e1845.

［203］ Centers for Disease Control and Prevention. Laboratory methods for the diagnosis of *Vlibrio Cholerae*. Atlanta, Georgia: Centres for Disease Control.

［204］ Plotkin S. History of vaccination. Proc Natl Acad Sci U S A. 2014; 111: 12283-7.

［205］ Ng LK, Sawatzky P, Galas M, et al. Can E-test be used to determine Vibrio cholerae susceptibility to erythromycin? Antimicrob Agents Chemother. 2003; 47: 1479-80.

［206］ Scrascia M, Forcillo M, Maimone F, Pazzani C. Susceptibility to rifaximin of Vibrio cholerae strains from different geographical areas. J Antimicrob Chemother. 2003; 52: 303-5.

［207］ Hung DT, Shakhnovich EA, Pierson E, Mekalanos JJ. Smallmolecule inhibitor of Vibrio cholerae virulence and intestinal colonization. Science. 2005; 310: 670-4.

［208］ Waldor MK. Disarming pathogens—a new approach for antibiotic development. N Engl J Med. 2006; 354: 296-7.

［209］ Khan AM, von Gierke U, Hossain MS, Fuchs GJ. Tetracycline in the treatment of cholera caused by Vibrio cholerae O1 resistant to the drug in vitro. J Health Popul Nutr. 2003; 21: 76-8.

［210］ Roy SK, Hossain MJ, Khatun W, et al. Zinc supplementation in children with cholera in Bangladesh: randomised controlled trial. Br Med J. 2008; 336: 266-8.

［211］ Liberato SC, Singh G, Mulholland K. Zinc supplementation in young children: a review of the literature focusing on diarrhoea prevention and treatment. Clin Nutr. 2015; 34: 181-8.

［212］ Waldman RJ, Mintz ED, Papowitz HE. The cure for cholera—improving access to safe water and sanitation. N Engl J Med. 2013; 368: 592-4.

［213］ World Health Organization. Investing in water and sanitation: increasing access, reducing inequalities. UN-Water global analysis and assessment of sanitation and drinking-water. GLAAS 2014 report. Geneva, Switzerland; 2014.

［214］ Mukherjee A, Sengupta MK, Hossain MA, et al. Arsenic contamination in groundwater: a global perspective with emphasis on the Asian scenario. J Health Popul Nutr. 2006; 24: 142-63.

［215］ Colwell RR, Huq A, Islam MS, et al. Reduction of cholera in Bangladeshi villages by simple fltration. PNAS. 2003; 100: 1051-5.

［216］ Quick RE, Venczel LV, Gonzalez O, et al. Narrow-mouthed water storage vessels and in situ chlorination in a Bolivian community: a simple method to improve drinking water quality. Am J Trop Med Hyg. 1996; 54: 511-6.

［217］ Clasen TF, Brown J, Collin S, Suntura O, Cairncross S. Reducing diarrhea through the use of household-based ceramic water flters: a randomized, controlled trial in rural Bolivia. Am J Trop Med Hyg. 2004; 70: 651-7.

［218］ Qadri F, Ali M, Chowdhury F, et al. Feasibility and effectiveness of oral cholera vaccine in an urban endemic setting in Bangladesh: a cluster randomised open-label trial. Lancet. 2015; 386: 1362-71.

［219］ O' Leary M, Mulholland K. Oral cholera vaccines in endemic countries. Lancet. 2015; 386: 1321-2.

［220］ Yen C, Hyde TB, Costa AJ, et al. The development of global vaccine stockpiles. Lancet Infect Dis. 2015; 15: 340-7.

［221］ Merrell DS, Butler SM, Qadri F, et al. Host-induced epidemic spread of the cholera bacterium. Nature. 2002; 417: 642-5.

［222］ Hartley DM, Morris JG, Jr., Smith DL. Hyperinfectivity: a critical element in the ability of V. cholerae to cause epidemics? PLoS Med. 2006; 3: e7.

［223］ Andrews JR, Basu S. Transmission dynamics and control of cholera in Haiti: an epidemic model. Lancet. 2011; 377: 1248-55.

［224］ Ryder RW, Rahman AS, Alim AR, Yunis MD, Houda BS. An outbreak of nosocomial cholera in a rural Bangladesh hospital. J Hosp Infect. 1986; 8: 275-82.

［225］ Swaddiwudhipong W, Kunasol P. An outbreak of nosocomial cholera in a 755-bed hospital. Trans R Soc Trop Med Hyg. 1989; 83: 279-81.

［226］ Levine RJ, Khan MR, D' Souza S, Nalin DR. Cholera transmission near a cholera hospital. Lancet. 1976; 2: 84-6.

［227］ Piarroux R, Barrais R, Faucher B, et al. Understanding the cholera epidemic, Haiti. Emerg Infect Dis. 2011; 17: 1161-8.

［228］ McCormack WM, Chowdhury AM, Jahangir N, Ahmed AB, Mosley WH. Tetracycline prophylaxis in families of cholera patients. Bull World Health Organ. 1968; 38: 787-92.

［229］ Deb BC, Sen Gupta PG, De SP, Sil J, Sikdar SN, Pal SC. Effect of sulfadoxine on transmission of Vibrio cholerae infection among family contacts of cholera patients in Calcutta. Bull World Health Organ. 1976; 54: 171-5.

［230］ Khan MU. Effcacy of short course antibiotic prophylaxis in controlling cholera in contacts during epidemic. J Trop Med Hyg. 1982; 85: 27-9.

［231］ Joint ICMR-GWB-WHO Cholera Study Group Calcutta India. Effect of tetracycline on cholera carriers in households of cholera patients. Bull World Health Organ. 1971; 45: 451-5.

［232］ Echevarria J, Seas C, Carrillo C, Mostorino R, Ruiz R, Gotuzzo E. Effcacy and tolerability of ciprofloxacin prophylaxis in adult household contacts of patients with cholera. Clin Infect Dis. 1995；20：1480-4.

［233］ Cholera—Vibrio cholerae infection：Antibiotic Treatment；2016.http://www.cdc.gov/cholera/treatment/antibiotic-treatment.html.Accessed 27 Mar 2016.

［234］ Nair GB，Ramamurthy T，Bhattacharya SK，Dutta B，Takeda Y，Sack DA. Global dissemination of Vibrio parahaemolyticus serotype O3：K6 and its serovariants. Clin Microbiol Rev.2007；20：39-48.

［235］ Chao G，Jiao X，Zhou X，et al. Serodiversity，pandemic O3：K6 clone，molecular typing，and antibiotic susceptibility of foodborne and clinical Vibrio parahaemolyticus isolates in Jiangsu，China. Foodborne Pathog Dis. 2009；6：1021-8.

［236］ Letchumanan V，Pusparajah P，Tan LT，Yin WF，Lee LH，Chan KG. Occurrence and Antibiotic Resistance of Vibrio parahaemolyticus from Shellfsh in Selangor，Malaysia. Front Microbiol. 2015；6；1417.

［237］ Letchumanan V，Yin WF，Lee LH，Chan KG. Prevalence and antimicrobial susceptibility of Vibrio parahaemolyticus isolated from retail shrimps in Malaysia. Front Microbiol. 2015；6：33.

［238］ Shaw KS，Rosenberg Goldstein RE，He X，Jacobs JM，Crump BC，Sapkota AR. Antimicrobial susceptibility of Vibrio vulnifcus and Vibrio parahaemolyticus recovered from recreational and commercial areas of Chesapeake Bay and Maryland Coastal Bays. PLoS ONE. 2014；9，e89616.

［239］ Kumar PA，Patterson J，Karpagam P. Multiple antibiotic resistance profles of Vibrio cholerae non-O1 and non-O139. Jpn J Infect Dis. 2009；62：230-2.

［240］ McAuliffe GN，Hennessy J，Baird RW. Relative frequency，characteristics，and antimicrobial susceptibility patterns of Vibrio spp.，Aeromonas spp.，Chromobacterium violaceum，and Shewanella spp. in the northern territory of Australia，2000—2013.Am J Trop Med Hyg. 2015；92：605-10.

［241］ Elhadi N. Antibiotic resistance and plasmid profling of clinically signifcant vibrio vulnifcus isolated from Coastal Water in Eastern Province of Saudi Arabia. Br J Pharmacol Toxicol. 2012；3：93-7.

［242］ Jorgensen JH，Hindler JF. New consensus guidelines from the Clinical and Laboratory Standards Institute for antimicrobial susceptibility testing of infrequently isolated or fastidious bacteria. Clin Infect Dis. 2007；44：280-6.

［243］ Morris Jr JG，Tenney JH，Drusano GL. In vitro susceptibility of pathogenic Vibrio species to norfloxacin and six other antimicrobial agents. Antimicrob Agents Chemother. 1985；28：442-5.

［244］ Su BA，Tang HJ，Wang YY，et al. In vitro antimicrobial effect of cefazolin and cefotaxime combined with minocycline against Vibrio cholerae non-O1 non-O139. J Microbiol Immunol Infect. 2005；38：425-9.

［245］ do Nascimento SM，dos Fernandes Vieira RH，Theophilo GN，Dos Prazeres Rodrigues D，Vieira GH. Vibrio vulnifcus as a health hazard for shrimp consumers. Rev Inst Med Trop Sao Paulo. 2001；43：263-6.

［246］ Hollis DG，Weaver RE，Baker CN，Thornsberry C. Halophilic Vibrio species isolated from blood cultures. J Clin Microbiol. 1976；3：425-31.

［247］ Molitoris E，Joseph SW，Krichevsky MI，Sindhuhardja W，Colwell RR. Characterization and distribution of Vibrio alginolyticus and Vibrio parahaemolyticus isolated in Indonesia. Appl Environ Microbiol. 1985；50：1388-94.

［248］ Bowdre JH，Hull JH，Cocchetto DM. Antibiotic effcacy against Vibrio vulnifcus in the mouse：superiority of tetracycline. J Pharmacol Exp Ther. 1983；225：595-8.

［249］ Chuang YC，Yuan CY，Liu CY，Lan CK，Huang AH. Vibrio vulnifcus infection in Taiwan：report of 28 cases and review of clinical manifestations and treatment. Clin Infect Dis. 1992；15：271-6.

［250］ *Vibrio vulnifcus*. 2016. athttp://www.cdc.gov/vibrio/vibriov. html.

［251］ Chuang YC，Liu JW，Ko WC，Lin KY，Wu JJ，Huang KY. In vitro synergism between cefotaxime and minocycline against Vibrio vulnifcus. Antimicrob Agents Chemother. 1997；41：2214-7.

［252］ Chuang YC，Ko WC，Wang ST，et al. Minocycline and cefotaxime in the treatment of experimental murine Vibrio vulnifcus infection. Antimicrob Agents Chemother. 1998；42：1319-22.

［253］ Chen SC，Lee YT，Tsai SJ，et al. Antibiotic therapy for necrotizing fasciitis caused by Vibrio vulnifcus：retrospective analysis of an 8 year period. J Antimicrob Chemother. 2012；67：488-93.

［254］ Mouzin E，Mascola L，Tormey MP，Dassey DE. Prevention of Vibrio vulnifcus infections. Assessment of regulatory educational strategies. J Am Med Assoc. 1997；278：576-8.

［255］ Osaka K，Komatsuzaki M，Takahashi H，Sakano S，Okabe N. Vibrio vulnifcus septicaemia in Japan：an estimated number of infections and physicians' knowledge of the syndrome. Epidemiol Infect. 2004；132：993-6.2015.

第62章　螺杆菌和弯曲杆菌的抗生素耐药性

Patrick F. McDermott，FrancisMégraud

1　前言

螺杆菌和弯曲杆菌是革兰氏阴性螺旋鞭毛细菌，可定殖在胃肠道并引起胃肠道疾病。尽管早期用显微镜在血液、粪便和胃内容物中观察到类似"类弧菌"的微生物，但是这2个属在传染病中的作用是在近期才确立的。

弯曲杆菌在20世纪70年代首次被鉴定为重要的粪便病原体，培养方法的改进使系统研究弯曲杆菌在腹泻病中的作用成为可能[1]。如今，它被认为是美国和世界范围内食源性肠胃炎的主要原因之一，空肠弯曲杆菌和大肠弯曲杆菌是最常见的分离菌种[2]。它也是与格林巴利综合征相关的最常见的古老微生物[3]。弯曲杆菌是多种禽类和哺乳动物物种的肠道共生菌，这些动物也是人类感染的传染源。幽门螺杆菌也可以在动物和人的肠道中找到，但是最重要的幽门螺杆菌种基本上存在于人类的胃中，它可引起胃炎[4]。尽管它们通常在人的胃中无症状持续存在，但幽门螺杆菌感染是一些受试者以及胃腺癌消化性溃疡和胃MALT淋巴瘤最重要的危险因素[5]。其他胃螺杆菌也在各种动物物种中有报道。在过去的30年中，由于认识到弯曲杆菌和螺杆菌对人类疾病的重要性，引发了研究人员对该病流行病学、微生物学和由这些细菌引起的疾病及其治疗的深入研究。每种病原体对干预和控制其感染都提出了独特且令人着迷的挑战。虽然我们期望未来能研究出相应的疫苗和其他预防措施，但目前这2种病原体的临床控制依然依赖于有效的抗菌药物。

2　幽门螺杆菌

发展中国家大约80%的成人感染了幽门螺杆菌，而在发达国家感染的不到30%[6]。较差的社会经济地位是感染的主要危险因素[6]。大家庭、小房子、卫生设施匮乏和教育水平低可能有利于传播。尽管幽门螺杆菌的传播方式尚未得到明确证实，但口-口或粪-口是最有可能的传播途径，并且主要发生在儿童早期[7]。家庭成员，特别是母亲在传播这种感染方面发挥着重要作用[8, 9]。几乎没有证据表明幽门螺旋杆菌存在于人类宿主之外。

基于克拉霉素的三联疗法可用于根除患者的幽门螺杆菌，常用的2种抗生素最是克拉霉素（Cla）和阿莫西林（Amx），三联疗法的另外一种药物是质子泵抑制剂（PPI）[10]。三联疗法在刚开始使用的时候，治愈率高达80%～90%[11]，但后来，三联疗法的治愈率下降，克拉霉素抗药性的出现是目前治疗失败的首要原因[12]。幽门螺杆菌的抗生素耐药性因地理区域和区域内的亚群而变化很大，因此后来又开发了替代治疗方案，联合使用的其他抗生素包括左氧氟沙星（氟喹诺酮类药物）[13]或利福布丁（利福平类药物）[14]或硝基呋喃[15, 16]。目前的治疗建议[17]有基于铋的四联疗法、顺序疗法[18]和非铋四联疗法[19]。

根据对患者24～60个月的随访研究和多重分析发现，发达国家幽门螺旋杆菌感染的复发率低于发展中国家，平均分别为2.7%和13%[20]。在发达国家，通常在根除治疗后的第一年复发，并且基本上是原始感染菌株的复发。相反，在发展中国家于接下来的几年中，再感染较常见。然而，基于分子分型难以区分复发和再感染，因为一些个体可能同时携带有不同基因型的幽门螺杆菌菌株，也可以通过来自同一来源的相同菌株再感染。

幽门螺旋杆菌的诊断没有"金标准"。最常用的试验是组织病理学，它具有显示胃黏膜状态的参考价值，但是这种技术非常依赖于病理学家的专业知识和活检标本的质量。在其他使用的侵入性检测中，快速尿素酶检测法可以快速、简便地做出诊断，但灵敏度不高，细菌培养对于进行抗生素敏感性试验是非常重要的，但对运输和实验室程序要求很高。目前已经开发了PCR、实时PCR和FISH等分子生物学检测方法，这些方法能够特异性地检测与克拉霉素抗药性相关的点突变。最常用的无创检查是尿素呼气试验、血清学和粪便抗原检测[21]。

2.1 幽门螺杆菌体外抗菌药物敏感性试验和解释标准

在美国，CLSI仅承认琼脂稀释法检测幽门螺旋杆菌这一诊断方法[22]。这种方法需要细菌悬液相当于2.0 McFarland标准，在含有5%老龄（>2月）绵羊血的Mueller-Hinton培养板上且在（35±2）℃微需氧条件下孵育72 h。幽门螺杆菌ATCC 43504是质量控制（QC）菌株。目前，阿莫西林、克拉霉素、甲硝唑和四环素的质控范围是一致的，但解释标准仅是针对克拉霉素（抗药性临界值≥1 μg/mL）建立的[22]。虽然可重复，但这种方法是劳动密集型的，不适合定期检测少量临床分离物。对于常规实验室来说，需要更快速和更经济的方法。

在欧洲，欧盟药物敏感性试验委员会（EUCAST）也验证了琼脂稀释法的一些差异。Mueller-Hinton培养板需要添加10%马血，细菌悬浮液具有相当于McFarland 4标准的不透明度，质量控制菌株分别为CCUG 38770、CCUG 38771和CCUG 38772，质控菌株所针对的抗生素分别是阿莫西林、克拉霉素和甲硝唑。抗药标准：克拉霉素>0.5 mg/L；阿莫西林0.12 mg/L；四环素、左氧氟沙星和利福布丁1 mg/L；甲硝唑8 mg/L（表62.1[23]）。

表62.1 建议的螺杆菌敏感性试验的临界值

抗生素	机构或组织	最小抑菌浓度（μg/mL）		
		S	I	R
阿莫西林[a]	EUCAST	≤0.12	-	>0.12
克拉霉素[a, b]	CLSI	-	-	≥1
	EUCAST	≤0.25	-	>0.5
甲硝唑\	EUCAST	≤8	-	>8
利福平	EUCAST	≤1	-	≥1
四环素\	EUCAST	≤1	-	≥1
左氧氟沙星	EUCAST	≤1	-	≥1

[a]具有幽门螺旋杆菌ATCC 43504质量控制范围的标准化测试方法；

[b]只有通过临床结果数据验证的临界值。其他所有的均基于ECOFFs和/或已知的抗药性决定簇推定的。

研究人员对其他检测幽门螺旋杆菌的抗微生物药物敏感性的方法也进行了筛查。这些方法包括琼脂稀释法的简化版本、纸片扩散法、Epsilometer检测（E-test，ABbioMérieux，Solna，Sweden）和肉汤稀释法，琼脂稀释法的简化版方法仅检测与抗药性零界点相等的抗生素浓度，由于抗生素梯度随着时间的推移而衰减，所以对于慢生长的细菌如幽门螺旋杆菌来说，琼脂扩散法通常并不是最恰当的方法。然而，法国的一项研究表明，由于敏感和耐药菌株之间的最小抑菌浓度有较大差异，用于检测大环内酯类药物的琼脂扩散和琼脂稀释法之间有很好的相关性，克拉霉素[24]的阻断值为22 mm。

现在还有衍生于圆盘扩散法的其他方法，如E-test，随后相继出现了多种方法，例如最小抑菌浓度评估（M.I.C.E.™，Oxoid，Basingstoke，Hants，UK）。E-test使用干化学技术在塑料条上预先吸附了固定梯度浓度的15种抗生素。

虽然E-test与其他敏感性检测方法相比相对昂贵，但它比琼脂稀释法要简单得多，因此在临床环境中通常是优选的。几项研究评估了E-test与检测幽门螺杆菌的琼脂稀释参考方法的优劣，这些研究表明，一般来说，E-test与琼脂稀释度法的检测结果的相关度极高，只有检测甲硝唑时，E-test方法检测出的最小抑菌浓度值更高[25]，即使在实验室内使用琼脂稀释法进行甲硝唑药敏试验，其结果的重复性也不是很好[25]，其原因尚不明确，但可能与缺乏对氧化还原电位的控制有关；其他原因可能是在发达国家15%～20%的患者中，可能存在异质性耐药亚群[26]或多菌株感染[27]。肉汤稀释法具有适应自动化操作的优势，缺陷是幽门螺杆菌难以在液体培养基中生长。

表型方法的局限性主要在于需要培养幽门螺杆菌，其需要特定的条件以在运输期间维持其生存力，并且至少花费3 d时间，但如果细菌量很少则需要8～10 d。针对这些不足，目前已经开发出检测与抗药性相关的特定突变的分子生物学方法。由于幽门螺杆菌对克拉霉素耐药是自1997年以来世界各地推荐的三联疗法失败的主要因素[28]，因此研究人员开发出了检测克拉霉素耐药基因的分子生物学方法。另一个重要的抗药性是氟喹诺酮类药物耐药，这也可以通过分子生物学方法来确定[29, 30]，优点是胃活检组织可以在没有特殊要求的情况下运输，并且可以在几个小时内完成检测，这些分子生物学方法的细节将在描述抗药性机制后具体描述。

2.2 对特定抗生素的抗药性

下面我们将讨论用于治疗幽门螺杆菌相关疾病的特定抗生素的抗药性机制。

2.2.1 大环内酯类抗药性

大环内酯类与细菌核糖体的50S亚基结合并通过抑制肽链的延伸来干扰蛋白质合成[31, 32]。

由于其细菌学和药理学性质，克拉霉素是治疗幽门螺杆菌感染的首选大环内酯类药物。其代谢产物14OH克拉霉素也是有活性的[33]。幽门螺杆菌一旦对克拉霉素产生抗药性，其大环内酯类抗药性将会对该组所有药物具有抗药性，这是由于23S rRNA基因中的点突变所致[31, 34, 35]，而不同于链菌素B（MLSb）抗药性类型中的腺嘌呤甲基化。在23S rRNA的肽基转移酶环的结构域V中最常见的点突变是腺嘌呤（A）到鸟嘌呤（G）突变，很少见A到胞嘧啶（C）突变。幽门螺杆菌基因组的第2 142和2 143核苷酸位点（决定幽门螺杆菌23S rRNA的转录起始的位点）[35]，分别对应于大肠杆菌基因组的2 058和2 059核苷酸位点，这些突变导致克拉霉素与核糖体的结合减少。在23S rRNA中已观察到其他更少见的突变，但它们在抗药性中的作用尚不明确。

在最小抑菌浓度大于64 mg/L（65%）的幽门螺杆菌菌株中，A2142G突变似乎比最小抑菌浓度小于64 mg/L（35%）的菌株更频繁。

幽门螺杆菌基因组中有两个rRNA操纵子，但通常在两者中均发现突变；杂合子很少见。这些突变以$6 \times 10^{-8} \sim 3.2 \times 10^{-7}$频率自发出现，突变速率可能取决于黏膜水平的炎症状态，而抗药性突变体往往在大环内酯类的选择压力下出现[36]。之所以对大环内酯类产生抗药性是由于以前大环内酯类在各种感染中广泛应用，特别是呼吸道感染等疾病应用更广泛。耐药幽门螺杆菌根据该地区或国家的大环内酯类药物使用情况而有很大差异，在欧洲对大环内酯类的耐药率为5.6%～36.6%[37]。不幸的是，目前美国克拉霉素抗药性的发生率还没有研究清楚，但从逻辑上看，它应该超过15%～20%的阈值。中间耐药现象也常在幽门螺杆菌感染治疗中见到，它发生率通常在60%～70%[38]。

依赖其突变后的生长和分裂能力（即菌株的适应性）[39]，抗药性突变株可在胃中定殖。一些研究表明，克拉霉素抗药性的突变对该菌株的适应性影响较小，但其他研究结果则相反，即克拉霉素抗药性突变对该菌株的适应性影响较大。

2.2.2 氟喹诺酮耐药性

氟喹诺酮类药物（FQs）在细菌DNA合成中通过抑制DNA促旋酶和拓扑异构酶Ⅳ的功能而发挥

作用[29]。氟喹诺酮通常不在最初根除幽门螺旋杆菌的方案中使用，但可用于其他抗生素失败时的替代治疗方案[40-43]。幽门螺旋杆菌对氟喹诺酮迅速产生抗药性，因此，这组药剂应谨慎用于幽门螺旋杆菌的治疗。此外，氟喹诺酮不宜在儿童中使用。在欧洲，对氟喹诺酮具有原发耐药性的幽门螺旋杆菌分离株的比例为4%～28%不等[37]，继发耐药株的比例在50%的范围内[44, 45]。

在幽门螺旋杆菌菌株中，仅存在DNA促旋酶，后者由gyrA和gyrB基因编码的两个亚基组成。幽门螺旋杆菌对氟喹诺酮的耐药性主要是由于gyrA的喹诺酮耐药决定区（QRDR）中的各种突变造成的，与其他细菌一样，gyrA是编码DNA促旋酶A亚基的基因[46, 47, 48]。gyrA几种类型的碱基突变，通常导致喹诺酮耐药决定区中发生单个氨基酸（Asp91或Asn87）突变，进而导致喹诺酮最小抑菌浓度的增加和对其他氟喹诺酮的交叉耐药[47]。然而，有的氟喹诺酮抗药株不含这些突变，其抗药性机制仍有待阐明。

临床上经常使用的氟喹诺酮药物主要是左氧氟沙星（Lvf），因为当菌株敏感时，它有良好的治愈率，相反，环丙沙星（Cip）由于其治愈率较低而不推荐使用[49]。氟喹诺酮的原发耐药性很大程度上取决于该地区或国家的氟喹诺酮消费量，并且差异很大。如果以氟喹诺酮为主根除疗法治疗失败后，继发性耐药就会非常普遍。在低pH值下具有较高活性的氟喹诺酮类药物如西他沙星[50]和非那沙星，可能会取得更好的治疗结果。目前只有在远东地区才会使用西他沙星，而在那里还没有非那沙星。

2.2.3 β-内酰胺抗药性

β-内酰胺的抗菌机制是干扰细胞壁肽聚糖的生物合成，导致正在复制的细胞裂解[51]。唯一用于治疗幽门螺杆菌感染的β-内酰胺是阿莫西林（Amx）[52]，已证实对阿莫西林具有抗药性的幽门螺杆菌菌株极为罕见。一个是在荷兰报道的Hardenberg菌株，该菌株分离自用阿莫西林进行了多个疗程治疗的呼吸道感染患者，其具有稳定的阿莫西林抗药性（最小抑菌浓度为8 mg/L）[53]，研究发现pbp1A基因的突变与这种抗药性有关，特别是Ser414Arg突变[53]。通过在阿莫西林抗性培养基中连续培养阿莫西林敏感菌株，随着阿莫西林浓度的逐渐增加，也可以筛选出阿莫西林耐药株。另一项研究证实，菌株中存在编码PBP2和PBP3的基因。意大利和美国报道了另一种抗药性表型，但这种抗药性表型是不稳定的，它在菌株冻结后会失去抗药性[54]，该抗药性可能是由于PBP1A的C-末端出现插入嵌合体导致的。

当在多重耐药的情况下发现阿莫西林抗药性时，该机制本质上是膜渗透性的降低导致的[55]。

也有文献中报道指出幽门螺杆菌对阿莫西林的耐药性相对较高，当没有对菌株进行详细分析时，我们认为必须谨慎解读这种结果，因为这可能是一种假象。

2.2.4 四环素抗药性

四环素的抗菌功能是通过与30S核糖体亚基中的16S rRNA可逆结合来抑制蛋白质合成，阻断氨酰-tRNA的结合，从而阻止蛋白翻译过程中的肽链的合成[56, 57]。在幽门螺杆菌中，16S rRNA基因 $^{965}AGA^{967}$ 到 $^{965}TTC^{967}$（大肠杆菌编号）的三重突变是造成四环素高水平抗药性的关键[58, 59]，核苷酸965～967处的单和双突变可导致四环素抗药性水平降低[60, 61]，已经证实，在16S rRNA的965～967点有核苷酸取代时，能降低四环素与大肠杆菌核糖体的结合[62]。

一项研究显示，54%的幽门螺杆菌耐药分离株发生了16S rRNA突变，而其余的耐药株则显示出对四环素摄入减少[61]。Li等人证实了外排泵也在幽门螺杆菌的抗药性方面发挥作用，他们证明四环素外排同系物的失活消除了可诱导的四环素抗药性[63]。

虽然幽门螺旋杆菌的四环素敏感分离株具有0.5 μg/mL的最小抑菌浓度模式，但抗四环素分离株显示出广泛的最小抑菌浓度。这种广泛的四环素最小抑菌浓度的原因尚不清楚。对幽门螺杆菌的三联体突变内使用有限（7个）取代的定点诱变表明，单碱基对和双碱基对突变仅介导低水平的四环素抗药性（最小抑菌浓度1～2 μg/mL），但也降低了菌株在四环素存在下的生长速率[58]。因此，该研究结果为解释临床中观察到的幽门螺杆菌分离株四环素抗药性基因965TTC967突变的流行提供了可能。

四环素耐药率通常较低[37]。然而，韩国[64]和巴西[65]的报道却指出幽门螺杆菌对四环素的抗药性已经达到了很高的水平。

有必要进行更深入的研究以准确理解以下问题：①四环素抗药性幽门螺杆菌在体内如何产生的；②含有相似16S rRNA突变的幽门螺杆菌分离株的最小抑菌浓度存在广泛变异的原因；③除四环素抗药性的16S rRNA突变以外，其他基因可能对四环素抗药性发挥重要作用。

2.2.5　利福霉素抗药性

幽门螺杆菌对利福霉素及其衍生物，特别是用于幽门螺杆菌替代治疗的利福平（Rif）的耐药性是由于这些化合物不能结合由*rpoB*编码的RNA聚合酶的β-亚基所造成的[66-69]。

在实验室诱导的突变体上进行的研究表明，*rpoB*基因在其密码子524、525和585处存在突变，即在针对结核分枝杆菌和大肠杆菌描述的相同位置处存在突变。幽门螺杆菌对利福霉素的原发耐药率非常低[37]，它主要涉及从先前治疗结核病的受试者分离出的菌株[69]。

2.2.6　硝基咪唑抗药性

硝基咪唑包括诸如甲硝唑（Mtz）和替硝唑之类的化合物。甲硝唑是一种前体药物，它被还原为一种羟胺衍生物，能够破坏DNA并通过切割DNA而导致细胞死亡[70]。一般而言，硝基咪唑类，特别是甲硝唑是用于治疗幽门螺杆菌的第一批抗生素[71]。

细菌对硝基咪唑化合物的耐药性似乎是由于不能减少前体药物而导致的[52]。细菌*rdxA*中编码氧不敏感NADPH硝基还原酶的突变使其对甲硝唑具有了抗药性[72-74]。后来，Kwon等人[75]和Jeong等人[76]各自证明编码RdxA旁系同源物NAD（P）H-黄素氧化还原酶的*frxA*基因也可以参与甲硝唑抗药性，他们发现*rdxA*单独失活导致中度甲硝唑耐药性（MIC为16～32 μg/mL），而*rdxA*和*frxA*中的单个突变均导致更高水平的耐药性（MIC>64 μg/mL）。关于*rdxA*和*frxA*在甲硝唑耐药中的确切作用仍有争议[77-79]，有人认为其他基因可能在甲硝唑抗药性中起作用。*recA*[80]和*fdxB*（编码铁氧化还蛋白样蛋白）[81]突变、丙酮酸氧化还原酶（POR）和α-酮戊二酸氧化还原酶的抑制[82]、*rdxA*、*for*（铁氧化还蛋白氧化还原酶）、*por*和*fdxB*转录减少都可能与幽门螺杆菌甲硝唑耐药有关[83]。因此，可能是幽门螺杆菌中的多种突变导致了甲硝唑抗药性。此外，还观察到外排机制也在甲硝唑抗药性中发挥着作用[84]。

对甲硝唑的原发抗药性是普遍的，在发达国家的耐药率为30%，发展中国家为70%或更多。由于这种药物常用于治疗寄生虫感染，因此在治疗失败后会增加抗药性产生的概率。

2.2.7　硝基呋喃抗药性

硝基呋喃类包括呋喃唑酮、硝呋太尔和呋喃妥因。硝基呋喃类药物可结合多种蛋白质从而通过多种机制发挥作用。虽然这些药物在幽门螺杆菌的初步根除中都没有被普遍使用，但是当初步治疗失败时可以使用这些药物[15, 16]。通常情况下，不检测幽门螺杆菌对硝基呋喃类抗生素的敏感性，并且硝基呋喃的原发抗药性似乎很少见[85]。在其他细菌中，耐药性与硝基呋喃还原酶有关[86]。迄今为止，还没有关于幽门螺杆菌对硝基呋喃类药物耐药机制的研究。

2.3　分子检测方法

如前所述，幽门螺杆菌中抗生素耐药性的遗传基础主要涉及染色体上的点突变，其可通过分子检测容易被检测到。临床上最严重的幽门螺杆菌抗药性的问题是克拉霉素抗药性，因此已经开发了大量的分子检测方法来检测这种耐药性，其中大部分是基于23S rRNA基因的PCR。

历史上，限制性片段长度多态性PCR（PCR-RFLP）是第一个应用于检测克拉霉素抗药性基因的分子检测方法[31]，该方法设计了幽门螺杆菌特异性引物，并用限制性内切酶酶切扩增产物以检测克拉霉素抗药性基因。事实上，与克拉霉素抗药性相关的基因的点突变产生了可由*Bsa* Ⅰ或*Bsb* Ⅰ识别的新的限制性酶切位点，从而产生2个条带而不是一条[31]，由于扩增产物本身就是PCR污染的来源，因此这种方法已被实时PCR所取代，实时PCR方法在不需要酶切扩增产物的情况下便可更快地获得检测结果。

应用荧光共振能量转移（FRET）原理，SYBR Green Ⅰ荧光染料实时PCR和荧光探针实时PCR方法被用来检测克拉霉素抗药性基因。扩增反应直接使用胃活检样本进行操作，然后进行扩增子的解链曲线分析，由于错配，野生型菌株和突变株之间的解链温度不同，由此可以鉴别野生型和耐药突变菌株[87]。

这种方法甚至已被用于粪便样本幽门螺杆菌及其耐药性的检测[88]，但由于难以从粪便中获得纯化的DNA，其灵敏度并非最佳。目前该方法已有配套试剂盒可用。

还可以通过荧光原位杂交（FISH）来检测幽门螺旋杆菌及其克拉霉素抗药性而无需DNA扩增。该方法使用两种具有不同标签的探针，一个靶向16S rDNA检测幽门螺杆菌，另一个靶向23S rDNA检测突变，从而通过荧光鉴别野生型和耐药突变菌株，这种方法可以应用于组织学样本检测[89]。

当与表型检测方法相比，分子生物学方法，尤其是基于实时PCR的检测方法可获得更好的检测结果：①与传统的细菌培养和组织学相比，可更快地检测幽门螺杆菌；②与标准抗菌谱相比，可更快地检测耐药性。实际上，在样本中存在敏感性和抗药性细菌混合物，实时PCR可以更好地进行鉴别鉴定，然而，这种异质性可能不具有临床意义。一项研究表明，E-test检测出的耐药性比PCR更能预测临床结果，因为检测到的额外异源抗药性可以被根除[90]。关于分子检测方法的其他研究有必要深入开展。

2.3.1 氟喹诺酮类药物

基于扩增子的解链曲线分析的实时PCR也可用于检测与幽门螺杆菌抗左氧氟沙星相关的突变。然而结果难以解释，因为喹诺酮耐药决定区（QRDR）中可能存在许多沉默突变[30]，由于这个原因，已有人提出需要进行DNA条带检测，该方法包括两个步骤：首先，进行多重PCR，扩增*gyrA*基因的相关部分（用于氟喹诺酮抗药性）以及涉及23S rRNA基因（用于大环内酯抗药性）片段，其次，扩增产物生物素标记的寡聚脱氧核苷酸发生杂交并固定在试纸条上，然后通过链霉、碱性磷酸酶反应显色，观察结果。该试纸条已经商业化（GenoType HelicoDR, Hain Lifescience GmbH，德国），并对大环内酯类和氟喹诺酮耐药性的灵敏度和特异性都令人满意[91]。

2.3.2 四环素

应用Hinf1限制性内切酶，研究人员首先开发并使用PCR-RFLP方法来检测四环素耐药性基因[65]，后来还提出了两种实时PCR以检测四环素耐药性基因[92, 93]，但鉴于四环素抗药性的稀有性，这些方法很少被使用。

2.3.3 其他抗生素

目前还没有开发出特异性检测与利福霉素抗药性相关的*rpoB*基因突变的方法，但可以对该基因进行扩增并测序以鉴定其突变情况。

对于甲硝唑，由于存在于不同基因上的许多突变似乎都与其抗药性有关，所以不可能使用简单的分子检测来鉴定甲硝唑耐药基因。

目前也没有开发出检测阿莫西林抗药性基因的分子检测技术。

2.4 耐药性的临床意义

幽门螺杆菌的治疗方法都很复杂。它们由3~4种药物组成。标准三联疗法由克拉霉素、质子泵抑制剂和阿莫西林或甲硝唑组成。也可使用含有铋盐或不含铋盐的四重疗法。抗生素耐药性是根除幽门螺杆菌失败的首要原因，但是，这种抗药性并不是对所有抗生素都在同一水平。如果耐药率高且治疗失败率高，则会对临床产生较大影响。在这方面，需要重点关注克拉霉素。我们回顾分析了1999—2003年对克拉霉素敏感的克拉霉素三联疗法的临床试验[94]，结果发现，使用质子泵抑制剂-克拉霉素-阿莫西林（PPT-Cla-Amx）时，当菌株发生耐药性时，对克拉霉素的敏感性从87.8%下降为18.3%，治愈成功率也下降70%。后来Fischbach等人发表了同样的研究结果（治愈成功率也下降66%）[95]。使用质子泵抑制剂-克拉霉素-甲硝唑（PPT-Cla-Mtz）方案，降幅仅为47%，即从97%降至50%。最近的研究进一步证实了这些数据。相反，在相同的临床试验评估中，幽门螺杆菌甲硝唑耐药性对治疗的影响并不那么重要，质子泵抑制剂-克拉霉素-甲硝唑疗法的治愈成功率仅下降25%，从97%下降到72.6%[94]（Fischbach等人试验减少35%[95]），质子泵抑制剂-阿莫西林-甲硝唑疗法的治愈成功率在89.4%～64.4%。当将甲硝哒唑用于包含铋的四联疗法（如药物Pylera®）作为含有与质子泵抑制剂一起使用的次柠檬酸铋-四环素-甲硝唑的三合一胶囊时，对于甲硝唑耐药菌株的治愈成功率仅下降5%[96]。

临床另一种具有重要意义的抗生素是左氧氟沙星，正如在进行敏感性试验的少数研究中指出的那样，质子泵抑制剂-阿莫西林-左氧氟沙星联合使用14 d可使氟喹诺酮敏感菌株的根除率达97.3%，但在中国，该三联疗法对氟喹诺酮耐药菌株的根除率仅为34.5%[97]。相反，对其他抗生素的耐药性非常罕见，因此无法确定其影响。

3 空肠弯曲杆菌/大肠杆菌

大多数弯曲杆菌肠炎的病例本质上是散发性的，仅发生在个体或小组中[98]。在受感染的人类中，弯曲杆菌性胃肠炎通常与其他肠道细菌病原体如沙门氏菌和志贺氏菌引起的肠胃炎无法区分[99]。在美国，大多数弯曲杆菌型肠炎的危险因素是未经高温消毒的牛奶或受污染食品（尤其是家禽产品）[100]。弯曲杆菌可定殖于各种各样的哺乳动物和鸟类物种。在食用动物中，空肠弯曲杆菌最常见于鸡和牛，而大肠杆菌更常见于猪和火鸡中[101]。尽管空肠弯曲杆菌可以从农场动物[102]和宠物[103-106]直接传播给人类，但未经烹煮或误操作的新鲜禽肉被认为是感染的主要来源之一[100, 107-112]。因此，干预措施的重点是减少冷冻肉等弯曲杆菌阳性的家禽群产品的流通[107]。

在摄入空肠弯曲杆菌后，根据宿主因素、接种量和菌株毒力的不同，往往1～7 d内发病。在报道的唯一一项人类志愿者感染空肠弯曲杆菌的研究中，一些菌株的感染剂量低至500个细菌就可诱发疾病[113]，症状通常包括腹泻（带血或不带血），伴有严重腹痛和发热，头痛、肌肉痛和恶心也很常见。肠道外感染包括胆囊炎、胰腺炎、肝炎、菌血症和腹膜炎[114]。肠道症状通常在3～7 d内消失，主要治疗方法包括补充体液和电解质。与其他类型的细菌性胃肠炎一样，弯曲菌病通常是自限性的，只有在症状严重、疾病复发或侵袭性感染的情况下才需要抗生素治疗[99]。

目前，已经有许多不同的实验室方法来分离原代培养基上的弯曲杆菌，大多数临床实验室都是用优化的用于培养空肠弯曲杆菌和大肠杆菌的选择性培养方法，该方法需要在高温（42℃）、微需氧（5% O_2、10% CO_2和85% N_2）条件下孵育，原代培养通常添加一种或多种抗微生物剂（如头孢哌酮）以抑制竞争性肠道菌群，使用这种方法，革兰氏染色的涂片显示来自典型弯曲杆菌菌落的小弯曲或螺旋是非常可靠的初步诊断，还可以使用其他化学和遗传方法来进一步确定。

当需要抗生素药物治疗时，红霉素（Ery）或新的大环内酯类药物之一如克拉霉素或阿奇霉素（Azi）目前被认为是治疗经培养确诊的弯曲菌病的首选药物[115]。由于症状与沙门氏菌病和其他腹泻疾病没有区别，医生根据经验往往会对成年人给以氟喹诺酮来治疗[99]。在一些国家，四环素和多西环素（Dox）已被用于治疗空肠弯曲杆菌病，但该菌对这些药物的耐药性可能会很常见。对于严重的全身感染，通常用氨基糖苷或碳青霉烯治疗[114, 116]。第三代头孢菌尽管被经常用于治疗其他腹泻病，但除了由于胎儿弯曲杆菌引起的菌血症外，第三代头孢菌素尚未被证实可有效治疗弯曲杆菌感染[117]。体外药敏试验显示克林霉素和替加环素可抑制空肠弯曲杆菌生长，并且可能对治疗感染有效。

3.1 抗生素体外敏感性试验和解释标准

最近人们认识到弯曲杆菌是腹泻的常见原因，但由于大多数感染是自限性的和弯曲杆菌苛刻的生长条件，人们对弯曲杆菌的标准化体外敏感性检测方法的开发并不重视。由于没有正式的多实验室试验，并且通常缺乏适当的质量控制参数，实验室通常在不同的条件下采用一系列检测方法进行检测。当监测研究报告显示耐药性开始增加时[118]，对标准化方法的需求就会变得极为紧迫，这也使得经验性治疗不太可靠。

琼脂稀释方是第一个正式标准化的弯曲杆菌敏感性试验检测方法，其中包括5种抗生素质量控制参数[119]。后来开发了弯曲杆菌肉汤微量稀释敏感性试验方法，其质量控制范围为14种抗菌药物[120]，该方法需要含有2% ~ 5%裂解的马血的Mueller-Hinton肉汤培养基，在10% CO_2和5% O_2的潮湿环境中，36 ~ 37℃孵育48 h或42℃孵育24 h，后者用于耐热品种检测[119]。使用控制良好的气体混合物和恒定温度进行检测很重要，因为不是所有的菌株都会在35℃或43℃的培养温度下生长，并且并非所有商业上可用的气体发生系统都能产生一致的结果[120]。欧盟敏感性试验委员会（EUCAS-T）使用类似的检测条件和材料发布了类似的方法[121]。

其他方法已被用于测量抗菌药物敏感性。由于其灵活性、便利性和廉价性，琼脂扩散试验是一种有吸引力的方法。欧盟药物敏感性试验委员会最近发表了一种基于琼脂圆盘的弯曲杆菌检测方法，该方法对环丙沙星、红霉素和四环素这3种抗生素有质量控制参数[122]。标准琼脂扩散敏感性试验的变化是使用市售抗生素检测盘来筛选抗药性，这种方法使用缺乏抑制区（生长至6 mm圆盘的边缘）作为获得性抗药性的指标，该方法在预测空肠弯曲杆菌[22]对治疗其感染的首选药物环丙沙星（5 μg圆盘）和红霉素（15 μg圆盘）的抗药性时效果很好。美国临床和实验室标准研究所目前正在审查一种标准的琼脂扩散方法，其中有对红霉素、环丙沙星和四环素的抑制区的解释标准。

与螺杆菌一样，E-test®方法已用于检测弯曲杆菌的抗生素敏感性。E-test®操作方便，并具有提供很大范围的最小抑菌浓度值（15 log_2稀释度）的优点，我们观察到，在36℃孵育条件下，许多抗生素的E-test®终点降低了一个或多个稀释度，这一数值高于或低于使用琼脂稀释法观察到的稀释度[123, 124]，报道的E-test®与琼脂稀释法之间的总体最小抑菌浓度一致性为62%[123] ~ 83%[125]，这两种方法比较有利于某些药物。E-test®可以很好地预测高于或低于临床药物敏感性临界点的菌株，但在新的耐药趋势出现时不适合用于监测最小抑菌浓度的偏移。

3.2 敏感性检测方法的解释

有2种常用方法来解释药物敏感性试验结果，一种用于临床目的（临床最小有效量），另一种用于监测目的（流行病学阻断值，ECOFFs或ECVs）。为了建立临床转折点，通常需要3个数据集：①使用经验证的体外方法产生的群体最小抑菌浓度分布的数据；②关于特定剂量下，感染位点处药物的药代动力学/药物动力学特征信息；③药物疗效的临床结果数据。由于极缺乏对照临床研究，弯曲杆菌药敏性的临床最小有效量尚未正式确立。如上所述，只有单一的抗螺杆菌剂克拉霉素才能确定正式的临床最小有效量。

在没有临床结果数据的情况下，美国临床和实验室标准研究所和欧盟药物敏感性试验委员会都使用ECOFFs来解释弯曲杆菌敏感性数据。ECOFFs仅以最小抑菌浓度（或区域直径）值为依据。标准的ECOFF方法可区分野生型和非野生型菌群，其中折点设置为易感人群的最小抑菌浓度值的上限[126]。

美国临床和实验室标准研究所和欧盟药物敏感性试验委员会均发布ECOFFs（表62.2）以及体

外药敏试验方法。使用群体最小抑菌浓度数据，将抗药性定义为抗药性群体的最低最小抑菌浓度，美国临床和实验室标准研究所建立了对环丙沙星（MIC≥4 μg/mL）、红霉素（MIC≥32 μg/mL）、多西环素（MIC≥8 μg/mL）和四环素（MIC≥16 μg/mL）的初步最小抑菌浓度或药物敏感性临界值[22]。这些值与已知获得性耐药决定簇的存在高度相关，并且被用于指导治疗。

根据最小抑菌浓度临界值转折点是易感人群的最小抑菌浓度的上限的特点，ECOFF在临床检测中主要用于非野生型细菌的鉴定。欧盟药物敏感性试验委员会发布了14种抗菌药物的ECOFFs临界值转折点，包括环丙沙星（MIC>0.5 μg/mL）、红霉素（MIC>4 μg/mL）和四环素（MIC>2 μg/mL）。这些数值旨在确定敏感性降低的菌株，其中可能包括对抗生素治疗仍有反应的菌株（即不具有临床抗药性）。

表62.2 弯曲杆菌敏感性试验的解释标准

抗生素[a]	机构或组织	平板内容（微克）	区直径（mm）[b] S	I	R	MIC（μg/mL） S	I	R
红霉素	CLSI	15	>6	>6	6	≤8	16	≥32
	EUCAST，空肠弯曲杆菌	15	≥20	-	<20	≤4	-	>4
	EUCAST，大肠杆菌	15	≥24	-	<24	≤8	-	>8
环丙沙星	CLSI	5	>6	>6	6	≤1	2	≥4
	EUCAST	5	≥26	-	<26	≤0.5	-	>0.5
四环素	CLSI	-	-		-	≤4	8	≥16
	EUCAST	30	≥30	-	<30	≤2	-	>2
强力霉素	CLSI					≤2	4	≥8

[a]红霉素可用于确定对阿奇霉素（CLSI和EUCAST）和克拉霉素（CLSI和EUCAST）的敏感性，四环素可用于确定对多西环素的敏感性（EUCAST）。

[b]根据临床和实验室标准研究所标准，没有任何抑制区（生长至6 mm圆盘的边缘）表明对大环内酯和环丙沙星产生了耐药性。任何抑制区的出现都需要最小抑菌浓度值的测定以准确分类其敏感性。

值得注意的是，欧盟药物敏感性试验委员会决定在没有临床结果数据的情况下提供弯曲杆菌ECOFF值作为临床最小有效量[127]。尽管美国临床和实验室标准研究所和欧盟药物敏感性试验委员会在解决折点确定和分类方面缺乏统一性，虽然折点有很多稀释度，但重要的是要注意，当2种方法应用于相同的弯曲杆菌数据集时，它们很好地匹配了获得性抗药性特征的菌株的分类，这是因为对于大多数抗生素来说，该属的成员通常表现出广泛的双峰最小抑菌浓度分布特征，中间表型很少。

3.3 耐药性的临床意义

弯曲杆菌肠炎通常是一种自限性疾病，其治疗通常由液体和电解质替代组成。抗菌治疗适用于高度严重或复发性肠炎，以及发热或肠道外感染的患者。在这些病例中，耐药菌株限制了治疗药物的选择范围。

有相互矛盾的证据表明抗生素耐药性会导致弯曲杆菌感染患者产生不良后果。史密斯等[128]的第一次报告指出，在用喹诺酮治疗的受试者中，如果致病菌株敏感，多数腹泻的持续时间为7 d，如果耐药，则为10 d。Engberg等人的研究发现，与敏感菌株感染的患者（中位数为10.3，P=0.01）相比，喹诺酮耐药的空肠弯曲杆菌感染患者的病程更长（中位数为13.2 d）。根据对3 471例弯曲杆菌感染患者的分析，结果发现，喹诺酮类耐药与感染后30 d内侵袭性疾病增加6倍或死亡风险有关[130]。一项研究比较评估了由喹诺酮耐药菌株和喹诺酮敏感菌株引起的感染，结果发现耐药菌株引起的腹泻持续时间增加2 d（分别为9 d和7 d）[131]，未服用止泻药或抗微生物药的受试者之间的这种差异更大（12 d和6 d）。相反，Wassenaar等研究发现，氟喹诺酮抗药和氟喹诺酮敏感菌株感染引起的病例间的疾病持续时间没有差异[132]。在英国进行的一项对653名患者的研究中则发现，在国外获得的耐药菌株和敏感菌株感染病例之间并没有发现任何关联[133]。

有些生物学数据似乎提示抗药性可能与毒力相关，例如外排泵同时以抗生素和胆汁成分作为底物而发挥作用[134]。因为它是一种已知的弯曲杆菌定殖因子[135]，假设胆管阻力增加则会增加穿过上消化道在肠道的远端部位定殖并导致疾病的弯曲杆菌的生存能力。此外，细胞培养分析表明，某些氟喹诺酮抗药大肠杆菌和大环内酯类抗药空肠弯曲杆菌的突变株对Caco-2细胞的侵袭速率高于其同基因亲本菌株[134, 136]。尽管如此，人们对抗药性和毒力之间的联系知之甚少，需要进一步的工作来了解这种现象的临床重要性。

3.4　对特定抗生素的抗药性

弯曲杆菌抗药性遗传因素包括其他细菌中常见的染色体和质粒传播机制，即靶点修饰、结构基因突变、酶失活和能量依赖性药物外排。下面列出了一些主要和相关抗生素药物的抗药性。

3.4.1　大环内酯类

大环内酯类疗法被认为是弯曲杆菌感染的主要治疗方法。在许多其他国家，空肠弯曲杆菌的耐药并不常见，在美国分离自人的弯曲杆菌红霉素耐药率（MIC≥8 μg/mL）为1%～2%[2]；然而，其他国家报道的弯曲杆菌红霉素耐药率较高[137-140]。在大肠杆菌中耐大环内酯类抗生素（和其他抗菌药物）的比率通常较高，在美国，大肠杆菌红霉素抗药性的范围为3%～9%[2]。

空肠弯曲杆菌和大肠杆菌的大环内酯抗药性是由靶位点突变和外排引起的。同其他细菌一样，大环内酯抗药性是由23S rRNA基因的结构域Ⅴ（肽基转移酶区）的两个位置中的靶位点突变引起的。弯曲杆菌含有3个拷贝的23S rRNA基因；有证据表明至少有2个拷贝必须发生突变才能产生抗药性[141]。核糖体基因突变仅在对红霉素耐药（MIC≥32 μg/mL）的分离株中出现[142]，支持使用32 μg/mL作为表示临床耐药性的最小抑菌浓度临界值。A2074和A2075位置的核苷酸变化是最常见的，在大肠杆菌中对应的位置为2 058和2 059[143]。A2075G转换是在临床菌株中观察到的最常见的突变[141, 144-146]，它通常存在于23S rRNA基因的所有3个拷贝中，并且可以使细菌耐受更高的最小抑菌浓度（>128 μg/mL）[141]。体外转化实验表明，这些突变易于转移并稳定整合到对红霉素敏感的空肠弯曲杆菌和大肠杆菌菌株的染色体中[141, 147]。弯曲杆菌中的核糖体突变可赋予该菌具有泰乐菌素、阿奇霉素和克拉霉素的交叉耐药性。赋予红霉素抗药性的核糖体突变也影响对泰乐菌素和阿奇霉素的敏感性，但对后者药物的最小抑菌浓度不总是与红霉素[148]相同。

在弯曲杆菌中染色体外大环内酯抗药性决定簇的唯一例子是质粒编码的rRNA甲基化酶（erm）。直到最近，这种决定簇才仅在直肠弯曲菌中存在[149]。Wang等人的报告[150]检测了来自中国人类和食源性动物来源的1 554株弯曲杆菌，发现58株中有erm（B）基因，其中57株为大肠杆菌（40%为质粒编码的rRNA甲基化酶大环内酯抗药性），这一发现意味着大环内酯耐药性的流行病学可能在弯曲杆菌中已发生改变，并具有水平传播的可能性。

众所周知，外排泵在红霉素敏感性水平和与其他因素协同作用提高最小抑菌浓度中发挥作用[142, 151]。使用在培氟沙星和头孢噻肟上筛选出的空肠弯曲杆菌突变体，Charvalos等人首次报道了弯曲杆菌的多药外排系统[152]，多重耐药性表型包括大环内酯类、β-内酰胺类、喹诺酮类、氯霉素和四环素，但未鉴定出该基因。

在临床耐药分离株中，Lin等[153]、Pumbwe和Piddock[154]，鉴定出了由cmeABC基因座编码的外排系统。CmeB与抗药性结节细胞分裂（RND）超家族的多药转运蛋白有关，后者包括大肠杆菌的

AcrB和假单胞菌的MexB。这种耐药泵广泛存在于空肠弯曲杆菌和大肠杆菌中，排出各种结构不相关的抗生素、洗涤剂和染料[155]。CmeABC还赋予弯曲杆菌对胆汁具有抗性，是弯曲杆菌在鸡肠道中定殖所必需的[156]。灭活*cme*可使野生型敏感菌株中的红霉素最小抑菌浓度降低4~16倍[153, 157]。*cmeB*的过表达也赋予弯曲杆菌对氨苄青霉素、氯霉素和四环素的抗性。通过外排泵抑制剂苯丙氨酸-精氨酸-β萘酰胺（Phe-Arg-β-naphthylamide，PAβN）的诱导筛选，鉴定出了第二个大环内酯外排表型，这种化合物增加了野生型中间敏感株对红霉素的敏感性水平，但对耐药菌株的敏感性影响较低，此外，它使野生型分离株更加敏感[151]，这种表型的出现进一步证实，这种泵是独立于*cmeB*的[158]。Ge等检测了10种假定的弯曲杆菌外排泵，包括基于序列同源性鉴定的CmeB和CmeF，使用定点突变，他们发现只有*cmeB*影响菌株对氯霉素、红霉素、萘啶酮酸和四环素的敏感性[159]。Xia等人[160]采用了基因组学的方法来了解空肠弯曲菌的大环内酯类耐药性，这项工作确定了其他各种外排泵的上调及其对大环内酯的其他适应性反应，该研究的深入展开将有助于开辟新途径从而理解弯曲杆菌大环内酯抗药性。

3.4.2 氟喹诺酮类药物

与迄今为止大环内酯耐药性相对较低且稳定的发病率相比，过去20年来，许多国家出现了耐氟喹诺酮的空肠弯曲杆菌[118, 143, 161, 162]。这种增长部分原因是由于氟喹诺酮类药物（沙拉沙星和恩诺沙星）在家禽中使用。Endtz等人研究发现在人类中出现了氟喹诺酮抗药性。1987年，荷兰的空肠弯曲菌感染与恩诺沙星在家禽中批准使用的时间一致[161]，1992—1998年，在明尼苏达州，喹诺酮耐药性感染的数量从1.3%增加到10.2%，在1995年家禽氟喹诺酮沙拉沙星批准仅两年后，明尼苏达州弯曲杆菌环丙沙星耐药株翻了一番，耐药菌株的这一增长现象部分原因是感染人的弯曲杆菌从家禽肉中获得抗药性菌株[128]。Nachamkin等在对费城地区医院接受治疗的患者检查空肠弯曲菌感染的研究中发现，对环丙沙星耐药的弯曲杆菌从1996年的8.3%上升到2001年的40.5%[163]。

在提交给疾病控制与预防中心的人空肠弯曲杆菌分离株中，对环丙沙星耐药的弯曲杆菌从1989—1990年的0%[118]上升到2005年的21.6%，并且2012年上升至约25%[2]。2012年，美国国家抗菌药物耐药监测系统数据还显示，从零售鸡胸肉样品中分离出的空肠弯曲杆菌中有16.4%为环丙沙星耐药菌株[164]。从家禽生产环境中筛选出的环丙沙星耐药性弯曲杆菌在人类中的流行病学和微生物学结果促使美国食品和药物管理局撤销在家禽中使用氟喹诺酮类的批准[165]，该协议已于2005年9月生效。

弯曲杆菌中的环丙沙星抗药性是由*gyrA*中的单个拓扑异构酶突变引起的，该突变与幽门螺杆菌中的突变类似，但与沙门氏菌和大肠杆菌不同，后者需要两种突变才能出现临床水平的环丙沙星耐药性[166]。弯曲杆菌中*gyrA*的单个突变似乎并不能使该菌对所有氟喹诺酮类药物耐药。Ruiz等人的一项研究表明[167]，莫西沙星耐药需要双重拓扑异构酶突变（Ile86、Asn90），说明这种新型氟喹诺酮的功效可能不会受到*gyrA*突变的影响。然而，对于环丙沙星来说，与高水平最小抑菌浓度（≥32 μg/mL）相关的最常见突变是Ile在Thr86处的替代[168-171]。Asp90和Ala70上的突变赋予弯曲杆菌中等水平的环丙沙星抗药性（最小抑菌浓度为1~4 μg/mL）。一小部分对萘啶酸有抵抗作用但对环丙沙星无抗药性的弯曲杆菌与*gyrA*中的Thr86Ala替代有关[173]，其他*gyrA*突变已被检测到，但它们各自在弯曲杆菌中产生对喹诺酮耐药性方面的作用还不清楚[174]。*gyrB*的变化与氟喹诺酮抗药性无关，而空肠弯曲杆菌缺乏编码拓扑异构酶Ⅳ的*parC*基因[175]。仅需要单碱基突变就能使菌株具有高水平环丙沙星最小抑菌浓度是动物[176, 177]和人类[178]中弯曲杆菌的氟喹诺酮类药物环丙沙星抗药性快速演变的原因之一，也是在零售生肉[164]和人类临床分离株[2]中广泛存在环丙沙星抗药性菌株的原因。

多药外排泵（包括CmeB）对弯曲杆菌氟喹诺酮敏感性的基线水平有较大影响。与野生型其他革兰氏阴性肠杆菌菌株如大肠杆菌和沙门氏菌（最小抑菌浓度为0.015~0.06 μg/mL）相比，敏感的野生型弯曲杆菌分离株具有更高的环丙沙星最小抑菌浓度（0.125~0.5 μg/mL），这种内在抗药性似乎是由cmeB的组成型表达引起的[153, 154]，通过定点诱变使cmeB失活，可将敏感分离株的环丙沙星最小抑菌浓度降低至大肠杆菌和沙门氏菌的最小抑菌浓度水平[153, 154]；同样，在耐药菌株中（也含有gyrA突变），灭活cmeABC操纵子可将弯曲杆菌对环丙沙星最小抑菌浓度降低至接近野生型分离株的水平[179]。这些发现表明，与大环内酯类耐药[148]一样，分离株中的cmeB与具有靶位点突变可发生协同作用，以维持弯曲杆菌获得高水平氟喹诺酮最小抑菌浓度。cmeB的表达，以及还有cmeF以及其他未鉴定的位点[157]的表达，也可能导致获得性喹诺酮耐药或多重耐药。

由cmeG基因编码的假定外排泵也在空肠弯曲杆菌的环丙沙星耐药性和多重耐药性中发挥作用[180]。与野生型亲本菌株相比，cmeG的插入失活导致环丙沙星最小抑菌浓度降低至1/4，通过在反式互补，则又恢复了其野生型的敏感性水平，并且当cmeG过表达时，可导致环丙沙星最小抑菌浓度增加8倍。

3.4.3　四环素

四环素被认为是弯曲杆菌的二线治疗药物。由于其成本低、毒性也低，主要用于发展中国家。目前，在许多国家，弯曲杆菌对四环素的耐药性都已增加，使得四环素在治疗弯曲杆菌感染方面价值降低。在加拿大，四环素抗药性在1980—1981年从7%增加到9%[181]，在1998—2001年则从43%增加到68%[182]，最近的耐药菌株也表现出更高的最小抑菌浓度值[183]。在美国，1997—2002年，四环素抗药性从38%增加到了48%[184]。在一些国家，耐药菌株的比例要高得多[185, 186]。

虽然外排泵也起一定作用[159]，但四环素抗药性主要是由于tet（O）基因介导的核糖体保护作用产生的[187]。Tet（O）通过将四环素从核糖体上的主要结合位点变构取代而赋予该菌抗药性[188, 189]。tet（O）基因在全球分离的弯曲杆菌中普遍存在，并且也存在于各种革兰氏阳性菌种中。tet（O）在空肠弯曲杆菌中的等位基因通常使四环素的最小抑菌浓度水平在32~128 μg/mL范围内，但tet（O）中的突变可导致最小抑菌浓度高达512 μg/mL[183]。

tet（O）基因通常是由质粒携带的[190]，但也可能存在于染色体上[191]。Batchelor等人测序了两个大的自我传播四环素抗药性的质粒（FetR）[192]，一个来自空肠弯曲杆菌，另一个来自大肠杆菌，它们分离自不同大陆，而且分离间隔时间约20年。两种质粒均具有嵌合序列结构，其基因标签暗示其起源于不同的共生和致病性细菌（包括幽门螺杆菌。值得注意的是，这两种质粒在DNA序列水平的同源性为94.3%），并且在含有质粒的四环素抗药性弯曲杆菌分离株中广泛存在[192]。其他质粒载体大小可达100 kb，也含有四环素抗药性决定簇[190]。最近的全基因组测序数据证实tet（O）是迄今为止弯曲杆菌对四环素抗药性的唯一决定因素[193]。

3.4.4　氨基糖苷类

引起氨基糖苷耐药的遗传决定因素是众所周知的，并且在许多细菌中是多种多样的。在弯曲杆菌中，卡那霉素抗药性是由于aphA-3基因的存在[194]而产生的，aphA-3基因通常位于携带tet（O）的大质粒（40 kb甚至100 kb以上）上[195]。在一篇报道中指出：不同来源的弯曲杆菌分离株[196, 197]中存在整合子是常见的（16.4%），并且往往含有由aadA2编码的氨基糖苷修饰酶[198]。由aadA和aadE编码的腺苷酰基转移酶引起的大观霉素/链霉素抗药性与来自人临床分离株的质粒有关[199]。氨基糖苷类抗生素或链霉素的抗药性与来自欧洲的动物和临床分离株中的sat4基因编码的产物有关[200]。在从家禽养殖厂分离的耐妥布拉霉素和庆大霉素的分离株中，检测到了携带aacA-4基因的整合子[196]。在美国，庆大霉素耐药性主要在大肠杆菌中开始快速上升，从2008年开始上升，到2010年，人类和零售鸡中分离的庆大霉素耐药株已分别达11.3%和12.8%。2个大肠杆菌菌株的全基因组测序揭示了在pTet质粒骨架上存在一系列庆大霉素、卡那霉素、链霉素、链丝菌素和四环素的质粒载体耐药性基因[201]。庆大霉素抗药性由*aph*（*2″*）*-Ig*编码的磷酸转移酶，以及*tet*（*O*）、*aad9*、*hph*，*aadE*、*sat4*和*aphA-3*[201]基因提供。

3.4.5　其他抗药性

大多数弯曲杆菌菌株对β-内酰胺类抗生素耐药，超过80%的空肠弯曲杆菌携带β-内酰胺酶[202]。空肠弯曲菌对头孢孟多、头孢西丁和头孢哌酮具有抗药性。大多数菌株对头孢菌素和头孢唑林也有抗药性，但对头孢噻肟、莫西拉他、哌拉西林和替卡西林的耐药性是不同的[203]。最活跃的β-内酰胺药包括氨苄西林、阿莫西林、头孢匹罗和亚胺培南[202]。美洛培南还具有良好的抗弯曲杆菌活性[204]，并被推荐作为抗弯曲杆菌的备选药物[205, 206]。

与其他细菌一样，弯曲杆菌通常对甲氧苄啶和磺胺类具有抗药性。空肠弯曲杆菌对甲氧苄啶的耐药性是由于其染色体获了甲氧苄啶耐药相关的二氢叶酸还原酶基因盒（*dfr1*、*dfr9*）而产生的[207]。与其他细菌一样，弯曲杆菌对磺胺类药物的耐药性来源于二氢喋呤合酶的突变[208]，而链霉素抗药性与*rpsL*基因有关[209]。氯霉素抗药性在弯曲杆菌中很罕见，并且由*cat*基因编码的乙酰化酶产生[210]。体外筛选鉴定了23S rRNA基因的所有3个拷贝中的新型点突变（G2073A），该突变使得弯曲杆菌对氯霉素和氟苯尼考具有抗药性[211]。

参考文献

［1］　Skirrow MB. *Campylobacter* enteritis：a "new" disease. Br Med J. 1977；2：9-11.

［2］　CDC. National Antimicrobial Resistance Monitoring System（NARMS）：Human Isolates Final Report，2012. Atlanta，GA：U.S. Department of Health and Human Services，CDC（Availableat：http://www.cdc.gov/narms/）.

［3］　Nachamkin I，Allos BM，Ho T. *Campylobacter* species and Guillain-Barre syndrome. Clin Microbiol Rev. 1998；11：555-67.

［4］　Marshall BJ，Warren JR. Unidentifed curved bacilli in the stomach of patients with gastritis and peptic ulceration. Lancet. 1984；1：1311-5.

［5］　Suerbaum S，Michetti P. *Helicobacter pylori* infection. N EnglJ Med. 2002；347：1175-86.

［6］　Calvet X，Ramirez Lazaro MJ，Lehours P，et al. Diagnosis and epidemiology of *Helicobacter pylori* infection. Helicobacter. 2013；18 Suppl 1：5-11.

［7］　Megraud F. Transmission of *Helicobacter pylori*：faecal-oral versus oral-oral route. Aliment Pharmacol Ther. 1995；9 Suppl 2：85-91.

［8］　Konno M，Fujii N，Yokota S，et al. Five-year follow-up study of mother-to-child transmission of *Helicobacter pylori* infection detected by a random amplifed polymorphic DNA fngerprinting method. J Clin Microbiol. 2005；43：2246-50.

［9］　Weyermann M，Adler G，Brenner H，et al. The mother as source of *Helicobacter pylori* infection. Epidemiol. 2006；17：1-3.

［10］　O'Connor A，Molina-Infante J，Gisbert JP，et al. Treatment of *Helicobacter pylori* infection 2013. Helicobacter. 2013；18 Suppl1：58-65.

［11］　Lind T，Megraud F，Unge P，et al. The MACH2 study：role of omeprazole in eradication of *Helicobacter pylori* with 1-week triple therapies. Gastroenterology. 1999；116：248-53.

［12］　Megraud F. *Helicobacter pylori* resistance to antibiotics：prevalence，mechanism and detection what's new? Can J Gastroenterol. 2003；17（Suppl. B）：49B-52B.

［13］　Cammarota G，Cianci R，Cannizzaro O，et al. Effcacy of two oneweek rabeprazole/levofloxacin-based triple therapies for *Helicobacter pylori* infection. Aliment Pharmacol Ther. 2000；14：1339-43.

［14］　Bock H，Koop H，Lehn N，et al. Rifabutin-based triple therapy after failure of *Helicobacter pylori* eradication treatment. J Clin Gastroenterol. 2000；31：222-5.

［15］　Coelho LG，Passos MC，Chausson Y，et al. Five-day bismuth-free triple therapy for the eradication of *Helicobacter pylori* and reduction of duodenal ulcer relapse. Am J Gastroenterol. 1991；86：971-5.

［16］　Nijevitch AA，Shcherbakov PL，Sataev VU，et al. *Helicobacter pylori* eradication in childhood after failure of initial treatment：advantage of quadruple therapy with nifuratel to furazolidone.Aliment Pharmacol Ther. 2005；22：881-7.

［17］　Malfertheiner P，Megraud F，O'Morain CA，et al. Management of *Helicobacter pylori* infection-the Maastricht IV/Florence Consensus Report. Gut. 2012；61：646-64.

［18］　Zullo A，Vaira D，Vakil N，et al. High eradication rates of *Helicobacter pylori* with a new sequential treatment. Aliment Pharmacol Ther. 2003；17：719-26.

［19］　Molina-Infante J，Romano M，Fernandez-Bermejo M，et al. Optimized nonbismuth quadruple therapies cure most patients with *Helicobacter pylori* infection in populations with high rates of antibiotic resistance. Gastroenterology. 2013；145：121-8.

［20］　Niv Y，Hazazi R. *Helicobacter pylori* recurrence in developed and developing countries：meta-analysis of 13C-urea breath test follow-up after eradication. Helicobacter. 2008；13（1）：56-61.

［21］　Megraud F，Lehours P. *Helicobacter pylori* detection and antimicrobial susceptibility testing. Clin Microbiol Rev. 2007；20（2）：280-322.

［22］　Clinical and Laboratory Standards Institute（CLSI）. Methods for antimicrobial dilution and disk susceptibility testing of infrequentlyisolated or fastidious bacteria; approved guideline. CLSI document M45-A（ISBN 1-56238-607-7）. Wayne, PA 19087-1898 USA, 2005: Clinical and Laboratory Standards Institute, 940 West Valley Road, Suite 1400; 2008.

［23］ European Committee on Antimicrobial Susceptibility Testing.EUCAST clinical breakpoints for *Helicobacter pylori*. In: European society of clinical microbiology and infectious diseases; 2011.

［24］ Grignon B, Tankovic J, Megraud F, et al. Validation of diffusion methods for macrolide susceptibility testing of *Helicobacter pylori*. Microbial Drug Resist. 2002; 8（1）: 61-6.

［25］ Glupczynski Y, Broutet N, Cantagrel A, et al. Comparison of the E test and agar dilution method for antimicrobial susceptibility testing of Helicobacter pylori. Eur J Clin Microbiol Infect Dis. 2002; 21（7）: 549-52.

［26］ van der Wouden EJ, de Jong A, Thijs JC, et al. Subpopulations of *Helicobacter pylori* are responsible for discrepancies in the outcome of nitroimidazole susceptibility testing. Antimicrob Agents Chemother. 1999; 43（6）: 1484-6.

［27］ Taylor NS, Fox JG, Akopyants NS, et al. Long-term colonization with single and multiple strains of *Helicobacter pylori* assessed by DNA fngerprinting. J Clin Microbiol. 1995; 33（4）: 918-23.

［28］ Anonymous. Current European concepts in the management of *Helicobacter pylori* infection. The Maastricht Consensus Report. European Helicobacter Pylori Study Group. Gut 1997; 41（1）: 8-13.

［29］ Cambau E, Gutmann L. Mechanisms of resistance to quinolones. Drugs. 1993; 45 Suppl 3: 15-23.

［30］ Glocker E, Kist M. Rapid detection of point mutations in the *gyrA* gene of *Helicobacter pylori* conferring resistance to ciprofloxacin by a fluorescence resonance energy transfer based real-time PCR approach. J Clin Microbiol. 2004; 42: 2241-6.

［31］ Versalovic JD, Shortridge D, Kibler K, et al. Mutations in 23S rRNA are associated with clarithromycin resistance in *Helicobacter pylori*. Antimicrob Agents Chemother. 1996; 40: 477-80.

［32］ Weisblum B. Erythromycin resistance by ribosome modifcation.Antimicrob Agents Chemother. 1995; 39: 577.

［33］ Goldman RC, Zakula D, Flamm R, et al. Tight binding of clarithromycin, its 14-（R）-hydroxy metabolite, and erythromycin to *Helicobacter pylori* ribosomes. Antimicrob Agents Chemother.1994; 38: 1496-500.

［34］ Menard A, Santos A, Megraud F, et al. PCR-restriction fragment length polymorphism can also detect point mutation A2142C in the 23S rRNA gene, associated with *Helicobacter pylori* resistance to clarithromycin. Antimicrob Agents Chemother. 2002; 46（4）: 1156-7.

［35］ Taylor DE, Ge Z, Purych D, et al. Cloning and sequence analysis of two copies of a 23S rRNA gene from *Helicobacter pylori* and association of clarithromycin resistance with 23S rRNA mutations. Antimicrob Agents Chemother. 1997; 41: 2621-8.

［36］ Kobayashi I, Saika T, Muraoka H, et al. *Helicobacter pylori* isolated from patients who later failed *H. pylori* eradication triple therapy readily develop resistance to clarithromycin. J Med Microbiol. 2006; 55（6）: 737-40.

［37］ Megraud F, Coenen S, Versporten A, et al. *Helicobacter pylori* resistance to antibiotics in Europe and its relationship to antibiotic consumption. Gut. 2013; 62: 34-42.

［38］ Selgrad M, Meissle J, Bornschein J, et al. Antibiotic susceptibility of *Helicobacter pylori* in central Germany and its relationship with the number of eradication therapies. Eur J Gastroenterol Hepatol. 2013; 25（11）: 1257-60.

［39］ Andersson DI, Hughes D. Antibiotic resistance and its cost: is it possible to reverse resistance? Nat Rev. 2010; 8: 260-71.

［40］ Cheon JH, Kim N, Lee DH, et al. Effcacy of moxifloxacin-based triple therapy as second-line treatment for *Helicobacter pylori* infection. Helicobacter. 2006; 11: 46-51.

［41］ Gatta L, Zullo A, Perna F, et al. A 10 day levofloxacin-based triple therapy in patients who have failed two eradication courses. Aliment Pharmacol Ther. 2005; 22: 45-9.

［42］ Gisbert JP, Castro-Fernandez M, Bermejo F, et al. Third-line rescue therapy with levofloxacin after two *H. pylori* treatment failures. Am J Gastroenterol. 2006; 101: 243-7.

［43］ Gisbert JP, Perez-Aisa A, Bermejo F, et al. Second-line therapy with levofloxacin after failure of treatment to eradicate *Helicobacter pylori* infection: time trends in a Spanish Multicenter Study of 1000 patients. J Clin Gastroenterol. 2013; 47（2）: 130-5.

［44］ Branca G, Spanu R, Cammarota G, et al. High levels of dual resistance to clarithromycin and metronidazole and *in vitro* activity of levofloxacin against *Helicobacter pylori* isolates from patients after failure of therapy. Int J Antimicrob Agents. 2004; 24（5）: 433-8.

［45］ Wueppenhorst N, Stueger HP, Kist M, et al. High secondary resistance to quinolones in German *Helicobacter pylori* clinical isolates. J Antimicrob Chemother. 2013; 68, dkt061.

［46］ Moore RA, Beckthold B, Wong S, et al. Nucleotide sequence of the *gyrA* gene and characterization of ciprofloxacin-resistant mutants of *Helicobacter pylori*. Antimicrob Agents Chemother. 1995; 39: 107-11.

［47］ Tankovic J, Lascols C, Sculo Q, et al. Single and double mutations in *gyrA* but not in *gyrB* are associated with low-and high-level fluoroquinolone resistance in *Helicobacter pylori*. Antimicrob Agents Chemother. 2003; 47: 3942-4.

［48］ Yoshida HM, Bogaki M, Nakamura M, et al. Quinolone resistancedetermining region in the DNA gyrase *gyrA* gene of *Escherichia coli*. Antimicrob Agents Chemother. 1990; 34（6）: 1271-2.

［49］ Dore MP, Tadeu V, Are B, et al. Effcacy of a "rescue" ciprofloxacin-based regimen for eradication of Helicobacter pylori infection after treatment failures. Gastroenterol Res Pract. 2012; 2012.

［50］ Suzuki H, Nishizawa T, Muraoka H, et al. Sitafloxacin and garenoxacin may overcome the antibiotic resistance of *Helicobacter pylori* with *gyr*A mutation. Antimicrob Agents Chemother. 2009; 53（4）: 1720-1.

［51］ Ghuysen JM. Serine β-lactamases and penicillin-binding proteins. Annu Rev Microbiol. 1991; 45: 37-67.

［52］ Megraud F. Resistance of *Helicobacter pylori* to antibiotics and its impact on treatment options. Drug Res Updates. 2001; 4: 178-86.［

［53］ Gerrits MM, Schuijffel D, vanZwet AA, et al. Alterations in penicillin-binding protein 1A confer resistance to beta-lactam antibiotics in *Helicobacter pylori*. Antimicrob Agents Chemother.2002; 46: 2229-33.

［54］ Dore MP, Graham DY, Sepulveda AR. Different penicillinbinding protein profiles in amoxicillin-resistant *Helicobacter pylori*. Helicobacter. 1999; 4: 154-61.

［55］ Kwon DH, Dore MP, Kim JJ, et al. High-level β-lactam resistance associated with acquired multidrug resistance in *Helicobacter pylori*. Antimicrob Agents Chemother. 2003; 47: 2169-78.

［56］ Brodersen DE，Clemons Jr WM，Carter AP，et al. The structural basis for the action of the antibiotics tetracycline，pactamycin，and hygromycin B on the 30S ribosomal subunit. Cell.2000；103：1143-54.

［57］ Pioletti M，Schlunzen F，Harms J，et al. Crystal structures of complexes of the small ribosomal subunit with tetracycline，edeine and IF3. EMBO J. 2001；20：1829-39.

［58］ Gerrits MM，Berning M，van Vliet AH，et al. Effects of 16S rRNA gene mutations on tetracycline resistance in *Helicobacter pylori*. Antimicrob Agents Chemother. 2003；47：2984-6.

［59］ Trieber CA，Taylor DE. Mutations in the 16S rRNA genes of *Helicobacter pylori* mediate resistance to tetracycline. J Bacteriol.2002；184：2131-40.

［60］ Dailidiene D，Bertoli MT，Miciuleviciene J，et al. Emergence of tetracycline resistance in *Helicobacter pylori*：multiple mutational changes in 16S ribosomal DNA and other genetic loci. Antimicrob Agents Chemother. 2002；46：3940-6.

［61］ Wu JY，Kim JJ，Reddy R，et al. Tetracycline-resistant clinical *Helicobacter pylori* isolates with and without mutations in 16S rRNAencoding genes. Antimicrob Agents Chemother. 2005；49：578-83.

［62］ Nonaka L，Connell SR，Taylor DE. 16S rRNA mutations that confer tetracycline resistance in *Helicobacter pylori* decrease drug binding in *Escherichia coli* ribosomes. J Bacteriol. 2005；187：3708-12.

［63］ Li Y，Dannelly K. Inactivation of the putative tetracycline resistance gene HP1165 in *Helicobacter pylori* led to loss of inducible tetracycline resistance. Arch Microbiol. 2006；185（4）：255-62.

［64］ Lee JW，Kim N，Kim JM，et al. Prevalence of primary and secondary antimicrobial resistance of *Helicobacter pylori* in Korea from 2003 through 2012. Helicobacter. 2013；18：206-14.

［65］ Ribeiro ML，Gerrits MM，Benvengo YH，et al. Detection of highlevel tetracycline resistance in clinical isolates of *Helicobacter pylori* using PCR-RFLP. FEMS Immunol Med Microbiol.2004；40：57-61.

［66］ Heep M，Beck D，Bayerdorffer E，et al. Rifampin and rifabutin resistance mechanism in *Helicobacter pylori*. Antimicrob Agents Chemother. 1999；43：1497-9.

［67］ Heep M，Rieger U，Beck D，et al. Mutations in the beginning of the rpoB gene can induce resistance to rifamycins in both Helicobacter pylori and Mycobacterium tuberculosis. Antimicrob Agents Chemother. 2000；44：1075-7.

［68］ Heep M，Odenbreit S，Beck D，et al. Mutations at four distinct regions of the *rpoB* gene can reduce the susceptibility of *Helicobacter pylori* to rifamycins. Antimicrob Agents Chemother.2000；44：1713-5.

［69］ Suzuki S，Suzuki H，Nishizawa T，et al. Past rifampicin dosing determines rifabutin resistance of *Helicobacter pylori*. Digestion.2009；79：1-4.

［70］ Edwards DI. Nitroimidazole drugs-action and resistance mechanisms. I. Mechanisms of action. J Antimicrob Chemother. 1993；31：19-20.

［71］ Goodwin CS，Marshall BJ，Blincow ED，et al. Prevention of nitroimidazole resistance in Campylobacter pylori by coadministration of colloidal bismuth subcitrate：clinical and in vitro studies. J Clin Pathol. 1988；41：207-10.

［72］ Debets-Ossenkopp YJ，Pot RG，vanWesterloo DJ，et al. Insertion of mini-IS605 and deletion of adjacent sequences in the nitroreductase （*rdxA*）gene cause metronidazole resistance in *Helicobacter pylori* NCTC11637. Antimicrob Agents Chemother.1999；43：57-62.

［73］ Goodwin A，Kersulyte D，Sisson G，et al. Metronidazole resistance in *Helicobacter pylori* is due to null mutations in a gene （*rdxA*）that encodes an oxygen-insensitive NADPH nitroreductase. Mol Microbiol. 1998；28：383-93.

［74］ Yang YJ，Wu JJ，Sheu BS，et al. The *rdxA* gene plays a more major role than *frxA* gene mutation in high-level metronidazole resistance of *Helicobacter pylori* in Taiwan. Helicobacter. 2004；9：400-7.

［75］ Kwon DH，Hulten K，Kato M，et al. DNA sequence analysis of *rdxA* and *frxA* from 12 pairs of metronidazole-sensitive and-resistant clinical *Helicobacter pylori* isolates. Antimicrob Agents Chemother. 2001；45：2609-15.

［76］ Jeong JY，Mukhopadhyay AK，Akada JK，et al. Roles of FrxA and RdxA nitroreductases of *Helicobacter pylori* in susceptibility and resistance to metronidazole. J Bacteriol. 2001；183：5155-62.

［77］ Aldana LP，Kato M，Kondo T，et al. *In vitro* induction of resistance to metronidazole，and analysis of mutations in *rdxA* and *frxA* genes from *Helicobacter pylori* isolates. J Infect Chemother.2005；11：59-63.

［78］ Kaakoush NO，Asencio C，Megraud F，et al. A redox basis for metronidazole resistance in *Helicobacter pylori*. Antimicrob Agents Chemother. 2009；53：1884-91.

［79］ Mendz GL，Megraud F. Is the molecular basis of metronidazole resistance in microaerophilic organisms understood? Trends Microbiol. 2002；10：370-5.

［80］ Chang KC，Ho SW，Yang JC，et al. Isolation of a genetic locus associated with metronidazole resistance in *Helicobacter pylori*. Biochem Biophys Res Commun. 1997；236：785-8.

［81］ Kwon DH，El Zaatari FA，Kato M，et al. Analysis of *rdxA* and involvement of additional genes encoding NAD（P）H flavin oxidoreductase （FrxA）and ferredoxin-like protein （FdxB）in metronidazole resistance of *Helicobacter pylori*. Antimicrob Agents Chemother. 2000；44：2133-42.

［82］ Hoffman PS，Goodwin A，Johnsen J，et al. Metabolic activities of metronidazole-sensitive and-resistant strains of *Helicobacter pylori*：repression of pyruvate oxidoreductase and expression of isocitrate lyase activity correlate with resistance. J Bacteriol. 1996；178：4822-9.

［83］ Kwon DH，Osato MS，Graham DY，et al. Quantitative RT-PCR analysis of multiple gene encoding putative metronidazole nitroreductases from *Helicobacter pylori*. Int J Antimicrob Agents. 2000；15：31-6.

［84］ Van Amsterdam K，Bart A，van der Ende A. A *Helicobacter pylori* TolC efflux pump confers resistance to metronidazole. Antimicrob Agents Chemother. 2005；49：1477-82.

［85］ Kwon DH，Lee M，Kim JJ，et al. Furazolidone-and nitrofurantoinresistant *Helicobacter pylori*：Prevalence and role of genes involved in metronidazole resistance. Antimicrob Agents Chemother. 2001；45：306-8.

［86］ Breeze AS，Obaseiki-Ebor EE. Nitrofuran reductase activity in nitrofurantoin-resistant strains of *Escherichia coli* K12：some with chromosomally determined resistance and others carrying R-plasmids. J Antimicrob Chemother. 1983；12：543-7.

［87］ Oleastro M，Menard A，Santos A，et al. Real-time PCR assay for rapid and accurate detection of point mutations conferring resistance to clarithromycin in *Helicobacter pylori*. J Clin Microbiol.2003；41：397-402.

［88］ Schabereiter-Gurtner C, Hirschl AM, Dragosics B, et al. Novel real-time PCR assay for detection of *Helicobacter pylori* infection and simultaneous clarithromycin susceptibility testing of stool and biopsy specimens. J Clin Microbiol. 2004; 42: 4512-8.

［89］ Trebesium K, Panthel K, Strobel S, et al. Rapid and specifc detection of *Helicobacter pylori* macrolide resistance in gastric tissue by fluorescent *in situ* hybridisation. Gut. 2000; 46: 608-14.

［90］ De Francesco V, Zullo A, Ierardi E, et al. Phenotypic and genotypic *Helicobacter pylori* clarithromycin resistance and therapeutic outcome: benefts and limits. J Antimicrob Chemother.2010; 65（2）: 327-32.

［91］ Cambau E, Allerheiligen V, Coulon C, et al. Evaluation of a new test, genotype HelicoDR, for molecular detection of antibiotic resistance in *Helicobacter pylori*. J Clin Microbiol. 2009; 47: 3600-7.

［92］ Glocker E, Berning M, Gerrits MM, et al. Real-time PCR screening for 16S rRNA mutations associated with resistance to tetracycline in *Helicobacter pylori*. Antimicrob Agents Chemother.2005; 49: 3166-70.

［93］ Lawson AJ, Elviss NC, Owen RJ. Real-time PCR detection and frequency of 16S rDNA mutations associated with resistance and reduced susceptibility to tetracycline in *Helicobacter pylori* from England and Wales. J Antimicrob Chemother. 2005; 56: 282-6.

［94］ Megraud F. *H. pylori* antibiotic resistance: prevalence, importance and advances in testing. Gut. 2004; 53: 1374-84.

［95］ Fischbach L, Evans EL. Meta-analysis: the effect of antibiotic resistance status on the effcacy of triple and quadruple frst-line therapies for *Helicobacter pylori*. Aliment Pharmacol Ther.2007; 26（3）: 343-57.

［96］ Malfertheiner P, Bazzoli F, Delchier JC, et al. *Helicobacter pylori* eradication with a capsule containing bismuth subcitrate potassium, metronidazole, and tetracycline given with omeprazole versus clarithromycin-based triple therapy: a randomised, open-label, non-inferiority, phase 3 trial. Lancet. 2011; 377: 905-13.

［97］ Liao J, Zheng Q, Liang X, et al. Effect of fluoroquinolone resistance on 14-day levofloxacin triple and triple plus bismuth quadruple therapy. Helicobacter. 2013; 18（5）: 373-7.

［98］ Ailes E, Demma L, Hurd S, et al. Continued decline in the incidence of *Campylobacter* infections, FoodNet 1996—2006. Foodborne Pathog Dis. 2008; 5: 329-37.

［99］ Guerrant RL, Van Gilder T, Steiner TS, et al. Practice guidelines for the management of infectious diarrhea. Clin Infect Dis.2001; 32: 331-51.

［100］ Friedman CR, Hoekstra RM, Samuel M, et al. Risk factors for sporadic *Campylobacter* infection in the United States: a casecontrol study in FoodNet sites. Clin Infect Dis. 2004; 38 Suppl3: S285-96.

［101］ Food and Drug Administration CfVM. National antimicrobial resistance monitoring system for enteric bacteria（NARMS）integrated report, 2012—2013. Rockville, MD: U.S. Department of Health and Human Services, FDA; 2015.

［102］ Potter RC, Kaneene JB, Hall WN. Risk factors for sporadic *Campylobacter jejuni* infections in rural michigan: a prospective case-control study. Am J Public Health. 2003; 93: 2118-23.

［103］ Workman SN, Mathison GE, Lavoie MC. Pet dogs and chicken meat as reservoirs of *Campylobacter spp*. in Barbados. J Clin Microbiol. 2005; 43: 2642-50.

［104］ Hald B, Pedersen K, Waino M, et al. Longitudinal study of the excretion patterns of thermophilic *Campylobacter spp*. in young pet dogs in Denmark. J Clin Microbiol. 2004; 42: 2003-12.

［105］ Damborg P, Olsen KE, Moller NE, et al. Occurrence of *Campylobacter jejuni* in pets living with human patients infected with *C. jejuni*. J Clin Microbiol. 2004; 42: 1363-4.

［106］ Tenkate TD, Stafford RJ. Risk factors for *Campylobacter* infection in infants and young children: a matched case-control study. Epidemiol Infect. 2001; 127: 399-404.

［107］ Wingstrand A, Neimann J, Engberg J, et al. Fresh chicken as main risk factor for campylobacteriosis, Denmark. Emerg Infect Dis.2006; 12（2）: 280-5.

［108］ Friedman CR, Neimann J, Wegener HC, et al. Epidemiology of *Campylobacter jejuni* infections in the United States and other industrialized nations. In: Nachamkin I, Blaser MJ, editors. Campylobacter.Washington, DC: American Society for Microbiology; 2000. p. 130.

［109］ Harris NV, Weiss NS, Nolan CM. The role of poultry and meats inthe etiology of Campylobacter *jejuni/coli* enteritis. Am J Public Health. 1986; 76: 407-11.

［110］ Eberhart-Phillips J, Walker N, Garrett N, et al. Campylobacteriosis in New Zealand: results of a case-control study. J Epidemiol Community Health. 1997; 51: 686-91.

［111］ Kapperud G, Skjerve E, Bean NH, et al. Risk factors for sporadic *Campylobacter* infections: results of a case-control study in southeastern Norway. J Clin Microbiol. 1992; 30: 3117-21.

［112］ Kapperud G, Espeland G, Wahl E, et al. Factors associated with increased and decreased risk of *Campylobacter* infection: a prospective case-control study in Norway. Am J Epidemiol. 2003; 158: 234-42.

［113］ Black RE, Levine MM, Clements ML, et al. Experimental *Campylobacter jejuni* infection in humans. J Infect Dis. 1988; 157: 472-9.

［114］ Skirrow MB, Blaser MJ. *Campylobacter jejuni*. In: Blaser MJ, Smith PD, Ravdin JI, et al. editors. Infections of the gastrointestinal tract. Baltimore, MD: Lippincott Williams and Wilkins; 2002.p. 719-39.

［115］ Blaser MJ, Engberg J. Clinical aspects of *Campylobacter jejuni* and *Campylobacter coli* infections. In: Nachamkin I, Szymanski CM, Blaser MJ, editors. Campylobacter. Washington, DC: ASM Press; 2008. p. 99-121.

［116］ Okada H, Kitazawa T, Harada S, et al. Combined treatment with oral kanamycin and parenteral antibiotics for a case of persistent bacteremia and intestinal carriage with *Campylobacter coli*. Intern Med. 2008; 47: 1363-6.

［117］ Pacanowski J, Lalande V, Lacombe K, et al. *Campylobacter* bacteremia: clinical features and factors associated with fatal outcome. Clin Infect Dis. 2008; 47: 790-6.

［118］ Gupta A, Nelson JM, Barrett TJ, et al. Antimicrobial resistance among *Campylobacter* strains, United States, 1997—2001. Emerg Infect Dis. 2004; 10: 1102-9.

［119］ McDermott PF, Bodeis SM, Aarestrup FM, et al. Development of a standardized susceptibility test for *Campylobacter* with qualitycontrol ranges for ciprofloxacin, doxycycline, erythromycin, gentamicin, and meropenem. Microb Drug Resist. 2004; 10: 124-31.

［120］ McDermott PF, Bodeis-Jones SM, Fritsche TR, et al. Broth microdilution susceptibility testing of *Campylobacter jejuni* and the determination of quality control ranges for fourteen antimicrobial agents. J Clin Microbiol. 2005; 43: 6136-8.

［121］ European Committee on Antimicrobial Susceptibility Testing. Media preparation for EUCAST disk diffusion testing and for determination of MIC values by the broth microdilution method. In: European Society of Clinical Microbiology and Infectious Diseases; 2014.

［122］ European Committee on Antimicrobial Susceptibility Testing.Antimicrobial susceptibility testing: EUCAST disk diffusion method. Version 3.0. In: European Society of Clinical Microbiology and Infectious Diseases; 2013.

［123］ Ge B, Bodeis S, Walker RD, et al. Comparison of the E-test and agar dilution for *in vitro* antimicrobial susceptibility testing of *Campylobacter*. J Antimicrob Chemother. 2002; 50: 487-94.

［124］ Valdivieso-Garcia A, Imgrund R, Deckert.A., et al. Cost analysis and antimicrobial susceptibility testing comparing the E-test and the agar dilution method in *Campylobacter* spp.; 2003.

［125］ Huang MB, Baker CN, Banerjee S, et al. Accuracy of the E test for determining antimicrobial susceptibilities of staphylococci, enterococci, *Campylobacter jejuni*, and gram-negative bacteria resistant to antimicrobial agents. J Clin Microbiol. 1992; 30: 3243-8.

［126］ Clinical and Laboratory Standards Institute (CLSI). Generation, presentation, and application of antimicrobial susceptibility test data for bacteria of animal origin: a report. CLSI document VET05-R.Wayne, PA 19087-1898 USA, 2005.: Clinical and Laboratory Standards Institute, 940 West Valley Road, Suite 1400, 2011.

［127］ European Committee on Antimicrobial Susceptibility Testing. Clinical breakpoints, epidemiological cut-off (ECOFF) values and EUCAST disk diffusion methodology for *Campylobacter jejuni* and *Campylobacter coli*. In: European society of clinical microbiology and infectious diseases; 2014.

［128］ Smith KE, Besser JM, Hedberg CW, et al. Quinolone-resistant *Campylobacter jejuni* infections in Minnesota, 1992—1998. Investigation Team. N Engl J Med. 1999; 340: 1525-32.

［129］ Engberg J, Neimann J, Nielsen EM, et al. Quinolone-resistant *Campylobacter* infections: risk factors and clinical consequences. Emerg Infect Dis. 2004; 10: 1056-63.

［130］ Helms M, Simonsen J, Olsen KE, et al. Adverse health events associated with antimicrobial drug resistance in *Campylobacter* species: a registry-based cohort study. J Infect Dis. 2005; 191: 1050-5.

［131］ Nelson JM, Smith KE, Vugia DJ, et al. Prolonged diarrhea due to ciprofloxacin-resistant *Campylobacter* infection. J Infect Dis.2004; 190: 1150-7.

［132］ Wassenaar TM, Kist M, de Jong A. Re-analysis of the risks attributed to ciprofloxacin-resistant *Campylobacter jejuni* infections.Int J Antimicrob Agents. 2007; 30: 195-201.

［133］ The Campylobacter Sentinel Surveillance Scheme Collaborators. Ciproflxoacin resistance in *Campylobacter jejuni*: case-case analysis as a tool for elucidating risks at home and abroad. JAntimicrob Chemother. 2002; 50: 561-8.

［134］ Mavri A, Smole MS. Resistance to bile salts and sodium deoxycholate in macrolide-and fluoroquinolone-susceptible and resistant *Campylobacter jejuni* and *Campylobacter coli* strains. Microb Drug Resist. 2013; 19: 168-74.

［135］ Raphael BH, Pereira S, Flom GA, et al. The *Campylobacter jejuni* response regulator, CbrR, modulates sodium deoxycholate resistance and chicken colonization. J Bacteriol.2005; 187: 3662-70.

［136］ Zeitouni S, Guyard-Nicodeme M, Kempf I. Comparison of adhesion, invasion, motility, and toxin production of *Campylobacter* strains and their resistant mutants. Microb Drug Resist. 2013; 19: 130-7.

［137］ Rao D, Rao JR, Crothers E, et al. Increased erythromycin resistance in clinical Campylobacter in Northern Ireland-an update.J Antimicrob Chemother; 2005.

［138］ Chen X, Naren GW, Wu CM, et al. Prevalence and antimicrobial resistance of Campylobacter isolates in broilers from China. Vet Microbiol. 2010; 144: 133-9.

［139］ Ghosh R, Uppal B, Aggarwal P, et al. Increasing antimicrobial resistance of campylobacter jejuni isolated from paediatric diarrhea cases in a tertiary care hospital of New Delhi, India. J Clin Diagn Res. 2013; 7: 247-9.

［140］ Zaidi MB, McDermott PF, Campos FD, et al. Antimicrobialresistant *Campylobacter* in the food chain in Mexico. Foodborne Pathog Dis. 2012; 9: 841-7.

［141］ Gibreel A, Kos VN, Keelan M, et al. Macrolide resistance in *Campylobacter jejuni* and *Campylobacter coli*: molecular mechanism and stability of the resistance phenotype. Antimicrob Agents Chemother. 2005; 49: 2753-9.

［142］ Payot S, Avrain L, Magras C, et al. Relative contribution of target gene mutation and efflux to fluoroquinolone and erythromycin resistance, in French poultry and pig isolates of *Campylobacter coli*. Int J Antimicrob Agents. 2004; 23: 468-72.

［143］ Engberg J, Aarestrup FM, Taylor DE, et al. Quinolone and macrolide resistance in *Campylobacter jejuni* and *C. coli*: resistance mechanisms and trends in human isolates. Emerg Infect Dis. 2001; 7: 24-34.

［144］ Vacher S, Menard A, Bernard E, et al. Detection of mutations associated with macrolide resistance in thermophilic *Campylobacter* spp. by real-time PCR. Microb Drug Resist. 2005; 11: 40-7.

［145］ Niwa H, Chuma T, Okamoto K, et al. Simultaneous detection of mutations associated with resistance to macrolides and quinolones in *Campylobacter jejuni* and *C. coli* using a PCR-line probe assay. Int J Antimicrob Agents. 2003; 22: 374-9.

［146］ Niwa H, Chuma T, Okamoto K, et al. Rapid detection of mutations associated with resistance to erythromycin in *Campylobacter jejuni/coli* by PCR and line probe assay. Int J Antimicrob Agents.2001; 18: 359-64.

［147］ Kim JS, Carver DK, Kathariou S. Natural transformation-mediated transfer of erythromycin resistance in *Campylobacter coli* strains from turkeys and swine. Appl Environ Microbiol. 2006; 72: 1316-21.

［148］ Cagliero C, Mouline C, Payot S, et al. Involvement of the CmeABC efflux pump in the macrolide resistance of *Campylobacter coli*. J Antimicrob Chemother. 2005; 56: 948-50.

［149］ Roe DE, Weinberg A, Roberts MC. Mobile rRNA methylase genes in *Campylobacter* (*Wolinella*) *rectus*. J Antimicrob Chemother. 1995; 36: 738-40.

［150］ Wang Y, Zhang M, Deng F, et al. Emergence of multidrug-resistant *Campylobacter* species isolates with a horizontally acquired rRNA methylase. Antimicrob Agents Chemother. 2014；58：5405-12.

[151] Mamelli L, Amoros JP, Pages JM, et al. A phenylalanine-arginine beta-naphthylamide sensitive multidrug efflux pump involved in intrinsic and acquired resistance of *Campylobacter* to macrolides. Int J Antimicrob Agents. 2003；22：237-41.

[152] Charvalos E, Tselentis Y, Hamzehpour MM, et al. Evidence for an efflux pump in multidrug-resistant *Campylobacter jejuni*. Antimicrob Agents Chemother. 1995；39：2019-22.

[153] Lin J, Michel LO, Zhang Q. CmeABC functions as a multidrug efflux system in *Campylobacter jejuni*. Antimicrob Agents Chemother. 2002；46：2124-31.

[154] Pumbwe L, Piddock LJ. Identifcation and molecular characterisation of CmeB, a *Campylobacter jejuni* multidrug efflux pump. FEMS Microbiol Lett. 2002；206：185-9.

[155] Corcoran D, Quinn T, Cotter L, et al. Characterization of a *cmeABC* operon in a quinolone-resistant *Campylobacter coli* isolate of Irish origin. Microb Drug Resist. 2005；11：303-8.

[156] Lin J, Sahin O, Michel LO, et al. Critical role of multidrug efflux pump CmeABC in bile resistance and *in vivo* colonization of *Campylobacter jejuni*. Infect Immun. 2003；71：4250-9.

[157] Pumbwe L, Randall LP, Woodward MJ, et al. Expression of the efflux pump genes *cmeB*, *cmeF* and the porin gene *porA* in multiple-antibiotic-resistant *Campylobacter jejuni*. J Antimicrob Chemother. 2004；54：341-7.

[158] Mamelli L, Prouzet-Mauleon V, Pages JM, et al. Molecular basis of macrolide resistance in *Campylobacter*：role of efflux pumps and target mutations. J Antimicrob Chemother. 2005；56：491-7.

[159] Ge B, McDermott PF, White DG, et al. Role of efflux pumps and topoisomerase mutations in fluoroquinolone resistance in *Campylobacter jejuni* and *Campylobacter coli*. Antimicrob Agents Chemother. 2005；49：3347-54.

[160] Xia Q, Muraoka WT, Shen Z, et al. Adaptive mechanisms of Campylobacter jejuni to erythromycin treatment. BMC Microbiol.2013；13：133.

[161] Endtz HP, Ruijs GJ, van Klingeren B, et al. Quinolone resistance in *Campylobacter* isolated from man and poultry following the introduction of fluoroquinolones in veterinary medicine.J Antimicrob Chemother. 1991；27：199-208.

[162] EFSA (European Food Safety Authority), ECDC (European Centre for Disease Prevention and Control). The European Union Summary Report on antimicrobial resistance in zoonotic and indictor bacterial from humans, animals, and food in 2012. EFSA J. 2014；12：1-336.

[163] Nachamkin I, Ung H, Li M. Increasing fluoroquinolone resistance in *Campylobacter jejuni*, Pennsylvania, USA, 1982—2001. Emerg Infect Dis. 2002；8：1501-3.

[164] FDA. National antimicrobial resistance monitoring system for enteric bacteria (NARMS)：NARMS retail meat annual report, 2012. Rockville, MD：U.S. Department of Health and Human Services, FDA；2014.

[165] Federal Register, 65. 64954 (Oct 31, 2000)；2000.

[166] Heisig P. Genetic evidence for a role of parC mutations in development of high-level fluoroquinolone resistance in Escherichia coli. Antimicrob Agents Chemother. 1996；40：879-85.

[167] Ruiz J, Moreno A, Jimenez de Anta MT, et al. A double mutation in the *gyrA* gene is necessary to produce high levels of resistance to moxifloxacin in *Campylobacter spp.* clinical isolates. Int J Antimicrob Agents. 2005；25：542-5.

[168] Wang Y, Huang WM, Taylor DE. Cloning and nucleotide sequence of the *Campylobacter jejuni gyrA* gene and characterization of quinolone resistance mutations. Antimicrob Agents Chemother.1993；37：457-63.

[169] Alonso R, Mateo E, Girbau C, et al. PCR-restriction fragment length polymorphism assay for detection of *gyrA* mutations associated with fluoroquinolone resistance in *Campylobacter coli*. Antimicrob Agents Chemother. 2004；48：4886-8.

[170] Beckmann L, Muller M, Luber P, et al. Analysis of *gyrA* mutations in quinolone-resistant and-susceptible *Campylobacter jejuni* isolates from retail poultry and human clinical isolates by nonradioactive single-strand conformation polymorphism analysis and DNA sequencing. J Appl Microbiol. 2004；96：1040-7.

[171] Hakanen AJ, Lehtopolku M, Siitonen A, et al. Multidrug resistance in *Campylobacter jejuni* strains collected from Finnish patients during 1995—2000. J Antimicrob Chemother. 2003；52：1035-9.

[172] Luo N, Pereira S, Sahin O, et al. Enhanced in vivo ftness of fluoroquinolone-resistant *Campylobacter jejuni* in the absence of antibiotic selection pressure. Proc Natl Acad Sci U S A.2005；102：541-6.

[173] Jesse TW, Englen MD, Pittenger-Alley LG, et al. Two distinct mutations in *gyrA* lead to ciprofloxacin and nalidixic acid resistance in *Campylobacter coli* and *Campylobacter jejuni* isolated from chickens and beef cattle. J Appl Microbiol. 2006；100：682-8.

[174] Ge B, White DG, McDermott PF, et al. Antimicrobial-resistant *Campylobacter* species from retail raw meats. Appl Environ Microbiol. 2003；69：3005-7.

[175] Parkhill J, Wren BW, Mungall K, et al. The genome sequence of the food-borne pathogen *Campylobacter jejuni* reveals hypervariable sequences. Nature. 2000；403：665-8.

[176] McDermott PF, Bodeis SM, English LL, et al. Ciprofloxacin resistance in *Campylobacter jejuni* evolves rapidly in chickens treated with fluoroquinolones. J Infect Dis. 2002；185：837-40.

[177] van Boven M, Veldman KT, de Jong MC, et al. Rapid selection of quinolone resistance in *Campylobacter jejuni* but not in *Escherichia coli* in individually housed broilers. J Antimicrob Chemother. 2003；52：719-23.

[178] Wretlind B, Stromberg A, Ostlund L, et al. Rapid emergence of quinolone resistance in *Campylobacter jejuni* in patients treated with norfloxacin. Scand J Infect Dis. 1992；24：685-6.

[179] Luo N, Sahin O, Lin J, et al. *In vivo* selection of *Campylobacter* isolates with high levels of fluoroquinolone resistance associated with *gyrA* mutations and the function of the CmeABC efflux pump. Antimicrob Agents Chemother. 2003；47：390-4.

[180] Jeon B, Wang Y, Hao H, et al. Contribution of CmeG to antibiotic and oxidative stress resistance in *Campylobacter jejuni*. J Antimicrob Chemother. 2011；66：79-85.

[181] Gaudreau C, Gilbert H. Antimicrobial resistance of clinical strains of *Campylobacter jejuni* subsp. *jejuni* isolated from 1985 to 1997 in Quebec, Canada. Antimicrob Agents Chemother. 1998；42：2106-8.

[182] Gaudreau C, Gilbert H.Antimicrobial resistance of *Campylobacter jejuni* subsp. *jejuni* strains isolated from humans in 1998—2001 in

Montreal, Canada. Antimicrob Agents Chemother. 2003; 47: 2027-9.

［183］ Gibreel A, Tracz DM, Nonaka L, et al. Incidence of antibiotic resistance in *Campylobacter jejuni* isolated in Alberta, Canada, from 1999 to 2002, with special reference to *tet*（*O*）-mediated tetracycline resistance. Antimicrob Agents Chemother. 2004; 48: 3442-50.

［184］ CDC. 2003 National Antimicrobial Resistance Monitoring System（NARMS）for enteric bacteria. Available at: http://www.cdc.gov/ncidod/dbmd/narms/.

［185］ Schwartz D, Goossens H, Levy J, et al. Plasmid profles and antimicrobial susceptibility of *Campylobacter jejuni* isolated from Israeli children with diarrhea. Zentralbl Bakteriol. 1993; 279: 368-76.

［186］ Li CC, Chiu CH, Wu JL, et al. Antimicrobial susceptibilities of *Campylobacter jejuni* and *coli* by using E-test in Taiwan. Scand J Infect Dis. 1998; 30: 39-42.

［187］ Manavathu EK, Hiratsuka K, Taylor DE. Nucleotide sequence analysis and expression of a tetracycline-resistance gene from *Campylobacter jejuni*. Gene. 1988; 62: 17-26.

［188］ Trieber CA, Burkhardt N, Nierhaus KH, et al. Ribosomal protection from tetracycline mediated by Tet（O）: Tet（O）interaction with ribosomes is GTP-dependent. Biol Chem. 1998; 379: 847-55.

［189］ Spahn CM, Blaha G, Agrawal RK, et al. Localization of the ribosomal protection protein Tet（O）on the ribosome and the mechanism of tetracycline resistance. Mol Cell. 2001; 7: 1037-45.

［190］ Tenover FC, Williams S, Gordon KP, et al. Survey of plasmids and resistance factors in *Campylobacter jejuni* and *Campylobacter coli*. Antimicrob Agents Chemother. 1985; 27: 37-41.

［191］ Pratt A, Korolik V. Tetracycline resistance of Australian *Campylobacter jejuni* and *Campylobacter coli* isolates. J Antimicrob Chemother; 2005; 55: 452-60.

［192］ Batchelor RA, Pearson BM, Friis LM, et al. Nucleotide sequences and comparison of two large conjugative plasmids from different *Campylobacter* species. Microbiology. 2004; 150: 3507-17.

［193］ Zhao S, Chen Y, Li C, et al. Whole genome sequencing analysis accurately predicts antimicrobial resistance phenotypes in *Campylobacter*. Appl Environ Microbiol. 2015; 82（2）: 459-66.

［194］ Lambert T, Gerbaud G, Trieu-Cuot P, et al. Structural relationship between the genes encoding 3′-aminoglycoside phosphotransferases in *Campylobacter* and in gram-positive cocci. Ann Inst Pasteur Microbiol. 1985; 136B: 135-50.

［195］ Gibreel A, Skold O, Taylor DE. Characterization of plasmidmediated *aphA-3* kanamycin resistance in *Campylobacter jejuni*. Microb Drug Resist. 2004; 10: 98-105.

［196］ Lee MD, Sanchez S, Zimmer M, et al. Class 1 integron-associated tobramycin-gentamicin resistance in *Campylobacter jejuni* isolated from the broiler chicken house environment. Antimicrob Agents Chemother. 2002; 46: 3660-4.

［197］ Lucey B, Crowley D, Moloney P, et al. Integronlike structures in *Campylobacter* spp. of human and animal origin. Emerg Infect Dis. 2000; 6: 50-5.

［198］ O' Halloran F, Lucey B, Cryan B, et al. Molecular characterization of class 1 integrons from Irish thermophilic *Campylobacter* spp. J Antimicrob Chemother. 2004; 53: 952-7.

［199］ Pinto-Alphandary H, Mabilat C, Courvalin P. Emergence of aminoglycoside resistance genes *aadA* and *aadE* in the genus*Campylobacter*. Antimicrob Agents Chemother. 1990; 34: 1294-6.

［200］ Jacob J, Evers S, Bischoff K, et al. Characterization of the *sat4* gene encoding a streptothricin acetyltransferase in *Campylobacter coli* BE/G4. FEMS Microbiol Lett. 1994; 120: 13-7.

［201］ Chen Y, Mukherjee S, Hoffmann M, et al. Whole-genome sequencing of gentamicin-resistant *Campylobacter coli* isolated from U.S. retail meats reveals novel plasmid-mediated aminoglycoside resistance genes. Antimicrob Agents Chemother. 2013; 57: 5398-405.

［202］ Tajada P, Gomez-Graces JL, Alos JI, et al. Antimicrobial susceptibilities of *Campylobacter jejuni* and *Campylobacter coli* to 12beta-lactam agents and combinations with beta-lactamase inhibitors. Antimicrob Agents Chemother. 1996; 40: 1924-5.

［203］ Lachance N, Gaudreau C, Lamothe F, et al. Role of the betalactamase of *Campylobacter jejuni* in resistance to beta-lactam agents. Antimicrob Agents Chemother. 1991; 35: 813-8.

［204］ Kwon SY, Cho DH, Lee SY, et al. Antimicrobial susceptibility of *Campylobacter fetus* subsp. *fetus* isolated from blood and synovial fluid. Yonsei Med J. 1994; 35: 314-9.

［205］ Monselise A, Blickstein D, Ostfeld I, et al. A case of cellulitis complicating *Campylobacter jejuni* subspecies jejuni bacteremia and review of the literature. Eur J Clin Microbiol Infect Dis. 2004; 23: 718-21.

［206］ Burch KL, Saeed K, Sails AD, et al. Successful treatment by meropenem of *Campylobacter jejuni* meningitis in a chronic alcoholic following neurosurgery. J Infect. 1999; 39: 241-3.

［207］ Gibreel A, Skold O. An integron cassette carrying *dfr1* with 90-bp repeat sequences located on the chromosome of trimethoprimresistant isolates of *Campylobacter jejuni*. Microb Drug Resist.2000; 6: 91-8.

［208］ Gibreel A, Skold O. Sulfonamide resistance in clinical isolates of *Campylobacter jejuni*: mutational changes in the chromosomal dihydropteroate synthase. Antimicrob Agents Chemother. 1999; 43: 2156-60.

［209］ Olkkola S, Juntunen P, Heiska H, et al. Mutations in the rpsL gene are involved in streptomycin resistance in Campylobacter coli. Microb Drug Resist. 2010; 16: 105-10.

［210］ Wang Y, Taylor DE. Chloramphenicol resistance in *Campylobacter coli*: nucleotide sequence, expression, and cloning vector construction. Gene. 1990; 94: 23-8.

［211］ Ma L, Shen Z, Naren G, et al. Identifcation of a novel G2073A mutation in 23S rRNA in amphenicol-selected mutants of *Campylobacter jejuni*. PLoS ONE. 2014; 9, e94503.

第63章　厌氧细菌的抗生素耐药性

Itzhak Brook

1　前言：厌氧细菌引起的感染

由厌氧菌引起的感染是常见的，有些感染可能会很严重并危及生命。厌氧菌是正常人类皮肤和黏膜细菌菌群的主要组成部分[1]，它们是内源性细菌感染的常见病原。由于它们的苛刻性质，很难将它们从传染性的场所中分离出来并且经常被忽视。厌氧菌的分离需要采集、运输和培养标本的适当方法[2-5]。这些微生物的生长相对较慢（这使得实验室诊断只能在几天后才可能得出结果），常常以多种细菌共同感染，并且厌氧细菌对抗微生物制剂的耐药性增加使得人们对厌氧细菌感染的治疗变得较为复杂。

如果不能对厌氧微生物进行针对性治疗，往往会导致临床治疗失败。对感染部位厌氧菌的分离、鉴定和随后的敏感性试验进行得不充分，可能不利于抗菌素耐药性检测，因此，体外药敏结果与临床和细菌学反应的相关性可能是难以确定或不可能确定的[1, 3, 6]。这种差异是由于各种原因导致的。有些个体可能会在没有抗菌剂或手术治疗的情况下有所改善，而另一些人则可能因引流充足而好转。在某些多菌感染的情况下，尽管确定消除厌氧病原体是非常重要的，但有时根除需氧菌群就可能足够治愈这类感染了[2, 7-14]。

导致治疗失败的可能原因包括：持续时间、疾病严重程度和感染程度的变化或缺乏外科手术引流或源头控制不佳；患者年龄、营养状况和合并症；宿主防御受损；抗菌渗透性差、感染部位水平低；抗微生物制剂的酶失活；感染部位的低pH值；以及敏感性检测程序中的不准确性等。

尽管存在所有这些因素，但在几项回顾性研究报道了厌氧病原体的抗微生物药物耐药性和不良临床结果之间的相关性[7-9]。有许多研究表明不适当的治疗将直接影响临床结果[10-15]。

对所有感染菌群的微生物学半定量检测是非常重要的，但没有必要消除感染的所有微生物，因为减少或改变某个分离株的数量或代谢可能足以治愈该病。感染的两种或两种以上的厌氧菌之间的协同作用是很常见的，可能会混淆临床表现。

一项关于拟杆菌菌血症的前瞻性研究报道了128名接受抗生素治疗的患者的治疗失败情况[14]，通过3个终点确定［30 d的死亡率、临床反应（治愈与失败）和微生物反应（根除与持续感染）］临床结果与从血液和/或其他部位分离的菌株的体外敏感性检测结果相关，并且接受无效治疗者（45%）的死亡率高于接受有效治疗的患者（16%，$P=0.04$），接受无效治疗的患者临床失败率（82%）和微生物持续存在率（42%）高于接受有效治疗的患者（分别为22%和12%；$P=0.000\ 2$和$P=0.06$）。针对拟杆菌属细菌试剂的体外活性能可靠地预测临床治疗结果（特异性97%，阳性预测值82%）。笔者认为，应该对感染拟杆菌属细菌的患者的血液标本进行抗生素药敏试验[14]。

对从特定病例中回收的分离株进行药敏试验以指导治疗选择是很重要的。应对身体无菌部位感染的经纯化分离培养的微生物、具有临床重要性的微生物和有可变或独特敏感性的分离株进行药物敏感性检测（表63.1）。临床实验室标准研究所（CLSI）（Wayne，PA）的标准化检测方法使得各实验室之间检测出的耐药趋势可以进行比较[15-17]。应当考虑对拟杆菌属、普雷沃菌属、梭杆菌属、梭状芽孢杆菌属、沃兹沃思毕尔菲菌属和沃兹沃氏梭状芽孢杆菌属等无法预测敏感性的高毒力病原体进行单独分离检测。

表63.1 敏感性试验显示的厌氧菌感染

1.严重或威胁生命的感染（例如脑脓肿、菌血症或心内膜炎）
2.对经验治疗无效的感染
3.最初应对经验性治疗后复发的感染
4.感染的地方，抗菌素将对患者的治疗结果起特殊作用的感染
5.由于缺乏先例，使得经验性治疗变得很困难
6.某种细菌的敏感性数据很少
7.当分离株经常耐抗菌剂时
8.当患者需要延长治疗时间（例如化脓性关节炎、骨髓炎、无引流的脓肿或移植物感染或假肢感染）

所有厌氧分离株的常规药敏试验非常耗时且检测成本较高。但是，应对用于进行流行病学调查的限定的厌氧菌株进行药敏试验。检测的抗生素应包括青霉素、β-内酰胺加上β-内酰胺酶（BL）抑制剂组合、克林霉素、甲硝唑和碳青霉烯（即亚胺培南、美罗培南或厄他培南）。如果需要，可以对已批准的适用于抗厌氧菌的头孢西丁、替加环素和莫西沙星进行药敏试验检测。

过去30年间，厌氧菌对抗生素耐药性持续增加，厌氧菌对抗生素的敏感性也变得难以预测。最常见的抗药性厌氧菌分离株是脆弱拟杆菌群的成员[18]，在过去的10年中，脆弱拟杆菌群和其他革兰氏阴性厌氧杆菌（AGNB）对几种抗菌药物的耐药性有所增加[15-17, 19-22]。以前对抗生素非常敏感的梭状芽孢杆菌等其他厌氧菌的抗药性也有所增加。这种现象使得医生在临床上选择合适的经验疗法时变得更加困难。一些国家和地区调查监测了一些厌氧菌的耐药模式，但是很少对各个医院的厌氧菌进行敏感性试验[20]。

2 厌氧细菌的敏感性模式

厌氧菌对抗生素耐药性的增加促使研究人员对其抗药性和抗药性基因转移机制进行了广泛研究。这些调查更加深入地研究了抗药性迅速发展的原因，研究发现，不同的菌株随着其抗药性机制的变化对不同抗生素存在着不同的抗药性模式。

2.1 特定厌氧菌的耐药性

过去几十年来，一些厌氧菌，特别是脆弱拟杆菌菌群对各类抗菌素的耐药性显著增加[23-26]。自20世纪80年代以来，美国进行的体外监测研究报道了脆弱拟杆菌菌株的耐药性显著增加[27, 28]，这些研究发现不同的医学中心分离的厌氧菌株在抗药性模式之间存在不可预测的差异。在芝加哥地区不同的医院中观察到克林霉素的治疗效果存在差异[29]，即使采用相同的方法、相同地理区域、相同的分离物来源或质量控制（QC）读数也可能导致差异，因此，如果要将调查的敏感性数据外推至个别患者则必须谨慎对待。

所有的厌氧菌都对氨基糖苷类和甲氧苄啶-磺胺甲噁唑具有抗药性。尽管某些菌株在其药物敏感性临界点附近存在最小抑菌浓度集，但其对氯霉素的抗药性极为罕见。当检测到氯霉素耐药性时，这是由于菌株通过硝基还原或乙酰转移酶使药物失活，由于氯霉素具有潜在的造血毒性，该药在美国临床上也很少使用。

2.1.1 脆弱拟杆菌群

脆弱拟杆菌群有23种，尽管95%以上的菌株的青霉素抗药性主要是由β-内酰胺酶产生的，但它们仍然是厌氧菌中最容易受到抗菌素影响的菌群。美国对来自10个医学中心的5 223个脆弱拟杆菌菌株的分离群进行了一项调查，使用标准推荐的琼脂稀释法分析了这些菌株从1997—2004年的抗药性趋势[28]，结果发现分离的菌株分别是脆弱拟杆菌（占52.1%）、多形拟杆菌（18.7%）、卵形拟杆菌（10.4%）、普通拟杆菌（5.9%）、狄氏副拟杆菌（5.2%）、单形拟杆菌（3.2%）和其他物种（4.5%）；研究还发现，研究期间它们对亚胺培南、美罗培南、哌拉西林/他唑巴坦和头孢西丁的几何平均最小抑菌浓度降低，也就是说它们抗菌药物的敏感性有所增加。脆弱拟杆菌比其他菌株更容易受到抗生素的影响，而狄氏副拟杆菌对β-内酰胺的抗药性最强。然而，一些分离株对克林霉素和莫西沙星的几何平均最小抑菌浓度也有所增加。

虽然脆弱拟杆菌在研究期间对哌拉西林的敏感性已从约90%下降到了70%，但哌拉西林仍然是在脲酶抑制剂中对脆弱拟杆菌群抑制活性最强的药物[28]。β-内酰胺类青霉素（如苯唑西林、萘夫西林）和第一代头孢菌素对这些脆弱拟杆菌群没有抑制活性，β-氨基丁酸/舒巴坦、阿莫西林/克拉维酸、替卡西林/克拉维酸和哌拉西林/他唑巴坦的β-内酰胺/β-内酰胺酶抑制剂（BL/BLI）组合对几乎所有脆弱拟杆菌群都有效，抗药性小于2%[30, 31]。然而，中国台湾省的一项研究显示48%的脆弱拟杆菌群分离株对氨苄西林/舒巴坦药物组合具有抗药性[25]。欧洲一项调查发现拟杆菌属细菌对阿莫西林/克拉维酸盐和哌拉西林/他唑巴坦药物组合的耐药率为10%[26]。

头孢西丁和头孢替坦通常对脆弱拟杆菌具有抑制活性，但后者对脆弱拟杆菌的其他菌株的抑制活性要低得多[13, 26, 32]。据报道，全球脆弱拟杆菌群对克林霉素的抗药性约为40%[25, 28, 30, 31]。虽然目前已经分离出了亚胺培南和甲硝唑耐药性菌株[34]，但氯霉素、甲硝唑、替硝唑和碳青霉烯类抗生素（亚胺培南、厄他培南、多尼培南和美罗培南）对脆弱拟杆菌菌群的所有成员都具有抑制活性[28, 33]。中国台湾省最近的一份报告发现[15]，脆弱拟杆菌对亚胺培南和美罗培南的不敏感率为7%~12%，对多形拟杆菌的不敏感率为3%~7%。到目前为止，全世界仅有5例甲硝唑耐药临床病例报道[34]。

脆弱拟杆菌群和其他厌氧菌对氟喹诺酮类药物的抗药性正在增加。曲伐沙星于1994年被批准用于治疗厌氧菌感染，但由于毒性问题而不再使用。莫西沙星还被批准用于腹腔内和皮肤及软组织厌氧菌感染，并且可以对脆弱拟杆菌和广泛的其他厌氧菌具有良好的体外抑制活性，但对多形拟杆菌不太敏感[8, 28, 35]。另有几项研究也报道了脆弱拟杆菌的抗药性有增加的趋势[29, 32, 36]。

2.1.2　普雷沃特氏菌和紫单胞菌

普雷沃特氏菌和紫单胞菌比脆弱拟杆菌群更易受到抗菌剂的影响。产β-内酰胺酶的普雷沃特氏菌和紫单胞菌的β-内酰胺抗药性在美国为50%、在欧洲[2, 37]和中国台湾省[25]为94%，对哌拉西林、头孢西丁和头孢替坦的抗药性范围为10%~30%[30, 38]。产β-内酰胺酶紫单胞菌的β-内酰胺抗药性在8%~17%[37, 39]。虽然一些菌株具有克林霉素抗药性[40]，但这两个属的菌群对碳青霉烯类、甲硝唑和氯霉素均敏感。

2.1.3　其他革兰氏阴性厌氧杆菌

由于菌株β-内酰胺酶的产生以及菌株本身与抗微生物制剂的接触，儿童中具核梭杆菌的青霉素耐药性有所增加[41, 42]。欧洲的一项调查报告显示，有11%的梭杆菌属细菌能产生β-内酰胺酶[26]，超过90%的梭杆菌属细菌对头孢菌素和头孢霉素敏感[30, 31]。中国台湾省的一项研究发现，4%的梭杆菌属细菌对亚胺培南"不敏感"、7%梭杆菌属细菌对美罗培南不敏感[25]。嗜胆菌属细菌经常产生β-内酰胺酶，但通常对克林霉素、头孢西丁、β-内酰胺/β-内酰胺酶抑制剂组合、碳青霉烯类和甲硝唑敏感。华德萨特菌可能表现出对克林霉素、哌拉西林和/或甲硝唑的耐药性。

2.1.4　革兰氏阳性厌氧菌

无芽孢革兰氏阳性杆菌、真杆菌属、放线菌属、丙酸杆菌属和双歧杆菌通常对β-内酰胺类抗菌剂敏感。乳酸杆菌属细菌对头孢菌素和其他药物表现出广泛的敏感性模式，它们通常对青霉素和氨苄青霉素敏感[43]。万古霉素对厌氧菌没有药物敏感性临界点，然而，它对所有的丙酸杆菌属、放线菌属、真杆菌属、革兰氏阳性厌氧球菌和一些乳酸杆菌属细菌都具有很好的体外抑制活性。万古霉素对干酪乳杆菌和其他一些菌种的有效性要低得多[43]。利奈唑胺、达托霉素和特拉万星对绝大多数革兰氏阳性厌氧菌也具有极强的体外抑制活性。大多数无芽孢革兰氏阳性杆菌对甲硝唑具有抗药性。莫西沙星对龋齿放线菌、黏液放线菌、乳突假分枝杆菌、湖沼真杆菌等放线菌属细菌有很好的抑制活性，其MIC$_{90}$<2 μg/mL（36.37）。大多数迟缓埃格特菌和胚芽乳酸杆菌对莫西沙星敏感，一些菌株存在菌株变异性和抗药性。

2.1.5 梭状芽孢杆菌

产气荚膜梭菌通常对大多数抗厌氧菌药物和氟喹诺酮类药物敏感[44]。然而，梭形梭菌、无害梭菌和艰难梭菌具有不同的敏感性[31, 43, 45]，并且可以抵抗克林霉素、氟喹诺酮和β-内酰胺的作用，但对甲硝唑没有抗药性。尽管存在一些最小抑菌浓度蠕变，但艰难梭菌普遍对甲硝唑和万古霉素敏感[19]；无害梭菌对万古霉素的最小抑菌浓度为8~32 μg/mL[43]。

2.1.6 革兰氏阳性球菌

这些革兰氏阳性球菌对所有β-内酰胺类、β-内酰胺/β-内酰胺酶抑制剂、头孢菌素、碳青霉烯类、氯霉素和甲硝唑非常敏感[30, 31, 43]。皮肤和软组织感染的革兰氏阳性球菌分离株对氟喹诺酮和克林霉素的耐药性正在增加[19]；米氏链球菌群始终对甲硝唑耐药。

3 敏感性检测及其解释

厌氧菌的抗菌谱变得越来越不可预测，多重耐药的临床分离菌的出现使得原本万无一失的经验性抗厌氧菌疗法变得不再那么可靠[5, 46, 47]。已有文献记录了厌氧菌对β-内酰胺/β-内酰胺酶抑制剂、碳青霉烯类和甲硝唑等最有效抗菌药物出现的抗药性[46, 48, 49]。此外，同一城市不同医院的耐药模式和耐药地理分布存在明显差异[28]。有关耐多药的脆弱拟杆菌菌株的报道越来越多[6, 11, 14, 22, 50]。次优疗法对抗生素耐药性的出现和诱导抗药性决定簇的转移起到了促进作用，并使更多的分离株表现出多重抗药性[21, 46]。

这些现象的出现警示我们需要对厌氧菌进行抗菌药物敏感性试验以及定期监测抗菌药物敏感性以检测其地理或时间趋势。在过去的几十年中，所使用的药物敏感性试验检测方法已经标准化。根据是否在医院实验室（或商业实验室）针对特定分离株进行检测，或者是否在医院或参考实验室进行监测检测的不同，最适合的药敏试验方法可能会有所不同[51]。

3.1 检测标准化

美国临床和实验室标准研究所（CLSI）是从1967年的一个自发组织发展而来，目前已成为世界卫生组织临床实验室标准和认证合作中心。美国临床和实验室标准研究所已经对厌氧菌药敏试验进行了标准化，并发表了厌氧菌药敏试验（也称为M11）文件[16]。美国临床和实验室标准研究所的政策不允许它提倡任何商业技术；它提出了两种参考方法（琼脂稀释法和肉汤微稀释法），并强调只要与参考方法等同，就可以使用其他方法如梯度技术（通常指E-test®）或商用肉汤微量稀释平板进行检测。美国临床和实验室标准研究所目前建议肉汤微稀释法仅用于检测脆弱拟杆菌群，因为许多其他厌氧菌在肉汤培养基中不能稳定生长。

全世界参考实验室进行的监测研究通常使用美国临床和实验室标准研究所的方法（见下文）。最新的文件M11-A8于2012年发布[16]。美国临床和实验室标准研究所参考标准不适用于检测单个分离株；它提供了一个衡量其他方法的标准。

欧盟药物敏感性试验委员会（EUCAST）规定了自己的药物敏感性临界点，它们与美国临床和实验室标准研究所的药物敏感性临界点不总是相同的[52]。欧盟药物敏感性试验委员会没有规定厌氧菌的检测方法。来自欧洲的大多数敏感性研究都使用美国临床和实验室标准研究所的方法，但对药物敏感性临界点的解释通常基于欧盟药物敏感性试验委员会的建议，因此导致所报道的耐药率略有差异。

阿根廷[53]和日本[54]也已经发布了基于美国临床和实验室标准研究所方法的检测方法。欧洲的监测研究也使用美国临床和实验室标准研究所的方法，并经常包括美国临床和实验室标准研究所和欧盟药物敏感性试验委员会药物敏感性临界点[4, 51]。有些报告也涉及其他文件提出的方法。德国最近的一项多中心研究采用了特定的德国检测方法[47]。不同方法之间的差异可能看起来微不足道，然而在最小抑制浓度聚集在药物敏感性临界点附近的情况下，最小抑菌浓度的最小变化（由于培养基、接种物或终点读数方法的差异）可能导致耐药性的明显差异。

3.2　特定医院或地理区域的监视检测

数十年来，世界各地的小组都进行了监视检测，并阐明了整体总趋势[18, 22, 25, 28, 47, 55]。但是，这些数据并不一定反映特定患者或医院出现的耐药模式。因此，美国临床和实验室标准研究所建议医院至少每年进行一次抗微生物药物敏感性监测以了解当地模式。检测菌种的数量和选择应反映它们被分离的频率。应该检测50～100个菌株以获得局部分离株的准确模式，其应包括来自不同身体部位的分离株。建议至少检测拟杆菌属的20个种，检测其他经常分离的属的10个种的细菌。如果医院临床实验室没有专业知识，应将菌株送至参考实验室进行检测。

参考实验室可以使用美国临床和实验室标准研究所批准的方法中推荐的抗生素，并根据医院的处方调整被检测的抗生素。理想的检测应该是即使它不是医院处方药的一部分，也应对每类抗生素的至少一种药物进行检测。

应记录监测研究结果，以确认新出现的耐药性趋势。如果不能进行常规的监测检测，医院应该总结其抗菌药物敏感性试验结果，并找出适应治疗需求的医院特异性抗生素。2008年对美国临床医院实验室的一项调查发现[20]，无论是内部检测还是将待测样本送到外部实验室检测，只有不到一半的实验室对厌氧菌进行了药物敏感性检测。

3.3　临床试验

许多常规临床分离株可能不需要敏感性试验。美国临床和实验室标准研究所建议检测脑脓肿、血液、心内膜炎、骨髓炎、关节炎和假体装置或血管移植物感染的分离株对药物的敏感性（表63.1）。此外，任何从正常无菌身体部位分离的微生物都应进行检测（如果它们不是污染物）。还应对接受长期治疗的患者、治疗失败或治疗决策受结果影响的患者进行厌氧菌分离，并对其进行药物敏感性检测。

特别是如果它们的敏感性模式不可预测，那么要检测的微生物应该包括那些可能是最具抗药性的微生物（如脆弱拟杆菌种群）或高毒力的微生物（某些拟杆菌属、普雷沃氏菌属、梭杆菌属、梭菌属、梭状芽孢杆菌属和萨特菌）。要进行检测的抗生素应包括医院处方中的那些种类以及那些被考虑或用于治疗的药物。

最近对厌氧敏感性试验的调查表明，只有21%（21/98）的医院实验室在内部进行了厌氧菌药敏试验[20]，与较早的时期相比，进行了检测的医院比率急剧下降；在1990年，有70%的医院进行了敏感性检测[56]，到1993年仅有33%的医院进行了敏感性检测[40]。进行检测时总是检测血液分离物。实验室对85%（17/20）的来自无菌身体部位的分离物和14/20（70%）的选定的手术伤口的分离物进行了检测。大多数医院实验室使用E-test®（62%；13/21）进行药敏试验，而只有17%的参考实验室使用该方法。由于近2/3的实验室不进行检测，因此临床医生通常根据制造商的信息、FDA的适应症、已发表的研究或临床判断选择相应的药物进行治疗[20]。

大多数商业实验室使用E-test®方法对送给他们的分离物进行厌氧菌敏感性检测。这种检测方法特别适用于对一个或几个分离物进行多个药物检测（只要该药物在E-test®条上可用）。目前，还没有已获得"FDA批准"的可用于临床诊断的商业化成品肉汤微量稀释板可使用，因此，临床实验室既可以选择使用FDA批准的E-test®，也可以使用美国临床和实验室标准研究所标准方法推荐的非商业化稀释板，或将分离物送至商业或参考实验室进行检测。

3.4 在研究或参考实验室中进行检测

3.4.1 琼脂稀释法

琼脂稀释法需要将系列稀释的抗菌剂掺入营养琼脂培养基中，然后将标准化数量的细菌涂布到平板的表面，48 h后读板，通过比较系列浓度中不同菌株的生长情况，并将最小抑菌浓度指定为抑制生长的最低抗微生物制剂浓度。美国临床和实验室标准研究所方法指定使用对照菌株，包括脆弱拟杆菌ATCC 25285、多形拟杆菌ATCC 29741和艰难梭菌ATCC 700057。

3.4.2 肉汤微量稀释法

在该测定方法中，聚苯乙烯盘孔充满少量连续2倍稀释的不同抗生素溶液，所需的药物和浓度范围可以在内部制作的托盘中量身定制，面板可以预制和冷冻直至使用[16]。

3.4.3 E-test®法

E-test®（©AB BIODISK, bioMerieux）已成为检测单个分离株的最流行的检测方法。将单独的分离株悬浮在肉汤或盐水中并且涂布在布鲁氏菌血琼脂平板上。E-test是一侧预先固定有系列浓度梯度的抗生素，而另一侧是解释性最小抑菌浓度刻度的塑料条，其最小抑菌浓度读取处为椭圆抑制区与条带相交处的浓度。E-test®与参考程序有很好的相关性，但对有些药物的测试结果有一些差异[57-63]。

3.4.4 螺旋梯度终点（SGE）系统

Autoplate 4000（Advanced Instruments, Inc., Boston, MA）将特定量的抗微生物原液以螺旋形式沉积在150 mm琼脂平板上，产生从平板的中心到边缘径向减小的浓度梯度，使抗生素扩散后，用自动接种器对分离物进行铺板，或从中心至板的边缘手动划线，孵育后，生长终点被标记出来，并且距板的中心以毫米为单位测量到生长停止的点。计算机软件程序根据生长半径和分子量确定抗生素药物的浓度（即扩散特性）。这个程序与标准琼脂稀释法相比是有一定优势的[64-66]。此外，它可以检测任何可能正在发展的自发耐药突变体的趋势（即生长在"终点"之外的菌落）。

3.5 商业化检测

美国有几种可通过Thermo Fisher Scientific、Oxoid和Sensititre Trek购得的检测面板。但是，如果面板含有未经FDA批准用于厌氧菌感染的抗菌药物，则该面板未经FDA批准而不可用于临床诊断。实际上，大多数使用微肉汤面板的医院会根据医院处方和药物使用而不是根据FDA的批准来订购反映其需求的面板。

美国专业实验室（由Quest Diagnostics公司运营）使用E-test®方法为6种抗菌药物（头孢西丁、青霉素、克林霉素、哌拉西林/他唑巴坦、甲硝唑和亚胺培南）提供检测服务。Focus Diagnostics（Quest Diagnostics公司的子公司）和Mayo医学实验室（明尼苏达州罗彻斯特）使用E-test作为常规检测方法。根据需要检测的微生物种类，通常检测6～9种药物。对于脆弱拟杆菌菌群，需要检测的药物中包括氨苄西林/舒巴坦、克林霉素、亚胺培南、美罗培南、甲硝唑和哌拉西林/他唑巴坦。可以订购青霉素、头孢西丁和头孢替坦以检测梭菌。其他药物检测可以定制订购（取决于E-test®试纸的可用性）。

3.5.1 β-内酰胺酶检测

可以使用头孢菌素显色试验（例如硝基头孢菌素片）来检测厌氧菌β-内酰胺酶的存在，这些方法是比色检测法，易于操作，结果可在5～30 min内读取。由于大多数脆弱拟杆菌菌株产生β-内酰胺酶，因此通常不建议对该菌群进行β-内酰胺酶的检测。某些厌氧菌的其他分离株（包括一些梭菌属、梭杆菌属和普雷沃氏菌属）具有较低的可预测的耐药模式。β-内酰胺酶试验阳性的菌株应视为对青霉素和氨苄青霉素耐药，但检测为阴性却不一定能说明该菌株对这些药物具有敏感性，因为一些厌氧菌通过其他机制对β-内酰胺抗微生物药物具有抗药性。

研究发现外排泵的活性增加和青霉素结合蛋白的变化会影响许多拟杆菌分离株的β-内酰胺酶的最小抑菌浓度。然而，尚未对这些机制进行系统调查，因此尚不了解具有或利用这些机制的菌株所占的百分比[67, 68]。

3.6　影响最小抑菌浓度结果变化的因素

随着实验室使用不同的培养基、不同的接种浓度，并且可能在不同的孵育时间后读取结果[68]，各实验室之间的技术差异是最小抑菌浓度变化的主要因素[68]。然而，由于美国临床和实验室标准研究所（以前称为NCCLS）对这些规程进行了广泛的修改，因此全世界几乎所有的检测实验室都采用了这些规程。因此，实验室之间的大多数的技术差异已经减小。可变药物敏感性临界点不会影响某个菌株的单个最小抑菌浓度，但会改变报告为敏感或耐药的菌株在监测报告中的百分比。大多数研究都遵循美国临床和实验室标准研究所建议的药物敏感性临界点，但是一些欧盟药物敏感性试验委员会规定的药物敏感性临界点是不同的。许多研究认识到这些差异，并同时用两个药物敏感性临界点报告结果。

影响抗生素药物敏感性调查结果的另一个因素是菌群的菌种组成。有些属于同一细菌属的不同菌种可能具有不同的敏感性模式。研究不同比例的各种脆弱拟杆菌菌群可能反映脆弱拟杆菌群的整体抗菌谱，因为该群成员具有不同的药物敏感性。报告中所包含的分离株（即正常菌群、临床感染菌群）的来源也可以影响整个物种的抗药性特征，在评估调查时应予以考虑。

影响报告中最小抑菌浓度变化最常见的原因是在终点不是很清楚的情况下，对最小抑菌浓度的解释发生了变化。任何敏感性技术都存在误差（通常是+1倍的稀释）。对于一些抗菌药物，大部分脆弱拟杆菌菌株的最小抑菌浓度在药物敏感性临界点的一倍或两倍稀释范围内聚集。所有检测方法都显示了药物敏感性临界点的聚集，这是微生物-药物相互作用的一个特征。当最小抑菌浓度有一次接近药物敏感性临界点时，微生物可能被认为对该药物具有敏感性，在重新检测时，如果最小抑菌浓度仍接近药物敏感性临界点，则认为对该药物具有抗药性，因此，就单菌株而言，了解药物对菌株的最小抑菌浓度以及确定药物敏感性临界点对临床治疗是有帮助的，而不仅仅是停留在实验室测定。尽管调查研究之间可能存在结果差异，但它们提供了关于抗微生物药物敏感性趋势和模式的有用信息。

大型调查研究可以检测由于特定的耐药机制而导致的药物敏感性的变化。这些最初诱导出的相对温和的耐药率的变化可能很快会随着抗药性决定簇的传播而迅速增加，这可以查明相关的抗药性机制，并根据病原体的分子特征提出相应的建议来帮助监测，了解甚至控制这些变化。

3.7　用分子生物学方法检测抗药性

目前这些检测方法仅限于研究性的实验室。最常见的分子技术是PCR扩增以鉴定负责甲硝唑耐药的*nim*基因或赋予对碳青霉烯类抗药性的*cfiA*型基因。

3.8　快速检测研究

希望可以开发简单的分子或多重PCR检测方法，这些方法可以确定生物体对多种抗生素的实际或潜在抗药性。未来的检测可以测量许多赋予菌株耐药性的遗传决定因子，它们主要包括赋予菌体对碳青霉烯类（如*cfiA*）、甲硝唑（如*nim*）、氯霉素（如*cat*）、红霉素（如*erm*）、四环素

（如*tet*）或喹诺酮类（如*gyr*或*parC*基因）抗药性的基因。Pumbwe等描述了检测脆弱拟杆菌分离株中多个抗药性决定簇并预测可能的抗药性模式的多重PCR检测[69]。不幸的是，多药外排泵系统的存在可能不允许通过分子技术确定抗药谱。这种依赖多药物外排泵的耐药现象已经在需氧菌中观察到，并可能在厌氧菌中起作用。已有报道阐述了脆弱拟杆菌耐药性结节细胞分裂家族（RND）家族的三组外排泵的16个同系物（Bme 1~16），并且指出它们在赋予菌体多重耐药性方面是很重要的[46, 70-73]。梭菌属细菌中也发现了与梭状芽孢杆菌相关的泵活性[74-76]。几种多重耐药菌株似乎表现出外排泵活性显著增加的特点。由于外排泵基因存在于所有细菌菌株中，因此用于检测基因的PCR检测结果总是阳性的。所以，外排泵基因的转录和表达水平的检测可能更重要。目前，鉴定临床分离株外排泵基因转录和表达水平的唯一方法是定量鉴定和RNA转录物测序，但这却是耗时且不切实际的。

3.9　对厌氧菌有效的抗菌药物的耐药性

表63.2说明了抗厌氧菌的有效抗菌药物及其对需氧和厌氧细菌的有效性。许多较老的抗微生物制剂未经FDA批准用于治疗厌氧菌感染，许多较新的药物中对治疗厌氧菌感染有效的药物数量也很有限。然而，许多药物在没有FDA指示的情况下也被用于治疗厌氧菌感染。表63.3和表63.4说明了脆弱拟杆菌群和其他厌氧菌对抗微生物制剂的抗药性[77]。

表63.2　抗混合感染的有效抗菌剂[a]

抗菌剂	厌氧菌		需氧菌	
	产β-内酰胺酶的厌氧革兰阴性杆菌	其他厌氧菌	革兰氏阳性球菌	肠杆菌科细菌
青霉素[b]	0	+++	+	0
氯霉素[b]	+++	+++	+	+
头孢噻吩	0	+	++	+/-
头孢西丁	++	+++	++	++
碳青霉烯类抗生素	+++	+++	+++	+++
克林霉素[b]	+++	+++	+++	0
替卡西林	+	+++	+	++
阿莫西林+克拉维酸盐[b]	+++	+++	++	++
哌拉西林+他唑巴坦	+++	+++	++	++
甲硝唑[b]	+++	+++	0	0
莫西沙星	++	+++	++	+++
替加环素	++	+++	+++	++

[a]活性程度：0至+++；

[b]也可以口头形式提供。

表63.3　革兰氏阴性厌氧菌对药物的敏感性

厌氧菌	对药物的敏感性（%）[a]						
	<50	50~69	70~84	85~95		>95	
脆弱拟杆菌	PEN[b]	CFP	MOX	CTT	PIP	FOX	SIT
	CIP	CTX	CRO	ZOX	AMC	BIA	LVX

（续表）

厌氧菌	对药物的敏感性（%）[a]						
	<50	50~69	70~84	85~95	>95		
脆弱拟杆菌	FLE	CAZ		CLI	SAM	IPM	OFX
	LOM				CPS	MEM	TVA
	AZM		CLR		TZP	CHL	
	ERY	SPX		MIN			MND
	ROX				MIN	CLX	
	TET						
其他脆弱拟杆菌群[c]	PEN	CFP	LVX	AMC	SAM	IPM	SIT
	CTX	CTT	CLR	PIP	CPS	MEM	TVA
	CAZ	MOX		FOX	TZP	CHL	MND
	CRO	OFX			TIM		
	CIP						
	FLE		CLI	ZOX		CLX	MIN
	LOM	SPX			BIA		
	AZM						
	ERY						
	ROX						
其他拟杆菌属	FLE	CIP	PEN	CTT	PIP	CTX	CLZ
		MOX	CAZ	AMC	FOX		SIT
		OFX	CRO	SAM	ZOX		LVX
		SPX	CLR	TIM	BIA		TVA
	LOM	TET	ERY	CFP	IPM		MND
		AZM	ROX	CPS		CHL	CLI
			MIN				
普雷沃氏菌属	FLE		CIP	CRO	PIP	ZOX	CLX
			OFX	AZM	AMC	BIA SIT	
			SPX	CLR	SAM	IPM	TVA
	LOM	TET		ERY	TZP	MEM	MND
			MIN		TIM		
				ROX		CHL	CLI
					FOX		

（续表）

厌氧菌	对药物的敏感性（%）[a]				
	<50	50~69	70~84	85~95	>95
卟啉单胞菌属	FLE LOM	TET		CIP CLR CLI ERY ROX	PIP AMC FOX ZOX CRO BIA　IPM MEM CHL CLX SIT　SPX TVA MND AZM MIN
梭形杆菌	FLE LOM CLR ERY ROX	AZM		CIP AMC TZP TIM FOX ZOX CRO	PIP IPM MEM CHL CLX SIT LVX BIA OFX　SPX TVA CLI MND MIN TET
死亡梭杆菌和变形梭杆菌	FLE LOM AZM CLR ERY ROX	CIP SPX TEM	CLI TET	AMC ZOX CRO	PIP TZP TIM FOX BIA　IPM MEM CHL CLX SIT　TVA MND MIN
其他梭杆菌属	FLE LOM CLR ERY ROX		CAZ MOX CIP SPX AZM	PIP AMC TIM CPS CTX CTT ZOX CRO	PEN SAM TZP FOX BIA　IPM MEM CHL CLX SIT　MND CLI MIN TET

[a]药品在敏感类别百分比列表中的顺序并不显著。根据美国临床和实验室标准研究所批准的药物敏感性临界点（M11-A3），使用中间类别作为敏感。表中：AMC，阿莫西林/克拉维酸盐；AZM，阿奇霉素；BIA，比阿培南；CAZ，头孢他啶；CFP，头孢哌酮；CHL，氯霉素；CIP，环丙沙星；CLI，克林霉素；CLR，克拉霉素；CLX，克林沙星；CPS，头孢哌酮/舒巴坦；CRO，头孢曲松；CTT，头孢替坦；CTX，头孢噻肟；ERY，红霉素；FLE，氟罗沙星；FOX，头孢西丁；IPM，亚胺培南；LOM，洛美沙星；LVX，左氧氟沙星；MEM，美罗培南；MIN，米诺环素；MND，甲硝唑；MOX，拉氧头孢（莫拉西坦）；OFX，氧氟沙星；PEN，青霉素；PIP，哌拉西林；ROX，罗红霉素；SAM，氨苄西林/舒巴坦；SIT，西他沙星；SPX，司帕沙星；；TEM，替马沙星；TET，四环素；TIM，替卡西林/克拉维酸盐；TVA，曲伐沙星；TZP，哌拉西林/他唑巴坦；ZOX，头孢唑肟。

[b]美国临床和实验室标准研究所批准的药物敏感性临界点为4 μg/mL。但是，药物敏感性临界点应该可能降至1 μg/mL，这会大大降低敏感性百分比的值。例如，在1 μg/mL时，脆弱拟杆菌菌群没有菌株对药物敏感。

[c]不包括脆弱拟杆菌。

表63.4 革兰氏阳性厌氧菌对药物的敏感性

厌氧菌	对药物的敏感性（%）[a]					
	<50	50~69	70~84	85~95	>95	
消化链球菌属	LOM	FLE TET ROX	CIP OFX AZM CLR ERY	LVX CLI MIN	PEN PIP AMC SAM TZP TIM CFP CPS	CTT FOX CAZ ZOX CRO BIA IPM	MEM CHL CLX SIT SPX TVA MND
艰难梭菌[b]	FOX ZOX CIP FLE LOM SPX	CLI MIN TET AZM CLR ERY ROX		CRO BIA CHL SAM	AMP PIP TIC AMC MEM	TZP TIM CTT IPM	CLX SIT TVA MND
多枝梭菌	CIP FLE LOM AZM CLR ERY ROX	SPX MIN TET	FOX	AMP PIP SAM CHL TVA CLI	AMC TZP TIM	ZOX IPM CLX	SIT MND
产气荚膜梭菌		TET	MIN	LOM CLI	AMP PIP TIC SAM AMC TZP TIM CTT	ZOX BIA IPM CHL CIP CLX SIT FLE	SPX TVA MND AZM CLR ERY ROX

（续表）

厌氧菌	对药物的敏感性（%）[a]					
	<50	50~69	70~84	85~95	>95	
其他梭菌属	CAZ	CFP	LVX	AMX	TIC	CLX
	FLE	CTX	OFX	AMP	SAM	SIT
		FOX	SPX	CAR	AMC	TVA
		ZOX	CLI	PEN	BIA	MND
		CRO		MOX	IPM	
	LOM	CIP				
		AZM	TET	PIP	CHL	MIN
		CLR				
		ERY				
		ROX				
非成孔革兰氏阳性棒杆菌	FLE	CIP	CFP	CTT	PEN	FTX	CLI
		OFX	MOX	FOX	PIP	ZOX	CLX
			SPX	CRO	AMC	BIA	SIT
				CPS	SAM	IPM	LVX
	LOM			TVA	TZP	MEM	
		MND	TET	AZM			MIN
				CLR	TIM	CHL	
				ERY			
				ROX			

[a] 药品在敏感类别百分比中的排列顺序并不重要。根据美国临床和实验室标准研究所批准的药物敏感性临界点（M11-A3），使用中间类别作为敏感点。表中：AMP，氨苄西林；AMX，阿莫西林；TIC，替卡西林。其他抗菌药物见表63.2的脚注。

[b] 药物敏感性临界点仅用作参考点。艰难梭菌主要与抗微生物药物诱导的假膜性结肠炎有关。这些数据必须结合在结肠内达到的药物水平和药物对结肠内结肠菌群的影响来解释。

3.10 β-内酰胺抗生素

只要感染的厌氧菌对该试剂在体外敏感，青霉素G就是首选药物。大多数梭菌属菌株（除一些分枝梭菌、梭状芽孢杆菌和无毒芽孢梭菌菌株外）和消化链球菌属细菌对青霉素敏感。大多数脆弱拟杆菌菌群对青霉素G耐药，不宜用于治疗这些厌氧菌引起的感染。其他可能对青霉素耐药数量不断增加的菌株是其他革兰氏阴性厌氧杆菌，例如产黑色素普氏菌、卟啉单胞菌、口腔普雷沃氏菌、二路普雷沃氏菌、狄氏拟杆菌、梭菌菌株、梭杆菌属细菌（变形梭杆菌和致死梭杆菌）和微嗜血链球菌。其中一些菌株具有8~32 U/mL的青霉素G最小抑菌浓度，在这种情况下，使用非常高剂量的青霉素G（对于非β-内酰胺酶生产者）可以根除感染。

用青霉素G治疗敏感厌氧菌引起的感染的临床经验一直很有效。青霉素、氨苄青霉素和阿莫西林（AMX）通常具有相同的活性，但半合成青霉素活性较低。甲氧西林、萘夫西林和异噁唑基青霉素（苯唑西林、氯唑西林和双氯青霉素）对脆弱拟杆菌菌群无效，具有不可预知的抑制活性，并且往往不如青霉素G对厌氧菌的抑制效果好[78]。

由于许多口腔和大多数腹腔内厌氧菌会产生β-内酰胺酶，因此青霉素、氨苄青霉素和阿莫西林对它们的效用很有限。克拉维酸、舒巴坦和他唑巴坦是类似于青霉素核的β-内酰胺酶抑制剂，但在几个方面有所不同。它们不可逆地抑制由一些肠杆菌科细菌、葡萄球菌和梭杆菌属细菌产生的β-内酰胺酶也抑制其他革兰氏阴性厌氧杆菌[78-80]，当与β-内酰胺类抗生素（如氨苄西林/舒巴坦、阿莫西林/克拉维酸和哌拉西林/他唑巴坦）联合使用时，它们可有效治疗β-内酰胺酶产生菌（BLPB）引起的厌氧菌感染。

β-内酰胺/β-内酰胺酶抑制剂组合（BL-BLI）是治疗需氧-厌氧菌混合感染的适选药物，因为它们对大多数厌氧菌具有良好的活性。虽然89%的脆弱拟杆菌对氨苄西林/舒巴坦敏感，98%对哌拉西林/他唑巴坦敏感[80]，而对于多形拟杆菌，对氨苄西林/舒巴坦敏感和哌拉西林/他唑巴坦敏感的分离株分别为86%和92%。美国传染病协会（IDSA）已将氨苄西林/舒巴坦从治疗腹腔感染的推荐药物清单中删除，尽管它对脆弱拟杆菌群和其他厌氧菌仍保持良好的活性，但大肠杆菌对该组合药物的耐药性在全球范围内都有所增加[81]。阿莫西林-C是治疗人类和动物咬伤伤口感染的首选药物[82]，尤其是当厌氧菌可能参与时更适合使用。哌拉西林/他唑巴坦是严重肠道内感染的适宜药物，因为它对大多数厌氧细菌保持良好的抑制活性[80]。

半合成青霉素、羧基青霉素（羧苄青霉素和替卡西林）和尿素青霉素（哌拉西林、阿洛西林和美洛西林）通常需要大量给药以达到高血清浓度，这些制剂对肠杆菌科是有效的，并且在这些浓度下对大多数厌氧菌具有良好的活性。然而，高达30%的脆弱拟杆菌菌群对这些药物有抗药性[83]。

许多厌氧菌产生头孢菌素酶，因此第一代头孢菌素对该菌感染的疗效非常有限[81, 83]。头孢菌素对产生β-内酰胺酶的其他革兰氏阴性厌氧杆菌的活性是可变的。尽管在权重基础上它们活性较低，但第一代头孢菌素对厌氧菌的活性谱与青霉素G相似。脆弱拟杆菌群中的大多数菌株以及许多普氏菌属、卟啉单胞菌属和梭杆菌属细菌由于产生头孢菌素酶而对头孢菌素耐药[84]，该酶对第二代头孢西丁（头孢霉素）几乎没有活性，后者是对抗脆弱拟杆菌菌群最有效的头孢菌素。然而，疗效也可能因地理位置而异，并且通常与头孢西丁临床使用直接相关。除了产气荚膜梭菌之外，它对包括艰难梭菌在内的大多数梭状芽孢杆菌无活性[6, 7, 84]。

在20世纪80年代进行的研究发现，头孢西丁能有效地根除厌氧菌感染[85-87]。它经常被用于会接触到黏膜的身体部位的手术预防。第三代头孢菌素对肠杆菌科的活性有所提高，但除了拉氧头孢外，它们对脆弱拟杆菌的活性不如头孢西丁。

目前约有85%的脆弱拟杆菌菌株对头孢西丁敏感，但另一类菌株更耐药[17]。头孢替坦对脆弱拟杆菌菌群的疗效不如头孢西丁。

脆弱拟杆菌菌群包括超过20种拟杆菌属细菌[88]。在该菌群中，脆弱拟杆菌占从所有感染中拟杆菌分离株的40%～54%[4, 89-91]。多形拟杆菌是脆弱拟杆菌群的一员，占13%～23%，脆弱拟杆菌群的其他成员占33%～39%。脆弱拟杆菌群的一些成员的抗菌药物敏感性各不相同，特别是对第二代和第三代头孢菌素而言，脆弱拟杆菌是最敏感的，多形拟杆菌和吉氏拟杆菌通常更耐药[27, 92]。

头孢霉素、头孢西丁和头孢替坦通常用于腹部手术预防和治疗吸入性肺炎。最近，美国传染病协会（IDSA）已将头孢替坦从腹腔内感染的药物清单中删除，因为其对脆弱拟杆菌群的活性差并且记录到有临床失败的案例[93-95]。

碳青霉烯类（亚胺培南、美罗培南、多利培南和厄他培南）对厌氧菌有很好的活性[96]。亚胺培南，既是一种硫霉素，也是一种β-内酰胺抗微生物活性物质，可抗各种需氧或厌氧革兰氏阳性菌和革兰氏阴性菌（包括多重耐药菌种如铜绿假单胞菌、沙雷菌属、肠杆菌属、不动杆菌属和肠球菌属）[32, 97]，其对包括脆弱拟杆菌群在内的产生β-内酰胺酶的其他革兰氏阴性厌氧杆菌也具有优异的活性和较低最小抑菌浓度。对大多数肠杆菌科也有效，5%～15%的假单胞菌属细菌对其有抗药性[98]。

亚胺培南在胃肠道不易被吸收，静脉给药后达到高血浆浓度，代谢最小，并且通过肾排泄。在肾脏中，亚胺培南在近端肾小管细胞中通过β-内酰胺键的断裂而代谢，这导致活性药物的尿排泄量低，因而可能削弱其抑制一些尿病原体的能力。为了克服亚胺培南的肾脏代谢，它以1:1的比例与肾二肽酶抑制剂西司他丁结合，可增加活性药物在尿液中的含量及其在血清中的半衰期。亚胺培南是治疗混合型需氧-厌氧菌感染的有效单一剂型药物。

美罗培南是一种碳青霉烯，对需氧和厌氧微生物具有广泛的抑制活性，功效与亚胺培南相似。亚胺培南对葡萄球菌和肠球菌的活性更强，但美罗培南对需氧和兼性厌氧革兰氏阴性菌如假单胞菌、肠杆菌、克雷伯氏菌、普罗威登斯菌、摩根菌、气单胞菌、产碱菌、莫拉克斯菌、金氏杆菌、放线杆菌、巴氏杆菌和嗜血杆菌的覆盖度更大[99, 100]。美罗培南可有效治疗腹部感染、脑膜炎、社区或医院获得性肺炎以及中性粒细胞减少症[101]。

厄他培南是一种较新的1-β-甲基碳青霉烯，对脱氢肽酶稳定。它对青霉素敏感的肺炎链球菌和化脓性链球菌表现出广泛的抗菌谱，也对甲氧西林敏感的金黄色葡萄球菌、流感嗜血杆菌、黏膜炎莫拉氏菌、大肠杆菌、柠檬酸杆菌、克雷伯氏菌属细菌、沙雷氏菌属细菌、变形杆菌属细菌、产气荚膜梭菌、梭杆菌属细菌、消化链球菌属细菌和其他革兰氏阴性厌氧杆菌表现出广泛的抗菌谱[102]。它被用于治疗复杂的腹部和腹部皮肤结构感染，包括无骨髓炎的糖尿病足感染和急性盆腔感染（包括产后子宫内膜炎、感染性流产和手术后妇科感染）。与其他碳青霉烯类药物相比，它具有4.5 h的长半衰期并且以每日单一剂量给药，但它对铜绿假单胞菌、肠球菌属和不动杆菌属细菌无活性。

多利培南是一种合成的1-β-甲基碳青霉烯，是最新的碳青霉烯化合物。其抗菌谱与美罗培南和亚胺培南类似[97]。它对链球菌、甲氧西林敏感葡萄球菌、肠杆菌科细菌（包括广谱β-内酰胺酶产生菌株）、铜绿假单胞菌、不动杆菌属和脆弱拟杆菌属菌群有较高活性。对耐甲氧西林的金黄色葡萄球菌（MRSA）、耐万古霉素的肠球菌和对美罗培南或亚胺培南耐药的大多数革兰阴性杆菌无效[97]。多利培南已被美国批准用于治疗复杂的并发腹腔感染和尿路感染的疾病。

近期有2篇报道指出，美国多中心调查发现厌氧菌对碳青霉烯类抗生素的耐药性为1.1%～2.5%[22]，但来自中国台湾省的少数菌株的耐药率较高[25]。

厌氧菌对β-内酰胺抗生素表现出3种主要的抗药性机制：①灭活酶，主要是β-内酰胺酶，包括青霉素酶和头孢菌素酶；②低亲和力的青霉素结合蛋白（PBPs）；③通过改变孔蛋白通道降低渗透性[67]。所有脆弱拟杆菌群细菌一般都对青霉素（平均90%）、哌拉西林（25%）、头孢西丁（25%）、头孢替坦（30%～85%）和第三代头孢菌素耐药[27, 28, 86]。

3.10.1 β-内酰胺酶的产生

β-内酰胺酶的产生是对厌氧菌中β-内酰胺抗生素耐药的最常见机制，特别是在脆弱拟杆菌菌群和普雷沃氏菌属中更为常见[103]。头孢菌素酶通常为2e类型，并且可以被β-内酰胺酶抑制剂（例如克拉维酸、舒巴坦、他唑巴坦）抑制。每种头孢菌素都可能具有能够使其失活的类或特异性的β-内酰胺酶。

β-内酰胺酶水解β-内酰胺核的环酰胺键，导致其失活。由不同细菌产生的多种β-内酰胺酶可以是胞外酶、诱导型或组成型，并且编码它们的基因可以在染色体上也可以是质粒来源的[104]。这些β-内酰胺酶有不同的分类。Ambler[105]已经提出基于氨基酸序列的分类，Richmond和Sykes进一步提出了基于抑制谱底物、分子量和等电点的分类方法[106]。

大多数脆弱拟杆菌菌群产生的主要是头孢菌素酶的组成型β-内酰胺酶[107]。美国超过97%的拟杆菌分离株和英国76%拟杆菌分离株产生β-内酰胺酶[108]。2/3非脆弱性其他革兰氏阴性厌氧杆菌产生β-内酰胺酶[51, 109]。产黑色素普氏菌和卟啉单胞菌、二路普雷沃氏菌、狄氏普雷沃和核梭杆菌主要产生青霉素酶[109]。

脆弱拟杆菌中的碳青霉烯抗药性与*cfiA*-或*ccrA*-编码的B类金属-β-内酰胺酶有关。尽管并非所有的*cfiA*阳性的脆弱拟杆菌菌株都是碳青霉烯抗药性的，但它们都能够通过获得合适的插入序列（IS）元件而对这些抗生素产生抗药性，从而完全表达*cfiA*基因，这可导致治疗失败。可通过PCR方法确定*cfiA*基因以及相关IS元件的存在[110-112]。两项新的研究使用基质辅助激光解吸电离飞行时间质谱（MALDI-TOF MS）来鉴定具有*cfiA*基因的脆弱拟杆菌的Ⅱ型菌株[113, 114]。

碳青霉烯酶对碳青霉烯类抗生素以及所有的β-内酰胺类抗生素都起作用。虽然它们通常是染色体介导的，但在日本已报道存在质粒介导的金属-β-内酰胺酶[115]。美国分离株的碳青霉烯耐药性低于1%，但有高达3%的拟杆菌菌株携带一种以非常低水平表达的碳青霉烯酶基因。β-内酰胺酶抑制剂不能灭活碳青霉烯酶，后者是由脆弱拟杆菌群的*ccrA*或*cfiA*基因编码的锌金属酶[116]。

对耐亚胺培南*cifA*阳性的脆弱拟杆菌菌株分子特征的研究指出，15个评估菌株中有10个的*cfiA*基因由IS元件上调，而另外5个不包IS元件但也产生碳青霉烯酶[116]，这些观察表明，一些分离株具有新的抗药性机制，表明存在不止一种抗药性机制。中国台湾省的一项研究观察到，脆弱拟杆菌群和一些普雷沃氏菌属菌株对碳青霉烯抗药性增加[25]。

β-内酰胺酶也在梭菌、卟啉单胞菌和梭杆菌菌株中被发现。产β-内酰胺酶的梭杆菌属和梭菌属细菌通常被克拉维酸抑制[117]。通过改变外膜蛋白/孔蛋白通道、外排泵和降低青霉素结合蛋白亲和力来抵抗β-内酰胺的研究较少[118]。

碳青霉烯类和β-内酰胺/β-内酰胺酶抑制剂的组合对抗厌氧菌仍保持着优异的抗菌活性。阿莫西林/克拉维酸钾（AMX-C）、氨苄西林/舒巴坦、替卡西林/克拉维酸钾和哌拉西林/他唑巴坦联合用药通常对脆弱拟杆菌菌群的成员非常有效[28]。然而，脆弱拟杆菌菌群对上述药物的敏感性也会随着菌株的不同而发生变化，许多不产生β-内酰胺酶的吉氏拟杆菌具有升高的最小抑菌浓度或其最小抑菌浓度处于药物敏感性临界点附近[119]。脆弱拟杆菌菌群对哌拉西林/他唑巴坦的耐药率一般小于1%[28]。然而，2002—2004年，吉氏拟杆菌对氨苄西林/舒巴坦的抗药性增加到20%，但其他脆弱拟杆菌菌株对氨苄西林/舒巴坦的抗药性却仍然维持在较低水平。

碳青霉烯对脆弱拟杆菌群的所有成员仍然是非常有效的，并且抗药性很少见（小于0.1%）[28, 29, 119]。亚胺培南和美罗培南的吉氏拟杆菌、多形拟杆菌和卵形拟杆菌的几何平均最小抑菌浓度值比厄他培南低至1/2[28]。在一项关于对小儿腹腔感染的研究中[85]，所有拟杆菌分离株都产生β-内酰胺酶，并且对碳青霉烯类和β-内酰胺酶/β-内酰胺酶抑制剂敏感。头孢西丁对多形拟杆菌分离株的活性差。

β-内酰胺通常对非脆弱拟杆菌类细菌有活性。脆弱拟杆菌菌株对它们的耐药性一般较低。但是，一半以上的普雷沃氏菌也可能会产生β-内酰胺酶。一项多中心调查发现[32]，梭状杆菌属、卟啉单胞菌属、消化链球菌属细菌的青霉素耐药率分别为9%、21%和6%，该调查发现头孢西丁、头孢替坦、β-内酰胺酶/β-内酰胺酶抑制剂组合和碳青霉烯类抗生素均无抗药性，但4%的消化链球菌属和5%卟啉单胞菌属细菌对氨苄西林-舒巴坦有耐药性。从小儿腹腔感染组织分离的几个普雷沃氏菌和卟啉菌属细菌也发现了β-内酰胺酶。

3.10.2　青霉素结合蛋白（PBPs）

青霉素是否与青霉素结合蛋白结合决定了β-内酰胺抗菌药物是否有效。保持青霉素结合蛋白在细胞壁合成的最后阶段起作用对于细菌生长是至关重要的。β-内酰胺通过竞争性地与青霉素结合蛋白的必需活性位点结合而起作用，从而导致细胞死亡。已在拟杆菌菌株中发现3～5个青霉素结合蛋白，即具有1～3种不同酶的PBP1、PBP2和PBP3复合物。这些青霉素结合蛋白很可能类似于革兰氏阴性需氧菌中存在的高分子量青霉素结合蛋白，其他低分子量青霉素结合蛋白也可能存在，但这些蛋白质的数量在不同菌株中是不同的，并且可能不是细菌生长所必需的[120]。

因为大多数β-内酰胺试剂与PBP1和PBP2复合物的结合是充分的，因此青霉素结合蛋白的改变不是厌氧菌耐药的主要机制。单酰胺菌素（如氨曲南）是一个例外，因为它们对青霉素结合蛋白没有很好的亲和力，因此它们对脆弱拟杆菌无效[121]。在日本分离的脆弱拟杆菌G-232中证明了头孢菌素对PBP3的亲和性降低[122]。一些拟杆菌菌株对头孢西丁的抗药性也与它们使头孢西丁与PBP1或PBP2复合物的结合减少有关[123, 124]，这种抗药性也可以是体外诱导的[125]。

3.10.3 渗透性

β-内酰胺酶产量的增加与革兰氏阴性细菌渗透性降低有关。渗透性因子可以在脆弱拟杆菌菌株中发生变化[126-128]，并且在某些脆弱拟杆菌菌株中，抗药性与渗透性降低及β-内酰胺酶产生有关[128]。头孢西丁耐药性与外膜通透性下降和外膜蛋白（分子大小为49～50 kDa）丢失有关[124]。

一项对拟杆菌属、卟啉单胞菌属和梭杆菌属孔形成蛋白质的研究，鉴定和克隆了来自这些其他革兰氏阴性厌氧杆菌的外膜蛋白，结果发现在一些抗氨苄西林/舒巴坦的菌株中至少缺乏一种外膜蛋白[129]。

与许多需氧细菌相似，选择压力最有可能在β-内酰胺抗药性的发展和筛选中发挥着作用。虽然厌氧菌对β-内酰胺抗药性的流行率已经增加，但其中几种抗生素在临床上仍然有用。然而，它们的利用率应根据当地的抗药性模式或单个分离株的敏感性来确定。

3.11 氯霉素

氯霉素是一种抑菌剂，对绝大多数厌氧细菌都有抑制活性，但该药在美国已很少被使用[3, 84]。尽管有报道已经指出一些拟杆菌属细菌存在抗药性，但对氯霉素的抗药性仍然很少见[29]。人们必须意识到，氯霉素的最小抑菌浓度通常聚集在药物敏感性临界点附近。尽管已经有文献报道了几例氯霉素治疗厌氧菌感染（包括菌血症）失败的案例[130]，但这种药物用于治疗厌氧菌感染已超过65年。当致病微生物的性质和敏感性未知以及中枢神经系统感染（CNS）时，氯霉素被认为是治疗严重厌氧菌感染的首选药物。但是，该药物具有潜在的显著毒性，据估计，在长期使用氯霉素的患者中，每25 000～40 000名患者就会有1例患者发生氯霉素致死性再生障碍性贫血，这种并发症与可逆的剂量依赖性白细胞减少症无关，其他副作用包括对新生儿施用时可能出现致命的"灰色婴儿综合征"、G6PD缺乏症患者的溶血性贫血以及长时间服用氯霉素患者的视神经炎。

由于氯霉素在不同人群血清中的含量差异很大，因此对其血清水平的检测对于婴儿、年幼的孩子、有时甚至是成年人是非常重要的[131]，通常氯霉素在血清中的含量是10～25 µg/mL时即可达到治疗水平，高于25 µg/mL的水平即可引起可逆的骨髓抑制，40～200 µg/mL的水平就会与灰色婴儿综合征或成人脑炎有关[131]。

氯霉素分布在整个体液和组织中，平均分布体积为1.4 L/kg[131]。该药物具有独特的溶解性，使其能穿透脂质屏障，即使在没有炎症的情况下，它也能在中枢神经系统中持续达到高浓度，无论是否患有脑膜炎，脑脊液中氯霉素水平通常是血清浓度的1/3～3/4，脑组织中的氯霉素水平可能大大高于血清水平[132]。

3.11.1 氯霉素抗药性

尽管没有观察到厌氧菌对氯霉素的耐药性[133-136]，但已报道显示在使用这种药物治疗时导致临床失败的案例[137]。临床上很少应用氯霉素可以解释为这种药物抗药性极低的原因。

拟杆菌属具有两类独特的氯霉素抗药性基因，它们通过使药物失活产生抗药性，或者通过在苯环上的对硝基上进行硝基还原[138]或者通过乙酰化[139, 140]产生抗药性。通过乙酰化产生的抗药性是可转移的，并且与39.5 kb质粒pRYC3373[139]有关。

3.12　大环内酯类：红霉素、阿奇霉素、克拉霉素

大环内酯类的毒性很小，对脆弱拟杆菌群和梭状杆菌以外的厌氧菌具有中等至良好的体外抑制活性[84]。大环内酯对产黑色素普氏菌和卟啉单胞菌、微需氧链球菌、革兰氏阳性非孢子形成厌氧杆菌和某些梭菌具有活性，它们对于梭杆菌属和消化链球菌属细菌不太有效[141]，对产气荚膜梭菌表现出相对较好的活性，对其他革兰氏阴性厌氧杆菌的活性较差或不一致。

克拉霉素是针对革兰氏阳性口腔菌群厌氧菌（包括放线菌属、丙酸杆菌属、乳酸杆菌属和双歧杆菌）最具活性的大环内酯类药物。阿奇霉素对这些菌群的抑制活性略低于红霉素[141]。阿奇霉素通常是对梭杆菌属、拟杆菌属、渥廉菌属和放线杆菌属（包括对红霉素耐药的放线杆菌属）等其他革兰氏阴性厌氧杆菌最有效的大环内酯类药物。克拉霉素对大多数其他革兰氏阴性厌氧杆菌具有与红霉素相似的活性[142]。

在红霉素治疗期间，对红霉素具有抗药性的菌株可能会出现[143, 144]。当充分清创或引流感染组织时，红霉素可有效治疗轻中度至重度厌氧软组织感染。在接受静脉注射红霉素的患者中约1/3会发生静脉炎。

已经在厌氧菌中鉴定了5个赋予大环内酯-林可酰胺-链霉抗生素（MLS）抗药性的基因，它们分别是 *erm*（*B*）、*erm*（*C*）、*erm*（*F*）、*erm*（*G*）和 *erm*（*Q*），相反，还没有在厌氧菌种中发现编码大环内酯-林可酰胺-链霉抗生素（MLS）抗药性的外排蛋白或失活酶的基因[144]。

3.13　克林霉素

克林霉素对厌氧菌有广泛的抗菌活性，并在过去的临床试验中证明了其有效性。它用于牙齿感染患者，特别是青霉素过敏患者和吸入性肺炎患者更适用。盐酸克林霉素可从胃肠道快速且几乎完全吸收[145-147]，它的渗透性很好，可进入唾液、痰液、呼吸组织、胸膜液、软组织、前列腺、精液、骨骼和关节等人体组织和体液[148]。

3.13.1　克林霉素抗药性

克林霉素抗药性通过大环内酯-林可酰胺-链球菌素（MLS）型23S甲基化酶传递，通常由几种高水平调节和表达的 *erm* 基因编码[149]。

脆弱拟杆菌对克林霉素的耐药性在世界范围内日益增加，并因地区而异。目前已不再推荐克林霉素作为腹腔内感染的经验治疗药物[22, 28, 29, 81]。一项研究发现，1997—2004年，2 721个脆弱拟杆菌分离株中有19.3%的菌株和29.6%的狄氏拟杆菌、33.4%的卵形拟杆菌、33.3%的多形拟杆菌以及35.6%的普通拟杆菌菌株具有克林霉素抗药性，与1987年的克林霉素耐药率（仅为3%）相比厌氧菌克林霉素耐药率显著增加[27]。一项关于小儿腹腔内分离株的研究发现，分离的脆弱拟杆菌分离株克林霉素抗药性仅为6%，而多形拟杆菌菌株克林霉素抗药性达80%，而其他脆弱拟杆菌群菌株为45%[85]。

对许多非拟杆菌属厌氧菌耐药性也有所增加。普雷沃氏菌属、梭杆菌属、卟啉单胞菌属和消化链球菌属菌种的耐药率高达10%，一些梭菌属菌株的耐药率也较高（特别是艰难梭菌）[98]。痤疮丙酸杆菌分离株也对克林霉素更耐药，这与之前治疗痤疮有关[150]。

虽然克林霉素已经丧失了它对抗革兰氏阳性厌氧球菌和普雷沃氏菌属细菌的一些活性，但它对抗梭杆菌属和卟啉单胞菌属细菌仍然有很好的活性[83]。

其他的抗药性厌氧菌是几种梭状芽孢杆菌，特别是艰难梭菌对克林霉素，大约20%的多粘芽孢杆菌对克林霉素有抗药性，而少数产气荚膜梭菌也是如此[83]。

3.14　甲硝唑和替硝唑

这些硝基咪唑类药物在抗厌氧菌方面具有相似的体外药效。甲硝唑对脆弱拟杆菌群、其他种类

的拟杆菌属、梭状杆菌属和梭菌属细菌等绝大多数专性厌氧菌具有优异的体外抑制活性[28]。据报道仅有6株脆弱拟杆菌在临床上对甲硝唑具有耐药性并与治疗失败有关[21]。

革兰氏阳性非孢子厌氧菌通常对甲硝唑耐药，而革兰氏阳性厌氧球菌则几乎不耐药。微需氧链球菌、痤疮丙酸杆菌和放线菌属细菌几乎都耐药[151]。需氧和兼性厌氧菌通常有非常好的抗药性。超过90%的厌氧菌对甲硝唑的敏感性小于2 μg/mL[84]。

由于甲硝唑对需氧细菌缺乏活性，因此在治疗多种需氧-厌氧菌感染时，需要添加对这些微生物有效的抗菌药物（如β-内酰胺、头孢菌素、氟喹诺酮）。甲硝唑的消化道副作用很常见，通常包括恶心、呕吐、金属味、厌食和腹泻。甲硝唑的其他不良反应主要包括中枢神经系统毒性，如共济失调、眩晕、头痛和惊厥，但中枢神经系统毒性少见，周围神经病变与药物的长期使用有关。由甲硝唑引起的胃肠副作用的个体对替硝唑可能具有更好的耐受性。其他不良反应包括可逆中性粒细胞减少症、静脉输注部位的静脉炎和药物性发热。患者对甲硝唑的耐受性通常良好。

一些研究显示[152]，给小鼠投以大剂量的甲硝唑可能诱发相关突变。但是，该药一般在动物中服用，这种情况可能与人类无关。其他实验表明[153]，给大鼠和仓鼠施用甲硝唑不会引起任何病理学变化，此外，尽管使用甲硝唑超过20年，但从未在人类中发现过致突变性的证据[154]。出于安全考虑，FDA仅批准在成人中使用甲硝唑来治疗严重厌氧菌感染。

成人的临床经验[155]说明了甲硝唑在治疗厌氧菌感染（包括中枢神经系统感染）方面的疗效[156]。怀孕期间使用甲硝唑的安全性数据是矛盾的，需要更多有关甲硝唑安全性的数据。甲硝唑的非致畸性很难证实，现有的资料显示使用该药没有风险，在妊娠期间使用了该药物需要终止妊娠[157]。

3.14.1　甲硝唑耐药性

甲硝唑耐药通常归因于硝基咪唑还原酶抗药性基因（*nim*）。该基因编码将4-或5-硝基咪唑转化成4-或5-氨基咪唑的酶（从而避免形成对抗菌活性至关重要的毒性亚硝基）。Nim同系物存在于革兰氏阳性、阴性需氧和厌氧细菌属及古细菌属中，表明该*nim*基因家族是古老而广泛的。*nim*基因通常存在于转移质粒上，并对包括甲硝唑在内的5-Ni药物的持续使用构成重大威胁[158]。

聚合酶链式反应（PCR）可以检测到*nim*基因的存在。首先使用通用引物NIM-3和NIM-5扩增[159]，然后用限制性内切酶酶切分析以确定特定的*nim*类型[160]。在脆弱拟杆菌（*nim* A ~ I）中发现了9个*nim*基因，在普雷沃氏菌中发现了另外一个*nim* I基因[161, 162]。然而，越来越多的不含有任何*nim* A ~ H基因的甲硝唑耐药分离株被分离培养出来。此外，甲硝唑耐药可以通过接触亚最小抑菌浓度的甲硝唑而在*nim*基因阴性的菌株中诱导出来[162, 163]。

很少观察到脆弱拟杆菌群对甲硝唑的耐药性[24, 25]。脆弱拟杆菌耐药菌群的分离株在染色体上或可移动质粒上携带9个已知的*nim*基因（*nim* A ~ I）中的一个基因，后者似乎编码可将4-或5-硝基咪唑转化为4-或5-氨基咪唑的硝基咪唑还原酶，从而防止甲硝唑发挥功效所需的有毒亚硝基残基的形成。在24%（50/206）的拟杆菌属分离株中可检测到这些*nim*基因，甲硝唑对它们的最小抑菌浓度为1.5 μg/mL甚至大于256 μg/mL，其中16个分离株的最小抑菌浓度大于32 μg/mL[162]，这些发现表明*nim*基因相关的抗药性并没有完全发挥作用，据推测[162]，其他抗药性机制可能也在发挥作用，长时间接触甲硝唑可能会筛选出抗药性菌株。甲硝唑对非厌氧杆菌和厌氧菌的抗药性机制尚不清楚。非严格厌氧菌的革兰氏阳性细菌（主要用于痤疮丙酸杆菌和放线菌属）经常出现甲硝唑耐药性。

3.15　四环素

四环素目前用于治疗厌氧菌感染的用途有限，因为所有类型的厌氧菌（包括拟杆菌属和普雷沃氏菌属）都对其具有耐药性。痤疮丙酸杆菌对四环素的耐药性与以前的使用有关[150]。目前仅有约45%的脆弱拟杆菌菌株对四环素敏感[84]。较新的四环素类似物多西环素和米诺环素比其母本化合物更有效。由于厌氧菌对这些药物具有显著的耐药性，因此它们只有在进行了药敏试验，或者可能在进行治疗性试验的不太严重的感染中才有效。由于四环素对牙齿有不良影响，因此不建议在8岁以下的儿童中使用。

替加环素是第一个批准的甘氨酰环素类抗生素。甘氨酰环素是四环素类抗生素，其含有与四环素环第9位连接的甘氨酰氨基部分，替加环素是米诺环素与9-甘氨酰胺部分的直接类似物，它对革兰氏阴性需氧菌、革兰氏阳性菌、厌氧菌和一些耐药病原体均有活性[164]，这些菌株包括耐甲氧苯青霉素金黄色葡萄球菌、耐青霉素的肺炎链球菌、耐万古霉素的肠球菌和鲍曼不动杆菌、产β-内酰胺酶的流感嗜血杆菌和黏膜炎莫拉氏菌菌株、产生超广谱β-内酰胺酶的大肠埃希氏菌和肺炎克雷伯菌菌株。相反，假单胞菌属和变形杆菌属的最小抑菌浓度明显提高。替加环素对抗咽峡炎链球菌群（包括咽峡炎链球菌、中间链球菌和星座链球菌）、脆弱拟杆菌、多形拟杆菌、单形拟杆菌、普通拟杆菌、产气荚膜梭菌、艰难梭菌和微小假单胞菌[38]。脆弱拟杆菌菌群对替加环素的抗药性为3.3% ~ 7.2%[28]。

3.15.1　四环素耐药

已在厌氧菌中鉴定出了4种四环素外排基因［tet（B）、tet（K）、tet（L）和tetA（P）］和5个核糖体保护蛋白基因［tet（M）、tet（O）、tetB（P）、tet（Q）、tet（W）］[32]，已经在拟杆菌中发现了3种使四环素失活的酶［Tet（X）、Tet（X1）和Tet（Q）］[144, 165]。

拟杆菌属细菌四环素抗药性机制是通过改变或屏蔽靶标来实现的。tetQ基因编码使核糖体蛋白质合成抵抗四环素抑制作用的蛋白质[166-168]。已经鉴定出了几种拟杆菌tetQ基因的DNA序列[167, 168]。TetQ与TetM和TetO蛋白有40%的同源性，可能代表了一类新的核糖体保护蛋白[167, 168]。

DNA交叉杂交表明，tetQ或tetQ相关基因在大多数四环素抗药性拟杆菌分离株中存在[166]，因为一些四环素耐药分离株DNA不含tetQ序列，因此，其他机制（如四环素外排）或其他类型的核糖体保护蛋白也可能有助于细菌对四环素耐药，这种可能性在一些携带tetM相关决定簇的抗四环素解脲拟杆菌分离株的鉴定中得到了支持[169]。

产气荚膜梭菌含有tetA（P）和tetB（P）两个四环素抗药性基因，其产生编码两种无关蛋白的操纵子，其通过两种独特机制传递抗药性[170]。tetA（P）基因产生四环素外排泵，tetB（P）产生核糖体抗药性蛋白质[170]。

拟杆菌属细菌可以含有另外两个与四环素抗药性相关的基因，这可能不会导致临床耐药性。四环素的氧化是通过仅在需氧条件下有活性的tetX基因的产物实现的[171-173]。另一个基因编码一种能在拟杆菌中使四环素外排的蛋白质，但不能在大肠杆菌中产生四环素抗药性[174, 175]。

tetQ抗药性基因是可诱导[167, 176]和可转移的[177, 178]。四环素抗药性是通过四环素抗药性转移元件共轭介导转移的[176, 179, 180]。除预先接触四环素外，这种转移的频率通常非常低[181, 182]，同时，这种转移是由一个原核双组分调控系统[178, 180]控制的。rteA和rteB这两个调控基因位于tetQ基因下游的tetQ操纵子中[180]，并且它们的表达因四环素的存在而增强。

RteA是一种细胞质膜蛋白组分，由rteA基因编码，而RteB由rteB基因编码[180]。RteB参与四环素抗药性转移元件的转移和动员。另一个产生RteC的基因rteC可能参与四环素抗药性的自我转移[176]。

RteA和RteB也控制非复制型拟杆菌单元（NBUs）的非连锁染色体元件的转移[166, 181, 182]。尽管大多数非复制型拟杆菌单元不含可识别的表型，但水解头孢西丁的β-内酰胺酶基因（cfxA[54]）可以存在于非复制型拟杆菌单元上[183]。用四环素预处理可增强水解头孢西丁的β-内酰胺酶的转移[183, 184]。

四环素抗药性的转移元件位于染色体上，类似于粪肠球菌中的结合转座子Tn916[166, 185-187]，后者极大（70 ~ 80 kbp）[179]，并且通常含有其他抗药性基因（如ermF）[188]。

四环素耐药在拟杆菌属和普雷沃氏菌属以及许多其他厌氧菌中很常见，因而限制了其临床应用[167]。在几种厌氧菌中已经发现了几种编码四环素抗药性的基因，它们编码保护核糖体的保护性蛋白质。四环素耐药性和耐药决定簇的诱导性转移可以在细菌接触到低水平的该药剂后发生。痤疮丙酸杆菌中四环素耐药的出现与以前的四环素治疗有关[150]。

替加环素已被FDA批准用于治疗复杂的皮肤和软组织感染，包括由脆弱拟杆菌引起的感染和由脆弱拟杆菌、多形拟杆菌、单形拟杆菌、普通拟杆菌、产气荚膜梭菌和微小假单胞菌等引起的腹内感染[189,190]。一项研究对比了替加环素与亚胺培南-西司他丁治疗腹腔感染的疗效，结果发现替加环素治疗的患者中有6例发展成为脓毒症/休克，而亚胺培南治疗的患者只有2例发展为脓毒症/休克[190]。

替加环素被认为对抗厌氧细菌有效[38,191]，并且对脆弱拟杆菌菌群的耐药率较低（5.5%）[22]。Jacobus等人发现[191]，831个脆弱拟杆菌菌株中有90%的菌株对替加环素敏感（小于8 μg/mL），而狄氏拟杆菌菌株耐药性最强。Snydman等人观察到4.7%的脆弱拟杆菌[28]、3.6%的多形拟杆菌、5.8%的卵形拟杆菌、3.2%的吉氏拟杆菌表现出对替加环素的耐药性。Goldstein等人发现所有164个革兰氏阳性厌氧菌和232个革兰氏阴性厌氧菌中的228个菌株对替加环素敏感（小于1 μg/mL）[38]。

3.16 氟喹诺酮类药物

第一代氟喹诺酮对大多数厌氧菌无效。然而，几种较新的喹诺酮类药物具有显著的抗厌氧菌活性。对厌氧菌具有低活性的喹诺酮类包括环丙沙星、氧氟沙星、左氧氟沙星、氟罗沙星、培氟沙星、依诺沙星和洛美沙星。具有中等抗厌氧菌活性的药剂包括司帕沙星和格列帕沙星[192]。曲伐沙星、加替沙星和莫西沙星对大多数厌氧菌都有效[59]。由于曲伐沙星具有肝毒性，因此其使用受到限制。对厌氧菌具有最大体外活性的喹诺酮类药物包括克林沙星和西他沙星[193]。

莫西沙星已被FDA评估并批准为治疗成人腹腔内感染的单一剂型药物[81,94]，并对腹腔内厌氧菌株有效[36,194]。然而，由于脆弱拟杆菌菌群[19,22,36]和大肠杆菌对氟喹诺酮耐药性的增加，因此其在腹腔内感染中的应用也有限[81]。

4项随机临床试验（2000—2010年）的汇总分析评估了莫西沙星在745例复杂腹内感染病例的疗效，并评估了其对脆弱拟杆菌的疗效[194]。在莫西沙星治疗患者前，厌氧菌中561例（87.4%）在莫西沙星浓度≤2 mg/L时敏感，34例（5.3%）为中等敏感（4 mg/L）、47例为（7.3%）耐药（莫西沙星浓度≥8 mg/L）。莫西沙星对所有厌氧菌感染的临床治疗成功率相似，其对感染脆弱拟杆菌的患者的临床治疗成功率为82.7%（191名患者中158名治疗成功）、对感染多形拟杆菌的患者的临床治疗成功率为82.2%（90例患者中74例治疗成功）、对感染梭菌属的患者的临床治疗成功率为80.4%（46例患者中有37例），对所有厌氧菌感染的整体临床成功率为82.3%。当莫西沙星MIC≤2 mg/L时，对所有厌氧菌感染的临床治疗成功率为83.1%（566名患者中466例），最小抑菌浓度为4 mg/L时的临床治疗成功率为91.2%（34例中31例），最小抑菌浓度为8 mg/L时的临床治疗成功率为82.4%（14例中17例），最小抑菌浓度为16 mg/L时为83.3%（6例中5例），最小抑菌浓度大于32 mg/L时为66.7%（24例中16例）。该数据表明莫西沙星可用于厌氧性腹腔内感染，前提是患者患有轻度或中度疾病，且最近尚未接触过氟喹诺酮治疗。莫西沙星可以作为高度青霉素过敏患者的替代药物。

由于喹诺酮类药物对软骨有潜在的不利影响，因此该药在儿童中限制使用。扩大使用氟喹诺酮治疗厌氧菌感染的主要担忧是脆弱拟杆菌菌群和革兰氏阳性厌氧球菌的耐药性在增加，以及这些抗生素对艰难梭菌相关疾病发病率增加的影响[193]。

3.16.1 氟喹诺酮耐药性

拟杆菌属细菌对氟喹诺酮类药物的耐药性既可由抗生素外排泵基因的改变而产生，也可由促旋转酶A基因（gyrA）的喹诺酮类药物耐药决定区（QRDR）的单个或多点突变而导致。这两种机制都可能导致拟杆菌产生高水平的抗药性。

1994—2001年，从美国12个医疗中心获得的4 434个脆弱拟杆菌菌株的研究发现[195]，氟喹诺酮类抗药性与分离源密切相关的。来自褥疮溃疡普通拟杆菌分离株的耐药性最强（71%）。从女性泌尿生殖道中分离的脆弱拟杆菌的莫西沙星耐药率为17%，从血液中培养分离为52%（莫西沙星最小抑菌浓度临界值4 μg/mL）。

美国最近的一项调查表明[28]，27%的脆弱拟杆菌、26%的多形拟杆菌、38%的卵形拟杆菌和55%的普通拟杆菌对莫西沙星耐药。对从腹腔内感染（2001—2004年）处分离的菌株进行的一项研究发现，脆弱拟杆菌和多形拟杆菌对莫西沙星均有13%的耐药性[194]。所有脆弱拟杆菌群中86%的菌株（303/363）和所有其他厌氧属种（包括梭杆菌、普雷沃氏菌、紫单胞菌、产气荚膜梭菌、真杆菌和消化链球菌属）的93%的菌株（417/450）对莫西沙星敏感（MIC<2 μg/mL）。在一项对179株呼吸道厌氧菌的研究中确定了一个梭状芽孢杆菌单一耐药菌株[196]。一项研究对550例腹腔内和糖尿病足感染患病处分离了550株厌氧菌，结果发现97%的菌株对莫西沙星敏感[59]。中国台湾省一项研究显示，90%的脆弱拟杆菌菌株对莫西沙星敏感[25]。相反，来自欧洲的报告发现氟喹诺酮耐药率为15%[26]，随着地理位置的变化，耐药率从南欧的7%上升到北欧的30%，导致这些变化的因素可能与分离源和局部地区抗菌素利用模式的差异有关。从小儿腹腔感染中分离出来的41/42脆弱拟杆菌群菌株对莫西沙星敏感，而莫西沙星在儿童中很少使用[85]，这一结果也再次验证了耐药性分离源和局部地区抗菌素利用模式存在差异。

由于从猫和狗咬伤感染伤口中分离的犬梭杆菌gyrA上氨基酸发生了置换，即亮氨酸取代了Ser79，精氨酸取代了Gly83，因此，该菌对氟喹诺酮具有内在的抗药性[197]。

莫西沙星已被FDA批准用于治疗复杂的皮肤和皮肤结构感染，可用于治疗由脆弱拟杆菌引起的腹内感染和由脆弱拟杆菌、多形拟杆菌、消化链球菌、产气荚膜梭菌引起的混合性腹内感染。

3.17 氨基糖苷类

厌氧菌对所有氨基糖苷类药物都有抗药性，因为这些药物不能到达它们在这些细菌中的靶位点。令人感兴趣的是厌氧细菌不会使氨基糖苷类辅酶失活，并且在无细胞体系中，链霉素和庆大霉素都能够结合并抑制脆弱拟杆菌和产气荚膜梭菌核糖体中的蛋白质合成[198]。

氨基糖苷类药物的摄取涉及两个步骤，一个与能量无关的过程和另一个与能量有关的过程。吸收能量的能量驱动阶段所需的能量来自氧或氮依赖性电子传递系统。严格厌氧菌不拥有这种电子传递系统，因此不能摄取氨基糖苷类[199, 200]。这进一步证实氨基糖苷不会在脆弱拟杆菌或产气荚膜梭菌内部累积的事实[36]。

3.18 其他药物

目前只有关于另外几种抗菌剂的体外数据。杆菌肽对产黑色素普氏菌和卟啉单胞菌属细菌有活性，但对脆弱拟杆菌和具核梭杆菌无效[84]。万古霉素和达托霉素对所有革兰氏阳性厌氧菌均有活性，但对其他革兰氏阴性厌氧杆菌无活性[201]。奎奴普丁/达福普汀对产气荚膜梭菌、乳杆菌和消化链球菌具有抗菌活性[202]。利奈唑胺对具核梭杆菌、其他梭杆菌、卟啉单胞菌、普雷沃氏菌和消化链球菌细菌有效[141]。然而，关于这药物用于治疗厌氧细菌的临床经验极少。

4 抗生素耐药性的传递

厌氧细菌能够通过结合作用而获得并传播各种移动DNA转移因子，其中许多是具有抗生素抗药性的基因。这些细菌是正常人类胃肠道菌群的主要成分，有助于包括脓肿在内的多种微生物的感染，并可在低氧/缺氧环境中存活。所有这些环境都可以为迅速传播抗生素耐药决定因素提供条件。

已经在脆弱拟杆菌群、普雷沃氏菌、梭菌和梭杆菌属细菌中观察到了抗药性基因转移的现象[203]。细菌共轭，作为拟杆菌的主要机制，是厌氧菌中抗生素抗药性基因传播的最常见方式。抗药性基因位于DNA转移因子中，它包含移动转座子、质粒和染色体元件[149, 204]，这些元件可以是小的，仅含有启动DNA转移所需的基因。DNA从一个细胞到另一个细胞的实际转移需要一个由大得多的可转移接合转座子编码的配对连接桥[149]，需要两组生物化学过程来成功传递需要转移的DNA，一个过程是形成DNA蛋白质复合物（称为松弛体），该过程首先在转移起点（*oriT*）上组装由转移因子编码的动员蛋白质，并形成转移分子的单链缺口，然后将带切口的DNA解开并从供体传递到受体细胞，该过程发生在偶联过程中，在两个细胞中恢复为双链形式。在拟杆菌属菌种中需要1~3个动员蛋白质以形成足够的松弛体，这些动员蛋白相对于他们的同源物*oriTs*是特异性地转移所需的第二个过程就是形成配对或结合装置，该装置是跨越供体和受体细胞膜并促进DNA转移的蛋白质结构，目前对厌氧菌这种装置的特征的研究还不是很透彻。据信蛋白由共轭转座子的转移区域编码，编码该装置的基因可能已经在被称为cTnDOT的共轭转座子上发现[205]，并且其偶联需要形成菌毛样细胞表面附属物[206]。

抗四环素的脆弱拟杆菌群的成员可能含有接合转座子。CTnDOT是研究最彻底的接合转座子，其含有四环素抗药性决定簇和基因，后者的副产物参与配对桥的形成[207]。

厌氧菌的接合转座子是可移动的遗传元件，也称为*Tet*元件。这个名字限定了它们根据核糖体保护蛋白锚定四环素抗药性基因的能力[208]。这些元件编码在供体和受体细胞界面组装的共轭转运装置上，并形成将含有抗生素抗药性基因的DNA从细胞间转移到细胞的物理通道[205, 206]。将细菌置于亚抑制浓度的四环素培养基中，似乎能诱导拟杆菌中转运装置蛋白的表达[175]，这种接触增加了细胞内*Tet*元件和其他核心元素的接合转移频率[209]，因此可以使携带不同抗生素抗药性基因的多个不相关的转移因子可以在共轭结合过程中转移，这可能导致不同属厌氧菌中抗生素耐药性的稳定和迅速增加[210]。一个被命名为CTnGERM1的转座子携带红霉素抗药性基因，并且之前仅在革兰氏阳性菌中鉴定的基因也出现在拟杆菌中[211]。通过杂交和DNA序列分析，研究人员推测革兰氏阳性菌可能是该转座子的起源，这种转座子转移现象可以在实验室中得到证实，其中抗药性决定簇可以通过共轭结合在拟杆菌菌株之间有效地转移，也可从拟杆菌传播到大肠杆菌和其他不相关的细菌中。

动物菌群也可能是抗药性厌氧菌的来源，因为转移因子也可以从瘤胃动物传播到人类[212]。人类结肠菌群可能从动物来源的菌群获得抗药性决定簇。在牲畜中广泛使用抗生素可导致瘤胃菌群中耐药决定簇的扩散和增加，其中许多也可能被人类获得。

5　产生β-内酰胺酶的细菌在混合感染中的作用

青霉素一直是治疗各种不同解剖部位厌氧菌感染的首选药物（表63.5）。然而，在过去的50年中，厌氧菌对这些药物的抗药性在增加，尤其是在其他革兰氏阴性厌氧杆菌（脆弱拟杆菌、产黑色素普氏菌、卟啉单胞菌、普雷沃菌双歧杆菌、狄氏普雷沃氏菌、梭杆菌属）的抗药性增加更为明显[2, 3, 42]。

表63.5　推荐用于治疗特定部位厌氧菌感染的抗菌药物

| | | 外科 | |
	预防	肠外	口服
颅内	1.青霉素	1.甲硝唑[a]	1.甲硝唑[a]
	2.万古霉素	2.氯霉素	2.氯霉素
牙齿	1.青霉素	1.克林霉素	1.克林霉素、阿莫西林+CA
	2.红霉素	2.甲硝唑[a]、氯霉素	2.甲硝唑[a]

（续表）

		外科	
	预防	肠外	口服
上呼吸道	头孢西丁 2.克林霉素	1.克林霉素 2.氯霉素、甲硝唑[a]	1.克林霉素、阿莫西林+CA 2.甲硝唑[b]
肺	NA	1.克林霉素[b] 2.替卡西林+CA、氨苄青霉素+SU[c]、碳青霉烯	1.克林霉素[e] 2.甲硝唑[e]、阿莫西林+CA
腹部	1.头孢西丁 2.克林霉素[c]	1.头孢西丁[c] 2.碳青霉烯、哌拉西林-他唑巴坦、替加环素	1.甲硝唑[c]、阿莫西林+CA 2.克林霉素[e]
盆腔	1.头孢西丁 2.多西环素	1.头孢西丁[c]、克林霉素[b] 2.哌拉西林-他唑巴坦[c]、氨苄西林+SU[c]、甲硝唑[c]	1.克林霉素[c] 阿莫西林+CA[c]、甲硝唑[c]
皮肤和软组织	1.头孢唑林[d] 2.万古霉素	克林霉素、头孢西丁 2.甲硝唑+万古霉素 3.替加环素	1.克林霉素、阿莫西林+CA 2.甲硝唑+利奈唑胺
骨骼和关节	1.头孢唑啉[d] 2.万古霉素	1.克林霉素、碳青霉烯 2.甲硝唑+万古霉素、哌拉西林-他唑巴坦	1.克林霉素 2.甲硝唑+利奈唑胺
	NA	1.碳青霉烯、甲硝唑 头孢西丁、替卡西林+CA	1.克林霉素、甲硝唑 2.氯霉素、阿莫西林+CA
非β-内酰胺酶产生菌 引起的菌血症	NA	1.青霉素 2.克林霉素、甲硝唑、头孢西丁	1.青霉素 2.甲硝唑、氯霉素、克林霉素

NA：不适用；CA：克拉维酸；SU：舒巴坦。

[a]+青霉素；

[b]+大环内酯（即红霉素）；

[c]舒巴坦；

[d]在靠近直肠和口腔的地方使用头孢西丁；

[e]+喹诺酮（仅限成人）。

　　β-内酰胺酶产生菌在感染中可能具有重要的临床作用，这些细菌不仅可以引起感染，还可能通过其产生β-内酰胺酶的能力产生间接影响，产β-内酰胺酶产生菌不仅可以在青霉素治疗中存活，还可以通过将游离酶释放到环境中来保护其他青霉素敏感的细菌免受青霉素的伤害[213]。

　　产β-内酰胺酶厌氧菌可在呼吸道、皮肤、软组织、外科感染和其他感染等各种混合感染中分离到。下面将讨论支持这些细菌在青霉素根除这些细菌感染中失败率增加方面的体外和体内证据，以及这种失败率的增加对感染管理的影响。

5.1　涉及厌氧β-内酰胺酶产生菌的混合感染

　　厌氧性β-内酰胺酶产生菌可从成人和儿童的各种感染物中分离出来，有时作为唯一的分离物，有时与其他菌群混合（表63.6）。表63.7总结了从皮肤和软组织[214 223]、上呼吸道[224 236]、下呼吸道[237 240]、腹腔内[241 243]、妇科[244]和杂项感染[245 248]中分离这些细菌的经验。

表63.6　涉及β–内酰胺酶产生菌（BLPB）的感染

感染	主要β-内酰胺酶产生菌
呼吸道	
急性鼻窦炎和中耳炎	流感嗜血菌，黏膜炎莫拉氏菌
慢性鼻窦炎和中耳炎	金黄色葡萄球菌，革兰氏阴性厌氧杆菌
扁桃体炎	金黄色葡萄球菌，革兰氏阴性厌氧杆菌
支气管炎，肺炎	流感嗜血杆菌，黏膜炎莫拉氏菌，嗜肺军团菌
吸入性肺炎，肺脓肿	金黄色葡萄球菌，革兰氏阴性厌氧杆菌，肠杆菌科
皮肤和软组织	
口腔中的脓肿，伤口和灼伤，甲沟炎，叮咬	金黄色葡萄球菌，产色素普雷沃菌和卟啉单胞菌
肛门部位脓肿，伤口和灼伤	大肠杆菌，脆弱拟杆菌组，铜绿假单胞菌
躯干和四肢脓肿，伤口和灼伤	金黄色葡萄球菌，铜绿假单胞菌
产科和妇科	
阴道炎、子宫内膜炎、输卵管炎，盆腔炎	淋球菌，大肠杆菌，普雷沃氏菌
腹腔	
腹膜炎，慢性胆管炎，脓肿	大肠杆菌，脆弱拟杆菌
其他部位	
牙周病和牙脓肿	产色素普雷沃氏菌和卟啉单胞菌
颅内脓脓肿	金黄色葡萄球菌，革兰氏阴性厌氧杆菌
骨髓炎	金黄色葡萄球菌，革兰氏阴性厌氧杆菌

表中的厌氧的革兰氏阴性杆菌是指拟杆菌、普氏菌和卟啉单胞菌。

表63.7　从不同部位分离的产生β–内酰胺酶的厌氧菌[248]

感染	β-内酰胺酶产生菌患者数/患者总数（%）	β-内酰胺酶产生菌患者总数	产色素普氏菌和卟啉单胞菌	口普氏菌	口及颊普氏菌	脆弱拟杆菌群	拟杆菌和其他革兰氏阴性厌氧杆菌
皮肤/皮下	288/648（44%）[a]	332	19/87	2/9	2/3	75/75	8/63
	患者比例[b]		7%	1%	0.6%	26%	3%
上呼吸道管道	262/514（51%）	344	73/191	19/45	2/14	52/52	3/98
	患者比例		28%	7%	1%	20%	1%
肺部	81/137（59%）	104	13/59	0/1	1/9	29/29	0/11
	患者比例		16%	0%	1%	36%	0%

（续表）

感染	β-内酰胺酶产生菌患者数/患者总数（%）	β-内酰胺酶产生菌患者总数	产色素普氏菌和卟啉单胞菌	口普氏菌	口及类普氏菌	脆弱拟杆菌群	拟杆菌和其他革兰氏阴性厌氧杆菌
外科	104/113（92%）	113	0/26			102/102	5/23
	患者比例		0%			98%	5%
其他感染	16/57（28%）	17	6/24	2/7		4/4	1/10
	患者比例		37%	12%		25%	6%
所有患者	744/1 469（51%）	910	111/387	23/62	5/26	262/262	17/205
3%	患者比例		15%	3%	1%	35%	2%

ᵃβ-内酰胺酶产生菌数量/菌株总数；

ᵇ具有特定-内酰胺酶产生菌的患者数/患有β-内酰胺酶产生菌的患者总数。

这些微生物的分离率在每个感染实体中都不同（表63.7）[248]。在648例皮肤和软组织感染患者中，有288例（44%）存在产β-内酰胺酶的菌，75%为需氧菌、36%为厌氧产菌。β-内酰胺酶产生菌最常被发现的感染部位是外阴阴道脓肿（80%的患者）、直肠周围和臀部脓肿（79%）、褥疮溃疡（64%）、人咬伤（61%）和颈部脓肿（58%）。主要的β-内酰胺酶产生菌是金黄色葡萄球菌（68%的β-内酰胺酶产生菌患者）和脆弱拟杆菌群（26%的β-内酰胺酶产生菌患者）。

在514例上呼吸道感染（URTI）患者中，有262例（51%）发现有β-内酰胺酶产生菌，β-内酰胺酶产生菌中72%为需氧菌、57%为厌氧菌。最容易分离出这些细菌的感染类型有腺样炎（83%的患者）、成人扁桃体炎（82%）、儿童扁桃体炎（74%）以及咽后脓肿（71%）。其中主要的β-内酰胺酶产生菌为金黄色葡萄球菌（49%的β-内酰胺酶产生菌患者）、产黑色素普氏菌和卟啉单胞菌（28%的β-内酰胺酶产生菌患者）和脆弱拟杆菌群（20%的β-内酰胺酶产生菌患者）。

在137例肺部感染患儿中有81例（59%）分离出β-内酰胺酶产生菌，这些β-内酰胺酶产生菌中75%为需氧菌、53%为厌氧菌。在囊性纤维化患者中发现β-内酰胺酶产生菌的患者最多（83%的患者），其次是肺炎插管患者（78%）和肺脓肿患者（70%）。其中主要的β-内酰胺酶产生菌是脆弱拟杆菌群（36%的β-内酰胺酶产生菌患者）、金黄色葡萄球菌（35%的β-内酰胺酶产生菌患者）、产黑色素普氏菌和卟啉单肥菌（16%的β-内酰胺酶产生菌患者）、铜绿假单胞菌（14%的β-内酰胺酶产生菌患者）、肺炎克雷伯菌（11%的β-内酰胺酶产生菌患者）和大肠杆菌（10%的β-内酰胺酶产生菌患者）。

在113例手术感染患者中有104例（92%）存在β-内酰胺酶产生菌，β-内酰胺酶产生菌中5%是需氧β-内酰胺酶产生菌、98%为厌氧菌β-内酰胺酶产生菌（表63.3）。其中最主要的β-内酰胺酶产生菌是脆弱拟杆菌群（98%的β-内酰胺酶产生菌患者）。

在57例混合感染患者中有16例（28%）存在β-内酰胺酶产生菌，其中包括根尖周炎和颅内脓肿以及厌氧菌骨髓炎患者。这些β-内酰胺酶产生菌中25%是需氧β-内酰胺酶产生菌，80%具有厌氧β-内酰胺酶产生菌。β-内酰胺酶产生菌的分离率在这些感染中没有显著差异。其中最常分离出的β-内酰胺酶产生菌是产黑色素普氏菌和卟啉单胞菌（37%的β-内酰胺酶产生菌患者）、金黄色葡萄球菌和脆弱拟杆菌群（25%的每个β-内酰胺酶产生菌患者）。

盆腔炎（PID）是一种多种微生物感染疾病[249]，多数情况下涉及多种分离株，包括淋病奈瑟菌、沙眼衣原体、肠杆菌和其他革兰氏阴性厌氧杆菌（脆弱拟杆菌、二路普氏菌和狄氏普氏菌）。上述所有细菌（沙眼衣原体除外）都能够产生β-内酰胺酶。青霉素在消除这些感染方面失败率的增高是其重要性的间接证据[244, 250, 251]。在1973—1985年发表的36篇研究综述中，Eschenbach在6 637

份产科和妇科感染的标本中发现了1 483份（22%）β-内酰胺酶产生菌患者[249]，其中主要的是以肠杆菌、金黄色葡萄球菌、脆弱杆菌、产黑色素普氏菌和卟啉单胞菌为主，这为这些β-内酰胺酶产生菌在青霉素根除这些细菌感染时失败率的增加提供了间接证据。

我们已经从736例产科和妇科感染患者中分离了2 052个菌株[244]。在这些菌株中，355份（17%）是β-内酰胺酶产生菌，其中211份（59%）是厌氧菌，144份（41%）是需氧菌和兼性菌，这些β-内酰胺酶产生菌是736名患者中的276名（37%）中分离出来的，常见分离出的β-内酰胺酶产生菌是拟杆菌，其中脆弱拟杆菌群占全部355份β-内酰胺酶产生菌的129份（36%），90%的脆弱拟杆菌群是β-内酰胺酶产生菌，其他的是二路普氏菌（151株分离物中的49株，或32%是β-内酰胺酶产生菌）、狄氏普氏菌（17中的6个，或35%）和产黑色素普氏菌（110个种的23个，或21%）。金黄色葡萄球菌是第二种最常见的β-内酰胺酶产生菌，有21%的患者感染的金黄色葡萄球菌是β-内酰胺酶产生菌。

5.2　临床上产生β-内酰胺酶的革兰阴性厌氧杆菌

已知脆弱拟杆菌群能够产生β-内酰胺酶，这些微生物是腹腔内感染的主要厌氧革兰氏阴性杆菌[242]和厌氧杆菌[252]。然而，在过去的10年中，其他以前认为没有能力产β-内酰胺酶的其他革兰氏阴性厌氧杆菌也已经具备了这种能力。它们包括产黑色素普氏菌和卟啉单胞菌（中间普氏菌、产黑色素普氏菌、不解糖卟啉单胞菌和牙龈卟啉单胞菌）、口普氏菌和颊普氏菌（都是呼吸道感染中最常见的其他革兰氏阴性厌氧杆菌）、狄氏普氏菌和二路普氏菌（盆腔和其他妇产科感染中最突出的其他革兰氏阴性厌氧杆菌）[250]。

我们分析了从患者体内分离的262株菌（表63.7），这些分离株占β-内酰胺酶产生菌的29%，分离出的β-内酰胺酶产生菌患者占35%。产β-内酰胺酶的脆弱拟杆菌占手术感染β-内酰胺酶产生菌患者的98%，占肺部感染β-内酰胺酶产生菌患者的36%，占皮肤和软组织感染β-内酰胺酶产生菌患者的26%，占上呼吸道感染β-内酰胺酶产生菌患者20%。

在15%的BLPB患者中，有29%（111/387例）的β-内酰胺酶产生菌是产黑色素普氏菌，12%是卟啉单胞菌属细菌。在上呼吸道感染中，产β-内酰胺酶的产黑色素普氏菌和卟啉单胞菌的分离率最高（占所有分离物的38%）；复发性扁桃体炎和慢性外膜炎患者中产β-内酰胺酶的产黑色素普氏菌和卟啉单胞菌为28%；在肺部感染中，16%的患者感染有产黑色素普氏菌和卟啉单胞菌，其中产β-内酰胺酶的产黑色素普氏菌和卟啉单胞菌感染占22%；仅有7%的皮肤和软组织感染患者感染有产黑色素普氏菌和卟啉单胞菌，其中产β-内酰胺酶的产黑色素普氏菌和卟啉单胞菌感染占22%时，这些分离株的大多数细菌都是源自那些感染患者口腔或接近口腔的位置。

尽管37%的口腔黏膜分离株产生了β-内酰胺酶，但是仅能从3%的患者中分离出这些菌株，还在口腔黏膜检测到了极少的口-颊普氏菌和其他革兰氏阴性厌氧杆菌，它们在感染过程中的分布类似于产黑色素普氏菌和卟啉单胞菌的分布。

通过产生β-内酰胺酶而产生青霉素抗药性的现象已在梭杆菌中日益出现，最常见的产β-内酰胺酶的梭杆菌是核梭杆菌，但也在变形梭杆菌和死亡梭杆菌等其他成员中发现[253, 254]。由于梭杆菌属细菌在口腔感染中占主导地位，因此他们的存在与呼吸道感染治疗失败相关并不奇怪[255]。

5.3　厌氧β-内酰胺酶产生菌间接致病性的证据

β-内酰胺酶的产生是需氧和厌氧细菌间接致病性的重要机制，其在多微生物混合感染中尤其明显。生产该酶的微生物不仅可以抵抗青霉素的活性，而且还可以保护其他青霉素敏感的菌体不受影响。当β-内酰胺酶被分泌到感染组织或脓肿液中时，可以发生这种保护作用，足以在青霉素破坏敏感细菌之前破坏β-内酰胺环[256-260]（图63.1）。以下介绍为此假设提供支持的临床和实验室研究。

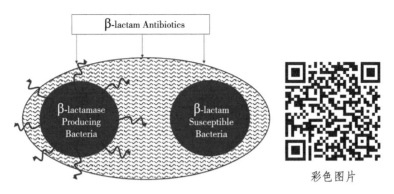

彩色图片

图63.1　β-内酰胺酶产生菌对青霉素敏感菌的保护作用

5.3.1　体内和体外研究

动物试验证实了β-内酰胺酶有影响多种微生物感染的能力。Hackman和Wilkins研究表明脆弱拟杆菌、产黑色素普氏菌、卟啉单胞菌和口腔普氏菌在青霉素治疗小鼠中保护了对青霉素敏感的坏死梭杆菌[261]。Brook等人[256-260]，在小鼠中使用皮下脓肿模型证实了青霉素耐药的脆弱拟杆菌和产黑色素普氏菌在青霉素治疗中保护了A组β-溶血链球菌（GABHS）。克林霉素或青霉素与克拉维酸的组合（一种β-内酰胺酶抑制剂）对β-溶血链球菌和其他革兰氏阴性厌氧杆菌均有活性，可有效地根除感染，同样，产β-内酰胺酶的兼性细菌在青霉素治疗中对青霉素敏感的产黑色素普氏菌有保护作用[257]。O'Keefe等人[262]表明在兔腹膜脆弱拟杆菌人工感染模型中β-内酰胺酶可使青霉素G失活。

体外研究也证明了这种现象。当接种金黄色葡萄球菌时，观察到β-溶血链球菌对青霉素耐药性增加200倍[258]；当β-溶血链球菌与副流感嗜血杆菌一起生长时，也观察到其抗药性增加[259]；当与脆弱拟杆菌混合培养时，β-溶血链球菌对青霉素的抗药性提高了8 500倍[263]。

β-内酰胺酶在临床感染中广泛存在：几项研究证明厌氧菌产生的β-内酰胺酶在多种微生物混合感染中的活性。De Louvois和Hurley[264]从22名脓肿患者中的4名化脓性渗出物证实青霉素、氨苄青霉素和头孢罗定被降解。Masuda和Tomioka[265]的研究证实了脓胸液中的β-内酰胺酶活性，大多数感染是涉及肺炎克雷伯菌和铜绿假单胞菌的多种微生物混合感染。

也有报道表明，临床标本中存在β-内酰胺酶。Bryant等人[266]从12名患有多菌性腹腔内脓肿或多菌脓胸的患者的11例脓液标本中检测到4例样本有强β-内酰胺酶活性。

作者在109个脓肿的40个（55%）样本中中测量到β-内酰胺酶活性[241]，从88个（77%）标本中分离出了100个β-内酰胺酶产生菌，这些菌包括所有28种脆弱拟杆菌分离株、30种产黑色素普氏菌和卟啉单胞菌属中的18个种、43株金黄色葡萄球菌中的42株和14种大肠杆菌中的11种。

作者在含有β-内酰胺酶产生菌[88]的88例耳廓抽吸物中检测到46例（55%）有β-内酰胺酶。我们还发现38例慢性化脓性中耳炎儿童中有30例（79%）、19例急性中耳炎阿莫西林治疗失败儿童中有17例（89%）[22]，以及包含β-内酰胺酶产生菌的14例抽吸物中的12例鼻窦抽吸物（3例急性感染和9个慢性感染）种有β-内酰胺酶。急性鼻窦炎中主要的β-内酰胺酶产生菌是流感嗜血杆菌和黏膜炎莫拉氏菌，那些在慢性鼻窦炎中，β-内酰胺酶产生菌也有金黄色葡萄球菌、普氏菌、梭杆菌和脆弱拟杆菌属细菌（表63.8）[269]。

表63.8　四名慢性鼻窦炎患者抽吸物检测到的β-内酰胺酶[269]

在慢性鼻窦炎抽吸物中检测到β-内酰胺酶	病人号			
细菌	1	2	3	4
金黄色葡萄球菌（BL+）		+		+
肺炎链球菌	+			

（续表）

在慢性鼻窦炎抽吸物中检测到β-内酰胺酶	病人号			
细菌	1	2	3	4
消化链球菌属	+			+
痤疮丙酸杆菌	+			
梭杆菌属（BL+）		+		+
梭杆菌属（BL-）		+		+
普雷沃氏菌属（BL+）			+	
普雷沃氏菌属（BL-）	+	+	+	
脆弱拟杆菌群（BL+）	+			+
β-内酰胺酶活性增加	+	+	+	+

BL+：产β-内酰胺酶的细菌

一项研究调查了儿童口咽部需氧和厌氧青霉素耐药菌分离率的每月变化情况[270]，在1993年的一年中每个月都会对30名接受上呼吸道感染治疗的儿童进行研究，需氧和厌氧β-内酰胺酶产生菌和β-内酰胺酶产生菌患者的最大总数出现在4月（60%的患者），最低的是9月（13%）。β-内酰胺酶产生菌和青霉素耐药性肺炎链球菌于9月至翌年4月逐渐增加，4—8月缓慢下降，这些变化与β-内酰胺类抗生素的摄入量直接相关。该研究在第二年报告了类似的结果。集中和增加使用抗生素这在冬季更为常见，也可能导致β-内酰胺酶产生菌的传播。监测β-内酰胺酶产生菌率的局部季节性变化可能有助于抗菌剂的经验性选择。明智地使用抗菌剂可以控制β-内酰胺酶产生菌的增加。

厌氧β-内酰胺酶产生菌导致青霉素失败的临床研究病例：在对青霉素或头孢菌素治疗无效的患者中，青霉素敏感细菌与β-内酰胺酶产生菌一起被分离出来，表明β-内酰胺酶产生菌保护青霉素敏感或头孢菌素敏感的细菌免受这些药物抑制。

抗菌药物治疗后β-内酰胺酶产生菌的出现可能是青霉素治疗后许多临床失败的原因之一。Heimdahl等人[263]的研究表明5名成人的青霉素临床治疗失败与分离出的厌氧β-内酰胺酶产生菌相关。在一项对185名对青霉素没有反应的口面部和呼吸道感染儿童的研究中，分离出了75例（40%）β-内酰胺酶产生菌[271]，主要生产β-内酰胺酶菌为金黄色葡萄球菌、产黑色素普氏菌和卟啉单胞菌、脆弱拟杆菌群和口腔普氏菌。

在盆腔炎性疾病（PID）治疗中，青霉素的治疗失败率也有所增加，这些药物不再被推荐用于治疗这种感染。青霉素治疗的患者中有33%的患者治疗失败，并且观察到脓肿形成频率也有所增加[272]。单独使用青霉素或使用氨基糖苷或四环素治疗对15%～25%的病例无效[251]，这可能是由于革兰氏阴性厌氧杆菌和淋病奈瑟菌以及与盆腔炎性疾病有关的肠杆菌科细菌对青霉素的耐药性增加所致。

对间接致病性现象研究最深入的上呼吸道感染是由β-溶血链球菌引起的复发性扁桃体炎。青霉素被认为是治疗这种感染的首选药物。然而，经常报道青霉素不能根除β-溶血链球菌的现况令人担忧。尽管第一次就进行了青霉素肌肉注射治疗，但21%的患者的咽部仍然持续存在β-溶血链球菌，再次进行了青霉素肌肉注射治疗后，咽部存在β-溶血链球菌的患者中仍有83%的患者持续存在β-溶血链球菌[273]。两项随机、单盲试验表明，口服青霉素V或肌内注射青霉素均未能根除儿童咽炎中的β-溶血链球菌，仍有35%（口服青霉素V）和37%（肌内注射青霉素）的儿童咽部持续存在β-溶血链球菌[274]。

人们提出了各种理论来解释这种青霉素治疗失败的原因。一种理论认为，反复使用青霉素导致口腔微生物菌群发生变化，其中产β-内酰胺酶的嗜血杆菌属菌株、金黄色葡萄球菌、黏膜炎莫拉氏菌和其他革兰氏阴性厌氧杆菌[258, 259, 263, 271, 275, 276]可能通过灭活抗生素来保护β-溶血链球菌免于青霉素的灭杀。

临床上有许多研究报道支持β-内酰胺酶产生菌保护青霉素敏感病原体这一现象[258, 259, 277]。

Brook等人提出了厌氧β-内酰胺酶产生菌在β-溶血链球菌持续存在中的作用[233, 234]，他们研究了从患有复发性扁桃体炎的儿童和青年人身上获得的核心扁桃体培养物，在3/4以上的扁桃体中分离出了一种或两种需氧和/或厌氧β-内酰胺酶产生菌菌株。厌氧β-内酰胺酶产生菌包括脆弱拟杆菌、产黑色素普氏菌和卟啉单胞菌以及口腔黏膜炎菌；而需氧β-内酰胺酶产生菌包括金黄色葡萄球菌、嗜血杆菌和黏膜炎莫拉氏菌。这一观察得到了Reilly等人的证实[278]。Chagollan等[279]、Tuner和Nord[280]测定了组织中游离的β-内酰胺酶，结果表明它存在于包含β-内酰胺酶产生菌的39个（85%）扁桃体炎患者中的33个患者中，而在没有β-内酰胺酶产生菌的11个扁桃体炎患者中，未在任何一个扁桃体炎患者中检测到该酶[281]。

Tuner和Nord[282]以及Brook和Gober[283]证明青霉素治疗后需氧和厌氧β-内酰胺酶产生菌会迅速出现。Tuner和Nord[282]研究了用青霉素治疗10 d的10名健康志愿者的口咽中β-内酰胺酶产生菌的出现情况，结果发现产生β-内酰胺酶的拟杆菌、核梭杆菌和金黄色葡萄球菌的数量显著增加，唾液中β-内酰胺酶的活性随着β-内酰胺酶产生菌的增加而显著增加。

Brook和Gober[283]在青霉素治疗前从21名儿童中的3名（14%）中分离出了β-内酰胺酶产生菌，青霉素治疗后21名中有10名（48%）分离出了β-内酰胺酶产生菌。这些微生物也从与反复接受青霉素治疗的儿童的家庭接触成员中分离出来，表明他们可能在家庭中转移。从这些儿童中分离出的β-内酰胺酶产生菌主要是产黑色素普氏菌和卟啉单胞菌、金黄色葡萄球菌、黏膜炎莫拉氏菌和流感嗜血杆菌的成员。在一项针对接受7 d青霉素治疗的26名儿童的研究中，在治疗前，11%的患者在其口咽部菌群中含有β-内酰胺酶产生菌[284]，治疗结束时增加至45%，3个月后检出率仍为27%。这些数据表明在上呼吸道很容易诱导β-内酰胺酶产生菌的出现。青霉素治疗后，β-内酰胺酶产生菌定殖在这些患者的感染部位。

某些儿童群体在产生抗青霉素菌群方面面临更大的风险。在Brook和Gober[285]研究的所有20名儿童中，每天服用阿莫西林促进了有氧和厌氧β-内酰胺酶产生菌的出现。

甚至在治疗急性β-溶血链球菌扁桃体炎之前，β-内酰胺酶产生菌的存在与口服青霉素治疗10 d的结果之间存在关联[286]。在98名患有急性β-溶血链球菌扁桃体炎的儿童中，36人对治疗没有反应，在治愈的患者中，有16名（26%）在治疗之前检测到18种β-内酰胺酶产生菌菌株，治疗后，从19（31%）名儿童中检测到了30种β-内酰胺酶产生菌菌株；相反，在治疗失败的儿童中，有25名（69%）在治疗之前检测到了40株β-内酰胺酶产生菌，治疗后，该组中有31名（86%）的儿童发现了62种β-内酰胺酶产生菌。

健康儿童β-内酰胺酶产生菌的检出率与阿莫西林根除β-溶血链球菌咽扁桃体炎的失败率之间存在相关性。Brook和Gober从用阿莫西林治疗了10 d的228名β-溶血链球菌阳性儿童和663名健康儿童中获得了咽扁桃体培养物[287]，研究发现阿莫西林未能根除228名儿童中48名（21%）的β-溶血链球菌，阿莫西林治疗失败率每月不等。10月至翌年5月（22%～32%）为高位，4月为11%，6—9月为低位（8%～12%），663名儿童中有226名（34%）检出了β-内酰胺酶产生菌。不同的月份，β-内酰胺酶产生菌的检出率各不相同，除了4月（23%）之外，10月至翌年5月（40%～52%）也很高，6—9月较低（10%～12%）。治疗前，48名（54%）阿莫西林治疗失败的儿童中的26名和180名（16%）中没有失败的28名（P<0.001）检出了β-内酰胺酶产生菌。青霉素在根除咽喉炎中β-溶血链球菌的高失败率可作为社区中β-内酰胺酶产生菌高发病率的敏感指标。

Roos等[288]发现唾液中高水平的β-内酰胺酶反映了许多产β-内酰胺酶菌的定殖化，这些研究还表明，与不再发生扁桃体炎的患者相比，复发性β-溶血链球菌扁桃体炎患者的唾液中可检测到β-内酰胺酶。

5.4 β-内酰胺酶产生菌存在的治疗意义

在混合感染情况下，β-内酰胺酶产生菌的存在使医护人员能够选择恰当的药物有效地消灭β-内酰胺酶产生菌和其他病原体。青霉素治疗的高失败率与越来越多的需氧-厌氧菌混合感染病例中β-内酰胺酶产生菌的恢复有关，突出了这种治疗方法的重要性。

这种治疗方法在复发性扁桃体炎治疗方面很成功的[273, 288-301]。对β-内酰胺酶产生菌和β-溶血链球菌具有活性的抗生素对于根除这种感染是有效的。研究表明，林可霉素[289-292]、克林霉素[293-298]、阿莫西林/克拉维酸钾[302]和青霉素/利福平比单独使用青霉素更有优势[299, 300]，这些药物与青霉素相比的优越性是由于其对β-溶血链球菌、金黄色葡萄球菌以及其他革兰氏阴性厌氧杆菌有效。

慢性扁桃体炎患儿中有超过83%的扁桃体有需氧和厌氧性β-内酰胺酶产生菌[303]。肿大的扁桃体核内β-内酰胺酶产生菌的存在可以解释肺炎链球菌等许多病原体持续存在的原因，在那里它们可以被保护而不受青霉素的影响。有学者研究了扁桃体切除术之前用阿莫西林、阿莫西林/克拉维酸钾[304]或克林霉素[305]对复发性外膜炎治疗10 d对扁桃体菌群的作用，用任何抗生素治疗的患者中每克组织的细菌总数和分离株较低，并且阿莫西林/克拉维酸钾[304]和克林霉素[305]治疗组与阿莫西林组和对照组相比，潜在致病菌和β-内酰胺酶产生菌的数量更低（P<0.001）。

一项类似的研究评估了阿莫西林/克拉维酸钾和阿莫西林治疗对50例急性中耳炎患儿鼻咽部菌群的影响[306]，结果发现，治疗后，用阿莫西林治疗的25例患者中有16例（64%）、用阿莫西林/克拉维酸钾治疗的25例患者中有23例（92%）被认为临床治愈，两种药物治疗后，需氧和厌氧菌株的数量均显著减少；阿莫西林/克拉维酸钾治疗后分离的所有菌株数量显著低于阿莫西林治疗组（133株，P<0.001），阿莫西林/克拉维酸钾组治疗后已知需氧病原体（如肺炎链球菌、金黄色葡萄球菌、β-溶血链球菌、嗜血杆菌和卡他莫拉菌）和青霉素耐药菌的分离率低于阿莫西林组（P<0.005）。

阿莫西林/克拉维酸钾和克林霉素在根除肺炎链球菌和β-溶血链球菌等对青霉素敏感的病原体的效果优于阿莫西林可能是由于它们对需氧和厌氧β-内酰胺酶产生菌的活性，消除潜在致病性和非致病性β-内酰胺酶产生菌可能是有益的，因为这些细菌可能"屏蔽"青霉素敏感的病原体与青霉素的相互作用，这种现象可能解释了用阿莫西林治疗的儿童中肺炎链球菌等青霉素敏感细菌能存活的原因。

两项研究比较了克林霉素与青霉素治疗肺脓肿的疗效[307, 308]。克林霉素治疗优于青霉素，克林霉素优于青霉素的优势是由于其能够根除存在于肺脓肿中产生β-内酰胺酶的革兰氏阴性厌氧杆菌。

在儿童误吸或气管造口相关性肺炎治疗中，抗厌氧菌（替卡西林-克拉维酸或克林霉素）的抗生素优于没有这种功效的抗生素（头孢曲松）（93%与46%，P<0.05）。

5.5 厌氧性感染的抗菌治疗

厌氧菌感染的康复取决于及时治疗和适当的管理。处理厌氧菌感染的原则包括中和细菌毒素、通过改变环境防止细菌繁殖并阻止细菌扩散进入健康组织等措施。特别是在由梭菌属引起的感染中，可以使用特异性抗毒素进行毒素中和（破伤风和肉毒中毒）。控制环境是通过清除坏死组织、排出脓液、改善循环、减轻梗阻和增加组织氧合来实现的。在许多情况下，手术治疗是最重要的，有时是唯一的治疗形式，而在其他情况下，它是药物治疗的辅助手段。如果没有引流，尽管进行了抗菌治疗，感染可能会持续存在，并且会出现严重并发症，抗菌剂的主要作用是限制生物体的局部和全身传播。

由于厌氧菌感染往往是多种微生物菌种混合感染，并且是由需氧菌和厌氧菌引起的，因此应使用对这两类细菌有效的抗菌药物进行治疗，当没有给予这种治疗时，感染可能会持续存在，并可能发生严重并发症[2, 3, 310]。选择合适的抗菌药物时应考虑许多因素，比如它们应对所有目标细菌有效、几乎不引起耐药性、在感染部位达到足够的浓度水平、毒性最小并具有最大的稳定性和长效性等。

选择抗菌药物治疗混合感染时，应考虑其对需氧菌和厌氧菌的抗菌谱及其口服或肠胃外形式的可用性（表63.2和表63.5）。一些抗菌剂的活性范围有限，例如，甲硝唑仅对厌氧细菌有活性，因此不能作为单一药剂用于治疗混合感染，其他抗菌剂，如碳青霉烯类、替加环素和β-内酰胺/β-内酰胺酶抑制剂的组合，对需氧菌和厌氧菌具有更广谱的活性。

当有可靠的培养结果时，选择抗菌药物就会简化。但是，由于许多厌氧菌在体外难以培养成功，无法进行药敏试验。因此，对厌氧菌感染治疗时的药物选择可能特别困难。出于这个原因，很多患者怀疑在没有确诊有厌氧菌感染情况下，进行抗菌药物的经验性使用是否必要。幸运的是，参与许多厌氧菌感染的厌氧菌类型及其抗菌药物敏感性模式往往是可以预测的[2, 3]。然而，一些厌氧细菌已经对抗微生物制剂产生抗药性，并且许多厌氧细菌在患者接受治疗时会产生耐药性[118, 283]。

厌氧菌一直对氨基糖苷类和甲氧苄氨嘧啶-磺胺甲噁唑耐药。过去30年来，一些厌氧菌的抗药性显著增加，尤其是对青霉素、氟喹诺酮类、克林霉素和头孢菌素的耐药性增长的趋势更为突出。氯霉素在美国很少使用，抗药性非常罕见，当出现抗药性时，它是由于该药被乙酰转移酶灭活。

除了敏感性模式之外，影响抗生素治疗选择的其他因素还包括各种药物的药理特性、毒性、对正常菌群的影响以及杀菌活性[2, 3]。虽然可能需要确定感染细菌及其抗生素敏感性以选择最佳治疗方案，但标本的临床设置和革兰氏染色制备可能显示感染中存在的厌氧菌种类以及感染过程的性质。

厌氧菌感染的抗菌治疗通常应该长期服用，因为它们有复发的倾向。根据感染的部位和严重程度，治疗时间可能从3周到3个月不等。

由于厌氧菌通常会与需氧菌混合感染，所以使得对适当治疗方案的选择变得更加复杂。在混合感染的治疗中，选择合适的抗菌药应能应对绝大部分需氧和厌氧菌，一些广谱抗菌剂具有这样的特性。而对于其他某些细菌，应该在治疗方案中加入其他药物。

6 抗菌药的选择

在大多数感染（表63.2和表63.8）中可用的肠胃外抗菌药有克林霉素、甲硝唑、氯霉素、头孢西丁、青霉素类（即替卡西林、氨苄青霉素、哌拉西林）和β-内酰胺酶抑制剂（即克拉维酸、舒巴坦、他唑巴坦）、碳青霉烯（即亚胺培南、美罗培南、厄他培南）。在治疗腹腔内感染时，为了能对绝大多数细菌有效，通常将抗革兰氏阴性肠杆菌（即氨基糖苷）或抗假单胞菌头孢菌素（即头孢吡肟）的药剂与克林霉素和甲硝唑一起使用，偶尔还与头孢西丁联用。甲硝唑可用于治疗颅内、肺部和牙齿感染，以覆盖微需氧链球菌和放线菌。将大环内酯类药物（即红霉素）与甲硝唑合用以治疗上呼吸道感染的金黄色葡萄球菌和需氧链球菌；将青霉素与克林霉素合用以应对消化链球菌属细菌合并其他革兰氏阳性厌氧菌的感染。

多西环素也在大多数衣原体和支原体盆腔的感染治疗方案中使用。青霉素仍然是由非β-内酰胺酶产生菌引起的菌血症的首选药物，但是，应该加入其他药物用于治疗由β-内酰胺酶产生菌引起的菌血症。

由于厌氧菌感染的治疗时间通常较长，通常比需氧和兼性厌氧菌引起的感染时间长，所以口服治疗通常取代肠外治疗。可用于口服治疗的这类药物是有限的，主要有克林霉素、阿莫西林/克拉维酸钾、氯霉素和甲硝唑。

应根据临床判断、个人经验、安全性和患者依从性来指导医生选择合适的抗菌药物。治疗时间一般在2～4周，但应根据反应个性化治疗。在某些情况下，如肺脓肿，治疗时间可能需要长达6～8周，但通常可以通过适当的手术引流来缩短治疗时间。

参考文献

［1］ Hentges DJ. The anaerobic microflora of the human body. Clin Infect Dis. 1993；16（4）：S175-80.

［2］ Brook I. Anaerobic infections diagnosis and management. New York：Informa Healthcare USA，Inc.；2007.

［3］ Finegold SM. Anaerobic bacteria in human disease. New York：Academic；1977.

［4］ Jousimies-Somer HR，Summanen P，Baron EJ，Citron DM，Wexler HM，Finegold SM. Wadsworth-KTL anaerobic bacteriology manual. 6th ed. Belmont，CA：Star Publishing；2002.

［5］ Nagy E. Anaerobic infections：update on treatment considerations.Drugs. 2010；70：841-58.

［6］ Hecht DW. Prevalence of antibiotic resistance in anaerobic bacteria：worrisome developments. Clin Infect Dis.2004；39：92-7.

［7］ Goldstein EJC，Citron DM，Cole RE，Rangel DM，Seid AS，Ostovari MI. Cefoxitin in the treatment of aerobic/anaerobic infections：prospective correlation of in vitro susceptibility methods with clinical outcome. Hosp Pract Symp Suppl. 1990；25Suppl 4：38-45.

［8］ Goldstein EJC，Solomkin JS，Citron DM，Alder D. Clinical effcacy and correlation of clinical outcomes with *in vitro* susceptibility for anaerobic bacteria in patients with complicated intraabdominal infections treated with moxifloxacin. Clin Infect Dis.2011；53：1074-80.

［9］ Snydman DR，Cuchural Jr GJ，McDermott L，Gill M. Correlation of various in vitro testing methods with clinical outcomes in patients with *Bacteroides fragilis* group infections treated with cefoxitin：a retrospective analysis. Antimicrob Agents Chemother.1992；36：5404.

［10］ Hecht DW. Routine anaerobic blood cultures：back where we started? Clin Infect Dis. 2007；44：901-3.

［11］ Hung MN，Chen SY，Wang JL，Chang SC，Hsueh PR，Liao CH，Chen YC. Community-acquired anaerobic bacteremia in adults：one-year experience in a medical center. J Microbiol Immunol Infect. 2005；38：436-43.

［12］ Lassmann B，Gustafson DR，Wood CM，Rosenblatt JE. Reemergence of anaerobic bacteremia. Clin Infect Dis. 2007；44：895-900.

［13］ Nguyen MH，Yu VL，Morris AJ，McDermott L，Wagener MW，Harrell L，Snydman DR. Antimicrobial resistance and clinical outcome of *Bacteroides* bacteremia：fndings of a multicenter prospective observational trial. Clin Infect Dis. 2000；30：870-6.

［14］ Salonen JH，Eerola E，Meurman O. Clinical signifcance and outcome of anaerobic bacteremia. Clin Infect Dis. 1998；26：1413-17.

［15］ Citron DM，Hecht DW. Susceptibility test methods：anaerobic bacteria. In：Versalovic J，editor. Manual of clinical microbiology. 10th ed. Washington，DC：American Society for Microbiology Press；2011. p. 1204-14.

［16］ Clinical and Laboratory Standards Institute. Methods for antimicrobial susceptibility testing of anaerobic bacteria. Approved Standard-eighth edition. CLSI Document M11-A9. Wayne，PA：Clinical and Laboratory Standards；2012.

［17］ Clinical and Laboratory Standards Institute. Performance standards for antimicrobial susceptibility testing；twenty second informational supplement. CLSI Document M100-S22. Wayne，PA：CLSI；2012.

［18］ Wexler HM. *Bacteroides*-the good，the bad，and the nitty-gritty.Clin Microbiol Rev. 2007；20：593-621.

［19］ Citron DM，Goldstein EJ，Merriam CV，Lipsky BA，Abramson MA. Bacteriology of moderate-to-severe diabetic foot infections and in vitro activity of antimicrobial agents. J Clin Microbiol.2007；45：2819-28.

［20］ Goldstein EJC，Citron DM，Goldman PJ，Goldman RJ. National survey of anaerobic culture and susceptibility methods：III. Anaerobe. 2008；14：68-72.

［21］ Sherwood JE，Fraser S，Citron DM，Wexler H，Blakely G，Jobling K，Patrick S. Multi-drug resistant *Bacteroides fragilis* recovered from blood and severe leg wounds caused by an improvised explosive device（IED）in Afghanistan. Anaerobe. 2011；17：152-5.

［22］ Snydman DR，Jacobus NV，McDermott LA，Golan Y，Goldstein EJ，Harrell L，Jenkins S，Newton D，Pierson C，Rosenblatt J，Venezia R，Gorbach SL，Queenan AM，Hecht DW. Update on resistance of *Bacteroides fragilis* group and related species with special attention to carbapenems 2006—2009. Anaerobe. 2011；17：147-51.

［23］ Hecht DW. Anaerobes：antibiotic resistance，clinical signifcance，and the role of susceptibility testing. Anaerobe. 2006；12：115-21.

［24］ Katsandri A，Papaparaskevas J，Pantazatou A，Petrikkos GL，Thomopoulos G，Houhoula DP，Avlamis A. Two cases of infections due to multidrug-resistant *Bacteroides fragilis* group strains.J Clin Microbiol. 2006；44：3465-7.

［25］ Liu CY，Huang YT，Liao CH，Yen LC，Lin HY，Hsueh PR.Increasing trends in antimicrobial resistance among clinically important anaerobes and *Bacteroides fragilis* isolates causing nosocomial infections：emerging resistance to carbapenems.Antimicrob Agents Chemother. 2008；52：3161-8.

［26］ Nagy E，Urbán E，Nord CE，ESCMID Study Group on Antimicrobial Resistance in Anaerobic Bacteria. Antimicrobial susceptibility of Bacteroides fragilis group isolates in Europe：Twenty years experience. Clin Microbiol Infect. 2011；17：371-9.

［27］ Snydman DR，Jacobus NV，McDermott LA，Supran S，Cuchural Jr GJ，Finegold S，Harrell L，Hecht DW，Iannini P，Jenkins S，Pierson C，Rihs J，Gorbach SL. Multicenter study of in vitro susceptibility of the *Bacteroides fragilis* group，1995 to 1996，with comparison of resistance trends from 1990 to 1996. Antimicrob Agents Chemother. 1999；43：2417-22.

［28］ Snydman DR，Jacobus NV，McDermott LA，Golan Y，Hecht DW，Goldstein EJ，Harrell L，Jenkins S，Newton D，Pierson C，Rih JD，Yu VL，Venezia R，Finegold SM，Rosenblatt JE，Gorbach SL.Lessons learned from the anaerobe survey：historical perspective and review of the most recent data（2005—2007）. Clin Infect Dis.2010；50 Suppl 1：S26-33.

［29］ Hecht DW，Osmolski JR，O'Keefe JP. Variation in the susceptibility of *Bacteroides fragilis* group isolates from six Chicago hospitals. Clin Infect Dis. 1993；16 Suppl 4：S357-60.

［30］ Koeth LM，et al. Surveillance of susceptibility patterns in 1297 European and US anaerobic and capnophilic isolates to coamoxiclav and five other antimicrobial agents. J Antimicrob Chemother. 2004；53：1039-44.

［31］ Teng LJ，Hsueh PR，Tsai JC，Liaw SJ，Ho SW，Luh KT. High incidence of cefoxitin and clindamycin resistance among anaerobes in Taiwan. Antimicrob Agents Chemother. 2002；46：2908-13.

［32］ Aldridge K，Aldridge KE，Ashcraft D，Cambre K，Pierson CL，Jenkins SG，Rosenblatt JE. Multicenter survey of the changing in vitro antimicrobial susceptibilities of clinical isolates of *Bacteroides fragilis* group, *Prevotella*, *Fusobacterium*, *Porphyromonas*, and *Peptostreptococcus* species. Antimicrob Agents Chemother. 2001；45：1238-43.

［33］ Goldstein EJC，Citron DM. Activity of a novel carbapenem，doripenem against anaerobic pathogens. Diag Micro Infect Dis. 2009；63：447-54.

［34］ Goldstein EJC，Citron DM，Hecht DW. Chapter 6：Resistance in anaerobic bacteria. In：Fong IW，Drlica K，editors. Antimicrobial resistance and implications for the 21st century. New York：Springer；2008. p. 207-29.

［35］ Ednie LM，Jacobs MR，Appelbaum PC. Activities of gatifloxacin compared to those of seven other agents against anaerobic organisms. Antimicrob Agents Chemother. 1998；42：2459-62.

［36］ Oh H，Hedberg M，Edlund C. Efflux-mediated fluoroquinolone resistance in the *Bacteroides fragilis* group. Anaerobe. 2002；8：277-82.

［37］ Maestre JR，Bascones A，Sánchez P，Matesanz P，Aguilar L，Giménez MJ，Pérez-Balcabao I，Granizo JJ，Prieto J. Odontogenic bacteria in periodontal disease and resistance patterns to common antibiotics used as treatment and prophylaxis in odontology in Spain. Rev Esp Quimioter. 2007；20：61-7.

［38］ Goldstein EJC，Citron DM，Merriam CV，Warren YA，Tyrrell KL，Fernandez HT. Comparative in vitro susceptibilities of 396 unusual anaerobic strains to tigecycline and eight other antimicrobial agents. Antimicrob Agents Chemother. 2006；50：3507-13.

［39］ Milazzo I，Blandino G，Caccamo F，Musumeci R，Nicoletti G，Speciale A. Faropenem，a new oral penem：antibacterial activity against selected anaerobic and fastidious periodontal isolates.J Antimicrob Chemother. 2003；51：721-5.

［40］ Goldstein EJC，Citron DM，Goldman RJ，Claros MC，HuntGerardo S. United States hospital survey of anaerobic culture and susceptibility methods II. Anaerobe. 1995；1：309-14.

［41］ Nyfors S，Könönen E，Syrjänen R，Komulainen E，JousimiesSomer H. Emergence of penicillin resistance among *Fusobacterium nucleatum* populations of commensal oral flora during early childhood. J Antimicrob Chemother. 2003；51：107-12.

［42］ Brook I，Calhoun L，Yocum P. Beta-lactamase-producing isolates of *Bacteroides* species from children. Antimicrob Agents Chemother. 1980；18：264-6.

［43］ Goldstein EJC，Citron DM，Merriam CV，Warren Y，Tyrrell K，Fernandez HT. In vitro activities of dalbavancin and nine comparator agents against anaerobic Gram-positive species and corynebacteria. Antimicrob Agents Chemother.2003；47：1968-71.

［44］ Hecht DW，Osmolski JR. Activities of garenoxacin（BMS-284756）and other agents against anaerobic clinical isolates.Antimicrob Agents Chemother. 2003；47：910-16.

［45］ Credito KL，Appelbaum PC. Activity of OPT-80，a novel macrocycle，compared with those of eight other agents against selected anaerobic species. Antimicrob Agents Chemother. 2004；48：4430-4.

［46］ Pumbwe L，Wareham DW，Aduse-Opoku J，Brazier JS，Wexler HM. Genetic analysis of mechanisms of multidrug resistance in a clinical isolate of *Bacteroides fragilis*. Clin Microbiol Infect.2007；13：183-9.

［47］ Seifert H，Dalhoff A. German multicentre survey of the antibiotic susceptibility of *Bacteroides fragilis* group and *Prevotella* species isolated from intra-abdominal infections：results from the PRISMA study. J Antimicrob Chemother. 2010；65：2405-10.

［48］ Schapiro JM，Gupta R，Stefansson E，Fang FC，Limaye AP. Isolation of metronidazole-resistant Bacteroides fragilis carrying the nimA nitroreductase gene from a patient in Washington State. J Clin Microbiol. 2004；42：4127-9.

［49］ Wareham DW，Wilks M，Ahmed D，Brazier JS，Millar M. Anaerobic sepsis due to multidrug-resistant *Bacteroides fragilis*：microbiological cure and clinical response with linezolid therapy. Clin Infect Dis. 2005；40：e67-8.

［50］ Zahar JR，Farhat H，Chachaty E，Meshaka P，Antoun S，Nitenberg G. Incidence and clinical signifcance of anaerobic bacteraemia in cancer patients：a 6-year retrospective study. Clin Microbiol Infect. 2005；11：724-9.

［51］ Dubreuil L，Odou MF. Anaerobic bacteria and antibiotics：what kind of unexpected resistance could I fnd in my laboratory tomorrow? Anaerobe. 2010；16：555-9.

［52］ European Committee on Antimicrobial Susceptibility Testing：Setting breakpoints for new antimicrobial agents. EUCAST SOP1.0；2010. http://www.eucast.org.

［53］ Legaria MC，Bianchini HM，Castello L，Carloni G，Di Martino A，Fernández Canigia L，Litterio M，Rollet R，Rossetti A，Predari SC.[First Argentine consensus guidelines for in vitro antimicrobial susceptibility testing of clinically relevant anaerobic bacteria in humans/ Anaerobic Subcommittee of the Asociacion Argentina de Microbiologia]. Rev Argent Microbiol. 2011；43：51-66.

［54］ Nagayama A，Yamaguchi K，Watanabe K，Tanaka M，Kobayashi I，Nagasawa Z. Final report from the committee on antimicrobial susceptibility testing，Japanese Society of Chemotherapy，on the agar dilution method（2007）. J Infect Chemother. 2008；14：383-92.

［55］ Smith AJ，Lockhart DE，Tyers A，Poxton IR. A survey of the identifcation and susceptibility testing of anaerobes in diagnostic microbiology laboratories in Scotland，UK. J Antimicrob Chemother. 2010；65：805.

［56］ Goldstein EJC，Citron DM，Goldman R. National hospital survey of anaerobic culture and susceptibility methods：results and recommendations for improvement. J Clin Microbiol. 1992；30：1529-34.

［57］ Boyanova L，Kolarov R，Mitov I. Antimicrobial resistance and the management of anaerobic infections. Expert Rev Anti Infect Ther.2007；5：685-701.

［58］ Croco JL，Erwin ME，Jennings JM，Putnam LR，Jones RN.Evaluation of the E-test for antimicrobial spectrum and potency determinations of anaerobes associated with bacterial vaginosis and peritonitis. Diagn Microbiol Infect Dis. 1994；20：213-19.

［59］ Edmiston CE，Krepel CJ，Seabrook GR，Somberg LR，Nakeeb A，Cambria RA，Towne JB. *In vitro* activities of moxifloxacin against 900 aerobic and anaerobic surgical isolates from patients with intra-abdominal and diabetic foot infections. Antimicrob Agents Chemother.

2004；48：1012-16.

[60] Poulet PP, Duffaut D, Lodter JP. Evaluation of the E-test for determining the in-vitro susceptibilities of *Prevotella intermedia* isolates to metronidazole[letter]. J Antimicrob Chemother. 1999；43：610-11.

[61] Rosenblatt JE, Gustafson DR. Evaluation of the E-test for susceptibility testing of anaerobic bacteria. Diagn Microbiol Infect Dis.1995；22：279-84.

[62] Schieven BC, Massey VE, Lannigan R, Hussain Z. Evaluation of susceptibility of anaerobic organisms by the E-test and the reference agar dilution method. Clin Infect Dis. 1995；20 Suppl2：S337-8.

[63] Wong SS, Woo PC, Luk WK, Yuen KY. Susceptibility testing of *Clostridium diffcile* against metronidazole and vancomycin by disk diffusion and E-test. Diagn Microbiol Infect Dis. 1999；34：1-6.

[64] Wexler HM, Molitoris E, Jashnian F, Finegold SM. 1991. Comparison of spiral gradient to conventional agar dilution for susceptibility testing of anaerobic bacteria. Antimicrob Agents Chemother. 1991；35：1196-202.

[65] Schalkowsky S. Measures of susceptibility from a spiral gradient of drug concentrations. In：Poupard JA, editor. Antimicrobial susceptibility testing. New York：Plenum Press；1994. p. 107-20.

[66] Wexler HM, Molitoris E, Murray PR, Washington J, Zabransky RJ, Edelstein PH, Finegold SM. Comparison of spiral gradient endpoint and agar dilution methods for susceptibility testing of anaerobic bacteria：a multilaboratory collaborative evaluation. J Clin Microbiol. 1996；34：170-4.

[67] Wexler HM. Susceptibility testing of anaerobic bacteria：myth, magic, or method? Clin Microbiol Rev. 1991；4：470-84.

[68] Wexler HM. Pump it up：occurrence and regulation of multi-drug efflux pumps in *Bacteroides fragilis*. Anaerobe. 2012；18：200-8.

[69] Pumbwe L, Curzon M, Wexler HM. Rapid multiplex PCR assay for simultaneous detection of major antibiotic resistance determinants in clinical isolates of *Bacteroides fragilis*. J Rapid Methods Automation Microbiol. 2008；16：381-93.

[70] Pumbwe L, Chang A, Smith RL, Wexler HM. BmeRABC5 is a multidrug efflux system that can confer metronidazole resistance in *Bacteroides fragilis*. Microb Drug Resist. 2007；13：96-101.

[71] Pumbwe L, Glass D, Wexler HM. Efflux pump overexpression in multiple antibiotic resistant mutants of *Bacteroides fragilis*（BF）. Abstr.of the 106th annual meeting. Orlando, FL：ASM.

[72] Pumbwe L, Ueda O, Chang A, Smith, Wexler HM. Bacteroides fragilis BmeABC Efflux transporters are coordinately expressed and additively confer intrinsic multi-substrate resistance. Abstracts of the 2005 Interscience Conference on Antimicrobial Agents and Chemotherapy, Washington, DC；2005.

[73] Pumbwe L, Ueda O, Yoshimura F, Chang A, Smith RL, Wexler HM. *Bacteroides fragilis* BmeABC efflux systems additively confer intrinsic antimicrobial resistance. J Antimicrob Chemother.2006；58：37-46.

[74] Rafi F, Park M. Detection and characterization of an ABC transporter in Clostridium hathewayi. Arch Microbiol. 2008；190：417-26.

[75] Rafi F, Park M, Wynne R. Evidence for active drug efflux in fluoroquinolone resistance in *Clostridium hathewayi*. Chemotherapy.2005；51：256-62.

[76] Spigaglia P, Barbanti F, Mastrantonio P. Multidrug resistance in European *Clostridium diffcile* clinical isolates. J Antimicrob Chemother. 2011；66：2227-34.

[77] Wexler HM, Finegold SM. Current susceptibility patterns of anaerobic bacteria. Yonsei Med J. 1998；39：495-501.

[78] Busch DF, Kureshi LA, Sutter VL, Finegold SM. Susceptibility of respiratory tract anaerobes to orally administered penicillins and cephalosporins. Antimicrob Agents Chemother. 1976；10：713-20.

[79] Acuna C, Rabasseda X. Amoxicillin-sulbactam：a clinical and therapeutic review. Drugs Today（Barc）. 2001；37：193-210.

[80] Finegold SM. In vitro effcacy of beta-lactam/beta-lactamase inhibitor combinations against bacteria involved in mixed infections. Int J Antimicrob Agents. 1999；12 Suppl 1：S9-14.

[81] O'Neill BP, Chow A, Dellinger EP, Esachampati S, Gorbach S, Hilfker M, May A, Nathens AB, Sawyer RG, Bartlett J. Diagnosis and management of complicated intraabdominal infections in adults and children：Guidelines by the Surgical Infection Society and The Infectious Diseases Society of America. Clin Infect Dis. 2010；50：133-64.

[82] Stevens DL, Bisno AL, Chambers HF, Everett ED, Dellinger P, Goldstein EJ, Gorbach SL, Hirschmann JV, Kaplan EL, Montoya JG, Wade JC, Infectious Diseases Society of America. Practice guidelines for the diagnosis and management of skin and softtissue infections. Clin Infect Dis. 2005；41：1373-406.

[83] Goldstein EJC, Citron DM. Resistance trends in antimicrobial susceptibility of anaerobic bacteria, Part I and Part II. Clin Microbiol Newslett. 2011；33：1-14.

[84] Sutter VL, Finegold SM. Susceptibility of anaerobic bacteria to 23 antimicrobial agents. Antimicrob Agents Chemother. 1976；10：736-52.

[85] Goldstein EJC, Citron DM, Vaidya SA, Warren YA, Tyrrell KL, Merriam CV, Fernandez H. In vitro activity of 11 antibiotics against 74 anaerobes isolated from pediatric intra-abdominal infections. Anaerobe. 2006；12：63-6.

[86] Kirby BD, Busch DF, Citron DM, Finegold SM. Cefoxitin for treatment of infections due to anaerobic bacteria. Clin Infect Dis.1979；1：113-16.

[87] Perkins RL, Slama TG, Fass RJ, Prior RB, Plouffe JF, Warner JF, File TM. Therapy of skin, soft tissue, and bone infections with cefoxitin sodium. Clin Infect Dis. 1979；1（1）：165-9.

[88] Jousimies-Somer HR, Summanen P. Recent taxonomic changes and terminology update of clinically signifcant anaerobic Gramnegative bacteria（excluding spirochetes）. Clin Infect Dis. 2002；35Suppl 1：S17-21.

[89] Aldridge KE, Sanders CV. Susceptibility trending of blood isolates of the *Bacteroides fragilis* group over a 12-year period to clindamycin, ampicillin-sulbactam, cefoxitin, imipenem, and metronidazole. Anaerobe. 2002；8：301-5.

[90] Brook I. Intra-abdominal, retroperitoneal, and visceral abscesses in children. Eur J Pediatr Surg. 2004；14：265-73.

[91] Goldstein EJC. Intra-abdominal anaerobic infections：bacteriology and therapeutic potential of newer antimicrobial carbapenem, fluoroquinolone, and desfluoroquinolone therapeutic agents. Clin Infec Dis. 2002；35 Suppl 1：S106-11.

［92］ Hedberg M, Nord CE. ESCMID Study Group on antimicrobial resistance in anaerobic bacteria. Antimicrobial susceptibility of Bacteroides fragilis group isolates in Europe. Clin Microbiol Infect. 2003; 9: 475-88.

［93］ Goldstein EJC, Citron DM, Merriam CV, Abramson MA. Infections after elective colorectal surgery: bacteriologicalanalysis of failures in a randomized trial of cefotetan vs. ertapenem prophylaxis. Surg Infect. 2009; 10: 111-18.

［94］ Itani KM, Wilson SE, Awad SS, Jensen EH, Finn TS, Abramson MA. Ertapenem versus cefotetan prophylaxis in colorectal surgery. N Engl J Med. 2006; 355: 2640-51.

［95］ Solomkin J, Zhao YP, Ma EL, Chen MJ, Hampel B, DRAGON Study Team. Moxifloxacin is non-inferior to combination therapy with ceftriaxone plus metronidazole in patients with communityorigin complicated intra-abdominal infections. Int J Antimicrob Agents. 2009; 34: 439-45.

［96］ Hellinger WC, Brewer NS. Carbapenems and monobactams: imipenem, meropenem, and aztreonam. Mayo Clin Proc. 1999; 74: 420-34.

［97］ Paterson DL, Depestel DD. Doripenem. Clin Infect Dis.2009; 49: 291-8.

［98］ Nicolau DP, Carmeli Y, Crank CW, Goff DA, Graber CJ, Lima AL, Goldstein EJC. Carbapenem stewardship: does ertapenem affect Pseudomonas susceptibility to other carbapenems? A review of the evidence. Int J Antimicrob Agents. 2012; 39: 11-5.

［99］ Edwards JR. Meropenem: a microbiological overview. J Antimicrob Chemother. 1995; 36 (Suppl A): 1-17.

［100］ Jorgensen JH, Maher LA, Howell AW. Activity of meropenem against antibiotic-resistant or infrequently encountered Gramnegative bacilli. Antimicrob Agents Chemother. 1991; 35: 2410-14.

［101］ Kattan JN, Villegas MV, Quinn JP. New developments in carbapenems. Clin Microbiol Infect. 2008; 14: 1102-11.

［102］ Keating GM, Perry CM. Ertapenem: a review of its use in the treatment of bacterial infections. Drugs. 2005; 65: 2151-78.

［103］ Kuriyama T, Karasawa T, Nakagawa K, Saiki Y, Yamamoto E, Nakamura S. Bacteriologic features and antimicrobial susceptibility in isolates from orofacial odontogenic infections. Oral Surg Oral Med Oral Pathol Oral Radiol Endod. 2000; 90: 600-8.

［104］ Bush K. Beta-Lactamases of increasing clinical importance. Curr Pharm Des. 1999; 5: 839-45.

［105］ Ambler RP. The structure of beta-lactamases. Philos Trans R Soc Lond (Biol). 1980; 289: 321-31.

［106］ Richmond MH, Sykes RB. The beta-lactamases of Gram-negative bacteria and their possible physiological role. Adv Microb Physiol. 1973; 9: 31-88.

［107］ Mastrantonio P, Cardines R, Spigaglia P. Oligonucleotide probes for detection of cephalosporinases among Bacteroides strains. Antimicrob Agents Chemother. 1996; 40: 1014-16.

［108］ Jacobs MR, Spangler SK, Appelbaum PC. Beta-lactamase production and susceptibility of US and European anaerobic Gramnegative bacilli to beta-lactams and other agents. Eur J Clin Microbiol Infect Dis. 1992; 11: 1081-93.

［109］ Appelbaum PC, Spangler SK, Jacobs MR. Beta-Lactamase production and susceptibilities to amoxicillin, amoxicillinclavulanate, ticarcillin, ticarcillin-clavulanate, cefoxitin, imipenem and metronidazole of 320 *non-Bacteroides fragilis Bacteroides* isolates and 129 fusobacteria from 28 U.S. centers. Antimicrob Agents Chemother. 1990; 34: 1546-50.

［110］ Roh KH, Kim S, Kim CK, Yum JH, Kim MS, Yong D, Jeong SH, Lee K, Kim JM, Chong Y. New cfA variant and novel insertion sequence elements in carbapenem-resistant *Bacteroides fragilis* isolates from Korea. Diagn Microbiol Infect Dis. 2010; 66: 343-8.

［111］ Bizzini A, Greub G. Matrix-assisted laser desorption ionization time-of-flight mass spectrometry, a revolution in clinical microbial identifcation. Clin Microbiol Infect. 2010; 16: 1614-19.

［112］ Treviño M, Areses P, Peñalver MD, Cortizo S, Pardo F, del Molino ML, García-Riestra C, Hernández M, Llovo J, Regueiro BJ. Susceptibility trends of Bacteroides fragilis group and characterisation of carbapenemase-producing strains by automated REPPCR and MALDI TOF. Anaerobe. 2012; 18: 37-43.

［113］ Nagy E, Becker S, Sóki J, Urbán E, Kostrzewa M. Differentiation of division I (cfA-negative) and division II (cfA-positive) *Bacteroides fragilis* strains by matrix-assisted laser desorption/ionization time-of-flight mass spectrometry. J Med Microbiol.2011; 60: 1584-90.

［114］ Wybo I, De Bel A, Soetens O, Echahidi F, Vandoorslaer K, Van Cauwenbergh M, Piérard D. Differentiation of cfA-negative and cfA-positive *Bacteroides fragilis* isolates by matrix-assisted laser desorption ionization-time of flight mass spectrometry. J Clin Microbiol. 2011; 49: 1961-4.

［115］ Bandoh K, Watanabe K, Muto Y, Tanaka Y, Kato N, Ueno K. Conjugal transfer of imipenem resistance in *Bacteroides fragilis*. J Antibiot (Tokyo). 1992; 45: 542-7.

［116］ Sóki J, Fodor E, Hecht DW, Edwards R, Rotimi VO, Kerekes I, Urbán E, Nagy E. Molecular characterization of imipenemresistant, cifA-positive *Bacteroides* isolates from the USA, Hungary and Kuwait. J Med Microbiol. 2004; 53: 413-19.

［117］ Appelbaum PC, Spangler SK, Pankuch GA, Philippon A, Jacobs MR, Shiman R, Goldstein EJ, Citron DM. Characterization of abeta-lactamase from *Clostridium clostridioforme*. J Antimicrob Chemother. 1994; 33: 33-40.

［118］ Pumbwe L, Chang A, Smith RL, Wexler HM. Clinical signifcance of overexpression of multiple RND-family efflux pumps in *Bacteroides fragilis* isolates. J Antimicrob Chemother. 2006; 58: 543-8.

［119］ Snydman DR, Jacobus NV, McDermott LA, Ruthazer R, Goldstein EJ, Finegold SM, Harrell LJ, Hecht DW, Jenkins SG, Pierson C, Venezia R, Rihs J, Gorbach SL. National survey on the susceptibility of *Bacteroides fragilis* Group: report and analysis of trends for 1997—2000. Clin Infect Dis. 2002; 35: S126-34.

［120］ Piddock LJV, Wise R. Properties of the penicillin-binding proteins of four species of the genus *Bacteroides*. Antimicrob Agents Chemother. 1986; 29: 825-32.

［121］ Georgopapadakou NH, Smith SA, Sykes RB. Mode of action of azthreonam. Antimicrob Agents Chemother. 1982; 21: 950-6.

［122］ Yotsuji A, Mitsuyama J, Hori R, et al. Mechanism of action of cephalosporins and resistance caused by decreased affnity for penicillin-binding proteins in *Bacteroides fragilis*. Antimicrob Agents Chemother. 1988; 32: 1848-53.

［123］ Wexler HM, Halebian S. Alterations to the penicillin-binding proteins in the *Bacteroides fragilis* group: a mechanism for non-betalactamase mediated cefoxitin resistance. J Antimicrob Chemother.1990；26：7-20.

[124] Piddock LJV, Wise R. Cefoxitin resistance in *Bacteroides* species：evidence indicating two mechanisms causing decreased susceptibility. J Antimicrob Chemother. 1987；19：161-70.

[125] Fang H, Edlund C, Nord CE, Hedberg M. Selection of cefoxitinresistant *Bacteroides thetaiotaomicron* mutants and mechanisms involved in-lactam resistance. Clin Infect Dis. 2002；35：S4753.

[126] Cuchural Jr GJ, Malamy MH, Tally FP. Beta-Lactamase-mediated imipenem resistance in *Bacteroides fragilis*. Antimicrob Agents Chemother. 1986；30：645-8.

[127] Hurlbut S, Cuchural GJ, Tally FP. Imipenem resistance in *Bacteroides distasonis* mediated by a novel beta-lactamase. Antimicrob Agents Chemother. 1990；34：117-20.

[128] Rasmussen BA, Yang Y, Jacobus N, Bush K. Contribution of enzymatic properties, cell permeability, and enzyme expression to microbiological activities of beta-lactams in three *Bacteroides fragilis* isolates that harbor a metallo-beta-lactamase gene. Antimicrob Agents Chemother. 1994；38：2116-20.

[129] Wexler HM. Outer-membrane pore-forming proteins in Gramnegative anaerobic bacteria. Clin Infect Dis. 2002；35：S6571.

[130] Thadepalli H, Gorbach SL, Bartlett JG. Apparent failure of chloramphenicol in anaerobic infections. Obstet Gynecol Surg. 1978；35：334-5.

[131] Balbi HJ. Chloramphenicol：a review. Pediatr Rev.2004；25：284-8.

[132] Nau R, Sorgel F, Prange HW. Pharmacokinetic optimisation of the treatment of bacterial central nervous system infections. Clin Pharmacokinet. 1998；35：223-46.

[133] Chen SCA, Gottlieb T, Palmer JM, Morris G, Gilbert GL. Antimicrobial susceptibility of anaerobic bacteria in Australia. J Antimicrob Chemother. 1992；30：811-20.

[134] Bourgault A-M, Lamothe F, Hoban DJ, et al. Survey of *Bacteroides fragilis* group susceptibility patterns in Canada. Antimicrob Agents Chemother. 1992；36：343-7.

[135] Cuchural Jr GJ, Snydman DR, McDermott L, et al. Antimicrobial susceptibility patterns of the *Bacteroides fragilis* group in the United States, 1989. Clin Ther. 1992；14：122-36.

[136] Phillips I, King A, Nord CE, Hoffstedt B, European Study Group.Antibiotic sensitivity of the *Bacteroides fragilis* group in Europe.Eur J Clin Microbiol Infect Dis. 1992；11：292-304.

[137] Gibbs RS, Jones PM, Wilder CJ. Antibiotic therapy of endometritis following cesarean section. Treatment successes and failures.Obstet Gynecol. 1978；52：31-7.

[138] Martínez-Suárez JV, Baquero F. Molecular and ecological aspects of antibiotic resistance in the *Bacteroides fragilis* group. Microbiologia. 1987；3：149-62.

[139] Britz ML, Wilkinson RG. Chloramphenicol acetyltransferase of *Bacteroides fragilis*. Antimicrob Agents Chemother. 1978；14：105-11.

[140] Martinez-Suarez JV, Baquero F, Reig M, Perez-Diaz JC. Transferable plasmid-linked chloramphenicol acetyltransferase conferring highlevel resistance in *Bacteroides uniformis*.Antimicrob Agents Chemother. 1985；28：113-17.

[141] Goldstein EJC, Citron DM, Merriam CV. Linezolid activity compared to those of selected macrolides and other agents against aerobic and anaerobic pathogens isolated from soft tissue bite infections in humans. Antimicrob Agents Chemother. 1999；43：1469-74.

[142] Williams JD, Maskell JP, Shain H, Chrysos G, Sefton AM, Fraser HY, Hardie JM. Comparative in-vitro activity of azithromycin, macrolides (erythromycin, clarithromycin and spiramycin) and streptogramin RP 59500 against oral organisms. J Antimicrob Chemother. 1992；30：27-37.

[143] Goldstein EJC, Lewis RP, Sutter VL, Finegold SM. Treatment of pleuropulmonary and soft-tissue infections with erythromycin.J Am Med Assoc. 1979；242：435-8.

[144] Roberts MC. Acquired tetracycline and/or macrolidelincosamides-streptogramin resistance in anaerobes. Anaerobe.2003；9：63-9.

[145] Feigin RD, Pickering LK, Anderson D, Keeney RE, Shackleford PG. Clindamycin treatment of osteomyelitis and septic arthritis in children. Pediatrics. 1975；55：213-23.

[146] Klainer AS. Clindamycin. Med Clin North Am.1987；71：1169-75.

[147] Paap CM, Nahata MC. Clinical pharmacokinetics of antibacterial drugs in neonates. Clin Pharmacokinet. 1990；19：280-318.

[148] Panzer JD, Brown DC, Epstein WL, Lipson RL, Mahaffey HW, Atkinson WH. Clindamycin levels in various body tissues and fluids. J Clin Pharmacol. 1972；12：259-62.

[149] Whittle G, Shoemaker NB, Salyers AA. The role of *Bacteroides* conjugative transposons in the dissemination of antibiotic resistance genes. Cell Mol Life Sci. 2002；59：2044-54.

[150] Nord CE, Oprica C. Antibiotic resistance in *Propionibacterium acnes*, microbiological and clinical aspects. Anaerobe.2006；12：207-10.

[151] Chow AW, Patten V, Guze LB. Susceptibility of anaerobic bacteria to metronidazole：relative resistance of non-spore forming Gram-positive bacilli. J Infect Dis. 1975；131：182-5.

[152] Rustia M, Shubik P. Experimental induction of hematomas, mammary tumors and other tumors with metronidazole in noninbred Sas：WRC (WT) BR rats. J Natl Cancer Inst. 1979；63：863-8.

[153] Cohen SM, Ertürk E, Von Esch AM, Crovetti AJ, Bryan GT. Carcinogenicity of 5-nitrofurans, 5-nitroimidazoles, 4-nitrobenzenes, and related compounds. J Natl Cancer Inst. 1973；51：403-17.

[154] Beard CM, Noller KL, O'Fallon WM, Kurland LT, Dockerty MB. Lack of evidence for cancer due to use of metronidazole. N Engl J Med. 1979；301：519-22.

[155] Tally FP, Gorbach SL. Therapy of mixed anaerobic-aerobic infections. Lessons from studies of intra-abdominal sepsis. Am Med.1985；78：145-53.

[156] Brook I. Treatment of anaerobic infections in children with metronidazole. Dev Pharmacol. 1983；6：187-98.

[157] Sørensen HT, Larsen H, Jensen ES, Thulstrup AM, Schønheyder HC, Nielsen GL, Czeizel A. Safety of metronidazole during

pregnancy：a cohort study of risk of congenital abnormalities，preterm delivery and low birth weight in 124 women. J Antimicrob Chemother. 1999；44（6）：854-6.

［158］　Lofmark S，Edlund C，Nord CE. Metronidazole is still the drug of choice for treatment of anaerobic infections. Clin Infect Dis.2010；50 Suppl 1：S16-23.

［159］　Trinh S，Reysset G. Detection by PCR of the nim genes encoding 5-nitroimidazole resistance in *Bacteroides* spp. J Clin Microbiol.1996；34：2078-84.

［160］　Lofmark S，Fang H，Hedberg M，Edlund C. Inducible metronidazole resistance and nim genes in clinical *Bacteroides fragilis* group isolates. Antimicrob Agents Chemother. 2005；49：1253-6.

［161］　Alauzet C，Mory F，Teyssier C，Hallage H，Carlier JP，Grollier G，Lozniewski A. Metronidazole resistance in *Prevotella* spp. And description of a new nim gene in *Prevotella baroniae*. Antimicrob Agents Chemother. 2010；54：60-4.

［162］　Gal M，Brazier JS. Metronidazole resistance in *Bacteroides* spp.carrying *nim* genes and the selection of slow-growing metronidazole-resistant mutants. J Antimicrob Chemother. 2004；54：109-16.

［163］　Schaumann R，Petzold S，Fille M，Rodloff AC. Inducible metronidazole resistance in nim-positive and nim-negative *Bacteroides fragilis* group strains after several passages metronidazole containing Columbia agar plates. Infection. 2005；33：368-72.

［164］　Townsend ML，Pound MW，Drew RH. Tigecycline：a new glycylcycline antimicrobial. Int J Clin Pract. 2006；60：1662-7.

［165］　Bartha NA，Sóki J，Urbán E，Nagy E. Investigation of the prevalence of tetQ, tetX and tetX1 genes in Bacteroides strains with elevated tigecycline minimum inhibitory concentrations. Int J Antimicrob Agents. 2011；38：522-5.

［166］　Fletcher HM，Macrina FL. Molecular survey of clindamycin and tetracycline resistance determinants in *Bacteroides* species. Antimicrob Agents Chemother. 1991；35：2415-18.

［167］　Nikolich MP，Shoemaker NB，Salyers AA. A *Bacteroides* tetracycline resistance gene represents a new class of ribosome protection tetracycline resistance. Antimicrob Agents Chemother. 1992；36：1005-12.

［168］　Lepine G，Lacroix J-M，Walker CB，Progulske-Fox A. Sequencing of a *tet*（*Q*）gene isolated from *Bacteroides fragilis* 1126. Antimicrob Agents Chemother. 1993；37：2037-41.

［169］　de Barbeyrac B，Dutilh B，Quentin C，Renaudin H，Bebear C. Susceptibility of *Bacteroides ureolyticus* to antimicrobialagents and identifcation of a tetracycline resistance determinant related to tetM. J Antimicrob Chemother. 1991；27：721-31.

［170］　Sloan J，McMurry LM，Lyras D，Levy SB，Rood JI. The *Clostridium perfringens* TetP determinant comprises two overlapping genes：*tetA*（*P*），which mediates active tetracycline efflux，and *tetB*（*P*），which is related to the ribosomal protection family of tetracyclineresistance determinants. Mol Microbiol. 1994；11：403-15.

［171］　Speer BS，Bedzyk L，Salyers AA. Evidence that a novel tetracycline resistance gene found on two *Bacteroides* transposons encodes an NADP-requiring oxidoreductase. J Bacteriol.1991；173：176-83.

［172］　Speer BS，Salyers AA. Novel aerobic tetracycline resistance gene that chemicallymodifes tetracycline. J Bacteriol. 1989；171：148-53.

［173］　Speer BS，Salyers AA. Characterization of a novel tetracycline resistance that functions only in aerobically grown *Escherichia coli*. J Bacteriol. 1988；170：1423-9.

［174］　Park BH，Hendricks M，Malamy MH，Tally FP，Levy SB. Cryptic tetracycline resistance determinant（class F）from *Bacteroides fragilis* mediates resistance in *Escherichia coli* by actively reducing tetracycline accumulation. Antimicrob Agents Chemother.1987；31：1739-43.

［175］　Speer BS，Salyers AA. A tetracycline efflux gene on *Bacteroides* transposon *Tn4400* does not contribute to tetracycline resistance.J Bacteriol. 1990；172：292-8.

［176］　Stevens AM，Shoemaker NB，Li L-Y，Salyers AA. Tetracycline regulation of genes on *Bacteroides* conjugative transposons.J Bacteriol. 1993；175：6134-41.

［177］　Privitera G，Dublanchet A，Sebald M. Transfer of multiple antibiotic resistance between subspecies of *Bacteroides fragilis*. J Infect Dis. 1979；139：97-101.

［178］　Privitera G，Sebald M，Fayolle F. Common regulatory mechanism of expression and conjugative ability of a tetracycline resistance plasmid in *Bacteroides fragilis*. Nature. 1979；278：657-9.

［179］　Bedzyk LA，Shoemaker NB，Young KE，Salyers AA. Insertion and excision of *Bacteroides* conjugative chromosomal elements. J Bacteriol. 1992；174：166-72.

［180］　Stevens AM，Sanders JM，Shoemaker NB，Salyers AA. Genes involved in production of plasmidlike forms by a *Bacteroides* conjugal chromosomal element share amino acid homology with twocomponent regulatory systems. J Bacteriol. 1992；174：2935-42.

［181］　Privitera G，Fayolle F，Sebald M. Resistance to tetracycline，erythromycin，and clindamycin in the *Bacteroides fragilis* group：inducible versus constitutive tetracycline resistance. Antimicrob Agents Chemother. 1981；20：314-20.

［182］　Shoemaker NB，Wang G-R，Stevens AM，Salyers AA. Excision，transfer，and integration of NBUI，a mobilizable site-selective insertion element. J Bacteriol. 1993；175：6578-87.

［183］　Li L-Y，Shoemaker NB，Salyers AA. Characterization of the mobilization region of a *Bacteroides* insertion element（NBU1）that is excised and transferred by *Bacteroides* conjugative transposons. J Bacteriol. 1993；175：6588-98.

［184］　Smith CJ，Parker AC. Identifcation of a circular intermediate in the transfer and transposition of *Tn4555*，a mobilizable transposon from *Bacteroides spp.* J Bacteriol. 1993；175：2682-91.

［185］　Franke AE，Clewell DB. Evidence for a chromosome-borne resistance transposon（*Tn916*）in *Streptococcus faecalis* that is capable of "conjugal" transfer in the absence of a conjugative plasmid.J Bacteriol. 1981；145：494-502.

［186］　Rashtchian A，Dubes GR，Booth SJ. Tetracycline-inducible transfer of tetracycline resistance in *Bacteroides fragilis* in the absence of detectable plasmid DNA. J Bacteriol. 1982；150：141-7.

［187］　Smith CJ，Welch RA，Macrina FL. Two independent conjugal transfer systems operating in *Bacteroides fragilis* V479-1.J Bacteriol. 1982；151：281-7.

［188］ Shoemaker NB，Barber BD，Salyers AA. Cloning and characterization of a *Bacteroides* conjugal tetracycline-erythromycin resistance element by using a shuttle cosmid vector. J Bacteriol.1989；171：1294-302.

［189］ Ellis-Grosse EJ，Babinchak T，Dartois N，Rose G，Loh E. The effcacy and safety of tigecycline in the treatment of skin and skin-structure infections：results of 2 double-blind phase 3 comparison studies with vancomycin-aztreonam. Clin Infect Dis. 2005；41：S341-53.

［190］ Babinchak T，Ellis-Grosse E，Dartois N，Rose GM，Loh E. The effcacy and safety of tigecycline for the treatment of complicated intra-abdominal infections：analysis of pooled clinical trial data.Clin Infect Dis. 2005；41：S354-67.

［191］ Jacobus NV，McDermott LA，Ruthazer R，Snydman DR. In vitro activities of tigecycline against the *Bacteroides fragilis* group. Antimicrob Agents Chemother. 2004；48：1034-6.

［192］ Appelbaum PC. Quinolone activity against anaerobes. Drugs.1999；58：60-4.

［193］ Stein GE，Goldstein EJ. Fluoroquinolones and anaerobes. Clin Infect Dis. 2006；42：1598-607.

［194］ Goldstein EJC，Citron DM，Warren YA，Tyrrell KL，Merriam CV，Fernandez H. In vitro activity of moxifloxacin against 923 anaerobes isolated from human intra-abdominal infections. Antimicrob Agents Chemother. 2006；50：148-55.

［195］ Golan Y，McDermott LA，Jacobus NV，Goldstein EJ，Finegold S，Harrell LJ，Hecht DW，Jenkins SG，Pierson C，Venezia R，Rihs J，Iannini P，Gorbach SL，Snydman DR. Emergence of fluoroquinolone resistance among *Bacteroides* species. J Antimicrob Chemother. 2003；52：208-13.

［196］ Wexler HM，Molitoris E，Molitoris D，Finegold SM. *In vitro* activity of moxifloxacin against 179 strains of anaerobic bacteria found in pulmonary infections. Anaerobe. 2000；6：227-31.

［197］ Conrads G，Citron DM，Goldstein EJC. Genetic determinant of intrinsic quinolone resistance in *Fusobacterium canifelinum*.Antimicrob Agents Chemother. 2005；49：434-7.

［198］ Bryan LE，Kowand SK，Van Den Elzen HM. Mechanism of aminoglycoside antibiotic resistance in anaerobic bacteria：*Clostridium perfringens* and *Bacteroides fragilis*. Antimicrob Agents Chemother. 1979；15：7-13.

［199］ Ricci V，Piddock L. Accumulation of garenoxacin by *Bacteroides fragilis* compared with that of fve fluoroquinolones. J Antimicrob Chemother. 2003；52：6059.

［200］ Bryan LE，Van Den Elzen HM. Streptomycin accumulation in susceptible and resistant strains of *Escherichia coli* and *Pseudomonas aeruginosa*. Antimicrob Agents Chemother. 1976；9：928-38.

［201］ Tyrrell KL，Citron DM，Warren YA，Goldstein EJC. In-vitro activity of TD-1792，a multivalent glycopeptide-cephalosporin antibiotic，against 377 strains of anaerobic bacteria and 34 strains of Corynebacterium species. Antimicrob Agents Chemother. 2012；56：2194-7.

［202］ Finch RG. Antibacterial activity of quinupristin/dalfopristin. Rationale Clin Use Drugs. 1996；51：31-7.

［203］ Hecht DW，Vedantam G. Anaerobe resistance among anaerobes：what now? Anaerobe. 1999；5：421-9.

［204］ Smith CJ，Tribble GD，Bayley DP. Genetic elements of *Bacteroides* species：a moving story. Plasmid. 1998；40：12-29.

［205］ Whittle G，Hund BD，Shoemaker NB，Salyers AA. Characterization of the 13-kilobase *ermF* region of the *Bacteroides* conjugative transposon CTnDOT. Appl Environ Microbiol. 2001；67：3488-95.

［206］ Vedantam G，Hecht DW. Isolation and characterization of BTF-37：chromosomal DNA captured from Bacteroides fragilis that confers self-transferability and expresses a pilus-like structure in Bacteroides spp. and Escherichia coli. J Bacteriol. 2002；184：728-38.

［207］ Bonheyo GT，Hund BD，Shoemaker NB，Salyers AA. Transfer region of a *Bacteroides* conjugative transposon contains regulatory as well as structural genes. Plasmid. 2001；46：202-9.

［208］ Salyers AA，Shoemaker NB，Li LY，Stevens AM. Conjugative transposons：an unusual and diverse set of integrated gene transfer elements. Microbiol Rev. 1995；59：579-90.

［209］ Valentine PJ，Shoemaker NB，Salyers AA. Mobilization of *Bacteroides* plasmids by *Bacteroides* conjugal elements. J Bacteriol. 1988；170：1319-24.

［210］ Shoemaker NB，Vlamakis H，Hayes K，Salyers AA. Evidence for extensive resistance gene transfer among Bacteroides spp. And among Bacteroides and other genera in the human colon. Appl Environ Microbiol. 2001；67：561-8.

［211］ Wang Y，Wang GR，Shelby A，Shoemaker NB，Salyers AA. A newly discovered *Bacteroides* conjugative transposon，CTnGERM1，contains genes also found in Gram-positive bacteria. Appl Environ Microbiol. 2003；69：4595-603.

［212］ Nikolich MP，Hong G，Shoemaker NB，Salyers AA. Evidence for natural horizontal transfer of *tetQ* between bacteria that normally colonize humans and bacteria that normally colonize livestock. Appl Environ Microbiol. 1994；60：3255-60.

［213］ Brook I. The role of beta-lactamase-producing bacteria in the persistence of streptococcal tonsillar infection. Rev Inf Dis. 1984；6：601-7.

［214］ Brook I. Microbiology of abscesses of head and neck in children.Ann Otol Rhin Laryngol. 1987；96：429-33.

［215］ Brook I，Finegold SM. Aerobic and anaerobic bacteriology of cutaneous abscesses in children. Pediatrics. 1981；67：891-5.

［216］ Brook I，Martin WJ. Aerobic and anaerobic bacteriology of perirectal abscess in children. Pediatrics. 1980；66：282-4.

［217］ Brook I，Anderson KD，Controni G，Rodriguez WJ. Aerobic and anaerobic bacteriology of pilonidal cyst abscess in children. Am J Dis Child. 1980；134：629-30.

［218］ Brook I. Aerobic and anaerobic bacteriology of cervical adenitis in children. Clin Pediatr. 1980；19：693-6.

［219］ Brook I，Randolph J. Aerobic and anaerobic flora of burns in children. J Trauma. 1981；21：313-18.

［220］ Brook I. Bacteriology of paronychia in children. Am J Surg. 1981；141：703-5.

［221］ Brook I. Anaerobic and aerobic bacteriology of decubitus ulcers in children. Am Surg. 1980；6：624-6.

［222］ Brook I. Microbiology of human and animal bites in children. Pediatr Infect Dis. 1987；6：29-32.

［223］ Brook I. Aerobic and anaerobic bacterial isolates of acute conjunctivitis in children：a prospective study. Arch Ophthalmol. 1980；98：833-5.

［224］ Brook I，Finegold SM. Bacteriology of chronic otitis media. J Am Med Assoc. 1979；241：487-8.

［225］ Brook I. Microbiology of chronic otitis media with perforation in children. Am J Dis Child. 1980；130：564-6.

［226］ Brook I. Prevalence of beta-lactamase-producing bacteria in chronic suppurative otitis media. Am J Dis Child. 1985；139：280-4.

［227］　Brook I. Bacteriology of neonatal omphalitis. J Infect.1982；5：127-31.

［228］　Brook I，Yocum P，Shah K，Feldman B，Epstein S. The aerobic and anaerobic bacteriology of serous otitis media. Am J Otolaryngol.1983；4：389-92.

［229］　Brook I. Aerobic and anaerobic bacteriology of cholesteatoma. Laryngoscope. 1981；91：250-3.

［230］　Brook I. Aerobic and anaerobic bacteriology of chronic mastoiditis in children. Am J Dis Child. 1981；135：478-9.

［231］　Brook I. Bacteriological features of chronic sinusitis in children.J Am Med Assoc. 1981；246：567-9.

［232］　Brook I. Aerobic and anaerobic bacteriology of adenoids in children：comparison between patients with chronic adenotonsillitis and adenoid hypertrophy. Laryngoscope. 1981；91：377-82.

［233］　Brook I，Yocum P，Friedman EM. Aerobic and anaerobic flora recovered from tonsils of children with recurrent tonsillitis. Ann Otol Rhinol Laryngol. 1981；90：261-3.

［234］　Brook I，Yocum P. Bacteriology of chronic tonsillitis in young adults. Arch Otolaryngol. 1984；110：803-5.

［235］　Brook I. Aerobic and anaerobic bacteriology of peritonsillar abscess in children. Acta Pediatr Scand. 1981；70：831-5.

［236］　Brook I. Microbiology of retropharyngeal abscesses in children. Am J Dis Child. 1987；141：202-3.

［237］　Brook I，Finegold SM. Bacteriology of aspiration pneumonia in children. Pediatrics. 1980；65：1115-20.

［238］　Brook I，Finegold SM. The bacteriology and therapy of lung abscess in children. J Pediatr. 1979；94：10-4.

［239］　Brook I. Bacterial colonization，trachitis，tracheobronchitis and pneumonia following tracheostomy and long-term intubation in pediatric patients. Chest. 1979；70：420-4.

［240］　Brook I，Fink R. Transtracheal aspiration in pulmonary infection in children with cystic fbrosis. Eur J Respir Dis. 1983；64：51-7.

［241］　Brook I. Presence of beta-lactamase-producing bacteria and beta-lactamase activity in abscesses. Am J Clin Pathol. 1986；86：97-101.

［242］　Brook I. Bacterial studies of peritoneal cavity and postoperative surgical wound drainage following perforated appendix in children. Ann Surg. 1980；192：208-12.

［243］　Brook I，Altman RP. The signifcance of anaerobic bacteria in biliary tract infections following hepatic porto-enterostomy for biliary atresia. Surgery. 1984；95：281-3.

［244］　Brook I，Frazier EH，Thomas RL. Aerobic and anaerobic microbiologic factors and recovery of beta-lactamase producing bacteria from obstetric and gynecologic infection. Surg Gynecol Obstet.1991；172：138-44.

［245］　Brook I，Grimm S，Kielich RB. Bacteriology of acute periapical abscess in children. J Endod. 1981；7：378-80.

［246］　Brook I. Aerobic and anaerobic bacteriology of intracranial abscesses. Pediatr Neurol. 1992；8：210-14.

［247］　Brook I. Anaerobic osteomyelitis in children. Pediatr Infect Dis.1986；5：550-6.

［248］　Brook I. Recovery of anaerobic bacteria from clinical specimens in 12 years at two military hospitals. J Clin Microbiol. 1988；26：1181-8.

［249］　Eschenbach DA. A review of the role of beta-lactamase producing bacteria in obstetric-gynecologic infection. Am J Obstet Gynecolog. 1987；156：495-503.

［250］　Martens MG，Faro S，Maccato M，Hammill HA，Riddle G. Prevalence of beta-lactamase enzyme production in bacteria isolated from women with postpartum endometritis. J Reprod Med. 1993；38：795-8.

［251］　Quentin R，Lansac J. Pelvic inflammatory disease：medical treatment. Eur J Obstet Gynecol Reprod Biol. 2000；92：189-92.

［252］　Brook I. Anaerobic bacterial bacteremia：12-year experience in two military hospitals. J Infect Dis. 1989；160：1071-5.

［253］　Brook I. Infections caused by beta-lactamase-producing *Fusobacterium* spp. in children. Pediatr Infect Dis J. 1993；12：532-3.

［254］　Kononen E，Kanervo A，Salminen K，Jousimies-Somer H. Betalactamase production and antimicrobial susceptibility of oral heterogenous *Fusobacterium nucleatum* populations in young children. Antimicrob Agents Chemother. 1999；43：1270-3.

［255］　Goldstein EJ，Summanen PH，Citron DM，Rosove MH，Finegold SM. Fatal sepsis due to a beta-lactamase-producing strain of *Fusobacterium nucleatum* subspecies polymorphum. Clin Infect Dis. 1995；20：797-800.

［256］　Brook I，Pazzaglia G，Coolbaugh JC，Walker RI. In vivo protection of group A beta-hemolytic streptococci by beta-lactamase producing Bacteroides species. J Antimicrob Chemother. 1983；12：599-606.

［257］　Brook I，Pazzaglia G，Coolbaugh JC，Walker RI. *In vivo* protection of penicillin susceptible *Bacteroides melaninogenicus* from penicillin by facultative bacteria which produce beta-lactamase.Can J Microbiol. 1984；30：98-104.

［258］　Simon HM，Sakai W. Staphylococcal anatagosim to penicillin group therapy of hemolytic streptococcal pharyngeal infection：effect of oxacillin. Pediatrics. 1963；31：463-9.

［259］　Scheifele DW，Fussell SJ. Frequency of ampicillin resistant *Haemophilus parainfluenzae* in children. J Infect Dis. 1981；143：495-8.

［260］　Brook I，Yocum P. *In vitro* protection of group A beta-hemolytic streptococci from penicillin and cephalothin by *Bacteroides fragilis*. Chemotherapy. 1983；29：18-23.

［261］　Hackman AS，Wilkins TD. In vivo protection of Fusobacterium necrophorum from penicillin by Bacteroides fragilis. Antimicrob Agents Chemother. 1975；7：698-703.

［262］　O'Keefe JP，Tally FP，Barza M，Gorbach SL. Inactivation of penicillin-G during experimental infection with *Bacteroides fragilis*.J Infect Dis. 1978；137：437-42.

［263］　Heimdahl A，Von Konow L，Nord CE. Isolations of betalactamase-producing *Bacteroides* strains associated with clinicalfailures with penicillin treatment of human orofacial infections.Arch Oral Biol. 1980；25：288-92.

［264］　De Louvois J，Hurley R. Inactivation of penicillin by purulent exudates. Br Med J. 1977；2：998-1000.

［265］　Masuda G，Tomioka S. Possible beta-lactamase activities detectable in infective clinical specimens. J Antibiot（Tokyo）. 1977；30：1093-7.

［266］　Bryant RE，Rashad AL，Mazza JA，Hammond D. Beta-lactamase activity in human plus. J Infect Dis. 1980；142：594-601.

［267］　Brook I. Quantitative cultures and beta-lactamase activity in chronic suppurative otitis media. Ann Otol Rhinol Laryngol. 1989；98：293-7.

［268］　Brook I，Yocum P. Bacteriology and beta-lactamase activity in ear aspirates of acute otitis media that failed amoxicillin therapy.Pediatr Infect Dis J. 1995；14：805-8.

［269］ Brook I, Yocum P, Frazier EH. Bacteriology and beta-lactamase activity in acute and chronic maxillary sinusitis. Arch Otolaryngol Head Neck Surg. 1996; 122: 418-22.

［270］ Brook I, Gober AE. Monthly changes in the rate of recovery of penicillin-resistant organisms from children. Pediatr Infect Dis J. 1997; 16: 255-7.

［271］ Brook I. Beta-lactamase-producing bacteria recovered after clinical failures with various penicillin therapy. Arch Otolaryngol.1984; 110: 228-31.

［272］ Ross J. Pelvic inflammatory disease. Br Med J. 2001; 322: 658-9.

［273］ Smith TD, Huskins WC, Kim KS, Kaplan EL. Effcacy of betalactamase-resistant penicillin and influence of penicillin tolerance in eradicating streptococci from the pharynx after failure of penicillin therapy for group A streptococcal pharyngitis. J Pediatr. 1987; 110: 777-82.

［274］ Kaplan EL. Johnson DR Unexplained reduced microbiological effcacy of intramuscular benzathine penicillin G and of oral penicillin V in eradication of group A streptococci from children with acute pharyngitis. Pediatrics. 2001; 108: 1180-6.

［275］ Campos J, Roman F, Perez-Vazquez M, Oteo J, Aracil B, Cercenado E. Spanish Study Group for *Haemophilus influenzae* Type E. Infections due to Haemophilus influenzae serotype E: microbiological, clinical, and epidemiological features. Clin Infect Dis. 2003; 37: 841-5.

［276］ Jacobs MR. Worldwide trends in antimicrobial resistance among common respiratory tract pathogens in children. Pediatr Infect Dis J. 2003; 22 Suppl 8: S109-19.

［277］ Kovatch AL, Wald ER, Michaels RH. Beta-lactamase-producing *Branhamella catarrhalis* causing otitis media in children. J Pediatr. 1983; 102: 260-3.

［278］ Reilly S, Timmis P, Beeden AG, Willis AT. Possible role of the anaerobe in tonsillitis. J Clin Pathol. 1981; 34: 542-7.

［279］ Chagollan JR, Macias JR, Gil JS. Flora indigena de las amigalas.Invest Med Int. 1984; 11: 36-43.

［280］ Tuner K, Nord CE. Beta lactamase-producing microorganisms in recurrent tonsillitis. Scand J Infect Dis Suppl. 1983; 39: 83-5.

［281］ Brook I, Yocum P. Quantitative measurement of beta-lactamase levels in tonsils of children with recurrent tonsillitis. Acta Otolaryngol Scand. 1984; 98: 456-9.

［282］ Tuner K, Nord CE. Emergence of beta-lactamase producing microorganisms in the tonsils during penicillin treatment. Eur J Clin Microb. 1986; 5: 399-404.

［283］ Brook I, Gober AE. Emergence of beta-lactamase-producing aerobic and anaerobic bacteria in the oropharynx of children following penicillin chemotherapy. Clin Pediatr. 1984; 23: 338-41.

［284］ Brook I. Emergence and persistence of β-lactamase-producing bacteria in the oropharynx following penicillin treatment. Arch Otolaryngol Head Neck Surg. 1988; 114: 667-70.

［285］ Brook I, Gober AE. Prophylaxis with amoxicillin or sulfsoxazole for otitis media: effect on the recovery of penicillin-resistant bacteria from children. Clin Infect Dis. 1996; 22: 143-5.

［286］ Brook I. Role of beta-lactamase-producing bacteria in penicillin failure to eradicate group A streptococci. Pediatr Infect Dis.1985; 4: 491-5.

［287］ Brook I, Gober AE. Failure to eradicate streptococci and betalactamase producing bacteria. Acta Paediatr. 2008; 96: 193-5.

［288］ Roos K, Grahn E, Holn SE. Evaluation of beta-lactamase activity and microbial interference in treatment failures of acute streptococcal tonsillitis. Scand J Infect Dis. 1986; 18: 313-18.

［289］ Breese BB, Disney FA, Talpey WB. Beta-hemolytic streptococcal illness: comparison of lincomycin, ampicillin and potassium penicillin-G in treatment. Am J Dis Child. 1966; 112: 21-7.

［290］ Breese BB, Disney FA, Talpey WB, et al. Beta-hemolytic streptococcal infection: Comparison of penicillin and lincomycin in the treatment of recurrent infections or the carrier state. Am J Dis Child. 1969; 117: 147-52.

［291］ Randolph MF, DeHaan RM. A comparison of lincomycin and penicillin in the treatment of group A streptococcal infections: Speculation on the "L" forms as a mechanism of recurrence. Del Med J. 1969; 41: 51-62.

［292］ Howie VM, Plousard JH. Treatment of group A streptococcal pharyngitis in children: Comparison of lincomycin and penicillin G given orally and benzathine penicillin G given intramuscularly.Am J Dis Child. 1971; 121: 477.

［293］ Randolph MF, Redys JJ, Hibbard EW. Streptococcal pharyngitis III. Streptococcal recurrence rates following therapy with penicillin or with clindamycin (7-chlorlincomycin). Del Med J. 1970; 42: 87-92.

［294］ Stillerman M, Isenberg HD, Facklan RR. Streptococcal pharyngitis therapy: comparison of clindamycin palmitate and potassium phenoxymethyl penicillin. Antimicrob Agents Chemother.1973; 4: 516-20.

［295］ Massell BF. Prophylaxis of streptococcal infection and rheumatic fever: a comparison of orally administered clindamycin and penicillin. J Am Med Assoc. 1979; 241: 1589-94.

［296］ Brook I, Leyva F. The treatment of the carrier state of group A beta-hemolytic streptococci with clindamycin. Chemotherapy.1981; 27: 360-7.

［297］ Brook I, Hirokawa R. Treatment of patients with recurrent tonsillitis due to group A beta-hemolytic streptococci: a prospective randomized study comparing penicillin, erythromycin and clindamycin. Clin Pediatr. 1985; 24: 331-6.

［298］ Orrling A, Stjernquist-Desatnik A, Schalen C. Clindamycin in recurrent group A streptococcal pharyngotonsillitis-an alternative to tonsillectomy? Acta Otolaryngol. 1997; 117: 618-22.

［299］ Chaudhary S, Bilinsky SA, Hennessy JL, Soler SM, Wallace SE, Schacht CM, Bisno AL. Penicillin V and rifampin for the treatment of group A streptococcal pharyngitis: a randomized trial of 10 days penicillin vs 10 days penicillin with rifampin during the fnal 4 days of therapy. J Pediatr. 1985; 106: 481-6.

［300］ Tanz RR, Shulman ST, Barthel MJ, Willert C, Yogev R. Penicillin plus rifampin eradicate pharayngeal carrier of group A streptococci. J Pediatr. 1985; 106: 876-80.

［301］ Tanz RR, Poncher JR, Corydon KE, Kabat K, Yogev R, Shulman ST. Clindamycin treatment of chronic pharyngeal carriage of group

A streptococci. J Pediatr. 1991；119：123-8.

［302］ Brook I. Treatment of patients with acute recurrent tonsillitis due to group A beta-haemolytic streptococci：a prospective randomized study comparing penicillin and amoxycillin/clavulanate potassium. J Antimicrob Chemother. 1989；24：227-33.

［303］ Brook I，Shah K，Jackson W. Microbiology of healthy and diseased adenoids. Laryngoscope. 2000；110：994-9.

［304］ Brook I，Shah K. Effect of amoxycillin with or without clavulanate on adenoid bacterial flora. J Antimicrob Chemother. 2001；48：269-73.

［305］ Brook I，Shah K. Effect of amoxicillin or clindamycin on the adenoids bacterial flora. Otolaryngol Head Neck Surg. 2003；129：5-10.

［306］ Brook I，Gober AE. Effect of amoxicillin and co-amoxiclav on the aerobic and anaerobic nasopharyngeal flora. J Antimicrob Chemother. 2002；49：689-92.

［307］ Levison ME，Mangura CT，Lorber B，Abrutyn E，Pesanti EL，Levy RS，MacGregor RR，Schwartz AR. Clindamycin compared with penicillin for the treatment of anaerobic lung abscess. Ann Int Med. 1983；98：466-71.

［308］ Gudiol F，Manresa F，Pallares R，Dorca J，Ruf G，Boada J，Ariza X，Casanova A，Viladrich PF. Clindamycin vs penicillin for anaerobic lung infections. High rate of penicillin failures associated with penicillin-resistant Bacteroides melaninogenicus. Arch Intern Med. 1990；150：2525-9.

［309］ Brook I. Treatment of aspiration or tracheostomy-associated pneumonia in neurologically impaired children：effect of antimicrobials effective against anaerobic bacteria. Int J Pediatr Otorhinolaryngol. 1996；35：171-7.

［310］ Mazuski JE，Solomkin JS. Intra-abdominal infections. Surg Clin North Am. 2009；89：421-37.

第64章 结核分枝杆菌

Akos Somoskovi，Max Salfinger

1 前言

2014年，结核病（TB）发病人数为960万人，相当于每10万人中有133名结核病患者，结核病死亡人数达150万人。传染性肺结核患者主要由结核分枝杆菌引起，牛分枝杆菌和非洲分枝杆菌有时也会引发该病。他们的及时诊断（包括检测耐药性）和及时治疗有4个目标：

（1）通过杀死迅速繁殖的病原体来治愈病人。

（2）防止病原体传播。

（3）防止耐药性的发生。

（4）消毒来自休眠细菌的感染组织以防止复发。

非肺结核病例通常对其他人没有传染性。2014年，估计有120万新的患有结核病的艾滋病人（占所有结核病例的12%）[1]。

耐药性通常分为两种类型。一种是获得性耐药性（或以前治疗过的病例之间的耐药性），是治疗中断或治疗方案不足而再次接受或目前正在接受治疗的患者中发展起来的耐药性。另一种是原发（或最初）耐药性，是新诊断出的结核病例的耐药性，这些病例以前没有接受过抗结核治疗，但他们已经感染了一种耐药菌株。多药耐药性（MDR），即至少对利福平（RIF）和异烟肼（INH）有耐药性，这是一种较为严重的耐药性问题。多重耐药性结核的高发病率经常被用作结核病控制规划中现代薄弱环节的标志，因为它们反映了结核病治疗和耐药病例的主动传播问题。早期发现耐药性可以为患者使用适当的治疗方案，这对促进结核控制有重要影响。广谱耐药性结核病（XDR-TB）的定义为对异烟肼和利福平以及任何氟喹诺酮（FQ）类药物和至少3种可注射二线抗结核药物中的一种药物的耐药性。

获得性耐药性是由于不充分、不完整或差的治疗质量而导致突变耐药菌株的产生。如果对药物敏感的结核病只采用单一有效的结核病治疗方案，那么在治疗过程中就会因药物压力而选择出具有耐药突变的细菌并进一步繁殖，最终成为优势菌株。如果感染了一种最初对特定药物有抗药性的菌株，接受该药物加上新的额外药物治疗，那么存在对新添加药物产生耐药性的风险。逐步添加药物可能最终导致更严重的耐药模式，并最终导致无法治愈的结核病[2]。

一旦感染了具有原发耐药性的耐药结核菌株，那么耐药结核病的传播与药物敏感结核病的传播方式是相同的。社区中耐药结核病的高流行率增加了社区耐药结核病暴发的风险。未确诊、未经治疗或治疗不佳的耐药结核病会促进高耐药结核病患病率的持续发生，也会促进社区中高比例的感染性耐药结核病例的发生[2]。

世界卫生大会每年由世界卫生组织（简称世卫组织）召集，2014年5月通过决议，批准了2015年后的新的全球结核病战略及其宏伟目标（表64.1）。"结核病战略"（2016—2035）旨在结束全球结核病疫情，其目标是在2015—2035年减少95%的结核病死亡率和减少90%的新病例，并确保没有家庭由于治疗结核病的费用而承受灾难性后果，它分别为2020年、2025年和2030年设定了中期目标[3]。

2　流行病学

自1994年以来，世卫组织、国际防治结核病和肺病超级参考实验室网络联盟一直是加强全球国家和中央级实验室的驱动力。该网络包括覆盖全部6个世卫组织区域的30多个实验室，也有助于支持抗生素耐药性调查，通过能力验证和验证抗生素药敏试验（AST）数据提供质量保证[2]。

2014年，全球约有3.3%的新病例（图64.1）和20%的先前治疗病例有多重耐药性结核病（图64.2）；近几年这些水平几乎没有变化。2014年，全世界估计有480 000例多重耐药性结核病新病例，约有190 000例多重耐药性结核病死亡。这些患者中有一半以上在印度、中国和俄罗斯联邦。到2015年，105个国家报告了广谱耐药性结核病。估计有9.7%的多重耐药性结核病患者携带广泛耐药结核菌[1]。

Percentage of new TB cases with MDR–TB[a]

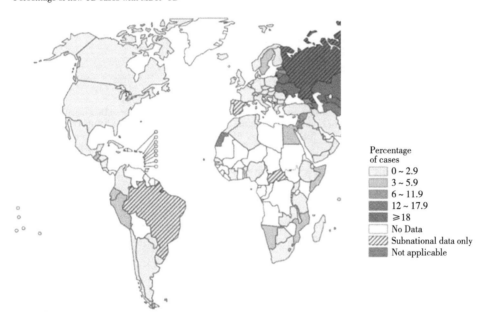

[a] Figures are based on the most recent year for which data have been reported，which varies among countries. Data reported before the year 2000 are not shown.

图64.1　全球部分地区新发耐多药结核病患者的比例（%）示意图

自2000年以来，在全球范围内被列为最高优先事项的22个结核病高发国家（表64.2）占全球所有估计事件案例的83%。2014年突发事件数量最多的6个国家是印度、印度尼西亚、中国、尼日利亚、巴基斯坦和南非[1]。

在表64.3中显示了多重耐药性结核病高负担国家27个新的和以前治疗过的多重耐药性结核病患者的比例。东欧和中亚国家的耐多药结核继续保持最高水平。在新病例中，多重耐药性结核病在白俄罗斯、爱沙尼亚、哈萨克斯坦、吉尔吉斯斯坦、摩尔多瓦共和国、俄罗斯联邦、乌克兰和乌兹别克斯坦的比例最高。在以前治疗的结核病病例中，多重耐药性结核病的比例在白俄罗斯、爱沙尼亚、哈萨克斯坦、吉尔吉斯斯坦、摩尔多瓦共和国、塔吉克斯坦、乌克兰和乌兹别克斯坦最高。在俄罗斯联邦，尽管以前接受治疗的多重耐药性结核病病例平均比例不超过50%，但在几个联邦行政区中这一比例远高于50%[1]。

Percentage of previously treated TB cases with MDR–TB[a]

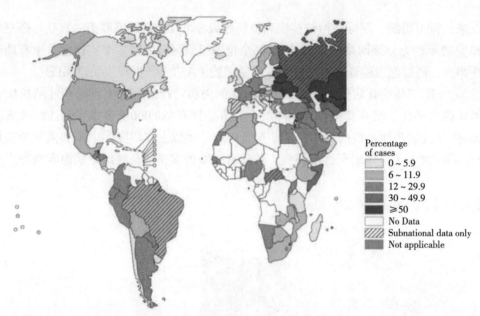

[a] Figures are based on the most recent year for which data have been reported，which varies among countries.Data reported before the year 2000 are not shown.In six countries or territories，the high percentages of previously treated cases with MDR–TB refer to only a small number（1–8）of notified TB cases.These ars：Bahrain；Belize；Bonaire，Saint Eustatius and Saba；Cyprus；Israel；and Sao Tomé and Principe.

图64.2　全球部分地区以前接受耐多药结核病治疗的结核病病例的比例（％）示意图

表64.1　2015年全球结核病战略框架

愿景	一个没有结核病的世界 -零死亡，不再有疾病和由于结核病造成的痛苦
目标	结束全球结核病流行
2025年的里程碑	-结核病死亡人数减少75%（与2015年相比） -结核病发病率降低50%（每10万人口结核病例少于55个） -没有因结核病而面临灾难性费用而受影响的家庭
2035年的目标	-结核病死亡率减少95%（与2015年相比） -结核病发病率降低90%（每10万人口结核病例少于10例） -没有因结核病而面临灾难性费用而受影响的家庭
原则	1.政府负责管理和问责，并进行监督和评价 2.与民间社会组织和社区建立强有力的联盟 3.保护和促进人权、道德和公平 4.全球协力，在国家层面调整应用战略和目标
支柱和组成部分	1.以患者为中心的综合治疗和预防 A.结核病的早期诊断包括普遍的药物敏感性试验；系统筛查接触者和高危人群 B.对包括耐药结核病在内的所有结核病患者进行治疗，同时提供患者支持 C.开展合作性结核病/艾滋病毒的活动和合并症的管理 D.预防性治疗高危人群和接种结核病疫苗

（续表）

支柱和组件	2.大胆的政策和支持系统 A.为结核病的治疗和预防提供充足资源的政治承诺 B.社区、民间社会组织以及公共和私人保健提供者的参与 C.病例报告，人口动态登记、药物质量和合理使用以及感染控制的全民健康覆盖政策和监管框架 D.社会保护、缓解贫穷以及针对结核病其他决定因素采取的行动 3.强化研究和创新 A.研制、开发和快速采用新工具、干预措施和策略 B.开展研究以优化实施和影响并促进创新

表64.2 2014年结核病的估计流行病学负担[a]

	人口 （百万）	死亡率[b]		HIV阳性结 核病死亡率		流行		发病率		艾滋病毒阳 性结核病例	
阿富汗	31 628	14	10 ~ 18	<0.1	0 ~ 0.1	110	56 ~ 180	60	53 ~ 67	0.3	0.2 ~ 0.4
孟加拉国[c]	159 078	81	59 ~ 110	0.2	0.1 ~ 0.2	640	340 ~ 1 000	360	320 ~ 410	0.6	0.4 ~ 0.7
巴西	206 078	5.3	4.9 ~ 5.7	2.4	1.8 ~ 3.2	110	51 ~ 180	90	86 ~ 95	16	14 ~ 17
柬埔寨	15 328	8.9	6.3 ~ 12	0.8	0.6 ~ 1.0	100	87 ~ 120	60	54 ~ 66	1.8	1.6 ~ 2.0
中国	1 369 436	38	37 ~ 40	0.7	0.5 ~ 0.9	1 200	1 100 ~ 1 400	930	860 ~ 1 000	13	11 ~ 16
刚果民 主共和国	74 877	52	38 ~ 68	6.3	5.0 ~ 7.7	400	210 ~ 640	240	220 ~ 270	34	27 ~ 42
埃塞俄比亚	96 959	32	22 ~ 43	5.5	4.4 ~ 6.8	190	160 ~ 240	200	160 ~ 240	19	15 ~ 23
印度	1 295 292	220	150 ~ 350	31	25 ~ 38	2 500	1 700 ~ 3 500	2 200	2 000 ~ 2 300	110	96 ~ 120
印度尼西亚	254 455	100	66 ~ 150	22	13 ~ 32	1 600	1 300 ~ 2 000	1 000	700 ~ 1 400	63	41 ~ 90
肯尼亚	44 864	9.4	6.7 ~ 12	8.1	6.4 ~ 10	120	64 ~ 190	110	110 ~ 110	40	38 ~ 42
莫桑比克	27 216	18	12 ~ 26	37	29 ~ 45	150	80 ~ 240	150	120 ~ 180	85	65 ~ 110
缅甸	53 437	28	20 ~ 37	4.1	3.3 ~ 5.1	240	190 ~ 310	200	180 ~ 220	19	15 ~ 24
尼日利亚	177 476	170	91 ~ 280	78	53 ~ 110	590	450 ~ 740	570	340 ~ 870	100	59 ~ 160
巴基斯坦	185 044	48	11 ~ 110	1.3	0.8 ~ 1.9	630	530 ~ 740	500	370 ~ 650	6.4	4.4 ~ 8.7
菲律宾	99 139	10	9.0 ~ 11	<0.1	0 ~ 0.1	410	360 ~ 470	290	250 ~ 320	2.5	2.0 ~ 3.2
俄罗斯联邦	143 429	16	15 ~ 16	1.1	0.8 ~ 1.3	160	70 ~ 270	120	110 ~ 130	5.5	4.5 ~ 6.6
南非	53 969	24	22 ~ 26	72	58 ~ 89	380	210 ~ 590	450	400 ~ 510	270	240 ~ 310
泰国	67 726	7.4	3.9 ~ 12	4.5	2.3 ~ 7.4	160	110 ~ 220	120	61 ~ 190	15	7.8 ~ 24
乌干达	37 783	4.5	3.2 ~ 6.1	6.4	5.0 ~ 8.1	60	33 ~ 95	61	53 ~ 69	28	24 ~ 32
坦桑尼亚	51 823	30	13 ~ 54	28	15 ~ 43	270	110 ~ 510	170	80 ~ 290	62	29 ~ 110
越南	92 423	17	11 ~ 23	1.9	1.3 ~ 2.5	180	76 ~ 330	130	110 ~ 150	7	5.7 ~ 8.5
津巴布韦	15 246	2.3	1.4 ~ 3.4	5.2	3.2 ~ 7.8	44	24 ~ 71	42	29 ~ 58	25	17 ~ 35

（续表）

	人口（百万）	死亡率[b]		HIV阳性结核病死亡率		流行		发病率		艾滋病毒阳性结核病例	
高负担国家	4 552 704	940	790 ~ 1 100	320	280 ~ 360	10 000	9 200 ~ 12 000	8 000	7 500 ~ 8 500	930	850 ~ 1 000
AFR	963 361	450	350 ~ 560	310	270 ~ 350	3 200	2 800 ~ 3 600	2 700	2 400 ~ 3 000	870	790 ~ 950
AMR	981 613	17	16 ~ 18	6	5.2 ~ 6.8	350	270 ~ 440	280	270 ~ 290	36	34 ~ 38
EMR	635 745	88	43 ~ 150	3.2	2.6 ~ 4.0	1 000	880 ~ 1 200	740	610 ~ 890	12	10 ~ 15
欧元	907 279	33	33 ~ 34	3.2	2.7 ~ 3.7	440	330 ~ 560	340	320 ~ 350	20	18 ~ 21
SEAR	1 906 087	460	350 ~ 570	62	51 ~ 74	5 400	4 400 ~ 6 500	4 000	3 700 ~ 4 400	210	180 ~ 240
WPR	1 845 184	88	81 ~ 95	4.9	4.2 ~ 5.7	2 100	1 900 ~ 2 400	1 600	1 500 ~ 1 600	31	28 ~ 35
全球	7 239 269	1 100	970 ~ 1 300	390	350 ~ 430	13 000	11 000 ~ 14 000	9 600	9 100 ~ 10 000	1 200	1 100 ~ 1 300

最佳估计是95%不确定性区间的下限和上限。

[a]死亡率、患病率和发病率的数字，以千为单位；显示为两位有效数字。在四舍五入之前计算总计（HBCs，区域和全球）。

[b]死亡率不包括HIV阳性结核病例的死亡人数。根据ICD-10，艾滋病毒阳性结核病例中的死亡被列为艾滋病毒死亡，并在本表中单独列出。

[c]孟加拉国将在完成全国结核病流行率调查后对肺结核疾病负担估算进行联合重新评估。

表64.3　全球耐多药结核病患者和27个耐多药结核病高负担国家和世卫组织地区的结核病例估计比例

	耐多药结核病新发结核病例的估计百分比[a]	95%置信区间	估计耐多药结核病治疗结核病例[a]	95%置信区间
亚美尼亚	9.4	7.0 ~ 12	43	38 ~ 49
阿塞拜疆	13	10 ~ 16	28	22 ~ 37
孟加拉国	1.4	0.7 ~ 2.5	29	24 ~ 34
白俄罗斯	34	32 ~ 36	69	66 ~ 72
保加利亚	2.3	1.3 ~ 3.8	23	17 ~ 31
中国	5.7	4.5 ~ 7.0	26	22 ~ 30
刚果民主共和国[b]	2.2	0.3 ~ 4.1	11	6.2 ~ 16
爱沙尼亚	19	14 ~ 27	62	42 ~ 79
埃塞俄比亚	1.6	0.9 ~ 2.8	12	5.6 ~ 21
格鲁吉亚	12	10 ~ 13	39	35 ~ 44
印度	2.2	1.9 ~ 2.6	15	11 ~ 19
印度尼西亚	1.9	1.4 ~ 2.5	12	8.1 ~ 17
哈萨克斯坦	26	25 ~ 27	58	57 ~ 59
吉尔吉斯斯坦	26	23 ~ 31	55	52 ~ 58
拉脱维亚	8.2	5.8 ~ 11	30	21 ~ 40
立陶宛	14	12 ~ 16	49	43 ~ 55
缅甸	5.0	3.1 ~ 6.8	27	15 ~ 39
尼日利亚	2.9	2.1 ~ 4.0	14	10 ~ 19

（续表）

	耐多药结核病新发结核病例的估计百分比[a]	95%置信区间	估计耐多药结核病治疗结核病例[a]	95%置信区间
巴基斯坦	3.7	2.5 ~ 5.0	18	13 ~ 23
菲律宾	2.0	1.4 ~ 2.7	21	16 ~ 29
摩尔多瓦共和国	24	21 ~ 26	62	59 ~ 65
俄罗斯联邦	19	14 ~ 25	49	40 ~ 59
南非	1.8	1.4 ~ 2.3	6.7	5.4 ~ 8.2
塔吉克斯坦	8.1	6.9 ~ 9.4	52	47 ~ 57
乌克兰	22	20 ~ 24	56	50 ~ 61
乌兹别克斯坦	23	18 ~ 30	62	53 ~ 71
越南	4.0	2.5 ~ 5.4	23	17 ~ 30
高耐多药结核病负担国家	3.8	2.2 ~ 5.4	22	13 ~ 31
AFR	2.1	0.5 ~ 3.7	11	6.7 ~ 16
AMR	2.4	1.3 ~ 3.5	11	6.5 ~ 16
EMR	3.2	2.3 ~ 4.1	18	12 ~ 25
EUR	15	10 ~ 20	48	43 ~ 53
SEAR	2.2	1.9 ~ 2.6	16	14 ~ 18
WPR	4.4	2.5 ~ 6.3	22	18 ~ 25
全球	3.3	2.2 ~ 4.4	20	14 ~ 27

AFR：非洲地区；AMR：美洲地区；EMR：东地中海地区；EUR：欧洲地区；SEAR：东南亚地区；WPR：西太平洋地区。

[a]最佳估计值为最新的可用年份。

[b]刚果民主共和国的估计数是根据同一流行病学地区国家的数据进行的间接估计。

在世界许多地区，新病例的耐药性水平仍然很低（<3%）。美洲地区的几乎所有国家、大多数非洲国家、大部分东南亚地区、大部分西欧国家以及西方一些太平洋地区国家都进行了抗菌素耐药性调查[1]。

2.1 来自美国的数据

自1992年以来，美国结核病病例数每年都在减少，直到2015年首次出现增长（达到9557例），比2014年增长了1.6%。尽管病例数略有增加，但自2013年以来，每10万人的结核病发病数保持相对稳定，约为3人左右。自1992年美国结核病死灰复燃以来，每年报告的结核病病例数减少了64%。

在美国境外出生的人中，原发性异烟肼抗药率从1993年的12.1%下降到2015年的10%。在美国境内出生的人中，这一比例从1993年的6.7%下降到2007年的4.2%，但自那时以来有所增加，2015年为6.4%（图64.3a）。1996—2015年，主要多重耐药性结核病例的比例在1.3% ~ 0.9%之间波动（图64.3b）。自1996年以来，美国出生的主要多重耐药性结核病患者比例一直低于1%，然而，在报告的主要多重耐药性结核病例总数中，美国境外出生的人所占比例从1993年的25%（407例中占103例）上升到2015年的86%（73例中占63例）（图64.3c）。2015年报告了一例广谱耐药性结核病，单年报告最多的是1993年的10例，2003年和2009年没有报告病例，随着时间的推移，病例数变化没有明显趋势（图64.3 d）[4]。

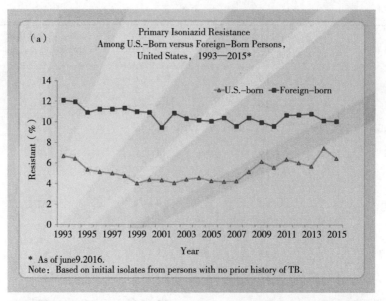

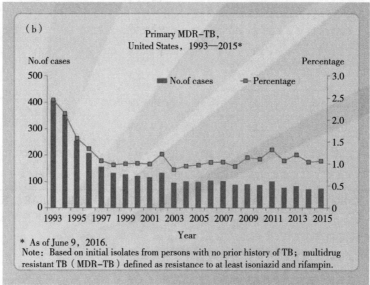

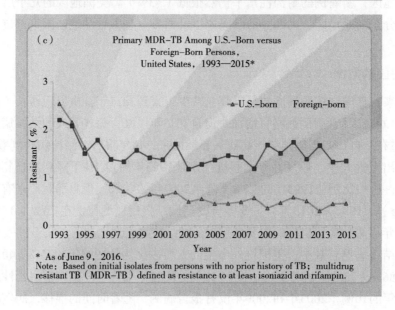

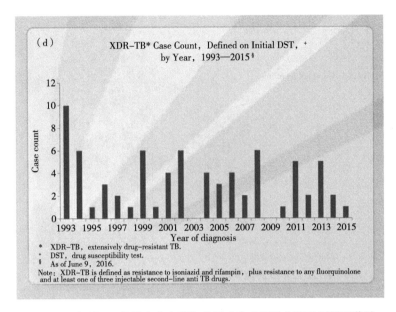

图64.3　该图显示美国出生人群与外国出生人群的主要异烟肼耐药性

（a）在所有测量年份中，美国境外出生人群中主要异烟肼抗药性的百分比均高于美国境内出生人群。在美国境外出生的人中，这一比例从1993年的12.1%下降到2015年的10%。在美国境内出生的人中，这一比例从1993年的6.7%下降到2007年的4.2%，但从此以后上升到2015年的6.4%。（b）该图侧重于1993—2015年美国主要耐多药结核病的趋势。主要耐多药结核病例数从1993年的407例稳步下降至2002年的132例。此后，主要耐多药结核病病例波动在87～103例之间，2015年报告了89例。原发耐多药结核病从1993年的2.5%下降到1998年的1.0%左右，此后波动在1.0%左右。2015年，主要耐多药结核病患病率为1.1%。（c）这个图突出显示美国境内出生和境外出生人群的主要耐多药结核病。外国出生人群主要耐多药结核病例的比例从1993年的约25%上升到2015年的86%。在美国境外出生的美国人中，耐多药结核的百分比自1997年以来一直低于1%，并且在2015年为0.5%。自1995年以来，美国境外出生人数百分比逐年波动，保持在1.2%～1.8%。2015年，美国境外出生人群中主要耐多药结核病患病率为1.4%。（d）该图显示了1993—2015年计算的广泛耐药结核病例数。2015年报告了1例广泛耐药结核病。1993年单数年报告的广泛耐药结核数量最多，为10例，而在2003年和2009年没有报告的病例，随着时间的推移，病例数量没有明显变化的趋势。

2.2　欧洲

27个多重耐药性结核病和广谱耐药性结核病高发国家中有15个国家在欧洲（图64.4）。随着苏联在20世纪90年代初的解体，新独立国家的结核病和多重耐药性结核病的比例开始上升，主要原因在于随后社会经济危机和医疗体系恶化。目前，世卫组织欧洲地区所有高负担多重耐药性结核病高发国家都位于东部地区，该地区耐药结核病例有99%发生在这些国家[5]。

耐药结核病的出现是欧洲结核病控制面临的挑战。Guenther等人收集了23个结核病网络欧洲试验（TBNET）点的多重耐药性结核病、广谱耐药前结核病和广谱多重耐药性结核病患者资料，并对其结核分枝杆菌株对二线抗生素的药敏试验进行了评估，表64.4显示了这些地点的16个欧洲国家在对新一代氟喹诺酮（左氧氟沙星和莫西沙星）和利奈唑胺进行的低抗生素药敏试验值。来自广谱耐药前结核病患者的分离株有30%以上对任何氟喹诺酮有耐药性，70%的分离株对任何二线注射药物如阿米卡星、卷曲霉素和卡那霉素耐药。在被检测的广谱耐药性结核病中，结核分枝杆菌菌株表现出对吡嗪酰胺（PZA）和乙胺丁醇（EMB）具有耐药性，耐药率分别大于90%和大于80%。来自广谱耐药前结核病（43%）和广谱耐药性结核病患者（49%）的分离株对丙硫异烟胺/乙硫异烟胺的抗药性也较高。目前对抗第5组药物的抗生素药敏试验的研究很少[6]。

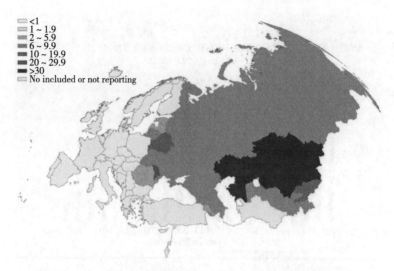

图64.4 2012年欧洲地区每100 000人耐多药结核病例的通报率

（经欧洲结核病监督与监测许可转载）

表64.4 在欧洲16个国家的23个结核病网络欧洲试验地点对耐多药结核病、广谱耐药性前和广谱耐药性患者的一线和二线抗结核药物的耐药性

药物	耐多药结核病（*n*=258）		XDR-TB前（*n*=89）		广泛耐药结核病（*n*=33）	
	总检测*n*（%）	抗药性*n*（%）	总检测*n*（%）	抗药性*n*（%）	总检测*n*（%）	抗药性*n*（%）
第1组						
乙胺丁醇	250（96.9）	141（56.4）	88（98.9）	52（59.1）	33（100）	27（81.8）
吡嗪酰胺	98（38.0）	44（44.9）	56（62.9）	44（78.5）	18（54.5）	17（94.4）
链霉素	247（95.7）	218（88.3）	86（96.6）	83（96.5）	31（93.9）	30（96.8）
第2组						
任何SLI	234（90.7）	NA	89（100）	60（67.4）	33（100）	33（100）
阿米卡星	97（37.6）	NA	56（62.9）	26（46.4）	27（81.8）	16（59.3）
卷曲霉素	171（66.3）	NA	67（75.3）	26（38.8）	28（84.8）	19（67.9）
卡那霉素	189（73.3）	NA	72（80.9）	44（61.1）	27（81.8）	24（88.9）
第3组						
任何FQ	230（89.1）	NA	89（100）	29（32.6）	33（100）	33（100）
左氧氟沙星	17（6.6）	NA	10（11.2）	3（30.0）	5（15.2）	1（20.0）
莫西沙星	39（15.1）	NA	23（25.8）	8（34.8）	11（33.3）	9（81.8）
氧氟沙星	209（81.0）	NA	82（92.1）	23（28.0）	33（100）	33（100）
第4组						
环丝氨酸/特立齐酮	129（50.0）	6（4.7）	65（73.0）	6（9.2）	25（75.8）	11（44.0）
乙硫异烟胺/丙硫异烟胺	234（90.7）	65（27.8）	87（97.8）	38（42.7）	33（100）	9（31.0）
PAS	193（74.8）	6（3.1）	69（77.5）	7（10.1）	29（87.9）	9（31.0）

（续表）

药物	耐多药结核病（n=258）		XDR-TB前（n=89）		广泛耐药结核病（n=33）	
	总检测n（%）	抗药性n（%）	总检测n（%）	抗药性n（%）	总检测n（%）	抗药性n（%）
第5组						
阿莫西林/克拉维酸	0	NA	0	NA	0	NA
克拉霉素	12（4.7）	3（25.0）	2（2.2）	0	3（9.1）	0.0
亚胺培南	0	NA	0	NA	0	NA
利奈唑胺	40（15.5）	0	21（23.6）	0	8（24.2）	2（25.0）
美罗培南	0	NA	1（1.1）	1（100）	0	NA
氯法齐明	0	NA	0	NA	0	NA

MDR-TB：耐多药结核病；XDR-TB：广泛耐药结核病；SLI：二线注射剂；NA：无效；FQ：氟喹诺酮；PAS：对氨基水杨酸。

3 临床意义与治疗

3.1 药物敏感型结核病

根据几十年来在国际临床试验中证明的标准化策略——药物敏感性结核是非常好治疗的。治疗方案包括给予一段时间（通常为6～9个月）的组合药物，这取决于结核病的形式和过去的抗结核治疗史。现代治疗方案包括4种所谓的一线药物：异烟肼、利福平、吡嗪酰胺和乙胺丁醇或链霉素（SM），治疗分为2个月强化期，使用3种或4种一线药物，随后的持续阶段通常与异烟肼和利福平共使用6个月（有时结核性脑膜炎为9个月或12个月）。强化阶段的目标是杀死代谢和增殖活跃的细菌，而持续阶段的目标是根除感染组织中零星的代谢活跃和半休眠结核分枝杆菌[7-10]。表64.5和表64.6描述了一线药物的主要剂量和不同的治疗形式[7-10]。

表64.5 成人和儿童使用一线抗结核药物的剂量

成人/儿童		日常	每周两次	每周三次
INH	成人（最大）	5 mg/kg（300 mg）	15 mg/kg（900 mg）	15 mg/kg（900 mg）
	儿童（最大）	10～15 mg/kg（300 mg）	20～30 mg/kg（900 mg）	-
RIF	成人（最大）	10 mg/kg（600 mg）	10 mg/kg（600 mg）	10 mg/kg（600 mg）
	儿童（最大）	10～20 mg/kg（600 mg）	10～20 mg/kg（600 mg）	
PZA	成人	1.0 g（<55 kg）	1.5 g（<55 kg）	2.0 g（<55 kg）
		1.5 g（56～75 kg）	2.5 g（56～75 kg）	3.0 g（56～75 kg）
		2.0 g（75kg+）	3.0 g（>75 kg）	4.0 g（>75 kg）
	儿童（最大）	15～30 mg/kg（2.0 g）	50 mg/kg（4.0 g）	-
EMB	成人（最大）	前2个月25 mg/kg	50 mg/kg	30 mg/kg
	儿童（最大）	最后4个月15 mg/kg（最大2.5 g）	30～50 mg/kg	

成人剂量建议14岁以上或40 kg以上的儿童；

INH：异烟肼；RIF：利福平；PZA：吡嗪酰胺；EMB：乙胺丁醇。

表64.6　药物敏感性结核患者的药物治疗方案和剂量

药物	初始阶段	持续阶段		总剂量的范围
	方法	药物	方法	
INH RIF PZA EMB	每周7 d，56次（8周）或每周5 d，40次（8周）	INH+RIF	每周7 d，126次（18周）或每周两次，36次（18周）	182～130剂（26周） 92～76剂（26周）
INH RIF PZA EMB	每周7 d，14次（2周）然后每周两次，12次（6周）或每周5 d，10次（2周），然后每周两次，12次（6周）	INH+RIF	每周两次，36剂（18周）	62～58剂（26周）
INH RIF PZA EMB	每周三次，24剂（8周）	INH+RIF	每周三次，54剂（18周）	78剂（26周）
INH RIF EMB	每周7 d，56次（8周）或每周5 d，40次（8周）	INH+RIF	每周7 d，217次（31周）或每周两次，62次（31周）	273～195剂（39周） 118～102剂（39周）

INH：异烟肼；RIF：利福平；PZA：吡嗪酰胺；EMB：乙胺丁醇。

　　如果患者的异烟肼耐药率高于4%，应该使用异烟肼、利福布丁、吡嗪酰胺和乙胺丁醇或链霉素联合治疗2个月（强化期），然后用异烟肼和利福平治疗4个月（延续阶段）[7, 9, 10]。链霉素在一线治疗中的作用已经减弱，因为经常出现耐药性和肠外给药不便。如果异烟肼耐药率低于4%，则不需要在治疗方案中使用乙胺丁醇或链霉素，或者如果在强化期结束前获得抗生素药敏试验结果并且可以不用乙胺丁醇则可以停用这些药物。但是，如果在强化阶段结束时没有抗生素药敏试验结果，应继续用乙胺丁醇（联合异烟肼和利福平）治疗；然而，需要调整剂量来避免耳毒性[7-10]。建议进行细菌学随访，进行抗酸杆菌（AFB）涂片和培养，每两周或至少每月一次，直到连续两次的培养结果为阴性时，才能停止治疗。培养结果为阴性的时间（培养结果转阴）是对治疗反应最有价值的措施之一。

　　治疗结束后复发的可能性与疾病的初始程度和强化期结束时的培养结果高度相关。因此，对于第2个月培养仍为阳性的晚期和空洞性肺结核（和抗酸杆菌涂片阳性）患者，建议延长维持治疗阶段的持续时间，异烟肼和利福平多使用3个月，并延长治疗的总时间到9个月[7]，这种方法已被证明是一种有效的措施，可显著降低这些患者晚期复发的机会。

　　如果维持治疗阶段的培养结果重复转化为阳性或尽管采用适当的治疗方法再次变为阳性，强烈建议增加分子筛选和常规抗生素药敏试验以排除新出现的耐药性。

　　治疗的完成取决于治疗的持续时间和推荐剂量的数量（表64.6）[7]。然而，在建议的治疗时间内，没有或不能完成所需剂量的情况并不少见。如果强化期的治疗中断超过2周，应该从头开始重新治疗；如果中断时间少于2周，治疗应该是继续在3个月内给予强化阶段推荐的总剂量药物，如果强化阶段的总剂量在3个月内无法完成，则应重新开始治疗。如果抗酸杆菌涂片结果阴性患者在维持治疗阶段中断并且患者在此期间已完成至少80%的推荐剂量，则可能不需要延长治疗。然而，对于最初的抗酸杆菌涂片阳性患者，推荐完成治疗，并给予推荐的总剂量[7]。

　　接受推荐剂量不到80%的患者可能有2种选择。如果中断时间少于3个月，则应继续进行维持阶段治疗，如果患者返回后进行的抗酸杆菌涂片培养结果为阴性，患者应在6个月内（重新开始后或最初开始日期的9个月内）采取所有最初计划的剂量。如果这些抗酸杆菌涂片培养结果是阳性的，重新启动4种药物的一线治疗方案。如果推迟3个月或更长，整个治疗过程（初始阶段和继续阶段）应该从头重新开始。然而，如果培养结果阴性，并且患者接受了总共9个月的治疗，可以考虑停止治疗[7]。

对任何中断治疗的患者实施直接观察疗法（DOT）是必不可少的。中断治疗的患者的细菌学随访非常重要，如果患者返回后的培养结果为阳性，建议使用其他的分子和常规抗生素药敏试验，以快速地检测其所有耐药性。

最近，3项主要的3期非劣效性试验评估了氟喹诺酮类药物将6个月的药物敏感型结核病患者的治疗时间缩短至4个月的疗效[11-13]，这些试验的概念是根据体外和小鼠模型研究的结果，这些研究表明莫西沙星和加替沙星联合异烟肼、利福平和吡嗪酰胺或高剂量利福喷丁可减少肺组织中结核分枝杆菌的根除时间，并用4个月时间的方案治愈。结核病莫西沙星疗法快速评估（REMoxTB）试验的是一项随机、双盲、安慰剂对照试验，评估了在4个月的疗程中，异烟肼或乙胺丁醇被替换为莫西氟沙星的2种治疗方案；包含氧氟沙星的短程肺结核治疗疗法（OFLOTub），评估了加替沙星代替乙胺丁醇的6个月标准方案与4个月方案；使用莫西沙星治疗肺结核的高剂量利福喷丁（RIFAQUIN）试验研究了莫西沙星在强化期替代异烟肼的4个月和6个月组合的疗效。不幸的是，这些试验都没有能够证明氟喹诺酮类药物能够达到目标并缩短治疗的持续时间。然而，值得注意的是，在莫西沙星治疗肺结核的高剂量利福喷丁试验中，在维持治疗阶段每周一次使用莫西沙星和利福喷丁的6个月方案非常有效，使用直接观察疗法，这种在治疗最后4个月每周一次的方法在某些情况下确保符合要求，对简化治疗的成功完成可能非常有益，并为后续工作提供备用资源。目前正在进行其他研究，以明确利福喷丁、高剂量利福平或氯法齐明在缩短药物敏感性结核结局中的作用[14]。

早期实施适当的治疗对于预防多重耐药性结核病的出现和治疗是必不可少的[9, 10]。世界卫生组织采用了（DOTS）策略，率先在世界许多地区开展了治疗药物敏感性结核病和预防多重耐药性结核病发展的研究。DOTS-Plus策略用于治疗确实发生的病例[9, 10]，确保治疗的持续和完成是关键目标，直接观察短程疗法是实现这一目标的有效策略。

3.2 耐药结核病

3.2.1 不同形式单药耐药性结核病的治疗

由于存在耐药性，标准化治疗方法受到极大的挑战。对药物耐药突变的分子检测和完整的表型抗生素药敏试验（包括定量表型抗生素药敏试验）可以为选择成功解决单一药物耐药性问题的最佳方法提供有价值的支持。这种治疗方法可能是其余一线药物治疗的扩展，二线药物的增加或涉及的药物剂量的增加。

异烟肼单药耐药性在某些高医疗费用地区中可能相当高，如印度，异烟肼单药耐药率可能达到10%[15]。如果分离株是异烟肼抗药性表型，那么快速分子抗药性筛查结果对于临床医生治疗决策的指导特别重要，已确定异烟肼是否可以继续使用或应该排除在治疗方案之外。在存在inhA突变的情况下，预计可能存在低水平的异烟肼突变表型，这通常可以用高剂量的异烟肼治疗得到成功控制[16, 17]，在这些患者中，可以用低剂量的异烟肼联合利福平、乙胺丁醇和吡嗪酰胺治疗2个月，然后进行4个月的高剂量异烟肼、利福平和乙胺丁醇治疗。对于定量抗生素药敏试验，这些患者的分离株通常在液体培养基的MGIT系统中显示出对0.1 μg/mL异烟肼的抗药性和对0.4 μg/mL异烟肼的敏感性[18]；然而，当快速分子筛选证实基因座315中存在katG基因突变时，就会具有临床意义上的高水平的抗药性表型（MGIT系统中对0.1 μg/mL和0.4 μg/mL异烟肼都具有抗药性），这可能清楚地表明异烟肼治疗已不再适用于这些患者，不应该在治疗方案中继续使用，即使增加剂量也不再适合使用[19, 20]。虽然分子检测对于临床医生来说可能是非常有帮助的，但在检测到不太常见的*katG*突变（除了基因座315突变之外）时，由于这种突变是中等水平的耐药性表型，因此在做任何治疗之前不需要谨慎决定，只需要用定量抗生素药敏试验（即最小抑制浓度）评估较不常见的*katG*突变的抗药性水平即可。

对于中度或特别是具有高水平异烟肼抗药性的患者，如果大剂量的异烟肼治疗不能取得疗效，可用利福平、乙胺丁醇和吡嗪酰胺治疗6个月[7]；如果患者最初是抗酸杆菌涂片阳性并且是空洞性肺结核，并且在第二个月的随访培养仍然为阳性，则单独异烟肼耐药患者的治疗时间可延长至9个月。由于利福平与氟喹诺酮类药物之间的相互作用会在血清中发生不利的浓度变化，因此在治疗方案中添加氟喹诺酮可能不是有益的[21, 22]，但在广泛耐药结核病的情况下可考虑使用。然而，重要的是要记住，莫西沙星治疗肺结核的高剂量利福喷丁试验的检查对在强化期莫西沙星和利福喷丁的疗效和在维持治疗期每周一次莫西沙星替代异烟肼疗效的指导是非常有效的[13]。可以给不耐受吡嗪酰胺或怀孕的患者使用利福平和乙胺丁醇12个月的治疗方案[7]，由于对高水平耐药表型的治疗可能会导致这些患者出现严重的多发性神经病变，因此不建议对所有单纯异烟肼耐药的患者应用这种治疗方案。因此，应尽一切努力来检测异烟肼抗药性的水平。

分离株中对利福霉素具有抗药性的菌株通常很少见。然而，最近对世界卫生组织14个国家重点实验室支持的全球各种诊断机构的数据进行的回顾分析结果显示，在某些地理区域利福平单药抗药性高达11.6%[23]。Mukinda等报道，在南非西开普省，利福平单药抗药性在5年内增加了2倍，其中12%的病人被误诊而按照多重耐药结核病方案治疗，而不是用药效更强的一线药物氟喹诺酮治疗12个月的方案[24]。Rufai等人还报告说[15]，在印度对285名痰检阳性的多重耐药性结核病可疑患者进行了线性探针抗生素药敏试验检测调查，结果显示，在285名多重耐药性结核病可疑患者中，有很高的利福平单药耐药性（22.2%），对于单纯利福平耐药的患者，可以用异烟肼、吡嗪酰胺、乙胺丁醇和氟喹诺酮治疗至少12个月而不是18个月，该疗法中氟喹诺酮类药物的最佳选择是莫西氟沙星而不是氧氟沙星，因为莫西氟沙星有更好的药代动力学和最小抑菌浓度[7-10, 25]。如果患有晚期（空洞型）肺结核，可以通过在头2~3个月内添加可注射药物来增强该方案，以便快速降低细菌载量和/或将维持治疗期缩短至12个月。另外，异烟肼、吡嗪酰胺和链霉素（或另一种可注射药物）的组合给予9个月治疗的方案也可能是可行的[7-10, 25]。*rpoB*基因的突变通常会导致对所有利福霉素的交叉耐药性，然而，密码子516、Phe514PhePhe和Ser522Leu的突变与利福平耐药性有关，但对利福布丁敏感[26]；在这些患者中，通过*rpoB*分子筛查检测这些突变可能是非常有帮助的，因为可以实施利福布丁6个月的标准方案，该方案可以提供明显更好的结果、更短的治疗周期和更少的潜在副作用。

对于人结核分枝杆菌而言，对吡嗪酰胺的抗药性极为罕见。通常与牛结核分枝杆菌、牛分枝杆菌卡介疫苗或卡内蒂支原体感染有关，因为它们对吡嗪酰胺具有天然抗药性[27]。所以，需要通过分子鉴别方法快速确定结核分枝杆菌复合物中菌种成员，特别是在吡嗪酰胺单药抗药性表型的情况下更需要进行鉴别诊断。吡嗪酰胺单药抗药性患者的治疗方案是给予异烟肼9个月，利福平和乙胺丁醇2个月，然后给予异烟肼和利福平7个月[7-10, 25]。

如果是单纯链霉素耐药，药敏结核分枝杆菌的标准一线治疗方案仍然适用［异烟肼、利福平、吡嗪酰胺和乙胺丁醇2个月，然后异烟肼和利福平4个月（如果菌株对异烟肼和利福平敏感）］；对于乙胺丁醇单药抗药性患者（这也不常见），其治疗方案仍然是强化期给予异烟肼、利福平和吡嗪酰胺2个月，然后是异烟肼和利福平4个月[7-10, 25]。

为了跟踪抗结核药物耐药患者的治疗效果，在每月进行一次抗酸杆菌涂片和培养的基础上，至少每两个月进行一次表型抗生素药敏试验，每月进行一次分子抗药性检测可能是适宜的。

3.3　多重耐药和广谱耐药性结核病的治疗

多重耐药性结核病的治疗非常复杂，而且常常很具挑战性。为了确保尽可能好的治疗效果，应遵循以下原则：①治疗所需药物的数量；②合理使用最有效和最低效的药物；③在设计和启动多重耐药性结核病治疗方案时也强调注射药物的使用时间要短。一线和二线药物的主要剂量和潜在副作用见表64.7[7-10, 25, 29]。

表64.7　一线和二线抗结核药物，推荐剂量和常见副作用

药物	给药途径	成人的剂量	主要副作用和评论
异烟肼	口服，IV	每日5 mg/kg	肝毒性，周围神经炎，用吡哆醇
利福平	口服，IV	每日10 mg/kg	肝毒性，肠胃不适，皮疹，流感样症状，许多药物相互作用（例如抗逆转录病毒疗法）
利福布丁	口服	每日5 mg/kg（每日最多450 mg）	肝毒性，白细胞减少症，血小板减少症，葡萄膜炎，皮疹关节痛，药物相互作用
利福喷丁	口服	不建议在美国进行强化阶段，在连续阶段每周一次600～1 200 mg	肝毒性，药物相互作用
乙胺丁醇	口服，IV	每日15～25 mg/kg	球后视神经炎，视力改变，色觉辨别，监测视力
吡嗪酰胺	口服	每日25～35 mg/kg	肝毒性
左氧氟沙星	口服，IV	每日10～15 mg/kg	QTc间期延长，跟腱断裂，周围神经病变
莫西沙星	口服，IV	400 mg/日	QTc间期延长，腹泻，不推荐使用苯海拉明或黛力新联合给药，周围神经病变
阿米卡星	IM，IV	每日15 mg/kg（每日最多1 g） 培养转化后每周3次15 mg/kg	肾和耳毒性，监测肾功能、听力和电解质
卡那霉素	IM，IV	每日15 mg/kg（每日最多1 g） 培养转化后每周3次15 mg/kg	肾和耳毒性，监测肾功能、听力和电解质
卷曲霉素	IM，IV	每日15 mg/kg（每日最多1 g） 培养转化后每周3次15 mg/kg	肾和耳毒性，监测肾功能、听力和电解质
链霉素	IM，IV	每日15 mg/kg（每日最多1 g） 培养转化后每周3次15 mg/kg	肾和耳毒性，监测肾功能、听力和电解质
乙硫异烟胺/丙硫异烟胺	口服	每日15～20 mg/kg（通常750 mg单次剂量）	肝毒性，甲状腺功能减退症，周围神经炎，用吡哆醇
特立齐酮或环丝氨酸	口服	每日15～20 mg/kg（通常750 mg单次剂量）	CNS毒性，抑郁症，精神病，周围神经炎，用吡哆醇
对氨基水杨酸	口服，IV	每日4 g，每日3次，每日12 g	甲状腺功能减退症，胃肠道不适
利奈唑胺	口服，IV	每日600 mg	视神经和周围神经病变，骨髓抑制，腹泻和恶心
氯法齐明	口服	每日100～200 mg	严重皮肤变色，QTc间期延长，光敏性，胃肠道不适，视网膜病
阿莫西林-克拉维酸	口服，IV	每日40 mg/kg，每日2次或3次（每天最多3 000 mg）	腹泻和恶心
克拉霉素	口服	500 mg，每天两次	腹泻和恶心，QTc间期延长，结核分枝杆菌含有erm基因[28]，可能与大环内酯类药物的诱导耐药有关
亚胺培南-西司他丁	口服	每日2次或3次1 000 mg	腹泻和恶心
美罗培南	IV	每日2次或3次1 000 mg	腹泻和恶心

CNS：中枢神经系统；GI：肠胃；IM：肌内注射；IV：静脉注射。

根据世界卫生组织和国际抗肺结核和肺病联盟的最新指南，二线治疗方案应至少包括4种确定有效的药物[7-10, 25]。培养转阴后至少使用注射剂治疗4~6个月[9, 10, 25]。使用直接观察疗法发现培养转化后，在整个治疗过程中，需要每日给药，至少要治疗18~24个月[7-10, 25, 29]，不推荐间歇治疗，根据药物的毒性和患者的耐受性，只要有可能应该给予高剂量的可用药物[7-10, 25, 29]。

根据患者的治疗史、一线药物表型的潜在交叉耐药机制及分子抗生素药敏试验结果、局部抗微生物药物耐药性调查结果以及该地区常用药物的信息，可在开始治疗时采用扩展的经验性治疗方案，随后可以根据二线分子和表型抗生素药敏试验结果对初始经验性治疗进行优化[7-9, 25, 29]。定量抗生素药敏试验结果尤其有助于明确药物类别内或药物类别之间交叉耐药是否存在，并确定耐药水平是否高，特别是确定更有效的药物如利福霉素、氟喹诺酮或氨基糖苷类药物的抗药性水平的高或低，以便更好地评估其预期的临床影响[30]。

根据效价和效力（杀菌或抑菌）及给药途径，抗结核药物被分为5组，具体见表64.8[2, 7-9, 25, 29]。应从第1组开始选择至少4种有效药物，并加入所有可能的药物。有一个普遍的假设认为，由于rpoB基因的沉默突变非常少见，筛选该基因突变是否存在的分子检测方法可能是鉴定多重耐药性结核病患者的高效方法[20, 30]。尽管存在利福平抗药性，但由于密码子516处的突变以及Phe514PhePhe和Ser522Leu突变通常与利福布丁敏感性相关，因此有关rpoB突变类型的信息对于排除对利福布丁（RFB）的交叉耐药性是必不可少的[26, 30]。所以，如果这些信息能够得到正确的解释，那么这些多重耐药性结核病患者可能会接受基于利福霉素的治疗，这可能会获得更好的临床结果[20, 30, 31]。孟加拉国最近的一项基于多重耐药性结核病患者分离株最小抑菌浓度检测的研究表明，在这种情况下，62株耐利福平的分离株中有19%表现出对利福布丁的敏感性[32]，在这方面，分子检测本可以提供更快速的阐明，但对这些患者来说却无法实现。此外，很显然，某些不常见的突变（rpoB Leu511Pro、Asp 516Tyr、Leu533Pro、His526Leu/Ser、Ile572Phe）在有些情况下可能占所有利福平耐药病例的22%[33, 34]，这些突变与小于1.0 μg/mL的利福平抗药性表型相关，这也是多重耐药性结核病的定义标准。由于表型检测通常仅在缺乏常规定量抗生素药敏试验（对于其他较低浓度）和分子抗药性筛查的情况下，用于检测通常对利福平完全敏感的菌株的单药利福平的最佳浓度，因此，使用标准利福平剂量进行治疗的这种突变株的患者可能会在一线药物治疗下失败[33]，所以，将来的分子和常规抗生素药敏试验定量方法必须能够快速且充分地鉴定这些突变。然而，如果这些患者是低水平或高水平异烟肼耐药时，是否也应考虑将他们认为是多重耐药性结核病，却又是一个新的问题。因此，是否应该在传统的抗生素药敏试验分析中重新审视当前使用的利福平耐药性临界浓度来确定这些患者的多重耐药性结核病的诊断率[17]？进一步的临床研究也应该阐明这些患者是否可以通过使用更高剂量的利福平来治愈。

表64.8　治疗多重耐药性结核病的药物组

第1组（一线口服药）	吡嗪酰胺
	乙胺丁醇
	利福布丁
第2组（注射剂）	卡那霉素
	阿米卡星
	卷曲霉素
	链霉素
第3组（氟喹诺酮）	左氧氟沙星
	莫西沙星
	氧氟沙星

（续表）

	对氨基水杨酸
	环丝氨酸
第4组（口服二线抗菌药）	特立齐酮
	乙硫异烟胺
	丙硫异烟胺
	利奈唑胺
	氯法齐明
	阿莫西林/克拉维酸钾
第5组（疗效不明确的抗结核药物）	亚胺培南/西司他丁
	美罗培南
	克拉霉素
	高剂量异烟肼

应该在第2组的氟喹诺酮类药物和第3组的注射剂中[7-10, 25, 29]继续选择合适的药物。由于各个类别中存在交叉耐药机制，建议从第2组或第3组中选择一种药物。然而，需要强调的是，由于左氧氟沙星、加替沙星或莫西沙星等新一代氟喹诺酮类药物比氧氟沙星具有更好的药代动力学、药效学和低最小抑菌浓度，因此应优先考虑使用这些新一代氟喹诺酮类药物[8-10, 25]。根据它们的疗效、耐受性和成本，注射用氨基糖苷类药物的首选药物应为链霉素，其次为卡那霉素、卷曲霉素和阿米卡星[7-10, 25, 29]，然而，耐药结核病的链霉素耐药率可能通常很高，因此卡那霉素或阿米卡星常常是该类患者的首选。对抗酸杆菌涂片阳性标本直接进行rps1或rrs分子突变快速预筛选或对商业化分子线探针试验培养的分离株进行rps1或rrs分子突变快速预筛选，可能是快速确认或排除潜在链霉素抗药性的有价值的方法[20, 30]。尽管卷曲霉素的副作用特征与其他氨基糖苷类似，但这些副作用的发生率较低，因此，这种药物应被视为肾功能不全、听力丧失或周围神经病变患者的首选药物[7-10, 25, 29]。

在日常实践中，如果怀疑某些药物疗效可能会不好（在失败的治疗方案中曾使用过），或者效力较弱（行动较弱），或者发生晚期空洞性和双侧疾病的情况下[7-10, 25, 29]，那么通常需要包含超过4种（例如5~7种药物）潜在有效的药物来治疗。因此，许多多重耐药性结核病患者的初始治疗方案可能需要第4组中的至少1种或2种药物。

乙酰胺和丙硫异烟胺通常用作第4组的首选药物，它们的药效好、低成本。然而，在纳入这些药物时必须仔细考虑，因为存在针对异烟肼的突变时，结核杆菌对与异烟肼相关的同类药物的交叉抗药性可能相对常见[20, 30]，因此，如果快速分子预筛选显示该基因的突变，则不应将这些药物纳入治疗方案中，然而，纳入高剂量异烟肼（尽管不算作最低限度的4种有效药物之一）可能有助于提高这些患者的二线标准方案［每天10 mg/（kg·次）或16~20 mg/（kg·次），每周3次］[8-10, 25, 35]的治疗效果。可从该组考虑其他潜力的小剂量药物是环丝氨酸或特立齐酮，最后是对氨基水杨酸（PAS）。

当前世界卫生组织和国际抗肺结核和肺病联盟的治疗指南提示，由于吡嗪酰胺的治疗失败方案可导致发展成多重耐药性结核病，在很多情况下对该药的抗生素敏感性试验可能会变得复杂，因此，不应将吡嗪酰胺纳入四联药物疗法的药物中[9, 10, 25]。最近的临床研究表明，吡嗪酰胺耐药性已成为一个被低估的问题，在耐多药结核菌株中，可能高达43%的菌株对吡嗪酰胺耐药[36, 37]。针对体外PZA耐药的临床意义的附加治疗结果研究表明，与没有PZA的类似治疗相比，基于氟喹诺酮（FQ）的MDR方案可使早期培养转阴和治疗完成增加38%[28, 38]。另一项来自孟加拉国的最近研究审查了9个月多重耐药性结核病治疗方案的疗效，结果发现，一般情况下，除了在吡嗪酰胺耐药的患者中出现高水平氟喹诺酮患者外，细菌学治疗失败和复发是很少见的[16]。显然，吡嗪酰胺治疗多重耐药性结核病和广谱耐药性结核病的疗效非常显著，相比之下，吡嗪酰胺加异烟肼和利福平的疗法使得药物敏感性结核病在2个月时阴转率增加了15% ~ 20%[28]，因此，快速筛选已知或可能与吡嗪酰胺抗药性表型相关的*pncA*和*rpsA*基因突变是不可或缺的。此外，在治疗的初始阶段，包括吡嗪酰胺在内的经验性多重耐药性结核病治疗方案通常表明，如果3个月的随访培养结果为阴性，则停止继续给药。根据上面提供的临床数据，这种方法可能也需要重新考虑。

第5组由多种药物组成，其中或者对结核分枝杆菌具有低效力以及毒副作用等特征，或者缺乏关于其长期足够剂量使用的经验，因此，它们在抗结核药物联合应用用以治疗多重耐药性结核病方面的作用仍不清楚[39, 40]。由于确认的耐药性、可疑的无效性和存在不良反应等因素，在治疗多重耐药性结核病时，最初的4组药物不能从有效性和敏感性极低（通过表型抗生素药敏试验确认）的前4组中选择时，应选择第5组药物。在发生广谱耐药性结核病的情况下，第5组药物在开发适当的治疗方面显得尤为重要。第5组中2种最有效的药物是利奈唑胺和氯法齐明，在治疗广谱耐药性结核病时应始终考虑使用利奈唑胺和氯法齐明。最近的一项研究表明，每天使用150 mg氯法齐明可有效治疗多重耐药性结核病和广谱耐药性结核病患者，然而，治疗成功的更重要的指标和贡献者是同时或随后使用利奈唑胺[41]。另一项重要的临床试验研究了利奈唑胺治疗慢性广谱耐药性结核病的作用，结果显示，在添加利奈唑胺到他们的治疗方案后，87%的患者在6个月内结核杆菌培养结果转化为阴性。不幸的是，尽管剂量减少至600 mg或300 mg，但仍有82%的患者出现临床显著的不良反应，每日接受600 mg利奈唑胺的患者中，不良反应发生频率较高（88%），而接受每日300 mg利奈唑胺治疗的患者不良反应的发生频率也较高（69%）[42]，值得注意的是，4名发生利奈唑胺药物抗药性的患者中有3名来自低剂量药物组，但耐药频率相对较低（11%）。为了优化利奈唑胺对广谱耐药性结核病患者的长期治疗方案，最近的一项研究报道了以活菌培养结果和耐受为指导，使用利奈唑胺治疗方案的疗效，结果发现，每日使用利奈唑胺一次，每次800 mg，连续使用1 ~ 4个月，随后每日1 200 mg、每周3次，直到活菌培养结果转阴1年多以后，可以获得理想的治疗结果、偏低的不良反应频率以及更充足的血清浓度[43]。此外，重要的是要记住，氨基糖苷类和利奈唑胺通过靶向分枝杆菌核糖体来抑制蛋白质合成，因此，理论上利奈唑胺可能对未接受氨基糖苷类治疗的广谱耐药性结核病患者有更显著的效果，因此这些患者中2种药物之间不存在靶向竞争。

推荐的多重耐药性结核病的治疗时间为18 ~ 24个月，培养转阴后至少要有12 ~ 18个月的维持治疗期[8-10, 25, 35]。最近一项基于9 153名多重耐药性结核病患者数据的多重分析建议，不管其多重耐药性结核病病史是怎样的或经受过怎样的治疗[10]，多重耐药性结核病患者至少要有8（7 ~ 8.4）个月的强化期治疗（无论随访的抗酸杆菌涂片和/或培养结果如何），并且治疗持续总时间不能少于20个[19, 21]月。值得注意的是，这些患者中只有14%使用了新一代氟喹诺酮类药物。从多重耐药性结核病治疗的初始治疗阶段到持续阶段的转变标志着注射药物的停止，通常在整个治疗过程中，基于其毒性和不良反应以及其低杀菌能力而不给予注射药物，因此，通过培养转化监测，随着细菌载量的降低，可以停止使用。然而，培养转阴后氨基糖苷类治疗的理想时间仍存在争议，之前的WHO指南建议在培养转阴后4个月或抗酸杆菌涂片阴性后6个月停止氨基糖苷类药物治疗，而对另一些患者，推荐在培养转阴后至少再治疗6个月[9, 10]。2013年国际结核病和肺病防治指南指出，如果一种治疗方案是基于一、二、四组的至少3种有效的药物，在氨基甘酸终止后，注射疗法可以在抗酸杆菌涂片和/或结核分枝杆菌培养阴性时停止。当可用的有效药物少于3种时，或3种中的任何一种属于第五组，则需要更长时间的氨基糖苷类联合药物治疗[25]，但是，这种方法可能会使问题过于简单化，因为还需要考虑耐药性的等级（例如氟喹诺酮或吡嗪酰胺抗药性的存在）、疾病的放射学程度以及由此造成的肺损伤。即使在治疗的整个过程中，患者的临床状态也可以证明氨基糖苷类治疗是合理的。Van Deun及其同事报告了多重耐药性结核病患者的显著治疗结果，事先没有证据表明使用较短的9个月二线药物治疗方案可以取得较好疗效，该方案的强化期至少要用4个月的加替沙星、氯法齐明、乙胺丁醇、吡嗪酰胺、卡那霉素和高剂量异烟肼，然后用加替沙星、氯法齐明、乙胺丁醇和吡嗪酰胺进行5个月的维持阶段治疗，这些患者的无复发治愈率为87.9%[44]。基于这些发现，开始了一项随机对照临床试验STREAM（针对多重耐药性结核病患者的抗结核药物标准化治疗方案），以评估较短的9个月治疗方案。根据本研究的结果，2016年5月，世卫组织向有条件的患者（非复杂多重耐药性结核病患者）提出了这种新治疗方案（加替沙星已被莫西沙星替代）的建议[45]。

对来自26个中心的6 724名多重耐药性结核病患者治疗反应的汇总分析显示，仅多重耐药性结核病患者的治疗成功率为64%，耐多药结核兼有氨基糖苷类耐药性患者的治疗成功率为56%，耐多药结核兼氟喹诺酮耐药性患者的治疗成功率为48%，广谱耐药性结核病患者的治疗成功率为40%[46]，这清楚地表明需要对氟喹诺酮和氨基糖苷类耐药相关分子标记进行常规分子筛选，以便可以快速鉴定与不同临床结果显著相关的不同类型的多重耐药性结核病和广谱耐药性结核病，并且可以更好地毫不拖延地优化这些患者的治疗方案[30]；然而，由于停用氟喹诺酮对治疗结果影响很大，并且由于氨基糖苷类药物之间交叉耐药性的水平不同，氟喹诺酮和氨基糖苷类抗药性相关突变的检测结果以及这些药物的耐药性表型不应用来解释对整个这一大类药物的抗药性。对这些实验室结果的更有意义的解释取决于突变的类型，以及与常规抗生素药敏试验相关的不同水平的耐药性表型。可以使得在特定条件下继续使用这些关键药物进行治疗。事实上，实验室研究表明，与gyrA和gyrB有关的突变与低或中等水平的氟喹诺酮类药物耐药性表型相关[47]。值得注意的是，尽管这种水平的耐药性已经导致氧氟沙星的最小抑菌浓度达到或高于可达到的药物血清浓度，但在某些突变的情况下，该类药物中的新一代氟喹诺酮类药物仍可被视为可选药物[48]。原因是这些较新的氟喹诺酮的相关升高的最小抑菌浓度可能仍低于上一代药物的血清浓度[20]。因此，明确患者接受何种氟喹诺酮治疗很重要。如果先前使用氧氟沙星治疗（并且缺乏新一代氟喹诺酮治疗），菌株对其耐药水平的突变概况和定量抗生素药敏试验结果也清楚，并且毒性阐述明确，则增加这些新氟喹诺酮类药物中的一些剂量（如左氧氟沙星或司帕沙星）可进一步确保多重耐药性结核病患者的治疗效果，或为广谱耐药性结核病提供更多希望。孟加拉国最近的一项临床试验证实了这一观点，该研究显示，比高水平氟喹诺酮耐药多重耐药性结核病患者的治疗结局更好，对司帕沙星耐药率低的多重耐药性结核病患者的治愈率达90.5%，而高水平氟喹诺酮耐药多重耐药性结核病患者仅有51%[16]。

快速筛查eis、rrs和tlyA基因中的突变可以提供类似的有价值的信息。首先，可以通过快速筛查获得关于对氨基糖苷类和多肽类如卡那霉素、阿米卡星和紫霉素或卷曲霉素的抗药性信息；其次，可以通过定量抗生素药敏试验确定其耐药表型和水平[20, 30]。eis的突变与较低水平氨基糖苷类抗药性有关，远低于药物血清浓度，因此可能不需要从治疗方案中排除该药物，特别是如果给予高剂量时，更不需要将该药物排除在外[20, 30]。另外，rrs突变的类型不仅可以预测氨基糖苷和多肽抗药性，还可以提供这些类别内是否存在交叉抗药性的信息。具有rrs A1401G突变的结核菌株通常对卡那霉素和阿米卡星具有高度抗药性，而对紫霉素敏感，或对卷曲霉素有低抗药性，但其抗药性水平仍显著低于可达到的药物血清浓度[49, 50]；具有rrs C1402T突变的菌株通常与卷曲霉素、紫霉素和卡那霉素的高水平抗药性相关，但对阿米卡星敏感；而具有rrs G1484T突变的菌株通常对所有氨基糖苷类和多肽高度耐药。tlyA突变是具有完整氨基糖苷类药物敏感性的临床上有意义的多肽抗药性的良好预测因子。

众所周知，链霉素与其他氨基糖苷或多肽药物之间没有交叉抗药性[20, 30]，原因在于与二线注射药物相比[20, 30]，链霉素抗药性表型通常与Rrs1中不同的基因突变有关，而rrs基因中513～517密码子的突变更常见。在临床上对卡那霉素、阿米卡星或卷曲霉素具有显著抗药性的情况下，这些基因座中没有突变可能表明对链霉素的表型敏感性，其在通过常规抗生素药敏试验证实时对于治疗广谱耐药性结核病可能是非常有价值的。人们还发现链霉素敏感性是预测前广谱耐药性结核（pre-XDR）

病患者长期生存的重要因子[51, 52]。完成定量抗生素药敏试验并经过很好分析，以充分确认某一特定患者的耐药性水平并与医疗保健提供者沟通后，这一信息可能允许患者接受另一种氨基苷类药物进行后续治疗，这可以使患者免于被标记为广泛耐药结核，并采用较低效力的方案治疗，或为广泛耐药结核患者提供更有效的治疗方案。然而，对于这些患者，临床医生应该明确考虑用氨基糖苷类治疗4个月以上，或者在整个治疗过程中持续使用氨基糖苷类药物[7-10, 25, 29]。

最近的一项临床研究结果也强调，需要对特定类别药物的耐药水平提供更全面的分子和定量表型抗生素药敏试验信息，这一发现表明，积极治疗（初始阶段最少6种药物和维持治疗阶段4种药物）[46]或至少5种所谓的有效药物治疗[53]方案的疗效明显更好。为了充分确定如此强大的方案，实验室必须迅速指导医疗保健提供者对分子和表型抗生素药敏试验结果进行更全面的分析和解释。

从5组药物中推荐的用于治疗广谱耐药性结核病的药物的治疗方案与多重耐药性结核病的治疗方案相同。基于这种方法的方案已经使得多重耐药性结核病的治愈率达到56%～83%[7-10, 25, 29, 35]。对于局灶性和空洞性结核，根据不同的耐药模式和水平以及患者可用治疗方案的疗效（还基于毒性和不良反应的发生），应该考虑予以手术治疗[7-10, 25, 29, 35]。在没有足够数量强效药物的情况下，广谱耐药性结核病患者的治疗要复杂得多，因此，对于这些患者，应该始终考虑用手术治疗[7-10, 25, 29, 35]。

3.4 新药

最近在寻找对药物敏感和耐药结核病的新治疗方案方面取得了进展，开发了2种有前景的新药：贝达喹啉和德拉曼尼。

贝达喹啉抑制结核分枝杆菌的质子泵ATP合酶，体外研究表明其杀菌活性比异烟肼或利福平强[14]。最近的二期试验结果显示，在为期2个月的治疗中，贝达喹啉作为多重耐药性结核病治疗方案的一种附加药物，培养转化率有了显著和快速的提高[14]。因此，世卫组织和美国疾病控制和预防中心建议，当药物安全可靠，并在充分的QT监测下确保患者知情同意的情况下，对成人给予贝达喹啉，推荐剂量：每天1次，每次400 mg，连用2周，之后每周3次，每次200 mg，持续22周，作为添加到优化的多重耐药性结核病治疗方案的药物[54, 55]。

德拉曼尼和PA-824（pretonamid）是第一代硝基咪唑类化合物，对分枝菌酸的合成具有抑制作用，并对改善多重耐药性结核病患者的治疗具有良好效果[14]。他们目前正在进行2期和3期临床试验。结核病-354药物是最近进入1期试验的第二代硝基咪唑[14]。世界卫生组织建议，在药物安全可用并确保知情同意的情况下，德拉曼尼与成人多重耐药性结核病优化方案协同使用的剂量为每日2次，每次100 mg，连用6个月[56]，目前正在进行安全性研究，以评估联用贝达喹啉和PA-824的副作用和毒性[14]。

最近报道了几种新的或重新使用的药物（甲硝唑、阿维菌素、双硫仑、替加环素、吸入性粘菌素、苯并噻嗪酮和唑菌唑）具有很好的体外抗结核分枝杆菌或耐多药结核分枝杆菌的活性，可能成为临床对照试验的潜在候选药物[14]。

这些用于治疗多重耐药性结核病和广谱耐药性结核病的新药的可用性需要对5组药物的分级选择顺序进行仔细更新和重组，以便使这些新药的获得性耐药性、不利的相互作用和对这些药物的交叉耐药性降到最低。此外，准确的分子和常规抗生素药敏试验的开发及其常规方法的实施对于指导这些药物的使用也是不可缺少的。最近的报道指出，由于以前对这些药物缺乏上述耐药性检测，结果发现，目前贝达喹啉和氯法齐明之间出现了令人惊讶的交叉耐药机制，也出现了第一例非贝达喹啉和贝达喹啉临床耐药病例[57-60]。

3.5　对多重耐药性结核病和广谱耐药性结核病的特殊注意事项

3.5.1　儿童

对于儿童或接触传染性多重耐药性结核病和广谱耐药性结核病的儿童而言，目前还缺乏足够的证据来为儿童多重耐药性结核病和广谱耐药性结核病提供适当的治疗建议。诊断和建立一个适当和有效的治疗方案往往受到这样一个事实的阻碍，即这些患者通常携带的细菌是极少的，因此无法通过培养获得菌株，这种情况下的治疗可以按照指标病例分离物的ADST进行设计[7-10, 25, 29, 35]。

3.5.2　妊娠

妊娠期不应因多重耐药性结核病或广谱耐药性结核病而终止。尽管不推荐使用氨基糖苷类药物，但可以采用个体化治疗方法开发安全的治疗方案，而对新生儿无不良影响[7-10, 25, 29, 35]。美国不推荐在妊娠期使用吡嗪酰胺，但基于最近的证据[61]，世界卫生组织和国际抗结核和肺病联盟建议在妊娠期使用吡嗪酰胺[7-10, 25, 29, 35]。同一份报告还指出，阿米卡星、氧氟沙星、丙硫异烟胺和环丝氨酸对孕妇及其胎儿无害。可以对正在接受治疗并且不是抗酸杆菌涂片阳性的患者继续进行母乳喂养。

3.5.3　艾滋病毒

艾滋病毒与多重耐药性结核病和广谱耐药性结核病的风险相关性很低。但是，艾滋病病毒感染者与艾滋病毒阴性多重耐药性结核病或广谱耐药性结核病患者相比死亡率更高。因此，结核病或耐药结核病的快速诊断和确诊对于这些患者至关重要。即使在治疗药物敏感性结核病时，也不建议对艾滋病毒感染者进行间歇性治疗，以避免发生耐药性，特别是对于利福平更不能间断。无论开始抗结核治疗后患者的CD4细胞计数如何，都应该立即开始抗逆转录病毒疗法（ART），因为它可降低多重耐药性结核病或广谱耐药性结核患者的死亡风险并提高治愈率[7-10, 25, 29, 35]。

3.5.4　手术

尽管进行了4~6个月的治疗，但是结核分枝杆菌培养没有转阴时，和/或抗生素药敏试验显示出高水平的耐药性时，应考虑对多重耐药性结核病或广谱耐药性结核病患者进行手术治疗，反过来，治疗方案只使用效率较低的药物或强效药物的治疗方法似乎是值得怀疑的，在这种情况下，主要向那些出现局部空洞病的患者推荐手术，然而，在治疗选择有限的临床情况下，也可考虑手术切除局部非空洞性疾病的原发部位。手术不允许缩短治疗时间，患者必须接受全程多重耐药性结核病或广谱耐药性结核病治疗[7-10, 25, 29, 35]。

参考文献

［1］　World Health Organization. Global tuberculosis report 2015. Geneva：World Health Organization；2015（WHO/HTM/TB/2015.22）.

［2］　World Health Organization. Companion handbook to the WHO guidelines for the programmatic management of drug-resistanttuberculosis. Geneva：World Health Organization；2014（WHO/HTM/TB/2014.11）.

［3］　World Health Organization. Global strategy and targets for tuberculosis prevention，care and control after 2015. Geneva：World Health Organization；2013（EB134/12）.

［4］　Centers for Disease Control and Prevention. http://www.cdc.gov/tb/statistics/reports/2015/default.htm.Accessed 30 Dec 2016.

［5］　Gunther G，van Leth F，Altet N，et al. Beyond multidrug-resistant tuberculosis in Europe：a TBNET study. Int J Tuberc Lung Dis.2015；19（12）：1524-7.

［6］　Acosta CD，Dadu A，Ramsay A，Dara M. Drug-resistant tuberculosis in Eastern Europe：challenges and ways forward. Public Health Action. 2014；4 Suppl 2：S3-12. doi：10.5588/pha.14.0087.

［7］　American Thoracic Society，CDC，and Infectious Disease Society of America. Treatment of tuberculosis. Morb Mortal Wkly Rep.2003；52（RR11）：1-77.

［8］　Curry International Tuberculosis Center and California Department of Public Health. Drug resistant tuberculosis：a survival guide for clinicians. 2nd ed. 2011.

［9］　World Health Organization. Guidelines for treatment of tuberculosis. 4th ed. Geneva：World Health Organization；2010（WHO/HTM/TB/2009.420）.

[10] World Health Organization. Guidelines for the programmatic management of drug-resistant tuberculosis. Geneva：World Health Organization；2011 Update（WHO/HTM/TB/2011.6）.

[11] Gillespie SH, Crook AM, McHugh TD, et al. Four-month moxifloxacin-based regimens for drug-sensitive tuberculosis. N Engl J Med. 2014；371：1577-87.

[12] Merle CD, Fielding K, Sow OB, et al. A four-month gatifloxacincontaining regimen for treating tuberculosis. N Engl J Med.2014；371：1588-98.

[13] Jindani A, Harrsion TS, Nunn AJ, et al. High-dose rifapentine with moxifloxacin for pulmonary tuberculosis. N Engl J Med.2014；371：1599-608.

[14] Schito M, Migliori GB, Fletcher H, et al. Perspectives on advances in tuberculosis diagnostics, drugs and vaccines. Clin Infect Dis.2015；61 Suppl 3：S102-18.

[15] Rufai SB, Kumar P, Singh A, et al. Comparison of Xpert MTB/RIF with line probe assay for detection of rifampin-monoresistant *Mycobacterium tuberculosis*. J Clin Microbiol. 2014；52：1846-52.

[16] Aung KJ, Van Deun A, Declercq E, et al. Successful '9-month Bangladesh regimen' for multidrug-resistant tuberculosis among over 500 consecutive patients. Int J Tuberc Lung Dis. 2014；18：1180-7.

[17] Gumbo T. New susceptibility breakpoints for frst-line antituberculosis drugs based on antimicrobial pharmacokinetic/pharmacodynamic science and population pharmacokinetic variability. Antimicrob Agents Chemother. 2010；54：1484-91.

[18] Cambau E, Viveiros M, Machado D, et al. Revisiting susceptibility testing in MDR-TB by a standardized quantitative phenotypic assessment in a European multicentre study. J Antimicrob Chemother. 2015；70：686-96.

[19] Somoskovi A, Parsons LM, Salfnger M. The molecular basis of resistance to isoniazid, rifampin, and pyrazinamide in Mycobacterium tuberculosis. Respir Res. 2001；2：164-8.

[20] Böttger EC. The ins and outs of *Mycobacterium tuberculosis* drug susceptibility testing. Clin Microbiol Infect. 2011；17：1128-34.

[21] Nijland HM, Ruslami R, Suroto AJ, et al. Rifampicin reduces plasma concentrations of moxifloxacin in patients with tuberculosis. Clin Infect Dis. 2007；15：1001-7.

[22] Manika K, Chatzika K, Papaioannou M, et al. Rifampicinmoxifloxacin interaction in tuberculosis treatment：a real-life study.Int J Tuberc Lung Dis. 2015；19：1383-7.

[23] Kurbatova EV, Cavanaugh JS, Shah NS, et al. Rifampicin-resistant *Mycobacterium tuberculosis*：susceptibility to isoniazid and other anti-tuberculosis drugs. Int J Tuberc Lung Dis. 2012；16：355-7.

[24] Mukinda FK, Theron D, van der Spuy GD, et al. Rise in rifampicinmonoresistant tuberculosis in Western Cape, South Africa. Int J Tuberc Lung Dis. 2012；16：196-202.

[25] Caminero JA, editor. Guidelines for clinical and operational management of drug-resistant tuberculosis. Paris：International Union Against Tuberculosis and Lung Disease；2013.

[26] Zhang Y, Yew W-W. Mechanisms of drug resistance in *Mycobacterium tuberculosis*：update 2015. Int J Tuberc Lung Dis.2015；19：1276-89.

[27] Somoskovi A, Dormandy J, Parsons LM, et al. Sequencing of the pncA gene in members of the Mycobacterium tuberculosis complex has important diagnostic applications：Identifcation of a species-specifc pncA mutation in "Mycobacterium canettii" and the reliable and rapid predictor of pyrazinamide resistance. J Clin Microbiol. 2007；45：595-9.

[28] Chang KC, Leung CC, Yew WW, et al. Pyrazinamide may improve fluoroquinolone-based treatment of multidrug-resistant tuberculosis. Antimicrob Agents Chemother. 2012；56：5465-75.

[29] Rich ML, Seung KJ, editors. The PIH guide to the medical management of multidrug-resistant tuberculosis. 2nd ed. Boston：Partners in Health；USAID TB CARE II, 2013.

[30] Somoskovi A, Salfnger M. The race is on to shorten the turnaround time for diagnosis of multidrug-resistant tuberculosis. J Clin Microbiol. 2015；53：3715-8.

[31] Jo KW, Ji W, Hong Y, et al. The effcacy of rifabutin for rifabutinsusceptible, multidrug-resistant tuberculosis. Respir Med. 2013；107：292-7.

[32] Heysell SK, Ahmed S, Ferdous SS, et al. Quantitative drugsusceptibility in patients treated for multidrug-resistant tuberculosis in Bangladesh：implications for regimen choice. PLoSOne.2015；10（2）：e0116795.doi：10.1371/journal.pone.0116795.

[33] Van Deun A, Aung KJ, Hossain A, et al. Disputed *rpoB* mutations can frequently cause important rifampicin resistance among new tuberculosis patients. Int J Tuberc Lung Dis. 2015；19：185-90.

[34] Somoskovi A, Dormandy J, Mitsani D, et al. Use of smear-positive samples to assess the PCR-based genotype MTBDR assay for rapid, direct detection of the Mycobacterium tuberculosis complex as well as its resistance to isoniazid and rifampin. J Clin Microbiol. 2006；44：4459-63.

[35] Lange C, Abukar I, Alffenaar JC, et al. Management of patients with multidrug-resistant/extensively drug-resistant tuberculosis in Europe：a TBNET consensus statement. Eur Respir J. 2014；44：23-63.

[36] Müller B, Chihota VN, Pillay M, et al. Programmatically selected multidrug-resistant strains drive the emergence of extensively drugresistant tuberculosis in South Africa. PLoS One. 2013；8（8）：e70919.doi：10.1371/journal.pone.0070919.

[37] Stoffels K, Mathys V, Fauville-Dufaux M, et al. Systematic analysis of pyrazinamide-resistant spontaneous mutants and clinical isolates of *Mycobacterium tuberculosis*. Antimicrob Agents Chemother.2012；56：5186-93.

[38] Ahmad Z, Tyagi S, Minkowski A, et al. Contribution of moxifloxacin or levofloxacin in second-line regimens with or without continuation of pyrazinamide in murine tuberculosis. Am J Respir Crit Care Med. 2013；188：97-102.

[39] Dooley KE, Obuku EA, Durakovic N, et al. WHO group 5 drugs for the treatment of drug-resistant tuberculosis：unclear effcacy or untapped potential? J Infect Dis. 2013；207：1352-8.

[40] Chang KC, Yew WW, Tam CM, Leung CC. WHO group 5 drugs and diffcult multidrug-resistant tuberculosis：a systematic review with

cohort analysis and meta-analysis. Antimicrob Agents Chemother. 2013；57：4097-104.

［41］ Yoo J-W，Lyu J，Lee SD，et al. Clinical experience using clofazimine to treat multidrug-resistant tuberculosis. Int J Tuberc Lung Dis. 2013；17：1243-4.

［42］ Lee M，Lee J，Carroll MW，et al. Linezolid for treatment of chronic extensively drug-resistant tuberculosis. N Engl J Med. 2012；367：1508-18.

［43］ Chang KC，Yew WW，Cheung SW，et al. Can intermittent dosing optimize prolonged linezolid treatment of diffcult multidrug-resistant tuberculosis? Antimicrob Agents Chemother. 2013；57：3445-9.

［44］ Van Deun A，Aung KJM，Salim MAH，et al. Short，highly effective and inexpensive standardized treatment of multidrug-resistant tuberculosis. Am J Respir Crit Care Med. 2010；182：684-92.

［45］ WHO. The shorter MDR-TB regimen. Geneva：WHO；2016. http://www.who.int/tb/Short_MDR_regimen_factsheet.pdf.

［46］ Falzon D，Gandhi N，Migliori GB，et al. Collaborative group for meta-analysis of individual patient data in MDR-TB. Resistance to fluoroquinolones and second-line injectable drugs：impact on multidrug-resistant TB outcomes. Eur Respir J. 2013；42：156-68.

［47］ Sirgel FA，Warren RM，Streicher EM，et al. *gyrA* mutations and phenotypic susceptibility levels to ofloxacin and moxifloxacin in clinical isolates of *Mycobacterium tuberculosis*. J Antimicrob Chemother. 2012；67：1088-93.

［48］ Yew WW，Nuermberger E. High-dose fluoroquinolones in shortcourse regimens for treatment of MDR-TB：the way forward? Int J Tuberc Lung Dis. 2013；7：853-4.

［49］ Maus CE，Plikaytis BB，Shinnick TM. Molecular analysis of crossresistance to capreomycin，kanamycin，amikacin，and viomycin in *Mycobacterium tuberculosis*. Antimicrob Agents Chemother.2005；49：3192-7.

［50］ Sirgel FA，Tait M，Warren RM，et al. Mutations in the *rrs* A1401G gene and phenotypic resistance to amikacin and capreomycin in *Mycobacterium tuberculosis*. Microb Drug Resist. 2012；18：193-7.

［51］ Hwang SS，Kim HR，Kim HJ，et al. Impact of resistance to frstline and injectable drugs on treatment outcomes in MDR-TB. Eur Respir J. 2009；33：581-5.

［52］ Kim DH，Kim HJ，Park SK，et al. Treatment outcomes and survival based on drug resistance patterns in multidrug-resistant tuberculosis. Am J Respir Crit Care Med. 2010；182：113-9.

［53］ Velásquez GE，Becerra MC，Gelmanova IY，et al. Improving outcomes for multidrug-resistant tuberculosis：aggressive regimens prevent treatment failure and death. Clin Infect Dis.2014；59：9-15.

［54］ World Health Organization. The use of bedaquiline in the treatment of multidrug-resistant tuberculosis：interim policy guidance. Geneva：World Health Organization；2013（WHO/HTM/TB/2013.6）.

［55］ Mase S，Chorba T，Lobue P，Castro K. Provisional CDC guidelines for the use and safety monitoring bedaquiline fumarate for the treatment of multidrug-resistant tuberculosis. MMWR.2013；62（RR09）：1-12.

［56］ World Health Organization. The use of delamanid in the treatment of multidrug-resistant tuberculosis. Interim policy guidance. Geneva：World Health Organization；2014（WHO/HTM/TB2014.23）.

［57］ Somoskovi A，Bruderer V，Hömke R，et al. A mutation associated with clofazimine and bedaquiline cross-resistance in MDR-TB following bedaquiline treatment. Eur Respir J. 2015；45：554-7.

［58］ Salfnger M，Somoskövi A. Multidrug-resistant tuberculosis and bedaquiline. N Engl J Med. 2014；371：2435-6.

［59］ Bloemberg GV，Keller PM，Stuckia D，et al. Acquired resistance to bedaquiline and delamanid in therapy for tuberculosis. N Engl J Med. 2015；373：1986-8.

［60］ Keller PM，Hömke R，Ritter C，et al. Determination of MIC distribution and epidemiological cutoff values for bedaquiline and delamanid in Mycobacterium tuberculosis using the MGIT 960 system equipped with TB eXiST. Antimicrob Agents Chemother. 2015；59：4352-5.

［61］ Tabarsi P，Moradi A，Baghaei P，et al. Standardised second-line treatment of multidrug-resistant tuberculosis during pregnancy. Int J Tuberc Lung Dis. 2011；15：547-50.

第65章 非结核分枝杆菌的耐药性

Kathleen L. Horan，Gerard A. Cangelosi

1 前言

非结核分枝杆菌（NTMs）被认为是条件性致病菌，因为它们在动物以及易感人群中都会引起疾病，感染可以从无症状结节变为慢性的、衰弱的肺和皮肤感染。根据物种和菌株的特异性特征，一些非结核分枝杆菌感染易于对抗生素治疗作出快速反应，而另一些则表现出对多种抗生素固有的和非固有抗药性。非结核分枝杆菌对药物的天然耐药性可能在土壤中具有进化根源。

抗逆转录病毒疗法减少了艾滋病相关的非结核分枝杆菌疾病，但近年来报道的非艾滋病患者的鸟分枝杆菌复合体（MAC）感染发病率有所增加，尤其是在女性中发病率相对更高[1-6]。对非结核分枝杆菌的接触感染仍然知之甚少，但一般认为传染源主要来自多种环境。大多数非结核分枝杆菌是缓慢生长分枝杆菌，与它们的近亲结核分枝杆菌一样，在基因组组成、细胞生理学和发病机制方面有许多相似之处。化学治疗和耐药机制也与肺结核有许多相似之处。然而，也有一些重要的区别，特别是在人类最常见的非结核分枝杆菌病原体复合体存在的情况下，区别更为明显。本章介绍了常见的非结核分枝杆菌感染谱、与人类疾病相关的菌种、治疗问题、预防和防控以及内在和获得性耐药性生物学机制。

2 临床表现

非结核分枝杆菌可导致五大类人类疾病：皮肤和软组织感染、淋巴结炎、医疗设备引起的医院感染、肺部疾病、传播性疾病。感染类型对治疗决策有重大影响。

2.1 皮肤和软组织感染

从新鲜和咸水中分离的海洋分枝杆菌是引起非结核分枝杆菌皮肤感染原发性细菌。细菌通过创伤引起的轻微伤口进入皮肤，并且第一个病变是红斑丘疹，进而发展为紫色斑块，偶尔，感染菌会沿着初始感染部位的淋巴引流扩散，导致类似孢子丝菌病的临床表现。

从修脚、纹身到吸脂的美容程序都为非结核分枝杆菌定殖在皮肤并引起蜂窝组织炎和脓肿提供了机会。皮肤和软组织感染往往与快速增长的龟亚科分枝杆菌、偶发和脓肿分枝杆菌等分枝杆菌相关[7]。

溃疡分枝杆菌引起布鲁里溃疡是一种缓慢发展的溃疡性皮下结节，在许多热带地区很常见。布鲁里溃疡可以通过PCR诊断，新的数据支持抗生素治疗和手术切除[7]。

2.2 淋巴结炎

淋巴结炎发生于1～5岁未患有艾滋病毒或发生免疫抑制的儿童中。它表现为不疼痛的、扩散的颈面部腺病，如果不治疗，将形成瘘管并经窦道引流。在北美，鸟分枝杆菌复合体是最常见的与非结核分枝杆菌淋巴结炎相关的非结核分枝杆菌淋巴结炎的病原体[8]。

2.3 医疗设备引起的医院非结核分枝杆菌感染

自1983年以来，被公认为是引起腹膜炎和通过腹膜导管进行持续动态透析患者的出口部位感染的病原体[9]。在连续门诊腹膜透析（CAPD）的相关感染中最常见的病原体是偶发非结核分枝杆菌[10, 11]，有时也有其他非结核分枝杆菌参与感染[12-15]。自从第一次描述腹膜炎以来，如果腹膜培养物在培养48 h后培养结果为阴性的，并且伴有连续门诊腹膜透析相关性腹膜炎临床综合症的患者，则建议将非结核分枝杆菌作为引起该病的一种可能的病原体[9, 11]。

已经证明分枝杆菌可以在中心静脉导管等医疗设备上形成生物膜，并导致血液感染[16-18]。生物膜的形成为条件性致病分枝杆菌提供了额外的庇护；因此，发生与设备相关的非结核分枝杆菌感染通常需要移除违规设备。

非结核分枝杆菌还涉及其他与医院和卫生保健有关的感染。在荷兰、新英格兰、得克萨斯州和哥伦比亚，注射后脓肿的暴发与注射感染有关。这些脓肿暴发与设备消毒不当和注射材料污染有关。植入医疗设备的外科手术会因非结核分枝杆菌感染而复杂化。已有心脏手术、胃癌手术及Mohs显微皮肤科手术后非结核分枝杆菌感染的病例报道[20, 21]。

2.4　肺病

在美国，肺非结核分枝杆菌疾病的流行正在增加[2, 4 6]。宿主易感因素包括高龄、某些人淋巴细胞组织相容性抗原类型、囊性纤维化跨膜受体突变、慢性阻塞性肺疾病（COPD）、免疫调节和类固醇药物的使用以及（在女性中）胸骨骼异常和类风湿性关节炎[2, 22, 24]。与其他非结核分枝杆菌一样，感染主要来自环境中的分枝杆菌，虽然最近有报道认为在囊性纤维化患者中人与人之间存在直接或间接传播脓肿分枝杆菌的可能性[25-28]，但这并不是主要传染源。最近的基因型研究已鉴定出分布在全球的脓肿分枝杆菌和鸟分枝杆菌的临床分离株，表明某些病原体菌株可能与人类疾病有不成比例的关联[29-31]。

美国胸科协会（ATS）和美国传染病学会（IDSA）在2007年[32]发表联合声明，回顾了非结核分枝杆菌疾病的诊断和管理。声明指出，非结核分枝杆菌肺部感染的诊断需要有放射学显示的空洞证据或与结节性支气管扩张有关的呼吸道症状，以及从两次以上痰液或一次支气管肺泡灌洗[32]液中培养出非结核分枝杆菌才能做出初诊。

在美国，非结核分枝杆菌肺部感染最常见的病原体是鸟分枝杆菌复合体，但对来自亚洲、非洲、欧洲、南美洲和澳大利亚的细菌培养结果调查显示，各种非结核分枝杆菌的分布存在差异[33]。非结核分枝杆菌可表现为已有肺部疾病（如慢性阻塞性肺疾病）患者的纤维空洞性肺病，或非结核分枝杆菌可使既定的支气管扩张性肺部疾病复杂化，如造成囊性纤维化[34]患者的非结核分枝杆菌脓肿病等。像鸟分枝杆菌复合体这样生长缓慢的细菌有时也会在年龄较大、不吸烟、先前没有患过肺部疾病的女性人群的肺中叶和尖叶结节状支气管扩张症中分离到[35]。一般而言，纤维空洞的表现有一个更剧烈的和可预测的下降的临床病程。以结节状支气管扩张为表现的鸟分枝杆菌复合体感染疾病的病程较难预测，需要药物治疗机构进行临床判断，而这往往难以实现[36]。

2.5　疾病传播

在艾滋病毒患者中，当CD4细胞计数低于100个/μL时，就会出现像鸟分枝杆菌复合体和堪萨斯分枝杆菌这样生长缓慢的非结核分枝杆菌的传播感染。多达40％的CD4细胞计数小于50个/μL的艾滋病患者发生这种感染。浸润性鸟分枝杆菌复合体感染表现为发热、体重减轻、腹泻、腺病和肝脾肿大。在无艾滋病毒感染[37]的情况下，弥散性非结核分枝杆菌感染也出现在免疫功能受损的患者身上。多种宿主因素与非艾滋病播散性非结核分枝杆菌感染有关，这些因素包括实体器官和造血干细胞移植中的医源性免疫抑制[38]、T细胞缺陷[37]、IFN-γ受体异常[39]、抗IFN-γ自身抗体[40]和IL-12受体缺陷等[41, 42]。

3 治疗

3.1 药物治疗方案

美国胸科协会和美国传染病学会列出了非结核分枝杆菌治疗和敏感性试验的指南[32]。表65.1中列出的推荐的药物治疗方案和治疗策略来自多个来源[6, 7, 32, 36, 46, 47]。大多数建议都是基于回顾性评估和案例研究，因此，医务人员应该对新疗法以及多式联合治疗方法保持警惕，例如链霉素与抗分枝杆菌结合用于难治性连续门诊腹膜透析导管的腹腔内治疗或外科清创治疗[13]。非结核分枝杆菌疾病的治疗可能是漫长而昂贵的[48]，并且有据报道认为治疗指南存在问题[49]。

表65.1　非结核分枝杆菌疾病的治疗方案

疾病状态	常见病因	治疗	替代疗法	持续时间	结果说明
肺病	堪萨斯分枝杆菌	异烟肼（300 mg） 利福平（600 mg） EMB（25 mg/kg）×2个月，然后15 mg/kg）	克拉霉素 莫西沙星 手术切除	最少18个月，12个月的细菌培养结果为阴性	复发率0.8%
	没有艾滋病毒的鸟分枝杆菌复合体 伴随空洞	C 500~1 000 mg QD或AZ RIF 450~600 mg QD或RFB EMB（15 mg/kg）QD 如果患者耐受，链霉素2~3周	C 1 000 mg TIW或AZ 250 mg-300 TIW* RIF 600 mg TIW* EMB 25 mg/kg TIW* 手术切除	细菌培养转阴后1年	遵循ATS或BTS指南进行治疗的最佳结果
艾滋病患者中非结核分枝杆菌的传播	鸟分枝杆菌复合体	C 500~1 000 mg QD ± RFB 300 mg QD EMB 15 mg/kg QD HAART	AZ 500 mg QD+RFB+EMB （RCT对C而言有利于AZ）[57] 氟喹诺酮类药物 阿米卡星 调整PI或者RFB上的RFB	如果没有HAART，终身 如果对HAART有临床反应，则为12个月[60]	死亡率高，无伴随HAART C+RFB+EMB改善生存[113]
	堪萨斯分枝杆菌	异烟肼5 mg/kg（最大300 mg） RIF 10 mg/kg（最大600 mg） EMB 15 mg/kg HAART	克拉霉素 莫西沙星	如果没有HAART，终身	死亡率高，无伴随HAART
非艾滋病患者中非结核分枝杆菌的传播	鸟分枝杆菌复合体	C 500~1 000 mg QD ±利福霉素 EMB 15 mg/kg QD	阿奇霉素250~500 mg QD	考虑辅助疗法并转诊至专科中心	没有很好的特点
淋巴结炎	鸟分枝杆菌复合体 瘰疬分枝杆菌 玛尔摩分枝杆菌	手术切除 ± 如果腮腺中有顽固性或残留疾病，则需服用C 500 mg PO BID	单用克拉霉素方案[114]	2~6个月	结果好

疾病状态	常见病因	治疗	替代疗法	持续时间	结果说明
皮肤感染	海分枝杆菌	C和EMB 添加RIF深层组织参与	四环素/甲氧苄啶/磺胺 深入介入手术 阿米卡星	12～24周 病灶解决后，继续8周	没有死亡率；自发解决报告
	溃疡分枝杆菌	手术切除	可以考虑C+RIF后切除术	—	抗生素的治疗效果令人失望 切除可能会变形
	嗜血分枝杆菌	联合治疗与C+丁胺卡那霉素，环丙沙星和RIF或RFB	考虑手术清创	6～9个月	没有很好的特点
	龟分枝杆菌 脓肿分枝杆菌	大环内酯类，丁胺卡那霉素，头孢西丁（龟分枝杆菌除外）亚胺培南-喹诺酮类（偶发分枝杆菌），利奈唑胺	考虑手术清创	最少4个月	多变

C：克拉霉素；AZ：阿奇霉素；RIF：利福平；RFB：利福布丁；EMB：乙胺丁醇；HAART：高效抗逆转录病毒疗法；ATS：美国胸科协会；BTS：英国胸科协会；PI：蛋白酶抑制剂；PO：口服；BID：每日两次；QD：每天；TIW：每周3次。

*没有空洞。

3.2 敏感性检测

药物敏感性试验在非结核分枝杆菌感染中仍然存在争议，部分原因是与其疗效相关的数据缺乏有关。证据支持在3种特定情况下进行药物敏感性检测：新鸟分枝杆菌复合体肺病的大环内酯敏感性、堪萨斯分枝杆菌的利福霉素敏感性和快速生长分枝杆菌（RGM）的所有敏感药物鉴定[32]。

大环内酯类药物敏感性是鸟分枝杆菌复合体感染治疗成功和死亡率的重要决定因素；痰培养无转阴的大环内酯耐药与死亡率增加有关[50]。推荐的大环内酯单药治疗时会产生一定的耐药菌株（20%），多药物治疗时也可导致大环内酯类药物耐药性的产生，但这种情况不常见，如乙胺丁醇和利福霉素联用，也会发生耐药性（耐药率达4%）[50]。当最小抑菌浓度从≤4.0 μg/mL增加到≥32 μg/mL时，体外药敏试验可用于预测鸟分枝杆菌复合体病的复发[51]。Gardner及其同事发现，17%的艾滋病毒相关鸟分枝杆菌复合体显示对大环内酯类药物有耐药性，而耐药菌株在先前大环内酯类药物治疗的患者中更常见[52]。因此，推荐在新诊断和复发的鸟分枝杆菌复合体病患者中进行该菌对克拉霉素的药敏试验[32]。

同样，对利福霉素耐药性的出现也预示着堪萨斯分枝杆菌疾病的治疗失败。包括利福霉素在内的适当治疗可诱导出对该药的耐药性，因此，应评估新诊断和复发的堪萨斯分枝杆菌对利福霉素的敏感性，并应更广泛地检测耐药分离株以筛选出抑制这些菌株的其他治疗药物[32]。应对所有快速增长的非结核分枝杆菌进行药敏试验，因为在种内和种间的药物敏感性可以变化[36]。

3.3 治疗结果和预后

在前瞻性随机对照研究中很少有具体的非结核分枝杆菌疗法。大多数治疗建议来自随机的前瞻性研究或回顾性研究。

在使用利福平之前，对堪萨斯分枝杆菌治疗4个月的痰液非结核分枝杆菌培养转阴率为52%～81%，治疗结束后复发率为10%[36]。随着利福平加入堪萨斯分枝杆菌的治疗方案，4个月时的痰液非结核分枝杆菌培养转阴率接近100%[36]。在180名使用含利福平方案治疗的患者中，只有2名患者在治疗期间携带的堪萨斯分枝杆菌对利福平产生耐药性，并且堪萨斯分枝杆菌在其痰液中又重新出现。在高效抗逆转录病毒疗法之前，播散的堪萨斯分枝杆菌病通常是渐进性和致命的。回顾性比较1991—1996年和1997—2002年艾滋病毒感染者中播散性堪萨斯分枝杆菌的结果发现，高效抗逆转录病毒疗法和利福霉素加异烟肼和乙胺丁醇治疗的病例总数和100%的存活率出现下降[53]。其他回顾性研究也得出了类似的结果[46, 54]，关于治疗预防和治疗时间的新建议也已经发布[55]。

已经证明大环内酯疗法对结核病无效，但对鸟分枝杆菌复合体有效得多。上一代大环内酯药物治疗对鸟分枝杆菌复合体肺病4个月的痰液病菌转阴率极低，复发率高得令人沮丧。使用目前推荐的克拉霉素、乙胺丁醇和利福霉素方案，痰液病菌转阴率可达90%[36]，这些仅反映能够耐受该方案的患者，并且非结核分枝杆菌治疗的完成率没有被很好地记录下来。

为了提高患者对治疗方案的耐受性，美国胸科协会和美国传染病学会推荐使用大霉素、利福霉素和乙胺丁醇每周3次的疗法治疗结节性支气管扩张性非空洞型鸟分枝杆菌复合体患者。已有研究显示，每周3次治疗的患者中有一个可接受的痰液病菌转阴率[32]。一项每周3次疗法与每日疗法的回顾性单中心研究显示，痰液非结核分枝杆菌培养转阴率无差异，克拉霉素和阿奇霉素治疗之间的反应无差异。在艾滋病相关播散性鸟分枝杆菌复合体病中，有证据表明克拉霉素优于阿奇霉素。在一项随机开放标签研究中，Ward等[57]发现克拉霉素/乙胺丁醇治疗组与阿奇霉素/乙胺丁醇治疗组（4.38周与16周以上）相比，播散性鸟分枝杆菌复合体患者的血培养中止时间更短。

对大环内酯类药物耐药的鸟分枝杆菌复合体肺部疾病和局限于个别肺叶或部分肺组织的疾病，新型数据支持氨基糖苷类注射剂联合治疗和手术切除[50]。2008年，Mitchell及其同事回顾性分析了236例鸟分枝杆菌复合体肺部疾病患者的手术切除经验[58]，结果发现与手术切除相关的非结核分枝杆菌肺部疾病的发病率为11.7%，病死率为2.6%。最值得注意的是，他们的患者复发率仅为5%，并且93%的时间是在清除痰液[58]。

手术切除被感染的淋巴结已成为治疗儿童非结核分枝杆菌淋巴结炎的黄金标准，最近的一项随机对照试验证实手术切除比单独使用抗生素更有效[47]。

3.4　辅助疗法

宿主防御是非结核分枝杆菌感染的重要变量。人类环境充斥着非结核分枝杆菌，一名正常的人类宿主每天都会通过洗澡、吸入灰尘和食用受污染的食物而面临非结核分枝杆菌的攻击，非结核分枝杆菌是一种利用宿主已知或未被识别的免疫缺陷来攻击宿主的条件性致病菌，因此，对患有非结核分枝杆菌疾病患者的诊断和治疗，可能需要对宿主的免疫力进行检查，并进行辅助治疗，尤其是对那些已知免疫缺陷的患者，更需要进行免疫力检查和辅助治疗。

高效抗逆转录病毒疗法（HAART）是鸟分枝杆菌复合体与艾滋病毒合并感染患者的必要辅助手段。高效抗逆转录病毒疗法可大幅度降低与艾滋病传播相关的鸟分枝杆菌复合体载量，这在以前一直是艾滋病死亡的主要原因。自高效抗逆转录病毒疗法制定以来，修订后的指南要求对CD4细胞计数升高超过100个/μL达6个月或更长时间的艾滋病毒患者停止进行鸟分枝杆菌复合体治疗和预防[55, 59, 60]。高效抗逆转录病毒疗法治疗机构可以在约3.5%艾滋病毒阳性患者中发现以前的亚临床鸟分枝杆菌复合体，其中CD4细胞计数小于100个/μL时，触发分枝杆菌免疫重建综合症[61]。

像γ-干扰素这样的细胞因子在针对分枝杆菌的宿主防御中是不可缺少的。有报道指出，使用γ-干扰素辅助治疗在T细胞缺陷和播散性分枝杆菌感染的非艾滋病毒患者中获得了临床成功，并且吸入γ-干扰素已用于难治性脓肿肺部疾病，用来清除痰液中的病原体[37, 62]。不幸的是，一项随机性安慰剂对照试验表明，吸入γ-干扰素-1b并没有在肺鸟分枝杆菌复合体的治疗中显示出疗效[50]。目前认为在抗分枝杆菌防御中起作用的其他免疫调节剂还有TNF-α、IL-12和GM-CSF[59]。

3.5　新兴的抗菌剂

多重耐药性结核病推动了抗分枝杆菌领域的研究。本文讨论的许多已用于结核治疗或抗结核治疗的药物。很少有将这些药物用于治疗非结核分枝杆菌疾病的临床试验，但是有些体外数据显示，许多药物若用于治疗非结核分枝杆菌疾病方面是很有希望的。

据报道，利奈唑胺已成为抗甲氧西林金黄色葡萄球菌的重要药物，其具有对抗快速生长的分枝杆菌和一些缓慢生长的分枝杆菌的体外活性（最小抑菌浓度≤8 μg/mL）[63-66]。在Brown-Elliot等人报道的体外试验研究中[65]，最有可能对利奈唑胺敏感的非结核分枝杆菌有海分枝杆菌、尚尔介分枝杆菌、戈登分枝杆菌和堪萨斯分枝杆菌。不幸的是，大多数鸟分枝杆菌复合体、龟分枝杆菌复合物和猿分枝杆菌复合物的分离株对利奈唑胺不敏感，最小抑菌浓度≥32 μg/mL。有报道称在临床上可以将利奈唑胺用作对克拉霉素耐药的免疫抑制患者皮肤疾病的抢救治疗[67]。

莫西沙星和其他氟喹诺酮类药物已经被列入抗分枝杆菌的药物组中，并且它们对包括分枝杆菌复合体和堪萨斯分枝杆菌在内的许多非结核分枝杆菌都有活性（表65.1）。当与乙胺丁醇和氯法齐明联合使用时，左氧氟沙星显示出体外协同作用[68]，但喹诺酮治疗联合大环内酯不足以阻止肺部疾病中鸟分枝杆菌复合体的大环内酯耐药性的发展[50]。

最近对实施了美国胸科协会治疗方案的日本非结核分枝杆菌肺部疾病患者的中难治性疾病的回顾性分析进一步揭示，新兴抗生素体外杀死分枝杆菌试验结果与临床使用结果之间存在差异，仅有少数（15.7%）的病例对氯法齐明、莫西沙星、利福布丁和利奈唑胺治疗方案有反应[69]。

3.6　药物毒性和不耐受性

用抗菌剂杀死非结核分枝杆菌只是成功了一半。许多抗非结核分枝杆菌药物具有不良的副作用和药物相互作用。短期疗程的患者可以耐受轻微的副作用，但是很难要求70多岁的患者在12～18个月的慢性进行性结节性支气管扩张症治疗中每天忍耐恶心和呕吐。药物毒性和不耐受性是未能完成治疗的主要因素，这反过来又有助于耐药性的发展。旨在克服这些问题的研究可能是减少非结核分枝杆菌疾病耐药性问题的一种方法，以下是有关不耐受和副作用的简要总结。

乙胺丁醇会引起眼球后视神经炎，其表现为颜色辨别力和视力的丧失。Griffith等人的研究人群中，病人没有接受隔日乙胺丁醇治疗（25 mg/kg），而是每日接受乙胺丁醇（前2天为25 mg/kg，然后15 mg/kg）治疗，几个月后，有6%的人发展为眼睛毒性[70]。在结核病治疗文献中，乙胺丁醇眼部毒性在剂量为25 mg/（kg·d），2个月时发生率为5%～6%，在15 mg/（kg·d）时，眼睛毒性发生率小于1%[70]。最近的指南已经减少了乙胺丁醇在非结核分枝杆菌疾病中的日用剂量，降低了毒性的可能性。目前的建议要求对任何有视觉影响和有症状的患者进行定期检测和眼科咨询。

克拉霉素和其他大环内酯类可引起恶心、呕吐和腹泻。在1 178名艾滋病毒阳性患者感染鸟分枝杆菌复合体的预防研究中，2.5%的单独服用克拉霉素的患者3 d不能进食或出现严重胃肠道不适。当克拉霉素与利福布丁合用时，胃肠道不适的副作用增加至4.6%[71]；腹泻发生频率也相似。克拉霉素可抑制许多药物的肝脏代谢，并可能与特非那定、地高辛和其他药物合用增加心律失常和毒性副反应[72]。

利福霉素引起分泌物和尿液呈橙色染色，这是一个很好的指示性指标，但可能使患者感到不适，其他副作用包括肝炎、恶心、呕吐和超敏反应。最近的美国胸科协会/美国传染病学会非结核分枝杆菌声明建议根据临床症状进行肝功能检测（LFT），但不支持在治疗期间进行常规LFT监测[32]。利福霉素可以改变许多常用药物的肝代谢，包括克拉霉素和蛋白酶抑制剂，这些药物可能是这些患者多药治疗的一部分。通常在接受伴随蛋白酶抑制剂的艾滋病毒患者中使用利福布汀可引起白细胞减少症、葡萄膜炎、关节痛和肌肉痛。

阿米卡星、链霉素和妥布霉素等抗分枝杆菌氨基糖苷类药物都是肾毒性和耳毒性的。不建议8

岁以下儿童使用四环素类药物，因为它们会沉积在牙齿和骨骼等钙化区域，它们会导致光敏感反应、恶心、呕吐和腹泻。喹诺酮类药物也可能引起胃肠道症状，以及腱病、神经病和神经精神病的不良反应。在对艾滋病毒感染患者使用氯法齐明之前应慎重考虑，因为在广泛高效抗逆转录病毒疗法治疗前，使用氯法齐明治疗会增加患者死亡率[73]，还会导致皮肤色素变化，并随着停药而消退。

4 预防性治疗与疾病预防

尽管高效抗逆转录病毒疗法使得艾滋病患者的死亡率降低，但非结核分枝杆菌感染仍然是艾滋病毒相关死亡率和发病率的重要原因[74]。对于CD4细胞计数小于50个/μL的患者，推荐使用大环内酯类药物进行预防性治疗[55]。正如本章前面所述，非艾滋病毒合并感染的成人非结核分枝杆菌感染似乎正在增加。最近一项关于肺部鸟分枝杆菌复合体的研究强调，相对于已知的传染源而言，宿主的易感因子对是否感染发病也有很大的影响[22]。非结核分枝杆菌已经发展到能够引起许多环境威胁，比如可以耐受一些杀微生物制剂、温度升高和pH值改变等[75-79]。尽管从供水中消除非结核分枝杆菌可能很困难，但一般情况下，处理后的流出水中非结核分枝杆菌的活菌数通常非常低。这些细菌的暴露可能是由于其在下游终端定殖而产生的，比如在最终用户管道和水龙头部位定殖。在某些情况下，非结核分枝杆菌感染与消毒程序不足有关。在路易斯安那州的一个透析中心140名患者中有2名在取水前发现了龟亚科分枝杆菌感染，说明该医院存在了广泛的龟亚科分枝杆菌污染[80]。

5 耐药机制

耐药机制包括与药物靶标基因改变有关的原发性耐药和获得性耐药。对常用抗分枝杆菌药物的耐药性可能是原发的（意味着患者感染了耐药菌株）或获得性（意指在患者治疗过程中产生耐药性）的。这些机制不同于那些与内在抗药性相关的机制，它们被认为是一些分枝杆菌的先天特征，这些特征使得它们对抗分枝杆菌药物中一些抗生素具有抗药性。

结核分枝杆菌的耐药，通常是由于编码药物靶点的基因发生突变或需要激活前体药物的基因发生突变[81-84]。例如，对异烟肼的耐药性可由katG突变造成，katG编码异烟肼活化所需的过氧化氢酶，在inhA或其他基因中，有编码分枝菌酸生物合成途径中的靶酶的基因。利福平与RNA聚合酶的β亚基结合，并且抗药性几乎总是由该蛋白结构基因rpoB的短片段中的点突变产生的。多重耐药是由多个抗药性突变积累的结果。

非结核分枝杆菌分离株对单个药物的耐药性与类似的改变靶点现象有关。堪萨斯分枝杆菌临床分离株的利福平耐药性与[85]该菌的rpoB突变相关，在极少数鸟分枝杆菌菌株中，rpoB突变也与其对利福平的耐药性有关[86]。同样，23S rRNA基因的胞肝转移酶区的错义突变与堪萨斯分枝杆菌[87]、龟亚科分枝杆菌[88, 89]、脓肿分枝杆菌[89]和鸟分枝杆菌[90-92]的大环内酯类耐药性有关。虽然大环内酯类药物对非结核分枝杆菌治疗具有很大的重要性，但由于大多数生长缓慢的细菌只有一个拷贝的rRNA操纵子，这种特性可能使它们比大多数细菌更容易通过单步突变而影响其大环内酯抗药性[89]。

5.1 鸟分枝杆菌复合体的多态型抗生素耐药性

与非结核分枝杆菌感染相关的最具临床意义的治疗挑战之一是鸟分枝杆菌复合体的多重耐药性。大环内酯类、氟喹诺酮类、利福布汀、乙胺丁醇、丁胺卡那霉素和氯法齐明对原发性分离株有效，但除非对耐受性差的患者联合用药，否则它们会相对较快地失去效力。

多重耐药性与鸟分枝杆菌复合体的集落类型之间存在相关性。几乎所有的分离菌都在实验室培养基上形成多个菌落形态类型。菌落类型因传染性和药物敏感性而异。在几乎所有的鸟分枝杆菌复合体分离株中都可以看到可逆的形态型开关，这表明它们具有选择性优势，其中一个开关是不透明的，透明的菌落型变异体比不透明的菌落对多种抗生素具有更强的耐药性。透明变异体在患者样品中也占主导地位，并且在动物和巨噬细胞疾病模型中生长更好。体外传代后不透明变异体占优势。可逆的不透明—透明开关的分子基础仍然知之甚少。

在含有刚果红染色脂蛋白（CR）[93, 94]的培养基上生长的鸟分枝杆菌复合体临床分离物中，可以看到一个称为红白色的附加形态型开关。红白开关独立于不透明—透明开关工作，使得红色—不透明（RO）、红色—透明（RT）、白色—不透明（WO）和白色—透明（WT）形态类型可以通过刚果红染色脂蛋白染色区别开来。在体外经历最少转移和储存的患者样品中，白色变异体比红色变异体更常见[94]；在动物和巨噬细胞疾病模型中，白色变异体也能更好地生长[93, 94]，白色形态型在感染期间表现出来，可能与疾病和治疗结果有关。然而，红色菌落类型也可以从患者样本中分离出来[94]；白色变异体在体外对多种抗生素抗药性比它们的红色变异体的抗药性更强[93]。受影响的药物包括大环内酯类、利福霉素、青霉素类和喹诺酮类。

尽管其他因素也可能在鸟分枝杆菌复合体的多态型多重耐药性方面起作用，但一般认为这主要是由细胞壁引起的。从间接观察中可以推断出来细胞壁因子，例如，在其他分枝杆菌中观察到的利福平、大环内酯和链霉素抗药性的遗传标记通常在抗药性鸟分枝杆菌复合体分离株中缺失[86, 91, 95, 96]。据报道，破坏细胞壁完整性的条件会增加鸟分枝杆菌复合体对多种药物的敏感性[97-99]。最近，突变分析确定了与白色和透明形态型相关的多重耐药所需的基因产物[100, 101]。

为了研究鸟分枝杆菌复合体中多态类型药物抗药性的遗传学特性，我们使用荧光核酸染色剂SYTO16作为细胞包膜渗透性的替代标记[100, 102, 103]，培养的鸟分枝杆菌复合体在通透性方面具有形态学上的异质性，所以我们将染色量化为染色细胞的百分比[100]。导致形态型耐药性丧失的突变包括 $mtrAB$、$pks12$ 和 $Ma2520$ 基因中的突变，显示出对SYTO16的渗透性增加（[100]和未公布的结果）。随后，双组分调节系统 $mtrAB$ 在多种分枝杆菌菌种[104, 105]中显示出在生长和细胞壁稳态方面具有广泛的作用。

如图65.1所示，耐药性与细胞包膜不可渗透性之间的相关性见于鸟分枝杆菌复合体菌株的自然发生的多态型变体。通过E-test检测鸟分枝杆菌临床分离株HMCO2的WO、RO、RT和WT变体的阿奇霉素和环丙沙星敏感性，在对应于图65.1中的每个克隆的SYTO16渗透性（环丙沙星以上的阿奇霉素）的条带的上方印刷最小抑菌浓度值，耐多药的WT、WO和RT形态没有染上颜色，而对药物敏感的RO形态强烈着色，红白色和不透明—透明形态型开关是可逆的并且不需要药物选择，使得这些克隆能够在多重抗药性/不可渗透性和泛敏感/可渗透形式之间自由切换。在脓肿分枝杆菌中也观察到多态型分为多抗药性/不可渗透性和泛敏感/可渗透性[106, 107]。

很难想象一种细胞外膜渗透性屏障，它排除结构上多样的抗生素，却不排除有益化合物。对于鸟分枝杆菌复合体和其他非结核分枝杆菌，解决方案可能是它们的多态型开关，它们使这些微生物能够在可渗透和不可渗透的形式之间切换，这些机制可能有助于使这些环境病原体在多种环境中生存和繁衍。

假设的渗透屏障不可能是非结核分枝杆菌中唯一的耐药机制。细菌药物敏感性可通过在给定细胞起作用的多重抗药性机制以累积的方式受到影响。因此，渗透性降低可与外排泵的表达增加协同起作用，导致细胞内药物浓度降低，这反过来可以放大减少药物与靶点结合亲和力的错义突变的影响[108]。任何这些机制都可能在单个非结核分枝杆菌菌株的多重耐药性中起作用。然而，对这个问题的充分理解需要了解细菌是如何调节和维持其形态渗透性屏障的。

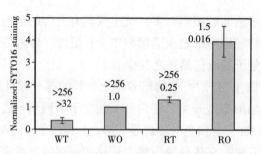

图65.1　SYTO16渗透与多药敏感性之间的相关性

如本文和参考文献[100]中所述，评估鸟分枝杆菌临床分离株HMCO2对天然存在的WT、WO、RT和RO形态型变体的SYTO16摄取。数据标准化为WO应变，并显示了三次测量的平均值和标准偏差。每个数据栏上面的数字是通过E-test检测得出的对阿奇霉素（较高数字）和环丙沙星（较低数字）的敏感性（μg/mL）。

5.2　天然耐药性

分枝杆菌属天生耐受许多常用于治疗其他细菌感染的抗生素。青霉素和万古霉素等糖肽对大多数分枝杆菌无效。非结核分枝杆菌可能与链霉菌等相关生物体共享环境生态位，链霉菌等可天然产生我们在临床中使用的抗生素，这些进化的根本可能导致许多环境分枝杆菌在选择压力下产生我们所见的天然抗药性[108]。

天然抗药性机制在分枝杆菌属之间似乎是不同的。例如，硅片上的基因组比较表明，结核分枝杆菌和鸟分枝杆菌复合体对大环内酯和青霉素具有不同的天然抗药性机制[101]。23S rRNA甲基转移酶基因*erm*在结核分枝杆菌对大环内酯的高水平耐药中起作用[109]；*erm*的表达受到WhiB7的控制，WhiB7是控制多种基因表达的新型调控基因产物，至少包括一些内在的药物抵抗因子[110]。WhiB7存在于土壤腐生菌等大部分或全部分枝杆菌种中，与祖先的生理功能一致。结核分枝杆菌对青霉素的耐药性被认为是由至少一种主要的β-内酰胺酶*blaC*和可能通过改变的几种青霉素结合蛋白的表达所介导的[111, 112]。鸟分枝杆菌复合体菌株104的基因组序列与结核分枝杆菌中发现的青霉素结合蛋白和假定的大环内酯外排泵具有同源性，但在其基因组中未发现与*ermMT*和*blaC*同源的基因[101]，相反，突变分析显示，*pks12*是鸟分枝杆菌复合体中多态型多重耐药所需的基因，对于结核分枝杆菌对大环内酯和青霉素的天然耐药性并不是必需的[101]。

6　结束语

非结核分枝杆菌疾病的发病率随着其持续性和治疗相关的难度而升高，这些患者通常有免疫功能受损。非结核分枝杆菌感染是慢性、顽固性和虚弱的。随着人口老龄化，易受这种感染的人数可能会继续增加。为了迎接这一挑战，我们需要开发新药，必须对现有药物进行保护，我们也必须提高对这些病原体耐药性的了解。

参考文献

［1］　Chalermskulrat W，Gilbey JG，Donohue JF. Nontuberculous mycobacteria in women，young and old. Clin Chest Med. 2002；23（3）：675-86.

［2］　Adjemian J，Olivier KN，Seitz AE，Holland SM，Prevots DR. Prevalence of nontuberculous mycobacterial lung disease in U.S. medicare beneficiaries. Am J Respir Crit Care Med. 2012；185：881-6.

［3］　Prevots DR，Shaw PA，Strickland D，Jackson LA，Raebel MA，Blosky MA，Montes de Oca R，Shea YR，Seitz AE，Holland SM，et al. Nontuberculous mycobacterial lung disease prevalence at four integrated health care delivery systems. Am J Respir Crit Care Med. 2010；182：970-6.

［4］ Kendall BA, Winthrop KL. Update on the epidemiology of pulmonary nontuberculous mycobacterial infections. Semin Respir Crit Care Med. 2013；34：087-94.

［5］ Thomson RM. Changing epidemiology of pulmonary nontuberculous mycobacteria infections. Emerg Infect Dis. 2010；16：1576-83.

［6］ Marras TK, Mendelson D, Marchand-Austin A, May K, Jamieson FB. Pulmonary nontuberculous mycobacterial disease, Ontario, Canada, 1998—2010. Emerg Infect Dis. 2013；19：1189-891.

［7］ Atkins BL, Gottlieb T. Skin and soft tissue infections caused by nontuberculous mycobacteria. Curr Opin Infect Dis. 2014；27（2）：137-45.

［8］ Pilkington EF, MacArthur CJ, Beekmann SE, Polgreen PM, Winthrop KL. Treatment patterns of pediatric nontuberculous mycobacterial（NTM）cervical lymphadenitis as reported by nationwide surveys of pediatric otolaryngology and infectious disease societies. Int J Pediatr Otorhinolaryngol.2010；74：343-6.

［9］ Pulliam JP, Vernon DD, Alexander SR, Hartstein AI, Golper TA. Nontuberculous mycobacterial peritonitis associated with continuous ambulatory peritoneal dialysis. Am J Kidney Dis. 1983；2：610-4.

［10］ White R, Abreo K, Flanagan R, Gadallah M, Krane K, el Shahawy M, Shakamuri S, McCoy R. Nontuberculous mycobacterial infections in continuous ambulatory peritoneal dialysis patients. Am J Kidney Dis. 1993；22：581-7.

［11］ Youmbissi JT, Malik QT, Ajit SK, Al Khursany IA, Rafi A, Karkar A. Nontuberculous mycobacterium peritonitis in continuous ambulatory peritoneal dialysis. J Nephrol. 2001；14：132-5.

［12］ Song Y, Wu J, Yan H, Chen J. Peritoneal dialysis-associated nontuberculous mycobacterium peritonitis：a systematic review of reported cases. Nephrol Dial Transplant. 2012；27：1639-44.

［13］ Sennesael JJ, Maes VA, Pierard D, Debeukelaer SH, Verbeelen DL. Streptomycin pharmacokinetics in relapsing Mycobacterium xenopi peritonitis. Am J Nephrol. 1990；10：422-5.

［14］ Keenan N, Jeyaratnam D, Sheerin NS. Mycobacterium simiae：a previously undescribed pathogen in peritoneal dialysis peritonitis.Am J Kidney Dis. 2005；45：e75-8.

［15］ Giladi M, Lee BE, Berlin OG, Panosian CB. Peritonitis caused by Mycobacterium kansasii in a patient undergoing continuous ambulatory peritoneal dialysis. Am J Kidney Dis. 1992；19：597-9.

［16］ Hall-Stoodley L, Lappin-Scott H. Biofilm formation by the rapidly growing mycobacterial species *Mycobacterium fortuitum*.FEMS Microbiol Lett. 1998；168：77-84.

［17］ Schulze-Röbbecke R, Janning B, Fischeder R. Occurrence of Mycobacteria in biofilm samples. Tuber Lung Dis. 1992；73：141-4.

［18］ El Helou G, Viola GM, Hachem R, Han XY, Raad II. Rapidly growing mycobacterial bloodstream infections. Lancet Infect Dis.2013；13：166-74.

［19］ Wallace Jr RJ, Brown BA, Griffith DE. Nosocomial outbreaks/pseudo-outbreaks caused by nontuberculous mycobacteria. Annu Rev Microbiol. 1998；52：453-90.

［20］ Kasamatsu Y, Nakagawa N, Inoue K, Kawahito Y, Hiraoka N, Yoshioka K, Yokoo S. Peritonitis due to Mycobacterium fortuitum infection following gastric cancer surgery. Intern Med.1999；38：833-6.

［21］ Fisher EJ, Gloster Jr HM. Infection with mycobacterium abscessus after Mohs micrographic surgery in an immunocompetent patient. Dermatol Surg. 2005；31：790-4.

［22］ Dirac MA, Horan KL, Doody DR, Meschke JS, Park DR, Jackson LA, Weiss NS, Winthrop KL, Cangelosi GA. Environment or host?：A case-control study of risk factors for Mycobacterium avium complex lung disease. Am J Respir Crit Care Med.2012；186：684-91.

［23］ Winthrop KL. Pulmonary disease due to nontuberculous mycobacteria：an epidemiologist's view. Future Microbiol. 2010；5：343-5.

［24］ Winthrop KL, McNelley E, Kendall B, Marshall-Olson A, Morris C, Cassidy M, Saulson A, Hedberg K. Pulmonary nontuberculous mycobacterial disease prevalence and clinical features. Am J Respir Crit Care Med. 2010；182：977-82.

［25］ Aitken ML, Limaye A, Pottinger P, Whimbey E, Goss CH, Tonelli MR, Cangelosi GA, Dirac MA, Olivier KN, Brown-Elliott BA, et al. Respiratory outbreak of Mycobacterium abscessus subspecies massiliense in a lung transplant and cystic fibrosis center. Am J Respir Crit Care Med. 2012；185：231-2.

［26］ Bryant JM, Grogono DM, Greaves D, Foweraker J, Roddick I, Inns T, Reacher M, Haworth CS, Curran MD, Harris SR, et al. Whole-genome sequencing to identify transmission of Mycobacterium abscessus between patients with cystic fibrosis：a retrospective cohort study. The Lancet. 2004；381：1551-60.

［27］ Harris KA, Kenna DT, Blauwendraat C, Hartley JC, Turton JF, Aurora P, Dixon GLJ. Molecular fingerprinting of Mycobacterium abscessus strains in a cohort of pediatric cystic fibrosis patients.J Clin Microbiol. 2012；50：1758-61.

［28］ Huang WC, Chiou CS, Chen JH, Shen GH. Molecular epidemiology of Mycobacterium abscessus infections in a subtropical chronic ventilatory setting. J Med Microbiol. 2010；59：1203-11.

［29］ Davidson RM, Hasan NA, de Moura VCN, Duarte RS, Jackson M, Strong M. Phylogenomics of Brazilian epidemic isolates of Mycobacterium abscessus subsp. bolletii reveals relationships of global outbreak strains. *Infection*. Infect Genet Evol. 2013；20：292-7.

［30］ Dirac MA, Weigel KM, Yakrus MA, Becker AL, Chen HL, Fridley G, Sikora A, Speake C, Hilborn ED, Pfaller S, et al. Shared Mycobacterium avium genotypes observed among unlinked clinical and environmental isolates. Appl Environ Microbiol. 2013；79：5601-7.

［31］ Horan KL, Freeman R, Weigel K, Semret M, Pfaller S, Covert TC, van Soolingen D, Leao SC, Behr MA, Cangelosi GA. Isolation of the genome sequence strain Mycobacterium avium 104 from multiple patients over a 17-year period. J Clin Microbiol. 2006；44：783-9.

［32］ Griffith DE, Aksamit T, Brown-Elliott BA, Catanzaro A, Daley C, Gordin F, Holland SM, Horsburgh R, Huitt G, Iademarco MF, et al. An official ATS/IDSA statement：diagnosis, treatment, and prevention of nontuberculous mycobacterial diseases. Am J Respir Crit Care Med. 2007；175：367-416.

［33］ Hoefsloot W, van Ingen J, Andrejak C, Ängeby K, Bauriaud R, Bemer P, Beylis N, Boeree MJ, Cacho J, Chihota V, et al. The geographic diversity of nontuberculous mycobacteria isolated from pulmonary samples: an NTM-NET collaborative study. Eur Respir J. 2013; 42: 1604-13.

[34] Olivier KN, Weber DJ, Lee JH, Handler A, Tudor G, Molina PL, Tomashefski J, Knowles MR. Nontuberculous mycobacteria. II: Nested-cohort study of impact on cystic fibrosis lung disease. Am J Respir Crit Care Med. 2003; 167: 835-40.

[35] Wickremasinghe M, Ozerovitch LJ, Davies G, Wodehouse T, Chadwick MV, Abdallah S, Shah P, Wilson R. Non-tuberculous mycobacteria in patients with bronchiectasis. Thorax. 2005; 60: 1045-51.

[36] American Lung Association and the American Thoracic Society.Diagnosis and treatment of disease caused by nontuberculous mycobacteria. Am J Respir Crit Care Med. 1997; 156: S1-25.

[37] Holland SM, Eisenstein EM, Kuhns DB, Turner ML, Fleisher TA, Strober W, Gallin JI. Treatment of refractory disseminated nontuberculous mycobacterial infection with interferon gamma. A preliminary report. N Engl J Med. 1994; 330: 1348-55.

[38] Doucette K, Fishman JA. Nontuberculous mycobacterial infection in hematopoietic stem cell and solid organ transplant recipients.Clin Infect Dis. 2004; 38: 1428-39.

[39] Jouanguy E, Lamhamedi-Cherradi S, Lammas D, Dorman SE, Fondaneche MC, Dupuis S, Doffinger R, Altare F, Girdlestone J, Emile JF, et al. A human IFNGR1 small deletion hotspot associated with dominant susceptibility to mycobacterial infection. Nat Genet. 1999; 21: 370-8.

[40] O'Connell E, Rosen L, LaRue R, Fabre V, Melia M, Auwaerter P, Holland S, Browne S. The first US domestic report of disseminated Mycobacterium avium complex and anti-interferon-γ autoantibodies. J Clin Immunol. 2014; 34（8）: 928-32.

[41] Altare F, Durandy A, Lammas D, Emile JF, Lamhamedi S, Le Deist F, Drysdale P, Jouanguy E, Doffinger R, Bernaudin F, et al.Impairment of mycobacterial immunity in human interleukin-12 receptor deficiency. Science. 1998; 280: 1432-5.

[42] de Jong R, Altare F, Haagen IA, Elferink DG, Boer T, Breda Vriesman PJ, Kabel PJ, Draaisma JM, van Dissel JT, Kroon FP, et al. Severe mycobacterial and Salmonella infections in interleukin-12 receptor-deficient patients. Science. 1998; 280: 1435-8.

[43] Winthrop KL, Iseman M. Bedfellows: mycobacteria and rheumatoid arthritis in the era of biologic therapy. Nat Rev Rheumatol.2013; 9: 524-31.

[44] Winthrop KL, Chang E, Yamashita S, Iademarco MF, LoBue PA.Nontuberculous Mycobacteria infections and anti-tumour necrosis factor-alpha therapy. Emerg Infect Dis. 2009; 15: 1556-61.

[45] Yoo JW, Jo KW, Kang BH, Kim MY, Yoo B, Lee CK, Kim YG, Yang SK, Byeon JS, Kim KJ, et al. Mycobacterial diseases developed during anti-tumour necrosis factor-α therapy. Eur Respir J. 2014; 44（5）: 1289-95.

[46] Liao CH, Chen MY, Hsieh SM, Sheng WH, Hung CC, Chang SC. Discontinuation of secondary prophylaxis in AIDS patients with disseminated non-tuberculous mycobacteria infection. J Microbiol Immunol Infect. 2004; 37: 50-6.

[47] Lindeboom JA, Kuijper EJ, Bruijnesteijn van Coppenraet ES, Lindeboom R, Prins JM. Surgical excision versus antibiotic treatment for nontuberculous mycobacterial cervicofacial lymphadenitis in children: a multicenter, randomized, controlled trial. Clin Infect Dis. 2007; 44: 1057-64.

[48] Ballarino GJ, Olivier KN, Claypool RJ, Holland SM, Prevots DR. Pulmonary nontuberculous mycobacterial infections: antibiotic treatment and associated costs. Respir Med. 2009; 103: 1448-55.

[49] Adjemian J, Prevots DR, Gallagher J, Heap K, Gupta R, Griffith D. Lack of adherence to evidence-based treatment guidelines for nontuberculous mycobacterial lung disease. Ann ATS.2013; 11: 9-16.

[50] Griffith DE, Brown-Elliott BA, Langsjoen B, Zhang Y, Pan X, Girard W, Nelson K, Caccitolo J, Alvarez J, Shepherd S, et al. Clinical and molecular analysis of macrolide resistance in Mycobacterium avium complex lung disease. Am J Respir Crit Care Med. 2006; 174: 928-34.

[51] Heifets L, Mor N, Vanderkolk J. Mycobacterium avium strains resistant to clarithromycin and azithromycin. Antimicrob Agents Chemother. 1993; 37: 2364-70.

[52] Gardner EM, Burman WJ, DeGroote MA, Hildred G, Pace NR.Conventional and molecular epidemiology of macrolide resistance among new Mycobacterium avium complex isolates recovered from HIV-infected patients. Clin Infect Dis. 2005; 41: 1041-4.

[53] Santin M, Alcaide F. Mycobacterium kansasii disease among patients infected with human immunodeficiency virus type 1: improved prognosis in the era of highly active antiretroviral therapy. Int J Tuberc Lung Dis. 2003; 7: 673-7.

[54] Marras TK, Morris A, Gonzalez LC, Daley CL. Mortality prediction in pulmonary Mycobacterium kansasii infection and human immunodeficiency virus. Am J Respir Crit Care Med.2004; 170: 793-8.

[55] Karakousis PC, Moore RD, Chaisson RE. Mycobacterium avium complex in patients with HIV infection in the era of highly active antiretroviral therapy. Lancet Infect Dis. 2004; 4: 557-65.

[56] Wallace J, Brown-Elliott BA, McNulty S, Philley JV, Killingley J, Wilson RW, York DS, Shepherd S, Griffith DE. MAcrolide/azalide therapy for nodular/bronchiectatic mycobacterium avium complex lung disease. Chest. 2014; 146: 276-82.

[57] Ward TT, Rimland D, Kauffman C, Huycke M, Evans TG, Heifets L. Randomized, open-label trial of azithromycin plus ethambutol vs. clarithromycin plus ethambutol as therapy for Mycobacterium avium complex bacteremia in patients with human immunodeficiency virus infection. Veterans Affairs HIV Research Consortium. Clin Infect Dis. 1998; 27: 1278-85.

[58] Mitchell JD, Bishop A, Cafaro A, Weyant MJ, Pomerantz M. Anatomic lung resection for nontuberculous mycobacterial disease. Ann Thorac Surg. 2008; 85: 1887-93.

[59] Benson CA, Kaplan JE, Masur H, Pau A, Holmes KK. Treating opportunistic infections among HIV-exposed and infected children: recommendations from CDC, the National Institutes of Health, and the Infectious Diseases Society of America. MMWR Recomm Rep. 2004; 53: 1-112.

[60] Kaplan JE, Masur H, Holmes KK. Guidelines for preventing opportunistic infections among HIV-infected persons-2002. Recommendations of the U.S. Public Health Service and the Infectious Diseases Society of America. MMWR Recomm Rep. 2002; 51: 1-52.

[61] Phillips P, Bonner S, Gataric N, Bai T, Wilcox P, Hogg R, O'Shaughnessy M, Montaner J. Nontuberculous mycobacterial immune

reconstitution syndrome in HIV-infected patients: spectrum of disease and long-term follow-up. Clin Infect Dis. 2005; 41: 1483-97.

[62] Hallstrand TS, Ochs HD, Zhu Q, Liles WC. Inhaled IFN-gamma for persistent nontuberculous mycobacterial pulmonary disease due to functional IFN-gamma deficiency. Eur Respir J. 2004; 24: 367-70.

[63] Wallace Jr RJ, Brown-Elliott BA, Ward SC, Crist CJ, Mann LB, Wilson RW. Activities of linezolid against rapidly growing mycobacteria. Antimicrob Agents Chemother. 2001; 45: 764-7.

[64] Guna R, Munoz C, Dominguez V, Garcia-Garcia A, Galvez J, Julian-Ortiz JV, Borras R. In vitro activity of linezolid, clarithromycin and moxifloxacin against clinical isolates of Mycobacterium kansasii. J Antimicrob Chemother. 2005; 55: 950-3.

[65] Brown-Elliott BA, Crist CJ, Mann LB, Wilson RW, Wallace Jr RJ. In vitro activity of linezolid against slowly growing nontuberculous Mycobacteria. Antimicrob Agents Chemother. 2003; 47: 1736-8.

[66] Alcaide F, Calatayud L, Santin M, Martin R. Comparative in vitro activities of linezolid, telithromycin, clarithromycin, levofloxacin, moxifloxacin, and four conventional antimycobacterial drugs against Mycobacterium kansasii. Antimicrob Agents Chemother. 2004; 48: 4562-5.

[67] Brown-Elliott BA, Wallace Jr RJ, Blinkhorn R, Crist CJ, Mann LB. Successful treatment of disseminated Mycobacterium chelonae infection with linezolid. Clin Infect Dis. 2001; 33: 1433-4.

[68] Rastogi N, Goh KS, Bryskier A, Devallois A. Spectrum of activity of levofloxacin against nontuberculous mycobacteria and its activity against the Mycobacterium avium complex in combination with ethambutol, rifampin, roxithromycin, amikacin, and clofazimine. Antimicrob Agents Chemother. 1996; 40: 2483-7.

[69] Jo KW, Kim S, Lee JY, Lee SD, Kim WS, Kim DS, Shim TS. Treatment outcomes of refractory MAC pulmonary disease treated with drugs with unclear efficacy. J Infect Chemother. 2014; 20: 602-6.

[70] Griffith DE, Brown-Elliott BA, Shepherd S, McLarty J, Griffith L, Wallace Jr RJ. Ethambutol ocular toxicity in treatment regimens for Mycobacterium avium complex lung disease. Am J Respir Crit Care Med. 2005; 172: 250-3.

[71] Benson CA, Williams PL, Cohn DL, Becker S, Hojczyk P, Nevin T, Korvick JA, Heifets L, Child CC, Lederman MM, et al. Clarithromycin or rifabutin alone or in combination for primary prophylaxis of Mycobacterium avium complex disease in patients with AIDS: a randomized, double-blind, placebo-controlled trial.The AIDS Clinical Trials Group 196/Terry Beirn Community Programs for Clinical Research on AIDS 009 Protocol Team.J Infect Dis. 2000; 181: 1289-97.

[72] Midoneck SR, Etingin OR. Clarithromycin-related toxic effects of digoxin. N Engl J Med. 1995; 333: 1505.

[73] Chaisson RE, Keiser P, Pierce M, Fessel WJ, Ruskin J, Lahart C, Benson CA, Meek K, Siepman N, Craft JC. Clarithromycin and ethambutol with or without clofazimine for the treatment of bacteremic Mycobacterium avium complex disease in patients with HIV infection. AIDS. 1997; 11: 311-7.

[74] Miguez-Burbano MJ, Flores M, Ashkin D, Rodriguez A, Granada AM, Quintero N, Pitchenik A. Non-tuberculous mycobacteria disease as a cause of hospitalization in HIV-infected subjects. Int J Infect Dis. 2006; 10: 47-55.

[75] Falkinham JOI, Norton CD, LeChevallier MW. Factors influencing numbers of Mycobacterium avium, Mycobacterium intracel-lulare, and other mycobacteria in drinking water distribution systems. Appl Environ Microbiol. 2001; 67: 1225-31.

[76] Falkinham JO 3rd. Sources, transmission, and exposure of M. avium. In: Bartram J, Rees G, editors. Pathogenic mycobacteria in water World Health Organization-U.S. Environmental Protection Agency, Geneva. 2003.

[77] Falkinham III JO. Factors influencing the chlorine susceptibilit of Mycobacterium avium, Mycobacterium intracellulare, and Mycobacterium scrofulaceum. Appl Environ Microbiol. 2003; 69: 5685-9.

[78] Taylor RH, Falkinham JOI, Norton CD, LeChevallier MW. Chlorine, chloramines, chlorine dioxide, and ozone susceptibility of Mycobacterium avium. Appl Environ Microbiol. 2000; 66: 1702-5.

[79] Shin GA, Lee JK, Freeman R, Cangelosi GA. Inactivation of Mycobacterium avium complex by UV irradiation. Appl Environ Microbiol. 2008; 74: 7067-9.

[80] Bolan G, Reingold AL, Carson LA, Silcox VA, Woodley CL, Hayes PS, Hightower AW, McFarland L, Brown III JW, Petersen NJ, et al. Infections with Mycobacterium chelonei in patients receiving dialysis and using processed hemodialyzers. J Infect Dis. 1985; 152: 1013-9.

[81] Heifets L, Cangelosi GA. Antibiotic susceptibility testing of Mycobacterium tuberculosisa neglected problem at the turn of the century. Int J Tuberc Lung Dis. 2002; 3: 564-81.

[82] Morris S, Gai BH, Suffys P, Portillo-Gomez L, Fairchok M, Rouse D. Molecular mechanisms of multiple drug resistance in clinical isolates of Mycobacterium tuberculosis. J Infect Dis. 1995; 171: 954-60.

[83] Somoskovi A, Parsons L, Salfinger M. The molecular basis of resistance to isoniazid, rifampin, and pyrazinamide in Mycobacterium tuberculosis. Respir Res. 2001; 2: 164-8.

[84] Garcia de Viedma D. Rapid detection of resistance in Mycobacterium tuberculosis: a review discussing molecular approaches. Clin Microbiol Infect. 2003; 9: 349-59.

[85] Klein JL, Brown TJ, French GL. Rifampin resistance in Mycobacterium kansasii is associated with rpoB mutations. Antimicrob Agents Chemother. 2001; 45: 3056-8.

[86] Williams DL, Waguespack C, Eisenach K, Crawford JT, Portaels F, Salfinger M, Nolan AC, Sticht-Groh V, Gillis TP. Characterization of rifampin-resistance in pathogenic mycobacteria. Antimicrob Agents Chemother. 1994; 38: 2380-6.

[87] Burman WJ, Stone BL, Brown BA, Richard J, Bottger EC. AIDS-related Mycobacterium kansasii infection with initial resistance to clarithromycin. Diagn Microbiol Infect Dis. 1998; 31: 369-71.

[88] Vemulapalli RK, Cantey JR, Steed LL, Knapp TL, Thielman NM. Emergence of resistance to clarithromycin during treatment of disseminated cutaneous Mycobacterium chelonae infection: case report and literature review. J Infect. 2001; 43: 163-8.

[89] Wallace Jr RJ, Meier A, Brown BA, Zhang Y, Sander P, Onyi GO, Bottger EC. Genetic basis for clarithromycin resistance among isolates of Mycobacterium chelonae and Mycobacterium abscessus. Antimicrob Agents Chemother. 1996; 40: 1676-81.

［90］ Nash KA, Inderlied CB. Rapid detection of mutations associated with macrolide resistance in Mycobacterium avium complex[published erratum appears in Antimicrob Agents Chemother 1996；40（10）：2442]. Antimicrob Agents Chemother. 1996；40：1748-50.

［91］ Jamal MA, Maeda S, Nakata N, Kai M, Fukuchi K, Kashiwabara Y. Molecular basis of clarithromycin-resistance in Mycobacterium avium-intracellulare complex. Tuber Lung Dis. 2000；80：1-4.

［92］ Meier A, Heifets L, Wallace RJ, Zhang Y, Brown BA, Sander P, Bottger EC. Molecular mechanisms of clarithromycin resistance in Mycobacterium avium：observation of multiple 23S rDNA mutations in a clonal population. J Infect Dis. 1996；174：354-60.

［93］ Cangelosi GA, Palermo CO, Bermudez LE. Phenotypic consequences of red-white colony type variation in *Mycobacterium avium*. Microbiology. 2001；147：527-33.

［94］ Mukherjee S, Petrofsky M, Yaraei K, Bermudez LE, Cangelosi GA. The white morphotype of *Mycobacterium avium* intracellulare is common in infected humans and virulent in infection models. J Infect Dis. 2001；184：1480-4.

［95］ Obata S, Zwolska Z, Toyota E, Kudo K, Nakamura A, Sawai T, Kuratsuji T, Kirikae T. Association of rpoB mutations with rifampicin resistance in Mycobacterium avium. Int J Antimicrob Agents. 2006；27：32-9.

［96］ Portillo-Gomez L, Nair J, Rouse DA, Morris SL. The absence of genetic markers for streptomycin and rifampicin resistance in Mycobacterium avium complex strains. J Antimicrob Chemother.1995；36：1049-53.

［97］ Rastogi N, Goh KS, Clavel-Seres S. Stazyme, a mycobacteriolytic preparation from a Staphylococcus strain, is able to break the permeability barrier in multiple drug resistant Mycobacterium avium. FEMS Immunol Med Microbiol. 1997；19：297-305.

［98］ Jarlier V, Nikaido H. Mycobacterial cell wall：structure and role in natural resistance to antibiotics. FEMS Microbiol Lett. 1994；123：11-8.

［99］ Nikaido H, Jarlier V. Permeability of the mycobacterial cell wall.Res Microbiol. 1991；142：437-43.

［100］ Cangelosi GA, Do JS, Freeman R, Bennett JG, Semret M, Behr MA. The two-component regulatory system mtrAB is required for morphotypic multidrug resistance in Mycobacterium avium. Antimicrob Agents Chemother. 2006；50：461-8.

［101］ Philalay JS, Palermo CO, Hauge KA, Rustad TR, Cangelosi GA.Genes required for intrinsic multidrug resistance in Mycobacterium avium. Antimicrob Agents Chemother. 2004；48：3412-8.

［102］ Mailaender C, Reiling N, Engelhardt H, Bossmann S, Ehlers S, Niederweis M. The MspA porin promotes growth and increases antibiotic susceptibility of both Mycobacterium bovis BCG and Mycobacterium tuberculosis. Microbiology. 2004；150：853-64.

［103］ Ibrahim P, Whiteley AS, Barer MR. SYTO16 labelling and flow cytometry of *Mycobacterium avium*. Lett Appl Microbiol. 1997；25：437-41.

［104］ Nguyen HT, Wolff KA, Cartabuke RH, Ogwang S, Nguyen L. A lipoprotein modulates activity of the MtrAB two-component system to provide intrinsic multidrug resistance, cytokinetic control and cell wall homeostasis in Mycobacterium. Mol Microbiol. 2010；76：348-64.

［105］ Farhat MR, Shapiro BJ, Kieser KJ, Sultana R, Jacobson KR, Victor TC, Warren RM, Streicher EM, Calver A, Sloutsky A, et al. Genomic analysis identifies targets of convergent positive selection in drug-resistant Mycobacterium tuberculosis. Nat Genet.2013；45：1183-9.

［106］ Rüger K, Hampel A, Billig S, Rücker N, Suerbaum S, Bange FC. Characterization of rough and smooth morphotypes of Mycobacterium abscessus isolates from clinical specimens. J Clin Microbiol. 2014；52：244-50.

［107］ Nessar R, Cambau E, Reyrat JM, Murray A, Gicquel B. Mycobacterium abscessus：a new antibiotic nightmare. J Antimicrob Chemother. 2012；67：810-8.

［108］ Nguyen L, Thompson CJ. Foundations of antibiotic resistance in bacterial physiology：the mycobacterial paradigm. Trends Microbiol. 2006；14：304-12.

［109］ Buriankova K, Doucet-Populaire F, Dorson O, Gondran A, Ghnassia JC, Weiser J, Pernodet JL. Molecular basis of intrinsic macrolide resistance in the Mycobacterium tuberculosis complex. Antimicrob Agents Chemother. 2004；48：143-50.

［110］ Morris RP, Nguyen L, Gatfield J, Visconti K, Nguyen K, Schnappinger D, Ehrt S, Liu Y, Heifets L, Pieters J, et al. Ancestral antibiotic resistance in Mycobacterium tuberculosis. PNAS.2005；102：12200-5.

［111］ Segura C, Salvado M, Collado I, Chaves J, Coira A. Contribution of beta-lactamases to beta-lactam susceptibilities of susceptible and multidrug-resistant Mycobacterium tuberculosis clinical isolates. Antimicrob Agents Chemother. 1998；42：1524-6.

［112］ Voladri RK, Lakey DL, Hennigan SH, Menzies BE, Edwards KM, Kernodle DS. Recombinant Expression and Characterization of the Major beta—Lactamase of Mycobacterium tuberculosis.Antimicrob Agents Chemother. 1998；42：1375.

［113］ Benson CA, Williams PL, Currier JS, Holland F, Mahon LF, MacGregor RR, Inderlied CB, Flexner C, Neidig J, Chaisson R, et al. A prospective, randomized trial examining the efficacy and safety of clarithromycin in combination with ethambutol, rifabutin, or both for the treatment of disseminated Mycobacterium avium complex disease in persons with acquired immunodeficiency syndrome. Clin Infect Dis. 2003；37：1234-43.

［114］ Luong A, McClay JE, Jafri HS, Brown O. Antibiotic therapy for nontuberculous mycobacterial cervicofacial lymphadenitis. Laryngoscope. 2005；115：1746-51.

第九篇

真菌分离菌株的耐药性：临床篇

第66章 耐药性在念珠菌感染中的
作用：流行病学与治疗

Jack D. Sobel，R. A. Akins

1 引言

在过去的30年中，免疫功能低下和严重病患者的人数显著增加，有发生机会性真菌感染（opportunistic fungal infections）的风险[1]。尤其是在器官移植患者、化疗和救生医疗技术中免疫抑制剂的使用增加导致表浅和严重侵袭性真菌感染的增加[2-4]。真菌感染最初的增加发生在几乎没有有效的全身抗真菌药物的时候。20世纪80年代，肠外和系统活性口服唑类药物才开始出现。伴随着这些新型唑类药物的引入，造成了艾滋病患者发生口咽和食管念珠菌病的风险暴增。

在20世纪90年代，耐药性几乎成为所有高危患者群体的一个重要问题，但主要是艾滋病患者[5, 6]。抗真菌药物耐药性报告的出现频率增加。关于念珠菌耐药性的普遍性以及是否应常规对真菌分离物进行药敏试验方面仍众说纷纭。同时，临床耐药性和真菌感染发病率的增加推动了新一代和各类抗真菌药物的开发。尽管在20世纪90年代以前极为罕见，但抗真菌药物抗性现在已迅速成为某些特定人群的主要问题。风险最高的人群是免疫最脆弱的人群，即艾滋病毒感染患者。因此，在20世纪90年代的10年中，高达1/3的晚期艾滋病患者具有从口腔分离出白色念珠菌耐药菌株。然而，它不再是艾滋病毒感染的患者表现出抗真菌抗性的主要临床问题[7]。白色念珠菌引起的临床和体外耐药性黏膜念珠菌病的病例仍有报道，所以新型唑类［如泊沙康唑（posaconazole）和肠胃外棘白菌素（parenteral echinocandins）］的有效性通常可解决耐药性方面的问题。不幸的是，高度免疫力低下的患者接受骨髓和实体器官移植后已成为对唑类和棘球蚴素抗真菌药物耐药性上升的主要群体。本章的目的是回顾耐药性念珠菌病的流行病学、发病机制、危险因素和治疗。了解抗真菌药物抗性和相关危险因素的细胞和分子机制对于有效研发防治策略以防止抗性真菌的出现至关重要，笔者将在随后的章节中进行相关叙述。将对由耐药性念珠菌引起的顽固性真菌病（refractory fungal disease）的治疗与可用于防止念珠菌病中抗真菌药物耐药性进一步发展的方法进行综述。

2 念珠菌病的流行病学

口咽念珠菌病（Oropharyngeal candidiasis，OPC）在婴幼儿、老年人和受损宿主中最为普遍，并与严重的潜在疾病相关，包括糖尿病、白血病、肿瘤、类固醇使用、抗微生物治疗、放射治疗和化疗。至少有1/4的未接受抗真菌药物预防的癌症患者发生OPC，而其他研究者在超过一半的免疫功能低下患者中观察到OPC。延长的嗜中性粒细胞减少似乎是口腔念珠菌和随后的症状性疾病口咽定殖的唯一最重要的危险因素[8]。80%～90%的HIV感染患者在疾病的某个阶段会发生OPC[6]，未治疗的患者中有60%在OPC出现后2年内发展成为与艾滋病相关的感染[9]。白色念珠菌仍然是OPC最常见的菌种[10]。一个具有发展唑类抗真菌药物高风险的小型独特人群是免疫缺陷相关的慢性皮肤黏膜念珠菌病患者[11, 12]。

外阴阴道念珠菌病（Vulvovaginal candidiasis，VVC）被认为是全球第二大最常见的阴道炎，影响着数百万免疫力正常的女性。超过90%的感染是由白色念珠菌引起的[13]。这种感染在普通健康女性中的流行是造成高发病率和不得不使用抗真菌治疗的原因。

在20世纪80年代，美国国家卫生统计中心（National Center for Health Statistics，NCHS）的数据显示血流感染（bloodstream infections，BSIs）是美国第13大致死因素。念珠菌血流感染的归因死亡率（attributable mortality）约为35%[1]。真菌感染，尤其是念珠菌属引起的真菌感染急剧增加，占所有医院血流感染的8%～15%[14-17]。美国国家医院出院调查（National Hospital Discharge Survey，NHDS）报告称，1980—1989年，口咽和播散性念珠菌病的发病率分别增加了4倍和11倍，这种趋势在未来20年仍将继续[18]。先前主要见于癌症患者的血流念珠菌感染在ICU和儿科病房中变得愈发常见[19]。SCOPE研究报告指出，在1998年以后的3年中，念珠菌属仍然是医院内血流感染的第四大常见原因[16, 20]。已经评估了念珠菌血症发病率增加的风险因素[21, 22]。此外，念珠菌血症在所有医院血流感染中的粗算死亡率（crude mortality）最高（40%～50%）[20, 23, 24]。尸检研究也证实了播散性念珠菌病发病率的增加。与匹配的非原发性患者住院时间40 d相比，念珠菌血症的住院时间延长到70 d，由此造成治疗费用大幅增加[25]。

目前，白色念珠菌占所有医院侵袭性念珠菌感染的40%～60%，这反映了除了白色念珠菌以外的念珠菌属物种的持续转移已经发生，并且由于其中几种菌种的内在或获得性抗真菌抗性而具有相关性[2, 15, 23, 26-28]。在医院内，念珠菌血症发生率最高的地区包括重症监护病房、外科诊疗室、创伤诊疗室和新生儿重症监护病房。事实上，所有院内念珠菌血症中有25%～50%发生在重症监护病房。中性粒细胞减少患者以前是风险最高的群体，而现在这一群体已经不再是最脆弱的亚群，这种转变可能是因为在中性粒细胞减少期间使用氟康唑预防导致的[29]。在一些三级医疗中心，白色念珠菌不再是最常见的血流分离物，而是被光滑念珠菌取代。光滑念珠菌又取代热带念珠菌作为最普遍的非白色念珠菌菌种，这种现象已经占到全部念球菌血症的3%～50%。ICU中光滑念珠菌的感染概率增加也归因于ICU患者对氟康唑的大量使用[30, 31]。特定菌种的优势在全球范围内存在很大的差异，例如南美常见的是热带念珠菌和欧洲常见的是近平滑念珠菌[32]。

3　抗真菌药物的耐药机制

3.1　多烯类化合物[34]

最重要的多烯包括两性霉素B（amphotericin B）和制霉菌素（nystatin）。两性霉素B与甾醇（sterol）结合，导致真菌细胞膜改变膜通透性并最终导致细胞死亡。两性霉素B还对真菌细胞造成氧化损伤（见第1卷第26章）。

3.2　氟嘧啶类

氟胞嘧啶（Flucytosine）或5-氟胞嘧啶（5-fluorocytosine，5-FC）是合成的氟化嘧啶。通过酶胞嘧啶渗透酶（enzyme cytosine permaease）的作用将其转移到易感染的真菌细胞中，然后通过胞嘧啶脱氨酶（cytosine deaminase）转化成氟尿嘧啶（fluorouracil）。氟氏尿嘧啶与RNA结合并替代尿嘧啶，此外，氟胞嘧啶阻断胸苷酸合成酶，这是DNA合成的必需酶（见第1卷第27章）。

3.3　唑类

临床使用的唑类抗真菌剂含有唑类中的两种或三种氮，因此被分类为咪唑（酮康唑、咪康唑、克霉唑、益康唑和布康唑）或三唑（伊曲康唑、氟康唑、特康唑）。较新的唑类药物包括伏立康唑、泊沙康唑、雷夫康唑和阿尔巴康唑。唑类通过其对细胞色素P450依赖性酶羊毛甾醇14α-脱甲基酶（cytochrome P450-dependent enzyme lanosterol 14α-demethylase）的作用抑制真菌细胞膜中的麦角甾醇合成。各种唑类的区别主要在于它们的药代动力学以及它们对靶酶的亲和力。抗真菌谱也存在一些差异。伏立康唑和泊沙康唑也具有抗许多酵母和丝状真菌的活性（见第1卷第27章）。

3.4　白霉素类

这一新型抗真菌药物包括注射用的卡泊芬净（parenteral caspofungin）、米卡芬净（micafungin）和阿尼芬净（anidulafungin）。这些药物可以抑制真菌细胞壁合成酶（1, 3-β-D-葡聚糖合成酶）的活性，从而阻止真菌合成1, 3-β-D-葡聚糖（真菌细胞壁的组成成分）。这些药物导致细胞壁功能变弱，导致真菌细胞裂解，因而被认为是候选的药物[35]（见第1卷第29章）。

4　抗药性的定义

4.1　顽固性念珠菌感染

顽固性念珠菌感染不是罕见的临床情况，是指体内存在抗真菌药物的真菌感染患者在临床诊疗方面的失败。在诸多治疗失败的因素中，一个是由于存在体外证实的耐药性念珠菌属物种引起的（专栏66.1、图66.1）。由于剂量不足、吸收（食物、胃酸pH值）受损（impaired absorption）、依从性差（poor compliance）和药物相互作用，以及抗真菌剂未以足够浓度达到感染靶位点等均可能导致治疗失败。治疗失败的其他原因包括影响药物作用的局部因素，例如不排污的脓肿中的化脓物质，或者阻止生物膜寻求庇护的生物体，例如血管内和义肢关节内[32]。严重抑郁患者脆弱的免疫系统也可能导致真菌感染临床失败。在消除念珠菌感染中，充足数量的功能性多核白细胞和细胞介导的免疫力也是必需的。临床抗性是指尽管体外微生物敏感，但治疗失败。

专栏66.1　难治性念珠菌病治疗失败的原因分析

1. 体外抗真菌抗性

　（a）主要（内在）

　（b）次要

2. 药物有效浓度未能达到感染部位

　（a）依从性差

　（b）剂量不足

　（c）口服吸收受损

　（d）药物相互作用

3. 未能排出脓肿

4. 局部保护机制，例如生物膜（导管、人工瓣膜、装置、异物）

5. 受损的宿主免疫/防御机制

　（a）中性粒细胞

　（b）CMI

机制2~5导致易感微生物相关的临床耐药性和治疗失败。

4.2　初级和刺激耐药性

未接触过相关抗生素的细菌与生俱来具备对应抗生素的抵抗性被定义为内在或原发耐药性。例如，克鲁斯念珠菌（*C. krusei*）对氟康唑耐药、克鲁斯念珠菌和念珠菌属（*C. lusitaniae*）对氟胞嘧啶具有耐药性。吸收或暴露于抗真菌剂期间或之后发生获得性继发性耐药，例如，由氟康唑耐药的OPC和由白色念珠菌引起的食管念珠菌病的HIV感染患者。交叉耐药是指在同一类别或多个类别内的多重耐药性。异源耐药性是指从相同的琼脂平板获得的相同培养物中不同菌落的体外药敏活性的多变性。所有形式的体外抵抗可能是暂时的、短暂的或不可逆的。

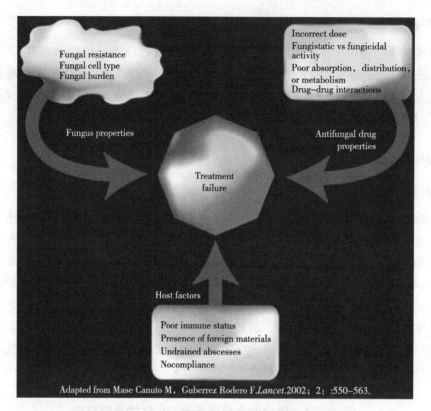

图66.1 抗真菌治疗失败的主要原因

5 抗真菌药物敏感性实验

5.1 方法

Rex首先提出了抗真菌药物的检测方法和判断断点[36-39]。然而，在出现了标准化，可再生的真菌易感性方法后，检测方法发生了重大变化，致使临床和实验室标准化研究所（CLSI）提出了M27-A3和EUCAST方法学[40-47]。因此，通过这些方法确定的解释性断点可用于检测念珠菌属对：氟康唑、伊曲康唑、伏立康唑、氟胞嘧啶、两性霉素B、卡泊芬净、和米卡芬净的耐药性[42，48-53]（表66.1）。最近，引入了新的解释标准，这些标准对敏感和耐药分离物的确定和定义产生了深远影响，可能会导致对相关药物特性不知情的临床医生在使用上出现混淆。首先，现在有一个新的流行病学临界值（epidemiologic cutoff value，ECV），它代表了敏感性断点变化更为敏感的指标[17，43，44]。ECV方法从统计学上确定了给定微生物物种中MIC的分布，并定义为排除非野生型菌株，特别是可能含有抗性突变的分离株的MIC值。依赖于ECV导致不同念珠菌物种的可变折点，并且在许多情况下，易感性断点降低了几倍，例如之前对氟康唑敏感性的白色念珠菌断点≤8 mg/L，但是对于新的解释方法来说，这对于光滑假丝酵母，判断点最低可达到≤2 mg/L，而最高可升至16 mg/L。ECV方法对于检测机构检测念珠菌属的耐药性是有价值的。使用这种方法，大多数断点已经下降，并且M27-A3（CLSI）和EUCAST的结果通常是一致的。此外，随着断点减少，更多的分离株被认为具有抗性，但没有治疗失败风险增加的相关报道。这个结论适用于具有新CLSI指南的三唑类药物（triazoles）和棘白菌素（echinocandins）（表66.1）。归根结底，治疗决策总是根据患者在易感性结果可用时对治疗的反应而个体化。

通常，如果感染分离株的种类是已知的，那么念珠菌分离株对目前可用的抗真菌剂的敏感性通常是可预测的。然而，个别分离株可能不遵循这种常规模式[17]。

在过去对念珠菌分离株的敏感性试验中，即使是血液分离株也不是利用常规推荐的检测方法来进行评判。建议只对持续性疾病和使用适当抗真菌治疗失败的有症状的患者进行检测。这个原则是基于成本和缺乏可用的检测设备，但也是由于缺少相关体外耐药性所导致的种种限制。然而，最近的监测表明，一些念珠菌属物种对唑类药物和棘白菌素的易感性降低。若不进行药敏试验的话[32]，光滑念珠菌分离株对三唑药物抗性增加到难以依赖三唑药物治疗的程度。不幸的是，最近，在较小比例的光滑念珠菌分离株和棘白菌素已开始出现类似的耐药趋势[1, 13]。因此，现在需要进行药敏试验，并建议指导念珠菌病的合理治疗。现在建议实验室对血液和无菌部位的光滑念珠菌分离株，以及对抗真菌治疗无效的其他念珠菌属物种进行常规抗真菌药敏试验，尤其是光滑念珠菌和三唑菌的相关检测。尽管存在争议，但是基于白色念珠菌抗真菌抗性的总体频率，在没有治疗失败的情况下无需对该物种进行常规检测。其他念珠菌属物种的检测价值不太清楚，但在某些高度使用抗真菌药物的医院中曾报道，热带念珠菌和近平滑念珠菌偶尔会出现耐药性。因此，一些医疗机构建议对所有血流和临床相关念珠菌分离株进行三唑敏感性试验，而在曾用棘白菌素治疗的患者中应考虑检测棘白菌素敏感性。

药敏试验的目的是区分感染菌株，这些菌株易感，因此可能对给定的抗真菌药物产生反应，并使这些菌株产生耐药性，因此更有可能导致治疗失败。关于棘白菌素，敏感性试验必须捕获含有FKS突变的高MIC菌株。迄今为止，CLSI已经使用有限的临床数据和微生物学数据来确定所有三种棘白菌素对念珠菌属的临床断点[54]。令人遗憾的是，一些耐药性念珠菌菌株经常被这个断点错误分类[55, 56]。根据此种情况，CLSI确定了新的断点，FKS突变株可以更好地被鉴定出来[32, 47]（表66.1）。EUCAST建立了含珠菌属菌种特异性和棘白菌素特异性临床断点（见第2卷第18章）。

NCCLS M27-A方法仅能检测对两性霉素BRex耐药的念珠菌的MICs，建议使用抗生素肉汤培养基3（antibiotic medium 3 broth）来衡量其相关耐药性[48, 57]。一般来说，目前的方法仅限于鉴定与临床失败相关的念珠菌分离物，尽管已经建议48 h的断点最小致死浓度（MLCs）≥1 µg/mL的MICs来更准确地预测真菌学假丝酵母菌属，而两性霉素B无法进行相关鉴定[58]。在一项针对非嗜中性粒细胞减少症患者的念珠菌血症的研究中，所有血液分离株均显示两性霉素B对应的MICs≤1.0 µg/mL。与氟康唑一样，临床失败（10%～15%）均与具有低水平MICs值的两性霉素B敏感分离菌株有关[50]。

E-test检测法通常用作肉汤稀释法的替代方法，不仅可用于治疗顽固性临床感染的检测，而且在没有其他检测方法的情况下也可用。E-test检测法被认为适合检测念珠菌属对两性霉素B或氟胞嘧啶的敏感性，但对唑类药物的敏感性较差[49, 51-53, 57]。

表66.1 白色念珠菌的体外敏感性和解释性断点

生物体	临床断点（µg/mL）			
	易感	易受剂量依赖性	中间值	抗性
白色念珠菌				
卡泊芬净	≤0.25	—	0.5	≥1
阿尼芬净	≤0.25	—	0.5	≥1
米卡芬	≤0.25	—	0.5	≥1
氟康唑	≤2.0	4.0	—	≥8
伊曲康唑	≤0.12	0.25～0.5	—	≥1
伏立康唑	≤0.12	—	0.25～0.5	≥1
假丝酵母菌				

（续表）

生物体	临床断点（μg/mL）			
	易感	易受剂量依赖性	中间值	抗性
卡泊芬净	≤2	—	4	≥8
阿尼芬净	≤2	—	4	≥8
米卡芬	≤2	—	4	≥8
氟康唑	≤2	4.0	—	≥8
伏立康唑	≤0.12	—	0.25～0.5	≥1
热带假丝酵母				
卡泊芬净	≤0.25		0.5	≥1
阿尼芬净	≤0.25		0.5	≥1
米卡芬	≤0.25		0.5	≥1
氟康唑	≤2	4.0	—	≥8
伏立康唑	≤0.12	—	0.25～0.5	≥1
光滑假丝酵母菌				
卡泊芬净	≤0.12		0.25	≥0.5
阿尼芬净	≤0.12		0.25	≥0.5
米卡芬	≤0.06		0.12	≥0.25
氟康唑		≤32	—	≥64
克鲁斯念珠菌				
卡泊芬净	≤0.25	—	0.5	≥1
阿尼芬净	≤0.25	—	0.5	≥1
米卡芬	≤0.25	—	0.5	≥1
氟康唑[a]	—	—	—	—
伏立康唑	≤0.5	—	1	≥2
季也蒙念珠菌				
卡泊芬净	≤2	—	4	≥8
阿尼芬净	≤2	—	4	≥8
米卡芬	≤2	—	4	≥8

24 h 100%：MIC终点读数在24 h孵育时为100%抑制；24 h 50%：MIC终点在培养24 h时读数为50%抑制。[a]该物种被认为对该化合物具有固有抗性，所以对克鲁维氏假丝酵母不能使用氟康唑断点，所有菌株应报告为耐药。

5.2 白色念珠菌属的体外敏感性与抗药性（表66.2）

5.2.1 唑类药物

三唑、伏立康唑、泊沙康唑和雷夫康唑表现出比氟康唑或伊曲康唑更高的效力和抗菌谱，但基本上仍然具有抑菌作用。这种广谱三唑的活性延伸到一些耐氟康唑念珠菌菌株的治疗上。

初级和次级唑类抗性是随着菌种的变化而变化的，并且也显示明显的地理变化[59，62]。没有明确的证据表明唑类的农业用途与假丝酵母属物种的抗真菌抗性增加之间存在相关性。初步抵抗唑类药物在念珠菌病中仍然不常见，除光滑念珠菌和克柔念珠菌外。大多数获得性唑类抗药性出现在具有OPC和EC的AIDS患者中，在存在晚期免疫缺陷的情况下延长唑类疗法。其他情况下的唑类抗药性并不常见[32, 63]。

表66.2　念珠菌属对抗真菌药物的敏感性

MIC$_{50}$	两性霉素B	氟康唑	伊曲康唑	伏立康唑	氟胞嘧啶	卡泊芬净
白色念珠菌	0.5	0.5	0.12	0.03	≤0.25	0.12
热带假丝酵母	0.25	1	0.06	0.06	≤0.25	0.25
光滑假丝酵母	0.5	16	0.25	0.25	≤0.25	0.12
近平滑念珠菌	0.25	1	0.12	0.03	≤0.25	1.0
克鲁斯念珠菌	0.25	64	0.5	0.5	16	0.5
葡萄牙假丝酵母菌	≥1	2	0.25	0.03	≤0.25	1.0

注：表格中显示了典型的菌种特异性MIC$_{50}$值（μg/mL），这些值来自记录临床分离株收集的研究报告[50, 59-61]。通过NCCLS M27检测方法（国家临床实验室标准委员会，1995）对除两性霉素B外的所有药物敏感性的相关MIC值。如果该方法未能检测到两性霉素B耐药的念珠菌[50]，则报道的两性霉素B对应的MIC值是通过更多基于琼脂的测试形式中使用抗生素培养基肉汤法得出的。

（1）白色念珠菌。对氟康唑和伊曲康唑的原发性耐药极为罕见。此外，除艾滋病领域之外，获得性或继发性耐药性也同样不常见，尤其是血液分离株。每年从世界各地随机分离出的数千个血液分离株进行单一位点的检测，连续几年的检测发现氟康唑耐药的白色念珠菌在总量上仍然<5%，且趋势稳定[60, 63, 64]。相反，Antoniadou等人报道，9%的白色念珠菌血流感染分离株对氟康唑有抵抗力（MIC>64 μg/mL）[65]。未接触过唑类治疗而自发对氟康唑产生耐药性很少见，但在其他健康成人中已有报道[66]。根据分子模型研究，已经报道ERG II中的某些突变导致对氟康唑和伏立康唑的抗性显著，但对伊曲康唑和泊沙康唑的敏感性影响较小，这可能是由于后者与靶酶结合更广泛[67]。

（2）热带假丝酵母。尽管MIC$_{90}$值表明持续的易感性，偶尔有热带假丝酵母菌株表现出唑类药物的耐药性。该物种具有产生体外拖尾的倾向，常常被误解为抗性。

（3）近平滑念珠菌。菌株通常对所有唑类药物高度敏感[67]。

（4）克鲁斯念珠菌。该菌种对氟康唑具有内在的抗性，并且对剂量依赖敏感性（S-DD）范围内的伊曲康唑具有更高的MIC值。然而，伏立康唑对克鲁斯念珠菌的杀伤作用明显[60, 68]。在过去的十年里，克鲁塞氏病的发病率一直保持稳定。

（5）杜氏假丝酵母（C. dubliniensis）。该菌种引起的感染已被越来越多地报道，并与OPC感染的HIV病原体有关，通常被确定为白色念珠菌。尽管体外实验可诱导产生耐药性，但大多数杜氏假丝酵母菌株对氟康唑敏感。获得性耐药的发展比白色念珠菌的发展要快得多。

（6）光滑假丝酵母菌。在致病性酵母菌种中，光滑念珠菌占所有酵母菌株的5%～40%，目前在所有临床形式的念珠菌病中排名第二，在一些医院内念珠菌病研究中比白色念珠菌更常见[32, 69]。这种机会性病原体在免疫受损患者中尤其明显，包括接受细胞毒性化疗、接受移植和感染HIV的患者。这种关键的念珠菌属物种代表了唑类药物的致命弱点[70, 71]。光滑念珠菌分离株对唑类药物表现出双峰敏感性，10%～15%的血液分离株表现出氟康唑耐药（≥64 μg/mL）[60, 64]。氟康唑敏感性的模式因地理区域、患者人群、危险因素和唑类药物进行治疗而不同[72]。特别是从艾滋病和OPC/EC患者以及潜在恶性肿瘤患者获得的临床分离株对氟康唑和伊曲康唑的敏感性降低。亚太地区和拉丁美洲地区的氟康唑耐药性最低（3%～4%），北美最高（10%～15%）。唑类药物对光滑念珠菌的感染发生概率和唑类药物敏感性都有显著的影响，30%～40%的菌株是S-DD。国际监测显示最近提交的近平滑念珠菌病和热带假丝酵母血流分离株（2001—2005）与白色念珠菌相反，确实显示氟康唑耐药性略有增加。类似抗药性的增加在此期间观察到光滑念珠菌持续高氟康唑耐药率（14.3%～18.3%）[63]。一般来说，虽然大多数光滑念珠菌分离株仍然对伏立康唑敏感，但大多数氟康唑耐药的光滑念珠菌分离株对伊曲康唑有耐药性，并且一半对伏立康唑和泊沙康唑也有耐药性[60, 69, 73]。据报道，在接受长期伏立康唑预防性治疗的骨髓移植受者中有几例关于伏立康唑耐药的光滑念珠菌引发的突破性菌血症的报道[74]。

5.2.2 氟胞嘧啶

6.5%～33%的白色念珠菌分离株存在内在耐药性，并且总是与血清型B分离株相关[75]。最近的研究表明，耐药性发生率较低可能是由于不经常使用。Pfaller等研究了8 803株念珠菌临床分离株。报道的易感性如下：白色念珠菌（97%）、热带念珠菌（92%）、季也蒙念珠菌（100%）、杜氏假丝酵母菌（100%）、假丝酵母菌（99%）和光滑假丝酵母（99%）[64]。最不敏感的菌种是克鲁斯假丝酵母（敏感性为5%中间值为67%，抗性为28%）。有研究指出，82%的光滑假丝酵母对氟胞嘧啶敏感。氟胞嘧啶的药物代谢动力学和体外活性使得该药物在诸如脑脊液和泌尿生殖道等相对难以进入的部位中对唑类耐药性念珠菌感染特别有效。

然而，继发性获得性耐药是十分常见的（30%），并且在用作单一疗法时迅速获得氟胞嘧啶。因此，氟胞嘧啶几乎总是与其他抗真菌剂组合使用。

5.2.3 多烯类药物

对两性霉素B耐药可能是内在的或获得性的[76]。白色念珠菌耐药性极其罕见，尽管NCCLS M27-A方法可能低估了其发生率。对于两性霉素B，NCCLS方法产生的MIC范围很窄，限制了其鉴定可能导致治疗失败的分离菌的能力[58]。而且，比抗药性更重要的是没有迹象表明此类药物对致病菌的敏感性降低。Powderly等指出，中性粒细胞减少患者中白色念珠菌血液分离株对两性霉素B的敏感性降低，并将较高的MICs与不良结果相关联[77]。幸运的是，这种菌株很少见，二次抗性也不常见[78]。对两性霉素B具有耐药性的是近平滑念珠菌和杜氏假丝酵母，但热带假丝酵母对两性霉素B具有抗性是罕见的[79]。虽然光滑假丝酵母和克鲁斯念球菌分离株通常被认为对两性霉素B敏感，但它们对应的MIC值有升高的趋势，依照治疗经验可以1.0 mg/（kg·d）的较高剂量使用两性霉素B进行相关治疗。Sterling报道了在免疫活性宿主中治疗光滑念珠菌感染时出现对两性霉素B的耐药性[80]。许多但不是全部葡萄牙念珠菌和一些季也蒙念珠菌（*C. guilliermondii*）菌株表现出对两性霉素B的内在抗性[81]。除了白色念珠菌之外，继发性获得性多烯抗性的葡萄牙念珠菌和季也蒙念珠菌容易在利用两性霉素B治疗骨髓抑制患者的过程中出现[78, 82-84]。罕见的致死性败血症病例是由具有耐受两性霉素B的正酵母菌导致的[85]。对两性霉素B去氧胆酸盐的抗性意味着该生物体将对两性霉素B的各种脂质制剂具有抗性。

5.2.4 棘白菌素

早期报道对任何棘白菌素制剂的临床和/或体外耐药性很少见。2003年，在对95个不同的医疗中心进行测定并与氟康唑和伊曲康唑进行比较后发现，卡泊芬净对3 959株念珠菌属的分离菌株具有杀菌效果[61]。没有检测到白色念珠菌的耐药菌株。针对所有念珠菌属，96%的菌株对应的MIC值≤2 μg/mL。白色念珠菌、杜氏念珠菌、热带念珠菌和光滑念珠菌是最易感染的菌种，而季也蒙念珠菌最不敏感（MIC$_{90}$>80 μg/mL）。近平滑念珠菌MIC$_{90}$（2～4 μg/mL）与白色念珠菌MIC$_{90}$（0.25 μg/mL）相比显著增加[61]。棘白菌素对抗白色念珠菌和光滑念珠菌的唑类抗性分离物仍然非常有效（99%的MICs≤1 μg/mL）。没有证据表明，由CDR泵介导的唑类抗性对临床假丝酵母菌分离物中棘白菌素抗性有显著影响。同样，不同国家念珠菌分离株整理收集后已被用于评估米卡芬净和阿尼芬净的体外耐药性，并且大多数念珠菌对药物普遍敏感，并且近平滑念珠菌MIC值再创新高[63]。有趣的是，卡泊芬净对于近平滑念珠菌分离株或季也蒙念珠菌分离株不具有杀菌作用[86]。

由于缺少相应的耐药性分离菌株，这就导致针对棘白菌素类药物的判断点的获得受到了一定的影响。Kartsonis等人尝试建立相应抗菌药物的判断点，但未能获得卡泊芬净MIC值的基线，也没有发现来自黏膜和侵入性念珠菌感染的分离株在临床结果上有何相关性[87]。在棘白菌素MIC为2.0 μg/mL的时候（在正常剂量下容易实现有效的血液浓度），几乎对所有（99.7%）临床分离的念珠菌株均有效[63]。

虽然由棘白菌素耐药的念珠菌分离株引起的临床失败的案例很少见，但棘白菌素用于治疗后必然导致体内获得性耐药性菌株的产生。所有的耐药分离菌株都表现为*FKS1*基因纯合突变。所有念珠菌临床失败的情况也越来越多[88-90]。

Hernandez等在2004年报道了一个唑类治疗失败的OPC/EC患者，尽管有初步的改善，但最终在利用卡泊芬净进行临床治疗时还是失败了[91]。初始分离株表现出低水平的卡泊芬净MIC值，而晚期分离菌株具有更高水平的MIC值。临床反应在鼠感染模型中是相符合的，卡泊芬净MIC值的变化与卡泊芬净的临床疗效相关。同样，利用棘白菌素对白色念珠菌食管炎（*C. albicans* esophagitis）的长期治疗过程中，棘白菌素的治疗效果呈现渐进式下降[92]。

Moudgal等在2005年描述了一个由近平滑念珠菌病引起的主动脉瓣膜心内膜炎患者[93]在利用卡泊芬净（MIC 2 μg/mL）和氟康唑联合治疗后，患者体内真菌血症（fungemia）消失了，并且顺利出院。然而，这名康复患者在三个月后出现复发性近平滑念珠菌感染，不仅对氟康唑和卡泊芬净（MIC值>16 μg/mL）都有耐药性，而且还对伏立康唑和米卡芬净有抗药性，但对阿尼芬净没有影响。早在十多年前，有关光滑念珠菌对棘白菌素耐药性的类似病例就已经有报道，并预测了这种菌株未来耐药性有增加的趋势（见第1卷第29章）[94]。

5.3　体外药敏试验与抗真菌治疗临床疗效的相关性

体外易感性只是影响真菌感染治疗结果的诸多因素之一[37]。各种药代动力学和药效学药物因素以及多种宿主因素（嗜中性粒细胞减少、宿主嗜性、导管留置、APACHE评分、脓肿引流）都会相互干扰，从而影响临床结果。此外，临床结果的评判也存在争议，从临床改善到病人生存（天或周）的真菌学评估（短期或长期）。尽管如此，体外药敏试验可以作为客观的、可重复的测量方法来确定药物的选择。

确定一种分离物对体外抗真菌药物是否具有抗性是选择治疗中非常有用的步骤。体外药敏试验虽然不能预测患者存活率或真菌根除情况，但是对待检真菌耐药性的评估是十分有效的。临床医生应该回顾一下前人制定的90-60规则；特定药物对于药敏试验敏感株来说，90%甚至更高比例的菌株在临床治疗上是有效的；特定药物对于药敏试验耐药菌株来说，60%的菌株感染可以进行临床有效治疗。

关于念珠菌病，体外和临床结果的相关性主要应用于OPC/EC和念珠菌血症，其中90-60规则似乎符合相应的条件，只是这种检测方法只能达到相关感染所需的最低标准。药物临床应用的最重要的原则是病原体被确认体外抗药性而在体内抗药性要小得多。然而，在涉及数百名患者的念珠菌血症随机对照试验中，几乎所有患者均未出现高度易感菌株。这强调了体外易感性不能保证成功治疗的原则。大多数评估90-60规则的研究已经应用于唑类，特别是氟康唑，并且在AIDS患者中OPC/EC的相关性最好。两性霉素B敏感性的临床治疗效果的可预测性尚不确定。而且，Sobel等发现，体外病原体对应的MIC值与氟康唑治疗念珠菌性阴道炎疗效之间的相关性不强[95]。最后，任何有关临床相关性的讨论都必须将相同菌种的特定菌株产生的抗性与获得相同或不同菌种的耐药菌株所带来的问题区分对待。

5.4 适用于念珠菌感染的药敏试验

除了定期流行病学监测和耐药性监测之外，上述任何方法所涉及的常规药敏试验均未描述。对于所有的念珠菌引发的菌血症来说，检测是必要的，特别是对持续性、急性和复发性念珠菌病以及顽固性黏膜念珠菌病更为重要，尤其是涉及治疗预期延长或关键治疗时，例如心内膜炎、骨髓炎，尤其是非白色念珠菌的侵染性感染。此外，对于选定的非白色念珠菌菌属菌种来说，例如光滑念珠菌，最初通过非唑类药物方案治疗，而后转为口服氟康唑或伏立康唑治疗以实现有效的临床治疗。鉴于肠外棘球蚴素（parenteral echinocandins）作为念珠菌血症的首选治疗药物，只有通过口服三唑治疗才能完成剩余的治疗过程，美国传染病协会现在建议所有首次血液分离株应进行抗真菌药物敏感性试验[96]。

6 耐药性念球菌的流行病学与风险因素

唑类药物的使用是否导致抗真菌药物的耐药性？在这种情况下，临床耐药性是指：①具有固有的抗真菌剂的生物体的存在，这些抗真菌剂通常见于非白色念珠菌中，很少见于白色念珠菌；②最初敏感的菌株可能会发生遗传进化成为相同的菌株；③用相同菌种的新的耐药性菌株或最终用不同菌种的新菌株替代。

有证据表明唑类药物的经验性（empirical）、预防性（prophylactic）和治疗性（therapeutic）应用以及对白色念珠菌以外的酵母菌的选择表现出唑类药物敏感性的下降，例如接受氟康唑预防的患者中的光滑念珠菌和克鲁斯酵母菌感染[97-99]。早期数据大部分来自艾滋病患者。接受长效氟康唑预防性治疗的骨髓移植受者越来越多地被发现耐药性白色念珠菌引起的真菌血症[100]。同样，外科手术ICU患者中氟康唑耐药真菌也被相继发现了[101]。

虽然单个菌株中的分子变化通常反映单个或多个基因突变，但获得新菌株或物种的动力学不太清楚。医务人员在患者住院期间可能获得更多耐药性念珠菌菌株或菌种。白色念珠菌和近平滑念珠菌的这一特性已经被广泛记录在案，但光滑念珠菌很少在携带者手中或在医院环境中被检测到。据推测，患者可能同时被多种念珠菌菌株在胃肠道中定殖，包括多种真菌同时存在的可能性。常规培养只捕获优势菌株或菌种。在抗真菌药物摄入或药物压力后，更易感染的菌株数量被消除或减少，以允许生长和出现并识别长期共存但以前未被识别的更多抗性菌株或菌种。

6.1 HIV/艾滋病

艾滋病患者一直是许多氟康唑耐药性科学研究的焦点。一方面，作为20世纪80年代艾滋病的临床表现，口腔和食道念珠菌病变得非常普遍。氟康唑在复发性疾病患者中作为治疗和随后的预防药物的可用性对于护理来说是一个很大的福音。在短短几年内，临床和体外氟康唑耐药现象普遍存在，并引起艾滋病患者的极大恐慌[6, 32, 102]。几项主要回顾性研究确定了获得氟康唑耐药的风险因素（专栏66.2）。除了免疫系统（CMI）状态，即CD4淋巴细胞计数之外，大多数研究认为氟康唑的使用模式特别是药物剂量是与耐药性获取相关的主要因素[103-106]。在大多数患者中，先前易感的白色念珠菌菌株向耐药菌株的突变可能已经发生，并且与可耐受氟康唑的假丝酵母属物种共感染[107]。在由Mycoses研究组进行的前瞻性随机对照试验中，研究了偶发治疗与连续预防氟康唑的对比试验。结果表明：①在符合HAART标准的研究人群样本中，总体耐药性获得情况不常见。②与连续性氟康唑预防相比，断断续续地使用并不能很好地进行预防[108]。一般来说，尽管剂量和持续时间已经广泛地与耐药性相关，氟康唑处方或摄取的模式没有一致地被确定为对唑类耐药性选择的贡献。最重要的是，还没有确定是否较长时间使用较低剂量会导致抗真菌耐药性，以及间歇性疗法（特别是较短时间使用较高剂量）是否可以预防耐药[109]。与上述相反，偶尔在HIV感染患者中分离出耐药菌株，并且之前没有接触过氟康唑[110]。

值得注意的是，在过去的十年中，由于有效且耐受性更好的抗逆转录病毒治疗（ART），耐氟康唑耐药的OPC和念珠菌性食管炎的发生率并不高。

```
专栏66.2　念珠菌病中唑类药物耐药的危险因素
1. HIV艾滋病
  （a）晚期免疫抑制（低CD4细胞）
  （b）高病毒载量
  （c）氟康唑管理
    ·不合规
    ·以往接触过氟康唑
     -总剂量
     -间歇性治疗
     -预防与治疗
     -低剂量
2. 血液恶性肿瘤/骨髓移植
  （a）预防性接触唑类药物
3. 异物-假肢装置
  （a）生物膜
```

6.2　恶性血液性疾病与器官移植者

这个不断增长的人群是耐药性念珠菌病的第二个重点。除了中性粒细胞减少症患者（通常相当短期）和非中性粒细胞减少性高风险移植后患者（通常为长期）的唑类药物预防外，凭借经验进行系统性抗真菌用药是广泛采用的治疗措施。唑类药物的口服使用和系统性治疗被认为是（a）白色念珠菌唑类耐药产生的罕见原因和（b）非白色念珠菌属菌种选择的一个更常见和重要的原因，这里包括胃肠道感染所引发的侵入性念珠菌病（invasive candidiasis）[99, 111]。据报道，在严重中性粒细胞减少症患者中存在氟康唑耐药[112, 113]，由于克鲁斯念珠菌引起的念珠菌病与先前接触氟康唑有关[94, 114, 115]。

6.3　义肢/体外生物膜

基于体外、动物模型和临床研究的证据表明，生物膜中发现的念珠菌生物可能显示对唑类药物的敏感性显著降低[116]。其临床意义是不言而喻的，因为涉及血管内导管和人工瓣膜及其相关装置的感染总是不能通过高强度抗真菌治疗解决，而需要通过手术来进行相关病灶的切除才能治愈。临床治疗失败也可能是由于抗真菌药物未能将生物膜内的真菌杀灭导致的[117]。对生物膜相关耐药性最重要的解释似乎是表型和基因型变化，在含有生物膜的真菌细胞中与浮游生物（planktomic organisms）同种型细胞相比，表现出体外抗菌活性。Nett等人指出，与浮游生物相比，生物膜中白色念珠菌细胞壁中β-1，3-葡聚糖含量的增加，导致细胞内渗透受限，进而对多烯和氟康唑产生耐药性。与多烯和氟康唑耐药性[118]生物膜相关的酵母细胞更容易受到β-葡聚糖抑制剂的影响，即棘白菌素[119]。

6.4　抗真菌药物

虽然大多数关于药物诱导耐药的信息都是在使用氟康唑和酮康唑（通常作为口服药物）后获得

的，但对广谱（伊曲康唑、伏立康唑、泊沙康唑、卡泊芬净、米卡芬净、阿尼芬净）或更具活性但临床疗效尚不清楚/强效的体外药物（伏立康唑、泊沙康唑、棘白菌素）或抗真菌药物（棘白菌素）来筛选出耐药性白色念珠菌或非白色念珠菌分离株的信息知之甚少。

具有两性霉素B耐药性的念珠菌分离株导致的侵袭性感染与是否接触过此类药物之间的关联性不强[58, 77, 120]。多数葡萄牙念珠菌和一些季也蒙念珠菌菌株对两性霉素B表现出原发性的抗性，但对两性霉素B的继发性耐药似乎并不常见。获得性耐药与播散性感染有关，这些感染是由于治疗期间，光滑假丝酵母、克鲁斯假丝酵母和白色念珠菌逐渐产生了耐药菌株，但是并不常见[121]。抗性主要由细胞膜中麦角甾醇含量的改变或减少所致。Yoon指出葡萄牙念珠菌菌株在体外实验中具有对两性霉素B耐药性的可逆性转换[122]。在治疗一例烧伤病例的过程中，由于在局部延长使用制霉菌素进行治疗后，发现了对制霉菌素具有耐药性的皱褶假丝酵母菌[123]。

越来越多的数据表明，频繁和长时间暴露于唑类药物（azole）中可能影响非白色念珠菌株（特别是光滑念珠菌）的产生，但这种特性可以用来筛选出具有耐药性的白色念珠菌（特别是在长期暴露于亚抑制性唑类药物浓度后）[32, 100, 111, 115]。然而，唑类药物对假丝酵母菌种分布和抗性发展的整体影响尚不完全清楚[124, 125]。Blott等人在对同一家医院11年的检测后发现，氟康唑的使用与假丝酵母菌的分布无关[124]。

6.5 念珠菌阴道炎

尽管非处方（over-the-counter，OTC）咪唑抗真菌剂（imidazole antifungals）被广泛使用和滥用，但白色念珠菌中耐受唑类药物的菌株很少见或非白色念珠菌属产生了耐药性[126, 127]。然而，最近研究发现，长期低剂量（150 mg/周）使用氟康唑维持治疗预防复发性外阴阴道念珠菌病（recurrent vulvovaginal candidiasis，RVVC）的妇女阴道中会产生对氟康唑和唑类的白色念珠菌耐药菌[128, 129]。此外，携带HIV患有RVVC的女性接受氟康唑临床治疗的过程中，光滑假丝酵母是一种更常见的病原体[130, 131]。

6.6 唑类药物的交叉耐药性

鉴于唑类抗真菌药物具有共同的作用机制，并且在大多数耐药性病例中，交叉耐药的发生是常见的。选择抗真菌治疗时，必须确定患者是否接受过抗真菌治疗，因为患者可能会携带耐受多种唑类药物的念珠菌属[132-134]。体外和临床研究都清楚地证明了唑类药物的交叉耐药的高频率[135]。一些研究表明，氟康唑耐药菌株对伊曲康唑、酮康唑和其他咪唑类药物具有交叉耐药性[32, 136]。大多数有关菌株是从患有晚期艾滋病和顽固性OPC的患者获得的氟康唑耐药分离株白色念珠菌[137, 138]，但其他人报道了几乎所有暴露于非氟康唑的念珠菌都存在交叉耐药性，例如，伊曲康唑和酮康唑[132, 133, 139, 140]。此外，第一代和第二代唑类药物可能存在耐药性，即使在没有接触的情况下，也可以扩展至较新的三唑、伏立康唑和泊沙康唑，这要么是绝对抗性要么是具有更高的MIC值[136, 141-144]。一般来说，氟康唑耐药菌株对伏立康唑和泊沙康唑的MIC较高。尽管如此，交叉抗性在菌种间差异很大；因此，尽管氟康唑耐药，一些但不是全部的近平滑念珠菌和白色念珠菌分离株仍保持对伊曲康唑、泊沙康唑和氟康唑的敏感性。热带假丝酵母菌的交叉耐药性往往更可预测，而克鲁斯假丝酵母菌则缺乏交叉耐药性。对唑类抗性的发展总是需要多于一个突变；因此，对氟康唑和伊曲康唑都具有抗性的分离株表现出多种抗性机制或类型，因而更可能表现出对新唑类药物的抗性或敏感性降低。交叉耐药性是一种非常普遍的特性[145, 146]。

Pfaller等人对来自全球200个中心的6 970株念珠菌分离株进行了敏感性试验。发现耐氟康唑和伊曲康唑的白色念珠菌和光滑念珠菌菌株对泊沙康唑、甲氟康唑和伏立康唑具有耐药性[60]。在氟康唑耐药的念珠菌中对新型三唑药物敏感的菌株略低于50%[147]。在一项以伏立康唑和泊沙康唑为研究对象的唑类交叉耐药研究中，氟康唑MIC值≤32 μg/mL被评估为具有易感性，当MIC值≥64 μg/mL

可判定念珠菌对这种唑类药物耐药[147]。无论唑类耐药性如何，伏立康唑都对克鲁维酵母具有杀菌活性。虽然氟康唑预防措施导致了大范围的唑类耐药性，但伊曲康唑预防措施与氟康唑的交叉耐药性的特点相似[133, 148]。对念珠菌属的大量数据监测调查表明，导致包括念珠菌血症在内的侵入性感染已展现出交叉耐药的迹象。

6.7　药物代谢动力学、药效学以及念珠菌病耐药性

Andes等人报道了氟康唑给药方案和药效学对白色念珠菌耐药性的产生具有很强的作用[149, 150]。长期以较低MIC值对应浓度的氟康唑方案与真菌耐药性发展相关联。耐药表型的出现与CDR1和CDR2编码的外排泵的表达水平升高相关，但与MDR1编码的泵或ERG II无关[149, 150]。在小鼠全身性念珠菌病模型中，更频繁给药的给药方案阻止了耐药细胞表型的出现。

一些研究证实了体外药敏和对非黏膜念珠菌病治疗的反应之间具有相关性[151, 152]，而其他研究则没有。Clancy等人在2003年评估了32种假丝酵母菌的分离株，并得出几何平均MIC和氟康唑剂量/MIC比率预测临床失败的结论[153]。氟康唑剂量不足（≤200 mg/d）和比例<50与治疗失败相关，但不一定与耐药发展有关。

6.8　棘白菌素耐药性

2005年首次发现了对棘白菌素耐药的念珠菌分离株[88]，但耐药性报道很少见，在与白色念珠菌和大多数念珠菌属物种相比小于2%～3%[43, 62, 154, 155]。然而，随着时间的推移，表现出高MIC值的分离株临床失败的报道越来越多但仍不常见[92, 156-165]。总体而言，在过去几年中，大多数念珠菌属物种中的棘白霉素耐药性基本没有变化[32]。然而，这不适用于棘孢霉素耐药性逐渐增强的现状，特别是因为许多分离株也表现出唑类抗性[166-168]。SENTRY抗菌监测计划显示，2006—2010年光滑念珠菌血液分离株8.0%～9.3%为棘白霉素耐药株[154]。值得关注的是，Alexander等人报道，杜克医院的棘白菌素耐药光滑念珠菌血流分离株从2001—2006年的2%～3%增加到2009—2010年的13%以上[166]。这在美国并不普遍，因为最近的一项研究显示，念珠菌分离株的耐药率为3.1%～5.7%[62, 168]。尽管如此，棘白菌素耐药性与光滑念珠菌对唑类药物耐药性相似。在大型的Pham研究中，几乎所有含有FKS突变的菌株都对至少一种棘白菌素有抗药性，36%的菌株也对氟康唑有抗药性[168]。

6.8.1　获得性棘白菌素的耐药性机制

棘白菌素耐药性是由基因FKS1和FKS2编码的葡聚糖合成酶修饰产生的。与唑类药物不同，棘白菌素不能替代多药转运蛋白[169]。尽管如此，棘白菌素耐药性是由FKS基因的两个高度保守的"热点"区域中的限制性突变导致的[167]。FKS突变导致氨基酸突变，诱导MIC值从20倍到100倍不等，葡聚糖合成酶对药物的敏感性降低50～30 000倍[170]。在感染的药效学模型中，这些不敏感fks突变株对棘白霉素药物具有明显的耐药性[171, 172]，并且这种耐药性导致临床疗效下降[173, 174]。FKS耐药机制已在许多念珠菌属物种中观察到[175]。在念珠菌中，除光滑念珠菌外，突变发生在FKS1的两个"热点"区域内[55]（见第1卷第29章）。在光滑假丝酵母中，突变发生在FKS1和FKS2的同源热点区域[55, 155, 170]。

棘白菌素类药物具有高度的血清蛋白结合力，可能会降低药敏试验。血清会降低棘白菌素的杀真菌效力，导致对某些念珠菌属菌种的抑菌活性[175]。生物被膜也在抗真菌药物中发挥作用[176]。减少葡聚糖的产生并联合棘白菌素使用可增加处于生物膜内的真菌对这些药物作用的敏感性[177]。

7　顽固性念球菌病：临床耐药性特征及其治疗

7.1　口咽与食管念球菌感染

顽固性OPC和EC是临床唑类药物耐药性和治疗失败的最常见病例，同时伴有体外抗性。大多

数患者出现明显的临床症状，伴有口咽部疼痛和衰弱性吞咽困难等症状，需住院治疗。大多数顽固性上消化道念珠菌病患者患有艾滋病和晚期免疫缺陷。在20世纪90年代，氟康唑临床失败的年发病率约为5%[104-107]。因此，顽固性浅表念珠菌病在高效抗逆转录病毒疗法（highly active antiretroviral therapy，HAART）出现之前的90年代的几十年期间达到顶峰并成为主要临床问题[110, 178, 179]。这些患者中的大多数患有由白色念珠菌引起的顽固性疾病[180]，只有少数病患是由非白色念珠菌属引起的，通常为光滑念珠菌，其菌株通常对氟康唑体外耐药。白色念珠菌和光滑念珠菌的耐药菌株通常但并非总是与伊曲康唑和酮康唑产生交叉耐药，热带念珠菌与克鲁斯念珠菌是顽固性黏膜念珠菌病的主因[5, 181]。在没有与非白色念珠菌属物种共同感染的情况下，顽固性念珠菌病可见于体外耐药性和敏感的白色念珠菌。对唑类药物敏感的白色念珠菌所导致治疗失败的原因通常是不符合ART疗法、药物不足或药物相互作用造成的。另一个主要因素是严重的免疫缺陷。对于顽固性食管炎，确诊前要排除由CMV或HSV造成食管炎的相关病理现象。对符合患者的体外体内差异的其他解释与念珠菌菌落的异质耐药性有关，并选择"易感"菌落。大多数顽固性OPC和EC患者几乎总是由体外耐药性念珠菌属分离株引起的。

最后，一些专家质疑非白色假丝酵母属菌种是否有足够强的毒力引发OPC和EC，更不用说引发顽固性疾病[5, 182]。艾滋病患者的顽固性念珠菌病确实存在NAC菌株与白色念珠菌混合感染的情况；然而，光滑念珠菌能够在白色念珠菌不存在的情况下产生耐药性，这一点被广泛接受了。

随着HAART的出现，OPC和EC的耐药频率明显下降[183]。据推测，黏膜免疫功能的增强是导致这一现象的主因。然而，这个问题更复杂，顽固性疾病在HAART开始的几天和几周内得到解决，在CD4淋巴细胞计数或任何其他CMI标志物的显著改善或改变之前，还存在其他正向推动的积极因素[184]。另一个观察结果包括唑类抗性品系的白色念珠菌和光滑念珠菌的消失以及唑类敏感菌株的再现。改良黏膜CMI如何筛选易感念珠菌菌株？另一个新颖的假设涉及HIV结构组分直接影响念珠菌属的毒力基因（包括唑类耐药性）的表达水平。在体外实验中，HIV gp 160、gp 41影响念珠菌对唑类药物耐药性的形成[185]。根据这一假设，黏膜病毒自身增殖（HIV RNA）会对感染部位念珠菌毒力加强以及对唑类药物耐药性升高起到促进作用。在免疫恢复之前，HAART的引入和病毒载量的迅速降低将解释顽固性黏膜念珠菌病的早期消退和唑类易感菌株的再出现。治疗性蛋白酶抑制剂可通过抑制真菌分泌型天冬氨酰蛋白酶进一步降低念珠菌属的毒力[186]。

因此，在HAART后时代，顽固性疾病的频率以及体外唑类抗性显著下降。大多数慢性和顽固性疾病患者通常是不敏感的艾滋病患者，而是感染了易感白色念珠菌。在HAART时代，口腔分离株体外敏感性的研究中，Tacconelli指出唑类抗性从37%降至7%[187]。对风险人群减少，减少的原因被认为与减少氟康唑的使用有关，即低剂量方案和连续长期治疗较少；然而，这个假设是未经证实的。Barchiesi等人报道HAART上的大多数患者被易感氟康唑的白色念珠菌菌株定殖（敏感度为93%）[188]。HAART疗法问世后，大多数OPC病例是由对氟康唑敏感的白色念珠菌引起的。

晚期癌症患者，尤其是头颈部恶性肿瘤患者中，对氟康唑和伊曲康唑耐药率高的非白色念珠菌属分离株出现频率增加（白色念珠菌49%，光滑念珠菌24%）[189, 190]。另一个小但极其重要的患者群体包括患有各种遗传性疾病的患者经常被慢性黏膜皮肤念珠菌病困扰，如自身免疫性多内分泌疾病—念珠菌病—外胚层营养不良（autoimmune polyendocrinopathy-candidasis ecotdermal dystrophy，APECED）患者[191]。白色念珠菌对氟康唑的敏感性降低是该群体中长期使用氟康唑的常见并发症。

顽固性OPC的临床护理需要评估和确定引起临床耐药的病原学机制，包括CD4细胞计数、HAART治疗依从性、既往OPC病史以及暴露于唑类（通常为氟康唑）药物治疗的情况[192]。最后，临床耐药性意味着尽管输送足够可耐受的治疗浓度的药物，但仍未能作出反应。一旦怀疑体外耐药，就要获得培养物并确定致病微生物对药物的敏感性。最常见的是，白色念珠菌与其他病原微生物（通常是光滑念珠菌）混合感染。在等待微生物学和药敏试验结果的同时开始治疗。信息栏66.3列出了治疗策略。最初的选择包括渐进式增加口服氟康唑的剂量，从100 mg/d到400 mg/d，包括氟康唑混悬液[193]或漱口和吞咽两性霉素B混悬液（100 mg/mL，取1 mL gid）[194]。尽管与其他三唑的交叉耐药性很常见，但在对伊曲康唑敏感性存在的情况下，伊曲康唑悬浮液（10 mg/mL，10 mL bid）通常是有效的，但通常仅临时使用[195]。然而，氟康唑顽固性OPC治疗的最重要进展是口服泊沙康唑的显著疗效。虽然最初只能作为口服混悬剂使用，但现在它被规定为泊沙康唑片400 mg bid，持续服用14 d。鉴于其安全性，泊沙康唑优先用于口服伏立康唑。

肠外抗真菌药已成为使用静脉注射两性霉素B、棘白霉素或伏立康唑的最后手段[196]。所有这些选择都可以成功控制和根除急性症状性感染；然而，除非免疫重建，否则复发是不可避免的。可能是上述肠胃外抗真菌剂可以在间歇预防的基础上造成的；然而，口服泊沙康唑400 mg/d的维持抑制疗法是有效的[197]。

尽管HAART治疗在艾滋病患者中提供了明确的解决方案，口服泊沙康唑是首选，但是在具有渐进唑类耐药性的CMC患者中的情况却并非如此，他们开始使用氟康唑而后转向使用伊曲康唑，然后再扩展到使用伏立康唑来进行白色念珠菌或光滑念珠菌临床治疗[198]。尽管口服泊沙康唑是首选，但间歇性肠外注射两性霉素B脂质制剂或棘白菌素是必要的。

7.2　顽固性食管念珠菌病

至于顽固性OPC（专栏66.3），临床上耐药的EC主要见于未治疗的晚期免疫缺陷性艾滋病患者，曾有零星的氟康唑治疗史。顽固性，特别是慢性EC与整体健康的程度是相关的，此类疾病可导致体重减轻、营养不良和总体健康状况降低。口腔培养物通常可揭示导致食道疾病的念珠菌的种类、是否存在混合感染的情况等。大多数耐氟康唑的EC病例对伊曲康唑具有相似的耐药性[199]。在少数仍能吞咽的患者中，口服泊沙康唑仍是一种治疗的手段。如果无法吞咽，现在的治疗选择包括两性霉素B脱氧胆酸盐或在住院患者肠胃外使用的脂质制剂，虽然被广泛认为是有效的，但几乎没有公开的数据证明其疗效。使用常规AmB的脂质制剂的成本和毒性的残留依然存在问题。无论选择何种制剂，低剂量方案在具有唑类抗性白色念珠菌和/或光滑念珠菌的患者中经常是无效的。对静脉注射疗法的反应通常较慢，应使用>0.8 mg/kg的AmB或5 mg/kg的脂质AmB。

幸运的是，所选择的药物是静脉注射棘白菌素。研究证实每日静脉注射卡泊芬净、阿尼芬芬和米卡芬净具有相似的疗效。因此，发现卡泊芬净在治疗氟康唑顽固性EC患者中有约70%的患者有效[6, 198, 200-202]。唑类和棘白菌素之间不存在交叉耐药性。肠外注射伏立康唑治疗EC具有相似的疗效，也达到了约70%。但在氟康唑耐药菌种中相关临床治疗效果记录较少[203]。表66.1显示了氟康唑耐药的白色念珠菌对伏立康唑敏感性的研究。较高剂量的伏立康唑的效果见表66.1[87, 144]。近年来，口服泊沙康唑可增加治疗选择，口服泊沙康唑被推荐为完全肠外棘白菌素的降价梯疗法。

无论选择哪种肠胃外方案，主要问题仍然是在这些严重免疫功能低下的患者中如何对真菌感染进行预防性治疗。预防顽固性EC进一步复发或不可避免复发的关键在于成功开始HAART治疗。值得注意的几项研究表明，最初成功的棘白霉素治疗后，EC的复发率更高[204]。在念珠菌的耐药性出现之前，使用HAART疗法中，维持预防用口服泊沙康唑是最好的选择。

7.3　顽固性念珠菌阴道炎

存在两种形式的外阴阴道念珠菌病（vulvovaginal candidiasis，VVC）。首先，单独的症状性阴道炎可能不会对传统的局部或口服抗真菌治疗产生反应。尽管VVC的发生都对常规治疗（RVVC）有效，但是在频繁复发阴道炎的女性群体中会伴随着其他顽固性疾病的产生。

虽然对唑类药物耐受的白色念珠菌分离菌不常见，但在HIV阳性和HIV阴性妇女中都有报道，其临床疗效受到很强的影响[205]。实际上，考虑到小剂量氟康唑作为单剂量疗法或RVVC每周一次维持治疗的广泛使用，耐药性并不会增加。尽管如此，任何急性念珠菌性阴道炎患者如果没有在使用口服或局部唑类标准治疗方案后得到改善，临床症状持续存在，显微镜检查和培养物检测呈阳性时，应每天利用600 mg硼酸局部用于阴道治疗，疗程为14 d。同时，应将白色念珠菌分离物送去唑类药敏测试。但这并适用于引起急性阴道炎症的光滑念球菌的相关耐药性检测的评判[206]。急性光滑念珠菌性阴道炎应每天局部用硼酸600 mg栓剂治疗11～21 d，预计临床和真菌学应答率约为70%[179]。使用局部17%氟胞嘧啶阴道内膏剂，每晚5 g，连续14 d可以获得更高的治愈率（>90%）。尽管氟胞嘧啶阴道药膏的使用范围不广且需要复合使用，因此价格昂贵[206, 207]。每日阴道内使用两性霉素B 50 mg栓剂14 d或与局部使用氟胞嘧啶组合后，治愈率也高[208]。

克鲁斯酵母菌引起的急性阴道炎虽然罕见，但由于此种真菌对抗真菌药剂具有先天性或原发性耐药能力[209]，口服氟康唑不会引起显著的疗效[209]。偶尔，患者可能对口服伊曲康唑或局部使用咪康唑或克霉唑治疗14 d有效。克鲁斯氏菌对氟胞嘧啶也有抗性，因此由该种类引起的阴道炎往往难以治疗。

应该强调的是，顽固性急性阴道炎是非常罕见的。这是由于凭借经验治疗阴道炎的医师存在误诊行为，总是未能检测阴道pH值，进行显微镜检查并获得阴道微生物的培养物。一些研究证实了一些医生在诊断方面的片面与疏忽。女性自我诊断能力并不好。其他种类的念珠菌可引起阴道炎，但往往对唑类药物治疗有快速反应。

专栏66.3　氟康唑难治性口咽（OPC）和食管念珠菌病（EC）的治疗

OPC
- 高剂量的氟康唑片
- 氟康唑悬浮液
- 伊曲康唑胶囊/混悬液
- 两性霉素B口服混悬剂
- 静脉注射两性霉素B/脂质制剂
- 泊沙康唑口服/静脉注射
- 伏立康唑口服/静脉注射
- 静脉注射棘白菌素
- 免疫调节

  G-CSF

  GM-CSF

  α-干扰素

EC
- 静脉注射棘白菌素
- 氟康唑
- 静脉注射两性霉素B/脂质制剂
- 静脉注射型伏立康唑制剂（如果体外实验敏感时）

被认为影响美国600万～800万妇女的复发性外阴阴道念珠菌病（RVVC）更为常见，影响了全世界数百万的育龄妇女。在这种情况下，反复发作的阴道炎对任何途径的抗真菌治疗都有很好的疗效，只有症状和体征在1个月或2个月内复发，但很少每月复发时才有效[210]。RVVC主要由对唑类敏感的白色念珠菌（>90%）引起，较少见于光滑念珠菌（5%）。RVVC很少是耐药性的表现，但宿主因素易导致生殖道酵母菌定殖和宿主免疫应答对念珠菌抗原的高度反应[210]。尽管其他形式的抑制性唑类药物治疗有效但不太方便[211, 212]，但RVVC最好由每周一次的氟康唑维持治疗6个月或更长

时间来控制[128]。使用硼酸治疗也有效[213]。

由耐氟康唑白色念珠菌引起顽固性阴道炎最初是每日硼酸局部处理阴道，疗程为2周。急性非复发性阴道炎可能不需要额外的治疗；然而，患有RVVC的妇女将需要维持抗真菌治疗。每周氟康唑的可能替代方案是每日酮康唑或伊曲康唑100~200 mg，前提是体外确定易感性。按照标准方案，执行每日治疗方案持续至少6个月。在频繁发生唑类交叉耐药的情况下，口服唑类药物不是合理安全的替代方案。在这种情况下，长期维持治疗可以通过相同时间局部用硼酸或制霉菌素来实现，但很少有公开的数据可供使用。类似地，每日用硼酸和制霉菌素联合治疗由光滑念珠菌引起的复发性VVC是有效的，尽管这种情况少见。

7.4　顽固性念珠菌病以及弥漫性念珠菌病

由假丝酵母菌引起的血流感染（BSI）的发生率在全球范围内不断增加，死亡率同时显著升高。幸运的是，念珠菌血症治疗设备的增加有效缓解了此类势头的发展（专栏66.4）。本章的目的不是评估念珠菌血症的治疗（见综述[96, 114, 214]）。耐药性由多个国家的各种研究机构进行监测。也许最全面的抗真菌药物敏感性监测机构是SENTRY系统，每年接受来自世界各地的超过2 000个血液念珠菌分离株[63]（见表66.3）。直到由真菌引起的血流感染可以确诊后，棘白菌素就成为了治疗的首选药物[96]。

专栏66.4　一线抗真菌药物治疗念珠菌血症（肠外）

两性霉素B（常规脱氧胆酸盐）

脂质制剂AmB

氟康唑（400 mg/d）

氟康唑（800 mg/d）

伊曲康唑

伏立康唑

卡泊芬净

两性霉素B+氟胞嘧啶

两性霉素B+氟康唑

7.4.1　白色念珠菌病

尽管氟康唑在过去15年广泛使用，但白色念珠菌血液分离株对氟康唑的耐药率仍低于5%，且没有证据表明随着时间推移或与特定地理区域相关的耐药性逐渐增加[60]。因此，抗真菌药物选择原则并不是害怕白色念珠菌唑类耐药菌株。虽然耐药白色念珠菌引起的念珠菌血症很少见，但在恶性血液病患者中偶尔会出现[100]。然而，白色念珠菌不再是导致BSI的最普遍的念珠菌属菌种，并且很少是一个管理问题的耐药性。如果唑类耐药的白色念珠菌分离物是导致念珠菌血症的主要病原体，那么临床表现包括氟康唑治疗持续性念珠菌血症、复发性念珠菌血症或死亡率增加，最终突破念珠菌血症。在过去的十年里，至少有五项随机前瞻性对照研究的结果已经发表，包括氟康唑和其他抗真菌药物[215-220]。已尝试将临床结果与体外MICs相关联。特别是氟康唑耐药性成为药物治疗失败的主要原因以后，一些研究陆续指出白色念珠菌对抗真菌药物的耐药性出现频率不高[216, 217]。对氟康唑敏感的白色念珠菌BSI分离菌株仍然被临床医生视为可以治愈的病原微生物，但流行病学特征的改变却令人担忧。与其他研究相比，体外药敏和氟康唑治疗反应之间的相关性已经得到证实，但很少有持久性真菌血症是由唑类耐药白色念珠菌引起的，而是由非白色念珠菌属导致的[221]。

表66.3　侵入性念珠菌病的念珠菌的种类分布[a]

种类	所占病例的百分数（%）[b]					
	1997—1998年	1999年	2000年	2001年	2002年	2003年
白色念珠菌	73.3	69.8	68.1	65.4	61.4	62.3
光滑念珠菌	11.0	9.7	9.5	11.1	10.7	12.0
热带假丝酵母	4.6	5.3	7.2	7.5	7.4	7.5
近平滑假丝酵母	4.2	4.9	5.6	6.9	6.6	7.3
克鲁斯氏假丝酵母	1.7	2.2	3.2	2.5	2.6	2.7
季氏假丝酵母	0.5	0.8	0.8	0.7	1.0	0.8
正酵母菌	0.5	0.5	0.5	0.6	0.5	0.6
乳酒酵母菌	0.2	0.4	0.5	0.4	0.4	0.5
皱褶假丝酵母	0.03	0.03	0.2	0.7	0.6	0.4
C. famata	0.08	0.2	0.5	0.2	0.4	0.3
C. inconspicua			0.08	0.1	0.2	0.3
C. norvegensis			0.08	0.1	0.07	0.1
C. dubliniensis			0.001	0.08	0.1	0.05
C. liplytica			0.06	0.06	0.06	0.08
C. zeylanoides			0.03	0.08	0.02	0.04
C. pelliculosa				0.06	0.05	0.04
Candida spp.[c]	3.9	6.0	3.7	3.3	7.9	4.9
病例总数	22 533	20 998	11 698	21 804	24 680	33 002

注：[a]1997—2003年由ARTEMIS DISK监测计划汇编的数据包括来自39个国家共127个不同机构的所有标本类型和所有医院未另外鉴定的念珠菌属物种。[b]包括所有菌种以及39个国家的127所医院科研单位的相关信息。[c]均为真菌属成员。

7.4.2　光滑念珠菌病

如表66.2所示，光滑念珠菌是引起念珠菌血症的主要病原菌，尤其在北美和欧洲地区。氟康唑耐药性在7%～10%的菌株中是明显的，其中27%～30%的分离菌被认为是S-DD型，表明光滑念珠菌菌株对氟康唑敏感性降低。因此，只有50%～70%的光滑念珠菌血流分离物对氟康唑高度敏感。一些涉及光滑念珠菌的研究已经显示出类似的易感性模式[63, 64]。对氟康唑和其他抗真菌药物的记录失败或不理想的反应已经在一些研究中出现，并且在其他研究中令人印象深刻[221]。当失败总是显而易见的时候，这可能仅仅在少数光滑念珠菌真菌血症的患者中出现，即一些已发表的研究未发现念珠菌属物种在导致临床治疗结果方面的差异性。

在大量体外试验的数据中，许多病例被报道存在氟康唑未能根除胃肠多烯或棘白菌素治疗对光滑念珠菌的真菌血症做出反应，以及持续性念珠菌血症患者的回顾性分析[151, 221]。大多数专家建议，在治疗光滑念珠菌导致的念珠菌血症患者的过程中，首先避免使用任何唑类药物（包括伏立康唑）进行临床治疗，而是使用棘白菌素进行治疗。直到念珠菌分离物（物种）被鉴定完毕并且所鉴定的菌种迅速成为优势病原菌，假如是光滑念珠菌或者是其他对氟康唑敏感性不强的真菌病原微生物，则首选棘白菌素进行初步治疗。在唑类药物对念珠菌病患者疗效很好的情况下，继续用唑类治疗将是完全合理的。

8 耐药白色念珠菌病的辅助治疗

艾滋病或慢性皮肤黏膜念珠菌病（chronic mucocutaneous candidiasis，CMC）患者几乎只能使用免疫和非免疫佐剂治疗顽固性念珠菌病。即使使用最新一代的唑类药物（伏立康唑、泊沙康唑）、多烯和棘白菌素，顽固性黏膜病仍然不断出现，这是由于白色念珠菌、光滑念珠菌和极少数其他念珠菌属物种存在耐药性。有报道称，免疫刺激剂主要是重组人粒细胞—巨噬细胞集落刺激因子（recombinant human granulocyte-macrophage colony-stimulating factor，rhu GM-CSF）[222, 223]。此外，偶尔还会利用干扰素 γ 辅助治疗[196]。然而，研究人员在诸多失败治疗案例中，更倾向于将为数不多的成功治疗案例公布于众[224, 225]。即便如此，这些成功的治疗案例也无法从根本上降低CMC发生的势头。考虑到相关治疗费用，使用相关药物需要进行随机对照研究，而顽固性疾病出现是小概率事件，这就增加了随机对照抽选的难度。GM-CSF在侵袭性念珠菌病中的应用价值尚未得到证实，但可能在持续性中性粒细胞减少症患者中起作用。已显示单克隆抗体可预防小鼠模型中的播散性念珠菌病，并已成为疫苗开发的基础。同样，抗念珠菌热休克抗体的使用可以与抗真菌剂一起用于抗药性或顽固性念珠菌血症。

9 念珠菌属耐药性的预防

一般而言，应采用适用于所有微生物，特别是医院感染的标准感染控制原则预防抗真菌抗药性。避免预防性或抑制性治疗以及在艾滋病晚期选择反复短疗程的唑类药物治疗OPG，这是一个有吸引力但未被证实的延迟唑类抗药性出现的措施。在一项对复发性OPC和AIDS患者进行的研究中，间断性氟康唑治疗与连续性氟康唑治疗进行了比较，旨在评估诱导性氟康唑耐药和顽固性口咽念珠菌病之间的相关性[98]。该研究未发现两组在选择或诱导唑类抗性方面的差异。这种有点令人失望的结果可能反映了该研究是在HAART治疗时进行的，相对较少的个体表现出顽固性黏膜病，并存在晚期免疫缺陷和HAART治疗无效。研究结果与HAART疗法出现前获得的临床经验形成鲜明对比。

不言而喻，应该避免所有不必要的唑类药物的使用，无论是作为预防还是治疗。许多临床医生在中性粒细胞减少患者中开出的口服氟康唑预防剂量低于推荐剂量，即每日100 mg而不是每日400 mg。迄今为止，没有证据表明氟康唑耐药性的增加是这种日剂量减少导致的。尽管如此，许多专家建议不要在短时间内使用唑类药物预防治疗中性粒细胞减少症。Paterson建议口服两性霉素B和唑类药物可能会阻止中性粒细胞减少患者耐药念珠菌的出现；然而，口服两性霉素B耐受性差且不是常规疗法[226]。

研究表明，大多数念珠菌属菌种都是由护理医师和其他医务人员传播的[227]。因此，遵守严格的洗手原则同样适用于念珠菌，特别是在转移白色念珠菌和其他念珠菌属的耐药菌株方面尤其突出[228, 229]。尤其是近平滑念珠菌通常在手掌中大量存在，而光滑念珠菌似乎是仅通过GIT运输而导致内源性获得感染。在这个预防为主的时代，没有耐药性真菌从相关患者体内轻易分离出来。或许，在重症监护病房选定的高危患者中使用抗真菌药物预防是存在争议的。一些研究表明，只有在选定的高危ICU患者中进行预防性真菌感染治疗是有一定预防效果的[230, 231, 232]。

10 小结与展望

在过去的二十年中，在理解耐药性真菌的亚细胞、分子和遗传基础方面取得了巨大进展。总而言之，临床顽固性念珠菌病并不常见。随着抗逆转录病毒疗法的推出，OPC和EC在艾滋病流行初期的临床耐药病例仍出现暴发。当然，临床耐药病例仍然存在并且仍然对临床治疗构成了威胁，但大多数黏膜疾病病例是由对唑类药物敏感的白色念珠菌引起的。非白色念珠菌属物种的增加导致了侵入性念珠菌病。很多但不是所有证据都表明广泛使用了氟康唑进行预防性治疗、经验性治疗和临床治疗。尽管如此，白色念珠菌的血液分离物仍然对受氟康唑和其他唑类药物敏感是众所周知的。毫无疑问，某些念珠菌对氟康唑不太敏感和/或耐药，并且显示出对所有唑类的交叉耐药性。*C. krusei*和*C. glabrata*对唑类药物抗性是在选择抗真菌药物过程中需要重点考虑的对象。这两个菌种不仅暴露唑类药物在治疗方面的不足，而且临床治疗需要更高剂量的多烯才能达到一定疗效。因此，过去的真菌易感性测试很少可用，并且不经常使用或有选择地使用。新一代唑类药物通常对非白色念珠菌属物种（*C. glabrata*和*C. krusei*）具有活性，因此被迅速普及。棘白菌素进一步缓解了对念珠菌病中唑类耐药菌株出现的忧虑，但是需要时间来确定棘白菌素获得性耐药的可能性。

参考文献

［1］ Edmond MB, Wallace SE, McClish DK, Pfaller MA, Jones RN, Wenzel RP. Nosocomial bloodstream infections in United States hospitals：a three-year analysis. Clin Infect Dis. 1999；29（2）：239-44.

［2］ Trick WE, Fridkin SK, Edwards JR, Hajjeh RA, Gaynes RP. Secular trend of hospital-acquired candidemia among intensive care unit patients in the United States during 1989—1999. Clin Infect Dis. 2002；35（5）：627-30.

［3］ Jarvis WR. Epidemiology of nosocomial fungal infections, with emphasis on Candida species. Clin Infect Dis. 1995；20（6）：1526-30.

［4］ Kao AS, Brandt ME, Pruitt WR, Conn LA, Perkins BA, Stephens DS, et al. The epidemiology of candidemia in two United States cities：results of a population-based active surveillance. Clin Infect Dis. 1999；29（5）：1164-70.

［5］ Baily GG, Perry FM, Denning DW, Mandal BK. Fluconazole-resistant candidosis in an HIV cohort. AIDS. 1994；8（6）：787-92.

［6］ Kontoyiannis DP, Lewis RE. Antifungal drug resistance of pathogenic fungi. Lancet. 2002；359（9312）：1135-44.

［7］ Perea S, Patterson TF. Antifungal resistance in pathogenic fungi. Clin Infect Dis. 2002；35（9）：1073-80.

［8］ Yeo E, Alvarado T, Fainstein V, Bodey GP. Prophylaxis of oropharyngeal candidiasis with clotrimazole. J Clin Oncol. 1985；3（12）：1668-71.

［9］ Klein RS, Harris CA, Small CB, Moll B, Lesser M, Friedland GH. Oral candidiasis in high-risk patients as the initial manifestation of the acquired immunodeficiency syndrome. N Engl J Med. 1984；311（6）：354-8.

［10］ Coleman DC, Bennett DE, Sullivan DJ, Gallagher PJ, Henman MC, Shanley DB, et al. Oral Candida in HIV infection and AIDS：new perspectives/new approaches. Crit Rev Microbiol. 1993；19（2）：61-82.

［11］ Hay RJ, Clayton YM. Fluconazole in the management of patients with chronic mucocutaneous candidosis. Br J Dermatol. 1988；119（5）：683-4.

［12］ Horsburgh Jr CR, Kirkpatrick CH. Long-term therapy of chronic mucocutaneous candidiasis with ketoconazole：experience with twenty-one patients. Am J Med. 1983；74（1B）：23-9.

［13］ Sobel JD, Faro S, Force RW, Foxman B, Ledger WJ, Nyirjesy PR, et al. Vulvovaginal candidiasis：epidemiologic, diagnostic, and therapeutic considerations. Am J Obstet Gynecol. 1998；178（2）：203-11.

［14］ Fridkin SK, Jarvis WR. Epidemiology of nosocomial fungal infections. Clin Microbiol Rev. 1996；9（4）：499-511.

［15］ Hachem R, Hanna H, Kontoyiannis D, Jiang Y, Raad I. The changing epidemiology of invasive candidiasis：*Candida glabrata* and *Candida krusei* as the leading causes of candidemia in hematologic malignancy. Cancer. 2008；112：2493-9.

［16］ Diekema D, Arbefeville S, Boyken L, Kroeger J, Pfaller M. The changing epidemiology of healthcare-associated candidemia over three decades. Diagn Microbiol Infect Dis. 2012；73：45-8.

［17］ Pfaller M, Neofytos D, Diekema D, Azie N, et al. Epidemiology and outcomes of candidemia in 3648 patients：data from the Prospective Antifungal Therapy（Path Alliance）registry, 2004—2008. Diagn Microbiol Infect Dis. 2012；74：323-31.

［18］ Fisher-Hoch SP, Hutwagner L. Opportunistic candidiasis：an epidemic of the 1980s. Clin Infect Dis. 1995；21（4）：897-904.

［19］ Rangel-Frausto MS, Wiblin T, Blumberg HM, Saiman L, Patterson J, Rinaldi M, et al. National epidemiology of mycoses survey（NEMIS）：variations in rates of bloodstream infections due to Candida species in seven surgical intensive care units and six neonatal intensive care units. Clin Infect Dis. 1999；29（2）：253-8.

［20］ Wenzel RP, Edmond MB. Severe sepsis-national estimates. Crit Care Med. 2001；29（7）：1472-4.

［21］ Blumberg HM, Jarvis WR, Soucie JM, Edwards JE, Patterson JE, Pfaller MA, et al. Risk factors for candidal bloodstream infections in surgical intensive care unit patients：the NEMIS prospective multicenter study. The National Epidemiology of Mycosis Survey. Clin Infect Dis. 2001；33（2）：177-86.

［22］ Bross J, Talbot GH, Maislin G, Hurwitz S, Strom BL. Risk factors for nosocomial candidemia：a case-control study in adults without leukemia. Am J Med. 1989；87（6）：614-20.

［23］ Pappas PG, Rex JH, Lee J, Hamill RJ, Larsen RA, Powderly W, et al. A prospective observational study of candidemia：

epidemiology, therapy, and influences on mortality in hospitalized adult and pediatric patients. Clin Infect Dis. 2003; 37 (5): 634-43.

[24] Gudlaugsson O, Gillespie S, Lee K, Vande Berg J, Hu J, Messer S, et al. Attributable mortality of nosocomial candidemia, revisited. Clin Infect Dis. 2003; 37 (9): 1172-7.

[25] Wey SB, Mori M, Pfaller MA, Woolson RF, Wenzel RP. Hospital-acquired candidemia. The attributable mortality and excess length of stay. Arch Intern Med. 1988; 148 (12): 2642-5.

[26] Girmenia C, Martino P, De Bernardis F, Gentile G, Boccanera M, Monaco M, et al. Rising incidence of Candida parapsilosis fungemia in patients with hematologic malignancies: clinical aspects, predisposing factors, and differential pathogenicity of the causative strains. Clin Infect Dis. 1996; 23 (3): 506-14.

[27] Gumbo T, Isada CM, Hall G, Karafa MT, Gordon SM. Candida glabrata Fungemia. Clinical features of 139 patients. Medicine (Baltimore). 1999; 78 (4): 220-7.

[28] Merz WG, Karp JE, Schron D, Saral R. Increased incidence of fungemia caused by Candida krusei. J Clin Microbiol. 1986; 24 (4): 581-4.

[29] Nucci M, Queiroz-Telles F, Tobon AM, Restepo A, Colombo AL. Epidemiology of opportunistic fungal infections in Latin America. Clin Infect Dis. 2010; 51: 561-70.

[30] Shah DN, Yau R, Lasco TM, Weston J, et al. Impact of prior inappropriate fluconazole dosing on isolation of fluconazole-nonsusceptible Candida species in hospitalized patients with candidemia. Antimicrob Agents Chemother. 2012; 56: 3239-43.

[31] Gamacho-Montero J, Diaz-Martin A, Garcia-Cabrera E, et al. Risk factors for fluconazole-resistant candidemia. Antimicob Agents Chemother. 2010; 54: 3149-54.

[32] Pfaller MA. Antifungal drug resistance: mechanisms, epidemiology and consequences for treatment. Am J Med. 2012; 125: S3-13.

[33] Ghannoum MA, Rice LB. Antifungal agents: mode of action, mechanisms of resistance, and correlation of these mechanisms with bacterial resistance. Clin Microbiol Rev. 1999; 12 (4): 501-17.

[34] Masia Canuto M, Gutierrez Rodero F. Antifungal drug resistance to azoles and polyenes. Lancet Infect Dis. 2002; 2 (9): 550-63.

[35] Bartizal K, Gill CJ, Abruzzo GK, Flattery AM, Kong L, Scott PM, et al. In vitro preclinical evaluation studies with the echinocandin antifungal MK-0991 (L-743, 872). Antimicrob Agents Chemother. 1997; 41 (11): 2326-32.

[36] Rex JH, Pfaller MA, Galgiani JN, Bartlett MS, Espinel-Ingroff A, Ghannoum MA, et al. Development of interpretive breakpoints for antifungal susceptibility testing: conceptual framework and analysis of in vitro-in vivo correlation data for fluconazole, itraconazole, and candida infections. Subcommittee on Antifungal Susceptibility Testing of the National Committee for Clinical Laboratory Standards. Clin Infect Dis. 1997; 24 (2): 235-47.

[37] Rex JH, Pfaller MA, Walsh TJ, Chaturvedi V, Espinel-Ingroff A, Ghannoum MA, et al. Antifungal susceptibility testing: practical aspects and current challenges. Clin Microbiol Rev. 2001; 14 (4): 643-58.

[38] Rex JH, Pfaller MA, Rinaldi MG, Polak A, Galgiani JN. Antifungal susceptibility testing. Clin Microbiol Rev. 1993; 6 (4): 367-81.

[39] Rex JH, Nelson PW, Paetznick VL, Lozano-Chiu M, Espinel-Ingroff A, Anaissie EJ. Optimizing the correlation between results of testing in vitro and therapeutic outcome in vivo for fluconazole by testing critical isolates in a murine model of invasive candidiasis. Antimicrob Agents Chemother. 1998; 42 (1): 129-34.

[40] Pfaller MA, Andes D, Diekema DJ, Espinol Ingroff A, Sheehan D. Wild-type MIC distributions, epidemiological epidemiological cutoff values and species-specific clinical breakpoints for fluconazole and Candida: time for harmonization of CLSI and EUCAST broth microdilution methods. Drug Resist Updat. 2010; 13: 180-95.

[41] Espinel-Ingroff A, Warnock DW, Vazquez JA, Arthington-Skaggs BA. In vitro antifungal susceptibility methods and clinical implications of antifungal resistance. Med Mycol. 2000; 38 Suppl 1: 293-304.

[42] Clancy CJ, Kauffman CA, Morris A, et al. Correlation of fluconazole MIC and response to therapy for patients with candidemia due to C. albicans and non-C. albicans spp: results of a multicenter prospective study of candidemia. In: Proceedings of the 36th annual meeting of the Infectious Diseases Society of America; 1998.

[43] National Committee for Clinical Laboratory Standards. Reference method for broth dilution antifungal susceptibility testing of yeasts: approved standards. Wayne, PA: National Committee for Clinical Laboratory Standards; 1997.

[44] Odds FC, Motyl M, Andrade R, Bille J, Canton E, Cuenca-Estrella M, et al. Interlaboratory comparison of results of susceptibility testing with caspofungin against Candida and Aspergillus species. J Clin Microbiol. 2004; 42 (8): 3475-82.

[45] Pfaller MA, Boyken L, Hollis RJ, Kroeger J, Messer SA, et al. Wild-type MIC distributions and epidemiological cutoff values for the echinocandins and Candida spp. J Clin Microbiol. 2010; 48: 52-6.

[46] Moosa MY, Sobel JD, Elhalis H, Du W, Akins RA. Fungicidal activity of fluconazole against Candida albicans in a synthetic vagina-simulative medium. Antimicrob Agents Chemother. 2004; 48 (1): 161-7.

[47] Pfaller MA, Diekema DJ, Andes D, Arendrup MC, Brown SD, et al. Clinical breakpoints for the echinocandins and Candida revisited: integration of molecular, clinical, and microbiological data to arrive at species-specific interpretive criteria. Drug Resist Updat. 2011; 14: 164-76.

[48] Espinel-Ingroff A, Pfaller M, Erwin ME, Jones RN. Interlaboratory evaluation of E-test method for testing antifungal susceptibilities of pathogenic yeasts to five antifungal agents by using Casitone agar and solidified RPMI 1640 medium with 2% glucose. J Clin Microbiol. 1996; 34 (4): 848-52.

[49] Peyron F, Favel A, Michel-Nguyen A, Gilly M, Regli P, Bolmstrom A. Improved detection of amphotericin B-resistant isolates of Candida lusitaniae by E-test. J Clin Microbiol. 2001; 39 (1): 339-42.

[50] Rex JH, Cooper Jr CR, Merz WG, Galgiani JN, Anaissie EJ. Detection of amphotericin B-resistant Candida isolates in a broth-based system. Antimicrob Agents Chemother. 1995; 39 (4): 906-9.

[51] Warnock DW, Johnson EM, Rogers TR. Multi-centre evaluation of the E-test method for antifungal drug susceptibility testing of Candida spp.

and Cryptococcus neoformans. BSAC Working Party on Antifungal Chemotherapy. J Antimicrob Chemother. 1998；42（3）：321-31.

[52] Pfaller MA, Messer SA, Bolmstrom A. Evaluation of E-test for determining in vitro susceptibility of yeast isolates to amphotericin B. Diagn Microbiol Infect Dis. 1998；32（3）：223-7.

[53] Arendrup M, Lundgren B, Jensen IM, Hansen BS, Frimodt-Moller N. Comparison of E-test and a tablet diffusion test with the NCCLS broth microdilution method for fluconazole and amphotericin B susceptibility testing of Candida isolates. J Antimicrob Chemother. 2001；47（5）：521-6.

[54] Pfaller MA, Diekema DJ, Ostrosky-Zeichner L, Rex JH, Alexander BD, et al. Correlation of MIC with outcome for Candida species tested against caspofungin, anidulafungin, and micafungin：analysis and proposal for interpretive MIC breakpoints. J Clin Microbiol. 2008；46：2620-9.

[55] Garcia-Effron G, Lee S, Park S, Cleary JD, Perlin DS. Effect of Candida glabrata FKS1 and FKS2 mutations on echinocandin sensitivity and kinetics of 1, 3-beta-D-glucan synthase：implication for the existing susceptibility breakpoint. Antimicrob Agents Chemother. 2009；53：3690-9.

[56] Andes D, Diekema DJ, Pfaller MA, Bohrmuller J, Marchillo K, et al. In vivo comparison of the pharmacodynamic targets for echinocandin drugs against Candida species. Antimicrob Agents Chemother. 2010；54：2497-506.

[57] Clancy CJ, Nguyen MH. Correlation between in vitro susceptibility determined by E test and response to therapy with amphotericin B：results from a multicenter prospective study of candidemia. Antimicrob Agents Chemother. 1999；43（5）：1289-90.

[58] Nguyen MH, Clancy CJ, Yu VL, Yu YC, Morris AJ, Snydman DR, et al. Do in vitro susceptibility data predict the microbiologic response to amphotericin B? Results of a prospective study of patients with Candida fungemia. J Infect Dis. 1998；177（2）：425-30.

[59] Ostrosky-Zeichner L, Rex JH, Pappas PG, Hamill RJ, Larsen RA, Horowitz HW, et al. Antifungal susceptibility survey of 2, 000 bloodstream Candida isolates in the United States. Antimicrob Agents Chemother. 2003；47（10）：3149-54.

[60] Pfaller MA, Diekema DJ. Twelve years of fluconazole in clinical practice：global trends in species distribution and fluconazole susceptibility of bloodstream isolates of Candida. Clin Microbiol Infect. 2004；10 Suppl 1：11-23.

[61] Pfaller MA, Diekema DJ, Messer SA, Hollis RJ, Jones RN. In vitro activities of caspofungin compared with those of fluconazole and itraconazole against 3, 959 clinical isolates of Candida spp., including 157 fluconazole-resistant isolates. Antimicrob Agents Chemother. 2003；47（3）：1068-71.

[62] Pfaller MA, Jones RN, Castanheira M. Regional data analysis of Candida non-albicans strains collected in United States medical sites over a 6-year period, 2006—2011. Mycoses. 2014；57：602-11.

[63] Pfaller MA, Diekema DJ. Epidemiology of invasive candidiasis：a persistent public health problem. Clin Microbiol Rev. 2007；20（1）：133-63.

[64] Pfaller MA, Diekema DJ, Jones RN, Messer SA, Hollis RJ. Trends in antifungal susceptibility of Candida spp. isolated from pediatric and adult patients with bloodstream infections：SENTRY Antimicrobial Surveillance Program, 1997 to 2000. J Clin Microbiol. 2002；40（3）：852-6.

[65] Antoniadou A, Torres HA, Lewis RE, Thornby J, Bodey GP, Tarrand JP, et al. Candidemia in a tertiary care cancer center：in vitro susceptibility and its association with outcome of initial antifungal therapy. Medicine（Baltimore）. 2003；82（5）：309-21.

[66] Xu J, Ramos AR, Vilgalys R, Mitchell TG. Clonal and spontaneous origins of fluconazole resistance in Candida albicans. J Clin Microbiol. 2000；38（3）：1214-20.

[67] Xiao L, Madison V, Chau AS, Loebenberg D, Palermo RE, McNicholas PM. Three-dimensional models of wild-type and mutated forms of cytochrome P450 14alpha-sterol demethylases from Aspergillus fumigatus and Candida albicans provide insights into posaconazole binding. Antimicrob Agents Chemother. 2004；48（2）：568-74.

[68] Hoban DJ, Zhanel GG, Karlowsky JA. In vitro susceptibilities of Candida and Cryptococcus neoformans isolates from blood cultures of neutropenic patients. Antimicrob Agents Chemother. 1999；43（6）：1463-4.

[69] Hazen KC, Baron EJ, Colombo AL, Girmenia C, Sanchez-Sousa A, del Palacio A, et al. Comparison of the susceptibilities of Candida spp. to fluconazole and voriconazole in a 4-year global evaluation using disk diffusion. J Clin Microbiol. 2003；41（12）：5623-32.

[70] Bodey GP, Mardani M, Hanna HA, Boktour M, Abbas J, Girgawy E, et al. The epidemiology of Candida glabrata and Candida albicans fungemia in immunocompromised patients with cancer. Am J Med. 2002；112（5）：380-5.

[71] Fidel Jr PL, Vazquez JA, Sobel JD. Candida glabrata：review of epidemiology, pathogenesis, and clinical disease with comparison to C. albicans. Clin Microbiol Rev. 1999；12（1）：80-96.

[72] Safdar A, Chaturvedi V, Koll BS, Larone DH, Perlin DS, Armstrong D. Prospective, multicenter surveillance study of Candida glabrata：fluconazole and itraconazole susceptibility profiles in bloodstream, invasive, and colonizing strains and differences between isolates from three urban teaching hospitals in New York City（Candida Susceptibility Trends Study, 1998 to 1999）. Antimicrob Agents Chemother. 2002；46（10）：3268-72.

[73] Ghannoum MA, Okogbule-Wonodi I, Bhat N, Sanati H. Antifungal activity of voriconazole（UK-109, 496）, fluconazole and amphotericin B against hematogenous Candida krusei infection in neutropenic guinea pig model. J Chemother. 1999；11（1）：34-9.

[74] Imhof A, Balajee SA, Fredricks DN, Englund JA, Marr KA. Breakthrough fungal infections in stem cell transplant recipients receiving voriconazole. Clin Infect Dis. 2004；39（5）：743-6.

[75] Stiller RL, Bennett JE, Scholer HJ, Wall M, Polak A, Stevens DA. Susceptibility to 5-fluorocytosine and prevalence of serotype in 402 Candida albicans isolates from the United States. Antimicrob Agents Chemother. 1982；22（3）：482-7.

[76] Ellis D. Amphotericin B：spectrum and resistance. J Antimicrob Chemother. 2002；49 Suppl 1：7-10

[77] Powderly WG, Kobayashi GS, Herzig GP, Medoff G. Amphotericin B-resistant yeast infection in severely immunocompromised patients. Am J Med. 1988；84（5）：826-32.

[78] Nolte FS, Parkinson T, Falconer DJ, Dix S, Williams J, Gilmore C, et al. Isolation and characterization of fluconazole-and amphotericin B-resistant Candida albicans from blood of two patients with leukemia. Antimicrob Agents Chemother. 1997；41（1）：

196-9.

[79] Merz WG, Sandford GR. Isolation and characterization of a polyene-resistant variant of Candida tropicalis. J Clin Microbiol. 1979; 9 (6): 677-80.

[80] Sterling TR, Gasser Jr RA, Ziegler A. Emergence of resistance to amphotericin B during therapy for Candida glabrata infection in an immunocompetent host. Clin Infect Dis. 1996; 23 (1): 187-8.

[81] Hawkins JL, Baddour LM. Candida lusitaniae infections in the era of fluconazole availability. Clin Infect Dis. 2003; 36 (2): e14-8.

[82] Krcmery Jr V, Oravcova E, Spanik S, Mrazova-Studena M, Trupl J, Kunova A, et al. Nosocomial breakthrough fungaemia during antifungal prophylaxis or empirical antifungal therapy in 41 cancer patients receiving antineoplastic chemotherapy: analysis of aetiology risk factors and outcome. J Antimicrob Chemother. 1998; 41 (3): 373-80.

[83] Conly J, Rennie R, Johnson J, Farah S, Hellman L. Disseminated candidiasis due to amphotericin B-resistant Candida albicans. J Infect Dis. 1992; 165 (4): 761-4.

[84] Pappagianis D, Collins MS, Hector R, Remington J. Development of resistance to amphotericin B in Candida lusitaniae infecting a human. Antimicrob Agents Chemother. 1979; 16 (2): 123-6.

[85] Guinet R, Chanas J, Goullier A, Bonnefoy G, Ambroise-Thomas P. Fatal septicemia due to amphotericin B-resistant Candida lusitaniae. J Clin Microbiol. 1983; 18 (2): 443-4.

[86] Barchiesi F, Spreghini E, Tomassetti S, Della Vittoria A, Arzeni D, Manso E, et al. Effects of caspofungin against Candida guilliermondii and Candida parapsilosis. Antimicrob Agents Chemother. 2006; 50 (8): 2719-27.

[87] Kartsonis N, Killar J, Mixson L, Hoe CM, Sable C, Bartizal K, et al. Caspofungin susceptibility testing of isolates from patients with esophageal candidiasis or invasive candidiasis: relationship of MIC to treatment outcome. Antimicrob Agents Chemother. 2005; 49 (9): 3616-23.

[88] Park S, Kelly R, Kahn JN, Robles J, Hsu MJ, Register E, et al. Specific substitutions in the echinocandin target Fks1p account for reduced susceptibility of rare laboratory and clinical Candida sp. isolates. Antimicrob Agents Chemother. 2005; 49 (8): 3264-73.

[89] Hakki M, Staab JF, Marr KA. Emergence of a Candida krusei isolate with reduced susceptibility to caspofungin during therapy. Antimicrob Agents Chemother. 2006; 50 (7): 2522-4.

[90] Cheung C, Guo Y, Gialanella P, Feldmesser M. Development of candidemia on caspofungin therapy: a case report. Infection. 2006; 34 (6): 345-8.

[91] Hernandez S, Lopez-Ribot JL, Najvar LK, McCarthy DI, Bocanegra R, Graybill JR. Caspofungin resistance in Candida albicans: correlating clinical outcome with laboratory susceptibility testing of three isogenic isolates serially obtained from a patient with progressive Candida esophagitis. Antimicrob Agents Chemother. 2004; 48 (4): 1382-3.

[92] Laverdiere M, Lalonde RG, Baril JG, Sheppard DC, Park S, Perlin DS. Progressive loss of echinocandin activity following prolonged use for treatment of Candida albicans oesophagitis. J Antimicrob Chemother. 2006; 57 (4): 705-8.

[93] Moudgal V, Little T, Boikov D, Vazquez JA. Multiechinocandin and multiazole-resistant Candida parapsilosis isolates serially obtained during therapy for prosthetic valve endocarditis. Antimicrob Agents Chemother. 2005; 49 (2): 767-9.

[94] Wingard JR, Merz WG, Rinaldi MG, Johnson TR, Karp JE, Saral R. Increase in Candida krusei infection among patients with bone marrow transplantation and neutropenia treated prophylactically with fluconazole. N Engl J Med. 1991; 325 (18): 1274-7.

[95] Sobel JD, Zervos M, Reed BD, Hooton T, Soper D, Nyirjesy P, et al. Fluconazole susceptibility of vaginal isolates obtained from women with complicated Candida vaginitis: clinical implications. Antimicrob Agents Chemother. 2003; 47 (1): 34-8.

[96] Kauffman C, et al. Clinical practice guideline for the management of candida: 2014 update by the Infectious Diseases Society of America. Clin Infect Dis. 2009; 48 (5): 503-35.

[97] Ben Ami R, Olshtain-Pops K, Krieger M, Oren I, et al. Antibiotic exposure as a risk factor for fluconazole-resistant Candida bloodstream infection. Antimicrob Agents Chemother. 2012; 56: 2518-23.

[98] Andes DR, Safdar N, Baddley JW, Playforde G, Reboli AC. Impact of treatment strategy on outcomes in patients with candidemia and other forms of invasive candidiasis. Clin Infect Dis. 2012; 54: 1110-22.

[99] Clevelar AP, Farley MM, Harrison LF, et al. Changes in incidence and antifungal drug resistance in candidemia: results from population based laboratory surveillance in Atlanta and Baltimore, 2008—2012. Clin Infect Dis. 2012; 55: 1352-61.

[100] Marr KA, White TC, van Burik JA, Bowden RA. Development of fluconazole resistance in Candida albicans causing disseminated infection in a patient undergoing marrow transplantation. Clin Infect Dis. 1997; 25 (4): 908-10.

[101] Gleason TG, May AK, Caparelli D, Farr BM, Sawyer RG. Emerging evidence of selection of fluconazole-tolerant fungi in surgical intensive care units. Arch Surg. 1997; 132 (11): 1197-201; discussion 202.

[102] Law D, Moore CB, Denning DW. Amphotericin B resistance testing of Candida spp.: a comparison of methods. J Antimicrob Chemother. 1997; 40 (1): 109-12.

[103] Maenza JR, Keruly JC, Moore RD, Chaisson RE, Merz WG, Gallant JE. Risk factors for fluconazole-resistant candidiasis in human immunodeficiency virus-infected patients. J Infect Dis. 1996; 173 (1): 219-25.

[104] Fichtenbaum CJ, Powderly WG. Refractory mucosal candidiasis in patients with human immunodeficiency virus infection. Clin Infect Dis. 1998; 26 (3): 556-65.

[105] Fichtenbaum CJ, Koletar S, Yiannoutsos C, Holland F, Pottage J, Cohn SE, et al. Refractory mucosal candidiasis in advanced human immunodeficiency virus infection. Clin Infect Dis. 2000; 30 (5): 749-56.

[106] Fichtenbaum CJ, Zackin R, Rajicic N, Powderly WG, Wheat LJ, Zingman BS. Amphotericin B oral suspension for fluconazole-refractory oral candidiasis in persons with HIV infection. AIDS. 2000; 14 (7): 845-52.

[107] Cartledge JD, Midgley J, Gazzard BG. Non-albicans oral candidosis in HIV-positive patients. J Antimicrob Chemother. 1999; 43 (3): 419-22.

[108] Goldman M. Randomized study of long-term chronic suppressive fluconazole vs. episodic fluconazole for patients with advanced HIV

infection and history of oropharyngeal candidiasis. In: 42nd interscience conference on antimicrobial agents and chemotherapy. San Diego, CA: American Society for Microbiology; 2002.

[109] Sobel JD, Ohmit SE, Schuman P, Klein RS, Mayer K, Duerr A, et al. The evolution of Candida species and fluconazole susceptibility among oral and vaginal isolates recovered from human immunodeficiency virus (HIV) -seropositive and at-risk HIV-sero negative women. J Infect Dis. 2001; 183 (2): 286-93.

[110] Revankar SG, Dib OP, Kirkpatrick WR, McAtee RK, Fothergill AW, Rinaldi MG, et al. Clinical evaluation and microbiology of oropharyngeal infection due to fluconazole-resistant Candida in human immunodeficiency virus-infected patients. Clin Infect Dis. 1998; 26 (4): 960-3.

[111] Hope W, Morton A, Eisen DP. Increase in prevalence of nosocomial non-Candida albicans candidaemia and the association of Candida krusei with fluconazole use. J Hosp Infect. 2002; 50 (1): 56-65.

[112] Goff DA, Koletar SL, Buesching WJ, Barnishan J, Fass RJ. Isolation of fluconazole-resistant Candida albicans from human immunodeficiency virus-negative patients never treated with azoles. Clin Infect Dis. 1995; 20 (1): 77-83.

[113] Iwen PC, Kelly DM, Reed EC, Hinrichs SH. Invasive infection due to Candida krusei in immunocompromised patients not treated with fluconazole. Clin Infect Dis. 1995; 20 (2): 342-7.

[114] Nguyen MH, Peacock Jr JE, Morris AJ, Tanner DC, Nguyen ML, Snydman DR, et al. The changing face of candidemia: emergence of non-Candida albicans species and antifungal resistance. Am J Med. 1996; 100 (6): 617-23.

[115] Abi-Said D, Anaissie E, Uzun O, Raad I, Pinzcowski H, Vartivarian S. The epidemiology of hematogenous candidiasis caused by different Candida species. Clin Infect Dis. 1997; 24 (6): 1122-8.

[116] Chandra J, Kuhn DM, Mukherjee PK, Hoyer LL, McCormick T, Ghannoum MA. Biofilm formation by the fungal pathogen Candida albicans: development, architecture, and drug resistance. J Bacteriol. 2001; 183 (18): 5385-94.

[117] Perumal P, Mekala S, Chaffin WL. Role for cell density in antifungal drug resistance in Candida albicans biofilms. Antimicrob Agents Chemother. 2007; 51 (7): 2454-63.

[118] Nett J, Lincoln L, Marchillo K, Massey R, Holoyda K, Hoff B, et al. Putative role of beta-1, 3 glucans in Candida albicans biofilm resistance. Antimicrob Agents Chemother. 2007; 51 (2): 510-20.

[119] Shuford JA, Rouse MS, Piper KE, Steckelberg JM, Patel R. Evaluation of caspofungin and amphotericin B deoxycholate against Candida albicans biofilms in an experimental intravascular catheter infection model. J Infect Dis. 2006; 194 (5): 710-3.

[120] Dick JD, Merz WG, Saral R. Incidence of polyene-resistant yeasts recovered from clinical specimens. Antimicrob Agents Chemother. 1980; 18 (1): 158-63.

[121] White TC, Marr KA, Bowden RA. Clinical, cellular, and molecular factors that contribute to antifungal drug resistance. Clin Microbiol Rev. 1998; 11 (2): 382-402.

[122] Yoon SA, Vazquez JA, Steffan PE, Sobel JD, Akins RA. High-frequency, in vitro reversible switching of Candida lusitaniae clinical isolates from amphotericin B susceptibility to resistance. Antimicrob Agents Chemother. 1999; 43 (4): 836-45.

[123] Dube MP, Heseltine PN, Rinaldi MG, Evans S, Zawacki B. Fungemia and colonization with nystatin-resistant Candida rugosa in a burn unit. Clin Infect Dis. 1994; 18 (1): 77-82.

[124] Blot S, Janssens R, Claeys G, Hoste E, Buyle F, De Waele JJ, et al. Effect of fluconazole consumption on long-term trends in candidal ecology. J Antimicrob Chemother. 2006; 58 (2): 474-7.

[125] Marchetti O, Bille J, Fluckiger U, Eggimann P, Ruef C, Garbino J, et al. Epidemiology of candidemia in Swiss tertiary care hospitals: secular trends, 1991—2000. Clin Infect Dis. 2004; 38 (3): 311-20.

[126] Mathema B, Cross E, Dun E, Park S, Bedell J, Slade B, et al. Prevalence of vaginal colonization by drug-resistant Candida species in college-age women with previous exposure to over-the-counter azole antifungals. Clin Infect Dis. 2001; 33 (5): E23-7.

[127] Dorrell L, Edwards A. Vulvovaginitis due to fluconazole resistant Candida albicans following self treatment with non-prescribed triazoles. Sex Transm Infect. 2002; 78 (4): 308-9.

[128] Sobel JD, Wiesenfeld HC, Martens M, Danna P, Hooton TM, Rompalo A, et al. Maintenance fluconazole therapy for recurrent vulvovaginal candidiasis. N Engl J Med. 2004; 351 (9): 876-83.

[129] Donders GGG, Bellen G, Byttebier G, et al. Individualized decreasing-dose maintenance fluconazole regimen for recurrent vulvovaginal candidiasis (ReCiDiFtrial). Am J Obstet Gynecol. 2008; 199: 613-9.

[130] Schuman P, Sobel JD, Ohmit SE, Mayer KH, Carpenter CC, Rompalo A, et al. Mucosal candidal colonization and candidiasis in women with or at risk for human immunodeficiency virus infection. HIV Epidemiology Research Study (HERS) Group. Clin Infect Dis. 1998; 27 (5): 1161-7.

[131] Vazquez JA, Sobel JD, Peng G, Steele-Moore L, Schuman P, Holloway W, et al. Evolution of vaginal Candida species recovered from human immunodeficiency virus-infected women receiving fluconazole prophylaxis: the emergence of Candida glabrata? Terry Beirn Community Programs for Clinical Research in AIDS (CPCRA). Clin Infect Dis. 1999; 28 (5): 1025-31.

[132] Myoken Y, Kyo T, Fujihara M, Sugata T, Mikami Y. Clinical significance of breakthrough fungemia caused by azole-resistant Candida tropicalis in patients with hematologic malignancies. Haematologica. 2004; 89 (3): 378-80.

[133] Goldman M, Cloud GA, Smedema M, LeMonte A, Connolly P, McKinsey DS, et al. Does long-term itraconazole prophylaxis result in in vitro azole resistance in mucosal Candida albicans isolates from persons with advanced human immunodeficiency virus infection? The National Institute of Allergy and Infectious Diseases Mycoses study group. Antimicrob Agents Chemother. 2000; 44 (6): 1585-7.

[134] Muller FM, Weig M, Peter J, Walsh TJ. Azole cross-resistance to ketoconazole, fluconazole, itraconazole and voriconazole in clinical Candida albicans isolates from HIV-infected children with oropharyngeal candidosis. J Antimicrob Chemother. 2000; 46 (2): 338-40.

[135] Cartledge JD, Midgley J, Gazzard BG. Clinically significant azole cross-resistance in Candida isolates from HIV-positive patients with oral candidosis. AIDS. 1997; 11 (15): 1839-44.

[136] Cuenca-Estrella M, Lee-Yang W, Ciblak MA, Arthington-Skaggs BA, Mellado E, Warnock DW, et al. Comparative evaluation of

NCCLS M27-A and EUCAST broth microdilution procedures for antifungal susceptibility testing of candida species. Antimicrob Agents Chemother. 2002；46（11）：3644-7.

［137］ Vazquez JA, Lundstrom T, Dembry L, Chandrasekar P, Boikov D, Parri MB, et al. Invasive Candida guilliermondii infection：in vitro susceptibility studies and molecular analysis. Bone Marrow Transplant. 1995；16（6）：849-53.

［138］ Makarova NU, Pokrowsky VV, Kravchenko AV, Serebrovskaya LV, James MJ, McNeil MM, et al. Persistence of oropharyngeal Candida albicans strains with reduced susceptibilities to fluconazole among human immunodeficiency virus-seropositive children and adults in a long-term care facility. J Clin Microbiol. 2003；41（5）：1833-7.

［139］ Davies A, Brailsford S, Broadley K, Beighton D. Resistance amongst yeasts isolated from the oral cavities of patients with advanced cancer. Palliat Med. 2002；16（6）：527-31.

［140］ Stevens DA, Stevens JA. Cross-resistance phenotypes of fluconazole-resistant Candida species：results with 655 clinical isolates with different methods. Diagn Microbiol Infect Dis. 1996；26（3-4）：145-8.

［141］ Cuenca-Estrella M, Diaz-Guerra TM, Mellado E, Monzon A, Rodriguez-Tudela JL. Comparative in vitro activity of voriconazole and itraconazole against fluconazole-susceptible and fluconazole-resistant clinical isolates of Candida species from Spain. Eur J Clin Microbiol Infect Dis. 1999；18（6）：432-5.

［142］ Cuenca-Estrella M, Mellado E, Diaz-Guerra TM, Monzon A, Rodriguez-Tudela JL. Susceptibility of fluconazole-resistant clinical isolates of Candida spp. to echinocandin LY303366, itraconazole and amphotericin B. J Antimicrob Chemother. 2000；46（3）：475-7.

［143］ Bachmann SP, Patterson TF, Lopez-Ribot JL. In vitro activity of caspofungin（MK-0991）against Candida albicans clinical isolates displaying different mechanisms of azole resistance. J Clin Microbiol. 2002；40（6）：2228-30.

［144］ Pelletier R, Loranger L, Marcotte H, De Carolis E. Voriconazole and fluconazole susceptibility of Candida isolates. J Med Microbiol. 2002；51（6）：479-83.

［145］ Tsai HF, Sammons LR, Zhang X, Suffis SD, et al. Microarray and molecular analyses of the azole resistance mechanism in *Candida glabrata* oropharyngeal isolates. Antimicrob Agents Chemother. 2010；54：3308-17.

［146］ Sanguinetti M, Posteraro B, Fiori B, Ranno S, Torelli R, Fadda G. Mechanisms of azole resistance in clinical isolates of Candida glabrata collected during a hospital survey of antifungal resistance. Antimicrob Agents Chemother. 2005；49（2）：668-79.

［147］ Pfaller MA, Diekema DJ. Azole antifungal drug cross-resistance：mechanisms, epidemiology, and clinical significance. J Invasive Fungal Infect. 2007；1（3）：74-92.

［148］ McKinsey DS, Wheat LJ, Cloud GA, Pierce M, Black JR, Bamberger DM, et al. Itraconazole prophylaxis for fungal infections in patients with advanced human immunodeficiency virus infection：randomized, placebo-controlled, double-blind study. National Institute of Allergy and Infectious Diseases Mycoses Study Group. Clin Infect Dis. 1999；28（5）：1049-56.

［149］ Andes D, Lepak A, Nett J, Lincoln L, Marchillo K. In vivo fluconazole pharmacodynamics and resistance development in a previously susceptible Candida albicans population examined by microbiologic and transcriptional profiling. Antimicrob Agents Chemother. 2006；50（7）：2384-94.

［150］ Andes D, Forrest A, Lepak A, Nett J, Marchillo K, Lincoln L. Impact of antimicrobial dosing regimen on evolution of drug resistance in vivo：fluconazole and Candida albicans. Antimicrob Agents Chemother. 2006；50（7）：2374-83.

［151］ Kovacicova G, Krupova Y, Lovaszova M, Roidova A, Trupl J, Liskova A, et al. Antifungal susceptibility of 262 bloodstream yeast isolates from a mixed cancer and non-cancer patient population：is there a correlation between in-vitro resistance to fluconazole and the outcome of fungemia? J Infect Chemother. 2000；6（4）：216-21.

［152］ Lee SC, Fung CP, Huang JS, Tsai CJ, Chen KS, Chen HY, et al. Clinical correlates of antifungal macrodilution susceptibility test results for non-AIDS patients with severe Candida infections treated with fluconazole. Antimicrob Agents Chemother. 2000；44（10）：2715-8.

［153］ Clancy CJ, Yu VL, Morris AJ, Snydman DR, Nguyen MH. Fluconazole MIC and the fluconazole dose/MIC ratio correlate with therapeutic response among patients with candidemia. Antimicrob Agents Chemother. 2005；49（8）：3171-7.

［154］ Pfaller MA, Castanheira M, Lockhart SR, Ahlquist AM, Messer SA, et al. Frequency of decreased susceptibility and resistance to echinocandins among fluconazole-resistant bloodstream isolates of Candida glabrata. J Clin Microbiol. 2012；50：1199-203.

［155］ Castanheira M, Woosley LN, Messer SA, Diekema DJ, Jones RN, et al. Frequency of fks mutations among Candida glabrata isolates from a 10-year global collection of bloodstream infection isolates. Antimicrob Agents Chemother. 2014；58：577-80.

［156］ Garcia-Effron G, Kontoyiannis DP, Lewis RE, Perlin DS. Caspofungin-resistant Candida tropicalis strains causing breakthrough fungemia in patients at high risk for hematologic malignancies. Antimicrob Agents Chemother. 2008；52：4181-3.

［157］ Garcia-Effron G, Park S, Perlin DS. Correlating echinocandin MIC and kinetic inhibition of fks1 mutant glucan synthases for Candida albicans：implications for interpretive breakpoints. Antimicrob Agents Chemother. 2009；53L：112-22.

［158］ Cleary JD, Garcia-Effron G, Chapman SW, Perlin DS. Reduced Candida glabrata susceptibility secondary to an FKS1 mutation developed during candidemia treatment. Antimicrob Agents Chemother. 2008；52：2263-5.

［159］ Garcia-Effron G, Chua DJ, Tomada JR, DiPersio J, Perlin DS, et al. Novel FKS mutations associated with echinocandin resistance in Candida species. Antimicrob Agents Chemother. 2010；54：2225-7.

［160］ Kahn JN, Garcia-Effron G, Hsu MJ, Park S, Marr KA, et al. Acquired echinocandin resistance in a Candida krusei isolate due to modification of glucan synthase. Antimicrob Agents Chemother. 2007；51：1876-8.

［161］ Miller CD, Lomaestro BW, Park S, Perlin DS. Progressive esophagitis caused by Candida albicans with reduced susceptibility to caspofungin. Pharmacotherapy. 2006；26：877-80.

［162］ Pfeiffer CD, Garcia-Effron G, Zaas AK, Perfect JR, Perlin DS, et al. Breakthrough invasive candidiasis in patients on micafungin. J Clin Microbiol. 2010；48：2373-80.

［163］ Thompson 3rd GR, Wiederhold NP, Vallor AC, Villareal NC, Lewis 2nd JS, et al. Development of caspofungin resistance following prolonged therapy for invasive candidiasis secondary to Candida glabrata infection. Antimicrob Agents Chemother. 2008；52：3783-5.

［164］ Lewis 2nd JS, Wiederhold NP, Wickes BL, Patterson TF, Jorgensen JH. Rapid emergence of echinocandin resistance in Candida glabrata resulting in clinical and microbiologic failure. Antimicrob Agents Chemother. 2013；57（9）：4559-61.

［165］ Dannaoui E, Desnos-Ollivier M, Garcia-Hermoso D, Grenouillet F, Cassaing S, et al. Candida spp. with acquired echinocandin resistance, France, 2004—2010. Emerg Infect Dis. 2012；18：86-90.

［166］ Alexander BD, Johnson MD, Pfeiffer CD, et al. Increasing echinocandin resistance in *Candida glabrata*：clinical failures correlates with presence of FKS mutations and elevated minimum inhibitory concentrations. Clin Infect Dis. 2013；56：1724-32.

［167］ Perlin DS. Current perspectives on echinocandin class drugs. Future Microbiol. 2011；6：441-57.

［168］ Pham CD, Iqbal N, Bolden CB, Kuykendall RJ, Harrison LH, et al. Role of FKS Mutations in Candida glabrata：MIC values, echinocandin resistance, and multidrug resistance. Antimicrob Agents Chemother. 2014；58：4690-6.

［169］ Niimi K, Maki K, Ikeda F, Holmes AR, Lamping E, et al. Overexpression of Candida albicans CDR1, CDR2, or MDR1 does not produce significant changes in echinocandin susceptibility. Antimicrob Agents Chemother. 2006；50：1148-55.

［170］ Katiyar S, Phaller M, Edlind T. Candida albicans and Candida glabrata clinical isolates exhibiting reduced echinocandin susceptibility. Antimicrob Agents Chemother. 2006；50：2892-4.

［171］ Arendrup MC, Perlin DS, Jensen RH, Howard SJ, Goodwin J, et al. Differential In vivo activity of Anidulafungin, Caspofungin and Micafungin against C. glabrata with and without FKS resistance mutations. Antimicrob Agents Chemother. 2012；56（5）：2435-42.

［172］ Wiederhold NP, Najvar LK, Bocanegra RA, Kirkpatrick WR, Patterson TF. Caspofungin dose escalation for invasive candidiasis due to resistant Candida albicans. Antimicrob Agents Chemother. 2011；55：3254-60.

［173］ Shields RK, Nguyen MH, Press EG, Kwa AL, Cheng S, et al. The presence of an FKS mutation rather than MIC is an independent risk factor for failure of echinocandin therapy among patients with invasive candidiasis due to Candida glabrata. Antimicrob Agents Chemother. 2012；56：4862-9.

［174］ Beyda ND, John J, Kilic A, Alam MJ, Lasco TM, et al. FKS mutant Candida glabrata：risk factors and outcomes in patients with candidemia. Clin Infect Dis. 2014；59：819-25.

［175］ Foldi R, Szilagyi J, Kardos G, Berenyi R, Kovacs R, et al. Effect of 50% human serum on the killing activity of micafungin against eight Candida species using time-kill methodology. Diagn Microbiol Infect Dis. 2012；73：338-42.

［176］ d' Enfert C. Biofilms and their role in the resistance of pathogenic Candida to antifungal agents. Curr Drug Targets. 2006；7：465-70.

［177］ Desai JV, Bruno VM, Ganguly S, Stamper RJ, Mitchell KF, et al. Regulatory role of glycerol in Candida albicans biofilm formation. MBio. 2013；4：e00637-12.

［178］ Maenza JR, Merz WG, Romagnoli MJ, Keruly JC, Moore RD, Gallant JE. Infection due to fluconazole-resistant Candida in patients with AIDS：prevalence and microbiology. Clin Infect Dis. 1997；24（1）：28-34.

［179］ Laguna F, Rodriguez-Tudela JL, Martinez-Suarez JV, Polo R, Valencia E, Diaz-Guerra TM, et al. Patterns of fluconazole susceptibility in isolates from human immunodeficiency virus-infected patients with oropharyngeal candidiasis due to Candida albicans. Clin Infect Dis. 1997；24（2）：124-30.

［180］ Quereda C, Polanco AM, Giner C, Sanchez-Sousa A, Pereira E, Navas E, et al. Correlation between in vitro resistance to fluconazole and clinical outcome of oropharyngeal candidiasis in HIV-infected patients. Eur J Clin Microbiol Infect Dis. 1996；15（1）：30-7.

［181］ Vazquez JA. Therapeutic options for the management of oropharyngeal and esophageal candidiasis in HIV/AIDS patients. HIV Clin Trials. 2000；1（1）：47-59.

［182］ Sangeorzan JA, Bradley SF, He X, Zarins LT, Ridenour GL, Tiballi RN, et al. Epidemiology of oral candidiasis in HIV-infected patients：colonization, infection, treatment, and emergence of fluconazole resistance. Am J Med. 1994；97（4）：339-46.

［183］ Martins MD, Lozano-Chiu M, Rex JH. Declining rates of oropharyngeal candidiasis and carriage of Candida albicans associated with trends toward reduced rates of carriage of fluconazole-resistant C. albicans in human immunodeficiency virus-infected patients. Clin Infect Dis. 1998；27（5）：1291-4.

［184］ Zingman BS. Resolution of refractory AIDS-related mucosal candidiasis after initiation of didanosine plus saquinavir. N Engl J Med. 1996；334（25）：1674-5.

［185］ Gruber A, Lukasser-Vogl E, Borg-von Zepelin M, Dierich MP, Wurzner R. Human immunodeficiency virus type 1 gp160 and gp41 binding to Candida albicans selectively enhances candidal virulence in vitro. J Infect Dis. 1998；177（4）：1057-63.

［186］ Cassone A, De Bernardis F, Torosantucci A, Tacconelli E, Tumbarello M, Cauda R. In vitro and in vivo anticandidal activity of human immunodeficiency virus protease inhibitors. J Infect Dis. 1999；180（2）：448-53.

［187］ Tacconelli E, Bertagnolio S, Posteraro B, Tumbarello M, Boccia S, Fadda G, et al. Azole susceptibility patterns and genetic relationship among oral Candida strains isolated in the era of highly active antiretroviral therapy. J Acquir Immune Defic Syndr. 2002；31（1）：38-44.

［188］ Barchiesi F, Maracci M, Radi B, Arzeni D, Baldassarri I, Giacometti A, et al. Point prevalence, microbiology and fluconazole susceptibility patterns of yeast isolates colonizing the oral cavities of HIV-infected patients in the era of highly active antiretroviral therapy. J Antimicrob Chemother. 2002；50（6）：999-1002.

［189］ Bagg J, Sweeney MP, Lewis MA, Jackson MS, Coleman D, Al MA, et al. High prevalence of non-albicans yeasts and detection of anti-fungal resistance in the oral flora of patients with advanced cancer. Palliat Med. 2003；17（6）：477-81.

［190］ Silverman Jr S, Luangjarmekorn L, Greenspan D. Occurrence of oral Candida in irradiated head and neck cancer patients. J Oral Med. 1984；39（4）：194-6.

［191］ Rautemaa R, Richardson M, Pfaller M, Koukila-Kahkola P, Perheentupa J, Saxen H. Decreased susceptibility of Candida albicans to azole antifungals：a complication of long-term treatment in autoimmune polyendocrinopathy-candidiasis-ectodermal dystrophy （APECED）patients. J Antimicrob Chemother. 2007；60（4）：889-92.

［192］ Darouiche RO. Oropharyngeal and esophageal candidiasis in immunocompromised patients：treatment issues. Clin Infect Dis. 1998；26（2）：259-72；quiz 73-4.

［193］ Martins MD, Rex JH. Fluconazole suspension for oropharyngeal candidiasis unresponsive to tablets. Ann Intern Med. 1997; 126（4）: 332-3.

［194］ Grim SA, Smith KM, Romanelli F, Ofotokun I. Treatment of azole-resistant oropharyngeal candidiasis with topical amphotericin B. Ann Pharmacother. 2002; 36（9）: 1383-6.

［195］ Eichel M, Just-Nubling G, Helm EB, Stille W.[Itraconazole suspension in the treatment of HIV-infected patients with fluconazole-resistant oropharyngeal candidiasis and esophagitis]. Mycoses. 1996; 39 Suppl 1: 102-6.

［196］ Ruhnke M, Schmidt-Westhausen A, Trautmann M. In vitro activities of voriconazole（UK-109, 496）against fluconazole-susceptible and-resistant Candida albicans isolates from oral cavities of patients with human immunodeficiency virus infection. Antimicrob Agents Chemother. 1997; 41（3）: 575-7.

［197］ Skiest DJ, Vazquez JA, Anstead GM, et al. Posaconazole for the treatment of azole-refractory oropharyngeal and esophageal candidiasis in subjects with HIV infection. Clin Infect Dis. 2007; 44: 607-14.

［198］ Arathoon EG, Gotuzzo E, Noriega LM, Berman RS, DiNubile MJ, Sable CA. Randomized, double-blind, multicenter study of caspofungin versus amphotericin B for treatment of oropharyngeal and esophageal candidiases. Antimicrob Agents Chemother. 2002; 46（2）: 451-7.

［199］ Barbaro G, Barbarini G, Calderon W, Grisorio B, Alcini P, Di Lorenzo G. Fluconazole versus itraconazole for candida esophagitis in acquired immunodeficiency syndrome. Candida Esophagitis. Gastroenterology. 1996; 111（5）: 1169-77.

［200］ Hegener P, Troke PF, Fatkenheuer G, Diehl V, Ruhnke M. Treatment of fluconazole-resistant candidiasis with voriconazole in patients with AIDS. AIDS. 1998; 12（16）: 2227-8.

［201］ Villanueva A, Arathoon EG, Gotuzzo E, Berman RS, DiNubile MJ, Sable CA. A randomized double-blind study of caspofungin versus amphotericin for the treatment of candidal esophagitis. Clin Infect Dis. 2001; 33（9）: 1529-35.

［202］ Villanueva A, Gotuzzo E, Arathoon EG, Noriega LM, Kartsonis NA, Lupinacci RJ, et al. A randomized double-blind study of caspofungin versus fluconazole for the treatment of esophageal candidiasis. Am J Med. 2002; 113（4）: 294-9.

［203］ Ally R, Schurmann D, Kreisel W, Carosi G, Aguirrebengoa K, Dupont B, et al. A randomized, double-blind, double-dummy, multicenter trial of voriconazole and fluconazole in the treatment of esophageal candidiasis in immunocompromised patients. Clin Infect Dis. 2001; 33（9）: 1447-54.

［204］ Krause DS, Simjee AE, van Rensburg C, Viljoen J, Walsh TJ, Goldstein BP, et al. A randomized, double-blind trial of anidulafungin versus fluconazole for the treatment of esophageal candidiasis. Clin Infect Dis. 2004; 39（6）: 770-5.

［205］ Sobel JD, Vazquez JA. Symptomatic vulvovaginitis due to fluconazole-resistant Candida albicans in a female who was not infected with human immunodeficiency virus. Clin Infect Dis. 1996; 22（4）: 726-7.

［206］ Sobel JD, Chaim W, Nagappan V, Leaman D. Treatment of vaginitis caused by Candida glabrata: use of topical boric acid and flucytosine. Am J Obstet Gynecol. 2003; 189（5）: 1297-300.

［207］ Horowitz BJ. Topical flucytosine therapy for chronic recurrent Candida tropicalis infections. J Reprod Med. 1986; 31（9）: 821-4.

［208］ White DJ, Habib AR, Vanthuyne A, Langford S, Symonds M. Combined topical flucytosine and amphotericin B for refractory vaginal Candida glabrata infections. Sex Transm Infect. 2001; 77（3）: 212-3.

［209］ Singh S, Sobel JD, Bhargava P, Boikov D, Vazquez JA. Vaginitis due to Candida krusei: epidemiology, clinical aspects, and therapy. Clin Infect Dis. 2002; 35（9）: 1066-70.

［210］ Sobel JD. Pathogenesis and treatment of recurrent vulvovaginal candidiasis. Clin Infect Dis. 1992; 14 Suppl 1: S148-53.

［211］ Spinillo A, Colonna L, Piazzi G, Baltaro F, Monaco A, Ferrari A. Managing recurrent vulvovaginal candidiasis. Intermittent prevention with itraconazole. J Reprod Med. 1997; 42（2）: 83-7.

［212］ Fong IW. The value of chronic suppressive therapy with itraconazole versus clotrimazole in women with recurrent vaginal candidiasis. Genitourin Med. 1992; 68（6）: 374-7.

［213］ Guaschino S, De Seta F, Sartore A, Ricci G, De Santo D, Piccoli M, et al. Efficacy of maintenance therapy with topical boric acid in comparison with oral itraconazole in the treatment of recurrent vulvovaginal candidiasis. Am J Obstet Gynecol. 2001; 184（4）: 598-602.

［214］ Eggimann P, Garbino J, Pittet D. Management of Candida species infections in critically ill patients. Lancet Infect Dis. 2003; 3（12）: 772-85.

［215］ Mora-Duarte J, Betts R, Rotstein C, Colombo AL, Thompson-Moya L, Smietana J, et al. Comparison of caspofungin and amphotericin B for invasive candidiasis. N Engl J Med. 2002; 347（25）: 2020-9.

［216］ Rex JH, Pappas PG, Karchmer AW, Sobel J, Edwards JE, Hadley S, et al. A randomized and blinded multicenter trial of high-dosefluconazole plus placebo versus fluconazole plus amphotericin B as therapy for candidemia and its consequences in nonneutropenic subjects. Clin Infect Dis. 2003; 36（10）: 1221-8.

［217］ Rex JH, Bennett JE, Sugar AM, Pappas PG, van der Horst CM, Edwards JE, et al. A randomized trial comparing fluconazole with amphotericin B for the treatment of candidemia in patients without neutropenia. Candidemia Study Group and the National Institute. N Engl J Med. 1994; 331（20）: 1325-30.

［218］ Phillips P, Shafran S, Garber G, Rotstein C, Smaill F, Fong I, et al. Multicenter randomized trial of fluconazole versus amphotericin B for treatment of candidemia in non-neutropenic patients. Canadian Candidemia Study Group. Eur J Clin Microbiol Infect Dis. 1997; 16（5）: 337-45.

［219］ Kulberg BJ, Sobel JD, Ruhnke N, Pappas PG et al. A randomized, prospective, multicenter study of voriconazole versus a regimen of amphotericin B followed by fluconazole in the treatment of candidemia in non-neutropenic patients. Lancet 2005; 366: 1435-42.

［220］ Anaissie EJ, Vartivarian SE, Abi-Said D, Uzun O, Pinczowski H, Kontoyiannis DP, et al. Fluconazole versus amphotericin B in the treatment of hematogenous candidiasis: a matched cohort study. Am J Med. 1996; 101（2）: 170-6.

［221］ Clancy CJ, Staley B, Nguyen MH. In vitro susceptibility of breakthrough Candida bloodstream isolates correlates with daily and cumulative doses of fluconazole. Antimicrob Agents Chemother. 2006; 50（10）: 3496-8.

［222］ Vazquez JA, Gupta S, Villanueva A. Potential utility of recombinant human GM-CSF as adjunctive treatment of refractory oropharyngeal candidiasis in AIDS patients. Eur J Clin Microbiol Infect Dis. 1998; 17（11）: 781-3.

［223］ Swindells S. Pilot study of adjunctive GM-CSF（yeast derived）for fluconazole-resistant oral candidiasis in HIV-infection. Infect Dis Clin Pract. 1997; 6: 278-9.

［224］ Poynton CH, Barnes RA, Rees J. Interferon gamma and granulocyte-macrophage colony-stimulating factor for the treatment of hepatosplenic candidosis in patients with acute leukemia. Clin Infect Dis. 1998; 26（1）: 239-40.

［225］ Rokusz L, Liptay L, Kadar K. Successful treatment of chronic disseminated candidiasis with fluconazole and a granulocyte-macrophage colony-stimulating factor combination. Scand J Infect Dis. 2001; 33（10）: 784-6.

［226］ Paterson PJ, McWhinney PH, Potter M, Kibbler CC, Prentice HG. The combination of oral amphotericin B with azoles prevents the emergence of resistant Candida species in neutropenic patients. Br J Haematol. 2001; 112（1）: 175-80.

［227］ Fowler SL, Rhoton B, Springer SC, Messer SA, Hollis RJ, Pfaller MA. Evidence for person-to-person transmission of Candida lusitaniae in a neonatal intensive-care unit. Infect Control Hosp Epidemiol. 1998; 19（5）: 343-5.

［228］ Burnie JP, Lee W, Williams JD, Matthews RC, Odds FC. Control of an outbreak of systemic Candida albicans. Br Med J（Clin Res Ed）. 1985; 291（6502）: 1092-3.

［229］ Lupetti A, Tavanti A, Davini P, Ghelardi E, Corsini V, Merusi I, et al. Horizontal transmission of Candida parapsilosis candidemia in a neonatal intensive care unit. J Clin Microbiol. 2002; 40（7）: 2363-9.

［230］ Ostrosky-Zeichner L, Shoham S, Vazquez J, Reboli A, et al. A randomized double-blind, placebo-controlled trial of caspofungin prophylaxis followed by preemptive therapy for invasive candidiasis in high-risk adults in the critical care setting. Clin Infect Dis. 2014; 55: 1219-26.

［231］ Ables A, Blumer NA, Valainis GT. Fluconazole prophylaxis of severe Candida infection in trauma and postsurgical patients: aprospective, double blind, randomized, placebo-controlled trial. Infect Dis Clin Pract. 2000; 9: 169-73.

［232］ Garbino T. Fluconazole prevents severe *Candida* spp. infections in high risk critically ill patients. Washington, DC: American Society of Microbiology; 1997.

第67章 曲霉菌（*Aspergillus*）对抗真菌药物的耐药性

P. H. Chandrasekar，Elias K. Manavathu

1 前言

最近的一项数据库检索显示，2000—2014年同行评审的科学期刊上发表的关于抗真菌药物耐药性/缺乏药物敏感性的论文数量（近1 000篇论文）稳步增加（图67.1）。相比之下，在2000年以前，直接涉及曲霉菌抗微生物药物抗性仅有约57篇论文。与念珠菌不同，直到最近，曲霉菌耐药性发展还没有得到很好的认识。科技类出版物对曲霉菌感染事例的不断报道也反映出临床上免疫受损患者在受到曲霉菌感染的影响。虽然在文献中描述了超过200种曲霉菌种（*Aspergillus* sp.）（少于10%导致人类疾病），但是超过一半（50.63%）的已发表报道涉及临床上最常见的烟曲霉菌（*A. fumigatus*）耐药性/低敏感性，紧随其后的分别是黑曲霉（*A. niger*）（11.8%）、黄曲霉（*A. flavus*）（11.3%）、土曲霉（*A. terreus*）（7.7%）和构巢曲霉（*A. nidulans*）（7.0%）（图67.1）。大约12%的出版物描述了其他致病曲霉菌种的药物抗性/缺乏药物敏感性。由于从临床标本中获得的60%～70%的分离物是曲霉菌属耐药性方面的研究，而烟曲霉菌的相关研究所占比例十分明显。

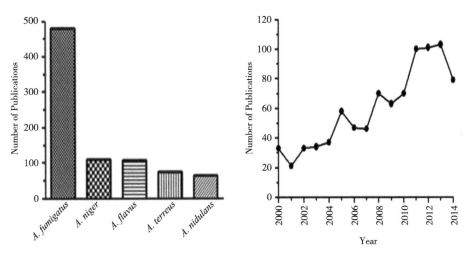

图67.1 2000—2014年，同行评审的曲霉菌种抗菌药物耐药性年度出版物数量

对曲霉属物种中耐药性领域兴趣增加主要有以下几个方面的原因：①对非常脆弱的免疫功能低下患者群体（例如器官移植受者和接受侵袭性化疗的癌症患者）中的念珠菌感染进行有效预防，使条件致病性曲霉菌种成为一个主要的临床问题；②有效且安全的抗曲霉菌药物已经出现；③改进的现代诊断技术有助于更好地鉴定曲霉菌感染；④引入标准化的药敏试验可以鉴定更多的耐药临床菌株；⑤引入独立于培养的分子技术以鉴定基因突变导致的潜在耐药性，提高了耐药性的检测水平；⑥作为农药杀虫剂的抗真菌药物（例如唑类衍生物）的使用增加了耐药环境分离株的选择频率。

尽管有强效抗真菌药物，但全身性真菌感染继续引起显著的发病率和死亡率。尽管20世纪80年代后期以来，与念珠菌有关的死亡率有所下降，但由曲霉病引起的死亡率仍然很高。尽管接受了临床治疗[1-3]，但侵袭性曲霉病（invasive aspergillosis，IA）仍然导致患者很高的死亡率。对于临床效果的不理想而引发了广泛的科学讨论，这可能与宿主体质是密切相关的，特别是癌症患者和移植受者，由于中性粒细胞减少和/或单核/巨噬细胞功能障碍受到严重免疫损害。普遍认为IA的治愈效果很大程度上取决于宿主的免疫状态[4-6]。无论使用何种抗真菌药物，抗真菌治疗的不良结果或失败通常都是由于宿主防御能力持续受损，并且在大多数情况下不被认为是由于耐药性真菌造成的。此外，抗真菌药物的失败可能是由于不适当的剂量、抑制真菌的活性、蛋白质结合率高、吸收/分布不良以及代谢或药物相互作用而导致的。直到最近，曲霉菌的耐药性还没有得到充分的研究。

在一个相反的论点中，唑类药物的抗性占据了中心位置（图67.2）。唑类药物良好的疗效导致其广泛和长期用于预防或治疗，但是唑类药物容易产生耐药仍然是不可忽视的问题，特别是在受损宿主中。因此，越来越多地遇到临床显著的唑类耐药性。药物治疗失败不能再完全归因于宿主的免疫受损状态。此外，许多国家在农业中普遍使用唑类药物已经导致了环境中曲霉菌株对多唑类药物具有耐药性。曲霉菌的耐药性正在成为一种全球性现象，迫切需要战略和准则来管理疑似或已证实的耐药性曲霉病。

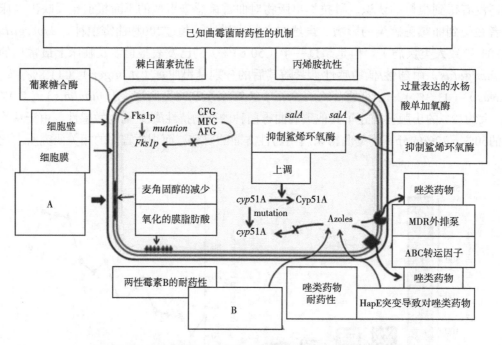

图67.2　曲霉属物种中已知的抗微生物药物抗性机制示意图

A.细胞壁的改变与/或细胞膜对药物渗透性是由非转运蛋白介导进入菌体内部的；

B.转录调节因子*atrR*造成ABC转运因子的上调以及造成唑类药物耐药性。

有效预防IA发生的措施包括减少免疫抑制、免疫恢复、手术清创和最佳抗真菌药物治疗。可用于治疗IA的抗真菌药物列于表67.1。新型的辅助制剂是艾沙康唑（isavuconazole），一种水溶性的抗霉菌唑，可以口服和静脉注射的形式使用。所列药物耐药的曲霉菌的数据是有限的。这种限制在很大程度上是由于对过去的感染发病率很低而缺乏兴趣，两性霉素B是唯一有效的药物，病原体不易从大多数感染患者中恢复；缺乏有关对新药物耐药性的信息；没有可靠的敏感性测试方法将体外研究结果与临床结果相关联。曲霉菌病的发病率上升，最近提供的一种体外标准化方法来检测丝状真菌的易感性以及新药的问世引发了人们的兴趣，使研究曲霉菌的耐药性成为可能[7]。

表67.1　侵入性曲霉病药物

A. 多烯类药物

两性霉素B脱氧胆酸盐　Amphotericin B deoxycholate（AmBD）

两性霉素B脂类混合物　Amphotericin B lipid complex（ABLC），Abelcet®

两性霉素B脂质体　Liposomal amphotericin B（LamB），Ambisome®

溶胶型两性霉素B　Amphotericin B colloidal dispersion（ABCD），Amphocil®

B. 唑类药物

伏立康唑　Voriconazole，V-fend®

伊曲康唑胶囊　Itraconazole，Sporanox®

泊沙康唑　Posaconazole，Noxafil®

艾沙康唑硫酸酯　Isavuconazonium sulfate，Cresemba®

C. 棘白菌素

卡泊芬净　Caspofungin，Cancidas®

米卡芬净　Micafungin，Mycamine®

阿尼芬净　Anidulafungin，Eraxis

2　体外耐药性

2.1　抗真菌药物的耐药机制

当真菌病原体对抗真菌药物具有固有抗性时，抗性可以被描述为原发性（先天性）；或者当药物暴露由于自发突变或从外部来源获得抗性特征而生物体产生抗性时，称之为继发性（获得性）。负责降低体外和体内对抗真菌药物敏感性的已知细菌和分子机制分为两大类，即，与敏感细菌相比，抗真菌药物在菌体内积累减少，以及真菌药物靶标的定量或结构发生改变。

细胞内药物积累的减少是由于外排蛋白介导的药物从菌体中流出，或者由于选择性药物渗透屏障导致药物向菌体中的渗透减少。外排蛋白（efflux protein）分为两大类：ATP结合盒（ATP binding cassette，ABC）转运蛋白（transcripter）和主要促进因子（facilitator）。外排蛋白以消耗能量的方式泵出菌体中累积的药物，并将菌体内药物的浓度保持在通常抑制生长所需的水平以下。因此，即使在菌体外存在高浓度的药物，细菌也能够正常生长以及行使正常的生理功能。排出药物所需的能量通常来源于ATP的水解。当生物体由于外排而对某种药物产生耐药性时，与药物敏感细胞中存在的量相比，外排泵蛋白（pump protein）过量产生。一般来说，外排蛋白对于进行必需营养运输的细胞来说是固有的，但偶然地适应了将菌体有毒性的物质（包括抗微生物药物）从体内外排。

另一种不太为人所知的真菌细胞内抗真菌药物积聚减少的机制是由于选择性渗透屏障而使药物渗透减弱。这种类型的机制被认为是造成革兰氏阴性细菌（如假单胞菌属物种中的抗菌药物）产生抗性的原因，其中外部细胞膜或生物膜充当选择性渗透屏障[8]。对于真菌来说，药物对其穿透力降低往往与化合物等影响细胞壁的厚度以及疏水性化合物（如色素）作用于细胞壁导致细胞壁通透性的改变有关。在细胞壁中过量生产和掺入色素常常作为有毒物质渗透的屏障，包括抗真菌剂[9]。由于细胞壁色素的存在为抗药性细胞存活提供了耐药细胞与易感染细胞相比存在的额外优势，细胞壁色素的合成通常被认为是毒力因子[10]。

真菌药物靶标（与药物分子相互作用而产生抗真菌活性）的修饰是被广泛认可的分子机制，是在医学上重要的真菌中出现抗真菌药物抗性的主要机制。药物靶点的修改在两个层面上实现：定量和定性。定量是通过上调药物靶点合成或通过增加参与合成药物靶标的基因的表达量来实现。在任一种情况下，真菌药物靶标的增加量需要较高浓度的药物以引起抑制作用。因此，与具有药物靶标基础水平的敏感细菌相比，具有药物靶标增加的真菌将在高浓度药物存在的情况下继续存活。药物靶点的结构修饰通过突变获得影响其合成或一级结构（蛋白质）的遗传变异而实现。蛋白质一级结构的变化常常导致二级和三级结构变化，这些变化影响模拟天然底物（在酶靶标的情况下）或配体（在受体分子的情况下）的药物分子的结合和加工。通常，单独的药物靶向修饰依赖性机制或与其他抗性机制的组合导致真菌对抗真菌药物的高度耐药性。

2.2 对多烯类化合物的抗性

两性霉素B是一种典型的多烯类抗真菌药物，自1953年以来被批准用于各种真菌感染的初始临床治疗[11]，直到最近仍然是未受到质疑的黄金标准。它是由一侧亲水性多羟基链和另一侧亲脂性多烯烃链组成的两性分子。它与真菌膜相关的麦角固醇（ergosterol）形成通道或跨越质膜的孔隙相互作用，从而破坏真菌细胞膜正常的通透性。通透性和细胞膜的选择渗透性的丧失将导致菌体内所需阳离子（例如钙、钾和镁）以及各种代谢物的渗漏[12]。尽管其他生物化学反应如氧化质膜相关磷脂及其衍生物影响真菌的正常功能，但认为这种不加区别的必需营养素和离子的大量损失被认为是利用两性霉素B杀灭真菌的主要原因[13]。

尽管在近50年的时间内广泛使用两性霉素B作为抗真菌感染的主要抗真菌药物，但在包括曲霉属物种在内的真菌的临床分离物中出现对该化合物的高度耐受性是非常罕见的。目前尚未明确临床分离真菌为何对两性霉素B无法产生耐药性的机制。然而，修饰后的麦角固醇可能参与两性霉素B针对的菌体靶标产生耐药性的过程。通过遗传变异能够令真菌（包括曲霉属物种）自发产生合成改变的抗两性霉素B的活性麦角固醇的甾醇合成途径是困难的。尽管抗真菌药物的其他作用机制可能偶尔会使这种抗真菌药物的敏感性降低，但是可以确定的是，药物靶标修饰引起的真菌（包括曲霉菌属）对两性霉素B的高水平耐药性相对较少。

文献很少报道临床分离的曲霉菌株中存在低水平的两性霉素B耐药现象[14-18]。当利用动物模型评估体外抗药性（定义为MIC值与敏感分离株相比升高）与体内耐药性时，两者之间的相关性很小[15, 16]。另一方面，当两性霉素B治疗的临床结果与体外耐药性相比较时，两性霉素B失败与药物的MIC值升高之间具有良好的相关性。由于缺乏对两性霉素B耐药的曲霉菌属物种的临床分离株，Manavathu等人在实验室中通过紫外线照射筛选出对两性霉素B具有低至中等水平体外抗性的曲霉菌种，然后在含有两性霉素B的沙氏葡萄糖琼脂上进行选择[14]。使用鼠肺曲霉病模型，这些研究者已经证明体外和体内耐两性霉素B的相关性[19]。

尽管临床分离的烟曲霉菌对两性霉素B的耐药性很低，但土曲霉菌与生俱来对两性霉素B不敏感。其对两性霉素B敏感性降低的确切原因尚不清楚。Walsh等用CLSI肉汤微量稀释法M-38A研究了几种临床分离的土曲霉菌的体外敏感性[18]。两性霉素B对这些分离株的MIC值范围为2~4 μg/mL，明显高于其他敏感型曲霉菌（如烟曲霉）。此外，当在动物模型中测试时，实验对象表现出对两性霉素B疗法的敏感性降低[18]。因此，两性霉素B不是用于治疗土曲霉引起的曲霉菌感染的首选药物。

另外，Seo等人在实验室中通过将敏感菌株（MIC≤1 μg/mL）依次转移到浓度递增的两性霉素B的琼脂平板上，筛选出了对两性霉素B（MIC为100 μg/mL）高度耐药性的黄曲霉分离菌[17]。进一步研究表明，耐药菌对其细胞壁进行了明显的化学修饰，这可能导致药物难以穿透菌体外膜。Balajee等人指出，先前错误地鉴定为烟曲霉菌的*A.ledulus*和*A.udagawae*对包括两性霉素B在内的多种抗真菌药物具有抗性[20, 21]。尽管其具有广谱高效的生物学活性且治疗成本相对低的特点，但传统工艺生产的两性霉素B脱氧胆酸盐具有潜在的副作用，因此现在很少作为抗真菌感染的首选药物。使用具有相当低毒性的脂质体两性霉素B（liposomal amphotericin B）作为治疗曲霉菌感染的替代药物。唑类和棘白菌素类药物降低了两性霉素B的临床作用。

2.3　对三唑类药物的抗性

三唑是唑类家族抗真菌药物的第二代成员，其具有携带三个氮原子的杂环头部区域而不是在咪唑分子中发现的两个。于咪唑环结构处添加额外的氮原子不仅扩展了抗菌谱，而且增强了药性[22-24]。这是因为携带氮原子的杂环结构是分子的活性官能团，而疏水链对分子的特异性和药理学性质有重要贡献[25]。伊曲康唑和新型三唑如伏立康唑（Pfizer Pharmaceuticals公司）、泊沙康唑（Schering-Plough Pharmaceuticals公司，现为默克制药公司的一部分）和伊莎武康唑（Astellas pharmaceuticals公司）对各种曲霉属菌种具有体外和体内（临床和/或动物模型）活性。

几乎所有三唑类药物在临床相关浓度下都具有相同的作用机制。这类化合物的主要分子靶标是细胞色素P450依赖性14α-甾醇脱甲基酶（cytochrome P450-dependent 14α-sterol demethylase，$P450_{14DM}$），它一种担负移除14α-甾醇化合物的碳14位上的甲基酶。尽管$P450_{14DM}$是三唑的主要分子靶点，但在高浓度下，这些药物可能通过直接非特异地干扰菌体细胞膜的生理活性但具体机制尚不清楚。最近，有人指出，伏立康唑在甾醇合成途径中有第二个靶点，即24-亚甲基二氢甾醇去甲基化（24-methylene dihydrolanosterol demethylation）[26]。

编码$P450_{14DM}$的*cyp51*基因已经从多种的腐生型真菌及致病性真菌中确定出来，包括人类病原体真菌[27-29]。比较来自主要致病真菌属的各种真菌物种的$P450_{14DM}$的一级结构，显示6个高度保守区（conserved region，CR），命名为CR1至CR6（图67.3）。这些保守区对$P450_{14DM}$的酶活性及敏感性有重要作用。在烟曲霉P450 14α-甾醇脱甲基酶A蛋白质中，这些保守区域遍布整个蛋白质序列（CR1：P38-G89，CR2：V101-S140，CR3：I183-P227，CR4：L267-V315，CR5：V354-V371，CR6：D430-V472）。因此，已知具有引起唑类抗性的氨基酸取代的烟曲霉P450 14α-甾醇脱甲基酶A的16个位点中的12个位于这些高度保守区域中或其附近（图67.4）。

已经检测了2个这种高度保守区域在烟曲霉菌中对三唑药物抗性的作用。蛋白质N-末端的近端位于从氨基酸P38开始到G89（CR1）的区域通常称为膜锚定区（membrane-anchoring region，MAR），主要由疏水性氨基酸残基组成。通常认为该多肽的这个区域承担将酶锚定到细胞的质膜上。支配该区域的疏水性氨基酸残基促进多肽插入膜的脂质双层中。膜锚定将酶分子置于最有利的位置，与进入的底物（14α-甾醇）相互作用以利于与活性位点结合便于后续处理。因此，质膜锚定的$P450_{14DM}$对于14α-甾醇去甲基化的快速催化更有效。

$P450_{14DM}$的最高度保守区域是位于蛋白质的D430-V472（CR 6）的羧基末端的血红素结合区域。由于血红素（heme）是所有细胞色素P450依赖性酶的辅基（prosthetic group），该血红素与细胞色素P450结合的区域在所有$P450_{14DM}$中高度保守。从人类到真菌的各种物种的25个$P450_{14DM}$氨基酸序列比对显示：F447、G448、G450、R451、H452和C454在$P450_{14DM}$的HBR的核心区域完全保守（图67.5）。遗传和生物化学研究表明，酿酒酵母中的C470（烟曲霉中的C454）可能通过提供第六个靶点而参与底物结合，并推测参与进入的底物分子的正确配对以获得最大的催化效率[23，24]。携带该残基变体的突变酶缺乏酶活性。保留血红素结合区的关键氨基酸残基不仅对于酶的功能是至关重要的，而且对维持蛋白质的唑敏感性也是必需的。由于缺乏足够的X射线晶体学数据，目前还不知道每个高度保守的氨基酸残基对底物的结合和加工方面的确切作用。

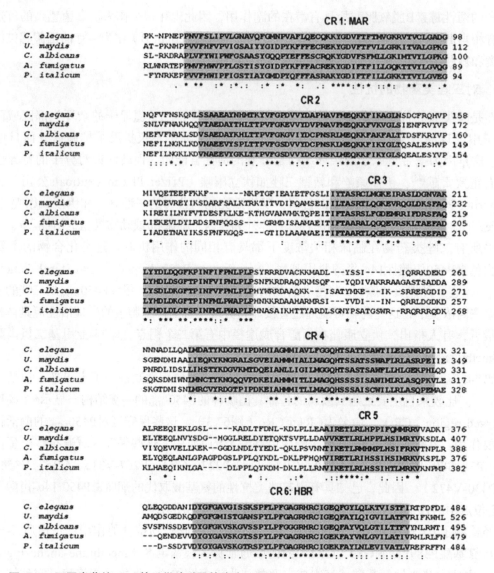

图67.3　不同真菌的P450羊毛甾醇脱甲基酶（P450 lanosterol demethylases，P450_LDMs）的氨基酸序列的比较

将来自雅致小克银汉霉（*Cunninghamella elegans*）（登录号：AAF20263）、玉米黑粉菌（*Ustilago maydis*）（登录号：XM011391846）、白色念珠菌（登录号：XP_716761）、烟曲霉（登录号：AAK73659）和意大利青霉（*Penicillium italicum*）（登录号：Q12664）的P450_LDMs的基酸序列进行对比分析。高度保守的序列区以灰色阴影标记。CR保守区域，MAR膜锚定区域，HBR血红素结合区域。星号（*）表示一致性，冒号（：）表示保守替换，而句点（。）表示半保护替换。

与其中一个基因编码P450_{14DM}的致病性真菌（如念珠菌属物种）相比，在烟曲霉菌中，存在两个高度同源的基因*cyp51A*和*cyp51B*，编码P45014α-甾醇脱甲基酶A（Cyp51A）和B（Cyp51B）。最近发表了几篇关于曲霉菌属（主要是烟曲霉菌）临床和实验室分离株的报告，显示对其三唑的敏感性降低[21, 30-42]。在一些情况下，对三唑类药物一个成员的抗性不能形成对其他三唑类药物的交叉抗性[31, 37, 39, 41]。Cyp51A的氨基酸改变似乎是在烟曲霉中对三唑类抗性最常见的机制。将Cyp51A的G54突变为K、E或R可导致对伊曲康唑和泊沙康唑的抗性[31-33, 36, 41, 42]，但对伏立康唑无效[31, 41]。相反，G448S的改变主要赋予对伏立康唑的抗性，但仅对泊沙康唑和伊曲康唑的敏感性有所降低[31, 41]。建模实验表明血红素结合区域是P450_{14DM}活性位点的一部分，并且活性位点的任何氨基酸改变都会使生物体对所有三唑的抵抗力达到较低或更高的程度[43-45]。相反，推测的膜锚定区域处的氨基酸变异导致其对具有长脂肪族尾部区域的三唑化合物的抗性。因此，这些结果表明，烟曲霉对三唑的交叉抗性至少部分取决于P450$_{14DM}$的区域特异性氨基酸变异。另一方面，将G138改变为C[38]或R[31]可导致对多种三唑化合物的抗性。将Cyp51A中的M220改变为V、K、T[34]或I[35, 36]使得有机体窝藏突变酶对伊曲康唑产生耐药性。有趣的是，G138和M220分别位于Cyp51A的CR2和CR3（图67.4）。

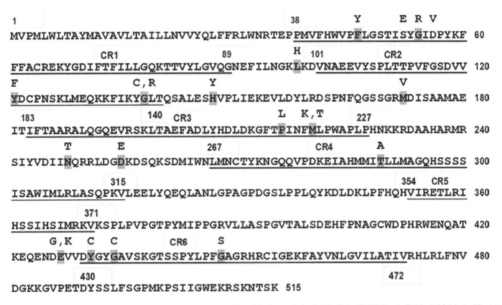

图67.4　烟曲霉Cyp51A蛋白（登录号：AAK73659）的氨基酸序列中会影响烟曲霉的唑类敏感性的氨基酸取代位点

　　高度保守的区域被加下划线，并且16个已知替换中的12个位于保守区域中或紧邻保守区域。只有CR5没有影响唑类敏感性的已知氨基酸变化。在6个保守结构域中，膜锚定（CR1）和血红素结合（CR6）区域具有最多的氨基酸替换并且似乎是影响唑类敏感性的突变热点。取代的氨基酸以灰色显示，并且相应的替代物如上所示。CR保守区。

　　烟曲霉被研究证实的唑类药物的抗性机制：cyp51A启动子修饰与Cyp51A蛋白中的一个或多个氨基酸替换偶联的组合。首次报道的启动子修饰涉及34 bp的串联重复序列（5′ GAATCACGCGGTCCGGATGTGTGCTGAGCCGAAT3′）核酸序列（TR34），其位于指定翻译起始的ATG密码子上游288 bp的启动子区域。这种启动子修饰通常与L98 H氨基酸替换有关[40, 46-49]，而TR34/L98 H变化产生Cyp51A蛋白，其活性相对不受临床相关浓度的伏立康唑、伊曲康唑和泊沙康唑的影响。因此，含有这种Cyp51A变体蛋白的生物体产生泛唑类药物的抗性，临床医生对于有效治疗侵袭性曲霉病的选择很少。第二种近期检测到的烟曲霉中唑类抗性的机制涉及同时进行启动子修饰和氨基酸替换，涉及46 bp（5′ TCTAGAATCACGCGGTCCGGATGTGTGCTGAGCCGAATGAAAGTTG3′）串联重复序列（TR46）与Y121 H/T289A氨基酸置换[50-55]相关。cyp51A/Cyp51A的TR46/Y121 H/T289A变化会对伏立康唑产生高水平的耐药性但不会对泊沙康唑产生耐药性，尽管泊沙康唑的MIC值略有升高[56]。然而，有关TR46/Y121 H/T289A的同时存在来产生唑类抗性的研究结论存在矛盾。例如，仅Y121F的变化就能赋予烟曲霉伏立康唑抗性[57]。分子建模实验显示，Y121是构成一个分子口袋的氨基酸基序，与参与结合到活性位点之前的进入三唑分子的初始对接有关[58]。因此，停靠部位的任何显著变化都会对药物与靶标的结合产生严重影响，从而影响其生物活性。通过对比携带TR34和TR46的cyp51A启动子序列，发现TR46是TR34的衍生物，并且两个启动子的差异在于EU626235中12个核苷酸序列GAAAGTTGTCTA是否缺失。如果在TR34连接处插入缺失的序列并与相邻的侧翼序列一起重复，则它会产生完美的46 bp重复序列，由此产生TR46（图67.6）。相反，从TR46缺失12个核苷酸的片段会产生TR34。这两种可能性中的哪一种首先发生在自然界尚不清楚。

Homo sapiens	YVPFGAGRHRCIGENFAYVQIKT	461
Sus scrofa	YVPFGAGRHRCIGENFAYVQIKT	461
Rattus norvigicus	YVPFGAGRHRCIGENFAYVQIKT	461
Mus musculus	YVPFGAGRHRCVGENFAYVQIKT	461
Saccharomyces cerevisiae	YLPFGGGRHRCIGEHFAYCQLGV	482
Candida glabrata	YLPFGGGRHRCIGELFAYCQLGV	484
Candida albicans	YLPFGGGRHRCIGEQFAYVQLGT	482
Candida tropicalis	YLPFGGGRHRCIGEQFAYVQLGT	482
Issatchenkia orientalis	YLPFGGGRHRCT-----------	414
Schizosaccharomyces pombe	YLPFGAGRHRCIGEQFAYMHLST	454
Aspergillus fumigatus	YLPFGAGRHRCIGEKFAYVNLGV	466
Aspergillus nidulans	YLPFGGGRHRCIGEKFAYVNLGV	463
Penicillium italicum	YLPFGAGRHRCIGEKFAYLNLEV	471
Penicillium digitatum	YLPFGGGRHRCIGEKFAYLNLGV	472
Uncinula necator	YLPFGAGRHRCIGEQFATLQLVT	481
Blumeria graminis	YLPFGAGRHRCIGEQFATVQLVT	479
Mollisia yallundae	YLPFGAGRHRCIGEQFANVQLIT	478
Mollisia acuformis	YLPFGAGRHRCIGEQFANVQLIT	478
Botryotinia fuckeliana	YLPFGAGRHRCIGEQFATVQLVT	468
Mycosphaerella graminicola	YLPFGAGRHRCIGEQFAYVQLQT	490
Filabasidiella neoformans	YQPFGAGRHRCVGEQFAYTQLST	502
Ustilago maydis	YLPFGAGRHRCIGEQFAYLQIGV	513
Cunninghaemella elegans	FLPFGAGRHRCIGEQFGYLQLKT	470
Triticum aestivum	YISFGGGRHGCLGEPFAYLQIKA	407
Sorghum bicolor	YISFGGGRHGCLGEPFAYLQIKA	446
	** *** *	

图67.5 来自智人（*Homo sapiens*）和秀丽隐杆线虫（*C. elegans*）的25个P450₁₄DMS的血红素结合区域的氨基酸比对

高度保守的氨基酸残基标有星号。右边的数字表示氨基酸残基编号。通过DNA和蛋白质序列分析程序Omiga进行比对。氨基酸序列获自NCBI蛋白质数据库。

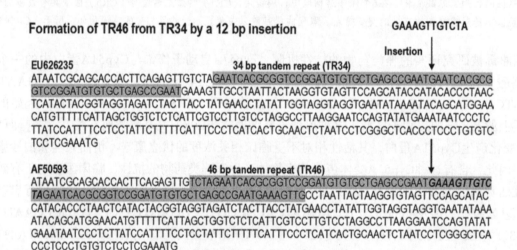

图67.6 来自TR34的衍生物TR46的示意图

TR34/TR46序列以灰色突出显示。疑似12核苷酸插入序列（GAAAGTTGTCTA）以粗斜体显示。EU626235是携带TR34的*cyp51A*基因序列的GenBank登录号。AF50593是携带TR46的*cyp51A*基因的烟曲霉临床分离株。

TR34/L98 H-和TR46/Y121 H/T289A依赖的唑类耐药性机制已经在欧洲和亚洲的许多地区报道过，但在北美并没有报道。直接或间接参与药物与靶标结合的关键氨基酸残基的突变性改变，以及具有调节药物靶标14α-甾醇脱甲基酶合成潜力的非编码调控序列的改变是一种高效形成耐药性的机制。有趣的是，在*cyp51A*基因上TR46/Y121F/T289A的改变导致了对伏立康唑的抗性（MIC值>

16 μg/mL），但该生物体对伊曲康唑（MIC值2 μg/mL）和泊沙康唑（MIC值0.5 μg/mL）依然相对敏感。

流行病学研究表明：TR34/L98 H和TR46/Y121 H/T289A抗性机制最初出现在环境曲霉菌分离株中，可能是由于农业中广泛使用唑类相关的脱甲基酶抑制剂（demethylase inhibitors，DMIs）开展植保有关[59, 60]。这些普遍存在的分离菌具有交叉耐药性。将来，利用伏立康唑临床治疗失败的患者必须调查其分离株的相关耐药性。

虽然病原性真菌耐药性的一个重要机制是外排[61-66]，但是在包括曲霉菌种在内的病原性丝状真菌中的耐药机制尚未得到很好的研究。在烟曲霉中，伊曲康唑能够诱导ABC转运蛋白基因atrF的表达，但是该基因导致临床分离物对伊曲康唑耐药性的机制还不清楚。多重耐药（multiple drug resistance，MDR）膜蛋白称为AfuMDR1和AfuMDR2，最先是从烟曲霉中鉴定出来的[67]。但是它们对抗真菌药物抗性的实际功能或贡献还不清楚。Nascimento等人研究表明，AfuMDR1和AfuMDR2可能不参与该生物体的外排介导的三唑类耐药性[33]。另一方面，AfuMDR3和AfuMDR4在对伊曲康唑有抗性的烟曲霉中过表达，但不是AfuMDR1和AfuMDR2，表明AfuMDR3和AfuMDR4可能在烟曲霉中外流介导的三唑抗性中起作用。然而，这些研究人员无法记录伊曲康唑在烟曲霉的抗性和易感菌株中的积累。通过伊曲康唑在菌丝体中的摄取研究，Manavathu等人以前已经证明，与易感亲本相比，在实验室选择的烟曲霉菌株中，放射性标记的伊曲康唑在菌体内积累量明显低于敏感菌体内的积累量[68]。药物外排与药物靶点修饰相结合可以令实验室筛选出来的烟曲霉菌株对伊曲康唑具有高度耐药性（MIC值≥100 μg/mL），这表明多种药物抗性机制可能共存于相同的细胞中以使它们高度耐药[33]。通过在自主复制的多拷贝质粒中表达cyp51A，Osherov等人将对伊曲康唑敏感的烟曲霉菌转化为耐药菌株[29]。

2.3.1 HapE介导的唑类药物的抗性

最近，Camps等人通过对患有慢性肉芽肿病（chronic granulomatous disease，CGD）的患者获得的耐药性和药物敏感性烟曲霉连续分离株进行比较基因组分析[69]描述了由转录因子HapE介导的A. fumigatus中伊曲康唑耐药性的新机制。这些研究人员通过全基因组分析，在相对较短的时间内（间隔17周）分析了从CGD患者连续收集的两种药物敏感性和两种耐药性同基因分离株的基因组。通过全基因组分析、有性杂交和RT-PCR分析，他们鉴定出转录因子HapE亚基中P88L的突变。HapE是结合CCAAT序列的核苷酸结合蛋白并调节特定基因的启动子活性。虽然目前还不清楚HapE突变对烟曲霉产生伊曲康唑抵抗的确切机制，但有两种不同的可能性：①HapE可能是一种转录增强子，并通过与CCAAT区域的结合上调cyp51A表达。Cyp51A的合成增加将导致需要增加药物用量来抑制酶和甾醇的合成。②突变体HapE的结合（或缺乏结合）将导致cyp51A表达的下调，导致酶的合成减少。Cyp51A的减少导致甾醇合成速度减慢和生长不良。由于大多数抗生素对活跃生长的细胞具有最佳效果，低生长速率会导致药物杀死效果差，并且生物体对药物显示出抗性/耐受性。然而，需要进一步调查以确定烟曲霉中HapE介导的唑类抗性的确切机制。

2.3.2 转录因子atrR介导的唑类药物的抗性

Hagiwara等人最近发现了烟曲霉新的唑类抗性机制，这些研究者最初在米曲霉中发现并鉴定[70]。这种新的抗性机制取决于曲霉中的关键转录调节因子atrR的表达水平。atrR调节多种基因的表达水平，包括cyp51A、cdrB1以及担负烟曲霉在低氧条件下生长的基因。当atrR以正常或升高的水平表达时，唑类靶基因cyp51A和多药外排泵cdrB1的表达上调，Cyp51A和CdrB1蛋白表达量升高，它们的增加导致咪康唑、伊曲康唑和酮康唑的MIC值提高[70]，但不适用于无关的抗真菌药物，如米卡芬净和两性霉素B。相反的情况也是如此。在缺乏atrR表达的情况下，生物体对唑类抗真菌药物更敏感。然而，这些研究人员在最初的调查中没有使用新一代的唑类，如伏立康唑和泊沙康唑。因此，在*atrR*水平升高的情况下，对这种新一代唑类物质的交叉耐药性是未知的。另外，*atrR*调节一组基因的表达水平使得烟曲霉在低氧条件下（1% O$_2$）生长。相反，缺失*atrR*基因导致缺氧生长特征的丧失。

2.4 棘白菌素的耐药性

棘白菌素如卡泊芬净、米卡芬净和阿尼芬净是半合成环状脂六肽抗真菌药物，用于与真菌细胞产生特异性相互作用，对宿主细胞的毒性最小治疗剂量。棘白菌素的分子靶标被认为是1, 3-β-D-葡聚糖合酶（GS；EC 2.4.1.34；UDP葡萄糖：1, 3-β-D-葡聚糖3-β-D-葡糖基转移酶），一种多聚体的膜结合酶（尽管没有直接的分子证据支持这一观点），催化β（1→3）葡聚糖合成[71]。然而，可以肯定地说这些化合物抑制各种真菌中的细胞壁合成，并且细胞壁合成是棘白菌素化合物的目标。棘白霉素家族抗真菌药物的成员与多烯和唑类的区别在于它们对真菌的特异性，对宿主的机制毒性相对较小。

最近，有研究发现曲霉菌对棘白菌素产生耐药性。Gardiner等人在实验室已经分离出两类烟曲霉突变体，表现出对卡泊芬净的敏感性降低[72]。编码葡聚糖合成酶Fks1p的靶基因（包括催化亚基）的定点突变产生显示出对卡泊芬净的低水平体外抗性（MIC值提高到原来的约16倍）的突变菌。随后鉴定出其中一个突变体的Fks1p上发生3S678P的改变[73]。

这些研究人员还在实验室中分离出许多烟曲霉自发突变体，显示出双相易感性模式。在药物浓度较低（<0.5 μg/mL）时，这些分离株对卡泊芬净的生长抑制作用高度敏感。然而，在0.5 μg/mL<药物浓度<16 μg/mL时，这些自发突变分离株表现出接近正常生长模式，而在药物浓度>16 μg/mL时，它们表现出对生长抑制一定程度上的敏感性。在这些分离物中没有观察到靶基因突变或*Fks1p*表达的上调。据推测，对卡泊芬净敏感性的双相模式是由烟曲霉中一种新的棘白霉素抗性机制引起的，可能是由于细胞壁成分变化造成的[72]。除了在烟曲霉实验室分离株中获得对卡泊芬净的抗性报道外，Balajee等人指出*A. lentulus*本质上对卡泊芬净耐药[21]。

2.5 对烯丙胺类药物的抗性

特比萘芬（Novartis Pharmaceuticals）是一种烯丙胺类抗真菌药物，对曲霉属（*Aspergillus*）包括烟曲霉（*A. fumigatus*）具有极好的体外活性。这种化合物对曲霉属的MIC值在亚微克量（submicrogram）级别范围内波动，通常低至两性霉素B的1/4～1/2。初步实验表明：特比萘芬是一种针对曲霉菌的杀菌剂[74-78]。目前，少量体内实验的数据（动物模型和病例报告）可作参考，并且体内实验的结果并没有体外实验结果那么令人振奋，这可能由于药物与过多蛋白结合导致有效药物浓度不足造成的。

特比萘芬的分子靶标是角鲨烯环氧酶（也称为角鲨烯单加氧酶），一种参与角鲨烯氧化为2, 3-氧化角鲨烯（也称为角鲨烯2, 3-环氧化物）的酶。角鲨烯环氧酶在NADPH和氧分子存在下催化分子氧中的一个氧原子向角鲨烯链末端添加，形成环氧化物，辅因子（cofactor）NADPH将另一个氧原子还原成分子氧和水。2, 3-氧化角鲨烯合成的抑制导致麦角甾醇合成的抑制，并最终导致质膜功能障碍和真菌细胞死亡。

特比萘芬对曲霉菌种的影响的研究尚处于起步阶段，对曲霉菌种特比萘芬抗性谱的理解将在数年后才能完成。迄今为止，在曲霉菌种中只有三个特比萘芬抗性报道，在这3种情况下，抗性分离株或者是基因工程改造的，或者是通过UV照射诱导，然后在特比萘芬存在下进行选择。Liu等人使用多拷贝质粒在烟曲霉中表达了编码角鲨烯环氧酶的基因的多个拷贝[78]。携带多个角鲨烯环氧酶基因拷贝的转化体显示体外对特比萘芬的敏感性降低。

Graminha等人研究了构巢曲霉的实验室分离菌株对特比萘芬的抗性[79]。通过紫外线照射，然后利用药物进行筛选，产生了一些耐特比萘芬的构巢曲霉突变体分离株，其中一株特比萘芬耐药分离株的特征可利用分子遗传学手段进行鉴定。耐药性分离菌具有*salA*的多个拷贝，*salA*是编码水杨酸1-单加氧酶的基因，该酶是已知负责其他微生物中萘环结构降解的酶。因此，*salA*多个拷贝的表达可能是*A. nidulans*对特比萘芬敏感性降低的原因。

与构巢曲霉和烟曲霉对特比萘芬的基因剂量依赖性抗性相反，Rocha等人发现在遗传改造的实验室分离的带有改变的角鲨烯环氧酶基因的烟曲霉存在对特比萘芬的抗性[80]。通过基因工程手段将亮氨酸（F389L）取代角鲨烯环氧酶中第389位的苯丙氨酸。这种单一的氨基酸变化足以导致携带突变酶的分离菌株对特比萘芬的抗性。由于特比萘芬靶标是角鲨烯环氧酶（一种参与麦角甾醇合成初期阶段的酶），随着利用特比萘芬临床治疗曲霉菌感染的力度不断加强，对特比萘芬耐药的自发突变体最终会在自然界中出现。

3　压力反应与抗生素抗性

曲霉属的菌株分布十分广泛，因此它们是分布最广泛的人类致病性丝状真菌。它们通常存在于环境中，并且经常暴露于各种各样的环境压力下。作为一个群体，曲霉属成员能够成功地适应环境变化，如温度变化、pH值变化、生态位的渗透压变化（change in osmolarity in the ecological niche）暴露于有毒污染物、异源生物素（xenobiotics）和抗微生物药物等。将曲霉菌细胞暴露于抗微生物药物或其他类型的异源生物素中会产生强大的选择压力，并且这些生物体拥有必要的工具以成功地应对这种环境压力，包括暴露于抗微生物药物。为了有效地防止抗生素的抑制作用，有机体必须产生耐药性/耐受性。生物体暴露于这样的环境压力源时，通常被膜受体感知，通过信号传导将信息传递给细胞内的环境应激反应途径，并采取正确的应对措施来应对外界环境压力的变化。为了应对危及生命的抗微生物药物的杀伤作用，该生物体利用应激反应途径对抗真菌药物产生耐药性或耐受性，或采取其他手段使药物的抑制作用无效[81-89]。

应激反应途径在抗菌药物耐药性发展中的作用已在多种腐生菌[90-97]和致病性真菌[98-102]中得到广泛研究。应激反应途径的核心是一系列通常称为MAP激酶（MAP kinase，MAPK）途径的促分裂原活化蛋白激酶级联反应。MAPK级联反应是一种三层激酶模块，其响应外部信号接收（感测）、传输（转导）并调节细胞发育或生理过程，以抵消或消除细胞的不利（通常有害）外部压力[103]。经典的MAPK途径包含由MAP激酶激酶激酶（MAPKKK）、MAP激酶激酶（MAPKK）和最终MAP激酶组成的高度保守的三层模块。在它们的非活性形式中，MAP激酶是非磷酸化的。当检测到细胞外应激信号时，MAPK级联反应通过高度保守的苏氨酸和酪氨酸残基的依次双重磷酸化而激活[104]。MAPKKK通常在细胞表面水平（细胞壁或细胞膜）感受细胞外应激信号，并且信号通过MAPKK在细胞内传递（转导）至细胞核，并且MAPK的活化导致调节转录因子的活化并合成细胞分子，进而纠正或否定外部压力的有害影响。

烟曲霉的基因组编码4种MAP激酶基因，即*sakA*/*hogA*、*mpkA*、*mpkB*和*mpkC*[105]，其相应的基因产物被命名为SakA/HogA、MpkA、MpkB和MpkC。在烟曲霉的4种MAPK中，迄今为止只详细研究了SakA/HogA和MpkA。MpkC似乎与SakA/HogA模块非常相似，并且MpkB尚未表征。图67.7为常见的外部压力源和响应应激信号的MAPK级联的已知组件的简化图示。有时，响应相同的细胞外应激信号时不止一个MAPK模块被激活，并且这种冗余是为了确保细胞免受有害应激因素的额外保护。例如，烟曲霉中的SakA/HogA和MpkA组件在细胞经历有害的氧化应激如ROS时似乎都有响应。SakA/Hog（高渗透甘油）模块是真菌中包括烟曲霉在内的真菌中典型的一种MAPK级联反应。它是MAPK途径的主要模块，其控制转录、翻译、运输和细胞周期适应细胞外应激反应。一旦接收到渗透胁迫信号，HogA就被激活（磷酸化），并引发甘油合成和细胞周期阻滞的特异性反应[106-109]。除了对渗透胁迫作出反应之外，酿酒酵母HogA还广泛参与对紫外线、重金属、热、柠檬酸、缺氧和氧化应激的响应以及对细胞壁干扰物质的响应。基因表征揭示了烟曲霉菌中*sakA/hogA*编码分子量为42 kDa的366个氨基酸的蛋白质，与酿酒酵母的Hog1p高度相似性（82%同源性），构巢曲霉的SakA（84%同源性）和白色念珠菌的Hog1p（79%同源性）。

烟曲霉菌中*sakA/hogA*调节涉及诱导对渗透压和pH值变化的响应的DprA和DprB的转录。氧化应激反应是HOG途径的主要功能，并且被认为在抗吞噬杀伤中起关键作用[110]。有趣的是，两性霉素B和伊曲康唑被认为是氧化应激药物，因为它们的作用模式是通过参与介导细胞氧化应激反应。烟曲霉的*sakA/hogA*缺失突变体对这些抗真菌药物的细胞毒性作用更敏感，表明它在抗真菌耐受中发挥作用[111]。

大量研究表明，MpkA MAPK组件在烟曲霉应激反应途径中发挥作用[112-115]，MpkA在维持烟曲霉菌细胞壁的完整性、氧化应激反应、酪氨酸降解途径的色素形成、次级代谢物合成（例如胶霉毒素）、铁代谢（通过调节载铁分子的合成，如载铁体）、氧化应激反应（oxidative stress response，ROS）、营养缺乏/饥饿条件下的分生孢子萌发和生长、渗透性休克（高渗或低渗条件）响应以及热休克反应。初步研究表明，当初级碳源受到限制或耗尽时，MpkC能够检测到替代碳源[116]。

烟曲霉中MAPK途径介导的抗微生物药物耐药性似乎是多因子，并且不依赖于任何特定的耐药机制[83, 85, 86, 117-124]。报道的烟曲霉中MAPK依赖性抗药性的大多数病例与细胞壁完整性和修复途径有关。当细胞壁的完整性被化学或机械外力破坏时，MpkA模块将被激活并通过重建来修复损坏的细胞壁。重建后细胞壁的化学成分和结构可能存在差异，这就导致抗真菌药物对重建的细胞壁没有生物学活性。

烟曲霉在遭受药物破坏细胞壁后启动的细胞壁重建过程（cell wall integrity restoration pathway-dependent antimicrobial drug resistance）通常由分子伴侣热休克蛋白90（heat shock protein 90，HSP90）介导完成。烟曲霉中HSP90合成的抑制不仅影响关键的细胞过程，例如分生孢子的形成和细胞壁的完整性，而且还增强唑类和细胞壁抑制剂如棘白菌素和刚果红的作用[83, 85, 117, 118]。同样，当HSP90被化学抑制时，获得相似的结果。此外，无论是遗传学上还是药理学相互作用的HSP90抑制都会显著降低烟曲霉生物膜对唑类和棘白菌素的高水平耐药性[125]。Blum等人最近研究了HSP90在土曲霉对两性霉素B（AMB）抗性中的作用[81, 86, 126, 127]。当HSP90功能受到抑制时，*A. terreus*和*A. fumigatus*对AMB更敏感，AMB对土曲霉菌的MIC值降低至1/100（32~0.38 μg/mL）。最近，Dirr等人研究了伏立康唑和泊沙康唑对缺乏细胞壁完整性途径*mkk2*的烟曲霉突变体（MAPKK）的影响，表明突变株对伏立康唑和泊沙康唑的敏感性更高[128]。

尽管对烟曲霉中MAPK途径介导的抗菌药物耐药性的研究尚处于早期阶段，但这些结果清楚地表明，MAPK途径在包括烟曲霉在内的真菌中的耐药性/耐受性中起关键作用。也许，这将有助于解释抗真菌治疗临床失败原因，因为在感染临床菌株中没有任何耐药性的机制可以借鉴。

4　动物模型

动物模型已被广泛用于研究曲霉菌的发病机制、宿主反应、疾病传播及其治疗[129]。已经使用动物（小鼠、大鼠、豚鼠和兔子）模型来评估抗真菌药物对由药敏和耐药曲霉属物种引起的肺部扩散性曲霉病和体内散布性曲霉菌病的体内疗效[130-133]。适用于药物治疗研究的特定动物模型的选择取决于药物的药效学，理想的是模拟人体参数。大部分数据都是来自啮齿动物，特别是曲霉病的小鼠模型。这些模型对新型疗法的建立至关重要。通过使用这些动物模型中的一种或多种，几位研究人员检查了多烯类、三唑类、棘白菌素和烯丙胺对曲霉菌分离株的药效，这些菌株在体外显示出药物MIC升高的结果。

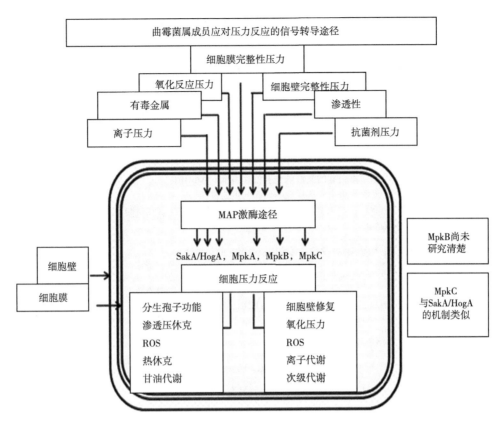

图67.7 烟曲霉中应激反应途径的示意图

利用短暂免疫受损的小鼠（transiently immunocompromised murine）[15, 16, 19]和豚鼠[16]作为散播性感染模型以及曲霉菌造成肺炎体内模型[19]来评测两性霉素B抗烟曲霉分离株（MIC升高或从两性霉素B治疗失败的患者中获得的菌株）在体内的疗效，但未获得耐药性与临床治疗失败之间存在相关性的结论。例如，Odds等人发现当两性霉素B的MIC值≥2 μg/mL时，在小鼠或豚鼠模型中无法建立体外耐药性与临床治疗失败之间的相关性[16]。此外，Verweij等人研究了两性霉素B和卡泊芬净对两种烟曲霉临床分离株（AF210和AF65）的生物学活性，尽管AF65是从两性霉素B治疗失败的患者获得的，但是还是无法将耐药性与治疗失败联系起来[15]。剂量为0.5、2、5 mg/（kg·d）的两性霉素B用量不能改善感染烟曲霉菌株AF65的动物的存活率以及降低菌体载量（fungal burden），但烟曲霉菌株AF210无法感染动物模型。另一方面，阿尼芬净（LY303366）治疗剂量为10、25 mg/（kg·d）治疗烟曲霉菌株AF210和AF65感染性疾病非常有效。这些数据表明，即使在不存在MIC值升高的情况下，临床情况中的药物失效与动物模型中治疗效果降低相关。相反，Manavathu等人研究了两性霉素B对曲霉菌感染肺炎模型中对实验室筛选出对两性霉素B不敏感菌株的杀菌效果明显[19]。与对药物敏感的亲本菌株相比，耐药菌对动物模型感染后所造成的死亡率与菌体载量也是明显上升的。众多实验所得出的结果并没有很可靠的参考依据，这就需要进一步针对烟曲霉感染建立的动物模型研究其两性霉素B耐药的体外—体内相关性。

Walsh等人研究了常规和脂质体两性霉素B对短暂嗜中性白血球减少兔实验性侵袭性肺曲霉病模型的土曲霉感染的影响[18]。如前所述，超过90%的土曲霉分离株对两性霉素B具有高水平的体外抗性[134]。用常规和脂质体两性霉素B治疗感染土曲霉的兔子与对照未经治疗的动物相比，未能提高存活率和减少菌体载量，而用泊沙康唑和伊曲康唑治疗提升了存活率并显著减少了菌体载量。因此，对于土曲霉菌株，它们对两性霉素B的天然体外抗性与兔模型中缺乏两性霉素B治疗效果相关。

表67.2 人类中曲霉属对唑类抗生素的耐药性研究

参考文献序号/第一作者	临床资料	注释
154/Chryssan-thou	80名患者中的3名：最初对ITZ敏感，然后是ITZ耐药 *A. fumigatus*（ITZ使用5个月至3年）	没有完成基因分型（可能不同的菌株）
30/Denning	患者1：霍奇金病-ITZ易感的烟曲霉胸膜心包炎。口服ITZ×9个月，痰液培养物：*A. fumigatus*（ITZ MIC>16 μg/mL）	具有体外ITZ抗性的烟曲霉菌株：在动物模型中具有良好的相关性
155/Oakley	患者2：由烟曲霉引起的艾滋病侵袭性曲霉病；AmB治疗3个月；复发性感染（从痰液中回收的烟曲霉菌[1]）；ITZ治疗改善。痰液培养物：*A. fumigatus*。两者的ITZ MIC>16 μg/mL 动物模型：因感染耐ITZ的曲霉菌而接受治疗的动物没有降低死亡率	耐药机制：原发性/继发性
156/Dannaoui	患者：支气管扩张症；痰液培养物：ITZ敏感的烟曲霉菌 Rx：ITZ×5个月 感染复发；之后的*A. fumigatus* ITZ MIC>16 μg/mL 动物模型：感染耐ITZ的曲霉菌的动物疗效差	治疗前后 分离物具有相似的RAPD 模式（如相同的菌株）
157/Verweij	1945—1998年：从荷兰114名患者（170株分离株）中收集临床分离的曲霉菌	从接受ITZ的肺移植接受者身上回收了3种耐受ITZ的烟曲霉分离株
158/Balajee	1991—2000年（美国西雅图） 128个烟曲霉分离物中的10个：ITZ抗性（MIC≥1 μg/mL） 此外，与VCZ/卡泊芬净/两性霉素B交叉耐药	10例耐受ITZ的烟曲霉病患者（以前没有接触过ITZ） 交叉耐药性的确切机制未知
159/Warris	患者：慢性肉芽肿瘤疾病 *A. nidulans*感染→VCZ成功治疗；ITZ治疗维持6年；随后发生ITZ耐药性曲霉病 高剂量VCZ成功治疗	烟曲霉对ITZ/RCZ有抗性，对VCZ/PCZ的敏感性降低
37/Howard	患者：具有慢性空洞性曲霉菌瘤的结节病；用ITZ治疗，然后用VCZ治疗；对卡泊芬净的一些反应	烟曲霉对ITZ/VCZ/PCZ和RCZ有抗性 编码14α-甾醇脱甲基酶的靶基因（*CYP51A*）中的突变（G138C）
38/Dannaoui	患者：结节病并发有曲霉菌；ITZ治疗3年；恢复耐受ITZ的烟曲霉，用VCZ处理（MIC1 μg/mL）并获得良好的效果	CYP51A中的突变（M220L）伴有多药物转运蛋白的表达增加
160/Verweij	9名患者（13个分离物）：4名普通IA和5名IA突变体（先前用ITZ或VCZ治疗）；两人死亡 烟曲霉对ITZ/VCZ/PCZ/RCZ有抗性	CYP51A中的突变株（L98 H）在相同启动子区域中具有串联重复序列。（没有克隆传播）
161/van Leer-Buter	患者：口咽癌伴肺空洞 支气管肺泡灌洗：*A. fumigatus*和*A. niger*。用VCZ治疗约10 d	尸检： *A. fumigatus*和*A. niger* 烟曲霉（*A. fumigatus*）：对唑敏感和耐药（CYP51A中的L98 H和启动子区域中的串联重复）表型

在对曲霉菌种有效的各种三唑类药物中，利用伊曲康唑来评估动物模型的体外或临床抗性的相关性。Denning等人研究了伊曲康唑治疗失败的IA免疫缺陷患者中获得的烟曲霉临床分离株的易感性[30]。该分离株的临床失败与伊曲康唑的MIC值升高和其他三唑的MIC值适度升高有关。伊曲康唑治疗感染该分离株的嗜中性白血球减少症小鼠未能提高生存率并减少菌体载量，而棘白菌素可明显提升动物存活率并显著降低菌体载量。同样，米卡芬净在伊曲康唑耐药的烟曲霉菌株和土曲霉菌株感染的嗜中性粒细胞减少的小鼠中有效，表明其对两性霉素B具有体内耐药性[135]。相反，Odds等没有得到明确的解释结果显示当伊曲康唑的MIC分离度大于1 μg/mL时体外耐药与药物治疗失败之间的相关性[16]。再次，由于缺乏足够的数据，因而难以得出关于动物模型中三唑类药物耐药性的体外—体内相关性的任何结论。在使用对伏立康唑敏感和耐伏立康唑烟曲霉的非中性粒细胞减少的IA鼠模型中，研究人员发现伏立康唑和阿尼芬净的组合在伏立康唑敏感的IA中协同发挥功效，但是在伏立康唑耐药的IA中只能发挥辅助治疗的作用。仅在接受两种药物最高剂量的实验组中观察到100%的存活率[136]。这项研究表明组合疗法在唑类耐药IA中有临床应用的前景。

5　临床上耐药性的相关记录

烟曲霉是迄今为止最常见的引起人感染的曲霉菌种。由于没有国家监督计划，因此对抗真菌感染的真实发病率知之甚少，大多数实验室不进行药敏试验。对烟曲霉、黄曲霉和黑曲霉分离株的抗真菌药物的原发性耐药并不常见。在不常见的菌种中，*A. ustus*对所有抗真菌药物均不敏感，并且有报告指出*A. ustus*可引起侵袭性曲霉病（invasive aspergillosis）且预后效果差（poor outcome），这些病例主要出现在异源干细胞的接受者中（allogenetic stem cell recipient）[137]。*A. ustus*感染和接合菌病（zygomuycosis）已经成为利用伏立康唑和卡泊芬净联合用于干细胞接受者治疗过程中的突发感染性疾病[137-139]。发现*A. ustus*分离物对两性霉素B、三唑和棘白菌素有抗性。

5.1　对多烯类药物的耐药性

土曲霉菌在体外和动物模型中都显示天生对两性霉素B具有抗性[18, 134]。可用的临床数据支持这种观察；在对土曲霉引起的IA进行为期12年的回顾性分析中，尽管采用两性霉素B治疗，但感染进程迅速，死亡率可达到91%[140]。Steinbach及其同事报道，土曲霉菌感染患者的死亡率为73%，主要用多烯（两性霉素B或两性霉素B脂质制剂）治疗[141]。利用伏立康唑治疗的类似患者的生存率较高（56%）。基于体外、动物和有限的临床观察结果，似乎最好避免使用多烯类物质，吡唑类物质是土曲霉感染治疗中的首选药物。极度有限的临床数据存在于非曲霉菌属物种中的多烯抗性。在一项回顾性研究中，对29例IA患者和两性霉素B治疗的免疫功能低下患者的体外药敏试验预测了临床结果[142]。值得注意的是，感染了对两性霉素B耐药的曲霉菌（MIC>2 μg/mL）的23例患者（土曲霉和非土曲霉）均有22例死亡，其余6例感染了曲霉菌的患者均未死亡。然而，这项研究使用了"较老的"、非标准化的敏感性测试方法；此外，没有提供任何临床特征的细节。在2名出生体重极低的早产儿治疗严重皮肤曲霉菌病期间，两性霉素B脂质体临床治疗是无效的；2名婴儿均成功使用伏立康唑治愈[143]。

Verweij等人描述了用相同药物治疗顽固性肺部感染患者所筛选出来的两性霉素B耐药性烟曲霉分离株[15]。在利用此种耐药株感染动物模型后，研究者观察到用两性霉素B治疗和未用药物治疗对照组具有相似的不佳结果。此外，需要更高的接种物以在动物模型中产生疾病。Lionakis等发现癌症患者事先暴露于两性霉素B或三唑类药物与非烟曲霉菌菌株恢复的频率增加有关[144]。此外，这种暴露后的分离株对两性霉素B耐药，但不对唑类药物耐受。由于临床失败是常见的，在治疗侵袭性曲霉病期间出现曲霉菌对多烯的抗性值得额外关注。对两性霉素B的耐药性是否出现尚不清楚，因为大多数临床失败归因于宿主自身的状态，以及药物很难在药物渗透性差的封闭性组织内达到有效药物浓度。与细菌感染不同，在感染发作期间难以获得真菌的连续分离物使得难以评估其抗性是否出现。可用的有限数据表明，治疗期间真菌对多烯的耐药性不常见[144-146]。

5.2 对唑类药物的耐药性

曲霉菌属菌株对唑类药物产生耐药性的报道不断增加，可能成为曲霉菌病治疗中的一个重要问题。抗药性可在唑类药物治疗期间或通过环境暴露于杀菌剂的菌株中获得。在几个国家进行的前瞻性评估表明，唑类抗性的发生率，特别是在烟曲霉中，为1%～2%[53, 147-149]。最近的国际监测数据表明，曲霉分离株中3%～8%的唑类抗性[150, 151]。在英国、美国以及荷兰出现了特别高的唑类耐药率（分别为15%和10%）。可能的原因包括曼彻斯特（英国）地区患有慢性曲霉菌病的长期唑类药物治疗和荷兰农药工业中唑类药物的高度使用。

利用三唑类药物在长期或亚水平治疗和其他相关病例中复发感染的患者应认真考虑进行曲霉分离株的常规药敏试验。在肺移植受者中进行长期利用唑类药物预防治疗的流行病学研究中，Mayo医学中心研究者发现治疗过程中有16.5%真菌感染出现。烟曲霉菌是最常见的物种；在这些突发性病例中唑类抗药性并不常见[152]。伊曲康唑是第一种有效抗曲霉菌的三唑类药物，在20世纪90年代中期用于临床治疗。临床上对伊曲康唑的耐药性数据有限，如表67.2所示[30, 37, 38, 153-160]。在全国范围内对21家荷兰医院进行的调查中，1945—1998年没有多重耐药的患者（114名患者中没有患者交叉耐药），而自2002年以来81名患有此类分离菌株的患者中有10名（$P<0.001$）交叉耐药。值得注意的是，一例慢性肉芽肿瘤病患者的病例报告，他们在接受伊曲康唑长期预防的同时，发现耐伊曲康唑的侵袭性曲霉病例并需要服用高剂量伏立康唑才能达到临床效果[158]。烟曲霉分离株对其他唑类（伏立康唑和泊沙康唑）的敏感性也在降低。从4位慢性肺病患者中回收高水平耐万古霉素的烟曲霉菌，其中一名患者在长期服用吡咯治疗和抗真菌唑类药物轮换使用后出现了耐药性。表型与特定的*CYP51A*基因突变无关[161]。总体而言，抗唑类药物的曲霉菌病可能成为一个重要的临床问题。

理论上，在暴露于唑类药物后用多烯治疗期间可能会出现"临床耐药性"，因为唑类可能已经耗尽了共同靶标（即麦角固醇）。然而，没有任何临床研究将先前的唑类暴露（作为预防或治疗）作为导致多烯治疗后续失败的原因，但这样的患者可能需要密切观察。随着使用伏立康唑作为曲霉菌病的主要治疗或预防措施，这种情况可能随着使用频率的增加而发生。伏立康唑在大多数最初接受两性霉素B治疗的患者中用作最后选择的治疗手段的效果令人满意（约50%有疗效）[162]。

鉴于单一药物用于侵袭性曲霉病的效果不理想，特别是在严重感染的宿主中（如持续性中性粒细胞减少症），药物组合策略的应用越来越多。从以前的体外观察结果来看，临床医生一直关注使用药物组合的拮抗作用，导致临床失败。然而，体外研究和动物模型的数据表明：唑类物质与多烯或棘白菌素结合时无拮抗作用[163-166]。实验和回顾性数据表明，与唑类（伏立康唑）联合使用卡泊芬净具有协同作用[167, 168]。目前，联合治疗优于单药治疗尚未得到明确证实[169]。

5.3 对棘白菌素的耐药性

没有关于曲霉菌对棘白菌素抗性临床数据的报道。敏感性测试不是常规检测方法可以实现的，测试方法不是标准化的。已有临床突破案例报道，并且体内抗性已得到证实[170]。在用卡泊芬净治疗的高危患者中，在回顾性研究中发现，13例突破性曲霉病。在白血病患者（onco-hematology patient）中突发性曲霉病的发生率估计为4.2%[171]。由于缺乏棘白菌素对曲霉菌的杀细胞活性，以及导致葡聚糖合成酶改变的点突变的可能性，预计会产生耐药性。随着用于预防、经验或确定性治疗的棘白菌素的使用量增加，需要密切监测曲霉分离株对这些药物的耐药性。

6　结论

与念珠菌的情况不同，曲霉菌的耐药性数据积累缓慢。最近对丝状真菌测试敏感性的标准化使得耐药性检测结果具有可靠性。在4种类型的药物中，唑类药物中的曲霉菌耐药性最为常见；对多烯类的抵抗力仍然非常低。曲霉菌对唑类抗性的机制有更好的理解。农业中唑类药物的广泛性非临床使用似乎是环境分离菌耐药性的重要诱因。随着曲霉菌病的发病率增加和口服抗曲霉菌唑在不同环境（预防或治疗）中长期广泛使用，特别是在感染严重的患者人群中，曲霉菌的耐药性可能升级。

参考文献

［1］　McNeil MM, et al. Trends in mortality due to invasive mycotic diseases in the United States, 1980—1997. Clin Infect Dis. 2001；33（5）：641-7.

［2］　Baddley JW, et al. Invasive mold infections in allogeneic bone marrow transplant recipients. Clin Infect Dis. 2001；32（9）：1319-24.

［3］　Marr KA, et al. Epidemiology and outcome of mould infections in hematopoietic stem cell transplant recipients. Clin Infect Dis. 2002；34（7）：909-17.

［4］　Denning DW. Invasive aspergillosis in immunocompromised patients. Curr Opin Infect Dis. 1994；7：456-62.

［5］　Schaffner A, Douglas H, Braude A. Selective protection against conidia by mononuclear and against mycelia by polymorphonuclear phagocytes in resistance to Aspergillus. Observations on these two lines of defense in vivo and in vitro with human and mouse phagocytes. J Clin Invest. 1982；69（3）：617-31.

［6］　Schneemann M, Schaffner A. Host defense mechanism in Aspergillus fumigatus infections. Contrib Microbiol. 1999；2：57-68.

［7］　Standards, N.C.f.C.L. Reference method for broth dilution antifungal susceptibility testing of filamentous fungi：approved standard（NCCLS Document M38-A）. 2002.

［8］　Stewart PS. Mechanisms of antibiotic resistance in bacterial biofilms. Int J Med Microbiol. 2002；292（2）：107-13.

［9］　Youngchim S, et al. Production of melanin by Aspergillus fumigatus. J Med Microbiol. 2004；53（Pt 3）：175-81.

［10］　Langfelder K, et al. Biosynthesis of fungal melanins and their importance for human pathogenic fungi. Fungal Genet Biol. 2003；38（2）：143-58.

［11］　Sugar AM. The polyene macrolide antifungal drugs. In：Peterson PK, Verhoef J, editors. Antimicrobial agents. Amsterdam, The Netherlands：Elsevier Science Publishers B.V.；1986. p. 229-44.

［12］　Kerridge D. The plasma membrane of Candida albicans and its role in the action of antifungal drugs. In：Gooday GW, Lloyd D, Trinci APJ, editors. The eukaryotic microbial cell. Cambridge, England：Cambridge University Press；1980. p. 103.

［13］　Brajtburg J, et al. Amphotericin B：current understanding of mechanisms of action. Antimicrob Agents Chemother. 1990；34（2）：183-8.

［14］　Manavathu EK, Alangaden GJ, Chandrasekar PH. In-vitro isolation and antifungal susceptibility of amphotericin B-resistant mutants of Aspergillus fumigatus. J Antimicrob Chemother. 1998；41（6）：615-9.

［15］　Verweij PE, et al. Efficacy of LY303366 against amphotericin B-susceptible and-resistant Aspergillus fumigatus in a murine model of invasive aspergillosis. Antimicrob Agents Chemother. 1998；42（4）：873-8.

［16］　Odds FC, et al. Evaluation of possible correlations between antifungal susceptibilities of filamentous fungi in vitro and antifungal treatment outcomes in animal infection models. Antimicrob Agents Chemother. 1998；42（2）：282-8.

［17］　Seo K, Akiyoshi H, Ohnishi Y. Alteration of cell wall composition leads to amphotericin B resistance in Aspergillus flavus. Microbiol Immunol. 1999；43（11）：1017-25.

［18］　Walsh TJ, et al. Experimental pulmonary aspergillosis due to Aspergillus terreus：pathogenesis and treatment of an emerging fungal pathogen resistant to amphotericin B. J Infect Dis. 2003；188（2）：305-19.

［19］　Manavathu EK, Cutright JL, Chandrasekar PH. In vivo resistance of a laboratory-selected Aspergillus fumigatus isolate to amphotericin B. Antimicrob Agents Chemother. 2005；49（1）：428-30.

［20］　Balajee SA, et al. Aspergillus lentulus sp. nov., a new sibling species of A. fumigatus. Eukaryot Cell. 2005；4（3）：625-32.

［21］　Balajee SA, et al. Molecular studies reveal frequent misidentification of Aspergillus fumigatus by morphotyping. Eukaryot Cell. 2006；5（10）：1705-12.

［22］　Van Den Bossche H. Molecular basis for the antimycotic and antibacterial activity of N-substituted imidazoles and triazoles：the inhibition of isoprenoid biosynthesis. Pestic Sci. 1984；15：188-98.

［23］　Tuck SF, et al. Active site topology of Saccharomyces cerevisiae lanosterol 14 alpha-demethylase（CYP51）and its G310D mutant（cytochrome P-450SG1）. J Biol Chem. 1992；267（19）：13175-9.

［24］　Yoshida Y, Aoyama Y. Interaction of azole antifungal agents with cytochrome P-45014DM purified from Saccharomyces cerevisiae microsomes. Biochem Pharmacol. 1987；36（2）：229-35.

［25］　Van Den Bossche H. Biochemical targets for antifungal azole derivatives：hypothesis on the mode of action. In McGinnis MR, editor. Current topics in medical mycology. New York：Springer；1985. p. 313-51.

［26］ Sabo JA, Abdel-Rahman SM. Voriconazole: a new triazole antifungal. Ann Pharmacother. 2000; 34（9）: 1032-43.

［27］ Manavathu EK, Baskaran I, Alangaden GJ, Chandrasekar PH. Molecular characterization of the P450-dependent lanosterol demethylase gene from clinical isolates of Aspergillus fumigatus. In: 101st General Meeting of the American Society for Microbiology. Orlando, FL: American Society for Microbiology; 2001.

［28］ Mellado E, et al. Identification of two different 14-alpha sterol demethylase-related genes（cyp51A and cyp51B）in Aspergillus fumigatus and other Aspergillus species. J Clin Microbiol. 2001; 39（7）: 2431-8.

［29］ Osherov N, et al. Resistance to itraconazole in Aspergillus nidulans and Aspergillus fumigatus is conferred by extra copies of the A. nidulans P-450 14alpha-demethylase gene, pdmA. J Antimicrob Chemother. 2001; 48（1）: 75-81.

［30］ Denning DW, et al. Itraconazole resistance in Aspergillus fumigatus. Antimicrob Agents Chemother. 1997; 41（6）: 1364-8.

［31］ Manavathu EK, Abraham OC, Chandrasekar PH. Isolation and in vitro susceptibility to amphotericin B, itraconazole and posaconazole of voriconazole-resistant laboratory isolates of Aspergillus fumigatus. Clin Microbiol Infect. 2001; 7（3）: 130-7.

［32］ Diaz-Guerra TM, et al. A point mutation in the 14alpha-sterol demethylase gene cyp51A contributes to itraconazole resistance in Aspergillus fumigatus. Antimicrob Agents Chemother. 2003; 47（3）: 1120-4.

［33］ Nascimento AM, et al. Multiple resistance mechanisms among Aspergillus fumigatus mutants with high-level resistance to itraconazole. Antimicrob Agents Chemother. 2003; 47（5）: 1719-26.

［34］ Mellado E, et al. Substitutions at methionine 220 in the 14alpha-sterol demethylase（Cyp51A）of Aspergillus fumigatus are responsible for resistance in vitro to azole antifungal drugs. Antimicrob Agents Chemother. 2004; 48（7）: 2747-50.

［35］ da Silva Ferreira ME, et al. In vitro evolution of itraconazole resistance in Aspergillus fumigatus involves multiple mechanisms of resistance. Antimicrob Agents Chemother. 2004; 48（11）: 4405-13.

［36］ Chen J, et al. Mutations in the cyp51A gene and susceptibility to itraconazole in Aspergillus fumigatus serially isolated from a patient with lung aspergilloma. J Antimicrob Chemother. 2005; 55（1）: 31-7.

［37］ Dannaoui E, et al. Use of voriconazole in a patient with aspergilloma caused by an itraconazole-resistant strain of Aspergillus fumigatus. J Med Microbiol. 2006; 55（Pt 10）: 1457-9.

［38］ Howard SJ, et al. Multi-azole resistance in Aspergillus fumigatus. Int J Antimicrob Agents. 2006; 28（5）: 450-3.

［39］ Kaya AD, Kiraz N. In vitro susceptibilities of *Aspergillus* spp. causing otomycosis to amphotericin B, voriconazole and itraconazole. Mycoses. 2007; 50（6）: 447-50.

［40］ Mellado E, et al. A new Aspergillus fumigatus resistance mechanism conferring in vitro cross-resistance to azole antifungals involves a combination of cyp51A alterations. Antimicrob Agents Chemother. 2007; 51（6）: 1897-904.

［41］ Manavathu EK, Espinel-Ingroff A, Alangaden GJ, Chandrasekar PH. Molecular studies on voriconazole resistance in a clinical isolate of Aspergillus fumigatus. In: 43rd Interscience conference on antimicrobial agents and chemotherapy 2003. Atlanta, GA: American Society for Microbiology.

［42］ Mann PA, et al. Mutations in Aspergillus fumigatus resulting in reduced susceptibility to posaconazole appear to be restricted to a single amino acid in the cytochrome P450 14alpha-demethylase. Antimicrob Agents Chemother. 2003; 47（2）: 577-81.

［43］ Xiao L, et al. Three-dimensional models of wild-type and mutated forms of cytochrome P450 14alpha-sterol demethylases from Aspergillus fumigatus and Candida albicans provide insights into posaconazole binding. Antimicrob Agents Chemother. 2004; 48（2）: 568-74.

［44］ Boscott PE, Grant GH. Modeling cytochrome P450 14 alpha demethylase（Candida albicans）from P450cam. J Mol Graph. 1994; 12（3）: 185-92. 195.

［45］ Podust LM, et al. Substrate recognition sites in 14alpha-sterol demethylase from comparative analysis of amino acid sequences and X-ray structure of Mycobacterium tuberculosis CYP51. J Inorg Biochem. 2001; 87（4）: 227-35.

［46］ Rocchi S, et al. Azole-resistant Aspergillus fumigatus isolate with the TR34/L98 h mutation in both a fungicide-sprayed field and the lung of a hematopoietic stem cell transplant recipient with invasive aspergillosis. J Clin Microbiol. 2014; 52（5）: 1724-6.

［47］ Badali H, et al. Environmental study of azole-resistant Aspergillus fumigatus with TR34/L98 h mutations in the cyp51A gene in Iran. Mycoses. 2013; 56（6）: 659-63.

［48］ Camps SM, et al. Molecular epidemiology of Aspergillus fumigatus isolates harboring the TR34/L98 h azole resistance mechanism. J Clin Microbiol. 2012; 50（8）: 2674-80.

［49］ Ahmad S, et al. Occurrence of triazole-resistant Aspergillus fumigatus with TR34/L98 h mutations in outdoor and hospital environment in Kuwait. Environ Res. 2014; 133: 20-6.

［50］ van der Linden JW, et al. Aspergillosis due to voriconazole highly resistant Aspergillus fumigatus and recovery of genetically related resistant isolates from domiciles. Clin Infect Dis. 2013; 57（4）: 513-20.

［51］ Vermeulen E, Lagrou K, Verweij PE. Azole resistance in Aspergillus fumigatus: a growing public health concern. Curr Opin Infect Dis. 2013; 26（6）: 493-500.

［52］ Vermeulen, E. et al. Azole-resistant Aspergillus fumigatus due to TR46/Y121F/T289A mutation emerging in Belgium, July 2012. Euro Surveill. 2012; 17（48）, pii: 20326.

［53］ Steinmann J, et al. Emergence of azole-resistant invasive aspergillosis in HSCT recipients in Germany. J Antimicrob Chemother. 2015; 70（5）: 1522-6.

［54］ Astvad KM, et al. First detection of TR46/Y121F/T289A and TR34/L98 h alterations in Aspergillus fumigatus isolates from azole-naive patients in Denmark despite negative findings in the environment. Antimicrob Agents Chemother. 2014; 58（9）: 5096-101.

［55］ Fischer J, et al. Prevalence and molecular characterization of azole resistance in Aspergillus spp. isolates from German cystic fibrosis patients. J Antimicrob Chemother. 2014; 69（6）: 1533-6.

［56］ Howard SJ, et al. Frequency and evolution of Azole resistance in Aspergillus fumigatus associated with treatment failure. Emerg Infect Dis. 2009; 15（7）: 1068-76.

［57］ Lescar J, et al. Aspergillus fumigatus harbouring the sole Y121F mutation shows decreased susceptibility to voriconazole but maintained susceptibility to itraconazole and posaconazole. J Antimicrob Chemother. 2014；69（12）：3244-7.

［58］ Snelders E，et al. Triazole fungicides can induce cross-resistance to medical triazoles in Aspergillus fumigatus. PLoS One. 2012；7（3）：e31801.

［59］ Snelders E，et al. Emergence of azole resistance in Aspergillus fumigatus and spread of a single resistance mechanism. PloS Med. 2008；5（11）：e219.

［60］ Snelders E，et al. Possible environmental origin of resistance of Aspergillus fumigatus to medical triazoles. Appl Environ Microbiol. 2009；75（12）：4053-7.

［61］ White TC. Increased mRNA levels of ERG16，CDR，and MDR1 correlate with increases in azole resistance in Candida albicansisolates from a patient infected with human immunodeficiency virus. Antimicrob Agents Chemother. 1997；41（7）：1482-7.

［62］ Sanglard D，et al. Mechanisms of resistance to azole antifungal agents in Candida albicans isolates from AIDS patients involve specific multidrug transporters. Antimicrob Agents Chemother. 1995；39（11）：2378-86.

［63］ Prasad R，et al. Molecular cloning and characterization of a novel gene of Candida albicans，CDR1，conferring multiple resistance to drugs and antifungals. Curr Genet. 1995；27（4）：320-9.

［64］ Parkinson T，Falconer DJ，Hitchcock CA. Fluconazole resistance due to energy-dependent drug efflux in Candida glabrata. Antimicrob Agents Chemother. 1995；39（8）：1696-9.

［65］ Venkateswarlu K，et al. Resistance to fluconazole in Candida albicans from AIDS patients correlated with reduced intracellular accumulation of drug. FEMS Microbiol Lett. 1995；131（3）：337-41.

［66］ Albertson GD，et al. Multiple efflux mechanisms are involved in Candida albicans fluconazole resistance. Antimicrob Agents Chemother. 1996；40（12）：2835-41.

［67］ Latge JP. Aspergillus fumigatus and aspergillosis. Clin Microbiol Rev. 1999；12（2）：310-50.

［68］ Manavathu EK，Vazquez JA，Chandrasekar PH. Reduced susceptibility in laboratory-selected mutants of Aspergillus fumigatus to itraconazole due to decreased intracellular accumulation of the antifungal agent. Int J Antimicrob Agents. 1999；12（3）：213-9.

［69］ Camps SM，et al. Discovery of a HapE mutation that causes azole resistance in Aspergillus fumigatus through whole genome sequencing and sexual crossing. PLoS One. 2012；7（11）：e50034.

［70］ Hagiwara D，Shimizu K，Obha A，Kamei K，Gonoi T，Kawamota S，Gomi K. A novel transcriptional regulator AtrR of Aspergillus fumigatus is required for azole resistance，hypoxia growth and expression ABC transporter gene cdr1B. http://www.AAA2014.org，ref ID：19541. 2014.

［71］ Douglas CM，et al. Identification of the FKS1 gene of Candida albicans as the essential target of 1，3-beta-d-glucan synthase inhibitors. Antimicrob Agents Chemother. 1997；41（11）：2471-9.

［72］ Gardiner RE，et al. Characterization of Aspergillus fumigatus mutants with reduced susceptibility to caspofungin. Med Mycol. 2005；43 Suppl 1：S299-305.

［73］ Rocha EM，et al. A Ser678Pro substitution in Fks1p confers resistance to echinocandin drugs in Aspergillus fumigatus. Antimicrob Agents Chemother. 2007；51（11）：4174-6.

［74］ Petranyi G，Meingassner JG，Mieth H. Antifungal activity of the allylamine derivative terbinafine in vitro. Antimicrob Agents Chemother. 1987；31（9）：1365-8.

［75］ Ryder NS，Leitner I. Synergistic interaction of terbinafine with triazoles or amphotericin B against Aspergillus species. Med Mycol. 2001；39（1）：91-5.

［76］ Ryder NS. Favre，B，Antifungal activity and mechanism of action of terbinafine. Rev Contemp Pharmacother. 1997；8：275-87.

［77］ Mosquera J，et al. In vitro interaction of terbinafine with itraconazole，fluconazole，amphotericin B and 5-flucytosine against Aspergillus spp. J Antimicrob Chemother. 2002；50（2）：189-94.

［78］ Liu W，et al. Extra copies of the Aspergillus fumigatus squalene epoxidase gene confer resistance to terbinafine：genetic approach to studying gene dose-dependent resistance to antifungals in A. fumigatus. Antimicrob Agents Chemother. 2004；48（7）：2490-6.

［79］ Graminha MA，et al. Terbinafine resistance mediated by salicylate 1-monooxygenase in Aspergillus nidulans. Antimicrob Agents Chemother. 2004；48（9）：3530-5.

［80］ Rocha EM，et al. A Phe389Leu substitution in ergA confers terbinafine resistance in Aspergillus fumigatus. Antimicrob Agents Chemother. 2006；50（7）：2533-6.

［81］ Blatzer M，et al. Blocking Hsp70 enhances the efficiency of Amphotericin B treatment in resistant Aspergillus terreus strains. Antimicrob Agents Chemother. 2015；59（7）：3778-88.

［82］ Kawauchi M，Iwashita K. Functional analysis of histone deacetylase and its role in stress response，drug resistance and solid-state cultivation in Aspergillus oryzae. J Biosci Bioeng. 2014；118（2）：172-6.

［83］ Lamoth F，et al. Heat shock protein 90 is required for conidiation and cell wall integrity in *Aspergillus fumigatus*. Eukaryot Cell. 2012；11（11）：1324-32.

［84］ Cowen LE. Hsp90 orchestrates stress response signaling governing fungal drug resistance. PLoS Pathog. 2009；5（8）：e1000471.

［85］ Lamoth F，et al. Identification of a key lysine residue in heat shock protein 90 required for azole and echinocandin resistance in Aspergillus fumigatus. Antimicrob Agents Chemother. 2014；58（4）：1889-96.

［86］ Blum G，et al. In vitro and in vivo role of heat shock protein 90 in Amphotericin B resistance of Aspergillus terreus. Clin Microbiol Infect. 2013；19（1）：50-5.

［87］ Hagiwara D，et al. NikA/TcsC histidine kinase is involved in conidiation，hyphal morphology，and responses to osmotic stress and antifungal chemicals in Aspergillus fumigatus. PLoS One. 2013；8（12）：e80881.

［88］ Richie DL，et al. Secretion stress and antifungal resistance：an Achilles' heel of Aspergillus fumigatus? Med Mycol. 2011；49 Suppl 1：S101-6.

［89］ Hagiwara D，et al. Transcriptional profiling for Aspergillusnidulans HogA MAPK signaling pathway in response to fludioxonil and osmotic stress. Fungal Genet Biol. 2009；46（11）：868-78.

［90］ Kang JY, et al. The MpkB MAP kinase plays a role in autolysis and conidiation of Aspergillus nidulans. Fungal Genet Biol. 2013；61：42-9.

［91］ Stoll D, Schmidt-Heydt M, Geisen R. Differences in the regulation of ochratoxin A by the HOG pathway in Penicillium and Aspergillus in response to high osmolar environments. Toxins（Basel）. 2013；5（7）：1282-98.

［92］ Ma DM, et al. Effects of U0126 on growth and activation of mitogen-activated protein kinases in Aspergillus fumigatus. Chin Med J（Engl）. 2013；126（2）：220-5.

［93］ Garzia A, et al. Transcriptional changes in the transition from vegetative cells to asexual development in the model fungus Aspergillus nidulans. Eukaryot Cell. 2013；12（2）：311-21.

［94］ Chinnici JL, et al. Neurospora crassa female development requires the PACC and other signal transduction pathways, transcription factors, chromatin remodeling, cell-to-cell fusion, and autophagy. PLoS One. 2014；9（10）：e110603.

［95］ Jiang L, et al. Cadmium-induced activation of high osmolarity glycerol pathway through its Sln1 branch is dependent on the MAP kinase kinase kinase Ssk2, but not its paralog Ssk22, in budding yeast. FEMS Yeast Res. 2014；14（8）：1263-72.

［96］ Engelberg D, Perlman R, Levitzki A. Transmembrane signaling in Saccharomyces cerevisiae as a model for signaling in metazoans：state of the art after 25 years. Cell Signal. 2014；26（12）：2865-78.

［97］ Lavina WA, et al. Suppression mechanism of the calcium sensitivity in Saccharomyces cerevisiae ptp2Deltamsg5Delta double disruptant involves a novel HOG-independent function of Ssk2, transcription factor Msn2 and the protein kinase A component Bcy1. J Biosci Bioeng. 2014；117（2）：135-41.

［98］ Prieto D, et al. The HOG pathway is critical for the colonization of the mouse gastrointestinal tract by Candida albicans. PLoS One. 2014；9（1）：e87128.

［99］ Kumar A, et al. Curcumin targets cell wall integrity via calcineurin-mediated signaling in Candida albicans. Antimicrob Agents Chemother. 2014；58（1）：167-75.

［100］ Ramirez-Zavala B, et al. Activation of the Cph1-dependent MAP kinase signaling pathway induces white-opaque switching in Candida albicans. PLoS Pathog. 2013；9（10）：e1003696.

［101］ Kaba HE, et al. Involvement of the mitogen activated protein kinase Hog1p in the response of Candida albicans to iron availability. BMC Microbiol. 2013；13：16.

［102］ Herrero de Dios C, et al. The transmembrane protein Opy2 mediates activation of the Cek1 MAP kinase in Candida albicans. Fungal Genet Biol. 2013；50：21-32.

［103］ Rispail N, et al. Comparative genomics of MAP kinase and calcium-calcineurin signalling components in plant and human pathogenic fungi. Fungal Genet Biol. 2009；46（4）：287-98.

［104］ Chang L, Karin M. Mammalian MAP kinase signalling cascades. Nature. 2001；410（6824）：37-40.

［105］ May GS, et al. Mitogen activated protein kinases of *Aspergillus fumigatus*. Med Mycol. 2005；43 Suppl 1：S83-6.

［106］ Lawrence CL, et al. Evidence of a new role for the high-osmolarity glycerol mitogen-activated protein kinase pathway in yeast：regulating adaptation to citric acid stress. Mol Cell Biol. 2004；24（8）：3307-23.

［107］ Bilsland E, et al. Rck1 and Rck2 MAPKAP kinases and the HOG pathway are required for oxidative stress resistance. Mol Microbiol. 2004；53（6）：1743-56.

［108］ Sotelo J, Rodriguez-Gabriel MA. Mitogen-activated protein kinase Hog1 is essential for the response to arsenite in Saccharomyces cerevisiae. Eukaryot Cell. 2006；5（10）：1826-30.

［109］ Winkler A, et al. Heat stress activates the yeast high-osmolarity glycerol mitogen-activated protein kinase pathway, and protein tyrosine phosphatases are essential under heat stress. Eukaryot Cell. 2002；1（2）：163-73.

［110］ Wong Sak Hoi J, et al. A novel family of dehydrin-like proteins is involved in stress response in the human fungal pathogen Aspergillus fumigatus. Mol Biol Cell. 2011；22（11）：1896-906.

［111］ Kim JH, et al. Targeting the oxidative stress response system of fungi with redox-potent chemosensitizing agents. Front Microbiol. 2012；3：88.

［112］ Xue T, et al. A mitogen-activated protein kinase that senses nitrogen regulates conidial germination and growth in Aspergillus fumigatus. Eukaryot Cell. 2004；3（2）：557-60.

［113］ Valiante V, et al. The mitogen-activated protein kinase MpkA of Aspergillus fumigatus regulates cell wall signaling and oxidative stress response. Fungal Genet Biol. 2008；45（5）：618-27.

［114］ Valiante V, et al. The MpkA MAP kinase module regulates cell wall integrity signaling and pyomelanin formation in Aspergillus fumigatus. Fungal Genet Biol. 2009；46（12）：909-18.

［115］ Jain R, et al. The MAP kinase MpkA controls cell wall integrity, oxidative stress response, gliotoxin production and iron adaptation in Aspergillus fumigatus. Mol Microbiol. 2011；82（1）：39-53.

［116］ Reyes G, et al. Novel mitogen-activated protein kinase MpkC of Aspergillus fumigatus is required for utilization of polyalcohol sugars. Eukaryot Cell. 2006；5（11）：1934-40.

［117］ Lamoth F, et al. In vitro activity of calcineurin and heat shock protein 90 Inhibitors against Aspergillus fumigatus azole-and echinocandin-resistant strains. Antimicrob Agents Chemother. 2013；57（2）：1035-9.

［118］ Lamoth F, et al. Transcriptional activation of heat shock protein 90 mediated via a proximal promoter region as trigger of caspofungin resistance in Aspergillus fumigatus. J Infect Dis. 2014；209（3）：473-81.

［119］ Liu S, et al. Combination of fluconazole with non-antifungal agents：a promising approach to cope with resistant Candida albicans infections and insight into new antifungal agent discovery. Int J Antimicrob Agents. 2014；43（5）：395-402.

［120］ Hartland CL et al. Identification of small molecules that selectively inhibit fluconazole-resistant Candida albicans in the presence of fluconazole but not in its absence. In：Probe reports from the NIH Molecular Libraries Program. Bethesda, MD：National Center for Biotechnology Information（US）；2010.

［121］ Wirk B. Heat shock protein inhibitors for the treatment of fungal infections. Recent Pat Antiinfect Drug Discov. 2011；6（1）：38-44.

［122］ Karwa R，Wargo KA. Efungumab：a novel agent in the treatment of invasive candidiasis. Ann Pharmacother. 2009；43（11）：1818-23.

［123］ Kaneko Y，et al. The effects of an hsp90 inhibitor on the paradoxical effect. Jpn J Infect Dis. 2009；62（5）：392-3.

［124］ Cowen LE. The evolution of fungal drug resistance：modulating the trajectory from genotype to phenotype. Nat Rev Microbiol. 2008；6（3）：187-98.

［125］ Robbins N，et al. Hsp90 governs dispersion and drug resistance of fungal biofilms. PLoS Pathog. 2011；7（9）：e1002257.

［126］ Blum G，et al. New insight into amphotericin B resistance in Aspergillus terreus. Antimicrob Agents Chemother. 2013；57（4）：1583-8.

［127］ Blum G，et al. Potential basis for amphotericin B resistance in Aspergillus terreus. Antimicrob Agents Chemother. 2008；52（4）：1553-5.

［128］ Dirr F，et al. AfMkk2 is required for cell wall integrity signaling, adhesion, and full virulence of the human pathogen Aspergillus fumigatus. Int J Med Microbiol. 2010；300（7）：496-502.

［129］ Clemons KV，Stevens DA. The contribution of animal models of aspergillosis to understanding pathogenesis, therapy and virulence. Med Mycol. 2005；43 Suppl 1：S101-10.

［130］ Van Etten EW，et al. Efficacy of liposomal amphotericin B with prolonged circulation in blood in treatment of severe pulmonary aspergillosis in leukopenic rats. Antimicrob Agents Chemother. 2000；44（3）：540-5.

［131］ Murphy M，et al. Activity of voriconazole（UK-109，496）against clinical isolates of Aspergillus species and its effectiveness in an experimental model of invasive pulmonary aspergillosis. Antimicrob Agents Chemother. 1997；41（3）：696-8.

［132］ Van Cutsem J，Janssen PJ. In vitro and in vivo models to study the activity of antifungals against Aspergillus. In：Van den Bossche H，MacKenzie DWR，Cauwenbergh G，editors. Aspergillus and aspergillosis. New York：Plenum Press.

［133］ Chakrabarti A，Jatana M，Sharma SC. Rabbit as an animal model of paranasal sinus mycoses. J Med Vet Mycol. 1997；35（4）：295-7.

［134］ Sutton DA，Sanche SE，Revankar SG，Fothergill AQ，Rinaldi MG. In vitro amphotericin B resistance in clinical isolates of Aspergillus terreus, a head-to-head comparison of voriconazole. Clin Infect Dis. 2004；39：743-6.

［135］ Warn PA，et al. Activity of micafungin（FK463）against anitraconazole-resistant strain of Aspergillus fumigatus and a strain of Aspergillus terreus demonstrating in vivo resistance to amphotericin B. J Antimicrob Chemother. 2003；51（4）：913-9.

［136］ Seyedmousavi S，Brüggemann RJ，Melchers WJ，Rijs AJ，Verweij PE，Mouton JW. Efficacy and pharmacodynamics of voriconazole combined with anidulafungin in azole-resistant invasive aspergillosis. J Antimicrob Chemother. 2013；68：385-93.

［137］ Iwen PC，et al. Disseminated aspergillosis caused by Aspergillus ustus in a patient following allogeneic peripheral stem cell transplantation. J Clin Microbiol. 1998；36（12）：3713-7.

［138］ Pavie J，et al. Breakthrough disseminated Aspergillus ustus infection in allogeneic hematopoietic stem cell transplant recipients receiving voriconazole or caspofungin prophylaxis. J Clin Microbiol. 2005；43（9）：4902-4.

［139］ Imhof A，et al. Breakthrough fungal infections in stem cell transplant recipients receiving voriconazole. Clin Infect Dis. 2004；39（5）：743-6.

［140］ Iwen PC，et al. Invasive pulmonary aspergillosis due to Aspergillus terreus：12-year experience and review of the literature. Clin Infect Dis. 1998；26（5）：1092-7.

［141］ Steinbach WJ，et al. Infections due to Aspergillus terreus：a multicenter retrospective analysis of 83 cases. Clin Infect Dis. 2004；39（2）：192-8.

［142］ Lass-Florl C，et al. In-vitro testing of susceptibility to amphotericin B is a reliable predictor of clinical outcome in invasive aspergillosis. J Antimicrob Chemother. 1998；42（4）：497-502.

［143］ Frankenbusch K，et al. Severe primary cutaneous aspergillosis refractory to amphotericin B and the successful treatment with systemic voriconazole in two premature infants with extremely low birth weight. J Perinatol. 2006；26（8）：511-4.

［144］ Lionakis MS，et al. Increased frequency of non-fumigatus Aspergillus species in amphotericin B-or triazole-pre-exposed cancer patients with positive cultures for aspergilli. Diagn Microbiol Infect Dis. 2005；52（1）：15-20.

［145］ Moosa MY，et al. Resistance to amphotericin B does not emerge during treatment for invasive aspergillosis. J Antimicrob Chemother. 2002；49（1）：209-13.

［146］ Dannaoui E，et al. Susceptibility testing of sequential isolates of Aspergillus fumigatus recovered from treated patients. J Med Microbiol. 2004；53（Pt 2）：129-34.

［147］ Choukri F，Botterel F，Sitterlé E，Bassinet L，Foulet F，Guillot J，Costa JM，Fauchet N，Dannaoui E. Prospective evaluation of azole resistance in Aspergillus fumigatus clinical isolates in France. Med Mycol. 2015；53（6）：593-6.

［148］ Chowdhary A，Sharma C，Kathuria S，Hagen F，Meis JF. Prevalence and mechanism of triazole resistance in Aspergillus fumigatus in a referral chest hospital in Delhi，India and an update of the situation in Asia. Front Microbiol. 2015；6：428.

［149］ Kidd SE，Goeman E，Meis JF，Slavin MA，Verweij PE. Multi-triazole-Resistant Aspergillus fumigatus infections in Australia. Mycoses. 2015；58：350-5.

［150］ Vermeulen E，Maertens J，De Bel A，Nulens E，Boelens J，Surmont I，Mertens A，Boel A，Lagrou K. Nationwide surveillance of azole resistance in Aspergillus disease. Antimicrob Agents Chemother. 2015；59（8）：4569-76.

［151］ van der Linden JW，Arendrup MC，Warris A，Lagrou K，Pelloux H，Hauser PM，Chryssanthou E，Mellado E，Kidd SE，Tortorano AM，Dannaoui E，Gaustad P，Baddley JW，Vekötter A，Lass-FlörlC，Klimko N，Moore CB，Denning DW，Pasqualotto AC，Kibbler C，Arikan-Akdagli S，Andes D，Meletiadis J，Naumiuk L，Nucci M，Melchers WJ，Verweij PE. Prospective multicenter international surveillance of azole resistance in Aspergillus fumigatus. Emerg Infect Dis. 2015；21：1041-4.

［152］ Chong PP，Kennedy CC，Hathcock MA，Kremers WK，Razonable RR. Epidemiology of invasive fungal infections in lung transplant recipients on long-term azole antifungal prophylaxis. Clin Transplant. 2015；29：311-8.

［153］ Chryssanthou E. In vitro susceptibility of respiratory isolates of Aspergillus species to itraconazole and amphotericin B. acquired resistance to itraconazole. Scand J Infect Dis. 1997；29（5）：509-12.

［154］ Oakley KL，Morrissey G，Denning DW. Efficacy of SCH-56592 in a temporarily neutropenic murine model of invasive aspergillosis with an itraconazole-susceptible and an itraconazole-resistant isolate of Aspergillus fumigatus. Antimicrob Agents Chemother. 1997；41（7）：1504-7.

［155］ Dannaoui E，et al. Acquired itraconazole resistance in Aspergillus fumigatus. J Antimicrob Chemother. 2001；47（3）：333-40.

［156］ Verweij PE，et al. Nationwide survey of in vitro activities of itraconazole and voriconazole against clinical Aspergillus fumigatus isolates cultured between 1945 and 1998. J Clin Microbiol. 2002；40（7）：2648-50.

［157］ Balajee SA，et al. Aspergillus fumigatus variant with decreased susceptibility to multiple antifungals. Antimicrob Agents Chemother. 2004；48（4）：1197-203.

［158］ Warris A，Weemaes CM，Verweij PE. Multidrug resistance in Aspergillus fumigatus. N Engl J Med. 2002；347（26）：2173-4.

［159］ Verweij PE，Mellado E，Melchers WJ. Multiple-triazole-resistant aspergillosis. N Engl J Med. 2007；356（14）：1481-3.

［160］ van Leer-Buter C，et al. Aspergillosis-and a misleading sensitivity result. Lancet. 2007；370（9581）：102.

［161］ Van Ingen J，van der Lee HA，Rijs AJ，Snelders E，Melchers WJ，Verweij PE. High-level panazole-resistant aspergillosis. J Clin Microbiol. 2015；53（7）：2343-5.

［162］ Denning DW，et al. Efficacy and safety of voriconazole in the treatment of acute invasive aspergillosis. Clin Infect Dis. 2002；34（5）：563-71.

［163］ Denning DW，et al. In vitro susceptibility and synergy studies of Aspergillus species to conventional and new agents. Diagn Microbiol Infect Dis. 1992；15（1）：21-34.

［164］ Arikan S，et al. In vitro synergy of caspofungin and amphotericin B against Aspergillus and Fusarium spp. Antimicrob Agents Chemother. 2002；46（1）：245-7.

［165］ Perea S，et al. In vitro interaction of caspofungin acetate with voriconazole against clinical isolates of Aspergillus spp. Antimicrob Agents Chemother. 2002；46（9）：3039-41.

［166］ Kirkpatrick WR，et al. Efficacy of caspofungin alone and in Combination with voriconazole in a Guinea pig model of invasive aspergillosis. Antimicrob Agents Chemother. 2002；46（8）：2564-8.

［167］ Petraitis V，et al. Combination therapy in treatment of experimental pulmonary aspergillosis：synergistic interaction between anantifungal triazole and an echinocandin. J Infect Dis. 2003；187（12）：1834-43.

［168］ Marr KA，et al. Combination antifungal therapy for invasive aspergillosis. Clin Infect Dis. 2004；39（6）：797-802.

［169］ Marr KA，Schlamm HT，Herbrecht R，Rottinghaus ST，Bow EJ，Cornely OA，Heinz WJ，Jagannatha S，Koh LP，Kontoyiannis DP，Lee DG，Nucci M，Pappas PG，Slavin MA，Queiroz-Telles F，Selleslag D，Walsh TJ，Wingard JR，Maertens JA. Combination antifungal therapy for invasive aspergillosis：a randomized trial. Ann Intern Med. 2015；162（2）：81-9.

［170］ Howard SJ，Arendrup MC. Acquired antifungal drug resistance in *Aspergillus fumigatus*：epidemiology and detection. Med Mycol. 2011；49 Suppl 1：S90-5.

［171］ Pang KA，Godet C，Fekkar A，Scholler J，Nivoix Y，Letscher-Bru V，Massias L，Kauffmann-Lacroix C，Elsendoorn A，Uzunov M，Datry A，Herbrecht R. Breakthrough invasive mould infections in patients treated with caspofungin. J Infect. 2012；64：424-9.

第68章　隐球菌病的耐药性

Kimberly E. Hanson，Jelena Catania，Barbara D. Alexander，John R. Perfect

1　前言

有超过30种不同的隐球菌种（*Cryptococcus* spp.）在自然界中生存。新型隐球菌（*C. neoformans*）和盖蒂隐球菌（*C. gattii*）是造成人类隐球菌病（cryptococcosis）（一种真菌病）的两种主要病原体。这些包囊担子纲酵母菌（encapsulated basidiomycetous yeasts）在其地理分布、生态地位（ecological niches）以及在免疫系统中引发威胁生命的疾病倾向上，与表面具有免疫活性的宿主有显著的差异性

新型隐球菌在世界各地都有发现，主要感染免疫抑制患者。它主要存在于鸽子栖息地和含有禽类粪便的土壤中。*C. neoformans*菌株由基于荚膜表位和5种基因型，可分为2种变种和3种血清型。人类免疫缺陷病毒（HIV）患者中，几乎所有新生隐球菌感染都涉及新型隐球菌（变种）*grubii*（血清型A），欧洲除外，其中新型隐球菌变种*C. neoformans* var. *C. neoformans*（血清型D）和一些A/D杂交株可导致临床疾病。*C. gattii*（具有4种基因型的B和C血清型）是在某些种类的树木周围的土壤中发现的，历史上与生活在热带和亚热带地区的健康寄主中的暴发有关。最近，*C. gattii*已经出现在西北太平洋地区的温带地区（美国和加拿大温哥华），并且与加利福尼亚州南部艾滋病病毒感染者的感染有关。

两种致病性隐球菌物种可以进一步细分为9种主要分子类型：*C. neoformas*的VNⅠ～VNⅣ和VNB，*C. gattii*的VGⅠ～VGⅣ。有证据表明，各种分子类型可能实际上代表未知物种，在毒力和抗真菌敏感性方面存在重要差异。VNⅠ和VGⅠ分子类型广泛分布，并且是引起大部分新生隐球菌和加氏乳杆菌的疾病的主要病因。相比之下，VGⅢ、VGⅣ和VNⅣ似乎受地理限制，VGⅡ菌株主要在西北太平洋地区暴发。

隐球菌感染通常是在肺部吸入酵母菌或担子孢菌后，可能伴有血源性扩散至肺外组织，通常被认为代表休眠感染的再活化[1]。大多数患者存在亚急性体征和症状，如发热、头痛、嗜睡和/或精神状态改变。隐球菌感染的五个最常见的解剖部位是肺、中枢神经系统（CNS）、皮肤、前列腺和眼睛。在艾滋病毒感染的患者中，这2种病毒的临床表现相似，但没有艾滋病病毒的患者的疾病表现可能不同。新生隐球菌对神经组织具有独特的偏好，并且是引起脑膜脑炎的重要原因。另外一些报道表明，*C. gattii*更易造成肺部感染，但也可能涉及中枢神经系统[2]。在其他健康的宿主中，颅内*C. gattii*感染比新生隐球菌更容易引起X线片上局灶性脑损伤，并且与对治疗的延迟反应以及更频繁的神经外科介入要求有关[3]。

在抗逆转录病毒疗法（ART）出现之前，这种疾病在美国、澳大利亚和西欧的艾滋病患者中被认为有6%～10%会受到影响[4]，但在目前的临床报告中其比例已经下降[4]。尽管血清学证据表明选择人群中存在广泛感染，但隐球菌病在具有健康免疫系统的个体中是相对罕见的疾病。T细胞缺陷患者发生侵袭性隐球菌感染的风险最高，非洲撒哈拉以南地区艾滋病患者的发病率高达30%。这种病原体引起的致命性感染在世界范围内得到越来越多的报道，这主要是由于艾滋病的流行以及免疫抑制药物和化学治疗药物的广泛使用、器官移植领域和血液肿瘤学的管理策略导致越来越多的免疫

抑制的患者处于侵入性真菌感染的风险中。

在HIV阳性和HIV阴性宿主中，隐球菌病仍然有较高的发病率和死亡率。历史上成功治疗本病依赖于使用两性霉素B（AmB）、氟胞嘧啶（5-FC）和氟康唑。迄今为止，体外抗真菌药物对两性霉素B的耐药性并不常见，并且在氟康唑耐药率方面存在地理差异。已有报道，氟康唑MICs升高的原因是氟康唑的预防使用，氟康唑单药治疗后复发性隐球菌病。尽管抗真菌药物在体外具有抗隐球菌属物种的活性，并且使用ART来治疗HIV，但由于各种原因（包括直接的抗真菌药物耐药性），导致治疗失败的情况时有发生。最近在抗真菌药物敏感性测试方面的改进，允许在体外鉴定耐药菌株。然而，不同药敏试验方法存在显著差异，体外药物活性与临床结果之间的相关性尚未完全明确。患有隐球菌性脑膜炎且在最初诱导治疗后存活的AIDS患者，可能需要延长维持治疗以预防疾病复发。与长期使用抗真菌剂治疗或预防其他真菌感染相结合的二级预防，或维持治疗引起人们担心易感的隐球菌菌株可能出现。

抗真菌药物可潜在影响临床治疗的效果，加大药物耐药性的相关研究，能够更好地评估抗药性问题所涉及的范围。为此，大量工作致力于改进和标准化系统，使之在发生真菌耐药性时识别真菌耐药性，阐明引起耐药性发展的分子机制，并设计新的和改进的策略来治疗耐受性隐球菌病患者。本章将总结当前对新型隐球菌临床耐药性的研究进展，并讨论抗真菌药物耐药性发生时预防和处理的未来方向。

2 定义

耐药性是各种传染病的重要临床问题。通常，耐药性用于描述体外现象，其中微生物与相同物种的其他分离物相比，微生物对特定的抗生素表现出相对的敏感性。耐药性可以是主要的或次要的。原发性耐药性发生在未暴露于目标药物的微生物中。原发性新生隐球菌和*C. gattii*的抵抗力相对较弱，但据报道，发生过耐受5-FC[5]和氟康唑[6]的临床报道。继发性耐药，也称为获得性耐药，是由以前的药物暴露引起的。这种形式的耐药性已经在具有唑类抗真菌药物的新型隐球菌中观察到。对于5-FC的二次耐药性，主要是在20世纪70年代，当这种药剂被用作治疗隐球菌脑膜炎的单一疗法时所关注的[7]；但是通过使用氟胞嘧啶和AmB的组合，氟胞嘧啶耐药性的在临床上发生频率已经不高。固有抗性被定义为一种物种对某种药物的所有分离物的固有耐药性。棘白菌素类药物对新型隐球菌和*C. gattii*隐球菌都有这种耐药性。因此，目前这类药物尚未用于治疗隐球菌病。

2.1 临床治疗失败

最后，临床耐药性也被称为临床失败。临床耐药性描述了一种体内现象，其中尽管在感染部位使用治疗浓度合适的抗生素，但微生物仍持续引起疾病迹象。例如，隐球菌性脑膜脑炎的抗真菌治疗开始后，进行性神经功能障碍可能是由于未能控制颅内压或快速重建免疫造成的，并不一定意味着潜在的抗真菌药物耐药性。临床治疗失败的潜在原因很多，包括（a）宿主因素，如免疫状态和治疗依从性、（b）感染部位、（c）药物特性，包括生物利用度和毒性概况、（d）真菌因子，如感染菌株的毒力以及直接最小抑制浓度（the direct minimum inhibitory concentration，MIC）。可以说，成功治疗隐球菌病的最重要的长期预后因素，是治疗患者的潜在疾病过程的能力，而不是生物体的MIC值。

2.1.1 无艾滋病感染患者的临床耐药模式

由于宿主防御功能受损导致的治疗失败已经在肿瘤疾病的发生中得到了明确的描述。在Diamond和Bennett于1974年进行的经典预后分析中，死于两性霉素B治疗的患者更可能具有潜在的淋巴网状恶性肿瘤和/或接受过皮质类固醇治疗[8]。此外，抗真菌治疗后复发的隐球菌脑膜炎患者更有可能每天接受20 mg或更多的泼尼松。如果皮质类固醇每日减少至低于20 mg泼尼松，则可获得改善的临床结果。

艾滋病阴性患者的侵袭性隐球菌病相关结果已在有效唑类治疗时代重新评估。1990—1996年，在15个美国医疗中心进行的一项对306名HIV阴性患者的研究显示，总体死亡率为30%，隐球菌性脑膜炎造成的死亡率为12%[9]。具有器官衰竭综合征的患者的特异性死亡率最高（34%），其次是血液恶性肿瘤患者的死亡率（21%）。实体器官移植（Solid organ transplant，SOT）接受者也有发展隐球菌疾病的风险。据报道，隐球菌病在0.3%~5%的SOT受者中发生，其中52%~61%的SOT患者中存在肺和/或中枢神经系统（CNS）之外的传播记录[10, 11]。中枢神经系统感染（CNS）患者的死亡率从15%~20%不等[10, 11]，最高可达40%。最近，一家大型医疗中心显示，非HIV、非移植组（31%）的死亡率高于HIV和移植受体组（16%）。这些发现可能反映了异质性合并症以及非HIV/非移植组在诊断前症状持续时间明显较长这一事实[12]。

2.1.2　艾滋病携带者的临床耐药模式

目前推荐的ART联合抗真菌治疗方案，改善了HIV相关隐球菌病患者的预后效果，然而，急性死亡率仍然高得令人无法接受。Robinson及其同事[13]报道，在1986年至1993年期间登记的204名可评估艾滋病患者中，有37%未能在使用AmB和5-FC联合治疗10周后出现脑脊液（CSF）培养阴性。在研究的前2周内报告了29名患者死亡病例，并且在10周的评估之前共发生62人死亡。多变量分析将CD4细胞计数确定为10周时与治疗结果相关的特征之一。此外，使用定量培养的研究人员也表明，隐球菌性脑膜炎脑脊液中酵母菌的初始高含量与预后较差相关[14]。宿主和酵母因子都导致这种疾病的最终结果。

2.1.3　临床耐药性与药理学限制

隐球菌感染的位置与目前可用的抗真菌药物的药理特性相结合也在临床结果中起作用。一个临床事例是观察到抗真菌治疗无法完全杀灭患有前列腺疾病和HIV感染患者泌尿生殖道内的隐球菌[15]。同样，口服酮康唑吸收不良和渗透到中枢神经系统的限制，已被证明对治疗隐球菌脑膜炎无效，尽管它具有体外活性[16]。药物副作用和患者依从性也是治疗失败的重要考虑因素。例如，肾毒性和输液相关的副作用，可能限制两性霉素制剂的临床有效性，并且经常将主要使用的多烯从两性霉素B脱氧胆酸盐转移至两性霉素B的脂质制剂。氟胞嘧啶治疗的骨髓和胃肠道副作用的发展一直是一个问题，并且氟胞嘧啶的血液水平经常不易用于调整剂量。

2.1.4　隐球菌毒力因子与临床耐药性

已经证明隐球菌菌株之间的内在毒力差异，在动物模型的受控条件下存在，并且人类隐球菌感染可能与感染菌株固有的毒力特征相关。最近研究表明，某些隐球菌基因型（即暴发组）与HIV感染患者的预后较差相关[17]。此外，Mitchell及其同事[18]在1985—1992年对澳大利亚脑隐球菌病患者进行了回顾性研究。尽管AmB使用时间延长，颅内压增高得到了小心处理，但感染*C. gattii*与预后较差有关。此外，来自温哥华岛的暴发VGⅡa菌株在巨噬细胞和小鼠模型中也显示出比非暴发性VGⅡb毒株更强的毒力[19]。除了隐球菌变种之外，酵母体外产生黑色素样色素的能力也与发病机制有关[20]。黑色素可以保护酵母免受紫外线、极端温度、氧化应激和宿主巨噬细胞的伤害。Van Duin等人的[21]体外杀伤试验表明，黑化治疗（melanization）降低了新生隐球菌对AmB和卡泊芬净的敏感性。Odom及其同事[22]的研究也表明，在温暖的温度下，模拟宿主环境但不降低环境温度的新生隐球菌毒力需要钙调磷酸酶途径。最后，隐球菌荚膜也被证明在毒力中起关键作用。无荚膜突变体通常是无毒的，而有荚膜的生物体显示出不同程度的致病性。荚膜大小与颅内压和宿主免疫反应有关[23]。

我们强调几个宿主特征、药理学限制和真菌毒力因子是隐球菌临床抵抗的原因。除了这些变量之外，体外药物敏感性已经在动物模型中显示，并且一些临床报告是隐球菌感染结果的重要预测指标。随着需要长期抗真菌治疗的免疫功能低下患者的数量增加，原发性和继发性抗真菌药物耐药性已成为临床治疗的重要问题。除了回顾新生隐球菌抗真菌药物耐药性的流行病学和分子机制之外，还将重点讨论微生物实验室中耐药隐球菌分离株的鉴定。

3 敏感性检测

近年来，由于侵入性真菌感染的发病率和可用的抗真菌剂的数量增加，抗真菌药物敏感性测试已经引起了人们极大的兴趣。在酵母敏感性测试的可重复性和临床相关参考方法的开发中已经付出了很多努力。这项协作工作促进了各实验室之间的标准化，尽管不完善，但它已经为临床医生提供了一个体外基准以帮助选择抗真菌治疗。

3.1 肉汤稀释法

国际公认的酵母敏感性检测参考方法是肉汤稀释法，是指在液体培养基中连续双倍稀释抗真菌药物，接种标准数量的酵母细胞并孵育一段规定的时间。大量工作表明，采用较大体积的单个试管的肉汤宏观稀释法与采用体积小得多的孔盘组成的微量稀释法之间有很好的相关性。肉汤微量稀释（BMD）适应于较少劳动密集型，并且是大多数微生物学实验室中选择的肉汤稀释技术。

目前，有两种标准化方法用于酵母的BMD抗真菌药物敏感性测试：临床和实验室标准研究所（CLSI文件M27-A3和M27-S4）和欧盟抗微生物敏感性试验委员会（EUCAST）的方法。这两种方法的相似之处在于它们都使用RPMI-1640肉汤培养基作为基础培养基并具有相同的培养时间和显著的抑制终点（即氟康唑和氟胞嘧啶为50%，AmB为100%）用于与生长控制相关的MIC测定。这2种方法之间的差异包括接种物密度、培养基的葡萄糖含量、微量稀释孔的形状、可视化（CLSI）与分光光度法（EUCAST）的终点读数。这两种方法都具体指导检测隐球菌分离株的指南。

3.2 CLSI肉汤微量稀释法的改良

由于一些隐球菌分离株在CLSI推荐的RPMI-1640培养基中生长缓慢或不理想。因此，推荐的隐球菌孵育时间为70~74 h，而念珠菌为24~48 h。此外，使用酵母氮源基础（YNB）代替标准的RPMI-1640培养基可以促进新生隐球菌的生长并改善MIC的临床相关性，这是Ghannoum等人首次提出的改良措施[24]。随后的多个中心研究证实了使用CLSI微量稀释法结合YNB[25]强有力的实验室间的一致性。隐球菌脑膜炎，特别是在不受控制的HIV患者中，是一种高度真菌性负荷疾病；因此，有人已经提出，较大的接种量提高了氟康唑MIC测试的预测值。利用 C. neoformans 来研究从10^3到10^5细胞/mL的接种量的变化已经显示在测定氟康唑、AmB和氟胞嘧啶的MIC时；虽然接种量小，但接种效果显著[24]。因此，许多体外研究使用10^4CFU/mL作为用于敏感性测试的最终接种量。

3.3 圆盘扩散药敏试验

CLSI（M44号文件）和EUCAST都提供了标准化方法用于念珠菌属的圆盘扩散测试。这些方法也已扩展到隐球菌。Pfaller等人[26]比较了氟康唑圆盘扩散区直径与M27-A2使用总共276种临床新生隐球菌分离株确定的MIC。方法比较得出86%的总体分类一致性，其中重大错误率为0%（即当参考方法显示出抗性时，圆盘扩散方法从未表明微生物易感），主要错误率为2%（即圆盘扩散表明微生物有抗性，但参考方法报告易感），以及小错误发生率为12%。

3.4 针对抗真菌药物敏感性的E-检测法

E-test方法由浸渍有预定梯度的抗真菌药物浓度的塑料条组成，该浓度用于确定生物体的MIC。几位研究人员对E-test和CLSI微稀释进行了比较，确定了新生隐球菌分离株易感性的方法并观察到混合结果。使用含有2%葡萄糖的RPMI-1640培养基（RPG琼脂）进行E-test，Aller等人[27]报道通过E-test检测的氟康唑和氟胞嘧啶MICs与BMD方法（分别为81.1%和89.2% ± 两倍稀释度误差）有很好的一致性。然而，只有氟康唑在方法之间显示出统计学上的显著一致性，伊曲康唑和AmB对应的MICs显示较差的相关性（分别为54%和13.5% ± 2%稀释度误差）。未包含伊曲康唑或阿米巴耐药分离物用于分析。使用相同的培养基，Maxwell及其同事[28]显示伏立康唑（94%）和AmB（99%）的E-test和BMD之间的一致性很好。类似地，观察到异氟康唑有98%的一致性，没有任何显著的差异（即>2孔稀释差异）[29]。Lozano-Chiu等人[30]报道抗生素3培养基优于YNB和RPMI-1640培养基，可用于M27-A2方法一致地鉴定培养液中抗AmB的隐球菌分离株。当这些研究人员使用E-test琼脂扩散法时，RPMI-1640和抗生素3培养基都可以快速地检测两性霉素B耐药菌株。另外，研究人员报道了肉汤和E-test方法之间的高度一致性。

这些研究中的AmB病原体差异尚不清楚。根据现有数据，E-test可能是M27微量稀释技术的有用替代方法，用于测定新生隐球菌对氟胞嘧啶、氟康唑、伏立康唑、艾沙康唑和可能的AmB的易感性。E-test可能对检测AmB耐药菌株特别有用。

3.5　解释性判断点

体外抗菌药物敏感性的临床解释性断点（CBPs）可用于鉴定临床酵母菌株，这些临床酵母菌株可能会对批准使用的给药方案——给予抗真菌药物的治疗产生反应[31]。酵母CBPs仅用于念珠菌属，并且基于广泛的黏膜和浸润性念珠菌病的临床经验确定。

尽管最近对敏感性试验的改进提高了标准化水平，持续的技术变化、缺乏关于抗真菌PK/PD的数据以及与MIC的临床结果阻碍了*C. neoformans*和*C. gattii*通过CLSI或EUCAST建立其相应的CBPs。目前，没有确切的MIC或区域大小终点来鉴定耐药性隐球菌表型。有趣的是，*C. neoformans*和*C. gattii*耐药性评判点（resistance breakpoints）（μg/mL）已被提出并应用于对大量分离株的调查。这些临界值包括氟康唑的MIC（μg/mL）≥16或≥64、伊曲康唑≥1、伏立康唑≥2、氟胞嘧啶≥32、AmB≥1。其他人使用的区域直径≤14 mm作为非敏感性的阈值。需要注意的是，这些耐药性判断点必须在临床情景中谨慎使用。最终需要前瞻性研究来确定准确的CBP来测定抗真菌药物耐药性。此外，常规体外药敏试验目前不推荐用于治疗隐球菌病[32]。

3.6　流行病学评估的阈值

流行病学阈值（ECVs）可能是区分微生物敏感性降低的最敏感的基准[33]。ECV可用于鉴定当CBP尚未建立时由于获得性抗性机制而不太可能对治疗产生反应的分离株，以及随着时间的推移遵循体外敏感性趋势。ECV定义为将野生型（WT）分离株与非WT菌株（即具有突变或获得性抗性机制的生物体）区分开的MIC阈值[34]。ECV考虑了WT菌株MIC分布、模式MIC（modal MIC）和敏感性测试方法的固有变异性（±1倍稀释）。WT菌株的MIC分布通常覆盖模式MIC周围3~5倍的稀释度[31, 35, 36]。对于大多数MIC分布，ECV发生在模式MIC上方大约2倍稀释的阈值处，并且包含≥95%的WT菌株的MIC分布[31]。

多项国际研究已经使用根据CLSI M27-A3方法（RPMI-1640培养基和72 h培养）测试的大量全球分离物集合来确定隐球菌ECV。第一份报告集中于唑类药物[37]，其中包括285例侵袭性新生隐球菌临床分离株。氟康唑、泊沙康唑和伏立康唑的ECVs（μg/mL）和MIC≤ECV的菌株百分比（%）分别为8（96.9%）、0.25（96.5%）和0.12（95.1%）。有趣的是，1996—2008年氟康唑ECVs的时间趋势显示非WT菌株的频率下降。这一观察结果与先前发达国家的调查结果一致，这表明新型隐球菌对氟康唑的敏感性随着抗逆转录病毒疗法的引入而有所改善。

后两项研究包括大量的*C. gattii*以及*C. neoformans*菌株，并根据分子类型报告了ECVs；但并非所有的菌株都有可用于测定的基因型[38, 39]。不同新型隐球菌基因型的氟康唑ECVs（μg/mL）

为8（VNⅠ）或16（非典型和VNⅢ）。氟康唑ECVs用于*C. gattii*的范围从8（非典型、VGⅠ、VGⅡa、VGⅢ）到32（VGⅡ）。其他三唑类药物的ECVs也显示出基因型特异性差异。泊沙康唑ECV的范围从0.25（非典型新生隐球菌和VNⅠ）至0.5（非淋球菌非典型和VGⅠ）。类似地，伏立康唑ECV分别为0.12（VNⅣ）、0.25（两种物种的非典型分离菌，VNⅠ，VNⅢ，VGⅡ和VGⅡa）和0.5（VGⅠ）。MIC分布也因AmB和5-FC的菌种和基因型不同而不同。AmB的ECVs（其中MIC小于或等于括号中列出的ECV的分离株的百分比）为0.5 μg/mL的包括*C. neoformans* VNⅠ（97.2%）、*C. gattii* VGⅠ（99.2%）和VGⅡa（97.5%）和1 μg/mL包括 *C. neoformans*（98.5%）、（*C. gattii*）非典型（100%）和VGⅡ（99.2%）分离株。对于非典型*C. gattii*（96.4%）和VGⅠ（95.7%）的5-FC的ECVs为4 μg/mL，VNⅠ（96.6%）的5-FC的ECVs为8 μg/mL，非典型*C. neoformans*（98.6%）菌株、VGⅡ（97.1%）的5-FC的ECVs为16 μg/mL。

这些观察结果表明，隐球菌新型隐球菌属菌种复合体的ECV应该既是物种特异性的，又可能是分子类型特异性的。有限的样本量阻碍了已列出的除外分子类型ECV差异的评估。一般来说，*C. neoformans*分子型的三唑ECVs低于*C. gattii*，并且氟康唑（1.7%~9.5%）的MIC值大于ECV（非WT菌株）的发生频率高于其他三唑（0~5.7%）。

4 隐球菌对药物敏感性降低的流行病学调查

一些大型研究已经检验了体外抗真菌敏感性降低的隐球菌菌株的流行率。

4.1 全球范围内的调查

使用标准化的圆盘扩散试验，在10.5年间从10个国家的134个研究地点收集的2 230个新生隐球菌分离株对氟康唑和伏立康唑进行了检测[40]。为了研究目的，氟康唑的解释性断点（区域直径）：敏感性≥19 mm、耐药性≤14 mm。对于伏立康唑，≥17 mm被认为是敏感的、≤13 mm为耐药性。总体，10.4%的菌株对氟康唑耐药，而仅有1.7%对伏立康唑耐药。重要的是，相当一部分比例的氟康唑耐药菌株（13.6%）显示对伏立康唑的交叉耐药性。

4.2 群体性调查

Brandt等[41]报道了美国CDC在美国的4个大都市区1992—1994年和1996—1998年间进行的一项主动监测项目。对522例患者共732株分离株进行了评估作为此次监测的一部分。AmB的体外敏感性使用E-test和对氟胞嘧啶、氟康唑和伊曲康唑的MIC测量，并通过CLSI肉汤微量稀释法测量。在研究期间观察到广泛的MIC。有趣的是，在随后的3年间，4种药物的MIC_{50}和MIC_{90}在前3年监测期间的变化不超过一个对数稀释度。在整个研究中，没有观察到地理差异并且2种分离物的AmB MIC≥2 μg/mL。2个菌株都在1996—1998年的监测期间被确定。这些分离物没有描述个体AmB暴露的历史。在1992—1994年间收集的6种分离物（0.6%）和1996—1998年间收集的4种分离物（1.6%）的氟胞嘧啶MICs≥32 μg/mL。1996—1998年间，新发性氟康唑MIC为≥64 μg/mL（253例患者中有6例（2.4%），1996—1998年间269例患者中有2例（0.7%）的MIC≥64 μg/mL。研究者还比较了氟康唑从71例患者中至少1个月收集172株连续分离的新生隐球菌的易感性。与初始分离株相比，71例（18%）患者中13例患者的分离株的氟康唑MIC增加4倍或更多。其余的58名患者（82%的连续分离株）显示MIC（33名患者）无变化或达到一次对数稀释度变化（25名患者）。这在临床上很有趣，因为有可用于比较的连续分离株的患者组或许正在接受氟康唑维持治疗。

基于人口的监测方案在南非相关机构也得到了重视[42]。在发展中国家的许多地方，AmB和氟胞嘧啶对隐球菌性脑膜炎的杀真菌组合治疗费用很低，所以很容易被滥用，这就导致设计合理的给药方案或者检测相关耐药性带来了困难而无法发挥其杀菌作用。在这些情况下，氟康唑单一疗法通常以相对较低的剂量（每日≤400 mg）给药）已成为中枢神经系统疾病的标准初始治疗。此外，预防和治疗艾滋病相关黏膜皮肤念珠菌病的长期氟康唑预防是常见的。为了确定这种做法是否可能导致氟康唑敏感性降低的隐球菌分离株的出现，当地医疗机构向约翰内斯堡国家传染病研究所的真菌学参考单位报告了实验室证实的隐球菌病的病例，2002—2003年和2007—2008年间对分离株进行的检测。使用标准M27-A3方法测定了6种抗真菌药物（AmB、氟康唑、氟胞嘧啶、伏立康唑、泊沙康唑和伊曲康唑）的MIC。新发病例被定义为患者第一次实验室确诊的疾病。另外，还测试了连续收集的分离株对氟康唑的敏感性。从2002年到2003年在所测试的487个新发病例的分离株中，只有3个（0.6%）表现出≥16 μg/mL的氟康唑MIC。来自早期监测期的另外3个分离株的伊曲康唑MIC值（MIC≥1 μg/mL）提高了。所有新发病例的分离株都被低浓度的AmB抑制（MIC_{90}=0.19 μg/mL）。伏立康唑和泊沙康唑的MIC也较低（伏立康唑和泊沙康唑分别≤0.25 μg/mL和≤0.5 μg/mL）。尽管在监测期间南非没有使用氟胞嘧啶，但237株中有17株（7%）的MIC值为8 μg/mL或16 μg/mL。对于任何测试的抗真菌药物，两个监测期间的MIC_{50}和MIC_{90}没有差异。最后，在67例连续收集的分离株中，只有1例病例具有后续分离株（在新发病例菌株培养后30 d内收集），氟康唑MIC显著高于相应的新发病的分离株。

4.3　针对复发性脑膜炎患者的相关调查

Bicanic等人[43]在用氟康唑初始治疗后（每天400 mg的剂量），在27位HIV阳性受试者中描述了32次复发性隐球菌脑膜炎。76%的培养阳性复发（n=21）与氟康唑敏感性降低的分离株有关，无论患者是否接受ART治疗，这些病例的死亡率都很高。有趣的是，44%感染氟康唑耐药菌株的患者在未调整氟康唑剂量的情况下接受利福平治疗，已知利福平可诱导氟康唑代谢。

Yildiran等人[44]还使用M27-A宏观稀释法研究了来自192名患者的213个脑脊液（CSF）分离株对氟康唑、伏立康唑和泊沙康唑的体外敏感性。该新生隐球菌的收集物包括之前在1990—1999年间提交给圣安东尼奥得克萨斯大学健康科学中心的分离物。对于所研究的每种三唑类药物的MIC_{50}和MIC_{90}在10年观察期中基本保持不变。总体而言，泊沙康唑是活性最强的三唑（MIC_{90}=0.06 μg/mL），其次是伏立康唑（MIC_{90}≤0.125 μg/mL），第三是氟康唑（MIC_{90}=8 μg/mL）。20例复发性脑膜炎患者对曾连续提交至少1个月的分离株进行了分析，与最终分离株相比，9名患者（45%）具有相同的氟康唑MICs（±1稀释度），6名患者（30%）的氟康唑MIC上升了4～16倍，其余5名患者（25%）的MIC降低至1/16～1/4。伏立康唑MICs随时间变化而保持不变（±1稀释）。对于原始和最终分离物，16名患者（80%）具有相同泊沙康唑MICs（±1稀释度），2名（10%）患者的MIC增加了4倍，最后2名（10%）的患者减少至1/16～1/4。观察到的氟康唑MIC随时间的变化不一定能预测泊沙康唑MIC中观察到的方向性变化。对一些分离株，随时间推移而泊沙康唑MICs的变化可以得到一些推荐解释，包括预测不同的隐球菌菌株可能导致复发。然而，以前的研究表明，复发最常引起初始感染株。

总而言之，这些相对较大规模的研究为我们提供了一些有关在不同地理区域和长时间段内对抗真菌药物易感性降低的流行趋势。尽管大多数分离株在体外似乎对各种抗真菌药物敏感，但在氟康唑暴露后，获得性唑类耐药性已得到明确的证实。泊沙康唑似乎是体外活性最高的药物，一些（但不是全部）研究表明，氟康唑MICs升高预示伏立康唑MICs也会升高。有关MIC的临床结果文件的持续监测是必要的，这在复发性隐球菌病中尤为重要。IDSA隐球菌病治疗指南指出了保存所有隐球菌分离株的重要性，这样可以在出现明显复发的情况下同时进行检测。尽管作为推荐的经验，这些指南建议MIC的三管稀释上升作为发展直接耐药性的标志[32]。

4.4 不同隐球菌菌株对药物敏感性的差异

对于*C. neoformans*和*C. gattii*之间是否存在抗真菌敏感性差异，这是一个很有趣的科学问题。*C. gattii*感染通常与对抗真菌治疗的延迟反应有关[3]，但这一观察结果不一定与更高的MIC相关。有报道比较*C. neoformans*和*C. gattii*之间的MICs变化幅度很大，其中一些研究报道了两种菌株对应的MIC值比较接近[45]，而另一些研究表明，*C. gattii*的吡咯和氟胞嘧啶MICs高于*C. neoformans*[46]。目前尚不清楚中等收入国家的差异是否真的在两个物种复合体之间或潜在与分子基因型相关，正如ECV报道所指出的那样。

5 体外真菌药敏结果与临床治疗的相关性

多项研究评估了隐球菌疾病易感性试验结果与临床反应之间的相关性。这些报告中的大多数集中在氟康唑和/或AmB MIC的临床预测价值。

5.1 氟康唑敏感性与临床治疗结果的相关性

Aller等人[47]回顾了1994年到1996年美国和西班牙塞维利亚的25例患者中主要与艾滋病相关的隐球菌感染，24例艾滋病患者中有5例治疗失败，高浓度氟康唑MICs（≥16 μg/mL）与死亡率以及治疗失败之间存在统计学显著相关性。本研究中的敏感性试验按照M27-A文件中描述的CLSI指南执行。同样，Menichetti等人[48]对连续14例隐球菌性脑膜炎艾滋病患者进行了高剂量氟康唑治疗的研究，所报告的第一次阴性CSF培养的中位时间对于具有4 μg/mL的氟康唑MIC分离菌株的患者为56 d，而对于具有分离株MIC<4 μg/mL的患者为16 d。尽管中位时间与CSF灭菌的时间无统计学意义上的差异，但40 d的差异可能具有临床意义。本研究没有进行临床结果与氟康唑MIC相关性的分析。

Witt和他的同事[49]，采用YNB改良的BMD和CLSI宏观稀释法，试图确定体外氟康唑易感性与临床变量是否可预测急性AIDS相关隐球菌脑膜炎患者的治疗结果。研究人群包括参加了两项临床试验之一的患者，这些试验评估了不同剂量的氟康唑加或不加氟胞嘧啶的治疗结果，如果患者在10周治疗结束时用无菌CSF培养物存活，则认为治疗成功；与那些治疗成功的患者相比，治疗失败的患者的氟康唑平均log MIC显著更高。然而，这只有当MIC通过改进的BMD方法测量时才是正确的。当通过标准的M27宏观稀释技术测量MIC时，平均logMIC分布没有统计学上显著性差异。笔者认为这种差异可能部分归因于（与用于宏观稀释技术的RPMI相比）在YNB培养基中生长能力增强。虽然这些报道表明氟康唑MICs升高与预后较差相关，但这些数据来源于少数患者的单因素研究。值得注意的是，据报道，氟康唑的失效MICs值低至2～4 μg/mL[50]。

5.2 两性霉素B敏感性与临床治疗结果的相关性

在临床实践中，*C. neuformans*和*C. gattii*隐球菌中AmB的MICs升高相对较少。然而，已经发表了几篇关于AmB MIC与临床结果相关的报道。Powderly等人[51]评估了来自单个艾滋病相关隐球菌脑膜炎患者的4个连续分离株，他们报告AmB MICs从0.4 μg/mL增加到1.6 μg/mL，这与临床复发有关。或者，其他人已经描述了复发性脑膜炎患者的一系列新型隐球菌分离株敏感性，其分离株相对于初始分离株显示AmB易感性没有降低[52]，并且无论使用什么药物或者检测方法都显示患者对抗真菌治疗不敏感的相关分离株AmB的MIC无明显增高的趋势（即CLSI-RPMI、CLSI-YNB修饰或E-test）[53]。

鉴于通过标准方法确定的体外易感性和早期临床结果之间缺乏可靠的相关性，对替代疗法的建立已经提到了临床医生的工作日程。Larsen及其同事[54]使用CLSI-RPMI以及改良的肉汤大量稀释测定13例患者治疗前、后的新生隐球菌CSF分离株的MIC值，在该研究中，使用标准化接种物和对应于由每毫升CSF的定量菌落计数所定义的预处理"患者特异性接种物"进行重复测试。AmB的MIC介于0.125～0.25 mg/L，在治疗的第14 d，由于这种MIC值范围太窄而无法预测培养物中的真菌应答。或者，当使用患者特异性接种物时，观察到药物浓度与第14 d定量培养物之间显著相关。笔者的结论是，需要评估治疗前真菌载量，以可靠地预测微生物治疗反应。随后将这些观察结果在另外一个独立的艾滋病患者治疗组中重现[55]。除了患者特定的接种方法之外，有证据表明，最低杀真菌浓度（MFCs）可能比MICs更好地预测临床结果。在一项研究中，对从患有脑膜炎艾滋病患者分离的16株新生隐球菌进行了AmB MIC和MFC检测[56]，MFC被定义为在药物存在下继代培养时菌落的数量基本为零的抗真菌剂浓度。1 μg/mL的AmB浓度对大多数分离物具有杀真菌活性，但是来自对治疗无响应的患者的4种分离物显示出持久或耐受性抗真菌作用。相反，从所有分离物获得的MIC值表明它们是易感的。

目前，尚未建立用于可重现隐球菌MFC的测试条件。同样，目前还不存在用于初始CSF培养物中酵母量化的标准化程序。这两种方法比标准BMD方法劳动强度更大，技术上更具挑战性，因为它们涉及精确的菌落计数，因此对于大多数临床实验室而言可能并不实用。然而，目前的证据表明，需要替代的体外方法来最准确地预测微生物学结果。

5.3 体外—体内敏感性的相关性

隐球菌MIC与临床结果之间缺乏可重复的相关性。首先，鉴于所研究的患者群体的异质性、测试方法的差异以及用于定义治疗成功的不同指标，难以直接比较药物敏感性报告。另一个重要的混淆因素是有机体本身的病理生物学特异性。在环境中，具有不同基因型、血清型或杂交类型的隐球菌菌株通常从同一地理位置分离[57]。因此，从环境中获得多种菌株的人类感染是合理的。已报道当涉及不同血清型或基因型的混合感染，当纯化和分析单个菌落时，在相同培养物中观察到可变的集落形态[58, 59]，并且对未纯化的分离物的分子分析显示接近20%的隐球菌感染实际上是混合感染[60]。感染期间宿主的细微进化也是研究人员提出来的假说[61-63]。生物体与单倍体或二倍体后代产生重组的能力，[64]以及易位、重复，甚至非整倍体菌株形成的积累被认为是有助于遗传多样性和潜在的抗药性的应激反应。抗真菌治疗可以选择获得染色体重复和非整倍体的菌株，通过复制染色体或含有ErgⅡ或药物泵（如AFR1）的染色体，从而一定程度上降低对药物的敏感性；但在体外，这些分离菌株在琼脂营养培养基上生长时（即非应激条件下），它们可能会失去染色体异常，从而失去抗性表型。展望未来，在药物或患者特异性接种物存在下，结合对CSF（即未纯化的分离菌）的直接分析以及测量抗真菌药物对真菌生存力影响的易感性监测的新方法或许可以提高实验中复制体内的条件的能力。

6 抗真菌药物耐药性的分子机制

有几种抗真菌药物可用于治疗隐球菌病。目前使用的主流药物是多烯类、唑类和氟嘧啶类。研究还评估了棘白菌素类似物单独或与其他抗真菌剂组合对抗新生隐球菌的活性。用于治疗侵袭性真菌感染的抗真菌剂的作用模式可分为三大类，其包括（a）真菌质膜破裂（多烯和唑类），（b）DNA和RNA合成抑制（氟嘧啶类），（c）1，3-β-D-葡聚糖合酶抑制剂（棘白菌素类）。耐药性的发展可以在真菌代谢途径的几个位点发生。对抗真菌药物抗性机制的研究集中在几个领域：药物靶标的改变、药物进入细胞的损害、药物流出细胞以及药物在靶细胞内的失活。

6.1 多烯类化合物

两性霉素B脱氧胆酸（AmB）于1956年在有氧放线菌*Streptomyces nodosus*中首次被发现。AmB于1959年获准使用，并且对包括新型隐球菌在内的各种真菌具有活性。多烯抗真菌剂包括AmB和较新毒性较低的脂质制剂是杀真菌剂。这些药物通过靶向麦角甾醇（大多数真菌质膜中的主要甾醇）而起作用，麦角甾醇对维持细胞结构完整性很重要。假设8～10个药物分子在真菌脂质双层内结合形成孔道，从而促进钾离子的溢出和细胞质子梯度的破坏。除了细胞膜效应之外，多烯也被认为在真菌细胞中诱导氧化损伤[65]。一些研究人员已经描述了AmB抗性的潜在机制。凯利等人描述了两名从患有艾滋病相关隐球菌脑膜炎并且AmB和氟康唑治疗失败的患者体内收集到的新生隐球菌分离株[66]，当比较治疗前和治疗后的分离株时，研究人员发现治疗后分离株由于甾醇δ8→7异构酶中新获得的缺陷导致膜麦角固醇浓度降低，该靶向缺陷导致AmB的耐药性，但不影响治疗后分离株对氟康唑的敏感性。

Ghannoum等人通过评估5例复发性隐球菌脑膜炎患者的13种分离株，也报道了AmB和氟康唑敏感性与隐球菌甾醇组成关系[67]。用DNA探针的菌株分型显示初始和复发分离株是相同的。所有5例患者均接受过氟康唑治疗，5例患者中有3例在首次诊断与感染复发间隔期间也接受了AmB治疗。复发分离株的固醇组合物中与初始分离株不同。没有一个复发分离株的AmB易感性发生变化，但是一些复发分离株对氟康唑的敏感性存在差异。研究人员认为，甾醇的变化可能是由于抗真菌治疗方案的选择性压力所致，也可能是身份不明的宿主选择压力所致。

使用还抑制真菌麦角甾醇合成的唑类抗真菌剂理论上可能导致AmB缺乏结合位点。Joseph-Horne及其同事鉴定了对唑类和AmB交叉耐药的*C. neoformans*突变体，但发现这种交叉抗性与甾醇生物合成无关[68]。在他们的研究中检测到交叉抗性表型的频率是10^{-8}。笔者认为，单个突变可能是交叉耐药的原因，并假设药物细胞内药物含量减少可以解释观察到的多重耐药性。但是，在这项调查中不能直接测量AmB药物的积累。在另一项研究中，同一研究人员能够分离出一系列耐AmB的新生隐球菌突变体，这些突变体保留了麦角甾醇的积累能力[69]。他们推测在新生隐球菌分离株中至少存在几类AmB抗性突变体，这些类别包括（a）甾醇突变体；（b）甾醇生物合成正常的突变体，具有或不具有对氟康唑的交叉耐药性。

Currie等人进行的动物研究后认为宿主因素也可能在抗真菌药物抗性的发展中起作用[70]。在这项研究中，5种环境中分离的新型隐球菌在小鼠中的连续传代导致所有分离株的AmB MIC_{50}的统计学上显著增加，但是没有观察到氟康唑MICs的显著差异。小鼠传代与所有5种传代隐球菌分离株的细胞膜固醇含量和组成的变化相关。矛盾的是，5种分离物中的4种麦角甾醇含量增加，所有这些在连续传代后对AmB更具抗性。这一发现突出了AmB耐药机制的复杂性，并且表明，至少在小鼠模型中，在先前没有药物的暴露情况下，体内可能出现耐药突变体。迄今为止，还没有关于从人类分离的新生隐球菌菌株的两性霉素B初级抗性的报道。

6.2 氟嘧啶类化合物

氟胞嘧啶（5-FC）是一种氟化嘧啶，于1957年作为寻找新型化学治疗药物的过程中被发现，随后于1971年获得FDA批准用于治疗侵入性真菌病。氟胞嘧啶在结构上与氟尿嘧啶（5-FU）和氟尿苷都相似，具有最小的蛋白质结合力和极好的体液渗透性。通过胞嘧啶通透酶将药物吸收到真菌细胞中，然后通过胞嘧啶脱氨酶（一种人体组织中不存在的酶）脱氨基成为5-FU。被脱氨基的化合物在细胞内被转化为称为氟尿苷三磷酸（FUTP）的核苷三磷酸，其掺入到真菌RNA中，引起编码错误并最终导致蛋白质合成异常。氟尿嘧啶也可以转化为能够破坏DNA合成的脱氧核苷[49, 53]。

对氟胞嘧啶的固有抗性已在*C. neoformans*[5]中得到证实，并被认为是多种耐药机制中的一种造成的。首先，胞嘧啶通透酶或脱氨酶活性的丧失可能导致药物的吸收或脱氨基减少，这些酶缺陷赋予氟胞嘧啶固有的抗性。下一个抗性机制是尿嘧啶磷酸核糖基转移酶或尿嘧啶-5-磷酸焦磷酸化酶（嘧啶补救途径中不可或缺的酶）活性的缺陷导致其固有抗性。Block等人发现对氟胞嘧啶耐药的隐球菌分离株也对氟尿嘧啶产生显著的耐药性[7]。这种交叉耐药性表明与尿嘧啶磷酸核糖基转移酶或尿苷-5-磷酸焦磷酸化酶相关的蛋白质或基因异常。

两个非连锁基因中的任一个突变，新生氟胞嘧啶耐药就可能出现在新生隐球菌中。名为*FCY1*和*FCY2*的基因充当简单的孟德尔决定簇，可自由重组，但尚未被专门分离或测序。研究已经检测了易感临床分离株中氟胞嘧啶耐药突变体出现的频率[71]。在体外实验中，随机选择的菌落出现了<0.001%的耐药突变体，平均突变率为（70 ± 17.9）个突变体/10^{7}个隐球菌，表明氟胞嘧啶耐药可能是单一突变事件。这些数据还表明突变率使得在感染部位例如CSF中易于选择对氟胞嘧啶抗性，其中酵母的负荷可以达到10^{7}CFU/mL或更高[71]。

Hespenthal和Bennett发表了他们早期使用氟胞嘧啶单药治疗隐球菌性脑膜类的经验[72]。他们在首次AmB/氟胞嘧啶试验之前收集的数据显示，13例对治疗无反应或复发的患者中有6例发生继发性耐药，在发生继发性耐药的菌株中，氟胞嘧啶MICs从≤2.5 μg/mL上升到>320 μg/mL，并在所有后续检测中保持在该水平。本研究中氟胞嘧啶单药治疗的总体治疗失败率为57%（23例患者中有13例）。

在一篇开创性的文章中，AmB和氟胞嘧啶组合用于治疗隐球菌性脑膜炎可降低复发株对氟胞嘧啶耐药的频率[73]。由于继发性耐药率很高，随后的临床经验表明：氟胞嘧啶应该总是与其他抗真菌药物如AmB或氟康唑联合使用，用于治疗危及生命的隐球菌病[73, 74]。

6.3　唑类化合物

20世纪60年代后期发现唑类衍生物，这标志着治疗侵入性真菌病取得重大进展。这类抗真菌剂是完全合成的，由咪唑和三唑两个基因组成。三唑环内有3个氮分子，而咪唑环有2个氮原子。唑类药物是抗真菌的药物。较新的唑类化合物（伏立康唑、泊沙康唑和异戊唑醇）具有广谱的抗真菌活性，包括对大多数酵母以及一些丝状真菌的活性。伊曲康唑、氟康唑、酮康唑、伏立康唑、泊沙康唑和艾维康唑已经显示出对环境分离的新型隐球菌均有体外抗菌活性。

6.3.1　甾醇生物合成

与多烯类似，唑类抗真菌药物通过中断甾醇生物合成起作用，该过程涉及将羊毛甾醇转化为麦角固醇的多步骤过程。具体而言，唑类抑制羊毛甾醇14α-脱甲基酶（P450$_{14dm}$），这是一种活性位点含有血红素部分的细胞色素P450依赖性酶。唑类化合物通过唑环中的无空间位阻的氮原子与P450$_{14dm}$血红素基团内的铁原子结合而起作用。唑—血红素复合物阻止麦角甾醇形成所需的羊毛甾醇的去甲基化。伴随着羊毛甾醇和其他甲基化甾醇前体积累与麦角甾醇的消耗，干扰了真菌膜结构和功能。

一些研究人员试图更好地描述新生隐球菌对唑类药物的耐药机制。这些似乎是在唑类抗性中起作用的多步骤过程，其中包括目标酶（甾醇14α-脱甲基酶）亲和力变化、3-酮甾体还原酶的抑制、药物摄取缺陷、靶酶的过表达以及编码多药外排泵的基因突变。

Venkateswarlu及其同事评估了11株新型隐球菌分离株，试图确定氟康唑耐药的生化基础[75]。研究者关注甾醇组成的变化，氟康唑抑制P450$_{14dm}$和氟康唑的细胞浓度。甾醇分析在存在和不存在氟康唑的情况下进行。暴露于氟康唑后，所有分离株的麦角甾醇水平下降至正常水平的20%以下。所有处理过的分离物均积累了美决明子素和齿孔醇，分别指示3-酮甾醇还原酶（一种催化麦角甾醇生物合成所需的C-4去甲基化的NADPH依赖性酶）和P450$_{14dm}$的抑制。美决明子素和齿孔醇不支持细胞生长，因为它们在C-4位被甲基化，并且已经假定最佳膜功能需要C-4去甲基化。研究人员提出3-酮类固醇还原酶和P450$_{14dm}$的抑制可能是由于直接的唑效应或可能由于在底物中保留了C14α-甲基。通过测量细胞提取物中[2-^{14}C]甲羟戊酸到C-14去甲基化甾醇中的结合来测试P450$_{14dm}$的抑制作用。只有具有低水平氟康唑耐药性的菌株显示降低了P450$_{14dm}$对氟康唑的敏感性。最后，使用放射标记药物测量氟康唑的细胞浓度。观察到最具耐药性的菌株在药物积累中有10～20倍的减少。笔者推测这可能是由于多药耐药性转运蛋白的存在导致的，这种转运体类似于白色念珠菌唑类耐药菌株。总之，这些数据表明低浓度氟康唑耐药可能与P450$_{14dm}$靶标酶对氟康唑的亲和力变化有关，而氟康唑的细胞浓度降低可能导致高水平氟康唑耐药。

Lamb等人也研究了*C. neoformans*的P450系统与唑类耐受性的关系[76]。在他们的分析中，甾体组合物在耐受唑的临床分离株中没有变化。所有菌株积累约70%的甾醇，类似于之前对野生型新型隐球菌的甾醇分析。研究人员还使用微粒体组分评估了P450，观察到特定的P450含量在耐受唑的分离株中更高，大约两倍于敏感株。他们还注意到，所有耐受分离株的细胞内氟康唑浓度均下降，但药物浓度仍然超过每个细胞的微粒体P450含量，表明有足够的药物可以发挥抗真菌作用。Lamb的研究小组认为，药物靶细胞色素P450的改变可能是导致唑耐受性的原因，并且这种改变可能导致在酶的活性位点对药物的亲和力降低。

6.3.2 14α-去甲基酶（14α-Demethylase, ERG11）

为了更好地了解新型隐球菌对唑类药物耐药的生化基础，最近的关注也转向了新型隐球菌对唑类药物耐药的潜在遗传机制。已经评估了编码14α-去甲基酶基因（*ERG11*），以确定分子修饰如突变或过表达是否可能导致酵母的抗真菌药物抗性。这项工作的大部分都是用白色念珠菌完成。*ERG11*改变在新生隐球菌氟康唑耐药发展中的作用，通过检查一个艾滋病患者在14个月期间接触氟康唑的复发性隐球菌性脑膜炎的5种分离株来评估[77]。DNA指纹图谱显示所有5种分离株都是同一菌株。认为菌株1~4对氟康唑敏感（MIC 1~2 µg/mL），而第五菌株MIC为16 µg/mL，判定为耐药。前4种分离株的*ERG11*的PCR扩增和基因测序没有显示任何碱基改变。第5株在ERG11蛋白的高度保守区域中显示出点突变（g1855t）。在白色念珠菌的G464S位置已经被一个等价物替代，并且之前已经与该生物体中的氟康唑抗性联系起来。这项分析是首次将点突变与新生隐球菌耐药性联系起来的研究之一。

6.3.3 多药外排泵

Posteraro等人设计了一种cDNA减影文库技术来比较氟康唑耐药突变株和其原始的唑敏感临床分离株之间的基因表达[78]。通过体外暴露氟康唑产生唑类抗性突变体。耐药表型（氟康唑MIC为64 µg/mL）在无药物培养基上连续传代20次后稳定。对两个菌株进行DNA指纹分析，得到相同的RFLP图谱。然后研究人员鉴定出在抗性突变体中表达的cDNA，但不是氟康唑敏感的亲本菌株。序列分析揭示，仅在抗性突变体中表达的cDNA的一部分与已知的ATP结合盒（ABC）转运蛋白超家族成员编码基因的序列同源。ABC转运蛋白是已知编码多种药物外排泵的基因组。然后以该独特的突变cDNA作为探针，从*C. neoformans*基因组文库中分离出完整的基因。随后的测序鉴定了ABC转运蛋白基因，其编码的蛋白质与其他ABC转运蛋白具有显著相似性。研究人员将该基因命名为*C. neoformans* Antifungal Resistance 1（*CnAFR1*，GenBank登录号AJ428201）。*CnAFR1*位点在耐药性晚期被同源重组破坏，以确定*CnAFR1*是否参与氟康唑耐药。该基因的中断导致无效突变体对氟康唑敏感性的提高。此外，重新引入*CnAFR1*导致抗性表型恢复。

Thornewell等人还鉴定了*C. neoformans*中的一种编码与ABC转运蛋白多种药物抗性相关蛋白的基因[79]。然而，这种CneMDR1蛋白的细胞功能未知，需要进一步的实验来确定CneMDR1是否积极参与抗真菌药物的耐药性。

6.3.4 异质性耐药

Mondonet等首次描述了从未接触过抗真菌药物治疗的HIV阴性的男性患者的单个分离株的克隆亚群中氟康唑和伏立康唑MICs的差异性[80]。此外，这些研究者概述了一例艾滋病复发性脑膜炎患者中的6个连续分离株中氟康唑MICs稳定增加的情况。当从两名患者的分离物获得的单个菌落在含有64 µg/mL氟康唑的培养基上生长时，观察到均质的抗性细胞群。在返回到无药物培养基后，这些亚克隆大部分失去了抗性并恢复到最初的表型。这种固有的唑类抗性模式被称为异质性耐药

（heteroresistance），被定义为在敏感菌株的单个菌落内出现了一小部分抗性细胞亚群，耐药亚群可以逐步适应增加药物浓度。然而，在无药培养基上重复转移导致高度抗性的亚群恢复到原来的异源抗性水平。异源性水平被定义为唑类药物出现耐药性亚群的最低浓度。

C. neoformans[81]和*C. gattii*[82]菌株都已显示出对三唑具有异质耐药性。在一项关于临床和环境分离株的研究中，氟康唑浓度 ≥16 μg/mL时，相比于新生隐球菌菌株（46%），*C. gattii*菌株的比例（86%）显示出异质耐药性，但是在血清型或分子类型与异质耐药性之间没有明显的相关性[82]。Yamazumi等人也调查了广泛地理分布获得的临床隐球菌分离株中异质耐药性的发生率，其中4.7%的菌株（107个中的5个）对氟康唑表现出异质耐药性[83]。

比较基因组杂交和定量实时PCR研究表明，新型隐球菌通过复制多条染色体以适应高浓度的氟康唑[84]。适应氟康唑浓度高于其MIC含量的菌株在1号染色体上具有二体型（disomies），在不断增加药物压力的情况下，在其他染色体中累积了额外的重复。氟康唑敏感性的两个重要决定因素存在于染色体1上：*ERG11*（氟康唑的靶标）和*AFR1*（新生隐球菌中唑类的主要转运蛋白）。在去除药物暴露后，菌株恢复到其初始的氟康唑易感性水平，并丢失额外的染色体。随后，动物模型实验表明具有染色体1二体型的克隆菌株出现在长时间氟康唑暴露和生物应激的小鼠的脑中，并且以应变依赖性的方式克隆[85]。进一步的工作有助于确定氟康唑异质性耐药在人类感染中的临床意义，其在治疗失败中可能发挥的作用以及开发准确的体外敏感性断点的能力。

6.4 葡萄糖合成抑制剂

真菌细胞壁也是抗真菌药物研究和开发的热点。虽然细胞壁的组成在真菌种类中是不同的，但在哺乳动物细胞中尚未发现共同的途径用于评估为潜在的抗真菌药物靶标。这些合成途径的一般组分包括几丁质、甘露糖蛋白和1,3-β-D-葡聚糖。棘白菌素是抑制1,3-β-D-葡聚糖生物合成的环六肽。这些化合物作为1,3-β-D-葡聚糖合酶的非竞争性抑制剂，1,3-β-D-葡聚糖合酶是参与真菌细胞壁中葡聚糖聚合物生产的酶。目前正在使用的棘白菌素包括卡泊芬净、阿尼芬芬和米卡芬净。这些药物对各种真菌包括念珠菌属、曲霉菌属和卡氏肺孢子虫都有很强的活性，但对新型隐球菌的活性有限[86]。据推测，棘白霉素缺乏抗隐球菌活性可能是由于隐球菌细胞壁中很少有1,3-β-D-葡聚糖链、缺少或低水平的靶酶、合成酶抑制剂与靶酶的结合有限。然而，内在抗性的确切机制尚未明确确定。

Feldmesser等进行了超微结构分析来探究葡聚糖彼此相连的结构特征，从而研究新型隐球菌对棘白菌素可能的耐药机制[87]。在细胞培养中使用和不使用卡泊芬净培养新型隐球菌细胞。1,3-β-和1,6-β-D-葡聚糖的亲和纯化兔抗血清来确定这些表位是否存在于新型隐球菌细胞的细胞壁中。使用免疫电子显微镜和金颗粒定量法，研究人员能够证明在体外培养的隐球菌细胞以及感染的鼠肺组织中存在1,3-β-和1,6-β-D-葡聚糖链。当新生隐球菌细胞在通常对其他真菌物种具有杀真菌作用的卡泊芬净浓度下生长时，研究人员检测到较少的葡聚糖表位，这表明缺少1,3-β-D-葡聚糖键并不能解释卡泊芬净相对缺乏疗效的原因。他们还发现，通过表位检测，卡泊芬净部分抑制了1,3-β-D-葡聚糖键的形成。作者建议新型隐球菌1,3-β-D-葡聚糖合酶可能对卡泊芬净的抑制具有相对抗性，并解释了该药对新型隐球菌缺乏疗效的原因。

以前对白色念珠菌和酿酒酵母突变体的研究已经确定了1,3-β-D-葡聚糖合酶的跨膜亚基作为棘白菌素的靶标。该酶是由两个亚基组成的异聚复合物、质膜中的215-kDa大的催化亚基和激活酶催化部分的小的GTP结合亚基。Fks1p是推荐的催化亚基，由两个同源基因*FKS1*和*FKS2*编码。酿酒酵母中任一基因的单个中断都不会影响真菌生存力，然而，双重阻断是致命的[88]。类似的*FKS*基因已经在白色念珠菌和曲霉菌种中被鉴定出来[89]。Thompson等通过与酿酒酵母交叉杂交，克隆并对新型隐球菌菌株的FKS1同源物进行了测序[90]。隐球菌Fks1p蛋白的序列分析与白色念珠菌和酿酒酵母

FKS1的同源性为58%，与烟曲霉FKS1的同源性为62%。*C. neoformans*基因组中只发现了一个*FKS*拷贝。在隐球菌分析中，已知对酿酒酵母中棘白霉素敏感性至关重要的氨基酸序列是保守的。然后Thompson的小组破坏了*FKS1*基因以评估其在隐球菌生存能力中的作用。采用同源整合转化将质粒整合到两个特定的*FKS1*基因之一的不同位点来鉴定基因产物的活性是可行的。两种可能的整合位点中只有一种能够破坏基因功能。独特地整合回复现象在无干扰定向整合（integration in the non-disrupting ortientation）中是很重要的。研究人员在无干扰定向整合和破坏方向无整合过程中观察到23个同源重组事件，假设在任一方向上重组的机会相等，此结果的概率为1.19×10^{-7}。作者认为这是对新型隐球菌*FKS1*基因重要性的强有力的统计论证。认为编码1, 3-β-D-葡聚糖合酶的基因存在于新型隐球菌中，并且葡聚糖合成是真菌生存所必需的。

棘白菌素对隐球菌的相对较低的功效似乎也不是由于对隐球菌1, 3-β-葡聚糖合成酶的有限药物活性造成的[91]。至于有限的药物进入目标酶可能在棘白霉素抗性中发挥作用的观点，已经证明无荚膜型新型隐球菌菌株具有类似于先前研究中所述的荚膜分离株的卡泊芬净MIC[90]。因此，隐球菌多糖荚膜似乎在卡泊芬净对新生隐球菌相对缺乏疗效方面似乎不起重要作用。有可能尚未发现的作用机制在其他真菌病原体中起作用，但在*C. neoformans*、*C. gattii*中不起作用。

7 克服新型隐球菌耐药性的策略

预防抗真菌药物耐药的有效策略是必要的。管理现有的耐药性，尤其是氟康唑耐药性的规范管理是极为重要的。本节重点介绍临床方法中应考虑的6种策略，以预防和/或管理新型隐球菌抗真菌药物的耐药性。

7.1 初级预防

管理隐球菌耐药性的最简单和最具成本效益的策略是完全预防感染。已经发现*C. gattii*与几种桉树和其他树木相关，而新型隐球菌及其格鲁比变种已经从水果、树木和鸟类粪便中分离出来。隐球菌感染高风险的患者应尽可能避免接触这类环境。然而，患者完全与酵母真菌隔离是极不可能的。针对疾病风险最高的个体，预防隐球菌病的发展还可能涉及化学预防或免疫，由于长期接触抗真菌药物，在高危患者中采用预防性策略有可能增加耐药性的发生率，而隐球菌疫苗正在等待人类临床试验的结果。

几项研究评估了唑类预防性治疗对预防高危艾滋病患者隐球菌病的疗效。氟康唑和伊曲康唑都能有效预防隐球菌病[92, 93]。然而，没有一项预防试验显示出生存益处。此外，选择耐药性真菌（念珠菌属和隐球菌属）的费用和可能的药物与药物之间相互作用使得大多数医师不愿意使用唑类药物进行初级预防。目前ART治疗和其相关免疫重建的使用显著降低了HIV感染患者隐球菌病的风险。目前，美国传染病协会（IDSA）和美国公共卫生服务（USPHS）的建议并不支持对艾滋病患者的真菌病进行初级预防[94]。

已经开发了由共价偶联与破伤风类毒素的隐球菌荚膜葡糖醛酸木甘聚糖组成的多糖—蛋白质缀合物疫苗。随后，疫苗已被证明在小鼠体内产生了保护性抗体应答，在主动和被动免疫后鉴定出高水平的荚膜抗体[95]。对荚膜多糖葡糖醛酸木甘聚糖的抗体可介导抗感染保护的发现为隐球菌疫苗接种领域的发展提供了动力。已经完成了一项I期临床试验，评估了保护性抗体在人体内消除抗原的安全性、药代动力学及其安全性药代动力学和人类[96]。然而，目前，没有真菌疫苗或血清学疗法可用于常规临床。

7.2 宿主免疫功能调节

与隐球菌病相关的耐药性问题的很大一部分与临床耐药性有关。在移植和自身免疫性疾病患者可能的情况下，增加ART治疗或减少免疫抑制剂来增强宿主的整体免疫功能也可能是预防隐球菌病最有效的手段。有效增强宿主免疫应答以及适当杀真菌疗法能够促进快速组织灭菌是预防抗真菌药物耐药性的理想策略。

7.3 细胞因子治疗

在过去的10年中，除了基于抗体疗法的潜在价值外，大量的工作已经转向通过细胞因子来定义宿主细胞信号转导。市面上销售的细胞因子包括粒细胞、粒细胞巨噬细胞和巨噬细胞集落刺激因子（G-CSF、GM-CSF和M-CSF），以及γ-干扰素、白细胞介素12（IL-12）、IL-18和IL-2。这些药物已经在体外对隐球菌产生了显著的效果，特别是当与抗真菌剂联合使用时[97-101]。研究得最好的细胞因子γ-干扰素（每周3次）。在接受标准药物治疗隐球菌性脑膜炎的患者中，比较了两种不同剂量的γ-干扰素与没有细胞因子治疗（作为辅助治疗）的临床研究[102]。第二次随访研究也证实了添加γ-干扰素抗真菌药物治疗可改善对隐球菌的杀灭[103]，但更多在这些药物的临床应用可以被充分实现之前，需要使用细胞因子来治疗人类隐球菌病。

7.3.1 抗体治疗

Casadevall为新出现的传染病写了一篇基于抗体疗法的有力论述[104]。基于抗体治疗的理论价值包括病原体特异性靶向治疗、毒素中和、宿主效应细胞功能的增强，以及利用人IgG观察到的良好的药代动力学特征（即长半衰期、良好的组织渗透、良好的安全性和耐受性记录）。抗体衍生疗法的潜在问题包括抗体耐药性变异的出现、触发中和抗体产生和/或过敏反应、有限的中枢神经系统（CNS）渗透和成本。几项实验研究表明，新生隐球菌荚膜葡萄糖醛酸甘露聚糖的单克隆抗体可增强小鼠模型中氟胞嘧啶[105]、AmB和氟康唑的治疗效果[106]。用黑色素结合单克隆抗体进行被动免疫也可以提高新生隐球菌感染小鼠的存活率并减少真菌载量[107]。虽然已经评估了单克隆抗体辅助血清疗法治疗人类隐球菌病的安全性和动力学[96]，但目前还缺乏人类疗效数据。

7.4 药物治疗策略

最佳药物治疗应该个性化，并且在试图减少抗真菌药物抗性的出现时，需要考虑以下几个变量，这些变量包括药物选择和剂量、给药时间表、治疗持续时间、感染部位和宿主免疫状态。虽然这些因素中没有一个专门针对它们在隐球菌病中对抗真菌药物耐药性的贡献进行过评估，但是我们可以根据在其他疾病状态下的药物疗效和抗微生物药物耐药性的经验做出一些判断。对于隐球菌性脑膜炎继续使用较高的氟康唑剂量说明了对于给药的治疗药物优化的尝试。

7.4.1 药物剂量

假设在短时间内使用毒性较低的高剂量抗真菌药物可以最大限度地减少耐药性的出现。AmB已将隐球菌性脑膜炎从致命性感染转变为可能治愈的感染。最近的研究表明，含有较高日剂量AmB［0.7 mg/（kg·d）］的治疗方案与更快速的CSF灭菌[13]，此外，使用较低剂量的多烯治疗方案可能降低艾滋病患者脑膜炎的短期死亡率[108]。

7.4.2 药物选择

高剂量AmB的一个限制是毒性副作用的发生率增加。脂质制剂可以以较高的剂量给予，并且副作用较小。目前，以3~6 mg/（kg·d）剂量的两性霉素B（AmBisome）脂质体用于治疗AIDS相关隐球菌脑膜炎的临床效果较佳。两性霉素B脂质体至少在临床效果上与常规AmB相似[109]。

唑类的有利治疗指数使剂量递增成为促进治愈和防止出现抗真菌药物耐药性是很有应用前景的。虽然用于急性治疗隐球菌病的最佳剂量并未明确，但对脑膜炎800 mg/d和肺病400 mg/d的氟康唑剂量有较好的临床效果，此外，更高剂量的氟康唑（即1 200~2 000 mg/d）也正在进行临床评价。Duswald等人指出与目前推荐使用的药物用量临床效果相比，较高每日剂量的氟康唑出现很强的耐受性，并使耐药患者人群出现多种临床适应症[110]。此外，随着我们更好地理解MIC与临床结果之间的关系，使用新型唑类制剂可能成为抗隐球菌药物的重要补充。

比较新型三唑与氟康唑、伊曲康唑对临床分离新生隐球菌的体外研究结果非常令人鼓舞。独立研究发现新型三唑似乎对新生隐球菌具有很高的体外活性。Pfaller等人评估了来自美国和非洲的566种临床分离株，发现伏立康唑对隐球菌分离株比氟康唑或伊曲康唑更有效[111]。随着本研究中氟康唑MICs增加，伊曲康唑和伏立康唑的MIC值也增加。尽管如此，但65%的氟康唑MICs在16～32 μg/mL范围内的分离株仍然对伏立康唑（MIC≤0.12 μg/mL）高度敏感、99%的氟康唑MICs≥16 μg/mL的分离株被伏立康唑≤1 μg/mL抑制。这些结果表明，新型隐球菌对唑类不存在自动交叉耐药性。不幸的是，用伏立康唑治疗难治性隐球菌病的研究报道成功率仅为39%[112]。这代表了一组非常符合严格治疗失败标准的患者，并且某些患者可能对所有唑类药物治疗无效。需要进一步的临床研究来证实新型三唑类药物治疗隐球菌病在体外实验中有效。我们需要更好地确定哪些患者可能从这些药物的治疗中受益最大。未来的临床研究工作不应仅仅评估特定的药物和给药方案，还应探讨宿主免疫状态在抗真菌抗性发展中的作用。

7.5 联合治疗

使用抗真菌药物组合的治疗方案提供了多种潜在优势：①快速杀真菌应答；②降低耐药性发展；③在确定药物敏感性之前增强活性谱；④降低复发率。已经对治疗隐球菌疾病的几种抗真菌药物联合进行了严格评估，并且IDSA已经发布了综合实践指南，其中包括目前推荐的药物组合[32]。

7.5.1 两性霉素B+氟胞嘧啶

一项随机双盲多中心试验（randomized double-blind multicenter trial）评估了两性霉素B联合5-FC治疗2周，然后用伊曲康唑或氟康唑治疗8周用于艾滋病相关隐球菌脑膜炎的初期治疗[108]。在AmB诱导治疗中加入氟胞嘧啶后再用氟康唑巩固治疗与CSF灭活和降低复发率独立相关。另一项在脑脊液（CSF）中使用定量酵母计数的研究显示，AmB+氟胞嘧啶与单独使用AmB、AmB+氟康唑或三种药物同时服用的患者相比，可更快地使患者分离菌的CSF培养物处于无菌状态[113]。此外，最近的一项研究表明，该组合不仅比单一药物治疗能够更快地杀死酵母菌，而且在70 d时也能够获得生存益处[114]。

7.5.2 氟康唑+氟胞嘧啶

氟胞嘧啶+氟康唑也已在人体研究中进行评估。对58名乌干达艾滋病患者进行的一项前瞻性随机化开放标签试验（prospective randomized open-label trial）显示与氟康唑单一疗法相比，氟康唑（200 mg，每日1次，连续2个月）与氟胞嘧啶（每天150 mg/kg，持续2周的联合疗法）可提高180 d的存活率[115]。在一项针对32位艾滋病患者的非对比前瞻性开放标签试点的研究中，据报道，氟康唑联合氟胞嘧啶在10周时的临床成功率高于以往任何一种药物的单独治疗[74]。

7.5.3 其他联合疗法

两性霉素B和氟康唑联合使用是IDSA治疗指南中提出的替代疗法[32]。最近有关这种联合治疗的积极研究[116]，以及我们个人使用多烯类和唑类药物的经验，同时使用两种药物治疗隐球菌病尚未显示出拮抗作用，我们也没有发现抗真菌药物耐药性发生率的增加。Rex及其同事在一项设计良好、随机、盲法的多中心试验中也表明，与单独使用氟康唑相比，AmB+氟康唑的联合治疗对非中性粒细胞减少症成人患者的念珠菌血症没有拮抗作用[117]。因此，在没有使用氟胞嘧啶或使用氟胞嘧啶发生毒性时，应考虑使用AmB+氟康唑的组合。

已经在体外评估了几种其他有趣的药物组合。Fugita和Edwards已经证明AmB+利福平的组合在体外具有协同作用[118]。单独使用棘白菌素尚未被证明对*C. neoformans*有效，但Franzot和Casadevall

指出卡泊芬净和AmB的体外联合使用是有很强的协同作用[119]。在此分析中，将氟康唑与卡泊芬净联合使用后，其效果不理想。Barchiesi等人用棋盘式方法评估氟胞嘧啶和泊沙康唑的体外相互作用，以及小鼠模型的体内药效[120]。在这项研究中，泊沙康唑和氟胞嘧啶的联合治疗在体外比单独使用这两种药物更有效。虽然生存益处在体内未得到证实，但组织菌体载量试验表明：接受联合治疗的那些小鼠的隐球菌细胞数量减少。

7.6　手术干预

在适当的临床背景下，另一种治疗耐药性感染可能有用的策略是手术切除或去瘤。已经描述了手术介入治疗大型脑内肿块病变（>3 cm）[121]和大型肺隐球菌瘤[122]，特别是对常规药物治疗无效的 *C. gattii* 感染。持续全身抗真菌治疗是必需的，因为单纯手术不太可能完全根除感染。

7.7　新药物靶标与药物开发

新型抗真菌药物的开发可能是解决抗真菌药物耐药问题最重要的长期策略。除了已经提到的药剂外，还有其他种类的化合物在体外具有抗隐球菌活性。这些新型药物使药物靶点多样化，从而拓宽了治疗选择。这里将讨论其中的几种试验药物。

7.7.1　苯并咪唑化合物

体外研究显示，新型隐球菌对所选的驱蠕虫的苯并咪唑化合物非常敏感。苯并咪唑通过结合游离的β-微管蛋白而起作用，从而抑制微管依赖性葡萄糖摄取所需的聚合反应。Cruz和Edlin表征了β-微管蛋白基因及其在新生隐球菌中的表达[123]。他们还确定了这种真菌病原体中可能的苯并咪唑靶标。Del Poeta等人已经描述了两种双苯并咪唑化合物，它们对酵母具有很高的体外活性[124]。

7.7.2　免疫亲合素与信号转导通路的抑制

免疫抑制剂环孢菌素A（CsA）、FK506（他克莫司）和雷帕霉素（西罗莫司）是已经彻底改变了移植领域的天然产物。已知这些化合物具有抗微生物特性，并且已证明具有抗新型隐球菌的活性。Husain等人研究表明，与未接受该药物的其他所有移植受体相比，接受他克莫司时发生隐球菌病的SOT受体在统计学上不太可能发现中枢神经系统感染[11]。

这些药剂的免疫抑制特性是由于T细胞活化所需的细胞信号转导途径被抑制所致。这三种药物扩散到细胞中，并与人淋巴细胞、酵母中的细胞内亲免疫因子结合。CsA与亲环素A结合，而FK506和雷帕霉素与FKBP12结合。药物免疫复合物靶向信号转导和细胞增殖所需的各种蛋白质。在人类和新型隐球菌中，亲环素A-CsA和FKBP12-FK506复合物靶向钙调神经磷酸酶，它是一种钙调节蛋白磷酸酶[22]。已经证明钙调神经磷酸酶对于新型隐球菌的毒力是必需的，并且其在37℃下生长是必需的[22]。FKBP12-雷帕霉素不影响钙调神经磷酸酶。相反，FKBP12-雷帕霉素复合物抑制在细胞周期调控中的TOR激酶[125]。这些药物的非免疫抑制类似物并在体外对新型隐球菌的抗菌活性进行了测试[126-128]，这些研究的结果是有希望的。新的非免疫抑制类似物已经被发现并且似乎保留了一些体外抗隐球菌活性。需要进一步研究CsA、FK506和雷帕霉素类似物。这些化合物可能有望成为抗真菌药物单独使用或与其他药物联合使用。

7.7.3　ATPase活性与H^+转运

巴弗洛霉素是一组大环内酯类抗生素，以高亲和力抑制运输质子的液泡型ATP合成酶（vacuolar-type proton-translocating ATPases，V-ATPase）[129]。Bafilomycin A/也被证明可抑制细胞质膜ATP酶（plasma membrane ATPase，P-ATPase）以及ATP结合盒（ABC）转运蛋白[130]。ATP酶抑制降低了细胞抵抗阳离子胁迫的能力，并被确定为潜在的新型抗真菌靶点。Manavathu及其同事[131]研究了*C.neoformans*对NC1175的体外敏感性，NC1175是一种新型共轭苯乙烯基酮，在念珠菌属和曲霉菌属中具有ATP酶抑制特性。NC1175的MIC值比AmB和各种唑类药物（NC1175 MIC_{90}=1 mg/L）

高3~4倍。作者指出，这种化合物在体外对新型隐球菌具有杀菌活性，尽管这些数据没有显示出来，并且表明作用机制至少部分是由于抑制了P-ATPase介导的细胞内质子泵出。

对酿酒酵母的研究表明，如果酵母在钙调磷酸酶中也有细胞缺陷，那么V-ATPase结构或功能受损的突变体就无法生存[132]。Del Poeta等进一步探索了将钙调磷酸酶抑制剂FK506或其非免疫抑制类似物与巴弗洛霉素A₁组合对新生隐球菌的体外作用[124]。他们发现FK506与巴弗洛霉素组合显示出显著的协同抗真菌活性。联合使用时，考虑到FK506的免疫抑制作用，这两种药物的剂量均可降低，仍需保留抑制终点，这可能是重要的。与巴弗洛霉素组合的非免疫抑制类似物对测试的野生型新型隐球菌菌株没有协同作用。有趣的是，FK506可以联合卡泊芬净体外协同作用。此外，需要在动物模型中进行更多的研究，以更好地确定这些新药物和药物组合的临床潜力。

7.7.4 粪壳菌素

粪壳菌素（Sodarins）是另一类抗真菌药物，可选择性地抑制各种酵母中的蛋白质合成。据报道，粪壳菌素衍生物对新生隐球菌具有抗真菌活性[133]，其作用机制被认为是抑制真菌延伸因子2，这是蛋白质合成中的关键步骤。

7.7.5 新型药物组合

低浓度的氯喹可增强人体单核吞噬细胞对新型隐球菌的活性[134]。氯喹的抗真菌活性在隐球菌吞噬体的酸性环境中可能需要较高浓度才能增强[135]。发现相关化合物奎纳克林在摩尔水平上比氯喹的活性高10~100倍[135]，这些发现具有潜在的临床适用性，因为这两种药物在口服给药时已被证明是安全和可耐受的，并且它们在发展中国家可以购买得到。此外，氯喹在小鼠隐球菌病模型中的益处已被证实[136]。当与其他药物联合使用时，研究氯喹和奎纳克林是否具有叠加或协同作用的实验将有助于我们了解这些治疗隐球菌病的药物和可能的其他相关化合物。

8 结论

过去10年来，实验室相关研究取得了巨大的进展，临床工作集中在医学上重要的真菌上，因为这些生物体最近已经成为一组重要的机会致病菌。随着抗真菌治疗在免疫抑制患者人群中更广泛地用于维持和/或预防，抗真菌药物的耐药性可能仍然是一个重要课题。将来对隐球菌病的治疗应该会包括新药和现有药物联合使用，以最大限度地杀灭真菌并尽可能减少抗真菌药物耐药性的影响。随着我们对耐药分子机制的深入理解，新药目标将被确定，并且治疗策略也将个体化。常规抗真菌药物最终也可以与免疫活性细胞因子或抗体结合，以帮助增强宿主对隐球菌疾病的免疫应答。最后，持续积累的临床实验室经验、改进的微生物技术和实验室标准化将提高我们依据培养数据预测临床结果的能力。在隐球菌研究和临床护理方面，未来富有成效的研究基础已经牢固地建立起来了，我们预计该领域在未来几十年会继续蓬勃发展。

参考文献

［1］ Perfect JR, Casadevall A. Cryptococcosis. Infect Dis Clin North Am. 2002；16：837-74, v-vi.

［2］ Galanis E, Macdougall L, Kidd S, Morshed M. Epidemiology of Cryptococcus gattii, British Columbia, Canada, 1999—2007.Emerg Infect Dis. 2010；16：251-7.

［3］ Speed B, Dunt D. Clinical and host differences between infections with the two varieties of Cryptococcus neoformans. Clin Infect Dis. 1995；21：28-34；discussion 26-35.

［4］ Mitchell TG, Perfect JR. Cryptococcosis in the era of AIDS—100 years after the discovery of Cryptococcus neoformans. Clin Microbiol Rev. 1995；8：515-48.

［5］ Cuenca-Estrella M, Diaz-Guerra TM, Mellado E, Rodriguez-Tudela JL. Flucytosine primary resistance in Candida species and Cryptococcus neoformans. Eur J Clin Microbiol Infect Dis.2001；20：276-9.

［6］ Orni-Wasserlauf R，Izkhakov E，Siegman-Igra Y，Bash E，Polacheck I，et al. Fluconazole-resistant Cryptococcus neoformans isolated from an immunocompetent patient without prior exposure to fluconazole. Clin Infect Dis. 1999；29：1592-3.

［7］ Block ER，Jennings AE，Bennett JE. 5-Fluorocytosine resistance in Cryptococcus neoformans. Antimicrob Agents Chemother.1973；3：649-56.

［8］ Diamond RD，Bennett JE. Prognostic factors in cryptococcal meningitis.A study in 111 cases. Ann Intern Med. 1974；80：176-81.

［9］ Pappas PG，Perfect JR，Cloud GA，Larsen RA，Pankey GA，et al. Cryptococcosis in human immunodeficiency virus-negative patients in the era of effective azole therapy. Clin Infect Dis.2001；33：690-9.

［10］ Singh N，Dromer F，Perfect JR，Lortholary O. Cryptococcosis in solid organ transplant recipients：current state of the science. Clin Infect Dis. 2008；47：1321-7.

［11］ Husain S，Wagener MM，Singh N. Cryptococcus neoformans infection in organ transplant recipients：variables influencing clinical characteristics and outcome. Emerg Infect Dis.2001；7：375-81.

［12］ Bratton EW，El Husseini N，Chastain CA，Lee MS，Poole C，et al. Comparison and temporal trends of three groups with cryptococcosis：HIV-infected，solid organ transplant，and HIV-negative/non-transplant. PLoS One. 2012；7：e43582.

［13］ Robinson PA，Bauer M，Leal MA，Evans SG，Holtom PD，et al. Early mycological treatment failure in AIDS-associated cryptococcal meningitis. Clin Infect Dis. 1999；28：82-92.

［14］ Jarvis JN，Bicanic T，Loyse A，Namarika D，Jackson A，et al. Determinants of mortality in a combined cohort of 501 patients with HIV-associated Cryptococcal meningitis：implications for improving outcomes. Clin Infect Dis. 2014；58：736-45.

［15］ Larsen RA，Bozzette S，McCutchan JA，Chiu J，Leal MA，et al. Persistent Cryptococcus neoformans infection of the prostate after successful treatment of meningitis. California Collaborative Treatment Group. Ann Intern Med. 1989；111：125-8.

［16］ Perfect JR，Durack DT，Hamilton JD，Gallis HA. Failure of ketoconazole in cryptococcal meningitis. JAMA. 1982；247：3349-51.

［17］ Wiesner DL，Moskalenko O，Corcoran JM，McDonald T，Rolfes MA，et al. Cryptococcal genotype influences immunologicresponse and human clinical outcome after meningitis. MBio.2012；3（5）：e00116-e00112.

［18］ Mitchell DH，Sorrell TC，Allworth AM，Heath CH，McGregor AR，et al. Cryptococcal disease of the CNS in immunocompetent hosts：influence of cryptococcal variety on clinical manifestations and outcome. Clin Infect Dis. 1995；20：611-6.

［19］ Fraser JA，Giles SS，Wenink EC，Geunes-Boyer SG，Wright JR，et al. Same-sex mating and the origin of the Vancouver Island Cryptococcus gattii outbreak. Nature. 2005；437：1360-4.

［20］ Casadevall A，Rosas AL，Nosanchuk JD. Melanin and virulence in Cryptococcus neoformans. Curr Opin Microbiol. 2000；3：354-8.

［21］ van Duin D，Casadevall A，Nosanchuk JD. Melanization of Cryptococcus neoformans and Histoplasma capsulatum reduces their susceptibilities to amphotericin B and caspofungin. Antimicrob Agents Chemother. 2002；46：3394-400.

［22］ Odom A，Muir S，Lim E，Toffaletti DL，Perfect J，et al. Calcineurin is required for virulence of Cryptococcus neoformans. EMBOJ. 1997；16：2576-89.

［23］ Robertson EJ，Najjuka G，Rolfes MA，Akampurira A，Jain N，et al. Cryptococcus neoformans ex vivo capsule size is associated with intracranial pressure and host immune response in HIV-associated cryptococcal meningitis. J Infect Dis. 2014；209：74-82.

［24］ Ghannoum MA，Ibrahim AS，Fu Y，Shafiq MC，Edwards Jr JE，et al. Susceptibility testing of Cryptococcus neoformans：a microdilution technique. J Clin Microbiol. 1992；30：2881-6.

［25］ Sanati H，Messer SA，Pfaller M，Witt M，Larsen R，et al. Multicenter evaluation of broth microdilution method for susceptibility testing of Cryptococcus neoformans against fluconazole.J Clin Microbiol. 1996；34：1280-2.

［26］ Pfaller MA，Messer SA，Boyken L，Rice C，Tendolkar S，et al. Evaluation of the NCCLS M44-P disk diffusion method for determining susceptibilities of 276 clinical isolates of Cryptococcus neoformans to fluconazole. J Clin Microbiol. 2004；42：380-3.

［27］ Aller AI，Martin-Mazuelos E，Gutierrez MJ，Bernal S，Chavez M，et al. Comparison of the E-test and microdilution method for antifungal susceptibility testing of Cryptococcus neoformans to four antifungal agents. J Antimicrob Chemother. 2000；46：997-1000.

［28］ Maxwell MJ，Messer SA，Hollis RJ，Diekema DJ，Pfaller MA. Evaluation of E-test method for determining voriconazole and amphotericin B MICs for 162 clinical isolates of Cryptococcus neoformans. J Clin Microbiol. 2003；41：97-9.

［29］ Thompson 3rd GR，Fothergill AW，Wiederhold NP，Vallor AC，Wickes BL，et al. Evaluation of E-test method for determining isavuconazole MICs against Cryptococcus gattii and Cryptococcus neoformans. Antimicrob Agents Chemother. 2008；52：2959-61.

［30］ Lozano-Chiu M，Paetznick VL，Ghannoum MA，Rex JH. Detection of resistance to amphotericin B among Cryptococcus neoformans clinical isolates：performances of three different media assessed by using E-test and National Committee for Clinical Laboratory Standards M27-A methodologies. J Clin Microbiol.1998；36：2817-22.

［31］ Turnidge J，Kahlmeter G，Kronvall G. Statistical characterization of bacterial wild-type MIC value distributions and the determination of epidemiological cut-off values. Clin Microbiol Infect.2006；12：418-25.

［32］ Perfect JR，Dismukes WE，Dromer F，Goldman DL，Graybill JR，et al. Clinical practice guidelines for the management of cryptococcal disease：2010 update by the infectious diseases society of america. Clin Infect Dis. 2010；50：291-322.

［33］ Simjee S，Silley P，Werling HO，Bywater R. Potential confusion regarding the term 'resistance' in epidemiological surveys.J Antimicrob Chemother. 2008；61：228-9.

［34］ Pfaller MA，Diekema DJ. Progress in antifungal susceptibility testing of Candida spp. by use of Clinical and Laboratory Standards Institute broth microdilution methods，2010 to 2012.J Clin Microbiol. 2012；50：2846-56.

［35］ Arendrup MC，Kahlmeter G，Rodriguez-Tudela JL，Donnelly JP. Breakpoints for susceptibility testing should not divide wild-type distributions of important target species. Antimicrob Agents Chemother. 2009；53：1628-9.

［36］ Kahlmeter G，Brown DF，Goldstein FW，MacGowan AP，Mouton JW，et al. European harmonization of MIC breakpoints for antimicrobial susceptibility testing of bacteria. J Antimicrob Chemother.2003；52：145-8.

［37］ Pfaller MA，Castanheira M，Diekema DJ，Messer SA，Jones RN. Wild-type MIC distributions and epidemiologic cutoff values for fluconazole，posaconazole，and voriconazole when testing Cryptococcus neoformans as determined by the CLSI broth microdilution method. Diagn Microbiol Infect Dis. 2011；71：252-9.

[38] Espinel-Ingroff A, Aller AI, Canton E, Castanon-Olivares LR, Chowdhary A, et al. Cryptococcus neoformans-Cryptococcus gattii species complex：an international study of wild-type susceptibility endpoint distributions and epidemiological cutoff values for fluconazole, itraconazole, posaconazole, and voriconazole.Antimicrob Agents Chemother. 2012；56：5898-906.

[39] Espinel-Ingroff A, Chowdhary A, Cuenca-Estrella M, Fothergill A, Fuller J, et al. Cryptococcus neoformans-Cryptococcus gattii species complex：an international study of wild-type susceptibility endpoint distributions and epidemiological cutoff values for amphotericin B and flucytosine. Antimicrob Agents Chemother.2012；56：3107-13.

[40] Pfaller MA, Diekema DJ, Gibbs DL, Newell VA, Bijie H, et al. Results from the ARTEMIS DISK Global Antifungal Surveillance Study, 1997 to 2007：10.5-year analysis of susceptibilities of noncandidal yeast species to fluconazole and voriconazole determined by CLSI standardized disk diffusion testing. J Clin Microbiol.2009；47：117-23.

[41] Brandt ME, Pfaller MA, Hajjeh RA, Hamill RJ, Pappas PG, et al. Trends in antifungal drug susceptibility of Cryptococcus neoformans isolates in the United States：1992 to 1994 and 1996 to 1998.Antimicrob Agents Chemother. 2001；45：3065-9.

[42] Govender NP, Patel J, van Wyk M, Chiller TM, Lockhart SR. Trends in antifungal drug susceptibility of Cryptococcus neoformans isolates obtained through population-based surveillance in South Africa in 2002—2003 and 2007—2008. Antimicrob Agents Chemother. 2011；55：2606-11.

[43] Bicanic T, Harrison T, Niepieklo A, Dyakopu N, Meintjes G. Symptomatic relapse of HIV-associated cryptococcal meningitis after initial fluconazole monotherapy：the role of fluconazole resistance and immune reconstitution. Clin Infect Dis.2006；43：1069-73.

[44] Yildiran ST, Fothergill AW, Sutton DA, Rinaldi MG. In vitro susceptibilities of cerebrospinal fluid isolates of Cryptococcus neoformans collected during a ten-year period against fluconazole, voriconazole and posaconazole（SCH56592）. Mycoses.2002；45：378-83.

[45] Thompson 3rd GR, Wiederhold NP, Fothergill AW, Vallor AC, Wickes BL, et al. Antifungal susceptibilities among different serotypes of Cryptococcus gattii and Cryptococcus neoformans.Antimicrob Agents Chemother. 2009；53：309-11.

[46] Morera-Lopez Y, Torres-Rodriguez JM, Jimenez-Cabello T, Baro-Tomas T. Cryptococcus gattii：in vitro susceptibility to the new antifungal albaconazole versus fluconazole and voriconazole.Med Mycol. 2005；43：505-10.

[47] Aller AI, Martin-Mazuelos E, Lozano F, Gomez-Mateos J, Steele-Moore L, et al. Correlation of fluconazole MICs with clinical outcome in cryptococcal infection. Antimicrob Agents Chemother.2000；44：1544-8.

[48] Menichetti F, Fiorio M, Tosti A, Gatti G, Bruna Pasticci M, et al. High-dose fluconazole therapy for cryptococcal meningitis in patients with AIDS. Clin Infect Dis. 1996；22：838-40.

[49] Witt MD, Lewis RJ, Larsen RA, Milefchik EN, Leal MA, et al. Identification of patients with acute AIDS-associated cryptococcal meningitis who can be effectively treated with fluconazole：the role of antifungal susceptibility testing. Clin Infect Dis. 1996；22：322-8.

[50] Jessup CJ, Pfaller MA, Messer SA, Zhang J, Tumberland M, et al. Fluconazole susceptibility testing of Cryptococcus neoformans：comparison of two broth microdilution methods and clinical correlates among isolates from Ugandan AIDS patients. J Clin Microbiol. 1998；36：2874-6.

[51] Powderly WG, Keath EJ, Sokol-Anderson M, et al. Amphotericin B-resistant Cryptococcus neoformans in a patient with AIDS. Infect Dis Clin Pract. 1990；1：314-6.

[52] Casadevall A, Spitzer ED, Webb D, Rinaldi MG. Susceptibilities of serial Cryptococcus neoformans isolates from patients with recurrent cryptococcal meningitis to amphotericin B and fluconazole.Antimicrob Agents Chemother. 1993；37：1383-6.

[53] Dannaoui E, Abdul M, Arpin M, Michel-Nguyen A, Piens MA, et al. Results obtained with various antifungal susceptibility testing methods do not predict early clinical outcome in patients with cryptococcosis.Antimicrob Agents Chemother. 2006；50：2464-70.

[54] Larsen RA, Bauer M, Brouwer AE, Sanchez A, Thomas AM, et al. In vitro-clinical correlations for amphotericin B susceptibility in AIDS-associated cryptococcal meningitis. Antimicrob Agents Chemother. 2007；51：343-5.

[55] Pitisuttithum P, Tansuphasawadikul S, Simpson AJ, Howe PA, White NJ. A prospective study of AIDS-associated cryptococcal meningitis in Thailand treated with high-dose amphotericin B. J Infect. 2001；43：226-33.

[56] Rodero L, Cordoba S, Cahn P, Hochenfellner F, Davel G, et al. In vitro susceptibility studies of Cryptococcus neoformans isolated from patients with no clinical response to amphotericin B therapy.J Antimicrob Chemother. 2000；45：239-42.

[57] Franzot SP, Hamdan JS, Currie BP, Casadevall A. Molecular epidemiology of Cryptococcus neoformans in Brazil and the United States：evidence for both local genetic differences and a global clonal population structure. J Clin Microbiol. 1997；35：2243-51.

[58] Haynes KA, Sullivan DJ, Coleman DC, Clarke JC, Emilianus R, et al. Involvement of multiple Cryptococcus neoformans strains in a single episode of cryptococcosis and reinfection with novel strains in recurrent infection demonstrated by random amplification of polymorphic DNA and DNA fingerprinting. J Clin Microbiol. 1995；33：99-102.

[59] Mandal P, Banerjee U, Casadevall A, Nosanchuk JD. Dual infections with pigmented and albino strains of Cryptococcus neoformans in patients with or without human immunodeficiency virus infection in India. J Clin Microbiol. 2005；43：4766-72.

[60] Desnos-Ollivier M, Patel S, Spaulding AR, Charlier C, Garcia-Hermoso D, et al. Mixed infections and In Vivo evolution in the human fungal pathogen Cryptococcus neoformans. MBio.2010；1（1）：e00091-10.

[61] Blasi E, Brozzetti A, Francisci D, Neglia R, Cardinali G, et al. Evidence of microevolution in a clinical case of recurrent Cryptococcus neoformans meningoencephalitis. Eur J Clin Microbiol Infect Dis. 2001；20：535-43.

[62] Franzot SP, Mukherjee J, Cherniak R, Chen LC, Hamdan JS, et al. Microevolution of a standard strain of Cryptococcus neoformans resulting in differences in virulence and other phenotypes. Infect Immun. 1998；66：89-97.

[63] Garcia-Hermoso D, Dromer F, Janbon G. Cryptococcus neoformans capsule structure evolution in vitro and during murine infection. Infect Immun. 2004；72：3359-65.

[64] Lin X, Patel S, Litvintseva AP, Floyd A, Mitchell TG, et al. Diploids in the Cryptococcus neoformans serotype A population homozygous for the alpha mating type originate via unisexualmating. PLoS Pathog. 2009；5：e1000283.

[65] Georgopapadakou NH, Walsh TJ. Antifungal agents：chemotherapeutic targets and immunologic strategies. Antimicrob Agents

Chemother. 1996；40：279-91.

［66］ Kelly SL，Lamb DC，Taylor M，Corran AJ，Baldwin BC，et al. Resistance to amphotericin B associated with defective sterol delta 8 → 7 isomerase in a Cryptococcus neoformans strain from an AIDS patient. FEMS Microbiol Lett. 1994；122：39-42.

［67］ Ghannoum MA，Spellberg BJ，Ibrahim AS，Ritchie JA，Currie B，et al. Sterol composition of Cryptococcus neoformans in the presence and absence of fluconazole. Antimicrob Agents Chemother. 1994；38：2029-33.

［68］ Joseph-Horne T，Hollomon D，Loeffler RS，Kelly SL. Cross-resistance to polyene and azole drugs in Cryptococcus neoformans. Antimicrob Agents Chemother. 1995；39：1526-9.

［69］ Joseph-Horne T，Loeffler RS，Hollomon DW，Kelly SL. Amphotericin B resistant isolates of Cryptococcus neoformans without alteration in sterol biosynthesis. J Med Vet Mycol. 1996；34：223-5.

［70］ Currie B，Sanati H，Ibrahim AS，Edwards Jr JE，Casadevall A，et al. Sterol compositions and susceptibilities to amphotericin B of environmental Cryptococcus neoformans isolates are changed by murine passage. Antimicrob Agents Chemother. 1995；39：1934-7.

［71］ Whelan WL. The genetic basis of resistance to 5-fluorocytosine in Candida species and Cryptococcus neoformans. Crit Rev Microbiol. 1987；15：45-56.

［72］ Hospenthal DR，Bennett JE. Flucytosine monotherapy for cryptococcosis.Clin Infect Dis. 1998；27：260-4.

［73］ Bennett JE，Dismukes WE，Duma RJ，Medoff G，Sande MA，et al. A comparison of amphotericin B alone and combined with flucytosine in the treatment of cryptoccal meningitis. N Engl J Med.1979；301：126-31.

［74］ Larsen RA，Bozzette SA，Jones BE，Haghighat D，Leal MA，et al. Fluconazole combined with flucytosine for treatment of cryptococcal meningitis in patients with AIDS. Clin Infect Dis.1994；19：741-5.

［75］ Venkateswarlu K，Taylor M，Manning NJ，Rinaldi MG，Kelly SL. Fluconazole tolerance in clinical isolates of Cryptococcus neoformans. Antimicrob Agents Chemother. 1997；41：748-51.

［76］ Lamb DC，Corran A，Baldwin BC，Kwon-Chung J，Kelly SL. Resistant P45051A1 activity in azole antifungal tolerant Cryptococcus neoformans from AIDS patients. FEBS Lett.1995；368：326-30.

［77］ Rodero L，Mellado E，Rodriguez AC，Salve A，Guelfand L，et al. G484S amino acid substitution in lanosterol 14-alpha demethylase （ERG11）is related to fluconazole resistance in a recurrent Cryptococcus neoformans clinical isolate. Antimicrob Agents Chemother. 2003；47：3653-6.

［78］ Posteraro B，Sanguinetti M，Sanglard D，La Sorda M，Boccia S，et al. Identification and characterization of a Cryptococcus neoformans ATP binding cassette（ABC）transporter-encoding gene，CnAFR1，involved in the resistance to fluconazole. Mol Microbiol.2003；47：357-71.

［79］ Thornewell SJ，Peery RB，Skatrud PL. Cloning and characterization of CneMDR1：a Cryptococcus neoformans gene encoding a protein related to multidrug resistance proteins. Gene.1997；201：21-9.

［80］ Mondon P，Petter R，Amalfitano G，Luzzati R，Concia E，et al. Heteroresistance to fluconazole and voriconazole in Cryptococcus neoformans. Antimicrob Agents Chemother. 1999；43：1856-61.

［81］ Sionov E，Chang YC，Garraffo HM，Kwon-Chung KJ. Heteroresistance to fluconazole in Cryptococcus neoformans is intrinsic and associated with virulence. Antimicrob Agents Chemother. 2009；53：2804-15.

［82］ Varma A，Kwon-Chung KJ. Heteroresistance of Cryptococcus gattii to fluconazole. Antimicrob Agents Chemother.2010；54：2303-11.

［83］ Yamazumi T，Pfaller MA，Messer SA，Houston AK，Boyken L，et al. Characterization of heteroresistance to fluconazole among clinical isolates of Cryptococcus neoformans. J Clin Microbiol.2003；41：267-72.

［84］ Sionov E，Lee H，Chang YC，Kwon-Chung KJ. Cryptococcus neoformans overcomes stress of azole drugs by formation of disomy in specific multiple chromosomes. PLoS Pathog.2010；6：e1000848.

［85］ Sionov E，Chang YC，Kwon-Chung KJ. Azole heteroresistance in Cryptococcus neoformans：emergence of resistant clones with chromosomal disomy in the mouse brain during fluconazole treatment.Antimicrob Agents Chemother. 2013；57：5127-30.

［86］ Denning DW. Echinocandins and pneumocandins—a new antifungal class with a novel mode of action. J Antimicrob Chemother.1997；40：611-4.

［87］ Feldmesser M，Kress Y，Mednick A，Casadevall A. The effect of the echinocandin analogue caspofungin on cell wall glucan synthesis by Cryptococcus neoformans. J Infect Dis.2000；182：1791-5.

［88］ Mazur P，Morin N，Baginsky W，el-Sherbeini M，Clemas JA，et al.Differential expression and function of two homologous subunits of yeast 1，3-beta-D-glucan synthase. Mol Cell Biol.1995；15：5671-81.

［89］ Mio T，Adachi-Shimizu M，Tachibana Y，Tabuchi H，Inoue SB，et al. Cloning of the Candida albicans homolog of Saccharomyces cerevisiae GSC1/FKS1 and its involvement in beta-1，3-glucan synthesis. J Bacteriol. 1997；179：4096-105.

［90］ Thompson JR，Douglas CM，Li W，Jue CK，Pramanik B，et al. A glucan synthase FKS1 homolog in cryptococcus neoformans is single copy and encodes an essential function. J Bacteriol.1999；181：444-53.

［91］ Maligie MA，Selitrennikoff CP. Cryptococcus neoformans resistance to echinocandins：（1，3）beta-glucan synthase activity is sensitive to echinocandins. Antimicrob Agents Chemother.2005；49：2851-6.

［92］ Havlir DV，Dube MP，McCutchan JA，Forthal DN，Kemper CA，et al. Prophylaxis with weekly versus daily fluconazole for fungal infections in patients with AIDS. Clin Infect Dis.1998；27：1369-75.

［93］ McKinsey DS，Wheat LJ，Cloud GA，Pierce M，Black JR，et al. Itraconazole prophylaxis for fungal infections in patients with advanced human immunodeficiency virus infection：randomized，placebo-controlled，double-blind study. National Institute of Allergy and Infectious Diseases Mycoses Study Group. Clin Infect Dis. 1999；28：1049-56.

［94］ Masur H，Brooks JT，Benson CA，Holmes KK，Pau AK，et al. Prevention and treatment of opportunistic infections in HIV-infected adults and adolescents：Updated Guidelines from the Centers for Disease Control and Prevention，National Institutes of Health，and HIV Medicine Association of the Infectious Diseases Society of America. Clin Infect Dis. 2014；58：1308-11.

［95］ Devi SJ，Schneerson R，Egan W，Ulrich TJ，Bryla D，et al. Cryptococcus neoformans serotype A glucuronoxylomannan-protein conjugate vaccines: synthesis, characterization, and immunogenicity. Infect Immun. 1991; 59: 3700-7.

[96] Larsen RA, Pappas PG, Perfect J, Aberg JA, Casadevall A, et al. Phase I evaluation of the safety and pharmacokinetics of murine-derived anticryptococcal antibody 18B7 in subjects with treated cryptococcal meningitis. Antimicrob Agents Chemother.2005; 49: 952-8.

[97] Chiller T, Farrokhshad K, Brummer E, Stevens DA. Effect of granulocyte colony-stimulating factor and granulocyte-macrophage colony-stimulating factor on polymorphonuclear neutrophils, monocytes or monocyte-derived macrophages combined with voriconazole against Cryptococcus neoformans. Med Mycol. 2002; 40: 21-6.

[98] Herrmann JL, Dubois N, Fourgeaud M, Basset D, Lagrange PH. Synergic inhibitory activity of amphotericin-B and gamma interferon against intracellular Cryptococcus neoformans in murine macrophages. J Antimicrob Chemother. 1994; 34: 1051-8.

[99] Levitz SM. Activation of human peripheral blood mononuclear cells by interleukin-2 and granulocyte-macrophage colony-stimulating factor to inhibit Cryptococcus neoformans. Infect Immun. 1991; 59: 3393-7.

[100] Pietrella D, Kozel TR, Monari C, Bistoni F, Vecchiarelli A. Interleukin-12 counterbalances the deleterious effect of human immunodeficiency virus type 1 envelope glycoprotein gp120 on the immune response to Cryptococcus neoformans. J Infect Dis.2001; 183: 51-8.

[101] Tascini C, Vecchiarelli A, Preziosi R, Francisci D, Bistoni F, et al. Granulocyte-macrophage colony-stimulating factor and fluconazole enhance anti-cryptococcal activity of monocytes from AIDS patients. AIDS. 1999; 13: 49-55.

[102] Pappas PG, Bustamante B, Ticona E, Hamill RJ, Johnson PC, et al. Recombinant interferon-gamma 1b as adjunctive therapy for AIDS-related acute cryptococcal meningitis. J Infect Dis.2004; 189: 2185-91.

[103] Jarvis JN, Meintjes G, Rebe K, Williams GN, Bicanic T, et al. Adjunctive interferon-gamma immunotherapy for the treatment of HIV-associated cryptococcal meningitis: a randomized controlled trial. AIDS. 2012; 26: 1105-13.

[104] Casadevall A. Antibody-based therapies for emerging infectious diseases. Emerg Infect Dis. 1996; 2: 200-8.

[105] Feldmesser M, Mukherjee J, Casadevall A. Combination of 5-flucytosine and capsule-binding monoclonal antibody in the treatment of murine Cryptococcus neoformans infections and in vitro. J Antimicrob Chemother. 1996; 37: 617-22.

[106] Mukherjee J, Zuckier LS, Scharff MD, Casadevall A. Therapeutic efficacy of monoclonal antibodies to Cryptococcus neoformans glucuronoxylomannan alone and in combination with amphotericin B. Antimicrob Agents Chemother. 1994; 38: 580-7.

[107] Rosas AL, Nosanchuk JD, Casadevall A. Passive immunization with melanin-binding monoclonal antibodies prolongs survival of mice with lethal Cryptococcus neoformans infection. Infect Immun. 2001; 69: 3410-2.

[108] van der Horst CM, Saag MS, Cloud GA, Hamill RJ, Graybill JR, et al. Treatment of cryptococcal meningitis associated with the acquired immunodeficiency syndrome. National Institute of Allergy and Infectious Diseases Mycoses Study Group and AIDS Clinical Trials Group. N Engl J Med. 1997; 337: 15-21.

[109] Leenders AC, Reiss P, Portegies P, Clezy K, Hop WC, et al. Liposomal amphotericin B (AmBisome) compared with amphotericin B both followed by oral fluconazole in the treatment of AIDSassociated cryptococcal meningitis. AIDS. 1997; 11: 1463-71.

[110] Duswald KH, Penk A, Pittrow L. High-dose therapy with fluconazole >or=800 mg day^{-1}. Mycoses. 1997; 40: 267-77.

[111] Pfaller MA, Zhang J, Messer SA, Brandt ME, Hajjeh RA, et al. In vitro activities of voriconazole, fluconazole, and itraconazole against 566 clinical isolates of Cryptococcus neoformans from the United States and Africa. Antimicrob Agents Chemother.1999; 43: 169-71.

[112] Perfect JR, Marr KA, Walsh TJ, Greenberg RN, DuPont B, et al. Voriconazole treatment for less-common, emerging, or refractory fungal infections. Clin Infect Dis. 2003; 36: 1122-31.

[113] Brouwer AE, Rajanuwong A, Chierakul W, Griffin GE, Larsen RA, et al. Combination antifungal therapies for HIV-associated cryptococcal meningitis: a randomised trial. Lancet.2004; 363: 1764-7.

[114] Day JN, Chau TT, Wolbers M, Mai PP, Dung NT, et al. Combination antifungal therapy for cryptococcal meningitis. N Engl J Med. 2013; 368: 1291-302.

[115] Mayanja-Kizza H, Oishi K, Mitarai S, Yamashita H, Nalongo K, et al. Combination therapy with fluconazole and flucytosine for cryptococcal meningitis in Ugandan patients with AIDS. Clin Infect Dis. 1998; 26: 1362-6.

[116] Pappas PG, Chetchotisakd P, Larsen RA, Manosuthi W, Morris MI, et al. A phase II randomized trial of amphotericin B alone or combined with fluconazole in the treatment of HIV-associated cryptococcal meningitis. Clin Infect Dis. 2009; 48: 1775-83.

[117] Rex JH, Pappas PG, Karchmer AW, Sobel J, Edwards JE, et al. A randomized and blinded multicenter trial of high-dose fluconazole plus placebo versus fluconazole plus amphotericin B as therapy for candidemia and its consequences in nonneutropenic subjects.Clin Infect Dis. 2003; 36: 1221-8.

[118] Fujita NK, Edwards Jr JE. Combined in vitro effect of amphotericin B and rifampin on Cryptococcus neoformans. Antimicrob Agents Chemother. 1981; 19: 196-8.

[119] Franzot SP, Casadevall A. Pneumocandin L-743, 872 enhances the activities of amphotericin B and fluconazole against Cryptococcus neoformans in vitro. Antimicrob Agents Chemother. 1997; 41: 331-6.

[120] Barchiesi F, Schimizzi AM, Najvar LK, Bocanegra R, Caselli F, et al. Interactions of posaconazole and flucytosine against Cryptococcus neoformans. Antimicrob Agents Chemother.2001; 45: 1355-9.

[121] Fujita NK, Reynard M, Sapico FL, Guze LB, Edwards Jr JE. Cryptococcal intracerebral mass lesions: the role of computed tomography and nonsurgical management. Ann Intern Med.1981; 94: 382-8.

[122] Hammerman KJ, Powell KE, Christianson CS, Huggin PM, Larsh HW, et al. Pulmonary cryptococcosis: clinical forms and treatment.A Center for Disease Control cooperative mycoses study. Am Rev Respir Dis. 1973; 108: 1116-23.

[123] Cruz MC, Edlind T. Beta-Tubulin genes and the basis for benzimidazole sensitivity of the opportunistic fungus Cryptococcus neoformans. Microbiology. 1997; 143 (Pt 6): 2003-8.

[124] Del Poeta M, Cruz MC, Cardenas ME, Perfect JR, Heitman J. Synergistic antifungal activities of bafilomycin A (1), fluconazole, and the pneumocandin MK-0991/caspofungin acetate (L-743, 873) with calcineurin inhibitors FK506 and L-685, 818 against

Cryptococcus neoformans. Antimicrob Agents Chemother.2000；44：739-46.

［125］ Cruz MC，Cavallo LM，Gorlach JM，Cox G，Perfect JR，et al. Rapamycin antifungal action is mediated via conserved complexes with FKBP12 and TOR kinase homologs in Cryptococcus neoformans. Mol Cell Biol. 1999；19：4101-12.

［126］ Cruz MC，Del Poeta M，Wang P，Wenger R，Zenke G，et al. Immunosuppressive and nonimmunosuppressive cyclosporine analogs are toxic to the opportunistic fungal pathogen Cryptococcus neoformans via cyclophilin-dependent inhibition of calcineurin. Antimicrob Agents Chemother. 2000；44：143-9.

［127］ Cruz MC，Goldstein AL，Blankenship J，Del Poeta M，Perfect JR，et al. Rapamycin and less immunosuppressive analogs are toxic to Candida albicans and Cryptococcus neoformans via FKBP12-dependent inhibition of TOR. Antimicrob Agents Chemother. 2001；45：3162-70.

［128］ Odom A，Del Poeta M，Perfect J，Heitman J. The immunosuppressant FK506 and its nonimmunosuppressive analog L-685，818 are toxic to Cryptococcus neoformans by inhibition of a common target protein. Antimicrob Agents Chemother. 1997；41：156-61.

［129］ Drose S，Altendorf K. Bafilomycins and concanamycins as inhibitors of V-ATPases and P-ATPases. J Exp Biol. 1997；200：1-8.

［130］ Hunke S，Dose S，Schneider E. Vanadate and bafilomycin A1 are potent inhibitors of the ATPase activity of the reconstituted bacterial ATP-binding cassette transporter for maltose（MalFGK2）. Biochem Biophys Res Commun. 1995；216：589-94.

［131］ Manavathu EK，Dimmock JR，Vashishtha SC，Chandrasekar PH. Inhibition of H（＋）-ATPase-mediated proton pumping in Cryptococcus neoformans by a novel conjugated styryl ketone. J Antimicrob Chemother. 2001；47：491-4.

［132］ Garrett-Engele P，Moilanen B，Cyert MS. Calcineurin，the Ca^{2+}/calmodulin-dependent protein phosphatase，is essential in yeast mutants with cell integrity defects and in mutants that lack a functional vacuolar H（＋）-ATPase. Mol Cell Biol. 1995；15：4103-14.

［133］ Dominguez JM，Kelly VA，Kinsman OS，Marriott MS，Gomez de las Heras F F，et al. Sordarins：a new class of antifungals with selective inhibition of the protein synthesis elongation cycle in yeasts. Antimicrob Agents Chemother. 1998；42：2274-8.

［134］ Cardenas ME，Sanfridson A，Cutler NS，Heitman J. Signal-transduction cascades as targets for therapeutic intervention by natural products. Trends Biotechnol. 1998；16：427-33.

［135］ Harrison TS，Griffin GE，Levitz SM. Conditional lethality of the diprotic weak bases chloroquine and quinacrine against Cryptococcus neoformans. J Infect Dis. 2000；182：283-9.

［136］ Mazzolla R，Barluzzi R，Brozzetti A，Boelaert JR，Luna T，et al. Enhanced resistance to Cryptococcus neoformans infection induced by chloroquine in a murine model of meningoencephalitis. Antimicrob Agents Chemother. 1997；41：802-7.

第69章 组织胞浆菌病的抗真菌药物治疗：针对易感性、抗药性、人群中的疗效及实验性感染

L. Joseph Wheat

1 前言

尽管存在治疗组织胞浆菌病的有效疗法，但治疗失败发生在多达20%的播散性疾病病例中。治疗失败的最常见原因包括药物暴露不足以及诊断时出现晚期疾病。抗真菌药敏试验很少进行，因此作为失败原因的抗药性作用尚不清楚。氟康唑和棘白菌素可能导致治疗失败。在评估新药治疗组织胞浆菌病时应评估其耐药性。

荚膜组织胞浆菌变种（*Histoplasma capsulatum var. capsulatum*）是来自裸囊菌科（Arthrodermataceae）家族的子囊菌和组织胞浆菌病的致病因子。荚膜组织胞浆菌的霉菌存在于含有蝙蝠或鸟粪的"微生物群落"中，在鸟或蝙蝠居住的土壤或地区。霉菌由具有大分生孢子和感染性微小分生孢子的菌丝组成。该生物体在北美[1]、中美洲和南美洲[2]的某些地区具有高度地方流行性，在亚洲、东南亚、中国、印度、澳大利亚、非洲和欧洲的部分地区更是如此。

组织胞浆菌感染是从吸入微小分生孢子时开始的，当巨噬细胞吞没时，微生物分生成酵母菌。生物体在巨噬细胞内存活，这些巨噬细胞将酵母传递到整个身体。T细胞免疫对从组织胞浆菌病中恢复至关重要。

在没有免疫缺陷的情况下，大多数感染是无症状的并且主要涉及肺部。症状通常在重度暴露后几周内出现，并广泛累及肺部，常引起呼吸困难[3, 4]。这种组织胞浆菌病被称为急性肺组织胞浆菌病（acute pulmonary histoplasmosis，APH）。慢性肺组织胞浆菌病（chronic pulmonary histoplasmosis，CPH）是渐进性的并且发生在具有潜在慢性阻塞性肺病的患者中。进行性播散性组织胞浆菌病（progressive disseminated histoplasmosis，PDH）通常发生在潜在的免疫抑制性疾病患者中，其中一些尚未被发现[5]。

2 治疗

两性霉素B的脂质制剂是治疗更严重组织胞浆菌病的首选药物[6-8]。

两性霉素B（amphotericin B）：未经治疗的PDH患者的死亡率为83%，接受两性霉素B治疗的患者的死亡率为23%[9]。艾滋病患者的死亡率接近50%，这些患者接受了脱氧胆酸盐制剂两性霉素B治疗[10]。在一项艾滋病患者的随机双盲临床试验中，脂质体两性霉素B比脱氧胆酸两性霉素B更有效[11]。此外，两性霉素B比伊曲康唑诱导的临床反应更快[12-14]。在治疗1~2周内通常可以改为伊曲康唑[11]。

伊曲康唑（Itraconazole）：伊曲康唑是轻度临床表现患者的首选口服药物，在两性霉素B治疗后不需要住院和"降压"治疗。在非对比试验中，伊曲康唑在85%~100%的CPH和APH患者中获得成功[8]。伊曲康唑治疗失败的原因包括对治疗的不依从[15]、胃肠道疾病损害吸收、与加速其代谢或干扰其吸收的药物的相互作用[16]，以及严重的疾病导致延迟伊曲康唑治疗所需的血药浓度[13]。

氟康唑（Fluconazole）：根据组织胞浆菌病实验模型[17]和人类经验[8, 12]的数据，氟康唑在组织

胞浆菌病中的效果不如伊曲康唑。在艾滋病患者的一项研究中，74%的患者对每日治疗剂量800 mg有反应，但1/3的患者在剂量降至每日400 mg后的6个月内复发。超过一半治疗失败患者的分离物对氟康唑最小抑制浓度（MIC）升高34倍或更高[18]。此外，氟康唑治疗真菌血症的清除率比伊曲康唑治疗更缓慢[12]。氟康唑可用于不能用伊曲康唑治疗的患者，其免疫力没有严重降低。

泊沙康唑（Posacnazole）：*H. capsulatum*对泊沙康唑敏感[19-21]，泊沙康唑、伊曲康唑与实验性感染一样有效[20, 21]。有限的信息基于病例报告[22, 23]和一项小型研究[24]支持这些发现。直到最近，市售的泊沙康唑的唯一配方是口服悬浮液，许多患者未能达到足够的血清浓度[25]。现在可以获得静脉内[26]和片剂[27]制剂，其达到治疗血清浓度，克服了这个限制。

伏立康唑（Voriconazole）：伏立康唑对*H. capsulatum*有活性，但尚未进行用于治疗组织胞浆菌病的动物研究和临床试验。值得注意的是耐氟康唑菌株中存在伏立康唑的交叉耐药[28]。伏立康唑已成功用于少数组织胞浆菌病患者[29-32]，但既往接受过两性霉素B或伊曲康唑治疗的患者对其作用进行了评估。伏立康唑也已成功用于少数中枢神经系统组织胞浆菌病患者[33-35]。尽管伏立康唑在脑脊液中的浓度高于伊曲康唑或泊沙康唑，但脑脊液浓度在治疗组织胞浆菌性脑膜炎中的作用仍存在争议。例如，氟康唑在脑脊液中的浓度很高，但在荚膜脑膜炎的实验模型中低于伊曲康唑和两性霉素[36]。

拉夫康唑（Ravuconzole）：拉夫康唑对*H. capsulatum*具有很高的活性，其MIC范围从0.007 μg/mL至0.015 μg/mL[28]。在小鼠组织胞浆菌病模型中，拉夫康唑提高了存活率，并将真菌负担降低到与伊曲康唑相当的程度[37]。两者都比氟康唑更有效。尚未报道使用拉氟康唑治疗组织胞浆菌病的临床试验。

艾沙康唑（Isavuconazole）：艾沙康唑对*H. capsulatum*也有活性，其MIC范围从0.000 4 μg/mL至0.006 3 μg/mL[38, 39]。艾沙康唑尚未评估在实验模型或组织胞浆菌病患者中进行。

棘白菌素（Echinocandins）：在一些研究中，卡泊芬净[40]、米卡芬净[41]和阿尼芬净在体外或实验性感染的有效治疗中没有活性。其他人报道了更高的体外敏感性[19, 42, 43]和更有利的实验感染结果[42]。尚未进行评价棘白菌素治疗组织胞浆菌病的临床试验。

尼可霉素Z（Nikkomycin Z）：尼可霉素Z在抗真菌的效果上具有多变性，其在小鼠模型中的有效性与MIC相关[44]。其他研究人员报道了更大的体外活性和体内功效[45, 46]。尚未研究尼可霉素Z用于治疗人类组织胞浆菌病。

特比萘芬（Terbinafine）：在90%的菌株中，MICs低于0.39 μg/mL时，体外活性已得到证实[47]。在动物模型[48]和非洲组织胞浆菌病患者中报道了体内疗效[49]。

联合治疗：在两项研究中，使用两性霉素B和氟康唑的联合治疗中发现两者具有拮抗作用[17, 36]。虽然伊曲康唑对两性霉素B没有拮抗作用，但接受联合用药的动物实验的结果并不比单独的两性霉素B好。在相对低剂量下使用的尼可霉素Z和氟康唑在组织胞浆菌病的实验模型中显示出加和活性[45]。米卡芬净和两性霉素B在体外和体内评估并且没有相互作用[41]。没有证据表明联合治疗比单用两性霉素B或伊曲康唑治疗更有效。在停止使用两性霉素B之前给予伊曲康唑和两性霉素B几天的一个原因是在两性霉素B的抗真菌作用消散之前达到治疗性伊曲康唑浓度。

3　耐药性

由于酵母是以生命体形式存在于组织中，所以其应该被临床检测，并且霉菌模型所获得的耐药性数据无法套用于对酵母敏感性的评估中。但是，敏感性测试不适用于常规测试。酵母NCCLS方法的修改可用于*H. capsulatum*的敏感性测试[50]。方法矫正包括通过与530 nm处的麦法法兰标准品5（McFarland standard of 5）比较而标准化接种物，所述接种物以1∶100稀释，而近平滑念珠菌ATCC 90018对照品NCCLS方法制备，与0.5 McFarland标准品比较，然后稀释1∶2 000。第二种方法矫正是在37℃下培养时间从96 h延长至120 h。由于*H. capsulatum*生长速度缓慢，因此需要进行这些修改。*H. capsulatum*的增殖程度的评分是与未加入药物的对照组进行比较得出的。与无药物对照相比，抑制至少80%被定义为仅用于唑类药物的MIC。

  *H. capsulatum*酵母对两性霉素B和大多数三唑敏感[20, 21, 44, 51]。氟康唑、伏立康唑、棘白菌素、尼可霉素Z和5-氟胞嘧啶已被注意到。使用酵母菌的敏感性试验与组织胞浆菌病实验模型中的临床结果相关，而敏感性不能利用霉菌来进行评判[41, 44]。然而，其他人使用霉菌已经注意到对棘白菌素[19, 42]和尼可霉素Z[45]更敏感。

  氟康唑（Fluconazole）：据报道，氟康唑引起治疗失败的耐药性已有报道[51, 52]。与未接受治疗的患者相比，接受治疗的患者所分离菌株的MIC较低（图69.1）。中位数MICs为氟康唑1.0 mg/L、伏立康唑0.015 mg/L、泊沙康唑和雷夫康唑≤0.007 mg/L。虽然伏立康唑的MIC显著低于氟康唑，但它们高于泊沙康唑或雷夫康唑。在17个治疗后的分离株中，12个（70%）显示对氟康唑的MIC增加4倍或更多，对伏立康唑增加7个（41%）。在这些分离株中MICs没有增加到泊沙康唑或雷夫康唑（图69.2）。在氟康唑治疗失败的艾滋病患者的分离物中检查了获得性氟康唑耐药性的生化基础[52]。复发型分离株（relapse isolate）在抑制氟康唑50%的菌株的浓度（IC$_{50}$）上是单纯父本分离株（parent isolate）的3倍。同样，关于麦角甾醇含量，对于复发型分离株来说，氟康唑的IC$_{50}$比亲本分离物高5倍。在亲代和复发型分离株之间也观察到使用[^{14}C]抑制甾醇生物合成的差异（图69.3）。在没有药物的情况下，麦角甾醇和雄甾-5，22-二烯-3-β-醇仍然是父本分离株和复发型分离株中形成的主要甾醇。两种唑类对麦角甾醇生物合成的抑制作用导致亲代分离物中齿孔醇（eburicol）和obtusifolione的积累，其在复发型分离株中减少。这表明细胞色素P-450依赖性酶14α-脱甲基酶和3-酮甾体还原酶对氟康唑敏感性降低，并且在复发分离物中对伊曲康唑更敏感。来自氟康唑敏感性预处理（MIC1 mg/L）和表现出对氟康唑敏感性降低（MIC16 mg/L）的后处理分离物的CYP51Ap氨基酸序列的比较鉴定了处理后分离物中的单一取代；第136位的酪氨酸被苯丙氨酸（Y136F）取代[28]。

  尼可霉素（Nikkomycin Z）：尼可霉素对一些*H. capsulatum*菌分离株有杀菌效果，并且对实验性感染中的一种易感菌株有效[44]。当面对MIC≥64 µg/mL的分离株感染实验动物的时候，尼可霉素在实验性感染时不会延长实验动物存活时间或减少真菌载量。当面对MIC为4 µg/mL的分离株感染实验动物的时候，以前都将尼可霉素作为两性霉素B来进行使用治疗。另一项研究中，利用MIC为0.5 µg/mL的霉菌对实验动物感染后，尼可霉素改善了存活率并减少了真菌载量[45]。

  棘白菌素（Echinocandins）：棘白菌素在抗*H. capsulatum*活性方面表现出很强的摆动性。使用酵母进行的体外药敏试验显示超过90%的分离株MIC为16 µg/mL或更高[40]，且治疗在实验感染中无效[40, 53]。其他人报道了更大的体外活性[19, 42, 43]和实验性感染的有效性[42, 54]。使用棘白菌素治疗人类组织胞浆菌病的数据很少。接受用米卡芬净治疗假定的念珠菌败血症的TNF阻断剂治疗的患者在未确诊的播散性组织胞浆菌病后4 d死亡[55]。

  5-氟胞嘧啶（5-Fluorocytosine）：在所有20个测试菌株中观察到对MIC>64 µg/mL的5-氟胞嘧啶的抗性。尚未在实验性组织胞浆菌病或人体中研究5-氟胞嘧啶。

  黑色素（melanin）在抗真菌治疗中的作用：黑素在杀灭*H. capsulatum*中发挥作用。尽管黑色素处理后的分离菌和非黑色素处理后分离菌对两性霉素B和卡泊芬净敏感，但前者使这两种药物对其杀灭能力逐渐减弱[56]，这可能是由于黑色素降低两性霉素B和卡泊芬净与其靶标的结合力。提出了与抑制真菌黑化和两性霉素B或棘白霉素的药物联合治疗的一种可能作用机制。

4 其他具有抗真菌活性的药物

  抗菌剂：菌丝体和酵母菌形式对甲氧苄氨嘧啶-磺胺甲噁唑高度敏感[57]。异烟肼衍生物在体外也表现出活性，包括与两性霉素B的协同作用，后者是通过抑制麦角固醇合成介导的[58]。环丙沙星与几种抗真菌药物对*H. capsulatum*的酵母和霉菌形式有协同作用[59]。然而，没有进行体内研究。

非抗菌剂：米替福新（miltefosine），一种用于恶性肿瘤治疗的化学药物，其在体外实验中表现出很好的抗真菌形式的*H. capsulatum*活性[60]。美登素（maytenin）和扁塑藤素（pristimerin）是*Maytenus ilicifolia*的次级代谢物，其表现出很好对*H. capsulatum*的抗真菌活性[61]。分离与大蒜的阿霍烯（ajoene）[62]有效抗菌丝体形式的*H. capsulatum*[63]。

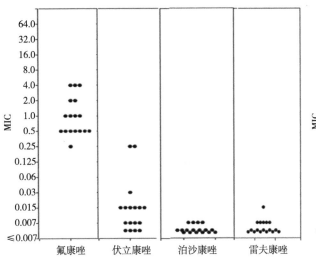

图69.1　艾滋病病人和播散性组织胞浆菌病患者开始用氟康唑治疗前基线时获得的分离菌的MIC值

每个点代表来自个体病例的单个预处理分离物。经出版商许可获得[28]

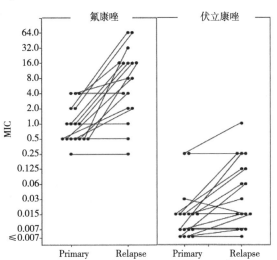

图69.2　氟康唑治疗失败患者的MIC

每位患者预处理和失败分离株的MIC通过一条线连接。预处理和氟康唑失败菌株仍然对泊沙康唑和雷夫康唑敏感，中位数MIC为0.007 mg/L或更低（经出版商许可获得[28]）

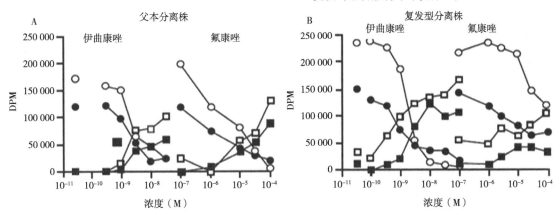

图69.3　伊曲康唑（ITZ）和氟康唑（FCZ）对来自[14C]乙酸酯的麦角甾醇的亲代和复发分离株的影响。

形成的甾醇是麦角甾醇，麦角甾-5, 22-二烯-3-醇（实心圆），obtusifolione（正方形）和eburicol（24-亚甲基-二氢甾醇-terol）（实心正方形）。对照结果（在溶剂DMSO存在下的麦角甾醇合成）在左侧边缘内由未通过线连接的基准点描绘。结果数据是品均值表示，并且获得出版商的许可[52]

5　结论

两性霉素B和伊曲康唑的脂质体制剂是治疗组织胞浆菌病的首选药物。考虑到体外药敏和耐药性发展的潜力，以及片剂和静脉内制剂的可用性，泊沙康唑是伊曲康唑最有前景的替代品。需要使用泊沙康唑和几种较新的三唑类药物治疗组织胞浆菌病的临床试验。抗真菌抗性限制了氟康唑和伏立康唑治疗组织胞浆菌病的效果。棘白菌素在治疗组织胞浆菌病中没有作用。实验性感染的敏感性试验和疗效评估有助于抗真菌药物的临床前评估和抗性治疗失败的原因调查。

参考文献

［1］ Edwards LB, Acquaviva FA, Livesay VT, Cross FW, Palmer CE. An atlas of sensitivity to tuberculin, PPD-B and histoplasmin in the United States. Am Rev Respir Dis. 1969; 99: 1-18.

［2］ Colombo AL, Tobon A, Restrepo A, Queiroz-Telles F, Nucci M. Epidemiology of endemic systemic fungal infections in Latin America. Med Mycol. 2011; 49（8）: 785-98.

［3］ Kauffman CA. Histoplasmosis: a clinical and laboratory update. Clin Microbiol Rev. 2007; 20（1）: 115-32.

［4］ Hage CA, Wheat LJ, Loyd J, Allen SD, Blue D, Knox KS. Pulmonary histoplasmosis. Semin Respir Crit Care Med. 2008; 29（2）: 151-65.

［5］ Zerbe CS, Holland SM. Disseminated histoplasmosis in persons with interferon-gamma receptor 1 deficiency. Clin Infect Dis. 2005; 41（4）: e38-41.

［6］ Wheat LJ, Freifeld AG, Kleiman MB, et al. Clinical practice guidelines for the management of patients with histoplasmosis: 2007 update by the Infectious Diseases Society of America. Clin Infect Dis. 2007; 45（7）: 807-25.

［7］ La Hoz RM, Loyd JE, Wheat LJ, Baddley JW. How I treat histoplasmosis. Curr Fungal Infect Rep. 2013; 7（1）: 36-43.

［8］ Wheat J, Sarosi G, McKinsey D, et al. Practice guidelines for the management of patients with histoplasmosis. Infectious Diseases Society of America. Clin Infect Dis. 2000; 30（4）: 688-95.

［9］ Furcolow ML. Comparison of treated and untreated severe histoplasmosis. JAMA. 1963; 183: 121-7.

［10］ Wheat L. Histoplasmosis in the acquired immunodeficiency syndrome. Curr Top Med Mycol. 1996; 7（1）: 7-18.

［11］ Johnson PC, Wheat LJ, Cloud GA, et al. Safety and efficacy of liposomal amphotericin B compared with conventional amphotericin B for induction therapy of histoplasmosis in patients with AIDS. Ann Intern Med. 2002; 137（2）: 105-9.

［12］ Wheat LJ, Connolly P, Haddad N, Le Monte A, Brizendine E, Hafner R. Antigen clearance during treatment of disseminated histoplasmosis with itraconazole versus fluconazole in patients with AIDS. Antimicrob Agents Chemother. 2002; 46（1）: 248-50.

［13］ Wheat J, Hafner R, Korzun AH, et al. Itraconazole treatment of disseminated histoplasmosis in patients with the acquired immunodeficiency syndrome. AIDS Clinical Trial Group. Am J Med.1995; 98（4）: 336-42.

［14］ Hage CA, Kirsch EJ, Stump TE, et al. Histoplasma antigen clearance during treatment of histoplasmosis in patients with AIDS determined by a quantitative antigen enzyme immunoassay. Clin Vaccine Immunol. 2011; 18（4）: 661-6.

［15］ Myint T, Anderson AM, Sanchez A, et al. Histoplasmosis in patients with human immunodeficiency virus/acquired immunodeficiency syndrome（HIV/AIDS）: multicenter study of outcomes and factors associated with relapse. Medicine（Baltimore）. 2014; 93（1）: 11-8.

［16］ Kothari D, Chopra S, Bhardwaj M, Ajmani AK, Kulshreshtha B. Persistence of histoplasma in adrenals 7 years after antifungal therapy. Indian J Endocr Metab. 2013; 17（3）: 529-31.

［17］ LeMonte A, Washum K, Smedema M, Schnizlein-Bick C, Kohler R, Wheat LJ. Amphotericin B combined with itraconazole or fluconazole for treatment of histoplasmosis. J Infect Dis.2000; 182: 545-50.

［18］ Wheat J, MaWhinney S, Hafner R, et al. Treatment of histoplasmosis with fluconazole in patients with acquired immunodeficiency syndrome. National Institute of Allergy and Infectious Diseases Acquired Immunodeficiency Syndrome Clinical Trials Group and Mycoses Study Group. Am J Med. 1997; 103（3）: 223-32.

［19］ Espinel-Ingroff A. Comparison of In vitro activities of the new triazole SCH56592 and the echinocandins MK-0991（L-743, 872）and LY303366 against opportunistic filamentous and dimorphic fungi and yeasts. J Clin Microbiol. 1998; 36（10）: 2950-6.

［20］ Connolly P, Wheat LJ, Schnizlein-Bick C, et al. Comparison of a new triazole, posaconazole, with itraconazole and amphotericin B for treatment of histoplasmosis following pulmonary challenge in immunocompromised mice. Antimicrob Agents Chemother.2000; 44（10）: 2604-8.

［21］ Connolly P, Wheat J, Schnizlein-Bick C, et al. Comparison of a new triazole antifungal agent, Schering 56592, with itraconazole and amphotericin B for treatment of histoplasmosis in immunocompetent mice. Antimicrob Agents Chemother. 1999; 43（2）: 322-8.

［22］ Goncalves D, Ferraz C, Vaz L. Posaconazole as rescue therapy in African histoplasmosis. Braz J Infect Dis. 2013; 17（1）: 102-5.

［23］ Clark B, Foster R, Tunbridge A, Green S. A case of disseminated histoplasmosis successfully treated with the investigational drug posaconazole. J Infect. 2005; 51（3）: e177-80.

［24］ Restrepo A, Tobon A, Clark B, et al. Salvage treatment of histoplasmosis with posaconazole. J Infect. 2007; 54（4）: 319-27.

［25］ Wiederhold NP, Pennick GJ, Dorsey SA, et al. A reference laboratory experience of clinically achievable voriconazole, posaconazole, and itraconazole concentrations within the bloodstream and cerebral spinal fluid. Antimicrob Agents Chemother. 2014; 58（1）: 424-31.

［26］ Maertens J, Cornely OA, Ullmann AJ, et al. Phase 1B study of the pharmacokinetics and safety of posaconazole intravenous solution in patients at risk for invasive fungal disease. Antimicrob Agents Chemother. 2014; 58（7）: 3610-7.

［27］ Krishna G, Ma L, Martinho M, O' Mara E. Single-dose phase I study to evaluate the pharmacokinetics of posaconazole in new tablet and capsule formulations relative to oral suspension. Antimicrob Agents Chemother. 2012; 56（8）: 4196-201.

［28］ Wheat LJ, Connolly P, Smedema M, et al. Activity of newer triazoles against Histoplasma capsulatum from patients with AIDS who failed fluconazole. J Antimicrob Chemother. 2006; 57: 1235-9.

［29］ Santos L, Santos-Martinez G, Magana-Ortiz JE, Puente-Pinon SL. Acute histoplasmosis in three Mexican sewer workers. Occup Med（Lond）. 2013; 63（1）: 77-9.

［30］ Dhawan J, Verma P, Sharma A, Ramam M, Kabra SK, Gupta S. Disseminated cutaneous histoplasmosis in an immunocompetent child, relapsed with itraconazole, successfully treated with voriconazole. Pediatr Dermatol. 2010; 27（5）: 549-51.

［31］ Freifeld A, Proia L, Andes D, et al. Voriconazole use for endemic fungal infections. Antimicrob Agents Chemother. 2009; 53（4）: 1648-51.

［32］ Freifeld AG, Wheat LJ, Kaul DR. Histoplasmosis in solid organ transplant recipients: early diagnosis and treatment. Curr Opin Organ Transplant. 2009; 14（6）: 601-5.

［33］　Srinivasan J，Ooi WW. Successful treatment of histoplasmosis brain abscess with voriconazole. Arch Neurol. 2008；65（5）：666-7.

［34］　Nguyen FN，Kar JK，Zakaria A，Schiess MC. Isolated central nervous system histoplasmosis presenting with ischemic pontine stroke and meningitis in an immune-competent patient. JAMA Neurol. 2013；70（5）：638-41.

［35］　Ramireddy S，Wanger A，Ostrosky L. An instructive case of CNS histoplasmosis in an immunocompetent host. Med Mycol Case Rep. 2012；1（1）：69-71.

［36］　Haynes RR，Connolly PA，Durkin MM，et al. Antifungal therapy for central nervous system histoplasmosis，using a newly developed intracranial model of infection. J Infect Dis. 2002；185（12）：1830-2.

［37］　Clemons KV，Martinez M，Calderon L，Stevens DA. Efficacy of ravuconazole in treatment of systemic murine histoplasmosis. Antimicrob Agents Chemother. 2002；46（3）：922-4.

［38］　Yamazaki T，Inagaki Y，Fujii T，et al. In vitro activity of isavuconazole against 140 reference fungal strains and 165 clinically isolated yeasts from Japan. Int J Antimicrob Agents. 2010；36（4）：324-31.

［39］　Kralt D，Light B，Cheang M，et al. Clinical characteristics and outcomes in patients with pulmonary blastomycosis. Mycopathologia.2009；167（3）：115-24.

［40］　Kohler S，Wheat LJ，Connolly P，et al. Comparison of the echinocandin caspofungin with amphotericin B for treatment ofhistoplasmosis following pulmonary challenge in a murine model. Antimicrob Agents Chemother. 2000；44（7）：1850-4.

［41］　Hage CA，Connolly P，Horan D，et al. Investigation of the efficacy of micafungin in the treatment of histoplasmosis using two North American strains of Histoplasma capsulatum. Antimicrob Agents Chemother. 2011；55（9）：4447-50.

［42］　Graybill JR，Najvar LK，Montalbo EM，Barchiesi FJ，Luther MF，Rinaldi MG. Treatment of histoplasmosis with MK-991（L-743，872）. Antimicrob Agents Chemother. 1998；42（1）：151-3.

［43］　Kathuria S，Singh PK，Meis JF，Chowdhary A. In vitro antifungal susceptibility profile and correlation of mycelial and yeast forms of molecularly characterized Histoplasma capsulatum strains from India. Antimicrob Agents Chemother. 2014；58（9）：5613-6.

［44］　Goldberg J，Connolly P，Schnizlein-Bick C，et al. Comparison of nikkomycin Z with amphotericin B and itraconazole for treatment of histoplasmosis in a murine model. Antimicrob Agents Chemother.2000；44（6）：1624-9.

［45］　Graybill JR，Najvar LK，Bocanegra R，Hector RF，Luther MF. Efficacy of nikkomycin Z in the treatment of murine histoplasmosis. Antimicrob Agents Chemother. 1998；42（9）：2371-4.

［46］　Hector RF，Zimmer BL，Pappagianis D. Evaluation of nikkomycins X and Z in murine models of coccidioidomycosis，histoplasmosis，and blastomycosis. Antimicrob Agents Chemother. 1990；34（4）：587-93.

［47］　Shadomy S，Espinel-Ingroff A，Gebhart RJ. In-vitro studies with SF 86-327，a new orally active allylamine derivative. Sabouraudia. 1985；23（2）：125-32.

［48］　Hay RJ. Therapeutic potential of terbinafine in subcutaneous and systemic mycoses. Br J Dermatol. 1999；141 Suppl 56：36-40.

［49］　Bankole SR，Denoulet C，Coulibaly B，et al. Apropos of 1 Ivoirian case of osseus and cutaneous histoplasmosis by Histoplasma capsulatum var. duboisii. Bull Soc Pathol Exot. 1998；91（2）：151-3.

［50］　Waitz JA，Bartlett MS，Ghannoum MA，et al. Reference method of broth dilution antifungal susceptibility testing of yeasts；approved standard. Report No.：M27-A（ISBN 1-56238-328-0）. Wayne，PA：National Committee on Clinical Laboratory Standards；1997.

［51］　Wheat LJ，Connolly P，Smedema M，Brizendine E，Hafner R. Emergence of resistance to fluconazole as a cause of failure during treatment of histoplasmosis in patients with acquired immunodeficiency disease syndrome. Clin Infect Dis. 2001；33（11）：1910-3.

［52］　Wheat J，Marichal P，Vanden Bossche H，Le Monte A，Connolly P. Hypothesis on the mechanism of resistance to fluconazole in Histoplasma capsulatum. Antimicrob Agents Chemother. 1997；41（2）：410-4.

［53］　Finquelievich J，Landaburu MF，Pinoni V，Iovannitti CA. Determination of the therapeutic activity of caspofungin compared with the amphotericin B in an animal experimental model of histoplasmosis in hamster（Mesocricetus auratus）. Rev Iberoam Micol. 2011；28（4）：155-8.

［54］　Winthrop KL，Chiller T. Preventing and treating biologic-associated opportunistic infections. Nat Rev Rheumatol. 2009；5（7）：405-10.

［55］　Frank KM，Hogarth DK，Miller JL，et al. Investigation of the cause of death in a gene-therapy trial. N Engl J Med. 2009；361（2）：161-9.

［56］　van DD，Casadevall A，Nosanchuk JD. Melanization of Cryptococcus neoformans and Histoplasma capsulatum reduces their susceptibilities to amphotericin B and caspofungin. Antimicrob Agents Chemother. 2002；46（11）：3394-400.

［57］　Brilhante RS，Fechine MA，Cordeiro RA，et al. In vitro effect of sulfamethoxazole-trimethoprim against Histoplasma capsulatum var. capsulatum. Antimicrob Agents Chemother. 2010；54（9）：3978-9.

［58］　de Aguiar CR，de Farias Marques FJ，de Aguiar CR，et al. Synthesis and antifungal activity in vitro of isoniazid derivatives against histoplasma capsulatum var. capsulatum. Antimicrob Agents Chemother. 2014；58（5）：2504-11.

［59］　Brilhante RS，Caetano EP，Sidrim JJ，et al. Ciprofloxacin shows synergism with classical antifungals against Histoplasma capsulatum var. capsulatum and Coccidioides posadasii. Mycoses.2013；56（3）：397-401.

［60］　Brilhante RS，Malaquias AD，Caetano EP，et al. In vitro inhibitory effect of miltefosine against strains of Histoplasma capsulatum var. capsulatum and Sporothrix spp. Med Mycol. 2014；52（3）：320-5.

［61］　Gullo FP，Sardi JC，Santos VA，et al. Antifungal activity of maytenin and pristimerin. Evid Based Complement Alternat Med.2012；2012：340787.

［62］　Yoshida S，Kasuga S，Hayashi N，Ushiroguchi T，Matsuura H，Nakagawa S. Antifungal activity of ajoene derived from garlic. Appl Environ Microbiol. 1987；53（3）：615-7.

［63］　Torres J，Romero H. In vitro antifungal activity of ajoene on five clinical isolates of Histoplasma capsulatum var. capsulatum. Rev Iberoam Micol. 2012；29（1）：24-8.

第70章　耶氏肺孢子虫的耐药性

Jannik Helweg-Larsen，Thomas Benfield，
Joseph Kovacs，Henry Masur

1　前言

耶氏肺孢子虫*Pneumocystis jirovecii*（以前称为*Pneumocystis carinii*）是一种机会性真菌，可导致免疫功能低下的个体出现肺炎，卡氏肺囊虫肺炎（*Pneumocystis carinii* pneumonia，PCP）。在1982年以前，PCP相对罕见，主要在先天性免疫缺陷患者和接受强效免疫抑制治疗的患者中具有较高的诊出率。然而，随着艾滋病的流行，PCP成为发达国家最常见的艾滋病鉴定诊断。PCP峰值发生率在20世纪80年代末90年代初出现。随后PCP的发病率有所下降，因为广泛引入了PCP药物预防和引入越来越有效的HIV-1抗逆转录病毒治疗方案。然而，PCP仍然是严重免疫抑制患者中未接受适当化学预防的严重机会性感染。

2　生物体

在20个世纪早些时候，Chagas在豚鼠以及Carini在大鼠肺中发现了肺囊虫[1, 2]。这些研究者错误地认为这些生物体是克氏锥虫的一种新种。1912年，肺囊虫被认为是一个新的物种，并以Carini的名字命名[3]。1942年，荷兰两名研究人员van der Meer和Brug首先在人类中对人类肺囊虫进行了描述，他在描述了3例这种情况：一名3个月大的先天性心脏病婴儿和104例尸检病例中的2例——一名4个月大的婴儿和一名21岁的成年人[4]。然而，当Vaněk和Jirovec于1952年在孤儿院发现早产或营养不良的婴儿间质性浆细胞性肺炎时，肺孢子菌首先被确定为人类病原体[5]。

在20世纪的大部分时间里，根据肺囊虫的形态特征，对经典抗真菌药物的耐药性以及用于治疗原生动物感染的某些药物的有效性，肺囊虫被认为是原生动物和单一物种。然而，在1988年，根据Edman和同事的研究表明[6]，对核糖体RNA（rRNA）序列的系统发育分析和基因组大小的观察将卡氏肺孢子虫置于真菌家族中。随后的包括基因组测序在内的研究证实，肺孢子虫是一种与桃缩叶病菌和粟酒裂殖酵母密切相关的子囊菌真菌[7-12]。

与大多数其他真菌相反，肺孢子虫只拥有核糖体RNA位点的一个拷贝，具有脆弱的细胞壁，并且不含麦角甾醇[13]。基因组研究表明，肺孢子虫属于专性寄生虫，它能从宿主细胞中获取能量和化合物，而无法独立生存[14]。在感染期间，形态学上已经确定了两个主要阶段：囊肿和营养型（以前称为滋养体）。囊肿主要由β-1, 3-葡聚糖组成的细胞壁，而营养形式（滋养体）没有可检测到的β-1, 3-葡聚糖[15]。

已经在大多数哺乳动物物种中检测到了肺孢子虫。遗传和抗原分析表明，肺囊虫包括一个广泛的生物家族，在其哺乳动物宿主中具有物种特异性[13, 16, 17]。值得注意的是，感染不同哺乳动物的肺孢子虫生物体之间的遗传差异水平大于被归类为不同物种的某些真菌之间观察到的差异程度[18, 19]。来自18个不同非人灵长类物种的生物体中DNA序列的系统发育比较表明，序列分化与宿主物种之间的系统发育差异相关，这表明肺孢子虫物种已经与它们的宿主一起进化[20]。

因此独特的肺孢子虫似乎感染每种独特的哺乳动物宿主物种。迄今为止，大鼠是唯一已被证明被两种独特的肺孢子虫感染的哺乳动物。为了纪念Otto Jirovec所做的贡献，感染人类的有机体已更名为*Pneumocystis jirovecii*，他是最早描述这种人类致病微生物的学者之一[5, 21, 22]。

3　传播与感染

由于*P. jirovecii*不能在体外培养，因此很难获得其生物学特性。然而，分子和免疫学技术的发展，包括对来自*P. jirovecii*分离株的基因组测序，这为对该生物体及其与宿主如何相互作用的深入研究奠定了基础。根据抗体和PCR结果，*P. jirovecii*的初次感染发生在幼儿期（<1岁），在所有地理区域均有高发生率，这表明*P. jirovecii*无处不在[23]。

以前认为感染是终生的，临床感染是免疫功能低下宿主重新激活的结果，然而，分子分型研究质疑了这一观点，并支持更复杂的传播和感染情况。人类感染很可能是人与人之间传播的结果[24, 25]。当此种病原体最初是作为原发性感染获得时，免疫活性主体是否发生短暂性疾病尚不清楚。许多研究者提出，原发感染可能与上呼吸道或下呼吸道表现的发展相关，或与婴儿猝死综合征的发展有关[26-28]。

然而，最近的数据表明，人类宿主可能感染一种以上的耶氏肺孢子虫菌株，这提高了反复感染的几率，导致各种不同生物体的潜伏期延长[29-35]。此外，对PCP暴发进行分型研究，特别是在肾移植患者中，提供了令人信服的证据，表明易感宿主之间传播的单一毒株可能导致此类疾病的暴发。

因此，临床疾病PCP可以作为先前潜伏病原体的再激活，或者由于最近获得空气传播的病原体而发生[36, 37]。

由于大多数婴儿在生命的第一年获得针对肺孢子虫的抗体，所以推测肺孢子虫在自然界无处不在。然而，非人类动物并非来源，因为如上所述，每种动物物种都感染了不同种类的肺囊虫，并且没有发现已经鉴定的交叉物种感染。根据基于PCR的研究，现在很清楚，婴儿和具有免疫能力的成年人经常会经历殖民化，并且可能构成*P. jirovecii*的主要储藏库[38]。最近，几个肾移植中心报告PCP发病率不断上升，基因型研究显示患者间传播的证据表明医源性接触免疫抑制患者是一个日益严重的问题[39, 40]。

肺孢子虫对肺有特异性，它存在于肺泡中。在极少数情况下，在其他器官中检测到生物体，但很少会导致肺外部位疾病。吸入后，生物体紧紧附着在I型肺泡细胞表面[41]。黏附可能由主要表面糖蛋白（major surface glycoprotein，MSG）介导[42, 43]。该蛋白质是肺孢子虫表面上最丰富的抗原并且由多拷贝基因家族编码。MSG代表一种高度多态性、重复并分布于大多数肺孢子虫染色体中的蛋白质家族。MSG通过转换多种*MSG*基因的表达来提供具有抗原变异机制的肺孢子虫，其系统类似于用于克氏锥虫中抗原变异的系统[44, 45]。MSG中的这种抗原性变异可能用于避免宿主免疫反应[46]。对生命周期没有详细的了解，复制模式尚未确定，但已提出无性生活周期和性生活周期[47, 48]。最近，在其他真菌参与交配、信息素反应和对环境变化的反应中的几个基因已经在肺孢子虫中得到证实，表明该生物体具有对肺部环境变化作出反应的有性繁殖周期[49-51]。

4　药物治疗

用于治疗和预防PCP的主要药物类别包括抗叶酸药物、二胺、阿托伐酮和大环内酯类（表70.1和70.2）。大多数传统的抗真菌剂对肺孢子虫没有活性，可能是由于缺乏麦角甾醇，它是两性霉素B以及唑类的靶标。由于最初认为肺孢子虫是原生动物，初始药物测试集中在具有抗原生动物感染活性的药物上。

表70.1　预防卡氏肺孢子虫肺炎的用药方案

药品	口服或者气雾剂量
首选	
甲氧苄啶-磺胺甲噁唑	每日1 DS或SS
备择方案	
复方新诺明	1次DS每周3次
氨苯砜	50 mg每日两次或每日100 mg
氨苯砜-乙胺嘧啶-亚叶酸	每日50 mg 每周50 mg 每周25 mg
氨苯砜-乙胺嘧啶-亚叶酸	每周200 mg 每周75 mg 每周25 mg
雾化治疗的喷他脒	通过Respirgard Ⅱ雾化器系统每月300 mg
阿托伐醌	每日1 500 mg
ᵃ乙胺嘧啶加+	25～75 mg qd
磺胺嘧啶	0.5～2.0 g q6 h

DS双倍强度：800 mg磺胺甲噁唑+160 mg甲氧苄啶；SS单一强度：400 mg磺胺甲噁唑+80 mg甲氧苄氨嘧啶；ᵃ该方案仅用于同时发生的弓形体病。

1958年，乙磺酸戊烷胺成为第一种成功治疗PCP的药物[52]。在20世纪60年代，磺胺多辛和乙胺嘧啶联合用于预防伊朗的流行性婴儿肺孢子虫病[53]。1966年，Rifkind利用磺胺嘧啶和乙胺嘧啶治疗了2名患者：虽然这2名患者最后都过世，但2名患者成功接受了治疗并存活了4年[54]。1974—1977年，由Hughes等人领导的研究，确定了甲氧苄啶-磺胺甲噁唑（TMP-SMX）联合治疗和预防PCP有效[55-57]。TMP-SMX与静脉内喷他脒的治疗效果相同，仍然是治疗的选择。此外，TMP-SMX是预防PCP最有效的化学预防措施，因此也是预防的标准。

其他药物已被证明有治疗活性，包括磺胺嘧啶加乙胺嘧啶、氨苯砜加甲氧苄氨嘧啶、阿托瓦醌、克林霉素加伯氨喹和三甲曲沙。氨苯砜、氨苯砜-甲氧苄氨嘧啶、阿托瓦醌和雾化喷他脒对预防发生PCP高风险的患者有效。克林霉素伯氨喹没有被证明是有效的化学预防。静脉注射喷他脒可能对儿童感染有效[58, 59]。还有其他药物具有体外抗PCP活性，这些包括阿奇霉素、强力霉素和棘白菌素；后一类靶向β-1，3-葡聚糖合成的药物在动物模型中具有抗囊肿活性，但对营养型无效。

5　预防

在HIV感染者中，PCP的发生与CD4计数密切相关：CD4计数越低，PCP发生的可能性越大。虽然通常以200个细胞/mm³的计数作为指示或易感性，但是HIV感染的患者实际上确实以高于200个细胞/mm³的计数来开发PCP，尽管频率低于200、100或50个细胞/mm³。

先天性免疫缺陷患者，特别是伴有免疫球蛋白M和SCID的X连锁免疫缺陷患者，接受长期和高剂量皮质类固醇治疗的患者，以及接受某些用于癌症治疗或移植的化疗方案的患者都有发生PCP的风险。在HIV阴性患者中，PCP的危险因素包括并存的肺部疾病与CMV感染、已有肺部疾病、某些抗细胞因子抗体（如阿达木单抗）的使用，特别是淋巴细胞消耗剂，如阿仑珠单抗、氟达拉滨或利妥昔单抗[60-66]。另外，遗传因素也可能导致风险。在没有HIV的患者中，CD4计数不是易感性的可靠指标。一些研究表明，PCP的发生与这些标记物在与HIV无关的疾病中不可预测[62]。

20世纪60年代初，Dutz在伊朗引入了全身化学预防PCP的方法。他指出使用磺胺多辛加乙胺嘧啶可以中止PCP的暴发[67]。Hughes等随后对这一观察结果进行了一项关于急性淋巴细胞白血病儿童的经典研究，结果表明：PCP可通过TMP-SMX预防，但实际上被杀灭[68]。随后，这种预防用于其他癌症和移植接受者的成功率非常高。随着艾滋病的流行，PCP预防在20世纪80年代被偶尔使用。在Fischl等人发表了令人信服的研究后，1989年，PCP预防成为CD4细胞计数小于200个细胞/mm³的艾滋病毒感染患者的标准治疗方案[68]。确定PCP发展的其他危险因素导致了对使用PCP化学预防的更多建议，详见表70.3。HIV-1感染患者口腔念珠菌病或CD4细胞计数低于200个细胞/μL应提供初步预防措施。所有患者在发生PCP后均应进行二级预防。在接受预防性治疗的HIV患者中，如果在抗逆转录病毒治疗后至少3个月的免疫功能改善超过200个细胞/μL的CD4计数，则可以安全地停止预防。如果患者随后出现抗逆转录病毒治疗失败并且CD4降至200个细胞/μL以下，则应重新开始预防治疗。

表70.2　用于治疗PCP的药物疗法

药品	给药途径	剂量	毒性	优点	缺点
首选药物					
复方新诺明	口服	每8 h 2次DS	皮疹和发烧 贫血和中性粒细胞减少症	口服高效 价格低	皮疹反应
	静脉注射	甲氧苄啶5 mg/kg，每8 h 用磺胺甲噁唑25 mg/kg	高血钾症、肝炎、肾炎、过敏反应	对细菌和弓形虫有效	
备选方案					
氨苯砜-甲氧苄啶	口服	每天100 mg	皮疹、恶心和呕吐、发烧		
			高铁血红蛋白血症、白细胞减少症和溶血性贫血		无静脉注射的配方
	口服	每8 h 320 mg	肝功能异常、头痛	价格低廉	
			氨苯砜可能导致G-6PD患者发生溶血		
克林霉素-伯氨喹	口服和静脉注射	每6 h 450～600 mg	艰难梭菌腹泻，恶心和呕吐。 伯氨喹可能导致G-6PD缺乏患者发生溶血	便宜	伯氨喹没有静脉注射配方
	口服	每日30 mg			
他胂	静脉	每天4 mg/kg	不良反应发生率高，特别是低血糖和肾毒性 胰腺炎和血糖紊乱 输液时间短 全血细胞减少症，QT间期延长	非常有效	毒性常见。只有静脉注射
阿托伐醌	口服	750 mg，每天2次	皮疹，恶心，腹泻和头痛（20%） 发烧，转氨酶升高和中性粒细胞减少	机体耐受强	昂贵 对轻度疾病有用
辅助治疗					
泼尼松在房间空气的Pa O₂<70 mg Hg（9.3 kPa）	口服	40 mg，每天2次，5次		护理标准	代谢问题
	静脉注射	每天40 mg，每天6～11次		适用于中等或严重的疾病	尤其葡萄糖和电解质异常

在未感染艾滋病病毒的患者中，病症如艾滋病、器官移植及大剂量皮质类固醇治疗和/或高剂量化疗可能会导致PCP的高风险。应提供预防措施，具体如表70.3所示。有几种预防方案可供选择。最有效、最便宜和广泛使用的方案是每日TMP-SMX预防措施。大多数非HIV患者对TMP-SMX预防的耐受性相对较好；相反，HIV患者的不良反应几率较高，特别是皮疹和骨髓抑制。在抗逆转录病毒治疗出现之前，50%的患者在使用双强度TMP-SMX（160/800 mg）预防12个月后出现不良反应，另一半患者在3年内会转换为其他类型的药物预防[69]。幸运的是，每日一次单次强化（80/400 mg）TMP-SMX似乎同样有效，并且副作用小于每天一片双强度片剂[70]。由于其有效性、便于管理和低成本，应该尽一切努力来维持患者使用TMP-SMX时发生PCP的风险。低剂量或间歇方案的耐受性可能会改善。对于对TMP-SMX无生命危险反应的患者（如Stevens-Johnson综合征），可以通过剂量递增以便安全地重新引入许多患者[71, 72]。

表70.3　PCP预防和选定疾病风险识别的建议

疾病	风险识别	预防的持续时间	建议
HIV-1感染	先于PCP的发生 CD4细胞数小于200 口咽念珠菌病 CD4细胞数小于14% 先于艾滋病定义的疾病	提高生存率的条件是ART治疗3个月以上并且CD4细胞数大于200	预防改善生存率 若CD4细胞数小于200，则重新进行预防
器官移植		器官移植后6个月内	
肾脏		至少6个月	
肺		无限期	
心脏/肝脏	取决于免疫抑制强度以及移植物抗宿主疾病或排斥反应的发生	6~12个月	由临床经验确定需要预防PCP。CD4计数不是一个可靠的预测指标
自体BMT		6~12个月	
异源BMT		最少1年	
排外反应		恢复	
移植导致的机体疾病		恢复	
恶性肿瘤			
急性淋巴细胞白血病	联合化疗期间和之后 在儿童ALL的维持治疗期间继续	在严重的免疫抑制期间	由每种化疗方案的临床经验确定需要预防PCP。CD4计数不是一个可靠的预测指标
慢性淋巴细胞白血病	用氟达拉滨或阿仑单抗治疗（Campath，抗CD52）	化疗后3~6个月	
淋巴瘤	某些化疗方案，例如R-CHOP14、升级的BEACOPP、核苷类似物	停药后至少2个月或CD4>200	

注：BMT是bone marrow transplantation的缩写，即骨髓移植；ART是antiretroviral therapy缩写，即抗逆转录病毒疗法。

6　PCP的相关治疗

未经治疗的PCP总是致命的。在艾滋病流行开始时，PCP的死亡率为30%~40%[73, 74]，在发展为呼吸衰竭的患者中增加到70%~90%[75]。在20世纪90年代，死亡率下降到5%~15%[76-81]。这似乎是早期认识到感染，将辅助皮质类固醇引入中度至重度PCP患者（PaO$_2$<70 mm Hg），与伴随过程相关的更好的诊断和治疗能力并改进了ICU的支持措施。

当症状仍然轻微时，告知患者尽早就医的重要性必须成为患者管理计划的重点。患者和保健专业人员都必须认识到轻微症状，如呼吸困难、咳嗽或低热都可能是PCP的最初表现，尤其是CD4$^+$T患者淋巴细胞计数低于200个细胞/mm^3。因此，临床医生不应该等到PCP的所有特征出现或胸片不正常，才开始对PCP进行检查。此外，一旦有高度怀疑，如果诊断程序将被延迟，应立即开始治疗。

特定化疗的选择也很重要。用于PCP治疗的最有效的药物是抗叶酸药物，其通过抑制二氢蝶酸合酶（dihydropteroate synthase，DHPS）或二氢叶酸还原酶（dihydrofolate reductase，DHFR）来阻断叶酸的从头合成（图70.1）。

DHPS催化对氨基苯甲酸（PABA）和羟甲基二氢蝶呤焦磷酸缩合生成二氢蝶酸酯，再通过二氢叶酸合成酶转化为二氢叶酸。随后，二氢叶酸被二氢叶酸还原酶（DHFR）还原为四氢叶酸。磺胺类药物是PABA的结构类似物，可抑制DHPS。

用磺胺嘧啶加乙胺嘧啶治疗PCP最早期临床试验发现，这些药物对肺孢子与疟原虫一样具有协同作用。当开发磺胺甲噁唑和甲氧苄氨嘧啶的商业联合治疗细菌感染时，由于可获得研究的商业赞助，因此评估了该制剂的PCP治疗和预防效果。当时没有关于各种磺胺类药物对肺孢子虫相对效力的研究，也没有关于各种DHFR抑制剂的相对效力的信息。随后，发现磺胺甲噁唑可能与任何其他商业上可获得的磺酰胺制剂[82, 83]一样有效。但是，甲氧苄氨嘧啶不如其他可用的DHFR抑制剂有效，如下文所述。

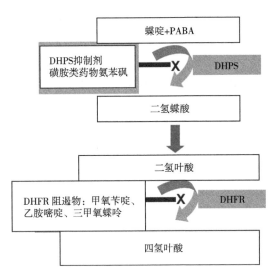

图70.1　磺胺类药物和DHFR抑制剂对叶酸合成的抑制作用

PABA：对氨基苯甲酸；DHPS：二氢叶酸合成酶；DHFR：二氢叶酸还原酶。

在表70.2中，列出了PCP的药物治疗方案以及每种药物方案的最重要的优点和毒性。在20世纪80年代，一些试验研究了与喷他脒相比TMP-SMX的疗效[84-87]。在唯一的非交叉试验中（n=70）[86]，TMP-SMX与喷他脒相比生存率更高。但是，当考虑所有试验时，TMP-SMX和喷他脒似乎具有大致相当的疗效[84]。用TMP-SMX治疗的HIV感染患者中有24%～57%发生药物毒性[88]。

不良反应一般发生在治疗7 d后，最常见的包括皮疹、发热和白细胞减少。以转氨酶升高为特征的肝毒性也时有发生。有一些磺胺甲噁唑诱导的间质性肾炎、肾结石形成、类过敏反应和胰腺炎的病例。甲氧苄啶可能与高钾血症有关。这些毒性通常不会危及生命，尽管史蒂文斯-约翰逊综合征已经发生致命病例。

喷他脒与高频率的毒性相关，其中一些是治疗限制性的。早期的喷他脒快速输注方案与低血压和死亡有关，因此这种给药途径被放弃。肌内注射在血压方面的耐受性更好，但是它们导致无菌脓肿的发生频率高。然后通过缓慢静脉输注来治疗，这是最好的耐受性途径。吸入式喷他脒已被用于治疗，耐受性良好，但疗效差。喷他脒具有肾毒性，并能够导致肾小球和肾小管损伤。喷他脒对胰腺有毒性：其初始效应导致胰岛素释放激增，这通常表现为低血糖，随后发展为高血糖症。低血糖症可能在治疗开始后的几天或几周内出现，也可能会在停止治疗后数天发生。白细胞减少症也可能发生。喷他脒可延长QT间期，并且尖端室性心动过速（torsades de pointes）病例已经被报道。在13%～80%的患者中发生用喷他脒治疗的治疗-限制性毒性。

用于治疗TMP-SMX和喷他脒的替代方案包括氨苯砜-甲氧苄氨嘧啶、克林霉素伯氨喹和阿托瓦醌（表70.2）。三甲氧蝶呤具有良好的治疗效果，但不经济实惠。氨苯砜尚未作为单一药物研究，因此不应单独用于治疗。然而，氨苯砜-甲氧苄氨嘧啶是有效的，并且可能具有与TMP-SMX相当的效力。然而，由于这种组合不是作为固定剂量的组合，只能口服使用，并且在50%的过敏患者中与磺胺交叉反应，因此与TMP-SMX相比，这种方案没有优势。

克林霉素-伯氨喹的代谢途径与TMP-SMX不同。克林霉素/伯氨喹与TMP-SMX在中度至重度PCP中的两项对比试验证实了两者的临床治疗具有等效性，但两项试验均说服力有限[89, 90]。一项回顾性观察研究表明，如果不耐受TMP-SMX，该方案应该优先用于治疗PCP[91]。克林霉素导致HIV感染患者的肝炎、皮疹和腹泻的发生率较高。伯氨喹只能口服。

阿托伐醌具有良好的耐受性，可作用于与TMP-SMX不同的代谢途径。然而，这种药物也只能口服使用，似乎没有TMP-SMX那么有效[92]。对于不能耐受TMP-SMX的轻度疾病患者来说，这是一个很好的选择。

氨苯砜-甲氧苄氨嘧啶的功效仅在轻度至中度PCP和仅用于轻度PCP的阿托瓦群中证实[89, 92-94]。两者都必须口服。从未正确研究过PCP治疗的最佳时间。通常的建议是，HIV阴性患者应该接受2周药物治疗，而HIV阳性患者应该接受3周药物治疗。

许多患者在治疗的第4～5 d期间经历渐进性氧饱和度降低。这种恶化似乎是由药物诱导的肺孢子虫生物体死亡并伴有肺泡炎症加重引起的。这种炎症可以通过皮质类固醇减少造成。4项随机对照试验表明，皮质类固醇可降低HIV感染者中度或重度疾病的死亡率[95-98]。根据这些结果，现在对所有严重疾病的HIV患者推荐使用辅助类固醇（PaO_2<70 mm Hg）。在非艾滋病患者中，事先使用皮质类固醇使情况变得复杂，皮质类固醇本身是PCP发生的危险因素。在这种情况下，类固醇的使用必须个性化以平衡有益的抗炎作用与潜在有害的免疫抑制作用。

7 磺胺的耐药性

TMP-SMX和氨苯砜在HIV患者中广泛用于治疗和预防PCP，导致人们担忧磺胺（磺胺或砜）耐药可能在耶氏肺孢子虫相关的疾病中快速出现。

在许多致病菌和寄生虫中，由于选择压力，对磺胺类药物的耐药性增加，并限制了磺胺类药物的疗效[99]。非洲广泛使用磺胺类药物治疗疟疾和细菌感染，已经在恶性疟原虫和许多细菌物种中产生了很高的耐药率[100]。在旧金山，HIV感染者中PCP预防性药物使用的增加导致金黄色葡萄球菌和肠杆菌科7个属的耐甲氧苄氨嘧啶-磺胺甲噁唑耐药性显著增加[101]。在一项回顾性研究中，接受甲氧苄氨嘧啶-磺胺甲噁唑的HIV患者的血培养分离株与未接受此预防的患者相比，甲氧苄氨嘧啶-磺胺甲噁唑的耐药率高出2倍[102]。

在诸如大肠杆菌、脑膜炎奈瑟氏球菌、麻风分枝杆菌和恶性疟原虫的病原体中，磺胺类抗性是由*DHPS*基因的一级序列突变引起的[103-105]。赋予抗性的突变位于DHPS蛋白的高度保守的活性位点内。在肺囊虫中，DHPS蛋白是由多结构域*FAS*基因编码在一定程度上具有二氢新蝶呤醛缩酶和羟甲基二氢蝶呤焦磷酸激酶活性的三功能性蛋白质[106]。

在1997年，Lane及其同事首次发现了耶氏肺孢子虫中的非同义（导致编码氨基酸改变）DHPS突变[107]。最常见的DHPS突变发生在165位和171位的核苷酸，这导致55位（Thr至Ala）和57位（Pro至Ser）处的氨基酸改变。同源的Thr和Pro在物种间高度保守，包括感染其他宿主的肺孢子虫。因此，这些变体似乎代表真正的突变而不是等位基因多态性。Th55与大肠杆菌DHPS的Thr62同源，Thr62基于其晶体结构结合了蝶呤底物。据推测，Thr55Ala和Pro57Ser影响Arg56（其在大肠杆菌中的同源物参与结合蝶呤和磺胺类药物）的位置，降低其结合磺胺药物的能力，从而导致对磺胺药物敏感性的降低[108, 109]。

两种突变都可以单独发生。然而，经常在相同的分离株中看到两种突变。尽管与磺胺类药物暴露的相关性与这些突变代表在药物压力下发展的耐药性的概念一致，但记录耐药性非常困难，部分原因是因为肺孢子菌无法培养，还有是因为功能性酶（重组或天然）不容易获得。

酿酒酵母已被用作研究*P. jirovecii*的DHPS抗性的模型。酿酒酵母的DHPS酶与*P. jirovecii*的DHPS具有高度的功能和遗传相似性。来自酵母属的这种酶也有三功能。通过定点诱变，可以研究与*P. jirovecii*中的DHPS突变相同的突变的体外作用。使用这种模型，两项研究报道双重DHPS突变Thr55Ala和Pro57Ser导致PABA的绝对需求，这与抗性与改变的底物结合相关一致[110, 111]。有趣的是，单突变Pro57Ser赋予对磺胺多辛的耐药性，临床观察表明：该突变与PCP中磺胺多辛耐药有特异性的关联[110]。然而，一项研究显示双重突变对磺胺甲噁唑的敏感性增加，表明这种方法可能不能准确反映*P. jirovecii*中这些突变的影响。

几项临床研究调查了*P. jirovecii*中DHPS突变的频率和重要性。表70.3总结了磺胺暴露和磺胺暴露患者突变频率的研究报告。虽然这些研究的规模（13～158名患者）和磺胺暴露的定义差别很大，但大多数研究表明，先前暴露于磺胺药物（主要用于预防而非治疗）和DHPS突变之间存在明确关联。据报道，DHPS突变流行的地域差异很大，范围从0到100%不等。在美国，与旧金山相比，印第安纳波利斯和丹佛的突变发生率较低，其中一项研究报道超过80%的患者感染突变株[112]。来自欧洲的研究也观察到了很大的差异，意大利的发病率特别低：在1994—2001年对107位HIV患者的调查中，DHPS突变率只有8%[113]。在20世纪90年代初以前获得的临床分离株中很少发现突变，但最近似乎频率增加的原因可能是由于广泛使用磺胺类药物预防PCP引起的选择性压力增加（其在80年代被广泛用于治疗）[114-116]。重要的是，在没有任何先前暴露于磺胺药物的患者中，DHPS突变也越来越多地被发现，这表明突变菌株在人与人之间传播。

基于对多个基因座的遗传分析，似乎这些突变在多个肺孢子菌株中独立出现[117]。在13例欧洲HIV患者反复发作PCP的基因型研究中，7例患者中有5例发生了野生型至突变型DHPS的转变，这些患者复发的症状与肺孢子虫（*P. jirovecii*）所引起的类型相似[118]。所有患者均接受过治疗或使用甲氧苄氨嘧啶-磺胺甲噁唑治疗或氨苯砜二级预防。这些发现表明，在甲氧苄啶-磺胺甲噁唑或氨苯砜的压力下，DHPS突变体可以在体内（在给定患者内）自然选择。另外，最近的基因型研究也提供了抗生素压力导致DHPS突变频率变化的证据[119]。DHPS突变的出现似乎是肺孢子虫特有的，因为在其他灵长类物种中仅发现了野生型肺孢子虫DHPS[120]。

DHPS突变的临床意义，特别是对使用磺胺类方案（主要是甲氧苄啶-磺胺甲基异噁唑或氨苯砜）预防和治疗的反应一直存在争议。几项研究报道了DHPS突变与低剂量磺胺预防失败的显著相关性（表70.4）。然而，这种关联反映实际耐药性或不遵守规定预防的程度尚不清楚。因此，尽管突变DHPS菌株出现，但目前的临床经验支持定期服用甲氧苄啶-磺胺甲噁唑预防。然而，有证据表明：使用替代性磺胺预防的患者突破性PCP中DHPS突变的贡献作用。Hauser等发现乙胺嘧啶-磺胺多辛预防和Pro57Ser突变事件的发生之间存在显著相关性：所有14名未通过此类预防的患者都存在这种突变[124]。此外，在接受氨苯砜预防的患者中已经描述了与DHPS突变相关的高几率药物预防无效的案例。因此，现有数据表明，DHPS突变导致了低水平的磺胺抗性，并且可能在利用磺胺类药物进行备用预防过程中导致药物预防无效。然而，PCP突破的主要原因仍然是对化学预防的依从性差[135]。

评估DHPS突变对治疗性高剂量甲氧苄氨嘧啶-磺胺甲噁唑反应的影响的研究一直存在矛盾，如图70.2所示。虽然最初的病例报告表明：突变DHPS菌株患者的磺胺治疗或预防失败的风险增加[136]，但随后的研究更加矛盾。丹麦对152名艾滋病相关PCP患者的研究发现，与携带野生型DHPS的患者相比，DHPS突变的存在是降低3个月生存率的独立预测因子[116]。但是，随后的几项研究发现，DHPS突变与野生型患者的死亡率相比，并无增加死亡率的某些证据[112, 124, 127]。研究之间存在差异的原因有几种，包括生存终点定义的方法学差异，预防和治疗失败，或与评估临床抗药性困难有关的其他混杂因素（专栏70.1）。此外，即使在报告DHPS突变与磺胺治疗失败相关的研究中，大多数突变DHPS菌株患者也已成功。这些观察结果表明，目前发现的DHPS突变可能只产生低水平的磺胺类药物耐药性，使PCP发生在磺胺类药物的预防剂量设置中，而用于治疗的变剂量可以克服这种情况。考虑到肺孢子虫已出现抗生素压力下发生突变的能力，一个主要的问题可能会产生额外的突变，从而产生低水平的耐药性。

表70.4　DHPS突变的流行率及其与磺胺类药物使用的相关性

研究	国家（年）	DHPS突变数/PCP发作次数	DHPS突变/磺胺暴露	DHPS突变/无磺胺暴露	风险比（95%CI）
Kazanjian等[115]	美国（1983—2001）	58/145（40%）	38/56	20/89	3.0（2.0~4.6）
Ma等[121]	美国（1985—1998）	16/37（43%）	11/16（69%）	3/15（20%）	3.4（1.2~9.9）
Helweg-Larsen等[116]	丹麦（1989—1999）	31/152（20%）	18/29（62%）	13/123（11%）	5.9（3.3~10.6）
Alvarez-Martinez等[122]	西班牙（1989—2004）	17/98（17%）	15/44	2/54	9.2（2.2~38.1）
Hauser等[123]	瑞士/法国（1990—2000）	69/305（20%）	24/34	45/271	4.3（3.0~6.0）
Visconti等[33]	意大利（1992—1997）	7/20（35%）	3/4	3/14	3.5（1.1~11.1）
Nahimana等[124]	法国（1993—1996）	57/158（36%）	25/29	32/129	3.5（2.5~4.9）
Santos等[83]	法国（1993—1998）	11/20（55%）	5/5（100%）	3/12（25%）	4.0（1.5~10.7）
Takahashi等[31]	日本（1994—1999）	6/24（25%）	2/3（33%）	4/24（19%）	4.0（1.2~13.3）
Ma等[113]	意大利（1994—2001）	9/107（8%）	6/31	3/76	4.9（1.3~18.3）
Costa等[32]	葡萄牙（1994—2001）	24/89（27%）	5/16（31%）	19/73	1.2（0.5~2.7）
Valerio等[37]	意大利（1994—2004）	14/154（9%）	4/38	10/116	1.2（0.4~3.7）
Beard等[35]	美国（1995—1998）	152/220（69%）	未提供	未提供	不适用
Huang等[30]	美国（1996—1999）	76/111（69%）	57/71（80%）	19/40（48%）	1.7（1.2~2.4）
Totet等[125]	法国（1996—2001）	0/13	0/0	2/13	不适用
Zingale等[34]	意大利（1996—2002）	25/64（39%）	21/29	4/35	6.3（2.5~16.4）
Wissmann等[126]	巴西（1997—2004）	0/57	0/5	0/52	不适用
Yoon等[127]	美国（1997—2008）	232/301（77%）	未提供	未提供	2.87（1.33~6.19）
Kazanjian等[115]	中国（1998—2001）	0/15	0/0	1/15	不适用
Van Hal等[128]	澳大利亚（2001—2007）	8/60（13%）	2/8	6/52	2.2（0.5~8.9）
Dini等[129]	南非（2006—2007）	85/151（56%）	未提供	未提供	不适用
Taylor等[130]	乌干达（2007—2009）	13/13（100%）	未提供	未提供	不适用
Long等[131]	中国（2008—2011）	0/20	未提供	未提供	不适用
Deng等[132]	中国（2009—2013）	3/25（12%）	0/0	3/25	不适用
Sheikholeslami等[133]	伊朗（2010—2011）	5/34（15%）	Np	Np	不适用
Monroy-Vaca等[134]	巴西（2010—2013）	3/16（18%）	0/0	3/16	不适用

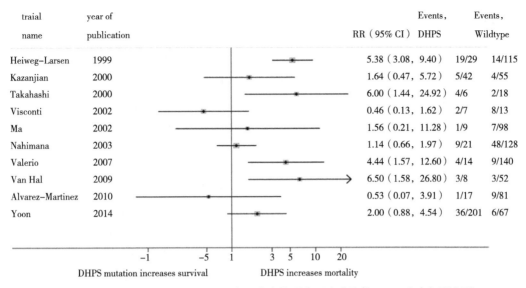

traial name	year of publication	RR（95% CI）	Events, DHPS	Events, Wildtype
Heiweg–Larsen	1999	5.38（3.08，9.40）	19/29	14/115
Kazanjian	2000	1.64（0.47，5.72）	5/42	4/55
Takahashi	2000	6.00（1.44，24.92）	4/6	2/18
Visconti	2002	0.46（0.13，1.62）	2/7	8/13
Ma	2002	1.56（0.21，11.28）	1/9	7/98
Nahimana	2003	1.14（0.66，1.97）	9/21	48/128
Valerio	2007	4.44（1.57，12.60）	4/14	9/140
Van Hal	2009	6.50（1.58，26.80）	3/8	3/52
Alvarez–Martinez	2010	0.53（0.07，3.91）	1/17	9/81
Yoon	2014	2.00（0.88，4.54）	36/201	6/67

DHPS mutation increases survival　　　DHPS increases mortality

图70.2　PCP发生后的死亡风险，在已发表的观察研究中比较DHPS突变与野生型

DHPS突变和存活的森林图（forest plot）在95％CI下显示的相对死亡风险；采用DerSimonian随机效应分析。

专栏70.1　肺囊虫药物耐药性研究的局限性

　　与其他致病性真菌相比，肺孢子虫的耐药性研究一直并且仍然困难。尽管进行了许多尝试，但没有用于繁殖肺孢子虫的体外培养系统。缺乏培养系统会阻碍标准的药敏试验，并且极大地限制了对生物体许多基本方面的理解，并阻碍了对抗药性机制的研究。由于对代谢途径的了解有限，大多数药物开发都是经验性，目前可用的PCP治疗方案在过去15年内没有改变。实验系统主要依赖免疫抑制动物，特别是大鼠肺孢子虫模型。

　　另一个问题是没有一致的临床治疗失败标准定义。在其他真菌感染中，临床抗性经典定义为持续或进展，尽管给予适当的抗菌治疗。但是，这个定义在应用于PCP时是有问题的。首先，尽管治疗反应成功，但仍可能发生持续性肺孢子虫生物体。成功治疗PCP期间和之后立即使用重复支气管镜检查研究表明，生物体清除缓慢，尽管治疗成功，但仍有大约一半患者在治疗3周结束时仍然携带肺孢子虫[137-140]。虽然感染最终被清除，并且在治疗结束时检测到生物体的生存力仍不确定，但显然在治疗期间或治疗结束时检测到生物体不能被解释为抗性的代表。其次，宿主炎症反应而不是对抗微生物药物治疗的抗性可能导致治疗反应的明显缺失。PCP的特征是明显的肺部炎症，严重时导致肺泡损伤和呼吸衰竭。虽然需要有效的免疫应答来控制感染，但它也被证明过度炎症反应，而不是肺孢子虫生物体的直接作用，对肺损伤至关重要[141, 142]。因此，伴有呼吸窘迫而不是耐药性的严重炎症反应可能导致治疗失败。第三，PCP治疗与包括发热在内的不良反应发生率高有关。在临床实践中，可能难以确定持续发热的缓慢治疗反应是由感染引起的还是由治疗引起的。鉴于定义临床失败的困难，报告的艾滋病患者初级甲氧苄氨嘧啶-磺胺甲噁唑治疗的失败率差别很大，范围从10%～40%不等[53, 76, 78]。

　　此外，不遵守规定的前提条件，认为预防失败可能难以评估。预防失败的最重要原因仍然是不按照相关程序进行合理的药物预防[134, 143, 144]。尽管采取了预防性药物预防措施，但发生PCP的患者对肺孢子虫分离株的基因分型进行了研究。然而，在大多数研究中，评估依从性预防的依据是图表评估，这可能无法揭示不遵守药物治疗方案的情况。由于剂量不足或中断，在患者体内肺孢子虫产生耐药性的几率将大大提升。因此，理论上抗性突变可能是不良依从性的标志，而不是治疗失败的直接原因。

8 DHFR抗性

二氨基嘧啶、甲氧苄啶和乙胺嘧啶是二氢叶酸还原酶（dihydrofolate reductase，DHFR）的竞争性抑制剂，其在NADPH存在下催化还原生物活性不活泼的7，8-二氢叶酸活性和5，6，7，8-四氢叶酸并且对于嘌呤/嘧啶核苷酸、胸苷酸和某些氨基酸，它们与磺酰胺联合使用。

有趣的是，在动物模型中，甲氧苄氨嘧啶不会增加磺胺药物的效力，因此可能对TMP-SMX的抗PCP疗效没有贡献[145]。来自肺孢子虫的DHFR的氨基酸序列与来自大鼠的卡氏肺孢子虫不同，达38%。Ma和Kovacs通过使用表达肺孢子虫DHFR的酵母测定来评估DHFR抑制剂的活性，并观察到与大鼠肺孢子虫来源的DHFR相比，人肺孢子虫来源的DHFR对三甲曲沙和甲氧苄氨嘧啶的敏感性增加10倍。对于人肺孢子虫来源的DHFR酵母菌株，甲氧苄氨嘧啶和乙胺嘧啶都是弱抑制剂，IC_{50}在微摩尔范围内；三甲曲沙（trimetrexate）分别比甲氧苄啶和乙胺嘧啶高10倍和40倍（表70.5）。考虑到三甲曲沙对PCP的作用比甲氧苄啶在体外更强，三甲曲沙和磺胺甲噁唑的组合可能比甲氧苄氨嘧啶加磺胺甲噁唑更有效。然而，目前还没有临床数据支持这一点，如上所述，三甲曲沙不能够再作为商品化药物进行市场买卖。

在几种细菌和寄生物种中，由于DHFR抑制剂的选择性压力，已经出现对DHFR抑制剂的耐药性。就这样，*P. falciparum*和*P. vivax*对乙胺嘧啶的耐药性已经出现并且现在已经广泛存在[147]。然而，尽管甲氧苄氨嘧啶联合磺胺甲噁唑广泛用于预防和治疗PCP，但在肺孢子虫DHFR中只有相对较少的DHFR突变[121, 148-150]。Ma等在32例患者中获得的标本中只检测到一个同义的DHFR突变体，其中22例曾接受过TMP-SMX治疗或预防[121]。Takahashi等发现来自27名患者的肺孢子虫DHFR中有4个突变，其中只有三人曾接触过TMP-SMX[148]。其中两个突变是非同义的，并且与先前暴露于TMP-SMX无关。在这两项研究中，患者均成功用TMP-SMZ治疗。Nahimana等在接受DHFR抑制剂治疗的15名患者中有9名记录了非同义替换，作为其预防方案的一部分，而未接受DHFR抑制剂治疗的患者中有2名接受DHFR抑制剂[149]。有趣的是，接受乙胺嘧啶治疗的7名患者中有5名患者有非同义替换，表明这种药物的选择性压力更大。南非的一项研究发现，27例患者中有3例在2001—2003年间获得了非同义DHFR突变。在开发PCP之前，没有长期暴露于TMP-SMX[130]。最后，来自葡萄牙的Matos及其合作者报告128个PCP发作患者中DHFR突变率为27%，而PCP预防没有相关失败的病例报道[151]。

总之，尽管一些研究已经报道了DHFR突变，但迄今还没有证据表明：甲氧苄啶或乙胺嘧啶的广泛使用已导致出现对DHFR抑制剂的临床显著抗性。

表70.5　来自酵母互补测定的DHFR抑制剂的50%抑制浓度（IC_{50}）[146]

DHFR抑制剂	IC_{50}（nM）	
	人源肺囊虫DHFR	大鼠源肺囊虫DHFR
甲氧苄啶	5 700	81 000
乙胺嘧啶	20 500	33 200
三甲曲沙	490	4 200

8.1 阿托伐醌

阿托伐醌（Atovaquone）（2-[反式-4-（4′-氯苯基）环己基]-3-羟基-1，4-羟基萘醌）用于预防和治疗肺孢子虫，疟原虫属，弓形虫和巴贝西亚属引起的疾病[152]。Atovaquone在结构上与线粒体蛋白泛醌（辅酶Q）相似并竞争性结合细胞色素bc_1复合物。bc_1复合物催化从泛醌到细胞色素c的电子转移，从而通过线粒体膜质子易位导致ATP的产生。阿托伐醌与bc₁复合物的泛醇氧化口袋和Rieske铁硫蛋白的结合破坏了电子传递并导致线粒体膜电位的崩溃[153]。最终，这可能导致肺孢子虫内ATP的消耗并导致生物体的死亡[154]。细胞色素b基因的突变已经在疟原虫属，弓形虫和肺孢子虫中发现。疟原虫和弓形虫体外研究表明，这些突变赋予对阿托伐醌的抗性。由于肺孢子虫不能在体外繁殖，所以不能进行类似的药敏试验。酿酒酵母细胞色素bc₁复合物和阿托瓦醌的体外研究已证实与泛醇口袋结合。在结合泛醇口袋附近引入突变导致阿托伐醌活性降低[153]。从经历过阿托伐醌的患者中将肺炎囊肿分离物中观察到的7个突变引入酿酒酵母细胞色素b将抑制浓度从25 nmol/L增加到>500 nmol/L[155, 156]。

两项临床研究的结果已经发表。首先，来自10位患者的肺孢子虫细胞色素b基因的测序显示了4位患者的序列变异[157]。接受阿托伐醌预防的4名患者中的3名表现出这样的变化。值得注意的是，其中两个具有非同义变化，导致泛醇口袋内的氨基酸取代。其他微生物中的类似突变与对阿托伐醌的抗性相关。一名没有接受阿托伐醌预防治疗的患者携带一个同义的突变体，其氨基酸序列无任何改变。在第二项研究中，一项巢式病例对照研究显示，先前曾接触过阿托伐醌（15名患者中的5名）的患者比未接触患者（45名患者中有3名）突变体的几率提高[158]。描述了在泛醇口袋附近的5个不同突变，使总数达到7个。突变数量很高是不寻常的，但可以用较高的突变率和线粒体基因的证据阅读能力来解释。来自PCP的生存率在有或无突变的患者中无差异。总体而言，这些发现与施加选择性压力后阿托伐醌耐药性的发展一致。

8.2 他脒以及克林霉素-伯氨喹

喷他脒和克林霉素/伯氨喹用于预防和治疗PCP，但可能的耐药机制尚未被发现和报道。

9 结论

尽管肺孢子虫体外培养较为困难，但现在很清楚，由于普遍使用PCP预防治疗产生的选择性压力，肺孢子虫出现了与磺胺和阿托伐醌耐药性有关的突变。目前所描述的突变的临床效果似乎不大。密码子55和57处的DHPS突变涉及低剂量磺胺预防的失效，但迄今还没有确凿证据表明DHPS突变导致对高剂量磺胺治疗的显著抗性。然而，如果出现额外的突变，则可能出现高水平的磺胺抗性并导致TMP-SMX的功效降低。这将导致PCP失去最有效和最便宜的治疗。

第三世界国家HIV感染率的增加和TMP-SMX的使用可能会显著增加发生高度耐药性的风险[129]。因此，对耐药性和耐药机制的调查新分子靶标的识别仍在继续。最近对*Pneumocystis*物种的基因组测序，尤其是肺孢子虫，增加了我们对生物体生物学及其代谢需求的理解，并且已经确定了许多对生物体的生长和存活至关重要的新途径，因此是药物开发的潜在新目标。更好地理解生物体的生物学可能最终也会导致功能性文化系统的发展[7, 159]。

参考文献

［1］ Carini A. Formas de eschizogonia de *Trypanosoma lewisi*. Arch Soc Med Ci Sao Paulo. 1910；38：204.

［2］ Chagas C. Nova trypanomiazaea humanan. Über eine neue Trypanomiasis der Menchen. Mem Inst Osvaldo Cruz. 1909；1：159-218.

［3］ Delanoe P, Delanoe M. Sur les supports des kystes *Pneumocystis carinii* du poumon des rats avec *Trypanosoma lewisi*. C R Acad Sci（Paris）. 1912；155：658-60.

［4］ van der Meer MG, Brug SL. Infection à Pneumocystis chez l'homme et chez les animaux. Am Soc Belg Med Trop. 1942；22：301-9.

［5］ Vanek J, Jírovec O. Parasitäre Pneumonie："Interstitielle" plasmazellenpneumonie der Frühgeburten，verursacht durch *Pneumocystis carinii*. Zbl Bakt I Abt Orig. 1952；158：120-7.

［6］ Edman JC, Kovacs JA, Masur H, Santi DV, Elwood HJ, Sogin ML. Ribosomal RNA sequence shows Pneumocystis carinii to be a member of the fungi. Nature. 1988；334（6182）：519-22.

［7］ Cisse OH, Pagni M, Hauser PM. De novo assembly of the Pneumocystis jirovecii genome from a single bronchoalveolar lavage fluid specimen from a patient. MBio. 2012; 4（1）: e00428-12.

［8］ Ma L, Huang DW, Cuomo CA, Sykes S, Fantoni G, Das B, Sherman BT, Yang J, Huber C, et al. Sequencing and characterization of the complete mitochondrial genomes of three Pneumocystis species provide new insights into divergence between human and rodent Pneumocystis. FASEB J. 2013; 27（5）: 1962-72.

［9］ Stringer JR, Walzer PD. Molecular biology and epidemiology of Pneumocystis carinii infection in AIDS. AIDS. 1996; 10（6）: 561-71.

［10］ Cushion MT. Pneumocystis: unraveling the cloak of obscurity. Trends Microbiol. 2004; 12（5）: 243-9.

［11］ Haase G. Pneumocystis carinii Delanoe and Delanoe（1912）has been placed in the Archiascomycetales, a class of the Ascomycota. Infect Immun. 1997; 65（10）: 4365-6.

［12］ Pneumocystis Genome Project. 2003. http://pneumocystisucedu/html/genome_prohtml. http://pgp.cchmc.org/

［13］ Stringer JR. Pneumocystis carinii: what is it, exactly? Clin Microbiol Rev. 1996; 9（4）: 489-98.

［14］ Cisse OH, Pagni M, Hauser PM. Comparative genomics suggests that the human pathogenic fungus Pneumocystis jirovecii acquired obligate biotrophy through gene loss. Genome Biol Evol. 2014; 6（8）: 1938-48.

［15］ Kutty G, Davis AS, Ma L, Taubenberger JK, Kovacs JA. Pneumocystis Encodes a Functional Endo-β-1, 3-glucanase That is Expressed Exclusively in Cysts. J Infect Dis. 2015; 211（5）: 719-28. doi: 10.1093/infdis/jiu517. Epub 2014 Sep 17.

［16］ Gigliotti F, Harmsen AG, Haidaris CG, Haidaris PJ. Pneumocystis carinii is not universally transmissible between mammalian species. Infect Immun. 1993; 61（7）: 2886-90.

［17］ Bauer NL, Paulsrud JR, Bartlett MS, Smith JW, Wilde CE. Pneumocystis carinii organisms obtained from rats, ferrets, and mice are antigenically different. Infect Immun. 1993; 61（4）: 1315-9.

［18］ Cushion MT, Kaselis M, Stringer SL, Stringer JR. Genetic stability and diversity of Pneumocystis carinii infecting rat colonies. Infect Immun. 1993; 61（11）: 4801-13.

［19］ Lundgren B, Cotton R, Lundgren JD, Edman JC, Kovacs JA. Identification of Pneumocystis carinii chromosomes and mapping of five genes. Infect Immun. 1990; 58（6）: 1705-10.

［20］ Demanche C, Berthelemy M, Petit T, Polack B, Wakefield AE, Dei-Cas E, et al. Phylogeny of Pneumocystis carinii from 18 primate species confirms host specificity and suggests coevolution. J Clin Microbiol. 2001; 39（6）: 2126-33.

［21］ Frenkel JK. Pneumocystis pneumonia, an immunodeficiency-dependent disease（IDD）: a critical historical overview. J Eukaryot Microbiol. 1999; 46（5）: 89S-92.

［22］ Stringer JR, Beard CB, Miller RF, Wakefield AE. A new name（Pneumocystis jiroveci）for pneumocystis from humans. Emerg Infect Dis. 2002; 8（9）: 891-6.

［23］ Beard CB, Fox MR, Lawrence GG, Guarner J, Hanzlick RL, Huang L, del RC, Rimland D, Duchin JS, et al. Genetic differences in Pneumocystis isolates recovered from immunocompetent infants and from adults with AIDS: epidemiological Implications. J Infect Dis. 2005; 192（10）: 1815-8.

［24］ Thomas Jr CF, Limper AH. Pneumocystis pneumonia. N Engl J Med. 2004; 350（24）: 2487-98.

［25］ Walzer PD. The ecology of pneumocystis: perspectives, personal recollections, and future research opportunities. J Eukaryot Microbiol. 2013; 60（6）: 634-45.

［26］ Vargas SL, Ponce CA, Hughes WT, Wakefield AE, Weitz JC, Donoso S, et al. Association of primary Pneumocystis carinii infection and sudden infant death syndrome. Clin Infect Dis. 1999; 29（6）: 1489-93.

［27］ Vargas SL, Hughes WT, Santolaya ME, Ulloa AV, Ponce CA, Cabrera CE, et al. Search for primary infection by Pneumocystis carinii in a cohort of normal, healthy infants. Clin Infect Dis. 2001; 32（6）: 855-61.

［28］ Larsen HH, von Linstow ML, Lundgren B, Hogh B, Westh H, Lundgren JD. Primary pneumocystis infection in infants hospitalized with acute respiratory tract infection. Emerg Infect Dis. 2007; 13（1）: 66-72.

［29］ Helweg-Larsen J, Lundgren B, Lundgren JD. Heterogeneity and compartmentalization of Pneumocystis carinii f. sp. hominis genotypes in autopsy lungs. J Clin Microbiol. 2001; 39（10）: 3789-92.

［30］ Huang L, Beard CB, Creasman J, Levy D, Duchin JS, Lee S, et al. Sulfa or sulfone prophylaxis and geographic region predict mutations in the pneumocystis carinii dihydropteroate synthase gene. J Infect Dis. 2000; 182（4）: 1192-8.

［31］ Takahashi T, Hosoya N, Endo T, Nakamura T, Sakashita H, Kimura K, et al. Relationship between mutations in dihydropteroate synthase of Pneumocystis carinii f. sp. Hominis isolates in Japan and resistance to sulfonamide therapy. J Clin Microbiol. 2000; 38（9）: 3161-4.

［32］ Costa MC, Helweg-Larsen J, Lundgren B, Antunes F, Matos O. Mutations in the dihydropteroate synthase gene of Pneumocystis jiroveci isolates from Portuguese patients with Pneumocystis pneumonia. Int J Antimicrob Agents. 2003; 22（5）: 516-20.

［33］ Visconti E, Ortona E, Mencarini P, Margutti P, Marinaci S, Zolfo M, et al. Mutations in dihydropteroate synthase gene of Pneumocystis carinii in HIV patients with Pneumocystis carinii pneumonia. Int J Antimicrob Agents. 2001; 18（6）: 547-51.

［34］ Zingale A, Carrera P, Lazzarin A, Scarpellini P. Detection of Pneumocystis carinii and characterization of mutations associated with sulfa resistance in bronchoalveolar lavage samples from human immunodeficiency virus-infected subjects. J Clin Microbiol. 2003; 41（6）: 2709-12.

［35］ Beard CB, Carter JL, Keely SP, Huang L, Pieniazek NJ, Moura IN, et al. Genetic variation in Pneumocystis carinii isolates from different geographic regions: implications for transmission. Emerg Infect Dis. 2000; 6（3）: 265-72.

［36］ Crothers K, Beard CB, Turner J, Groner G, Fox M, Morris A, et al. Severity and outcome of HIV-associated Pneumocystis pneumonia containing Pneumocystis jirovecii dihydropteroate synthase gene mutations. AIDS. 2005; 19（8）: 801-5.

［37］ Valerio A, Tronconi E, Mazza F, Fantoni G, Atzori C, Tartarone F, et al. Genotyping of Pneumocystis jiroveci pneumonia in Italian AIDS patients. Clinical outcome is influenced by dihydropteroate synthase and not by internal transcribed spacer genotype. J Acquir Immune Defic Syndr. 2007; 45（5）: 521-8.

［38］ Morris A, Norris KA. Colonization by Pneumocystis jirovecii and its role in disease. Clin Microbiol Rev. 2012; 25（2）: 297-317.

［39］ Coyle PV, McCaughey C, Nager A, McKenna J, O'Neill H, Feeney SA, Fairley D, Watt A, Cox C, et al. Rising incidence of Pneumocystis jirovecii pneumonia suggests iatrogenic exposure of immune-compromised patients may be becoming a significant problem. J Med Microbiol. 2012; 61（Pt 7）: 1009-15.

［40］ Rostved AA, Sassi M, Kurtzhals JA, Sorensen SS, Rasmussen A, Ross C, Gogineni E, Huber C, Kutty G, et al. Outbreak of pneumocystis pneumonia in renal and liver transplant patients caused by genotypically distinct strains of Pneumocystis jirovecii. Transplantation. 2013; 96（9）: 834-42.

［41］ Benfield TL, Prento P, Junge J, Vestbo J, Lundgren JD. Alveolar damage in AIDS-related Pneumocystis carinii pneumonia. Chest. 1997; 111（5）: 1193-9.

［42］ Lundgren B, Lipschik GY, Kovacs JA. Purification and characterization of a major human Pneumocystis carinii surface antigen. J Clin Invest. 1991; 87: 163-70.

［43］ Mei Q, Turner RE, Sorial V, Klivington D, Angus CW, Kovacs JA. Characterization of major surface glycoprotein genes of human Pneumocystis carinii and high-level expression of a conserved region. Infect Immun. 1998; 66（9）: 4268-73.

［44］ Angus CW, Tu A, Vogel P, Qin M, Kovacs JA. Expression of variants of the major surface glycoprotein of Pneumocystis carinii. J Exp Med. 1996; 183（3）: 1229-34.

［45］ Stringer JR, Keely SP. Genetics of surface antigen expression in Pneumocystis carinii. Infect Immun. 2001; 69（2）: 627-39.

［46］ Bishop LR, Helman D, Kovacs JA. Discordant antibody and cellular responses to Pneumocystis major surface glycoprotein variants in mice. BMC Immunol. 2012; 13: 39.

［47］ Matsumoto Y, Yoshida Y. Sporogony in Pneumocystis carinii: synaptonemal complexes and meiotic nuclear divisions observed in precysts. J Protozool. 1984; 31（3）: 420-8.

［48］ Cushion MT, Ruffolo JJ, Walzer PD. Analysis of the developmental stages of Pneumocystis carinii, in vitro. Lab Invest. 1988; 58（3）: 324-31.

［49］ Smulian AG, Sesterhenn T, Tanaka R, Cushion MT. The ste3 pheromone receptor gene of Pneumocystis carinii is surrounded by a cluster of signal transduction genes. Genetics. 2001; 157（3）: 991-1002.

［50］ Kottom TJ, Limper AH. Pneumocystis carinii cell wall biosynthesis kinase gene CBK1 is an environmentally responsive gene that complements cell wall defects of cbk-deficient yeast. Infect Immun. 2004; 72（8）: 4628-36.

［51］ Almeida JM, Cisse OH, Fonseca A, Pagni M, Hauser PM. Comparative genomics suggests primary homothallism of pneumocystis species. MBio. 2015; 6（1）: e02250-14.

［52］ Ivady G, Paldy L. A new method of treating interstitial plasma cell pneumonia in premature infant with 5-valent antimony & aromatic diamidines. Monatsschr Kinderheilkd. 1958; 106（1）: 10-4.

［53］ Post C, Fakouhi T, Dutz W, Bandarizadeh B, Kohout EE. Prophylaxis of epidemic infantile pneumocystosis with a 20 : 1 sulfadoxine + pyrimethamine combination. Curr Ther Res Clin Exp. 1971; 13（5）: 273-9.

［54］ Kirby HB, Kenamore B, Guckian JC. Pneumocystis carinii pneumonia treated with pyrimethamine and sulfadiazine. Ann Intern Med. 1971; 75（4）: 505-9.

［55］ Hughes WT, McNabb PC, Makres TD, Feldman S. Efficacy of trimethoprim and sulfamethoxazole in the prevention and treatment of Pneumocystis carinii pneumonitis. Antimicrob Agents Chemother. 1974; 5（3）: 289-93.

［56］ Hughes WT, Feldman S, Sanyal SK. Treatment of Pneumocystis carinii pneumonitis with trimethoprim-sulfamethoxazole. Can Med Assoc J. 1975; 112（13 Spec No）: 47-50.

［57］ Hughes WT, Kuhn S, Chaudhary S, Feldman S, Verzosa M, Aur RJ, et al. Successful chemoprophylaxis for Pneumocystis carinii pneumonitis. N Engl J Med. 1977; 297（26）: 1419-26.

［58］ Orgel E, Rushing T. Efficacy and tolerability of intravenous pentamidine isethionate for Pneumocystis jiroveci prophylaxis in a pediatric oncology population. Pediatr Infect Dis J. 2014; 33（3）: 319-21.

［59］ DeMasi JM, Cox JA, Leonard D, Koh AY, Aquino VM. Intravenous pentamidine is safe and effective as primary pneumocystis pneumonia prophylaxis in children and adolescents undergoing hematopoietic stem cell transplantation. Pediatr Infect Dis J. 2013; 32（9）: 933-6.

［60］ Selik RM, Starcher ET, Curran JW. Opportunistic diseases reported in AIDS patients: frequencies, associations, and trends. AIDS. 1987; 1（3）: 175-82.

［61］ Yale SH, Limper AH. Pneumocystis carinii pneumonia in patients without acquired immunodeficiency syndrome: associated illness and prior corticosteroid therapy. Mayo Clin Proc. 1996; 71（1）: 5-13.

［62］ Mansharamani NG, Balachandran D, Vernovsky I, Garland R, Koziel H. Peripheral blood CD4+T-lymphocyte counts during Pneumocystis carinii pneumonia in immunocompromised patients without HIV infection. Chest. 2000; 118（3）: 712-20.

［63］ Byrd JC, Hargis JB, Kester KE, Hospenthal DR, Knutson SW, Diehl LF. Opportunistic pulmonary infections with fludarabine in previously treated patients with low-grade lymphoid malignancies: a role for Pneumocystis carinii pneumonia prophylaxis. Am J Hematol. 1995; 49: 135-42.

［64］ Maini R, Henderson KL, Sheridan EA, Lamagni T, Nichols G, Delpech V, Phin N. Increasing Pneumocystis pneumonia, England, UK, 2000—2010. Emerg Infect Dis. 2013; 19（3）: 386-92.

［65］ Watanabe K, Sakai R, Koike R, Sakai F, Sugiyama H, Tanaka M, et al. Clinical characteristics and risk factors for Pneumocystis jirovecii pneumonia in patients with rheumatoid arthritis receiving adalimumab: a retrospective review and case-control study of 17 patients. Mod Rheumatol. 2013; 23（6）: 1085-93. doi: 10.1007/s10165-012-0796-5.

［66］ Haeusler GM, Slavin MA, Seymour JF, Lingaratnam S, Teh BW, Tam CS, Thursky KA, Worth LJ. Late-onset Pneumocystis jirovecii pneumonia post-fludarabine, cyclophosphamide and rituximab: implications for prophylaxis. Eur J Haematol. 2013; 91（2）: 157-63.

［67］ Dutz W, Post C, Jennings-Khodadad E, Fakouhi T, Kohout E, Bandarizadeh B. Therapy and prophylaxis of Pneumocystis carinii pneumonia. Natl Cancer Inst Monogr. 1976；43：179-85.

［68］ Fischl MA, Dickinson GM, La Voie L. Safety and efficacy of sulfamethoxazole and trimethoprim chemoprophylaxis for Pneumocystis carinii pneumonia in AIDS. JAMA. 1988；259：1185-9.

［69］ Bozzette SA, Finkelstein DM, Spector SA, Frame P, Powderly WG, He W, et al. A randomised trial of three antipneumocystis agents in patients with advanced human immunodeficiency virus infection. N Engl J Med. 1995；332：693-9.

［70］ Schneider MM, Nielsen TL, Nelsing S, Hoepelman AI, Eeftinck S, van der Graaf Y, et al. Efficacy and toxicity of two doses of trimethoprim-sulfamethoxazole as primary prophylaxis against Pneumocystis carinii pneumonia in patients with human immunodeficiency virus. Dutch AIDS Treatment Group. J Infect Dis. 1995；171（6）：1632-6.

［71］ Leoung GS, Stanford JF, Giordano MF, Stein A, Torres RA, Giffen CA, et al. Trimethoprim-sulfamethoxazole（TMP-SMZ）dose escalation versus direct rechallenge for Pneumocystis carinii pneumonia prophylaxis in human immunodeficiency virus-infected patients with previous adverse reaction to TMP-SMZ. J Infect Dis. 2001；184（8）：992-7.

［72］ Para MF, Finkelstein D, Becker S, Dohn M, Walawander A, Black JR. Reduced toxicity with gradual initiation of trimethoprim-sulfamethoxazole as primary prophylaxis for Pneumocystis carinii pneumonia：AIDS Clinical Trials Group 268. J Acquir Immune Defic Syndr. 2000；24（4）：337-43.

［73］ Brenner M, Ognibene FP, Lack EE, Simmons JT, Suffredini AF, Lane HC, et al. Prognostic factors and life expectancy of patients with acquired immunodeficiency syndrome and Pneumocystis carinii pneumonia. Am Rev Respir Dis. 1987；136（5）：1199-206.

［74］ Kales CP, Murren JR, Torres RA, Crocco JA. Early predictors of in-hospital mortality for Pneumocystis carinii pneumonia in the acquired immunodeficiency syndrome. Arch Intern Med. 1987；147（8）：1413-7.

［75］ Murray JF, Felton CP, Garay SM, Gottlieb MS, Hopewell PC, Stover DE, et al. Pulmonary complications of the acquired immunodeficiency syndrome. Report of a National Heart, Lung, and Blood Institute workshop. N Engl J Med. 1984；310（25）：1682-8.

［76］ Bauer T, Ewig S, Hasper E, Rockstroh JK, Luderitz B. Predicting in-hospital outcome in HIV-associated Pneumocystis carinii pneumonia. Infection. 1995；23（5）：272-7.

［77］ Ewig S, Bauer T, Schneider C, Pickenhain A, Pizzulli L, Loos U, et al. Clinical characteristics and outcome of Pneumocystis carinii pneumonia in HIV-infected and otherwise immunosuppressed patients. Eur Respir J. 1995；8（9）：1548-53.

［78］ Bennett CL, Horner RD, Weinstein RA, Kessler HA, Dickson GM, Pitrak DL, et al. Empirically treated Pneumocystis carinii pneumonia in Los Angeles, Chicago, and Miami：1987—1990. J Infect Dis. 1995；172：312-5.

［79］ Lundgren JD, Barton SE, Katlama C, Ledergerber B, Gonzalez-Lahoz J, Pinching AJ, et al. Changes in survival over time after a first episode of Pneumocystis carinii pneumonia for European patients with acquired immunodeficiency syndrome. Multicentre Study Group on AIDS in Europe. Arch Intern Med. 1995；155（8）：822-8.

［80］ Cohn SE, Klein JD, Weinstein RA, Shapiro MF, Dehovitz JD, Kessler HA, et al. Geographic variation in the management and outcome of patients with AIDS-related Pneumocystis carinii pneumonia. J Acquir Immune Defic Syndr Hum Retrovirol. 1996；13：408-15.

［81］ Bang D, Emborg J, Elkjaer J, Lundgren JD, Benfield TL. Independent risk of mechanical ventilation for AIDS-related Pneumocystis carinii pneumonia associated with bronchoalveolar lavage neutrophilia. Respir Med. 2001；95（8）：661-5.

［82］ Edman U, Edman JC, Lundgren B, Santi DV. Isolation and expression of the Pneumocystis carinii thymidylate synthase gene. Proc Natl Acad Sci U S A. 1989；86：6503-7.

［83］ Santos LD, Lacube P, Latouche S, Kac G, Mayaud C, Marteau M, et al. Contribution of dihydropteroate synthase gene typing for Pneumocystis carinii f.sp. hominis epidemiology. J Eukaryot Microbiol. 1999；46（5）：133S-4.

［84］ Siegel SE, Wolff LJ, Baehner RL, Hammond D. Treatment of Pneumocystis carinii pneumonitis. A comparative trial of sulfamethoxazole-trimethoprim v pentamidine in pediatric patients with cancer：report from the Children's Cancer Study Group. Am J Dis Child. 1984；138（11）：1051-4.

［85］ Wharton JM, Coleman DL, Wofsy CB, Luce JM, Blumenfeld W, Hadley WK, et al. Trimethoprim-sulfamethoxazole or pentamidine for Pneumocystis carinii pneumonia in the acquired immunodeficiency syndrome. A prospective randomized trial. Ann Intern Med. 1986；105（1）：37-44.

［86］ Sattler FR, Cowan R, Nielsen DM, Ruskin J. Trimethoprim-sulfamethoxazole compared with pentamidine for treatment of Pneumocystis carinii pneumonia in the acquired mmunodeficiency syndrome：a prospective, noncrossover study. Ann Intern Med. 1988；109：280-7.

［87］ Klein NC, Duncanson FP, Lenox TH, Forszpaniak C, Sherer CB, Quentzel H, et al. Trimethoprim-sulfamethoxazole versus pentamidine for Pneumocystis carinii pneumonia in AIDS patients：results of a large prospective randomized treatment trial. AIDS. 1992；6（3）：301-5.

［88］ Hughes WT, Lafon SW, Scott JD, Masur H. Adverse events associated with trimethoprim-sulfamethoxazole and atovaquone during the treatment of AIDS-related Pneumocystis carinii pneumonia. J Infect Dis. 1995；171：1295-301.

［89］ Safrin S, Finkelstein DM, Feinberg J, Frame P, Simpson G, Wu A, et al. Comparison of three regimens for treatment of mild to moderate Pneumocystis carinii pneumonia in patients with AIDS：a double-blind, randomized trial of oral trimethoprim-sulfamethoxazole, dapsone-trimethoprim, and clindamycin-primaquine. Ann Intern Med. 1996；124：792-802.

［90］ Toma E, Thorne A, Singer J, Raboud J, Lemieux C, Trottier S, et al. Clindamycin with primaquine vs. Trimethoprim-sulfamethoxazole therapy for mild and moderately severe Pneumocystis carinii pneumonia in patients with AIDS：a multicenter, double-blind, randomized trial（CTN 004）. CTN-PCP Study Group. Clin Infect Dis. 1998；27（3）：524-30.

［91］ Helweg-Larsen J, Benfield T, Atzori C, Miller RF. Clinical efficacy of first-and second-line treatments for HIV-associated Pneumocystis jirovecii pneumonia：a tri-centre cohort study. J Antimicrob Chemother. 2009；64（6）：1282-90.

［92］ Hughes W, Leoung G, Kramer F, Bozzette SA, Safrin S, Frame P, et al. Comparison of atovaquone（566C80）with trimethoprim-sulfamethoxazole to treat Pneumocystis carinii pneumonia in patients with AIDS. N Engl J Med. 1993；328（21）：1521-7.

［93］ Medina I, Mills J, Leoung G, Hopewell PC, Lee B, Modin G, et al. Oral therapy for Pneumocystis carinii pneumonia in the acquired immunodeficiency syndrome. A controlled trial of trimethoprim-sulfamethoxazole versus trimethoprim-dapsone. N Engl J Med. 1990；323（12）：776-82.

［94］　Rosenberg DM, McCarthy W, Slavinsky J, Chan CK, Montaner J, Braun J, et al. Atovaquone suspension for treatment of Pneumocystis carinii pneumonia in HIV-infected patients. AIDS. 2001；15（2）：211-4.

［95］　Montaner JS, Lawson LM, Levitt N, Belzberg A, Schechter MT, Ruedy J. Corticosteroids prevent early deterioration in patients with moderately severe Pneumocystis carinii pneumonia and the acquired immunodeficiency syndrome（AIDS）[see comments]. Ann Intern Med. 1990；113（1）：14-20.

［96］　Bozzette SA, Sattler FR, Chiu J, Wu AW, Gluckstein D, Kemper C, et al. A controlled trial of early adjunctive treatment with corticosteroids for Pneumocystis carinii pneumonia in the acquired immunodeficiency syndrome. N Engl J Med. 1990；323：1451-7.

［97］　Gagnon S, Boota AM, Fischl MA, Baier H, Kirksey OW, La VL. Corticosteroids as adjunctive therapy for severe Pneumocystis carinii pneumonia in the acquired immunodeficiency syndrome. A double-blind, placebo-controlled trial. N Engl J Med. 1990；323（21）：1444-50.

［98］　Nielsen TL, Eeftinck Schattenkerk JKM, Jensen BN, Lundgren JD, Gerstoft J, Van Steenwijk RP, et al. Adjunctive corticosteroid therapy for Pneumocystis carinii pneumonia in AIDS：A randomized European multicenter open label study. J Acquir Immune Defic Syndr. 1992；5：726-31.

［99］　Skold O. Sulfonamide resistance：mechanisms and trends. Drug Resist Updat. 2000；3（3）：155-60.

［100］　Feikin DR, Dowell SF, Nwanyanwu OC, Klugman KP, Kazembe PN, Barat LM, et al. Increased carriage of trimethoprim/sulfamethoxazole-resistant Streptococcus pneumoniae in Malawian children after treatment for malaria with sulfadoxine/pyrimethamine. J Infect Dis. 2000；181（4）：1501-5.

［101］　Martin JN, Rose DA, Hadley WK, Perdreau-Remington F, Lam PK, Gerberding JL. Emergence of trimethoprim-sulfamethoxazole resistance in the AIDS era. J Infect Dis. 1999；180（6）：1809-18.

［102］　Wininger DA, Fass RJ. Impact of trimethoprim-sulfamethoxazole prophylaxis on etiology and susceptibilities of pathogens causing human immunodeficiency virus-associated bacteremia. Antimicrob Agents Chemother. 2002；46（2）：594-7.

［103］　Swedberg G, Fermer C, Skold O. Point mutations in the dihydropteroate synthase gene causing sulfonamide resistance. Adv Exp Med Biol. 1993；338：555-8.

［104］　Fermer C, Kristiansen BE, Skold O, Swedberg G. Sulfonamide resistance in Neisseria meningitidis as defined by site-directed mutagenesis could have its origin in other species. J Bacteriol. 1995；177（16）：4669-75.

［105］　Williams DL, Spring L, Harris E, Roche P, Gillis TP. Dihydropteroate synthase of Mycobacterium leprae and dapsone resistance. Antimicrob Agents Chemother. 2000；44（6）：1530-7.

［106］　Volpe F, Ballantine SP, Delves CJ. The multifunctional folic acid synthesis fas gene of Pneumocystis carinii encodes dihydroneopterin aldolase, hydroxymethyldihydropterin pyrophosphokinase and dihydropteroate synthase. Eur J Biochem. 1993；216（2）：449-58.

［107］　Lane BR, Ast JC, Hossler PA, Mindell DP, Bartlett MS, Smith JW, et al. Dihydropteroate synthase polymorphisms in Pneumocystis carinii. J Infect Dis. 1997；175：482-5.

［108］　Achari A, Somers DO, Champness JN, Bryant PK, Rosemond J, Stammers DK. Crystal structure of the anti-bacterial sulfonamide drug target dihydropteroate synthase. Nat Struct Biol. 1997；4（6）：490-7.

［109］　Armstrong W, Meshnick S, Kazanjian P. Pneumocystis carinii mutations associated with sulfa and sulfone prophylaxis failures in immunocompromised patients. Microbes Infect. 2000；2（1）：61-7.

［110］　Meneau I, Sanglard D, Bille J, Hauser PM. Pneumocystis jiroveci dihydropteroate synthase polymorphisms confer resistance to sulfadoxine and sulfanilamide in Saccharomyces cerevisiae. Antimicrob Agents Chemother. 2004；48（7）：2610-6.

［111］　Iliades P, Meshnick SR, Macreadie IG. Dihydropteroate synthase mutations in Pneumocystis jiroveci can affect sulfamethoxazole resistance in a Saccharomyces cerevisiae model. Antimicrob Agents Chemother. 2004；48（7）：2617-23.

［112］　Navin TR, Beard CB, Huang L, del Rio C, Lee S, Pieniazek NJ, et al. Effect of mutations in Pneumocystis carinii dihydropteroate synthase gene on outcome of P. carinii pneumonia in patients with HIV-1：a prospective study. Lancet. 2001；358（9281）：545-9.

［113］　Ma L, Kovacs JA, Cargnel A, Valerio A, Fantoni G, Atzori C. Mutations in the dihydropteroate synthase gene of human-derived Pneumocystis carinii isolates from Italy are infrequent but correlate with prior sulfa prophylaxis. J Infect Dis. 2002；185（10）：1530-2.

［114］　Kazanjian P, Locke AB, Hossler PA, Lane BR, Bartlett MS, Smith JW, et al. Pneumocystis carinii mutations associated with sulfa and sulfone prophylaxis failures in AIDS patients. AIDS. 1998；12（8）：873-8.

［115］　Kazanjian PH, Fisk D, Armstrong W, Shulin Q, Liwei H, Ke Z, et al. Increase in prevalence of Pneumocystis carinii mutations in patients with AIDS and P. carinii pneumonia, in the United States and China. J Infect Dis. 2004；189（9）：1684-7.

［116］　Helweg-Larsen J, Benfield TL, Eugen-Olsen J, Lundgren JD, Lundgren B. Effects of mutations in Pneumocystis carinii dihydropteroate synthase gene on outcome of AIDS-associated P. carinii pneumonia. Lancet. 1999；354（9187）：1347-51.

［117］　Ma L, Kovacs JA. Genetic analysis of multiple loci suggests that mutations in the Pneumocystis carinii f. sp. hominis dihydropteroate synthase gene arose independently in multiple strains. Antimicrob Agents Chemother. 2001；45（11）：3213-5.

［118］　Nahimana A, Rabodonirina M, Helweg-Larsen J, Meneau I, Francioli P, Bille J, et al. Sulfa resistance and dihydropteroate synthase mutants in recurrent Pneumocystis carinii pneumonia. Emerg Infect Dis. 2003；9（7）：864-7.

［119］　Parobek CM, Jiang LY, Patel JC, Alvarez-Martinez MJ, Miro JM, Worodria W, Andama A, Fong S, Huang L, et al. Multilocus microsatellite genotyping array for investigation of genetic epidemiology of Pneumocystis jirovecii. J Clin Microbiol. 2014；52（5）：1391-9.

［120］　Demanche C, Guillot J, Berthelemy M, Petitt T, Roux P, Wakefield AE. Absence of mutations associated with sulfa resistance in Pneumocystis carinii dihydropteroate synthase gene from non-human primates. Med Mycol. 2002；40（3）：315-8.

［121］　Ma L, Borio L, Masur H, Kovacs JA. Pneumocystis carinii Dihydropteroate Synthase but Not Dihydrofolate Reductase Gene Mutations Correlate with Prior Trimethoprim-Sulfamethoxazole or Dapsone Use. J Infect Dis. 1999；180（6）：1969-78.

［122］ Alvarez-Martinez MJ, Miro JM, Valls ME, Mas J, de la Bellacasa JP, Sued O, Sole M, Rivas PV, de LE, et al. Prevalence of dihydropteroate synthase genotypes before and after the introduction of combined antiretroviral therapy and their influence on the outcome of Pneumocystis pneumonia in HIV-1-infected patients. Diagn Microbiol Infect Dis. 2010; 68（1）: 60-5.

［123］ Hauser PM, Nahimana A, Taffe P, Weber R, Francioli P, Bille J, Rabodonirina M. Interhuman transmission as a potential key parameter for geographical variation in the prevalence of Pneumocystis jirovecii dihydropteroate synthase mutations. Clin Infect Dis. 2010; 51（4）: e28-33.

［124］ Nahimana A, Rabodonirina M, Zanetti G, Meneau I, Francioli P, Bille J, et al. Association between a specific Pneumocystis jiroveci dihydropteroate synthase mutation and failure of pyrimethamine/sulfadoxine prophylaxis in human immunodeficiency virus-positive and-negative patients. J Infect Dis. 2003; 188（7）: 1017-23.

［125］ Totet A, Duwat H, Magois E, Jounieaux V, Roux P, Raccurt C, et al. Similar genotypes of Pneumocystis jirovecii in different forms of Pneumocystis infection. Microbiology. 2004; 150（Pt 5）: 1173-8.

［126］ Wissmann G, Alvarez-Martinez MJ, Meshnick SR, Dihel AR, Prolla JC. Absence of dihydropteroate synthase mutations in Pneumocystis jirovecii from Brazilian AIDS patients. J Eukaryot Microbiol. 2006; 53（4）: 305-7.

［127］ Yoon C, Subramanian A, Chi A, Crothers K, Meshnick SR, Taylor SM, Beard CB, Jarlsberg LG, Lawrence GG, et al. Dihydropteroate synthase mutations in Pneumocystis pneumonia: impact of applying different definitions of prophylaxis, mortality endpoints and mutant in a single cohort. Med Mycol. 2013; 51（6）: 568-75.

［128］ van Hal SJ, Gilgado F, Doyle T, Barratt J, Stark D, Meyer W, Harkness J. Clinical significance and phylogenetic relationship of novel Australian Pneumocystis jirovecii genotypes. J Clin Microbiol. 2009; 47（6）: 1818-23.

［129］ Dini L, du PM, Frean J, Fernandez V. . High prevalence of dihydropteroate synthase mutations in Pneumocystis jirovecii isolated from patients with Pneumocystis pneumonia in South Africa. J Clin Microbiol. 2010; 48（6）: 2016-21.

［130］ Taylor SM, Meshnick SR, Worodria W, Andama A, Cattamanchi A, Davis JL, Yoo SD, Byanyima P, Kaswabuli S, et al. Low prevalence of Pneumocystis pneumonia（PCP）but high prevalence of pneumocystis dihydropteroate synthase（dhps）gene mutations in HIV-infected persons in Uganda. PLoS One. 2012; 7（11）: e49991.

［131］ Long Y, Zhang C, Su L, Que C. Dihydropteroate synthase gene mutations in a group of HIV-negative immunocompromised patients with pneumonia. Exp Ther Med. 2014; 8（6）: 1825-30.

［132］ Deng X, Zhuo L, Lan Y, Dai Z, Chen WS, Cai W, Kovacs JA, Ma L, Tang X. Mutational analysis of Pneumocystis jirovecii dihydropteroate synthase and dihydrofolate reductase genes in HIV-infected patients in China. J Clin Microbiol. 2014; 52（11）: 4017-9.

［133］ Sheikholeslami MF, Sadraei J, Farnia P P, Forozandeh MM, Emadikochak H. Dihydropteroate synthase gene mutation rates in Pneumocystis jirovecii strains obtained from Iranian HIVpositive and non-HIV-positive patients. Med Mycol. 2015; 53（4）: 361-8.

［134］ Monroy-Vaca EX, de AY, Illnait-Zaragozi MT, Diaz R, Torano G, Vega D, Alvarez-Lam I, Calderon EJ, Stensvold CR. Genetic diversity of Pneumocystis jirovecii in colonized Cuban infants and toddlers. Infect Genet Evol. 2014; 22: 60-6.

［135］ Lundberg BE, Davidson AJ, Burman WJ. Epidemiology of Pneumocystis carinii pneumonia in an era of effective prophylaxis: the relative contribution of non-adherence and drug failure. AIDS. 2000; 14（16）: 2559-66.

［136］ Mei Q, Gurunathan S, Masur H, Kovacs JA. Failure of cotrimoxazole in Pneumocystis carinii infection and mutations in dihydropteroate synthase gene. Lancet. 1998; 351（9116）: 1631-2.

［137］ Shelhamer JH, Ognibene FP, Macher AM, Tuazon C, Steiss R, Longo D, et al. Persistence of Pneumocystis carinii in lung tissue of acquired immunodeficiency syndrome patients treated for pneumocystis pneumonia. Am Rev Respir Dis. 1984; 130（6）: 1161-5.

［138］ O' Donnell WJ, Pieciak W, Chertow GM, Sanabria J, Lahive KC. Clearance of Pneumocystis carinii cysts in acute P carinii pneumonia: assessment by serial sputum induction. Chest. 1998; 114（5）: 1264-8.

［139］ Roger PM, Vandenbos F, Pugliese P, DeSalvador F, Durant J, LeFichoux Y, et al. Persistence of Pneumocystis carinii after effective treatment of P. carinii pneumonia is not related to relapse or survival among patients infected with human immunodeficiency virus. Clin Infect Dis. 1998; 26（2）: 509-10.

［140］ Epstein LJ, Meyer RD, Antonson S, Strigle SM, Mohsenifar Z. Persistence of Pneumocystis carinii in patients with AIDS receiving chemoprophylaxis. Am J Respir Crit Care Med. 1994; 150: 1456-9.

［141］ Benfield TL. Clinical and experimental studies on inflammatory mediators during AIDS-associated Pneumocystis carinii pneumonia. Dan Med Bull. 2003; 50（2）: 161-76.

［142］ Thomas Jr CF, Limper AH. Current insights into the biology and pathogenesis of Pneumocystis pneumonia. Nat Rev Microbiol. 2007; 5（4）: 298-308.

［143］ Schneider MME, Hoepelman AIM, Schattenkerk JKME, Nielsen TL, Graaf Y, Frissen JPHJ, et al. A controlled trial of aerosolized pentamidine or trimethoprim-sulfamethoxazole as primary prophylaxis against Pneumocystis carinii pneumonia in patients with human immunodeficiency virus infection. N Engl J Med. 1992; 327: 1836-41.

［144］ Klein MB, Lalonde RG. The continued occurrence of primary Pneumocystis carinii pneumonia despite the availability of prophylaxis. Clin Infect Dis. 1997; 24（3）: 522-3.

［145］ Walzer PD, Kim CK, Foy JM, Linke MJ, Cushion MT. Inhibitors of folic acid synthesis in the treatment of experimental Pneumocystis carinii pneumonia. Antimicrob Agents Chemother. 1988; 32（1）: 96-103.

［146］ Ma L, Jia Q, Kovacs JA. Development of a yeast assay for rapid screening of inhibitors of human-derived Pneumocystis carinii dihydrofolate reductase. Antimicrob Agents Chemother. 2002; 46（9）: 3101-3.

［147］ Roper C, Pearce R, Nair S, Sharp B, Nosten F, Anderson T. Intercontinental spread of pyrimethamine-resistant malaria. Science. 2004; 305（5687）: 1124.

［148］ Takahashi T, Endo T, Nakamura T, Sakashitat H, Kimurat K, Ohnishit K, et al. Dihydrofolate reductase gene polymorphisms in Pneumocystis carinii f. sp. hominis in Japan. J Med Microbiol. 2002; 51（6）: 510-5.

［149］ Nahimana A, Rabodonirina M, Francioli P, Bille J, Hauser PM. Pneumocystis jirovecii dihydrofolate reductase polymorphisms associated with failure of prophylaxis. J Eukaryot Microbiol. 2003；50（Suppl）：656-7.

［150］ Robberts FJ，Chalkley LJ，Weyer K，Goussard P，Liebowitz LD. Dihydropteroate synthase and novel dihydrofolate reductase gene mutations in strains of Pneumocystis jirovecii from South Africa. J Clin Microbiol. 2005；43（3）：1443-4.

［151］ Costa MC，Esteves F，Antunes F，Matos O. Genetic characterization of the dihydrofolate reductase gene of Pneumocystis jirovecii isolates from Portugal. J Antimicrob Chemother. 2006；58（6）：1246-9.

［152］ Baggish AL，Hill DR. Antiparasitic agent atovaquone. Antimicrob Agents Chemother. 2002；46（5）：1163-73.

［153］ Kessl JJ，Lange BB，Merbitz-Zahradnik T，Zwicker K，Hill P，Meunier B，et al. Molecular basis for atovaquone binding to the cytochrome bc1 complex. J Biol Chem. 2003；278（33）：31312-8.

［154］ Cushion MT，Collins M，Hazra B，Kaneshiro ES. Effects of atovaquone and diospyrin-based drugs on the cellular ATP of *Pneumocystis carinii* f. sp. *carinii*. Antimicrob Agents Chemother. 2000；44（3）：713-9.

［155］ Hill P，Kessl J，Fisher N，Meshnick S，Trumpower BL，Meunier B. Recapitulation in Saccharomyces cerevisiae of cytochrome b mutations conferring resistance to atovaquone in Pneumocystis jiroveci. Antimicrob Agents Chemother. 2003；47（9）：2725-31.

［156］ Kessl JJ，Hill P，Lange BB，Meshnick SR，Meunier B，Trumpower BL. Molecular basis for atovaquone resistance in Pneumocystis jirovecii modeled in the cytochrome bc（1）complex of Saccharomyces cerevisiae. J Biol Chem. 2004；279（4）：2817-24.

［157］ Walker DJ，Wakefield AE，Dohn MN，Miller RF，Baughman RP，Hossler PA，et al. Sequence polymorphisms in the Pneumocystis carinii cytochrome b gene and their association with atovaquone prophylaxis failure. J Infect Dis. 1998；178（6）：1767-75.

［158］ Kazanjian P，Armstrong W，Hossler PA，Huang L，Beard CB，Carter J，et al. Pneumocystis carinii cytochrome b mutations are associated with atovaquone exposure in patients with AIDS. J Infect Dis. 2001；183（5）：819-22.

［159］ Ma L，Chen Z，Huang da W，Kutty G，Ishihara M，Wang H，et al. Genome analysis of three Pneumocystis species reveals adaptation mechanisms to life exclusively in mammalian hosts. Nat Commun. 2016；22（7）：10740-53.

第十篇

病毒抗药性：临床篇

第71章 流感病毒抗药性：临床与流行病学

Erhard van der Vries，Michael G. Ison

1 引言

目前，市场上有三类经批准用于治疗流感的抗病毒药物：M2离子通道抑制剂（金刚烷胺和金刚乙胺）、神经氨酸酶（neuraminidase，NA）抑制剂（拉尼米韦、奥司他韦、帕拉米韦和扎那米韦）和蛋白酶抑制剂（贝昔拉韦）；有些药物规定只能在特定国家地区进行使用[1, 2]。这些药物在治疗对药物敏感的流感病毒导致的临床症状和体征有很好的疗效。而原发性耐药病毒引起的临床症状无法利用这些药物达到理想的治疗效果[3-5]。NA抑制剂对自然界识别的9种NA亚型都具有活性[6]，包括高致病性禽流感A/H5N1和近期低致病性禽流感A/H7N9病毒[7]。由于季节性流感通常是急性自限性疾病，其中由于先天性和适应性宿主免疫应答通常迅速发生病毒清除，所以预期耐药变体的出现对其他健康患者临床恢复的影响有限，这些结论都已经在临床上得到了证实[3, 8, 9]。不幸的是，免疫缺陷的（immunocompromised）或免疫功能处于幼稚期的（immunologically naive）宿主，如幼儿和婴儿或那些暴露于新毒株的宿主，更可能在药物治疗期间使毒株对药物产生抗性突变；这种病毒对治疗药物的耐药变异也可能导致临床上治疗的不良后果[10-13]。

影响耐药流感病毒的临床和流行病学重要性的因素包括表型耐药性的程度、出现的频率和出现的速度、稳定性以及耐药变异体在没有选择性药物压力的情况下与野生型病毒竞争的能力，以及抗性突变对病毒复制能力、致病性和体内传递性的影响。在被大流行的2009年甲型H1N1病毒所取代之前，2008—2009年大多数流行的季节性甲流H1N1流感病毒含有$His_{275}Tyr$突变，因此在保持对扎那米韦敏感性的同时也对奥司他韦具有高度耐药性。所有目前流行的甲流H1N1和甲流H3N2病毒都有赋予M2抑制剂抗性的突变。目前还没有数据表明M2抑制剂的耐药性与病毒毒力的增强、非典型流感或病毒传播能力加强有关。有报道指出，已经发现具有神经氨酸酶抑制剂抗性的原发性流感病毒以散发型存在于自然界中。临床分离出具有耐药性毒株的大多数NA突变显著与流感动物模型的易感性、病毒复制和致病性相关。这些特征不仅在个体患者的临床监护中非常重要，而且也是卫生部门和政府在做抗病毒药物储存以应对流感或其他流感威胁时作出决定时需要考虑的关键因素[14, 15]。对抗病毒药物耐药性的担忧，特别是对NA抑制剂的担忧，不应阻挠各国制定适当的抗病毒药物库存以应对大流行[14, 16]。

M2抑制剂的治疗效果高于NA抑制剂。在最初利用M2抑制剂治疗敏感性病毒导致的感染过程中产生耐药性非常普遍。M2基因中五个关键氨基酸中一个发生突变就可导致变异毒株对金刚烷胺和金刚乙胺的交叉耐药性。对于流行的甲流H1N1、甲流H3N2和B病毒株而言，用NA抑制剂治疗期间的耐药性的发生率不高，但患儿与免疫力功能低下的患者出现的几率高。产生抗药性的患者在利用药物治疗的过程中会出现病毒在体内高水平的复制以及更长的复制时间。对神经氨酸酶抑制剂的抗性是由神经氨酸酶基因、血凝素基因或两者的突变引起的。突变位点的差异决定病毒耐药性的程度以及对何种神经氨酸酶抑制剂降低了敏感性。此外，NA抑制剂耐药性的频率和程度随药物、病毒和神经氨酸酶类型以及亚型而变化。在与禽流感病毒治疗过程中，特别是甲流H7N9的治疗过程中，耐药性已被证实具有比季节性流感更高的发生率。补偿性突变（compensatory mutation）也可能发生，它可提高耐药病毒的适应性和传播性，并可能在建立持续传播中发挥作用，正如2007—2008年和2008—2009年季节性甲型H1N1流感所表现出来的流行特点所证明的一样。

目前正在研发中的几种新型的抗病毒药物，其中许多具有新的作用机制。已经从体外传代实验中鉴定了许多这些药物的抗性突变，但抗药性出现的临床证据仍处于初期阶段。以下部分回顾了三类可用抗流感药物的抗病毒耐药性的临床和流行病学数据。来自流感实验动物模型的信息被纳入以补充从临床研究中获得的有限数据。

2　M2离子通道抑制剂（金刚烷胺与金刚乙胺）

M2离子通道允许质子流入病毒粒子，这反过来又有利于脱壳[17]。M2抑制剂与M2离子通道结合并限制质子流入，从而导致其抗病毒作用。由于M2蛋白仅存在于甲型流感病毒中，M2抑制剂对流感B没有活性[17]。目前有两种经批准的M2离子通道抑制剂、金刚烷胺（amantadine）和金刚乙胺（rimantadine）。早期研究表明，在实验室中可以选择对金刚烷胺和金刚乙胺具有高度耐药性的流感病毒变种，但在药物存在的情况下，病毒可以通过体外和体内传代进行选择[3, 18]。耐药性研究有助于确定M2抑制剂的抗病毒作用机制[19]。

M2病毒抑制剂基因在人源流感病毒中的五个共同识别位点之一（M2蛋白的第26、27、30、31、34位）突变，都会导致M2抑制剂结合减少或孔径增大。具有任何突变的病毒的M2孔的功能在抑制剂存在下能够形成[3, 20, 21]。与野生型病毒相比，耐药突变不影响可遗传性或复制适应性；有文献记载的人际传播已经得到很好的印证[22]。耐药性对2种药物的影响是一样的，并且随着时间的推移是持久的。

在使用M2抑制剂进行常规治疗以记录流感时，耐药变异体经常出现。在20世纪80年代，接受治疗的儿童在临床上出现了耐药性的症状，这些患儿很容易出现耐药病毒株，随后在家庭和疗养院传播了耐药变异体，导致药物预防失败[23-26]。在使用M2抑制剂治疗的成年人中，约30%的患者在其发病过程中检测到抗药性突变体，在免疫功能低下的患者中，因流感住院的患者和儿童中耐药性出现频率高达80%[8, 23, 25, 27, 28]。直到最近，季节性分离的毒株对M2抑制剂抗性的频率很低（1%~3%）[29]。然而，自2002年以来，全球范围内流行的甲型H3N2流感病毒对M2抑制剂的耐药性增加，现在全球大多数A/H3N2病毒对这类药物耐药[29, 30]。抗性是由M2抑制剂的S31N替换产生的。对几种重要的新型流感病毒株：A/H5N1、A/H7N9和2009年大流行性A/H1N1病毒[31-36]也有记载。由于S31N换代，大多数人源1A/H5N1病毒和所有猪源A/H1N1都对M2抑制剂具有抗性[31, 32, 37]。由于流行的大多数流感毒株当前都对M2抑制剂有抗药性，因此目前不推荐将此类用于预防或治疗流感[2]。

2.1　抗性检测

目前还没有可以筛选和鉴定M2抑制剂抗性存在的快速测试。M2抗性可使用表型分析或基因测序来诊断。利用细胞培养物中病毒的生长，暴露于梯度浓度特定药物环境中，大多数表型试验，包括噬斑变小、降低产量和ELISA检测数值变化等并不能广泛应用。用于快速分析与耐药相关的M2基因突变的焦磷酸测序方法已有报道，并已在几个参考实验室中使用[21, 38]。大多数临床实验室通常都没有这种方法。因此，大多数临床医生都依赖从各组已有数据中积极监测流行毒株之间的耐药性，例如美国疾病控制和预防中心的相关数据网站（http://www.cdc.gov/flu/professionals/antivirals/antiviral-drug-resistance.htm）。

M2抑制剂抗性的检测通常依赖于呼吸道样本的病毒分离以及病毒在细胞培养中的敏感性测试。已经描述了几种测定方法，包括噬斑减少、产量减少和ELISA[39]。在表型分析后，基因型M2抑制剂抗性已通过M2基因的核苷酸序列分析和特征性突变的检测得到证实。基因型检测可以通过使用商业上可获得的内切核酸酶从呼吸道样品中提取RNA的PCR限制性长度多态性（PCR restriction length polymorphism，RFLP）分析来快速完成，以识别M2基因中的点突变[38, 40]。利用RNA逆转录聚合酶链式反应扩增，然后对多个克隆进行测序，可以更灵敏地检测抗性克隆[4, 38, 41]。最近，快速焦磷酸测序技术已被证明是一种可靠且高通量检测大量社区分离株基因型耐药性的方法[4, 29, 38]。

2.2 野外分离株的敏感性

历史上，甲型H_1N_1、H_2N_2、H_3N_2流感的人类分离株最初对金刚烷胺和金刚乙胺敏感[19, 24, 39, 42]。即使在M2抑制剂获得许可后，社区分离株的原发耐药率也较低（表71.1）。当来自中国的甲流H3N2分离株对M2抑制剂的耐药性显著增加这一现象被广泛关注时，上述那些起初敏感的病毒株对金刚烷胺和金刚乙胺的耐药性也开始发生变化。这可能与严重急性呼吸综合征（severe acute respiratory syndrome，SARS）出现后越来越多地使用过碘酸金刚烷胺有关[38]。在2004—2005年流感病毒流行季节里，来自中国内地和中国香港地区的A/H3N2分离物中约70%以及来自美国和欧洲的近15%由于$Ser_{31}Asn$突变毒株表现出耐药性，并且在2005—2006年流行季期间，在美国该毒株耐药性频率已经超过90%[29, 38]。自此，大多数A/H3N2临床分离株具有对M2抑制剂的抗性，这是由于M基因中$Ser_{31}Asn$突变所致（表71.1）。尽管没有持续的选择性药物压力，但这种传播发生，可能是因为耐药性M基因被插入到具有高效传播能力的HA抗原突变株中。对HA1和M2基因的系统发育树分析表明，这些变异病毒具有共同的遗传起源[43]。由此表明，这种抗性突变不会降低传播率，并且随着时间的推移逐步稳定。

表71.1 来自成人和儿童的甲流病毒M2型抑制剂敏感性的代表性研究

	来源地	时间	方法	数量，亚型	数量，耐药性（%）
Belshe等[24]	美国	1978—1988	EIA、S	65 H1N1	0
				181 H3N2	5（2.0%）[a]
Valette等[202]	法国	1988—1990	EIA	28 H1N1	0
				77 H3N2	0
Ziegler等[203]	43个国家	1991—1995	EIA、S、PCR-RFLP	2 017	16（0.8%）[b]
Dawson[204]	联合王国	1968—1999	EIA、噬斑	1 813	28（1.5%）
Suzuki等[205]	日本	1993—1998	未知	55	0
		1999—2000	未知	179	6（3.4%）
Shih等[206]	中国台湾地区	1996—1998	噬斑、S	84	1（1.2%）
Bright等[38]	全球	1994—2005	S	6 525	392（6.0%）
		1994—2002		H3N2	0.3%~1.8%
		2003—2005			12.3%~13.3%[c]
		1998—2004		589 H1N1	2（0.3%）
Bright等[29]	美国	2005	S	205 H3N2	193（92.3%）
				8 H1N1	2（25%）
Saito等[207]	日本	2005—2006	S	354 H3N2	231（65.3%）
				61 H1N1	0

（续表）

来源地	时间	方法	数量，亚型	数量，耐药性（%）
Barr等[43] 澳大利亚、新西兰、亚洲、南非	2005	S	102 H3N2	43（42%）
			37 H1N1	0

S代表M2基因序列分析；PCR-RFLP代表聚合酶链反应-限制性长度多态性；EIA代表酶免疫分析。

a 来自家庭成员的所有抵抗性病毒接受金刚乙胺。

b 超过80%的测试分离株是H3N2亚型，所有耐药株均属于此亚型。独立分析发现，来自澳大利亚的198个菌株中的9个（4.5%）（1989—1995）是耐药的。

c 2004—2005年H3N2病毒耐药频率在中国为73.8%（中国香港为69.6%，中国台湾为22.7%），韩国为15.1%，日本为4.3%，加拿大为30.0%，墨西哥为19.2%，美国为14.5%，欧洲为4.7%。

季节性甲流H1N1的耐药频率从2005年到2007年有所增加，主要是由于$Ser_{31}Asn$位点突变[29, 30]。幸运的是，2008年和2009年季节性甲流H1N1中主要耐药性的发生率下降，因为奥司他韦耐药性病毒占主导地位[44]。这种季节性甲流H1N1已被2009年大流行性甲流H1N1所取代，主要是由于$Ser_{31}Asn$位点突变引起病毒对M2抑制剂的耐药性[44]。因此，目前流行的甲流毒株主要对M2抑制剂有抗性，并且这类药物不推荐用于流感的预防或治疗[2]。

M2蛋白在人源和猪源毒株中表现出相当大的遗传差异，并且H3和H1亚型病毒具有系统发生上不同的M2蛋白[45]。这可能影响对赋予M2抑制剂抗性更有利的突变。自1987年以来，在欧洲流行的甲流H1N1、甲流H1N2和甲流H3N2猪源病毒的一个特征是存在Ser31Asn突变以及某些分离株中存在Lys27Ala位点突变，这都导致M2抑制剂抗性[46]。猪作为中间宿主在出现一些新型人类病毒和来自鸟类的直接种间传播中推测是重组事件介导其他机制而致使毒株获得编码人类免疫应答中的抗性M基因[47, 48]。

尽管1997年初在中国香港暴发的人源高致病性禽流感A/H5N1病毒分离株对M2抑制剂敏感，但对这类药物的耐药性却变得更加普遍[32, 37]。由于Ser31Asn突变，甲流H5N1病毒株多数对M2抑制剂具有抗性，而大多数（约80%）甲流2.1A/H5N1进氏枝对继代Ser31Asn或Val27Ala替换突变具有抗性[32, 37]。值得注意的是，大多数2.2和2.3A/H5N1病毒仍然对M2抑制剂敏感[37]。甲流H7N9感染人所得到的分离株也具有针对M2抑制剂抗性的Ser31Asn突变[49, 50]。

2.3 治疗后分离毒株的耐药性

实验感染的动物和治疗后的患者体内毒株耐药性研究表明，随着感染时间的延伸，毒株耐药性呈现出普遍性。治疗后，耐药病毒中70%～90%的氨基酸替换发生在第31位，并且在第27位和30位发现约10%[40]。Ser31Asn突变一直是全球最近发现的耐药甲流H3N2和H1N1变异的原因[29, 38]。

2.3.1 动物感染模型的研究

从接受M2抑制剂治疗的患者中分离到的耐药变异株的快速出现也在实验感染动物的研究中被证实。在对禽源甲流A/H5N2病毒的研究中，开始给药后2～3 d可检测到具有耐药性的毒株，并在此后持续存在[51]。在接种人源甲流H3N2病毒的雪貂体内，接种后第6天，于9个金刚烷胺治疗的动物体内，有4个个体检测到M2抑制剂抗性突变株[52]。

2.3.2 具有免疫活性的患者

M2抑制剂治疗的患儿和急性流感成人患者中可快速出现耐药毒株（表71.2）。一项成人患者的研究发现，尽管鼻腔灌洗比安慰剂接受者所脱落的敏感毒株的滴度低，但在治疗的第3天，6个金刚乙胺接受者中有3个患者体内检测到了耐药毒株[27]。另一项研究发现，在接受治疗的第5天，接受金刚乙胺的24名成人患者和患儿家庭成员中有33%脱落了抗药性病毒；5 d后检测则无一例阳性[27]。一项更大的儿科试验发现，37名金刚乙胺接受者中有27%出现耐药毒株，其中45%的患者在第7天仍呈阳性，相比之下，32名乙酰氨基酚接受者中有6%的患者出现耐药毒株[23]。早在治疗的第3天就有一名儿童检测到抗病毒，但通常在第5～7 d出现。一项对使用金刚烷胺治疗的日本儿童的研究发现，1999—2000年有81名患者中的30%和感染季节流行株30名患者中的23%在3天的疗程后，3～5 d检测到耐药性病毒[53]。具有耐药性的甲流H3N2感染儿童（33%）比甲流H1N1感染儿童（20%）更容易检测到耐药性突变体。另一项采用敏感分子克隆检测方法的研究发现，在金刚烷胺治疗期间或刚刚治疗后，15例住院患儿中有80%发生了耐药性突变[41]。在一项随机研究中，流感住院的患者单独接受金刚乙胺或金刚乙胺加雾化扎那米韦的12名儿童中的9名在单个样本的克隆毒株中检测到2～4个抗性突变毒株，有时这些突变株与野生型病毒发生重组[54]。在2/20（10%）的金刚乙胺单药治疗患者中检测到耐万古霉素的病毒，而在接受联合治疗的21位患者中检测到非耐药突变株[54]。

表71.2　在M2抑制剂治疗期间抗药性甲型流感的恢复

研究报道	流行季	患者群体	治疗	处理数量	数量；（%）脱落耐药性病毒
Hall等[23]		儿童	金刚乙胺	37	10（27%）H3N2
Hayden等[25]	1987—1989	儿童	金刚乙胺	21	6（29%）H3N2
Hayden等[27]	1988—1989	成人	金刚乙胺	13	5（38%）H3N2
Englund等[28]	1993—1994	免疫缺陷性	金刚烷胺、金刚乙胺	15	5（33%）H3N2
Saito等[53]	1999—2001	儿童	金刚烷胺	111	22（33%）H3N2 9（20%）H1N1
Shirashi等[41]	1999—2001	住院患儿	金刚烷胺	15	8（100%）H3N2 4（57%）H1N1

2.3.3　免疫缺陷性的宿主

抗甲型流感病毒可能在免疫功能低下的宿主中持续性感染，这些宿主可以作为医院内传播的储存器。一项关于成人骨髓移植和急性白血病患者的研究表明，在15例M2抑制剂治疗的患者中有5例（33%）出现了耐药毒株，6例感染病毒患者在3 d后有5例（83%）出现了耐药毒株[28]。第一次和最后一次病毒分离之间的中位时间为7 d，范围长达44 d。5例携带耐药毒株的患者中有2例（40%）的死亡是直接由流感病毒侵染导致的，而24例没有感染耐药性病毒的患者中有5例（21%）死于感染，长期病例中有数名患者出现了流感病毒的外排。其他报道显示，在有或无持续药物暴露的情况下，包括一名器官移植的SCID儿童外排病毒长达5周，以及一名成人白血病患者在治疗≥1周后有耐药病毒的外排[55]，免疫缺陷性患者可长期持续地外排耐药性毒株。另一个病例报告记录了停用金刚烷胺治疗后1个月以上的耐药性病毒恢复情况，以及野生型病毒与具有不同抗性基因型变异毒株与野生毒株发生了重组[56]。已经在几种免疫缺陷性的宿主体内发现了具有序列或双重突变的耐药毒株[28, 55]。一个干细胞移植接受者双重降低对M2抑制剂和奥司他韦耐药的变异毒株至少需要5个月，甚至超过1年[57]。免疫功能低下的宿主中耐药变异体的持续脱落与实验动物模型中观察到的这些变体的遗传稳定性一致[51]。

2.4　耐药性突变体的遗传性

已在动物模型和几种临床环境中证实了M2抑制剂抗性病毒的传播性。用禽源chicken/Pennsylvania/1370/83A/H5N2病毒进行的竞争传播研究，比较了野生型病毒与第27、30或31位点具有M2抗性替换变异毒株的传染性[51]。由于早期将金刚烷胺掺入供体饮水中（仅4 d），接触鸟脱落抗性病毒与鸟类脱落易感病毒笼养，并且允许病毒在没有选择性药物的情况下通过三组接触性禽类传播压力。在四个累积传播周期中，四个实验中的三个从最后一组接触性鸟类中检测到抗性病毒。

2.4.1　常驻人群

当感染流感的患者在没有接受药物治疗的时候，金刚烷胺和金刚乙胺对于家庭成员感染敏感毒株后的治疗是有效的（表71.3）。相比之下，两项研究发现，在接受金刚烷胺或金刚乙胺预防感染流感的患者后由于住院接触的二次流感病例中，耐药毒株可通过家庭成员之间的接触而进行人与人之间的传播[25]。这表明，应该避免在家庭中使用M2抑制剂治疗患者以及用其作为家庭成员预防感染流感的药物预防策略。

表71.3　预防暴露后（PEP）家庭预防流感措施

研究报道	药物（接触者年龄）	季节（病毒）	病例处理	流感在接触者中的疾病		PEP疗效（%）
				编号/可评估总数（%）		
				活性	控制	
Galbraith等[208]	金刚烷胺（≥2年）	1967—1968（A/H2N2）	无	0/91（0%）	12/90（13%）	100
Bricaire等[209]	金刚乙胺（≥1年）	1988—1989（A/不详）	无	8/151a（5%）	26/150a（17%）	70
Monto等[210]	扎那米韦（≥5岁）	2000—2001（A/H3N2，B）	无	12/661（2%）	55/630（9%）	82
Welliver等[211]	奥司他韦（≥13岁）	1998—1999（A/H3N2，B）	无	4/493（1%）	34/462（72%）	89
Galbraith等[212]	金刚烷胺（≥2年）	1968—1969（A/H3N2）	是	5/43（12%）	6/42（145%）	6
Hayden等[25]	金刚乙胺（≥1年）	1987—1989（A/H3N2，A/H1N1）	是	11/61（18%）	10/54（19%）	3
Hayden等[213]	扎那米韦（≥5岁）	1998—1999（A/H3N2）	是	7/414（2%）	40/423（9%）	82
Hayden等[214]	奥司他韦（≥1年）	2000—2001（A/H3N2，B）	是	11/400（3%）	40//392（10%）	73

a临床流感。

2.4.2　慢性病护理设施

在养老院中具有抵抗M2抑制剂的甲流变异株的流行暴发正在充当主力军的角色，尽管有预防性应用金刚烷胺，但持续或增加数量的病毒阳性患者可能表现出这种情况。在多个接受预防治疗的患者或未接受药物治疗的患者/工作人员中出现相同突变基因型的耐药性病毒表明，耐药突变毒株正在形成流行的态势[26, 58]。对于多重突变导致毒株耐药的尤为如此，正如在一次养老院流感暴发中发现有9个$Leu_{26}Phe$突变株的存在[58]。由于金刚烷胺或金刚乙胺抗药性的出现而未能控制疾病暴发的频率尚未明确，尽管现有的研究表明一系列保护性疗效为59%～76%[59]。有研究表明，在暴发期间使用M2抑制剂的居民长期护理中，16%～28%的患者感染了耐药病毒，通常是$Ser_{31}Asn$突变的耐药病毒[40, 60]。这些发现表明，妥善隔离治疗人员和使用NA抑制剂治疗患者的重要性。

2.5　致病性

具有M2抑制剂耐药的甲流病毒似乎会导致典型的流感病症，但症状并未明显增强或减轻[25, 27]。无论用药与否这种疾病均会发生，这一发现表明体内抗病毒效力的丧失。虽然在免疫功能低下和衰弱的老年患者中已经注意到患有抗药性病毒的严重和渐进性感染，但这更可能是处于病情潜伏期患者的特征，而不是耐药病毒的毒力所致[57, 61]。与野生型疾病相比，在大多数患者中，M2抑制剂耐药病毒与肺炎、住院或死亡风险相似[39]。

尽管M基因突变似乎不能减弱或增强人类流感病毒的毒力，但目前的研究并不能排除对生物适应性更微妙的影响。在散发性患者中，野生型病毒会取代金刚烷胺停用后所产生的耐药毒株的流行地位[41]。正如一些禽源甲流H7病毒所表现，在没有选择性药物压力的情况下这种逆转表明一些抗性基因型的复制能力降低。然而，最常见的具有$Ser_{31}Asn$的抗性突变株没有明显的复制能力或遗传性的缺失。在鸟类和雪貂的研究中，$Val_{27}Ala$、$Ala_{30}Val$或$Ser_{31}Asn$突变的流感病毒对毒力、死亡率、发热反应、鼻腔病毒滴度峰值或鼻炎性细胞计数没有影响[22, 51]。一般来说，看起来体内出现对M2抑制剂抗性的人源甲流病毒在药物敏感性野生型病毒的复制能力或致病性方面没有显著差异，并且抗性表型通常在无药物压力选择的情况下保持不变。

在接受治疗的患者中，耐药病毒的出现可能与病毒恢复的持续性有关，并且在一些研究中延迟了免疫功能正常人的疾病解决方案。虽然在治疗过程中出现耐药性的患者在症状、发热和可能的功能损害方面有较长的时间解决，但他们的恢复仍比安慰剂治疗的患者更快[23, 27]。当耐药性出现时，患者可能会出现症状恶化或病毒滴度升高的变化[23]。

2.6 替代性治疗

流感病毒对金刚烷胺和金刚乙胺的敏感性和耐药性是共享的，因此对一种M2抑制剂的抗性可导致对另一种针对M2蛋白的所有药物化合物的高水平交叉耐药性。由于其抗病毒作用机制不同，神经氨酸酶抑制剂和蛋白酶抑制剂（下文讨论）保留了对M2抑制剂耐药病毒的完全活性，这是预防和治疗疑似M2抑制剂耐药性感染的适当选择。临床研究表明，奥司他韦和扎那米韦都能有效阻止高几率耐受金刚烷胺突变株的流行暴发[58, 62, 63]。体外试验表明，合成的核苷利巴韦林和利福拉韦也可抑制M2抑制剂耐药的甲型和乙型流感病毒，并且是一种治疗性考虑方案[64]。

联合治疗也可能是一种选择。一项小规模研究将住院成年患者随机分为金刚乙胺单药治疗组或金刚乙胺雾化组扎纳米韦联合治疗组，在治疗过程中，联合治疗组出现咳嗽的趋势较少，检测到M2抑制剂耐药突变的患者较少[54]。最近，金刚烷胺、奥司他韦和利巴韦林的三重组合已经在体外、体内和感染患者中进行了研究，并且在体外抑制病毒复制和改善体内结果方面似乎是有效的[65, 66]。

3 神经氨酸酶抑制剂

在解析与化合物2，3-脱氢-2-脱氧-N-乙酰神经氨酸（2，3-dehydro-2-deoxy-N-acetylneuraminic acid，DANA）结合的NA的X射线结构后，NA抑制剂的研发由此转入快车道[67, 68]，这种过渡状态NA底物唾液酸的类似物已经作为NA抑制剂衍生物的支架[69]。体外研究确定NA抑制剂扎那米韦和奥司他韦的遗传抗病毒耐药谱也开始进行研究工作[70, 71]。由于药物结合相互作用和酶活性位点结构的差异，NA抑制剂在NA中显示不同的抗病毒耐药谱，这取决于病毒的基因型和基因亚型[72-74]。在细胞培养中连续传代以选择抗性突变体的研究结果表明：HA的变化也能在体外产生抗性，这些HA突变主要发现于受体结合位点，并被认为维持HA受体结合和NA受体破坏性质之间的功能平衡[78]。影响病毒HA/NA功能平衡的机制可能在2007—2008年流感季节出现奥司他韦耐药型A/H1N1病毒[79-82]。药物耐药期的频率和可能的重要性在1990年代后期进行的对照临床试验中体现出来，主要研究药物治疗，作为1999年批准扎那米韦和奥司他韦的基础，最近又批准了拉尼米韦和帕拉米韦[83-87]。虽然自1999年以来扎那米韦和奥司他韦已在许多国家上市，但除日本和2009年甲型H1N1流感大流行之外，其用途相当有限[88]。在比较2007—2008年流感季节感染易感或奥司他韦耐药甲流H1N1病毒的奥司他韦治疗患者的临床结果[89-93]时，评估了抗病毒耐药性出现的临床重要性。Dharan等的回顾性临床研究显示，与未治疗患者（$n=93$，$P=0.02$）相比，如果接受奥司他韦治疗（$n=64$），感染奥司他韦敏感病毒（$n=182$）的患者发热天数显著下降。相反，感染奥司他韦耐药病毒（$n=44$）的患者未从奥司他韦治疗中获益（$n=43$，$P=0.5$）[91]。在Saito等人的一项研究中报道了类似的结果。在接受治疗的奥司他韦敏感甲流H1N1感染的患者中第3～6天的发热减少（$P<0.01$），但在感染奥司他韦耐药的甲流H1N1病毒株的患者中没有报道[93]。这种具有NA $H_{275}Y$氨基酸变化的奥司他韦耐药甲流H1N1病毒变体在2007—2008年流感季节首次出现在挪威，并且能

够在人群中迅速传播[94, 95]。由于它成为主要变种，有人认为奥司他韦耐药病毒比野生型更容易在人群中传播[79, 96]。这是出乎意料的，因为体外和体内动物研究都表明：在2007—2008年流感流行季开始之前，NA抑制剂耐药性病毒的毒力和传染性降低[97-99]。

3.1 NA抑制剂耐药性检测

与M2抑制剂的情况不同，基于细胞培养的分析方法尚未被验证用于检测临床分离株中的表型耐药性，部分原因是人呼吸道上皮细胞与可用细胞培养物类型之间的细胞受体特异性存在差异[71]。此外，这些类型的检测方法是劳动密集型的，需要额外的病毒滴定步骤，这使得这些检测不利于高通量监测。人源化的Madin-Darby犬肾（MDCK）细胞系稳定过表达人类2，6-唾液酸转移酶（SIAT1）以增加α-2，6-连接的唾液酸可克服第一个限制。然而，迄今为止，这些细胞尚未被广泛使用[100, 101]。其他挑战是不同流感基因型和亚型之间流感病毒噬斑形态的广泛变化以及产量降低测定的灵敏度降低。因此，NA酶抑制表型分析已成为流感抗病毒耐药监测中筛选临床相关NA抑制剂耐药突变的首选方法[5, 102, 103]。荧光（MUNANA）和化学发光（NA-star）两种表型分析方法都是可用的。这两种方法都具有相同的局限性，例如病毒繁殖步骤的必要性，因此可能无法可靠地检测到抗性亚群，也无法检测HA介导的NA抑制剂耐药性[104]。为了使流感病毒的NA抑制剂易感性的解释和报告标准化，2012年制定了明确的定义，使用50%抑制浓度（IC_{50}，抑制50%标准量NA活性所需的药物浓度）倍数变化阈值，与来自相同基因型/亚型/谱系的病毒的中位数相比显示"正常抑制"[105, 106]。

除了表型抗性测定之外，典型的基于PCR的耐药性分析已经被开发用于检测先前在NA[107-110]中发现的抗病毒耐药性突变。与表型测定相比，这些类型的测定快速且易于执行，并且能够检测群体小规模的突变株（约1%~5%的准种），而不需要额外的病毒培养步骤。新出现的流感亚型或新型NA抑制剂中未知的耐药模式不能使用基于PCR的耐药性分析进行鉴定。

耐药性的典型NA突变取决于药物和NA亚型[72, 74, 111, 112]。对于奥司他韦，$His_{274}Tyr$（基于N2编号）使N1产生耐药性[113]，而$Arg_{292}Lys$和$Glu_{119}Val$是含N2病毒中最常见的抗病毒耐药突变（表71.4）。由于药物与活性酶位点之间相互作用的差异，对于特定的NA突变发现了不同的交叉耐药模式。

重要的是，扎那米韦和拉尼米韦保留了对具有$His_{274}Tyr$或$Glu_{119}Val$突变体的完全抑制活性，以及对$Arg_{292}Lys$变体的部分抑制活性[114]。具有$His_{274}Tyr$的病毒也对帕拉米韦具有交叉耐药性。抗病毒药物的耐药性可能由单一抗性突变或其他突变组合引起，这可能会增加耐药水平和/或引起多重耐药[115-117]。

HA结合效率和对NA抑制剂相关的敏感性受体结合氨基酸变化的影响[112]。因此，通常通过比较治疗前和治疗后分离株的序列，并在某些情况下通过检测受体亲和力的变化，在临床分离株中寻找HA突变[10, 11]。受体亲和力降低的HA变体对所有NA抑制剂显示出体外交叉耐药性，但通常在体外和动物模型中保留对NA抑制剂的敏感性[118-120]。

表71.4 对奥司他韦耐药的NA突变对流感临床分离株病毒适应性测定的影响

病毒（文献）	突变	酶活性或稳定性（亲本病毒的百分比）	小鼠/雪貂的感染性	在雪貂中复制	雪貂中的可传播性
A/H3N2					
Yen等[138]	$Glu_{119}Val$	↓	↓（>10倍可至100倍）/–	-a	–
Herlocher等[98]					

（续表）

病毒（文献）	突变	酶活性或稳定性（亲本病毒的百分比）	小鼠/雪貂的感染性	在雪貂中复制	雪貂中的可传播性
A/H3N2				↓↓	
Yen等[138]	Arg$_{292}$Lys	↓↓（2%）	↓（>100倍）/↓（>100倍）	转变为野生型	0或↓↓
Herlocher等[165]					
Carr等[97]					
A/H1N1					—
Ives等[163]	His$_{274}$Tyr	—	↓（>1 000倍）/↓（≥100倍）	-或↓	延迟1～2 d
Herlocher等[98]					
A/H5N1	His$_{274}$Tyr	NR	NR/NR	↓	NR
Le等[130]					
B	Asp$_{198}$Asn	NR	NR	—	NR
Mishin AAC[228]					
B	Arg$_{152}$Lys	↓↓（3%～5%）	NR/↓	↓	NR
Gubareva等[12]					
Jackson等[112]					
2009年甲流H1N1[13, 166, 167]	His$_{75}$Tyr	—	-/↓	-/↓	/↓
2009年甲流H1N1[229]	Ile$_{223}$Arg	↓（50%）	—	—	—
甲流H7N9	Arg$_{292}$Lys	↓	—	—	—
Yen等[230]					转变为野生型

注：缩略语：“-”意思是与野生型相比没有变化，“↓”减少，“0”不存在，“NR”未报道；“\”暴露于亲本甲流H3N2病毒的雪貂发热天数高于暴露于E$_{119}$V突变毒株的雪貂（分别为≥2 d和1 d，$P>0.05$）。

3.2　流行性病毒的药物敏感性

除了2007—2009年奥司他韦耐药甲流H1N1的流感季节之外，自从这些药物获得批准上市以来，对NA抑制剂具有耐药性替换的A型和B型流感病毒的全球发病率都是维持在一个很低的水平（表71.5）[9, 103, 106, 121]。最近的一项研究，2013—2014年全球共收集10 641种病毒，合作国家流感中心确定NA抑制剂奥司他韦、扎那米韦、帕拉米韦和拉尼米韦对172病毒（1.6%）的IC$_{50}$数据显示，对这种药物中的至少一种的抑制作用减弱至1/100，对32种病毒（0.3%）的抑制作用降低（减少至1/10～1/100）[106]。这些高度耐药的毒株大部分是2009年甲流H1N1流感病毒，其His$_{274}$Tyr氨基酸改变（$n=169$）。仅检测到一种甲流H3N2耐药毒株携带Glu$_{119}$Val氨基酸突变；检测到两种含有Glu$_{119}$Gly（B/Victoria）和His$_{273}$Tyr（B/Yamagata）的乙型流感病毒。在最近的一项全球范围内多家医学中心进行的临床观察试验（global observational multicenter clinical trial，IRIS）中，对流感感染患者入院后随访采样（2009—2013年，$n=1 799$），未发现处于耐药性毒株出现基线水平的A型流感呼吸道标本或B型流感病毒感染患者中出现耐药性基因型毒株，除了具有His$_{275}$Tyr氨基酸突变的甲流H1N1病毒外[103]。在接受抗病毒治疗的1 014例患者中有19例（1.9%）在治疗过程中可检测到对奥司他韦的耐药毒株，大多数情况下此种变异株发生于5岁以下儿童（$n=14$，74%）。其中发现17例2009年甲流H1N1 His$_{274}$Tyr氨基酸改变。在2例奥司他韦治疗的儿童中甲流H3N2病毒感染，Arg$_{292}$Lys

变化出现在治疗后。虽然目前NA抑制剂耐药病毒的发病率很低，但偶尔发生的2009年具有$His_{274}Tyr$的奥司他韦耐药性甲流H1N1流感病毒集群也值得关注[122-124]。据报道，由于$Gln_{136}Lys$氨基改变而对扎那米韦产生耐药性[125, 126]。然而，这种突变的存在可能是由MDCK细胞培养物中病毒的人工繁殖引起的[127]。关于高致病性禽流感H5N1病毒和低致病性禽流感H7N9病毒，这些病毒对NA抑制剂敏感[128]。

表71.5 奥司他韦和扎那米韦对甲型和乙型流感病毒野毒株易感性的代表性研究

研究	分离地	流感季	化验	检测数量	数量，耐药性（％）	检测到突变
McKimm-Breschkin等[215]	全世界	1999—2002	NAI-FA, NAI-CL, S	139 A/N1	0	
				767 A/N2	0	
				148 B	0	
Hurt等[216]	澳大利亚，东南亚	1998—2002	NAI-FA	235 A/N1	0	
				169 A/N2	0	
				128 B	0[a]	
Bovin和Goyette[217]	加拿大	1999—2000	NAI-CL	38 H3N2	0	
				40 H2N1	0	
				23 B	0	
Mungall等[218]	全世界	2000—2002	NAI-CL	567 A/N2	0	
				271 A/N1	0	
				712 B	0	
Monto等2006[143]	全世界	1999—2002	NAI-CL, S	922 A/N2	3（0.3%）	$Gln_{41}Gly$，$Gln_{226}his$
				622 A/N1	3（0.5%）	$His_{274}Tyr$，$Tyr_{155}his$，$Gly_{248}Arg$
				743 B	2（0.3%）	$Asp_{198}Glu$，$Ile_{222}Thr$
Ferraris等[219]	法国	2002—2005	NAI-FA, S	788 H3N2	0[b]	
NISN WER[220]	日本	2003—2004	NAI-CL, S	1 180 H3N2	3（0.3%）	2 $Glu_{119}Val$，1 $Arg_{292}Lys$
				171 B	0	
Hatakeyama等[221]	日本	2004—2005	NAI-FA, S	422 B	7（1.7%）	3 $Asp_{198}Asn$，3$Ile_{222}Thr$，1 $Ser_{250}Gly$
NISN WER[222]	日本	2004—2005	NAI-CL, S	558 H3N2	0	
				60 H1N1	0	
		2005—2006	S	251 H3N2	0	4 $His_{274}Tyr$
				178 H1N1	4	

（续表）

研究	分离地	流感季	化验	检测数量	数量，耐药性（%）	检测到突变
Whitley等人[103]	全世界	2009—2013	NAI-CL, S，PCR	335 H3N2	0	47 His$_{274}$Tyr
				47 sH1N1	100	
				889 2009 H1N1	0	
				518 B	0	
Meijer等[121]	全世界	2012—2013	NAI-FA, S	2 343 H1N1	18（<0.1%）	18 His$_{274}$Tyr
				5 109 H3N2	4（<0.1%）	3 Glu$_{119}$Val，1 Arg$_{292}$Lys
				3 935 B	2（<0.1%）	2 His$_{273}$Tyr
Takashita等[106]	全世界	2013—2014	NAI-FA, S	5 152 H1N1	169（3.3%）	169 His$_{274}$Tyr
				2 574 H3N2	1（<0.1%）	1 Glu$_{119}$Val
				2 915 B	1（<0.1%）	1 His$_{273}$Tyr

NAI：神经氨酸酶抑制；CL：化学发光；FA：荧光；S：神经氨酸酶基因的S序列分析；PCR：聚合酶链式反应。

[a]与B型流感毒株的平均抑制浓度相比，One B/Perth/211/2001分离株对扎那米韦的敏感性降低了9倍，对奥司他韦的敏感性降低了14倍，并且含有混合种群，包括具有Asp$_{197}$Glu突变的耐药变异株[79]。

[b]发现NA缺陷的四种分离物（0.5%）在基于细胞培养的测定中对NA抑制剂具有抗性。

与甲流H1N1一样，在GenBank中，2.4%的人源和0.8%的禽源甲流H5N1病毒序列中发现119、274、294位氨基酸发生了变化[33]。此外，在人源的0.8%和禽源甲流H5N1分离株的2.9%中发现氨基酸位置116、117、150、222和246处NA抑制剂易感性降低的标证物[129]。尽管His$_{275}$Tyr变化一直是高致病性禽流感H5N1病毒[130-133]的主要抗病毒耐药模式[130-133]，但据报道H5N1分离株[130]，Asp$_{295}$Ser氨基酸变化导致奥司他韦和扎那米韦的IC$_{50}$分别增加80.7倍和7倍[134-137]。这种Asn$_{295}$Ser变化也在甲流H5N1病毒分离株中观察到。自2013年以来，在中国流行的低致病性禽流感H7N9病毒中Arg$_{292}$Lys氨基酸变化的出现导致对奥司他韦和帕拉米韦的高NA抑制剂抗性以及对扎那米韦的抗性降低[138, 139]。与携带Arg$_{292}$Lys氨基酸变化的H3N2病毒不同，甲流H7N9病毒似乎没有因这种变化而大大减弱[128, 140]。与甲型流感病毒一样，乙型流感病毒中NA抑制剂的耐药性目前较低[141]。然而，已经从治疗或未治疗的患者中分离出几种耐奥司他韦的B病毒[142-144]。对神经氨酸酶的抗病毒抗性可能由Asp$_{198}$和Ser$_{250}$残基的变化引起。此外，还发现B型流感病毒存在Ile$_{221}$[144, 145]。这些突变导致奥司他韦、扎那米韦和帕拉米韦IC$_{50}$仅增加2~3倍。

3.2.1 免疫活性宿主

在自然感染中，奥司他韦耐药变异株在治疗患儿中比成人患者更常见（表71.6）。对来自超过2 500位接受奥司他韦治疗的流感患者样本的分析表明，成人和儿童患者的耐药检出率分别为0.4%和4.5%[146]。IRIS试验最近也做了类似的调查，其中19例对奥司他韦治疗产生耐药的门诊患者中有14例是5岁以下的儿童。与成人相比，病毒外排持续时间更长、复制水平更高，增加了发生抗病毒耐药的机会。日本儿童的两项研究报道，奥司他韦治疗期间出现高达16%和18%的奥司他韦耐药性[8, 147]。与大多数国家的单位剂量相比，日本儿童使用基于体重制定剂量与幼儿较低的药物暴露有关。这被认为是这些研究中检测到的耐药性频率较高的主要因素。在54名实验感染A/H1N1病毒的志愿者中，两名受试者检测到具有His$_{274}$Tyr突变的奥司他韦耐药突变株，与病毒复制中的明显反弹有关[148]。该研究发现奥司他韦治疗的受试者比安慰剂更不可能具有晚期病毒分离株，其表现出将适应卵的接种病毒逆转为人受体HA基因型。$His_{274}Tyr$被发现表明，在人类中使用奥司他韦期间，对人类受体具有降低的亲和力的HA突变可能优于具有人类受体偏好的病毒的复制优势。有趣的是，2007—2008年期间出现奥司他韦耐药甲流H1N1病毒之前，H1N1流感病毒HA的氨基酸变化促进了$His_{274}Tyr$氨基酸的突变[149, 150]。

3.2.2 免疫缺陷性的宿主

免疫功能低下的个体患流感的时间往往比其他健康的患者更严重[151-154]。由于免疫功能低下的患者更容易患上流感[155]，表现出相对较高的流感相关死亡率[10, 11, 153]，因此有效的抗病毒药物对这些患者至关重要。与流感感染幼儿类似，免疫功能低下患者的病毒释放时间越长，复制水平越高，发生抗病毒耐药的几率就越高[156]。最近的一些临床研究报道说，治疗过的免疫功能低下患者出现抗病毒耐药并不罕见[151, 157, 158]。最近，一项旨在研究免疫功能低下患者（n=24）的抗病毒耐药性的前瞻性临床研究表明耐药率为17%（4/24）[158]。在所有4例中，通过2009年甲型H1N1流感病毒感染患者的RT-PCR检测出了携带$His_{275}Tyr$的NA基因。在其他回顾性研究中，报道了类似的耐药比率[151, 157]。在2009年甲流H1N1病毒大流行期间，抗病毒治疗的免疫功能低下的患者频繁出现NA $His_{275}Tyr$氨基酸突变[117, 159]。据报道，223位的氨基酸改变导致奥司他韦耐药水平增加（48倍），但奥司他韦耐药性的这种适度增加对疗法的影响尚不清楚，然而，具有$Ile_{223}Arg$和$His_{275}Tyr$突变组合的病毒在体外对奥司他韦高度耐药（1 750倍）[160]。过去，针对甲型H3N2型流感病毒和乙型流感病毒感染的患者，用奥司他韦和扎那米韦治疗，并在病毒HA和NA糖蛋白中均发现突变[8, 10, 12, 161]，也报道了免疫功能低下患者对上述药物耐药性的临床表现。在流感大流行和季节性流行时，大多数致命病例主要发生于传统高危人群，包括非常年幼的儿童、老年人和免疫功能低下患者[162]。考虑到高死亡率和发病率，目前抗病毒药物的中等有效性以及免疫受损患者中耐药性的相对高发生率，这些患者显然需要更好的治疗策略。

3.3 耐药性病毒的致病性和传染性

在2007—2008年的流感季节之前，人们认为NA抑制剂耐药性的发展与病毒适应性的降低是同步的[97, 163]。数学建模预测奥司他韦耐药变异体的10%相对传染性会导致低水平的耐药病毒在社区中传播[164]。根据动物实验结果，某些NA抗性突变的适应性和复制能力下降似乎取决于病毒亚型和抗性突变。例如，具有$Arg_{292}Lys$突变对奥司他韦耐药的H3N2流感病毒不会在感染及未感染的雪貂之间传播，并显示鼻腔中病毒滴度降低10～100倍[165]。然而，对于$Glu_{119}Val$奥司他韦耐药突变体，发现该突变体与野生型相似，在供体和受体动物中均可通过鼻腔中病毒滴度的变化进行比较[98]。具有$His_{275}Tyr$突变的甲流H1N1流感病毒需要100倍接种量以感染供体雪貂，但一旦感染，它们将病毒与野生型病毒相比延迟1～3 d传播给动物。在2009年大流行暴发后的早期，有人质疑$His_{275}Tyr$奥司他韦耐药突变体是否会减毒[13, 166, 167]。使用抗性分离物进行体外复制和体内致病性研究。然而，不同研究所得结果是相互矛盾的。一些研究人员发现早期$His_{275}Tyr$突变型甲流H1N1病毒轻度衰减[166]，而另一些则没有发现这种差异[167]。从这些相互矛盾的数据来看，可以得出结论：野生型2009年流感大流行H1N1病毒与其之间的差异通过其致病性和传播性的差异可以通过抗$His_{275}Tyr$突变情况进行确定。额外的补偿性突变可能会促进NA抑制剂耐药突变的出现，从而导致病毒嗜性本质上的丧失[96]。例如，对于2007—2009年度流行的H1N1病毒中$His_{275}Tyr$突变，已经提出了几种允许的氨基酸变化促进了这种奥司他韦耐药性变化的出现。在引入$His_{275}Tyr$变化之前，$Asp_{344}Asn$氨基酸变化在2007—2008年流感季节之前出现，增加了NA的酶学活性[113, 168]。$Val_{234}Met$和$Arg_{222}Gln$的突变在体外维持高NA表达，如果表达单一$His_{275}Tyr$，氨基酸表达则降低[80, 169]。在甲流H3N2中，222位氨基酸变化的补偿作用用于补偿由于$Glu_{119}Val$奥司他韦耐药突变导致的病毒适应性丧失[170, 171]。观察到的具有$His_{275}Tyr$突变的2009年H1N1病毒群落似乎不会因$His_{275}Tyr$突变而减毒[122]。除His$_{275}$Tyr变化外，这些病毒还包含氨基酸241、369和386位的变化。这些突变也可能具有宽容效应（permissive effects）[122]。

表71.6 治疗期间对奥司他韦或扎那米韦耐药的出现频率

药品/研究	人口	化验	病毒基因型	测试了分离的菌株	数量；耐药性（%）	检测到突变位点
奥司他韦						
Gubareva等[148]	成人	NAI，S	A/H1N1	54	2（4%）	2 His$_{274}$ Tyr
Roberts[146]	成人	NAI，S	A/H3N2	418	5（1%）	4 Arg$_{292}$Lys，1 Glu$_{119}$Val
Whitley等[223]a	儿童（门诊病例）	NAI，S	A&B	150 A	10（6.7%）	8 Arg$_{292}$Lys，1 Glu$_{119}$Val，1 His$_{274}$Tyr
				66 B	0	
Kiso等[8]a	儿童（门诊病例+住院）	克隆+S	A/H3N2	50	9（18%）	6个Arg$_{292}$Lys，2个Glu$_{119}$Val，1个Asn$_{294}$Ser
Ward等[224]a	儿童（门诊病例+住院）	NAI，S	B	74	7（16%）	7 His$_{274}$Tyr
	儿童（门诊病例）	NAI，S			1（1.4%）	Gly$_{402}$Ser
Whitley等[103]	儿童+成人（门诊）	NAI，S	A&B	759 A	19（2.5%）	17 His$_{275}$Tyr，2 Arg$_{292}$Lys
				256 B		
Hatekayama等[221]	儿童-门诊	NAI，S	B	77	0	1 Gly$_{402}$Ser
Stephensen等[225]	儿童（门诊）	NAI，S	A&B	43 A	1（1.3%）	3 His$_{275}$Tyr，1Arg$_{292}$Lys
				19 B		
Harvala等[227]	儿童（门诊）	NAI，S	A	32 A	4（7.4%）	5 His$_{275}$Tyr
					0	
Zanamivir等[226]	成人+儿童（住院治疗）	PCR	A	30 A	5（15.6%）	4 His$_{275}$Tyr
	成年人（住院）	NAI，S			4（13.3%）	
扎那米韦						
Barnett等[88]	成人	NAI，S	A+B	41	0	

注：a这些儿科研究使用2 mg/kg剂量的奥司他韦，由于5岁以下儿童的清除速度更快，因此已显示减少药物暴露。药物暴露不足可能导致这些研究中出现耐药性。

3.4 替代性治疗

NA抑制剂交叉耐药的模式因病毒基因型和亚型而异，使得扎那米韦保留对奥司他韦或帕拉米韦的治疗用途期间出现的最常见抗性突变体仍具有抑制活性。扎那米韦完全抑制在N2中具有Glu$_{119}$Val取代或在N1中具有His$_{275}$Tyr或Asn$_{294}$Ser的奥司他韦耐药变体[102, 172]。根据病毒和检测方法的不同，扎那米韦对N2中Arg$_{292}$Lys替代的耐药突变体有部分抑制作用，与野生型[102, 172-174]相比，易感性降低5～25倍。关于帕拉米韦在耐受奥司他韦的突变株监管中的作用存在争议，因为体外和体内模型给出了相互矛盾的结果[175-177]。奥司他韦对乙型流感NA中的Arg$_{152}$Lys突变体没有抑制作用，其赋予对扎那米韦敏感性降低[178]。

鉴于这些发现，大多数专家建议使用扎那米韦治疗对奥司他韦产生耐药性而治疗失败的患者。

扎那米韦对少数此类患者产生了很好的疗效，但尚未系统研究奥司他韦耐药性感染，肺炎患者对扎那米韦的敏感性低[179-182]。静脉注射扎那米韦最常用于经证实或疑似感染流感的患者，虽然该疗法对某些患者有效，但由于许多患者在转换治疗方案时的疾病严重程度以及之前接触过大量干预措施[183-186]，可获得的数据排除了评估此干预的最佳作用。目前正在开发其他NA抑制剂和扎那米韦二聚体，其局部应用后的抗病毒作用持续时间延长[187]。这些可能会提供NA抑制剂的预防以及将来可能的治疗选择方案。

利巴韦林有望抑制对NA抑制剂有抗性的A型和B型流感病毒，但没有关于其用于由这种变体引起的人类流感感染的报道。利巴韦林与NA抑制剂联合应用可增加体外协同抗病毒活性[188]。在实验感染A型流感病毒的小鼠中，口服利巴韦林和帕拉米韦的组合与单用利巴韦林相比，生存率有所提高，但与单用帕拉米韦无关[189]。最近的一项研究发现，利巴韦林和奥司他韦联合治疗比单独利巴韦林治疗对致死性甲型H1N1流感感染效果差，但优于单一药物治疗乙型流感[189]。对这种利巴韦林-NA抑制剂或T-705-NA抑制剂组合（见下文）的进一步研究有必要确定该策略是否提供治疗严重流感的可能性，特别是由于M2抑制剂耐药病毒。最近，已经有金刚烷胺、利巴韦林和奥司他韦的三重组合在体外、体内和流感感染人身上进行研究[65, 66, 190]。鉴于这种联合应用的前景，目前正在进行一项前瞻性2期研究，以评估该联合治疗流感的安全性和临床疗效。已经证明联合治疗能够减少临床研究中的耐药性发展，因此对可能会增加耐药性发生风险的人群是有益的[54]。

4 新型药剂

4.1 T705/法匹拉韦

法匹拉韦［T-705；6-氟-3-羟基-2-吡嗪甲酰胺（6-fluoro-3-hydroxy-2-pyrazinecarboxamide）］是一种抗病毒药物，通过细胞酶磷酸化为其活性形式利福拉韦-呋喃核糖基-5′-三磷酸（favipiravir-ribofuranosyl-5′-triphosphate，RTP），并选择性抑制RNA依赖性流感病毒的RNA聚合酶[191]。它对季节性毒株A/H1N1、A/H3N2和B型流感病毒，2009年流感大流行H1N1病毒，从人体分离的高致病性禽流感病毒H5N1，从猪中分离出的H1N1和H1N2、H2N2、H4N2和H7N2具有高度活性。抗病毒药物对抗金刚烷胺、金刚乙胺、奥司他韦和扎那米韦以及双重耐药病毒（M2和NA抑制剂耐药）具有抗病毒活性[191, 192]。在两项季节性（A/Brisbane/59/2007和A/New Jersey/15/2007）和2009年两次大流行（A/Denmark/524/2009和A/Denmark/528/2009）甲流H1N1MDCK细胞系中，无论是否存在低浓度的利福昔韦，均没有检测到表型或基因型（PB1、PB2、PA和NP测序）。尽管如此，序列分析确实证明了在药物选择压力下G→A和C→T颠换突变的富集，突变频率的增加以及单个NP基因克隆的核苷酸分布的移动[193]。这种新型化合物几乎没有临床研究发表，所以目前还没有充分了解抗药性出现的频率。该药目前在日本获得卫生部批准后可以有选择地使用，世界其他地区正在进行功效研究，目标是在不久的将来获得监管部门的批准。

4.2 特异性抗体

最近的研究报道了特异性靶向病毒HA保守区域的中和抗体的发展[194, 195]。通过HA-抗体蛋白质复合物的X-射线晶体结构来优雅地显示抗体的HA结合[196, 197]。这些抗体有所不同它们的识别位点：一些靶向唾液酸RBS和球形头部，而另一些则与茎部区域结合[195]。由于不同HA亚型之间的茎区较为保守，因此可获得针对几种流感亚型的交叉反应性免疫，其具有广泛的中和能力。尽管针对HA的保守区域开发了抗体，但是在抗体靶位点处出现了突变，这可能导致病毒逃逸。

5　未来研究的方向

目前，流行性流感株主要对M2抑制剂具有抗性，但通常对临床上可用的神经氨酸酶抑制剂敏感。神经氨酸酶抑制剂耐药性的偶发病例已被认可，并且已被证实在有限的区域传播[4, 44, 198]。此外，在2008—2009年流感季节期间，季节性甲型H1N1流感的耐药性变得普遍。最后，已经证明NA抑制剂耐药性在用于感染人类的高致病性禽流感病毒治疗期间出现，其中甲流H7N9病毒的频率最高[35, 36, 49]。因此，世界上大部分地区目前仅限于一类药物，即神经氨酸酶抑制剂，用于管理流感感染。耐药性可能出现并导致全球扩散的风险构成了严重的威胁，需要开发新的复合型药剂[128, 187]。

2009年大流行的经验教训表明，与大流行性流感相比，大流行性流感病毒出现抗病毒耐药性的频率显著更高。此外，对未来流感大流行性流感病毒的抗病毒耐药性的临床和流行病学影响无法准确预测。因此，在发展全球系统以快速监测流行毒株易感性模式方面取得的重大进展需要保持并可能扩大至包括监测人口稀少的地区[106]。此外，对动物抵抗模式的监测可能会对未来的大流行性流感病毒提供预警。

关于流感病毒的抗病毒药物耐药性仍存在一些尚未解决的问题。利用当代的新一代测序技术，可以了解来自微小变异群体的抗性出现在给定宿主中的优势种群的动力学。这些数据可以为筛查和干预的最佳时机提供信息。应该确定超出通用概念的特定风险因素，例如免疫功能低下和年轻年龄，从而预测抗药性的出现与否。从治疗的角度来看，最佳的方法，包括治疗的持续时间和联合治疗对重症患者或预计患有长时间脱落，需要仔细研究。目前，抗体检测标本的能力存在巨大差距，因此许多潜在耐药患者可能会漏诊。因此，对临床实验室广泛使用的药敏试验存在迫切需求。最后，需要对人类和动物流感病毒的抗病毒易感性模式进行持续和扩大的监测范围，特别是在抗病毒药物使用较高的国家的社区分离株以及高风险流行病学环境中的抗药性传播。

鉴于目前流行病毒株的抗病毒药物敏感性模式，M2抑制剂不应用于预防或治疗流感，而任何神经氨酸酶抑制剂应在治疗指示时予以考虑。应该尽早开始这种治疗，以改善使用该疗法所获得的益处。鉴于其对大多数奥司他韦耐药变异体的略微且更广泛的活性，扎那米韦对于证实或怀疑具有奥司他韦耐药性流感的患者是优选的疗法。需要开发新型代药物——最佳且具有新颖的作用机制。处于发展阶段的药物包括聚合酶抑制剂favipiravir[191]，受体破坏性唾液酸酶DAS181[199]和硝唑尼特[200]。需要进一步研究中和抗体和恢复期血浆以优化患者的治疗，特别是对于新型或高度耐药的病毒[201]。最后，应研究抗病毒药物的组合以了解其在临床上预防和克服耐药性的能力[128]。

参考文献

［1］　Antiviral drugs for seasonal influenza 2014-2015. Med Lett Drugs Ther. 2014；56（1457）：121-3.

［2］　Fiore AE，et al. Antiviral agents for the treatment and chemoprophylaxis of influenza—recommendations of the Advisory Committee on Immunization Practices（ACIP）. MMWR Recomm Rep. 2011；60（1）：1-24.

［3］　Hay AJ，et al. Molecular basis of resistance of influenza A viruses to amantadine. J Antimicrob Chemother. 1986；18（Suppl B）：19-29.

［4］　Hurt AC，et al. Antiviral resistance during the 2009 influenza A H1N1 pandemic：public health，laboratory，and clinical perspectives. Lancet Infect Dis. 2012；12（3）：240-8.

［5］　Nguyen HT，Fry AM，Gubareva LV. Neuraminidase inhibitor resistance in influenza viruses and laboratory testing methods. Antivir Ther. 2012；17（1 Pt B）：159-73.

［6］　Govorkova EA，et al. Comparison of efficacies of RWJ-270201，zanamivir，and oseltamivir against H5N1，H9N2，and other avian influenza viruses. Antimicrob Agents Chemother. 2001；45（10）：2723-32.

［7］　Itoh Y，et al. Emergence of H7N9 influenza A virus resistant to neuraminidase inhibitors in nonhuman primates. Antimicrob Agents Chemother. 2015；59（8）：4962-73.

［8］　Kiso M，et al. Resistant influenza A viruses in children treated with oseltamivir：descriptive study. Lancet. 2004；364（9436）：759-65.

［9］ van der Vries E, et al. Outcomes and susceptibility to neuraminidase inhibitors in individuals infected with different influenza B lineages: the influenza resistance information study. J Infect Dis. 2016; 213（2）: 183-90.

［10］ Gooskens J, et al. Prolonged influenza virus infection during lymphocytopenia and frequent detection of drug-resistant viruses. J Infect Dis. 2009; 199（10）: 1435-41.

［11］ Gooskens J, et al. Morbidity and mortality associated with nosocomial transmission of oseltamivir-resistant influenza A（H1N1）virus. JAMA. 2009; 301（10）: 1042-6.

［12］ Gubareva LV, et al. Evidence for zanamivir resistance in an immunocompromised child infected with influenza B virus. J Infect Dis. 1998; 178（5）: 1257-62.

［13］ Memoli MJ, et al. Multidrug-resistant 2009 pandemic influenza A（H1N1）viruses maintain fitness and transmissibility in ferrets. J Infect Dis. 2011; 203（3）: 348-57.

［14］ Hayden FG. Antiviral resistance in influenza viruses—implications for management and pandemic response. N Engl J Med. 2006; 354（8）: 785-8.

［15］ Response. WDoCDSa. Guidelines on the use of vaccines and antivirals during influenza pandemic. 2004.

［16］ Oshitani H, Kamigaki T, Suzuki A. Major issues and challenges of influenza pandemic preparedness in developing countries. Emerg Infect Dis. 2008; 14（6）: 875-80.

［17］ Hayden FG, Aoki FY. Amantadine, rimantadine and related agents. In: Barriere SL, editor. Antimicrobial therapy and vaccines. Baltimore, MD: Williams and Wilkins; 1999. p. 1344-65.

［18］ Belshe RB, et al. Genetic basis of resistance to rimantadine emerging during treatment of influenza virus infection. J Virol. 1988; 62（5）: 1508-12.

［19］ Hay AJ. Amantadine and rimantadine—mechanisms. In: Richman DD, editor. Antiviral drug resistance. New York: Wiley; 1996. p. 43-58.

［20］ Astrahan P, et al. A novel method of resistance for influenza against a channel-blocking antiviral drug. Proteins. 2004; 55（2）: 251-7.

［21］ Hurt AC, Ho HT, Barr I. Resistance to anti-influenza drugs: adamantanes and neuraminidase inhibitors. Expert Rev Anti Infect Ther. 2006; 4（5）: 795-805.

［22］ Sweet C, et al. Virulence of rimantadine-resistant human influenza A（H3N2）viruses in ferrets. J Infect Dis. 1991; 164（5）: 969-72.

［23］ Hall CB, et al. Children with influenza A infection: treatment with rimantadine. Pediatrics. 1987; 80（2）: 275-82.

［24］ Belshe RB, et al. Resistance of influenza A virus to amantadine and rimantadine: results of one decade of surveillance. J Infect Dis. 1989; 159（3）: 430-5.

［25］ Hayden FG, et al. Emergence and apparent transmission of rimantadine-resistant influenza A virus in families. N Engl J Med. 1989; 321（25）: 1696-702.

［26］ Mast EE, et al. Emergence and possible transmission of amantadine-resistant viruses during nursing home outbreaks of influenza A（H3N2）. Am J Epidemiol. 1991; 134（9）: 988-97.

［27］ Hayden FG, et al. Recovery of drug-resistant influenza A virus during therapeutic use of rimantadine. Antimicrob Agents Chemother. 1991; 35（9）: 1741-7.

［28］ Englund JA, et al. Common emergence of amantadine-and rimantadine-resistant influenza A viruses in symptomatic immunocompromised adults. Clin Infect Dis. 1998; 26（6）: 1418-24.

［29］ Bright RA, et al. Adamantane resistance among influenza A viruses isolated early during the 2005—2006 influenza season in the United States. JAMA. 2006; 295（8）: 891-4.

［30］ Deyde VM, et al. Surveillance of resistance to adamantanes among influenza A（H3N2）and A（H1N1）viruses isolated worldwide. J Infect Dis. 2007; 196（2）: 249-57.

［31］ Novel Swine-Origin Influenza A（H1N1）Virus Investigation Team. Emergence of a novel swine-origin influenza A（H1N1）virus in humans. N Engl J Med. 2009; 360: 2605-15.

［32］ The Writing Committee of the World Health Organization Consultation on Human Influenza, A.H. Avian influenza A（H5N1）infection in humans. N Engl J Med. 2005; 353（13）: 1374-85.

［33］ Govorkova EA, et al. Antiviral resistance among highly pathogenic influenza A（H5N1）viruses isolated worldwide in 2002—2012 shows need for continued monitoring. Antiviral Res. 2013; 98（2）: 297-304.

［34］ Stoner TD, et al. Antiviral susceptibility of avian and swine influenza virus of the N1 neuraminidase subtype. J Virol. 2010; 84（19）: 9800-9.

［35］ Marjuki H, et al. Neuraminidase mutations conferring resistance to oseltamivir in influenza A（H7N9）viruses. J Virol. 2015; 89（10）: 5419-26.

［36］ Marjuki H, et al. Characterization of drug-resistant influenza A（H7N9）variants isolated from an oseltamivir-treated patient in Taiwan. J Infect Dis. 2015; 211（2）: 249-57.

［37］ Cox NJ. FDA H5N1 Update: classification of H5N1 viruses and development of vaccine reference strains. US Food and Drug Administration Vaccines and Related Biological Products Advisory Committee; 2007.

［38］ Bright RA, et al. Incidence of adamantane resistance among influenza A（H3N2）viruses isolated worldwide from 1994 to 2005: a cause for concern. Lancet. 2005; 366（9492）: 1175-81.

［39］ Hayden FG. Amantadine and rimantadine—clinical aspects. In: Richman DD, editor. Antiviral drug resistance. Wiley: New York; 1996. p. 59-77.

［40］ Saito R, et al. Detection of amantadine-resistant influenza A virus strains in nursing homes by PCR-restriction fragment length polymorphism analysis with nasopharyngeal swabs. J Clin Microbiol. 2002; 40（1）: 84-8.

［41］ Shiraishi K, et al. High frequency of resistant viruses harboring different mutations in amantadine-treated children with influenza. J Infect Dis. 2003; 188（1）: 57-61.

［42］ Tumpey TM, et al. Existing antivirals are effective against influenza viruses with genes from the 1918 pandemic virus. Proc Natl Acad Sci

U S A. 2002；99（21）：13849-54.

［43］ Barr IG，et al. Increased adamantane resistance in influenza A（H3）viruses in Australia and neighbouring countries in 2005. Antiviral Res. 2007；73（2）：112-7.

［44］ Oh DY，Hurt AC. A review of the antiviral susceptibility of human and avian influenza viruses over the last decade. Scientifica（Cairo）. 2014；2014：430629.

［45］ Ito T，et al. Evolutionary analysis of the influenza A virus M gene with comparison of the M1 and M2 proteins. J Virol. 1991；65（10）：5491-8.

［46］ Schmidtke M，et al. Amantadine resistance among porcine H1N1，H1N2，and H3N2 influenza A viruses isolated in Germany between 1981 and 2001. Intervirology. 2006；49（5）：286-93.

［47］ Sleeman K，et al. Antiviral susceptibility of variant influenza A（H3N2）v viruses isolated in the United States from 2011 to 2013. Antimicrob Agents Chemother. 2014；58（4）：2045-51.

［48］ Jhung MA，et al. Outbreak of variant influenza A（H3N2）virus in the United States. Clin Infect Dis. 2013；57（12）：1703-12.

［49］ Gao HN，et al. Clinical findings in 111 cases of influenza A（H7N9）virus infection. N Engl J Med. 2013；368（24）：2277-85.

［50］ Gao R，et al. Human infection with a novel avian-origin influenza A（H7N9）virus. N Engl J Med. 2013；368（20）：1888-97.

［51］ Bean WJ，Threlkeld SC，Webster RG. Biologic potential of amantadine-resistant influenza A virus in an avian model. J Infect Dis. 1989；159（6）：1050-6.

［52］ Herlocher ML，et al. Assessment of development of resistance to antivirals in the ferret model of influenza virus infection. J Infect Dis. 2003；188（9）：1355-61.

［53］ Saito R，et al. Frequency of amantadine-resistant influenza A viruses during two seasons featuring cocirculation of H1N1 and H3N2. J Clin Microbiol. 2003；41（5）：2164-5.

［54］ Ison MG，et al. Safety and efficacy of nebulized zanamivir in hospitalized patients with serious influenza. Antivir Ther. 2003；8（3）：183-90.

［55］ Klimov AI，et al. Prolonged shedding of amantadine-resistant influenzae A viruses by immunodeficient patients：detection bypolymerase chain reaction-restriction analysis. J Infect Dis. 1995；172（5）：1352-5.

［56］ Boivin G，Goyette N，Bernatchez H. Prolonged excretion of amantadine-resistant influenza a virus quasi species after cessation of antiviral therapy in an immunocompromised patient. Clin Infect Dis. 2002；34（5）：E23-5.

［57］ Weinstock DM，Gubareva LV，Zuccotti G. Prolonged shedding of multidrug-resistant influenza A virus in an immunocompromised patient. N Engl J Med. 2003；348（9）：867-8.

［58］ Lee C，et al. Zanamivir use during transmission of amantadine-resistant influenza A in a nursing home. Infect Control Hosp Epidemiol. 2000；21（11）：700-4.

［59］ Alves Galvao，M.G.，M.A. Rocha Crispino Santos，and A.J. Alves da Cunha，*Amantadine and rimantadine for influenza A in children and the elderly.* Cochrane Database Syst Rev，2014. 11：p.CD002745.

［60］ Iwahashi J，et al. Isolation of amantadine-resistant influenza a viruses（H3N2）from patients following administration of amantadine in Japan. J Clin Microbiol. 2001；39（4）：1652-3.

［61］ Degelau J，et al. Amantadine-resistant influenza A in a nursing facility. Arch Intern Med. 1992；152（2）：390-2.

［62］ Bowles SK，et al. Use of oseltamivir during influenza outbreaks in Ontario nursing homes，1999—2000. J Am Geriatr Soc. 2002；50（4）：608-16.

［63］ Hirji Z，et al. Utility of zanamivir for chemoprophylaxis of concomitant influenza A and B in a complex continuing-care population. Can Commun Dis Rep. 2001；27（3）：21-4.

［64］ Furuta Y，et al. In vitro and in vivo activities of anti-influenza virus compound T-705. Antimicrob Agents Chemother. 2002；46（4）：977-81.

［65］ Nguyen JT，et al. Triple combination of amantadine，ribavirin，and oseltamivir is highly active and synergistic against drug resistant influenza virus strains in vitro. PLoS One. 2010；5（2）：e9332.

［66］ Nguyen JT，et al. Efficacy of combined therapy with amantadine，oseltamivir，and ribavirin in vivo against susceptible and amantadine-resistant influenza A viruses. PLoS One. 2012；7（1）：e31006.

［67］ Varghese JN，Laver WG，Colman PM. Structure of the influenza virus glycoprotein antigen neuraminidase at 2.9 Å resolution. Nature. 1983；303（5912）：35-40.

［68］ Colman PM，Varghese JN，Laver WG. Structure of the catalytic and antigenic sites in influenza virus neuraminidase. Nature. 1983；303（5912）：41-4.

［69］ Gubareva LV，Kaiser L，Hayden FG. Influenza virus neuraminidase inhibitors. Lancet. 2000；355（9206）：827-35.

［70］ McKimm-Breschkin JL. Resistance of influenza viruses to neuraminidase inhibitors—a review. Antiviral Res. 2000；47（1）：1-17.

［71］ Tisdale M. Monitoring of viral susceptibility：new challenges with the development of influenza NA inhibitors. Rev Med Virol. 2000；10（1）：45-55.

［72］ Thorlund K，et al. Systematic review of influenza resistance to the neuraminidase inhibitors. BMC Infect Dis. 2011；11：134.

［73］ McKimm-Breschkin JL. Neuraminidase inhibitors for the treatment and prevention of influenza. Expert Opin Pharmacother. 2002；3（2）：103-12.

［74］ van der Vries E，et al. Influenza virus resistance to antiviral therapy. Adv Pharmacol. 2013；67：217-46.

［75］ Blick TJ，et al. Generation and characterization of an influenza virus neuraminidase variant with decreased sensitivity to the neuraminidase-specific inhibitor 4-guanidino-Neu5Ac2en. Virology. 1995；214（2）：475-84.

［76］ McKimm-Breschkin JL，et al. Mutation in the influenza virus neuraminidase gene resulting in decreased sensitivity to the neuraminidase inhibitor 4-guanidino-Neu5Ac2en leads to instability of the enzyme. Virology. 1996；225（1）：240-2.

［77］ McKimm-Breschkin JL，et al. Generation and characterization of variants of NWS/G70C influenza virus after in vitro passage in 4-amino-

Neu5Ac2en and 4-guanidino-Neu5Ac2en. Antimicrob Agents Chemother. 1996；40（1）：40-6.

[78] Wagner R，Matrosovich M，Klenk HD. Functional balance between haemagglutinin and neuraminidase in influenza virus infections. Rev Med Virol. 2002；12（3）：159-66.

[79] Butler J，et al. Estimating the fitness advantage conferred by permissive neuraminidase mutations in recent oseltamivir-resistant A（H1N1）pdm09 influenza viruses. PLoS Pathog. 2014；10（4）：e1004065.

[80] Bloom JD，Gong LI，Baltimore D. Permissive secondary mutations enable the evolution of influenza oseltamivir resistance. Science. 2010；328（5983）：1272-5.

[81] Li Y，et al. Single hemagglutinin mutations that alter both antigenicity and receptor binding avidity influence influenza virus antigenic clustering. J Virol. 2013；87（17）：9904-10.

[82] Handel A，et al. How sticky should a virus be？ The impact of virus binding and release on transmission fitness using influenza as an example. J R Soc Interface. 2014；11（92）：20131083.

[83] Sugaya N，et al. Efficacy，safety，and pharmacokinetics of intravenous peramivir in children with 2009 pandemic H1N1 influenza A virus infection. Antimicrob Agents Chemother. 2012；56（1）：369-77.

[84] Kohno S，et al. Phase III randomized，double-blind study comparing single-dose intravenous peramivir with oral oseltamivir in patients with seasonal influenza virus infection. Antimicrob Agents Chemother. 2011；55（11）：5267-76.

[85] McLaughlin MM，Skoglund EW，Ison MG. Peramivir：an intravenous neuraminidase inhibitor. Expert Opin Pharmacother. 2015；16（12）：1889-900.

[86] Watanabe A，et al. Long-acting neuraminidase inhibitor laninamivir octanoate versus oseltamivir for treatment of influenza：a double-blind，randomized，noninferiority clinical trial. Clin Infect Dis. 2010；51（10）：1167-75.

[87] Sugaya N，Ohashi Y. Long-acting neuraminidase inhibitor laninamivir octanoate（CS-8958）versus oseltamivir as treatment for children with influenza virus infection. Antimicrob Agents Chemother. 2010；54（6）：2575-82.

[88] Barnett JM，et al. Zanamivir susceptibility monitoring and characterization of influenza virus clinical isolates obtained during phase II clinical efficacy studies. J Antimicrob Chemother. 2000；44（1）：78-87.

[89] Kawai N，et al. Clinical effectiveness of oseltamivir and zanamivir for treatment of influenza A virus subtype H1N1 with the H274Y mutation：a Japanese，multicenter study of the 2007—2008 and 2008—2009 influenza seasons. Clin Infect Dis. 2009；49（12）：1828-35.

[90] Kawai N，et al. Clinical effectiveness of oseltamivir for influenza A（H1N1）virus with H274Y neuraminidase mutation. J Infect. 2009；59（3）：207-12.

[91] Dharan NJ，et al. Antiviral treatment of patients with oseltamivir-resistant and oseltamivir-susceptible seasonal Influenza A（H1N1）infection during the 2007—2008 influenza season in the United States. Clin Infect Dis. 2010；50（4）：621-2.

[92] Matsuzaki Y，et al. A two-year survey of the oseltamivir-resistant influenza A（H1N1）virus in Yamagata，Japan and the clinical effectiveness of oseltamivir and zanamivir. Virol J. 2010；7：53.

[93] Saito R，et al. Reduced effectiveness of oseltamivir in children infected with oseltamivir-resistant influenza A（H1N1）viruses with His275Tyr mutation. Pediatr Infect Dis J. 2010；29（10）：898-904.

[94] Hauge SH，et al. Oseltamivir-resistant influenza viruses A（H1N1），Norway，2007-08. Emerg Infect Dis. 2009；15（2）：155-62.

[95] Besselaar TG，et al. Widespread oseltamivir resistance in influenza A viruses（H1N1），South Africa. Emerg Infect Dis. 2008；14（11）：1809-10.

[96] Chao DL，et al. The global spread of drug-resistant influenza. J R Soc Interface. 2012；9（69）：648-56.

[97] Carr J，et al. Influenza virus carrying neuraminidase with reduced sensitivity to oseltamivir carboxylate has altered properties in vitro and is compromised for infectivity and replicative ability in vivo. Antiviral Res. 2002；54（2）：79-88.

[98] Herlocher ML，et al. Influenza viruses resistant to the antiviral drug oseltamivir：transmission studies in ferrets. J Infect Dis. 2004；190（9）：1627-30.

[99] Baz M，et al. Effect of the neuraminidase mutation H274Y conferring resistance to oseltamivir on the replicative capacity and virulence of old and recent human influenza A（H1N1）viruses. J Infect Dis. 2010；201（5）：740-5.

[100] Hatakeyama S，et al. Enhanced expression of an alpha2，6-linked sialic acid on MDCK cells improves isolation of human influenza viruses and evaluation of their sensitivity to a neuraminidase inhibitor. J Clin Microbiol. 2005；43（8）：4139-46.

[101] Matrosovich M，et al. Overexpression of the alpha-2，6-sialyltransferase in MDCK cells increases influenza virus sensitivity to neuraminidase inhibitors. J Virol. 2003；77（15）：8418-25.

[102] Wetherall NT，et al. Evaluation of neuraminidase enzyme assays using different substrates to measure susceptibility of influenza virus clinical isolates to neuraminidase inhibitors：report of the neuraminidase inhibitor susceptibility network. J Clin Microbiol. 2003；41（2）：742-50.

[103] Whitley RJ，et al. Global assessment of resistance to neuraminidase inhibitors，2008—2011：the Influenza Resistance Information Study（IRIS）. Clin Infect Dis. 2013；56（9）：1197-205.

[104] Hurt AC，Okomo-Adhiambo M，Gubareva LV. The fluorescence neuraminidase inhibition assay：a functional method for detection of influenza virus resistance to the neuraminidase inhibitors. Methods Mol Biol. 2012；865：115-25.

[105] *Meetings of the WHO working group on surveillance of influenza antiviral susceptibility-Geneva，November 2011 and June 2012.* Wkly Epidemiol Rec，2012. 87（39）：p. 369-74.

[106] Takashita E，et al. Global update on the susceptibility of human influenza viruses to neuraminidase inhibitors，2013—2014. Antiviral Res. 2015；117：27-38.

[107] van der Vries E，et al. Molecular assays for quantitative and qualitative detection of influenza virus and oseltamivir resistance mutations. J Mol Diagn. 2013；15（3）：347-54.

[108] Deyde VM，et al. Pyrosequencing as a tool to detect molecular markers of resistance to neuraminidase inhibitors in seasonal influenza A viruses. Antiviral Res. 2009；81（1）：16-24.

［109］ Chutinimitkul S，et al. H5N1 Oseltamivir-resistance detection by real-time PCR using two high sensitivity labeled TaqMan probes. J Virol Methods. 2007；139（1）：44-9.

［110］ Tamura D，et al. Application of a seven-target pyrosequencing assay to improve the detection of neuraminidase inhibitor-resistant Influenza A（H3N2）viruses. Antimicrob Agents Chemother. 2015；59（4）：2374-9.

［111］ Russell RJ，et al. The structure of H5N1 avian influenza neuraminidase suggests new opportunities for drug design. Nature. 2006；443（7107）：45-9.

［112］ Gubareva LV. Molecular mechanisms of influenza virus resistance to neuraminidase inhibitors. Virus Res. 2004；103（1-2）：199-203.

［113］ Collins PJ，et al. Structural basis for oseltamivir resistance of influenza viruses. Vaccine. 2009；27（45）：6317-23.

［114］ Samson M，et al. Characterization of drug-resistant influenza virus A（H1N1）and A（H3N2）variants selected in vitro with laninamivir. Antimicrob Agents Chemother. 2014；58（9）：5220-8.

［115］ Tamura D，et al. Emergence of multidrug-resistant influenza A（H1N1）pdm09 virus variants in an immunocompromised child treated with oseltamivir and zanamivir. J Infect Dis. 2015；212（8）：1209-13.

［116］ Nguyen HT，et al. Recovery of a multidrug-resistant strain of pandemic influenza A 2009（H1N1）virus carrying a dual H275Y/I223R mutation from a child after prolonged treatment with oseltamivir. Clin Infect Dis. 2010；51（8）：983-4.

［117］ van der Vries E，Stelma FF，Boucher CA. Emergence of a multidrug-resistant pandemic influenza A（H1N1）virus. N Engl J Med. 2010；363（14）：1381-2.

［118］ McKimm-Breschkin JL，et al. Reduced susceptibility to all neuraminidase inhibitors of influenza H1N1 viruses with haemagglutinin mutations and mutations in non-conserved residues of the neuraminidase. J Antimicrob Chemother. 2013；68（10）：2210-21.

［119］ Abed Y，et al. Characterization of 2 influenza A（H3N2）clinical isolates with reduced susceptibility to neuraminidase inhibitors due to mutations in the hemagglutinin gene. J Infect Dis. 2002；186（8）：1074-80.

［120］ Thompson CI，Barclay WS，Zambon MC. Changes in in vitro susceptibility of influenza A H3N2 viruses to a neuraminidase inhibitor drug during evolution in the human host. J Antimicrob Chemother. 2004；53（5）：759-65.

［121］ Meijer A，et al. Global update on the susceptibility of human influenza viruses to neuraminidase inhibitors，2012—2013. Antiviral Res. 2014；110：31-41.

［122］ Hurt AC，et al. Characteristics of a widespread community cluster of H275Y oseltamivir-resistant A（H1N1）pdm09 influenza in Australia. J Infect Dis. 2012；206（2）：148-57.

［123］ Okomo-Adhiambo M，et al. Oseltamivir-resistant influenza A（H1N1）pdm09 viruses，United States，2013-14. Emerg Infect Dis. 2015；21（1）：136-41.

［124］ Takashita E，et al. A community cluster of influenza A（H1N1）pdm09 virus exhibiting cross-resistance to oseltamivir and peramivir in Japan，November to December 2013. Euro Surveill. 2014；19（1）：20666.

［125］ Hurt AC，et al. Zanamivir-resistant influenza viruses with a novel neuraminidase mutation. J Virol. 2009；83（20）：10366-73.

［126］ Little K，et al. Zanamivir-resistant influenza viruses with Q136 K or Q136R neuraminidase residue mutations can arise during MDCK cell culture creating challenges for antiviral susceptibility monitoring. Euro Surveill. 2015；20（45）：30060.

［127］ Kaminski MM，et al. Pandemic 2009 H1N1 influenza A virus carrying a Q136 K mutation in the neuraminidase gene is resistant to zanamivir but exhibits reduced fitness in the guinea pig transmission model. J Virol. 2013；87（3）：1912-5.

［128］ Dunning J，et al. Antiviral combinations for severe influenza. Lancet Infect Dis. 2014；14（12）：1259-70.

［129］ Hurt AC，et al. Susceptibility of highly pathogenic A（H5N1）avian influenza viruses to the neuraminidase inhibitors and adamantanes. Antiviral Res. 2007；73（3）：228-31.

［130］ Le QM，et al. Avian flu：isolation of drug-resistant H5N1 virus. Nature. 2005；437（7062）：1108.

［131］ Beigel JH，et al. Avian influenza A（H5N1）infection in humans. N Engl J Med. 2005；353（13）：1374-85.

［132］ de Jong MD，et al. Oseltamivir resistance during treatment of influenza A（H5N1）infection. N Engl J Med. 2005；353（25）：2667-72.

［133］ de Jong MD，et al. Brief report：Fatal avian influenza A（H5N1）in a child presenting with diarrhea followed by coma. N Engl J Med. 2005；352（7）：686-91.

［134］ Kiso M，et al. Effect of an asparagine-to-serine mutation at position 294 in neuraminidase on the pathogenicity of highly pathogenic H5N1 influenza A virus. J Virol. 2011；85（10）：4667-72.

［135］ Ilyushina NA，et al. Effect of neuraminidase inhibitor-resistant mutations on pathogenicity of clade 2.2 A/Turkey/15/06（H5N1）influenza virus in ferrets. PLoS Pathog. 2010；6（5）：e1000933.

［136］ Earhart KC，et al. Oseltamivir resistance mutation N294S in human influenza A（H5N1）virus in Egypt. J Infect Public Health. 2009；2（2）：74-80.

［137］ Collins PJ，et al. Crystal structures of oseltamivir-resistant influenza virus neuraminidase mutants. Nature. 2008；453（7199）：1258-61.

［138］ Yen HL，et al. Resistance to neuraminidase inhibitors conferred by an R292 K mutation in a human influenza virus H7N9 isolate can be masked by a mixed R/K viral population. MBio. 2013；4（4）：e00396-13.

［139］ Hu Y，et al. Association between adverse clinical outcome in human disease caused by novel influenza A H7N9 virus and sustained viral shedding and emergence of antiviral resistance. Lancet. 2013；381（9885）：2273-9.

［140］ Hai R，et al. Influenza A（H7N9）virus gains neuraminidase inhibitor resistance without loss of in vivo virulence or transmissibility. Nat Commun. 2013；4：2854.

［141］ Whitley RJ，et al. Global assessment of resistance to neuraminidase inhibitors：2008—2011. The Influenza Resistance Information Study（IRIS）. Clin Infect Dis. 2013；56：1197-205.

［142］ Hurt AC，et al. Neuraminidase inhibitor-resistant and-sensitive influenza B viruses isolated from an untreated human patient. Antimicrob Agents Chemother. 2006；50（5）：1872-4.

［143］ Monto AS，et al. Detection of influenza viruses resistant to neuraminidase inhibitors in global surveillance during the first 3 years of their use. Antimicrob Agents Chemother. 2006；50（7）：2395-402.

[144] Sleeman K, et al. Influenza B viruses with mutation in the neuraminidase active site, North Carolina, USA, 2010-11. Emerg Infect Dis. 2012; 17 (11): 2043-6.

[145] Garg S, et al. A cluster of patients infected with I221V influenza B virus variants with reduced oseltamivir susceptibility—North Carolina and South Carolina, 2010—2011. J Infect Dis. 2013; 207 (6): 966-73.

[146] Roberts NA. Treatment of influenza with neuraminidase inhibitors: virological implications. Philos Trans R Soc Lond B Biol Sci. 2001; 356 (1416): 1895-7.

[147] Kawai N, et al. Longer virus shedding in influenza B than in influenza A among outpatients treated with oseltamivir. J Infect. 2007; 55 (3): 267-72.

[148] Gubareva LV, et al. Selection of influenza virus mutants in experimentally infected volunteers treated with oseltamivir. J Infect Dis. 2001; 183 (4): 523-31.

[149] Behera AK, Basu S, Cherian SS. Molecular mechanism of the enhanced viral fitness contributed by secondary mutations in the hemagglutinin protein of oseltamivir resistant H1N1 influenza viruses: modeling studies of antibody and receptor binding. Gene. 2015; 557 (1): 19-27.

[150] Myers JL, Hensley SE. Oseltamivir-resistant influenza viruses get by with a little help from permissive mutations. Expert Rev Anti Infect Ther. 2011; 9 (4): 385-8.

[151] van der Vries E, et al. Prolonged influenza virus shedding and emergence of antiviral resistance in immunocompromised patients and ferrets. PLoS Pathog. 2013; 9 (5): e1003343.

[152] Boudreault AA, et al. Impact of corticosteroid treatment and antiviral therapy on clinical outcomes in hematopoietic cell transplant patients infected with influenza virus. Biol Blood Marrow Transplant. 2011; 17 (7): 979-86.

[153] Ison MG, et al. End points for testing influenza antiviral treatments for patients at high risk of severe and life-threatening disease. J Infect Dis. 2010; 201 (11): 1654-62.

[154] Khanna N, et al. Outcome of influenza infections in outpatients after allogeneic hematopoietic stem cell transplantation. Transpl Infect Dis. 2009; 11 (2): 100-5.

[155] Writing Committee of the WHOCoCAoPI et al. Clinical aspects of pandemic 2009 influenza A (H1N1) virus infection. N Engl J Med. 2010; 362 (18): 1708-19.

[156] Ison MG. Influenza prevention and treatment in transplant recipients and immunocompromised hosts. Influenza Other Respir Viruses. 2013; 7 Suppl 3: 60-6.

[157] Carr S, et al. Oseltamivir-resistant influenza A and B viruses preand postantiviral therapy in children and young adults with cancer. Pediatr Infect Dis J. 2011; 30 (4): 284-8.

[158] Fraaij PL, et al. Viral shedding and susceptibility to oseltamivir in hospitalized immunocompromised patients with influenza in the Influenza Resistance Information Study (IRIS). Antivir Ther. 2015; 20 (6): 633-42.

[159] Baz M, et al. Emergence of oseltamivir-resistant pandemic H1N1 virus during prophylaxis. N Engl J Med. 2009; 361 (23): 2296-7.

[160] van der Vries E, et al. H1N1 2009 pandemic influenza virus: resistance of the I223R neuraminidase mutant explained by kinetic and structural analysis. PLoS Pathog. 2012; 8 (9): e1002914.

[161] Baz M, et al. Characterization of multidrug-resistant influenza A/H3N2 viruses shed during 1 year by an immunocompromised child. Clin Infect Dis. 2006; 43 (12): 1555-61.

[162] Louie JK, et al. Factors associated with death or hospitalization due to pandemic 2009 influenza A (H1N1) infection in California. JAMA. 2009; 302 (17): 1896-902.

[163] Ives JA, et al. The H274Y mutation in the influenza A/H1N1 neuraminidase active site following oseltamivir phosphate treatment leave virus severely compromised both in vitro and in vivo. Antiviral Res. 2002; 55 (2): 307-17.

[164] Ferguson NM, et al. A population-dynamic model for evaluating the potential spread of drug-resistant influenza virus infections during community-based use of antivirals. J Antimicrob Chemother. 2003; 51 (4): 977-90.

[165] Herlocher ML, et al. Influenza virus carrying an R292 K mutation in the neuraminidase gene is not transmitted in ferrets. Antiviral Res. 2002; 54 (2): 99-111.

[166] Duan S, et al. Oseltamivir-resistant pandemic H1N1/2009 influenza virus possesses lower transmissibility and fitness in ferrets. PLoS Pathog. 2010; 6 (7): e1001022.

[167] Hamelin ME, et al. Oseltamivir-resistant pandemic A/H1N1 virus is as virulent as its wild-type counterpart in mice and ferrets. PLoS Pathog. 2010; 6 (7): e1001015.

[168] Rameix-Welti MA, et al. Enzymatic properties of the neuraminidase of seasonal H1N1 influenza viruses provide insights for the emergence of natural resistance to oseltamivir. PLoS Pathog. 2008; 4 (7): e1000103.

[169] Abed Y, et al. Role of permissive neuraminidase mutations in influenza A/Brisbane/59/2007-like (H1N1) viruses. PLoS Pathog. 2011; 7 (12): e1002431.

[170] Richard M, et al. Combinatorial effect of two framework mutations (E119V and I222L) in the neuraminidase active site of H3N2 influenza virus on resistance to oseltamivir. Antimicrob Agents Chemother. 2011; 55 (6): 2942-52.

[171] Simon P, et al. The I222V neuraminidase mutation has a compensatory role in replication of an oseltamivir-resistant influenza virus A/H3N2 E119V mutant. J Clin Microbiol. 2011; 49 (2): 715-7.

[172] Abed Y, Baz M, Boivin G. Impact of neuraminidase mutations conferring influenza resistance to neuraminidase inhibitors in the N1 and N2 genetic backgrounds. Antivir Ther. 2006; 11 (8): 971-6.

[173] Mishin VP, et al. Evaluation of methyl inosine monophosphate (MIMP) and peramivir activities in a murine model of lethal influenza A virus infection. Antiviral Res. 2006; 71 (1): 64-8.

[174] Yen HL, et al. Neuraminidase inhibitor-resistant influenza viruses may differ substantially in fitness and transmissibility. Antimicrob Agents Chemother. 2005; 49 (10): 4075-84.

［175］ Abed Y et al. Parenteral peramivir treatment for Oseltamivir-resistant 2009 pandemic influenza A H1N1 viruses. J Infect Dis. 2011；204 （10）：1641-2；author's reply 1642-3.

［176］ Abed Y，Pizzorno A，Boivin G. Therapeutic activity of intramuscular peramivir in mice infected with a recombinant influenza A/WSN/33 （H1N1）virus containing the H275Y neuraminidase mutation. Antimicrob Agents Chemother. 2012；56（8）：4375-80.

［177］ Pizzorno A，et al. Impact of mutations at residue I223 of the neuraminidase protein on the resistance profile，replication level，and virulence of the 2009 pandemic influenza virus. Antimicrob Agents Chemother. 2012；56（3）：1208-14.

［178］ Jackson D，Barclay W，Zurcher T. Characterization of recombinant influenza B viruses with key neuraminidase inhibitor resistance mutations. J Antimicrob Chemother. 2005；55（2）：162-9.

［179］ Chen LF，et al. Cluster of oseltamivir-resistant 2009 pandemic influenza A（H1N1）virus infections on a hospital ward among immunocompromised patients—North Carolina，2009. J Infect Dis. 2011；203（6）：838-46.

［180］ Graitcer SB，et al. Characteristics of patients with oseltamivir-resistant pandemic（H1N1）2009，United States. Emerg Infect Dis. 2011；17（2）：255-7.

［181］ Johny AA，et al. The use of zanamivir to treat influenza A and B infection after allogeneic stem cell transplantation. Bone Marrow Transplant. 2002；29（2）：113-5.

［182］ Petersen E，et al. Failure of combination oral oseltamivir and inhaled zanamivir antiviral treatment in ventilator-and ECMO-treated critically ill patients with pandemic influenza A（H1N1）v. Scand J Infect Dis. 2011；43（6-7）：495-503.

［183］ Chan-Tack KM，et al. Clinical experience with intravenous zanamivir under an emergency investigational new drug program in the United States. J Infect Dis. 2013；207（1）：196-8.

［184］ Chan-Tack KM，et al. Clinical experience with intravenous zanamivir under an Emergency IND program in the United States（2011—2014）. Antivir Ther. 2015；20（5）：561-4.

［185］ Fraaij PL，et al. Evaluation of the antiviral response to zanamivir administered intravenously for treatment of critically ill patients with pandemic influenza A（H1N1）infection. J Infect Dis. 2011；204（5）：777-82.

［186］ Yang ZF，et al. Clinical，virological and immunological features from patients infected with re-emergent avian-origin human H7N9 influenza disease of varying severity in Guangdong province. PLoS One. 2015；10（2）：e0117846.

［187］ Hayden FG. Newer influenza antivirals，biotherapeutics and combinations. Influenza Other Respir Viruses. 2013；7 Suppl 1：63-75.

［188］ Smee DF，et al. Combination treatment of influenza A virus infections in cell culture and in mice with the cyclopentane neuraminidase inhibitor RWJ-270201 and ribavirin. Chemotherapy. 2002；48（2）：88-93.

［189］ Smee DF，et al. Activities of oseltamivir and ribavirin used alone and in combination against infections in mice with recent isolates of influenza A（H1N1）and B viruses. Antivir Chem Chemother. 2006；17（4）：185-92.

［190］ Seo S，et al. Combination therapy with amantadine，oseltamivir and ribavirin for influenza A infection：safety and pharmacokinetics. Antivir Ther. 2013；18（3）：377-86.

［191］ Furuta Y，et al. Favipiravir（T-705），a novel viral RNA polymerase inhibitor. Antiviral Res. 2013；100（2）：446-54.

［192］ Sleeman K，et al. In vitro antiviral activity of favipiravir（T-705）against drug-resistant influenza and 2009 A（H1N1）viruses. Antimicrob Agents Chemother. 2010；54（6）：2517-24.

［193］ Baranovich T，et al. T-705（favipiravir）induces lethal mutagenesis in influenza A H1N1 viruses in vitro. J Virol. 2013；87（7）：3741-51.

［194］ Wilson PC，Andrews SF. Tools to therapeutically harness the human antibody response. Nat Rev Immunol. 2012；12（10）：709-19.

［195］ Impagliazzo A，et al. A stable trimeric influenza hemagglutinin stem as a broadly protective immunogen. Science. 2015；349（6254）：1301-6.

［196］ Dreyfus C，et al. Highly conserved protective epitopes on influenza B viruses. Science. 2012；337（6100）：1343-8.

［197］ Corti D，et al. A neutralizing antibody selected from plasma cells that binds to group 1 and group 2 influenza A hemagglutinins. Science. 2011；333（6044）：850-6.

［198］ Okomo-Adhiambo M，et al. Drug susceptibility surveillance of influenza viruses circulating in the United States in 2011—2012：application of the WHO antiviral working group criteria. Influenza Other Respir Viruses. 2014；8（2）：258-65.

［199］ Nicholls JM，Moss RB，Haslam SM. The use of sialidase therapy for respiratory viral infections. Antiviral Res. 2013；98（3）：401-9.

［200］ Haffizulla J，et al. Effect of nitazoxanide in adults and adolescents with acute uncomplicated influenza：a double-blind，randomised，placebo-controlled，phase 2b/3 trial. Lancet Infect Dis. 2014；14（7）：609-18.

［201］ Luke TC，et al. Meta-analysis：convalescent blood products for Spanish influenza pneumonia：a future H5N1 treatment? Ann Intern Med. 2006；145（8）：599-609.

［202］ Valette M，et al. Susceptibilities to rimantadine of influenza A/H1N1 and A/H3N2 viruses isolated during the epidemics of 1988 to 1989 and 1989 to 1990. Antimicrob Agents Chemother. 1993；37（10）：2239-40.

［203］ Ziegler T，et al. Low incidence of rimantadine resistance in field isolates of influenza A viruses. J Infect Dis. 1999；180（4）：935-9.

［204］ Dawson J. Neuraminidase inhibitor and amantadine. Lancet. 2000；355（9222）：2254.

［205］ Suzuki H，Saito R，Oshitani H. Excess amantadine use and resistant viruses. Lancet. 2001；358（9296）：1910.

［206］ Shih SR，et al. Amantadine-resistant influenza A virus in Taiwan. J Formos Med Assoc. 2001；100（9）：608-12.

［207］ Saito R，Li D，Suzuki H. Amantadine-resistant influenza A（H3N2）virus in Japan，2005—2006. N Engl J Med. 2007；356（3）：312-3.

［208］ Galbraith AW，et al. Protective effect of 1-adamantanamine hydrochloride on influenza A2 infections in the family environment：a controlled double-blind study. Lancet. 1969；2（7629）：1026-8.

［209］ Bricaire F，et al. Prevention of influenza A. Effectiveness and tolerance of rimantadine hydrochloride. Presse Med. 1990；19（2）：69-72.

［210］ Monto AS，et al. Zanamivir prophylaxis：an effective strategy for the prevention of influenza types A and B within households. J Infect Dis. 2002；186（11）：1582-8.

［211］ Welliver R，et al. Effectiveness of oseltamivir in preventing influenza in household contacts：a randomized controlled trial. JAMA.

2001；285（6）：748-54.

[212] Galbraith AW, et al. Study of 1-adamantanamine hydrochloride used prophylactically during the Hong Kong influenza epidemic in the family environment. Bull World Health Organ. 1969；41（3）：677-82.

[213] Hayden FG, et al. Inhaled zanamivir for the prevention of influenza in families. Zanamivir Family Study Group. N Engl J Med. 2000；343（18）：1282-9.

[214] Hayden FG, et al. Management of influenza in households: a prospective, randomized comparison of oseltamivir treatment with or without postexposure prophylaxis. J Infect Dis. 2004；189（3）：440-9.

[215] McKimm-Breschkin J, et al. Neuraminidase sequence analysis and susceptibilities of influenza virus clinical isolates to zanamivir and oseltamivir. Antimicrob Agents Chemother. 2003；47（7）：2264-72.

[216] Hurt AC, et al. Susceptibility of human influenza viruses from Australasia and South East Asia to the neuraminidase inhibitors zanamivir and oseltamivir. Antiviral Res. 2004；62（1）：37-45.

[217] Boivin G, Goyette N. Susceptibility of recent Canadian influenza A and B virus isolates to different neuraminidase inhibitors. Antiviral Res. 2002；54（3）：143-7.

[218] Mungall BA, Xu X, Klimov A. Surveillance of influenza isolates for susceptibility to neuraminidase inhibitors during the 2000—2002 influenza seasons. Virus Res. 2004；103（1-2）：195-7.

[219] Ferraris O, Kessler N, Lina B. Sensitivity of influenza viruses to zanamivir and oseltamivir: a study performed on viruses circulating in France prior to the introduction of neuraminidase inhibitors in clinical practice. Antiviral Res. 2005；68（1）：43-8.

[220] Neuraminidase Inhibitor Susceptibility Network. Use of influenza antivirals during 2003—2004 and monitoring of neuraminidase inhibitor resistance. Wkly Epidemiol Rec. 2005；80（17）：156.

[221] Hatakeyama S, et al. Emergence of influenza B viruses with reduced sensitivity to neuraminidase inhibitors. JAMA. 2007；297（13）：1435-42.

[222] *Monitoring of neuraminidase inhibitor resistance among clinical influenza virus isolates in Japan during the 2003—2006 influenza seasons.* Wkly Epidemiol Rec, 2007. 82（17）：p. 149-50.

[223] Whitley RJ, et al. Oral oseltamivir treatment of influenza in children. Pediatr Infect Dis J. 2001；20（2）：127-33.

[224] Ward P, et al. Oseltamivir（Tamiflu）and its potential for use in the event of an influenza pandemic. J Antimicrob Chemother. 2005；55 Suppl 1：i5-21.

[225] Stephenson I, et al. Neuraminidase inhibitor resistance after oseltamivir treatment of acute influenza A and B in children. Clin Infect Dis. 2009；48（4）：389-96.

[226] Tramontana AR, et al. Oseltamivir resistance in adult oncology and hematology patients infected with pandemic（H1N1）2009 virus. Australia. Emerg Infect Dis. 2010；16（7）：1068-75.

[227] Harvala H, et al. The emergence of oseltamivir-resistant pandemic influenza A（H1N1）2009 virus amongst hospitalised immunocompromised patients in Scotland, November-December, 2009. Euro Surveill. 2010；15（14）：19536.

[228] Mishin VP, Hayden FG, Gubareva LV. Susceptibilities of antiviral-resistant influenza viruses to novel neuraminidase inhibitors. Antimicrob Agents Chemother. 2005；49（11）：4515-20.

[229] van der Vries E, et al. Multidrug resistant 2009 A/H1N1 influenza clinical isolate with a neuraminidase I223R mutation retains its virulence and transmissibility in ferrets. PLoS Pathog. 2011；7（9）：e1002276.

[230] Yen HL, et al. The R292 k mutation that confers resistance to neuraminidase inhibitors leads to competitive fitness loss of A/Shanghai/1/2013（H7N9）influenza virus in ferrets. J Infect Dis. 2014；210（12）：1900-8.

第72章　疱疹病毒对抗病毒药物的耐药性

Jocelyne Piret，Guy Boivin

1　前言

疱疹病毒科是一个DNA病毒大家族，包括9种人类病毒，分别属于α-疱疹病毒科[单纯疱疹病毒1（herpes simplex virus 1，HSV-1）、单纯疱疹病毒2（HSV-2）和水痘-带状疱疹病毒（varicella-zoster virus，VZV）]、β-疱疹病毒科[人巨细胞病毒（human cytomegalovirus，HCMV）及人疱疹病毒6和7（human herpesvirus 6，HHV-6 A/B和HHV-7）]、γ-疱疹病毒科（γ-herpesvirinae）[EB病毒（Epstein-Barr virus，EBV）和HHV-8]亚科。这些无处不在的病毒有能力在特定细胞类型中建立潜伏期，并在特定情况下被重新激活。在疱疹病毒科成员中，其中4个（HCMV、HSV-1、HSV-2和VZV）将在本章中讨论，因为它们是抗病毒策略的主要研究对象。HCMV与免疫功能低下患者的单核细胞增多症样综合征以及系统性和器官特异性疾病有关。HSV-1和HSV-2引起口唇（orolabial）和生殖器（genital）感染，以及角膜炎（keratitis）、脑炎（encephalitis）和新生儿感染（neonatal infection）。VZV是水痘和带状疱疹的病原体。

核苷类似物阿昔洛韦（nucleoside analogue acyclovir，ACV）的发现已经超过35年了，它树立了HSV和VZV感染治疗的一个里程碑。ACV对HCMV的温和活性促进了另一种核苷类似物更昔洛韦（ganciclovir，GCV）的开发，用于治疗系统性和器官特异性HCMV感染。静脉注射GCV的临床应用始于1984年，用于治疗免疫功能低下患者的威胁生命和视力的HCMV感染。1988年，已鉴定出HCMV的菌株对GCV具有体外抗性。二线抗病毒药物，如焦磷酸类似物膦甲酸钠［foscarnet，（FOS）]和核苷酸类似物西多福韦（CDV）随后获得批准。与ACV和GCV相反，后者药物不需要病毒蛋白激酶的初始磷酸化步骤即可转化为其活性形式。然而，由于缺乏口服制剂及其毒性特征，其在临床上的应用受到制约。由于目前所有可用的抗病毒药物靶向病毒DNA聚合酶（DNA polymerase，pol），出现了具备对两种或所有药物交叉耐药性的突变病毒株。因此需要开发具有不同作用机制、适当安全性和良好药代动力学性质的新型抗病毒化合物。在本章中，我们回顾了批准用于预防和治疗HCMV、HSV和VZV感染的抗病毒药物，检测抗病毒耐药性的实验室方法，耐药菌株的临床意义及其治疗。

2　疱疹病毒感染的抗病毒药物

目前有3种抗病毒药物和药物前体可用于治疗全身性HCMV感染[1]。更昔洛韦（Cytovene®，罗氏）是一种脱氧鸟苷类似物，是1988年第一个被批准用于该适应症的药物。自那时起，更昔洛韦一直是免疫功能低下患者HCMV感染的一线治疗药物。在进入HCMV感染的细胞后，GCV被病毒蛋白激酶同源物（UL97基因的产物，pUL97）选择性地磷酸化。随后，细胞激酶将GCV单磷酸转化为其三磷酸形式，其通过与酶结合位点上的脱氧鸟苷三磷酸竞争作为HCMV DNA pol（UL54基因的产物）的有效抑制剂（图72.1）。更昔洛韦也被整合到病毒DNA中，它会减慢并最终停止DNA链的延伸[2]。更昔洛韦制剂可用于静脉注射（intravenous administration，IV）或口服给药治疗HCMV疾病免疫功能低下的患者以及眼部植入物（Vitrasert，Chiron）用于局部治疗HCMV视网膜炎。由于GCV的生物利用度较差（约6%），人们正在努力开发GCV的前体药物。代更昔洛韦（VGCV，Valcyte®，Roche）是GCV的L-丙戊基酯前体物，与母体药物相比，GCV的口服给药后生物利用度提高了约10倍[3]。

另外两种被批准用于全身治疗HCMV感染的化合物也是病毒DNA聚合酶的有效抑制剂。然而，由于它们的毒性强及无口服制剂出品，它们通常用于未能或不能耐受GCV治疗的患者。西多福韦（Vistide®，Gilead Sciences）是胞苷（也称为无环核苷膦酸酯）的核苷酸类似物，其仅需要细胞酶激活（磷酸化）即可发挥其抗病毒活性[4]。一旦以二磷酸形式存在，CDV通过充当链终止子来抑制HCMV DNA聚合酶（图72.1）[5]。CDV的静脉注射制剂用于治疗患有获得性免疫缺陷综合征（AIDS）患者的HCMV视网膜炎，并且也偶尔用于移植患者。膦甲酸钠（Foscarir®，Astra-Zeneca公司）是一种焦磷酸盐类似物，其作用机制与之前2种抗病毒药不同之处是其不需要任何活化步骤来发挥其抗病毒活性。膦甲酸结合并阻断病毒聚合酶上的焦磷酸结合位点，从而阻止掺入的三磷酸脱氧核苷酸（dNTPs）导入病毒DNA（图72.1）[6]。FOS静脉注射制剂适用于治疗AIDS患者的HCMV视网膜炎和免疫功能低下患者的GCV耐药性HCMV感染。

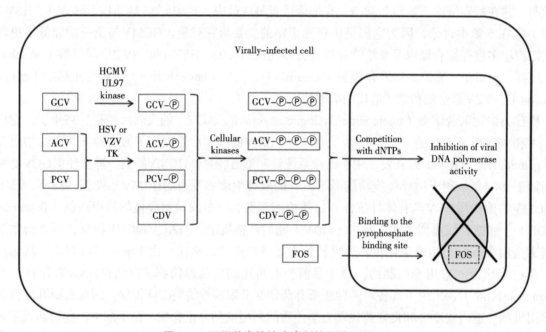

图72.1　不同种类的抗病毒剂的作用机制。

核苷类似物如更昔洛韦（GCV）、阿昔洛韦（ACV）和喷昔洛韦（PCV）必须首先被UL97蛋白激酶或病毒胸苷激酶（TK）磷酸化，然后通过细胞激酶被转化成其活性形式。无环核苷膦酸酯衍生物如西多福韦（CDV）必须被细胞激酶活化才能发挥其治性。由此产生的三磷酸形式与三磷酸脱氧核苷酸（dNTP）竞争以抑制病毒复制。焦磷酸类似物膦甲酸钠（FOS）直接抑制病毒DNA聚合酶的活性。Ⓟ代表一个磷酸盐基因。

除了治疗已确立的HCMV疾病外，抗病毒药物还被用于预防这些临床症状的出现，特别是在移植受者中。定义为"预防"的第一种策略包括在移植后的前3个月左右对所有有风险的患者服用抗病毒药物。然而，预防措施终止后，迟发性HCMV感染（late-onset HCMV disease）与高几率的移植失效（graft loss）[7]和高死亡率[8]是显著相关的。第二种策略称为"先发制人疗法"，包括基于活性病毒复制的生物学特征，仅对高危患者使用抗病毒药物短期疗程（例如检测早期HCMV抗原，如pp65蛋白或血液中病毒DNA/mRNA某种检测阈值），最好在症状出现之前加以治疗性干预[9, 10]。先发制人治疗的优势包括HCMV疾病延迟发生率较低和药物毒性较低[11]。然而，患者更容易反复发生

DNA血症，并且可能无法预防HCMV感染对移植物和患者生存的间接影响。

目前，获得治疗许可的抗病毒药物HSV和VZV感染包括ACV（Zovirax®，Glaxo Smithline公司）及其L-两戊基酯前体物（VACV，Valtrex®，GlaxoSmithKline公司）、泛昔洛韦（FCV，Famvir®，Novartis公司）（喷昔洛韦的L-丙戊基酯前体物）和FOS[12, 13]。阿昔洛韦和PCV是脱氧鸟苷类似物，必须被HSV（由UL23基因编码）或VZV（由ORF36基因编码）的胸苷激酶（TK）磷酸化，然后由细胞激酶磷酸化发挥其抗病毒活性[14]。它们的三磷酸形式是病毒DNA聚合酶的竞争性抑制剂（图72.1）[15]。另外，将ACV三磷酸掺入复制的病毒DNA链中停止合成。口服ACV、VACV和FCV用于短期治疗原发性和复发性HSV感染（特别是生殖器疱疹），复发性生殖器疱疹的长期治疗，以及治疗带状疱疹。ACV的静脉注射制剂用于严重HSV（包括脑炎和新生儿疱疹）和VZV感染的治疗。ACV和PCV（Denavir®，Novartis）的局部制剂用于治疗唇疱疹和角膜炎。焦磷酸盐类似物FOS通常用于抗ACV、PCV的HSV和VZV感染[16-18]。CDV的局部和静脉注射制剂（核苷类似物和/或FOS）可用于"标示外"（off-label）治疗抗HSV感染[13]。

3 人巨细胞病毒对抗病毒药物的耐药性

3.1 利用生物表型和基因型来评估HCMV的药物敏感性

已经开发了两种不同的补充方法来评估HCMV的耐药性。在表型分析法中，病毒在不同浓度的抗病毒剂存在下生长，以确定将抑制细胞培养物中病毒生长百分比（通常为50%）的药物浓度。在该测定中，将标准化病毒接种物接种到敏感的培养细胞系上。在染色细胞之前，在存在系列药物稀释物的情况下使病毒生长若干天（通常7～10 d）。首先计算每种抗病毒药物浓度下病毒斑块数量，并将该百分比与没有抗病毒剂的对照孔比较，并改制药物浓度图。然后测定减少病毒斑块数量50%（50%有效浓度或EC_{50}）的浓度。定义GCV、CDV和FOS的抗性的建议阈值分别为6 μmol/L，2 μmol/L和400 μmol/L[19, 20]。EC_{50}值比敏感参考株或基线分离株高2～3倍也是被广泛接受的阈值[21]。尽管已经努力使这种分析标准化[22]，但测定间和实验室间的差异仍然存在问题。几种表型测定法，基于通过杂交[23]或定量PCR[24]检测HCMV DNA或通过ELISA[25]、流式细胞术[26-28]、免疫荧光[29]或免疫过氧化物酶[30]也被开发用于增加读数的客观性。总之，这些检测方法耗时长，受到敏感性细胞培养适当临床标本的限制，以及受到细胞培养物中混合病毒群体的病毒生长期间引入的可能选择偏差的影响[31, 32]，并且可能缺乏对检测低水平耐药性或轻微的耐药亚群的敏感性[31, 33]。

与直接测量病毒分离株药物敏感性的表型分析相比，基因型分析用于检测已知与耐药性相关的病毒突变的存在。大约80%的GCV耐药临床分离株通常在UL97基因中含有七种典型突变之一（M460V/I、H520Q、C592G、A594V、L595S和C603W）[34]。因此少量具有GCV抗性的UL97突变株已经利用RFLP分析方法来检测突变株在临床样品中是否存在PCR扩增DNA片段[35, 36]。通常，特定突变株的存在将消除现有的限制性位点或创建新的限制性位点。因此可以在凝胶电泳之后将RFLP图谱的差异可视化，该检测方法的主要优点包括检测周期短（2～4 d），并且能够在野生型病毒背景下检测到10%～20%的突变病毒[35]。使用针对UL97基因中更常见突变的杂交探针进行熔解曲线分析的实时PCR检测也已开发[37, 38]。然而，解链曲线可能受天然多态性的影响，并且该方法不允许区分在相同密码子上发生的不同点突变。由于GCV抗性突变也出现在其他密码子上，所以应确定UL97基因的密码子400～670之间典型区域的DNA序列，以便进行综合分析。DNA聚合酶突变的基因型分析也可以通过对UL54基因的一个区域进行测序来完成，该区域通常跨越300～1 000密码子，以涵盖该酶所有保守区域内报道的大量突变[39]。这些检测的优点之一是它们可以直接在临床标本上进行[40, 41]，从而显著缩短数据生成（1～3 d）所需的时间。通过省略增长病毒的需要，这种方法也可以将选择偏差的风险降至最低。标准Sanger双脱氧测序方法在超过总人口约20%时可以检测到新出现的抗性突变。因此估计需要至少1 000个拷贝/mL临床样本的病毒载量才能获得可靠的基因型谱[42]。新一代测序方法使用三步测序过程，包括文库制备、DNA捕获和富集以及测序/检测[43]。高通量深度测序技术的最新进展允许获得数百或数千个与耐药性相关的基因区读取，从而提高了在不到10%总病毒群体中新出现的突变亚群的检测能力[44-46]。基因型方法是客观的，但其解释并不总是直截了当的（即区分与自然多态性相关的突变[47-50]和与耐药相关的突变）。通过使用基于网络的工具，*UL97*和*UL54*基因中鉴定的突变可以与药物抗性表型相关联（http://www.informatik.uni-ulm.de/ni/staff/HKesler/hcmv）[51]。为了表征以前与耐药性无关的新突变的作用，重组病毒需要通过野生型病毒背景中突变基因的标记转移实验来产生[52-54]，或者使用重叠粘粒/质粒插入片段[55]或敏感参考菌株的病毒基因组克隆到细菌人工染色体中[33, 56, 57]，然后在药物敏感性测定中测试突变病毒的表型。在受体细胞系[58]或直接在重组病毒[59-61]中插入报告基因，加速了突变体的药物表型测试，并允许更客观地评估病毒复制。

3.2 耐药HCMV感染的临床意义、发病率及风险因素

引入GCV后不久，特别是在未经治疗或治疗效果不佳的艾滋病患者中由耐药性HCMV毒株发生HCMV视网膜炎的频率很高（范围从20%～45%）[62]。两项大型研究使用表型[63]或基因型[64]分析评估了治疗期间GCV耐药株的时间出现。在这些研究中，开始治疗时GCV耐药（EC_{50}值≥6 μmol/L）是罕见事件（≤2.7%的测试菌株）。95例接受GCV治疗的HCMV视网膜炎患者血液或尿液分离株的表型评估显示，分别在3、6、9和12个月的药物治疗后，7%、12%、27%的患者可外排具有GCV耐药性的突变株[63]。另一方面，对口服VGCV治疗HCMV视网膜炎的148例AIDS患者进行的调查发现，在治疗3、6、9和12个月后，有2%、7%、9%和13%的患者出现GCV耐药突变株[64]。后一项研究中，尽管使用敏感的基因型方法，GCV耐药性的发生率较低，研究患者群体，特别是HIV患者治疗有显著的疗效。由于其在临床中的使用较少，因此关于在HIV感染个体中FOS-和CDV-抗性HCMV毒株出现的研究报道数据较少。一项小型调查研究发现，在使用EC_{50}临界值400 μmol/L剂量FOS治疗3、6、9和12个月后，对FOS的表型耐药性分别为9%、26%、37%[65]；在利用EC_{50}阈值提高到600 μmol/LFOS治疗6、9和12个月后，其耐药率为13%、24%和37%[66]。关于CDV耐药性（EC_{50}值2～4 μmol/L）的数据是有限的，但它们似乎表明耐药率与GCV和FOS耐药性出现的情况是相似的[65]。在该患者群体中，HCMV耐药性毒株评估的风险因子包括由于组织渗透性差（例如，眼睛）或低生物利用率（poor bioavailability）（例如，口服GCV）导致的组织药物浓度不足、持续且高度免疫抑制状态（CD4计数<50细胞/μL）、药物副作用而频繁停药以及治疗前高水平HCMV病毒载量[67, 68]。高效抗逆转录病毒疗法（highly active antiretroviral therapy，HAART）的引入显著降低了艾滋病患者HCMV视网膜炎的发病率，并且GCV耐药率在预先2年内评估的28%至9%的逐步降低与是否采用HAART是相关的[69]。艾滋病患者，特别是CD4细胞计数低于50个细胞/μL的患者，即使在今天仍然存在HCMV视网膜炎和最终导致GCV耐药性感染的风险[70]。

此后，更广泛地使用口服GCV（具有6%的低生物利用度）和免疫抑制方案的强化导致实体器官移植患者［soild organ transplant（SOT）recipient］体内HCMV耐药性的增加。在这种情况下，由HCMV耐药分离株引起的感染与无症状和有症状的病毒血症发作次数增加、HCMV疾病早期发生、移植物失效和死亡风险增加有关[71]。肺移植患者似乎具有最高的HCMV耐药性发生率，中位数累计GCV暴露范围为79～100 d[72-74]，发生率为3.6%～9%[72-74]。在血清阳性供体（D+）/血清阴性受体（R-）肺移植患者中，耐药的发生率增加到15.8%～27%[73, 74]，并以晚期并发症出现，即移植后的中位数为4.4个月[73]。与肺移植受者报道的相反，其他SOT人群中GCV耐药的发生率在D+/R-患者中低得多[74, 75]，在R+患者中为偶发[74]。更具体地说，美国的两个研究中心评估了两组SOT患者，包括心脏、肝脏和肾脏受者[74]，由临床怀疑或血培养阳性引起的HCMV耐药性的表型评估表明，在一

个中心的耐药率通常较低（例如，<0.5%），另一个中心的耐药率为2.2%~5.6%，这取决于移植器官。另一项回顾性研究评估了240例SOT患者，包括67例D+/R-患者，但排除了肺移植受者[75]。在这个队列中，仅在D+/R- SOT受者中出现了耐受GCV的HCMV感染病例，这些患者的耐药率为7%。在肾/胰腺或胰腺单独接受者中（21%）比在肾脏（5%）或肝脏（0%）接受者中更易出现HCMV抗性。值得注意的是，GCV耐药性HCMV感染发生在移植后10个月的中位数，总体药物暴露的中位数（a median total frug exposure）为194 d（口服GCV 129 d），包括每名患者2~3个HCMV病治疗疗程。重要的是，GCV耐药性HCMV感染占移植后第一年发生HCMV疾病的20%[75]。记录SOT患者出现GCV耐药的危险因素包括缺乏HCMV特异性免疫（如在D+/R-组中遇到的）[76, 77]、肺或肾/胰腺移植、长期药物暴露（预防>先发制人治疗）、血浆或组织药物浓度不理想（如口服GCV的临床症状）、有效的免疫抑制方案、高HCMV病毒载量以及HCMV疾病的频繁发作[71, 73, 75, 78]。

与GCV相反，口服给药后VGCV被高效吸收，药物浓度可遍布全身（约60%），这可能有助于抑制耐药性HCMV突变体的出现。用于预防高风险SOT受者HCMV感染，每日一次（900 mg OD）剂量的VGCV的临床功效和安全性与每日3次（1 g TID）剂量的口服GCV临床效果相似[79]。第一项评估SOT受者出现GCV耐药性的前瞻性研究使用分子方法来评估接受口服GCV或VGCV预防的D+/R-患者（175例肝脏移植、120例肾脏移植、56例心脏移植、11例肾脏/胰腺移植、2例肝脏移植等）中与GCV耐药相关的*UL97*和*UL54*突变的出现。）[80, 81]。在301例可评估患者中，预防期结束时（移植后第100天）GCV耐药发生率在两组中均极低（VGCV和口服GCV组分别为0.3%）。在移植后的第一年，在接受VGCV和口服GCV预防后，未发现GCV耐药相关突变，而6.1%的疑似HCMV疾病时患者发现GCV耐药相关突变。值得注意的是，这项研究没有包括肺移植和少数肾脏/胰腺受者，与之前的报道相比，这可能至少部分解释了GCV耐药性的出现率较低的原因。有趣的是，在后一研究中检测到已知的GCV耐药突变并不一定与不良的临床结果相关[80, 81]。通过分子学方法评估接受静脉注射GCV（D+/R-患者）的80例肺移植受者的耐药性发生率，口服GCV（R+患者）或口服VGCV的预防效果差[82, 83]。最后，通过对接受VGCV预防的成人D+/R-患者（138位肾脏移植、4位肾脏/胰腺移植、58位肝脏移植和25位心脏移植）和小儿移植受体（12位心脏移植、33位肾脏移植及17位肝脏移植）的基因型检测发现耐药率较低[84, 85]。接受VGCV的SOT受体（与口服GCV相比）中耐药性的发生率较低可能与GCV用药改善以及患者每日一次的用药有关。

在移植后100 d内接受VGCV预防的高危患者可能仍存在发生迟发性HCMV疾病的风险[8]。将预防性方案延长至3个月以上，理论上可能增加出现耐药性的风险。因此，基于基因型检测，在318例D+/R-肾移植受者中研究了100~200 d的VGCV预防用药对耐药发生率的影响。接受VGCV预防100 d和200 d的患者的耐药率相似（1.8%：1.9%），表明将预防期延长至200 d不会显著影响GCV耐药性的发生率。值得注意的是，几乎所有的耐药病例都发生在VGCV预防期间，之后很少发生。因此移植后200 d内用VGCV进行预防可能是高风险肾移植受者值得尝试的选择治疗途径。

没有明确的证据表明，预防性或先发制人治疗方法（prophylactic or prermptive approach）是否更有效地预防高危移植患者的HCMV感染。几项研究评估了这些预防策略对基于分子生物学方法的耐药性出现的影响。在首次回顾性研究中，评估了接受每日一次VGCV先发制人治疗的1 244名肾移植受者，在总体人群中检出了GCV耐药突变毒株，更确切地说，在12.5%的D+/R-患者中检测到了GCV耐药突变毒株[87]。另一项回顾性研究比较了接受VGCV预防3个月（32位患者）或VGCV先发制人治疗（80位患者）的D+/R-肾移植受者出现耐药的情况[88]。与预防组相比，HCMV耐药性在先发制人的治疗组中更为常见（16%：3%）。作者提出，在先发制人治疗期间，患者可能会遇到不理想的药物水平，这有利于病毒复制活跃的状态，从而增加静脉注射GCV耐药性发生的风险。因此提出，预防性策略可能比高风险移植受者的先发性治疗更合适，尽管仍然需要进一步的研究来证实这一点。

伐更昔洛韦在SOT受者用于治疗已确诊的HCMV感染的疗效不次于静脉注射 GCV[89, 90]。该试验的第二节点评估中发现耐药的情况，包括20位心脏移植、216位肾脏移植、23位肝脏移植和17位接受过HCMV感染治疗的肺移植受者，他们接受了为期21 d的诱导剂量的静脉注射 GCV或VGCV治疗，然后是持续49 d的VGCV维持剂量治疗后可检测到耐药毒株[91]。对于VGCV（3.6%）和IV GCV（2.3%）治疗效果相似，可能的或确定的耐药性突变高低。总体而言，肾脏中GCV耐药性的发生率较低（3.7%）、肝脏和心脏中的发生率居中（4.3%～5.0%）、肺部最高（17.6%）。

来自小规模研究的有限数据表明，骨髓移植（BMT）/造血干细胞移植（HSCT）人群中GCV耐药性发生率可能不如SOT受者和AIDS患者中所观察到的那么高，这可能是因为免疫抑制暴露更为有限。由于在此背景下（植入前）早期发现HCMV再激活，许多中心采取了先发制人治疗策略，以降低随后HCMV疾病的发病率和死亡率[92]。在一项前瞻性研究中，使用分子方法可以检测到HSCT患者血液样品中与GCV耐药性相关的*UL97*突变毒株，其基于具有阳性HCMV PCR结果分析发现，尽管≥14 d先发制人静脉注射 GCV或在移植后的最初98 d内发生第二次病毒血症的患者中存在耐药毒株。在这50例患者中，未检测到与GCV耐药相关的UL97突变株（其中10例符合上述基因型检测标准）[93]。然而，这是一项小规模的研究，在短时间的先发制人的治疗后，不太可能出现耐药性。在另一项前瞻性研究中，面对119例接受强制pp65抗原血症试验阳性的GCV或FOS治疗的HSCT患者，评估了在先发制人治疗的第2～4周期间与HCMV抗原血症水平升高相关的危险因素和结聚[94]。在这些受试者中，47例（39%）尽管使用抗病毒治疗显示抗原血症水平显著升高，15例至少有一种分离株可用于敏感性试验。在接受4周GCV治疗的患者中仅发现一例GCV耐药株[94]。其他几项研究[95-97]也报道，基于基因型检测，接受GCV或VGCV先发制人治疗的HSCT受者的耐药发生率较低。因此，在这种情况下观察到的高治疗失败率可能与更严重的免疫功能低下状态有关，因为免疫重建在最终根除感染中起重要作用。在最近的一项研究中，单倍体相合HSCT受者接受GCV先发制人治疗时，唯一发现了高耐药率（14.5%）[98]。更昔洛韦耐药在中位累积治疗持续时间为70 d（范围39～330 d）后出现，并且与严重的临床表现相关。作者建议持续的病毒复制可能是由于延迟的免疫重建与不同的供体T细胞和受体抗原呈递细胞之间的交叉受损所致。尽管在成人BMT患者中短期GCV治疗似乎相对安全，但接受T细胞缺失的非亲缘关系移植的儿科患者的情况可能不同。在一项对42名此类患者的研究[99]中，3人显示了GCV耐药的基因型证据。值得注意的是，在同一项研究中，37例接受过相似手术但接受了不匹配相关供体移植的患者中均未出现GCV耐药[99]。4/5的先天性免疫缺陷病患儿接受了T细胞缺失的BMT[100]，也证实了GCV耐药的快速出现。在那些患者中，仅在累积GCV治疗（cumulative GCV therapy）的7～24 d（中位数10 d）后，证明了GCV耐药性的基因型证据。

3.3 UL97激酶和UL54 DNA聚合酶突变在HCMV临床耐药株中的作用

绝大多数（>90%）选自GCV初始治疗的耐药HCMV临床分离株在UL97激酶中含有一个或多个突变，而在UL54 DNA聚合酶中的突变不太常见[101]。蛋白激酶的催化结构域由编号为Ⅰ至Ⅺ的11个主要保守区域组成，区域Ⅰ具有最高水平的同源性[102]。ATP结合位点，磷酸盐转移结构域和底物识别位点分别对应于位于337～345（区域Ⅰ）、453～462（区域ⅦB）和574～579（区域Ⅸ）的密码子范围。实验室工程改造的UL97阴性HCMV突变体与野生型亲本菌株相比，表现出严重的复制缺陷，突出了该酶在病毒复制周期中的重要作用[103]。因此，仅有少数突变聚集在*UL97*基因的相对较短的基因组区域中，已报道赋予对GCV的抗性。更昔洛韦耐药突变的*UL97*基因在于单核苷酸置换或框内缺失（图72.2a）[34, 39, 104]。在临床分离株[74, 105]或来自61名AIDS和SOT患者的血液样品[64]中检测到的*UL97*突变的累积分析通常与多年来在单个实验室中收集的76个独立的*UL97*突变体一致[33]。这些数据表明A594V（30%～34.5%）、L595S（20%～24%）、M460V（11.5%～14.5%）

和H520Q（5%～11.5%）的突变代表GCV抗性突变体中最常见的*UL97*突变[106]。与GCV耐药相关的其他频繁的*UL97*突变包括M460I、C592G～C603W[34, 39, 104]。其他较少遇到突变可以出现在UL97激酶的密码子460和密码子590～607之间。基于标记转移实验或重组表型分析（表72.1），高水平GCV抗性突变似乎与EC$_{50}$值相对于亲本菌株增加≥5倍相关，而低水平GCV抗性突变似乎是与EC$_{50}$值增加<5倍有关。*UL97*基因中的替换或小的缺失对病毒复制能力没有重大影响[33, 110, 114, 115]。位于典型密码子范围之外的突变V466G赋予低水平的GCV抗性（3.5倍），并且与显著的复制缺陷相关[116]。与UL97激酶中天然多态性相关的氨基酸变化主要集中在两个不同的区域（密码子1～249和427～674）[47]。

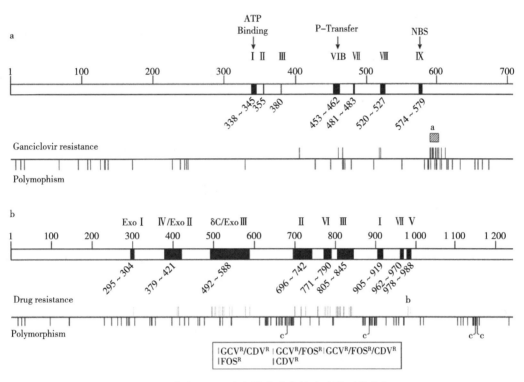

图72.2 临床HCMV分离株中确定的确认的耐药突变

图（a）显示与更昔洛韦抗性或天然多态性相关的*UL97*基因中的突变。ATP结合位点、磷酸转移（P-转移）结构域、核苷结合位点（NBS）和蛋白激酶家族（即Ⅰ、Ⅱ、Ⅲ、ⅥB、Ⅶ、Ⅷ和Ⅸ）由黑盒子代表。条棒（bars）（│）表示与更昔洛韦抗性（上方条，upper bars）或多态性（下方条，lower bars）相关的氨基酸取代。（a）阴影区域对应于鉴定了不同氨基酸缺失的密码子590～603区域（即缺失591～594、591～607、595、595～603、600和601～603）。图（b）显示*UL54*基因中与更昔洛韦（GCV^R）、膦甲酸耐药（FOS^R）和/或西多福韦（CDV^R）或具有天然多态性。黑匣子（black boxes）表示疱疹病毒DNA聚合酶中的保守区域。在这些框的上方指示了与这些区域中的每一个对应的罗马数字（Ⅰ-Ⅷ）和δ区域C。方框上方还标出了核酸外切酶结构域中的保守基序（Exo Ⅰ、Exo Ⅱ和Exo Ⅲ）。条棒（bars）（│）表示与耐药性（上方条）或多态性（下方条）相关的氨基酸替代。（b）赋予所有三种抗病毒剂抗性的氨基酸缺失981～982。（c）与多态性相关的氨基酸缺失或插入（即，缺失681～688、1 151和1 156；插入884）。

具有改变DNA聚合酶活性而对更昔洛韦耐药的HCMV临床分离株是由于保守结构域中多位点突变导致的，但主要发生在密码子395～545和809～987（图72.2b）[34, 39, 104]。疱疹病毒科DNA聚合酶属于α-样DNA聚合酶家族[117]，它们共享编号为Ⅰ至Ⅶ的同源性区域。这些区域对应于这些酶中的保守程度，其中区域Ⅰ是最保守的。疱疹病毒科DNA聚合酶也含有δ-区域C，它与真核生物DNA聚合酶δ相关的酶共享该区域[118]。此外，3′-5′外切酶结构域（包含Exo Ⅰ、Exo Ⅱ和Exo Ⅲ保守基序）

对应到疱疹病毒DNA聚合酶的N端区域。在GCV治疗下出现的DNA聚合酶突变可赋予对CDV的交叉耐药性，并且不太频繁地对FOS赋予交叉耐药性。对GCV和CDV的交叉抗性与位于酶的外切核酸酶结构域（密码子301、408～413、501～545）和区域Ⅴ（密码子981～987）中的突变相关。基于标记转移实验或重组表型（表72.2），突变F412S、D413A、L501I、K513E/N、V526L和A987G对GCV具有高水平的抗性（EC$_{50}$值增加≥5倍），以及其他突变I521T、P522A/S、del524、C539G和L545S/W）对GCV具有较低水平的抗性（EC$_{50}$值增加1.9～5.0倍），并且都对CDV具有交叉抗性。对FOS的抗性突变位点广泛分散在UL54毒株DNA聚合酶的保守结构域中。然而，突变簇主要存在于区域Ⅱ、Ⅵ和Ⅲ中，并且与单独对FOS（即N495k、D588E、T700A、V715M、E756D/Q和T838A）或对FOS和GCV具有同时抗性（即Q578L、I726V、L776M、V781I、V787L、L802M、A809V和G841S）有关。突变K805Q单独对CDV具有抗性。重要的是，一些突变（即Q578h、D588N、E756k、L773V、V812L、T813S、T821L、T813S、T821I、A834P、G841A和del981-982）均与所有三种抗病毒药物的耐药性相关。与UL97突变毒株的情况相反，具有耐药性的UL54突变毒株的分离物通常在细胞培养中表现出比野生型减弱或缓慢生长的表型，如标记转移实验中所评估的。其中突变T700A和V715M（保守区域Ⅱ）[53]、K513N（δ-区域C）[123]和D301N（Exo Ⅰ基序）[56]被证明可以显著降低子代病毒在细胞培养上清液中的产量。

而其他一些（D413E、T503I、L516R和E756k/D）仅与病毒复制的适度减毒有关[56]。最后，UL54基因中的天然多态性比UL97基因更常见，最常发生在疱疹病毒DNA聚合酶之间几乎没有同源性的非保守残基处（密码子614～697之间）[48, 49]。UL54基因中高度的菌株间变异性使缺乏重组表型时的基因型检测复杂化。

在GCV治疗期间选择的HCMV突变体的情况下，应该注意UL97突变通常显示首先出现并赋予低水平的抗性（EC$_{50}$<30 μmol/L），而随后出现UL54 DNA聚合酶突变通常导致高水平的GCV抗性（EC$_{50}$>30 μmol/L），具有潜在的交叉耐药性[133-135]。然而，偶尔有报道称仅在用GCV初始治疗后才描述限于UL54基因的突变[81, 96]。

表72.1　通过标记转移或重组表型分析证实与更昔洛韦耐药相关的HCMV UL97突变

突变	GCV EC$_{50}$值的倍数变化[a]	参考文献
L405P	2.5	Chou[21]
M406I	5.0	Chou等[33]
M460T	9.3	Chou[21]
M460V	8.3	Chou等[35, 60]，Marfori等[107]
V466G	3.5	Martin等[85]
C518Y	12.0	Zhang等[108]
H520Q	10.0	Hanson等[36]，Chou等[33]
del591-594	3.0～10.0	Chou等[33]
del591-607	6.2	Chou等[33]
C592G	2.9	Chou等[33, 60]
A594E	3.0	Chou[21]
A594G	13.5	Bourgeois等[109]
A594T	2.7	Chou等[33]

突变	GCV EC$_{50}$值的倍数变化[a]	参考文献
A594V	8.3	Chou等人。[33, 35, 60]
L595F	15.7	Chou等[33]
L595S	9.2	Chou等[33, 35, 60]
L595W	5.1	Chou等[33]
Del595	13.3	Baldanti等[52]
del595-603	8.4	Chou和Meichsner[110]
E596G	2.3	Chou等[33]
K599T	5.3	Faizi Khan等[111]
del600	1.9	Chou等[33]
del601-603	11.0	Marfori等[107]
C603R	3.6 ~ 8.3	Chou[21]，Martin等[85]
C603S	1.9	Chou[21]
C603W	8.0	Chou等[54]，Chou[21]
C607F	1.9	Chou等[33]
C607Y	12.5	Baldanti等[112]，Chou等[33]
A613V	2.3	Fischer等人[113]

*G*CV：ganciclovir；EC$_{50}$：减少病毒噬斑50%的抗病毒剂；del：删除。

[a]倍数变化计算为突变型重组病毒与野生型对应物的EC$_{50}$值之比。EC$_{50}$值比野生型菌株高1.9倍以上对应于耐药性。

3.4　何时及如何检测HCMV耐药性

对于接受过抗病毒治疗的患者，在抗病毒治疗失败的患者中应该怀疑HCMV对抗病毒药物的耐药性（尤其是艾滋病患者>3 ~ 4个月，移植受者≥6周），特别是如果某些危险因素存在（即D+/R-SOT、肺或肾/胰腺移植、CD4计数<50个细胞/µL的AIDS患者）。如果患者出现T细胞减少，应该怀疑患有短时间药物暴露的儿科患者产生耐药性。如果活性病毒复制（DNAemia/抗原血症或病毒血症的高水平或增加水平）持续存在或反复（尽管静脉注射抗病毒药物的剂量最大），临床耐药性更可能发生[68, 78]。另一方面，在HSCT接受者的抗病毒治疗的前2周内抗原血症水平上升与抗病毒药物耐药无关，而与宿主和其他移植相关因素有关[94, 136]。当怀疑抗病毒药物耐药时，应进行表型和/或基因型耐药性调查。如上所述，基因型方法是快速、方便的，并为选择替代治疗提供了有用的信息。然而，未知意义突变的鉴定仍然存在问题，因此，表型分析仍然是必要的。此外，基因型分析不能对抗性程度进行量化，而表型分析则可以。样本的分析选择也可能具有一定的重要性。一些研究报道，眼睛和血液中检测到的基因型之间有很好的相关性（93.5%）[137]或HCMV视网膜炎艾滋病患者的血液和尿液分离株（87.5%）[134]。然而，至少有一些关于抗HCMV毒株限于特定身体部位的报道[99, 138-140]。这表明仅在血液或尿液样本上进行耐药性评估可能在某些情况下并不理想[32]。因此，脑脊液、支气管肺泡灌洗液或活检标本的基因型检测可偶尔在高危患者中进行。

表72.2　通过标记转移或重组表型分析证实与耐药性相关的HCMV UL54 DNA聚合酶突变

区域	突变	EC₅₀值的倍数变化ª			参考文献
		GCV	FOS	CDV	
Exo I	D301N	2.6	0.5	3.0	Chou等[56]
	N408D	4.9	1.3	5.6	Cihlar等[55]
	N408 k	4.2	0.7	21.0	Scott等[119]
	N408S	3.1	1.0	7.5	Hantz等[120]
	N410 k	2.9	0.8	3.0	Chou等[56]
	F412C	4.2	1.2	18.0	Chou等[54]
Exo II	F412L	4.6	1.1	9.4	Chou等[121]
	F412S	5.3	0.8	13.0	Chou等[121]
	F412V	4.3	1.1	15.5	Cihlar等[55]
	D413A	6.5	0.8	11.0	Marfori等[107]
	D413E	4.8	0.8	4.3	Chou等[56]
	D413N	3.8	1.0	10.0	Chou等[45]
	N495 k	1.1	3.4	1.1	Ducancelle等[122]
	L501I	6.0	1.4	9.1	Cihlar等[55]
	T503I	2.9	0.5	6.1	Chou等[56]
	A505V	1.9	1.0	1.9	Chou等[44]
	K513E	5.0	1.4	9.1	Cihlar等[55]
	K513N	6.0	1.1	12.5	Cihlar等[123]
	K513R	3.7	1.1	10.0	Chou等[45]
	L516R	2.1	0.8	5.1	Chou等[56]
	I521T	3.1	0.9	3.9	Chou等[124]
Exo III	P522A	3.0	1.0	4.1	Chou等[124]
	P522S	3.1	1.1	3.6	Cihlar等[55]
	del524	3.5	1.1	9.7	Hantz等[120]
	V526L	5.5	1.8	2.5	Drouot等[125]
	C539G	3.1	1.0	4.4	Chou等[45]
	L545S	3.5	1.2	9.1	Cihlar等[55]
	L545W	4.9	1.3	6.3	Chou等[121]
	Q578 h	3.3	4.5	2.3	Chou等[121]
	Q578L	1.9	3.0	0.8	Chou等[44]
	D588E	1.3	2.3	1.1	Cihlar等[55]
	D588N	3.8	3.2 ~ 9.0	2.7	Springer等[126]，Mousavi-Jazi等[127]

（续表）

区域	突变	EC$_{50}$值的倍数变化[a]			参考文献
		GCV	FOS	CDV	
区域Ⅱ	T700A	0.9	4.7	1.5	Baldanti等[53]
	V715M	1.0	5.5	1.1	Baldanti等[53]
	I726T	2.0	1.1	1.7	Chou等[44]
	I726V	1.9	1.9	1.2	Chou等[44]
区域Ⅱ-Ⅵ	E756D	1.2	3.4	0.7	Chou等[56]
	E756k	3.5	>8.0	2.2	Chou等[56]
	E756Q	1.7	4.3	1.0	Weinberg等[66]
区域Ⅵ	L773V	3.0	4.4	2.5	Chou等[45]
	L776M	2.5	3.5	1.0	Shapira等[128]
	V781I	1.0～4.0	4.0～5.2	1.2	Cihlar等[55]，Mousavi-Jazi等[127]
	V787L	2.4	4.1	1.0	Weinberg等[66]
区域Ⅵ-Ⅲ	L802M	1.1～3.5	3.2～10.8	0.9～1.8	Chou等[54]，Cihlar等[55]
区域Ⅲ	K805Q	1.0	0.2	2.2	Cihlar等[55]
	A809V	2.6	6.3	1.7	Chou等[129]
	V812L	2.5	4.9	2.7	Cihlar等[123]
	T813S	2.5	4.9	2.7	Chou等[130]
	T821I	4.5	21.0	1.9	Cihlar等[55]
	A834P	5.4	6.4	3.0	Scott等[119]
	T838A	1.8	2.4	0.8	Springer等[126]
	G841A	3.2	4.3	2.6	Chou等[130]
	G841S	2.2	2.1	1.1	Chou等[44]
区域Ⅴ	del981-982	8.3	3.6	2.8	Chou等[131]
	A987G	5.3	1.2	11.3	Sullivan等[132]

GCV：更昔洛韦（ganciclovir）；FOS：膦甲酸钠（foscarnet）；CDV：西多福韦（cidofovir）；EC$_{50}$：抗病毒药物将病毒噬斑降低到50%时对应的药物浓度。

[a]倍数变化的计算是基于重组突变体与野生毒株之间EC$_{50}$比值得出的。当突变毒株EC$_{50}$比值比野生毒株EC$_{50}$比值大于1.9时在表中将数值加粗标记。

在中括号内标记的区是指保守区之间的区域。

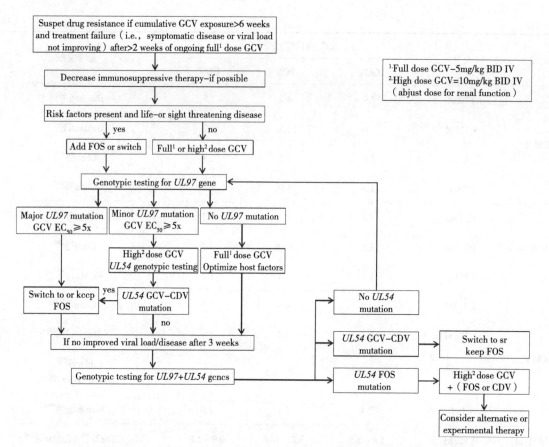

图72.3　为有效应对易感性耐药HCMV感染器官移植者实质性脏器而建立的算法

　　GCV：更昔洛韦（ganciclovir）；FOS：膦甲酸钠（foscarnet）；CDV：西多福韦（cidofovir）；BID：每天2次；IV：静脉注射；EC$_{50}$：与未用药HCMV感染相比，在表性分析的细胞培养中降低50%HCMV病毒复制的抗病毒药物的浓度[141]。

3.5　耐药性HCMV感染的管理

　　在国际移植协会国际CMV分组讨论一致协商后[141]，制定了SOT中GCV耐药性HCMV疾病的管理指南，并采用了图72.3所示的建议算法。在GCV暴露超过6周的情况下，并且病毒载量稳定或升高（尤其是DNA血症水平），尽管在开始适当的全剂量静脉注射GCV（每天2次5 mg/kg，调整肾功能超过2周。）应该怀疑抗病毒药物耐药性，应尽可能改善患者的免疫状态（即移植患者免疫抑制治疗方案的减少或艾滋病患者积极的抗逆转录病毒治疗）。由于免疫抑制的调节不足以控制HCMV，可考虑使用含HCMV抗体的辅助免疫球蛋白，但这些药物价格昂贵且供应有限。在最初阶段，关于抗病毒治疗的临床决策是经验性的，但应基于对宿主危险因素（如D+/R-受体、肺移植受者）和疾病严重程度（视力或生命威胁性疾病）的评估[67, 78]。全身或更高剂量的静脉注射GCV（每天2次，分别为5 mg/kg或10 mg/kg，根据肾功能进行调整）可用于轻度疾病[142]，而单独使用FOS或联合GCV可用于治疗重度疾病的高危患者。值得注意的是，GCV和FOS组合优于FOS单独使用的明显证据尚未得到证实[143]。由于GCV的耐药突变通常出现在蛋白激酶中，所以首先推荐UL97基因测序。基因型分析通常在全血或血浆样本中进行[144]。尽管存在上述局限性，基因型耐药性检测比表型检测更加实用和快速。因此，理想的救援治疗应基于基因型分析的结果。在基因型检测不可用或很少开展的中心，初始管理应避免使用具有相似耐药途径的药物。例如，GCV治疗失败的患者应该单独给予FOS或与GCV联合，因为缺少任何关于由UL54突变的高频率赋予对GCV和CDV抗性的测序数据。如果在UL97基因中未发现突变，则应继续对宿主因子进行优化，同时继续全剂量静脉注射 GCV（5 mg/kg，每日两次，调整肾功能）。如果在 *UL97* 基因中发现高水平的GCV耐药突变（EC_{50}值增加5倍以上），建议改用静脉注射 FOS（或应保留静脉注射 FOS）。如果在 *UL97* 基因中检测到低水平GCV耐药突变（EC_{50}值增加不到5倍），则可以用高于正常剂量的静脉注射 GCV重新诱导患者（每日两次高达10 mg/kg，调整肾功能）和应该在 *UL54* 基因中寻找药物耐药性突变突变。如果在 *UL54* 基因中检测到对GCV和CDV具有交叉耐药性的突变，则建议改用静脉注射 FOS疗法（或应保留静脉注射 FOS）。

通常在整个有症状的HCMV疾病发作期间，通过定量PCR监测一次病毒载量。如果3周后病毒载量没有改善和HCMV疾病持续存在，应重复进行基因型检测以评估 *UL97* 和 *UL54* 基因中出现的耐药突变。如果检测到对GCV和CDV具有交叉耐药性的突变，建议改用静脉注射 FOS（或应保留静脉注射 FOS）。如果检测到对FOS的耐药突变，则应考虑高剂量静脉注射 GCV（10 mg/kg，每日两次，调整肾功能）与静脉注射 FOS或CDV（5 mg/kg，每周一次，持续3～4周）组合。CDV具有很长的细胞内半衰期，这使得不频繁给药成为可能。由于其肾毒性，CDV常规使用丙磺舒并需要静脉注射补水。通常抗病毒治疗需要持续到不再检测到病毒血症。在多重耐药的HCMV疾病的情况下，也应考虑替代疗法或实验疗法。已经描述了几种非常规干预措施用于治疗耐多药HCMV疾病，尽管它们的临床效用尚未得到充分的评估[145]。含有HCMV抗体和过继输注HCMV特异性T细胞的免疫球蛋白[146]可以改善抗病毒宿主防御。青蒿琥酯是一种抗疟药物，它在体外和体内表现出抗HCMV[147]（包括耐药突变体）的活性[148]，但其作用机制尚不清楚。有人认为青蒿琥酯可能通过抑制病毒支持性细胞活化途径阻断病毒即刻早期蛋白的合成[149]。关于青蒿琥酯治疗耐药性HCMV感染的临床报告很少见且有争议[128, 150, 151]。最近的一项研究表明，青蒿琥酯可用于治疗由多重耐药菌株引起的轻度HCMV疾病，但可能对严重的HCMV疾病无效[152]。来氟米特是一种具有免疫抑制、抗增殖和抗炎特性的药物前体，用于治疗类风湿性关节炎，具有抗HCMV活性，包括对抗GCV抗性分离株，通过抑制病毒核衣壳和膜发育来作用于晚期病毒体组装[153, 154]。因此，目前的抗病毒药物没有交叉耐药性。17名复杂HCMV综合征移植受者中，单独使用来氟米特或与抗病毒药物或HCMV免疫球蛋白联合使用，未能对现有抗病毒药物产生反应[155]。在82%的患者中观察到HCMV病毒血症的初始清除，53%的患者观察到HCMV病毒血症的初始清除患者实现了长期抑制HCMV复发。几篇病例报告的综述显示，单独使用来氟米特或与标准抗病毒药联合使用，尤其是在目前治疗难治的移植受者中有一定疗效[156]。雷帕霉素（mTOR）抑制剂的哺乳动物靶点是免疫抑制剂，可通过抑制对HCMV感染至关重要的细胞通路和/或通过影响免疫介导的反应来影响病毒复制[157]。GCV和西罗莫司联合治疗GCV耐药性HCMV感染使6例肾移植者和3例肾/胰腺移植者中抗原血症水平和移植排斥方面取得了良好的效果[158]。采用mTOR抑制剂（西罗莫司或依维莫司）的挽救疗法对于治疗GCV耐药性HCMV感染的两名SOT患者有效[159]。

4 单纯疱疹病毒（HSV）与水痘带状疱疹病毒（VZV）的耐药性

4.1 HSV和VZV耐药性的生物表型与基因型分析评估

在生物表型上，HSV和VZV对ACV的抗性与下列机制之一有关：（a）病毒TK活性完全缺失（TK-缺陷）；（b）病毒TK的增殖减少（TK-低增殖）；（c）具有改变的底物特异性的病毒TK蛋白（TK改变），即该酶能够磷酸化天然底物胸腺嘧啶核苷，但不使磷酸化ACV；（d）具有改变的底物特异性的病毒DNA pol（DNA pol改变）[160-166]。对ACV有抗性的TK和DNA pol突变体都表现出所谓的体内"适应性"和神经毒力的降低。TK蛋白的改变或缺失是临床中最常见的机制，可能是因为TK在大多数组织和培养细胞中不是病毒复制所必需的[161, 164, 167]。然而，HSV TK的动物模型证明在感染的发病机制中起重要作用[168]。有人提出，与其他细胞相比，改变或缺失的TK酶不能满足病毒在神经元中复制时对胸苷磷酸化的更高要求[169]。在这方面，与野生型菌株相比，TK低产量突变体的致病性有所降低，但通常能够被重新激活[170]。相反，TK缺陷型突变体的致病性受损，在感觉神经节中建立潜伏期的效率比野生型菌株低，并且全新激活能力差[168, 171-174]。然而，有人提出，一些TK缺陷型HSV临床分离株表达超低水平的酶活性，可能足以使其重新活化[170, 175]。此外，对ACV敏感和耐药的系统发育相关突变株可共存于潜伏感染患者的三叉神经节中，这可能导致TK缺陷菌株的再激活[176, 177]。由于HSV DNA pol对于病毒复制是必不可少的，所以在这种酶中出现的突变在功能上是必须保守的。对DNA pol活性改变的突变体研究较少，但它们似乎在小鼠中表现出不同程度的神经毒力衰减[178-181]。

TK表型可以通过使用噬斑放射自显影技术将进入放射性标记的碘脱氧胞苷（IdC）和胸腺嘧啶核苷选择性掺入感染细胞来确定[182]。最近，开发了一种非同位素酶测定法，通过使用二极管阵列检测的高效液相色谱法来测量ACV和胸苷的单磷酸形式，以评估TK的功能[162]。

耐药性水平（EC_{50}值）最好通过基于细胞（表型）的测定来测量。噬斑减少分析（plaque reduction assay，PRA）是确定HSV分离株对抗病毒药物易感性的黄金标准，并且被临床和实验室标准研究所[183]批准为标准方案。被广泛接受的定义ACV和FOS的HSV抗性的断点的值是EC_{50}分别≥9 μmol/L和≥330 μmol/L[183]。对于PCV的EC_{50}值取得相应的共识。耐药性也可以通过EC_{50}值的增加来定义，其大于来自同一患者的基线分离株的3~5倍。

VZV对抗病毒药物的敏感性可以通过使用成纤维细胞系（如人胚胎MRC-5成纤维细胞）在PRA中测试[184]。从囊泡样品中分离出VZV的比例很低（20%~43%），并且在细胞培养中缓慢生长（通常5~6 d），这限制了PRA在这方面的应用[185]。检测ACV抗性的终点是敏感指数等于或大于已知敏感参考株（如Oka株）[186]的4倍。

表型分析的替代方法是通过序列分析进行基因分型。对核苷类似物产生耐药性的突变发生在编码*TK*的*UL23*（HSV）或*ORF36*（VZV）基因和/或编码DNA *pol*的*UL30*（HSV）或*ORF28*（VZV）基因中。对于全面的基因型分析，应确定整个TK基因以及HSV或VZV DNA *pol*基因序列的保守区域[187]。由于这些基因中存在一定程度的毒株间变异性，必须将产生耐药性的突变与天然多态性区分开来。在这方面，基因型检测的结果必须通过与文献中已经确定的自然多态性或已确认的耐药性的突变进行比较来解释。可以使用不同的基于分子生物学的系统来产生HSV重组病毒并且表征未知突变的作用，例如转染一套重叠的黏粒和质粒，允许在感兴趣的基因中快速定点诱变[188, 189]，或将对照敏感毒株的基因组克隆到细菌人工染色体中，然后可以在细菌中操纵[190]。

4.2 耐药性HSV与VZV感染的临床意义、发病率及风险因素

在免疫功能正常的患者中，对治疗无反应的HSV感染病例通常与复发性生殖器疱疹、角膜炎和脑炎的诊断有关。一般而言，免疫功能正常的患者中大多数无反应的病例并非由于抗病毒药物的耐药性导致的。此外，该场合罕见的耐药性病例与功能性免疫系统而导致的长期活动性病变无关。研究表明，通过PRA评估，0.1%~0.6%未经治疗、预防或处理的免疫活性受试者采集的HSV分离株具有对ACV（EC_{50}≥8.8 μmol/L）的抗性表型，并且这似乎反映了TK-缺陷型突变体在病毒群体中自然发生[191-199]。除少数值得注意的病例[200, 201]外，免疫活性宿主偶有恢复抗ACV的HSV-2并未与临床失败相关，并被证明是短暂的[199, 202]。然而，在具有复发性疱疹性角膜炎的免疫活性患者中，已报道相对较高的患病率（6.4%），其中一些病例对ACV治疗无效[204-207]。角膜是一个免疫特权的部位，较低的免疫监视可能有利于快速选择抗药性病毒[208]。另一方面，耐ACV的HSV毒株常在免疫功能低下的宿主中分离出来，这种分离株与持续性和/或播散性疾病有关[16, 194, 209-214]。艾滋病患者可以发生广泛的皮肤黏膜损害，通常与内脏或中枢神经系统感染无关[215]。在所报道的少数临床调查中，在所有免疫功能低下组中，具有ACV抗性HSV分离株的比例在4.3%~14%之间变

化[194, 195, 198, 211, 215-217]。更具体地说，从患有癌症的患者获得的HSV分离株有6.5%对ACV有抗性，而来自心脏或肺移植受体的HSV分离株为10%，来自AIDS患者的为6%[194]。同样，从艾滋病患者中采集的HSV分离株中有7%对ACV有抗药性，而来自不同SOT和BMT受者的分离株有5%～14%对ACV耐药[211]。ACV耐药性的流行范围在HIV阳性患者体内可达到3.5%～7%[195, 215, 217-219]。值得注意的是，据报道，HSCT受者的高患病率为4.1%～10.9%[167, 195, 210, 220-224]，该人群的ACV耐药率更高（36%）[225]。接受自体骨髓或同种异体骨髓的患者的HSV感染的发生率相似，即9%，但在一项研究中，只有同种异体移植患者中发生耐药，其发生率为30%[226]。免疫抑制的严重程度和ACV的长期使用被认为是发生耐药性的两个重要因素。接受淋巴细胞缺失造血祖细胞移植HLA配型家庭捐助的成人患者[225]表现出免疫抑制严重程度，所有7名可评估的HSV-1或HSV-2血清阳性患者在移植后40 d的中位数时重新激活，并且所测试的5个毒株均对ACV有抗性。此外，用这种药物治疗的3名患者中FOS抗性发展迅速[225]。重要的是，过去20年间，免疫功能低下患者中ACV抗性HSV分离株的流行率保持稳定[194, 195]，并且没有明确证据表明耐药HSV毒株在人与人之间传播。在缺乏已知的ACV暴露史的一些患者中已经分离出耐药性HSV突变体[227, 228]，并可能代表TK突变的自然发生率。

只有少数抗FOS的HSV分离株（$EC_{50} \geqslant 330$ μmol/L，或者与亲本易感株相比，EC_{50}增加3倍）已经在临床中报道主要在AIDS患者治疗失败的治疗中[17, 229-236]。已经描述了来自ACV和FOS治疗依次失败的HIV感染受试者的9种FOS抗性HSV临床分离株[236]。有趣的是，这些分离株大多数表现出对药物的敏感性，或者至多存在对ACV和CDV敏感性的临界水平[236, 237]。

VZV分离株对ACV耐药的出现尚未见于具有原发性VZV感染或带状疱疹的免疫活性患者，除了一例ACV耐药性VZV角膜炎患者的报道外[238]。对ACV具有耐药性的主要有AIDS患者、SOT和HSCT受者以及对治疗无反应VZV再激活的血液肿瘤患者[184, 239-242]，在这些患者中，对ACV治疗无应答的VZV感染以慢性皮膜损害的形式持续存在，并且由于内脏传播而导致显著的发病率和死亡率，其中一些患者也已经发生了ACV耐药突变株引起的异常疣状VZV感染[243, 244]。有报道称，有2例免疫功能低下的儿童因Oka疫苗株而出现了带状疱疹，并且在ACV治疗后发生了慢性播散性耐药性VZV感染[243, 245]。然而，在这些不同人群中，ACV耐药病例的流行率还不清楚，因为迄今为止只有病例报告发表。在最近的研究中，27%的血液肿瘤患者，包括HSCT受者且患有持续性VZV感染的患者可能存在ACV耐药相关的突变[246]。很少有报道描述在免疫功能低下的患者中出现对FOS有抗性的VZV毒株[17, 229, 231, 242, 247]。

4.3　胸苷激酶与DNA聚合酶突变在HSV与VZV耐药菌株中的作用

在HSV临床分离株中，95%的病例通过*UL23*基因突变介导对ACV的抗性，而在其余病例中则通过*UL30*基因突变[39, 248, 249]。*UL23*基因中的抗性热点由Gs和Cs均聚体序列中的添加或缺失而导致终止密码子提前出现[161, 167, 250]。其余耐ACV的临床分离株在保守区（特别是在ATP结合位点、核苷结合位点和336位氨基酸处）和TK多肽的非保守区域具有单个氨基酸置换（表72.3、图72.4a）[39, 248, 249]。在全球范围内，每种机制（增加/删除或替代）约占临床中ACV抗性表型的50%[161]。然而，最近的研究报告称增加/删除的比例增加，占*UL23*基因突变的62%[263]甚至80%[264]。大多数赋予ACV抗性的HSV DNA pol突变位于酶的保守区域，尤其是在区域Ⅱ、Ⅲ、Ⅵ和Ⅶ中，最大的簇在区域Ⅱ和Ⅲ中发现（表72.4、图72.4b）[236, 270]。在其他保守结构域或这些区域外只有少数几个突变[236]。大多数耐FOS的临床分离株在保守区域Ⅱ、Ⅲ和Ⅵ以及DNA pol的非保守区域（区域Ⅰ和Ⅶ之间）中含有单个氨基酸取代[236, 237]。保守区域Ⅱ和Ⅵ内的突变往往与对ACV和FOS的抗性有关。HSV-1中的突变S724N（区域Ⅱ）和L778M（区域Ⅵ）赋予对ACV和FOS的交叉耐药性，也导致对CDV的易感性降低[188]。药物敏感性HSV毒株的基因型分析揭示了*UL23*和*UL30*基因中的高度多态性[268, 271, 272]。

在VZV临床分离株中，对ACV的抗性主要与病毒TK突变相关（表72.3、图72.4a），而且病毒DNA pol突变较少（表72.4、图72.4b）[39，249]。VZV基因组的GC含量（46%）低于HSV基因组（68%），并且在*ORF36*基因中只有少数同聚物片段存在[273]。位于该基因内密码子位置493～498处的6个胞嘧啶串成为与ACV抗性有关的核苷酸插入或缺失的热点[239，240，246，273]。核苷酸缺失的移码阅读导致231位终止密码子在ACV抗性临床分离株中经常被检测到[240]。此外，赋予ACV抗性的非同义核苷酸取代广泛分布于*ORF36*基因中[184，186，239-241，262，274]。然而，这些氨基酸变化在TK酶的ATP结合位点和核苷结合位点更频繁地发生[240]。一些报道描述了对ACV耐药和/或FOS耐药的VZV临床分离株的*ORF28*基因突变[242，274，275]。氨基酸替代主要存在于DNA pol的催化位点和保守区域，并可能赋予ACV和FOS的交叉抗性。与HSV相比，VZV的TK和DNA pol是高度保守的，并且在*ORF36*和*ORF28*基因中仅发现很长的自然多态性[274]。

表72.3　通过酶测定或重组表型分析确定的临床HSV-1、HSV-2和VZV病毒株的胸苷激酶中与阿昔洛韦抗性相关的氨基酸替换

氨基酸变化	表型检测	检测方法	TK表型（倍数变化）[a]	参考文献
A. HSV-1				
ATP结合位点/位点1（氨基酸51-63）				
R51W	PRA，染料吸收测定	酶分析	减少TK	Frobert等[251]
Y53C	PRA	酶分析	TK-	Sauerbrei等[166]
Y53D	PRA	酶分析	减少ACV磷酸化	Burrel等[160]
Y53 h	PRA	酶分析	TK-	Sauerbrei等[165]
P57 h	染料吸收测定	放射自显影	TK low/alt	Gaudreau等[161]
K62N	染料吸收测定	放射自显影，重组病毒	TK low/alt（42.0x）	Gaudreau等[161]，Sergerie and Boivin[189]
T63I	染料吸收测定	放射自显影	TK-	Gaudreau等[161]
位点2（氨基酸 83-88）				
E83 k	PRA，染料吸收测定	酶分析	TK-	Frobert等[251]
P84L	PRA	酶分析	TK alt	Malartre等[162]
P84S	PRA	酶分析	TK low	Saijo等[252]
位点3（氨基酸 162-164）				
D162A	PRA	酶分析	减少TK	Frobert等[253]
R163 h	PRA	酶分析	TK-/low	Malartre等[162]
核苷结合位点/位点4（氨基酸168-176）				
L170P	PRA	酶分析	减少ACV磷酸化	Burrel等[160]
Y172C	PRA	酶分析	TK-	Sauerbrei等[166]
P173L	PRA	酶分析	TK-	van Velzen等[207]
A174P	PRA	酶分析	TK-	Sauerbrei等[166]
A175V	染料吸收测定	酶分析	TK alt	Frobert等[251]，Malartre等[162]
R176Q	PRA，染料吸收测定	放射自显影，酶分析	TK low/alt	Gaudreau等[161]，Kussmann-Gerber等[254]
R176W	PRA	酶分析	减少ACV磷酸化，TK-	Burrel等[160]
位点5（氨基酸216-222）				

（续表）

氨基酸变化	表型检测	检测方法	TK表型（倍数变化）[a]	参考文献
R216C	PRA，染料吸收测定	放射自显影，酶分析	TK low/alt	Gaudreau等[161]，Bae等[255]
R220H	PRA	酶分析	TK low	van Velzen等[207]
R222C	染料吸收测定	放射自显影	TK low/alt	Gaudreau等[161]
位点6（氨基酸284-289）				
T287M	PRA，染料吸收测定	放射自显影，酶分析	TK low/alt，TK-	Gaudreau等，Sauerbrei等[166]
C末端活性区				
C336Y	PRA，染料吸收测定	放射自显影，酶分析，重组病毒	TK low/alt（30.0x）	Gaudreau等[161]，Harris等[256]，范Velzen等[207]，Sergerie和Boivin[189]
非保守区域				
S74stop	PRA	酶分析	TK-	Sauerbrei等[166]
T103P	PRA	酶分析	TK-	Sauerbrei等[166]
Q104stop	PRA，染料吸收测定	酶分析	TK low	Sauerbrei等[166]
H105P	PRA，染料吸收测定	酶分析	减少TK	Frobert等[253]
M121R	PRA	酶分析	TK-	Sauerbrei等[166]
Q125 h	PRA	重组病毒	（NA）	Kakiuchi等[257]
V187M	PRA	酶分析，放射自显影	TK-	Horsburgh等[258]
A189V	PRA	酶分析	TK-/alt	Malartre等[162]
G200C	PRA	酶分析	TK low	Sauerbrei等[166]
G200S	PRA	酶分析	TK-	Malartre等[162]
T201P	染料吸收测定	放射自显影	TK-	Gaudreau等[161]
V204G	PRA	放射自显影，重组病毒	TK low/alt（125.0x）	Pan等[206]
A207P	PRA	酶分析	减少ACV磷酸化	Burrel等[160]
L208 h	PRA	酶分析	TK-	Sauerbrei等[166]
L227F	PRA	酶分析	TK alt	Malartre等[162]
T245M	PRA	酶分析	TK-/low	Sauerbrei等[166]
Q250stop	PRA	酶分析	TK-	Sauerbrei等[166]
L315S	PRA	酶分析	TK-	Sauerbrei等[165, 166]
L364P	PRA	酶分析	TK-，减少TK	Harris等[256]，Frobert等[253]
B. HSV-2				
核苷结合位点/位点4（氨基酸169-177）				
R177W	PRA	酶分析	TK alt	Kost等[200]
位点6（氨基酸284-289）				
T287M	染料吸收测定	放射自显影	TK-	Gaudreau等[161]

（续表）

氨基酸变化	表型检测	检测方法	TK表型（倍数变化）[a]	参考文献
*C*末端活性区				
C337Y	PRA，染料吸收测定	放射自显影	TK low/alt	Sasadeusz等[250]，Gaudreau等[161]
非保守区域				
S66P	PRA	酶分析	减少ACV磷酸化	Burrel等[160]
A72S	PRA	酶分析	减少ACV磷酸化	Burrel等[160]
I101S	PRA	酶分析	减少ACV磷酸化	Burrel等[160]
Q105P	PRA	放射自显影，酶分析	TK-	Chatis和Crumpacker[259]，Tanaka等[260]
T131P	PRA，染料吸收测定	酶分析	TK low/alt	Gaudreau等[161]
L158P	PRA	酶分析	TK-	Harris等[256]
S182N	PRA	酶分析	TK ultralow	Tanaka等[260]
M183I	PRA	酶分析	减少ACV磷酸化	Burrel等[160]
G201D	PRA	酶分析	TK-	Harris等[256]
R223 h	PRA	酶分析	TK alt	Kit et al[261]
R271V	染料吸收测定	放射自显影	TK-	Gaudreau等[161]
P272S	染料吸收测定	放射自显影	TK-	Gaudreau等[161]
D273R	染料吸收测定	放射自显影	TK-	Gaudreau等[161]
C. VZV				
*ATP*结合位点/位点*1*（氨基酸*12-29*）				
G24E	DNA：DNA杂交	放射自显影	TK-	Boivin等[239]
K25R	DNA：DNA杂交	放射自显影	TK alt	Talarico等[241]
核苷结合位点/位点*4*（氨基酸*129-145*）				
D129N	DNA：DNA杂交	放射自显影	TK-	Talarico等[241]
R130Q	PRA	酶分析	TK alt	Sawyer等[262]，罗伯茨等[164]
R143G	DNA：DNA杂交，染料吸收测定	放射自显影，酶分析	TK-/alt	Talarico等[241]，Morfin等[240]
R143 k	DNA：DNA杂交	放射自显影	TK alt	Talarico等[241]
其他保存区域				
E48G	染料吸收测定	酶分析	TK-	Morfin等[240]
T256A	PRA	酶分析	TK-	Bryan等[243]
非保守区域				
E59G	DNA：DNA杂交	放射自显影	TK alt	Talarico等[241]
C90T	-	酶分析	TK low	Levin等[245]

ACV：阿昔洛韦；PRA：噬斑减少试验；TK：TK缺陷型；TK low：TK低生产者；TK alt：TK改变型。
[a]折叠变化计算为突变型重组病毒与野生型对应物的EC_{50}值之比。

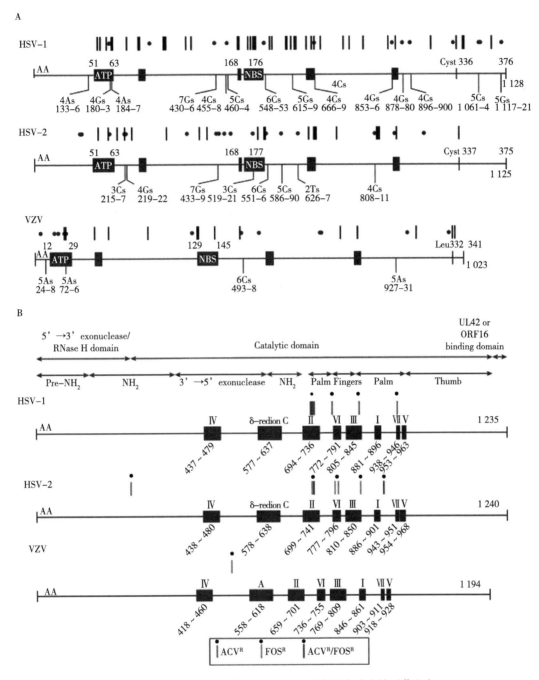

图72.4 临床HSV-1、HSV-2和VZV分离株中确定的耐药突变

（A）显示了HSV-1和HSV-2的*UL23*基因和VZV的*ORF36*基因中的突变导致对阿昔洛韦的耐药性。疱疹病毒科胸腺嘧啶核苷激酶的保守区域包括ATP结合位点（ATP）和核苷结合位点（NBS），用黑盒表示。竖线（丨）表示氨基酸取代，而点（实心圆）表示核苷酸的添加和/或缺失。均聚物运行以及涉及的核苷酸在垂直条的下方标出。（B）显示了HSV-1和HSV-2的*UL30*基因和VZV的*ORF28*基因中赋予对阿昔洛韦（ACV^R）和/或膦甲酸（FOS^R）的耐药性突变。黑匣子表示疱疹病毒科DNA聚合酶中的保守区域。在这些框的上方标示了与这些区域中的每一个对应的罗马数字（Ⅰ~Ⅶ）和δ区域C。竖条（丨）表示氨基酸取代。

4.4 耐药性HSV与VZV感染的管理

图72.5提出了一种用于由耐药性HSV突变体引起的感染管理的算法。在初始的高剂量口服ACV、VACV或FCV治疗开始后，由HSV引起的活动性病变持续存在7~10 d，但尺寸方面没有明显减小、非典型外观或卫星病变的出现提示治疗失败。当怀疑耐药时，应根据疾病的临床严重程

度考虑改变治疗方案。从免疫受损患者中分离出的大多数抗ACV菌株是TK缺陷型的，因此也对VACV和FCV有抗性。如果用口服药物治疗失败，第一步是开始高剂量的静脉注射 ACV（每8 h调整10 mg/kg，调整肾功能）。如果7 d后没有改善，则改用静脉注射 FOS（每8 h 40 mg/kg，肾功能不全的则剂量减少）。同时，如果患者治疗失败，则应提交病变分离物进行表型敏感性检测（如果需要，从ACV和FOS开始，然后是CDV）和/或*UL23/UL30*基因的基因型检测。如果HSV分离株在体外对ACV具有抗性标准剂量的静脉注射 ACV不具有临床益处，此时静脉注射 FOS应该继续。如果7~10 d后HSV疾病仍然没有改善，另一种选择可以是持续输注高剂量ACV（例如每小时1.5~2.0 mg/kg），因为它是抗ACV或耐多药的HSV感染的耐受性良好的替代品[276, 277]。静脉注射CDV已经显示出一些在免疫功能低下患者中治疗进行性ACV抗性和/或抗FOS黏膜皮肤HSV感染的疗效[278-281]，但未被批准用于该适应症。也可以考虑改用静脉注射 CDV（5 mg/kg，每周1次，持续3~4周）。

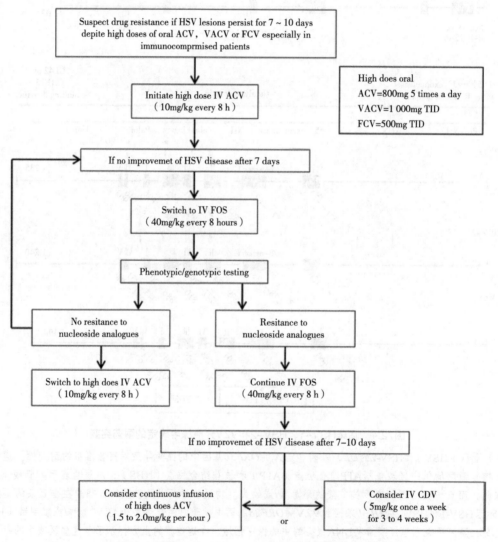

图72.5　用于处理疑似核苷类似物抗性HSV感染的建议算法

ACV：阿昔洛韦；VACV：伐昔洛韦；FCV：泛西洛维；FOS：膦甲酸钠；CDV：西多福韦；TID：每日3次；IV静脉注射。

含有1%FOS的局部外用乳膏可有效治疗对ACV无反应的皮肤黏膜感染[282]。CDV的局部制剂在耐药性皮肤黏膜HSV感染的治疗中也表现出功效[283-286]。尽管使用局部制剂可以避免与静脉注射FOS

和CDV相关的副作用，但它们还有商业化。含有5%咪喹莫特（一种免疫调节药物）的外用制剂可有效治疗艾滋病病毒感染者中由抗ACV和抗FOS的HSV-2分离株引起的复发性和严重皮肤黏膜损害[287]。三氟胸苷（一种抑制胸苷酸合成酶的氟化嘧啶核苷类似物）的1%局部溶液通常用于治疗对ACV无反应的眼部疱疹感染[288]。

在高剂量口服ACV开始后，VZV感染的临床症状持续存在超过10～14 d提示治疗失败，并且应根据疾病的临床严重程度考虑其他方案替代治疗[289]。编码TK蛋白的*ORF36*基因的基因型检测可以在需要时进行皮肤黏膜损伤或其他身体部位的活检[290]。主要在HIV感染者[17, 291]和一些肿瘤患者[243-245]中所描述的那样，FOS通常用于治疗由于疑似或确诊的ACV抗性突变引起的VZV感染。推荐的静脉注射剂量为每8 h 60 mg/kg，调整肾功能至少10 d或直至观察到完全病变愈合[289]。使用CDV治疗耐药性VZV疾病的临床经验非常有限[292]。

5　结论与展望

随着免疫受损对象数量的增加和抗病毒药物的长期使用，疱疹病毒之间的耐药性问题预计不会消退。显然，一些HCMV和HSV的耐药突变体是致病性的，并且可能导致严重免疫功能低下患者的显著发病率和死亡率。开发直接在临床标本中检测病毒突变序列的快速高效方法如焦磷酸测序[293]和超深度焦磷酸测序[44-46, 294]，将改善抗药性疱疹病毒感染的早期诊断。使用更强大的重组表型技术[61]和互联网数据库[51]将单个突变与其药物敏感性表型联系起来应该会导致更合理的治疗策略。

由于目前所有抗病毒药物都以病毒DNA pol为靶点，所以开发具有不同作用机制和充足安全性的新型抗疱疹化合物是重中之重。在这方面，一些有前景的化合物目前正在进行临床试验。CDV的口服生物可利用的脂质酯前药（即，十六烷氧基丙基-西多福韦，CMX001）可以避免母体药物的剂量限制性毒性，并提供安全的替代用于治疗免疫功能低下患者的抗ACV和GCV的疱疹病毒[295]。口服CMX001（布林-西多福韦）治疗显著降低了HSCT受者HCMV事件的发生率[296]。马立巴韦（Maribavir）是UL97激酶的竞争性抑制剂[297]。令人惊讶的是，用这种药物进行体外筛选后出现的突变最常见于*UL27*基因，而不常见于*UL97*基因。值得注意的是，在*UL97*基因中发现的突变与GCV耐药株中所描述的突变不同[298]，有些在保守激酶结构域外被检测到[19]。因此，马立巴韦保留针对GCV抗HCMV突变体的活性。在某些临床病例中报道了对这种药物的耐药性[299, 300]。最近，马立巴韦在Ⅲ期临床研究中面临一些限制[301]，但正在进行评估较高剂量的新试验。莱特莫韦Letermovir靶向HCMV的终止酶复合物并干扰病毒DNA串联体成熟[302, 303]。因此，赋予对莱特莫韦抗性的突变与编码HCMV终止酶的*UL56*基因作图[302, 304]。肺移植接受者已报道用莱特莫韦成功治疗多药耐药性HCMV感染[305]。在肾移植受者中，用莱特莫韦抢先治疗HCMV感染是有效的[306]。此外，用莱特莫韦预防HSCT受体中HCMV感染的发生率有效[307]。普瑞利韦（Pritelivir）是一种有效的口服生物可利用的解旋酶-引物酶抑制剂，在Ⅱ期临床试验中降低了生殖器HSV-2脱落率和病变天数[308]。在Ⅱ期试验中，双环核苷类似物FV-100和羧酸核苷类似物沃洛昔洛韦耐受良好并且对治疗带状疱疹有效[12, 309]。靶向核糖核苷酸还原酶，解旋酶-引物酶复合物和病毒DNA衣壳化过程的新型抗病毒药物正处于开发的较早阶段[310]。

参考文献

［1］　Andrei G，De Clercq E，Snoeck R. Drug targets in cytomegalovirus infection. Infect Disord Drug Targets. 2009；9：201-22.

［2］　Biron KK，Stanat SC，Sorrell JB，et al. Metabolic activation of the nucleoside analog 9-（［2-hydroxy-1-（hydroxymethyl）ethoxy］methyl）guanine in human diploid fibroblasts infected with human cytomegalovirus. Proc Natl Acad Sci U S A. 1985；82：2473-7.

［3］　Pescovitz MD，Rabkin J，Merion RM，et al. Valganciclovir results in improved oral absorption of ganciclovir in liver transplant recipients. Antimicrob Agents Chemother. 2000；44：2811-5.

［4］ Cihlar T，Chen MS. Identification of enzymes catalyzing two-step phosphorylation of cidofovir and the effect of cytomegalovirus infection on their activities in host cells. Mol Pharmacol. 1996；50：1502-10.

［5］ Xiong X，Smith JL，Kim C，et al. Kinetic analysis of the interaction of cidofovir diphosphate with human cytomegalovirus DNA polymerase. Biochem Pharmacol. 1996；51：1563-7.

［6］ Chrisp P，Clissold SP. Foscarnet. A review of its antiviral activity，pharmacokinetic properties and therapeutic use in immunocompromised patients with cytomegalovirus retinitis. Drugs. 1991；41：104-29.

［7］ Arthurs SK，Eid AJ，Pedersen RA，et al. Delayed-onset primary cytomegalovirus disease and the risk of allograft failure and mortality after kidney transplantation. Clin Infect Dis. 2008；46：840-6.

［8］ Limaye AP，Bakthavatsalam R，Kim HW，et al. Impact of cytomegalovirus in organ transplant recipients in the era of antiviral prophylaxis. Transplantation. 2006；81：1645-52.

［9］ Boeckh M，Boivin G. Quantitation of cytomegalovirus：methodologic aspects and clinical applications. Clin Microbiol Rev. 1998；11：533-54.

［10］ Razonable RR，Hayden RT. Clinical utility of viral load in management of cytomegalovirus infection after solid organ transplantation. Clin Microbiol Rev. 2013；26：703-27.

［11］ Singh N. Antiviral drugs for cytomegalovirus in transplant recipients：advantages of preemptive therapy. Rev Med Virol. 2006；16：281-7.

［12］ Andrei G，Snoeck R. Advances in the treatment of varicella-zoster virus infections. Adv Pharmacol. 2013；67：107-68.

［13］ Vere Hodge RA，Field HJ. Antiviral agents for herpes simplex virus. Adv Pharmacol. 2013；67：1-38.

［14］ Fyfe JA，Keller PM，Furman PA，et al. Thymidine kinase from herpes simplex virus phosphorylates the new antiviral compound，9-（2-hydroxyethoxymethyl）guanine. J Biol Chem. 1978；253：8721-7.

［15］ Reardon JE，Spector T. Herpes simplex virus type 1 DNA polymerase. Mechanism of inhibition by acyclovir triphosphate. J Biol Chem. 1989；264：7405-11.

［16］ Safrin S，Assaykeen T，Follansbee S，et al. Foscarnet therapy for acyclovir-resistant mucocutaneous herpes simplex virus infection in 26 AIDS patients：preliminary data. J Infect Dis. 1990；161：1078-84.

［17］ Safrin S，Berger TG，Gilson I，et al. Foscarnet therapy in five patients with AIDS and acyclovir-resistant varicella-zoster virus infection. Ann Intern Med. 1991；115：19-21.

［18］ Safrin S，Crumpacker C，Chatis P，et al. A controlled trial comparing foscarnet with vidarabine for acyclovir-resistant mucocutaneous herpes simplex in the acquired immunodeficiency syndrome. The AIDS Clinical Trials Group. N Engl J Med. 1991；325：551-5.

［19］ Chou S. Cytomegalovirus UL97 mutations in the era of ganciclovir and maribavir. Rev Med Virol. 2008；18：233-46.

［20］ Drew WL，Miner R，Saleh E. Antiviral susceptibility testing of cytomegalovirus：criteria for detecting resistance to antivirals. Clin Diagn Virol. 1993；1：179-85.

［21］ Chou S. Recombinant phenotyping of cytomegalovirus UL97 kinase sequence variants for ganciclovir resistance. Antimicrob Agents Chemother. 2010；54：2371-8.

［22］ Landry ML，Stanat S，Biron K，et al. A standardized plaque reduction assay for determination of drug susceptibilities of cytomegalovirus clinical isolates. Antimicrob Agents Chemother. 2000；44：688-92.

［23］ Dankner WM，Scholl D，Stanat SC，et al. Rapid antiviral DNA-DNA hybridization assay for human cytomegalovirus. J Virol Methods. 1990；28：293-8.

［24］ Schnepf N，Boiteau N，Petit F，et al. Rapid determination of antiviral drug susceptibility of human cytomegalovirus by real-time PCR. Antiviral Res. 2009；81：64-7.

［25］ Tatarowicz WA，Lurain NS，Thompson KD. In situ ELISA for the evaluation of antiviral compounds effective against human cytomegalovirus. J Virol Methods. 1991；35：207-15.

［26］ Kesson AM，Zeng F，Cunningham AL，et al. The use of flow cytometry to detect antiviral resistance in human cytomegalovirus. J Virol Methods. 1998；71：177-86.

［27］ Lee GC，Lee DG，Choi SM，et al. Use of time-saving flow cytometry for rapid determination of resistance of human cytomegalovirus to ganciclovir. J Clin Microbiol. 2005；43：5003-8.

［28］ McSharry JM，Lurain NS，Drusano GL，et al. Flow cytometric determination of ganciclovir susceptibilities of human cytomegalovirus clinical isolates. J Clin Microbiol. 1998；36：958-64.

［29］ Telenti A，Smith TF. Screening with a shell vial assay for antiviral activity against cytomegalovirus. Diagn Microbiol Infect Dis. 1989；12：5-8.

［30］ Gerna G，Baldanti F，Zavattoni M，et al. Monitoring of ganciclovir sensitivity of multiple human cytomegalovirus strains coinfecting blood of an AIDS patient by an immediate-early antigen plaque assay. Antiviral Res. 1992；19：333-45.

［31］ Gilbert C，Boivin G. Discordant phenotypes and genotypes of cytomegalovirus（CMV）in patients with AIDS and relapsing CMV retinitis. AIDS. 2003；17：337-41.

［32］ Hamprecht K，Eckle T，Prix L，et al. Ganciclovir-resistant cytomegalovirus disease after allogeneic stem cell transplantation：pitfalls of phenotypic diagnosis by in vitro selection of an UL97 mutant strain. J Infect Dis. 2003；187：139-43.

［33］ Chou S，Waldemer RH，Senters AE，et al. Cytomegalovirus UL97 phosphotransferase mutations that affect susceptibility to ganciclovir. J Infect Dis. 2002；185：162-9.

［34］ Lurain NS，Chou S. Antiviral drug resistance of human cytomegalovirus. Clin Microbiol Rev. 2010；23：689-712.

［35］ Chou S，Erice A，Jordan MC，et al. Analysis of the UL97 phosphotransferase coding sequence in clinical cytomegalovirus isolates and identification of mutations conferring ganciclovir resistance. J Infect Dis. 1995；171：576-83.

［36］ Hanson MN，Preheim LC，Chou S，et al. Novel mutation in the UL97 gene of a clinical cytomegalovirus strain conferring resistance to ganciclovir. Antimicrob Agents Chemother. 1995；39：1204-5.

［37］ Gohring K, Mikeler E, Jahn G, et al. Rapid simultaneous detection by real-time PCR of cytomegalovirus UL97 mutations in codons 460 and 520 conferring ganciclovir resistance. J Clin Microbiol. 2006；44：4541-4.

［38］ Gohring K, Mikeler E, Jahn G, et al. Rapid semiquantitative real-time PCR for the detection of human cytomegalovirus UL97 mutations conferring ganciclovir resistance. Antivir Ther. 2008；13：461-6.

［39］ Gilbert C, Bestman-Smith J, Boivin G. Resistance of herpesviruses to antiviral drugs：clinical impacts and molecular mechanisms. Drug Resist Updat. 2002；5：88-114.

［40］ Boivin G, Chou S, Quirk MR, et al. Detection of ganciclovir resistance mutations quantitation of cytomegalovirus（CMV）DNA in leukocytes of patients with fatal disseminated CMV disease. J Infect Dis. 1996；173：523-8.

［41］ Wolf DG, Smith IL, Lee DJ, et al. Mutations in human cytomegalovirus UL97 gene confer clinical resistance to ganciclovir and can be detected directly in patient plasma. J Clin Invest. 1995；95：257-63.

［42］ Schuurman R, Demeter L, Reichelderfer P, et al. Worldwide evaluation of DNA sequencing approaches for identification of drug resistance mutations in the human immunodeficiency virus type 1 reverse transcriptase. J Clin Microbiol. 1999；37：2291-6.

［43］ Metzker ML. Sequencing technologies—the next generation. Nat Rev Genet. 2010；11：31-46.

［44］ Chou S, Boivin G, Ives J, et al. Phenotypic evaluation of previously uncharacterized cytomegalovirus DNA polymerase sequence variants detected in a valganciclovir treatment trial. J Infect Dis. 2014；209：1219-26.

［45］ Chou S, Ercolani RJ, Sahoo MK, et al. Improved detection of emerging drug-resistant mutant cytomegalovirus subpopulations by deep sequencing. Antimicrob Agents Chemother. 2014；58：4697-702.

［46］ Sahoo MK, Lefterova MI, Yamamoto F, et al. Detection of cytomegalovirus drug resistance mutations by next-generation sequencing. J Clin Microbiol. 2013；51：3700-10.

［47］ Boutolleau D, Burrel S, Agut H. Genotypic characterization of human cytomegalovirus UL97 phosphotransferase natural polymorphism in the era of ganciclovir and maribavir. Antiviral Res. 2011；91：32-5.

［48］ Chou S, Lurain NS, Weinberg A, et al. Interstrain variation in the human cytomegalovirus DNA polymerase sequence and its effect on genotypic diagnosis of antiviral drug resistance. Adult AIDS Clinical Trials Group CMV Laboratories. Antimicrob Agents Chemother. 1999；43：1500-2.

［49］ Fillet AM, Auray L, Alain S, et al. Natural polymorphism of cytomegalovirus DNA polymerase lies in two nonconserved regions located between domains delta-C and II and between domains III and I. Antimicrob Agents Chemother. 2004；48：1865-8.

［50］ Lurain NS, Weinberg A, Crumpacker CS, et al. Sequencing of cytomegalovirus UL97 gene for genotypic antiviral resistance testing. Antimicrob Agents Chemother. 2001；45：2775-80.

［51］ Chevillotte M, von Einem J, Meier BM, et al. A new tool linking human cytomegalovirus drug resistance mutations to resistance phenotypes. Antiviral Res. 2010；85：318-27.

［52］ Baldanti F, Silini E, Sarasini A, et al. A three-nucleotide deletion in the UL97 open reading frame is responsible for the ganciclovir resistance of a human cytomegalovirus clinical isolate. J Virol. 1995；69：796-800.

［53］ Baldanti F, Underwood MR, Stanat SC, et al. Single amino acid changes in the DNA polymerase confer foscarnet resistance and slow-growth phenotype, while mutations in the UL97-encoded phosphotransferase confer ganciclovir resistance in three double-resistant human cytomegalovirus strains recovered from patients with AIDS. J Virol. 1996；70：1390-5.

［54］ Chou S, Marousek G, Guentzel S, et al. Evolution of mutations conferring multidrug resistance during prophylaxis and therapy for cytomegalovirus disease. J Infect Dis. 1997；176：786-9.

［55］ Cihlar T, Fuller MD, Cherrington JM. Characterization of drug resistance-associated mutations in the human cytomegalovirus DNA polymerase gene by using recombinant mutant viruses generated from overlapping DNA fragments. J Virol. 1998；72：5927-36.

［56］ Chou S, Lurain NS, Thompson KD, et al. Viral DNA polymerase mutations associated with drug resistance in human cytomegalovirus. J Infect Dis. 2003；188：32-9.

［57］ Martin M, Gilbert C, Covington E, et al. Characterization of human cytomegalovirus（HCMV）UL97 mutations found in a valganciclovir/ oral ganciclovir prophylactic trial by use of a bacterial artificial chromosome containing the HCMV genome. J Infect Dis. 2006；194：579-83.

［58］ Gilbert C, Boivin G. New reporter cell line to evaluate the sequential emergence of multiple human cytomegalovirus mutations during in vitro drug exposure. Antimicrob Agents Chemother. 2005；49：4860-6.

［59］ Chevillotte M, Schubert A, Mertens T, et al. Fluorescence-based assay for phenotypic characterization of human cytomegalovirus polymerase mutations regarding drug susceptibility and viral replicative fitness. Antimicrob Agents Chemother. 2009；53：3752-61.

［60］ Chou S, Van Wechel LC, Lichy HM, et al. Phenotyping of cytomegalovirus drug resistance mutations by using recombinant viruses incorporating a reporter gene. Antimicrob Agents Chemother. 2005；49：2710-5.

［61］ Drouot E, Piret J, Boivin G. Novel method based on "en passant" mutagenesis coupled with a Gaussia luciferase reporter assay for studying the combined effects of human cytomegalovirus mutations.J Clin Microbiol. 2013；51：3216-24.

［62］ Jabs DA. Ocular manifestations of HIV infection. Trans Am Ophthalmol Soc. 1995；93：623-83.

［63］ Jabs DA, Enger C, Dunn JP, et al. Cytomegalovirus retinitis and viral resistance：ganciclovir resistance. J Infect Dis. 1998；177：770-3.

［64］ Boivin G, Gilbert C, Gaudreau A, et al. Rate of emergence of cytomegalovirus（CMV）mutations in leukocytes of patients with acquired immunodeficiency syndrome who are receiving valganciclovir as induction and maintenance therapy for CMV retinitis. J Infect Dis. 2001；184：1598-602.

［65］ Jabs DA, Enger C, Forman M, et al. Incidence of foscarnet resistance and cidofovir resistance in patients treated for cytomegalovirus retinitis. The Cytomegalovirus Retinitis and Viral Resistance Study Group. Antimicrob Agents Chemother. 1998；42：2240-4.

［66］ Weinberg A, Jabs DA, Chou S, et al. Mutations conferring foscarnet resistance in a cohort of patients with acquired immunodeficiency syndrome and cytomegalovirus retinitis. J Infect Dis. 2003；187：777-84.

［67］ Drew WL. Cytomegalovirus disease in highly active antiretroviral therapy era. Curr Infect Dis Rep. 2003；5：257-65.

［68］ Nichols WG, Boeckh M. Cytomegalovirus infections. Curr Treat Opt Infect Dis. 2001; 3: 78-91.

［69］ Martin BK, Ricks MO, Forman MS, et al. Change over time in incidence of ganciclovir resistance in patients with cytomegalovirus retinitis. Clin Infect Dis. 2007; 44: 1001-8.

［70］ Sugar EA, Jabs DA, Ahuja A, et al. Incidence of cytomegalovirus retinitis in the era of highly active antiretroviral therapy. Am J Ophthalmol. 2012; 153: 1016-24.e5.

［71］ Bhorade SM, Lurain NS, Jordan A, et al. Emergence of ganciclovir-resistant cytomegalovirus in lung transplant recipients. J Heart Lung Transplant. 2002; 21: 1274-82.

［72］ Kruger RM, Shannon WD, Arens MQ, et al. The impact of ganciclovir-resistant cytomegalovirus infection after lung transplantation. Transplantation. 1999; 68: 1272-9.

［73］ Limaye AP, Raghu G, Koelle DM, et al. High incidence of ganciclovir-resistant cytomegalovirus infection among lung transplant recipients receiving preemptive therapy. J Infect Dis. 2002; 185: 20-7.

［74］ Lurain NS, Bhorade SM, Pursell KJ, et al. Analysis and characterization of antiviral drug-resistant cytomegalovirus isolates from solid organ transplant recipients. J Infect Dis. 2002; 186: 760-8.

［75］ Limaye AP, Corey L, Koelle DM, et al. Emergence of ganciclovir-resistant cytomegalovirus disease among recipients of solid-organ transplants. Lancet. 2000; 356: 645-9.

［76］ Baldanti F, Lilleri D, Campanini G, et al. Human cytomegalovirus double resistance in a donor-positive/recipient-negative lung transplant patient with an impaired CD4-mediated specific immune response. J Antimicrob Chemother. 2004; 53: 536-9.

［77］ Benz C, Holz G, Michel D, et al. Viral escape and T-cell immunity during ganciclovir treatment of cytomegalovirus infection: case report of a pancreatico-renal transplant recipient. Transplantation. 2003; 75: 724-7.

［78］ Limaye AP. Ganciclovir-resistant cytomegalovirus in organ transplant recipients. Clin Infect Dis. 2002; 35: 866-72.

［79］ Paya C, Humar A, Dominguez E, et al. Efficacy and safety of valganciclovir vs. oral ganciclovir for prevention of cytomegalovirus disease in solid organ transplant recipients. Am J Transplant. 2004; 4: 611-20.

［80］ Boivin G, Goyette N, Gilbert C, et al. Absence of cytomegalovirus-resistance mutations after valganciclovir prophylaxis, in a prospective multicenter study of solid-organ transplant recipients. J Infect Dis. 2004; 189: 1615-8.

［81］ Boivin G, Goyette N, Gilbert C, et al. Analysis of cytomegalovirus DNA polymerase (UL54) mutations in solid organ transplant patients receiving valganciclovir or ganciclovir prophylaxis. J Med Virol. 2005; 77: 425-9.

［82］ Boivin G, Goyette N, Gilbert C, et al. Clinical impact of ganciclovir-resistant cytomegalovirus infections in solid organ transplant patients. Transpl Infect Dis. 2005; 7: 166-70.

［83］ Humar A, Kumar D, Preiksaitis J, et al. A trial of valganciclovir prophylaxis for cytomegalovirus prevention in lung transplant recipients. Am J Transplant. 2005; 5: 1462-8.

［84］ Eid AJ, Arthurs SK, Deziel PJ, et al. Emergence of drug-resistant cytomegalovirus in the era of valganciclovir prophylaxis: therapeutic implications and outcomes. Clin Transplant. 2008; 22: 162-70.

［85］ Martin M, Goyette N, Ives J, et al. Incidence and characterization of cytomegalovirus resistance mutations among pediatric solid organ transplant patients who received valganciclovir prophylaxis. J Clin Virol. 2010; 47: 321-4.

［86］ Boivin G, Goyette N, Farhan M, et al. Incidence of cytomegalovirus UL97 and UL54 amino acid substitutions detected after 100 or 200 days of valganciclovir prophylaxis. J Clin Virol. 2012; 53: 208-13.

［87］ Myhre HA, Haug Dorenberg D, Kristiansen KI, et al. Incidence and outcomes of ganciclovir-resistant cytomegalovirus infections in 1244 kidney transplant recipients. Transplantation. 2011; 92: 217-23.

［88］ Couzi L, Helou S, Bachelet T, et al. High incidence of anticytomegalovirus drug resistance among D+R-kidney transplant recipients receiving preemptive therapy. Am J Transplant. 2012; 12: 202-9.

［89］ Asberg A, Humar A, Rollag H, et al. Oral valganciclovir is noninferior to intravenous ganciclovir for the treatment of cytomegalovirus disease in solid organ transplant recipients. Am J Transplant. 2007; 7: 2106-13.

［90］ Asberg A, Humar A, Jardine AG, et al. Long-term outcomes of CMV disease treatment with valganciclovir versus IV ganciclovir in solid organ transplant recipients. Am J Transplant. 2009; 9: 1205-13.

［91］ Boivin G, Goyette N, Rollag H, et al. Cytomegalovirus resistance in solid organ transplant recipients treated with intravenous ganciclovir or oral valganciclovir. Antivir Ther. 2009; 14: 697-704.

［92］ Pollack M, Heugel J, Xie H, et al. An international comparison of current strategies to prevent herpesvirus and fungal infections in hematopoietic cell transplant recipients. Biol Blood Marrow Transplant. 2011; 17: 664-73.

［93］ Gilbert C, Roy J, Belanger R, et al. Lack of emergence of cytomegalovirus UL97 mutations conferring ganciclovir (GCV) resistance following preemptive GCV therapy in allogeneic stem cell transplant recipients. Antimicrob Agents Chemother. 2001; 45: 3669-71.

［94］ Nichols WG, Corey L, Gooley T, et al. Rising pp 65 antigenemia during preemptive anticytomegalovirus therapy after allogeneic hematopoietic stem cell transplantation: risk factors, correlation with DNA load, and outcomes. Blood. 2001; 97: 867-74.

［95］ Allice T, Busca A, Locatelli F, et al. Valganciclovir as pre-emptive therapy for cytomegalovirus infection post-allogenic stem cell transplantation: implications for the emergence of drug-resistant cytomegalovirus. J Antimicrob Chemother. 2009; 63: 600-8.

［96］ Hantz S, Garnier-Geoffroy F, Mazeron MC, et al. Drug-resistant cytomegalovirus in transplant recipients: a French cohort study. J Antimicrob Chemother. 2010; 65: 2628-40.

［97］ van der Beek MT, Marijt EW, Vossen AC, et al. Failure of pre-emptive treatment of cytomegalovirus infections and antiviral resistance in stem cell transplant recipients. Antivir Ther. 2012; 17: 45-51.

［98］ Shmueli E, Or R, Shapira MY, et al. High rate of cytomegalovirus drug resistance among patients receiving preemptive antiviral treatment after haploidentical stem cell transplantation. J Infect Dis. 2014; 209: 557-61.

［99］ Eckle T, Prix L, Jahn G, et al. Drug-resistant human cytomegalovirus infection in children after allogeneic stem cell transplantation may have different clinical outcomes. Blood. 2000; 96: 3286-9.

［100］ Wolf DG, Yaniv I, Honigman A, et al. Early emergence of ganciclovir-resistant human cytomegalovirus strains in children with primary combined immunodeficiency. J Infect Dis. 1998；178：535-8.

［101］ Erice A. Resistance of human cytomegalovirus to antiviral drugs. Clin Microbiol Rev. 1999；12：286-97.

［102］ Hanks SK, Quinn AM, Hunter T. The protein kinase family：conserved features and deduced phylogeny of the catalytic domains. Science. 1988；241：42-52.

［103］ Prichard MN, Gao N, Jairath S, et al. A recombinant human cytomegalovirus with a large deletion in UL97 has a severe replication deficiency. J Virol. 1999；73：5663-70.

［104］ Komatsu TE, Pikis A, Naeger LK, et al. Resistance of human cytomegalovirus to ganciclovir/valganciclovir：a comprehensive review of putative resistance pathways. Antiviral Res. 2014；101：12-25.

［105］ Jabs DA, Martin BK, Forman MS, et al. Longitudinal observations on mutations conferring ganciclovir resistance in patients with acquired immunodeficiency syndrome and cytomegalovirus retinitis：The Cytomegalovirus and Viral Resistance Study Group Report Number 8. Am J Ophthalmol. 2001；132：700-10.

［106］ Drew WL, Paya CV, Emery V. Cytomegalovirus（CMV）resistance to antivirals. Am J Transplant. 2001；1：307-12.

［107］ Marfori JE, Exner MM, Marousek GI, et al. Development of new cytomegalovirus UL97 and DNA polymerase mutations conferring drug resistance after valganciclovir therapy in allogeneic stem cell recipients. J Clin Virol. 2007；38：120-5.

［108］ Zhang Y, Zhao Z, Sun J, et al. A new mutation in the human cytomegalovirus UL97 gene may confer ganciclovir resistance in Chinese kidney transplant recipients. Arch Virol. 2013；158：247-50.

［109］ Bourgeois C, Sixt N, Bour JB, et al. Value of a ligase chain reaction assay for detection of ganciclovir resistance-related mutation 594 in UL97 gene of human cytomegalovirus. J Virol Methods. 1997；67：167-75.

［110］ Chou S, Meichsner CL. A nine-codon deletion mutation in the cytomegalovirus UL97 phosphotransferase gene confers resistance to ganciclovir. Antimicrob Agents Chemother. 2000；44：183-5.

［111］ Faizi Khan R, Mori S, Eizuru Y, et al. Genetic analysis of a ganciclovir-resistant human cytomegalovirus mutant. Antiviral Res. 1998；40：95-103.

［112］ Baldanti F, Underwood MR, Talarico CL, et al. The Cys607-->Tyr change in the UL97 phosphotransferase confers ganciclovir resistance to two human cytomegalovirus strains recovered from two immunocompromised patients. Antimicrob Agents Chemother. 1998；42：444-6.

［113］ Fischer L, Laib Sampaio K, Jahn G, et al. Generation and characterization of a GCV resistant HCMV UL97-mutation and a drug sensitive UL54-mutation. Antiviral Res. 2013；100：575-7.

［114］ Emery VC, Cope AV, Bowen EF, et al. The dynamics of human cytomegalovirus replication in vivo. J Exp Med. 1999；190：177-82.

［115］ Gill RB, Frederick SL, Hartline CB, et al. Conserved retinoblastoma protein-binding motif in human cytomegalovirus UL97 kinase minimally impacts viral replication but affects susceptibility to maribavir. Virol J. 2009；6：9.

［116］ Martin M, Goyette N, Boivin G. Contrasting effects on ganciclovir susceptibility and replicative capacity of two mutations at codon 466 of the human cytomegalovirus UL97 gene. J Clin Virol. 2010；49：296-8.

［117］ Wong SW, Wahl AF, Yuan PM, et al. Human DNA polymerase alpha gene expression is cell proliferation dependent and its primary structure is similar to both prokaryotic and eukaryotic replicative DNA polymerases. EMBO J. 1988；7：37-47.

［118］ Zhang J, Chung DW, Tan CK, et al. Primary structure of the catalytic subunit of calf thymus DNA polymerase delta：sequence similarities with other DNA polymerases. Biochemistry. 1991；30：11742-50.

［119］ Scott GM, Weinberg A, Rawlinson WD, et al. Multidrug resistance conferred by novel DNA polymerase mutations in human cytomegalovirus isolates. Antimicrob Agents Chemother. 2007；51：89-94.

［120］ Hantz S, Cotin S, Borst E, et al. Novel DNA polymerase mutations conferring cytomegalovirus resistance：input of BAC-recombinant phenotyping and 3D model. Antiviral Res. 2013；98：130-4.

［121］ Chou S. Phenotypic diversity of cytomegalovirus DNA polymerase gene variants observed after antiviral therapy. J Clin Virol. 2011；50：287-91.

［122］ Ducancelle A, Champier G, Alain S, et al. A novel mutation in the UL54 gene of human cytomegalovirus isolates that confers resistance to foscarnet. Antivir Ther. 2006；11：537-40.

［123］ Cihlar T, Fuller MD, Mulato AS, et al. A point mutation in the human cytomegalovirus DNA polymerase gene selected in vitro by cidofovir confers a slow replication phenotype in cell culture. Virology. 1998；248：382-93.

［124］ Chou S, Marousek G, Li S, et al. Contrasting drug resistance phenotypes resulting from cytomegalovirus DNA polymerase mutations at the same exonuclease locus. J Clin Virol. 2008；43：107-9.

［125］ Drouot E, Piret J, Lebel MH, et al. Characterization of multiple cytomegalovirus drug resistance mutations detected in a haematopoietic stem cell transplant recipient by recombinant phenotyping. J Clin Microbiol. 2014；52：4043-6.

［126］ Springer KL, Chou S, Li S, et al. How evolution of mutations conferring drug resistance affects viral dynamics and clinical outcomes of cytomegalovirus-infected hematopoietic cell transplant recipients. J Clin Microbiol. 2005；43：208-13.

［127］ Mousavi-Jazi M, Schloss L, Drew WL, et al. Variations in the cytomegalovirus DNA polymerase and phosphotransferase genes in relation to foscarnet and ganciclovir sensitivity. J Clin Virol. 2001；23：1-15.

［128］ Shapira MY, Resnick IB, Chou S, et al. Artesunate as a potent antiviral agent in a patient with late drug-resistant cytomegalovirus infection after hematopoietic stem cell transplantation. Clin Infect Dis. 2008；46：1455-7.

［129］ Chou S, Marousek G, Parenti DM, et al. Mutation in region III of the DNA polymerase gene conferring foscarnet resistance in cytomegalovirus isolates from 3 subjects receiving prolonged antiviral therapy. J Infect Dis. 1998；178：526-30.

［130］ Chou S, Marousek GI, Van Wechel LC, et al. Growth and drug resistance phenotypes resulting from cytomegalovirus DNA polymerase region III mutations observed in clinical specimens. Antimicrob Agents Chemother. 2007；51：4160-2.

［131］ Chou S, Miner RC, Drew WL. A deletion mutation in region V of the cytomegalovirus DNA polymerase sequence confers multidrug resistance. J Infect Dis. 2000；182：1765-8.

489

［132］ Sullivan V, Biron KK, Talarico C, et al. A point mutation in the human cytomegalovirus DNA polymerase gene confers resistance to ganciclovir and phosphonylmethoxyalkyl derivatives. Antimicrob Agents Chemother. 1993；37：19-25.

［133］ Erice A, Gil-Roda C, Perez JL, et al. Antiviral susceptibilities and analysis of UL97 and DNA polymerase sequences of clinical cytomegalovirus isolates from immunocompromised patients. J Infect Dis. 1997；175：1087-92.

［134］ Jabs DA, Martin BK, Forman MS, et al. Mutations conferring ganciclovir resistance in a cohort of patients with acquired immunodeficiency syndrome and cytomegalovirus retinitis. J Infect Dis. 2001；183：333-7.

［135］ Smith IL, Cherrington JM, Jiles RE, et al. High-level resistance of cytomegalovirus to ganciclovir is associated with alterations in both the UL97 and DNA polymerase genes. J Infect Dis. 1997；176：69-77.

［136］ Gerna G, Sarasini A, Lilleri D, et al. In vitro model for the study of the dissociation of increasing antigenemia and decreasing DNAemia and viremia during treatment of human cytomegalovirus infection with ganciclovir in transplant recipients. J Infect Dis. 2003；188：1639-47.

［137］ Hu H, Jabs DA, Forman MS, et al. Comparison of cytomegalovirus（CMV）UL97 gene sequences in the blood and vitreous of patients with acquired immunodeficiency syndrome and CMV retinitis. J Infect Dis. 2002；185：861-7.

［138］ Frange P, Boutolleau D, Leruez-Ville M, et al. Temporal and spatial compartmentalization of drug-resistant cytomegalovirus（CMV）in a child with CMV meningoencephalitis：implications for sampling in molecular diagnosis. J Clin Microbiol. 2013；51：4266-9.

［139］ Jeong TD, Sung H, Choi SH, et al. Cytomegalovirus ventriculoencephalitis with compartmentalization of antiviral-resistant cytomegalovirus in a T cell-depleted haploidentical peripheral blood stem cell transplant recipient. Diagn Microbiol Infect Dis. 2012；74：307-10.

［140］ Liu W, Kuppermann BD, Martin DF, et al. Mutations in the cytomegalovirus UL97 gene associated with ganciclovir-resistant retinitis. J Infect Dis. 1998；177：1176-81.

［141］ Kotton CN, Kumar D, Caliendo AM, et al. Updated international consensus guidelines on the management of cytomegalovirus in solid-organ transplantation. Transplantation. 2013；96：333-60.

［142］ Gracia-Ahufinger I, Gutierrez-Aroca J, Cordero E, et al. Use of high-dose ganciclovir for the treatment of cytomegalovirus replication in solid organ transplant patients with ganciclovir resistance-inducing mutations. Transplantation. 2013；95：1015-20.

［143］ Drew WL. Is combination antiviral therapy for CMV superior to monotherapy? J Clin Virol. 2006；35：485-8.

［144］ Lisboa LF, Asberg A, Kumar D, et al. The clinical utility of whole blood versus plasma cytomegalovirus viral load assays for monitoring therapeutic response. Transplantation. 2011；91：231-6.

［145］ Le Page AK, Jager MM, Iwasenko JM, et al. Clinical aspects of cytomegalovirus antiviral resistance in solid organ transplant recipients. Clin Infect Dis. 2013；56：1018-29.

［146］ Einsele H, Kapp M, Grigoleit GU. CMV-specific T cell therapy. Blood Cells Mol Dis. 2008；40：71-5.

［147］ Kaptein SJ, Efferth T, Leis M, et al. The anti-malaria drug artesunate inhibits replication of cytomegalovirus in vitro and in vivo. Antiviral Res. 2006；69：60-9.

［148］ Chou S, Marousek G, Auerochs S, et al. The unique antiviral activity of artesunate is broadly effective against human cytomegaloviruses including therapy-resistant mutants. Antiviral Res. 2011；92：364-8.

［149］ Efferth T, Marschall M, Wang X, et al. Antiviral activity of artesunate towards wild-type, recombinant, and ganciclovir-resistant human cytomegaloviruses. J Mol Med（Berl）. 2002；80：233-42.

［150］ Efferth T, Romero MR, Wolf DG, et al. The antiviral activities of artemisinin and artesunate. Clin Infect Dis. 2008；47：804-11.

［151］ Lau PK, Woods ML, Ratanjee SK, et al. Artesunate is ineffective in controlling valganciclovir-resistant cytomegalovirus infection. Clin Infect Dis. 2011；52：279.

［152］ Germi R, Mariette C, Alain S, et al. Success and failure of artesunate treatment in five transplant recipients with disease caused by drug-resistant cytomegalovirus. Antiviral Res. 2014；101：57-61.

［153］ Chong AS, Zeng H, Knight DA, et al. Concurrent antiviral and immunosuppressive activities of leflunomide in vivo. Am J Transplant. 2006；6：69-75.

［154］ Waldman WJ, Knight DA, Lurain NS, et al. Novel mechanism of inhibition of cytomegalovirus by the experimental immunosuppressive agent leflunomide. Transplantation. 1999；68：814-25.

［155］ Avery RK, Mossad SB, Poggio E, et al. Utility of leflunomide in the treatment of complex cytomegalovirus syndromes. Transplantation. 2010；90：419-26.

［156］ Verkaik NJ, Hoek RA, van Bergeijk H, et al. Leflunomide as part of the treatment for multidrug-resistant cytomegalovirus disease after lung transplantation：case report and review of the literature. Transpl Infect Dis. 2013；15：E243-9.

［157］ Nashan B, Gaston R, Emery V, et al. Review of cytomegalovirus infection findings with mammalian target of rapamycin inhibitor-based immunosuppressive therapy in de novo renal transplant recipients. Transplantation. 2012；93：1075-85.

［158］ Ozaki KS, Camara NO, Nogueira E, et al. The use of sirolimus in ganciclovir-resistant cytomegalovirus infections in renal transplant recipients. Clin Transplant. 2007；21：675-80.

［159］ Sabe N, Gonzalez-Costello J, Rama I, et al. Successful outcome of ganciclovir-resistant cytomegalovirus infection in organ transplant recipients after conversion to mTOR inhibitors. Transpl Int. 2012；25：e78-82.

［160］ Burrel S, Bonnafous P, Hubacek P, et al. Impact of novel mutations of herpes simplex virus 1 and 2 thymidine kinases on acyclovir phosphorylation activity. Antiviral Res. 2012；96：386-90.

［161］ Gaudreau A, Hill E, Balfour Jr HH, et al. Phenotypic and genotypic characterization of acyclovir-resistant herpes simplex viruses from immunocompromised patients. J Infect Dis. 1998；178：297-303.

［162］ Malartre N, Boulieu R, Falah N, et al. Effects of mutations on herpes simplex virus 1 thymidine kinase functionality：an in vitro assay based on detection of monophosphate forms of acyclovir and thymidine using HPLC/DAD. Antiviral Res. 2012；95：224-8.

［163］ Pottage JC, Kessler HA. Herpes simplex virus resistance to acyclovir：clinical relevance. Infect Agents Dis. 1995；4：115-24.

［164］ Roberts GB, Fyfe JA, Gaillard RK, et al. Mutant varicella-zoster virus thymidine kinase：correlation of clinical resistance and enzyme impairment. J Virol. 1991；65：6407-13.

[165] Sauerbrei A，Liermann K，Bohn K，et al. Significance of amino acid substitutions in the thymidine kinase gene of herpes simplex virus type 1 for resistance. Antiviral Res. 2012；96：105-7.

[166] Sauerbrei A，Vodisch S，Bohn K，et al. Screening of herpes simplex virus type 1 isolates for acyclovir resistance using DiviTum^R assay. J Virol Methods. 2013；188：70-2.

[167] Morfin F，Souillet G，Bilger K，et al. Genetic characterization of thymidine kinase from acyclovir-resistant and-susceptible herpes simplex virus type 1 isolated from bone marrow transplant recipients. J Infect Dis. 2000；182：290-3.

[168] Efstathiou S，Kemp S，Darby G，et al. The role of herpes simplex virus type 1 thymidine kinase in pathogenesis. J Gen Virol. 1989；70：869-79.

[169] Chen SH，Cook WJ，Grove KL，et al. Human thymidine kinase can functionally replace herpes simplex virus type 1 thymidine kinase for viral replication in mouse sensory ganglia and reactivation from latency upon explant. J Virol. 1998；72：6710-5.

[170] Coen DM. Acyclovir-resistant，pathogenic herpesviruses. Trends Microbiol. 1994；2：481-5.

[171] Chen SH，Pearson A，Coen DM，et al. Failure of thymidine kinase-negative herpes simplex virus to reactivate from latency following efficient establishment. J Virol. 2004；78：520-3.

[172] Coen DM，Kosz-Vnenchak M，Jacobson JG，et al. Thymidine kinase-negative herpes simplex virus mutants establish latency in mouse trigeminal ganglia but do not reactivate. Proc Natl Acad Sci U S A. 1989；86：4736-40.

[173] Tenser RB，Hay KA，Edris WA. Latency-associated transcript but not reactivatable virus is present in sensory ganglion neurons after inoculation of thymidine kinase-negative mutants of herpes simplex virus type 1. J Virol. 1989；63：2861-5.

[174] Wilcox CL，Crnic LS，Pizer LI. Replication，latent infection，and reactivation in neuronal culture with a herpes simplex virus thymidine kinase-negative mutant. Virology. 1992；187：348-52.

[175] Besecker MI，Furness CL，Coen DM，et al. Expression of extremely low levels of thymidine kinase from an acyclovir-resistant herpes simplex virus mutant supports reactivation from latently infected mouse trigeminal ganglia. J Virol. 2007；81：8356-60.

[176] Sasadeusz JJ，Sacks SL. Spontaneous reactivation of thymidine kinase-deficient，acyclovir-resistant type-2 herpes simplex virus：masked heterogeneity or reversion? J Infect Dis. 1996；174：476-82.

[177] van Velzen M，van Loenen FB，Meesters RJ，et al. Latent acyclovir-resistant herpes simplex virus type 1 in trigeminal ganglia of immunocompetent individuals. J Infect Dis. 2012；205：1539-43.

[178] Andrei G，Fiten P，Froeyen M，et al. DNA polymerase mutations in drug-resistant herpes simplex virus mutants determine in vivo neurovirulence and drug-enzyme interactions. Antivir Ther. 2007；12：719-32.

[179] Dambrosi S，Martin M，Yim K，et al. Neurovirulence and latency of drug-resistant clinical herpes simplex viruses in animal models. J Med Virol. 2010；82：1000-6.

[180] Field HJ，Darby G. Pathogenicity in mice of strains of herpes simplex virus which are resistant to acyclovir in vitro and in vivo. Antimicrob Agents Chemother. 1980；17：209-16.

[181] Pelosi E，Rozenberg F，Coen DM，et al. A herpes simplex virus DNA polymerase mutation that specifically attenuates neurovirulence in mice. Virology. 1998；252：364-72.

[182] Martin JL，Ellis MN，Keller PM，et al. Plaque autoradiography assay for the detection and quantitation of thymidine kinase-deficient and thymidine kinase-altered mutants of herpes simplex virus in clinical isolates. Antimicrob Agents Chemother. 1985；28：181-7.

[183] Swierkosz EM，Hodinka RL，Moore BM，et al. In：Antiviral susceptibility testing：herpes simplex virus by plaque reduction assay；Approved standard. Wayne，PA：Clinical and Laboratory Standards Institute；2004.

[184] Fillet AM，Dumont B，Caumes E，et al. Acyclovir-resistant varicella-zoster virus：phenotypic and genetic characterization. J Med Virol. 1998；55：250-4.

[185] Sauerbrei A，Eichhorn U，Schacke M，et al. Laboratory diagnosis of herpes zoster. J Clin Virol. 1999；14：31-6.

[186] Saint-Leger E，Caumes E，Breton G，et al. Clinical and virologic characterization of acyclovir-resistant varicella-zoster viruses isolated from 11 patients with acquired immunodeficiency syndrome. Clin Infect Dis. 2001；33：2061-7.

[187] Morfin F，Thouvenot D. Herpes simplex virus resistance to antiviral drugs. J Clin Virol. 2003；26：29-37.

[188] Bestman-Smith J，Boivin G. Drug resistance patterns of recombinant herpes simplex virus DNA polymerase mutants generated with a set of overlapping cosmids and plasmids. J Virol. 2003；77：7820-9.

[189] Sergerie Y，Boivin G. Thymidine kinase mutations conferring acyclovir resistance in herpes simplex type 1 recombinant viruses. Antimicrob Agents Chemother. 2006；50：3889-92.

[190] Tanaka M，Kagawa H，Yamanashi Y，et al. Construction of an excisable bacterial artificial chromosome containing a full-length infectious clone of herpes simplex virus type 1：viruses reconstituted from the clone exhibit wild-type properties in vitro and in vivo. J Virol. 2003；77：1382-91.

[191] Bacon TH，Boon RJ，Schultz M，et al. Surveillance for antiviral-agent-resistant herpes simplex virus in the general population with recurrent herpes labialis. Antimicrob Agents Chemother. 2002；46：3042-4.

[192] Bacon TH，Levin MJ，Leary JJ，et al. Herpes simplex virus resistance to acyclovir and penciclovir after two decades of antiviral therapy. Clin Microbiol Rev. 2003；16：114-28.

[193] Boon RJ，Bacon TH，Robey HL，et al. Antiviral susceptibilities of herpes simplex virus from immunocompetent subjects with recurrent herpes labialis：a UK-based survey. J Antimicrob Chemother. 2000；46：324-5.

[194] Christophers J，Clayton J，Craske J，et al. Survey of resistance of herpes simplex virus to acyclovir in northwest England. Antimicrob Agents Chemother. 1998；42：868-72.

[195] Danve-Szatanek C，Aymard M，Thouvenot D，et al. Surveillance network for herpes simplex virus resistance to antiviral drugs：3-year follow-up. J Clin Microbiol. 2004；42：242-9.

[196] Fife KH，Crumpacker CS，Mertz GJ，et al. Recurrence and resistance patterns of herpes simplex virus following cessation of >or=6 years

of chronic suppression with acyclovir. Acyclovir StudyGroup. J Infect Dis. 1994；169：1338-41.

[197] Mertz GJ, Jones CC, Mills J, et al. Long-term acyclovir suppression of frequently recurring genital herpes simplex virus infection. A multicenter double-blind trial. JAMA. 1988；260：201-6.

[198] Stranska R, Schuurman R, Nienhuis E, et al. Survey of acyclovir-resistant herpes simplex virus in the Netherlands：prevalence and characterization. J Clin Virol. 2005；32：7-18.

[199] Whitley RJ, Gnann Jr JW. Acyclovir：a decade later. N Engl J Med. 1992；327：782-9.

[200] Kost RG, Hill EL, Tigges M, et al. Brief report：recurrent acyclovir-resistant genital herpes in an immunocompetent patient. N Engl J Med. 1993；329：1777-82.

[201] Swetter SM, Hill EL, Kern ER, et al. Chronic vulvar ulceration in an immunocompetent woman due to acyclovir-resistant, thymidine kinase-deficient herpes simplex virus. J Infect Dis. 1998；177：543-50.

[202] Gupta R, Hill EL, McClernon D, et al. Acyclovir sensitivity of sequential herpes simplex virus type 2 isolates from the genital mucosa of immunocompetent women. J Infect Dis. 2005；192：1102-7.

[203] Duan R, de Vries RD, Osterhaus AD, et al. Acyclovir-resistant corneal HSV-1 isolates from patients with herpetic keratitis. J Infect Dis. 2008；198：659-63.

[204] Burrel S, Boutolleau D, Azar G, et al. Phenotypic and genotypic characterization of acyclovir-resistant corneal HSV-1 isolates from immunocompetent patients with recurrent herpetic keratitis. J Clin Virol. 2013；58：321-4.

[205] James SH, Prichard MN. A possible pitfall in acyclovir prophylaxis for recurrent herpetic keratitis? J Infect Dis. 2013；208：1353-5.

[206] Pan D, Kaye SB, Hopkins M, et al. Common and new acyclovir resistant herpes simplex virus-1 mutants causing bilateral recurrent herpetic keratitis in an immunocompetent patient. J Infect Dis. 2014；209：345-9.

[207] van Velzen M, Missotten T, van Loenen FB, et al. Acyclovir-resistant herpes simplex virus type 1 in intra-ocular fluid samples of herpetic uveitis patients. J Clin Virol. 2013；57：215-21.

[208] Andrei G, Snoeck R. Herpes simplex virus drug-resistance：new mutations and insights. Curr Opin Infect Dis. 2013；26：551-60.

[209] Boivin G, Erice A, Crane DD, et al. Acyclovir susceptibilities of herpes simplex virus strains isolated from solid organ transplant recipients after acyclovir or ganciclovir prophylaxis. Antimicrob Agents Chemother. 1993；37：357-9.

[210] Chen Y, Scieux C, Garrait V, et al. Resistant herpes simplex virus type 1 infection：an emerging concern after allogeneic stem cell transplantation. Clin Infect Dis. 2000；31：927-35.

[211] Englund JA, Zimmerman ME, Swierkosz EM, et al. Herpes simplex virus resistant to acyclovir. A study in a tertiary care center. Ann Intern Med. 1990；112：416-22.

[212] Erlich KS, Mills J, Chatis P, et al. Acyclovir-resistant herpes simplex virus infections in patients with the acquired immunodeficiency syndrome. N Engl J Med. 1989；320：293-6.

[213] Hill EL, Hunter GA, Ellis MN. In vitro and in vivo characterization of herpes simplex virus clinical isolates recovered from patients infected with human immunodeficiency virus. Antimicrob Agents Chemother. 1991；35：2322-8.

[214] Wade JC, Newton B, McLaren C, et al. Intravenous acyclovir to treat mucocutaneous herpes simplex virus infection after marrow transplantation：a double-blind trial. Ann Intern Med. 1982；96：265-9.

[215] Levin MJ, Bacon TH, Leary JJ. Resistance of herpes simplex virus infections to nucleoside analogues in HIV-infected patients. Clin Infect Dis. 2004；39 Suppl 5：S248-57.

[216] DeJesus E, Wald A, Warren T, et al. Valacyclovir for the suppression of recurrent genital herpes in human immunodeficiency virus-infected subjects. J Infect Dis. 2003；188：1009-16.

[217] Reyes M, Shaik NS, Graber JM, et al. Acyclovir-resistant genital herpes among persons attending sexually transmitted disease and human immunodeficiency virus clinics. Arch Intern Med. 2003；163：76-80.

[218] Lolis MS, Gonzalez L, Cohen PJ, et al. Drug-resistant herpes simplex virus in HIV infected patients. Acta Dermatovenerol Croat. 2008；16：204-8.

[219] Ziyaeyan M, Alborzi A, Japoni A, et al. Frequency of acyclovir-resistant herpes simplex viruses isolated from the general immunocompetent population and patients with acquired immunodeficiency syndrome. Int J Dermatol. 2007；46：1263-6.

[220] Chakrabarti S, Pillay D, Ratcliffe D, et al. Resistance to antiviral drugs in herpes simplex virus infections among allogeneic stem cell transplant recipients：risk factors and prognostic significance. J Infect Dis. 2000；181：2055-8.

[221] Erard V, Wald A, Corey L, et al. Use of long-term suppressive acyclovir after hematopoietic stem-cell transplantation：impact on herpes simplex virus（HSV）disease and drug-resistant HSV disease. J Infect Dis. 2007；196：266-70.

[222] Frangoul H, Wills M, Crossno C, et al. Acyclovir-resistant herpes simplex virus pneumonia post-unrelated stem cell transplantation：a word of caution. Pediatr Transplant. 2007；11：942-4.

[223] Wade JC, McLaren C, Meyers JD. Frequency and significance of acyclovir-resistant herpes simplex virus isolated from marrow transplant patients receiving multiple courses of treatment with acyclovir. J Infect Dis. 1983；148：1077-82.

[224] Williamson EC, Millar MR, Steward CG, et al. Infections in adults undergoing unrelated donor bone marrow transplantation. Br J Haematol. 1999；104：560-8.

[225] Langston AA, Redei I, Caliendo AM, et al. Development of drug-resistant herpes simplex virus infection after haploidentical hematopoietic progenitor cell transplantation. Blood. 2002；99：1085-8.

[226] Morfin F, Bilger K, Boucher A, et al. HSV excretion after bone marrow transplantation：a 4-year survey. J Clin Virol. 2004；30：341-5.

[227] Malvy D, Treilhaud M, Bouee S, et al. A retrospective, case-control study of acyclovir resistance in herpes simplex virus. Clin Infect Dis. 2005；41：320-6.

[228] Schulte EC, Sauerbrei A, Hoffmann D, et al. Acyclovir resistance in herpes simplex encephalitis. Ann Neurol. 2010；67：830-3.

[229] Bendel AE, Gross TG, Woods WG, et al. Failure of foscarnet in disseminated herpes zoster. Lancet. 1993；341：1342.

[230] Collins P, Larder BA, Oliver NM, et al. Characterization of a DNA polymerase mutant of herpes simplex virus from a severely

immunocompromised patient receiving acyclovir. J Gen Virol. 1989；70：375-82.

［231］ Fillet AM，Visse B，Caumes E，et al. Foscarnet-resistant multidermatomal zoster in a patient with AIDS. Clin Infect Dis. 1995；21：1348-9.

［232］ Hwang CB，Ruffner KL，Coen DM. A point mutation within a distinct conserved region of the herpes simplex virus DNA polymerase gene confers drug resistance. J Virol. 1992；66：1774-6.

［233］ Safrin S，Elbeik T，Phan L，et al. Correlation between response to acyclovir and foscarnet therapy and in vitro susceptibility result for isolates of herpes simplex virus from human immunodeficiency virus-infected patients. Antimicrob Agents Chemother. 1994；38：1246-50.

［234］ Safrin S，Kemmerly S，Plotkin B，et al. Foscarnet-resistant herpes simplex virus infection in patients with AIDS. J Infect Dis. 1994；169：193-6.

［235］ Saijo M，Yasuda Y，Yabe H，et al. Bone marrow transplantation in a child with Wiskott-Aldrich syndrome latently infected with acyclovir-resistant （ACV（r）） herpes simplex virus type 1：emergence of foscarnet-resistant virus originating from the ACV（r） virus. J Med Virol. 2002；68：99-104.

［236］ Schmit I，Boivin G. Characterization of the DNA polymerase and thymidine kinase genes of herpes simplex virus isolates from AIDS patients in whom acyclovir and foscarnet therapy sequentially failed. J Infect Dis. 1999；180：487-90.

［237］ Bestman-Smith J，Boivin G. Herpes simplex virus isolates with reduced adefovir susceptibility selected in vivo by foscarnet therapy. J Med Virol. 2002；67：88-91.

［238］ Gueudry J，Boutolleau D，Gueudin M，et al. Acyclovir-resistant varicella-zoster virus keratitis in an immunocompetent patient. J Clin Virol. 2013；58：318-20.

［239］ Boivin G，Edelman CK，Pedneault L，et al. Phenotypic and genotypic characterization of acyclovir-resistant varicella-zoster viruses isolated from persons with AIDS. J Infect Dis. 1994；170：68-75.

［240］ Morfin F，Thouvenot D，De Turenne-Tessier M，et al. Phenotypic and genetic characterization of thymidine kinase from clinical strains of varicella-zoster virus resistant to acyclovir. Antimicrob Agents Chemother. 1999；43：2412-6.

［241］ Talarico CL，Phelps WC，Biron KK. Analysis of the thymidine kinase genes from acyclovir-resistant mutants of varicella-zoster virus isolated from patients with AIDS. J Virol. 1993；67：1024-33.

［242］ Visse B，Dumont B，Huraux JM，et al. Single amino acid change in DNA polymerase is associated with foscarnet resistance in a varicella-zoster virus strain recovered from a patient with AIDS. J Infect Dis. 1998；178 Suppl 1：S55-7.

［243］ Bryan CJ，Prichard MN，Daily S，et al. Acyclovir-resistant chronic verrucous vaccine strain varicella in a patient with neuroblastoma. Pediatr Infect Dis J. 2008；27：946-8.

［244］ Crassard N，Souillet AL，Morfin F，et al. Acyclovir-resistant varicella infection with atypical lesions in a non-HIV leukemic infant. Acta Paediatr. 2000；89：1497-9.

［245］ Levin MJ，Dahl KM，Weinberg A，et al. Development of resistance to acyclovir during chronic infection with the Oka vaccine strain of varicella-zoster virus，in an immunosuppressed child. J Infect Dis. 2003；188：954-9.

［246］ van der Beek MT，Vermont CL，Bredius RG，et al. Persistence and antiviral resistance of VZV in hematological patients. Clin Infect Dis. 2013；56：335-43.

［247］ Visse B，Huraux JM，Fillet AM. Point mutations in the varicella-zoster virus DNA polymerase gene confers resistance to foscarnet and slow growth phenotype. J Med Virol. 1999；59：84-90.

［248］ Piret J，Boivin G. Resistance of herpes simplex viruses to nucleoside analogues：mechanisms，prevalence，and management. Antimicrob Agents Chemother. 2011；55：459-72.

［249］ Piret J，Boivin G. Antiviral drug resistance in herpesviruses other than cytomegalovirus. Rev Med Virol. 2014；24：186-218.

［250］ Sasadeusz JJ，Tufaro F，Safrin S，et al. Homopolymer mutational hot spots mediate herpes simplex virus resistance to acyclovir. J Virol. 1997；71：3872-8.

［251］ Frobert E，Ooka T，Cortay JC，et al. Herpes simplex virus thymidine kinase mutations associated with resistance to acyclovir：a site-directed mutagenesis study. Antimicrob Agents Chemother. 2005；49：1055-9.

［252］ Saijo M，Suzutani T，De Clercq E，et al. Genotypic and phenotypic characterization of the thymidine kinase of ACV-resistant HSV-1 derived from an acyclovir-sensitive herpes simplex virus type 1 strain. Antiviral Res. 2002；56：253-62.

［253］ Frobert E，Ooka T，Cortay JC，et al. Resistance of herpes simplex virus type 1 to acyclovir：thymidine kinase gene mutagenesis study. Antiviral Res. 2007；73：147-50.

［254］ Kussmann-Gerber S，Kuonen O，Folkers G，et al. Drug resistance of herpes simplex virus type 1—structural considerations at the molecular level of the thymidine kinase. Eur J Biochem. 1998；255：472-81.

［255］ Bae PK，Kim JH，Kim HS，et al. Intracellular uptake of thymidine and antiherpetic drugs for thymidine kinase-deficient mutants of herpes simplex virus type 1. Antiviral Res. 2006；70：93-104.

［256］ Harris W，Collins P，Fenton RJ，et al. Phenotypic and genotypic characterization of clinical isolates of herpes simplex virus resistant to aciclovir. J Gen Virol. 2003；84：1393-401.

［257］ Kakiuchi S，Nonoyama S，Wakamatsu H，et al. Neonatal herpes encephalitis caused by a virologically confirmed acyclovir-resistant herpes simplex virus 1 strain. J Clin Microbiol. 2013；51：356-9.

［258］ Horsburgh BC，Chen SH，Hu A，et al. Recurrent acyclovir-resistant herpes simplex in an immunocompromised patient：can strain differences compensate for loss of thymidine kinase in pathogenesis？ J Infect Dis. 1998；178：618-25.

［259］ Chatis PA，Crumpacker CS. Analysis of the thymidine kinase gene from clinically isolated acyclovir-resistant herpes simplex viruses. Virology. 1991；180：793-7.

［260］ Tanaka S，Toh Y，Mori R. Molecular analysis of a neurovirulent herpes simplex virus type 2 strain with reduced thymidine kinase activity. Arch Virol. 1993；131：61-73.

［261］ Kit S，Sheppard M，Ichimura H，et al. Nucleotide sequence changes in thymidine kinase gene of herpes simplex virus type 2 clones from an isolate of a patient treated with acyclovir. Antimicrob Agents Chemother. 1987；31：1483-90.

[262] Sawyer MH, Inchauspe G, Biron KK, et al. Molecular analysis of the pyrimidine deoxyribonucleoside kinase gene of wild-type and acyclovir-resistant strains of varicella-zoster virus. J Gen Virol. 1988；69：2585-93.

[263] Frobert E, Burrel S, Ducastelle-Lepretre S, et al. Resistance of herpes simplex viruses to acyclovir: an update from a ten-year survey in France. Antiviral Res. 2014；111：36-41.

[264] Burrel S, Aime C, Hermet L, et al. Surveillance of herpes simplex virus resistance to antivirals: a 4-year survey. Antiviral Res. 2013；100：365-72.

[265] Gibbs JS, Chiou HC, Bastow KF, et al. Identification of amino acids in herpes simplex virus DNA polymerase involved in substrate and drug recognition. Proc Natl Acad Sci U S A. 1988；85：6672-6.

[266] Larder BA, Kemp SD, Darby G. Related functional domains in virus DNA polymerases. EMBO J. 1987；6：169-75.

[267] Chibo D, Druce J, Sasadeusz J, et al. Molecular analysis of clinical isolates of acyclovir resistant herpes simplex virus. Antiviral Res. 2004；61：83-91.

[268] Burrel S, Deback C, Agut H, et al. Genotypic characterization of UL23 thymidine kinase and UL30 DNA polymerase of clinical isolates of herpes simplex virus: natural polymorphism and mutations associated with resistance to antivirals. Antimicrob Agents Chemother. 2010；54：4833-42.

[269] Chibo D, Mijch A, Doherty R, et al. Novel mutations in the thymidine kinase and DNA polymerase genes of acyclovir and foscarnet resistant herpes simplex viruses infecting an immunocompromised patient. J Clin Virol. 2002；25：165-70.

[270] Sauerbrei A, Bohn K, Heim A, et al. Novel resistance-associated mutations of thymidine kinase and DNA polymerase genes of herpes simplex virus type 1 and type 2. Antivir Ther. 2011；16：1297-308.

[271] Bohn K, Zell R, Schacke M, et al. Gene polymorphism of thymidine kinase and DNA polymerase in clinical strains of herpes simplex virus. Antivir Ther. 2011；16：989-97.

[272] Frobert E, Cortay JC, Ooka T, et al. Genotypic detection of acyclovir-resistant HSV-1: characterization of 67 ACV-sensitive and 14 ACV-resistant viruses. Antiviral Res. 2008；79：28-36.

[273] Andrei G, Topalis D, Fiten P, et al. In vitro-selected drug-resistant varicella-zoster virus mutants in the thymidine kinase and DNA polymerase genes yield novel phenotype-genotype associations and highlight differences between antiherpesvirus drugs. J Virol. 2012；86：2641-52.

[274] Sauerbrei A, Taut J, Zell R, et al. Resistance testing of clinical varicella-zoster virus strains. Antiviral Res. 2011；90：242-7.

[275] Kamiyama T, Kurokawa M, Shiraki K. Characterization of the DNA polymerase gene of varicella-zoster viruses resistant to acyclovir. J Gen Virol. 2001；82：2761-5.

[276] Engel JP, Englund JA, Fletcher CV, et al. Treatment of resistant herpes simplex virus with continuous-infusion acyclovir. JAMA. 1990；263：1662-4.

[277] Kim JH, Schaenman JM, Ho DY, et al. Treatment of acyclovir-resistant herpes simplex virus with continuous infusion of high-dose acyclovir in hematopoietic cell transplant patients. Biol Blood Marrow Transplant. 2011；17：259-64.

[278] Castelo-Soccio L, Bernardin R, Stern J, et al. Successful treatment of acyclovir-resistant herpes simplex virus with intralesional cidofovir. Arch Dermatol. 2010；146：124-6.

[279] Kopp T, Geusau A, Rieger A, et al. Successful treatment of an aciclovir-resistant herpes simplex type 2 infection with cidofovir in an AIDS patient. Br J Dermatol. 2002；147：134-8.

[280] LoPresti AE, Levine JF, Munk GB, et al. Successful treatment of an acyclovir-and foscarnet-resistant herpes simplex virus type 1 lesion with intravenous cidofovir. Clin Infect Dis. 1998；26：512-3.

[281] Snoeck R, Andrei G, Gerard M, et al. Successful treatment of progressive mucocutaneous infection due to acyclovir-and foscarnet-resistant herpes simplex virus with (S)-1-(3-hydroxy-2-phosphonylmethoxypropyl) cytosine (HPMPC). Clin Infect Dis. 1994；18：570-8.

[282] Javaly K, Wohlfeiler M, Kalayjian R, et al. Treatment of mucocutaneous herpes simplex virus infections unresponsive to acyclovir with topical foscarnet cream in AIDS patients: a phase I/II study. J Acquir Immune Defic Syndr. 1999；21：301-6.

[283] Evans KG, Morrissey KA, Goldstein SC, et al. Chronic acyclovir-resistant HSV-2 ulcer in an immunosuppressed patient treated with topical cidofovir. Arch Dermatol. 2011；147：1462-3.

[284] Lalezari J, Schacker T, Feinberg J, et al. A randomized, double-blind, placebo-controlled trial of cidofovir gel for the treatment of acyclovir-unresponsive mucocutaneous herpes simplex virus infection in patients with AIDS. J Infect Dis. 1997；176：892-8.

[285] Sacks SL, Shafran SD, Diaz-Mitoma F, et al. A multicenter phase I/II dose escalation study of single-dose cidofovir gel for treatment of recurrent genital herpes. Antimicrob Agents Chemother. 1998；42：2996-9.

[286] Sims CR, Thompson K, Chemaly RF, et al. Oral topical cidofovir: novel route of drug delivery in a severely immunosuppressed patient with refractory multidrug-resistant herpes simplex virus infection. Transpl Infect Dis. 2007；9：256-9.

[287] Lascaux AS, Caumes E, Deback C, et al. Successful treatment of aciclovir and foscarnet resistant Herpes simplex virus lesions with topical imiquimod in patients infected with human immunodeficiency virus type 1. J Med Virol. 2012；84：194-7.

[288] Chilukuri S, Rosen T. Management of acyclovir-resistant herpes simplex virus. Dermatol Clin. 2003；21：311-20.

[289] Ahmed AM, Brantley JS, Madkan V, et al. Managing herpes zoster in immunocompromised patients. Herpes. 2007；14：32-6.

[290] Brink AA, van Gelder M, Wolffs PF, et al. Compartmentalization of acyclovir-resistant varicella zoster virus: implications for sampling in molecular diagnostics. Clin Infect Dis. 2011；52：982-7.

[291] Breton G, Fillet AM, Katlama C, et al. Acyclovir-resistant herpes zoster in human immunodeficiency virus-infected patients: results of foscarnet therapy. Clin Infect Dis. 1998；27：1525-7.

[292] Schliefer K, Gumbel HO, Rockstroh JK, et al. Management of progressive outer retinal necrosis with cidofovir in a human immunodeficiency virus-infected patient. Clin Infect Dis. 1999；29：684-5.

［293］ Kampmann SE，Schindele B，Apelt L，et al. Pyrosequencing allows the detection of emergent ganciclovir resistance mutations after HCMV infection. Med Microbiol Immunol. 2011；200：109-13.

［294］ Gorzer I，Guelly C，Trajanoski S，et al. Deep sequencing reveals highly complex dynamics of human cytomegalovirus genotypes in transplant patients over time. J Virol. 2010；84：7195-203.

［295］ Hostetler KY. Synthesis and early development of hexadecyloxypropyl-cidofovir：an oral antipoxvirus nucleoside phosphonate.Viruses. 2010；2：2213-25.

［296］ Marty FM，Winston DJ，Rowley SD，et al. CMX001 to prevent cytomegalovirus disease in hematopoietic-cell transplantation. N Engl J Med. 2013；369：1227-36.

［297］ Biron KK，Harvey RJ，Chamberlain SC，et al. Potent and selective inhibition of human cytomegalovirus replication by 1263W94，a benzimidazole L-riboside with a unique mode of action. Antimicrob Agents Chemother. 2002；46：2365-72.

［298］ Chou S，Hakki M，Villano S. Effects on maribavir susceptibility of cytomegalovirus UL97 kinase ATP binding region mutations detected after drug exposure in vitro and in vivo. Antiviral Res. 2012；95：88-92.

［299］ Schubert A，Ehlert K，Schuler-Luettmann S，et al. Fast selection of maribavir resistant cytomegalovirus in a bone marrow transplant recipient. BMC Infect Dis. 2013；13：330.

［300］ Strasfeld L，Lee I，Tatarowicz W，et al. Virologic characterization of multidrug-resistant cytomegalovirus infection in 2 transplant recipients treated with maribavir. J Infect Dis. 2010；202：104-8.

［301］ Marty FM，Ljungman P，Papanicolaou GA，et al. Maribavir prophylaxis for prevention of cytomegalovirus disease in recipients of allogeneic stem-cell transplants：a phase 3，double-blind，placebo-controlled，randomised trial. Lancet Infect Dis. 2011；11：284-92.

［302］ Goldner T，Hewlett G，Ettischer N，et al. The novel anticytomegalovirus compound AIC246（Letermovir）inhibits human cytomegalovirus replication through a specific antiviral mechanism that involves the viral terminase. J Virol. 2011；85：10884-93.

［303］ Lischka P，Hewlett G，Wunberg T，et al. In vitro and in vivo activities of the novel anticytomegalovirus compound AIC246. Antimicrob Agents Chemother. 2010；54：1290-7.

［304］ Goldner T，Hempel C，Ruebsamen-Schaeff H，et al. Geno-and phenotypic characterization of human cytomegalovirus mutants selected in vitro after letermovir（AIC246）exposure. Antimicrob Agents Chemother. 2014；58：610-3.

［305］ Kaul DR，Stoelben S，Cober E，et al. First report of successful treatment of multidrug-resistant cytomegalovirus disease with the novel anti-CMV compound AIC246. Am J Transplant. 2011；11：1079-84.

［306］ Stoelben S，Arns W，Renders L，et al. Preemptive treatment of Cytomegalovirus infection in kidney transplant recipients with letermovir：results of a Phase 2a study. Transpl Int. 2014；27：77-86.

［307］ Chemaly RF，Ullmann AJ，Stoelben S，et al. Letermovir for cytomegalovirus prophylaxis in hematopoietic-cell transplantation. N Engl J Med. 2014；370：1781-9.

［308］ Wald A，Corey L，Timmler B，et al. Helicase-primase inhibitor pritelivir for HSV-2 infection. N Engl J Med. 2014；370：201-10.

［309］ Tyring SK，Plunkett S，Scribner AR，et al. Valomaciclovir versus valacyclovir for the treatment of acute herpes zoster in immunocompetent adults：a randomized，double-blind，active-controlled trial. J Med Virol. 2012；84：1224-32.

［310］ Field HJ，Vere Hodge RA. Recent developments in anti-herpesvirus drugs. Br Med Bull. 2013；106：213-49.

第73章 HIV-1耐药性的临床意义

Douglas L. Mayers，John D. Baxter

1 引言

人类免疫缺陷病毒1型（Human immunodeficiency virus type 1，HIV-1）是一种逆转录病毒，具有易错性逆转录酶（error-prone reverse transcriptase enzyme），导致每个感染者产生称为准物种的相关病毒群。这种复制策略可每天产生$10^7 \sim 10^9$个病毒粒子，每种病毒的半衰期仅为$1 \sim 2$ d[1-3]。HIV-1利用易错性逆转录酶，缺乏校对活性，每个复制周期每个碱基对产生3×10^{-5}错误[1]。由于每个病毒粒子大约有9 000个碱基对，因此在没有抗逆转录病毒疗法的情况下，每个病人每天都会产生各种可能的单突变和双突变病毒。这种策略使得病毒逃避免疫选择压力，并且在那些药物疗法不能完全抑制病毒复制的患者或者完全抑制疗法的患者中产生耐药性病毒非常有效。

由于单个基因耐药突变体在每个患者中都以低频率出现，因此如果使用单一疗法，它们可能会在14 d内成为主要的循环病毒（circulating virus）。这在拉米夫定（lamivudine）（具有M184V突变）或非核苷逆转录酶抑制剂，如efavirenz或奈韦拉平（具有K103N或Y181C突变）药物治疗中可观察到，其中单点突变导致高水平的耐药性。另外一些药物由于需要多重突变导致高水平的抗药性而具有更高的抗性屏障，这可能需要几个月才能形成。一小部分药物缓慢地产生低水平的抗性，可能是因为它们的主要抗性突变与低复制能力有关（表73.1）。

耐药性的发展与血浆中HIV的RNA水平上升、CD4细胞数量降低和病程有关。在可检测到血浆病毒治疗的患者中，耐药HIV-1的发病率约为80%。10% ~ 27%的新感染HIV病毒的人传播耐药性HIV-1。使用单剂奈韦拉平阻断HIV-1母婴传播后，NNRTI耐药的快速出现影响了医疗资源有限国家的治疗选择。

此外，每个病毒体都含有两条相同的基因组RNA，当复制病毒基因组时，逆转录酶可以从一条RNA模板链跳转到另一条。如果两株HIV-1病毒（每种都对一种药物有抗药性）在患者中循环，则病毒可以使用重组产生对两种药物都具有抗性的新病毒。尽管已经在体外实验和临床病毒中得到证实重组在产生耐药性HIV-1中的临床相关性，但尚未确定[7, 8]。

基因型和表型耐药性检测可商购获得，以协助管理感染HIV的患者。由于当前传播的HIV-1耐药性的普遍存在，建议在治疗开始时以及在病毒反弹发生后更换药物疗法之前进行耐药性检测。给予患者含有至少两种最好选三种活性抗逆转录病毒药物，以确保完全病毒抑制的药物疗法是至关重要的。联合使用少于三种活性药物通常导致病毒快速的突破，并且对所使用的新类别的药物产生抗性。治疗决策需要考虑到之前的药物暴露，既往抗病毒药物的药物毒性，以及之前和最近的抗逆转录病毒药物治疗方案的耐药性测试结果。在可能的情况下，应该获得具有治疗耐药HIV-1患者经验的专家的建议。

表73.1 HIV耐药性的产生模式

抗性水平	高	高	低
时间过程	周	月-年	月-年
耐药机制	单点突变	积累的突变	复杂或不清楚[a]

（续表）

抗性水平	高	高	低
药品	拉米夫定（3TC） 恩曲他滨（FTC） 依法韦仑（EFV） 奈韦拉平（NVP）	齐多夫定（AZT） 阿巴卡韦（ABC） 沙奎那韦（SQV） 茚地那韦（IDV） 利托那韦（RTV） 奈非那韦（NFV） 安普列那韦（APV） 洛匹那韦（LPV） 蒂普拉那韦（TPV） 达鲁那韦（DRV） 依曲韦林（ETV） 利匹韦林（RPV） 雷特格拉韦（RAL） 埃维特格韦（EVG） 杜鲁特格拉韦（DTG）	去羟基苷（ddI） 司他夫定（d4T） 替诺福韦（TDF）

ª所选的病毒突变株可能具有低复制能力。

2　流行病学

对于HIV-1准种复制策略来说，给予患者提供有望完全抑制所有病毒复制的药物疗法是至关重要的。对于HIV-1治疗早期的大多数患者，只有含有核苷类药物的方案可用时，这一目标是无法实现的。许多患者的核苷类抗药性水平逐渐提高，对核苷类药物中的所有药物产生广泛的耐药性。这种核苷抗性通常限制了随后的联合治疗方案对核苷试剂与蛋白酶抑制剂或非核苷逆转录酶抑制剂（non-nucleoside reverse transcriptase inhibitors，NNRTIs）组合响应的持久性，因为它们变得可用。此外，早期联合用药方案由高剂量药物、每天多剂量药物和显著的副作用组成，这些副作用降低了患者按照处方服药的能力。因此，在20世纪80年代末和90年代，出现了大量患有多种类型HIV-1药物耐药的患者。最近开发的简单、每日一次或两次的高效抗逆转录病毒疗法（highly active antiretroviral therapy，HAART）与NNRTIs联合应用，促进了蛋白酶抑制剂的发展，或整合酶抑制剂似乎可以提高患者的依从性，并可能导致更持久的抗病毒反应，从而减少未来携带对多种抗逆转录病毒药物有抵抗力的病毒的患者数量。

3　流行现状

1996—2013年，在北美和欧洲进行了一系列关于治疗患者中耐药HIV-1流行的研究（表73.2）[9-12]。美国的研究者评估了治疗患者的随机代表性样本，估计63%的治疗患者的病毒血症>500拷贝/mL[9]。在病毒血症，69%~80%的治疗患者中，所有耐药性的总体耐药率非常一致。对核苷逆转录酶抑制剂（nucleoside reverse transcriptase inhibitor，NRTI）的耐药率为64%~78%、对非核苷逆转录酶抑制剂（non-nucleoside reverse transcriptase inhibitors，NNRTI）为25%~61%、对蛋白酶抑制剂（protease inhibitor，PI）的耐药性为31%~62%。在13%~25%的病毒血症治疗患者中检测到三类耐药性（多重耐药病毒）。检测到的最常见的NRTI突变是与使用拉米夫定有关的M184V和与使用齐多夫定相关的T215Y/F。NNRTI和PI耐药性的发生率在1996—2003年因NNRTI抵抗治疗人群的普遍使用而增加[9-12]。最常见的NNRTI突变是K103N。PI突变随着不同国家的不同使用而变化。

与HIV药物耐药性发展有关的因素包括宿主因素（例如晚期HIV疾病和低CD4细胞计数治疗）、病毒因素（如高基线病毒载量和传播的耐药性）、与依从性有关的药物治疗方案、抗逆转录病毒疗法的效力和组成[9, 13, 14]。

表73.2　HIV-1耐药性的流行现状及其发生率

国家或地区	年份	N	任何-R（%）	NRTI-R（%）	NNRTI-R（%）	PI-R（%）	3类-R	参考文献
病毒血症治疗患者耐药性的流行								
美国	1996—1998	1 797	76.0	71.0	25.0	41.0	13.0	Richman等[9]
加拿大	1997—2003	552	69.0	>70	61.0	62.0	NA	Turner等[12]
法国	1997—2002	2 248	80.0	78.0	29.0	47.0	25.0	Tamalet等[11]
联合王国	1998—2000	275	80.0	64.0	36.0	31.0	14.0	Scott等[10]
瑞士	1999—2001	373	72.0	67.0	28.0	37.0	16.0	Yerly等[21]
新感染艾滋病病毒的人群中耐药性的发生率								
北美	1995—1998	264	8.0	8.5	1.7	0.9	NA	Little等[18]
北美	1999—2000	113	22.7	15.9	7.3	9.1	NA	Little等[18]
纽约	1995—1998	154	13.2	11.8	2.6	1.3	2.6	Simon等[19]
纽约	1999—2001	78	19.7	14.5	6.6	5.1	4.0	Simon等[19]
旧金山	1996—1997	40	25.0	10.0	0.0	2.5	0.0	格兰特等[20]
旧金山	1998—1999	94	18.1	4.2	6.4	5.3	0.0	Grant等[20]
旧金山	2000—2001	91	27.4	12.1	13.2	7.7	1.2	Grant等[20]
欧洲（SPREAD）	1996—1998	217	13.50	13.4	2.3	2.8	NA	Wensing等[22]
欧洲（SPREAD）	1999—2000	448		9.8	3.1	4.4	NA	Wensing等[22]
欧洲（SPREAD）	2001—2002	95		6.3	9.2	3.2	NA	Wensing等[22]
瑞士	1999—2001	220	10.5	8.6	0.9	2.3	0.0	Yerly等[21]
美国	1997—2007	848	14.9	6.8	7.6	5	2.1	Frentz等[30]
美国	2005—2007	228	12.1	4.5	9.8	1.9	2.2	Frentz等[30]
美国	2009—2013	405	12.6	3.7	8.4	2	NA	Baxter等[139]
欧洲	2009—2013	1 292	8.8	3.8	3.4	2.9	NA	Baxter等[139]

4　传播

HIV-1主要通过性接触传播，由血液接触以及母婴传播。与HIV传播风险有关的因素包括高病毒载量、伴随性性传播疾病、宿主遗传因素和高危行为。具有抗药性HIV-1的人可以将病毒传播给他们的伴侣。

有趣的是，已经观察到耐药性突变的差异性传播。新发感染的患者中含有M184V突变的逆转录酶或主要蛋白酶突变的病毒数量低于先前感染人群[12, 15]。这可能是由于这些病毒复制能力降低以及潜在传播患者的病毒载量降低[12, 16]。

1993年首次报道了齐多夫定耐药病毒的性传播[17]。HIV-1耐药性调查随后显示，随着时间的推移不同的模式传播的耐药性具有一些地理变异的特点[18-29]。表73.2列出了可比较流行和偶发HIV-1耐药性的代表性研究。1995—1998年，在北美和欧洲传播的HIV-1的主要耐药性是核苷类抗逆转录病毒药物（nucleoside antiretroviral agents，NRTIs），其耐药率为8.5%~13.4%，对NNRTI（1.7%~2.6%）或蛋白酶抑制剂（0.9%~2.8%）耐药的病毒传播水平低。在1999—2002年的北美和欧洲的后续调查中，NRTI耐药率介于6.3%~15.9%，对NNRTI耐药率为6.6~13.2%，以及对PIs的耐药率为3.2%~9.1%。最近对全球传播耐药性（transmitted drug resistance，TDR）发病率的回顾显示，与欧洲相比北美传播的NNRTI耐药历史上较高，而在2003年以后，北美的耐药率则上升[30, 139]。新感染的耐药病毒患者的发病率为10%~27%，多药耐药性病毒估计存在于0~4%[19-21, 23, 31]。正如普遍存在的艾滋病毒耐药性一样，传播的NNRTI抵抗力从1996—1997年到2000—2001年逐渐增加[19-21, 23]。美国疾病控制中心对1 082名未接受治疗的新诊断患者进行的调查显示，8.6%的患者有耐药性HIV-1的基因型证据，1.3%患者有MDR病毒[32]。随后在美国进行的一项监测研究显示，7.8%的新诊断患者中传播的NNRTI耐药率高[33]。

近年来，尽管监测数据缺乏，TDR也被描述为资源有限的国家正在出现的健康问题[30, 34-36]。在这些地区，抗逆转录病毒疗法最近才开始采用，并显著影响发病率和死亡率，但获得病毒学监测技术往往受到限制。在缺乏现代实验室监测的情况下，由于初始病毒学失败发作与随后的临床后果之间的时间延长，因此人群中耐药性HIV-1传播的风险增加。毫不奇怪，资源有限的国家的TDR流行与ART计划启动以来的年数直接相关[30]。

与在治疗过程中出现耐药病毒后停业治疗的患者中会发生野生型（药物敏感性）病毒的逆转相比，在没有治疗的情况下，传播的耐药病毒可以持续很长时间[37-41]。目前还不清楚这些病毒是否改变现有数据中的致病性[39, 42-44]。传播的耐药性与初始治疗方案对病毒学反应不理想的风险增加有关，也可能影响未来的治疗选择。接受联合治疗的原发性耐药病毒患者的中位病毒学抑制时间要长于感染药物敏感性病毒的患者[21]。

新感染患者中耐药性的高发病率促使了治疗指导指南的出台，即所有新诊断的艾滋病毒感染患者在开始抗逆转录病毒治疗前，如果有检测则都应进行抗药性检测[45-50]。

5　预防母婴传播

HIV-1母婴传播仍然是发展中国家的主要问题。最初的研究表明，齐多夫定给予产前产时、产期内的母亲和新生儿6周，可将母婴传播率降低67%[51]。随后，在乌干达进行的HIVNET 012研究表明，围产期给母婴的单剂奈韦拉平可使母婴感染HIV-1的母婴传播率减少至15.7%，而在母乳喂养人群中随访18个月时的比例为25.8%[52]。简单有效的单剂量奈韦拉平方案已被广泛应用于整个发展中国家。随后，适用群体测序显示，单剂量奈韦拉平可在20%~25%的母亲和46%的暴露于HIV感染的婴儿中诱导NNRTI抗性病毒[53, 54]。如果使用更敏感的NNRTI耐药突变检测，则可以检测到更高水平的NNRTI耐药性。如果这些母亲在接受单剂量奈韦拉平治疗后6个月内需要使用含奈韦拉平治疗方案，则对含奈韦拉平治疗方案的治疗反应显著降低[55, 56]。纵向研究表明，接受单剂量奈韦拉平治疗的母亲中NNRTI耐药病毒的流行率随着时间的推移而下降[54, 57]，而接受单剂量奈韦拉平治疗超过6个月的母亲的治疗应答率类似于之前没有接触过奈韦拉平治疗的女性[56]。用预防母婴传播HIV-1的方案导致抗药性病毒的发展，推动了发达国家采用短期联合治疗。由于在资源有限的国家推出的抗逆转录病毒疗法可以通过推广方案获得更广泛的应用，最终的解决方案将是为所有HIV-1感染的母亲提供慢性完全抑制性联合治疗。

6 临床意义

治疗期间耐药HIV-1的出现与血浆HIV RNA水平上升、CD4细胞数降低以及后续抗逆转录病毒疗法治疗反应降低有关[58, 59]。多药耐药性HIV-1的发展与疾病进展和死亡有关[60]。

一些在含有蛋白酶抑制剂的方案中产生耐药HIV-1的患者可以维持低水平的血浆HIV RNA和稳定的CD4细胞计数[61]。这可能是由于这些方案出现的病毒的复制能力水平降低（病毒适应性）。最终，这些患者中的许多患者将经历多药耐药性病毒的CD4细胞数下降和HIV-1疾病进展。

7 对HIV核酸逆转录酶抑制剂（NRTI）的耐药性

HIV核苷逆转录酶抑制剂（nucleoside reverse transcriptase inhibitors，NRTI）通过终止生长的DNA链来终止HIV复制[62]。对这些药物的耐药性是通过选择性阻断进入的NRTI的突变发生的，例如用于去羟肌苷的L74V、用于d4T的V75T和用于3TC抗性的M184V，或者可选择性地通过与齐多夫定相关的胸苷类似物突变（thymidine analog mutations，TAMs），在Z41、D67N、K70R、L210W、T215Y/F和K219Q/E位置使用，这些位点允许逆转录酶通过增加磷酸溶解选择性切除掺入的NRTI[63, 64]。通常逆转录酶中NRTI突变的数量增加与NRTI类药物耐药性增加和更广泛的耐药性增加有关[65]。多重NRTI耐药最常见的是通过连续累积TAMs与M184V和额外的NRTI耐药相关突变产生[66]。不太常见的病毒可以发生Q151M突变（通常与A62V、V75I、F77L和F116Y结合）或69S位氨基酸插入与多种TAMs结合产生对NRTI类药物的广泛耐药性[67-70]。第1卷第33章对HIV-1 NRTI耐药性进行了广泛的综述。

8 对HIV非核苷逆转录酶抑制剂（NNRI）的耐药性

HIV-1非核苷逆转录酶抑制剂都能与共同口袋结合，并以非竞争性方式阻断HIV RT的作用[71, 72]。在西非发现的HIV-2病毒和HIV-1进化枝O病毒对所有可用的NNRTI都有天然抗性[73]。在所有其他HIV-1进化枝中，对第一代HIV-1 NNRTI、奈韦拉平和依非韦伦的耐药性通常由K103N或Y181C/I点位处的单点突变产生，导致高水平的耐药性和/或病毒对这些药物迅速反弹的短暂反应[74, 75]。如果这些药物在病毒反弹发生后继续存在，则可以选择L100I、V106A/M、V108I、Y188C/L/H、G190S/A和P225 h位点处的额外突变[74, 75]。

第二代NNRTIs、依曲韦林（etravirine）和瑞匹韦林（rilpivirine）已被引入临床实践，用于治疗NNRTI耐药病毒患者。这些药物对具有常见K103N突变的病毒具有活性。对依曲韦林的耐药性与V90I、A98G、L100I、K101E/P、V106I、V179D/F和G190S/A位点的突变有关，通常结合Y181C使用[76]。瑞匹韦林与L100I、K101E/P、E138A/G/K/Q/R、V179L、Y181C/I/V、Y188L、H221Y、F227C和M230I/L位点突变有关，有趣的是当NRTI M184I突变与E138 k或K101E结合发生时，可减少对瑞匹韦林的易感性[77]。另外，当循环病毒中存在多个NNRTI相关的抗性突变时，对这些药物的应答降低。这有力地证明患者在病毒学反弹后不应维持含奈韦拉平（nevirapine）或依法韦仑（efavirenz）的方案，以防止对较新的第二代NNRTIs产生耐药性。第1卷第34章对HIV-1 NNRTI耐药性进行了广泛的综述[34]。

9 对HIV-1蛋白酶抑制剂的耐药性

HIV蛋白酶抑制剂（PI）通过阻止HIV蛋白酶切割Gag蛋白发挥作用，这是病毒成熟过程的关键步骤[78]。对HIV的抗性PIs是一个多步骤的过程，涉及蛋白酶活性位点的主要突变的发展，负责产生耐药性和远离活性位点出现次级代偿性突变，从而增加蛋白酶的酶效率[79-81]。单突变通常不足以显著降低大多数PI的表型易感性。通常情况下，需要多个突变的积累来赋予对这些药物的抗性。多重原发性蛋白酶抗性突变（D30N、G48V、I50V、V82A/F/T/S、I84V或L90M）的积累改变了蛋白酶结合囊，导致PIs抗性增加及其耐药谱扩大[82]。针对第一代PIs抵抗病毒的第二代PIs包括替拉那韦（tipranavir）和地瑞拉韦（darunavir）。突变也可能发生在蛋白酶基因之外，导致PI抗性的发生。在暴露于PIs之后可能发生在gag剪切位点的突变和插入的病毒进化。这些突变与蛋白酶活性和病毒复制能力的恢复有关，通常在多PI抗性变体中受损[83-89]。病毒能够通过改变它们的gag剪切位点以适应改变的酶结合口囊来适应改变的耐药性蛋白酶[90, 91]。当这种情况发生时，病毒被"锁定"到改变的酶构型中，因为逆转抗性需要同时逆转蛋白酶抗性突变和gag剪切位点突变。Gag剪切位点突变代表了PI抗性的另一种机制；然而，因为它们出现在蛋白酶区域之外，所以它们通常在标准的HIV基因型耐药性检测中无法检测到。第1卷第35章对HIV-1蛋白酶抑制剂的耐药性进行了广泛的综述。

10　对HIV入侵的抑制剂耐药性

HIV-1进入抑制剂阻止HIV包膜蛋白gp120和gp41与其细胞受体相互作用并与宿主细胞膜融合。恩夫韦肽（T-20）阻断由gp41介导的病毒和宿主细胞膜的融合[92]。产生恩夫韦肽耐药的突变通常发生在gp41的第一个七肽重复区（the first heptad repeat region，HR1）的密码子36~45处，并且用常规的基因型或表型HIV抗性测定无法检测[93]。如果患者以前没有使用过恩夫韦肽，那么通常假定患者对恩夫韦肽（enfuvirtide）具有病毒敏感性；如果先前曾接受过恩夫韦肽治疗并且在药物上经历过病毒反弹，则假定其具有恩夫韦肽（enfuvirtide）耐药性的病毒。

马拉韦罗（Maraviroc）是一种CCR5抑制剂，可阻断HIV-1 gp120包膜蛋白与宿主细胞表面CCR5分子的相互作用[94]。病毒gp120包膜最初与CD4结合，然后与宿主细胞表面上的CCR5或CXCR4二级结合。嗜R5（结合CCR5进入宿主细胞）的病毒被马拉韦罗抑制，而嗜X4（结合CXCR4进入宿主细胞）或具有混合嗜R5/X4的病毒不受抑制。嗜R5感染主要在感染时和无症状的HIV病的早期阶段，随着HIV疾病的进展和CD4细胞的减少，混合R5/X4嗜性或X4嗜性的病毒变得更加普遍。在给予马拉韦罗之前，应该获得嗜性测定以确认R5-嗜性病毒是否存在。在马拉韦罗疗法存在的情况下，病毒反弹通常被认为是由于X4嗜性病毒的出现，但这可以通过向性检验来确认。目前可以获得表型和基因型嗜性分析。HIV-1进入抑制剂的耐药性在第1卷第36章进行了阐述。

11　对HIV整合酶抑制剂的耐药性

HIV-1整合酶抑制剂阻断HIV整合酶用于将HIV基因组插入宿主细胞DNA的链转移反应[95]。对第一种FDA批准的整合酶抑制剂雷特格韦（raltegravir）的敏感性降低由HIV-1整合酶基因中的两种抗性途径介导：Q148 h/K/R与L74M+E138A、E138 k、G140S结合，或N155 h与L74M、E92Q、T97A、E92Q+T97A、Y143 h、G163 k/R、V151I、D232N结合[96]。与埃替格韦（elvitegravir）耐药相关的整合酶突变包括许多与雷特格韦相关的突变和这些药物之间的交叉耐药性[77]。与降低埃替格韦敏感性有关的额外突变包括S147G和T66I/A/K。杜鲁特韦（Dolutegravir）被认为是第二代整合酶抑制剂，因为它经常对HIV-1菌株保持活性，降低了对raltegravir和elvitegravir的易感性。对杜鲁特韦的耐药性通常与Q148 h/K/R和G140A/C/S、E138A/K/T、L74I的结合有关[77]。服用整合酶抑制剂时出现病毒学失败的患者应该进行整合酶抗药性检测，此外，如果对整合酶突变的基因型耐药性检测时存在对这些药物的耐药性，那么在未经治疗的患者中应考虑对整合酶突变进行基因型耐药性检测。HIV-1整合酶抑制剂的耐药性在第1卷第37章进行了阐述。

12 突变互作

HIV基因组中的一些耐药性突变可以相互作用，导致病毒对其先前耐药的抗病毒药物再度敏感。例如，如果一种病毒对齐多夫定具有多种TAMs和一种T215Y/F突变的耐药性，并且由于暴露于去羟肌苷而发生L74V突变[97]或由于奈韦拉平暴露导致的Y181C突变[98]，该病毒在表型灵敏度测定中可以显示齐多夫定敏感性。具有来自核苷暴露的多种TAMs的病毒可以表现出对NNRTI药物过敏，并且已经显示当给予下一轮治疗时提供了对含有依非韦伦的治疗方案有更好的反应（前提是有足够的背景治疗可与NNRTI联合使用）[99-102]。同样，在TAMS存在或不存在的情况下，M184V突变增强了对替诺福韦的易感性[77]。突变相互作用有时可以用来获得增强反应（治疗经历的患者组合方案的一部分）。应该记住的是，大部分这些突变相互作用可以通过病毒转移到另一种抗性途径来克服，因此如果可以设计下一个完全抑制的方案，它们才具有临床益处。

13 病毒适应性（复制能力）

由于耐药性突变的存在，病毒适应性或在宿主细胞中复制的能力会降低，这会降低病毒酶的功能活性作为产生耐药性的成本。在患者中，主要的循环病毒是在目前的药物选择压力下生长最好的病毒，但如果停止用药，该病毒的野生型病将会快速繁殖。当患者的病毒在药物疗法存在的情况下反弹时，临床上见到的适应能力下降，但病毒载量仍远低于基线水平，尽管出现耐药病毒，CD4细胞计数仍然保持[61]。有些患者可以长时间保持临床稳定，直至病毒产生额外的突变，这会增加耐药性或补偿耐药性突变并使病毒更有效地复制。当这种情况发生时，CD4细胞数量会下降，疾病可能进一步发展。

一些药物抗药性突变如拉米夫定和恩曲他滨耐药（逆转录酶中的M184V）或初级蛋白酶抑制剂耐药（D30N）相关的突变与病毒适应性降低相关，如在治疗中经历病毒反弹的治疗患者中较低的病毒载量和减少了对新感染患者的传播[12]。通过将临床HIV-1分离株在体外药物抗性测定的无药物孔中的病毒生长量除以来自相同测定的无药物孔中野生型（药物敏感）对照病毒的生长量来确定病毒适应性或复制能力。有几篇关于HIV病毒适应性对耐药性、疾病进展、传播和全球流行病演变影响的综述[103, 104]。

14 遗传分支

目前大部分HIV-1耐药性的知识都是从感染进化枝B病毒的病人身上发展而来的，它是在北美和欧洲流行的主要病毒株[105]。然而，发展中国家大多数感染HIV-1的患者都有非进化枝B病毒（如亚洲的进化枝A/E病毒和撒哈拉以南非洲的进化枝C病毒）[105, 106]。抗病毒药物的耐药途径在非进化枝B中与在进化枝B病毒患者通常相似，但可能出现不同的主要途径和特征[106]。例如，患有进化枝B病毒，并经过奈非那韦治疗的患者经常在其病毒中发生D30N突变，而具有进化枝C病毒的患者发生L90M突变的频率高于D30N[107]。类似地，接受奈韦拉平治疗进化枝B病毒的患者通常会发生继发性V106A突变，而具有106突变的进化枝C病毒的患者通常会发生V106M突变[108, 109]。

目前正在研究不同遗传背景对世界不同地区耐药途径的影响。随着更多信息的可用，发达国家开发的耐药性算法将需要扩展，以改进对在发展中国家占主导地位的非进化枝B病毒的解读，并且目前在欧洲占新感染的24%～30%[23, 110-112]。

15 对HIV耐药性的实验室检测

1989年，使用MT-2合胞体试验检测了齐多夫定（Zidovudine，AZT）耐药病毒[113]。此后不久，人们发现对齐多夫定的表型耐药性与逆转录酶在M41L、D67N、K70R、T215Y/F和K219Q/E位置的突变相关[114]。随着每种新的抗逆转录病毒药物的开发，很快就检测到具有表型耐药性的病毒，然后确定与耐药性和/或病毒突破相关的病毒基因突变。

临床研究人员利用外周血单核细胞开发了一种标准化的HIV-1表型耐药性试验，该试验可应用于大多数临床HIV-1分离株，以确定HIV表型耐药的临床意义[115]。该试验是缓慢和劳动密集型的，需要在体外培养HIV-1，定量病毒原种以产生标准化接种物，然后在多种药物水平存在下进行病毒复制以获得EC_{50}值（需要与非药物对照孔相比，病毒复制减少50%所需的药物浓度）。整个过程需要4~6周，只能在研究实验室进行。随后，商业实验室利用含有临床HIV-1分离株的PCR扩增片段的重组病毒开发了HIV表型耐药性测定法，其可以自动化并产生高度可重现的结果，周期为2周。第1卷第1章详细描述了HIV-1表型分析的使用。

高通量基因型测序的发展使含有HIV-1蛋白酶基因和一部分逆转录酶基因的PCR扩增片段的商业化测序得以发展，以检测与HIV-1表型耐药性和/或临床病毒反弹相关的突变（表73.3）。这些突变的数据库和这些突变的列表会定期更新[77, 116, 117]。由目前可用的抗逆转录病毒药物方案产生的药物抗性突变组合产生的抗性的解释性算法已变得复杂，并且通常由计算机算法产生。然后将这些信息翻译成用户友好的报告，其中对每种药物的敏感性通常被解释为敏感的、部分耐药的或抗性。在第1卷第38章中详细描述了HIV-1基因型分析的使用。

几个小组已经提供了关于HIV耐药性分析的使用和解释的指导[46-48, 118]。表73.4列出了建议进行耐药检测的患者。许多网站都包含有关艾滋病毒耐药性的最新信息[119]。表73.5列出了一些有用的网站。

对HIV-1耐药性分析的解释有几个重要的注意事项。这些测定法都报告了在每个时间点主要循环病毒的结果，并且不会检测到低于20%~25%水平的少数病毒物种。此外，如果停用抗逆转录病毒药物或改变药物治疗方案，病毒群体可以迅速转变。因此，正在考虑转用抗逆转录病毒疗法的患者应该在失败方案中进行耐药性测试，而不是在停用药物一段时间后进行。重要的是，当考虑将药物用于接受之前的抗逆转录病毒疗法的患者的新抗逆转录病毒疗法时，临床医师需要考虑所有之前给予的药物以及之前的所有抗逆转录病毒耐药结果，病毒将继续作为HIV-1感染细胞中存档的病毒DNA存在，并且可以在适当的抗病毒选择压力下快速重现。

表73.3　基因型与表型耐药检测的比较

	基因型耐药性检测	表型耐药性检测
优势	快速周转	直接测量药物敏感性
	较便宜	
	广泛使用	可以提供一种衡量病毒复制能力的指标
	多个临床试验的临床验证	
劣势	解释性算法不是标准化的	缺乏标准化的临床分界点
	间接测量耐药性	价格更贵
	难以解释复杂的突变模式	周转较慢
	难以解释对新药的抗性	较少广泛使用
	无法检测到少数变体（<20%的所有病毒）	无法检测少数突变体

表73.4　获得HIV耐药性试验的适应症

1	原发性/急性或近期HIV感染[a, b, c, d]
2	开始抗逆转录病毒疗法[a, b, c, d]
3	初次抗逆转录病毒治疗反应差[a, b]
4	抗逆转录病毒治疗中遇到病毒反弹[a, b, c, d]
5	如果孕期可检测到血浆病毒[a, b, c]
6	预防暴露后[c]
7	初次抗逆转录病毒治疗的儿童患者[b, c]

[a]IAS-USA建议[40, 103]；[b]美国DHHS治疗指南[42]；[c]欧洲指南[41]；[d]英国艾滋病协会[39]。

表73.5　HIV病毒耐药性网站

1.斯坦福艾滋病毒耐药性数据库	http://hivdb.stanford.edu/
2.洛斯阿拉莫斯艾滋病毒耐药性数据库	http://resdb.lanl.gov/Resist_DB
3.斯蒂芬·休斯，美国国家癌症研究所艾滋病毒耐药计划（结构数据库）	http://www.retrovirus.info/rt/
4.艾滋病病毒耐药性的HIV 原位基因型检测	http://hivinsite.ucsf.edu/InSite?page=kbr-03-02-07
5.Geno2pheno网站	http://www.geno2pheno.org/
6.IAS-USA网站	http://www.iasusa.org/content/drug-resistance-mutations-in-HIV
7.世卫组织全球艾滋病毒耐药网络	http://www.who.int/hiv/topics/drugresistance/hivresnet/en/
8.法国ANRS耐药性组织	http://www.hivfrenchresistance.org/

16　对HIV-1耐药性的治疗

16.1　HIV-1初步治疗

针对HIV-1感染治疗，在世界不同地区采用不同指南HIV-1感染治疗[45, 48, 120, 121]。大多数指南同意对有症状的HIV-1疾病或CD4细胞计数低于350个/μL的患者开始治疗。在北美和欧洲，指导方针已经转移到CD4细胞计数<500个/μL的早期治疗或对所有HIV感染者进行普遍治疗。最初的治疗通常是将两种核苷类药物与非核苷逆转录酶抑制剂、蛋白酶抑制剂或整合酶抑制剂联合使用。数据显示，10%～27%的新HIV-1感染者患有具有一种耐药性基因型证据的病毒，并且在这些患者中有高达4%的人可能携带多重耐药（multiple drug-resistant，MDR）病毒，因此，建议所有新艾滋病毒感染者在开始治疗前都应该进行耐药性试验。在治疗的前2个月期间，对血浆HIV RNA与联合抗逆转录病毒治疗无抗病毒应答的患者，应评估其治疗依从性，并应考虑进行基因型耐药性检测。

HIV-1疾病的联合治疗的目标是获得HIV复制的完全抑制，其通过血浆HIV RNA水平低于20个拷贝/mL测量。治疗医生和患者面临的挑战是在数十年的治疗中维持高水平的服药依从性，因为病毒学反弹的最常见原因是治疗依从性差或停止治疗。如果患者有血浆HIV RNA值升高的迹象，临床医师应仔细检查患者服用药物的依从性、可能降低依从性的治疗的副作用、联合用药如利福平可降低HIV NNRTI和蛋白酶抑制剂的水平，以及新发的胃肠疾病，如恶心、呕吐或腹泻，以确定是否存在任何可以解决可改变的问题，以完全抑制病毒。如果采取这些措施后血浆HIV RNA仍然升高，则应考虑进行耐药性试验以指导下一轮治疗。尽管活性HIV-1复制表现为可检测到的HIV RNA水平，但仍允许患者继续使用联合抗逆转录病毒治疗方案，这将导致对所使用药物的抗性水平增加，并扩大对该方案中使用的药物类别中剩余药物的耐药性[120]。

17 耐药性HIV-1的治疗

在初次或初期抗逆转录病毒治疗后出现病毒学突破的患者，通常可以使用活性药物开发有效的联合治疗方案。每次新一轮治疗将至少2种，最好是3种有效的抗逆转录病毒药物联合使用以确保使用完全抑制的治疗方案，这一点至关重要。加入少于3种活性药物常常导致病毒对新型药物耐药的快速突破。艾滋病毒耐药性检测显示短期临床益处，有助于为有治疗经历的患者选择活性药物，并应加以利用[123-126]。治疗决策需要考虑到之前的药物暴露、之前抗病毒药物的药物毒性、以前的耐药性试验结果和最近抗逆转录病毒药物治疗方案时的耐药性数据以及患者的意愿（表73.6）。在可能的情况下，应该获得具有治疗耐多药耐药HIV-1患者经验的专家的建议[124, 126]。

18 耐药性HIV-1的挽救性治疗

对大多数或所有现有药物都有抵抗力的患者来说，艾滋病毒治疗的目标可能会改变。在这组患者中，耐药性检测的好处可能有限。由于停止所有治疗会导致疾病进展，这些患者应该继续接受抗逆转录病毒治疗。对于无症状且CD4细胞计数稳定的患者，如果药物耐受性良好，临床医生可以选择继续使用目前的方案；或者如果存在药物毒性，则应改为更简单、更容易耐受的联合用药方案，这些患者的目标不再是完全的病毒抑制，而是维持免疫状态（特别是CD4细胞计数超过200个/μL）和患者在服用药物之前的功能，直到活性药物可用于开发完全有效的抗病毒治疗方案[60]。

不建议使用结构性治疗中断（SStructural treatment interruptions，STI）以使敏感病毒重新出现并使多种药物耐药性循环病毒过度繁殖。研究表明，野生型药物敏感病毒的再次出现与增加病毒载量和CD4下降有关，可能导致疾病进展事件[127-129]。与继续治疗相比，STI后重新联合治疗可导致抗病毒应答短暂改善，但与继续治疗相比，CD4计数下降可以持续抑制一年以上[128]。终止抗病毒治疗与机会性疾病，或因心血管、肾脏和肝脏疾病等任何原因导致的死亡风险增加有关[130, 131]。

一些研究人员尝试使用"mega-HAART"疗法，用5~8种抗逆转录病毒药物治疗患者[132-134]。虽然观察到一些短期抗病毒效果，但这些方案的毒性限制了它们在一般实践中的应用。

表73.6 接受治疗的患者选择药物治疗方案的因素

1.	既往抗逆转录病毒药物的数量和持续时间
2.	先前服用抗逆转录病毒药物时的毒性
3.	当前和以前的HIV耐药性测试结果
4.	能够开发具有至少2种且优选3种对当前循环病毒有活性的药物的联合疗法
5.	病人的意愿

19 新型抗逆转录药物

第二代HIV蛋白酶抑制剂（替拉那韦和地瑞那韦）、第二代NNRTIs（etravirine和rilpivirine）、CCR5抑制剂（maraviroc）和HIV整合酶抑制剂（raltegravir、elvitegravir和dolutegravir）的可用性极大地扩大了病毒对多种抗逆转录病毒药物耐药的患者的潜在选择。这些药物的联合应用使最具耐药性病毒的患者完全抑制病毒成为可能，并已产生了标准治疗目标，以实现HIV治疗的所有阶段无法检测到病毒（血浆HIV RNA<20拷贝/mL）。这些患者将2~3种活性抗逆转录病毒药物组合在一起以确保使用完全抑制疗法是至关重要的。在NRTI、NNRTI、PI和整合酶抑制剂类药物的选择有限的患者中，这些决定可能受益于使用基因型和表型HIV耐药性测试[135]。如果可能，应该获得具有治疗耐多药HIV-1患者经验的专家的建议[135]。

20　HIV-1耐药性的预防

预防HIV-1耐药性出现并阻止HIV-1进一步传播的最有效方法是在所有HIV感染者中用联合疗法完全抑制HIV复制[136]。一旦给予完全抑制疗法，患者对治疗方案的高度依从性决定了每种药物方案的最终持久性。利用每日固定剂量组合方案和良好耐受药物的最新进展显著提高了初始抗逆转录病毒治疗的成功率和持久性。

对于耐多药病毒的患者，第二代NNRTIs和PIs、进入抑制剂和整合酶抑制剂的可用性为具有多累抗逆转录病毒药物耐药性的HIV-1患者提供了形成完全抑制性的联合用药方案并获得持久的治疗反应的可能。这将减少多重耐药病毒传播给下一代HIV-1感染患者的可能性。

数据表明，HIV-1完全抑制性联合治疗的可用性可降低HIV-1传播率、HIV-1流行率和耐药事件发生率[137]。此外，早期开展抗逆转录病毒治疗以及鼓励安全性行为和单独使用针头的预防计划应能减少许多社区新感染艾滋病的人数[138]。

参考文献

［1］ Coffin JM. HIV population dynamics in vivo: implications for genetic variation, pathogenesis, and therapy. Science. 1995；267：483-9.

［2］ Ho DD, Neumann AU, Perelson AS, Chen W, Leonard JM, Markowitz M. Rapid turnover of plasma virions and CD4 lymphocytes in HIV-1 infection. Nature. 1995；373：123-6.

［3］ Perelson AS, Neumann AU, Markowitz M, Leonard JM, Ho DD. HIV-1 dynamics in vivo: virion clearance rate, infected cell lifespan, and viral generation time. Science. 1996；271：1582-6.

［4］ Hu W-S, Temin H. Genetic consequences of packaging two RNA genomes in one retroviral particle: pseudodiploidy and high rate of genetic recombination. Proc Natl Acad Sci U S A. 1990；87：1556-60.

［5］ Chen J, Powell D, Hu W-S. High frequency of genetic recombination is a common feature of primate lentivirus replication. J Virol. 2006；80：9651-8.

［6］ Robertson DL, Sharp PM, McCutchan FE, Hahn BH. Recombination of HIV-1. Nature. 1995；374：124-6.

［7］ Gu Z, Gao Q, Faust EA, Wainberg MA. Possible involvement of cell fusion and viral recombination in generation of human immunodeficiency virus variants that display dual resistance to AZT and 3TC. J Gen Virol. 1995；76：2601-5.

［8］ Tamara N, Charpentier C, Tenaillon O, Hoede C, Clavel F, Hance AJ. Contribution of recombination to the evolution of human immunodeficiency viruses expressing resistance to antiretroviral treatment. J Virol. 2007；81：7620-8.

［9］ Richman DD, Morton SC, Wrin T, et al. The prevalence of antiretroviral drug resistance in the United States. AIDS. 2004；18：1393-401.

［10］ Scott P, Arnold E, Evans B, et al. Surveillance of HIV antiretroviral drug resistance in treated individuals in England：1998—2000. J Antimicrob Chemother. 2004；53：469-73.

［11］ Tamalet C, Fantini J, Tourres C, Yahi N. Resistance of HIV-1 to multiple antiretroviral drugs in France：a 6-year survey（1997-2002）based on an analysis of over 7000 genotypes. AIDS. 2003；17：2383-8.

［12］ Turner D, Brenner B, Routy JP, et al. Diminished representation of HIV-1 variants containing select drug resistance-conferring mutations in primary HIV-1 infection. J Acquir Immune Defic Syndr. 2004；37：1627-31.

［13］ Demeter LM, Hughes MD, Coombes RW, et al. Predictors of virologic and clinical outcomes in HIV-1 infected patients receiving concurrent treatment with indinavir, zidovudine, and lamivudine. Ann Intern Med. 2001；135：954-64.

［14］ Harrigan PR, Hogg RS, Dong WW, et al. Predictors of HIV drug-resistance mutations in a large antiretroviral-naive cohort initiating triple antiretroviral therapy. J Infect Dis. 2005；191：339-47.

［15］ de Mendoza C, Rodriguez C, Corral A, del Romero J, Gallego O, Soriano V. Evidence of differences in the sexual transmission efficiency of HIV strains with distinct drug resistance genotypes. Clin Infect Dis. 2004；39：1231-8.

［16］ Wainberg MA, Moisi D, Oliveira M, Toni TD, Brenner BG. Transmission dynamics of the M184V drug resistance mutation in primary HIV infection. J Antimicrob Chemother. 2011；66：2346-9.

［17］ Erice A, Mayers D, Strike D, et al. Brief report: primary infection with zidovudine resistant HIV-1. N Engl J Med. 1993；328：1163-5.

［18］ Little SJ, Daar ES, D'Aquila RT, et al. Reduced antiretroviral drug susceptibility among patients with primary HIV infection. JAMA.

1999；282：1142-9.

［19］ Little SJ, Holte S, Routy JP, et al. Antiretroviral-drug resistance among patients recently infected with HIV. N Engl J Med. 2002；347：385-94.

［20］ Simon V, Vanderhoeven J, Hurley A, et al. Evolving patterns of HIV-1 resistance to antiretroviral agents in newly infected individuals. AIDS. 2002；16：1511-9.

［21］ Grant RM, Hecht FM, Warmerdam M, et al. Time trends in primary HIV-1 drug resistance among recently infected persons. JAMA. 2002；288：181-8.

［22］ Yerly S, Jost S, Talenti A, et al. Study SHC. Infrequent transmission of HIV-1 drug resistant variants. Antivir Ther. 2004；9：375-84.

［23］ Wensing AM, van de Viver D, Angarano G, et al. Prevalence of drug resistant HIV-1 variants in untreated individuals in Europe：implications for clinical management. J Infect Dis. 2005；192：958-66.

［24］ Soares MA, Brindeiro RM, Tanuri A. Primary HIV-1 drug resistance in Brazil. AIDS. 2004；18 Suppl 3：S9-13.

［25］ Ammaranond P, Cunningham P, Oelrichs R, et al. No increase in protease resistance and a decrease in reverse transcriptase resistance mutations in primary HIV-1 infection：1992—2001. AIDS. 2003；17：264-7.

［26］ Chaix ML, Descamps D, Harzic M, et al. Stable prevalence of genotypic drug resistance mutations but increase in non-B virus among patients with primary HIV-1 infection in France. AIDS. 2003；17：2635-43.

［27］ Descamps D, Calvez V, Izopet J, et al. Prevalence of resistance mutations in antiretroviral-naive chronically HIV-infected patients in 1998：a French nationwide study. AIDS. 2001；15：1777-82.

［28］ Brindeiro RM, Diaz RS, Sabino EC, et al. Brazilian Network for HIV Drug Resistance Surveillance（HIV-BResNet）：a survey of chronically infected individuals. AIDS. 2003；17：1063-9.

［29］ Ammaranond P, Cunningham P, Oelrichs R, et al. Rates of transmission of antiretroviral drug resistant strains of HIV-1. J Clin Virol. 2003；26：153-61.

［30］ Frentz D, Boucher CA, van de Vijver DA. Temporal changes in the epidemiology of transmission of drug-resistant HIV-1 across the world. AIDS Rev. 2012；14：17-27.

［31］ Grossman Z, Lorber M, Maayan S, et al. Drug-resistant HIV infection among drug-naive patients in Israel. Clin Infect Dis. 2005；40：294-302.

［32］ Weinstock HS, Zaidi I, Heneine W, et al. The epidemiology of antiretroviral drug resistance among drug-naive HIV-1-infected persons in 10 US cities. J Infect Dis. 2004；189：2174-80.

［33］ Wheeler WH, Ziebell RA, Zabina H, et al. Prevalence of transmitted drug resistance associated mutations and HIV-1 subtypes in new HIV-1 diagnoses, U.S.-2006. AIDS（London, England）. 2010；24：1203-12.

［34］ Aghokeng AF, Monleau M, Eymard-Duvernay S, et al. Virological outcome and frequency of drug resistance mutations in HIV-infected patients receiving first-line ARV regimen and monitored with the public health approach in Southeast Asia and sub-Saharan Africa. Antivir Ther. 2012；17：A122.

［35］ Hassan AS, Mwaringa SM, Obonyo CA, et al. HIV-1 drug resistance amongst adults in a routine rural HIV clinic in Kenya. Antivir Ther. 2012；17：A126.

［36］ Nankya I, Mehta S, Akao J, et al. Trends of HIV-1 drug resistance during the past 11 years of ARV treatment in Uganda. Antivir Ther. 2012；17：A127.

［37］ Brenner BG, Routy JP, Petrella M, et al. Persistence and fitness of multidrug-resistant human immunodeficiency virus type 1 acquired in primary infection. J Virol. 2002；76：1753-61.

［38］ Smith DM, Wong JK, Shao H, et al. Long-term persistence of transmitted HIV drug resistance in male genital tract secretions：implications for secondary transmission. J Infect Dis. 2007；196：356-60.

［39］ Chan KC, Galli RA, Montaner JS, Harrigan PR. Prolonged retention of drug resistance mutations and rapid disease progression in absence of therapy after primary HIV infection. AIDS. 2003；17：1256-8.

［40］ Barbour JD, Hecht FM, Wrin T, et al. Persistence of primary drug resistance among recently HIV-1 infected adults. AIDS. 2004；18：1683-9.

［41］ Delaugerre C, Morand-Joubert L, Chaix M-L, et al. Persistence of multidrug-resistant HIV-1 without antiretroviral treatment 2 years after sexual transmission. Antivir Ther. 2004；9：415-21.

［42］ Markowitz M, Mohri H, Mehandru S, et al. Infection with multidrug resistant, dual-tropic HIV-1 and rapid progression to AIDS：a case report. Lancet. 2005；365：1031-8.

［43］ Hecht FM, Grant RM, Petropolis CJ, et al. Sexual transmission of an HIV-1 variant resistant to multiple reverse-transcriptase and protease inhibitors. N Engl J Med. 1998；339：307-11.

［44］ CASCADE Virology Collaboration. The impact of transmitted drug resistance on the natural history of HIV infection and response to first-line therapy. AIDS. 2006；20：21-8.

［45］ Williams I, Churchill D, Anderson J, et al. British HIV Association guidelines for the treatment of HIV-1-positive adults with antiretroviral therapy 2012. HIV Med. 2012；13 Suppl 2：1-85.

［46］ Hirsch MS, Brun-Vezinet F, Clotet B, et al. Antiretroviral resistance testing in adults infected with human immunodeficiency virus type 1：2003 recommendations of an international IAS Society-USA panel. Clin Infect Dis. 2003；37：113-28.

［47］ Vandamme AM, Sonnerborg A, it-Khaled M, et al. Updated European recommendations for the clinical use of HIV drug resistance testing. Antivir Ther. 2004；9：829-48.

［48］ Panel in Antiretroviral Guidelines for Adults and Adolescents. Guidelines for the use of antiretroviral agent in HIV-1 infected adults and adolescents. Department of Health and Human Services. http://aidsinfo.nih.gov/contentfiles/lvguidelines/AdultandAdolescentGL.pdf. Accessed 24 Sept 2014.

［49］ Thompson MA, Aberg JA, Hoy JF, et al. Antiretroviral treatment of adult HIV infection：2012 recommendations of the International

Antiviral Society-USA panel. JAMA. 2012；308：387-402.

[50] European AIDS Clinical Society Guidelines Version 7.0. October 2013. www.eacsocierty.org.

[51] Connor EM, Sperling RS, Gelber R, et al. Reduction of maternal-infant transmission of human immunodeficiency virus type 1 with zidovudine treatment. Pediatric AIDS Clinical Trials Group Protocol 076 Study Group. N Engl J Med. 1994；331：1173-80.

[52] Jackson JB, Musoke P, Fleming T, et al. Intrapartum and neonatal single dose nevirapine compared with zidovudine from prevention of mother-to-child transmission of HIV-1 in Kampala, Uganda：18 month follow-up of the HIVNET 012 randomised trial. Lancet. 2003；362：859-68.

[53] Jackson JB, Becker-Pergola G, Guay LA, et al. Identification of the K103N resistance mutation in Ugandan women receiving nevirapine to prevent HIV-1 vertical transmission. AIDS. 2000；14：F111-5.

[54] Eshleman SH, Mracna M, Guay LA, et al. Selection and fading of resistance mutations in women and infants receiving nevirapine to prevent HIV-1 vertical transmission（HIVNET 012）. AIDS. 2001；15：1951-7.

[55] Jourdain G, Ngo-Giang-Houng N, Le Coeur S, et al. Group PHPT. Intrapartum exposure to nevirapine and subsequent maternal responses to nevirapine-based antiretroviral therapy. N Engl J Med. 2004；351：229-40.

[56] Lockman S, Shapiro RL, Smeaton LM, et al. Response to antiretroviral therapy after a single, peripartum dose of nevirapine. N Engl J Med. 2007；356：135-47.

[57] Flys T, Nissley DV, Claasen CW, et al. Sensitive drug-resistance assays reveal long-term persistence of HIV-1 variants with the K103N nevirapine（NVP）resistance mutation in some women and infants after the administration of single-dose NVP：HIVNET 012. J Infect Dis. 2005；192：24-9.

[58] D' Aquila RT, Johnson VA, Welles SL, et al. Zidovudine resistance and HIV-1 disease progression during antiretroviral therapy. AIDS Clinical Trials Group Protocol 116B/117 Team and the Virology Committee Resistance Working Group. Ann Intern Med. 1995；122：401-8.

[59] Japour AJ, Welles S, D' Aquila RT, et al. Prevalence and clinical significance of zidovudine resistance mutations in human immunodeficiency virus isolated from patients after long-term zidovudine treatment. AIDS Clinical Trials Group 116B/117 Study Team and Virology Committee Resistance Working Group. J Infect Dis. 1995；171：1172-9.

[60] The Plato Collaboration. Predictors of trend in CD4-positive T-cell count and mortality among HIV-1 infected individuals with virological failure to all three antiretroviral-drug classes. Lancet. 2004；364：51-62.

[61] Deeks SG, Barbour JD, Martin JN, Swanson MS, Grant RM. Sustained CD4^{+}T cell response after virologic failure of protease inhibitor-based regimens in patients with human immunodeficiency virus infection. J Infect Dis. 2000；181：946-53.

[62] De Clercq E. HIV inhibitors targeted at the reverse transcriptase. AIDS Res Hum Retroviruses. 1992；8：119-34.

[63] Gotte M, Wainberg MA. Biochemical mechanisms involved in overcoming HIV resistance to nucleoside inhibitors of reverse transcriptase. Drug Resist Updat. 2000；3：30-8.

[64] Sluis-Cremer N, Arion D, Parniac MA. Molecular mechanisms of HIV-1 resistance to nucleoside reverse transcriptase inhibitors（NRTIs）. Cell Mol Life Sci. 2000；57：1408-22.

[65] Mayers DL, Japour AJ, Arduino JM, Hammer SM, et al. Dideoxynucleoside resistance emerges with prolonged zidovudine monotherapy. Antimicrob Agents Chemother. 1994；38：307-14.

[66] Winters MA, Baxter JD, Mayers DL, et al. Frequency of antiretroviral drug resistance mutations in HIV-1 strains from patients failing triple drug regimens. The Terry Beirn Community Programs for Clinical Research on AIDS. Antivir Ther. 2000；5：57-63.

[67] Iverson AK, Shafer RW, Wehrly K, et al. Multidrug-resistant human immunodeficiency virus type 1 strains resulting from combination therapy. J Virol. 1996；70：1086-90.

[68] Winters MA, Merigan TC. Insertions in the Human Immunodeficiency Virus type 1 protease and reverse transcriptase genes：clinical impact and molecular mechanisms. Antimicrob Agents Chemother. 2005；49：2575-82.

[69] Shirasaka T, Kavlick MF, Ueno T, et al. Emergence of human immunodeficiency virus type 1 variants with resistance to multiple dideoxynucleosides in patients receiving therapy with dideoxynucleosides. Proc Natl Acad Sci U S A. 1995；92：2398-404.

[70] Larder BA, Bloor S, Kemp SD, et al. A family of insertion mutations between codons 67 and 70 of human immunodeficiency virus type 1 reverse transcriptase confer multinucleoside analog resistance. Antimicrob Agents Chemother. 1999；43：1961-7.

[71] Esnouf R, Ren J, Ross C, Jones Y, Stammers D, Stuart D. Mechanism of inhibition of HIV-1 RT by non-nucleoside inhibitors. Struct Biol. 1995；2：303-8.

[72] Spence RA, Kati WM, Anderson KS, Johnson KA. Mechanism of inhibition of HIV-1 reverse transcriptase by non-nucleoside inhibitors. Science. 1995；267：988-93.

[73] Descamps D, Collin G, Loussert-Ajaka I, Saragosti S, Simon F, Brun-Vezinet F. HIV-1 group O sensitivity to antiretroviral drugs. AIDS. 1995；9：977-8.

[74] Richman D, Havlir D, Corbeil J, et al. Nevirapine resistance mutations of human immunodeficiency virus type 1 selected during therapy. J Virol. 1994；68：1660-6.

[75] Batchelor LT, Anton ED, Kudish P, Baker D, Bunville J, et al. HIV-1 mutations selected in patients failing EFV combination therapy. Antimicrob Agents Chemother. 2000；44：475-84.

[76] Vingerhoets J, Buelens A, Peeters M, et al. Impact of baseline NNRTI mutations on the virological response to TMC125 in the phase III clinical trials DUET-1 and DUET-2. Antivir Ther. 2007；12：S34.

[77] Wensing AM, Calvez V, Gunthard HF, et al. 2014 update of the drug resistance mutations in HIV-1. Top Antivir Med. 2014；22：642-50.

[78] McQuade TJ, Tomasselli AG, Liu L, et al. A synthetic HIV-1 protease inhibitor with antiviral activity arrests HIV-like particle maturation. Science. 1990；247：454-6.

[79] Molla A, Korneyeva M, Gao Q, et al. Ordered accumulation of mutations in HIV protease confers resistance to ritonavir. Nat Med. 1996；2：760-6.

[80] Condra JH, Holder DJ, Schlief WA, Blahey OM, et al. Genetic correlates of in vivo resistance to indinavir, a human immunodeficiency

virus type 1 protease inhibitor. J Virol. 1996；70：8270-6.

［81］ Turner D，Schapiro JM，Brenner BG，Wainberg MA. The influence of protease inhibitor resistance profiles on selection of HIV therapy in treatment-naive patients. Antivir Ther. 2004；9：301-14.

［82］ Condra JH. Virological and clinical implications of resistance to HIV-1 protease inhibitors. Drug Resist Updat. 1998；1：292-9.

［83］ de Mendoza C，Soriano V. Resistance to HIV protease inhibitors：mechanisms and clinical consequences. Curr Drug Metab. 2004；5：321-8.

［84］ Kim R，Baxter JD. Protease inhibitor resistance update：where are we now? AIDS Patient Care STDS. 2008；22：267-77.

［85］ Boden D，Markowitz M. Resistance to human immunodeficiency virus type 1 protease inhibitors. Antimicrob Agents Chemother. 1998；42：2775-83.

［86］ Gatanaga H，Suzuki Y，Tsang H，et al. Amino acid substitutions in Gag protein at non-cleavage sites are indispensable for the development of a high multitude of HIV-1 resistance against protease inhibitors. J Biol Chem. 2002；277：5952-61.

［87］ Mammano F，Trouplin V，Zennou V，Clavel F. Retracing the evolutionary pathways of human immunodeficiency virus type 1 resistance to protease inhibitors：virus fitness in the absence and in the presence of drug. J Virol. 2000；74：8524-31.

［88］ Myint L，Matsuda M，Matsuda Z，et al. Gag non-cleavage site mutations contribute to full recovery of viral fitness in protease inhibitor-resistant human immunodeficiency virus type 1. Antimicrob Agents Chemother. 2004；48：444-52.

［89］ Tamiya S，Mardy S，Kavlick MF，Yoshimura K，Mistuya H. Amino acid insertions near Gag cleavage sites restore the otherwise compromised replication of human immunodeficiency virus type 1 variants resistant to protease inhibitors. J Virol. 2004；78：12030-40.

［90］ Doyon L，Croteau G，Thibeault D，Poulin F，Pilote L，Lamarre D. Second locus involved in human immunodeficiency virus type 1 resistance to protease inhibitors. J Virol. 1996；70：3763-9.

［91］ Cote HC，Brumme ZL，Harrigan PR. Human immunodeficiency virus type 1 protease cleavage site mutations associated with protease inhibitor cross resistance selected by indinavir，ritonavir and saquinavir. J Virol. 2001；75：589-94.

［92］ Wild CT，Greenwell T，Matthews T. A synthetic peptide from HIV-1 gp41 is a potent inhibitor of virus-mediated cell-cell fusion. AIDS Res Hum Retroviruses. 1993；9：1051-3.

［93］ Sista PR，Melby T，Davison D，et al. Characterization of determinants of genotypic and phenotypic resistance to enfuvirtide in baseline and on-treatment HIV-1 isolates. AIDS. 2004；18：1787-94.

［94］ Dorr P，Wesby S，Dobbs S，et al. Maraviroc（UK-427，857），a potent，orally bioavailable and selective small-molecule inhibitor of chemokine receptor CCR5 with broad-spectrum anti-human immunodeficiency virus type 1 activity. Antimicrob Agents Chemother. 2005；49：4721-32.

［95］ Hazuda DJ，Felock P，Witmer M，Wolfe A，et al. Inhibitors of strand transfer that prevent integration and inhibit HIV-1 replication in cells. Science. 2000；287：646-50.

［96］ Hazuda DJ，Miller MD，Nguyen BY，Zhao J，for the P005 Study Team. Resistance to the HIV-integrase inhibitor raltegravir：analysis of protocol 005，a phase II study in patients with triple-class resistant HIV-1 infection. Antivir Ther. 2007；12：S10.

［97］ St Clair MH，Martin JL，Tudor-Williams G，et al. Resistance to ddI and sensitivity to AZT induced by a mutation in HIV-1 reverse transcriptase. Science. 1991；253：1557-9.

［98］ Larder BA. 3'-azido-3'-deoxythymidine resistance suppressed by a mutation conferring human immunodeficiency virus type 1 resistance to nonnucleoside reverse transcriptase inhibitors. Antimicrob Agents Chemother. 1992；36：2664-9.

［99］ Whitcomb JM，Huang W，Limolo K，Paxinos E，et al. Hypersusceptibility to NNRTIs in HIV-1：clinical，phenotypic and genotypic correlates. AIDS. 2002；16.

［100］ Shulman NS，Bosch RJ，Mellors JW，Albrecht MA，Katzenstein DA. Genetic correlates of efavirenz hypersusceptibility. AIDS. 2004；18：1781-5.

［101］ Haubrich RH，Kemper CA，Hellman NS，Keiser PH，et al. The clinical relevance of NNRTI hypersusceptibility：a prospective cohort analysis. AIDS. 2002；16：33-40.

［102］ Shulman N，Zalopa AR，Passaro D，Shafer RW，et al. Phenotypic hypersusceptibility to NNRTIs in treatment-experienced HIV-infected patients：impact on virological response to efavirenz-based therapy. AIDS. 2001；15：25-32.

［103］ Quinones-Mateu ME，Moore-Dudley DM，Jegede O，Weber J，Arts EJ. Viral resistance and fitness. Adv Pharmacol. 2008；56：257-96.

［104］ Dykes C，Demeter LM. Clinical significance of human immunodeficiency virus type 1 replication fitness. Clin Microbiol Rev. 2007；20：550-78.

［105］ Kantor R，Katzenstein D. Drug resistance in non-subtype B HIV-1. J Clin Virol. 2004；29：152-9.

［106］ Spira S，Wainberg MA，Loemba H，Turner D，Brenner BG. Impact of clade diversity on HIV-1 virulence，antiretroviral drug sensitivity and drug resistance. J Antimicrob Chemother. 2003；51：229-40.

［107］ Grossman Z，Paxinos EE，Averbach D，et al. Mutation D30N is not preferentially selected by human immunodeficiency virus type 1 subtype C in the development of resistance to nelfinavir. Antimicrob Agents Chemother. 2004；48：2159-65.

［108］ Brenner B，Turner D，Oliveira M，et al. A V106M mutation in HIV-1 clade C viruses exposed to efavirenz confers cross-resistance to non-nucleoside reverse transcriptase inhibitors. AIDS. 2003；17：F1-5.

［109］ Grossman Z，Istomin V，Averbuch D，et al. Genetic variation at NNRTI resistance-associated positions in patients infected with HIV-1 subtype C. AIDS. 2004；18：909-15.

［110］ Rhee S-Y，Kantor R，Katzenstein D，et al. for the International Non Subtype B HIV-1 Working Group. HIV-1 pol mutation frequency by subtype and treatment experience：extension of the HIVseq program to seven non-B subtypes. AIDS. 2006；20：643-51.

［111］ Kantor R，Katzenstein DA，Efron B，et al. Impact of HIV-1 subtype and antiretroviral therapy on protease and reverse transcriptase genotype：results of a global collaboration. PLoS Med. 2005；2：325-37.

［112］ Descamps D，Chaix ML，Andre P，et al. French national sentinel survey of antiretroviral drug resistance in patients with HIV-1 primary infection and in antiretroviral-naive chronically infected patients in 2001—2002. J Acquir Immune Defic Syndr. 2005；38：545-52.

509

［113］ Larder BA，Darby G，Richman DD. HIV with reduced sensitivity to zidovudine（AZT）isolated during prolonged therapy. Science. 1989；243：1731-4.

［114］ Larder BA，Kemp SD. Multiple mutations in HIV-1 reverse transcriptase confer high-level resistance to zidovudine（AZT）. Science. 1989；246：1155-8.

［115］ Japour AJ，Mayers DL，Johnson VA，et al. A standardized peripheral blood mononuclear cell culture assay for the determination of drug susceptibilities of clinical human immunodeficiency virus-1 isolates. Antimicrob Agents Chemother. 1993；37：1095-101.

［116］ Rhee S-Y，Gonzales MJ，Kantor R，Betts BJ，Ravela J，Shafer RW. Human immunodeficiency virus reverse transcriptase and protease sequence database. Nucleic Acids Res. 2003；31：298-303.

［117］ Shafer RW，Rhee S-Y，Pillay D，et al. HIV-1 protease and reverse transcriptase mutations for drug resistance surveillance. AIDS. 2007；21：215-23.

［118］ Hammer SM，Saag MS，Schechter M，et al. Treatment for Adult HIV Infection. 2006 Recommendations of the International AIDS Society-USA Panel. JAMA. 2006；296：827-43.

［119］ Liu TF，Shafer RW. Web resources for HIV type 1 genotypic resistance test interpretation. Clin Infect Dis. 2006；42：1608-18.

［120］ Gunthard HF，Aberg JA，Eron JJ，et al. Antiretroviral treatment of adult HIV infection：2014 recommendations of the International Antiviral Society-USA Panel. JAMA. 2014；312：410-25.

［121］ Press W. Consolidated guidelines on the use of antiretroviral drugs for treating and preventing HIV infection：recommendations for a public health approach June 2013. 2013.

［122］ Cozzi-Lepri A，Phillips AN，Ruiz L，et al. Evolution of drug resistance in HIV-infected patients remaining on a virologically failing combination antiretroviral therapy regimen. AIDS. 2007；21：721-32.

［123］ Durant J，Clevenbergh P，Halfon P，et al. Drug-resistance genotyping in HIV-1 therapy：the VIRADAPT randomised controlled trial. Lancet. 1999；353：2195-9.

［124］ Baxter JD，Mayers DL，Wentworth DN，et al. A randomized study of antiretroviral management based on plasma genotypic antiretroviral resistance testing in patients failing therapy：CPCRA 046 Study Team for the Terry Beirn Community Programs for Clinical Research on AIDS. AIDS. 2000；14：F83-93.

［125］ Cohen C，Hunt S，Sension M，et al. and the VIRA3001 Study Team. A randomized trial assessing the impact of phenotypic resistance testing on antiretroviral therapy. AIDS. 2002；16：579-88.

［126］ Tural C，Ruiz L，Holtzer C，et al. and the Havana Study Group. Clinical utility of HIV-1 genotyping and expert advice：the Havana trial. AIDS. 2002；16：209-18.

［127］ Deeks SG，Wrin T，Hoh R，et al. Virologic and immunologic consequences of discontinuing combination antiretroviral drug therapy in HIV-infected patients with detectable viremia. N Engl J Med. 2001；344：472-80.

［128］ Lawrence J，Mayers DL，Huppler Hullsiek K，et al. for the 064 Study Team of the Terry Beirn Community Programs for Clinical Research on AIDS. Structured treatment interruption in patients with multidrug-resistant human immunodeficiency virus. N Engl J Med. 2003；349 837-46.

［129］ Ghosn J，Wirden M，Ktorza N，et al. No benefit of a structured treatment interruption based on genotypic resistance in heavily pretreated HIV-infected patients. AIDS. 2005；19：1643-7.

［130］ Geidne S，Quennerstedt M，Eriksson C. The youth sports club as a health-promoting setting：an integrative review of research. Scand J Public Health. 2013；41：269-83.

［131］ Kousignian I，Abgrall S，Grabar S，et al. and the Clinical Epidemiology Group of the French Hospital Database on HIV. Maintaining antiretroviral therapy reduces the risk of AIDS-defining events in patients with uncontrolled viral replication and profound immunodeficiency. Clin Infect Dis. 2008；46：296-304.

［132］ Miller V，Cozzi-Lepri A，Hertogs K，et al. HIV drug susceptibility and treatment response to mega-HAART regimen in patients from the Frankfurt HIV cohort. Antivir Ther. 2000；5：49-55.

［133］ Montaner JS，Harrigan PR，Jahnke N，et al. Multiple drug rescue therapy for HIV-infected individuals with prior virologic failure on multiple regimens. AIDS. 2001；15：61-9.

［134］ Youle M，Tyrer M，Fisher M，et al. Brief report：two year outcome of a multidrug regimen in patients who did not respond to a protease inhibitor regimen. J Acquir Immune Defic Syndr. 2002；29：58-61.

［135］ Hirsch HH，Drechsler H，Holbro A，et al. Genotypic and phenotypic resistance testing of HIV-1 in routine clinical care. Eur J Clin Microbiol Infect Dis. 2005；24：733-8.

［136］ Routy JP，Machouf N，Edwardes MD，et al. Factors associated with a decrease in the prevalence of drug resistance in newly HIV-1 infected individuals in Montreal. AIDS. 2004；18：2305-12.

［137］ de Mendoza C，Rodreiguez C，Eiros JM，et al. Antiretroviral recommendations may influence the rate of transmission of drug-resistant HIV type 1. Clin Infect Dis. 2005；41：227-32.

［138］ Cohen MS，Chen YQ，McCauley M，et al. Prevention of HIV-1 infection with early antiretroviral therapy. N Engl J Med. 2011；365：493-505.

［139］ Baxter JD，Dunn D，White E，et al. Global HIV-1 transmitted drug resistance in the INSIGHT Strategic Timing of Anti Retroviral Treatment（START）trial. HIV Med. 2015；Suppl 1：77-87.

第74章　乙型肝炎病毒耐药性
Apostolos Beloukas，Anna Maria Geretti

1　前言

过去二十年来，在抗乙型肝炎病毒（HBV）感染的治疗策略中，抗病毒药物耐药性的预防和管理取得了重大进展[1]。目前，干扰素α-2b（interferonα-2b，IFNα-2b）和聚乙二醇干扰素-α（pegylated interferon-α，pegIFN-α）以及几种HBV聚合酶口服抑制剂被批准用于治疗慢性乙肝病毒感染（chronic hepatitis B，CHB）[1-5]。包含核苷和核苷酸类似物（NAs）的聚合酶抑制剂通常比基于IFN的治疗更有效且副作用更小。尽管目前的CHB治疗方案选择耐药性的风险较低，但通常需要长期且不确定的治疗以维持病毒抑制。对更好的治疗方法的需求在增长，事实上许多患者通过以前的疗效较差的疗法积累了HBV耐药性和交叉耐药性，并且治疗方案有限。更重要的是，由于在中低收入地区获得有效的抗病毒化合物的机会有限，大量人群仍然存在耐药风险。几种新型化合物正在开发中，可能为有限的治疗方案铺平道路，并有可能用于根除HBV[5-7]。

基于NA的CHB治疗的整体短期和长期疗效受多种因素影响，关键决定因素包括药物效力和治疗依从性（表74.1）。即使在治疗效果最佳的患者中，当一些NAs作为单一药物使用时，也能充分抑制病毒复制，特别是在HBV DNA高负荷的情况下。由于HBV基因组的可塑性，在存在药物压力的情况下正在进行的病毒复制可导致携带可降低药物敏感性的突变的HBV变体的出现。虽然一些HBV耐药突变体可能表现出适应性和复制能力明显消失，但另一些可以有效复制，可以导致肝病进一步发展，并且HBV可以传播。

表74.1　慢性乙型肝炎对抗病毒治疗反应的决定因素

宿主	药物	病毒
附着	效力	HBeAg状态
耐受性	副作用	HBV DNA载量
肝脏疾病状况	遗传障碍	获得性耐药性
免疫	药代动力学	传播的耐药性
遗传学		

2　HBV的耐药机制

2.1　耐药性的出现

HBV是一种通过RNA中间体复制的DNA病毒。病毒聚合酶也具有逆转录酶（RT）活性，显示出高的错配率并且缺乏校正错误掺入碱基所需的校对功能[8, 9]。HBV具有很高的复制率，导致每天产生约10^{12}个病毒颗粒。这与每个碱基和复制周期的突变率约10^{-5}取代相结合[10, 11]。在正在进行病毒复制的个体中，估计每天在整个病毒基因组中发生约$10^{10} \sim 10^{11}$个点突变。一些突变导致功能严重丧失，从而损害病毒的适应性，进而导致突变体停止复制。其他突变体显示不同程度的适应性损伤。因此，在受感染的宿主中，HBV以各种不同的毒株的形式存在，构成病毒准种。在任何时候，受到包括免疫介导的和药物介导的选择压力在内的调节因子的影响，某些突变种类占主导地位，而另一些则仅存在于罕见的低频变种中。

具有药物敏感性降低的HBV突变在抗病毒治疗靶点中自发产生并在引入治疗前在病毒准种内循环。考虑到总体功能成本，在没有药物压力的情况下，HBV耐药变异体以低频率循环，典型地作为单个突变体并通常通过常规或敏感方式逃避检测。在药物选择性压力下，如果病毒继续复制，这些变体获得选择性优势并逐渐成为优势种。随着药物压力下病毒的持续复制，单个突变体的遗传进化，获得额外的初级和次级突变，包括补偿性改变，从而恢复病毒的适应性和增加致病性[12-14]。

部分双链环状HBV基因组被组织成四个重叠阅读框（ORF）（图74.1）。表面ORF重叠聚合酶ORF将产生两个重要的结果。首先，由选择性压力驱动的基因变化产生相互影响，包括HBsAg抗原决定簇的变化，这些变化可能导致疫苗和诊断逃逸的可能性增加[15, 16]。其次，药物压力下的遗传进化受到聚合酶和表面功能同时影响的制约。这些限制通过比较HBV和HIV感染中拉米夫定（lamivudine，LAM）单药治疗耐药性病例的出现来证实。在HIV阳性受试者中，耐药菌株在LAM单一疗法的几周内成为主导。相反，HBV阳性受试者出现LAM耐药株需要数月时间。尽管如此，敏感检测的方法学已经表明，HBV对LAM的抗性可能会比以前认识到的出现得更快。在一项对HIV和HBV共同感染的患者的研究中，开始使用含LAM的抗逆转录病毒疗法（ART）而不使用额外的HBV活性药物，6个月后可检测出血清HBV DNA的大多数患者在通过深度测序评估时有证据表明LAM存在耐药性（图74.2）[12]。

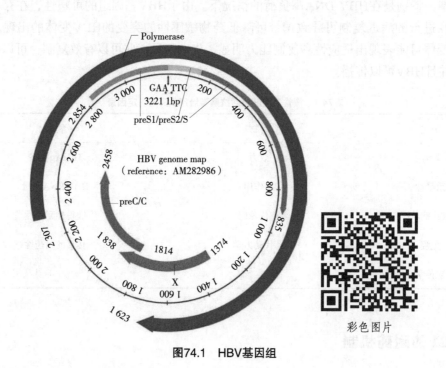

图74.1　HBV基因组

松弛的部分双链环状DNA具有约3 200 bp的大小并且包含4个重叠阅读框：聚合酶（蓝色）、表面（pre S1、pre S2和S结构域，分别为橙色、黄色和红色）、X（紫色）和precore/core（绿色）。完整的基因组编号从TTC开始，到GAA结束。

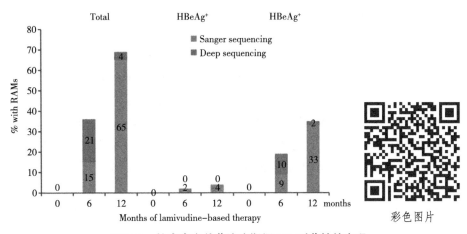

图74.2 拉米夫定单药治疗期间HBV耐药性的出现

共有133名艾滋病毒和乙型肝炎病毒共感染受试者开始接受含拉米夫定的抗逆转录病毒疗法，但没有额外的HBV活性药物，进行了HBV聚合酶拉米夫定耐药相关突变（RAMs）检测。使用Sanger测序和深度测序在基线检查时和治疗6、12个月后进行测试。耐药率以总数和基线HBeAg状态表示（改编自参考文献[12]）。

2.2 耐药性持续存在

在抗病毒治疗过程中出现占主导地位的HBV RAMs在治疗停止后就失去了其复制优势，并被更适合的、药物敏感的（"野生型"）菌株所淘汰。对于停止治疗超过几周的患者，通常不再可能使用常规技术检测耐药突变株。然而，耐药性的消失十分明显；富含治疗的突变体持续存在低频循环变异，并且如果次优治疗（suboptimal treatment）重新开始则耐药性迅速重新出现。此外，HBV在共价闭合的环状DNA（covalently closed circular DNA，cccDNA）内建立了一个遗传变异档案，该环状DNA持续存在于感染的肝细胞中[17]。HBV cccDNA由来源病毒颗粒的松散环状DNA基因组产生，并在肝细胞核中以游离形式长期存在[18]。在有效抑制HBV复制的同时，NAs在减少cccDNA储存方面的作用有限[19-21]。目前的研究旨在针对病毒库并潜在治愈HBV感染[5, 18]。同时，HBV cccDNA保留了对任何选择的耐药菌株的长期记忆，新的复制菌株可以从其中重新出现[1, 5, 18, 20, 22]。

2.3 命名法则

描述HBV耐药相关突变（resistance-associated mutations，RAMs）的命名法于2001年建立[23]。HBV聚合酶基因分为4个功能单位（图74.3）。抗性通过在聚合酶基因的RT结构域中存在一个或多个核苷酸取代来定义，导致酶内的氨基酸被取代。初级或主要的RAMs在通过直接降低药物敏感性来赋予耐药表型方面起关键作用。次级和补偿性RAMs通过提高抗性水平或恢复由主要RAMs引起的功能缺陷起辅助作用[13]。报告实变时，用rt字母+野生型氨基酸，密码子编号位置相对于rt区域的起始位置，接着是突变型氨基酸。例如，rtM204V描述了主要的LAM RAM，其中在RT密码子204处的甲硫氨酸被缬氨酸取代。

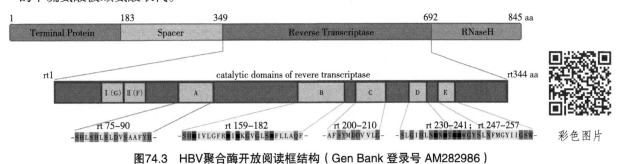

图74.3 HBV聚合酶开放阅读框结构（Gen Bank 登录号 AM282986）

根据逆转录酶（RT）区域及其催化结构域进行编号。按标准化命名法，该序列对应于HBV基因型A（adw2亚型）。

3 HBV耐药性产生途径

目前对慢性乙型肝炎（CHB）的治疗策略由许多病毒和宿主的相关参数指导，主要包括（a）用pegIFN-α治疗1年或（b）用NAs长期治疗[1, 2, 4, 5, 24]。pegIFN-α加强效NAs的组合策略正在评估中[1]。PegIFN-α通过调节干扰素刺激基因（ISGs）的表达来发挥直接的抗病毒和免疫调节功能[25]。在CHB中，IFN-α引起免疫激活、抑制HBV基因组转录、病毒核壳体的细胞内去稳定化以及通过APOBEC3A降解细胞内cccDNA[26-28]。已经显示许多宿主遗传决定子调节IFN的易感性，包括病毒基因型对HBeAg和HBsAg消失率和动力学的影响。一般来说，感染HBV基因型A和B的患者比基因型C和D患者对基于IFN的治疗的反应更好，而对NAs的反应似乎在不同的HBV基因型中是可比较的[29]。此外，HBV基因组中的几个突变（尤其是核前和基础核心启动子）已被证明可以调节对基于IFN治疗的反应[30]。

NAs与天然底物竞争结合HBV聚合酶的活性位点[31]。为了发挥抗病毒活性，必须将NAs磷酸化为核苷三磷酸或核苷酸二磷酸衍生物。磷酸化是由细胞激酶介导的，最初的磷酸化是该过程的限速步骤，被认为可以调节NAs中观察到的某些功效差异[8, 32]。一旦磷酸化，NAs就被病毒聚合酶掺入生长中。

病毒DNA链，并充当链终止子，抑制阴性和阳性HBV DNA链合成。基于HBV和HIV聚合酶之间的相似性，一些NAs具有双重抗病毒活性并不奇怪[33]。在可用的药物中，LAM、恩曲他滨（emtricitabine，FTC）和替诺福韦二吡呋酯（tenofovir disoproxil，TDF）具有显著的抗HIV活性。恩替卡韦（entecavir，ETV）具有较低的残留抗逆转录病毒活性，如果单独使用，可能会选择HIV耐药性[34]。HBV剂量和替比夫定（telbivudine，LdT）下的阿德福韦酯（adefovir dipivoxil，ADF）被认为没有发挥抗HIV活性。

NA分为3个结构组：（a）核苷、（b）d-环戊烷、（c）无环（或烷基）膦酸盐（核苷酸）。分类对应于不同的抗性途径（表74.2）[5, 19, 21, 35]。主要有4种主要途径：①具有1-核苷的rtM204途径、②含烷基膦酸盐的rtN236T途径、③含1-核苷和烷基膦酸盐的rtA181T/V途径、②d-环戊烷途径。

表74.2　与HBV聚合酶的核苷和核苷酸抑制剂耐药相关的耐药突变

分类	药物	化学结构	遗传屏障	基本或主要的RAMs	补偿性和其他RAM
L-核苷	拉米夫定	2′，3′-二脱氧-3′-硫代胞苷	低	rtM204I/V/S/Q rtA181T/V	rtL80V/I，rtI169T，rtV173L，rtL180M，rtT184S/G，rtS202I，rtQ215S
	恩曲他滨	5-氟-1-（2R，5S）-[2-（羟甲基）-1，3-氧硫杂环戊烷-5-基]胞嘧啶	低		
	替比夫定	β-1-2′-脱氧胸苷	中间		
d环戊烷	恩替卡韦	2-氨基-9-[（1S，3R，4S）-4-羟基-3-（羟基甲基）-2-亚甲基环戊基]-3 H-嘌呤-6-酮	高（先天的）	rtL180M+rtM204V+[rtT184A/C/F/G/I/L/S或rtS202I/G或rtM250L/V]	
			低（LAM耐药性）	rtL180M+rtM204V+rtA186T+rtI163V	
无环膦酸酯	阿德福韦酯	9-[2-[[双[（新戊酰氧基）甲氧基]氧膦基]甲氧基]乙基]腺嘌呤	中间	rtN236T rtA181T/V	rtI233V
	富马酸替诺福韦酯	9-[（R）-2[[双[[（异丙氧基羰基）氧基]甲氧基]氧膦基]甲氧基]丙基]富马酸腺嘌呤	高	rtA194T（+rtL180M+rtM204V/I） rtP177G+rtF249A	Precore和基础核心启动子突变

RAMs：耐药相关突变；LAM：拉米夫定。

514

3.1　L-核苷

L-核苷（L-Nucleosides）包含LAM和LdT，其在全世界广泛可得；FTC可与TDF联合用于治疗HIV和HBV合并感染；和目前在韩国和菲律宾提供的克拉夫定，这些化合物具有相似的分子结构并与病毒聚合酶的相同区域结合，从而导致共有的抗性途径和广泛的交叉耐药性[5, 8, 14, 19, 21, 35-50]。耐药突变体通常对ADV和TDF敏感[37, 51]，并可能保留对ETV的部分易感性。结构域B中的rtA181T/V突变可以在治疗的患者中出现，并降低对L-核苷和无环膦酸酯的易感性[52-57]。

3.1.1　拉米夫定

拉米夫定（lamivudine，LAM）是第一个可用于治疗HBV感染的直接作用抗病毒药物。LAM已被用于治疗HIV感染，在此情况下，HIV RT催化位点（YMDD基序）中的密码子M184被确定为主要耐药位点。反映两种病毒聚合酶之间的序列同源性，主要的HBV LAM抗性位点位于HBV聚合酶RT区的催化位点（C结构域）中相应的密码子204处。导致YMDD中异亮氨酸（rtM204I）、缬氨酸（rtM204V）或很少丝氨酸（rtM204S）取代甲硫氨酸的单突变足以赋予高水平LAM抗性。rtM204Q是一种额外的LAM RAM，赋予适度的耐药性并显示出比rtM204I更高的复制能力[58]。

在LAM处理过程中，首先检测M204I突变体，然后用rtM204V替代[12]。突变体显示出病毒适应性降低。分子建模表明，rtM204I/V诱导入境LAM三磷酸的空间位阻和静电排斥[8, 37, 59-61]。结果由于天然底物相对于模板和引物的排列改变，聚合酶的催化活性也降低。随着在LAM压力下进行的病毒复制，补偿性突变发生在结构域A（密码子80）结构域B（密码子169，173，180）中，域间BC（密码子184）和结构域C（密码子202和215）[14, 21, 35, 38, 45-47, 50]。补偿性突变不足以单独赋予LAM抗性，但结合rtM204突变，它们增强抗性并改善酶功能和HBV复制。例如，rtL180M/C的负电荷降低了LAM-三磷酸的结合亲和力，从而更好地区分药物和天然底物[14, 60, 62]。在克隆和单基因组序列中，LAM抗性和补偿性突变通常在同一病毒基因组上共存[12]。

3.1.2　替比夫定

LdT在降低体内血清HBV DNA水平方面比LAM更有效[63, 64]，并且也比ADV更有效[65]。LdT相对于LAM具有改善的耐药性遗传屏障，但是具有相似的耐药性特征，rtM204I是病毒学突破患者中最常见的RAM[19, 35, 42, 48, 49, 66-69]。

3.2　D-环戊烷

ETV是一种2-脱氧鸟苷的合成类似物，对未治疗患者的抗药性表现出高遗传障碍，因为抵抗需要多种替代才能出现[70-76]。ETV在HbeAg阳性和HBeAg阴性治疗的受试者中都具有高效力[70, 71, 73, 74]。然而，由于共同的耐药途径，在经历LAM的患者中ETV活性降低，需要更高的治疗剂量并且总体上减少了遗传障碍，从而促进了进一步耐药性的进化[34, 45, 50, 77-81]。

3.3　无环磷酸盐（核苷酸）

烷基核苷膦酸盐包含ADV和TDF。这些化合物在结构上相似并具有膦酸酯基团，需要2个而不是3个磷酸化步骤才能在细胞内活化[82]。它们与天然底物三磷酸脱氧腺苷和小的柔性膦酸酯接头的结构相似性有利于获得HBV聚合酶活性位点并对酶具有高亲和力[31, 32, 82]。

3.3.1　阿德福韦

阿德福韦（Adefovir，ADV）最初是为治疗HIV感染而开发的，但由于其肾毒性而停止使用[8]。ADF抑制HBV复制的剂量明显低于抑制HIV所需的剂量，并且在HBV给药时安全[83, 84]，推测对HIV无效。HBV对ADV耐药性的发展比LAM更慢，并且与YMDD基序外的突变有关，最常见的是

rtA181T（B结构域）和rtN236T（D结构域）[5, 8, 21, 35, 85-87]。rtN236T突变体在体外对ADV表现出7倍的耐药性，而rtA181V+rtN236T双突变体的耐药性增加至18倍[86]。N236T突变对TDF也具有抗性作用，但对LAM和ETV没有抗性。分子建模揭示了rtN236T可能的作用机制。在野生型HBV聚合酶中，rtN236氨基酸可以与相邻的rtS85残基氢键结合，并且可以直接与ADF二磷酸的γ-磷酸酯相互作用。rtN236T突变破坏了氢键，从而降低了ADF的结合亲和力[88]。

3.3.2 替诺福韦

ADV用于治疗慢性乙型肝炎正在减少，这反映了TDF在HBeAg阳性和HBeAg阴性患者中的优良病毒学疗效[19, 35, 83, 84, 89-94]。TDF在体内转化为替诺福韦（Tenofovir），一种腺苷5′-单磷酸腺苷的无环核苷（核苷酸）类似物。TDF在结构上与ADV相关，但是在标准剂量下达到更高的细胞内浓度并显示出对HBV聚合酶更高的结合亲和力[95]。这导致比ADF具有更高的病毒学效力和更高的抗性遗传屏障。但TDF的基因型抗性谱仍然存在争议。rtA194T突变与部分TDF耐药和HBV体外构建物的复制能力的负面影响有关[96]。已经提出包括rtA194T以及LAM RAM rtL180M+rtM204V/I的突变谱以将TDF易感性降低至1/10以下[97]，尽管该发现尚未一致地再现[98]。rtL180M+rtM204V/I+rtA194T突变谱具有显著的适应成本，复制能力降低了75%以上。然而，rtA194T单独或与rtL180M+rtM204V/I联合使用时的适应性缺陷至少部分通过前核心和基础核心启动子区域的突变得到补偿[96, 98]，这表明HBeAg阴性慢性乙型肝炎患者尤其可能存在TDF耐药的风险。已显示rt181T/V突变赋予对TDF的低水平抗性（2~3倍）；耐药水平随着rt181T/V+rtN236T组合而增加，这些组合可以共同定位于相同的病毒基因组上[54, 86]。进一步提出的途径包括rtP177G和rtF249A，其赋予对TDF抗性的增强并降低体外和体内的复制能力[99]。

尽管有这些发现，但在临床研究中尚未见到基因型HBV对TDF的耐药性，包括HBV DNA动力学缓慢的受试者[100-102]，以及继续接受6[91]、7[89]或8[103]年的治疗。TDF在有LAM[94, 104-106]和ETV治疗经历的[29]受试者中仍有活性，对ADV治疗反应欠佳的患者也有效，但效果并不理想[5, 29, 94, 107, 108]。然而，有人提出rtA181T/V+rtN236T双突变尤其与TDF病毒学应答不足有关[107]。

3.4 遗传屏障

出现耐药性的遗传障碍（Genetic Barrier）是多种因子之间相互作用的结果（表74.3）[19, 21, 38, 45, 50, 62, 88, 95, 98, 109, 110]。一般而言，LAM和FTC的遗传障碍较低，LdT和ADV居中，ETV（未成年患者）和TDF的遗传障碍较高（图74.4）。采用LAM单药治疗4~5年后，RAM的发生率约为70%[21, 41, 111-114]。HBV复制率是一个关键调节因子，其在治疗开始时HBeAg阳性状态和HBV DNA水平高的受试者中观察到抗药性风险显著增高[12, 106]（图74.2）。LdT耐药性出现得更慢，但发生比率相当高，2年后在HBeAg阴性和HBeAg阳性患者中分别达到11%和26%[64]。5年后ADV的累积发生率为29%[83, 84, 115]。接受ETV一线治疗的患者，HBeAg阳性和HBeAg阴性患者5年后的耐药率为1.2%[71, 75]，7年时增加至2.1%[116]。超过400名接受一线TDF治疗7[89]或8[103]年的患者没有报道存在任何耐药性。

不同药物耐药途径之间的拮抗和协同相互作用调节组合方案的功效和遗传障碍。ETV耐药性的出现可通过先前的LAM暴露而加速，并且在开始ETV治疗的LAM RAM的受试者中，51%在5年后具有ETV耐药性[75]。在存在LAM耐药的患者中，使用ADV辅助治疗和LAM持续治疗优于单独使用ADV的病毒学疗效，部分反映了LAM（rtM204）和ADV（rtN236T）耐药的主要途径之间的拮抗作用，这导致对ADV的易感性增加，ADV RAMs的耐药性出现减少，并且病毒学益处至少出现在基线HBV DNA水平低的受试者中[117-121]。

表74.3　HBV治疗中影响耐药基因屏障的因素

因子药物效力

细胞内药物浓度和酶之间的相互作用（例如结合亲和力、结构灵活性）

突变的表型效应

危害药物活性所需的突变数量，突变的适应性成本

易于出现恢复病毒的补偿性突变和适应性耐药路径之间的相互作用病毒基因组序列

预先存在的耐药性选择和传递治疗期间基线HBV DNA负荷和HBV DNA动力学下降

宿主遗传和免疫

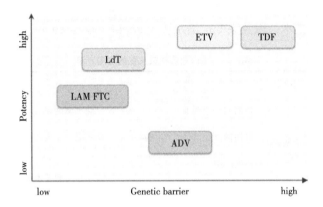

图74.4　可用的抗病毒药物对HBV的药效和遗传障碍

4　耐药性检测

在临床实践中，通过证明在病毒聚合酶的RT结构域中存在已知赋予药物抗性表型的RAM来评估HBV耐药性[1]，通常建议对治疗效果不理想的患者进行血清HBV DNA水平检测。有几篇关于HBV耐药变异体传播的报道，然而，传播的HBV耐药性的流行率太低，不足以支持开始抗病毒治疗前的常规耐药检测的成本效益[122, 123]。

4.1　基因型检测

可用于诊断的HBV基因型测试包括常规和深度基因组测序和反向杂交突变特异性测定（MSAs）（表74.4）。通过PCR扩增的DNA产物的常规群体进行Sanger测序提供了准确的结果，适用范围广，并且适用于HBV基因组的任何区域。该方法产生患者样本中存在的显性准种的共有序列，并具有10%～20%的灵敏度。因此限制包括无法在个体基因组水平上鉴定突变的连锁，并且对低频突变体的敏感性有限。深度测序是在单个测定中对数百万个体DNA分子进行平行测序的过程，对数千个克隆病毒序列进行分析，以估计样本中独特变体的数量和比例。深度测序为低频HBV RAMs提供了更高的灵敏度，为治疗期间的病毒动力学提供了重要参考[12, 124]。深度测序平台变得越来越经济实惠，可用于常规诊断，尽管它们仍然需要生物信息学方面的丰富专业知识来分析大量测序产物。深度测序在这个过程的各个阶段也容易出错[125]。通常建议1%的解释性截止值将生物学上显著的发现与虚假检测区分开[126, 127]。另外，临床验证研究需要确定任何检测到的低频RAM突变的临床意义[125]。

在MSAs中，反向杂交线探针测定法（INNO-LiPA）可在市场上购得，可靠、相对便宜且易操作。该测定法使用PCR扩增产物与固定在硝酸纤维素条上的特定寡核苷酸探针进行反向杂交，并且对于低频突变体显示出比Sanger测序更高的灵敏度，通常在总病毒群体的2%～10%。然而，INNO-

LiPA仍然不如深度测序敏感，并且检测限于选定数量的目标RAM。基于杂交方法的主要局限性在于它们的单一碱基鉴别。特异性可受邻近多态性位点的序列或来自二级结构干扰的影响，且必须针对每个靶向密码子和跨病毒基因型定制测定。此外，随着新的RAMs的确定，检测必须相应地更新。

在研究背景下，克隆和单基因组测序是劳动密集型和昂贵的方法，将Sanger测序应用于单个病毒基因组的分析[12, 128]。该方法允许检测相同病毒基因组上单个突变的连锁，并研究耐药实变体的进化途径。如果分析了大量的序列，这些方法还可以检测低频实变体。与克隆测序相比，单基因组测序减少与PCR产物的体外重组的错误有关。

限制性片段长度多态性分析和基于PCR的方法，如等位基因特异性PCR已被用于研究，以提高检测低频RAMs的灵敏度。这些方法通常是劳动密集型的、技术难度高且昂贵，并且仅检测需要突变特异性方案的已知突变。正在进行的试验包括纳米孔和单分子长读测序、基于寡核苷酸微阵列（DNA芯片）或质谱法的技术，以及突变扩增系统（amplification-refractory mutation system）[129]。

表74.4　HBV耐药相关突变的检测方法

方法	检测限[a]	目标	优点	缺点
群体（Sanger）测序	10% ~ 20%	全基因（RT）	目前的护理标准	劳动密集型和相对昂贵
			可用的商业试剂盒和内部分析	检测限会导致某些患者被低估
			适度便携	
			可以在低HBV DNA负荷下进行	需要专门的技术技能和实验室基础设施
深度测序（如Illumina）	1%	全基因（RT）	能够检测低频突变并估计患者样本中实变体的数量（频率）	检测错误可能发生在该过程的多个步骤
				需要专业的实验室基础设施、先进的技术和生物信息学技能
				常规护理中的有限可用性
				最适合在高通量专业检测中心进行集中测试
			允许同时处理大量样品，降低成本	一般不建议在低HBV DNA负荷下检测
反向杂交（INNO-LiPA）	2% ~ 10%	前哨RAMs	对特定突变的敏感测定	必须针对每种突变和跨病毒基因型制定检测方法
			商业化且高度便携	
			价格便宜，操作简单	由于结合位点的可变性，可能会出现假阳性或假阴性结果
			适用于资源有限的环境	一般不建议在低HBV DNA负荷下检测

[a]检测限描述了低频突变的灵敏度，并且是测定和其他参数（包括HBV DNA载量）的函数。RT：逆转录酶；RAMs：耐药相关突变。

4.2　表型检测

表型检测在研究HBV耐药的进展和意义方面起着关键作用。新型突变的表征需要体外检测以确认突变对病毒表型的影响，包括药物敏感性和复制能力[21, 128]。该方法采用HBV聚合酶法检测和细胞培养方法。大多数系统依赖于将重组复制型HBV DNA转染到肝癌细胞系中。可以用临床分离物和定点突变体进行测试，从而可以单独或联合分析突变的影响。

5 对HBV治疗的病毒学应答的定义

基于正在进行的病毒复制与肝脏疾病进展之间建立的密切关系，CHB治疗的目标是实现并保持血清HBV DNA载量的最佳抑制，作为临床疗效的关键替代指标，并预防疾病发展为肝硬化、肝衰竭或肝细胞癌[1, 4, 5, 130-132]。目前可用的NA疗法难以实现进一步的目标是诱导HBeAg阳性受试者中HBeAg和抗HBe血清转换的丢失，并且理想情况下所有治疗患者中HBsAg的丢失[1, 2, 116, 133]。接受抗病毒治疗的患者通过HBV DNA检测定期监测病毒学应答，HBV DNA检测具有敏感和特异性，提供宽动态范围的量化，并经过校准以国际单位表示结果[1, 5, 19, 21, 134]。

最佳病毒学应答（optimal virological response，VR）被定义为血清HBV DNA水平低于验证测定的定量下限，通常<15或<30 IU/mL。使用高效NAs TDF和ETV，3年后患者的病毒学抑制率>90%[71, 92, 135-137]。2006年，美国国立卫生研究院提出了一套标准化的HBV特异性定义，以描述治疗开始后关键时间点测得的HBV DNA水平，以及抗病毒治疗的次优反应。尽管这些定义在应用于目前的治疗策略[1]时需要调整，以反映与早期化合物相比的抗病毒效力和总体耐药风险的差异（图74.4），但这些定义仍在临床使用中。

5.1 原发性无应答

原发性无应答（Primary non-response）定义为治疗12周后无法将血清HBV DNA水平降低≥$1\log_{10}$ IU/mL或24周后≥$2\log_{10}$。这种情况在NAs中并不常见，尽管ADV（10%~20%）比其他NAs更常见，因为抗病毒疗效不理想[111]，建议及时审查治疗，考虑依从性作为关键决定因素，并解决与预期药物功效有关的任何问题，例如，在以前的药物暴露和可能的耐药性。ADV单药治疗的患者应转为更积极的治疗。在接受TDF或ETV的原发性无应答者中，在第24周时没有显示抗药性证据，24周后继续治疗可能达到抑制效果。一项研究比较了ETV作为一线药物治疗12周或24周后有无原发性无应答患者获得VR的累积概率。在24周时，原发性应答者的VR中位时间明显短于非原发性应答者，但两组在54个月达到VR的累积概率相似（96%：100%）[138]。达到VR的时间以及VR的累积概率在12周时在原发性与非原发性应答者之间没有差异。考虑到由于存在抗药性风险，曾接触过L-核苷的患者继续接受ETV治疗时需要采取更谨慎的方法。

5.2 部分响应

部分响应由治疗12周或24周时测量的初始应答定义，随后持续治疗期间持续检测到血清HBV DNA水平。有用的参考点包括24周时HBV DNA>2 000 IU/mL或治疗48周后可检测到HBV DNA[1]。需要进行评估，管理策略考虑到依从性和预期的药物疗效，以及治疗前HBV DNA载量，开始治疗后HBV DNA衰减的动力学以及出现耐药性的可能性。接受LAM、LdT或ADV的患者如果在24周时反应不理想，则应效用为更有效的治疗方法[1]。即使在有效的NAs治疗中，一些治疗前病毒载量高的患者可能需要更长时间才能实现HBV DNA的完全抑制。接受治疗48周后HBV DNA<1 000 IU/mL的ETV受者往往通过持续ETV治疗至少2年达到病毒的完全抑制[139]。ETV试受治疗者在48周时HBV DNA水平较高时则应该通过改为或添加TDF来控制，而增加ETV剂量通常不会有效[140, 141]。针对TDF单药治疗缓慢反应者的管理策略尚未明确。一部分患者可能从治疗或治疗强化的改变中受益，特别是如果治疗史表明部分耐药是可能的，或者免疫功能受损时[101, 142]。

5.3 病毒反弹或突破

病毒学反弹的定义是确认的血清HBV DNA升高≥$1.0\log_{10}$IU/mL，相对于在先前应答者中继续治疗过程中测得的最低（最低点）水平。尽管$1\log_{10}$的截断值是重大病毒学反弹的有效指标，但是在实现抑制后，任何HBV DNA增加超过测定量化极限则应引发审查。确认的病毒载量反弹通常表明依从性失效，应考虑耐药性检测[5, 19, 21]。低水平的HBV DNA反弹也可能反映了较差的免疫功能。在接受长期TDF治疗的HIV和HBV共感染患者中，间歇性HBV DNA反弹并不少见，这种风险与CD4细胞计数低所显示的深层免疫功能低下有关，但反弹似乎不会导致TDF耐药的选择[100]。

当考虑到定义病毒学突破的相关HBV DNA载量截止值时，重要的是要认识到，新出现的突变体的适应性受损可能最初限制了HBV DNA增加的幅度。补偿性突变的增加恢复了病毒复制能力，这通常表现为血清HBV DNA负荷和血清转氨酶水平增加以及肝脏疾病进一步恶化的可能[13, 38, 41]。

6　HBV耐药性的预防和管理

通过开始使用具有高效力和高抗遗传屏障的药物（通常是TDF或ETV），并定期监测治疗反应和持续的依从性再强化，可以在很大程度上避免HBV药物耐药性的发展[1, 5, 19, 111, 143, 144]。在一项Meta分析中，TDF和ETV作为一线治疗显示48周内总体病毒学疗效和安全性无差异[145]。长期数据也支持两种治疗方案的病毒学疗效和安全性[1, 71, 89, 91, 103, 116, 131]。即使在基线HBV DNA负荷较高的患者中，TDF单药治疗似乎也是足够的，尽管在正常转氨酶和高HBV DNA水平的免疫耐受患者中TDF+FTC联合治疗似乎比TDF单药治疗更有效（>1.7×10^7 IU/mL）[147]。对于高HBV DNA水平（≥10^8 IU/mL）的患者，TDF+ETV联合治疗似乎比ETV单药治疗稍有优势[148]。

由于存在耐药性风险，通常推荐避免使用LAM、LdT或ADV作为单一药物[1, 111, 143]。LdT单药治疗，具有一定可能在特定的情况下发挥作用，包括预防母婴传播[1]。也有人认为，LAM单药治疗可以作为一线治疗，具有一定的安全性和成本效益，因为这些患者具有良好的特征（即低HBV DNA水平，无显著纤维化或肝硬化），或作为获得血清HBV DNA抑制后更有效的一线维持治疗[149, 150]。需要进一步的研究来为这些策略提供支持。

在TDF或ETV可用之前，仍有大量患者出现HBV耐药性，并且从全球角度来看，由于这些成本更高的化合物的使用受区域性限制，许多患者仍处于风险中[151, 152]。2008—2010年，欧洲频繁规定使用LAM、ADV或LdT进行单药治疗；在接受抗药性检测的受试者中，单药治疗通常与耐药性检测有关，特别是rtM204途径的HBV RAMs[151]。NA耐药性发展的不良后果已有详细记录。接受LAM或ADV治疗的患者出现病毒学突破和耐药性时，经常会出现肝病恶化和进展[19, 106, 153-157]。在用LAMs治疗的肝硬化患者的研究中，LAM RAMs治疗的患者的疾病进展（通过与肝相关并发症和死亡率的复合终点测量）发生率为13%，而未发生耐药的患者疾病进展发生率为5%[158]。此外，序贯救援治疗增加了难以治疗的多药耐药（MDR）HBV变异体的风险[5, 19, 21, 159]。在LAM耐药患者中，继续使用ADV进行补充疗法优于单独使用ADV，转用TDF单药疗法优于使用LAM+ADV的附加疗法[108]（表74.5）。单独使用TDF治疗rtM204I/V ± rtL180M的患者与TDF+FTC疗效相当。在一项随机临床试验中，TDF和TDF+FTC在96周内的HBV DNA抑制率分别为89%和86%，且没有出现因治疗引起的TDF耐药性[105]。

表74.5　对HBV治疗反应不佳患者的治疗策略

药物	策略
LAM	TDF
	附加ADV[a]
ADV（核苷初始治疗）	ETV
	TDF+FTC
	TDF+ETV
	TDF[b]

（续表）

药物	策略
ADV（核苷治疗过）	TDF+ETV
LdT	TDF
	附加TDF
	TDF+FTC
	附加ADV [a]
ETV	TDF
	附加TDF
	TDF FTC
	附加ADV [a]
TDF	附加ETV
	ETV

[a]附加ADV策略通常在TDF不可用时保留。

[b]保留给低HBV DNA负荷的受试者。LAM：拉米夫定；TDF：替诺福韦；FTC：恩曲他滨；ADV：阿德福韦酯；ETV：恩替卡韦；LdT[b]：替布比丁。

TDF对ADV耐药患者的效果通常较差[1, 160]。双重ADV突变体rtA181T/V+rtN236T的患者可能特别容易出现不良反应的风险[107]。在这种情况下TDF+FTC联合治疗比TDF单药治疗显示出优越的病毒学疗效[161]。

ETV是ADV耐药患者的一种替代治疗选择，84%的患者在24个月后达到病毒学抑制，尽管反应受到之前LAM暴露的抑制[79, 162]。虽然ETV在长时间LAM治疗失败后使用在临床实践中并不少见，但在经历过i-核苷治疗的受试者中的ETV单一治疗与病毒学突破和ETV耐药性演变的风险相关[151]，并且通常不推荐[1]。ETV和TDF联合治疗通常对MDR患者有效[163]。然而，联合疗法对于耐药性有限的患者并不一定需要。一项多中心试验调查随机接受TDF单药治疗或TDF+ETV（1 mg/d）联合治疗[164]的患有ADF RAMs（rtA181V/T和/或rtN236T）的患者，在第48周时，两组患者的HBV DNA抑制率相似（62%：63.5%，p=0.88），HBV DNA水平与基线水平相似（-3.03：3.31 $\log_{10}$ IU/mL；p=0.38）。第二次多中心随机试验调查随机接受TDF单药治疗或TDF+ETV 1 mg/d治疗的ETV RAMs（rtM204V/I和至少一种rtT184A/C/F/G/I/L/S、rtS202G或rtM250L/V）联合治疗[165]，在第48周时，两组患者的HBV DNA抑制率相似（71%：73%，p>0.99），HBV DNA水平与基线水平相似的平均变化（-3.66：3.74 $\log_{10}$ IU/mL；p=0.81）。在这两项试验中，没有患者出现额外的RAM，并且两组的安全性特征相当。

需要开发进一步的治疗方案来管理某些亚组患者。这些可能包括患有LAM耐药的患者，其经历或者具有增加TDF毒性风险，典型地表现为肾功能降低。这些患者通常通过TDF剂量减少进行治疗，引起对持续的毒性风险和持续病毒学抑制的担忧。新型复方替诺福韦-阿拉芬酰胺（TAF）有望保留TDF对抗HBV的高效力，并改善肾脏和骨骼安全性。贝西福韦是一种新的核苷酸类似物，已经在CHB治疗初治患者中接受过测试。在96周以上，贝西福韦引起HBV DNA水平下降5 $\log_{10}$ IU/mL，抑制率达到80%左右，而接受ETV的比较组则出现类似的反应[166]。病毒学突破总体发生率较低，两组均未出现耐药性。CAdAs（4'-C-氰基-2-氨基-2'-脱氧核苷）是新化合物，为治疗耐药HBV提供了希望[167]。最后，新的治疗策略也需要改善CHB的长期控制，并允许在诱导后停止NA治疗[5-7]。

7 在资源有限的环境中对HIV-HBV感染的挑战

在撒哈拉以南非洲地区（sub-Saharan Africa，SSA），慢性HBV感染是一个重要的公共卫生问题，其特征为高度流行，常与HIV共同感染，并且应用不理想的确定和管理策略[152, 168]。在艾滋病病毒感染者中，有6%～25%的人与HBV共同感染，共同感染会加速纤维化，并增加与肝脏有关的发病率和死亡率。部分由于艾滋病相关死亡率降低，该地区的肝硬化和肝细胞癌（HCC）正在增加。多年来，SSA一线抗病毒治疗方案一直是"HBV盲法"，并采用LAM联合齐多夫定或司他夫定联合依法韦仑或奈韦拉平。这种方法导致大量的艾滋病毒和乙型肝炎病毒合并感染患者接受LAM作为唯一的乙肝病毒活性剂在SSA的大部分地区，从而导致耐药性和肝病进展的相关风险。在典型的加纳HIV和HBV合并感染患者队列中，经过近4年的标准LAM ART，超过一半的患者可检测到HBV DNA，1/3患者的DNA水平>2 000 IU/mL，1/3患者通过Sanger测序得到HBV LAM耐药性，1/8的患者通过瞬时弹性成像确定有晚期肝纤维化[106]。在这一队列中，TDF的引入导致HBV DNA抑制的实质性改善和肝纤维化有逆转的希望。

尽管TDF目前被推荐用于所有SSA患者的一线抗逆转录病毒治疗，但可用性仍然远未普及，还需要做很多工作才能改善患有和不患HIV的人群的CHB的诊断和管理。世界卫生组织在资源有限的环境中发布了CHB指南[169]，旨在促进使用简单的非侵入性诊断测试来评估肝病的阶段和治疗的资格；优先考虑对大多数人的治疗晚期肝病和死亡风险最高；并优先使用耐药性高的新药（TDF和ETV）。这些建议为改善这些环境中CHB患者的临床结局提供了机会，并降低了HBV的发病率和传播率。实践中仍然充满了挑战。

参考文献

[1] Martin P, Lau DT, Nguyen MH, Janssen HL, Dieterich DT, Peters MG, Jacobson IM. A Treatment algorithm for the management of chronic hepatitis B virus Infection in the United States: 2015 update. Clin Gastroenterol Hepatol. 2015; 13 (12): 2071-87.e16.

[2] Buti M. HBeAg-positive chronic hepatitis B: why do I treat my patients with nucleos (t) ide analogs? Liver Int. 2014; 34 Suppl 1: 108-11.

[3] Jordheim LP, Durantel D, Zoulim F, Dumontet C. Advances in the development of nucleoside and nucleotide analogues for cancer and viral diseases. Nat Rev Drug Discov. 2013; 12: 447-64.

[4] Lampertico P, Liaw YF. New perspectives in the therapy of chronic hepatitis B. Gut. 2012; 61 Suppl 1: i18-24.

[5] Zoulim F, Durantel D. Antiviral therapies and prospects for a cure of chronic hepatitis B. Cold Spring Harb Perspect Med. 2015; 1: 5 (4).

[6] Block TM, Rawat S, Brosgart CL. Chronic hepatitis B: A wave of new therapies on the horizon. Antiviral Res. 2015; 121: 69-81.

[7] Wang XY, Chen HS. Emerging antivirals for the treatment of hepatitis B. World J Gastroenterol. 2014; 20: 7707-17.

[8] Ghany M, Liang TJ. Drug targets and molecular mechanisms of drug resistance in chronic hepatitis B. Gastroenterology. 2007; 132: 1574-85.

[9] Nassal M. Hepatitis B viruses: reverse transcription a different way. Virus Res. 2008; 134: 235-49.

[10] Girones R, Miller RH. Mutation rate of the hepadnavirus genome. Virology. 1989; 170: 595-7.

[11] Nowak MA, Bonhoeffer S, Hill AM, Boehme R, Thomas HC, McDade H. Viral dynamics in hepatitis B virus infection. Proc Natl Acad Sci U S A. 1996; 93: 4398-402.

[12] Aoudjane S, Chaponda M, del Castillo AAG, O' Connor J, Noguera M, Beloukas A, Hopkins M, Khoo S, van Oosterhout JJ, Geretti AM. Hepatitis B virus sub-genotype A1 infection Is characterized by high replication levels and rapid emergence of drug resistance in HIV-positive adults receiving first-line antiretroviral therapy in Malawi. Clin Infect Dis. 2014; 59: 1618-26.

[13] Lok AS, Zoulim F, Locarnini S, Bartholomeusz A, Ghany MG, Pawlotsky JM, Liaw YF, Mizokami M, Kuiken C. Antiviral drug-resistant HBV: standardization of nomenclature and assays and recommendations for management. Hepatology. 2007; 46: 254-65.

[14] Shaw T, Bartholomeusz A, Locarnini S. HBV drug resistance: mechanisms, detection and interpretation. J Hepatol. 2006; 44: 593-606.

[15] Geretti AM, Patel M, Sarfo FS, Chadwick D, Verheyen J, Fraune M, Garcia A, Phillips RO. Detection of highly prevalent hepatitis B virus coinfection among HIV-seropositive persons in Ghana. J Clin Microbiol. 2010; 48: 3223-30.

[16] Lacombe K, Boyd A, Lavocat F, Pichoud C, Gozlan J, Miailhes P, Lascoux-Combe C, Vernet G, Girard PM, Zoulim F. High incidence of treatment-induced and vaccine-escape hepatitis B virus mutants among human immunodeficiency virus/hepatitis B-infected patients. Hepatology. 2013; 58: 912-22.

[17] Coffin CS, Mulrooney-Cousins PM, Peters MG, van Marle G, Roberts JP, Michalak TI, Terrault NA. Molecular characterization of intrahepatic and extrahepatic hepatitis B virus (HBV) reservoirs in patients on suppressive antiviral therapy. J Viral Hepat. 2011; 18: 415-23.

［18］ Nassal M. HBV cccDNA：viral persistence reservoir and key obstacle for a cure of chronic hepatitis B. Gut. 2015；64（12）：1972-84.

［19］ Gish R，Jia JD，Locarnini S，Zoulim F. Selection of chronic hepatitis B therapy with high barrier to resistance. Lancet Infect Dis. 2012；12：341-53.

［20］ Wong DK，Seto WK，Fung J，Ip P，Huang FY，Lai CL，Yuen MF. Reduction of hepatitis B surface antigen and covalently closed circular DNA by nucleos（t）ide analogues of different potency. Clin Gastroenterol Hepatol. 2013；11：1004-10.

［21］ Zoulim F，Locarnini S. Hepatitis B virus resistance to nucleos（t）ide analogues. Gastroenterology. 2009；137：1593-608.

［22］ Pan WL，Hu JL，Fang Y，Luo Q，Xu G，Xu L，Jing ZH，Shan XF，Zhu YL，Huang AL. Allele-specific polymerase chain reaction for detection of a mutation in the relax circular DNA and the covalently closed circular DNA of hepatitis B virus. J Virol Methods. 2013；194：277-9.

［23］ Stuyver LJ，Locarnini SA，Lok A，Richman DD，Carman WF，Dienstag JL，Schinazi RF. Nomenclature for antiviral-resistant human hepatitis B virus mutations in the polymerase region. Hepatology. 2001；33：751-7.

［24］ Kao JH. HBeAg-positive chronic hepatitis B：why do I treat my patients with pegylated interferon? Liver Int. 2014；34 Suppl 1：112-9.

［25］ Sadler AJ，Williams BR. Interferon-inducible antiviral effectors. Nat Rev Immunol. 2008；8：559-68.

［26］ Lucifora J，Xia Y，Reisinger F，Zhang K，Stadler D，Cheng X，Sprinzl MF，Koppensteiner H，Makowska Z，Volz T，Remouchamps C，Chou WM，Thasler WE，Huser N，Durantel D，Liang TJ，Munk C，Heim MH，Browning JL，Dejardin E，Dandri M，Schindler M，Heikenwalder M，Protzer U. Specific and nonhepatotoxic degradation of nuclear hepatitis B virus cccDNA. Science. 2014；343：1221-8.

［27］ Micco L，Peppa D，Loggi E，Schurich A，Jefferson L，Cursaro C，Panno AM，Bernardi M，Brander C，Bihl F，Andreone P，Maini MK. Differential boosting of innate and adaptive antiviral responses during pegylated-interferon-alpha therapy of chronic hepatitis B. J Hepatol. 2013；58：225-33.

［28］ Thimme R，Dandri M. Dissecting the divergent effects of interferon-alpha on immune cells：time to rethink combination therapy in chronic hepatitis B? J Hepatol. 2013；58：205-9.

［29］ Lin CL，Kao JH. Hepatitis B virus genotypes and variants. Cold Spring Harb Perspect Med. 2015；5：a021436.

［30］ Tseng TC，Liu CJ，Kao JH. Implications of hepatitis B virus genomic variations on treatment outcomes. Curr Pharmacogenomics Person Med. 2010；8：280-8.

［31］ De Clercq E. Current treatment of hepatitis B virus infections. Rev Med Virol. 2015；25（6）：354-65.

［32］ De Clercq E. Strategies in the design of antiviral drugs. Nat Rev Drug Discov. 2002；1：13-25.

［33］ Wilkins E，Nelson M，Agarwal K，Awoyemi D，Barnes E，Bhagani S，Brook G，Brown A，Castelino S，Cooke G，Fisher M，Geretti AM，James R，Kulasegaram R，Leen C，Mutimer D，Orkin C，Page E，Palfreeman A，Papineni P，Rodger A，Tong CY. British HIV Association guidelines for the management of hepatitis viruses in adults infected with HIV 2013. HIV Med. 2013；14 Suppl 4：1-71.

［34］ Domaoal RA，McMahon M，Thio CL，Bailey CM，Tirado-Rives J，Obikhod A，Detorio M，Rapp KL，Siliciano RF，Schinazi RF，Anderson KS. Pre-steady-state kinetic studies establish entecavir 5′-triphosphate as a substrate for HIV-1 reverse transcriptase. J Biol Chem. 2008；283：5452-9.

［35］ Menendez-Arias L，Alvarez M，Pacheco B. Nucleoside/nucleotide analog inhibitors of hepatitis B virus polymerase：mechanism of action and resistance. Curr Opin Virol. 2014；8：1-9.

［36］ Bozdayi AM，Uzunalimoglu O，Turkyilmaz AR，Aslan N，Sezgin O，Sahin T，Bozdayi G，Cinar K，Pai SB，Pai R，Bozkaya H，Karayalcin S，Yurdaydin C，Schinazi RF. YSDD：a novel mutation in HBV DNA polymerase confers clinical resistance to lamivudine. J Viral Hepat. 2003；10：256-65.

［37］ Das K，Xiong X，Yang H，Westland CE，Gibbs CS，Sarafianos SG，Arnold E. Molecular modeling and biochemical characterization reveal the mechanism of hepatitis B virus polymerase resistance to lamivudine（3TC）and emtricitabine（FTC）. J Virol. 2001；75：4771-9.

［38］ Delaney WE，Yang H，Westland CE，Das K，Arnold E，Gibbs CS，Miller MD，Xiong S. The hepatitis B virus polymerase mutation rtV173L is selected during lamivudine therapy and enhances viral replication in vitro. J Virol. 2003；77：11833-41.

［39］ Jones SA，Murakami E，Delaney W，Furman P，Hu J. Noncompetitive inhibition of hepatitis B virus reverse transcriptase protein priming and DNA synthesis by the nucleoside analog clevudine. Antimicrob Agents Chemother. 2013；57：4181-9.

［40］ Kwon SY，Park YK，Ahn SH，Cho ES，Choe WH，Lee CH，Kim BK，Ko SY，Choi HS，Park ES，Shin GC，Kim KH. Identification and characterization of clevudine-resistant mutants of hepatitis B virus isolated from chronic hepatitis B patients. J Virol. 2010；84：4494-503.

［41］ Lai CL，Dienstag J，Schiff E，Leung NW，Atkins M，Hunt C，Brown N，Woessner M，Boehme R，Condreay L. Prevalence and clinical correlates of YMDD variants during lamivudine therapy for patients with chronic hepatitis B. Clin Infect Dis. 2003；36：687-96.

［42］ Lai CL，Leung N，Teo EK，Tong M，Wong F，Hann HW，Han S，Poynard T，Myers M，Chao G，Lloyd D，Brown NA. A 1-year trial of telbivudine，lamivudine，and the combination in patients with hepatitis B e antigen-positive chronic hepatitis B. Gastroenterology. 2005；129：528-36.

［43］ Lim SG，Krastev Z，Ng TM，Mechkov G，Kotzev IA，Chan S，Mondou E，Snow A，Sorbel J，Rousseau F. Randomized，double-blind study of emtricitabine（FTC）plus clevudine versus FTC alone in treatment of chronic hepatitis B. Antimicrob Agents Chemother. 2006；50：1642-8.

［44］ Lim SG，Ng TM，Kung N，Krastev Z，Volfova M，Husa P，Lee SS，Chan S，Shiffman ML，Washington MK，Rigney A，Anderson J，Mondou E，Snow A，Sorbel J，Guan R，Rousseau F. A double-blind placebo-controlled study of emtricitabine in chronic hepatitis B. Arch Intern Med. 2006；166：49-56.

［45］ Locarnini S. Primary resistance，multidrug resistance，and cross-resistance pathways in HBV as a consequence of treatment failure. Hepatol Int. 2008；2：147-51.

［46］ Nakanishi H，Kurosaki M，Asahina Y，Onuki Y，Ueda K，Nishimura Y，Tsuchiya K，Kitamura T，Uchihara M，Miyake S，

Enomoto N, Izumi N. Polymerase domain B mutation is associated with hepatitis relapse during long-term lamivudine therapy for chronic hepatitis B. Intervirology. 2005；48：381-8.

[47] Pai SB, Bozdayi AM, Pai RB, Beker T, Sarioglu M, Turkyilmaz AR, Grier J, Yurdaydin C, Schinazi RF. Emergence of a novel mutation in the FLLA region of hepatitis B virus during lamivudine therapy. Antimicrob Agents Chemother. 2005；49：2618-24.

[48] Seifer M, Patty A, Serra I, Li B, Standring DN. Telbivudine, a nucleoside analog inhibitor of HBV polymerase, has a different in vitro cross-resistance profile than the nucleotide analog inhibitors adefovir and tenofovir. Antiviral Res. 2009；81：147-55.

[49] Sun J, Xie Q, Tan D, Ning Q, Niu J, Bai X, Fan R, Chen S, Cheng J, Yu Y, Wang H, Xu M, Shi G, Wan M, Chen X, Tang H, Sheng J, Dou X, Shi J, Ren H, Wang M, Zhang H, Gao Z, Chen C, Ma H, Jia J, Hou J. The 104-week efficacy and safety of telbivudine-based optimization strategy in chronic hepatitis B patients：a randomized, controlled study. Hepatology. 2014；59：1283-92.

[50] Yuen L, Bartholomeusz A, Ayres A, Littlejohn M, Locarnini S. Multidrug resistance and cross-resistance pathways in HBV as a consequence of treatment failure. Hepatology. 2008；2（2）：147-51.

[51] Lada O, Benhamou Y, Cahour A, Katlama C, Poynard T, Thibault V. In vitro susceptibility of lamivudine-resistant hepatitis B virus to adefovir and tenofovir. Antivir Ther. 2004；9：353-63.

[52] Karatayli E, Karayalcin S, Karaaslan H, Kayhan H, Turkyilmaz AR, Sahin F, Yurdaydin C, Bozdayi AM. A novel mutation pattern emerging during lamivudine treatment shows cross-resistance to adefovir dipivoxil treatment. Antivir Ther. 2007；12（5）：761-8.

[53] Lacombe K, Ollivet A, Gozlan J, Durantel S, Tran N, Girard PM, Zoulim F. A novel hepatitis B virus mutation with resistance to adefovir but not to tenofovir in an HIV-hepatitis B virus-co-infected patient. AIDS. 2006；20：2229-31.

[54] Villet S, Pichoud C, Billioud G, Barraud L, Durantel S, Trepo C, Zoulim F. Impact of hepatitis B virus rtA181V/T mutants on hepatitis B treatment failure. J Hepatol. 2008；48：747-55.

[55] Warner N, Locarnini S. The antiviral drug selected hepatitis B virus rtA181T/sW172* mutant has a dominant negative secretion defect and alters the typical profile of viral rebound. Hepatology. 2008；48：88-98.

[56] Yatsuji H, Noguchi C, Hiraga N, Mori N, Tsuge M, Imamura M, Takahashi S, Iwao E, Fujimoto Y, Ochi H, Abe H, Maekawa T, Tateno C, Yoshizato K, Suzuki F, Kumada H, Chayama K. Emergence of a novel lamivudine-resistant hepatitis B virus variant with a substitution outside the YMDD motif. Antimicrob Agents Chemother. 2006；50：3867-74.

[57] Yeh CT, Chien RN, Chu CM, Liaw YF. Clearance of the original hepatitis B virus YMDD-motif mutants with emergence of distinct lamivudine-resistant mutants during prolonged lamivudine therapy. Hepatology. 2000；31：1318-26.

[58] Liu Y, Xu Z, Wang Y, Li X, Liu L, Chen L, Xin S, Xu D. rtM204Q may serve as a novel lamivudine-resistance-associated mutation of hepatitis B virus. PLoS One. 2014；9：e89015.

[59] Allen MI, Deslauriers M, Andrews CW, Tipples GA, Walters KA, Tyrrell DL, Brown N, Condreay LD. Identification and characterization of mutations in hepatitis B virus resistant to lamivudine. Hepatology. 1998；27：1670-7.

[60] Chong Y, Stuyver L, Otto MJ, Schinazi RF, Chu CK. Mechanism of antiviral activities of 3'-substituted L-nucleosides against 3TC-resistant HBV polymerase：a molecular modelling approach. Antivir Chem Chemother. 2003；14：309-19.

[61] Lee K, Chu CK. Molecular modeling approach to understanding the mode of action of L-nucleosides as antiviral agents. Antimicrob Agents Chemother. 2001；45：138-44.

[62] Hong YB, Choi Y, Jung G. Increased DNA polymerase fidelity of the lamivudine resistant variants of human hepatitis B virus DNA polymerase. J Biochem Mol Biol. 2004；37：167-76.

[63] Lai CL, Gane E, Liaw YF, Hsu CW, Thongsawat S, Wang Y, Chen Y, Heathcote EJ, Rasenack J, Bzowej N, Naoumov NV, Di Bisceglie AM, Zeuzem S, Moon YM, Goodman Z, Chao G, Constance BF, Brown NA. Telbivudine versus lamivudine in patients with chronic hepatitis B. N Engl J Med. 2007；357：2576-88.

[64] Liaw YF, Gane E, Leung N, Zeuzem S, Wang YM, Lai CL, Heathcote EJ, Manns M, Bzowej N, Niu JQ, Han SH, Hwang SG, Cakaloglu Y, Tong MJ, Papatheodoridis G, Chen YG, Brown NA, Albanis E, Galil K, Naoumov NV. 2-Year GLOBE trial results：Telbivudine is superior to lamivudine in patients with chronic hepatitis B. Gastroenterology. 2009；136：486-95.

[65] Chan HLY, Heathcote EJ, Marcellin P, Lai CL, Cho M, Moon YM, Chao YC, Myers RP, Minuk GY, Jeffers L, Sievert W, Bzowej N, Harb G, Kaiser R, Qiao XJ, Brown NA. Treatment of hepatitis B e antigen positive chronic hepatitis with telbivudine or adefovir：a randomized trial. Ann Intern Med. 2007；147：745-54.

[66] Hou J, Yin YK, Xu D, Tan D, Niu J, Zhou X, Wang Y, Zhu L, He Y, Ren H, Wan M, Chen C, Wu S, Chen Y, Xu J, Wang Q, Wei L, Chao G, Constance BF, Harb G, Brown NA, Jia J. Telbivudine versus lamivudine in Chinese patients with chronic hepatitis B：results at 1 year of a randomized, double-blind trial. Hepatology. 2008；47：447-54.

[67] Lui YY, Chan HL. A review of telbivudine for the management of chronic hepatitis B virus infection. Expert Opin Drug Metab Toxicol. 2008；4：1351-61.

[68] Tsai MC, Yu HC, Hung CH, Lee CM, Chiu KW, Lin MT, Tseng PL, Chang KC, Yen YH, Chen CH, Hu TH. Comparing the efficacy and clinical outcome of telbivudine and entecavir naïve patients with hepatitis B virus-related compensated cirrhosis. J Gastroenterol Hepatol. 2014；29：568-75.

[69] Yuen MF, Lai CL. Telbivudine：an upcoming agent for chronic hepatitis B. Expert Rev Anti Infect Ther. 2005；3：489-94.

[70] Chang TT, Gish RG, de Man R, Gadano A, Sollano J, Chao YC, Lok AS, Han KH, Goodman Z, Zhu J, Cross A, DeHertogh D, Wilber R, Colonno R, Apelian D. A comparison of entecavir and lamivudine for HBeAg-positive chronic hepatitis B. N Engl J Med. 2006；354：1001-10.

[71] Chang TT, Lai CL, Kew Yoon S, Lee SS, Coelho HS, Carrilho FJ, Poordad F, Halota W, Horsmans Y, Tsai N. Entecavir treatment for up to 5 years in patients with hepatitis B e antigen-positive chronic hepatitis B. Hepatology. 2010；51：422-30.

[72] Colonno RJ, Rose R, Baldick CJ, Levine S, Pokornowski K, Yu CF, Walsh A, Fang J, Hsu M, Mazzucco C, Eggers B, Zhang S, Plym M, Klesczewski K, Tenney DJ. Entecavir resistance is rare in nucleoside naive patients with hepatitis B. Hepatology. 2006；44：1656-65.

［73］ Gish RG, Lok AS, Chang TT, Lde Man RA, Gadano A, Sollano J, Han KH, Chao YC, Lee SD, Harris M, Yang J, Colonno R, Brett-Smith H. Entecavir therapy for up to 96 weeks in patients with HBeAg-positive chronic hepatitis B. Gastroenterology. 2007; 133: 1437-44.

［74］ Lai CL, Shouval D, Lok AS, Chang TT, Cheinquer H, Goodman Z, DeHertogh D, Wilber R, Zink RC, Cross A, Colonno R, Fernandes L. Entecavir versus lamivudine for patients with HBeAg-negative chronic hepatitis B. N Engl J Med. 2006; 354: 1011-20.

［75］ Tenney DJ, Rose RE, Baldick CJ, Pokornowski KA, Eggers BJ, Fang J, Wichroski MJ, Xu D, Yang J, Wilber RB, Colonno RJ. Long-term monitoring shows hepatitis B virus resistance to entecavir in nucleoside-naive patients is rare through 5 years of therapy. Hepatology. 2009; 49: 1503-14.

［76］ Villet S, Ollivet A, Pichoud C, Barraud L, Villeneuve JP, Trepo C, Zoulim F. Stepwise process for the development of entecavir resistance in a chronic hepatitis B virus infected patient. J Hepatol. 2007; 46: 531-8.

［77］ Baldick CJ, Tenney DJ, Mazzucco CE, Eggers BJ, Rose RE, Pokornowski KA, Yu CF, Colonno RJ. Comprehensive evaluation of hepatitis B virus reverse transcriptase substitutions associated with entecavir resistance. Hepatology. 2008; 47: 1473-82.

［78］ Hayashi S, Murakami S, Omagari K, Matsui T, Iio E, Isogawa M, Watanabe T, Karino Y, Tanaka Y. Characterization of novel entecavir resistance mutations. J Hepatol. 2015; 63: 546-53.

［79］ Reijnders JGP, Deterding K, Petersen J, Zoulim F, Santantonio T, Buti M, van Bommel F, Hansen BE, Wedemeyer H, Janssen HLA. Antiviral effect of entecavir in chronic hepatitis B: influence of prior exposure to nucleos（t）ide analogues. J Hepatol. 2010; 52: 493-500.

［80］ Sherman M, Yurdaydin C, Sollano J, Silva M, Liaw YF, Cianciara J, Boron-Kaczmarska A, Martin P, Goodman Z, Colonno R, Cross A, Denisky G, Kreter B, Hindes R. Entecavir for treatment of lamivudine-refractory, HBeAg-positive chronic hepatitis B. Gastroenterology. 2006; 130: 2039-49.

［81］ Tenney DJ, Levine SM, Rose RE, Walsh AW, Weinheimer SP, Discotto L, Plym M, Pokornowski K, Yu CF, Angus P, Ayres A, Bartholomeusz A, Sievert W, Thompson G, Warner N, Locarnini S, Colonno RJ. Clinical emergence of entecavir-resistant hepatitis B virus requires additional substitutions in virus already resistant to lamivudine. Antimicrob Agents Chemother. 2004; 48: 3498-507.

［82］ De Clercq E, Holy A. Acyclic nucleoside phosphonates: a key class of antiviral drugs. Nat Rev Drug Discov. 2005; 4: 928-40.

［83］ Marcellin P, Chang TT, Lim SG, Sievert W, Tong M, Arterburn S, Borroto-Esoda K, Frederick D, Rousseau F. Long-term efficacy and safety of adefovir dipivoxil for the treatment of hepatitis e antigen-positive chronic hepatitis B. Hepatology. 2008; 48: 750-8.

［84］ Marcellin P, Heathcote EJ, Buti M, Gane E, de Man RA, Krastev Z, Germanidis G, Lee SS, Flisiak R, Kaita K, Manns M, Kotzev I, Tchernev K, Buggisch P, Weilert F, Kurdas OO, Shiffman ML, Trinh H, Washington MK, Sorbel J, Anderson J, Snow-Lampart A, Mondou E, Quinn J, Rousseau F. Tenofovir disoproxil fumarate versus adefovir dipivoxil for chronic hepatitis B. N Engl J Med. 2008; 359: 2442-55.

［85］ Angus P, Vaughan R, Xiong S, Yang H, Delaney W, Gibbs C, Brosgart C, Colledge D, Edwards R, Ayres A, Bartholomeusz A, Locarnini S. Resistance to adefovir dipivoxil therapy associated with the selection of a novel mutation in the HBV polymerase. Gastroenterology. 2003; 125: 292-7.

［86］ Qi X, Xiong S, Yang H, Miller M, Delaney WE. In vitro susceptibility of adefovir-associated hepatitis B virus polymerase mutations to other antiviral agents. Antivir Ther. 2007; 12: 355-62.

［87］ Schildgen O, Sirma H, Funk A, Olotu C, Wend UC, Hartmann H, Helm M, Rockstroh JK, Willems WR, Will H, Gerlich WH. Variant of hepatitis B virus with primary resistance to adefovir. N Engl J Med. 2006; 354: 1807-12.

［88］ Yadav V, Chu CK. Molecular mechanisms of adefovir sensitivity and resistance in HBV polymerase mutants: a molecular dynamics study. Bioorg Med Chem Lett. 2004; 14: 4313-7.

［89］ Buti M, Tsai N, Petersen J, Flisiak R, Gurel S, Krastev Z, Schall RA, Flaherty JF, Martins EB, Charuworn P, Kitrinos KM, Subramanian GM, Gane E, Marcellin P. Seven-year efficacy and safety of treatment with tenofovir disoproxil fumarate for chronic hepatitis B virus infection. Dig Dis Sci. 2015; 60: 1457-64.

［90］ Delaney WE, Ray AS, Yang H, Qi X, Xiong S, Zhu Y, Miller MD. Intracellular metabolism and in vitro activity of tenofovir against hepatitis B virus. Antimicrob Agents Chemother. 2006; 50: 2471-7.

［91］ Kitrinos KM, Corsa A, Liu Y, Flaherty J, Snow-Lampart A, Marcellin P, Borroto-Esoda K, Miller MD. No detectable resistance to tenofovir disoproxil fumarate after 6 years of therapy in patients with chronic hepatitis B. Hepatology. 2014; 59: 434-42.

［92］ Marcellin P, Gane E, Buti M, Gane E, Buti M, Afdhal N, Sievert W, Jacobson IM, Washington MK, Germanidis G, Flaherty JF, Schall RA, Bornstein JD, Kitrinos KM, Subramanian GM, McHutchison JG, Heathcote EJ. Regression of cirrhosis during treatment with tenofovir disoproxil fumarate for chronic hepatitis B: a 5-year open-label follow-up study. Lancet. 2013; 381: 468-75.

［93］ Snow-Lampart A, Chappell B, Curtis M, Zhu Y, Myrick F, Schawalder J, Kitrinos K, Svarovskaia ES, Miller MD, Sorbel J, Heathcote J, Marcellin P, Borroto-Esoda K. No resistance to tenofovir disoproxil fumarate detected after up to 144 weeks of therapy in patients monoinfected with chronic hepatitis B virus. Hepatology. 2011; 53: 763-73.

［94］ van Bommel F, Zollner B, Sarrazin C, Spengler U, Huppe D, Moller B, Feucht HH, Wiedenmann B, Berg T. Tenofovir for patients with lamivudine-resistant hepatitis B virus（HBV）infection and high HBV DNA level during adefovir therapy. Hepatology. 2006; 44: 318-25.

［95］ van Hemert FJ, Berkhout B, Zaaijer HL. Differential binding of tenofovir and adefovir to reverse transcriptase of hepatitis B virus. PLoS One. 2014; 9: e106324.

［96］ Amini-Bavil-Olyaee S, Herbers U, Sheldon J, Luedde T, Trautwein C, Tacke F. The rtA194T polymerase mutation impacts viral replication and susceptibility to tenofovir in hepatitis B e antigen-positive and hepatitis B e antigen-negative hepatitis B virus strains. Hepatology. 2009; 49: 1158-65.

［97］ Sheldon J, Camino N, Rodes B, Bartholomeusz A, Kuiper M, Tacke F, Nunez M, Mauss S, Lutz T, Klausen G, Locarnini S, Soriano V. Selection of hepatitis B virus polymerase mutations in HIV-coinfected patients treated with tenofovir. Antivir Ther. 2005; 10: 727-34.

［98］ Zhu Y, Curtis M, Borroto-Esoda K. The YMDD and rtA194T mutations result in decreased replication capacity in wild-type HBV as well as in HBV with precore and basal core promoter mutations. Antivir Chem Chemother. 2011; 22: 13-22.

［99］ Qin B, Budeus B, Cao L, Wu C, Wang Y, Zhang X, Rayner S, Hoffmann D, Lu M, Chen X. The amino acid substitutions rtP177G and rtF249A in the reverse transcriptase domain of hepatitis B virus polymerase reduce the susceptibility to tenofovir. Antiviral Res. 2013; 97: 93-100.

［100］ Boyd A, Gozlan J, Maylin S, Delaugerre C, Peytavin G, Girard PM, Zoulim F, Lacombe K. Persistent viremia in human immunodeficiency virus/hepatitis B coinfected patients undergoing long-term tenofovir: virological and clinical implications. Hepatology. 2014; 60: 497-507.

［101］ Childs K, Joshi D, Byrne R, Bruce M, Carey I, Agarwal K, Taylor C. Tenofovir-based combination therapy for HIV/HBV co-infection: factors associated with a partial HBV virological response in patients with undetectable HIV viraemia. AIDS. 2013; 27: 1443-8.

［102］ Matthews GV, Seaberg EC, Avihingsanon A, Bowden S, Dore GJ, Lewin SR, Sasadeusz J, Revill PA, Littlejohn M, Hoy JF, Finlayson R, Ruxrungtham K, Saulynas M, Locarnini S, Thio CL. Patterns and causes of suboptimal response to tenofovir-based therapy in individuals coinfected with HIV and hepatitis B virus. Clin Infect Dis. 2013; 56: e87-94.

［103］ Corsa AC, Liu Y, Flaherty JF, Marcellin P, Miller M, Kitrinos KM. No detectable resistance to tenofovir disoproxil fumarate (TDF) in HBeAg+and HBeAg-patients with chronic hepatitis B (CHB) after eight years of treatment. 65th Annual Meeting of the American Association for the Study of Liver Diseases. Boston, MA, November 7-11, 2014. Hepatology. 2014; 60 (Suppl1): 1020A.

［104］ Baran B, Soyer OM, Ormeci AC, Gokturk S, Evirgen S, Bozbey HU, Akyuz F, Karaca C, Demir K, Besisik F, Onel D, Gulluoglu M, Badur S, Kaymakoglu S. Efficacy of tenofovir in patients with lamivudine failure is not different from that in nucleoside/nucleotide analogue-naive patients with chronic hepatitis B. Antimicrob Agents Chemother. 2013; 57: 1790-6.

［105］ Fung S, Kwan P, Fabri M, Horban A, Pelemis M, Hann HW, Gurel S, Caruntu FA, Flaherty JF, Massetto B, Dinh P, Corsa A, Subramanian GM, McHutchison JG, Husa P, Gane E. Randomized comparison of tenofovir disoproxil fumarate vs emtricitabine and tenofovir disoproxil fumarate in patients with lamivudine-resistant chronic hepatitis B. Gastroenterology. 2014; 146: 980-8.

［106］ Stockdale AJ, Phillips RO, Beloukas A, Appiah LT, Chadwick D, Bhagani S, Bonnett L, Sarfo FS, Dusheiko G, Geretti AM. Liver fibrosis by transient elastography and virologic outcomes after introduction of tenofovir in lamivudine-experienced adults with HIV and Hepatitis B virus coinfection in Ghana. Clin Infect Dis. 2015; 61: 883-91.

［107］ Patterson SJ, George J, Strasser SI, Lee AU, Sievert W, Nicoll AJ, Desmond PV, Roberts SK, Locarnini S, Bowden S, Angus PW. Tenofovir disoproxil fumarate rescue therapy following failure of both lamivudine and adefovir dipivoxil in chronic hepatitis B. Gut. 2011; 60: 247-54.

［108］ Yang DH, Xie YJ, Zhao NF, Pan HY, Li MW, Huang HJ. Tenofovir disoproxil fumarate is superior to lamivudine plus adefovir in lamivudine-resistant chronic hepatitis B patients. World J Gastroenterol. 2015; 21: 2746-53.

［109］ Svicher V, Cento V, Salpini R, Mercurio F, Fraune M, Beggel B, Han Y, Gori C, Wittkop L, Bertoli A, Micheli V, Gubertini G, Longo R, Romano S, Visca M, Gallinaro V, Marino N, Mazzotta F, De Sanctis GM, Fleury H, Trimoulet P, Angelico M, Cappiello G, Zhang XX, Verheyen J, Ceccherini-Silberstein F, Perno CF. Role of hepatitis B virus genetic barrier in drug-resistance and immune-escape development. Dig Liver Dis. 2011; 43: 975-83.

［110］ Zaaijer HL, Takkenberg RB, Weegink CJ, Rebers SP, Menting S, Reesink HW, Schinkel J, Molenkamp R. Susceptibility of hepatitis B virus to lamivudine restored by resistance to adefovir. J Med Virol. 2009; 81: 413-6.

［111］ EASL—European Association for the Study of Liver. Practice guidelines. 2012. http://www.easl.eu/research/our-contributions/clinical-practice-guidelines. Accessed 20 Aug 2015.

［112］ Lazarevic I. Clinical implications of hepatitis B virus mutations: recent advances. World J Gastroenterol. 2014; 20: 7653-64.

［113］ Liaw YF. Impact of YMDD mutations during lamivudine therapy in patients with chronic hepatitis B. Antivir Chem Chemother. 2001; 12 Suppl 1: 67-71.

［114］ Lok AS, Lai CL, Leung N, Yao GB, Cui ZY, Schiff ER, Dienstag JL, Heathcote EJ, Little NR, Griffiths DA, Gardner SD, Castiglia M. Long-term safety of lamivudine treatment in patients with chronic hepatitis B. Gastroenterology. 2003; 125: 1714-22.

［115］ Hadziyannis SJ, Tassopoulos NC, Heathcote EJ, Chang TT, Kitis G, Rizzetto M, Marcellin P, Lik SG, Goodman Z, Ma J, Brosgart CL, Eorroto-Esoda K, Arterburn S, Chuck SL. Long-term therapy with adefovir dipivoxil for HBeAg-negative chronic hepatitis B for up to 5 years. Gastroenterology. 2006; 131: 1743-51.

［116］ Lee HW, Kwon JC, Oh IS, Chang HY, Cha YJ, Choi IS, Kim HJ. Prolonged entecavir therapy is not effective for HBeAg seroconversion in treatment-naive chronic hepatitis B patients with a partial virological response. Antimicrob Agents Chemother. 2015; 9: 5348-56.

［117］ Ijaz S, Arnold C, Dervisevic S, Mechurova J, Tatman N, Tedder RS, Naoumov NV. Dynamics of lamivudine-resistant hepatitis B virus during adefovir monotherapy versus lamivudine plus adefovir combination therapy. J Med Virol. 2008; 80: 1160-70.

［118］ Kurashige N, Hiramatsu N, Ohkawa K, Yakushijin T, Kiso S, Kanto T, Takehara T, Kasahara A, Doi Y, Yamada A, Oshita M, Mita E, Hagiwara H, Nagase T, Yoshihara H, Hayashi E, Imai Y, Kato M, Kashihara T, Hayashi N. Factors contributing to antiviral effect of adefovir dipivoxil therapy added to ongoing lamivudine treatment in patients with lamivudine-resistant chronic hepatitis B. J Gastroenterol. 2009; 44: 601-7.

［119］ Sung JJ, Lai JY, Zeuzem S, Chow WC, Heathcote EJ, Perrillo RP, Brosgart CL, Woessner MA, Scott SA, Gray DF, Gardner SD. Lamivudine compared with lamivudine and adefovir dipivoxil for the treatment of HBeAg-positive chronic hepatitis B. J Hepatol. 2008; 48: 728-35.

［120］ Vassiliadis TG, Giouleme O, Koumerkeridis G, Koumaras H, Tziomalos K, Patsiaoura K, Grammatikos N, Mpoumponaris A, Gkisakis D, Theodoropoulos K, Panderi A, Katsinelos P, Eugenidis N. Adefovir plus lamivudine are more effective than adefovir alone in lamivudine-resistant HBeAg-chronic hepatitis B patients: a 4-year study. J Gastroenterol Hepatol. 2010; 25: 54-60.

［121］ Yuen MF, Lai CL. Treatment of chronic hepatitis B: evolution over two decades. J Gastroenterol Hepatol. 2011; 26 Suppl 1: 138-43.

［122］ Gomes-Gouvea MS，Ferreira AC，Teixeira R，Andrade JR，Ferreira AS，Barros LM，Rezende RE，Nastri AC，Leite AG，Piccoli LZ，Galvan J，Conde SR，Soares MC，Kliemann DA，Bertolini DA，Kunyoshi AS，Lyra AC，Oikawa MK，de Araujo LV，Carrilho FJ，Mendes-Correa MC，Pinho JR. HBV carrying drug-resistance mutations in chronically infected treatment-naive patients. Antivir Ther. 2015；20：387-95.

［123］ Vutien P，Trinh HN，Garcia RT，Nguyen HA，Levitt BS，Nguyen K，da Silveira E，Daugherty T，Ahmed A，Garcia G，Lutchman GA，Nguyen MH. Mutations in HBV DNA polymerase associated with nucleos（t）ide resistance are rare in treatment-naive patients. Clin Gastroenterol Hepatol. 2014；12：1363-70.

［124］ Bayliss J，Nguyen T，Lesmana CRA，Bowden S，Revill P. Advances in the molecular diagnosis of hepatitis B infection：providing insight into the next generation of disease. Semin Liver Dis. 2013；33：113-21.

［125］ Geretti AM，Paredes R，Kozal MJ. Transmission of HIV drug resistance：lessons from sensitive screening assays. Curr Opin Infect Dis. 2015；28：23-30.

［126］ Beloukas A，King S，Childs K，Papadimitropoulos A，Hopkins M，Atkins M，Agarwal K，Nelson M，Geretti A. Detection of the NS3 Q80 k polymorphism by Sanger and deep sequencing in hepatitis C virus（HCV）genotype 1a strains in the United Kingdom. Clin Microbiol Infect. 2015；21（11）：1033-9.

［127］ Gianella S，Delport W，Pacold ME，Young JA，Choi JY，Little SJ，Richman DD，Kosakovsky Pond SL，Smith DM. Detection of minority resistance during early HIV-1 infection：natural variation and spurious detection rather than transmission and evolution of multiple viral variants. J Virol. 2011；85：8359-67.

［128］ Zoulim F. In vitro models for studying hepatitis B virus drug resistance. Semin Liver Dis. 2006；26：171-80.

［129］ Ntziora F，Paraskevis D，Haida C，Manesis E，Papatheodoridis G，Manolakopoulos S，Elefsiniotis I，Karamitros T，Vassilakis A，Hatzakis A. Ultrasensitive amplification refractory mutation system real-time PCR（ARMS RT-PCR）assay for detection of minority hepatitis B virus-resistant strains in the era of personalized medicine. J Clin Microbiol. 2013；51：2893-900.

［130］ Chen CJ，Iloeje UH，Yang HI. Long-term outcomes in hepatitis B：the REVEAL-HBV study. Clin Liver Dis. 2007；11：797-816.

［131］ Hosaka T，Suzuki F，Kobayashi M，Seko Y，Kawamura Y，Sezaki H，Akuta N，Suzuki Y，Saitoh S，Arase Y，Ikeda K，Kobayashi M，Kumada H. Long-term entecavir treatment reduces hepatocellular carcinoma incidence in patients with hepatitis B virus infection. Hepatology. 2013；58：98-107.

［132］ Lai CL，Yuen MF. Prevention of hepatitis B virus-related hepatocellular carcinoma with antiviral therapy. Hepatology. 2013；57：399-408.

［133］ Seto WK，Liu K，Wong DK，Fung J，Huang FY，Hung IF，Lai CL，Yuen MF. Patterns of hepatitis B surface antigen decline and HBV DNA suppression in Asian treatment-experienced chronic hepatitis B patients after three years of tenofovir treatment. J Hepatol. 2013；59：709-16.

［134］ Pawlotsky JM，Dusheiko G，Hatzakis A，Lau D，Lau G，Liang TJ，Locarnini S，Martin P，Richman DD，Zoulim F. Virologic monitoring of hepatitis B virus therapy in clinical trials and practice：recommendations for a standardized approach. Gastroenterology. 2008；134：405-15.

［135］ Heathcote EJ，Marcellin P，Buti M，Gane E，De Man RA，Krastev Z，Germanidis G，Lee SS，Flisiak R，Kaita K，Manns M，Kotzev I，Tchernev K，Buggisch P，Weilert F，Kurdas OO，Shiffman ML，Trinh H，Gurel S，Snow-Lampart A，Borroto-Esoda K，Mondou E，Anderson J，Sorbel J，Rousseau F. Three-year efficacy and safety of tenofovir disoproxil fumarate treatment for chronic hepatitis B. Gastroenterology. 2011；140：132-43.

［136］ Ono A，Suzuki F，Kawamura Y，Sezaki H，Hosaka T，Akuta N，Kobayashi M，Suzuki Y，Saitou S，Arase Y，Ikeda K，Kobayashi M，Watahiki S，Mineta R，Kumada H. Long-term continuous entecavir therapy in nucleos（t）ide-naïve chronic hepatitis B patients. J Hepatol. 2012；57：508-14.

［137］ Yuen MF，Seto WK，Fung J，Wong DK，Yuen JC，Lai CL. Three years of continuous entecavir therapy in treatment-naïve chronic hepatitis B patients：VIRAL suppression，viral resistance，and clinical safety. Am J Gastroenterol. 2011；106：1264-71.

［138］ Yang YJ，Shim JH，Kim KM，Lim YS，Lee HC. Assessment of current criteria for primary nonresponse in chronic hepatitis B patients receiving entecavir therapy. Hepatology. 2014；59：1303-10.

［139］ Zoutendijk R，Reijnders JG，Brown A，Zoulim F，Mutimer D，Deterding K，Petersen J，Hofmann WP，Buti M，Santantonio T，Van Bömmel F，Pradat P，Oo Y，Luetgehetmann M，Berg T，Hansen BE，Wedemeyer H，Janssen HL. Entecavir treatment for chronic hepatitis B：adaptation is not needed for the majority of naïve patients with a partial virological response. Hepatology. 2011；54：443-51.

［140］ Ha NB，Ha NB，Trinh HN，Nguyen HA，Nguyen KK，Nguyen MH. Response to higher dose of entecavir 1.0 mg daily in patients with partial response to entecavir 0.5 mg daily. J Clin Gastroenterol. 2013；47：461-5.

［141］ Lu L，Yip B，Trinh H，Pan CQ，Han SH，Wong CC，Li J，Chan S，Krishnan G，Wong CC，Nguyen MH. Tenofovir-based alternate therapies for chronic hepatitis B patients with partial virological response to entecavir. J Viral Hepat. 2015；22：675-81.

［142］ Ratcliffe L，Beadsworth MB，Pennell A，Phillips M，Vilar FJ. Managing hepatitis B/HIV co-infected：adding entecavir to truvada（tenofovir disoproxil/emtricitabine）experienced patients. AIDS. 2011；25：1051-6.

［143］ AASLD—American Association for the Study of Liver Disease. Practice guidelines. 2009. http://www.aasld.org/publications/practice-guidelines-0. Accessed 30 Aug 2015.

［144］ Pol S，Lampertico P. First-line treatment of chronic hepatitis B with entecavir or tenofovir in 'real-life' settings：from clinical trials to clinical practice. J Viral Hepat. 2012；19：377-86.

［145］ Ke W，Liu L，Zhang C，Ye X，Gao Y，Zhou S，Yang Y. Comparison of efficacy and safety of tenofovir and entecavir in chronic hepatitis B virus infection：a systematic review and meta-analysis. PLoS One. 2014；9：e98865.

［146］ Gordon SC，Krastev Z，Horban A，Petersen J，Sperl J，Dinh P，Martins EB，Yee LJ，Flaherty JF，Kitrinos KM，Rustgi VK，Marcellin P. Efficacy of tenofovir disoproxil fumarate at 240 weeks in patients with chronic hepatitis B with high baseline viral load. Hepatology. 2013；58：505-13.

[147] Chan HL, Chan CK, Hui AJ, Chan S, Poordad F, Chang TT, Mathurin P, Flaherty JF, Lin L, Corsa A, Gaggar A, Subramanian GM, McHutchison JG, Lau G, Lee S, Gane EJ. Effects of tenofovir disoproxil fumarate in hepatitis B e antigen-positive patients with normal levels of alanine aminotransferase and high levels of hepatitis B virus DNA. Gastroenterology. 2014; 146: 1240-8.

[148] Lok AS, Trinh H, Carosi G, Akarca US, Gadano A, Habersetzer F, Sievert W, Wong D, Lovegren M, Cohen D, Llamoso C. Efficacy of entecavir with or without tenofovir disoproxil fumarate for nucleos(t)ide-naïve patients with chronic hepatitis B. Gastroenterology. 2012; 143: 619-28.

[149] Lui YY, Tsoi KK, Wong VW, Kao JH, Hou JL, Teo EK, Mohamed R, Piratvisuth T, Han KH, Mihm U, Wong GL, Chan HL. Cost-effectiveness analysis of roadmap models in chronic hepatitis B using tenofovir as the rescue therapy. Antivir Ther. 2010; 15: 145-55.

[150] Soriano V, McMahon B. Strategic use of lamivudine in the management of chronic hepatitis B. Antiviral Res. 2013; 100: 435-8.

[151] Hermans L, Svicher V, Diepstraten Pas S, Salpini R, Alvarez M, Ben Ari Z, Boland G, Bruzzone B, Coppola N, Seguin-Devaux C, Dyda T, Garcia F, Kaiser R, Köse S, Krarup H, Lazarevic I, Lunar M, Maylin S, Micheli V, Mor O, Paraschiv S, Paraskevis D, Poljak M, Puchhammer-Stöckl E, Simon F, Stanojevic M, Stene-Johansen K, Tihic N, Trimoulet P, Verheyen J, Vince A, Weis N, Yalcinkaya T, Zidovec Lepej S, Perno C, Boucher C, Wensing AMJ. Combined analysis of the prevalence of drug-resistant hepatitis B virus in antiviral therapy-experienced patients in Europe. J Infect Dis. 2016; 213 (1): 39-48.

[152] Stockdale AJ, Geretti AM. Chronic hepatitis B infection in sub-Saharan Africa: a grave challenge and a great hope. Trans R Soc Trop Med Hyg. 2015; 109: 421-2.

[153] Di Marco V, Marzano A, Lampertico P, Andreone P, Santantonio T, Almasio PL, Rizzetto M, Craxi A. Clinical outcome of HBeAg-negative chronic hepatitis B in relation to virological response to lamivudine. Hepatology. 2004; 40: 883-91.

[154] Hadziyannis SJ, Papatheodoridis GV, Dimou E, Laras A, Papaioannou C. Efficacy of long-term lamivudine monotherapy in patients with hepatitis B e antigen-negative chronic hepatitis B. Hepatology. 2000; 32: 847-51.

[155] Liaw YF, Chien RN, Yeh CT, Tsai SL, Chu CM. Acute exacerbation and hepatitis B virus clearance after emergence of YMDD motif mutation during lamivudine therapy. Hepatology. 1999; 30: 567-72.

[156] Papatheodoridis GV, Dimou E, Laras A, Papadimitropoulos V, Hadziyannis SJ. Course of virologic breakthroughs under long-term lamivudine in HBeAg-negative precore mutant HBV liver disease. Hepatology. 2002; 36: 219-26.

[157] Rizzetto M, Tassopoulos NC, Goldin RD, Esteban R, Santantonio T, Heathcote EJ, Lagget M, Taak NK, Woessner MA, Gardner SD. Extended lamivudine treatment in patients with HBeAg-negative chronic hepatitis B. J Hepatol. 2005; 42: 173-9.

[158] Liaw YF, Sung JJ, Chow WC, Farrell G, Lee CZ, Yuen H, Tanwandee T, Tao QM, Shue K, Keene ON, Dixon JS, Gray DF, Sabbat J. Lamivudine for patients with chronic hepatitis B and advanced liver disease. N Engl J Med. 2004; 351: 1521-31.

[159] Bartholomeusz A, Locarnini SA. Antiviral drug resistance: clinical consequences and molecular aspects. Semin Liver Dis. 2006; 26: 162-70.

[160] Van Bömmel F, de Man RA, Wedemeyer H, Deterding K, Petersen J, Buggisch P, Erhardt A, Hüppe D, Stein K, Trojan J, Sarrazin C, Böcher WO, Spengler U, Wasmuth HE, Reinders JG, Möller B, Rhode P, Feucht HH, Wiedenmann B, Berg T. Long-term efficacy of tenofovir monotherapy for hepatitis B virus monoinfected patients after failure of nucleoside/nucleotide analogues. Hepatology. 2010; 51: 73-80.

[161] Tan J, Degertekin B, Wong SN, Husain M, Oberhelman K, Lok AS. Tenofovir monotherapy is effective in hepatitis B patients with antiviral treatment failure to adefovir in the absence of adefovir-resistant mutations. J Hepatol. 2008; 48: 391-8.

[162] Nguyen NH, Trinh HN, Nguyen TT, Do ST, Tran P, Nguyen HA, Nguyen KK, Garcia RT, Lutchman GA, Nguyen MH. Safety and efficacy of entecavir in adefovir-experienced patients. J Gastroenterol Hepatol. 2015; 30: 43-50.

[163] Lee YB, Lee JH, Lee DH, Cho H, Ahn H, Choi WM, Cho YY, Lee M, Yoo JJ, Cho Y, Cho EJ, Yu SJ, Kim YJ, Yoon JH, Kim CY, Lee HS. Efficacy of entecavir-tenofovir combination therapy for chronic hepatitis B patients with multidrug-resistant strains. Antimicrob Agents Chemother. 2014; 58: 6710-6.

[164] Lim YS, Yoo BC, Byun KS, Kwon SY, Kim YJ, An J, Lee HC, Lee YS. Tenofovir monotherapy versus tenofovir and entecavir combination therapy in adefovir-resistant chronic hepatitis B patients with multiple drug failure: results of a randomised trial. Gut. 2016; 65 (6): 1042-51.

[165] Lim YS, Byun KS, Yoo BC, Kwon SY, Kim YJ, An J, Lee HC, Lee YS. Tenofovir monotherapy versus tenofovir and entecavir combination therapy in patients with entecavir-resistant chronic hepatitis B with multiple drug failure: results of a randomized trial. Gut. 2016; 65 (5): 852-60.

[166] Yuen MF, Ahn SH, Lee KS, Um SH, Cho M, Yoon SK, Lee JW, Park NH, Kweon YO, Sohn JH, Lee J, Kim JA, Lai CL, Han KH. Two-year treatment outcome of chronic hepatitis B infection treated with besifovir vs. entecavir: results from a multicentre study. J Hepatol. 2015; 62: 526-32.

[167] Takamatsu Y, Tanaka Y, Kohgo S, Murakami S, Singh K, Das D, Venzon DJ, Amano M, Kuwata N, Aoki M, Delino NS, Hayashi S, Takahashi S, Sukenaga Y, Haraguchi K, Sarafianos SG, Maeda K, Mitsuya H. 4'-modified nucleoside analogs: potent inhibitors active against entecavir-resistant hepatitis B virus. Hepatology. 2015; 62 (4): 1024-36.

[168] Matthews PC, Geretti AM, Goulder PJ, Klenerman P. Epidemiology and impact of HIV coinfection with hepatitis B and hepatitis C viruses in Sub-Saharan Africa. J Clin Virol. 2014; 61: 20-33.

[169] WHO—World Health Organisation. Guidelines for the prevention, care and treatment of persons with chronic hepatitis B infection. 2015. http://www.who.int/hiv/pub/hepatitis/hepatitis-b-guidelines/en/. Accessed 30 Aug 2015.

第十一篇

寄生虫耐药性：临床篇

第75章　抗疟药物耐药性：临床视角

Bruno Pradines

1　介绍

尽管卫生系统努力开发新的抗疟药物和有效实施治疗疟疾的联合疗法，但恶性疟原虫仍然会长期适应并产生耐药性，包括以青蒿素为基础的联合治疗（artemisinin-based combination therapy，ACT）。一些突变使寄生虫在抗疟药物存在的情况下存活并且变得耐药。因此，其他有利于出现耐药性的因素包括：①感染者滥用抗疟药（自我滥用抗疟药物、依从性差）导致治疗不彻底；②缺乏有效药物或药物配置不当的单一疗法；③允许寄生虫在低于最佳浓度的抗疟药物下存活并被选择用于抗疟感染的亚水平剂量；④抗疟药的药代动力学和药效学；⑤社区和个人的免疫情况。本章介绍了所使用的每种抗疟药物的最新流行病学资料以及所涉及的分子机制。还介绍了延缓其发生和传播的策略。异质性咬和传播在人群中耐药性的建立和传播中的作用是非常重要的。无症状的恶性疟原虫寄生虫的作用在抗疟疾药物抗性的进化中也很重要。有几种策略被认为可以控制抗疟药物的抗药性的出现和传播，例如抗疟疾药物大规模给药以中断无症状携带、改进监测、开发新的诊断和疫苗，以及开发新药。

2　疟疾流行病学

疟疾仍然是最重要的人类寄生虫病，它在2012年约有34亿人，在103个国家传播[1]。其中，22亿人处于低风险状态（每千人中报告病例数<1人），94%生活在非洲以外的地理区域；高风险的12亿人（每千人口>1人）主要居住在非洲（47%）和东南亚（37%）。2012年，疟疾造成估计2.07亿病例和62.7万人死亡，意味着每天有1 300名年轻人死于疟疾。85%以上的疟疾病例和90%的疟疾死亡发生在非洲撒哈拉以南地区，主要是5岁以下儿童（77%）。疟疾是由按蚊叮咬传播的原生动物疾病。5种疟原虫属引起所有疟疾感染：恶性疟原虫（*Plasmodium falciparum*）、间日疟原虫（*P. ovale*）、卵形疟原虫（*P. malariae*）、马来疟原虫（*P. malariae*）和猴疟疾疟原虫（*P. knowlesi*）。大多数病例是由恶性疟原虫或间日疟原虫引起的感染，几乎所有的致命病例都是由恶性疟原虫引起的。

2000—2012年，据估计，全球疟疾死亡率下降42%，非洲疟疾死亡率下降49%，全球5岁以下儿童死亡率减少48%，非洲儿童死亡率减少54%。每年报告的疟疾病例数从2000年的150万例下降到2012年的627 000例。同一时期，消除疟疾的国家将疟疾总数减少了70%，17个国家减少了90%以上。

这些成功取决于若干因素，包括增加资金、有效控制病媒、加强卫生系统、改进病例报告和监测，以及采用更有效的治疗方案改善病例管理。

3　抗疟药耐药性

尽管卫生系统努力发现新的抗疟药物并实现对疟疾治疗的联合疗法，但恶性疟原虫仍然会永久适应并产生耐药性，包括抗青蒿素为基础的联合治疗（图75.1）。

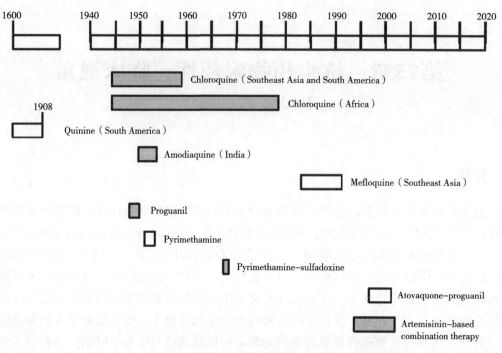

图75.1 抗疟药的引入与恶性疟原虫耐药性的出现

这种抗性可以用恶性疟原虫的大量遗传多样性来解释，因为它的基因组突变率很高和感染者携带的非常大的寄生虫生物量。即使能够赋予对新药的抗性的突变也极其罕见且不太可能，但是大量感染人类的寄生虫导致这些突变的出现以及它们通过药物压力进行选择。DNA复制过程中的错误将随机突变引入基因组，并允许进化过程。这些突变是恶性疟原虫高度遗传变异的原因，并且当它们不会对寄生虫致死时，它们可以通过允许逃离宿主免疫系统，对有毒分子的抗性或比其他克隆更快速的增殖。

一些突变允许寄生虫在抗疟药物存在的情况下存活并且变得耐药。然后将突变传递给后代，产生抗药性群体。突变频率和耐药性发展的速度取决于药物的特性、流行病学背景（传播强度）以及药物的使用方式。然而，突变后获得的抗性表型在没有药物压力的情况下并不总是具有优势。这些突变可能具有生物适应成本。当氯喹从寄生虫感染氯喹的地区被除去时，敏感菌株与耐药菌株相比受到青睐，并且取代了其中的许多菌株[2]。尽管易感人群在缺乏氯喹选择的情况下以抗性菌株为代价重新出现，但如果再次使用单一疗法或基于氯喹的联合疗法，则可能出现新的耐药群体选择[3]。

因此，有利于抗药性出现的其他因素有：①感染者滥用抗疟药物（滥用自我药物、依从性差）导致治疗不完全；②没有有效药物或单一疗法药物配置不足；③低剂量或劣质药品，使寄生虫在次优药物浓度下存活并选择抗性；④抗疟药物的药代动力学和药效学；⑤社区和个人免疫状况。因此，在大多数流行地区出现了对所有抗疟药物的抗药性。这种耐药性适用于长期用作单药治疗的旧药（氯喹、阿莫地喹、磺胺多辛-乙胺嘧啶、奎宁、甲氟喹）以及用于联合治疗的新分子（阿托瓦醌、本芴醇）。

3.1 氯喹耐药性

3.1.1 氯喹耐药性与恶性疟原虫

氯喹是第二次世界大战后合成的4-氨基喹啉。有效、快速和价格低廉，氯喹是一种了不起的抗疟药。然而，1957年，第一批氯喹耐药病例出现在亚洲和南美洲。这种耐药性迅速蔓延到两大洲，然后跨越非洲，氯喹耐药现在影响到所有疟疾流行地区。30多年来，氯喹是预防和治疗恶性疟疾的一线药物。氯喹耐药性与疟疾死亡率显著增加有关[4, 5]。氯喹仍然是间日疟原虫的一线治疗药物。

表征耐药性的分子标记是了解抗疟治疗抗性的重要方面。一旦确定了与耐药相关的遗传变化，就可以使用分子技术来确认耐药性。*pfcrt*基因在2000年首次被发现[6]。到目前为止，已经描述了至少20个点突变，但只有一个是参考突变（K76T），它是氯喹抗性表型的标记[6-9]。这种突变通常与*pfcrt*基因中的其他突变有关，其作用尚未确定（$Cys_{72}Ser$、$Met_{74}Ile$、$Asn_{75}Glu$、$Ala_{220}Ser$、$Gln_{271}Glu$、$Asn_{326}Ser$、$Ile_{356}Thr$、$Arg_{371}Ile$）。在14 d的随访中与K76T突变相关的氯喹疗效失败的优势比（odds ratio，OR）为2.1（95%置信区间[CI]：1.5～3.0，13项研究的Meta分析）和在28 d的随访中为7.2（95% CI：4.5～11.5，对12项研究进行Meta分析）[10]。然而，与K76T突变相关的氯喹易感菌株的存在表明其他基因可能参与对氯喹的抗性。K76T突变对于影响氯喹敏感性是必要的，但并不充分[11]。

涉及*pfmdr1*（恶性疟原虫多药耐药性1）基因的多态性，其编码PGH1蛋白质的跨膜同源物。现场研究表明，氯喹抗性和*pfmdr1*序列中导致氨基酸变化的点突变的预测值取决于地理区域[12, 13]。已经描述了5个点突变：N86Y、Y184F、S1034C、N1042D和D1246Y。点突变最显著的是86Y，与氯喹敏感性下降有关[14]。然而，在一些流行病学研究中，氯喹易感样品的数量太有限，无法提供有统计学意义的分析[13, 15]。使用预防措施，氯喹耐药与恶性疟原虫中*pfmdr1*突变之间没有关系或仅有的弱关系[12]。然而，携带86Y突变的患者接受氯喹治疗失败的风险更高，在14 d的随访中ORs值为2.2（95% CI：1.6～3.1），在28 d的随访中为1.8（95% CI：1.3～2.4）[10]。

自氯喹撤出抗疟战场后，部分地区出现氯喹抗性减退的迹象。在中国和越南，氯喹耐药性的显著消退已经在体外和分子标记研究中得到证实，而治疗失败率仍然很高[16-18]。在肯尼亚和马拉维，高度传播和几乎完全感染恶性疟原虫的地区，有迹象表明氯喹耐药寄生虫的流行率有所下降。1993年的马拉维和1999年的肯尼亚氯喹撤出市场，两国的治疗政策都改为ACTs。在马拉维，停药后不到10年，在分子分析中观察到氯喹易感寄生虫的再次出现[19, 20]。随后显示氯喹对无并发症的疟疾患儿有99%的疗效[21]。*pfcrt*基因76位密码子突变的发生率显著下降，体外抗性的证据也有所下降[22, 23]。在肯尼亚，体外和分子标记也观察到对氯喹耐药性的降低，尽管降低速度较慢[24]。值得注意的是，*pfmdr1*基因中$Asn_{86}Tyr$突变的流行率并没有像*pfcrt*基因突变一样降低。在来自埃塞俄比亚、科特迪瓦和喀麦隆的分离物中也观察到了氯喹耐药性的降低[25, 26]。在塞内加尔，2009—2011年[27-29]塞内加尔居民分离的体外和分离标记物以及2000—2011年从塞内加尔返回的分离物中观察到这种下降现象[25]。然而，在塞内加尔，体外和分子标记物观察到的氯喹耐药性再次上升[30-32]。

虽然这些结果很有趣，但仍需谨慎看待这些令人振奋的数据。携带突变型*pfcrt*基因的寄生虫消失可能与野生型寄生虫的扩增有关，该寄生虫仍然存在于亚群中，取代突变寄生虫，而不是$Lys_{76}Thr$突变的逆转[33-35]。不建议大量重新使用氯喹，因为现在预测氯喹耐药性重新出现或从邻近地区重新引入可能需要多长时间还为时过早。此外，虽然严格控制抗疟药物使用，但迪莫尔（塞内加尔）的氯喹耐药性迅速传播，因此，不应在停用氯喹治疗后耐药等位基因降至非常低的地方重新引入氯喹[3]。尽管重新获得了氯喹易感性，但任何重新引入都可能导致耐药菌株的快速重新出现。

3.1.2　氯喹耐药性和间日疟原虫

氯喹是大多数流行国家间日疟原虫的一线治疗药物。临床疗效在间日疟原虫治疗中比在恶性疟原虫中更难确定，因为复发性感染可能由复发、再感染或复发（由肝脏中疟原虫体休眠阶段引起）引起[36]。间日疟原虫氯喹抗性于1989年首次报道，30年后在印度尼西亚和巴布亚新几内亚首次报道氯喹抗性恶性疟原虫[37, 38]。巴布亚新几内亚是间日疟原虫氯喹抗性的中心，并且在那里进行的研究一直表现出早期复发寄生虫血症具有多度耐药性[39-41]。在阿富汗、巴西、柬埔寨、哥伦比亚、圭亚那、埃塞俄比亚、印度、印度尼西亚、马达加斯加、马来西亚（婆罗洲）、缅甸、巴基斯坦、巴布亚新几内亚和秘鲁、韩国、所罗门群岛、斯里兰卡、泰国、土耳其、瓦努阿图和越南，观察到第28

天的治疗失败或预防失败。[42]印度和印度尼西亚的一些研究显示，早期治疗失败率高于10%，第28天复发率在20%~100%[39,40,43,44]。然而，抗疟治疗没有受到监督，并且几项研究没有测量药物水平。印度尼西亚、缅甸、巴布亚新几内亚、印度和韩国已证实氯喹耐药的临床病例（氯喹+去乙基氯喹的全血浓度在失败当天的浓度>100 ng/mL）[45]。拉丁美洲首次公布的氯喹抗间日疟寄生虫报告来自哥伦比亚[46]和巴西，但没有血氯喹浓度测量的相关数据[47]。因此，直到1996年才在圭亚那的间日疟原虫菌株中正式记录了氯喹抗性[48]。然后在哥伦比亚[49]的病例中观察到疟疾的耐药性，在秘鲁的2例病例中用氯喹测量证实[50]。最近，另外2份关于间日疟原虫体内氯喹耐药性的报告分别来自亚马逊盆地主要巴西港口城市马瑙斯（Manaus）[51,52]，尽管有足够水平的氯喹治疗，但复发率仍有10.1%和5.2%。间日疟原虫的耐药性也出现在埃塞俄比亚，在第28天没有氯喹浓度测量的情况下，复发率为13%[13]。

尽管有足够水平的氯喹，但是2.8%和5.2%的复发性寄生虫血症[54-57]与来自印度尼西亚和泰国的野生型寄生虫相比，携带$pvmdr1$的$Tyr_{976}Phe$突变的寄生虫体外显示对氯喹的敏感性降低[58,59]。然而，这种标志物与马达加斯加和巴西的氯喹耐药性没有关联[52,60,61]。

3.2 奎宁耐药性

由于采用ACTs作为无并发症疟疾临床病例的一线治疗手段，奎宁更多地被用作二线治疗药物，而且它仍然是孕妇选择的药物。根据2010年治疗疟疾的指南，对于单纯性疟疾的治疗，奎宁的口服治疗应与抗生素如多西环素、四环素或克林霉素联合使用[62]。尽管世界卫生组织（WHO）建议用注射青蒿琥酯替代注射用奎宁，因为后者的疗效得到改善，而且成人和儿童对药物的耐受性都有所提高[63,64]，奎宁仍然是严重疟疾的一线治疗药物，尤其是在非洲。对于严重的疟疾，一旦患者可以耐受口服治疗注射奎宁后，应先口服奎宁和抗生素，或含克林霉素或多西环素的青蒿琥酯进行治疗或全程采用ACT疗法。

很难证明对奎宁的抗性。尽管奎宁对氯喹耐药的恶性疟原虫分离株有效，但奎宁抗性的报道却一直在增加。在20世纪80年代，泰国[65-67]、巴西[68]和东非[69]临床失败率增加。然而，1908—1910年在巴西描述了首例奎宁耐药病例[70,71]。有充分记录且确诊的病例很少见。法属圭亚那在2004年和2010年[72,73]、塞内加尔在2007年[74]、莫桑比克在2014年[75]描述了一些治疗案例。

在患者的治疗和随访中，重要的是要记住奎宁临床反应的个体差异。例如，寄生虫血症暂时性增加可在第一次剂量后不久发生，提示早期治疗失败，尽管这种早期失败的增加不会影响最后的治疗结果[76]。鉴于其相对缓慢的作用，如48 h寄生虫减少率所示，治疗时间应根据寄生虫负荷进行调整[77]。如果出现高寄生虫血症，可能需要延长治疗7 d以上，或将奎宁与另一种抗疟药物联合使用[78]。

个体恶性疟原虫分离株对奎宁的体外敏感性差异很大。许多研究报道了对奎宁的广泛敏感性：在科摩罗[79]为25~1 253 nM、刚果共和国为36~1 097 nM[80]、塞内加尔为5~1 291 nM[81,82]、乌干达为15~761 nM[83]。然而，最近在整个非洲观察到的奎宁的广泛敏感性和奎宁治疗失败的证据表明，对治疗药物敏感性降低的疟原虫基因方面的进化可能是导致奎宁效力降低的主要因素。

恶性疟原虫中的13号染色体含有一个候选基因（$pfnhe-1$），它编码假定的Na^+/H^+交换器[84]。$Pfnhe-1\ ms_{4760}$在寄生虫分离株中呈现高度遗传多样化。似乎遗传多态性在非洲和印度洋地区比在印度或亚洲发挥更为重要的作用：在塞内加尔观察到47种不同的基因型[85]，在刚果共和国有27个不同的基因型[80]，在乌干达有40个不同的基因型[83]；印度洋地区有29种不同的基因型[86]，而在越南只有10个不同的基因型被观察到[87]，在中缅边境地区有10个不同的基因型[88]，在印度有16个不同的基因型[89]。这种情况可能反映了这些地区的传播水平和奎宁选择压力的水平。$pfnhe-1$微卫星$ms4760$的重复多态性与奎宁反应差异显著相关，但需要额外的野外研究来验证该标记。已经报道了关于$pfnhe-1$核酸多态性数据存在相互矛盾的证据。然而，对来自世界各地的适应培养的分离株的微卫星*ms4760*多态性的调查显示与奎宁易感性表型有关[90]。基于来自塞内加尔旅行者奎宁的临床治疗失败案例进行分析[74]，以及来自越南的新鲜分离株[87]和来自培养适应的分离株的数据，重复氨基酸基序DNNND与奎宁的易感性降低与来自中缅边境地区[88]、亚洲、南美和非洲[91]的临床治疗结果显著相关。在来自肯尼亚[92]的培养适应的分离株和来自乌干达的新鲜获得的分离株[83]中，与具有一个或两个以上重复的分离株相比，DNNND基序的重复与奎宁的易感性降低相关。此外，DDNHNDNHNND基序的数量增加与奎宁敏感性增加有关[84, 87, 88, 90, 91]。与之相反，根据马达加斯加和其他13个非洲国家新近获得的分离株，后者氨基酸序列数量的增加与奎宁敏感性降低有关[93]。此外，这些样品在DNNND重复数和奎宁敏感性之间没有表现出任何关联。此外，根据最近从刚果共和国[80]、泰国[94]、亚洲、南美洲和非洲[91]获得的分离株显示，DNNND和DDNHNDNHNND重复数与奎宁易感性之间没有相关性。

用克隆株和野外分离株进行的研究表明，*pfmdr1* $Asn_{86}Tyr$、$Ser_{1034}Cys$、$Asn_{1042}Asp$和$Asp_{1246}Tyr$突变可能与对奎宁敏感性降低有关[95, 96]。就像对氯喹的作用机制一样，对奎宁的杀灭疟原虫的分子机制也受到几个转运蛋白基因（*pfcrt*、*pfmdr1*和*pfnhe-1*）突变的影响[97]。

3.3 阿莫地喹的耐药性

在20世纪40年代末和20世纪50年代初期，来自印度、巴西、菲律宾、巴拿马、厄瓜多尔、中国台湾省和非洲地区的新型抗疟药物和具有治疗潜力的4-氨基喹啉阿莫地喹的临床试验报道，没有立即观察到耐药性病例。然而，1954年印度[98]和几年后的哥伦比亚[99]发表了阿莫地喹治疗失败的报告。尽管氯喹和阿莫地喹之间存在体内交叉耐药性[99, 100]，但阿莫地喹在氯喹耐药性区域比氯喹更有效[101]。在冈比亚[102]、塞内加尔、喀麦隆、加蓬和刚果[103, 104]，阿莫地喹的寄生虫学的或临床学的失败率均低于氯喹。

因此，一些国家选用阿莫地喹作为与青蒿琥酯组合的一线药物。在5个非洲国家中观察到阿莫地喹的失败率大于20%，其中一些国家目前使用青蒿琥酯-阿莫地喹作为一线治疗药物（布基纳法索、喀麦隆、加蓬、利比里亚、苏丹）[105-109]。坦桑尼亚报道了对阿莫地喹高度耐药的寄生虫菌株，这些菌株可能会进一步影响非洲地区使用青蒿琥酯-阿莫地喹[110]。

一些氯喹耐药菌株在体内和体外均显示与阿莫地喹有交叉耐药性。*Pfcrt*和*pfmdr1*等位基因相互作用产生对氯喹和阿莫地喹不同水平的抗性。在南美洲观察到的密码子72～76的*pfcrt*突变与高水平的阿莫地喹耐药性相关，而东南亚和非洲的*pfcrt*突变与更高的氯喹耐药性和对阿莫地喹的中度耐药性有关，这种差异可能是由于之前在不同地区使用阿莫地喹的程度不同所致。疟原虫对阿莫地喹的耐药性也可能受*pfmdr1*突变$Asn_{86}Tyr$和$Asn_{1042}Asp$调控[110-112]。然而，*pfmdr1*在阿莫地喹耐药中的作用仍然存在争议。在塞内加尔的86Y突变与对阿莫地喹活性代谢物的体外敏感性增加显著相关[113]，而突变的*pfmdr1* 86Y等位基因在尼日利亚分离株中显示其易感性增加或降低[114]，或贝宁分离株无变化[115]。

然而，已证实*pfmdr1* 86Y突变与阿莫地喹单药治疗后[116, 117]或与青蒿琥酯-阿莫地喹[118]联合治疗后的失败有关。在一项荟萃分析中，发现*Pfmdr1* 86Y突变与阿莫地喹治疗失败有关，其OR值为5.4[10]。也发现*pfmdr1*1246Y突变与体外对阿莫地喹的耐药性[119]以及用阿莫地喹或阿莫地喹-青蒿琥酯治疗后复发感染有关[117, 118]。

3.4 甲氟喹耐药性

甲基喹啉是一种芳基氨基醇，于20世纪70年代末被发现，它仍被推荐用于多药耐药地区的疟疾预防。甲氟喹被广泛用于恶性疟原虫多药耐药地区治疗无合并发病疟疾的一线药物，如泰国[120]。仅在其引入后的几年内，甲氟喹抗性出现在柬埔寨-泰国边界[121]。这种快速发病有几个可能的原因，该地区原有的菌株显著降低了奎宁的易感性；而且，甲氟喹的长半衰期可能已经允许暴露于亚治疗浓度；在该地区常用低剂量单剂量方案（15 mg/kg体重）也可能导致耐药性增加。通常推荐使用较高剂量的25 mg/kg体重会产生几种副作用，特别是呕吐，这可能导致血液浓度降低和随后的治疗失败[122]。

在柬埔寨-泰国边界，与甲氟喹耐药性有关的*pfmdr1*基因扩增相对较快。在大湄公河次区域（柬埔寨和泰国）进行的研究表明，该基因拷贝数的增加是造成甲氟喹耐药性和青蒿琥酯-甲氟喹治疗失败风险增加的原因[123]。当该药物用作单一疗法时，*Pfmdr1*扩增和去扩增是相对频繁的与甲氟喹耐药性快速进展有关的事件。当*pfmdr1*拷贝数减少或寄生虫携带*pfmdr1*突变时，体外对甲氟喹的敏感性增加[124, 125]。在东南亚，$Asn_{86}Tyr$突变的存在是基因扩增的阴性标记。已经通过异源表达显示在密码子1034和1042处的*pfmdr1*突变消除或降低了体外对甲氟喹的抗性水平[126]。此外，用密码子1034、1042和1246处的野生型*pfmdr1*等位基因转染可使易感寄生虫对甲氟喹产生耐药性[95]。然而，恶性疟原虫分离株中*pfmdr1*密码子1034、1042和1246处的突变不足以解释甲氟喹敏感性的变化[113, 127]。184F突变的意义仍不太清楚。事实上，184F突变与甲氟喹失败之间没有明确的联系。一项研究表明，具有单一184F突变的亚洲分离物对甲氟喹的耐药性增加[128]。柬埔寨的一项研究表明，具有单一184F突变的菌株对甲氟喹的IC_{50}值显著增加[129]。来自塞内加尔和贝宁的86Y加Y184的寄生虫对*pfmdr1*86加184单体型显示出对甲氟喹的体外敏感性显著增加[113, 115]。恶性疟原虫分离株的分析显示了86位密码子突变和对甲氟喹敏感性增加之间的关联[113, 130-132]。

甲氟喹耐药性仍然是大湄公河次区域关注的问题，特别是在泰国和柬埔寨，青蒿琥酯-甲氟喹仍然被用作一线治疗。泰国的国家疟疾控制计划发现甲氟喹在其前哨部位的疗效逐渐下降，尽管上次在2004年进行了甲氟喹单一疗法的监测，即使剂量从15 mg/kg增加到25 mg/kg，疗效只是暂时增加了[133]。在柬埔寨的派林省实施快速诊断试验并用双氢青蒿素-哌喹替代青蒿琥酯-甲氟喹后，使用分子标记检测到甲氟喹耐药性降低。与甲氟喹耐药性和去除甲氟喹压力相关的高"适应成本"（fitness cost）导致2005—2007年*pfmdr1*拷贝数的降低，导致2007—2008年青蒿琥酯-甲氟喹（≤5%）治疗失败率下降[134-136]。然而，在2010年为期42 d的世卫组织在柬埔寨西南部进行的疗效研究显示，青蒿琥酯-甲氟喹治疗晚期治疗失败率为11.1%[137]。在2008—2010年的研究中，与青蒿琥酯-甲氟喹治疗相关的恶性疟疾患者的第3天阳性寄生虫血症发病率在泰缅边境增加超过10%[138]。2009—2011年，泰国-柬埔寨边境地区约有14%接受青蒿琥酯-甲氟喹治疗的患者在第3天保持寄生虫阳性[139]。

在缅甸和越南，20世纪90年代末和21世纪初的治疗失败率高达40%，是使用低剂量15 mg/kg体重[140-142]。最近没有报道使用25 mg/kg体重的剂量的研究。

在非洲，在引入甲氟喹之前进行的体外研究表明，寄生虫对甲氟喹的敏感性降低，对氯喹仍然敏感[143]。氯喹和甲氟喹耐药分子标记的验证现在可以更好地理解这些结果。最近，在西非已检测到*pfmdr1*拷贝数增加的分离株，并且与旅客中的甲氟喹治疗失败有关[144, 145]。然而，*pfmdr1*突变导致的耐药性在非洲的扩散很少发生。极少数1993—2014年在非洲发现了≥2拷贝*pfmdr1*的分离株：科特迪瓦3株[145, 146]、布基纳法索1株[145]、多哥1株[145]、苏丹东部3株[3, 147]、肯尼亚10株[148, 149]和塞内加尔10株[27, 150]。贝宁患者的另一种分离物对甲氟喹治疗没有临床反应[144]。在一项多中心研究中，分析蒿甲醚-本芴醇和青蒿琥酯-阿莫地喹治疗后*pfmdr1*的多态性，*pfmdr1*的扩增仅在来自非洲的2.6%与亚洲的50%的分离株中[151]。在许多研究中*Pfmdr1*基因突变的扩增尚未发现在治疗非洲复发性恶性疟原虫感染之前或之后收集的样品中。然而，*pfmdr1*拷贝数增加的菌株的百分比从2003年的4%上升到2010年的18%[152]。贝宁（治愈率97.5%）和尼日利亚在2008—2009年的治疗效果研究（治愈率94%）显示治疗失败率低[153, 154]。在贝宁、加蓬、莫桑比克和坦桑尼亚的一项多中心研究中，使用甲氟喹作为妊娠期间的间歇性预防性治疗（两剂甲氟喹15 mg/kg），甲氟喹可降低临床疟疾的发病率[155]。2004—2008年在坦桑尼亚，125 mg/kg剂量的甲氟喹作为婴儿期的间歇性预防性治疗仅保护38.1%的婴儿免于疟疾的感染[156]。在塞内加尔的治疗数据显示，甲氟喹-青蒿琥酯治疗儿童的效果在2008年为96.2%，2010年为98.5%[157, 158]，而2004—2005年马里为96%[159]。加蓬共和国在引入甲氟喹-青蒿琥酯用于疟原虫治疗后，2009年观察到在选择压力下发生了*pfmdr1 N86*突变[160]。

在莫桑比克和塞内加尔观察到一些正确使用该药物的旅行者的疟疾预防失败案例[161, 162]。

在南美洲，尽管很少进行治疗效果研究，但是甲氟喹的耐药性水平仍然很低。在1999—2000年秘鲁和2001年玻利维亚，15 mg/kg甲氟喹的疗效为100%[127, 163, 164]。2005—2006年，秘鲁亚马逊地区甲氟喹-青蒿琥酯的疗效为98.9%[165]。委内瑞拉2003年和2004年的93份样本中*pfmdr1*拷贝数增加样本患病率为12%[166]。在法属圭亚那，*pfmdr1*基因的扩增与体外对甲氟喹的敏感性降低有关，并且观察到高比率（平均40%）[167]。然而，当体外耐药性下降时，含有多拷贝*pfmdr1*的菌株的比例从2005年到2008年有所下降，这与法属圭亚那蒿甲醚-本芴醇逐渐替代甲氟喹相对应[167]。在苏里南，2005—2011年期间观察到*pfmdr1*拷贝数没有显著变化：2005年、2009年和2009—2011年，分别有12.5%、8.7%和13%的菌株携带多拷贝的*pfmdr1*突变[168, 169]。

3.5 青蒿素和青蒿素组合疗法（ACT）

3.5.1 青蒿素与青蒿素衍生物

与大多数先前的抗疟治疗，如氯喹和磺胺多辛-乙胺嘧啶（逐渐退出治疗领域）相比，青蒿素及其衍生物可以迅速清除体内的疟原虫，并且它们针对疟疾生命周期的所有血液阶段，包括早期环模式（early ring forms）。这种瞄准对于治疗严重疟疾特别有益，因为快速消除寄生虫对病人康复至关重要。

在1980年代，青蒿素治疗失败已经在中国治疗3 d后报道（48%的复发率）[170]。当治疗延长至5 d和7 d时，复发率分别下降至10%和2%[170]。这些数据可以用青蒿素及其衍生物的短半衰期来解释，因为在口服青蒿素为基础的单一疗法的短期治疗的最初快速效应后，并不是所有的疟原虫都会被清除。因此，单药治疗无效，除非长期服用。以同样的方式，一贯暴露于次最佳剂量治疗的寄生虫会产生抗药性，不完全或以口服青蒿素为基础的单一疗法的短期治疗也可以促进耐药性的形成，尽管这些药物的半衰期短可以缩短选择耐药寄生虫的时间窗口。

2007—2008年在柬埔寨西部拜林市，青蒿素已被使用超过30年，接受青蒿琥酯单药治疗的患者中有30%［2 mg/（kg·d），共7 d］，接受青蒿琥酯治疗失败的比例为5%-甲氟喹治疗［青蒿琥酯4 mg/（kg·d），共3 d，其次是甲氟喹，两剂共25 mg/kg］[135]。这种抗性的特征是体内缓慢的寄生虫清除。这些明显不同的寄生虫学反应不能通过体外标准的体外试验48 h获得的恶性疟原虫易感性来解释。2009—2010年，在柬埔寨西部的Pursat中，64%接受青蒿琥酯单药治疗（4 mg/kg）的患者的寄生虫清除半衰期比Pailin患者的几何平均值要长[171]。蒿甲醚类似的寄生虫清除半衰期在严重疟疾患者中发现，与青蒿琥酯治疗无并发症的疟疾相比，这表明蒿甲醚治疗严重疟疾并没有加快寄生虫清除率[172]。在2010—2011年的越南，青蒿琥酯单药治疗［2 mg/（kg·d），3 d］的有效率为94%，27%的患者的寄生虫清除时间>72 h[173]。2010年，青蒿素耐药性在泰国西部边界出现，缓慢的寄生虫清除半衰期[174]。青蒿琥酯以2或4 mg/（kg·d）的日剂量连续3 d开放试验，随后为标准的为期3 d的ACT疗程，在越南南部到缅甸中部的整个东南亚大陆发现显示缓慢清除感染（寄生虫清除半衰期>5 h）[175]。孟加拉国或非洲（马里、尼日利亚、刚果民主共和国或肯尼亚）没有证据显示青蒿素延迟寄生虫清除[175, 176]。对患者寄生虫清除率的测量方法进行了标准化处理，以比较数据并跟踪青蒿素耐药性[177]。

2001年在亚洲（泰国、柬埔寨、老挝）、非洲（塞内加尔）和南美洲（法属圭亚那）进行的42h体外标准体外试验（42h-standard in vitro）发现体外对青蒿素及其衍生物敏感性降低的恶性疟原虫分离株[178-180]。然而，这些体外抗性数据未能与体内抗性相关。青蒿素起作用于恶性疟原虫环形阶段（*P. falciparum* ring stages），它可以通过静止机制（quiescence mechanism）发展对青蒿素的耐受性[181]。开发了一种新的体外试验——环状阶段存活测定法，用于测量青蒿素衍生物接触青蒿素后环状存活率增加所表现的体外抗性[182, 183]。这种体外抗性与体内寄生虫清除速度缓慢相关（寄生虫清除半衰期>5 h）[184-186]。

在恶性疟疾中，青蒿素被认为可抑制肌肉-内质网钙-ATP酶（sarco-endoplasmic reticulum calcium-ATPase，SERCA）型，PfATPase 6蛋白[187]；然而，这种蛋白质不可能是唯一的靶标[188]。已经提出了一种蒿甲醚抗性的分子标记物，*pfATPase6* Ser$_{769}$Asn，但是这个建议完全基于体外试验的结果[180]，现场研究还没有证实这个假说[189, 190]。体内延迟的寄生虫清除与泰国-柬埔寨边境青蒿素抗性中的*pfATPase6*遗传多态性无关[191]。*pfmdr1*基因的扩增与体外对青蒿素和衍生物的敏感性显著降低有关[123, 124, 150, 192]，但与寄生虫清除半衰期无关[193]。到目前为止，已知的标记，特别是*pfmdr1*拷贝数或突变、*pfATPase6*、6-kb线粒体基因组（包括细胞色素b、COXI和COXIII）或编码去泛素化酶的*pfubp-1*都没有与青蒿素抗性在柬埔寨-泰国边界观察到的表型[136]。2010年，对青蒿素易感的恶性疟原虫菌株在青蒿素治疗压力持续3年后变得更加耐药[194]。对于2个菌株均获得全基因组序列。数据表明，*Kelch*13（K13）基因螺旋桨结构域（PF3D71343700）中的M476I突变与该菌株对青蒿素的体外耐药性有关[184]。然后，K13中的几个突变（C580Y、R539T、Y493h和I543T）与柬埔寨分离株的体外抗性有关，通过环状阶段存活测定和延迟寄生虫清除半衰期（>5 h）进行评估[184]。这些突变被证实与青蒿素的体外抗性和东南亚青蒿素治疗后清除延迟有关[175, 186, 194]。此外，最近的报道支持了K13螺旋桨突变在赋予对青蒿素的抗性方面的因果作用，特别是由于基因组操作造成的C580Y、Y493h、R539T和I543T突变的作用[195, 196]。这些突变被引入到恶性疟原虫克隆的基因组中，并被导入对青蒿素敏感的临床分离株中，因此它们在青蒿素存在下增加了环状阶段寄生虫存活率。然而，由于存在多个负责青蒿素抗性的种群特异性突变，导致在东南亚多个地理位置出现抗性[175, 194]。

除了P553L多态性在马里的一个分离株[175, 197-200]、孟加拉国[175, 201]检测到、在印度[202]和中国[203]也已经分离到相关抗药疟原虫，其他东南亚地区青蒿素抗性相关的多态性在非洲其他国家均未检测到P553L的多态性。在乌干达，K13多态性的流行与蒿甲醚-苯芴醇治疗两天后寄生虫的持续性无关[204]。但是，由于乌干达的基线寄生虫血症高，治疗开始后两天持续寄生虫血症可能不是乌干达抗药性的可靠指标。在刚果民主共和国或安哥拉蒿甲醚-苯芴醇和双氢青蒿素-哌喹治疗失败的寄生虫中未检测到K13基因突变[205]。当非洲出现青蒿素抗药性时，可能是由于从东南亚进口的耐药寄生虫的传播和/或耐药性的从头进化选择（亚洲和非洲之间罕见的机制）。需要进一步的研究来更好地描述非洲、中国、孟加拉国和印度发现的K13突变在青蒿素抗性中的作用。

3.5.2 青蒿素组合疗法（ATCs）

青蒿琥酯-甲氟喹（Artesunate-Mefloquine）

青蒿琥酯-甲氟喹联合是在泰国对甲氟喹耐药性扩散后引入的。它起初是作为辅助用药来使用，现在也可以作为固定剂量组合。目前，有8个国家使用青蒿琥酯-甲氟喹作为一线或二线治疗药物。

在2000年的柬埔寨，青蒿琥酯-甲氟喹成为一线药物（给予3天的青蒿琥酯12 mg/kg和甲氟喹20 mg/kg）。有关青蒿琥酯-甲氟喹耐药性的首次报道是在2003年。2002—2004年，在拜林市该组合的疗效[85]从85.7%降至79.3%。青蒿琥酯甲氟喹是于1995年在泰国推出的。2003年泰国-柬埔寨边界的同一方案的有效率为78.6%[207]。在柬埔寨的拜林市实施快速诊断试验和用双氢青蒿素-哌喹替代青蒿琥酯-甲氟喹后，从2002—2004年甲氟喹耐药率9.9%～14.3%下降到2007—2008年的0～5%[136]。然而，世界卫生组织2006—2008年和2010年在柬埔寨南部进行的为期42 d的治疗疗效研究显示，晚期青蒿琥酯-甲氟喹治疗失败率分别为18.8%和11.1%[137, 208]。在2008—2010年的研究中，与青蒿琥酯-甲氟喹治疗相关的恶性疟疾患者的第3天阳性寄生虫血症比例在泰缅边境增加，超过10%[138]。在

2009—2011年，泰国-柬埔寨边境沿线的大约14%接受青蒿琥酯-甲氟喹的患者在第3天保持寄生虫阳性[139]。在2008—2009年，泰国西部边界（泰国-缅甸）的青蒿琥酯-甲氟喹的42 d疗效为72.6%，经治疗失败的患者的寄生虫清除率显著延长[201]。

由于甲氟喹的半衰期很长，青蒿琥酯-甲氟喹的疗效至少需要监测42 d。青蒿琥酯-甲氟喹主要失败地区的甲氟喹耐药性非常普遍。无论这些失败是仅由于甲氟喹耐药还是由于对甲氟喹和青蒿琥酯的抗性，大湄公河周边区域国家应继续认真监测这种联合疗法的疗效，并应相应地审查其治疗政策。在有青蒿素耐药的地区以及使用青蒿琥酯-甲氟喹作为一线治疗的地区，甲氟喹耐药的进一步扩散可能会危及对青蒿素耐药性所做出的努力。

青蒿琥酯-阿莫地喹（Artesunate–amodiaquine）

在非洲进行的临床试验中，阿莫地喹与青蒿琥酯联合使用[210]。青蒿琥酯-阿莫地喹首次作为共疱出现，现在也可作为固定剂量组合使用。目前，有27个国家正在使用青蒿琥酯-阿莫地喹作为一线或二线治疗药物。自2007年开始使用药物以来，非洲已经有超过2亿人次使用该药物进行治疗[211]。

在非洲的疗效是不同的，可能是由于先前存在阿莫地喹耐药[212]。在23个采用青蒿琥酯-阿莫地喹作为一线治疗的非洲国家中，6个国家（布基纳法索、刚果民主共和国、厄立特里亚、加蓬、加纳和塞拉利昂）报告的治疗失败率≥10%，至少有一项研究是在1999—2009年的28 d随访后进行的。总的来说，15 017名患者在20个撒哈拉以南非洲国家的44个地点接受了无并发症的恶性疟原虫疟疾（青蒿琥酯-阿莫地喹治疗占51%）治疗。第1天的寄生虫减少率从莫桑比克的77.1%到肯尼亚的99.2%不等。在第3天仍然是寄生虫的青蒿琥酯-阿莫地喹治疗的患者比例为1.5%，从刚果民主共和国许多地方的0%到55.9%不等。在第7天经历了寄生虫清除失败的青蒿琥酯-阿莫地喹治疗的患者比例为0.2%，大部分来自刚果民主共和国。2007年在坦桑尼亚进行的研究表明阿莫地喹-青蒿琥酯的临床疗效有限，PCR检测校正后有20%的临床治疗是失败的[213]。

青蒿琥酯-阿莫地喹在亚洲的效率低于非洲。在缅甸，青蒿琥酯-阿莫地喹治疗的患者中有9.4%（14/155）经历了2008—2009年复发性恶性疟原虫疟疾[214]。2005年，在印度尼西亚巴布亚南部的农村地区，第42天总体寄生虫病的累积风险为青蒿琥酯-阿莫地喹治疗患者的45%[215]。2002—2003年，阿富汗的青蒿琥酯-阿莫地喹治疗后期失败率为28.4%[216]。然而，青蒿琥酯-阿莫地喹在越南有效，在2006—2007年和2008—2009年治疗失败率为2%，出乎意料的低[217, 218]。青蒿琥酯-阿莫地喹在南美洲有效，2008—2009年哥伦比亚的临床适应反应率为100%[219]。

蒿甲醚-苯芴醇（artemether–Lumefantrine）

为了预防青蒿素及其衍生物的抗药性，中国研究人员于1981年开始研究ACT[220]，并在1992年注册了第一例ACT。这种治疗方法是将蒿甲醚和本芴醇组合成单一片剂。目前，有56个国家正在使用蒿甲醚-苯芴醇作为一线或二线治疗。

蒿甲醚-苯芴醇在非洲开始失去效力。在乌干达，2011—2012年用蒿甲醚-苯芴醇治疗的患者的适当临床和寄生虫反应率仅为45.4%[221]。2009年在肯尼亚蒿甲醚-苯芴醇治疗的第3天，33.3%的儿童发现残留寄生虫血症，伴有更长的配子母细胞运输时间（a longer duration of gametocyte carriage）、更高的蚊虫传播和更高的复发风险[222]。在肯尼亚海岸使用蒿甲醚-苯芴醇治疗的儿童中，第1天残留疟原虫血症患者的比例从2005—2006年的81%上升到2007—2008年的95%[223]。然而，到第28天，PCR检测校正后发现复发性原发感染率（recrudescent primary infection）为1%，但在第84天升至13%。肯尼亚的另一项研究显示，在2009年开始治疗后第42天，复发性寄生虫血症的累积风险为20.7%[224]。布基纳法索2008—2010年期间报告的治疗失败率为11.2%[225]。利用意向治疗分析，2004—2006年马拉维的适当临床和寄生虫反应率为85.2%[226]。蒿甲醚-苯芴醇在加纳有效，在2010—2011年存在显著的生态区域差异：在热带草原区观察到的90.4%的28 d治愈率显著最低，而森林区为100%，沿海区域为93.8%[227]。在非洲进口无并发症的恶性疟原虫疟疾的旅客患者中，很少有蒿甲醚-本芴醇临床失败的病例报道[1]，仅有一名意大利旅行者从刚果民主共和国返回[228]、一名旅客从塞拉利昂返回[229]。

2013年在坦桑尼亚和2011—2012年用蒿甲醚-本芴醇治疗后，塞内加尔的充分临床和寄生虫学反应率为100%[213, 230]，而2011—2012年刚果民主共和国的这一比例为92.3%[231]。

2005年，与泰国接壤的柬埔寨西部蒿甲醚-本芴醇治疗后复发比例为17.8%[232]。在泰柬边界，研究显示2002年的治愈率仅为71.1%，2003年食物补充后的治愈率86.5%[233]。蒿甲醚-本芴醇组合的功效强烈受到个体间苯芴醇药代动力学广泛变化的影响。因为通过摄入脂肪食物可以增加其吸收[234]，所以这种联合治疗失败可能是由于苯芴醇吸收不足引起的。该组合疗效的主要决定因素是在第7天血药浓度的本芴醇或其替代物，本芴醇的血浆浓度曲线下的面积[235]。即使使用调味乳，2002年泰国西北部边境地区（缅甸克伦族）的蒿甲醚-本芴醇[236]，第42天的治疗失败率为25%。2008—2010年，为期3天的蒿甲醚-苯芴醇治疗在老挝仍然有效，42天的治愈率为97%[237]。

蒿甲醚-本芴醇在南美洲仍然有效。哥伦比亚在2007—2008年和2008—2009年的临床充分反应率分别为97.5%和99%[219, 238]。除柬埔寨外，蒿甲醚-本芴醇在世界大部分地区仍然非常有效。尽管在任何次区域都没有时间趋势，但持续监测是必要的。据报道蒿甲醚-苯芴醇可用于选择野生型*pfmdr1* Asn86等位基因的复发性感染，这可能是对苯芴醇敏感性降低的标志。*pfmdr1*的突变也与蒿甲醚和苯芴醇药物的敏感性降低有关[160, 239, 240]。*pfmdr1* N86等位基因可以预测体外对苯芴醇的敏感性下降，而86Y突变与苯芴醇敏感性增加显著相关[113, 115, 239, 241]。东非地区的研究也显示，在用蒿甲醚-苯芴醇治疗后复发性感染中选择86N等位基因，表明86N可能是体内苯芴苯醌耐药的潜在标志[242-245]。

双氢青蒿素–哌喹（Dihydroartemisinin–Piperaquine）

哌喹是由中国研究人员和法国制药公司Rhone Poulenc在20世纪60年代独立开发的双喹啉。20世纪80年代，它被广泛用于治疗和预防中国的疟疾；然而，对哌喹耐药性的最终出现，导致其用于联合治疗[246]。最广泛研究的组合是双氢青蒿素-哌喹，它现在是WHO推荐的5种ACTs之一。

已经在非洲和东南亚进行了许多试验来监测双氢青蒿素哌喹的安全性和有效性[247-249]。大多数研究的治疗失败率<10%。双氢青蒿素-哌喹在非洲开始丧失功效。在2003—2004年，卢旺达的双氢青蒿素-哌喹治疗失败率为8%[250]。2009年在肯尼亚用二氢青蒿素-哌喹治疗的儿童中有30.0%的儿童在第3天检测到寄生虫血症，这与配子母细胞运输持续时间更长、蚊虫传播率更高以及复发风险更高有关[222]。在肯尼亚海岸用双氢青蒿素-哌喹治疗的儿童中，在第1天，残留寄生虫血症患者的比例从2005—2006年的55%上升到2007—2008年的87%[223]。然而，2010—2011年第28天的适当临床和寄生虫反应率分别为99%和96%[251]。在乌干达，适当的临床和寄生虫学反应率是2011—2012年用双氢青蒿素-哌喹治疗的患者中87.9%[221]。在乌干达，2009年和2012年，第28天和第84天治疗失败的风险分别为8.9%和82.7%[252]。在布基纳法索第7天，复发性疟疾与低浓度哌喹相关[253]。然而，2005年在布基纳法索到第28天使用双氢青蒿素-哌喹治疗失败的风险仍然很低[254]。2005—2006年赞比亚有93%的儿童在第28天获得足够的临床和寄生虫学反应[255]。

在引入双氢青蒿素-哌喹以来的短暂时期内，有早期证据显示在亚洲的疟原虫感染的疗效有所下降。2010年，在柬埔寨进行的一项研究显示：79%的双氢青蒿素-哌喹[256]具有疗效。2013年，在同一地点，双氢青蒿素-哌喹的疗效上升至65%[257]。2010年，在第42天，PCR检测校正的双氢青蒿素-哌喹的治疗失败率在拜林市和菩萨市分别为25%、10.7%，而在位于柬埔寨北部和东部的腊塔纳基里和柏威夏省，双氢青蒿素-哌喹的疗效仍然很高（100%）[258]。在柬埔寨北部的泰柬边境，第42天的PCR检测矫正恶性疟原虫有效率为75%[256]。在越南中部，双氢青蒿素-哌喹的疗效仍然令人满意（第28天为100%，第42天为97.7%），但延迟的寄生虫清除时间和速率表明青蒿素出现耐药性[259]。

2005—2007年，巴布亚新几内亚对双氢青蒿素-哌喹的临床和寄生虫反应率为88%[41]。双氢青蒿素-哌喹在南美洲仍然非常有效。2003—2005年，秘鲁对双氢青蒿素-哌喹的临床和寄生虫反应率为98.4%[260]。

3.6　阿托伐醌-氯胍

严格地说，阿托伐醌-氯胍（atovaquone-proguanil）不是单一疗法，而是被归类为这样，因为其疗效依赖于两种组分的协同作用。早期的研究阿托伐醌作为单一疗法给药，表明耐药寄生虫被迅速选择，协同组合阿托伐醌-氯胍被开发用于延缓阿托伐醌耐药性的出现和传播[261]。阿托伐醌目前与氯胍联合用于治疗和预防疟疾，但由于其价格昂贵，其组合通常仅限于来自发达国家的旅客。

阿托伐醌-氯胍在旅行者中的预防性失败极其罕见[262-264]。阿托伐醌-氯胍对恶性疟原虫的预防和临床失败与吸收不良有关，这可能导致血液水平不足。但是，耐药性也可以解释预防失败。来自非洲的报告包括尼日利亚[265, 266]、科特迪瓦[267]、莫桑比克[268]、科摩罗[269]、非洲地区刚果共和国[270]、肯尼亚[271]、乌干达[264]和塞拉利昂[264]的阿托伐醌-氯胍临床失败案例有相关的报道。

来自尼泊尔返回的旅客确认治疗失败[272]。在位于巴黎的九家旅行诊所（主要是在法国生活并在西非感染的非洲裔青年男性）的一项前瞻性研究中，治疗无并发症的疟疾患者的治疗失败率为1%[273]。以色列旅客的这一比率为13.6%[274]。所有这些失败都是从西非返回的旅行者观察到的。在2004—2005年，97.8%的泰国患者使用标准的阿托伐醌-氯胍治疗3 d即可治愈[275]。

在先前的研究中，复发分离株的分子分析显示阿托伐醌耐药性与细胞色素b（cyt b）上的单个突变相关，这似乎影响其功效。据报道，在布基纳法索、喀麦隆、科摩罗、科特迪瓦、法属圭亚那、几内亚、印度、肯尼亚、马里、莫桑比克、尼日利亚、塞内加尔、塞拉利昂和乌干达都发现了该基因突变[276]。细胞色素b中密码子268处的点突变与阿托伐醌-氯胍治疗失败有关[264, 277-281]。这种突变对于阿托伐醌-氯胍治疗失败是足够的，但不是必要的原因[279]。由于频繁发生新的突变，在治疗失败的患者中也检测到突变。由于这个突变体库的大小不同，一些患者未能消除所有的突变寄生虫[282]。在其他情况下，治疗失败与吸收不良有关，这可能导致血液水平不足[264, 283]。阿托伐醌是一种亲脂性药物，其吸收受脂肪食物的可用性影响很大。

阿托伐醌-氯胍失败需要对阿托瓦醌和氯胍具有抗性。关于 *pfdhfr* 基因的研究一直证明在抗氯胍表型中 $Ser_{108}Asn$ 密码子上点突变的重要性的恶性疟原虫。在 $Asn_{51}Ile$、$Cys_{59}Arg$ 和 $Ile_{164}Leu$ 位置处的另外的点突变加强了恶性疟原虫对抗叶酸剂的抗性。耐药水平随着突变数目的增加而增加[284]。环鸟昔抗性似乎与双突变 $Ser_{108}Thr$ 和 $Ala_{16}Val$ 有关[285]。2004年或之后进行的71个调查中筛选出了来自24个国家62个独特地点的S108N突变[286]。自2004年以来，共有9 463个样本测试了S108N，其中78%携带了S108N突变。在62项调查中，只有3项报道的流行率低于50%，与N51I和C59R突变一样，这些病例2004年在布基纳法索[287]、2006年在科特迪瓦、2006—2008年在马达加斯加发生[288]。共有24项调查，其中流行率为100%，这些调查于2007年在安哥拉[289]、2004年在埃塞俄比亚[290]、2004—2006年在肯尼亚[291]、2005年在马拉维[292]、2005年在卢旺达[293]、2004年在圣保罗的多美和普林西比[294]、2004年在坦桑尼亚[295]和2005年在乌干达分别进行[296]。

3.7　强力霉素

目前，强力霉素（Doxycycline）的日常服用是对疟疾流行地区氯喹或多药耐药高发地区的旅行者推荐的化学预防方案[297]。此外，法国疟疾共识建议将奎宁和强力霉素用于亚洲和南美洲严重恶性疟原虫疟疾的一线治疗。多西环素仍然是二线治疗无并发症的恶性疟疾或用于治疗严重疟疾的建议药物，联合青蒿琥酯或奎宁治疗为期7 d的疗程[298]。强力霉素与其他抗疟药物联合使用已被多次研究，特别是在泰国等多药耐药性领域[299-302]。描述最多的是多西环素（200 mg）-奎宁（10 mg/kg/d），持续7 d，泰国的治疗效果为91%～100%。

多西环素预防的有效性和安全性的主要研究是在不同类型的人群中进行，这些人群在停止预防至少28 d后接受了随访：住在流行地区的半免疫或免疫受试者[303-305]主要是来自不同军队的士兵[306-308]。结果显示，半免疫和免疫受试者的疗效为91%～99%，旅行者的疗效为95%～100%。

大多数强力霉素预防恶性疟原虫失败与使用标准剂量有关，导致血药浓度低于预期[309]、低剂量[305]或依从性差[310-313]。此外，强力霉素药代动力学参数可以解释这些病例中的少部分。强力霉素的消除半衰期短（16 h），与氯胍（24 h）、阿托伐醌（31～73 h）、氯喹（2～3 d）和甲氟喹（6～41 d）相比，具有较短的平均停留时间，给药量的63%在27 h内消除[314]。在多西强力霉素预防停药后3周内，疟疾病例数量激增，往往在返回后出现临床症状[303, 314]。因此，建议从流行地区返回后服用强力霉素4周。但是，耐药性也可以解释预防性强力霉素的失败。疟原虫对细胞周期素的耐药性记录为伯氏小鼠疟疾模型中药物压力的结果[315]。给感染1×10^{7}寄生虫的小鼠增加米诺环素剂量，在600 d内连续传代86次，可以获得半数抑制浓度（IC_{50}）为600 mg/（kg·d）的抗性菌株，比敏感起始菌株［100 mg/（kg·d）］大6倍。

尽管没有报道恶性疟原虫疟疾在强力霉素治疗下的临床失败案例，但贝叶斯混合物建模方法已在临床恶性疟原虫病例中鉴定出3种不同的表型（低、中、高强力霉素IC_{50}表型组）[316, 317]。使用来自14个国家的90个分离株，我们证明恶性疟原虫代谢产物药物转运蛋白基因（*pfmdt*，PFE0825w）和恶性疟原虫*GTPase TetQ*基因（*pfTetQ*，PFL1710c）的拷贝数增加与减少强力霉素易感性相关[318]，这一相关后来得到证实[317]。此外，含有*pfTetQ KYNNNN*基序重复序列的分离株与体外对强力霉素的敏感性降低以及IC_{50}大于强力霉素耐药阈值35 μM的可能性显著相关[318, 319]。

3.8 磺胺多辛-乙胺嘧啶

尽管磺胺多辛-乙胺嘧啶（Sulfadoxine-pyrimethamine）实际上是2种不同药物的共配制品，但它被认为是单一疗法，因为这两种成分作用于寄生虫的相同生物合成途径。磺胺多辛-乙胺嘧啶已广泛用于治疗抗氯喹的疟疾。与使用氯喹的情况相反，仅在使用1～2年后，对抗叶酸剂的抗性迅速出现。

根据世界卫生组织协议，2002年在贝宁进行的体内疗效研究显示，根据世界卫生组织协议，该地区的治疗失败率为3.3%～45.9%，磺胺多辛-乙胺嘧啶治疗失败率为22.8%（早期和晚期治疗失败率分别为8.3%和24.5%）[320]。2005年，Aubouy在贝宁进行了28 d的世界卫生组织协议体内研究，结果显示非常高的失败率，为50%[153]。2005—2007年，在加蓬的莱姆波，用磺胺多辛-乙胺嘧啶治疗的患者中有46%达到了足够的临床和寄生虫学反应，50%是迟发寄生虫学失败，而4%经历了早期治疗失败[321]。在1998年和2000年对喀麦隆南部5～14岁儿童进行的两项先前研究中报道了磺胺多辛-乙胺嘧啶的临床和寄生虫失败率为13.6%[322]。2003年，喀麦隆西部和西南部报告了使用磺胺多辛-乙胺嘧啶治疗临床和寄生虫失败率分别为53.4%和56.5%[323]。在2004—2006年，临床用药磺胺多辛-乙胺嘧啶后的第28天检测疟原虫疗效后发现，喀麦隆北部治疗失败率为29.9%，喀麦隆南部为37.5%[106]。在包括115项磺胺多辛-乙胺嘧啶临床试验的Meta分析中，1999—2002年非洲报告的治疗失败率高于20%[324]。根据世界卫生组织2000—2007年进行的分析表明，东部非洲的临床治疗失败率（52.8%）高于西部（18.7%）、中部（23.0%）或南部（23.2%）等区域。

自1978年以来，在泰国东南部的柬埔寨难民营中报道磺胺多辛-乙胺嘧啶出现临床治疗失败的案例[325]。1979年，泰柬边界的23名疟原虫感染患者在使用磺胺多辛-乙胺嘧啶治疗的21 d内全部临床治疗无效[326]。1980—1981年，泰国的磺胺多辛-乙胺嘧啶治疗失败率为10%～68%[327]。2002年在缅甸使用磺胺多辛-乙胺嘧啶治疗的患者中有24%发生早期治疗失败，到第42天治疗失败率增加到81%[142]。

在南美，对巴西实验性疟疾的研究中最初观察到对磺胺多辛-乙胺嘧啶的耐药性很少[328]。20世纪80年代初亚马逊地区磺胺多辛-乙胺嘧啶耐药发生率为63%，20世纪80年代末在巴西[329-331]上升到90%。1981年报道了首例苏里南磺胺多辛-乙胺嘧啶耐药性恶性疟原虫感染[332]。1982—1983年，哥伦比亚的治疗失败率为25%[333]。2002年，在巴西和哥伦比亚接壤的秘鲁亚马逊河流域一个孤立地点的单纯恶性疟原虫疟疾的体内抗疟药物功效研究显示，对磺胺多辛-乙胺嘧啶具有>50%的RⅡ/RⅢ抗性[334]。

2002年，世界卫生组织建议使用ACTs来确保恶性疟原虫疟疾的高治愈率并减少耐药性的传播。磺胺多辛-乙胺嘧啶治疗逐渐被放弃以支持ACT。与使用氯喹的情况相反，仅在使用1~2年后，对抗叶酸剂的抗性迅速出现。此外，报告称耐药性减少，尽管它们很少见，而且记录不完整。没有减少可能是由于磺胺多辛-乙胺嘧啶和抗生素如乙型肝炎病毒之间的交叉耐药性造成的复方新诺明，或耐药性寄生虫存在补偿性突变[335]。此外，磺胺多辛-乙胺嘧啶仍在非正规部门大量流通，这对区域寄生虫种群保持了药物压力。在坦桑尼亚一个村庄使用杀虫剂处理蚊帐2年后，野生型菌株的流行率高于附近的对照村[336]。其他因素，例如敏感寄生虫迁移到研究地点，削弱了这些研究的结论[337]。在秘鲁，赋予磺胺多辛-乙胺嘧啶耐药性突变的频率在1997—2006年似乎有所下降；然而，研究并非在完全相同的地点或在相同的流行病学环境中进行，例如1997年的一项研究是在疫情暴发期间进行的[338, 339]，需要额外的实地研究来证实抗叶酸耐药性的回归[340]。

*pfdhfr*基因中的S108N突变与抗叶酸药物的耐药性有关[341]。与S108N相关的磺胺多辛-乙胺嘧啶临床治疗失败的OR值在随访28 d后为3.5（95% CI：1.9~6.3）[10]。额外的突变N51I、C59R或I164L提高了对抗叶酸药物和磺胺多辛-乙胺嘧啶的体外抗性水平。单个突变密码子51和59的OR值分别为1.7（95% CI：1.0~3.0）和1.9（95% CI：1.4~2.6）[10]。三重突变（51+59+108）使体内对磺胺多辛-乙胺嘧啶的耐药性增加4.3（95% CI：3.0~6.3，根据28 d临床研究的Meta分析（见参考文献［22］）[10]。

砜（氨苯砜）和磺胺（磺胺多辛）是恶性疟原虫DHPS的抑制剂[342]。突变S436A、S436F、A437G和K540E参与对磺胺多辛的耐药性[343]。437和540的突变赋予某种程度的抗性；436、581和613的突变都导致了更高水平的耐药性[285]。单突变A437G和双突变A437G+K540E使体内对磺胺多辛-乙胺嘧啶的耐药性增加了1.5［95% CI：1.0~2.4（见参考文献［12］］和3.9［95% CI：2.6~5.8（见参考文献［10］）］[10]。

*pfdhfr*和*pfdhps*基因中的几个突变对于诱导磺胺多辛-乙胺嘧啶组合的治疗失败是必需的，例如*pfdhfr*基因的密码子108、51和59处的三重突变和*pfdhps*基因的密码子437和540处的双重突变[344]。在人群研究中，*pfdhfr*基因的密码子59和*pfdhps*基因的密码子540处的突变已强烈预示治疗失败。五重基因突变可能为*pfdhfr* Ile164Leu突变和*pfdhps* A581G突变的出现创造了所需的条件[296]。*pfdhfr*（密码子51+59+108）+*pfdhps*（密码子437+540）的五重突变增加了体内的风险对磺胺多辛-乙胺嘧啶的耐药性达到5.2（95% CI：3.2~8.8）[10]。

寄生虫基因型与对磺胺多辛-乙胺嘧啶的治疗反应之间的关系受寄生虫、药代动力学和人为因素的影响。当寄生虫具有野生型*pfdhfr*而没有突变时，无论*pfdhps*等位基因如何，失败的风险都是微不足道的。相反，风险随着*pfdhfr*基因突变数量的增加而增加，特别是当*pfdhps*基因发生额外突变或缺乏免疫时[341, 345]。*pfdhfr*基因中的累积突变增加了寄生虫清除时间和配子母细胞携带的风险。因此，虽然磺胺多辛-乙胺嘧啶仍然有效，但1个或2个突变的出现可能会增加疟疾的传播和抵抗力[346]。

*pfdhfr*的主要抗性突变非常普遍，并已在整个非洲得到彻底的确立。很少有网站发现S108N、N51I和C59R的流行率低于50%，这些是2004年的布基纳法索[287]、2006年的象牙海岸和2006—2008年的马达加斯加[288]。在非洲其他地区，最近的所有调查都记录了超过50%的流行率，因为磺胺多辛-乙胺嘧啶多年来被用作临床疟疾的一线治疗药物，对这些突变产生了强烈的选择[286]。*Pfdhfr*和*pfdhfr* N51I/C59R/S108N中的N51I/C59R/S108N三重突变和*pfdhps* A437G四倍体突变的流行率在所有恶性疟原虫区域都很高，即使在磺胺多辛-乙胺嘧啶治疗逐渐被弃用后的ACT。塞内加尔的*pfdhfr*中N51I/C59R/S108N三重突变的患病率从2003年的40%上升到2011年

的93%[347]。此外，*pfdhfr* N51I/C59R/S108N和*pfdhps* A437G四倍体突变的患病率在同一时间段内从20%增加到66%，到2011年下降到44%。在磺胺多辛-乙胺嘧啶退出埃塞俄比亚治疗市场后的3年，双重突变体*pfdhfr* 108Asn/51Ile的检出率在2005年为98.4%，而在2008年为98.7%[348]。从2005年（78.6%）至2008年（56.4%），观察到三重*pfdhfr*（108Asn/51Ile/59Arg）突变的显著下降。*pfdhfr*（108Asn/51Ile/59Arg）/*pfdhps* 437Gly的四重突变显著降低，从2005年的78.6%降至2008年53.8%，但是这一比例仍然很高。东非有8个国家的"五重突变体"［*pfdhfr*（108Asn/51Ile/59Arg）/*pfdhps*（437Gly/540E）］的流行率一直高于50%[349]：肯尼亚（自2004年以来的9次调查）、乌干达（2004年以来的3次调查）、坦桑尼亚（2004年以来的7次调查）、赞比亚（2004年以来的5次调查）、马拉维（2004年以来的6次调查）、埃塞俄比亚（2004年以来的3次调查）、卢旺达（2004年以来的2次调查）和莫桑比克（自2004年以来进行了5次调查）。

耐药单倍型DHFR 51I/59R/108N和DHPS 437G/540E的流行率在持续的药物压力下发生，马拉维磺胺多辛-乙胺嘧啶压力下降5年后单倍型患病率没有变化[350]。DHPS 437G/540E/581G单体型于2007年观察到，2012年在磺胺多辛-乙胺嘧啶压力降低期间患病率增加。

磺胺多辛-乙胺嘧啶现已被用作间歇性预防性治疗（intermittent preventive treatment，IPT），在传播季节期间每月给予所有儿童和孕妇1次，并可提供高度的防疟疾保护。在IPT中使用磺胺多辛-乙胺嘧啶的指南必须考虑耐药性，2010年首次在政策中使用分子标记，当时世卫组织在关于婴儿IPT的技术磋商会上建议*pfdhps* K540E突变的患病率（表明存在的"五元突变"或"完全耐药"基因型）作为决定在何处实施婴儿盐酸环胺嘧啶-乙胺嘧啶IPT的基础依据[351]。世界卫生组织的建议是，如果*pfdhps* K540E的患病率超过50%，则不应执行婴儿磺胺多辛-乙胺嘧啶-IPT。

4　新的治疗策略可以延迟耐药疟原虫的出现和扩散

目前，一线抗疟药物的耐药疟原虫的出现和蔓延促使医学界重新制定新的临床治疗策略。疟原虫耐药性是2个过程的结果：①抗药性疟原虫的药物选择；②抗药性疟原虫的传播。

4.1　耐药寄生虫的药物选择

抗疟药物抗性由2个过程介导：①在个体内通过药物使用产生和选择产生抗药性的从头突变的进率；②这些抗性等位基因向其他个体的传播。对于氯喹和最近的青蒿素衍生物，不像其他药物如阿托瓦醌和乙胺嘧啶（当不与磺胺多辛结合时），从头突变产生耐药性的发生率很低。遗传性药物耐药性是突变的结果，可能是单点突变、多基因位点改变或基因重复的结果[352]。

赋予抗性的特定突变将存在于被治疗个体中的可能性是突变率和突变的生物适应成本的函数[353]。如果2种必需的耐药性突变的频率均为0.01%，则2种突变的疟原虫在感染过程中的突变率为0.0001%。这个过程的基础是建议所有疟疾感染应该用2种或2种以上药物联合治疗。

寄生虫总量在耐药寄生虫的药物选择中也起着重要作用。虽然症状发生的密度可能有很大差异，但取决于个体的免疫状态，它们通常与寄生虫生物量中的增殖能力（blooms in parasite biomass）相关。在非免疫个体中，临床症状可发生在50个虫体/mL血液或介于10^8个虫体和10^9个虫体的无性寄生虫的密度[354]。临床上免疫的个体可能耐受较高的寄生虫载量（parasite load），但寄生虫载量大于10 000个寄生虫/L或10^{11}个寄生虫的时候，无论其免疫状态如何通常都会出现临床症状[354]。在任何时候隐藏携带寄生虫的大多数个体无症状的感染者，其寄生虫血症水平低。然而，由于有症状的个体具有如此高的寄生虫血症水平，世界上大多数疟疾寄生虫在任何时候都可能感染个体后使其出现典型的临床症状[355]，这表明有症状的个体其体内很有可能携带耐药性疟原虫体[356]。

如果携带这些突变体的患者使用药物，那么从头突变疟原虫的出现仅对药物选择很重要。因此，在一个人群中增加药物使用导致更大选择抗药突变体的可能性（即所有敏感的寄生虫被淘汰，只留下抗性寄生虫），并且这种关系在模型和实验中都有很好的记录[357]。然而，药物的广泛使用对个体（发病率和死亡率降低的可能性）和人群都有显著的益处。

在个体水平上对抗药性突变体的药物选择取决于药物在血液中随时间的浓度（药代动力学）以及这些浓度对疟疾寄生虫的抑制作用（药效学）。药代动力学和药效学结合在一起产生了与寄生虫接触的药物暴露的浓度和时间长度；然而，抗疟药在体内维持的时间长度差异很大。与氯胍（24 h）、阿托瓦醌（31～73 h）、氯喹（2～3 d）或甲氟喹（6-氟喹诺酮）相比，一些药物具有短的消除半衰期，如青蒿素（1 h）或强力霉素（16 h）。随着药物浓度下降，其疗效也下降。如果剂量不足，意味着它不能有效地消除所有的寄生虫，或者是因为不合规或剂量太低（由于滥用抗疟药物、肥胖患者体中所导致的药量剂量不足、代谢异常或假药），在较高浓度下可能被抑制的寄生虫可以存活并复发。另外，由于药物半衰期长[77]或预防性使用[358]，新感染可能会暴露于亚治疗水平的药物。在药物浓度较低时，寄生虫抵抗力突变能够存活，并随着时间的推移，通过补偿性突变增加其适应性[359]。然而，在治疗过程中出现了个别感染引起的高水平耐药性的病例[360]。

4.2　耐药疟原虫的传播

4.2.1　耐药疟原虫的出现

一旦抗疟药物治疗后易感寄生虫已经从患者身上消除，则必须传播耐药寄生虫已成为问题。寄生虫首先必须在免疫反应中存活足够长的时间以产生将传播至蚊媒的感染配子体细胞。然后，在蚊子减数分裂过程中不会丢失抗性突变。此外，蚊子必须在孢子体中存活，并将活的感染传播给新的个体。耐药性出现的速率定义了药物引入人群之后直至特定比例由耐药性寄生虫引起的临床感染时间。

这种测量隐含地假设抗性突变的初始药物选择及其随后在群体中的扩散。耐药性出现的速度部分取决于耐药性的编码方式。由于仅一个突变（*pfdhfr* 108Asn）或多基因抗性（其中每个随后的添加突变增加疟原虫耐受性（*pfdhfr* 51I/59R/108N））而产生的抗性比每个突变需要抗性时产生的抗性更快[361-363]。

异质性叮咬和传播在人群中抗性的建立和传播中的作用是非常重要的。异质性叮咬在抗性的出现中起着比传播更重要的作用[364]。个体和蚊子在整个场景中都是非随机分布的[365]，从而产生空间异质叮咬人的模式。这些咬人模式的差异进一步由蚊子和人类的运动模式来确定[366]。另外，蚊子对某些个体有不同的吸引力[367]，并且它们更可能以较大的个体（即成人与儿童）为食，因为它们具有更多的叮咬表面积[368]。因此，即使是在一个村庄的规模上，感染复数（multiplicity of infection，MOI）在整个空间视角中也高度可变，这可能导致不同程度的竞争，这取决于宿主被蚊虫媒介叮咬的速度。一旦耐药性寄生虫被建立起来，当异质性叮咬发生时，耐药性从其建立水平增加的速率更快，而不管传播率如何[364]。异质传播减缓了人群中抗性的形成，但是一旦抗性得到确立，就会加速抗药性的传播人群，因为一旦耐药性得到确立：①受蚊子叮咬的概率低的个体在感染时不易感染易感寄生虫，从而产生抗性库（reservoir of resistance）。②传播率较高的个体由于被叮咬的比率很高，会迅速传播耐药疟原虫。然而，这一点与讨论传播在抗性初始出现中的作用的其他模型形成了对比，这些模型通常表明在低传播区域更有可能出现抗性。首先，由于这些地区的临床免疫力水平较低，因此可能出现高生物量感染中产生耐药性[355]。因此，每次感染更可能导致较高的寄生虫载量。其次，由于低传播区免疫力较低，突变寄生虫更可能在宿主免疫反应中存活并随后传播[369, 370]。③低传播区域每个寄生虫的药物治疗比高传播区域更多[370]。因为低传播区域的个体不太可能产生免疫力，所以它们更有可能成为症状并治疗每种感染，因此耐药性寄生虫更可能遇到药物。④在低传播区域，个体倾向于由较少的基因不同的寄生虫同时感染，因此抗寄生虫在宿主内面临较少的竞争并且传播成功的可能性增加。⑤传播率越高，具有抗性寄生虫的个体在药物治疗后无竞争的时期越短。氯喹耐药性以及对磺胺多辛-乙胺嘧啶、甲氟喹和青蒿素的耐药性出现在东南亚的低传播区域。

4.2.2 耐药性在寄生虫群体之间的传播

耐药性在人群中蔓延的速率是耐药性引入新种群的频率（人群之间的接触和人员旅行）的函数，与耐药性寄生虫建立的概率相关，这由药物使用和传输速率决定。常见的假设是耐药疟原虫会出现在低传播区域并扩散到高传播区域。但是，由于传播速度较高，一旦疟原虫获得补偿性突变，使其在宿主内更有效地竞争，耐药性将通过人群传播较低[371]。然而，在克莱因的模型（Klein's model）中，异质传播减缓了人群中抗性的形成，但是一旦耐药性得以建立，就会加速通过人群传播抗性[364]。

无症状的恶性疟原虫的作用在抗疟疾药物耐药性的遗传演变中也很重要[372]。疟疾寄生虫通常作为没有明确临床症状的无症状感染发生。这种无症状寄生虫血症可以存在于显微镜下可检测的水平；然而，它通常持续低于这个阈值[373, 374]。在传播水平低的地区，使用ACT与使用杀虫剂浸渍的蚊帐有关，将有症状的疟疾发病率降至非常低的水平[375]。然而，消除无症状寄生虫血症的尝试未能打断每年降雨后的定期疟疾暴发[376, 377]。此外，无症状靶向治疗的广泛使用有选择耐药性寄生虫的风险，这些寄生虫可能存在低流行率，但在这种统一药物压力下具有生存优势。流行病学和实验室实验证据表明，在无症状寄生虫携带者中普遍存在的无治疗环境可能有利于野生型、药物敏感的寄生虫，并且可能不利于突变的耐药谱系[19, 378, 379]。在非洲[380, 381]、亚洲[382]和南美洲[383]，无症状寄生虫在儿童[380]和不同地方流行环境中观察到较高的发病率，其中传播强度较低或较高[380, 381]。当药物敏感性和耐药性寄生虫共存并持续存在于无症状个体中时，其相对频率可能受到其相对生长速率（抗性的适应成本）以及基因型之间的任何竞争性相互作用等因素的影响。

4.3 耐药性寄生虫出现和传播的有效控制

4.3.1 针对无症状携带疟原虫患者的大规模药物使用管控

尝试使用治疗来中断无症状携带可以增强耐药谱系的选择性优势。反过来，当临床疟疾和药物压力占上风时，这种增强可以在传播季节随后的几轮选择中导致抗药性寄生虫频率的更快增加。这种模式在初次出现耐药性时就已经观察到，当重复尝试清除耐药性疟原虫可能导致虫体受到药物强烈的选择压力，从而获得额外的突变和增加耐药水平[384]。流行病学和实验室证据表明，在无症状寄生虫携带者中普遍存在的无治疗环境可能有利于野生型、药物敏感的疟原虫，并且可能不利于突变型、耐药谱系[19, 378, 379]。广泛用于消除无症状寄生虫血症的治疗方法不仅有利于选择耐药谱系，而且它也会减少宿主多样性并限制野生型寄生虫的繁殖。利用这个观点，Read等人最近提出使用保留一些野生型寄生虫的辅助性疟疾疗法可能导致该领域耐药基因型的减少[385]。亚饱和治疗的风险和好处需要进一步评估。在这种进化方法缺乏明显的伦理问题的情况下，应该紧急考虑严格地减少疟疾治疗无症状感染的治疗指南。

4.3.2 加强监管力度

在控制疟疾的国家，被动监测系统是检测的基石，为追踪、收集人口和流行病学数据进展提供了一种标准方法，并能够快速调查和适当应对[386, 387]。当消除疟疾时，被动监测是检测进口和当地传播的一线方法。当条件成熟的时候，被动监测数据可以与遥感数据（包括海拔、人口、天气和潮湿度）相关联，依靠生成风险等级的地图来指导实施针对潜在疟原虫流行的控制和清除措施[388]。

在清除阶段，使用疟疾计划来确定高危人群感染的主动病例检测对于针对热点地区和热点地区流行的无症状寄生虫库变得至关重要。分析耐药性出现和传播的各种因素（新生突变、药物使用、疟疾传播强度、人口和移民感染）之间复杂的相互作用可能会提供证据证明在我们可能认为是热点的地区出现了融合，它可以作为监测哨点，也可以作为包括药理学测量和分子监测在内的综合临床试验的靶标[389]。如果可行的话，应围绕检测治疗失败的简单模型开展运筹学研究，包括机构收集和治疗后评估结果的报告。

监测抗疟药物的目标必须是：根据最新的疟疾风险图绘制合理分配监测点；定期开展标准化疗效研究，鼓励抗疟药物耐药监测能力建设；建立数据交换机制，分享专门知识和最佳做法，传播疗效研究结果及其影响；识别和促进重要的研究，支持整理研究证据，并传播结果以通报政策和实践；共同处理跨国问题，协调各国内部和各国之间的努力，并与其他区域和次区域组织以及更广泛的全球网络进行合作。

在单药治疗失败的时代，建立了区域和分区域网络，以定期监测非洲抗疟治疗的有效性。这些网络对于制定标准方法、维护跨国质量保证以及为国家疟疾控制规划与区域研究组之间的对话提供一个平台（重点是耐药性及其监测），以便有效地改变政策。国家控制计划和研究组之间的沟通是实现耐药性监测成功的关键。疗效研究的技术需求不断变化，包括使用分子技术来区分复发和新感染，在大多数情况下需要区域或国家研究团体和卫生部门工作人员之间的技术合作伙伴关系，作为长期持续关系或作为临时在建立现代卫生部门的流行病学能力方面迈出了一步。非洲的许多利益相关者都认为，疟疾耐药性监测应该是一项长期的国家承诺，具有共同的国家和国际目标[390]。此外，需要对技术进行投资，以增加具有药代动力学和药效学成分的研究数量。这种投资需要长远的眼光，应该与能力提升相结合，特别是人力资源、诊断技术和基础设施能力。

网络的组织至关重要。例如，非洲的青蒿素耐药性最初可能是罕见事件，而且多个地点的个体患者水平汇集分析可能会大大增加检测的可能性。这种方法在流行病学中经常使用，因为单个研究太小而不能给出明确的结论。为了鼓励汇集分析，全球抗疟疾网络呼吁在亚洲和非洲组建了ACT研究组。2011年，世界卫生组织推出了TRAC项目（跟踪抗青蒿素合作，Tracking Resistance to Artemisinin Collaboration）。

4.3.3　临床诊断

尽管显微镜和快速诊断试验（microscopy and rapid diagnositic tests，RDTs）是卫生医疗机构诊断疟疾的标准方法，但需要采用新的和更敏感的方法筛查人群以确定低密度亚专利感染[391]。理想情况下，这些新的诊断测试将检测低密度的所有疟原虫物种感染，并将高通量和低成本与护理点的交付相结合。

以疟疾抗体为基础的监测越来越被认为是检测感染的经典方法的有益补充，特别是在低传播水平[392]。血清学检测可以发现持续性疟疾传播的地区，即使疟原虫感染者没有被常规检测发现。

4.3.4　疫苗

疟疾疫苗的开发被认为是对抗疟疾最具成本效益的措施之一。疟疾疫苗的目标是拯救最高风险群体的生命：幼童和孕妇。在季节性环境中，如果疫苗能够诱导足够的免疫力，使疟疾季节期间的基本生殖率降至少于一名处于危险中的人群，并且可以与其他控制措施一起使用，从而中断传播。在过去的30年中，恶性疟原虫亚单位疫苗（*P. falciparum* subunit vaccines）的研发取得了可喜的研究进展[393]。目前有17种疫苗正在进行临床试验，但最先进的疟疾疫苗候选物——基于恶性疟原虫环子孢子（*P. falciparum* circumsporozoite，CS）蛋白的RTS,S疫苗已在非洲进行广泛试验，最近的3期试验显示：非洲婴儿和儿童的临床疟疾保护率分别为46%和27%，但不幸的是，其疗效在相对较短的时间内下降[394]。RTS,S疫苗的功效依据地理位置与疟原虫传播途径而具有差异性。RTS,S疫苗的同源化也可能对开发替代疫苗以提高RTS,S或RTS,S与新抗原结合或全新制剂的功效带来了新的挑战[395]。有可能最有效的组合来自混合疫苗，这些混合疫苗在单独测试时发现是有效的，其针对寄生虫生活的不同阶段和/或基于不同机制。特别是，人们可能推测将RH5抗原或起调理作用的抗原，例如来自MSP2、MSP3、GLURP和PFF0165的抗原片段添加到RTS,S疫苗中对其提高保护力起到了促进作用。虽然单抗原只是微弱有效，但它们与RTS,S的组合有望更有效地控制该病，并因此减少蚊子传播。

4.3.5　新药研发策略

自从1891年发现亚甲蓝（methylene blue）以来，第一种合成的抗疟药物，多种化学类型的分子已被证明可以有效地清除人类血液阶段的寄生虫血症。由于对现有抗疟药物产生耐药性，需要使用新药，治疗必须由两种或两种以上活性化合物组合组成，因此没有化合物作为单一疗法能够使疟原虫暴露于高浓度的药物环境中。在过去的10年中，基于已成功测序的疟原虫基因组数量的增加，提出了新的潜在抗疟靶点[396, 397]。新的筛选和成像技术已经产生了数千种抗疟原虫无性血液阶段的新型活性药物。其中一些药物目前正在临床开发中。然而，尽管取得了这些进展，并且鉴于目前抗疟药物的有效性和安全性日益提高，但只是治愈快速有效地用新的候选药物治疗疟疾已经不够了。亟需治疗药物超过急性感染的治疗并有可能根除疾病[398]。因此，已经确定了4个主要目标：①有效消除所有人类寄生虫，这些疟原虫居于肝脏中作为休眠体（dormant hypnozoites）存在，特别是间日疟原虫和卵形疟原虫；②通过针对人血液中的寄生虫有性阶段阻断疾病传播；③确定和开发克服所有已知交叉阻力并最小化新出现的耐药性风险的新化学实体；④提供保护易感人群的分子。未来的抗疟药联合治疗将需要通过快速清除患者寄生虫血症来有效治愈疾病，从而降低抵抗风险并预防复发。此外，这些新药预计将阻止疟原虫感染性传播，并消除疟原虫在人体肝脏内的所有寄生形式，包括休眠体形式。下面描述了这些抗疟药物的选择。

（1）他非诺喹

他非诺喹是一种8-氨基喹啉（8-aminoquinoline），是目前临床开发中唯一的抗复发药物。他非诺喹最近完成了一项关键的II期临床试验，并表现出只需要300 mg用药剂量就可以达到防止疟原虫复发性感染；III期试验已经启动。后者的临床试验是一项随机双盲治疗研究，用于评估感染间日疟原虫的成年患者中的他非诺喹。通过分析他非诺喹与氯喹联合用于根治疟原虫感染的临床疗效、安全性和耐受性[399]。2011—2013年，来自巴西、秘鲁、印度和泰国的间日疟原虫患者单剂量他非诺喹加3 d氯喹与氯喹加伯氨喹比较。6个月时单独使用他非诺喹的药物剂量为600 mg能够预防间日疟原虫复发的疗效达到91.9%，而单用喹喹酮的疗效为77.3%，氯喹单独使用的疗效为37.5%。联合使用他非诺喹和氯喹没有临床意义上的不良反应，且耐受性良好[400]。在2000—2001年，布署到东帝汶的澳大利亚国防军中他非诺喹对恶性疟和间日疟的保护效力为100%[401]。然而，他非诺喹属于8-氨基喹啉类，与遗传性葡萄糖-6-磷酸脱氢酶（G6PD）缺乏症个体中的溶血性贫血相关。因此，正在进行研究以开发即时诊断以鉴别具有G6PD缺乏症的个体，以支持良好耐受性和有效使用药物用于根治间日疟原虫感染的患者。因此，显示G6PD依赖性溶血的新型抗疟药物的开发至关重要。

（2）内过氧化物OZ439

最先进的新分子是第二代内过氧化物OZ439，其被设计为具有优良的青蒿素药代动力学[402]。OZ439是抗疟药类的臭氧化物类的成员[403]。臭氧化物中的内过氧化物可以提供与天然产生的青蒿素相同的效力。稳定的臭氧化物OZ03具有简单的结构，足以证明优异的体外效力。然而，必须解决高亲脂性和低溶解度，并且这种需求导致在合成易处理的分子区域引入极性和可离子化基团，但不影响其效力。这一新型药物的研发最初研制出用于小动脉注射的OZ277化合物，这是第一个临床试验的候选药物，并被授权给Ranbaxy公司进行相关研发工作[404]。事实上，OZ277和哌喹的组合2012年在印度获得批准，名称为Synriam™，在过去6个月中它已被广泛用于治疗印度的疟疾患者。然而，OZ277在患者中的暴露量低于预期，并且由于与亚铁的相互作用，这种限制被推测为由于感染血液的不稳定性。具有苯环的酰胺有助于稳定臭氧化物，被醚连接的碱性基团所取代。显示所得化合物OZ439具有改善的感染血液稳定性，其能够治愈感染伯氏疟原虫的小鼠从单次30 mg/kg剂量开始，并且其作为潜在的单剂量治愈候选药物[403]。OZ439已经在Ⅱ期临床开发中证明了其作为单一药物的临床疗效[405]。目前正在联合安全性研究中进行测试，并将开始联合疗效研究。对健康志愿者和感染患者的研究显示其血浆中药物有效浓度可维持长达20 d，表明其可能用作单一剂量治疗无并发症的疟疾的一部分[402]。在患者中，OZ439以与青蒿琥酯大致相同的速率驱动寄生虫减少。

（3）螺吲哚酮KAE609

通过在诺华筛查天然产物和"天然产物样"化合物库，发现螺吲哚酮类。开始的"打击"具有耐人寻味的结构和良好的效力，并且令人印象深刻地作为起点，它将伯氏疟疾小鼠模型中的寄生虫血症以100 mg/kg的单次剂量抑制>99%。优良的药物化学被用于收缩七元环，以确定立体化学结构/活性关系并取代亲脂性溴原子。这一过程产生了第二种化合物，其效力增加但亲脂性降低，从药物化学角度看，这是理想的结果。但是，其代谢稳定性仍然不是最佳；通过在四氢-β-咔啉环上明智地定位卤素，这个缺点得到了解决。生成的化合物螺吲哚酮NITD609具有更高的效力和出色的药代动力学[406]。NITD609迅速抑制恶性疟原虫中的蛋白质合成，显示出与每日一次口服给药相匹配的药代动力学性质，并且其具有单剂量在啮齿动物疟疾模型[406]中的功效。此外，NITD609在5~500 nM范围内剂量依赖性地抑制恶性疟原虫配子体细胞的早期和晚期发育[407]。使用标准膜进食测定法，NITD609也是减少传播到斯氏按蚊蚊媒的非常有效的药物。Na$^+$外排ATP酶PfATP4是NITD609的靶标[408]。NITD609剂量为30 mg/d，持续3 d，在没有并发症的间日疟原虫或恶性疟原虫疟疾的成人中迅速清除寄生虫血症[409]。这种首次在人类中进行的随机、双盲、局部控制、递增单次和多次口服剂量研究被设计用于评估健康志愿者NITD609的安全性、耐受性和药代动力学，并且它表明NITD609被耐受、伴有短暂的胃肠道和轻度至中度强度的泌尿生殖道不良事件[410]。

（4）咪唑并哌嗪KAT156

代谢物鉴定和优化后的药物化学分析发现，其中哌嗪的代谢易感位置被两个甲基基团封闭而生成异构体KAF156。KAF156表现出良好的整体形象，ED99在伯氏小鼠中为1.1 mg/kg[411]。与先前报道的该系列的活性概况一致，临床候选者KAF156显示血细胞分裂活性，其中50%抑制浓度为6~17.4 nM，对恶性疟原虫药物敏感和耐药菌株，以及小鼠中有效的治疗活性疟疾模型的有效剂量分别为50%，90%和99%，0.6、0.9和1.4 mg/kg[412]。当在子孢子感染小鼠模型中分析药物对疟原虫感染预防性施用时，KAF156在单次口服剂量为10 mg/kg时完全保护[412]。最后，KAF156在体外和体内显示出有效的疟原虫传播阻断活性[412]。在70名健康男性志愿者中进行的首次人类单次和多次递增剂量研究显示KAF156具有耐受性，并具有自我限制的轻度至中度胃肠道和神经系统不良事件[413]。

（5）基于三唑并嘧啶的抑制剂DSM 265

已知恶性疟原虫酶二氢乳清酸脱氢酶（*P. falciparum* enzyme dihydroorotate dehydrogenase，PfDHODH）是疟原虫存活所必需的。酶-抑制剂复合物的三维结构得到解极，随后的导联优化程序促使临床药物候选者的相关鉴定与分析。DSM1是一种有趣的分子，但它在重复给药和效力不足时表现出非最佳的药代动力学。首先，通过取代苯胺环中的亲电子基团（electron-withdrawing groups）来改善其药物动力学方面取得了进展；由于结合位点的疏水性质，在这种情况下，只有亲脂基团取得了主要的成功，如DSM191[414]。使用X射线晶体结构发生了第二次突破结构体；显然可以实现三唑碳的有限取代，并且与电子取代相结合，可以减少杂环的去溶剂化并提高效力。这些变化推动了DSM265的临床前研究[415]，其具有良好的效力和安全性。该化合物目前处于临床前开发阶段。

（6）二氢叶酸还原酶抑制剂P218

二氢叶酸还原酶（Dihydrofolate reductase，DHFR）抑制剂P218，如乙胺嘧啶，已被广泛用于治疗疟疾，尽管它们的临床功效已被抗性所破坏。P218是DHFR的下一代抑制剂。P218具有良好的药代动力学特征，具有选择性和高效性；P218初始安全性试验表明，动物毒性与预测的有效人体剂量之间具有良好的安全界限[416]。发现突变体残基不降低P218对PfDHFR的结合亲和力[417]。

（7）亚甲蓝

亚甲蓝（MB）是一种不再使用的老式抗疟药。1891年，Guttmann和Ehrlich是第一批报告合成噻嗪染料亚甲蓝抗疟性质的研究人员，他们记录并阐述了口服MB后两名患者的临床治愈[418]。Cardamatis在医学进展中写道，在对奎宁耐药治疗病例的分析中发现，亚甲蓝在严重疟疾恶病质的早期阶段非常有效[419]。目前，全球没有符合欧洲药典的亚甲基蓝。迄今为止，亚甲蓝的药物使用推广受到有毒杂质和重金属污染的干扰。普罗旺斯技术公司及其子公司Provepharm进行了4年的研究，结果产生了第一个欧洲药典级亚甲蓝：Proveblue®，该药物使用药物级试剂（专利申请号FR06/06330，其已延伸至国际PCT参考号PCT/FR/2007/001193）从创新合成和不含重金属的途径获得。包括Azure B（亚甲蓝中最重要的杂质）以及Proveblue®中的其他杂质在内的金属总浓度分别<20 mg/kg、<2%和<0.5%。Proveblue®以前被证实具有体外抗疟疾活性，能够抵抗23种对各种抗疟药物有抗药性的P. falciparum分离虫株[420]。Proveblue®与甲氟喹和奎宁结合显示出明显的协同作用，并且与双氢青蒿素相关的高度协同效应[421]。用1~10 mg/kg的Proveblue®治疗5 d显著降低或防止了小鼠中的脑疟疾[422-424]。Proveblue®的IC$_{50}$范围为0.88~40.2 nM，平均值为5.3 nM，针对来自塞内加尔达喀尔的恶性疟原虫[32]。这些数据显示Proveblue®在体外具有活性，在与之前有关亚甲蓝与尼日利亚、肯尼亚和泰国寄生虫有机以及无机杂质研究的一致[425-427]。亚甲基蓝对间日疟原虫也有活性[427]。使用Proveblue®的另一个优点是亚甲蓝具有配子体特性，它可以减少恶性疟原虫的传播[428-430]。亚甲蓝与基于青蒿素的组合疗法的组合已被证实对恶性疟原虫配子体细胞有效。在随访的第7天，青蒿琥酯-阿莫地喹-亚甲蓝组中的恶性疟原虫的配子体发生率显著低于青蒿琥酯-阿莫地喹组（36.7%：63.3%）[431]。

参考文献

［1］　WHO（2013）World Malaria report 2013. Geneva：World Health Organization；2013.

［2］　Hayward R，Saliba KJ，Kirk K. Pfmdr1 mutations associated with chloroquine resistance incur a fitness cost in *Plasmodium falciparum*. Mol Microbiol. 2005；55：1285-95.

［3］　Noranate N，Durand R，Tall A，et al. Rapid dissemination of *Plasmodium falciparum* drug resistance despite strictly controlled antimalarial use. PLoS One. 2007；2：139.

［4］　Trape JF，Pison G，Preziosi MP，et al. Impact of chloroquine resistance on malaria mortality. C R Acad Sci. 1998；321：689-97.

［5］　Trape JF. The public health impact of chloroquine resistance in Africa. Am J Trop Med Hyg. 2001；64（1-2 Suppl）：12-7.

［6］　Fidock DA，Nomura T，Talley AK，et al. Mutations in the *P. falciparum* digestive vacuole transmembrane protein PfCRT and evidence for their role in chloroquine resistance. Mol Cell. 2000；6：861-71.

［7］　Djimdé A，Doumbo OK，Cortese JF，et al. A molecular marker for chloroquine-resistant *falciparum* malaria. N Engl J Med. 2001；344：257-63.

［8］　Nagesha HS，Casey GJ，Rieckmann H，et al. New haplotypes of the *Plasmodium falciparum* chloroquine resistance transporter（*pfcrt*）gene among chloroquine-resistant parasite isolates. Am J Trop Med Hyg. 2003；68：398-402.

［9］　Johnson DJ，Fidock DA，Mungthin M，et al. Evidence for a central role for PfCRT in conferring *Plasmodium falciparum* resistance to diverse antimalarial agents. Mol Cell. 2004；15：867-77.

［10］　Picot S，Olliaro P，de Monbrison F，et al. A systematic review and meta-analysis of evidence for correlation between molecular markers of parasite resistance and treatment outcome in falciparum malaria. Malar J. 2009；8：89.

［11］　Baro NK，Callaghan PS，Roepe PD. Function of resistance conferring *Plasmodium falciparum* chloroquine resistance transporter isoforms. Biochemistry. 2013；52：4242-9.

［12］　Basco LK，Ringwald P. Molecular epidemiology of malaria in Yaoundé，Cameroon. Ⅲ. Analysis of chloroquine resistance and point mutations in the multidrug resistance 1（*pfmdr 1*）gene of *Plasmodium falciparum*. Am J Trop Med Hyg. 1998；59：577-81.

［13］　Duraisingh MT，Drakeley CJ，Muller O，et al. Evidence for selection for the tyrosine-86 allele of the *pfmdr 1* gene of *Plasmodium falciparum* by chloroquine and amodiaquine. Parasitology. 1997；114：205-11.

［14］　Foote SJ，Kyle DE，Martin RK，et al. Several alleles of the multidrug-resistance gene are closely linked to chloroquine resistance. Nature. 1990；345：255-8.

［15］　Grobusch MP，Adagu IS，Kremsner PG，et al. *Plasmodium falciparum*：*in vitro* chloroquine susceptibility and allele-specific PCR detection of *Pfmdr1* Asn86Tyr polymorphism in Lambarene，Gabon. Parasitology. 1998；116：211-7.

［16］　Chen N，Gao Q，Wang S，et al. No genetic bottleneck in *Plasmodium falciparum* wild-type *Pfcrt* alleles reemerging in Hainan Island,

China，following high-level chloroquine resistance. Antimicrob Agents Chemother. 2008；52：345-7.

［17］ Yang H，Yang Y，Yang P，et al. Monitoring *Plasmodium falciparum* chloroquine resistance in Yunnan Province，China，1981—2006. Acta Trop. 2008；108：44-9.

［18］ Isozumi R，Uemura H，Le DD，et al. Longitudinal survey of *Plasmodium falciparum* infection in Vietnam：characteristics of antimalarial resistance and their associated factors. J Clin Microbiol. 2010；48：70-7.

［19］ Kublin JG，Cortese JF，Njunju EM，et al. Remergence of chloroquine-sensitive *Plasmodium falciparum* malaria after cessation of chloroquine in Malawi. J Infect Dis. 2003；187：1870-5.

［20］ Mita T，Kaneko A，Lum JK，et al. Recovery of chloroquine sensitivity and low prevalence of the *Plasmodium falciparum* chloroquine resistance transporter gene mutation K76T following the discontinuance of chloroquine use in Malawi. Am J Trop Med Hyg. 2003；68：413-5.

［21］ Laufer MK，Thesing PC，Eddington ND，et al. Return of chloroquine antimalarial efficacy in Malawi. N Engl J Med. 2006；355：1959-66.

［22］ Wilson PE，Kazadi W，Kamwendo DD，et al. Prevalence of *pfcrt* mutations in Congolese and Malawian *Plasmodium falciparum* isolates as determined by a new Taqman assay. Acta Trop. 2005；93：97-106.

［23］ Nkhoma S，Molyneux M，Ward S. *In vitro* antimalarial susceptibility profile and *prcrt/pfmdr-1* genotypes of *Plasmodium falciparum* field isolates from Malawi. Am J Trop Med Hyg. 2007；76：1107-12.

［24］ Mwai L，Ochong E，Abdirahman A，et al. Chloroquine resistance before and after its withdrawal in Kenya. Malar J. 2009；8：106.

［25］ Gharbi M，Flegg JA，Hubert V，et al. Longitudinal study assessing the return of chloroquine susceptibility of *Plasmodium falciparum* in isolates from travellers returning from West and Central Africa，2000—2011. Malar J. 2013；12：35.

［26］ Mekonnen SK，Aseffa A，Berhe N，et al. Return of chloroquine-sensitive *Plasmodium falciparum* parasites and emergence of chloroquine-resistant *Plasmodium vivax* in Ethiopia. Malar J. 2014；13：244.

［27］ Wurtz N，Fall B，Pascual A，et al. Prevalence of molecular markers of *Plasmodium falciparum* drug resistance in Dakar，Senegal. Malar J. 2012；11：197.

［28］ Ndiaye M，Faye B，Tine R，et al. Assessment of the molecular marker of *Plasmodium falciparum* chloroquine resistance（*Pfcrt*）in Senegal after several years of chloroquine withdrawal. Am J Trop Med Hyg. 2012；87：640-5.

［29］ Trape JF，Tall A，Sokhna C，et al. The rise and fall of malaria in a west African rural community，Dielmo，Senegal，from 1990 to 2012：a 22 year longitudinal study. Lancet Infect Dis. 2014；14：476-88.

［30］ Van Tyne D，Dieye B，Valim C，et al. Changes in drug sensitivity and anti-malarial drug resistance mutations over time among *Plasmodium falciparum* parasites in Senegal. Malar J. 2013；12：441.

［31］ Ly O，Gueye PE，Deme AB，et al. Evolution of the *pfcrt* T76 and *pfmdr1* Y86 markers and chloroquine susceptibility 8 years after cessation of chloroquine use in Pikine，Senegal. Parasitol Res. 2012；111：1541-6.

［32］ Fall B，Camara C，Fall M，et al. *Plasmodium falciparum* susceptibility to standard and potential anti-malarial drugs in Dakar，Senegal，during the 2013—2014 malaria season. Malar J. 2015；14：60.

［33］ Mita T，Kaneko A，Lum JK，et al. Expansion of wild type allele rather than back mutation in *pfcrt* explains the recent recovery of chloroquine sensitivity of *Plasmodium falciparum* in Malawi. Mol Biochem Parasitol. 2004；135：159-63.

［34］ Ariey F，Fandeur T，Durand R，et al. Invasion of Africa by a single *pfcrt* allele of South East Asian type. Malar J. 2006；5：34.

［35］ Laufer MK，Takala-Harrison S，Dzinjamala FK，et al. Return of chloroquine-susceptible falciparum malaria in Malawi was a reexpansion of diverse susceptible parasites. J Infect Dis. 2010；202：801-8.

［36］ White NJ. The assessment of antimalarial drug efficacy. Trends Parasitol. 2002；18：458-64.

［37］ Rieckmann KH，Davis DR，Hutton DC. *Plasmodium vivax* resistance to chloroquine? Lancet. 1989；2：1183-4.

［38］ Baird JK，Basri H，Purnomo，et al. Resistance to chloroquine by *Plasmodium vivax* in Irian Jaya，Indonesia. Am J Top Med Hyg. 1991；44：547-52.

［39］ Sumawinata IW，Bernadeta，Leksana B，et al. Very high risk of therapeutic failure with chloroquine for uncomplicated *Plasmodium falciparum* and *Plasmodium vivax* in Indonesian Papua. Am J Trop Med Hyg. 2003；68：416-20.

［40］ Ratcliff A，Siswantoro H，Kenangalem E，et al. Therapeutic response of multidrug-resistant *Plasmodium falciparum* and *P. vivax* to chloroquine and sulfadoxine-pyrimethamine in southern Papua Indonesia. Trans R Soc Trop Med Hyg. 2007；101：351-9.

［41］ Karunajeewa HA，Mueller I，Senn M，et al. A trial of combination antimalarial therapies in children from Papua New Guinea. N Engl J Med. 2008；359：2545-57.

［42］ Baird JK. Resistance to therapies for infection by *Plasmodium vivax*. Clin Microbiol Rev. 2009；22：508-34.

［43］ Baird JK，Leksana B，Masbar S，et al. Diagnosis of resistance to chloroquine by *Plasmodium vivax*：timing of recurrence and whole blood chloroquine levels. Am J Trop Med Hyg. 1997；56：621-6.

［44］ Singh RK. Emergence of chloroquine-resistant vivax malaria in south Bihar（India）. Trans R Soc Trop Med Hyg. 2000；94：327.

［45］ Price RN，von Seidlein L，Valecha N，et al. Global extent of chloroquine-resistant *Plasmodium vivax*：a systematic review and meta-analysis. Lancet Infect Dis. 2014；14：982-91.

［46］ Arias AE，Corredor A. Low response of Colombian strains of *Plasmodium vivax* to classical antimalarial therapy. Trop Med Parasitol. 1989；40：21-3.

［47］ Garavelli PL，Corti E. Chloroquine resistance in *Plasmodium vivax*：the first case in Brazil. Trans R Soc Trop Med Hyg. 1992；86：128.

［48］ Phillips EJ，Keystone JS，Kain KC. Failure of combined chloroquine and high-dose primaquine therapy for *Plasmodium vivax* malaria acquired in Guyana，South America. Clin Infect Dis. 1996；23：1171-3.

［49］ Soto J，Toledo J，Gutierrez P，et al. *Plasmodium vivax* clinically resistant to chloroquine in Colombia. Am J Trop Med Hyg. 2001；65：90-3.

［50］ Ruebush 2nd TK，Zegarra J，Cairo J，et al. Chloroquine-resistant *Plasmodium vivax* malaria in Peru. Am J Trop Med Hyg. 2003；69：

548-52.

[51] de Santana Filho FS, Arcanjo AR, Chehuan YM, et al. Chloroquine-resistant *Plasmodium vivax*, Brazilian Amazon. Emerg Infect Dis. 2007; 13: 1125-6.

[52] Marques MM, Costa MR, Santana Filho FS, et al. *Plasmodium vivax* chloroquine resistance and anemia in the western Brazilian Amazon. Antimicrob Agents Chemother. 2014; 58: 342-7.

[53] Ketema T, Getahun K, Bacha K. Therapeutic efficacy of chloroquine for treatment of *Plasmodium vivax* malaria cases in Halaba district, South Ethiopia. Parasit Vectors. 2011; 4: 46.

[54] Teka H, Petros B, Yamuah L, et al. Chloroquine-resistant *Plasmodium vivax* malaria in Debre Zeit, Ethiopia. Malar J. 2008; 7: 220.

[55] Ketema T, Bacha K, Birhanu T, et al. Chloroquine-resistant *Plasmodium vivax* malaria in Serbo town, Jimma zone, south-west Ethiopia. Malar J. 2009; 8: 177.

[56] Yohannes AM, Teklehaimanot A, Bergqvist Y, et al. Confirmed vivax resistance to chloroquine and effectiveness of artemether-lumefantrine for the treatment of vivax malaria in Ethiopia. Am J Trop Med Hyg. 2011; 84: 137-40.

[57] Hwang J, Alemayehu BH, Reithinger R, et al. In vivo efficacy of artemether-lumefantrine and chloroquine against *Plasmodium vivax*: a randomized open label trial in central Ethiopia. PLoS One. 2013; 8: 63433.

[58] Suwanarusk R, Russell B, Chavchich M, et al. Chloroquine resistant *Plasmodium vivax*: in vitro characterisation and association with molecular polymorphisms. PLoS One. 2007; 2: 1089.

[59] Suwanarusk R, Chavchich M, Russell B, et al. Amplification of *pvmdr1* associated with multidrug-resistant *Plasmodium vivax*. J Infect Dis. 2008; 198: 1558-64.

[60] Barnadas C, Ratsimbasoa A, Tichit M, et al. *Plasmodium vivax* resistance to chloroquine in Madagascar: clinical efficacy and polymorphisms in *pvmdr1* and *pvcrt-o* genes. Antimicrob Agents Chemother. 2008; 52: 4233-40.

[61] Orjuela-Sánchez P, de Santana Filho FS, Machado-Lima A, et al. Analysis of single-nucleotide polymorphisms in the *crt-o* and *mdr1* genes of *Plasmodium vivax* among chloroquine-resistant isolates from the Brazilian Amazon region. Antimicrob Agents Chemother. 2009; 53: 3561-4.

[62] WHO. Guidelines for the treatment of malaria. 2nd ed. Geneva: World Health Organization; 2010.

[63] Dondorp A, Nosten F, Stepniewska K, et al. South-East Asian Quinine Artesunate Malaria Trial (SEAQUAMAT) group: Artesunate versus quinine for treatment of severe falciparum malaria: a randomised trial. Lancet. 2005; 366: 717-35.

[64] Dondorp AM, Fanello CI, Hendriksen ICE, et al. AQUAMAT group: Artesunate versus quinine in the treatment of severe falciparum malaria in African children (AQUAMAT): an open-label, randomised trial. Lancet. 2010; 376: 1647-57.

[65] Chongsuphajaisiddhi T, Sabchareon A, Attanath P. Treatment of quinine resistant falciparum malaria in Thai children. Southeast Asian J Trop Med Public Health. 1983; 14: 357-62.

[66] Pukrittayakamee S, Supanaranond W, Looareesuwan S, et al. Quinine in severe falciparum malaria: evidence of declining efficacy in Thailand. Trans R Soc Trop Med Hyg. 1994; 88: 324-7.

[67] Harinasuta T, Bunnag D, Lasserre R. Quinine resistant *falciparum* malaria treated with mefloquine. Southeast Asian J Trop Med Public Health. 1990; 21: 552-7.

[68] Zalis MG, Pang L, Silveira MS, et al. Characterization of *Plasmodium falciparum* isolated from the Amazon region of Brazil: evidence for quinine resistance. Am J Trop Med Hyg. 1998; 58: 630-7.

[69] Jelinek T, Schelbert P, Loscher T, et al. Quinine resistant *falciparum* malaria acquired in east Africa. Trop Med Parasitol. 1995; 46: 38-40.

[70] Couto M. Les injections endo-veineuses du bleu de méthylène dans le paludisme. Bull Soc Path Ex. 1908; 1: 292-5.

[71] Neiva A. Formação de raça do hematozoario do impaludismo rezistente à quinine. Mem Instit Oswaldo Cruz. 1910; 2: 131-40.

[72] Demar M, Carme B. *Plasmodium falciparum in vivo* resistance to quinine: description of two RIII responses in French Guiana. Am J Trop Med Hyg. 2004; 70: 125-7.

[73] Bertaux L, Kraemer P, Taudon N, et al. Quinine-resistant malaria in traveler returning from French Guiana, 2010. Emerg Infect Dis. 2011; 17: 943-5.

[74] Pradines B, Pistone T, Ezzedine K. Quinine-resistant malaria in traveler returning from Senegal, 2007. Emerg Infect Dis. 2010; 16: 546-8.

[75] Palmieri F, Petrosillo N, Paglia MG, et al. Genetic confirmation of quinine-resistant *Plasmodium falciparum* malaria followed by post-malaria neurological syndrome in a traveler from Mozambique. J Clin Microbiol. 2004; 42: 5424-6.

[76] Gachot B, Houze S, Le Bras J, et al. Possible prognostic significance of a brief rise in parasitaemia following quinine treatment of severe *Plasmodium falciparum* malaria. Trans R Soc Trop Med Hyg. 1996; 90: 388-90.

[77] White NJ. Assessment of the pharmacodynamic properties of antimalarial drugs in vivo. Antimicrob Agents Chemother. 1997; 41: 1413-22.

[78] Edwards G, Krishna S. Pharmacokinetic and pharmacodynamic issues in the treatment of parasitic infections. Eur J Clin Microbiol Infect Dis. 2004; 23: 233-42.

[79] Parola P, Pradines B, Simon F, et al. Antimalarial drug susceptibility and point mutations associated with resistance in 248 *Plasmodium falciparum* isolates imported from Comoros to Marseille. Am J Trop Med Hyg. 2007; 77: 431-7.

[80] Briolant S, Pelleau S, Bogreau H, et al. *In vitro* susceptibility to quinine and microsatellite variations of the *Plasmodium falciparum* Na+/H+exchanger (*pfnhe-1*) gene: the absence of association in clinical isolates from the Republic of Congo. Malar J. 2011; 10: 37.

[81] Pradines B, Tall A, Parzy D, et al. In vitro activity of pyronaridine and amodiaquine against African isolates (Senegal) of *Plasmodium falciparum* in comparison with standard antimalarial agents. J Antimicrob Chemother. 1998; 42: 333-9.

[82] Fall B, Diawara S, Sow K, Baret E, et al. *Ex vivo* susceptibility of *Plasmodium isolates* from Dakar, Senegal, to seven standard anti-malarial drugs. Malar J. 2011; 10: 310.

[83] Baliraine FN, Nsobya SL, Achan J, et al. Limited ability of *Plasmodium falciparum pfcrt*, *pfmdr1*, and *pfnhe1* polymorphims to

predict quinine in vitro sensitivity or clinical effectiveness in Uganda. Antimicrob Agents Chemother. 2011；55：615−22.

［84］ Ferdig MT, Cooper RA, Mu J, et al. Dissecting the loci of low-level quinine resistance in malaria parasites. Mol Microbiol. 2004；52：985−97.

［85］ Pascual A, Fall B, Wurtz N, et al. In vitro susceptibility to quinine and microsatellite variations of the *Plasmodium falciparum* Na+/H+exchanger transporter（Pfnhe-1）gene in 393 isolates from Dakar, Senegal. Malar J. 2013；12：189.

［86］ Andriantsoanirina V, Khim N, Ratsimbasoa A, et al. *Plasmodium falciparum* Na+/H+exchanger（*pfnhe-1*）genetic polymorphism in Indian Ocean malaria-endemic areas. Am J Trop Med Hyg. 2013；88：37−42.

［87］ Sinou V, Le Quang H, Pelleau S, et al. Polymorphism of *Plasmodium falciparum* Na（+）/H（+）exchanger is indicative of a low *in vitro* quinine susceptibility in isolates from Viet Nam. Malar J. 2011；10：164.

［88］ Meng H, Zhang R, Yang H, et al. *In vitro* sensitivity of *Plasmodium falciparum* clinical isolates from the China-Myanmar border area to quinine and association with polymorphism in the Na+/H+ exchanger. Antimicrob Agents Chemother. 2010；54：4306−13.

［89］ Vinayak S, Tauqeer Alam M, Upadhyay M, et al. Extensive genetic diversity in the *Plasmodium falciparum* Na+/H+exchanger 1 transporter protein implicated in quinine resistance. Antimicrob Agents Chemother. 2007；51：4508−11.

［90］ Henry M, Briolant S, Zettor A, et al. *Plasmodium falciparum* Na+/H+exchanger 1 transporter is involved in reduced susceptibility to quinine. Antimicrob Agents Chemother. 2009；53：1926−30.

［91］ Pelleau S, Bertaux L, Briolant S, et al. Differential association of *Plasmodium falciparum* Na+/H+exchanger polymorphism and quinine responses in field-and culture-adapted isolates of *Plasmodium falciparum*. Antimicrob Agents Chemother. 2011；55：5834−41.

［92］ Okombo J, Kiara SM, Rono J, et al. In vitro activities of quinine and other antimalarials and *pfnhe* polymorphisms in *Plasmodium* isolates from Kenya. Antimicrob Agents Chemother. 2010；54：3302−7.

［93］ Andriantsoanirina V, Menard D, Rabearimanana S, et al. Association of microsatellite variations of *Plasmodium falciparum* Na+/H+exchanger（Pfnhe-1）gene with reduced *in vitro* susceptibility to quinine：lack of confirmation in clinical isolates from Africa. Am J Trop Med Hyg. 2010；82：782−7.

［94］ Poyomtip T, Suwandittakul N, Sitthichot N, et al. Polymorphisms of the *pfmdr1* but not the *pfnhe-1* gene is associated with in vitro quinine sensitivity in Thai isolates of *Plasmodium falciparum*. Malar J. 2012；11：7.

［95］ Reed MB, Saliba KJ, Caruana SR, et al. Pgh1 modulates sensitivity and resistance to multiple antimalarials in *Plasmodium falciparum*. Nature. 2000；403：906−9.

［96］ Sidhu AB, Valderramos SG, Fidock DA. *pfmdr1* mutations contribute to quinine resistance and enhance mefloquine and artemisinin sensitivity in *Plasmodium falciparum*. Mol Microbiol. 2005；57：913−26.

［97］ Ekland EH, Fidock DA. Advances in understanding the genetic basis of antimalarial drug resistance. Curr Opin Microbiol. 2007；10：363−70.

［98］ Patel JC, Dalal SD. Treatment of malaria with a single dose of amodiaquin（Camoquin）. Indian J Malariol. 1954；8：71−6.

［99］ Powell RD, Brewer GJ, Alving AS. Studies on a strain of chloroquine-resistant *Plasmodium falciparum*from Colombia, South America. Am J Trop Med Hyg. 1963；12：509−12.

［100］ Young MD. Failure of chloroquine and amodiaquine to suppress *Plasmodium falciparum*. Trans R Soc Trop Med Hyg. 1962；56：252−6.

［101］ Olliaro P, Nevill C, LeBras J, et al. Systematic review of amodiaquine treatment in uncomplicated malaria. Lancet. 1996；348：1196−201.

［102］ Muller O, Van Hensbroek MB, Jaffar S, et al. A randomized trial of chloroquine, amodiaquine, and pyrimethamine/sulfadoxine in Gambian children with uncomplicated malaria. Trop Med Int Health. 1996；1：124−32.

［103］ Brasseur P, Agnamey P, Ekobo AS, et al. Sensitivity of *Plasmodium falciparum* to amodiaquine and chloroquine in central Africa：a comparative study *in vivo* and *in vitro*. Trans R Soc Trop Med Hyg. 1995；89：528−30.

［104］ Brasseur P, Guiguemde R, Diallo S, et al. Amodiaquine remains effective for treating uncomplicated malaria in west and central Africa. Trans R Soc Trop Med Hyg. 1999；93：645−50.

［105］ Mandi G, Mockenhaupt FP, Coulibaly B, et al. Efficacy of amodiaquine in the treatment of uncomplicated falciparum malaria in young children of rural north-western Burkina Faso. Malar J. 2008；7：58.

［106］ Mbacham WF, Evehe MS, Netongo PM, et al. Efficacy of amodiaquine, sulphadoxine-pyrimethamine and their combination for the treatment of uncomplicated *Plasmodium falciparum* malaria in children in Cameroon at the time of policy change to artemisinin-based combination therapy. Malar J. 2010；9：34.

［107］ Stivanello E, Cavailler P, Cassano F, et al. Efficacy of chloroquine, sulphadoxine-pyrimethamine and amodiaquine for treatment of uncomplicated *Plasmodium falciparum* malaria in Kajo Keji county, Sudan. Trop Med Int Health. 2004；9：975−80.

［108］ Checchi F, Balkan S, Vonhm BT, et al. Efficacy of amodiaquine for uncomplicated *Plasmodium falciparum* malaria in Harper, Liberia. Trans R Soc Trop Med Hyg. 2002；96：670−3.

［109］ Nsimba B, Guiyedi V, Mabika-Mamfoumbi M, et al. Sulphadoxine/pyrimethamine versus amodiaquine for treating uncomplicated childhood malaria in Gabon：a randomized trial to guide national policy. Malar J. 2008；7：31.

［110］ Sá JM, Twu O, Hayton K, et al. Geographic patterns of *Plasmodium falciparum* drug resistance distinguished by differential responses to amodiaquine and chloroquine. Proc Natl Acad Sci U S A. 2009；106：18883−9.

［111］ Basco LK, Ringwald P. Molecular epidemiology of malaria in Cameroon. X. Evaluation of *Pfmdr1* mutations as genetic markers for resistance to amino alcohols and artemisinin derivatives. Am J Trop Med Hyg. 2002；66：667−71.

［112］ Tinto H, Ouédraogo JB, Erhart A, et al. Relationship between the *Pfcrt* T76 and the *Pfmdr-1* Y86 mutations in *Plasmodium falciparum* and in vitro/in vivo chloroquine resistance in Burkina Faso, West Africa. Infect Genet Evol. 2003；3：287−92.

［113］ Wurtz N, Fall B, Pascual A, et al. Role of *Pfmdr1* in in vitro *Plasmodium falciparum* susceptibility to chloroquine, quinine, monodesethylamodiaquine, mefloquine, lumefantrine, and dihydroartemisinin. Antimicrob Agents Chemother. 2014；58：7032−40.

［114］ Folarin OA, Bustamante C, Gbotosho GO, et al. In vitro amodiaquine resistance and its association with mutations in *pfcrt* and *pfmdr1* genes of *Plasmodium falciparum* isolates from Nigeria. Acta Trop. 2011；120：224−30.

[115] Dahlström S, Aubouy A, Maïga-Ascofaré O, et al. *Plasmodium falciparum* polymorphism associated with *ex vivo* drug susceptibility and clinical effectiveness of artemisinin-based combination therapies in Benin. Antimicrob Agents Chemother. 2014; 58: 1-10.

[116] Holmgren G, Gil JP, Ferreira PM, et al. Amodiaquine resistant *Plasmodium falciparum* malaria in vivo is associated with selection of *pfcrt* 76T and *pfmdr1* 86Y. Infect Genet Evol. 2006; 6: 309-14.

[117] Danquah I, Coulibaly B, Meissner P, et al. Selection of *pfmdr1* and *pfcrt* alleles in amodiaquine treatment failure in north-western Burkina Faso. Acta Trop. 2010; 114: 63-73.

[118] Nsobya SL, Dokomajilar C, Joloba M, et al. Resistance mediating *Plasmodium falciparum pfcrt* and *pfmdr1* alleles after treatment with artesunate-amodiaquine in Uganda. Antimicrob Agents Chemother. 2007; 51: 3023-5.

[119] Echeverry DF, Holmgren G, Murillo C, et al. Polymorphisms in the *pfcrt* and *pfmdr1* genes of *Plasmodium falciparum* and in vitro susceptibility to amodiaquine and desethylamodiaquine. Am J Trop Med Hyg. 2007; 77: 1034-8.

[120] Palmer KJ, Holliday SM, Brogden RN. Mefloquine. A review of its antimalarial activity, pharmacokinetic properties and therapeutic efficacy. Drugs. 1993; 45: 430-75.

[121] Boudreau EF, Webster HK, Pavanand K, et al. Type II mefloquine resistance in Thailand. Lancet. 1982; 2: 1335.

[122] Simpson JA, Watkins ER, Price RN, et al. Mefloquine pharmacokinetic-pharmacodynamic models: implications for dosing and resistance. Antimicrob Agents Chemother. 2000; 44: 3414-24.

[123] Price RN, Uhlemann AC, Borckman A, et al. Mefloquine resistance in *Plasmodium falciparum* and increased *pfmdr1* gene copy number. Lancet. 2004; 364: 438-47.

[124] Sidhu AB, Uhlemann AC, Valderramos SG, et al. Decreasing *pfmdr1* copy number in *Plasmodium falciparum* malaria heightens susceptibility to mefloquine, lumefantrine, halofantrine, quinine, and artemisinin. J Infect Dis. 2006; 194: 528-35.

[125] Nkhoma S, Nair S, Mukala M, et al. Parasites bearing a single copy of the multi-drug resistance gene (*pfmdr-1*) with wild-type SNPs predominate amongst *Plasmodium falciparum* isolates from Malawi. Acta Trop. 2009; 111: 78-81.

[126] Ruetz S, Delling U, Brault M, et al. The *pfmdr1* gene of *Plasmodium falciparum* confers cellular resistance to antimalarial drugs in yeast cells. Proc Natl Acad Sci U S A. 1996; 93: 9942-7.

[127] Pillai DR, Hijar G, Montoya I, et al. Lack of prediction of mefloquine and mefloquine-artesunate treatment outcome by mutations in the *Plasmodium falciparum* multidrug resistance 1 (*pfmdr1*) gene for *P. falciparum* malaria in Peru. Am J Trop Med Hyg. 2003; 68: 107-10.

[128] Pickard AL, Wongsrichanalai C, Purfield A, et al. Resistance to anti-malarials in Southeast Asia and genetic polymorphisms in *pfmdr1*. Antimicrob Agents Chemother. 2003; 47: 2418-23.

[129] Khim N, Bouchier C, Ekala MT, et al. Countrywide survey shows very high prevalence of *Plasmodium falciparum* multilocus resistance genotypes in Cambodia. Antimicrob Agents Chemother. 2005; 49: 3147-52.

[130] Price RN, Cassar C, Brockman A, et al. The *pfmdr1* gene is associated with a multidrug-resistant phenotype in *Plasmodium falciparum* from the Western border of Thailand. Antimicrob Agents Chemother. 1999; 43: 2943-9.

[131] Duraisingh MT, Jones P, Sambou I, et al. The tyrosine-86 allele of the *pfmdr1* gene of *Plasmodium falciparum* is associated with increased sensitivity to the anti-malarials mefloquine and artemisinin. Mol Biochem Parasitol. 2000; 108: 13-23.

[132] Duraisingh MT, Roper C, Walliker D, Warhurst DC. Increased sensitivity to the antimalarials mefloquine and artemisinin is conferred by mutations in the *pfmdr1* gene of *Plasmodium falciparum*. Mol Microbiol. 2000; 36: 955-61.

[133] Rojanawatsirivet C, Congpuong K, Vijaykadga S, et al. Declining mefloquine sensitivity of *Plasmodium falciparum* along the Thai-Myanmar border. Southeast Asian J Trop Med Public Health. 2004; 35: 560-5.

[134] Preechapornkul P, Imwong M, Chotivanich K, et al. *Plasmodium falciparum pfmdr1* amplification, mefloquine resistance, and parasite fitness. Antimicrob Agents Chemother. 2009; 53: 1509-15.

[135] Dondorp AM, Nosten F, Yi P, et al. Artemisinin resistance in *Plasmodium falciparum* malaria. N Engl J Med. 2009; 361: 455-67.

[136] Imwong M, Dondorp AM, Nosten F, et al. Exploring the contribution of candidate genes to artemisinin resistance in *Plasmodium falciparum*. Antimicrob Agents Chemother. 2010; 54: 2886-92.

[137] Leang R, Ros S, Duong S, et al. Therapeutic efficacy of fixed dose artesunate-mefloquine for the treatment of acute, uncomplicated *Plasmodium falciparum* malaria in Kampong Speu, Cambodia. Malar J. 2013; 12: 343.

[138] Bustos MD, Wongsrichanalai C, Delacollette C, et al. Monitoring antimalarial drug efficacy in the greater Mekong Subregion: an overview of in vivo results from 2008 to 2010. Southeast Asian J Trop Med Public Health. 2013; 44: 201-30.

[139] Satimai W, Sudathip P, Vijavkadga S, et al. Artemisinin resistance containment project in Thailand. II: responses to mefloquine-artesunate combination therapy among falciparum malaria patients in provinces bordering Cambodia. Malar J. 2012; 11: 300.

[140] Huong MN, Hewitt S, Davis TM, et al. Resistance of *Plasmodium falciparum* to antimalarial drugs in a highly endemic area of southern Viet Nam: a study *in vivo* and *in vitro*. Trans R Soc Trop Med Hyg. 2001; 95: 325-9.

[141] Trung TN, Davis TM, Hewitt S, et al. Treatment of falciparum malaria in Vietnamese children: the need for combination therapy and optimized dosage regimens. Ann Trop Paediatr. 2001; 21: 307-12.

[142] Smithuis F, Shahmanesh M, Kyaw MK, et al. Comparison of chloroquine, sulfadoxine/pyrimethamine, mefloquine and mefloquine-artesunate for the treatment of falciparum malaria in Kachin State, North Myanmar. Trop Med Int Health. 2004; 9: 1184-90.

[143] Oduola AM, Milhous WK, Salako LA, et al. Reduced in-vitro susceptibility to mefloquine in West African isolates of *Plasmodium falciparum*. Lancet. 1987; 2: 1304-5.

[144] Witkowski B, Iriart X, Soh PN, et al. *pfmdr1* amplification associated with clinical resistance to mefloquine in West Africa: implication in artemisinin combination therapies efficacy. J Clin Microbiol. 2010; 48: 3797-9.

[145] Witkowski B, Nicolau ML, Soh PN, et al. *Plasmodium falciparum* isolates with increased *pfmdr1* copy number circulate in West Africa. Antimicrob Agents Chemother. 2010; 54: 3049-51.

[146] Basco LK, Le Bras J, Rhoades Z, et al. Analysis of *pfmdr1* and drug susceptibility in fresh isolates of *Plasmodium falciparum* from Subsaharan Africa. Mol Biochem Parasitol. 1995; 74: 157-66.

[147] Gadalla NB, Adam I, Elzaki SE, et al. Increased *pfmdr1* copy number and sequence polymorphisms in *Plasmodium falciparum* isolates from Sudanese malaria patients treated with artemether-lumefantrine. Antimicrob Agents Chemother. 2011；55：5408-11.

[148] Akala HM, Eyase FL, Cheruiyot AC, et al. Antimalarial drug sensitivity profile of Western Kenya *Plasmodium falciparum* field isolates determined by a SYBR Green I *in vitro* assay and molecular analysis. Am J Trop Med Hyg. 2011；85：34-41.

[149] Holmgren G, Bjorkman A, Gil JP. Amodiaquine resistance is not related to rare findings of *Pfmdr1* gene amplifications in Kenya. Trop Med Int Health. 2006；11：1808-12.

[150] Pascual A, Fall B, Wurtz N, et al. *Plasmodium falciparum* with multidrug resistance 1 gene duplications, Senegal. Emerg Infect Dis. 2013；19：814-5.

[151] Venkatesan M, Gadalla NB, Stepniewska K, et al. Polymorphisms in *Plasmodium falciparum* chloroquine resistance transporter and multidrug resistance 1 genes：Parasite risk factors that affect treatment outcomes for *P. falciparum* malaria after artemether-lumefantrine and artesunate-amodiaquine. Am J Trop Med Hyg. 2014；91：833-43.

[152] Duah NO, Matrevi SA, de Souza DK, et al. Increased *pfmdr1* gene copy number and the decline in *pfcrt* and *pfmdr1* resistance alleles in Ghanaian *Plasmodium falciparum* isolates after the change of anti-malarial drug treatment policy. Malar J. 2013；12：377.

[153] Aubouy A, Fievet N, Bertin G, et al. Dramatically decreased therapeutic efficacy of chloroquine and sulfadoxine-pyrimethamine, but not mefloquine, in southern Benin. Trop Med Int Health. 2007；12：886-94.

[154] Sowunmi A, Gbotosho GO, Happi C, et al. Therapeutic efficacy and effects of artesunate-mefloquine and mefloquine alone on malaria-associated anemia in children with uncomplicated *Plasmodium falciparum* malaria in southwest Nigeria. Am J Trop Med Hyg. 2009；81：979-86.

[155] Gonzalez R, Mombo-Ngoma G, Ouédraogo S, et al. Intermittent preventive treatment of malaria in pregnancy with mefloquine in HIV-negative women：a multicenter randomized controlled trial. PLoS Med. 2014；11：1001733.

[156] Gosling RD, Gesase S, Mosha JF, et al. Protective efficacy and safety of three antimalarial regimens for intermittent preventive treatment for malaria in infants：a randomized, double-blind, placebo-controlled trial. Lancet. 2009；374：1521-32.

[157] Faye B, Ndiaye JL, Tine R, et al. A randomized trial of artesunate mefloquine versus artemether lumefantrine for the treatment of uncomplicated *Plasmodium falciparum* malaria in Senegalese children. Am J Trop Med Hyg. 2010；82：140-4.

[158] Tine RC, Faye B, Sylla K, et al. Efficacy and tolerability of a new formulation of artesunate-mefloquine for the treatment of uncomplicated malaria in adult in Senegal：open randomized trial. Malar J. 2012；11：416.

[159] Sagara I, Diallo A, Kone M, et al. A randomized trial of artesunate-mefloquine versus artemether-lumefantrine for treatment of uncomplicated *Plasmodium falciparum* malaria in Mali. Am J Trop Med Hyg. 2008；79：655-61.

[160] Lekana-Douki JB, Dinzouna Boutamba SD, Zatra R, et al. Increased prevalence of *Plasmodium falciparum Pfmdr1* 86N genotype among field isolates from Franceville, Gabon after replacement of chloroquine by artemether-lumefantrine and artesunate-mefloquine. Infect Genet Evol. 2011；11：512-7.

[161] Gobbi F, Rossanese A, Buonfrate D, et al. Failure of malaria chemoprophylaxis with mefloquine in an oversize traveler to Mozambique. Malar J. 2013；12：451.

[162] Gari-Toussaint M, Pradines B, Mondain V, et al. Sénégal et paludisme. Echec prophylactique vrai de la méfloquine. Presse Med. 2002；31：1136.

[163] Marquino W, MacArthur JR, Barat LM, et al. Efficacy of chloroquine, sulfadoxine-pyrimethamine, and mefloquine for the treatment of uncomplicated *Plasmodium falciparum* malaria on the north coast of Peru. Am J Trop Med Hyg. 2003；68：120-3.

[164] Avila JC, Villaroel R, Marquino W, et al. Efficacy of mefloquine and mefloquine-artesunate for the treatment of uncomplicated *Plasmodium falciparum* malaria in the Amazon region of Bolivia. Trop Med Int Health. 2004；9：217-21.

[165] Macedo de Oliveira A, Chavez J, Ponce de Leone G, et al. Efficacy and effectiveness of mefloquine and artesunate combination therapy for uncomplicated *Plasmodium falciparum* malaria in the Peruvian Amazon. Am J Trop Med Hyg. 2011；85：573-8.

[166] Griffing S, Syphard L, Sridaran S, et al. *Pfmdr1* amplification and fixation of *pfcrt* chloroquine resistance alleles in *Plasmodium falciparum* in Venezuela. Antimicrob Agents Chemother. 2010；54：1572-9.

[167] Legrand E, Yrinesi J, Ekala MT, et al. Discordant temporal evolution of *Pfcrt* and *Pfmdr1* genotypes and *Plasmodium falciparum in vitro* drug susceptibility to 4-aminoquinolines after drug policy change in French Guiana. Antimicrob Agents Chemother. 2012；56：1382-9.

[168] Labadie-Bracho M, Adhin MR. Increased *pfmdr1* copy number in *Plasmodium falciparum* isolates from Suriname. Trop Med Int Health. 2013；18：796-9.

[169] Adhin MR, Labadie-Bracho M, Bretas G. Molecular surveillance as monitoring tool for drug-resistant *Plasmodium falciparum* in Suriname. Am J Trop Med Hyg. 2013；89：311-6.

[170] Li GQ, Guo XB, Fu LC, et al. Clinical trials of artemisinin and its derivatives in the treatment of malaria in China. Trans R Soc Trop Med Hyg. 1994；88：5-6.

[171] Amaratunga C, Sreng S, Suon S, et al. Artemisinin-resistant *Plasmodium falciparum* in Pursat province, western Cambodia：a parasite clearance rate study. Lancet Infect Dis. 2012；12：851-8.

[172] Amaratunga C, Mao S, Sreng S, et al. Slow parasite clearance rates in response to artemether in patients with severe malaria. Lancet Infect Dis. 2013；13：113-4.

[173] Hien TT, Thuy-Nhien NT, Phu NH, et al. In vivo susceptibility of *Plasmodium falciparum* to artesunate in Binh Phuoc Province, Vietnam. Malar J. 2012；11：355.

[174] Phyo AP, Nkhoma S, Stepniewska K, et al. Emergence of artemisinin-resistant malaria on the western border of Thailand：a longitudinal study. Lancet. 2012；379：1960-6.

[175] Ashley EA, Dhorda M, Fairhurst RM, et al. Spread of artemisinin resistance in *Plasmodium falciparum* malaria. N Engl J Med. 2014；371：411-23.

[176] Maiga AW, Fofana B, Sagara I, et al. No evidence of delayed parasite clearance after oral artesunate treatment of uncomplicated

falciparum malaria in Mali. Am J Trop Med Hyg. 2012; 87: 23-8.

[177] Flegg JA, Guerin PJ, White NJ, et al. Standardizing the measurement of parasite clearance in falciparum malaria: the parasite clearance estimator. Malar J. 2011; 10: 339.

[178] Noedl H, Socheat D, Satmai W. Artemisinin-resistant malaria in Asia. N Engl J Med. 2009; 361: 540-1.

[179] Pradines B, Bertaux L, Pomares C, et al. Reduced in vitro susceptibility to artemisinin derivatives associated with multiresistance in a traveler returning from South-East Asia. Malar J. 2011; 10: 268.

[180] Jambou R, Legrand E, Niang M, et al. Resistance of *Plasmodium falciparum* field isolates to in vitro artemether and point mutations of the Serca-type PfATPase6. Lancet. 2005; 366: 1960-3.

[181] Witkowsky B, Lelièvre J, Lopez Barragan MJ, et al. Increased tolerance to artemisinin in *Plasmodium falciparum* is mediated by a quiescence mechanism. Antimicrob Agents Chemother. 2010; 54: 1872-7.

[182] Witkowski B, Amaratunga C, Khim N, et al. Novel phenotypic assays for the detection of artemisinin-resistant Plasmodium falciparum malaria in Cambodia: in-vitro and ex-vivo drug-response studies. Lancet Infect Dis. 2013; 13: 1043-9.

[183] Witkowski B, Khim N, Chim P, et al. Reduced artemisinin susceptibility of *Plasmodium falciparum* ring stages in Western Cambodia. Antimicrob Agents Chemother. 2013; 57: 914-23.

[184] Ariey F, Witkowski B, Amaratunga C, et al. A molecular marker of artemisinin-resistant *Plasmodium falciparum* malaria. Nature. 2014; 505: 50-5.

[185] Amaratunga C, Witkowski B, Khim N, et al. Artemisinin resistance in *Plasmodium falciparum*. Lancet Infect Dis. 2014; 14: 449-50.

[186] Amaratunga C, Witkowski B, Dek D, et al. *Plasmodium falciparum* founder populations in Western Cambodia have reduced artemisinin sensitivity in vitro. Antimicrob Agents Chemother. 2014; 58: 4935-7.

[187] Woodrow CJ, Krishna S. Antimalarial drugs: recent advances in molecular determinants of resistance and their clinical significance. Cell Mol Life Sci. 2006; 63: 1586-96.

[188] Valderramos SG, Scanfeld D, Uhlemann AC, et al. Investigations into the role of the *Plasmodium falciparum* SERCA (PfATP6) L263E mutation in artemisinin action and resistance. Antimicrob Agents Chemother. 2010; 54: 3842-52.

[189] Zhang G, Guan Y, Zheng B, et al. No PfATPase6 S769N mutation found in *Plasmodium falciparum* isolates from China. Malar J. 2008; 8: 122.

[190] Tahar R, Ringwald P, Basco LK. Molecular epidemiology of malaria in Cameroon. XXVIII. *In vitro* activity of dihydroartemisinin against clinical isolates of *Plasmodium falciparum* and sequence analysis of the *P. falciparum* ATPase 6 gene. Am J Trop Med Hyg. 2009; 81: 13-8.

[191] Noedl H, Se Y, Sriwichai S, et al. Artemisinin resistance in Cambodia: a clinical trial designed to address an emerging problem in Southeast Asia. Clin Infect Dis. 2010; 51: 82-9.

[192] Chavchich M, Gerena L, Peters J, et al. Role of *pfmdr1* amplification and expression in induction of resistance to artemisinin derivatives in *Plasmodium falciparum*. Antimicrob Agents Chemother. 2010; 54: 2455-64.

[193] Ngalah BS, Ingasia LA, Cheruiyot AC, et al. Analysis of major genome loci underlying artemisinin resistance and *pfmdr1* copy number in pre-and post-ACTs in Western Kenya. Sci Rep. 2015; 5: 8308.

[194] Takala-Harrison S, Jacob CG, Arze C, et al. Independent emergence of *Plasmodium falciparum* artemisinin resistance mutations in Southeast Asia. J Infect Dis. 2015; 211: 670-9.

[195] Ghorbal M, Gorman M, Macpherson CR, et al. Genome editing in the human malaria parasite *Plasmodium falciparum* using the CRISP-Cas9 system. Nat Biotechnol. 2014; 32: 819-21.

[196] Straimer J, Gnädig NF, Witkowski B, et al. K13-propeller mutations confer artemisinin resistance in *Plasmodium falciparum* clinical isolates. Science. 2015; 347: 428-31.

[197] Taylor SM, Parobek CM, DeConti DK, et al. Absence of putative *Plasmodium falciparum* artemisinin resistance mutations in sub-Saharan Africa: a molecular epidemiology study. J Infect Dis. 2015; 211: 680-8.

[198] Torrentino-Madamet M, Fall B, Benoit N, et al. Limited polymorphisms in k13 gene in *Plasmodium falciparum* isolates from Dakar, Senegal in 2012—2013. Malar J. 2014; 13: 472.

[199] Kamau E, Campino S, Amenga-Etego L, et al. K13-propeller polymorphisms in *Plasmodium falciparum* parasites from sub-Saharan Africa. J Infect Dis. 2015; 211 (8): 1352-5.

[200] Isozumi R, Uemura H, Kimata I, et al. Novel mutations in K13 propeller gene of artemisinin-resistant *Plasmodium falciparum*. Emerg Infect Dis. 2015; 21: 490-2.

[201] Mohon AN, Alam MS, Bayih AG, et al. Mutations in *Plasmodium falciparum* K13 propeller gene from Bangladesh (2009—2013). Malar J. 2014; 13: 431.

[202] Mishra N, Prajapati SK, Kaitholia K, et al. Surveillance for artemisinin resistance in *Plasmodium falciparum* in India using the kelch13 molecular marker. Antimicrob Agents Chemother. 2015; 59 (5): 2548-53.

[203] Feng J, Zhou D, Lin Y, et al. (2015) Amplification of *pfmdr1*, *pfcrt*, *pvmdr1* and K13-propeller polymorphism associated with *Plasmodium falciparum* and *Plasmodium vivax* at the China-Myamnar border. Antimicrob Agents Chemother. 2015; 59 (5): 2554-9.

[204] Conrad MD, Bigira V, Kapisi J, et al. Polymorphisms in K13 and falcipain-2 associated with artemisinin resistance are not prevalent in *Plasmodium falciparum* isolated from Ugandan children. PLoS One. 2014; 9: 105690.

[205] Plucinski MM, Talundzic E, Morton L, et al. Efficacy of artemether-lumefantrine and dihydroartemisinin-piperaquine for the treatment of uncomplicated malaria in children in Zaire and Uige Provinces, Angola. Antimicrob Agents Chemother. 2015; 59: 437-43.

[206] Denis MB, Tsuyuoka R, Poravuth Y, et al. Surveillance of the efficacy of artesunate and mefloquine combination for the treatment of uncomplicated falciparum malaria in Cambodia. Trop Med Int Health. 2006; 11: 1360-6.

[207] Vijaykadga S, Rojanawatsirivej C, Cholpol S, et al. In vivo sensitivity monitoring of mefloquine monotherapy and artesunate-mefloquine combinations for the treatment of uncomplicated falciparum malaria in Thailand in 2003. Trop Med Int Health. 2006; 11:

211-9.

[208] Rogers WO, Sem R, Tero T, et al. Failure of artesunate-mefloquine combination therapy for uncomplicated *Plasmodium falciparum* malaria in southern Cambodia. Malar J. 2009；8：10.

[209] Na Bangchang K, Ruengweerayut R, Mahamad P, et al. Declining in efficacy of a three-day combination regimen of mefloquine-artesunate in a multi-drug resistance area along the Thai-Myanmar border. Malar J. 2010；9：273.

[210] Adjuik M, Babiker A, Garner P, et al. Artesunate combinations for treatment of malaria：meta-analysis. Lancet. 2004；363：9-17.

[211] WHO African Region Country Antimalarial Drug Policies. http://www.who.int/malaria/am_drug_policies_by_region_afro/en/index.html

[212] Zwang J, Olliaro P, Barennes H, et al. Efficacy of artesunate-amodiaquine for treating uncomplicated falciparum malaria in sub-Saharan Africa：a multi-centre analysis. Malar J. 2009；8：203.

[213] Shayo A, Mandara CI, Shahada F, et al. Therapeutic efficacy and safety of artemether-lumefantrine for the treatment of uncomplicated falciparum malaria in North-Eastern Tanzania. Malar J. 2014；13：376.

[214] Smithuis F, Kyau MF, Phe O, et al. Effectiveness of five artemisinin combination regimens with or without primaquine in uncomplicated falciparum malaria：an open-label randomised trial. Lancet Infect Dis. 2010；10：673-81.

[215] Hasugian AR, Purba HL, Kenangalem E, et al. Dihydroartemisinin-piperaquine versus artesunate-amodiaquine：superior efficacy and posttreatment prophylaxis against multidrug-resistant *Plasmodium falciparum* and *Plasmodium vivax* malaria. Clin Infect Dis. 2007；44：1067-74.

[216] Durrani N, Leslie T, Rahim S, et al. Efficacy of combination therapy with artesunate plus amodiaquine compared to monotherapy with chloroquine, amodiaquine or sulfadoxine-pyrimethamine for treatment of uncomplicated Plasmodium falciparum in Afghanistan. Trop Med Int Health. 2005；10：521-9.

[217] Thanh NX, Trung TN, Phong NC, et al. Open label randomized comparison of dihydroartemisinin-piperaquine and artesunate-amodiaquine for the treatment of uncomplicated *Plasmodium falciparum* malaria in central Vietnam. Trop Med Int Health. 2009；14：504-11.

[218] Thanh NX, Trung TN, Phong NC, et al. The efficacy and tolerability of artemisinin-piperaquine（Artequick®）versus artesunate-amodiaquine（Coarsucam™）for the treatment of uncomplicated *Plasmodium falciparum* malaria in south-central Vietnam. Malar J. 2012；11：217.

[219] De la Hoz Restrepo F, Porras Ramirez A, Rico Mendoza A, et al. Artesunate+amodiaquine versus artemether-lumefantrine for the treatment of uncomplicated *Plasmodium falciparum* malaria in the Colombian Pacific region：a non-inferiority trial. Rev Soc Bras Med Trop. 2012；45：732-8.

[220] Cui W. Ancient Chinese anti-fever cure becomes panacea for malaria. Bull WHO. 2009；87：743-4.

[221] Muhindo MK, Kahuru A, Jagannathan P, et al. Early parasite clearance following artemisinin-based combination therapy among Ugandan children with uncomplicated malaria. Malar J. 2014；13：32.

[222] Beshir KB, Sutherland CJ, Sawa P, et al. Residual *Plasmodium falciparum* parasitemia in Kenyan children after artemisinin-combination therapy is associated with increased transmission to mosquitoes and parasite recurrence. J Infect Dis. 2013；208：2017-24.

[223] Borrmann S, Sasi P, Mwai L, et al. Declining responsiveness of *Plasmodium falciparum* infections to artemisinin-based combination treatments on Kenyan coast. PLoS One. 2011；6：26005.

[224] Sawa P, Shekalaghe SA, Drakeley CJ, et al. Malaria transmission after artemether-lumefantrine and dihydroartemisinin-piperaquine：a randomized trial. J Infect Dis. 2013；207：1637-45.

[225] Tinto H, Diallo S, Zongo I, et al. Effectiveness of artesunate-amodiaquine vs. artemether-lumefantrine for the treatment of uncomplicated falciparum malaria in Nanoro, Burkina Faso：a non-inferiority randomised trial. Trop Med Int Health. 2014；19：469-75.

[226] Bell DJ, Wootton D, Mukaka M, et al. Measurement of adherence, drug concentrations and the effectiveness of artemether-lumefantrine, chlorproguanil-dapsone or sulphadoxine-pyrimethamine in the treatment of uncomplicated malaria in Malawi. Malar J. 2009；8：204.

[227] Abuaku B, Duah N, Quaye L, et al. Therapeutic efficacy of artemether-lumefantrine combination in the treatment of uncomplicated malaria among children under five years of age in three ecological zones in Ghana. Malar J. 2012；11：388.

[228] Repetto EC, Traverso A, Giacomazzi CG. Possible clinical failure of artemether-lumefantrine in an italian traveler with uncomplicated falciparum malaria. Mediterr J Hematol Infect Dis. 2011；3：2011041.

[229] Mizuno Y, Kato Y, Kudo K, et al. First case of treatment failure of artemether-lumefantrine in a Japanese traveler with imported falciparum malaria. Jpn J Infect Dis. 2009；62：139-41.

[230] Sylla K, Abiola A, Tine RC, et al. Monitoring the efficacy and safety of three artemisinin based-combinations therapies in Senegal：results from two years surveillance. BMC Infect Dis. 2013；13：598.

[231] Onyamboko MA, Fanello CI, Wongsaen K, et al. Randomized comparison of the efficacies and tolerabilities of three artemisinin-based combination treatments for children with acute *Plasmodium falciparum* malaria in the Democratic Republic of the Congo. Antimicrob Agents Chemother. 2014；58：5228-36.

[232] Song J, Socheat D, Tan B, et al. Randomized trials of artemisinin-piperaquine, dihydroartemisinin-piperaquine phosphate and artemether-lumefantrine for the treatment of multi-drug resistant falciparum malaria in Cambodia-Thailand border area. Malar J. 2011；10：231.

[233] Denis MB, Tsuyuoka R, Lim P, et al. Efficacy of artemether-lumefantrine for the treatment of uncomplicated falciparum malaria in northwest Cambodia. Trop Med Int Health. 2006；11：1800-7.

[234] Ezzet F, Mull R, Karbwang J. Population pharmacokinetics and therapeutic response of CGP 56697（artemether+benflumetol）in malaria patients. Br J Clin Pharmacol. 1998；46：553-61.

[235] White NJ, van Vugt M, Ezzet F. Clinical pharmacokinetics and pharmacodynamics and pharmacodynamics of artemether-lumefantrine. Clin Pharmacokinet. 1999；37：105-25.

[236] Ashley EA, Stepiewska K, Lindegardh N, et al. Pharmacokinetic study of artemether-lumefantrine given once daily for the treatment of

uncomplicated multidrug-resistant falciparum malaria. Trop Med Int Health. 2007；12：201-8.

［237］ Mayxay M, Khanthavong M, Chanthongthip O, et al. Efficacy of artemether-lumefantrine, the nationally-recommended artemisinin combination for the treatment of uncomplicated falciparum malaria, in southern Laos. Malar J. 2012；11：184.

［238］ Carrasquilla G, Baron C, Monsell EM, et al. Randomized, prospective, three-arm study to confirm the auditory safety and efficacy of artemether-lumefantrine in Colombian patients with uncomplicated *Plasmodium falciparum* malaria. Am J Trop Med Hyg. 2012；86：75-83.

［239］ Mwai L, Kiara SM, Abdirahman A, et al. In vitro activities of piperaquine, lumefantrine, and dihydroartemisinin in Kenyan *Plasmodium falciparum* isolates and polymorphisms in *pfcrt* and *pfmdr1*. Antimicrob Agents Chemother. 2009；53：5069-73.

［240］ Ngo T, Duraisingh M, Reed M, et al. Analysis of *pfcrt*, *pfmdr1*, *dhfr*, and *dhps* mutations and drug sensitivities in *Plasmodium falciparum* isolates from patients in Vietnam before and after treatment with artemisinin. Am J Trop Med Hyg. 2003；68：350-6.

［241］ Mungthin M, Khositnithikul R, Sitthichot N, et al. Association between the *pfmdr1* gene and *in vitro* artemether and lumefantrine sensitivity in Thai isolates of *Plasmodium falciparum*. Am J Trop Med Hyg. 2010；83：1005-9.

［242］ Sisowath C, Ferreira PE, Bustamante LY, et al. The role of *pfmdr1* in *Plasmodium falciparum* tolerance to artemether-lumefantrine in Africa. Trop Med Int Health. 2007；12：736-42.

［243］ Sisowath C, Stromberg J, Martensson A, et al. In vivo selection of *Plasmodium falciparum pfmdr1* 86N coding alleles by artemether-lumefantrine （Coartem）. J Infect Dis. 2005；191：1014-7.

［244］ Martensson A, Stromberg J, Sisowath C, et al. Efficacy of artesunate plus amodiaquine versus that of artemether-lumefantrine for the treatment of uncomplicated childhood *Plasmodium falciparum* malaria in Zanzibar, Tanzania. Clin Infect Dis. 2005；41：1079-86.

［245］ Dokomajilar C, Nsobya SL, Greenhouse B, et al. Selection of *Plasmodium falciparum pfmdr1* alleles following therapy wiyh artemether-lumefantrine in an area of Uganda where malaria is highly endemic. Antimicrob Agents Chemother. 2006；50：1893-5.

［246］ Davis TM, Hung TY, Sim IK, et al. Piperaquine: a resurgent antimalarial drug. Drugs. 2005；65：75-87.

［247］ Bassat Q, Mulenga M, Tinto H, et al. Dihydroartemisinin-piperaquine and artemether-lumefantrine for treating uncomplicated malaria in African children: a randomised, non-inferiority trial. PLoS One. 2009；4：7871.

［248］ Zwang J, Ashley EA, Karema C, et al. Safety and efficacy of dihydroartemisinin-piperaquine in falciparum malaria: a prospective multi-centre individual patient data analysis. PLoS One. 2009；4：6358.

［249］ Valecha N, Phyo AP, Mayxay M, et al. An open-label, randomised study of dihydroartemisinin-piperaquine versus artesunate-mefloquine for falciparum malaria in Asia. PLoS One. 2010；5：11880.

［250］ Karema C, Fanello CI, van Overmeir C, et al. Safety and efficacy of dihydroartemisinin/piperaquine （Artekin） for the treatment of uncomplicated *Plasmodium falciparum* malaria in Rwandan children. Trans R Soc Trop Med Hyg. 2006；100：1105-11.

［251］ Agarwal A, McMorrow M, Onyango P, et al. A randomized trial of artemether-lumefantrine and dihydroartemisinin-piperaquine in the treatment of uncomplicated malaria among children in western Kenya. Malar J. 2013；12：254.

［252］ Wanzira H, Kakuru A, Arinaitwe E, et al. Longitudinal outcomes in a cohort of Ugandan children randomized to artemether-lumefantrine versus dihydroartemisinin-piperaquine for the treatment of malaria. Clin Infect Dis. 2014；59：509-16.

［253］ Zongo I, Somé FA, Somda SA, et al. Efficacy and day 7 plasma piperaquine concentrations in African children treated for uncomplicated malaria with dihydroartemisinin-piperaquine. PLoS One. 2014；9：103200.

［254］ Zongo I, Dorsey G, Rovamba N, et al. Randomized comparison of amodiaquine plus sulfadoxine-pyrimethamine, artemether-lumefantrine, and dihydroartemisinin-piperaquine for the treatment of uncomplicated *Plasmodium falciparum* malaria in BurkinaFaso. Clin Infect Dis. 2007；45：1453-61.

［255］ Nambozi M, van Geertruyden JP, Hachizovu S, et al. Safety and efficacy of dihydroartemisinin-piperaquine versus artemether-lumefantrine in the treatment of uncomplicated *Plasmodium falciparum* malaria in Zambian children. Malar J. 2011；10：50.

［256］ Lon C, Manning JE, Vanachayangkul P, et al. Efficacy of two versus three-day regimens of dihydroartemisinin-piperaquine for uncomplicated malaria in military personnel in northern Cambodia: an open-label randomized trial. PLoS One. 2014；9：93138.

［257］ Saunders DL, Vanachayangkul P, Lon C, et al. Dihydroartemisinin-piperaquine failure in Cambodia. N Engl J Med. 2014；371：484-5.

［258］ Leang R, Barrette A, Bouth DM, et al. Efficacy of dihydroartemisinin-piperaquine for treatment of uncomplicated *Plasmodium falciparum* and *Plasmodium vivax* in Cambodia, 2008 to 2010. Antimicrob Agents Chemother. 2013；57：818-26.

［259］ Thriemer K, Hong NV, Rosanas-Urgell A, et al. Delayed parasite clearance after treatment with dihydroartemisinin-piperaquine in *Plasmodium falciparum* malaria patients in central Vietnam. Antimicrob Agents Chemother. 2014；58：7049-55.

［260］ Grande T, Bernasconi A, Erhart A, et al. A randomised controlled trial to assess the efficacy of dihydroartemisinin-piperaquine for the treatment of uncomplicated falciparum malaria in Peru. PLoS One. 2007；2：1101.

［261］ Looareesuwan S, Chulay JD, Canfield CJ, et al. Malarone™ （atovaquone and proguanil hydrochloride）: a review of its clinical development for treatment of malaria. Malarone Clinical Trials Study Group. Am J Trop Med Hyg. 1999；60：533-41.

［262］ Boggild AK, Lau R, Reynaud D, et al. Failure of atovaquone-proguanil malaria chemoprophylaxis in a traveler to Ghana. Travel Med Infect Dis. 2015；13：89-93.

［263］ De Schacht C, Moerman F, Clerinx J, et al. Severe *Plasmodium falciparum* malaria despite adequate prophylaxis with atovaquone/proguanil. BMJ. 2003；326：628.

［264］ Sutherland CJ, Laundy M, Price N, et al. Mutations in the *Plasmodium falciparum* cytochrome b gene are associated with delayed parasite recrudescence in malaria patients treated with atovaquone-proguanil. Malar J. 2008；7：240.

［265］ Fivelman QL, Butcher GA, Adagu IS, et al. Malarone treatment failure and in vitro confirmation of resistance of *Plasmodium falciparum* isolate from Lagos, Nigeria. Malar J. 2002；1：1.

［266］ Plucinski MM, Huber CS, Akinyi S et al （2014） Novel mutation in cytochrome B of *Plasmodium falciparum* in one of two atovaquone-proguanil treatment failures in travelers returning from same site in Nigeria. Open Forum Infect Dis 2：ofu059.

［267］ Wurtz N, Pascual A, Marin-Jauffre A, et al. Early treatment failure during treatment of *Plasmodium falciparum* with atovaquone-proguanil in the Republic of Ivory Coast. Malar J. 2012；11：146.

[268] Rose GW, Suh KN, Kain KC, et al. Atovaquone-proguanil resistance in imported falciparum malaria in a young child. Pediatr Infect Dis J. 2008; 27: 567-9.

[269] Savini H, Bogreau H, Bertaux L, et al. First case of emergence of atovaquone-proguanil resistance in *Plasmodium falciparum* during treatment in a traveler in Comoros. Antimicrob Agents Chemother. 2008; 52: 2283-4.

[270] Durand R, Prendki V, Cailhol J, et al. *Plasmodium falciparum* malaria and atovaquone-proguanil treatment failure. Emerg Infect Dis. 2008; 14: 320-2.

[271] Schwartz E, Bujanover S, Kain KC. Genetic confirmation of atovaquone-proguanil resistant *Plasmodium falciparum* malaria acquired by a nonimmune traveler to East Africa. Clin Infect Dis. 2003; 37: 450-1.

[272] Perry TL, Pandey P, Grant JM, et al. Severe atovaquone-resistant *Plasmodium falciparum* malaria in a Canadian traveler returned from the Indian subcontinent. Open Med. 2009; 3: e10-6.

[273] Cordel H, Cailhol J, Matheron S, et al. Atovaquone-proguanil in the treatment of imported uncomplicated *Plasmodium falciparum* malaria: a prospective observational study of 553 cases. Malar J. 2013; 12: 399.

[274] Grynberg S, Lachish T, Kopel E, et al. Artemether-lumefantrine compared to atovaquone-proguanil as a treatment for uncomplicated *Plasmodium falciparum* malaria in travelers. Am J Trop Med Hyg. 2015; 92: 13-7.

[275] Krudsood S, Patel SN, Tangpukdee N, et al. Efficacy of atovaquone-proguanil for treatment of acute multidrug-resistant *Plasmodium falciparum* malaria in Thailand. Am J Trop Med Hyg. 2007; 76: 655-8.

[276] Patel SN, Kain KC. Atovaquone/proguanil for the prophylaxis and treatment of malaria. Expert Rev Anti Infect Ther. 2005; 3: 849-61.

[277] Korsinczky M, Chen N, Kotecka B, et al. Mutations in Plasmodium falcip arum cytochrome b that are associated with atovaquone resistance are located at a putative drug-binding site. Antimicrob Agents Chemother. 2000; 44: 2100-8.

[278] Schwöbel B, Alifrangis M, Salanti A, et al. Different mutation patterns of atovaquone resistance to *Plasmodium falciparum in vitro* and *in vivo*: rapid detection of codon 268 polymorphisms in the *cytochrome b* as potential in vivo resistance marker. Malar J. 2003; 2: 5.

[279] Wichmann O, Muehlberger N, Jelinek T, et al. Screening for mutations related to atovaquone/proguanil resistance in treatment failures and other imported isolates of *Plasmodium falciparum* in Europe. J Infect Dis. 2004; 190: 1541-6.

[280] Musset L, Bouchaud O, Matheron S, et al. Clinical atovaquone-proguanil resistance of *Plasmodium falciparum* associated with *cytochrome b* codon mutations. Microbes Infect. 2006; 8: 2599-604.

[281] Khositnithikul R, Tan-Ariya P, Mungthin M. In vitro atovaquone/proguanil susceptibility and characterization of the *cytochrome b* gene of *Plasmodium falciparum* from different endemic regions of Thailand. Malar J. 2008; 7: 23.

[282] Cottrel G, Musset L, Hubert V, et al. Emergence of resistance to atovaquone-proguanil in malaria parasites: insights from computational modeling and clinical case reports. Antimicrob Agents Chemother. 2014; 58: 4504-14.

[283] Musset L, Pradines B, Parzy D, et al. Apparent absence of atovaquone/proguanil resistance in 477 *Plasmodium falciparum* isolates from untreated French travellers. J Antimicrob Chemother. 2006; 57: 110-5.

[284] Basco LK, Ringwald P. Molecular epidemiology of malaria in Yaounde, Cameroon. VI. Sequence variations in the *Plasmodium falciparum* dihydrofolate reductase-thymidylate synthase gene and *in vitro* resistance to pyrimethamine and cycloguanil. Am J Trop Med Hyg. 2000; 62: 271-6.

[285] Hyde JE. Drug-resistant malaria-an insight. Fed Eur Biochem Soc J. 2007; 274: 4688-98.

[286] Naidoo I, Roper C. Mapping 'partially resistant', 'fully resistant', and 'super resistant' malaria. Trends Parasitol. 2013; 29: 505-15.

[287] Dokomajilar C, Lankoande ZM, Dorsey G, et al. Roles of specific *Plasmodium falciparum* mutations in resistance to amodiaquine and sulfadoxine-pyrimethamine in Burkina Faso. Am J Trop Med Hyg. 2006; 75: 162-5.

[288] Andriantsoanirina V, Ratsimbasoa A, Bouchier C, et al. *Plasmodium falciparum* drug resistance in Madagascar: facing the spread of unusual *pfdhfr* and *pfmdr-1* haplotypes and the decrease of dihydroartemisinin susceptibility. Antimicrob Agents Chemother. 2009; 53: 4588-97.

[289] Fortes F, Dimbu R, Figueiredo P, et al. Evaluation of prevalences of *pfdhfr* and *pfdhps* mutations in Angola. Malar J. 2011; 10: 22.

[290] Schunk M, Kumma WP, Miranda IB, et al. High prevalence of drug-resistance mutations in *Plasmodium falciparum* and *Plasmodium vivax* in southern Ethiopia. Malar J. 2006; 5: 54.

[291] Zhong D, Afrane Y, Githeka A, et al. Molecular epidemiology of drug-resistant malaria in western Kenya highlands. BMC Infect Dis. 2008; 8: 105.

[292] Nkhoma S, Molyneux M, Ward S. Molecular surveillance for drug-resistant *Plasmodium falciparum* malaria in Malawi. Acta Trop. 2007; 102: 138-42.

[293] Karema C, Imwong M, Fanello CI, et al. Molecular correlates of high level antifolate resistance in Rwandan children with *Plasmodium falciparum* malaria. Antimicrob Agents Chemother. 2010; 54: 477-83.

[294] Salgueiro P, Vicente JL, Feirrera C, et al. Tracing the origins and signatures of selection of antifolate resistance in island populations of *Plasmodium falciparum*. BMC Infect Dis. 2010; 10: 163.

[295] Alifrangis M, Lusingu JP, Mmbando B, et al. Five-year surveillance of molecular markers of *Plasmodium falciparum* antimalarial drug resistance in Korogwe District, Tanzania: accumulation of the 581G mutation in the *P. falciparum* dihydropteroate synthase gene. Am J Trop Med Hyg. 2009; 80: 523-7.

[296] Lynch C, Pearce R, Pota H, et al. Emergence of a *dhfr* mutation conferring high-level drug resistance in *Plasmodium falciparum* populations from southwest Uganda. J Infect Dis. 2008; 197: 1598-604.

[297] Société de Pathologie Infectieuse de Langue Française, Collège des Universitaires de Maladies Infectieuses et Tropicales, Société de Médecine des Armées, et al. Management and prevention of imported *Plasmodium falciparum* malaria: recommendations for clinical practice 2007 (revision 2007 of the 1999 consensus conference). Med Mal Infect. 2008; 38: 68-117.

[298] World Health Organization. WHO guidelines for the treatment of malaria. WHO/HTM/MAL/2006.1108.

［299］ Chin W, Intraprasert R. The evaluation of quinine alone or in combination with tetracycline and pyrimethamine against falciparum malaria in Thailand. Southeast Asian J Trop Med Public Health. 1973; 4: 245-9.

［300］ Colwell EJ, Hickman RL, Kosakal S. Quinine-tetracycline and quinine-bactrim treatment of acute falciparum malaria in Thailand. Ann Trop Med Parasitol. 1973; 67: 125-32.

［301］ Noeypatimanond S, Malikul S, Benjapong W, et al. Treatment of *Plasmodium falciparum* malaria with a combination of amodiaquine and tetracycline in Central Thailand. Trans R Soc Trop Med Hyg. 1983; 77: 338-40.

［302］ Pukrittayakamee S, Chotivanich K, Chantra A, et al. Activities of artesunate and primaquine against asexual-and sexual-stage parasites in falciparum malaria. Antimicrob Agents Chemother. 2004; 48: 1329-34.

［303］ Pang LW, Limsomwong N, Boudreau EF, Singharaj P. Doxycycline prophylaxis for falciparum malaria. Lancet. 1987; 1: 1161-4.

［304］ Watanasook C, Singharaj P, Suriyamongkol V, et al. Malaria prophylaxis with doxycycline in soldiers deployed to the Thai-Kampuchean border. Southeast Asian J Trop Med Public Health. 1989; 20: 61-4.

［305］ Pang L, Limsomwong N, Singharaj P. Prophylactic treatment of *vivax* and *falciparum* malaria with low-dose doxycycline. J Infect Dis. 1988; 158: 1124-7.

［306］ Rieckmann KH, Yeo AE, Davis DR, et al. Recent military experience with malaria chemoprophylaxis. Med J Aust. 1993; 158: 446-9.

［307］ Shanks GD, Barnett A, Edstein MD, et al. Effectiveness of doxycycline combined with primaquine for malaria prophylaxis. Med J Aust. 1995; 162: 306-7.

［308］ Baudon D, Martet G, Pascal B, et al. Efficacy of daily antimalarial chemoprophylaxis in tropical Africa using either doxycycline or chloroquine-proguanil; a study conducted in 1996 in the French Army. Trans R Soc Trop Med Hyg. 1999; 93: 302-3.

［309］ Weiss WR, Oloo AJ, Johnson A, et al. Daily primaquine is effective for prophylaxis against falciparum malaria in Kenya: comparison with mefloquine, doxycycline, and chloroquine plus proguanil. J Infect Dis. 1995; 171: 1569-75.

［310］ Wallace MR, Sharp TW, Smoak B, et al. Malaria among United States troops in Somalia. Am J Med. 1996; 100: 49-55.

［311］ Shanks GD, Roessler P, Edstein M, et al. Doxycycline for malaria prophylaxis in Australian soldiers deployed to United Nations missions in Somalia and Cambodia. Mil Med. 1995; 160: 443-4.

［312］ Migliani R, Josse R, Hovette R, et al. Le paludisme vu des tranchées: le cas de la Côte d'Ivoire en 2002—2003. Med Trop. 2003; 63: 282-6.

［313］ Migliani R, Ollivier L, Romand O, et al. Paludisme chez les militaires français en Côte d'Ivoire de 1998 à 2006. Bull Epidemiol Hebd (Paris). 2008; 23-24: 209-12.

［314］ Shmuklarsky MJ, Boudreau EF, Pang LW, et al. Failure of doxycycline as a causal prophylactic agent against *Plasmodium falciparum* malaria in healthy nonimmune volunteers. Ann Intern Med. 1994; 120: 294-9.

［315］ Jacobs RL, Koontz LC. *Plasmodium berghei*: development of resistance to clindamycin and minocycline in mice. Exp Parasitol. 1976; 40: 116-23.

［316］ Briolant S, Baragatti M, Parola P, et al. Multinormal *in vitro* distribution model suitable for the distribution of *Plasmodium falciparum* chemosusceptibility to doxycycline. Antimicrob Agents Chemother. 2009; 53: 688-95.

［317］ Gaillard T, Briolant S, Houzé S, et al. *PftetQ* and *pfmdt* copy numbers as predictive molecular markers of decreased ex vivo doxycycline susceptibility in imported *Plasmodium falciparum* malaria. Malar J. 2013; 12: 414.

［318］ Briolant S, Wurtz N, Zettor A, et al. Susceptibility of *Plasmodium falciparum* isolates do doxycycline is associated with *pftetQ* sequence polymorphisms and *pftetQ* and *pfmdt* copy numbers. J Infect Dis. 2010; 2010: 152-9.

［319］ Achieng AO, Ingasia LA, Juma DW, et al. Doxycycline reduced in vitro susceptibility in *Plasmodium falciparum* Kenyan field isolates is associated with *PftetQ* KYNNNN sequence polymorphism. Antimicrob Agents Chemother. 2014; 58: 5894-9.

［320］ Organisation mondiale de la Santé: Surveillance de la résistance aux antipaludiques. Rapport d'une consultation de l'OMS, Genève, Suisse, 3-5 décembre 2001. WHO/CDS/CSR/EPH/2002.17/WHO/CDS/RBM. 2002: 39. http://whqlibdoc.who. int/hq/2002/who_cds_csr_eph_2002.17_fre.pdf.

［321］ Mombo-Ngoma G, Oyakhiroma S, Ord R, et al. High prevalence of *dhfr* triple mutant and correlation with high rates of sulphadoxine-pyrimethamine treatment failures in vivo in Gabonese children. Malar J. 2011; 10: 123.

［322］ Ringwald P, Keundjian A, Same Ekobo A, et al. Chemoresistance of *Plasmodium falciparum* in the urban region of Yaounde, Cameroon. Part 2: Evaluation of the efficacy of amodiaquine and sulfadoxine-pyrimethamine combination in the treatment of uncomplicated *Plasmodium falciparum* malaria in Yaounde, Cameroon. Trop Med Int Health. 2000; 5: 620-7.

［323］ Mbacham W, Evehe M, Mbulli A, et al. Therapeutic efficacy of Sulfadoxine-Pyrimethamine (Fansidar®) and mutation rates to Anti-folate genes in different regions of Cameroon. Acta Trop. 2005; 95S: 337.

［324］ Myint HY, Tipmanee P, Nosten F, et al. A systematic overview of published antimalarial drug trials. Trans R Soc Trop Med Hyg. 2004; 98: 73-81.

［325］ Hurwitz ES, Johnson D, Cambell CC. Resistance of *Plasmodium falciparum* malaria to sulfadoxine-pyrimethamine ('Fansidar') in a refugee camp in Thailand. Lancet. 1981; 1: 1068-70.

［326］ Johnson DE, Roendej P, Williams RG. Falciparum malaria acquired in the area of the Thai-Khmer border resistant to treatment with Fansidar. Am J Trop Med Hyg. 1983; 31: 907-12.

［327］ Pinichpongse S, Doberstyn EB, Cullen JR, et al. An evaluation of five regimens for the outpatient therapy of falciparum malaria in Thailand 1980-81. Bull World Health Organ. 1982; 60: 907-12.

［328］ Walker AJ, Lopez-Antunano FJ. Response to drugs of South America, strains of *Plasmodium falciparum*. Trans R Soc Trop Med Hyg. 1968; 62: 654-67.

［329］ Alecrim M d G, Alecrim WD, de Albuquerque BC, et al. Resistance of *Plasmodium falciparum* in the Brazilian Amazonas to the combination of sulfadoxine and pyrimethamine. Rev Inst Med Trop Sao Paulo. 1982; 24: 44-7.

［330］ Alecrim WD, Dourado H, Alecrim M d G, et al. *In vivo* resistance of *Plasmodium falciparum* to the combination of sulfadoxine and pyrimethamine, at RIII level, in Amazonas, Brazil. Rev Inst Med Trop Sao Paulo. 1982; 24: 52-3.

[331] De Souza JM. Epidemiological distribution of *Plasmodium falciparum* drug resistance in Brazil and its relevance to the treatment and control of malaria. Mem Inst Oswaldo Cruz. 1992; 87: 343-8.

[332] Oostburg BF, Jozefzoon LM. Fansidar resistant *Plasmodium falciparum* infection in Surinam. Trop Geogr Med. 1983; 35: 243-7.

[333] Botero D, Restrepo M, Montoya A. Prospective double-blind trial of two different doses of mefloquine plus pyrimethamine-sulfadoxine compared with pyrimethamine-sulfadoxine alone in the treatment of falciparum malaria. Bull World Health Organ. 1983; 63: 731-7.

[334] Magill AJ, Zegarra J, Garcia C, et al. Efficacy of sulfadoxine-pyrimethamine and mefloquine for the treatment of uncomplicated *Plasmodium falciparum* malaria in the Amazon basin of Peru. Rev Soc Bras Med Trop. 2004; 37: 279-81.

[335] Laufer MK, Plowe CV. Withdrawing antimalarial drugs: impact on parasite resistance and implications for malaria treatment policies. Drug Resist Updat. 2004; 7: 279-88.

[336] Alifrangis M, Lemnge MM, Rønn AM, et al. Increasing prevalence of wild-types in the dihydrofolate reductase gene of *Plasmodium falciparum* in an area with high levels of sulfadoxine/pyrimethamine resistance after introduction of treated bed nets. Am J Trop Med Hyg. 2003; 69: 238-43.

[337] Hastings IM, Nsanzabana C, Smith TA. A comparison of methods to detect and quantify the markers of antimalarial drug resistance. Am J Trop Med Hyg. 2010; 83: 489-95.

[338] Kublin JG, Witzig RS, Shankar AH, et al. Molecular assays for surveillance of antifolate-resistant malaria. Lancet. 1998; 351: 1629-30.

[339] Zhou Z, Griffing SM, de Oliveira AM, et al. Decline in sulfadoxine-pyrimethamine-resistant alleles after change in drug policy in the Amazon region of Peru. Antimicrob Agents Chemother. 2008; 52: 739-41.

[340] Talisuna AO, Langi P, Mutabingwa TK, et al. Intensity of transmission and spread of gene mutations linked to chloroquine and sulphadoxine-pyrimethamine resistance in falciparum malaria. Int J Parasitol. 2003; 33: 1051-8.

[341] Sibley CH, Hyde JE, Sims PF, et al. Pyrimethamine-sulfadoxine resistance in *Plasmodium falciparum*: what next? Trends Parasitol. 2001; 17: 582-8.

[342] Zhang Y, Meshnick SR. Inhibition of *Plasmodium falciparum* dihydropteroate synthetase and growth *in vitro* by sulfa drugs. Antimicrob Agents Chemother. 1991; 35: 267-71.

[343] Wang P, Read M, Sims PF, et al. Sulfadoxine resistance in the human malaria parasite *Plasmodium falciparum* is determined by mutations in dihydropteroate synthetase and an additional factor associated with folate utilisation. Mol Microbiol. 1997; 23: 979-86.

[344] Kublin JG, Dzinjalamala FK, Kamwendo DD, et al. Molecular markers for failure of sulfadoxine-pyrimethamine and chlorproguanil-dapsone treatment of *Plasmodium falciparum* malaria. J Infect Dis. 2002; 185: 380-8.

[345] Bacon DJ, Tang D, Salas C, et al. Effects of point mutations in *Plasmodium falciparum* dihydrofolate reductase and dihydropterate synthase genes on clinical outcomes and *in vitro* susceptibility to sulfadoxine and pyrimethamine. PLoS One. 2009; 4: 6762.

[346] Mendez F, Munoz A, Carrasquilla G, et al. Determinants of treatment response to sulfadoxine-pyrimethamine and subsequent transmission potential in falciparum malaria. Am J Epidemiol. 2002; 156: 230-8.

[347] Ndiaye D, Dieye B, Ndiaye YD, et al. Polymorphism in *dhfr/dhps* genes, parasite density and ex vivo response to pyrimethamine in *Plasmodium falciparum* malaria parasites in Thies, Senegal. Int J Parasitol Drugs Drug Resist. 2013; 3: 135-42.

[348] Hailemeskel E, Kassa M, Taddesse G, et al. Prevalence of sulfadoxine-pyrimethamine resistance-associated mutations in *dhfr* and *dhps* genes of *Plasmodium falciparum* three years after SP withdrawal in Bahir Dar, Northwest Ethiopia. Acta Trop. 2013; 128: 636-41.

[349] Naidoo I, Roper C. Drug resistance maps to guide intermittent preventive treatment of malaria in African infants. Parasitology. 2011; 138: 1469-79.

[350] Artimovich E, Schneider K, Taylor TE, et al. Persistence of sulfadoxine-pyrimethamine resistance despite reduction of drug pressure in Malawi. J Infect Dis. 2015; 212 (5): 694-701.

[351] World Health and Organisation. World Health Organisation policy recommendation on intermittent preventive treatment during infancy with sulphadoxine-pyrimethamine (SP-IPTi) for *Plasmodium falciparum* malaria control in Africa. World Health Organisation; 2010.

[352] White NJ. Antimalarial drug resistance. J Clin Invest. 2004; 113: 1084-92.

[353] Hastings IM. A model for the origins and spread of drug-resistant malaria. Parasitology. 1997; 115: 133-41.

[354] Smith T, Schellenberg JA, Hayes R. Attributable fraction estimates and case definitions for malaria in endemic areas. Stat Med. 1994; 13: 2345-58.

[355] White NJ, Pongtavornpinyo W. The de novo selection of drug-resistant malaria parasites. Proc Biol Sci. 2003; 270: 545-54.

[356] White N. Antimalarial drug resistance and combination chemotherapy. Philos Trans R Soc Lond B Biol Sci. 1999; 354: 739-49.

[357] Austin DJ, Kristinsson KG, Anderson RM. The relationship between the volume of antimicrobial consumption in human communities and the frequency of resistance. Proc Natl Acad Sci U S A. 1999; 96: 1152-6.

[358] O'Meara WP, Smith DL, McKenzie FE. Potential impact of intermittent preventive treatment (IPT) on spread of drug-resistant malaria. PLoS Med. 2006; 3: 141.

[359] Jiang H, Patel JJ, Yi M, et al. Genome-wide compensatory changes accompany drug-selected mutations in the *Plasmodium falciparum crt* gene. PLoS One. 2008; 3: 2484.

[360] Looareesuwan S, Viravan C, Webster HK, et al. Clinical studies of atovaquone, alone or in combination with other antimalarial drugs, for treatment of acute uncomplicated malaria in Thailand. Am J Trop Med Hyg. 1996; 54: 62-6.

[361] Mackinnon MJ, Hastings IM. The evolution of multiple drug resistance in malaria parasites. Trans R Soc Trop Med Hyg. 1998; 92: 188-95.

[362] Cross AP, Singer B. Modelling the development of resistance of *Plasmodium falciparum* to anti-malarial drugs. Trans R Soc Trop Med Hyg. 1991; 85: 349-55.

[363] Hastings IM, Watkins WM, White NJ. The evolution of drug-resistant malaria: the role of drug elimination half-life. Philos Trans R Soc Lond B Biol Sci. 2002; 357: 505-19.

[364] Klein EY. The impact of heterogeneous transmission on the establishment and spread of antimalarial drug resistance. J Theor Biol. 2014;

340: 177-85.

[365] Smith DL, Dushoff J, McKenzie FE. The risk of a mosquito-borne infection in a heterogeneous environment. PLoS Med. 2004; 2: 368.

[366] Stoddard ST, Morrison AC, Vazquez-Prokopec GM, et al. The role of human movement in the transmission of vector-borne pathogens. PLoS Neg Trop Dis. 2009; 3: 481.

[367] Knols BGJ, de Jong R, Takken W. Differential attractiveness of isolated humans to mosquitoes in Tanzania. Trans R Soc Trop Med Hyg. 1995; B89: 604-6.

[368] Port GR, Boreham PFL, Bryan JH. The relationship of host size to feeding by mosquitoes of the Anopheles gambiae Giles complex (Diptera: Culicidae). Bull Entomol Res. 1980; 70: 133-44.

[369] Gatton ML, Hogarth W, Saul A. Time of treatment influences the appearance of drug-resistant parasites in Plasmodium falciparum infections. Parasitology. 2003; 123: 537-46.

[370] Plowe CV, Kublin JG, Doumbo OK. P. falciparum dihydrofolate reductase and dihydropteroate synthase mutations: epidemiology and role in clinical resistance to antifolates. Drug Resist Updat. 1998; 1: 389-96.

[371] Klein EY, Smith DL, Boni MF, et al. Clinically immune hosts as a refuge for drug-sensitive malaria parasites. Malar J. 2008; 7: 67.

[372] Babiker HA, Gadalla AAH, Ranford-Cartwright LC. The role of asymptomatic P. falciparum parasitaemia in the evolution of antimalarial drug resistance in areas of seasonal transmission. Drug Resist Updat. 2013; 16: 1-9.

[373] Babiker HA, Abdel-Muhsin AM, Ranford-Cartwright LC, et al. Characteristics of Plasmodium falciparum parasites that survive the lengthy dry season in eastern Sudan where malaria transmission is markedly seasonal. Am J Trop Med Hyg. 1998; 59: 582-90.

[374] Diallo A, Ndam NT, Moussiliou A, et al. Asymptomatic carriage of Plasmodium in urban Dakar: the risk of malaria should not be underestimated. PLoS One. 2012; 7: 31100.

[375] Kaneko A, Taleo G, Kalkoa M, et al. Malaria eradication on islands. Lancet. 2000; 356: 1560.

[376] El-Sayed B, El-Zaki S-E, Babiker H H, et al. A randomized open-label trial of artesunate-sulfadoxine-pyrimethamine with or without primaquine for elimination of sub-microscopic P. falciparum parasitaemia and gametocyte carriage in eastern Sudan. PLoS One. 2007; 2: 1311.

[377] von Seidlein L, Walraven G, Milligan PJ, et al. The effect of mass administration of sulfadoxine-pyrimethamine combined with artesunate on malaria incidence: a double-blind, community-randomized, placebo-controlled trial in The Gambia. Trans R Soc Trop Med Hyg. 2003; 97: 217-25.

[378] Wargo AR, de Roode JC, Huijben S, et al. Transmission stage investment of malaria parasites in response to in-host competition. Proc R Soc B Biol Sci. 2007; 274: 2629-38.

[379] Huijben S, Sim DG, Nelson WA, et al. The fitness of drug-resistant malaria parasites in a rodent model: multiplicity of infection. J Evol Biol. 2011; 24: 2410-22.

[380] Baliraine FN, Afrane YA, Amenya DA, et al. High prevalence of asymptomatic Plasmodium falciparum infections in a highland area of western Kenya: a cohort study. J Infect Dis. 2009; 200: 66-74.

[381] Franks S, Koram KA, Wagner GE, et al. Frequent and persistent, asymptomatic Plasmodium falciparum infections in African infants, characterized by multilocus genotyping. J Infect Dis. 2001; 183: 796-804.

[382] Kritsiriwuthinan K, Ngrenngarmlert W. Asymptomatic malaria infections among foreign migrant workers in Thailand. Asian Pac J Trop Med. 2011; 4: 560-3.

[383] da Silva-Nunes M, Moreno M, Conn JE, et al. Amazonian malaria: asymptomatic human reservoirs, diagnostic challenges, environmentally driven changes in mosquito vector populations, and the mandate for sustainable control strategies. Acta Trop. 2012; 121: 281-91.

[384] Lozovsky ER, Chookajorn T, Brown KM, et al. Stepwise acquisition of pyrimethamine resistance in the malaria parasite. Proc Natl Acad Sci U S A. 2009; 106: 12025-30.

[385] Read AF, Day T, Huijben S. The evolution of drug resistance and the curious orthodoxy of aggressive chemotherapy. Proc Natl Acad Sci USA. 2011; 108: 10871-7.

[386] Barclay VC, Smith RA, Findeis JL. Surveillance considerations for malaria elimination. Malar J. 2012; 11: 304.

[387] Kelly GC, Tanner M, Vallely A, Clements A. Malaria elimination: moving forward with spatial decision support systems. Trends Parasitol. 2012; 28: 297-304.

[388] Kazembe LN. Spatial modelling and risk factors of malaria incidence in northern Malawi. Acta Trop. 2007; 102: 126-37.

[389] Talisuna AO, Karema C, Ogutu B, et al. Mitigating the threat of artemisinin resistance in Africa: improvement of drug-resistance surveillance and response systems. Lancet Infect Dis. 2012; 12: 888-96.

[390] Antimalarial Resistance Stakeholders Meeting. Eastern African scientists pledge immediate action to confront the threat of malaria drug resistance. 2012. https://www.wwarn.org/sites/default/files/AntimalarialStakeholders-MeetingPressStatement250512.pdf. Accessed 25 May 2012.

[391] Steenkeste N, Rogers WO, Okell L, et al. Sub-microscopic malaria cases and mixed malaria infection in a remote area of high malaria endemicity in Rattanakiri province, Cambodia: implication for malaria elimination. Malar J. 2010; 9: 108.

[392] Kaireh BA, Brioland S, Pascual A, et al. Plasmodium vivax and Plasmodium falciparum infections in the Republic of Djibouti: evaluation of their prevalence and potential determinants. Malar J. 2012; 11: 395.

[393] Greenwood BM, Targett GA. Malaria vaccines and the new malaria agenda. Clin Microbiol Infect. 2011; 17: 1600-7.

[394] Agnandji ST, Lell B, Soulanoudjingar SS, et al. First results of phase 3 trial of RTS, S/AS01 malaria vaccine in African children. N Engl J Med. 2011; 365: 1863-75.

[395] Fowkes FJ, Simpson JA, Beeson JG. Implications of the licensure of a partially efficacious malaria vaccine on evaluating second-generation vaccines. BMC Med. 2013; 11: 232.

[396] Gardner MJ, Hall N, Fung E, et al. Genome sequence of the human malaria parasite Plasmodium falciparum. Nature. 2002; 419: 498-511.

[397] Carlton JM, Adams JH, Silva JC, et al. Comparative genomics of the neglected human malaria Plasmodium vivax. Nature. 2008; 455:

757-63.

[398] White NJ, Pukrittayakamee S, Hien TT, et al. Malaria. Lancet. 2014; 383: 723-35.

[399] Llanos-Cuentas A, Lacerda MV, Rueangweerayut R, et al. Tafenoquine plus chloroquine fort he treatment and relapse prevention of *Plasmodium vivax* malaria (DETECTIVE): a multicentre, double-blind, randomised, phase 2b dose-selection study. Lancet. 2014; 383: 1049-58.

[400] Miller AK, Harrell E, Ye L, et al. Pharmacokinetic interactions and safety evaluations of coadministered tafenoquine and chloroquine in healthy subjects. Br J Clin Pharmacol. 2013; 76: 858-67.

[401] Dow GS, McCarthy WF, Reid M, et al. A retrospective analysis oft he protective efficacy of tafenoquine and mefloquine as prophylactic anti-malarials in non-immune individuals during deployment to a malaria-endemic area. Malar J. 2014; 13: 49.

[402] Moehrle JJ, Duparc S, Siethoff C, et al. First-in-man safety and pharmacokinetics of synthetic ozonide OZ439 demonstrates an improved exposure profile relative to other peroxide antimalarials. Br J Clin Pharmacol. 2013; 75: 524-37.

[403] Charman SA, Arbe-Barnes S, Bathurst IC, et al. Synthetic ozonide drug candidate OZ439 offers new hope for a single-dose cure of uncomplicated malaria. Proc Natl Acad Sci U S A. 2011; 108: 4400-5.

[404] Vennerstrom JL, Arbe-Barnes S, Brun R, et al. Identification of an antimalarial synthetic trioxolane drug development candidate. Nature. 2004; 430: 900-4.

[405] Held J, Jeyaraj S, Kreidenweiss A. Antimalarial compounds in phase II clinical development. Expert Opin Investig Drugs. 2015; 24: 363-82.

[406] Rottmann M, McNamara C, Yeung BK, et al. Spiroindolones, a potent compound class for the treatment of malaria. Science. 2010; 329: 1175-80.

[407] van Pelt-Koops JC, Pett HE, Graumans W, et al. The spiroindolone drug candidate NITD609 potently inhibits gametocytogenesis and blocks *Plasmodium falciparum* transmission to anopheles mosquito vector. Antimicrob Agents Chemother. 2012; 56: 3544-8.

[408] Spillman NJ, Allen RJ, McNamara CW, et al. Na (+) regulation in the malaria parasite *Plasmodium falciparum* involves the cation ATPase PfATP4 and is a target of the spiroindolone antimalarials. Cell Host Microbe. 2013; 13: 227-37.

[409] White NJ, Pukrittayakamee S, Phyo AP, et al. Spiroindolone KAE609 for falciparum and vivax malaria. N Engl J Med. 2014; 371: 403-10.

[410] Leong FJ, Li R, Jain JP, Lefèvre G, et al. A first-in-human randomized, double-blind, placebo-controlled, single-and multiple-ascending oral dose study of novel antimalarial Spiroindolone KAE609 (Cipargamin) to assess its safety, tolerability, and pharmacokinetics in healthy adult volunteers. Antimicrob Agents Chemother. 2014; 58: 6209-14.

[411] Nagle A, Wu T, Kuhen K, Gagaring K, et al. Imidazolopiperazines: lead optimization of the second-generation antimalarial agents. J Med Chem. 2012; 55: 4244-73.

[412] Kuhen KL, Chatterjee AK, Rottmann M, et al. KAF156 is an antimalarial clinical candidate with potential for use in prophylaxis, treatment, and prevention of disease transmission. Antimicrob Agents Chemother. 2014; 58: 5060-7.

[413] Leong FJ, Zhao R, Zeng S, et al. A first-in-human randomized, double-blind, placebo-controlled, single-and multiple-ascending oral dose study of novel Imidazolopiperazine KAF156 to assess its safety, tolerability, and pharmacokinetics in healthy adult volunteers. Antimicrob Agents Chemother. 2014; 58: 6437-43.

[414] Gujjar R, Marwaha A, El Mazouni F, et al. Identification of a metabolically stable triazolopyrimidine-based dihydroorotate dehydrogenase inhibitor with antimalarial activity in mice. J Med Chem. 2009; 52: 1864-72.

[415] Coteron JM, Marco M, Esquivias J, et al. Structure-guided lead optimization of triazolopyrimidine-ring substituents identifies potent *Plasmodium falciparum* dihydroorotate dehydrogenase inhibitors with clinical candidate potential. J Med Chem. 2011; 54: 5540-61.

[416] Yuthavong Y, Tarnchompoo B, Vilaivan T, et al. Malarial dihydrofolate reductase as a paradigm for drug development against a resistance-compromised target. Proc Natl Acad Sci U S A. 2012; 109: 16823-8.

[417] Abbat S, Jain V, Bharatam PV. Origins of the specificity of inhibitor P218 toward wild-type and mutant PfDHFR: a molecular dynamics analysis. J Biomol Struct Dyn. 2014; 17: 1-16.

[418] Guttmann P, Ehrlich P. Ueber die wirkung des methylenblau bei malaria. Berlin Kin Wochenschr. 1891; 28: 953-6.

[419] Anonymous. Methylene blue in grave malaria cachexia. J Am Med Assoc. 1900; 34: 1409.

[420] Pascual A, Henry M, Briolant S, et al. In vitro activity of Proveblue (methylene blue) on *Plasmodium falciparum* strains resistant to standard antimalarial drugs. Antimicrob Agents Chemother. 2011; 55: 2472-4.

[421] Dormoi J, Pascual A, Briolant S, et al. Proveblue (methylene blue) as antimalarial agent: in vitro synergy with dihydroartemisinin and atorvastatin. Antimicrob Agents Chemother. 2012; 56: 3467-9.

[422] Dormoi J, Briolant S, Desgrouas C, et al. Efficacy of Proveblue (methylene blue) in an experimental cerebral murine model. Antimicrob Agents Chemother. 2013; 57: 3412-4.

[423] Dormoi J, Briolant S, Desgrouas C, et al. Impact of methylene blue and atorvastatin combination therapy on the apparition of cerebral malaria in a murine model. Malar J. 2013; 12: 127.

[424] Dormoi J, Pradines B. Dose responses of Proveblue methylene blue in an experimental murine cerebral malaria model. Antimicrob Agents Chemother. 2013; 57: 4080-1.

[425] Ademowo OG, Nneji CM, Adedapo AD. In vitro antimalarial activity of methylene blue against field isolates of *Plasmodium falciparum* from children in Southeast Nigeria. Indian J Med Res. 2007; 126: 45-9.

[426] Okombo J, Kiara SM, Mwai L, et al. Baseline of the activities of the antimalarials pyronaridine and methylene blue against *Plasmodium falciparum* isolates from Kenya. Antimicrob Agents Chemother. 2012; 56: 1105-7.

[427] Suwanarusk R, Russel B, Ong A, et al. Methylene blue inhibits the asexual development of vivax malaria parasites from a region of increasing chloroquine resistance. J Antimicrob Chemother. 2014; 70: 124-9.

[428] Adjalley SH, Jonhston GL, Li T, et al. Quantitative assessment of *Plasmodium falciparum* sexual development reveals potent

transmission-blocking activity by methylene blue. Proc Natl Acad Sci U S A. 2011；108：1214-23.

［429］ Delves MJ，Ruecker A，Straschil U，et al. Male and female *Plasmodium falciparum* mature gametocytes show different responses to antimalarial drugs. Antimicrob Agents Chemother. 2013；57：3268-74.

［430］ Coulibaly B，Zoungrana A，Mockenhaupt FP，et al. Strong gametocytocidal effect of methylene blue-based combination therapy against falciparum malaria：a randomized control trial. Plos One. 2009；4：5318.

［431］ Coulibaly B，Pritsch M，Bountogo M，et al. Efficacy and safety of triple combination therapy with artesunate-amodiaquine-methylene blue for falciparum malaria in children：a randomized controlled trial in Burkina Faso. J Infect Dis. 2015；211：689-97.

第76章 甲硝唑耐药株的诊断与治疗滴虫性阴道炎感染

Jeffrey D. Smith，Sarah L. Cudmore ，Gary E. Garber

1 前言

阴道毛滴虫是毛滴虫病的病原体。据估计，全世界有2.764亿个阴道毛滴虫感染患者。由于阴道毛滴虫感染引起的重要并发症能够使艾滋病毒的传播能力增加，以及由于早产，低出生体重和垂直传播引起的婴儿发病率增加。甲硝唑和替硝唑是用于治疗阴道毛滴虫感染的5-硝基咪唑类药物。对用于标准疗法的5-硝基咪唑类药物无效的阴道毛滴虫感染是由于感染及其并发症持续存在而引起的成人性健康问题，以及由于在没有微生物治疗的情况下治疗后临床症状缓解导致的疾病传播增加的风险。在全球2%～6%的感染中，甲硝唑耐药水平可能较低。替硝唑耐药与甲硝唑耐药密切相关（$r=0.870\,9$，$p<0.000\,1$）。尽管在过去十年诊断方面有了显著的改进，但缺乏新的治疗方法。在体外测试的替代治疗很少发展到临床试验。到目前为止，没有持续有效的非硝基咪唑治疗可用于抗甲硝唑耐药的阴道毛滴虫感染。

2 阴道毛滴虫

阴道毛滴虫是已知寄生于人类的毛滴虫科的4种原生动物之一。这个家族的成员特征是形态多变，在无菌培养中呈球形或卵圆形，但在与其他毛滴虫虫体接触时呈现变形虫样形态[1, 2]。尽管在不利的条件下形成大的圆形"假包囊"（pseudocysts），但是纵向二元裂变引起的毛滴虫繁殖并且缺乏囊性阶段。所有毛滴虫样拥有5个始祖鞭毛（anterior flagella），其中4个自由移动。第五条是休眠的鞭毛（fifth recumbent flagellum）作为起伏膜（undulating membrane）的一部分沿着生物体锚定。这个膜至少沿着生物体长度的一半延伸，并且由非收缩性肋骨（noncontractile costa）支撑。运动，被描述为"摆动"或"颤抖"，是这类虫体家族的特征[3, 4]。

阴道毛滴虫是已知在人类中引起疾病的唯一毛滴虫，它是毛滴虫病的病原体。细毛滴虫（*T. tenax*）通常存在于口腔中，与呼吸道感染有关，但其致病性尚未得到证实[5]。通常从下胃肠道中分离出人五毛滴虫（*Pentatrichomonas hominis*）[6]和粪毛滴虫（*Trichomitus fecalis*）。然而，迄今为止，只有一例粪毛滴虫病例已得到证实，其余的虫体被认定为人类病原体的身份仍存在疑问[7]。

营养学上，阴道毛滴虫是一种对生长环境挑剔的寄生虫。阴道毛滴虫在代谢合成中是缺乏从头合成嘌呤[8]、嘧啶[9]、脂肪酸和甾醇[10]的能力，原生动物依靠代偿途径提供脂质和核苷酸代谢的必需成分。氨基酸的合成和转化也被认为是具有局限性的。碳水化合物是新陈代谢的首选能量来源。然而，使用氨基酸，尤其是精氨酸、苏氨酸和亮氨酸作为能量来源的代谢途径也存在[11]，并且即使碳水化合物可用，使用精氨酸的能量产生也可能发生[12]。

能量代谢发生在细胞质（用于氨基酸和碳水化合物的糖酵解）和称为氢化酶小体的细胞器中（用于通过底物水平磷酸化生成三磷酸腺苷ATP）。虽然氢化酶体缺乏嵴（cristae）和细胞色素（cytochromes），但它在结构和功能上与高等真核生物中的线粒体类似[13, 14]。在氢化酶体中，丙酮酸被称为丙酮酸：铁氧还蛋白氧化还原酶（ferredoxin oxidoreductase，PFOR）的酶脱羧。铁氧还蛋白作为终端PFOR的电子受体，最终导致乙酸酯的生成[15]。阴道毛滴虫的发酵代谢过程也会导致

H_2、CO_2、乳酸和甘油的产生，其比例取决于生物在氧气存在或不存在下生长[16]。

微生物有机体，阴道毛滴虫在厌氧条件下生长良好；然而，一些菌株可以耐受，足以在环境空气中生长。一般认为在无菌和组织培养（这种微好氧环境与人体阴道中发现的相似）中，最佳条件通常被认为是在37℃和5%CO的湿空气下生长。有趣的是，阴道毛滴虫耐受性经常被发现反映了特定菌株对甲硝唑的敏感性，甲硝唑是最常用于治疗滴虫病的药物[17, 18]。

3 流行病学

3.1 流行与传播

由于全世界感染了2.76亿人，毛滴虫病是最常见的非病毒性传播感染（sexually transmitted infection，STI）[19]。它无处不在，存在于所有种族中，但在弱势群体注射吸毒者、有多个性伴侣的个人以及那些性工作者中尤其普遍[20]。据估计，美国每年至少有100万新病例出现，其中很多是非洲裔美国人[20, 21]。全球而言，在非洲和亚洲，阴道毛滴虫感染最为普遍，一些人群感染率达到40%～60%[19, 22]。

长期以来，滴虫病一直被认为是女性的一种疾病，但是这种疾病也会在男性中引起显著的发病率。患有阴道毛滴虫病的男性患病率最高[23]。以前的研究表明，不到5%的非淋菌性尿道炎病例可归因于阴道毛滴虫[24]。然而，最近美国衣原体感染率下降的同时阴道毛滴虫感染频率有明显的增加。现在有17%的非淋球菌性、非衣原体尿道炎男性患者确诊患有滴虫病[25]。在马拉维STI诊所就诊的尿道炎男性中，有类似的阴道毛滴虫感染率[26]。然而，目前尚不清楚这种趋势是否代表毛滴虫病发病率的真正增加，还是疾病诊断的改善。

已发现女性中阴道毛滴虫感染的患病率在不同人群中显著不同。研究表明，参加计划生育诊所的妇女感染率约为5%[27]。来自STI诊所的报告研究表明，女性患者中有1%～40%被滴虫感染[28]。感染率最高的是性工作者和被监禁监狱中的女性，其中50%～75%的人群感染了阴道毛滴虫[27]。

阴道毛滴虫的传播率在两性之间不同。研究表明，15%～70%与受感染女性伴侣接触的男性会发生感染[29, 30]。通过受感染的男性伴侣暴露于寄生虫的妇女发生滴虫病的几率为65%～100%[30, 31]。如果维持足够的湿度，阴道毛滴虫能够在宿主外部短时间存活。活体标本从体液（尿液、精液和阴道分泌液）中排出体外3～6 h后获得[32, 33]。在温育24 h后，活的毛滴虫也从温暖潮湿的毛巾中分离出来[34]，并从氯化不足的游泳池水中分离出且长达48 h[35, 36]。但是，目前还没有确定的接触受污染物体引起毛滴虫病的病例。

很少有非传播性的传播方式已被记录。共同沐浴水虽然未经证实，但作为赞比亚恩多拉青少年女童感染的一个来源[37]，在被诊断为传统治疗者的女性患者中被怀疑为医源性传播，在治疗者用手指触摸女性患者的生殖器后，被阴道毛滴虫感染[38]，最后，在许多临床表现通常为呼吸系统疾病的病例中的围生期传播已有报道[39-41]。

3.2 与人类免疫缺陷性病毒和其他性传播感染的关系

滴虫病患者感染其他性传播感染的风险增加。这可能是由于生活方式风险因素（如贫穷或滥交）所致，但也可能反映了阴道毛滴虫对泌尿生殖道上皮细胞的细胞毒性（以及女性感染中常见的阴道pH值增加）有助于为其他性传播感染性微生物创造有利的环境[42]。预先存在的STI也可能增加暴露于寄生虫后发生毛滴虫感染的可能性。一项临床研究报道，诊断为阴道毛滴虫感染的妇女中，有30%伴有至少一种其他性病感染[43]。

与其他性传播疾病类似，阴道滴虫感染显著增加感染人类免疫缺陷病毒（HIV）的风险（优势比值为2.74，95% CI 1.25～6.00；相对风险2.57，95% CI 1.05～4.02；风险比2.05，95% CI

1.43 ~ 4.65）[44]。风险增加的原因包括对黏膜表面的破坏、正常菌群和pH值的破坏以及促进病毒穿透和存活的pH值，并且增加在生殖器黏膜处免疫细胞的数量能够通过HIV感染这些细胞[44-46]。另一个需要考虑的问题是阴道毛滴虫合并HIV感染会显著增加女性中HIV-1 RNA的脱落（优势比值为4.07，95% CI 1.78 ~ 9.37）[47]。鉴于阴道毛滴虫和艾滋病毒在世界上类似地区流行，这意味着预防毛滴虫病可能是降低全球艾滋病毒/艾滋病发病率的重要步骤。

4　临床篇

4.1　滴虫在男性中的感染

男性毛滴虫病通常是无症状的携带者状态[24, 48-51]。如果出现症状性感染，则表现为轻度尿道炎。临床症状与非淋菌性尿道炎相似，包括少量清澈或脓性分泌物，以及排尿期间或性交后的不适或灼热感。罕见的急性男性滴虫病病例表现为尿道症状更严重[52]。在成年男性中已报道引起双侧结膜炎的外生性阴道毛滴虫感染。感染的原因与眼部接触生殖器分泌物或近期性伴侣的体液有关。没有诊断性伴侣中的阴道毛滴虫[53]。

在男性中，阴道毛滴虫感染的潜伏期通常少于10 d，尽管潜伏期长[52]。自发解决不明显和有症状的感染常见[49]。需要使用更敏感的诊断技术进行研究来验证这些数据。一项研究表明，70%的未经治疗的有症状的男性在2周内清除了寄生虫[29]。然而，也发现一些持续性非淋球菌性尿道炎的病例，特别是那些对抗生素治疗反应不佳的病例，实际上可能是由阴道毛滴虫的抗性或抗性株引起的。

前列腺炎是毛滴虫病最常见的并发症。还会经常有龟头炎、附睾炎以及外生殖器的其他炎症。滴虫病与前列腺癌的关系尚未确定[54, 55]。还有证据表明持续阴道毛滴虫感染与尿道疾病和不孕有关[56-58]。

4.2　女性滴虫病

与男性感染不同，女性滴虫病通常持续存在。孵化期（incubation periods）为4 ~ 28 d[34]。症状性感染的建立通常涉及正常阴道pH值从4.0 ~ 4.5上升至5.0或更高（在正常阴道pH值下发现阴道毛滴虫的一些致病因子被抑制）[59]。尽管乳酸杆菌被抑制或消除的机制尚未阐明，但可能与体外证实的滴虫的吞噬作用有关[60]，pH值的上升可能是由于产酸阴道乳杆菌减少所致。已知滴虫病的临床症状在月经期间会加重。这可能反映了这样一个事实，即铁是许多寄生虫代谢和致病途径（特别是细胞黏附）的重要介质[61]。几乎所有泌尿生殖道滴虫病都发生在育龄妇女身上，但不知道这是由于阴道前环境和绝经后妇女阴道环境的不适合程度，还是仅仅反映了性生殖道小环境为性传播感染。

无症状感染率高达80%，但约30%感染不明显的女性在6个月内会出现有症状的滴虫病[23, 62]。症状性感染被评为轻度、急性或慢性。慢性感染通常表现出类似于该疾病轻度形式的临床表现，但持续时间较长（即数年）和/或表现为抗生素抗性。轻度阴道滴虫感染的特征是瘙痒、性交困难、有时排尿困难。通常存在少量黏液脓性阴道分泌物。急性滴虫病通常伴有外阴和阴道红斑，2%的病例在阴道和子宫颈上出现特征性的小出血点，称为草莓状子宫颈[63, 64]。使用阴道镜可将草莓状子宫颈的诊断率提高至90%左右，急性症状患者[64]大量排出黄色或绿色、恶臭，并与黏液混合[63, 64]。

虽然致癌性可能与人乳头状瘤病毒高感染率有关，但阴道毛滴虫感染已成为宫颈糜烂和宫颈癌发展的一个诱因[65]。当寄生虫侵入阴道外组织时，会出现与毛滴虫病相关的其他并发症。斯凯恩氏和巴多林腺体经常被感染，上行感染与子宫内膜炎和不孕有关[66]。阴道毛滴虫感染可能对孕妇特别危险，容易导致胎盘胎膜早破、早产和低出生体重婴儿[64, 67, 68]。

4.3 临床诊断

仅凭临床表现难以诊断毛滴虫病。无症状感染的高频率极大地促进了该疾病的诊断不足以及缺乏诊断资源，特别在毛滴虫病流行率最高的地区。此外，阴道毛滴虫感染的症状通常与细菌泌尿生殖感染中发现的症状相似。如前所述，男性症状性毛滴虫病呈现为非淋菌性尿道炎。女性滴虫感染相关的许多症状也是细菌性阴道病常见的症状。例如，在有细菌病因的性传播感染病例中，90%的病例阴道pH值升高[69, 70]、"气味"测试呈阳性，当阴道渗出物与10%氢氧化钾混合时，可能存在腥臭味（如50%的滴虫病例）[69, 71]。由于与其他性传播感染合并感染并不少见，重要的是要进行特定的滴虫病检测以防止误诊和不适当的治疗。

阴道毛滴虫在妇女中的显微镜诊断通常是用无菌棉签涂抹器从后穹窿部取样阴道分泌液后进行。对于男性来说，尿道拭子是最敏感的培养样本，但也常常使用新鲜精液样本或尿液[48]。如果存在足够数量的毛滴虫细胞（至少10^4个毛滴虫/mL），通过显微镜检查湿悬液压片可以立即诊断，但不用于诊断男性中的阴道毛滴虫，因为湿毛囊缺乏灵敏度[72]。阴道毛滴虫细胞的大小与白细胞相似，但可以通过它们的特征性运动来鉴定[73, 74]。不幸的是，这个测试的可靠性十分不稳定，其灵敏度在文献中被引用为40%～90%[75]。另外，如果不立即进行测试，则样本通常在生理盐水或运输介质中保持湿润。尽管（短期内）不影响毛滴虫的生存力，但它对它们的运动能力有重大的负面影响[76]，从而影响湿抹片检查评估中识别有机体的能力。

由于经济能力和可接受的敏感性（44%～75%），最常使用滴虫病的诊断是在无菌培养基中培养滴虫[72]。已发现添加有血清和抗生素以防止细菌和酵母生长的金刚石的TYM（胰蛋白酶—酵母提取物—麦芽糖）中产生合理的结果。或者，商业化的InPouch TV（Biomed Diagnostics，California，USA）培养基可用于检测阴道毛滴虫。InPouch TV系统与上述Diamond的TYM准备相比具有优势。InPouch TV系统可以在室温下储存，包含在透明塑料袋内，可以通过显微镜检查，无需对培养物进行采样，添加样品后不需要立即培养，使用前不需要加温（Biomed产品说明书）。阴道标本可以立即接种到培养基中或在盐水中保存，活动滴虫的生长证实了阳性诊断。阴道毛滴虫的诊断培养还具有培养的滴虫可用于进一步检测（即抗生素敏感性）的优点。这种技术的缺点是毛滴虫不能快速生长，在进行阴性诊断前，女性样本至少3 d，男性样本至少5 d[72, 77]。

许多固定的染色技术也被用于诊断毛滴虫病，其中包括吉姆萨[78]、吖啶橙[79]和巴氏涂片[80]等。不幸的是，阴道毛滴虫细胞在固定时经常失去它们的特有形状。对常规或液体巴氏涂片的诊断效用的研究显示其敏感性范围为44%～96%[72, 81]。注意这些固定染色技术的注意事项，有很高的假阳性结果的频率（可能是由于阴道毛滴虫和白细胞大小和形状的相似）。20%～30%的未感染女性会被误诊为滴虫病[82]。

核酸扩增试验（nucleic acid amplifications tests，NAATs）是诊断男性和女性阴道毛滴虫最敏感的试验[48]。由于所需的成本、基础设施和培训，导致NAAT不能用于资源有限的环境。APTIMA *T. vaginalis*检测法（美国加利福尼亚州Hologic Gen-Probe公司）是第一个美国食品和药物管理局（FDA）批准的NAATs，报告的灵敏度范围为88%～100%，特异性为98%～100%[72]。据报道其他经过验证的内部聚合酶链反应试验具有相似的敏感性和特异性[72]。

NAATs与培养基培养检测相比具有明显的优劣势，NAATs不需要活体病原体，标本的储存和处理要求不那么严格。然而，NAATs可以检测到无生命的生物，并可能导致治疗后持续感染的错误报告。Williams和他的同事研究了使用NAATs治疗以减少感染假阳性报告的后续时间[83]。治疗3周后，85%的女性阴道样本阴道毛滴虫查检呈阴性[83]。治疗后出现临床症状的解决以及阳性NAATs不应立即被视为假阳性。由于治疗失败导致的亚临床感染被认为是持续感染的原因，而不是由于再感染[84]。目前没有FDA批准的现场护理NAAT测试。

3种非扩增的护理点分子检测可用。OSOM TV滴虫快递测试（Sekisui Diagnostics，California，USA）和Kalon TV凝集试验（Kalon Biological，Surrey，UK）是两种商业化的阴道毛滴虫抗原检测试验。灵敏度范围分别为77%～98%和55%～99%，置信度>90%[72]。核酸探针杂交试验、Affirm VPIII微生物鉴定试验（Becton Dickinson，Maryland，USA）提供了对阴道毛滴虫、阴道加德纳菌和白色念珠菌的检测。据报道，AFFIRM VPIII试验阴道滴虫敏感性为64%，特异性为100%[72]。FDA已批准OSOM和Affirm VPIII作为诊断工具在美国使用。未扩增的分子检测方法的一个主要缺点是缺乏对无症状女性或男性使用的验证[72]。另一方面，这些测试几乎不需要任何的培训或增加基础设施。

目前正在开发一种新的即时诊断分子诊断工具，并已报道临床阴道拭子的测试，其检测限被评估为5个阴道毛滴虫细胞，敏感性和特异性分别为95.5%和95.7%[85, 86]。该测试针对在阴道毛滴虫基因组内存在且独特的遗传生物标志物。测试的3个阶段导致阴道毛滴虫的鉴定。提取来自测试样品的DNA，并且如果靶标阴道毛滴虫DNA存在，则扩增靶标生物标志物，使用电化学终点检测方法鉴定扩增产物，结果可以在30 min内获取。

最后，应该指出，分离毛滴虫以确认男性感染通常不成功。据推测，这是因为男性生殖器的某些方面（如氧化环境[87]、前列腺液中的锌[88]）会产生一种抑制性环境，其中寄生虫数量受到很大限制。在缺乏敏感测试的情况下，重要的是要假定受感染女性的任何男性伴侣可能自己携带寄生虫。同时治疗性伴侣以预防再感染至关重要。

4.4　临床治疗

甲硝唑自1959年发展以来一直是治疗阴道毛滴虫感染的首选药物。源自链霉菌属（Streptomyces spp.）的抗生素阿霉素，甲硝唑（1-（β-羟乙基）-2-甲基-5-硝基咪唑）是硝基咪唑家族前体药的成员，其代谢产物已被发现有效地消除了一些原生动物和革兰氏阴性菌的感染[89]。该家族的其他成员，包括尼莫拉唑、奥硝唑、塞尼硝唑和替硝唑，在全世界都用于治疗阴道滴虫病。合成的名为EU11100的硝基咪唑，这种药物的毒性低于甲硝唑，在较低浓度下有效，但迄今尚未公布临床试验结果[90]。

在受感染的母亲阴道分娩期间感染阴道毛滴虫的婴儿通常不需要治疗，因为随着婴儿（母体）雌激素水平的降低，感染一般会在几周内解决。但是，如果感染变得有症状或者在生命的第六周有进展，通常给予甲硝唑治疗。通常是单剂量50 mg/kg，或每日10～30 mg/kg，持续5～8 d[91]。加拿大的治疗指南推荐剂量为15～20 mg/kg，分为每日3次，持续7 d，或单剂量40 mg/kg（最高2 g），用于治疗儿童毛滴虫病。

口服甲硝唑是治疗成人滴虫病的首选药物。推荐的方案为单次2 g口服甲硝唑，单次2 g口服替硝唑或500 mg口服甲硝哒唑，一天2次，连续7 d[92, 93]。单次剂量治疗是优选，因为其依从性比多次剂量好，并且所用药物的总量减少。然而，随着单剂量的增加，副作用的发生率和严重程度略有增加。甲硝唑也可以静脉内给药，当患者对药物表现出一些不耐受时，这种方法经常被利用，因为副作用往往不如口服治疗那么严重，在20 min内静脉注射甲硝唑，剂量为500 mg～2 g[91]。

许多局部阴道内制剂已被用于缓解妇女滴虫病的症状。这些药物包括克霉唑、壬苯醇醚-9、聚维酮碘霜和凝胶、砷阴道栓剂、呋喃唑酮、巴龙霉素制剂和乳膏及插入甲硝唑制剂。目前没有针对男性毛滴虫病的局部治疗方法[20, 94]。

非硝基咪唑阴道乳膏和插入物作为治疗药物的有效性值得怀疑，没有研究显示有效性的确凿证据[95]。但是，这些治疗对缓解症状是有效的。汉霉素（hamycin）是一种与两性霉素B相关的药物，例外情况是目前在印度用作滴虫病的局部治疗药物，已发现汉霉素（hamycin）能有效地消除甲硝唑敏感和耐药的阴道毛滴虫菌株的感染。然而，临床试验和组织培养的体外试验都表明，药物对真核细胞所表现的毒性水平使其成为不良的治疗选择[96]。

已证明甲硝唑的阴道给药作为治疗方法相对无效，可消除多达50%的感染[97-99]。这可能是由于阴道毛滴虫并不总是局限于阴道，经常侵入斯凯恩氏腺（Skene's gland）、巴托林氏腺（Bartholin's glands）和其他腺体以及尿道[66]。与注射型药物（IV infusion）相比，甲硝唑作为阴道栓剂的生物利用度为20%~56%（与注射型药物相比口服甲硝唑的生物利用度>90%）[100]。因此，局部阴道用药不足以完全消除感染。然而，在顽固性阴道毛滴虫感染的情况下，通常将阴道制剂加入到治疗方案中通过增加局部药物浓度来增加治愈的机会，并且由于副作用的风险相对较低（与口服给药相比）[97, 101]。最近的一项随机对照试验比较了口服单剂量2 g甲硝唑与高剂量甲硝唑和咪康唑阴道栓剂（750 mg甲硝唑/200 mg硝酸咪康唑）每天2次，连续7 d治疗阴道毛滴虫，阴道栓剂的临床疗效和微生物治疗与口服单剂量甲硝唑的疗效相似（分别为80%和90%）[102]。虽然样本量很小，但是证明了与口服甲硝哒唑相比，用于治疗女性中的阴道毛滴虫感染的潜在有用的组合药物疗法，其导致较少的全身副作用。

甲硝唑方案通常耐受性良好，并且副作用很少发展到停用甲硝唑疗法的严重程度，常见的副作用包括恶心、呕吐、头痛、失眠、头晕、嗜睡和皮疹。服用口服甲硝唑的患者在治疗过程中也抱怨口干和金属味。更严重的副作用，如周围神经病变、心悸、意识错乱、嗜酸性粒细胞增多和白细胞减少症很少见，并且似乎与硝基咪唑家族有关。停止治疗可缓解副作用，并且没有发现长期不良事件[28]。

在第一疗程中口腔和静脉滴注甲硝唑治疗滴虫病的治愈率为85%~95%。如果性伴侣同时接受治疗以预防再感染，这个比率会增加[91]。鉴于无症状的阴道毛滴虫感染的频率，强烈建议性伴侣同时治疗。

单剂量甲硝唑治疗阴道毛滴虫伴随细菌性阴道病或艾滋病毒和奈韦拉平为基础的抗逆转录病毒疗法与治疗失败率较高有关[103-106]。在这些情况下，应考虑用甲硝唑进行多剂量治疗，同时考虑患者不依从性的特定风险。

5 甲硝唑耐药性

5.1 耐药性机制

讨论2种建议的甲硝唑耐药机制，在这2种机制中，甲硝唑耐药性被分类为需氧或厌氧。提出的第一种机制涉及经由氢—甲酰胺的甲硝唑活化[107-113]；第二种机制是基于黄素还原酶[17, 114-116]。甲硝唑通过被动扩散进入阴道毛滴虫，其中药物通过单电子转移和双电子转移被还原，导致产生毒性代谢物[107, 117]，潜在的有毒自由基可能是硝基自由基、亚硝基咪唑或羟胺咪唑[118]。然而，甲硝唑还原为其活性代谢物的途径仍在争论中。毒性代谢物的作用靶标不明确，一个靶点可能是DNA，其中活性药物的瞬时结合导致染色体链的破坏和破裂，并且导致细胞快速死亡（5 h内）[119]。阴道毛滴虫DNA含有约71%的腺嘌呤和胸腺嘧啶残基，并且这些残基富含AT的区域被认为是甲硝唑活性的部位和药物特异性的原因[120]。甲硝唑代谢物靶向并破坏蛋白质和蛋白质运输也是可能的[17, 109]。

在氢化酶体（hydrogenosome）中甲硝唑耐药的第一种机制涉及被认为是负责甲硝唑活化的酶的活性。在这个细胞器内，药物与氢化酶（丙酮酸脱羧酶的末端酶）竞争铁氧还蛋白结合的电子。甲硝唑被还原并且通过形成硝基自由基而产生毒性代谢物[107, 117]。

有氧耐药性可能是由于氧清除机制受损导致甲硝唑代谢减少，这是由于铁氧还蛋白结合电子的氧竞争造成的。氧浓度增加和通过铁氧还蛋白的还原导致甲硝唑被还原量减少（即活性代谢产物减少），并且甲硝唑代谢产物被氧和氧自由基氧化成前药（称为"无效循环"）[112, 121]。此外，铁氧还蛋白活性降低也与有氧耐受有关[113, 122]，尽管单独的氧清除缺陷可能是其原因[123]。由于甲硝唑通过被动扩散进入阴道毛滴虫，使药物代谢减少为其活性形式将导致较少的整体运输进入细胞，并且疗效降低。需氧菌耐药性是几乎所有的临床耐药毛滴虫病的原因。

当涉及甲硝唑还原的氢化酶蛋白下调或缺失时，就会发生厌氧耐药。使用实验室生产的阴道毛滴虫抗药性菌株和相关的牛感染性滴虫、胎三毛滴虫的研究已经表明，铁氧还蛋白、PFOR和氢化酶的转录在高度耐药菌株中急剧减少或完全消除[110, 111]。耐厌氧的胎三毛滴虫菌株通常具有修饰的氢化酶体，其比在甲硝唑敏感的滴虫中发现的更小，可能反映它们的活性降低[111]。仅在实验室诱导的阴道毛滴虫抗甲硝唑耐药菌株中证实氢化酶体尺寸减小，而在临床抗性或敏感菌株中则没有[124]。与使用氧气使甲硝唑解毒的抗氧化滴虫不同，抗厌氧阴道毛滴虫对氧气极其敏感，并且只能在无氧环境下存活。推测这是因为PFOR和氢化酶具有保护毛滴虫免受活性氧自由基的作用。另外，阴道毛滴虫具有氢过氧化物酶和过氧化物酶还原酶，有助于保护寄生虫免受有毒氧化物引起的细胞损伤[108]。氢化酶功能的降低可导致保护阴道毛滴虫免受氧胁迫的酶的活性下调。厌氧的阴道毛滴虫对氧气的极度敏感可能解释了为什么这种菌株很少与疾病有关，因为男性和女性的泌尿生殖环境分别是需氧和微量需氧的。

由于PFOR介导的需要铁氧还蛋白的甲硝唑的活化不受铁氧还蛋白基因敲除的影响，并且修饰的菌株对甲硝唑敏感，所以已经提出了第二种抗性机制[17]。在第二种甲硝唑耐药机制中，Leitsch及其同事报道了胞质黄素还原酶（FR），以前称为NADPH氧化酶，它是黄素介导的阴道毛滴虫氧化还原反应的关键酶[17, 114-116]。

临床甲硝唑耐药的阴道毛滴虫分离株已报道FR活性降低或缺乏[115]。体外诱导的FR突变导致敏感分离株中对甲硝唑耐药[17]。此外，作者提出，铁氧还蛋白、PFOR和氢化酶活性的变化可能是黄素介导的氧化还原反应活性降低的结果。因此，在所描述的第一种机制中观察到的变化不会诱导甲硝唑耐药，而是耐药性的结果[17, 114]。

在确定黄素介导的氧化还原反应作用的研究中，在厌氧条件下生长的阴道毛滴虫分离株上使用二苯并碘（diphenyleneiodonium，DPI）黄素抑制剂后，获得了对甲硝唑的耐药性。在微氧或有氧条件下用DPI处理时滴虫是不可行的[114]，因此这些发现不适用于需氧耐药性。DPI完全抑制的硫氧还蛋白还原酶或DPI几乎完全抑制的FR是否会导致甲硝唑耐药尚不清楚。在另一项研究中，与甲硝唑敏感的分离株相比，临床抗性分离株的试验证明：FR活性降低，而不是硫氧还蛋白还原酶的活性未受影响[115]。然而，临床耐药菌株的有氧耐药而非厌氧耐药，FR水平并不总是直接与有氧耐受水平直接相关[115]。

Leitsch及其同事[116]鉴定了FR的7个全长基因，称为*FR1-FR7*。甲硝唑耐药菌株的FR1活性显著受损。在实验室诱导的耐厌氧菌株C1res和临床厌氧耐药菌株B7268中，其FR1活性缺失。有趣的是，当转染携带功能性*FR1*基因的质粒时，B7268在有氧条件下对甲硝唑的敏感性大部分恢复，这一发现证实了FR在有氧耐药中的作用，而DPI抑制剂研究未阐明这一点。

上述氧清除机制的损害仍然是有氧耐甲硝唑耐药性的一个解释。而导致清除氧气的机制尚不清楚。黄素还原酶和NADH氧化酶是2种阴道毛滴虫清除氧的机制。甲硝唑损害NADH氧化酶功能[116]。因此，在有氧条件下，具有FR功能受损和甲硝唑治疗的菌株细胞内积累氧气，导致甲硝唑的无效循环[116, 125]。无效循环导致母体药物甲硝唑的恢复，消除毒性代谢物。然而，还需要进一步的研究来阐明黄素介导的氧化还原途径的作用，并确定其耐药的直接机制。

已经提出的其他抗性机制包括氢酶体内的苹果酸依赖性电子传递、硝基还原酶基因中的单核苷酸多态性和氢酶体铁硫黄素蛋白的失活[126-128]。最后，缺乏解释甲硝唑和替硝唑交叉耐药性差异的数据。

5.2　耐药性诊断

当2个标准疗程治疗无法治愈时，通常怀疑带有甲硝唑耐药性的阴道毛滴虫感染，并且可以排除不依从性和再感染。目前估计有2%～6%的滴虫病病例是由对甲硝唑有一定程度耐药性的寄生虫引起[59, 129-133]。特定地区的概率可能会更高，一项对巴布亚新几内亚体外甲硝唑耐药性流行的研究报告指出，在检查的23例中有17.4%检测到甲硝唑耐药[134]。尽管高度耐药的微生物也被从临床样本中分离出来，但是低或中等耐药的滴虫是造成大多数顽固性感染的原因。

对阴道毛滴虫的甲硝唑敏感性试验与对其他微生物的药物敏感性试验相似。敏感性检测通常遵循Meingassner和Thurner[130]报道的程序。许多无菌培养基的样品含有一系列甲硝唑浓度（0.2～400 μg/mL），然后将滴虫分离物接种到每种药物培养基样品中并温育至少48 h，然后可以通过计算药物对生物体的最小抑制浓度（minimum inhibitory concentration，MIC）和/或最小致死性浓度（minimum lethal concentration，MLC）来评估甲硝唑的耐药性。通过在潜伏期后观察寄生虫的运动性来获得抑制性和致死性的耐药浓度。然后将含有不动的毛滴虫的样品接种到新鲜的无药培养基中，再孵育（至少48 h），并重新检查活细胞。MIC是非运动寄生虫存活下来的最低甲硝唑浓度（即在第二次接种后增殖）。MLC是所有滴虫杀死的最低浓度（即二次接种时不生长）。

体外甲硝唑药敏试验通常在有氧条件下进行，这部分归因于有氧测试更好地反映了阴道毛滴虫感染的发生环境，部分原因是厌氧菌测试并不总能准确反映临床表现[135]。此外，与厌氧菌相比，MIC和MLC值在有氧测试中高5倍以上，从而更好地区分耐药性。

目前，没有用于测定甲硝唑敏感性的阴道毛滴虫的标准体外试验。不同的研究人员喜欢不同的技术，在不同的条件下（有氧与无氧），计算的结果不同（MIC与MLC）。对有氧敏感性试验的文献进行的调查表明，一株阴道毛滴虫的MIC低于10 μg/mL，或MLC低于10 μg/mL，而通常认为50 μg/mL是对甲硝唑敏感的；MLC>400 μg/mL的阴道毛滴虫（MIC>50 μg/mL）将代表该寄生虫的高度耐药性菌株。不幸的是，体外药敏试验的结果与推荐的甲硝唑治疗剂量之间没有直接的相关性[136]。体外试验不一定反映临床分离株的体内甲硝唑敏感性水平或预测治疗结果[132, 137, 138]。因此，如果初始步治疗失败，可能难以确定持续治疗的疗程[139]。然而，在一项研究中，大多数根据甲硝唑敏感性结果治疗的患者在使用敏感性试验结果后被治愈[137]。在大多数诊断实验室中，易感性检测不是常规可用的。

5.3　初始治疗失败后的标准化治疗

由甲硝唑耐药的阴道毛滴虫引起的感染通常可以通过增加药物剂量和延长疗程来治愈。治疗失败后的标准剂量包括500 mg口服甲硝哒唑，一天2次，连续7 d；或2 g口服甲硝哒唑或替硝唑，一天1次，持续5 d。毫不奇怪，与增加（通常是双倍）治疗剂量相关的不良事件发生率更高。为了限制副作用，难治性感染治疗常结合口服和阴道甲硝唑疗法，或包括静脉注射药物[140]。标准的甲硝唑治疗与砷剂或克霉唑阴道栓剂或硫酸锌或聚维酮碘冲剂联合使用也有一些成功的报道[139, 141, 142]。虽然有关这些疗法作为治疗的有效性的证据有些传闻，但这些治疗确实改善了急性毛滴虫病的症状。

高度耐药的阴道毛滴虫感染病例难以解决，因为非常高剂量的甲硝唑对患者有毒性。由于没有替代硝基咪唑药物的可供选择，顽固性毛滴虫病患者有时会因复发感染而死亡，依靠缓解措施来控制症状。幸运的是，这种情况并不常见。总体而言，假定患者依从性并且无需再次暴露，第一疗程延长/联合治疗难治性滴虫的治愈率为80%[143]。疾病控制和预防中心建议咨询专家和敏感性试验以检测抗顽固性阴道毛滴虫感染[93]。

5.4　用于甲硝唑耐药性的替代性治疗

阴道毛滴虫感染的治疗方法很少。5-硝基咪唑家族的药物是目前唯一可以安全有效治疗滴虫病的药物。在硝基咪唑类药物中，甲硝唑和替硝唑可以较好地杀灭阴道毛滴虫活性，大多数研究显示替硝唑的治愈率与甲硝唑相当，但在稍低剂量（1.5 g单剂量）时有效[143-146]。高剂量口服替硝唑联合阴道内治疗（如替硝唑、克霉唑、巴龙霉素或氨苄青霉素）的报道证实可以治愈顽固性感染[147-150]。

耐药菌株对甲硝唑和替硝唑体外敏感性的比较显示，甲硝唑耐药和替硝唑耐药之间有很强的相关性（$r=0.870\,9$，$P<0.000\,1$）[151]。因此，非硝基咪唑治疗有明确的需求。

一项阴道内制剂巴龙霉素在治疗29例顽固性滴虫患者中有15例治愈[147, 150, 152-158]。2名患有甲硝唑耐药的阴道毛滴虫感染的患者对高剂量口服替硝唑联合巴龙霉素乳膏阴道内联合治疗2周有效。不幸的是，与汉霉素的情况一样（前面章节已有介绍），已经注意到包括生殖器黏膜疼痛和溃疡的副作用，使得巴龙霉素不太可能是理想的治疗方案[156, 159]。

3名患者中聚维酮碘未能治愈难治性阴道毛滴虫[148, 160, 161]。据报告有2名患者治愈[162, 163]。聚维酮碘阴道栓剂联合阴道甲硝唑治愈2例患者[162]，在一例中，聚维酮碘作为替代治疗未能克服硝基咪唑过敏[164]。在一项研究中，比较了2种持续时间的聚维酮碘治疗[165]，但是在"正统"治疗失败的患者中，有8%和30%的患者也未通过聚维酮碘治疗而得到治愈。

在甲硝唑问世之前，砷已被用作滴虫病的治疗。乙酰胂胺（阴道砷栓剂）清除了4例（4/6）患者的甲硝唑耐药性阴道毛滴虫感染[141, 142, 147, 157]。

少数病例已报道用乙酸或硼酸酸化阴道。根据5例患者的情况，乙酸尚未见报道缓解感染[152, 158, 160, 166]。2名患者需要多轮硼酸治疗[152]。由于患者对甲硝唑过敏，成功的硼酸治疗可视为一种替代治疗方法[164]。

使用壬苯醇醚-9治疗顽固性阴道炎感染的证据有限。已报道2种治愈性和2种不合格的治疗[147, 157, 160, 162]。据报道，呋喃唑酮和壬苯醇醚-9联合治疗对甲硝唑过敏和甲硝唑耐药的阴道毛滴虫的患者中有另外3种治疗失败和1次成功[148, 149, 153, 164]。提示缺乏有效性的最佳证据来自报道的随机试验，使用壬醇-9治疗甲硝唑敏感的阴道毛滴虫感染的治愈率为17.6%，使用甲硝唑的治愈率为100%[167]。

硝呋太尔（nifuratel）和呋喃唑酮（furazolidone）是硝基呋喃类药物。硝呋太尔尚未获准在美国使用，但在其他地区被用作妇科治疗滴虫病的药物。硝呋太尔的疗效在20世纪60年代和70年代的研究中已有报道，其治愈率在38%～80%波动[168, 169]。最近的研究报道了硝呋太尔体外和体内的有效性[170, 171]。Goodhew和Secor[170]指出接触性皮炎是一种不良反应。另外，Evans和Catterall报道了面部皮疹和全身性荨麻疹的3种不良事件。然而，Mendling等人的一项随机试验报道了硝呋太尔的非劣效性和可比较的安全性[171]。呋喃唑酮尽管具有体外活性，但不可能提供阴道毛滴虫感染的微生物学治愈[20, 137, 143, 148, 149, 153, 164, 173, 174]，呋喃唑酮在怀孕期间禁忌使用，并且因其遗传毒性和致癌作用[175, 176]而未被批准在美国使用。尽管有许多关于呋喃唑酮治疗失败的报道，但这种药物已被用作顽固性阴道毛滴虫感染的最后手段，在其他替代治疗失败时使用。已经研究了许多含有与硝基咪唑类似的硝基类化合物对阴道毛滴虫具有活性。硝唑尼特是一种5-硝基噻唑基，被证明对体外广谱的寄生虫具有活性。显示该药物对甲硝唑敏感和耐药菌株都显示出抗滴虫活性。此外，该药物已被证明毒性低（至少在体外）[124, 177, 178]。硝唑尼特治疗阴道毛滴虫并没有成功的报道[148, 173]。硝基噻唑衍生物尼克唑的分析表明它具有多种作用模式，有助于广谱抗菌活性。虽然具体的作用机制尚未阐明，但发现2种甲硝唑敏感和耐药的阴道菌都能被药物抑制[179]。然而，毒性是主要关注的问题，并且没有发现阴道毛滴虫的尼吉唑治疗的报道。磺胺咪唑具有2个官能团：磺酰胺和5-硝基咪唑。体外试验显示该药对有氧和厌氧细菌以及甲硝唑敏感和抗性的阴道毛滴虫均有效。但应该指出，抗性滴虫的MLC约为敏感菌株的5倍，可能反映了阴道毛滴虫对5-硝基咪唑组活性的抗性[180]。磺胺类药物的治疗效果非常有限[160, 181]。

用于治疗酒精中毒的药物双硫仑及其代谢产物双硫威已经显示出甲硝唑敏感和耐药菌株的体外

抗滴虫活性。这很有趣，因为甲硝唑可以诱导类似于双硫仑的反应，特别是与酒精一起使用时的恶心和呕吐[170, 182]。

这篇综述没有提供甲硝唑耐药的阴道炎感染患者的治疗指南，也没有文献报道的所有轶事治疗的广泛列表。Seña等总结了上述一些病例和成功治疗的剂量[95]。然而，成功的病例报告可能会受到先前失败的方案、治疗使用组合和初始症状改善的患者不能返回的后期随访的影响。

大量的研究超出了本章的范围和上面提供的重点，已经发表了该报道的阴道毛滴虫体外敏感性。例如，Goodhew和Secor[170]从美国药品收集图书馆筛选了1 040种药物。鉴定出2种非硝基咪唑药物（双硫仑和硝脲），其具有抑制阴道毛滴虫在体外，但不如甲硝唑有效。Seña等总结了体外测试的其他药物、植源性和微生物源性产品[95]。虽然初步体外研究已进行了大量的条滴虫活性药物植源性，但很少进行临床试验。随着甲硝唑耐药的阴道毛滴虫感染率上升，目前的替代疗法不可靠，因此研究有效的替代疗法势在必行。

5.5 预防性感染

性传播滴虫病的感染控制与其他性病相同。在使用口服（荷尔蒙）或预防性阴道［即壬醇-9（nonocynol-9）］避孕[183]的妇女中，安全套可有效预防疾病传播，使传播减少。割礼尚未被证实是防止男性阴道毛滴虫感染的有效方法，但男性包皮环切术可间接降低女性患病率（患病风险比为0.52，95%置信度的CI为0.05～0.98）[44, 184]。

由于在阴道分娩过程中，阴道毛滴虫寄生虫可以从母亲传递给新生儿，所以孕妇可以通过治疗来预防围产期感染。以前有人担心甲硝唑致畸性，基于研究表明细菌的致突变性和小鼠的致癌性[185, 186]。这导致孕妇不愿意治疗，或限制治疗到中期或晚期妊娠月。然而，一些meta分析显示，与对照组相比，用甲硝唑治疗的母亲所生的孩子的出生缺陷没有增加[187-190]。另外，治疗感染似乎是有益的，因为滴虫病与妊娠并发症如早产和低出生体重婴儿之间存在证实的关联。矛盾的是，治疗可能会增加早产风险。有4项研究报告了甲硝唑治疗后的妊娠结局[191-194]。每个研究使用具有不同人群特征的队列妨碍了研究结果的普遍性。尽管如此，4项研究报告早产风险显著增加的一项研究提出了一项治疗感染阴道毛滴虫的孕妇的建议。其他3项研究报告早产风险没有显著变化。所有4项研究报告低出生体重分娩风险没有显著变化[195, 196]。

目前，没有针对阴道毛滴虫感染的疫苗，并且没有满足可报告感染的足够标准[197, 198]。然而，在小鼠中存在成功的疫苗接种模型[46, 199]，以及已在商业上可用于预防牛中相关的滴虫胎儿感染的疫苗[200, 201]，这给出了希望，最终该疾病将是可预防的。鉴于滴虫病与其他性传播感染（特别是艾滋病毒）之间的关系，疫苗的开发将是预防这种性传播感染和其他性传播感染所导致的发病和死亡的极好措施。

参考文献

［1］ Arroyo R, González - Robles A, Martínez - Palomo A, Alderete J. Signalling of *Trichomonas vaginalis* for amoeboid transformation and adhesin synthesis follows cytoadherence. Mol Microbiol. 1993；7（2）：299-309.

［2］ Wartoń A, Honigberg B. Structure of trichomonads as revealed by scanning electron microscopy. J Protozool. 1979；26（1）：56-62.

［3］ Honigberg BM, Brugerolle G. Structure. In: Honigberg B, editor. Trichomonads parasitic in humans. 1st ed. New York：Springer；1990. p. 5-35.

［4］ Honigberg BM, King V. Structure of *Trichomonas vaginalis* Donné. J Parasitol. 1964；50（3）：345-64.

［5］ Dobell C. The common flagellate of the human mouth, *Trichomonas tenax*（OFM）：its discovery and its nomenclature. Parasitology. 1939；31（01）：138-46.

［6］ Wenrich D, Saxe L. *Trichomonas microti*, n. sp.（protozoa, Mastigophora）. J Parasitol. 1950；36（3）：261-9.

［7］ Cleveland L. *Tritrichomonas fecalis* nov. sp. of man；its ability to grow and multiply indefinitely in faeces diluted with tap water and in frogs and tadpoles. Am J Epidemiol. 1928；8（2）：232-55.

［8］ Heyworth PG, Gutteridge WE, Ginger CD. Purine metabolism in *Trichomonas vaginalis*. FEBS Lett. 1982; 141（1）: 106-10.

［9］ Heyworth PG, Gutteridge WE, Ginger CD. Pyrimidine metabolism in *Trichomonas vaginalis*. FEBS Lett. 1984; 176（1）: 55-60.

［10］ Beach DH, Holz GG, Singh BN, Lindmark DG. Fatty acid and sterol metabolism of cultured *Trichomonas vaginalis* and *Tritrichomonas foetus*. Mol Biochem Parasitol. 1990; 38（2）: 175-90.

［11］ Tsukahara T. Respiratory metabolism of *Trichomonas vaginalis*. Jpn J Microbiol. 1961; 5（2）: 157-69.

［12］ Linstead D, Cranshaw MA. The pathway of arginine catabolism in the parasitic flagellate *Trichomonas vaginalis*. Mol Biochem Parasitol. 1983; 8（3）: 241-52.

［13］ Johnson PJ, Lahti CJ, Bradley PJ. Biogenesis of the hydrogenosome in the anaerobic protist *Trichomonas vaginalis*. J Parasitol. 1993; 79（5）: 664-70.

［14］ Lindmark DG, Müller M, Shio H. Hydrogenosomes in *Trichomonas vaginalis*. J Parasitol. 1975; 63（3）: 552-4.

［15］ Kerscher L, Oesterhelt D. Pyruvate: ferredoxin oxidoreductase—new findings on an ancient enzyme. Trends Biochem Sci. 1982; 7（10）: 371-4.

［16］ Mack SR, Müller M. End products of carbohydrate metabolism in *Trichomonas vaginalis*. Comp Biochem Physiol B Biochem Mol Biol. 1980; 67（2）: 213-6.

［17］ Leitsch D, Kolarich D, Binder M, Stadlmann J, Altmann F, Duchêne M. *Trichomonas vaginalis*: Metronidazole and other nitroimidazole drugs are reduced by the flavin enzyme thioredoxin reductase and disrupt the cellular redox system. Implications for nitroimidazole toxicity and resistance. Mol Microbiol. 2009; 72（2）: 518-36.

［18］ Rasoloson D, Tomkova E, Cammack R, Kulda J, Tachezy J. Metronidazole-resistant strains of *Trichomonas vaginalis* display increased susceptibility to oxygen. Parasitology. 2001; 123（01）: 45-56.

［19］ Rowley J, Toskin I, Ndowa F. Global incidence and prevalence of selected curable sexually transmitted infections, 2008. Geneva: World Health Organization; 2012.

［20］ Bachmann LH, Hobbs MM, Seña AC, Sobel JD, Schwebke JR, Krieger JN, et al. *Trichomonas vaginalis* genital infections: progress and challenges. Clin Infect Dis. 2011; 53 Suppl 3: S160-72.

［21］ Satterwhite CL, Torrone E, Meites E, Dunne EF, Mahajan R, Ocfemia CB, et al. Sexually transmitted infections among US women and men: prevalence and incidence estimates, 2008. Sex Transm Dis. 2013; 40（3）: 187-93.

［22］ Dunne RL, Linda AD, Upcroft P, O'Donoghue PJ, Upcroft JA. Drug resistance in the sexually transmitted protozoan *Trichomonas vaginalis*. Cell Res. 2003; 13（4）: 239-49.

［23］ Poole DN, McClelland RS. Global epidemiology of *Trichomonas vaginalis*. Sex Transm Infect. 2013; 89（6）: 418-22.

［24］ Krieger JN, Jenny C, Verdon M, Siegel N, Springwater R, Critchlow CW, et al. Clinical manifestations of trichomoniasis in men. Ann Intern Med. 1993; 118（11）: 844-9.

［25］ Martin DH, Bowie WR. Urethritis in males. In: Holmes KK, Mardh PA, Sparling PF, Weisner PJ, editors. Sexually transmitted diseases. 3rd ed. New York: Mc Graw-Hill; 1999. p. 833-45.

［26］ Price MA, Zimba D, Hoffman IF, Kaydos-Daniels SC, Miller WC, Martinson F, et al. Addition of treatment for trichomoniasis to syndromic management of urethritis in Malawi: A randomized clinical trial. Sex Transm Dis. 2003; 30（6）: 516-22.

［27］ Rein MF, Müller M. *Trichomonas vaginalis* and trichomoniasis. In: Holmes KK, Mardh PA, Sparling PF, Weisner PJ, editors. Sexually transmitted diseases. 3rd ed. New York: McGraw-Hill; 1999. p. 481-92.

［28］ Lossick JG. Epidemiology of urogenital trichomoniasis. In: Honigberg BM, editor. Trichomonads parasitic in humans. 1st ed. New York: Springer; 1990. p. 311-23.

［29］ Weston TE, Nicol CS. Natural history of trichomonal infection in males. Br J Vener Dis. 1963; 39（4）: 251-7.

［30］ Whittington MJ. Epidemiology of infections with *Trichomonas vaginalis* in the light of improved diagnostic methods. Br J Vener Dis. 1957; 33（2）: 80-91.

［31］ Honigberg BM. Trichomonads of importance in human medicine. In: Krieger JP, editor. Parasitic protozoa, vol. 2. 1st ed. New York: Academic; 1978. p. 275-9.

［32］ Gallai Z, Sylvestre L. The present status of urogenital trichomoniasis. A general review of the literature. Appl Ther. 1966; 8（9）: 773-8.

［33］ Whittington MJ. The survival of *Trichomonas vaginalis* at temperatures below 37 ℃. J Hyg. 1951; 49（4）: 400-9.

［34］ Jirovec O, Petrů M. *Trichomonas vaginalis* and trichomoniasis. Adv Parasitol. 1968; 6: 117-88.

［35］ Kozlowska D, Wichrowska B. The effect of chlorine and its compounds used for disinfection of water on *Trichomonas vaginalis*. Wiad Parazytol. 1976; 22（4-5）: 433-5.

［36］ Pereira-Neves A, Benchimol M. *Trichomonas vaginalis*: In vitro survival in swimming pool water samples. Exp Parasitol. 2008; 118（3）: 438-41.

［37］ Crucitti T, Jespers V, Mulenga C, Khondowe S, Vandepitte J, Buvé A. Non-sexual transmission of *Trichomonas vaginalis* in adolescent girls attending school in Ndola, Zambia. PLoS One. 2011; 6（1）: e16310.

［38］ Peterson K, Drame D. Iatrogenic transmission of *Trichomonas vaginalis* by a traditional healer. Sex Transm Infect. 2010; 86（5）: 353-4.

［39］ Bruins MJ, Van Straaten ILM, Ruijs GJHM. Respiratory disease and *Trichomonas vaginalis* in premature newborn twins. Pediatr Infect Dis J. 2013; 32（9）: 1029-30.

［40］ Carter JE, Whithaus KC. Neonatal respiratory tract involvement by *Trichomonas vaginalis*: a case report and review of the literature. Am J Trop Med Hyg. 2008; 78（1）: 17-9.

［41］ Schwandt A, Williams C, Beigi RH. Perinatal transmission of *Trichomonas vaginalis*: a case report. J Reprod Med. 2008; 53（1）: 59-61.

［42］ Meysick K, Garber GE. *Trichomonas vaginalis*. Curr Opin Infect Dis. 1995; 8（1）: 22-5.

［43］ Reynolds M, Wilson J. Is *Trichomonas vaginalis* still a marker for other sexually transmitted infections in women? Int J STD AIDS. 1996; 7（2）: 131-2.

［44］ Kissinger P, Adamski A. Trichomoniasis and HIV interactions: a review. Sex Transm Infect. 2013; 89（6）: 426-33.

［45］ Hoffmann B, Kazanowska W, Kilczewski W, Krach J. Serological diagnosis of Trichomonas infection. Med Dosw Mikrobiol. 1963; 15: 91-9.

［46］ Smith JD, Garber GE. Trichomonas vaginalis infection induces vaginal CD4 cell infiltration in a mouse model: a vaccine strategy to reduce vaginal infection and HIV transmission. J Infect Dis. 2015; 212（2）: 285-93. doi: http://dx.doi.org/10.1093/infdis/jiv036.

［47］ Fastring DR, Amedee A, Gatski M, Clark RA, Mena LA, Levison J, et al. Co-occurrence of Trichomonas vaginalis and bacterial vaginosis and vaginal shedding of HIV-1 RNA. Sex Transm Dis. 2014; 41（3）: 173-9.

［48］ Hobbs MM, Lapple DM, Lawing LF, Schwebke JR, Cohen MS, Swygard H, et al. Methods for detection of Trichomonas vaginalis in the male partners of infected women: Implications for control of trichomoniasis. J Clin Microbiol. 2006; 44（11）: 3994-9.

［49］ Krieger JN. Trichomoniasis in men: old issues and new data. Sex Transm Dis. 1995; 22（2）: 83-96.

［50］ Schwebke JR, Hook III EW. High rates of Trichomonas vaginalis among men attending a sexually transmitted diseases clinic: implications for screening and urethritis management. J Infect Dis. 2003; 188（3）: 465-8.

［51］ Seña AC, Miller WC, Hobbs MM, Schwebke JR, Leone PA, Swygard H, et al. Trichomonas vaginalis infection in male sexual partners: implications for diagnosis, treatment, and prevention. Clin Infect Dis. 2007; 44（1）: 13-22.

［52］ Krieger JN. Epidemiology and clinical manifestations of urogenital trichomoniasis in men. In: Honigberg BM, editor. Trichomonads parasitic in humans. 1st ed. New York: Springer; 1990. p. 235-45.

［53］ Abdolrasouli A, Croucher A, Roushan A, Gaydos CA. Bilateral conjunctivitis due to Trichomonas vaginalis without genital infection: an unusual presentation in an adult man. J Clin Microbiol. 2013; 51（9）: 3157-9.

［54］ Hrbacek J, Urban M, Hamsikova E, Tachezy R, Heracek J. Thirty years of research on infection and prostate cancer: no conclusive evidence for a link. A systematic review. Urol Oncol. 2013; 31（7）: 951-65.

［55］ Yow MA, Tabrizi SN, Severi G, Bolton DM, Pedersen J, Longano A, et al. Detection of infectious organisms in archival prostate cancer tissues. BMC Cancer. 2014; 14（1）: 579.

［56］ Fichorova RN. Impact of T. vaginalis infection on innate immune responses and reproductive outcome. J Reprod Immunol. 2009; 83（1-2）: 185-9.

［57］ Krieger JN. Prostatitis syndromes: pathophysiology, differential diagnosis, and treatment. Sex Transm Dis. 1984; 11（2）: 100-12.

［58］ Mitteregger D, Aberle SW, Makristathis A, Walochnik J, Brozek W, Marberger M, et al. High detection rate of Trichomonas vaginalis in benign hyperplastic prostatic tissue. Med Microbiol Immunol. 2012; 201（1）: 113-6.

［59］ Petrin D, Delgaty K, Bhatt R, Garber G. Clinical and microbiological aspects of Trichomonas vaginalis. Clin Microbiol Rev. 1998; 11（2）: 300-17.

［60］ Rendón-Maldonado JG, Espinosa-Cantellano M, González-Robles A, Martínez-Palomo A. Trichomonas vaginalis: In vitro phagocytosis of lactobacilli, vaginal epithelial cells, leukocytes, and erythrocytes. Exp Parasitol. 1998; 89（2）: 241-50.

［61］ Lehker MW, Arroyo R, Alderete JF. The regulation by iron of the synthesis of adhesins and cytoadherence levels in the protozoan Trichomonas vaginalis. J Exp Med. 1991; 174（2）: 311-8.

［62］ Rein MF. Trichomoniasis in VD clinic women. Paper presented at the annual meeting of the American Public Health Association, Washington DC, November 1; 1977.

［63］ Heine P, McGregor JA. Trichomonas vaginalis: a reemerging pathogen. Clin Obstet Gynecol. 1993; 36（1）: 137-44.

［64］ Wølner-Hanssen P, Krieger JN, Stevens CE, Kiviat NB, Koutsky L, Critchlow C, et al. Clinical manifestations of vaginal trichomoniasis. JAMA. 1989; 261（4）: 571-6.

［65］ Rodgerson EB. Vulvovaginal papillomas and Trichomonas vaginalis. Obstet Gynecol. 1972; 40（3）: 327-33.

［66］ Gupta PK, Frost JK. Cytopathology and histopathology of the female genital tract in Trichomonas vaginalis infection. In: Honigberg B, editor. Trichomonads parasitic in humans. 1st ed. New York: Springer; 1990. p. 274-90.

［67］ Rein MF, Chapel TA. Trichomoniasis, candidiasis, and the minor venereal diseases. Clin Obstet Gynecol. 1975; 18（1）: 73-88.

［68］ Silver BJ, Guy RJ, Kaldor JM, Jamil MS, Rumbold AR. Trichomonas vaginalis as a cause of perinatal morbidity: a systematic review and meta-analysis. Sex Transm Dis. 2014; 41（6）: 369-76.

［69］ Rein MF, Holmes K. Non-specific vaginitis, vulvovaginal candidiasis, and trichomoniasis: clinical features, diagnosis and management. In: Remington JS, Swartz MN, editors. Current clinical topics in infectious diseases, vol. 4. 1st ed. New York: McGraw-Hill; 1983. p. 281-315.

［70］ Vontver LA, Eschenbach DA. The role of Gardnerella vaginalis in nonspecific vaginitis. Clin Obstet Gynecol. 1981; 24（2）: 439-60.

［71］ Chen KC, Amsel R, Eschenbach DA, Holmes KK. Biochemical diagnosis of vaginitis: determination of diamines in vaginal fluid. J Infect Dis. 1982; 145（3）: 337-45.

［72］ Hobbs MM, Seña AC. Modern diagnosis of Trichomonas vaginalis infection. Sex Transm Infect. 2013; 89（6）: 434-8.

［73］ Fouts AC, Kraus SJ. Trichomonas vaginalis: reevaluation of its clinical presentation and laboratory diagnosis. J Infect Dis. 1980; 141（2）: 137-43.

［74］ O'Connor BH, Adler MW. Current approaches to the diagnosis, treatment, and reporting of trichomoniasis and candidosis. Br J Vener Dis. 1979; 55（1）: 52-7.

［75］ McMillan A. Laboratory diagnostic methods and cryopreservation of trichomonads. In: Honigberg B, editor. Trichomonads parasitic in humans. 1st ed. New York: Springer; 1990. p. 297-310.

［76］ Nielsen R. Trichomonas vaginalis. I. Survival in solid Stuart's medium. Br J Vener Dis. 1969; 45（4）: 328-31.

［77］ Rayner CF. Comparison of culture media for the growth of Trichomonas vaginalis. Br J Vener Dis. 1968; 44（1）: 63-6.

［78］ Mason PR, Super H, Fripp PJ. Comparison of four techniques for the routine diagnosis of Trichomonas vaginalis infection. J Clin Pathol. 1976; 29（2）: 154-7.

［79］ Hipp SS, Kirkwood MW, Gaafar HA. Screening for Trichomonas vaginalis infection by use of acridine orange fluorescent microscopy.

Sex Transm Dis. 1979；6（4）：235-8.

［80］ Nagesha C，Ananthakrishna N，Sulochana P. Clinical and laboratory studies on vaginal trichomoniasis. Am J Obstet Gynecol. 1970；106（6）：933-5.

［81］ Werness BA. Cytopathology of sexually transmitted disease. Clin Lab Med. 1989；9（3）：559-72.

［82］ Weinberger MW，Harger JH. Accuracy of the Papanicolaou smear in the diagnosis of asymptomatic infection with *Trichomonas vaginalis*. Obstet Gynecol. 1993；82（3）：425-9.

［83］ Williams JA，Ofner S，Batteiger BE，Fortenberry JD，Van Der Pol B. Duration of polymerase chain reaction-detectable DNA after treatment of *Chlamydia trachomatis*，*Neisseria gonorrhoeae*，and *Trichomonas vaginalis* infections in women. Sex Transm Dis. 2014；41（3）：215-9.

［84］ Peterman TA，Tian LH，Metcalf CA，Malotte CK，Paul SM，Douglas J，et al. Persistent，undetected *Trichomonas vaginalis* infections? Clin Infect Dis. 2009；48（2）：259-60.

［85］ Gaydos C，Hardick J. Point of care diagnostics for sexually transmitted infections：perspectives and advances. Expert Rev Anti Infect Ther. 2014；12（6）：657-72.

［86］ Pearce DM，Styles DN，Hardick JP，Gaydos CA. A new rapid molecular point-of-care assay for Trichomonas vaginalis：Preliminary performance data. Sex Transm Infect. 2013；89（6）：495-7.

［87］ Alderete JF，Provenzano D. The vagina has reducing environment sufficient for activation of *Trichomonas vaginalis* cysteine proteinases. Genitourin Med. 1997；73（4）：291-6.

［88］ Krieger JN，Rein MF. Zinc sensitivity of *Trichomonas vaginalis*：in vitro studies and clinical implications. J Infect Dis. 1982；146（3）：341-5.

［89］ Cosar C，Julou L. The activity of 1-（2-hydroxyethyl）-2-methyl-5-nitroimidazole（R. P. 8823）against experimental *Trichomonas vaginalis* infections. Ann Inst Pasteur（Paris）. 1959；96（2）：238-41.

［90］ Dubini F，Riviera L，Cocuzza C，Bellotti MG. Antibacterial，antimycotic and trichomonicidal activity of a new nitroimidazole（EU 11100）. J Chemother. 1992；4（6）：342-6.

［91］ Lossick JG. Treatment of sexually transmitted vaginosis/vaginitis. Rev Infect Dis. 1990；12 Suppl 6：S665-81.

［92］ Sherrard J，Ison C，Moody J，Wainwright E，Wilson J，Sullivan A. United Kingdom national guideline on the management of *Trichomonas vaginalis* 2014. Int J STD AIDS. 2014；25（8）：541-9.

［93］ Workowski KA，Berman S. Sexually transmitted diseases treatment guidelines，2010. Morb Mortal Weekly Rep. 2010；59（12 RR）：1-113.

［94］ Lewis D. Trichomoniasis. Medicine（United Kingdom）. 2014；42（7）：369-71.

［95］ Seña AC，Bachmann LH，Hobbs MM. Persistent and recurrent *Trichomonas vaginalis* infections：epidemiology，treatment and management considerations. Expert Rev Anti Infect Ther. 2014；12（6）：673-85.

［96］ Lushbaugh WB，Cleary JD，Finley RW. Cytotoxicity of hamycin for *Trichomonas vaginalis*，HeLa and BHK-21. J Antimicrob Chemother. 1995；36（5）：795-802.

［97］ Alper MM，Barwin BN，McLean WM，McGilveray IJ，Sved S. Systemic absorption of metronidazole by the vaginal route. Obstet Gynecol. 1985；65（6）：781-4.

［98］ Kane PO，McFadzean JA，Squires S. Absorption and excretion of metronidazole. II. Studies on primary failures. Br J Vener Dis. 1961；37（4）：276-7.

［99］ Tidwell BH，Lushbaugh WB，Laughlin MD，Cleary JD，Finley RW. A double-blind placebo-controlled trial of single-dose intravaginal versus single-dose oral metronidazole in the treatment of trichomonal vaginitis. J Infect Dis. 1994；170（1）：242-6.

［100］ Turgut EH，Özyazici M. Bioavailability file：Metronidazole. FABAD J Pharm Sci. 2004；29（1）：39-49.

［101］ Cunningham FE，Kraus DM，Brubaker L，Fischer JH. Pharmacokinetics of intravaginal metronidazole gel. J Clin Pharmacol. 1994；34（11）：1060-5.

［102］ Schwebke JR，Lensing SY，Sobel J. Intravaginal metronidazole/miconazole for the treatment of vaginal trichomoniasis. Sex Transm Dis. 2013；40（9）：710-4.

［103］ Adamski A，Clark RA，Mena L，Henderson H，Levison J，Schmidt N，et al. The Influence of ART on the treatment of *Trichomonas vaginalis* among HIV-infected women. Clin Infect Dis. 2014；59（6）：883-7.

［104］ Balkus JE，Richardson BA，Mochache V，Chohan V，Chan JD，Masese L，et al. A prospective cohort study comparing the effect of single-dose 2 g metronidazole on *Trichomonas vaginalis* infection in HIV-seropositive versus HIV-seronegative women. Sex Transm Dis. 2013；40（6）：499-505.

［105］ Gatski M，Martin DH，Levison J，Mena L，Clark RA，Murphy M，et al. The influence of bacterial vaginosis on the response to *Trichomonas vaginalis* treatment among HIV-infected women. Sex Transm Infect. 2011；87（3）：205-8.

［106］ Kissinger P，Mena L，Levison J，Clark RA，Gatski M，Henderson H，et al. A randomized treatment trial：single versus 7-day dose of metronidazole for the treatment of *Trichomonas vaginalis* among HIV-infected women. J Acquir Immune Defic Syndr. 2010；55（5）：565-71.

［107］ Edwards DI. Nitroimidazole drugs—action and resistance mechanisms. I. Mechanisms of action. J Antimicrob Chemother. 1993；31（1）：9-20.

［108］ Ellis JE，Yarlett N，Cole D，Humphreys MJ，Lloyd D. Antioxidant defences in the microaerophilic protozoan *Trichomonas vaginalis*：comparison of metronidazole-resistant and-sensitive strains. Microbiology. 1994；140（Pt 9）：2489-94.

［109］ Kulda J. Trichomonads，hydrogenosomes and drug resistance. Int J Parasitol. 1999；29（2）：199-212.

［110］ Kulda J，Tachezy J，Čerkasovova A. In vitro induced anaerobic resistance to metronidazole in *Trichomonas vaginalis*. J Eukaryot Microbiol. 1993；40（3）：262-9.

［111］ Land KM，Clemens DL，Johnson PJ. Loss of multiple hydrogenosomal proteins associated with organelle metabolism and high-level drug resistance in trichomonads. Exp Parasitol. 2001；97（2）：102-10.

[112] Perez-Reyes E, Kalyanaraman B, Mason RP. The reductive metabolism of metronidazole and ronidazole by aerobic liver microsomes. Mol Pharmacol. 1980；17（2）：239-44.

[113] Vidakovic M, Crossnoe CR, Neidre C, Kim K, Krause KL, Germanas JP. Reactivity of reduced[2Fe-2S]ferredoxins parallels host susceptibility to nitroimidazoles. Antimicrob Agents Chemother. 2003；47（1）：302-8.

[114] Leitsch D, Kolarich D, Duchêne M. The flavin inhibitor diphenyleneiodonium renders *Trichomonas vaginalis* resistant to metronidazole, inhibits thioredoxin reductase and flavin reductase, and shuts off hydrogenosomal enzymatic pathways. Mol Biochem Parasitol. 2010；171（1）：17-24.

[115] Leitsch D, Drinić M, Kolarich D, Duchêne M. Down-regulation of flavin reductase and alcohol dehydrogenase-1（ADH1）in metronidazole-resistant isolates of *Trichomonas vaginalis*. Mol Biochem Parasitol. 2012；183（2）：177-83.

[116] Leitsch D, Janssen BD, Kolarich D, Johnson PJ, Duchêne M. *Trichomonas vaginalis* flavin reductase 1 and its role in metronidazole resistance. Mol Microbiol. 2014；91（1）：198-208.

[117] Lloyd D, Kristensen B. Metronidazole inhibition of hydrogen production in vivo in drug-sensitive and resistant strains of *Trichomonas vaginalis*. J Gen Microbiol. 1985；131（4）：849-53.

[118] Moreno SN, Docampo R. Mechanism of toxicity of nitro compounds used in the chemotherapy of trichomoniasis. Environ Health Perspect. 1985；64：199-208.

[119] Ings RM, McFadzean JA, Ormerod WE. The mode of action of metronidazole in *Trichomonas vaginalis* and other micro-organisms. Biochem Pharmacol. 1974；23（9）：1421-9.

[120] Edwards DI. Mechanisms of selective toxicity of metronidazole and other nitroimidazole drugs. Br J Vener Dis. 1980；56（5）：285-90.

[121] Yarlett N, Yarlett NC, Lloyd D. Metronidazole-resistant clinical isolates of *Trichomonas vaginalis* have lowered oxygen affinities. Mol Biochem Parasitol. 1986；19（2）：111-6.

[122] Yarlett N, Yarlett NC, Lloyd D. Ferredoxin-dependent reduction of nitroimidazole derivatives in drug-resistant and susceptible strains of *Trichomonas vaginalis*. Biochem Pharmacol. 1986；35（10）：1703-8.

[123] Land KM, Delgadillo - Correa MG, Tachezy J, Vanacova S, Hsieh CL, Sutak R, et al. Targeted gene replacement of a ferredoxin gene in *Trichomonas vaginalis* does not lead to metronidazole resistance. Mol Microbiol. 2004；51（1）：115-22.

[124] Wright JM, Webb RI, O'Donoghue P, Upcroft P, Upcroft JA. Hydrogenosomes of laboratory-induced metronidazole-resistant *Trichomonas vaginalis* lines are downsized while those from clinically metronidazole-resistant isolates are not. J Eukaryot Microbiol. 2010；57（2）：171-6.

[125] Mason RP, Holtzman JL. The role of catalytic superoxide formation in the O_2 inhibition of nitroreductase. Biochem Biophys Res Commun. 1975；67（4）：1267-74.

[126] Hrdy I, Cammack R, Stopka P, Kulda J, Tachezy J. Alternative pathway of metronidazole activation in *Trichomonas vaginalis* hydrogenosomes. Antimicrob Agents Chemother. 2005；49（12）：5033-6.

[127] Paulish-Miller TE, Augostini P, Schuyler JA, Smith WL, Mordechai E, Adelson ME, et al. *Trichomonas vaginalis* metronidazole resistance is associated with single nucleotide polymorphisms in the nitroreductase genes *ntr4Tv* and *ntr6Tv*. Antimicrob Agents Chemother. 2014；58（5）：2938-43.

[128] Smutna T, Pilarova K, Tarabek J, Tachezy J, Hrdy I. Novel functions of an iron-sulfur flavoprotein from *Trichomonas vaginalis* hydrogenosomes. Antimicrob Agents Chemother. 2014；58（6）：3224-32.

[129] Kirkcaldy RD, Augostini P, Asbel LE, Bernstein KT, Kerani RP, Mettenbrink CJ, et al. *Trichomonas vaginalis* antimicrobial drug resistance in 6 US cities, STD surveillance network, 2009—2010. Emerg Infect Dis. 2012；18（6）：939-43.

[130] Meingassner JG, Thurner J. Strain of *Trichomonas vaginalis* resistant to metronidazole and other 5-nitroimidazoles. Antimicrob Agents Chemother. 1979；15（2）：254-7.

[131] Schmid G, Narcisi E, Mosure D, Secor WE, Higgins J, Moreno H. Prevalence of metronidazole-resistant *Trichomonas vaginalis* in a gynecology clinic. J Reprod Med. 2001；46（6）：545-9.

[132] Schwebke JR, Barrientes FJ. Prevalence of *Trichomonas vaginalis* isolates with resistance to metronidazole and tinidazole. Antimicrob Agents Chemother. 2006；50（12）：4209-10.

[133] Sobel JD, Nagappan V, Nyirjesy P. Metronidazole-resistant vaginal trichomoniasis—an emerging problem. N Engl J Med. 1999；341（4）：292-3.

[134] Upcroft JA, Dunn LA, Wal T, Tabrizi S, Delgadillo-Correa MG, Johnson PJ, et al. Metronidazole resistance in *Trichomonas vaginalis* from highland women in Papua New Guinea. Sex Health. 2009；6（4）：334-8.

[135] Müller M. Reductive activation of nitroimidazoles in anaerobic microorganisms. Biochem Pharmacol. 1986；35（1）：37-41.

[136] Lossick JG, Müller M, Gorrell TE. In vitro drug susceptibility and doses of metronidazole required for cure in cases of refractory vaginal trichomoniasis. J Infect Dis. 1986；153（5）：948-55.

[137] Bosserman EA, Helms DJ, Mosure DJ, Secor WE, Workowski KA. Utility of antimicrobial susceptibility testing in *Trichomonas vaginalis*-infected women with clinical treatment failure. Sex Transm Dis. 2011；38（10）：983-7.

[138] Krashin JW, Koumans EH, Bradshaw-Sydnor A, Braxton JR, Evan Secor W, Sawyer MK, et al. *Trichomonas vaginalis* prevalence, incidence, risk factors and antibiotic-resistance in an adolescent population. Sex Transm Dis. 2010；37（7）：440-4.

[139] Lossick JG, Kent HL. Trichomoniasis：trends in diagnosis and management. Obstet Gynecol. 1991；165（4）：1217-22.

[140] Grossman 3rd JH, Galask RP. Persistent vaginitis caused by metronidazole-resistant *Trichomonas*. Obstet Gynecol. 1990；76（3 Pt 2）：521-2.

[141] Chen MY, Smith NA, Fox EF, Bingham JS, Barlow D. Acetarsol pessaries in the treatment of metronidazole resistant *Trichomonas vaginalis*. Int J STD AIDS. 1999；10（4）：277-80.

[142] Watson PG, Pattman RS. Arsenical pessaries in the successful elimination of metronidazole-resistant *Trichomonas vaginalis*. Int J STD

AIDS. 1996；7（4）：296-7.

［143］ Narcisi EM，Secor WE. In vitro effect of tinidazole and furazolidone on metronidazole-resistant *Trichomonas vaginalis*. Antimicrob Agents Chemother. 1996；40（5）：1121-5.

［144］ Fung HB，Doan T. Tinidazole：a nitroimidazole antiprotozoal agent. Clin Ther. 2005；27（12）：1859-84.

［145］ Malla N，Gupta I，Sokhey C，Sehgal R，Ganguly N，Mahajan R. In vitro evaluation of metronidazole and tinidazole on strains of Trichomonas vaginalis. Indian J Med Microbiol. 1988；6（4）：297-301.

［146］ Nailor MD，Sobel JD. Tinidazole for the treatment of vaginal infections. Expert Opin Investig Drugs. 2007；16（5）：743-51.

［147］ Mammen-Tobin A，Wilson JD. Management of metronidazole-resistant Trichomonas vaginalis—a new approach. Int J STD AIDS. 2005；16（7）：488-90.

［148］ Nyirjesy P，Gilbert J，Mulcahy LJ. Resistant trichomoniasis：successful treatment with combination therapy. Sex Transm Dis. 2011；38（10）：962-3.

［149］ Saurina G，DeMeo L，McCormack WM. Cure of metronidazoleand tinidazole-resistant trichomoniasis with use of high-dose oral and intravaginal tinidazole. Clin Infect Dis. 1998；26（5）：1238-9.

［150］ Sobel JD，Nyirjesy P，Brown W. Tinidazole therapy for metronidazole-resistant vaginal trichomoniasis. Clin Infect Dis. 2001；33（8）：1341-6.

［151］ Crowell AL，Sanders-Lewis KA，Secor WE. In vitro metronidazole and tinidazole activities against metronidazole-resistant strains of *Trichomonas vaginalis*. Antimicrob Agents Chemother. 2003；47（4）：1407-9.

［152］ Aggarwal A，Shier RM. Recalcitrant *Trichomonas vaginalis* infections successfully treated with vaginal acidification. J Obstet Gynaecol. 2008；30（1）：55-8.

［153］ Goldman LM，Upcroft JA，Workowski K，Rapkin A. Treatment of metronidazole-resistant *Trichomonas vaginalis*. Sex Health. 2009；6（4）：345-7.

［154］ Nyirjesy P，Weitz MV，Gelone SP，Fekete T. Paromomycin for nitroimidazole-resistant trichomonosis. Lancet. 1995；346（8982）：1110.

［155］ Nyirjesy P，Sobel JD，Weitz MV，Leaman DJ，Gelone SP. Difficult-to-treat trichomoniasis：results with paromomycin cream. Clin Infect Dis. 1998；26（4）：986-8.

［156］ Tayal SC，Ochogwu SA，Bunce H. Paromomycin treatment of recalcitrant *Trichomonas vaginalis*. Int J STD AIDS. 2010；21（3）：217-8.

［157］ Walker PP，Hall RE，Wilson JD. Arsenical pessaries in the treatment of metronidazole-resistant *Trichomonas vaginalis*. Int J STD AIDS. 1997；8（7）：473.

［158］ Wood S，Kennedy CM，Galask RP. Prolonged vaginal and oral metronidazole for refractory *Trichomonas vaginalis*：a case report. J Reprod Med. 2007；52（11）：1057-8.

［159］ Poppe WA. Nitroimidazole-resistant vaginal trichomoniasis treated with paromomycin. Eur J Obstet Gynecol Reprod Biol. 2001；96（1）：119-20.

［160］ Livengood III CH，Lossick JG. Resolution of resistant vaginal trichomoniasis associated with the use of intravaginal nonoxynol-9. Obstet Gynecol. 1991；78（5 Pt 2）：954-6.

［161］ Pattman RS，Sprott MS，Kearns AM，Earnshaw M. Failure of mebendazole to cure trichomonal vaginitis resistant to metronidazole：case reports. Genitourin Med. 1989；65（4）：274-5.

［162］ Waters LJ，Dave SS，Deayton JR，French PD. Recalcitrant *Trichomonas vaginalis* infection—a case series. Int J STD AIDS. 2005；16（7）：505-9.

［163］ Wong CA，Wilson PD，Chew TA. Povidone - iodine in the treatment of metronidazole - resistant *Trichomonas vaginalis*. Aust N Z J Obstet Gynaecol. 1990；30（2）：169-71.

［164］ Muzny C，Barnes A，Mena L. Symptomatic *Trichomonas vaginalis* infection in the setting of severe nitroimidazole allergy：successful treatment with boric acid. Sex Health. 2012；9（4）：389-91.

［165］ Henderson JN，Tait IB. The use of povidone-iodine（'Betadine'）pessaries in the treatment of candidal and trichomonal vaginitis. Curr Med Res Opin. 1975；3（3）：157-62.

［166］ Hamed KA，Studemeister AE. Successful response of metronidazole-resistant trichomonal vaginitis to tinidazole. A case report. Sex Transm Dis. 1992；19（6）：339-40.

［167］ Antonelli NM，Diehl SJ，Wright JW. A randomized trial of intravaginal nonoxynol 9 versus oral metronidazole in the treatment of vaginal trichomoniasis. Obstet Gynecol. 2000；182（5）：1008-10.

［168］ Forna F，Gülmezoglu AM. Interventions for treating trichomoniasis in women. Cochrane Database Syst Rev. 2003；2：CD000218.

［169］ Fowler W，Hussain M. Nifuratel（Magmilor）in trichomonal vaginitis. Br J Vener Dis. 1968；44（4）：331-3.

［170］ Goodhew EB，Secor WE. Drug library screening against metronidazole-sensitive and metronidazole-resistant *Trichomonas vaginalis* isolates. Sex Transm Infect. 2013；89（6）：479-84.

［171］ Mendling W，Caserini M，Palmieri R. A randomised，double-blind，controlled study to assess the efficacy and safety of nifuratel in the treatment of trichomoniasis. Sex Transm Infect. 2013；89 Suppl 1：A38.

［172］ Evans BA，Catterall RD. Nifuratel compared with metronidazole in the treatment of trichomonal vaginitis. Br Med J. 1970；2（5705）：335-6.

［173］ Dan M，Sobel JD. Failure of nitazoxanide to cure trichomoniasis in three women. Sex Transm Dis. 2007；34（10）：813-4.

［174］ Helms DJ，Mosure DJ，Secor WE，Workowski KA. Management of *Trichomonas vaginalis* in women with suspected metronidazole hypersensitivity. Obstet Gynecol. 2008；198（4）：370.e1-370.e7.

［175］ De Francesco V，Ierardi E，Hassan C，Zullo A. Is furazolidone therapy for Helicobacter pylori effective and safe? Dig Dis Sci. 2009；54（10）：2298-9.

［176］ Subramanian C，Sobel JD. A case of high-level metronidazole-resistant trichomoniasis in pregnancy successfully treated. J Low Genit Tract Dis. 2011；15（3）：248-9.

［177］ Ackers J. Immunologic aspects of human trichomoniasis. In：Honigberg BM，editor. Trichomonads parasitic in humans. 1st ed. New York：Springer；1990. p. 36-52.

［178］ Anderson VR，Curran MP. Nitazoxanide：a review of its use in the treatment of gastrointestinal infections. Drugs. 2007；67（13）：1947-67.

［179］ Yarlett N，Rowlands C，Yarlett NC，Evans JC，Lloyd D. Reduction of niridazole by metronidazole resistant and susceptible strains of *Trichomonas vaginalis*. Parasitology. 1987；94（Pt 1）：93-9.

［180］ Malagoli M，Rossi T，Baggio A，Zandomeneghi G，Zanca A，Casolari C，et al. In vitro study of chemotherapeutic activity of sulphimidazole on some sensitive and metronidazole-resistant *Trichomonas vaginalis* strains. Pharmacol Res. 2002；46（5）：469-72.

［181］ duBouchet L，Spence MR，Rein MF，Danzig MR，McCormack WM. Multicenter comparison of clotrimazole vaginal tablets，oral metronidazole，and vaginal suppositories containing sulfanilamide，aminacrine hydrochloride，and allantoin in the treatment of symptomatic trichomoniasis. Sex Transm Dis. 1997；24（3）：156-60.

［182］ Bouma MJ，Snowdon D，Fairlamb AH，Ackers JP. Activity of disulfiram［bis（diethylthiocarbamoyl）disulphide］and ditiocarb（diethyldithiocarbamate）against metronidazole-sensitive and -resistant *Trichomonas vaginalis* and *Tritrichomonas foetus*. J Antimicrob Chemother. 1998；42（6）：817-20.

［183］ Bramley M，Kinghorn G. Do oral contraceptives inhibit *Trichomonas vaginalis*? Sex Transm Dis. 1979；6（4）：261-3.

［184］ Tobian AAR，Kacker S，Quinn TC. Male circumcision：a globally relevant but under-utilized method for the prevention of HIV and other sexually transmitted infections. Annu Rev Med. 2014；65：293-306.

［185］ Connor TH，Stoeckel M，Evrard J，Legator MS. The contribution of metronidazole and two metabolites to the mutagenic activity detected in urine of treated humans and mice. Cancer Res. 1977；37（2）：629-33.

［186］ Lindmark DG，Müller M. Antitrichomonad action，mutagenicity，and reduction of metronidazole and other nitroimidazoles. Antimicrob Agents Chemother. 1976；10（3）：476-82.

［187］ Caro - Patón T，Carvajal A，Martín de Diego I，Martín - Arias LH，Alvarez Requejo A，Pinilla ER. Is metronidazole teratogenic? A meta - analysis. Br J Clin Pharmacol. 1997；44（2）：179-82.

［188］ Czeizel AE，Rockenbauer M. A population based case - control teratologic study of oral metronidazole treatment during pregnancy. Br J Obstet Gynaecol. 1998；105（3）：322-7.

［189］ Lamont HF，Blogg HJ，Lamont RF. Safety of antimicrobial treatment during pregnancy：a current review of resistance，immunomodulation and teratogenicity. Expert Opin Drug Saf. 2014；13（12）：1569-81.

［190］ Rosa FW，Baum C，Shaw M. Pregnancy outcomes after first-trimester vaginitis drug therapy. Obstet Gynecol. 1987；69（5）：751-5.

［191］ Kigozi GG，Brahmbhatt H，Wabwire-Mangen F，Wawer MJ，Serwadda D，Sewankambo N，et al. Treatment of *Trichomonas* in pregnancy and adverse outcomes of pregnancy：a subanalysis of a randomized trial in Rakai，Uganda. Obstet Gynecol. 2003；189（5）：1398-400.

［192］ Klebanoff MA，Carey JC，Hauth JC，Hillier SL，Nugent RP，Thom EA，et al. Failure of metronidazole to prevent preterm delivery among pregnant women with asymptomatic *Trichomonas vaginalis* infection. N Engl J Med. 2001；345（7）：487-93.

［193］ Ross SM，van Middelkoop A. *Trichomonas* infection in pregnancy—does it affect perinatal outcome? S Afr Med J. 1983；63（15）：566-7.

［194］ Stringer E，Read JS，Hoffman I，Valentine M，Aboud S，Goldenberg RL. Treatment of trichomoniasis in pregnancy in sub-Saharan Africa does not appear to be associated with low birth weight or preterm birth. S Afr Med J. 2010；100（1）：58-64.

［195］ Gülmezoglu AM，Azhar M. Interventions for trichomoniasis in pregnancy. Cochrane Database Syst Rev. 2011；5：CD000220.

［196］ Klebanoff MA. Counterpoint：screening for trichomoniasis—where's the evidence of benefit? Clin Chem. 2014；60（1）：155-7.

［197］ Hoots BE，Peterman TA，Torrone EA，Weinstock H，Meites E，Bolan GA. A Trich-y question：should *Trichomonas vaginalis* infection be reportable? Sex Transm Dis. 2013；40（2）：113-6.

［198］ Smith JD，Garber GE. Current status and prospects for development of a vaccine against *Trichomonas vaginalis* infections. Vaccine. 2014；32（14）：1588-94.

［199］ McGrory T，Garber GE. Mouse intravaginal infection with *Trichomonas vaginalis* and role of *Lactobacillus acidophilus* in sustaining infection. Infect Immun. 1992；60（6）：2375-9.

［200］ Campero CM，Hirst R，Ladds P，Vaughan J，Emery D，Watson D. Measurement of antibody in serum and genital fluids of bulls by ELISA after vaccination and challenge with Tritrichomonas foetus. Aust Vet J. 1990；67（5）：175-8.

［201］ Kvasnicka WG，Hanks D，Huang JC，Hall MR，Sandblom D，Chu HJ，et al. Clinical evaluation of the efficacy of inoculating cattle with a vaccine containing *Tritrichomonas foetus*. Am J Vet Res. 1992；53（11）：2023-7.

第77章　利什曼病的耐药性

Shyam Sundar，Jaya Chakravarty

1　前言

利什曼病（Leishmaniasis）是一种由媒介传播的疾病，是由利什曼原虫属的专性细胞内原生动物，即动质体目中的锥虫科家族成员引起的一种寄生虫传染病，其传播媒介是雌性沙蝇叮咬宿主后使其实现传播的。临床表现范围从自愈皮肤溃疡到全身多器官疾病。它广泛表现为内脏利什曼病［visceral leishmaniasis，VL；也称为卡拉扎罗（kala-azar）］、皮肤利什曼病（cutaneous leishmaniasis，CL）和皮肤黏膜利什曼病（mucocutaneous leishmaniasis，MCL）。VL由利什曼原虫（*Leishmania donovani*）的复合体引起，在印度次大陆和非洲VL的病原体就是*L. donovani*复合体；婴儿利什曼原虫［*L. infantum*（*L. chagasi*）］在中美洲和南美洲的地中海盆地是引起VL的主要病原体。CL是由各种利什曼原虫感染而导致的。根据其地理分布，CL可以划分为包括南欧、中东、西南亚部分地区、中亚和非洲等被称为旧世界（old world）的地域CL，并简称为OWCL，由*L. aethiopica*、*L. donovani*、*L. infantum*、*L. major*和*L. tropica*引起。新世界（new world）皮肤利什曼病（简称为NWCL）发生在墨西哥和拉丁美洲，并且由多种利什曼原虫亚属（*Leishmania* subgenera）引起，其中包括亚马逊利什曼原虫（*L. amazonesis*）、婴儿利什曼原虫（*L. infantum*）、墨西哥利什曼原虫（*L. mexicana*）、委内瑞拉热带假丝酵母（*L. venezuelensis*），以及*Viannia*亚属（*Viannia sugenera*）：*L. braziliensis*、*L. guyanensis*、*L. panamensis*和*L. peruviana*。MCL是由新世界利什曼原虫*L. braziliensis*和*L. panamensis*引起的。弥漫性CL是一种恶性皮肤利什曼病，由旧世界的*L. aethiopica*和新世界的*L. mexicana*和*L. amazonensis*引起[1, 2]。

2　流行病学

利什曼病目前已在98个国家和地区流行，有超过3.5亿人处于危险之中。每年发生约20万～40万例VL临床病例和70万～120万例CL临床病例。全球VL超过90%发生在印度、孟加拉国、苏丹、南苏丹、巴西和埃塞俄比亚这6个国家。CL的分布范围更广，约1/3的病例发生在美洲、地中海盆地、西亚以及从中东到中亚地区，估计病例数最高的10个国家为阿富汗、阿尔及利亚、巴西、哥伦比亚、哥斯达黎加、埃塞俄比亚、伊朗、苏丹、叙利亚和秘鲁，共占全球CL估算发病率的70%～75%[3]。据报道，35多个国家发生了HIV-VL合并感染。最初，这些病例大部分来自西南欧，但撒哈拉以南非洲地区，特别是埃塞俄比亚、巴西和南亚的病例数量正在增加[4-6]。

人类疾病的唯一已被证实的生物传播媒介是旧世界（亚洲、非洲和欧洲）的昆虫物种白蛉属（*Phlebotomus*）和新世界（美洲）的罗蛉属（*Lutzomyia*）[1]。传播有2种类型：病媒将病毒从感染者传播到健康人类的人源性传染病和病媒将动物病毒传播到人类的人畜共患传染病。在南亚和非洲之角，VL的主要传播方式是人源性传播，而患有黑热病（kala-azar）或黑热病后的（post-kala-azar）皮肤利什曼病（post-kala-azar dermal leishmaniasis，PKDL）的人类为传播提供了主要储库[2, 7, 8]。在地中海、中东和巴西，VL是人畜共患传染病，其中家养狗是最重要的传播宿主[8]。大多数CL具有人畜共患传播，除了由热带假丝酵母引起的传播，其主要是人源性传染病。来自欧洲的报告表明，感染的传播可以通过针头共享在南欧的HIV/VL合并感染患者中发生，并威胁将明显的人畜共患病转变为人源性传染病[9, 10]。

沙蝇将寄生虫的前鞭毛虫形式接种到宿主的皮肤中。在人类宿主中，它们被巨噬细胞或树突细胞摄取，在那里它们转化为非洲鞭毛虫。未来的感染过程和产生的疾病类型取决于利什曼原虫的种类和宿主的免疫反应。

内脏利什曼病也被称为"黑热病"，是全身性和最严重的利什曼病感染的形式，其特征在于长期和不规则的发热并通常伴有僵硬和畏寒、脾肿大、淋巴结肿大、肝肿大、全血细胞减少症、进行性贫血和体重减轻。如果不治疗，VL都是致命的。这些症状再加上这些患者的免疫学检查的敏感性差，给诊断造成相当大的困难。VL患者可能发展为慢性形式的皮肤利什曼病，其特征为结节性硬化或脱色斑块，称为PKDL[11]。PKDL在苏丹很常见（在VL患者中发生率>50%），并可能与VL同时发生[11, 12]，在印度次大陆，它只在一小部分患者VL发作后6个月至几年才发生这种情况[13]。苏丹大多数患者出现自发性愈合；然而，在印度治疗被认为是必要的。PKDL的治疗是困难的并且需要延长抗利什曼药物疗程，而不管地理位置如何，PKDL患者作为感染的重要宿主，VL暴发与PKDL有关[14]。利什曼病也正在成为HIV感染患者的重要机会性感染。在埃塞俄比亚，10.4%～40%的VL患者在不同的发病中心与HIV合并感染[15, 16]。艾滋病毒和利什曼原虫感染相互促进，艾滋病人更容易发展为内脏利什曼病（由于休眠感染的再激活或初次感染后临床表现）。患者特征性地具有较高的播散寄生虫负荷。内脏利什曼病对抗逆转录病毒治疗的反应有负面影响，并且在合并感染的患者中很难治愈，特别是那些CD4$^+$计数<200个细胞/μL的患者通常会复发[1]，因此使他们成为耐药性出现的另一个潜在来源。临床特征通常与典型的VL患者相似；然而有时可能会涉及不寻常的部位，例如皮肤、口腔黏膜、胃肠道、肺和其他器官的浸润，尤其是CD4$^+$计数低的患者。

皮肤利什曼病是一些国家的主要健康问题[17-22]。在旧世界，它由利什曼原虫引起，并表现为丘疹，它会扩大和溃烂，产生无痛性溃疡，并伴有边缘凸起和边缘硬化。大多数患者有1～2个病灶，可以自发愈合，但偶尔病灶可能是多发性的，并且会导致毁容性疤痕或致残，从而无法通过美容或者整容来进行病灶处的美化而导致在人际交往过程中产生自卑感。热带利什曼病原虫（L. tropica）可能导致持续的、扩散的瘢痕，形成的病变与夸大细胞过敏有关（recidivans利什曼病或lupoid利什曼病），并且是一个难以治疗的问题[23, 24]。

新世界CL主要是人畜共患病，最常见的是L. mexicana、L. panamensis、L. (V.) braziliensis和L. amazonensis。广泛的森林动物作为宿主，人类感染这些物种主要是在农村。弥漫性皮肤利什曼病（DCL）是一种由L. aetheopica和L. amazonensis导致的罕见综合征，由于抗原特异性细胞介导的应答缺陷而发展起来[25, 26]。病变是慢性的、播散性的和非溃疡性的，它们从来不会自然愈合，并且治疗后的复发相当频繁。MCL（espundia）产生广泛的鼻咽黏膜破坏性病变。毁容损伤导致面部残缺。它通常是由新世界的利什曼原虫属物种引起，例如L. braziliensis、L. panamensis和L. aneanensis，但在旧世界中也有杜氏利什曼原虫、大肠杆菌和婴儿利什曼原虫免疫抑制的患者[27, 28]。

通常，每个物种都是真实的类型，但偶尔有一种皮肤生物物种（如热带假丝酵母属）可能引起内脏疾病，或者内脏的胎儿利什曼原虫可能导致自我皮肤损伤[29]。L. infantum的亲脂性和皮肤生理性菌株可以通过同工酶分析来区分。但是这种区别在HIV合并感染面前发生了破裂，其中许多迄今未知的同乙酯已经被鉴定出来。几乎是独一无二的，L. braziliensis具有产生鼻和口的继发性黏膜病变的能力[17]。

3 抗利什曼病的药物以及利什曼病的耐药性

抗利什曼病的治疗药物（armamentarium of antileishmanial）种类很少，包括五价锑（pentav alent antimonials）、两性霉素B脱氧胆酸盐及其脂质制剂、巴龙霉素、米替福新、唑类和喷他脒。几十年来，五价锑（Sb^V）已成为治疗利什曼病的标准一线药物。近年来，药物如口服米替福新和帕米霉素以及新药如单剂量脂质体两性霉素B（L-AmB）和联合疗法已被用于治疗VL。与此同时，随着这些新疗法的出现，Sb^{V}和米替福新等药物正在受到耐药性发展的威胁[30]。

3.1 利什曼病耐药性的地理传播史

80多年来，五价锑（Sb^V）已成为世界各地区治疗利什曼病的主要药物。在世界上大部分地区，98%～99%以前未接受治疗的VL患者对Sb^{V}治疗后的临床反应良好。然而，印度北部比哈尔邦VL的地方性流行区域具有独特的特点，它是世界上唯一报道Sb^{V}大面积临床治疗失败的地区[31, 32]。几十年来，Sb^{V}一直是该地区治疗VL的首选药物。直到20世纪70年代后期，短期（6～10 d）的小剂量（日剂量10 mg/kg；最大600 mg/kg）被认为是足够的，未经证实的报告表明，该方案来自4个受影响最严重的地区（Muzaffarpur、Samastipur、Vaishali和Sitamarhi）的治疗失败率为30%[33]。一个专家委员会讨论并修改了相关治疗指南建议，在两个为期10 d的课程中使用Sb^V，间隔为10 d[34]，治愈率有所提高（99%）[35]。然而，仅在几年之后，另一项研究指出该方案治愈率降低到86%[36]。1984年，世界卫生组织专家委员会建议Sb^{V}剂量为20 mg/（kg·d），最多可达850 mg/（kg·d），持续20 d，并且在治疗失败的情况下重复20 d的类似方案[37]。4年后，Thakur等人评估了世界卫生组织对其治疗方案和疗效的建议，并报告20 d治疗20 mg/（kg·d）［最多850 mg/（kg·d）］只能治愈81%的患者；然而，延长治疗40 d，97%的患者可以治愈[38]。3年后，他们注意到治疗20 d后治愈率进一步下降至71%，并建议在无应答者中延长治疗时间[39]。Jha等人发现延长治疗30 d可以治愈比哈尔高流行区64%的患者[40]。从这些研究结果中清楚地表明，锑的难熔性是临床治疗疗效高的优点之一，但相关研究报告内容比较肤浅粗略，并且没有在严格控制的条件下进行。在严格监督治疗方案下进行的2项研究中，我们观察到只有约1/3的患者可以用目前普遍的方案治愈[31, 41]。原发性无反应的发生率为52%，而复发率为8%。顺便说一句，来自邻近州（东部）北方邦（Uttar Pradesh，UP）的患者中只有2%治疗失败[31]。有报告称耐药性蔓延到尼泊尔特来地区，特别是毗邻比哈尔地区的高血压地区，高达30%的患者似乎无反应，尽管据报道在尼泊尔东部地区治愈率达90%[41]。因此，再次证实，比哈尔邦及其毗邻地区存在高水平的Sb^{V}无应答性，而该药继续在其他地区有效。在确定比哈尔邦是否存在获得性耐药性的研究中，杜氏利什曼原虫分离株来自应答者和无应答者。体外无鞭毛体巨噬细胞试验表明，确实对锑酸钠治疗有反应的患者的分离物的灵敏度提高了3倍，50%有效剂量ED$_{50}$约为2.5 μg Sb/mL，这是与无应答者中分离株的（ED$_{50}$约为7.5 μg Sb/mL）治疗效果进行比较后得出的相关结论[42]。无鞭毛体敏感性的显著差异支持了比哈尔邦获人群中感染利什曼球虫后产生耐药性的观点。

HIV/VL共感染患者对Sb^{V}的反应不佳，因为该药物需要完整的免疫系统才能有效，并且其反应不如免疫功能正常患者好。用Sb^{V}进行初步寄生虫治疗的治愈率可能低至37%[43]，并且最终大多数最初治愈的患者倾向于复发。埃塞俄比亚最近的一项研究显示，只有43.9%的HIV-VL共感染患者被SSG治愈[44]。这些复发患者可能为耐药性利什曼原虫提供了一个人体储库，随之而来的是原发性耐药性。

未经治疗的皮肤利什曼病患者的初始分离株对Sb^{V}的敏感性有很大差异，这与患者对治疗的反应相关[45]。原发性耐药性很少见，但耐药发生在VL、CL和MCL患者中，而这些患者已复发。一旦最初的Sb^{V}治疗后出现复发，对锑的进一步疗程的反应机会就会减少[46]。

喷他脒羟乙基磺酸盐作为一种二线药物，在比哈尔邦普遍存在Sb^{V}临床治疗失效后，尽管其有毒性，其治愈率超过10年仍接近100%[47]。其中最可怕的毒性作用是胰岛素依赖型糖尿病患者[48]。在后来的研究中，发现效力从100%下降到约70%。面对日益增加的无反应性和相关的严重毒性，喷他脒名声扫地，其在印度次大陆的治疗中被放弃用于治疗VL[49, 50]。虽然它不再用于VL，但由于对*L. aneanensis*和*L. panamensis*的具有出色的疗效而被用于NWCL[51-53]。

两性霉素B（AmB）是一种多烯抗生素，用于印度比哈尔邦Sb[v]抗性区域的一线治疗。它具有优异的治愈率（约100%）每日或隔天共输注15次，剂量为0.75～1.00 mg/kg，。它在比哈尔邦被广泛使用，并取得一致的好疗效[54, 55]。为了使两性霉素B的不良事件最小化，已经引入各种脂质制剂，其中脱氧胆酸盐被其他脂质代替，从而减少游离药物对器官的暴露。耐受性得到极大的改善，包括肾毒性在内的副作用被最小化，从而能够在短时间内输送大剂量的药物。脂质体两性霉素B（L-AmB）的剂量需求因区域而异，在印度次大陆，小剂量诱导高治愈率，而在东非、地中海地区和巴西需要更高的剂量[56-58]。

AmB治疗后无应答和复发很少发生，除了易感复发的HIV感染者外[59, 60]。1名HIV-VL合并感染的患者经过AmB治疗复发，在体外分析的临床分离株中未见对AmB的抗性[59]。印度报道了一种罕见的两性霉素B无反应性杜氏利什曼原虫感染的病例。体内研究显示1.5 mg/kg体重的正常AmB剂量与AmB复发的寄生虫相比，对AmB敏感的寄生虫的抑制作用高出3倍以上。该患者在半胱氨酸蛋白酶B基因中检测到4个单核苷酸多态性（single nucleotide polymorphisms，SNPs），影响推测的氨基酸中的比对[61]。两性霉素B及其脂质制剂的使用量显著增加，特别是在印度次大陆。近期推荐单剂量10 mg/kg脂质体两性霉素B作为印度次大陆VL的首选治疗方法[1, 62]。随着AmB在半衰期较长的脂质制剂中的应用越来越多，耐药性出现的可能性也不容忽视。

米尔曲辛（Miltefosine）是一种烷基磷脂（十六烷基磷酸胆碱），也是第一个口服抗肾上腺药物，自2002年3月开始用于Ⅲ期临床试验，其中50～100 mg/d的剂量持续28 d，具有94%的长期治愈率[63]。该药的疗效因地区而异，来自埃塞俄比亚的一项研究表明，在米替福新组治疗6个月后，非HIV感染患者的最终治愈率仅为75.6%[64]。该药物被选为印度、尼泊尔和孟加拉国的淘汰计划，因为其易于使用和适用于控制计划[65]。这种药物的主要特点是近1周的长半衰期，这使得它容易产生抗药性；此外还有频繁的胃肠不良事件、快速恢复（大多数患者在10 d内感觉更好）以及没有直接观察到的治疗计划可能会促使患者过早停止治疗，并且次优的依从性最终会导致寄生虫耐药性的发展[66]。最近印度次大陆的研究表明，其疗效降至90.3%，复发率增加了1倍[67]。在尼泊尔的一项研究中，分别有10.8%和20.0%的患者在米替福新治疗后6个月和12个月内复发[68]。在孟加拉国的另一项Ⅳ期研究中，招募了977名患者，最终治愈率只有85%[69]。用于OWCL的米替福新的研究很少，然而，它已被用于NWCL，尤其是对*L. guyanensis*和*L. panamensis*的效果很好[2]。

巴龙霉素（Paromomycin，PM）是属于新霉素家族的广谱氨基糖苷氨基环醇。一项Ⅲ期临床试验结果表明：15 mg/kg硫酸锰（11 mg，基础剂量）治疗21 d，治愈率达95%，并于2006年8月获得印度政府批准用于治疗VL[70]。受此鼓舞的是，在苏丹、埃塞俄比亚和肯尼亚进行了一项大型Ⅲ期研究，比较了印度单独使用PM、单独使用锑化葡萄糖酸钠（SSG）［20 mg/（kg·d），30 d的疗效］、SSG和PM联合治疗17 d的效果。单用PM的总体疗效显著低于SSG，因此不得不停药[71]。巴龙霉素，一种含15%巴龙霉素和12%甲基苄索氯铵（methylbenzethonium chloride，MBCL）的软石蜡软膏局部制剂对过去和现在的CL都有效[72]。对14项随机对照试验进行的一项meta分析显示，在Sb[v]对照试验中，旧世界CL的局部PM效果与病灶内Sb[v]相比无显著差异（相对风险[RR]=0.70；95% CI：0.26～1.89），而新世界CL治疗局部PM的Sb[v]低于非肠道Sb[v]的药物浓度（RR=0.67；CI：0.54～0.82）[73]。由于PM使用有限，临床上对PM的耐药性尚未见报道。然而，作为氨基糖苷类药物PM发生耐药性的风险增加，因此必须监测治疗并避免其作为单一疗法使用。

唑类阻断利什曼原虫寄生虫对其体内麦角甾醇合成。在几项研究中，酮康唑、伊曲康唑和氟康唑都已用于治疗CL。对于由巴西利什曼原虫感染的NWCL治疗中，每天8 mg/kg的剂量治愈了100%的患者[74]。酮康唑600 mg/d持续28 d，在*L.（V.）panamensis*和*L. mexicana*引起的CL在巴拿马和危地马拉，但对*L. braziliensis*无效[75, 76]。对于OWCL，成人剂量为600 mg的酮康唑和对于4～6周的儿童为10 mg/（kg·d）的剂量在伊朗和科威特分别获得89%和80%的疗效，而在土耳其则无效[77-79]，氟康唑对L. Major的治愈率为81%[80]。目前尚未报道对利什曼病患唑类药物的临床耐药性。

3.2　耐药性的临床意义及流行病学原因

锑耐药性出现的原因是该药物的广泛滥用，包括药物的免费供应、不合格的医疗人员使用不适当的药物以及不适当的剂量。从小剂量开始并在一周内逐渐增加剂量是一种常见的做法。游离药物间隔期是基于它可以预防肾毒性而给出。很多时候，每日剂量的药物被分成两次注射，每天给药两次。这些做法导致药物的亚治疗血液浓度升高，导致寄生虫对Sb^{V}的进一步耐受。据观察，只有少数人（26%）按照规定的指导方针进行治疗，并且不规则使用和不完全治疗是常见事件[81]。接受喷他脒作为二线药物的几乎一半患者在被标记为Sb^{V}难治之前，尚未接受足够的锑治疗。这些事实表明，在比哈尔大规模滥用抗利什曼病药物而产生抗药性。印度有几家锑锭生产商，产品质量参差不齐，这将导致偶尔药物批次不合格以及药物毒性过大，增加了与Sb^{V}治疗相关的问题，导致与该药物相关的严重毒性和死亡[82, 83]。

除非利什曼原虫受到药物压力，利什曼原虫不会自发产生对Sb^{V}的抗性。在一个实验模型中，在NNN培养基中维持体外传代并在仓鼠后部传代的寄生虫没有失去对Sb^{V}的敏感性[84]。然而，通过反复体外传代寄生虫以及在培养基中逐步增加Sb^{V}的浓度，可在前鞭毛体中诱导抗性[85]。复发患者的利什曼原虫体外敏感性也逐渐下降[86]。有明确的迹象表明对Sb^{V}的耐药性是暴露于Sb^{V}的亚治疗剂量的结果。尽管体外数据表明增加Sb^{V}的剂量可以很大程度上克服无应答性，但不幸的是，药物剂量的进一步增加将严重危害患者的安全[87]。人类是感染库，传播是人为的和激烈的，并且寄生虫的生物量很大，所以出现了初级耐药性。在诸如印度和非洲大陆的人类传播中，一旦建立了耐药性，它就会呈指数增长，对药物敏感的生物很快就会被消灭，而抗药性寄生虫则继续在社区中传播。目前还没有关于来自巴西和南欧等地方性VL疫原地的Sb^{V}主要抗药性或功效下降的报道。

至于米替福新，尽管印度次大陆患者的复发率有所增加，但体内抗寄生虫对米替福新的敏感性下降尚未见报道[68, 88, 89]。治愈和复发的尼泊尔患者的血浆浓度相似，表明与米替福新类似[68]。尼泊尔最近的另一项研究显示，寄生虫传染性增加与米替福新复发有关[90]。年轻患者和男性的性别与米尔曲率治疗后VL复发风险增加相关，提示复发机制主要与宿主相关，即免疫因素和/或药物暴露[91]。发现米替福新的充分暴露是VL治疗成功的重要和关键因素，表明迫切需要评估最近提出的最佳异速效应米替福新给药方案[92]。Dorlo等人研究表明，当接受类似2.5 mg/（kg·d）剂量的米替福新时，儿童接触米替福新的剂量明显低于成人[93]，并提出了一种新的剂量算法来解决年龄和体型组之间药物暴露的明显差异。

AmB治疗后无应答和复发很少发生，除了易感复发的HIV感染者外[59, 60]。来自印度的报道罕见两性霉素B无反应性罗汉多尼亚氏菌感染病例[61, 94]。近期推荐单剂量10 mg/kg脂质体两性霉素B作为印度次大陆VL的首选治疗方法[1, 62]。随着AmB在半衰期较长的脂质制剂中的应用越来越多，出现抗性的可能性也不容忽视。

临床上对PM的耐药性未见报道，最有可能是由于其有限的使用，但是作为氨基糖苷类PM，其发生耐药性的风险可能增加。

3.3　耐药机制

了解耐药机制对预防、监测和恢复至关重要。不幸的是，人们对VL的耐药机制知之甚少。然而，已经有一些关于可能的探针抗性和探针特性的深入的了解，其使用在主要施加药物压力的实验室中开发的抗性突变体。

抗药机制是受多因素影响的，如减少药物摄取、增加细胞内硫醇水平、隔离和快速药物流出都是一些已知的耐Sb[III]机制。在利什曼原虫中，Aquaglyceroporin1（AQP1）是水通道蛋白超家族的成员，已被证明可以促进Sb[III]的摄取[95, 96]。AQP1在L. major中的过表达（LmAQP1）导致虫体对Sb[III]的易感性加强，而基因缺失使寄生虫产生耐药性[95, 97]。来自印度和尼泊尔的临床分离株的研究表明AQP1下调[98-100]，而AQP1 RNA水平在L. braziliensis和L. guyanensis的抗性分离株中保持不变[101, 102]，并且在来自印度的另一项研究中未显示持续的下调[103]。

所有利什曼原虫物种的亚砷酸盐或抗锑实验室突变体表现出显著增加的细胞内硫醇水平，即半胱氨酸、GSH和锥虫胱甘肽（trypanothione，TSH），表明硫醇在抗性中的作用[99, 104]。两种前体GSH和亚精胺的合成决定了TSH的水平。已发现编码γ-谷氨酰半胱氨酸合成酶的γ-GCS基因（γ-谷氨酰半胱氨酸合成酶，其催化GSH生物合成中的限速步骤）在耐亚砷酸盐L. tarentolae寄生虫中扩增[105]，而编码鸟氨酸脱羧酶的基因ODC参与亚精胺生物合成的调节也被过表达[106, 107]，然而，在临床分离株中，结果是可变的。γ-GCS在来自印度Sb[V]耐药患者的分离L. donvvani中未扩增或上调[108, 109]，但在尼泊尔分离株中观察到γ-GCS下调[99, 100]。在L. guyanensis中，γ-GCS在治疗性失败分离株中过表达[110]。类似地，在印度的L. doriovavi[98, 109]和L. braziliensis[101]抗性分离株中，均在遗传和蛋白质水平上扩增了亚精胺生物合成的前体蛋白ODC，但该基因在来自尼泊尔的分离物中下调[99]。研究表明，Sb[V]抗性分离株可能通过下调已知调节γ-GCS表达的宿主NFkB来下调巨噬细胞γ-GCS的表达[110]，这将导致胞内巨噬细胞GSH水平的降低并促进细胞内氧化环境，从而锥虫胱甘肽还原酶巨噬细胞内Sb[V]还原成毒性的Sb[III]形态[111]。这表明L. duovani中的SAG抗性与宿主和寄生虫硫醇水平的调控相关。

通过锥虫胱甘肽维持细胞内还原环境的硫醇代谢的另一关键酶——色氨硫酮还原酶（TR）最大限度地减少。研究表明，RNA水平以及耐受锑酸盐[98]和Sb[V]抗性临床分离的L. braziliensis的Sb[V]抗性分离株中的TR酶的活性[101]。

蛋白质的ATP结合盒（ATP-binding cassette，ABC）超家族可将外源物质输送至细胞外[112, 113]，包括P-糖蛋白（P-glycoprotein，P-gp）和多药耐药相关蛋白（multigrug resistance related protein，MRP）。在利什曼原虫中鉴定和表征的第一种ABC转运蛋白是MRPA，其通过在细胞内囊泡中隔离硫醇—金属结合物而赋予锑抗性[114]而不是增加外排作用。仅在来自印度的L. donovani分离株中观察到MRPA基因的上调[98, 108, 109]，但在尼泊尔的L. braziliens和L. aneanensis中都没有观察到[101, 102]。

然而，来自感染HIV/VL的患者的米替福新维持性L. infantum分离物显示，米替福新敏感性逐渐降低，随着时间的推移，米替福新的IC$_{50}$值从5.00 μmol/L增加至50.10 μmol/L。对整个LdMt基因进行测序后发现新的SNP（L832F）存在于米替福新耐药菌株中，该菌株在米替福新停药3年后恢复为野生型等位基因[115]。

米替福新耐药性在体外容易被诱导。据推测，米托福新在寄生虫细胞膜上的转运是由推定的杜氏利什曼虫米替福新转运蛋白（LdMT）和蛋白LdRos3促进的。结果表明，米替福新积累减少和内向易位缺陷是易感性降低的主要决定因素[116]，这证明是通过LdMT和LdRos3失活介导的[117-119]。在临床分离株中，LdMT-LdRos3复合物的低表达与L. braziliensis菌株对米替福新的天然不敏感性相关。米替福新的外排通过与ABC转运蛋白的过度表达介导，利什曼原虫P-糖蛋白样转运蛋白（Leishmania ABCB1或LtrMDR1）[120, 121]和利什曼原虫特异性ABC亚家族G样转运蛋白（LiABCG6和LiABCG4半转运蛋白）[122, 123]。米替福新通过与活性氧（ROS）产生有关的线粒体依赖性程序性细胞死亡诱导其产生作用。据报道，杜氏利什曼原虫线粒体铁超氧化物歧化酶-A（LdFeSODA）的过表达通过保护利什曼原虫线粒体免受氧化应激，从而抑制程序性细胞死亡，而保护寄生虫免受米替福新的伤害[124]。药物治疗后，MIL耐药表型的LdFeSODA基因表达水平比敏感菌株高5.3倍[125]。

表现出比两性霉素B敏感菌株高8倍高50%致死剂量（LD$_{50}$）的两性霉素B抗性临床分离株改变了膜成分，其中耐药性寄生虫膜中的麦角甾醇被胆甾-5，7，24-三烯-3β-醇置换、ATP结合盒转运蛋白和上调的巯基代谢途径[94, 126]。在源于实验室的抗AmB的利什曼原虫前鞭毛体中观察到类似的发现，其中麦角甾醇被前体胆碱酯-5, 7, 24-三烯-3-醇所取代[127]。

在1个对巴龙霉素耐药的株系中，药物积累的减少与初始结合细胞表面的显著降低相关。药物诱导的膜电位降低和蛋白质合成抑制在耐药菌株中与野生型相比较不明显[128]。在另一项研究中，野生型和巴龙霉素抗性杜氏利什曼原虫菌株的比较蛋白质组学分析显示PM耐药菌株（PRr）中的核糖体蛋白上调，这可能是抗性寄生虫用作防御机制之一。观察到可能在PRr菌株的细胞内存活和囊泡运输中起作用的蛋白质的上调。通过电子显微镜的超微结构分析证明，与野生型菌株相比，PRr菌株中的囊状液泡数量增加。通过这些抗性寄生虫将PM囊泡隔离到液泡中可能与抗性表型有关[129]。

研究表明，杜氏利什曼原虫（*L. donovani*）和*L.amazonensis*原虫的抗戊脒抗原前鞭毛体克隆分别具有18倍和75倍的摄取减少和外排增加[130]。

3.4 替代性治疗方案

随着印度次大陆寄生虫对耐药性的不断增长，人们寻找效果好、毒性较小、即使在外围也很容易施用，且成本效益高的治疗方案。2007年3月，与WHO（Gilead和WHO之间的协议）达成的优惠价格协议，将发展中国家流行地区的L-AmB的价格降低至每50 mg 18美元[131]。受此优惠定价和印度治疗VL所需的低剂量L-AmB的鼓励，将10 mg/kg体重L-AmB的单次剂量与15次1 mg/kg输注中给药的常规两性霉素B脱氧胆酸盐进行比较，在29 d的住院期间每隔一天给药一次。两组在6个月时的治愈率相似：脂质体治疗组中95.7%（95%置信区间[CI]：93.4～97.9）和常规治疗组中96.3%（95% CI：92.6～99.9）[62]。优惠的价格以及单日住院治疗，使脂质体制剂的单次输注成为该地区的理想选择。孟加拉国的地方卫生保健中心对这种方案进行了进一步测试，6个月的治愈率为97%[132]，这种方案在孟加拉国有很高的可接受性，然而，由于该药需要冷链[133]，因此需要加强基础设施以使在分区一级实施。在印度次大陆单剂量L-AmB治疗成功的鼓舞下，在东非地区进行了一项随机对照试验，以比较单剂量L-AmB 7.5～10 mg/kg体重或多剂量的疗效和安全性，第1～5、第14和第21天时为每天7次3 mg/kg。然而，由于所有方案的疗效差，因此在第三次中期分析后终止了试验。多剂量、单次剂量分别为7.5和10 mg/kg[134]的患者中，最终治愈率分别为85%、40%和58%[134]。

寄生虫对单一疗法的耐药性日益增加，以及在结核病、艾滋病等疾病中使用多种药物治疗，这表明应该对多药物治疗VL进行检测。使用多药治疗的理由是通过在不同部位使用具有协同或相加活性的化合物来增加活性，使治疗时间更短、剂量要求更低，从而减少毒副作用和成本的机会，并防止药物耐药性的出现。在一项实验研究中，Seifert和Croft在体内证实了不同药物的活性增强指数（enhancement index，AEI），其中用两性霉素B（AEI达11.3）对米替福新活性的增强作用最高。当米替福新与SSG（高达2.38的AEI）组合时未观察到显著的相互作用。米替福新与PM（AEI高达7.22）的组合也可以增强米替福新的体内作用[135]。

Sb^{V}和PM的组合已被无国界医生组织（Medecins Sans Frontieres，MSF）广泛用于苏丹南部，最初是在常规Sb^{V}治疗后复发的患者以及2002年以来作为VL的一线药物治疗的患者，一个大的回顾性领域MSF评估表明，17 d的PM+Sb^{V}联合治疗患者的初始治愈率和存活率分别为97%和30 d Sb^{V}单药治疗患者的初始治愈率和存活率92.4%[136]。在最近的一项大型多中心试验中，17 d的这种联合疗法与SSG治疗具有相似的疗效[137]，这种组合现在是该地区的首选治疗方案。

多种药物疗法已在印度进行过研究。在一项随机、非对比、分组连续的三角形设计研究中，181名受试者被分配到单独使用5 mg/kg L-AmB、5 mg/kg L-AmB然后使用米替福新10或14 d的治疗、3.75 mg/kg的L-AmB治疗后，用米替福新治疗10 d，当显而易见的是所有的方案都有效时，另外45名非随机的患者被分配接受5 mg/kg的L-AmB，接着使用米替福新7 d。所有组的最终治愈率都很高（>95%），并且相似。这些结果表明，单次输注L-AmB（在大多数情况下，根据门诊病人的情况给药），然后是一个短暂的自我管理的米替福新治疗，可能是抗印度黑热病的极佳选择[138]。

在印度次大陆随后进行的大型Ⅲ期临床研究中，3种药物组合（单次注射5 mg/kg L-AmB和7 d 50 mg口服米替福新或10 d 11 mg/kg肌内PM；或使用米替福新和PM各10 d）用于治疗VL，所有组合显示出极好的治愈率（>97%）[139]。

这些试验证实，联合疗法在印度次大陆是安全和有效的选择。他们还需要缩短住院时间，这将缓解治疗中心的拥挤状况。在这种新的治疗方法的鼓励下，东非已在进行一项探索性研究，单独使用米替福新，单剂量L-AmB（10 mg/kg）与SSG（20 mg/kg）联合使用10 d，以及使用L-AmB（10 mg/kg）与米替福新联合治疗10 d[140]。

3.5 治疗指南

由于抗利什曼病药物的功效和所需剂量在不同地区有所不同，2010年世卫组织根据这些区域差异发布了治疗建议。对于VL，单剂量的L-AmB和联合治疗是印度次大陆的首选治疗方案。锑葡糖酸钠与巴龙霉素合用17 d在东非和也门是首选治疗方案，而L-AmB的总剂量为18～21 mg/kg仍然是地中海盆地、中东和中亚的首选方案。在印度，两个月以上的两性霉素B 60～80 mg/kg剂量超过4个月或米替福新12周是PKDL推荐的方案。在东非，PKDL并不是常规治疗，因为大部分病例（85%）在1年内自愈。只有患有严重或毁容性疾病的患者、病变时间>6个月的患者、伴有前葡萄膜炎的患者和患有干扰喂养的口腔病变的幼儿接受SSG治疗［20 mg/（kg·d）］长达2个月，或L-AmB以2.5 mg/（kg·d）治疗20 d。对于HIV-利什曼病合并感染，两性霉素B的脂质制剂以3～5 mg/（kg·d）的剂量或间歇地输注10次剂量（第1～5、10、17、24、31、38天），直至总量达到建议剂量的40 mg/kg。应该开始抗逆转录病毒疗法，并应该给予二级预防，直到CD4计数>200/μL。对于HIV-CL合并感染，由于HIV引起的免疫抑制，促进了传播并且可能导致播散性CL和VL，因此必须寻找内脏参与的治疗方案。在OWCL中，针对确诊或严重怀疑感染*L. major*的患者，需进行局部伤口护理和仔细的随访；少于4个需要立即治疗的病变、直径<5 cm的病变、没有可能毁容或致残的病变（面部、关节、脚趾和手指）、没有免疫抑制和后续治疗的可能性。如果缺少一项标准，则应给予局部治疗。全身锑剂用于严重、复杂的病变以及HIV感染者。由于*L. major*患者可以通过氟康唑或锑和戊酮茶碱的组合治疗方案来实现康复。最近的泛美卫生组织指南建议局部治疗单发病变3 cm以下的新发骨折患者，除非在没有免疫抑制但可能随访的患者的头部或关节周围区域。全身治疗适用于严重病变和黏膜疾病。系统性锑剂是NWCL和MCL的首选药物。对于*L. panamensis*和*L. guyanensis*引起的CL，也建议使用米替福新和喷他脒[141]。

3.6 感染控制方案

不同形式的利什曼病的流行病学特征具有多样性，具有不同的生态特征、不同种类的沙蝇以及不同的宿主库。因此，控制策略需要根据疾病的流行病学特征进行量身定制。设置一个控制策略是不可能的。但是，对于任何形式的利什曼病，无论是人类传染病还是人畜共患病，早期病例检测和有效治疗都将限制疾病相关的发病率和死亡率。在人源性疫源地，它还通过减少传染源提供了一个有效的控制措施。

获得抗利什曼病药物是一个重要问题，需要确保流行地区抗利什曼病药物的可用性，这与早期诊断的工具一起可以有效地减轻疾病负担，从而有效减少人类传染病的传播，尤其是在人类传染病的疫源地。它也可能被证明是防止出现耐药性的重要策略。密集检测，包括积极的病例检测和健康教育在内的强烈监测可提高暴露人群的认知水平，并促进社区控制措施，这对于病媒和人体宿主控制都很重要。

使用具有残留杀虫剂喷雾剂杀灭病媒控制措施可有效控制VL人类疫源地中的疾病。这种策略有效性的典型例子是20世纪60年代印度的VL病例几乎消失，当时杀虫剂被广泛用作全国疟疾根除计划的一部分。室内残留喷洒是控制嗜曙红沙蝇病媒的主要手段之一，应该针对具有活动传播的地区。当涉及到外来或家庭蝇类物种时，必须对家庭动物收容所的外表面和靠近这些住所的结构（潜在的沙蝇栖息地）进行喷杀。防止沙蝇咬伤的个人防护措施，如杀虫剂处理过的蚊帐，用于防止VL和CL的效果[142-144]仍然是一种有效的相对便宜且可持续的防治沙蝇的方法。

控制宿主库已被推荐为人畜共患内脏和皮肤利什曼病控制策略的一个组成部分。对于人畜共患的利什曼病，通过对房屋和动物收容所喷洒残留杀虫剂控制病媒仅限于中美洲和南美洲的长须罗蛉（Lutzomyia longipalpis）。关于宿主库控制，在每年通过血清学筛选血液样本后发现，狗是国内主要宿主库，人为扑杀感染的狗，可能是控制该病的一种方法。尽管如此，消除策略并不令人满意，因为它只提供了一个短暂的效果，并且对狗的采样、诊断和扑杀狗之间总是存在延迟的问题。更有效的诊断工具可以让您立即扑杀。由于没有可靠的工具来检测受感染的狗，可以用外用杀虫剂对狗进行处理，这可以保护它们免受感染，并防止沙蝇咬伤狗。尝试过的另一种巧妙方法是将溴氰菊酯处理的项圈应用于狗[145, 146]。它可以长期防止沙蝇咬伤。然而，这些疾病控制方式尽管有其局限性，但很少在疾病流行的欠发达国家或发展中国家全面使用。

针对不同形式的利什曼病，接种疫苗是控制该疾病的可行的替代方案。使用卡介苗（含或不含明矾）对整个寄生虫进行高压灭虫已在伊朗和苏丹的随机临床试验中分别针对CL和VL进行了测试；然而，他们未能提供足够的保护[147, 148]。现在正在测试由重组蛋白和基因疫苗组成的第二代疫苗用以治疗CL和VL。成功地接种利什曼病疫苗仍然是一个遥远的目标。

参考文献

［1］ Control of the Leishmaniasis. Report of a meeting of the WHO Expert Committee on the Control of Leishmaniases. Geneva 22-26 March 2010.

［2］ Sundar S，Chakravarty J. Leishmaniasis：an update of current pharmacotherapy. Expert Opin Pharmacother. 2013；14：53-63.

［3］ Alvar J，Velez ID，Bern C，et al. Leishmaniasis worldwide and global estimates of its incidence. PLoS One. 2012；7：e35671.

［4］ Alvar J，Canavate C，Gutierrez-Solar B，et al. Leishmania and human immunodeficiency virus coinfection：the first 10 years. Clin Microbiol Rev. 1997；10：298-319.

［5］ Desjeux P，Alvar J. Leishmania/HIV co-infections：epidemiology in Europe. Ann Trop Med Parasitol. 2003；97：3-15.

［6］ Alvar J，Aparicio P，Aseffa A，et al. The relationship between leishmaniasis and AIDS：the second 10 years. Clin Microbiol Rev. 2008；21：334-59.

［7］ Magill AJ. Epidemiology of the leishmaniases. Dermatol Clin. 1995；13：505-23.

［8］ Pearson RDJS，de Queiroz Sousa A. Tropical infectious diseases：principles，pathogens and practice. Philadelphia：Churchill Livingstone；1999.

［9］ Alvar J，Gutiérrez-Solar B，Pachón I，et al. AIDS and Leishmania infantum. New approaches for a new epidemiological problem. Clin Dermatol. 1996；14：541-6.

［10］ Molina R，Gradoni L，Alvar J. HIV and the transmission of Leishmania. Ann Trop Med Parasitol. 2003；97：29-45.

［11］ Zijlstra EE，Musa AM，Khalil EA，et al. Post-kala-azar dermal leishmaniasis. Lancet Infect Dis. 2003；3：87-98.

［12］ Zijlstra EE，el-Hassan AM，Ismael A. Endemic kala-azar in eastern Sudan：post-kala-azar dermal leishmaniasis. Am J Trop Med Hyg. 1995；52：299-305.

［13］ Thakur CP，Kumar K. Post kala-azar dermal leishmaniasis：a neglected aspect of kala-azar control programmes. Ann Trop Med Parasitol. 1992；86：355-9.

［14］ Addy M，Nandy A. Ten years of kala-azar in west Bengal，Part I. Did post-kala-azar dermal leishmaniasis initiate the outbreak in 24-Parganas? Bull World Health Organ. 1992；70：341-6.

［15］ Mengesha B，Endris M，Takele Y，et al. Prevalence of malnutrition and associated risk factors among adult visceral leishmaniasis patients in Northwest Ethiopia：a cross sectional study. BMC Res Notes. 2014；7：75.

［16］ Mengistu G，Ayele B. Visceral Lieshmaniasis and HIV co-infection in patients admitted to Gondar University Hospital，Northwest Ethiopia. Ethiop J Health Dev. 2007；21：53-60.

［17］ Sundar S，Rai M. Drug Resistance in Leishmania：clinical perspectives. In：Mayers DL，editor. Antimicrobial drug resistance：infectious disease. New York：Humana Press；2009. p. 1101-12.

［18］ Abdalla RE，Sherif H. Epidemic of cutaneous leishmaniasis in Northern Sudan. Ann Trop Med Parasitol. 1978；72：349-52.

［19］ Reyburn H，Rowland M，Mohsen M，et al. The prolonged epidemic of anthroponotic cutaneous leishmaniasis in Kabul，Afghanistan：'bringing down the neighbourhood'. Trans R Soc Trop Med Hyg. 2003；97：170-6.

［20］ Aguilar CM, Fernandez E, de Fernandez R, et al. Study of an outbreak of cutaneous leishmaniasis in Venezuela. The role of domestic animals. Mem Inst Oswaldo Cruz. 1984; 79: 181-95.

［21］ Follador I, Araujo C, Cardoso MA, et al. Outbreak of American cutaneous leishmaniasis in Canoa, Santo Amaro, Bahia, Brazil. Rev Soc Bras Med Trop. 1999; 32: 497-503.

［22］ Sharifi I, Fekri AR, Aflatonian MR, et al. Cutaneous leishmaniasis in primary school children in the south-eastern Iranian city of Bam, 1994-95. Bull World Health Organ. 1998; 76: 289-93.

［23］ Gunduz K, Afsar S, Ayhan S, et al. Recidivans cutaneous leishmaniasis unresponsive to liposomal amphotericin B (AmBisome). J Eur Acad Dermatol Venereol. 2000; 14: 11-3.

［24］ Grimaldi Jr G, Tesh RB, McMahon-Pratt D. A review of the geographic distribution and epidemiology of leishmaniasis in the New World. Am J Trop Med Hyg. 1989; 41: 687-725.

［25］ Barral A, Costa JM, Bittencourt AL, et al. Polar and subpolar diffuse cutaneous leishmaniasis in Brazil: clinical and immunopathologic aspects. Int J Dermatol. 1995; 34: 474-9.

［26］ Akuffo HO, Fehniger TE, Britton S. Differential recognition of Leishmania aethiopica antigens by lymphocytes from patients with local and diffuse cutaneous leishmaniasis. Evidence for antigen-induced immune suppression. J Immunol. 1988; 141: 2461-6.

［27］ Oliveira-Neto MP, Mattos M, Pirmez C, et al. Mucosal leishmaniasis ("espundia") responsive to low dose of N-methyl glucamine (Glucantime) in Rio de Janeiro, Brazil. Rev Inst Med Trop Sao Paulo. 2000; 42: 321-5.

［28］ Larson EE, Marsden PD. The origin of espundia. Trans R Soc Trop Med Hyg. 1987; 81: 880.

［29］ Magill AJ, Grogl M, Gasser Jr RA, et al. Visceral infection caused by Leishmania tropica in veterans of Operation Desert Storm. N Engl J Med. 1993; 328: 1383-7.

［30］ Sundar S, Chakravarty J. An update on pharmacotherapy for leishmaniasis. Expert Opin Pharmacother. 2015; 16 (2): 237-52.

［31］ Sundar S, More DK, Singh MK, et al. Failure of pentavalent antimony in visceral leishmaniasis in India: report from the center of the Indian epidemic. Clin Infect Dis. 2000; 31: 1104-7.

［32］ Sundar S. Drug resistance in Indian visceral leishmaniasis. Trop Med Int Health. 2001; 6: 849-54.

［33］ Peters W. The treatment of kala-azar-new approaches to an old problem. Indian J Med Res. 1981; 73: 1-18.

［34］ Anonymous. Proceedings of the Meeting of an Expert Group on Kala-azar held at Indian Council of Medical Research Headquarters on 9 September, 1977, New Delhi.

［35］ Aikat BK, Sahaya S, Pathania AG, et al. Clinical profile of cases of kala-azar in Bihar. Indian J Med Res. 1979; 70: 563-70.

［36］ Thakur CP, Kumar M, Singh SK, et al. Comparison of regimens of treatment with sodium stibogluconate in kala-azar. Br Med J (Clin Res Ed). 1984; 288: 895-7.

［37］ The Leishmaniases. Report of a WHO Expert Committee. World Health Organ Tech Rep Ser. 1984; 701: 1-140.

［38］ Thakur CP, Kumar M, Kumar P, et al. Rationalisation of regimens of treatment of kala-azar with sodium stibogluconate in India: a randomised study. Br Med J (Clin Res Ed). 1988; 296: 1557-61.

［39］ Thakur CP, Kumar M, Pandey AK. Evaluation of efficacy of longer durations of therapy of fresh cases of kala-azar with sodium stibogluconate. Indian J Med Res. 1991; 93: 103-10.

［40］ Jha T, Singh N, Jha S. Therapeutic use of sodium stibogluconate in kala-alar from some hyperendemic districts of N. Bihar, India (Abstract). J Assoc Physicians India. 1992; 40: 868.

［41］ Sundar S, Singh VP, Sharma S, et al. Response to interferon-gamma plus pentavalent antimony in Indian visceral leishmaniasis. J Infect Dis. 1997; 176: 1117-9.

［42］ Rijal S, Chappuis F, Singh R, et al. Treatment of visceral leishmaniasis in south-eastern Nepal: decreasing efficacy of sodium stibogluconate and need for a policy to limit further decline. Trans R Soc Trop Med Hyg. 2003; 97: 350-4.

［43］ Laguna F, Videla S, Jimenez-Mejias ME, et al. Amphotericin B lipid complex versus meglumine antimoniate in the treatment of visceral leishmaniasis in patients infected with HIV: a randomized pilot study. J Antimicrob Chemother. 2003; 52: 464-8.

［44］ Diro E, Lynen L, Mohammed R, et al. High parasitological failure rate of visceral leishmaniasis to sodium stibogluconate among HIV co-infected adults in Ethiopia. PLoS Negl Trop Dis. 2014; 8: e2875.

［45］ Berman JD, Chulay JD, Hendricks LD, et al. Susceptibility of clinically sensitive and resistant Leishmania to pentavalent antimony in vitro. Am J Trop Med Hyg. 1982; 31: 459-65.

［46］ Bryceson AD, Chulay JD, Ho M, et al. Visceral leishmaniasis unresponsive to antimonial drugs. I. Clinical and immunological studies. Trans R Soc Trop Med Hyg. 1985; 79: 700-4.

［47］ Jha TK. Evaluation of diamidine compound (pentamidine isethionate) in the treatment resistant cases of kala-azar occurring in North Bihar, India. Trans R Soc Trop Med Hyg. 1983; 77: 167-70.

［48］ Jha TK, Sharma VK. Pentamidine-induced diabetes mellitus. Trans R Soc Trop Med Hyg. 1984; 78: 252-3.

［49］ Jha SN, Singh NK, Jha TK. Changing response to diamidine compounds in cases of kala-azar unresponsive to antimonial. J Assoc Physicians India. 1991; 39: 314-6.

［50］ Thakur CP, Kumar M, Pandey AK. Comparison of regimes of treatment of antimony-resistant kala-azar patients: a randomized study. Am J Trop Med Hyg. 1991; 45: 435-41.

［51］ de Paula CD, Sampaio JH, Cardoso DR, et al. A comparative study between the efficacy of pentamidine isothionate given in three doses for one week and N-methil-glucamine in a dose of 20 mgSbV/day for 20 days to treat cutaneous leishmaniasis. Rev Soc Bras Med Trop. 2003; 36: 365-71.

［52］ Lai AFEJ, Vrede MA, Soetosenojo RM, et al. Pentamidine, the drug of choice for the treatment of cutaneous leishmaniasis in Surinam. Int J Dermatol. 2002; 41: 796-800.

［53］ Soto J, Buffet P, Grogl M, et al. Successful treatment of Colombian cutaneous leishmaniasis with four injections of pentamidine. Am J Trop Med Hyg. 1994; 50: 107-11.

［54］ Thakur CP，Singh RK，Hassan SM，et al. Amphotericin B deoxycholate treatment of visceral leishmaniasis with newer modes of administration and precautions：a study of 938 cases. Trans R Soc Trop Med Hyg. 1999；93：9-23.

［55］ Mishra M，Biswas UK，Iha DN，et al. Amphotericin versus pentamidine in antimony-unresponsive kala-azar. Lancet. 1992；340：1256-7.

［56］ Salih NA，van Griensven J，Chappuis F，et al. Liposomal amphotericin B for complicated visceral leishmaniasis（kala-azar）in eastern Sudan：how effective is treatment for this neglected disease? Trop Med Int Health. 2014；19：146-52.

［57］ Sundar S，Jha TK，Thakur CP，et al. Low-dose liposomal amphotericin B in refractory Indian visceral leishmaniasis：a multicenter study. Am J Trop Med Hyg. 2002；66：143-6.

［58］ Berman JD. DS Food and Drug Administration approval of Am Bisome（liposomal amphotericin B）for treatment of visceral leishmaniasis. Clin Infect Dis. 1999；28：49-51.

［59］ Lachaud L，Bourgeois N，Plourde M，et al. Parasite susceptibility to amphotericin B in failures of treatment for visceral leishmaniasis in patients coinfected with HIV type 1 and Leishmania infantum. Clin Infect Dis. 2009；48：e16-22.

［60］ Minodier P，Piarroux R，Garnier JM，et al. Pediatric visceral leishmaniasis in southern France. Pediatr Infect Dis J. 1998；17：701-4.

［61］ Srivastava P，Prajapati VK，Rai M，et al. Unusual case of resistance to amphotericin B in visceral leishmaniasis in a region in India where leishmaniasis is not endemic. J Clin Microbiol. 2011；49：3088-91.

［62］ Sundar S，Chakravarty J，Agarwal D，et al. Single-dose liposomal amphotericin B for visceral leishmaniasis in India. N Engl J Med. 2010；362：504-12.

［63］ Sundar S，Jha TK，Thakur CP，et al. Oral miltefosine for Indian visceral leishmaniasis. N Engl J Med. 2002；347：1739-46.

［64］ Ritmeijer K，Dejenie A，Assefa Y，et al. A comparison of miltefosine and sodium stibogluconate for treatment of visceral leishmaniasis in an Ethiopian population with high prevalence of HIV infection. Clin Infect Dis. 2006；43：357-64.

［65］ Sundar S，Mondal D，Rijal S，et al. Implementation research to support the initiative on the elimination of kala azar from Bangladesh，India and Nepal—the challenges for diagnosis and treatment. Trop Med Int Health. 2008；13：2-5.

［66］ Sundar S，Murray HW. Availability of miltefosine for the treatment of kala-azar in India. Bull World Health Organ. 2005；83：394-5.

［67］ Sundar S，Singh A，Rai M，et al. Efficacy of miltefosine in the treatment of visceral leishmaniasis in India after a decade of use. Clin Infect Dis. 2012；55：543-50.

［68］ Rijal S，Ostyn B，Uranw S，et al. Increasing failure of miltefosine in the treatment of kala-azar in Nepal and the potential role of parasite drug resistance，reinfection，or noncompliance. Clin Infect Dis. 2013；56：1530-8.

［69］ Rahman M，Ahmed BN，Faiz MA，et al. Phase IV trial of miltefosine in adults and children for treatment of visceral leishmaniasis（kala-azar）in Bangladesh. Am J Trop Med Hyg. 2011；85：66-9.

［70］ Sundar S，Jha TK，Thakur CP，et al. Injectable paromomycin for visceral leishmaniasis in India. N Engl J Med. 2007；356：2571-81.

［71］ Hailu A，Musa A，Wasunna M，et al. Geographical variation in the response of visceral leishmaniasis to paromomycin in East Africa：a multicentre，open-label，randomized trial. PLoS Negl Trop Dis. 2010；4：e709.

［72］ Sundar S，Chakravarty J. Paromomycin in the treatment of leishmaniasis. Expert Opin Investig Drugs. 2008；17：787-94.

［73］ Kim DH，Chung HJ，Bleys J，et al. Is paromomycin an effective and safe treatment against cutaneous leishmaniasis? A meta-analysis of 14 randomized controlled trials. PLoS Negl Trop Dis. 2009；3（2）：e381.

［74］ Sousa AQ，Frutuoso MS，Moraes EA，et al. High-dose oral fluconazole therapy effective for cutaneous leishmaniasis due to Leishmania（Vianna）braziliensis. Clin Infect Dis. 2011；53：693-5.

［75］ Saenz RE，Paz H，Berman JD. Efficacy of ketoconazole against Leishmania braziliensis panamensis cutaneous leishmaniasis. Am J Med. 1990；89：147-55.

［76］ Navin TR，Arana BA，Arana FE，et al. Placebo-controlled clinical trial of sodium stibogluconate（Pentostam）versus ketoconazole for treating cutaneous leishmaniasis in Guatemala. J Infect Dis. 1992；165：528-34.

［77］ Salmanpour R，Handjani F，Nouhpisheh MK. Comparative study of the efficacy of oral ketoconazole with intra-lesional meglumine antimoniate（Glucantime）for the treatment of cutaneous leishmaniasis. J Dermatolog Treat. 2001；12：159-62.

［78］ Alsaleh QA，Dvorak R，Nanda A. Ketoconazole in the treatment of cutaneous leishmaniasis in Kuwait. Int J Dermatol. 1995；34：495-7.

［79］ Ozgoztasi O，Baydar I. A randomized clinical trial of topical paromomycin versus oral ketoconazole for treating cutaneous leishmaniasis in Turkey. Int J Dermatol. 1997；36：61-3.

［80］ Emad M，Hayati F，Fallahzadeh MK，et al. Superior efficacy of oral fluconazole 400 mg daily versus oral fluconazole 200 mg daily in the treatment of cutaneous leishmania major infection：a randomized clinical trial. J Am Acad Dermatol. 2011；64：606-8.

［81］ Sundar S，Thakur BB，Tandon AK，et al. Clinico-epidemiological study of drug resistance in Indian kala-azar. BMJ. 1994；308：307.

［82］ Sundar S，Sinha PR，Agrawal NK，et al. A cluster of cases of severe cardiotoxicity among kala-azar patients treated with a high-osmolarity lot of sodium antimony gluconate. Am J Trop Med Hyg. 1998；59：139-43.

［83］ Chakravarty J，Sundar S. Drug resistance in leishmaniasis. J Glob Infect Dis. 2010；2：167-76.

［84］ Carrio J，Portus M. In vitro susceptibility to pentavalent antimony in Leishmania infantum strains is not modified during in vitro or in vivo passages but is modified after host treatment with meglumine antimoniate. BMC Pharmacol. 2002；2：11.

［85］ Bhattacharyya A，Mukherjee M，Duttagupta S. Studies on stibanate unresponsive isolates of Leishmania donovani. J Biosci. 2002；27：503-8.

［86］ Faraut-Gambarelli F，Piarroux R，Deniau M，et al. In vitro and in vivo resistance of Leishmania infantum to meglumine antimoniate：a study of 37 strains collected from patients with visceral leishmaniasis. Antimicrob Agents Chemother. 1997；41：827-30.

［87］ Lira R，Sundar S，Makharia A，et al. Evidence that the high incidence of treatment failures in Indian kala-azar is due to the emergence of antimony-resistant strains of Leishmania donovani. J Infect Dis. 1999；180：564-7.

［88］ Dorlo TP，Balasegaram M，Beijnen JH，et al. Miltefosine：a review of its pharmacology and therapeutic efficacy in the treatment of leishmaniasis. J Antimicrob Chemother. 2012；67：2576-97.

［89］ Prajapati VK, Sharma S, Rai M, et al. In vitro susceptibility of Leishmania donovani to miltefosine in Indian visceral leishmaniasis. Am J Trop Med Hyg. 2013; 89: 750-4.

［90］ Rai K, Cuypers B, Bhattarai NR, et al. Relapse after treatment with miltefosine for visceral leishmaniasis is associated with increased infectivity of the infecting Leishmania donovani strain. mBio. 2013; 4: e00611-3.

［91］ Ostyn B, Hasker E, Dorlo TPC, et al. Failure of miltefosine treatment for visceral leishmaniasis in children and men in South-East Asia. PLoS One. 2014; 9: e100220.

［92］ Dorlo TP, Rijal S, Ostyn B, et al. Failure of miltefosine in visceral leishmaniasis is associated with low drug exposure. J Infect Dis. 2014; 210: 146-53.

［93］ Dorlo TP, Huitema AD, Beijnen JH, et al. Optimal dosing of miltefosine in children and adults with visceral leishmaniasis. Antimicrob Agents Chemother. 2012; 56: 3864-72.

［94］ Purkait B, Kumar A, Nandi N, et al. Mechanism of amphotericin B resistance in clinical isolates of Leishmania donovani. Antimicrob Agents Chemother. 2012; 56: 1031-41.

［95］ Marquis N, Gourbal B, Rosen BP, et al. Modulation in aquaglyceroporin AQP1 gene transcript levels in drug-resistant Leishmania. Mol Microbiol. 2005; 57: 1690-9.

［96］ Ouellette M, Drummelsmith J, Papadopoulou B. Leishmaniasis: drugs in the clinic, resistance and new developments. Drug Resist Updat. 2004; 7: 257-66.

［97］ Gourbal B, Sonuc N, Bhattacharjee H, et al. Drug uptake and modulation of drug resistance in Leishmania by an aquaglyceroporin. J Biol Chem. 2004; 279: 31010-7.

［98］ Rai S, Bhaskar Goel SK, Nath Dwivedi U, et al. Role of efflux pumps and intracellular thiols in natural antimony resistant isolates of Leishmania donovani. PLoS One. 2013; 8: e74862.

［99］ Decuypere S, Rijal S, Yardley V, et al. Gene expression analysis of the mechanism of natural Sb（V）resistance in Leishmania donovani isolates from Nepal. Antimicrob Agents Chemother. 2005; 49: 4616-21.

［100］ Decuypere S, Vanaerschot M, Rijal S, et al. Gene expression profiling of Leishmania（Leishmania）donovani: overcoming technical variation and exploiting biological variation. Parasitology. 2008; 135: 183-94.

［101］ Adaui V, Castillo D, Zimic M, et al. Comparative gene expression analysis throughout the life cycle of Leishmania braziliensis: diversity of expression profiles among clinical isolates. PLoS Negl Trop Dis. 2011; 5: e1021.

［102］ Torres DC, Adaui V, Ribeiro-Alves M, et al. Targeted gene expression profiling in Leishmania braziliensis and Leishmania guyanensis parasites isolated from Brazilian patients with different antimonial treatment outcomes. Infect Genet Evol. 2010; 10: 727-33.

［103］ Maharjan M, Singh S, Chatterjee M, et al. Role of aquaglyceroporin（AQP1）gene and drug uptake in antimony-resistant clinical isolates of Leishmania donovani. Am J Trop Med Hyg. 2008; 79: 69-75.

［104］ Ashutosh, Sundar S, Goyal N. Molecular mechanisms of antimony resistance in Leishmania. J Med Microbiol. 2007; 56: 143-53.

［105］ Grondin K, Haimeur A, Mukhopadhyay R, et al. Co-amplification of the gamma-glutamylcysteine synthetase gene gsh1 and of the ABC transporter gene pgpA in arsenite-resistant Leishmania tarentolae. EMBO J. 1997; 16: 3057-65.

［106］ Guimond C, Trudel N, Brochu C, et al. Modulation of gene expression in Leishmania drug resistant mutants as determined by targeted DNA microarrays. Nucleic Acids Res. 2003; 31: 5886-96.

［107］ Haimeur A, Guimond C, Pilote S, et al. Elevated levels of polyamines and trypanothione resulting from overexpression of the ornithine decarboxylase gene in arsenite-resistant Leishmania. Mol Microbiol. 1999; 34: 726-35.

［108］ Mittal MK, Rai S, Ashutosh R, et al. Characterization of natural antimony resistance in Leishmania donovani isolates. Am J Trop Med Hyg. 2007; 76: 681-8.

［109］ Mukherjee A, Padmanabhan PK, Singh S, et al. Role of ABC transporter MRPA, gamma-glutamylcysteine synthetase and ornithine decarboxylase in natural antimony-resistant isolates of Leishmania donovani. J Antimicrob Chemother. 2007; 59: 204-11.

［110］ Carter KC, Hutchison S, Henriquez FL, et al. Resistance of Leishmania donovani to sodium stibogluconate is related to the expression of host and parasite gamma-glutamylcysteine synthetase. Antimicrob Agents Chemother. 2006; 50: 88-95.

［111］ Wyllie S, Fairlamb AH. Differential toxicity of antimonial compounds and their effects on glutathione homeostasis in a human leukaemia monocyte cell line. Biochem Pharmacol. 2006; 71: 257-67.

［112］ Gottesman MM, Fojo T, Bates SE. Multidrug resistance in cancer: role of ATP-dependent transporters. Nat Rev Cancer. 2002; 2: 48-58.

［113］ Homolya L, Varadi A, Sarkadi B. Multidrug resistance-associated proteins: export pumps for conjugates with glutathione, glucuronate or sulfate. Biofactors. 2003; 17: 103-14.

［114］ Legare D, Richard D, Mukhopadhyay R, et al. The Leishmania ATP-binding cassette protein PGPA is an intracellular metal-thiol transporter ATPase. J Biol Chem. 2001; 276: 26301-7.

［115］ Cojean S, Houze S, Haouchine D, et al. Leishmania resistance to miltefosine associated with genetic marker. Emerg Infect Dis. 2012; 18: 704-6.

［116］ Perez-Victoria FJ, Castanys S, Gamarro F. Leishmania donovani resistance to miltefosine involves a defective inward translocation of the drug. Antimicrob Agents Chemother. 2003; 47: 2397-403.

［117］ Perez-Victoria FJ, Gamarro F, Ouellette M, et al. Functional cloning of the miltefosine transporter. A novel P-type phospholipid translocase from Leishmania involved in drug resistance. J Biol Chem. 2003; 278: 49965-71.

［118］ Perez-Victoria FJ, Sanchez-Canete MP, Castanys S, et al. Phospholipid translocation and miltefosine potency require both L. donovani miltefosine transporter and the new protein LdRos3 in Leishmania parasites. J Biol Chem. 2006; 281: 23766-75.

［119］ Sanchez-Canete MP, Carvalho L, Perez-Victoria FJ, et al. Low plasma membrane expression of the miltefosine transport complex renders Leishmania braziliensis refractory to the drug. Antimicrob Agents Chemother. 2009; 53: 1305-13.

［120］ Perez-Victoria JM, Cortes-Selva F, Parodi-Talice A, et al. Combination of suboptimal doses of inhibitors targeting different domains of LtrMDR1 efficiently overcomes resistance of Leishmania spp. to Miltefosine by inhibiting drug efflux. Antimicrob Agents Chemother.

2006；50：3102-10.

[121] Perez-Victoria JM，Perez-Victoria FJ，Parodi-Talice A，et al. Alkyl-lysophospholipid resistance in multidrug-resistant Leishmania tropica and chemosensitization by a novel P-glycoprotein-like transporter modulator. Antimicrob Agents Chemother. 2001；45：2468-74.

[122] Castanys-Munoz E，Alder-Baerens N，Pomorski T，et al. A novel ATP-binding cassette transporter from Leishmania is involved in transport of phosphatidylcholine analogues and resistance to alkyl-phospholipids. Mol Microbiol. 2007；64：1141-53.

[123] Castanys-Munoz E，Perez-Victoria JM，Gamarro F，et al. Characterization of an ABCG-like transporter from the protozoan parasite Leishmania with a role in drug resistance and transbilayer lipid movement. Antimicrob Agents Chemother. 2008；52：3573-9.

[124] Getachew F，Gedamu L. Leishmania donovani mitochondrial iron superoxide dismutase A is released into the cytosol during miltefosine induced programmed cell death. Mol Biochem Parasitol. 2012；183：42-51.

[125] Mishra J，Singh S. Miltefosine resistance in Leishmania donovani involves suppression of oxidative stress-induced programmed cell death. Exp Parasitol. 2013；135：397-406.

[126] Sundar S，Chakravarty J. Mechanism of drug resistance in Visceral Leishmaniasis. In：Adak S，Datta R，editors. Leishmania current biology and control. New York：Caister Academic Press；2015.

[127] Mbongo N，Loiseau PM，Billion MA，et al. Mechanism of amphotericin B resistance in Leishmania donovani promastigotes. Antimicrob Agents Chemother. 1998；42：352-7.

[128] Jhingran A，Chawla B，Saxena S，et al. Paromomycin：uptake and resistance in Leishmania donovani. Mol Biochem Parasitol. 2009；164：111-7.

[129] Chawla B，Jhingran A，Panigrahi A，et al. Paromomycin affects translation and vesicle-mediated trafficking as revealed by proteomics of paromomycin-susceptible-resistant Leishmania donovani. PLoS One. 2011；6：e26660.

[130] Basselin M，Denise H，Coombs GH，et al. Resistance to pentamidine in Leishmania mexicana involves exclusion of the drug from the mitochondrion. Antimicrob Agents Chemother. 2002；46：3731-8.

[131] Olliaro P，Sundar S. Anthropometrically derived dosing and costing calculations for treating visceral leishmaniasis in Bihar，India. Trop Med Int Health. 2009；14：88-92.

[132] Mondal DAJ，Hasnain MG，Hossain MS，et al. Efficacy and safety of single-dose liposomal amphotericin B for visceral leishmaniasis in a rural public hospital in Bangladesh：a feasibility study. The Lancet Global Health. 2014；2：e51-7.

[133] Maintz EM，Hassan M，Huda MM，et al. Introducing single dose liposomal amphotericin B for the treatment of visceral leishmaniasis in rural Bangladesh：feasibility and acceptance to patients and health staff. J Trop Med. 2014；2014：676817.

[134] Khalil EA，Weldegebreal T，Younis BM，et al. Safety and efficacy of single dose versus multiple doses of Am Bisome for treatment of visceral leishmaniasis in eastern Africa：a randomised trial. PLoS Negl Trop Dis. 2014；8：e2613.

[135] Seifert K，Croft SL. In vitro and in vivo interactions between miltefosine and other antileishmanial drugs. Antimicrob Agents Chemother. 2006；50：73-9.

[136] Melaku Y，Collin SM，Keus K，et al. Treatment of kala-azar in southern Sudan using a 17-day regimen of sodium stibogluconate combined with paromomycin：a retrospective comparison with 30-day sodium stibogluconate monotherapy. Am J Trop Med Hyg. 2007；77：89-94.

[137] Musa A，Khalil E，Hailu A，et al. Sodium stibogluconate（SSG）&paromomycin combination compared to SSG for visceral leishmaniasis in East Africa：a randomised controlled trial. PLoS Negl Trop Dis. 2012；6：e1674.

[138] Sundar S，Rai M，Chakravarty J，et al. New treatment approach in Indian visceral leishmaniasis：single-dose liposomal amphotericin B followed by short-course oral miltefosine. Clin Infect Dis. 2008；47：1000-6.

[139] Sundar S，Sinha PK，Rai M，et al. Comparison of short-course multidrug treatment with standard therapy for visceral leishmaniasis in India：an open-label，non-inferiority，randomised controlled trial. Lancet. 2011；377：477-86.

[140] Omollo R，Alexander N，Edwards T，et al. Safety and efficacy of miltefosine alone and in combination with sodium stibogluconate and liposomal amphotericin B for the treatment of primary visceral leishmaniasis in East Africa：study protocol for a randomized controlled trial. Trials. 2011；12：166.

[141] Salud Onpdl. Tratamiento de las enfermedades parasitarias. Washington，DC：OPS；2013.

[142] Gunay F，Karakus M，Oguz G，et al. Evaluation of the efficacy of Olyset® Plus in a village-based cohort study in the Cukurova Plain，Turkey，in an area of hyperendemic cutaneous leishmaniasis. J Vector Ecol. 2014；39：395-405.

[143] Mondal D，Huda MM，Karmoker MK，et al. Reducing visceral leishmaniasis by insecticide impregnation of bed-nets，Bangladesh. Emerg Infect Dis. 2013；19：1131-4.

[144] Picado A，Singh SP，Rijal S，et al. Longlasting insecticidal nets for prevention of Leishmania donovani infection in India and Nepal：paired cluster randomised trial. BMJ. 2010；341：c6760.

[145] Reithinger R，Coleman PG，Alexander B，et al. Are insecticide-impregnated dog collars a feasible alternative to dog culling as a strategy for controlling canine visceral leishmaniasis in Brazil? Int J Parasitol. 2004；34：55-62.

[146] Halbig P，Hodjati MH，Mazloumi-Gavgani AS，et al. Further evidence that deltamethrin-impregnated collars protect domestic dogs from sandfly bites. Med Vet Entomol. 2000；14：223-6.

[147] Sharifi I，FeKri AR，Aflatonian MR，et al. Randomised vaccine trial of single dose of killed Leishmania major plus BCG against anthroponotic cutaneous leishmaniasis in Bam，Iran. Lancet. 1998；351：1540-3.

[148] Khalil EA，El Hassan AM，Zijlstra EE，et al. Autoclaved Leishmania major vaccine for prevention of visceral leishmaniasis：a randomised，double-blind，BCG-controlled trial in Sudan. Lancet. 2000；356：1565-9.

第78章　家畜重要的寄生性蠕虫在耐药性方面的发生、检测以及临床表现

R. G. Woodgate，A. J. Cornell，N. C. Sangster

1　前言

蠕虫病（Helminthiases）是世界范围内影响绵羊、牛和马的最重要的疾病之一[1-10]。驱虫治疗是现代家畜蠕虫控制的基石，因此，驱虫抗药性是畜牧生产持续生产力和可持续性的关键限制因素之一。数十年来，由此产生的临床或亚临床寄生虫对绵羊生产的影响已得到公认[3, 11-15]，并且对多种驱虫药的抗性现在在羊胃肠线虫中常见[4, 11, 14]。仅在澳大利亚，估计羊线虫每年会使全国畜牧产业损失超过3亿美元[10]。目前，对于牛[4, 16-18]和马[4, 19-22]而言，驱虫药抗药性的影响正在得到越来越广泛的认可，并且寄生于家畜中的寄生虫对欧洲所有农场的动物病害的影响超过55%[2]。

在实验室和围场中了解驱虫抗药性的一般原理、具体机制和检测方法，对于持续获利的畜牧生产至关重要。本综述的内容主要集中在绵羊、牛和马的主要线虫和寄生虫的抗性发生、检测和临床意义。根据有助于减缓日益恶化的传播支持有效和可持续的蠕虫控制的理解，讨论有关开发驱虫抗药性的一般原则。还讨论了检测、测量和监测驱虫抗药性的方法。

2　寄生虫生物学

表78.1和表78.2总结了全世界反刍动物的主要胃肠道线虫寄生虫（gastrointestinal nematode parasites，GIN）。这些GIN具有类似的直接、非迁徙生命周期，在最终宿主内寄生的未成熟和成年阶段和自由活体卵和幼虫阶段，第三阶段幼虫对最终宿主具有感染性的。预备期在绵羊中通常为14~21 d，牛中为21~28 d。表78.3总结了主要的GIN马匹。关于每个寄生虫的生命周期、生物学和流行病学的更详细的信息，可以在各种优秀的寄生虫学研究报道中找到（如参考文献[58，59，76]）。

肝片吸虫是绵羊、牛、马以及其他宿主肝脏的寄生虫。它也是人畜共患病，作为亚洲人群中特别重要的寄生虫。生命周期是间接的和迁徙的，椎实螺属（*Lymnaea*）的水生蜗牛作为中间宿主。肝片吸虫（*F. hepatica*）喜欢温暖潮湿的气候，最终宿主以外的发育阶段的最佳温度高于15℃。

成年蠕虫的鞭毛长度为25~40 mm，寄生于在胆管内，虫卵通过宿主粪便传递到环境中，出现可感染*Lymnaea*的毛蚴（miracidium）。随着蜗牛的发育，许多尾蚴（cercaria）出现并最终在植物上作为感染最终宿主的囊蚴（metacercaria）。未成熟的吸虫从宿主小肠内部通过腹膜迁移至肝脏。*F. hepatica*的潜伏期为70~84 d。

可以是严重致病的。急性疾病和死亡可能是由于大量迁移的未成熟吸虫对肝造成实质损害，并且还可能伴有感染诺氏梭菌。成人蠕虫可以造成慢性胆管损伤。临床症状包括贫血、运动不耐、黄疸、体重减轻、食欲下降和颌下水肿。

表78.1　绵羊的主要线虫寄生虫

寄生虫	主要流行病学特征
捻转血矛线虫（*Haemonchus contoruts*）	-成虫长20～30 mm，发现在皱胃内 -高致病性，第四阶段幼虫和成虫吸血。最终宿主的临床体征包括贫血、运动耐受力差、颌下水肿和腹水 -高成熟雌虫每天可产生高达10 000个虫卵 -喜欢温暖潮湿的气候。通常是夏季降雨寄生虫，25～30℃是幼虫发育的最佳环境温度 -作为第三阶段幼虫可能的皱胃壁中的减数分裂
环纹背带线虫（*Teladorsagia circumcincta*），以前称为环纹奥斯特线虫（*Ostertagia circumcincta*）	-成虫长6～10 mm，发现在皱胃内 -中等致病性。寄生于胃腺。最终宿主的临床症状通常是体重减轻和间歇性腹泻 -成熟雌虫每天产生50～100个虫卵 -喜欢温带和湿润或亚热带气候。最佳幼虫发育温度在16～23℃ -作为第三阶段幼虫可能的皱胃壁中的减数分裂
毛圆线虫（*Trichostrongylus* spp.）	-蛇形毛圆线虫（*T. colubriformis*）和透明毛线虫（*T. vitrinus*）成虫长4～7.5 mm，在小肠中发现。艾氏毛圆线虫（*T. axei*），成虫长3～8 mm，在皱胃中定殖 -轻度至中度致病。*T. colubriformis*和*T. vitrinus*破坏小肠黏膜，引起绒毛萎缩和炎症。*T. axei*破坏胃黏膜，引起炎症和偶尔出现溃疡。最终宿主的临床体征最常见的是体重减轻和腹泻 -成熟雌性*T. colubriformis*和*T. vitrinus*每天产生100～200个虫卵。成熟*T. axei*每天产生50～100个虫卵 -*T. colubriformis*喜欢温暖潮湿的气候，最佳幼虫发育在25～28℃，*T. vitrinus*喜欢凉爽潮湿的气候，最适温度幼虫发育在8～18℃，*T. axei*喜欢温带潮湿的气候，最佳幼虫发育在12～22℃
细颈线虫（*Nematodirus* spp.）	-成虫长10～25 mm，发现于小肠内 -通常非常低的致病性，除了巴氏细颈线虫（*N. battus*）外，巴氏细颈线虫大量破坏和侵蚀小肠黏膜。*N. battus*的临床症状包括腹泻、厌食和多饮症 -成熟雌性产卵量相对较低，每天产25～30只虫卵 -喜欢凉爽潮湿的气候。11～13℃是*N. battus*的最佳幼虫发育温度，主要发生在英伦三岛，但也可能发生在挪威、瑞典、荷兰和加拿大

表78.2　牛的主要线虫寄生虫

寄生虫	主要流行病学特征
奥氏奥斯特塔线虫（*Ostertagia ostertagi*）	-成虫长6～10 mm，发现于皱胃内 -作为第四阶段幼虫常见于滞育在皱胃壁上 -中度至高度致病，两种临床形式均涉及破坏胃腺。I型疾病发生在第四阶段，幼虫不经历滞育期，而是成熟和复制。Ⅱ型疾病发生于胃腺体，大量出现第四期滞育幼虫。主要临床症状包括大量水样腹泻和组织水肿 -成熟雌性每天产生约200个虫卵 -喜欢冬季降雨的凉爽潮湿气候和亚热带地区。最佳的幼虫发育温度在13～21℃

595

（续表）

寄生虫	主要流行病学特征
牛古柏线虫 （*Cooperia* spp.）	-成虫长4~8 mm，发现于小肠内 -轻度致病，对小肠黏膜造成损害。最终宿主的临床体征包括厌食、生长抑制、腹泻和可能的颌下水肿。未能有效清除*Cooperia*属寄生虫会导致牛犊的体重增加显著降低。*C. pectinata*与*C. punctata*比*C. oncophora*对生产力有更大的影响 -成熟雌性每天产生100~200个虫卵 -喜欢温带亚热带气候。最佳幼虫发育温度在16~21℃ -可能是第四阶段幼虫滞育于肠壁上
帕莱斯血矛线虫 （*Haemonchus placei*）	-生命周期和生物学特征类似于捻转血矛线虫 -中度至极高的致病性

表78.3 马的主要线虫寄生虫

寄生虫	主要流行病学特征
盅口属线虫 （*Cyathostomins*）	-直接的、非迁徙的生命周期，包括自由生活的卵和幼虫阶段 -感染最终宿主的第三阶段幼虫 -预产期约40 d。幼虫在大肠壁发育。作为第四和第五阶段的幼虫出现时，滞育可持续数年。在北半球温带地区，感染动物体内包囊幼虫（encysted larvae）可达到虫体载量的90%以上 -成虫长7~25 mm，在盲肠和结肠中被发现 -成虫引起轻微疾病，但从黏膜池发育幼虫引起炎症和腺体肥大。 临床体征无特异性，包括虚弱、贫血和可能的腹泻。高负荷虫量会严重影响马的健康 -喜欢温和的气候
圆线虫属 （*Strongylus* spp.）	-直接的、具有迁徙性的生命周期，虫卵可体外发育成幼虫阶段 -感染最终宿主的第三阶段幼虫 -预产期为200~332 d。在宿主的胃肠血液供应的血管壁内存在幼虫迁移 -成虫长14~24 mm，发现在大肠和盲肠 -中等致病性，除了非常致病的*S. vulgaris*。临床症状包括腹泻、发热、厌食、抑郁和体重减轻。幼虫迁移会引起动脉炎和肠血管血栓形成，并可能导致肠梗塞和坏死 -喜欢温暖和潮湿的条件
副蛔虫属 （*Parascaris* spp.）	-直接的、具有迁徙性的生命周期与自由生活的幼虫阶段 -含有感染确定宿主的第二阶段幼虫的卵 -预产期为70~84 d。幼虫迁移是肝肺 -成虫长150~200 mm，发现在小肠 -轻度至中度致病。感染2年以下的马更常见。迁移幼虫损害肝脏和肺部，以及成虫的重度感染可能导致小肠的阻塞和穿孔。临床症状可以包括腹泻、绞痛和咳嗽，尽管大多数感染是亚临床感染 -成熟雌性成虫繁殖力强，每天产卵高达200 000枚 -虫卵在环境中具有极强的抵抗力，并在各种气候条件下均可以发育

（续表）

寄生虫	主要流行病学特征
马蛲虫（*Oxyuris equi*）	-直接的、非迁徙的生命周期，有自由生活的虫卵和幼虫阶段 -含有感染确定宿主的第三阶段幼虫的卵 -预产期约150 d -成虫长9～150 mm，发现在结肠和直肠 -轻度致病。成熟雌虫在肛门周围产卵，引起剧烈的会阴瘙痒。临床症状包括毛发粗糙、脱发、臀部和尾部皮肤发炎和脱屑，以及因烦躁不安和厌食导致的体重下降 -成熟雌性成虫明显体态肥壮，每天产生高达50 000个虫卵 -会阴环境为幼虫发育提供理想的温暖、湿润的小气候

3　蠕虫分类、虫体运动模式和耐药机制

驱虫药的目的是治疗感染寄生虫蠕虫。全世界用于家畜的主要驱虫药包括苯并咪唑、三氯苯达唑、咪唑噻唑/四氢嘧啶、大环内酯类、氨基乙腈衍生物、有机磷酸酯、水杨酰苯/取代酚类化合物、螺环吲哚类。每一类驱虫剂都有独特的作用模式，并作用于特定的生化靶标，这种特异性是其选择性毒性（杀死特定门的蠕虫但不杀死宿主）的原因，因为即使具有相同功能的位点在物种间也有较大的差异。重要的是，寄生虫对一种化学杀虫剂产生耐药性，并且这种变化使得它们对该类别杀虫剂的所有成员产生抗性，耐药性可以遗传。在最简单的情况下，如果单个寄生虫由于单一的遗传特征而具有抗性，则寄生虫群体将包含一定比例的抗性个体。随着这一比例的增加，抗性被认为会增加，这可能反映在治疗后的存活率、耐药性测试中的存活率或与抵抗有关的基因频率的增加。每个驱虫药类的选择过程都是独立的，但在个体寄生虫中可能发生多重抗药性（抵抗一种以上的驱虫药）。

有关抗性机制的知识可以帮助开发抗性测试。例如，如果抗性的分子基础是已知的，并且它是物种中唯一或最常见的机制，则可以开发分子测试来检测或描述特定的抗性。即使它们不是确定的抗性机制，分子变化仍然可以提供有用的标记。在另一个例子中，如果一种药物通过引起瘫痪而起作用，抗性在卵和幼虫中表达，则使用卵孵化或幼虫迁移的测试可能是有用的。最常见的耐药机制是在作用部位的药物靶点分子变化，这种变化可能会降低药物对靶位点耐药性的亲和力，与易感寄生虫相比。然而，其他机制也是可能的，例如通过增强药物流出或代谢而起作用，以降低寄生虫药物水平的蛋白质的结构或表达的变化。与抗性相关基因的差异可能与单核苷酸多态性（single-nucleotide polymorphisms，SNP）有关。单一密码子的差异可能赋予蛋白质序列单个氨基酸差异并导致药物作用的变化。Kotze等人提供了最近关于机制研究现状的总结[23]。这里仅提供与测试相关的要点摘要。

对抗性机制进行了大量调查，然而，很少有观察结果能提供确凿的解释。需要考虑的一个挑战是，实验室诱导的抗性并不总是通过与野外抗性相同的机制产生（其中寄生虫在正常选择和存活条件下暴露）。结果，所提出的机制在应用于现场抵抗时可能不正确。其他挑战是，天然寄生虫种群的遗传变异性混淆分析，蠕虫通过上调或下调基因的方式对治疗作出反应，其方式是保护性的，而不是反映耐药机制。阐明分子机制的方法很大程度上依赖候选基因方法，研究人员根据表型观察来探索理论。使用全基因组方法，高通量测序和生物信息学分析可以比较寄生虫株系。然而，证明机制的相关性是一项艰巨的任务。

以下是目前对用于控制家畜的GIN和寄生虫的关键驱虫药的作用模式（modes of action，MOA）和抗性机制的简要概述。这里强调了表型和基因型之间的联系，因为这种知识可能用于测试抗性。

3.1　苯并咪唑类

几十年来，苯并咪唑类（benzimidazole，BZ）氨基甲酸酯已被用于许多物种的寄生虫防治。单独的苯并咪唑显示出不同的光谱和活性水平。阿苯达唑用于牛和羊的皱胃和肠道线虫，并且在较高剂量时对成年肝吸虫有活性[24]。阿苯达唑亚砜的活性谱相当于阿苯达唑[25]。芬苯达唑用于羊和牛的易感性皱胃和肠线虫，以及用于高剂量控制马的*Cyathostomins*、*Strongylus*、*Oxyuris*和*Parascaris*。芬苯哒唑是奥芬哒唑的硫化物母体化合物，用于控制相同的寄生虫[25]。奥苯达唑（Oxibendazole）用于控制牛、羊和马中敏感的GIN[25]。

这些化合物结合寄生虫β-微管蛋白引起微管解聚并抑制一系列重要的细胞过程。发现来自抗性寄生虫的微管蛋白对BZs具有较低的结合亲和力[26]，这导致了对微管蛋白基因的研究。许多线虫物种的抗性分离物显示赋予β-微管蛋白同种型1的氨基酸变化的SNPs的数目和位置可变。已经报道了以下内容：（这些SNPs在易感氨基酸中的符号后面是位置，然后是抗性氨基酸）位置167（F167Y），位置198（E198A）和位置200（F200Y）。一般来说，这些"抗性"多态性中只有一种发生在单个蠕虫中，而纯合基因型赋予抗性表型。在高度耐药的寄生虫群体中，这些多态性出现在50%～100%的寄生虫中，这表明还有其他位点可以修饰抗性。

3.2　三氯苯达唑

尽管化学成分是BZ类驱虫药的一员[63]，但三氯苯达唑（Triclabendazole）具有一些独特的结构差异，并且仅对家畜中易感性片吸虫的未成熟和成虫阶段的窄谱治疗有效[64]。三氯苯达唑是绵羊和牛中使用最广泛的杀吸虫剂，对马也有效[36]，尽管这种宿主物种并没有被正式登记。

三氯苯达唑的确切作用方式尚不确定[65]，尽管它似乎不像其他苯并咪唑化合物那样干扰微管蛋白。三氯苯达唑对白蛋白的亲和力也比其他苯并咪唑更强[66]。可能的作用模式包括干扰吸虫（fluke）中的钙转运、损害吸虫（fluke）皮层、解偶联氧化磷酸化以及干扰吸虫（fluke）蛋白的合成或繁殖[65, 67, 68]。最近的研究表明对耐药性吸虫（fluke）的三氯苯达唑的Pgp外排有影响[68]。

3.3　咪唑并噻唑类/四氢嘧啶类

左旋咪唑对绵羊和牛许多主要GIN的易感成熟阶段具有广谱活性，但对未成熟期显示出较低的活性，并且对蛰伏的幼虫阶段无效[25]。左旋咪唑具有相对较窄的安全边际，并且不被批准用于马匹。吡咯烷酮（Pyrantel）和莫兰特（morantel）对GIN寄生虫具有活性，并广泛用于马GIN。

四氢嘧啶和咪唑并噻唑在神经肌肉接头处具有作为胆碱能激动剂的共同作用模式，引起痉挛性瘫痪。耐药寄生虫的表型包括对这些药物以及对乙酰胆碱的收缩反应减弱[27]。这些药理学差异表明乙酰胆碱靶位点是一个由配体结合亚基和结构亚基组成的五聚体膜阳离子通道的变化。继早期研究后，最近的研究表明，来自几个国家的许多耐药分离株具有截短的Hco-acr-8转录物，可能是由于缺乏易感虫的63个碱基对的插入片段（indel）[28]。提出了基于PCR的选择性扩增包含indel的产物，作为鉴定抗性寄生虫的手段。仍然有工作要做，以验证测试和阐明可能与acr-8b作为乙酰胆碱受体亚单位的可能作用的相关机制。

3.4　大环内酯类

大环内酯（MLs）是一种极为有效且相对安全的杀虫剂，对反刍动物GIN的未成熟期和成体期（包括低生态幼虫期和组织寄生虫）具有活性[29]，还有几种是体外寄生杀虫剂[29]。ML类包括2

个亚类：阿维菌素（AVM），如阿维菌素（ABA）、伊维菌素（IVM）、多拉霉素（DOR）、依普瑞霉素（EPR）、塞拉霉素（SEL）；米尔贝美辛（MIL），如莫西霉素（MOX）和米尔贝霉素（MILB）。已发现MOX在脂肪组织中持续存在，这被认为可以解释为什么在牛、羊和马中发现MOX在血浆中的持续时间明显长于伊维菌素[30,31]。IVM、ABA和MOX是马中唯一使用的MLs，也可用于控制易感蛔科副蛔属（Parascaris）、尖尾线虫属（Oxyuris）寄生虫的大白鲨和河豚。此外，MOX对河豚包囊期的寄生虫有效，尽管疗效并不完全[29,32-35]。

大环内酯类是线虫咽部和身体肌肉组织中谷氨酸门控氯通道（GGCC）的激动剂，可引起超极化和松弛。这些亚类在某些化学特性上可能有所不同，但普遍认为它们的作用方式相同，并且在几个物种的田间抗性情况下，它们确实具有共同的侧抗性。此外，一些AVM抗性的寄生虫的分离株表现出不同的表型，这表明可能不止一种机制导致产生耐药性。大量假定的抗性机制导致了ML抗性是多基因的建议。相比之下，众所周知，伊维菌素（IVM）的耐药性在不到8代的时间内迅速发展，因此单一主基因似乎是更可能的解释。另一个令人困惑的问题是IVM似乎在多个站点起作用。

当体外研究来自几个物种的易感和抗性成年寄生虫时，抗性分离株中MLs的抑制作用（松弛身体肌肉）较弱[36]，这种作用发生在不到1 min的时间内。已经克隆和表达了潜在的GGCC靶点，并且发生了与这些蛋白质的ML结合，但尚未发现亲合力的变化或一致的分子变化，因此受体位点的变化不太可能参与耐药机制。作为耐药机制的药物转运效应也已被探讨。p-糖蛋白（Pgp）是一种跨膜药物外流蛋白，已知可将IVM泵出哺乳动物的细胞。这一假设是，增强的药物外流可以产生耐药性。虽然已经对各种Pgp基因的转录进行了研究，并尝试了几项外排抑制研究，但缺乏明确的证据表明增强的Pgp外排是线虫寄生虫对MLs抗性的一种机制。抗IVM的捻转肌表现出异常的两性神经元形态[37]，这表明化学感受器功能发生了变化。一些IVM-R的线虫[38]具有与dyf-7基因相关的缺陷染料填充表型。来自许多抗性捻转血矛线虫同源物Hco_dyf-7，包含几个与易感蠕虫不同的SNPs，尽管没有一个SNPs编码氨基酸差异[39]。虽然机制尚不清楚，但可能涉及耐药蠕虫的药物排除或药物清除。这些发现为将来的应用提供了分子测试的希望。

3.5　氨基乙腈衍生物

莫奈太尔砜作为一种氨基乙腈衍生物（AAD）是可用于绵羊GIN控制的最新驱虫药物之一[40, 41]，对GIN的成虫和幼虫具有广谱活性[42, 43]，并且对绵羊有较高的相对安全性[44, 45]。莫奈太尔砜是一种胆碱能激动剂，通过作用于线虫身体肌膜受体的独特位点而引起高度收缩和瘫痪[40, 46]。已经在实验选择的捻转血矛线虫CH. contortus分离株中探索了抗性，并且mptl-1胆碱能受体亚单位中的SNPs与抗性表型相关[47-49]。目前已报道耐药线虫的田间分离株[50, 51]，预计这些自然病例的分子数据可揭示耐药机制。

3.6　有机磷酸酯类

有机磷酸酯抑制乙酰胆碱酯酶，导致神经末梢乙酰胆碱的积累，并因此通过对烟碱和毒蕈碱受体的过度刺激破坏神经传递。这导致神经肌肉痉挛性瘫痪和寄生虫死亡[52]，但也可能对宿主构成安全风险。目前的绵羊治疗方案含有萘磷，对成虫和抑制血矛线虫（Haemonchus）都有效，对其他GIN[53, 54]或吡唑啉联合阿苯达唑[40]有中等效果。已经发表了一例萘磷抗性[55]，但对其他自然病例的调查或记录很少发生。

3.7　水杨酰苯胺/取代酚

水杨酰苯胺和取代苯酚（SA）包括三氯苯咪唑（closantel，CLS）、亚硝酰苯胺（nitroxynil，NIT）、氯硝柳胺（niclosa-mide，NIC）和羟氯柳苯胺（oxyclozanide，OXY）[56]。这些化学物质与血浆白蛋白具有很强的结合性，这可能是其对抗血液寄生虫[57]，尤其是血矛线虫和片吸虫，并且在某些情况下延长驱虫效果的高效率的原因[58]。

水杨酰苯胺和取代酚解偶联氧化磷酸化导致寄生虫能量消耗[59-61]。大剂量给药治疗后，毒性可能是一种风险[62]。虽然出现了耐药性，但还没有进一步阐明机制的研究。

3.8 螺环吲哚类

得曲恩特（Derquantel，2-desoxoparaherquamide）是用于绵羊GIN控制的对羟基苯甲酰胺（parahequamide）的半合成衍生物[69]。螺吲哚对马有毒[70]。得曲恩特是新近可商购的，仅与阿维菌素联合使用，并且该产品已经显示出对绝大多数成年和未成熟的绵羊毛圆线虫具有极好的疗效[69, 71, 72]。它对背带线虫属（*Teladorsagia*）和未成熟的血矛线虫属（*Haemonchus*）有不同的疗效[69, 71, 73]。得曲恩特作为竞争性的，但选择性的胆碱能拮抗剂，阻断线虫肌肉细胞膜中的阳离子通道[69, 74, 75]，导致松弛并迅速诱导寄生虫肌肉弛缓性瘫痪[59, 69, 70]。目前还没有公开的自然耐药性的案例。

4　抗蠕虫药物的开发

从实际角度来看，与同一物种的正常种群相比，当种群中能够耐受化合物剂量的个体的频率增加时，通常认为对驱虫药的抗性存在[76]。驱虫药的抗药性也可遗传，从一代寄生虫遗传给下一代，基因的遗传模式是影响耐药性的发展速度和通过寄生虫传播的关键因素[77]。

由于驱虫治疗可能仍然是未来有效控制家畜寄生虫的基石，因此了解抗药性的一般原理和机制非常重要，以帮助维持更长的驱虫效力。在没有进一步暴露于选择性驱虫药的一段时间后，对于耐药性蠕虫群体长期恢复易感性的希望也很小[78]。

Sutherst和Comins[79]描述了抗性起源的3个组成部分。首先是建立，这主要是一个随机事件，受到人口规模和多样性以及所涉基因的突变率的影响。第二步是发展，在这个过程中，使用选择性药物（驱虫药）可以产生抗药性，但耐药性等位基因的流行率太低而不能在临床上显现出来。第三步是传播，通过更广泛的生物体进一步选择和传播抗性基因。在这个阶段，首先出现临床耐药性（也称为自然耐药性）。发育和传播的过程受到生物学、管理和偶然事件的影响，例如连锁不平衡和通过中间宿主的基因传播。这些过程是由药物选择驱动的，反映在药物治疗后寄生虫生存和随后的繁殖中。

影响家畜寄生虫驱虫抗性发展和传播的因素已经得到很好的总结[10, 14, 77, 80-86]。

不适当的剂量是加速驱虫抗药性发展和传播的最简单的方法之一。单个宿主剂量不足可能是一个问题[87]，并且在计算剂量时由于低估动物体重而在一些主要生产系统中被认为是常见的[88]。已经做出了相当大的努力让绵羊生产者意识到这种风险，但是至少对每组动物的样本进行称重，并适当地选择最重的个体的活体重的做法还远未普及[89, 90]。牛和马的生产者也可能存在风险[85, 91]。

过度的治疗频率也使寄生虫群体进一步选择驱虫药抗药性，而没有伴随着提高生产力、健康和/或福利的益处[16, 76, 92-96]。这对于绵羊企业以及最近的马线虫控制[91, 97, 98]而言，是一个潜在的重要问题。分娩方法也可以影响驱虫抗药性发展和传播的风险。口服制剂对于小反刍动物最为常见，尽管存在潜在的食道凹槽反射活化影响的风险[99-102]。许多研究表明口服治疗比同样活性成分的局部和可注射制剂更有效[103-106]，尽管在治疗的宿主血浆中驱虫剂浓度有时较低。Lanusse等[84]讨论了特定靶标寄生虫在选择给药途径方面的影响，这可以解释在某些情况下口服治疗可明显增加有效性。牛的局部治疗也有一些特别的问题[16, 107, 108]，在某些情况下，牛宿主特征、主要气候和牛的舔食行为会影响生物利用度[101, 108-112]。通过缓释和长效制剂将蠕虫人群持续暴露于驱虫剂是另一种潜在风险[16, 76, 113-117]。

在驱虫治疗前绵羊禁食，减缓消化道流量并改善肠道停留时间，可以对溶解性较差的驱肠虫药的疗效产生有益影响[101, 118, 119]，尽管这对安全边际较低的产品来说不是一个明智的策略，如左旋咪唑和萘磺酸[115]。

有人建议将有效的驱虫药联合使用，每一种都有不同的作用方式，作为帮助延长驱虫效力的另一种手段[12, 76, 84, 115, 117, 120-131]。组合产品在某些国家可以买到[69]，并且使用一种以上的有效驱虫剂是一种提供更高综合疗效[22, 132-136]和/或延缓驱虫剂抗药性发展的方法[126-128]。建模研究表明，通过组合高效驱虫活性物质，减少了驱虫药的选择速度[12, 127, 128]。组合对抗性基因型产生更大的效力，尤其是那些携带基因的组合对抗一种活性物质的抗性。这导致治疗中存在耐药性的幸存者减少，并且随后在避难所中剩余易感畜群对幸存者进行了更大程度的稀释[12]。

治疗多种驱虫药的另一种策略是采用不同的作用模式，这一策略很重要的是检疫淋浴[16, 76, 85, 115, 117, 137]。虽然许多畜牧企业显然未能有效地实施[90, 116, 138]，但对于进入种群的新动物或从寄生虫感染的环境中返回的新动物的处理，以及高效驱虫剂的组合是整体蠕虫控制策略重要的部分。这应该可以降低引入新的抗性等位基因的风险。将这种食物放入处于治疗后的高蠕虫避难所环境中，也有一定效果[115, 117]。

对于家畜生产者来说，避难所的概念更为复杂，但被公认为是目前对驱虫药抗药性发展和扩散的最关键影响之一[12, 76, 83, 85, 116, 117, 139-150]。在比较基于避难所的蠕虫控制建议[83, 151]和之前关于将处理过的原料移动到低污染环境以延长处理效益的建议时，家畜生产者需要一个重大的思想转变[139, 152]。然而，如果来自寄生虫的卵能够在没有选择的蠕虫卵污染物稀释的环境中发育，蠕虫控制程序可导致对驱虫剂抗性的产生和传播的高选择压力[140, 152]。

在一个蠕虫控制计划内增加避难所可以通过两种方式来实现。通过只选择那些临床或亚临床感染蠕虫的宿主进行靶向治疗，可以防止对该组中的每个个体进行治疗。这使得来自未经处理的宿主的寄生虫继续为随后的蠕虫世代贡献遗传，其对于驱虫后抗性的选择较少。

FAMACHA®系统将治疗绵羊捻转血矛线虫建立在个别绵羊的临床贫血的基础上就是这样一个策略[153, 154]。还针对非绵羊寄生虫讨论了靶向或选择性治疗策略[146, 147, 155, 156]和牛[157]和马GIN控制[19, 21, 83, 91, 158, 159]。然而，实际选择每组内哪些动物未经处理，没有明显指标，如临床贫血，可能远不是那么简单[19, 21, 83, 85, 147, 155, 160-162]。一些作者建议让整组动物在企业内未经治疗，并将整个组织用作可移动的避难所来源[163]。

减少选择压力以增加驱虫剂开发和传播的另一种方法是避免由于主要的环境条件而在关键的流行病学选择性时期进行低度避难所治疗。例如，在西澳大利亚等极端冬季降水为主的气候环境下，所谓的夏季淋洛羊可能会导致对驱虫抗性的重度选择[10, 76, 82, 161]。

随着所有促进增加避难所的蠕虫控制策略，需要注意监测蠕虫负荷并确保放牧环境不会过度受到寄生虫污染[146]和/或未经处理的动物挡不住其余寄生虫的影响[161]。

5　驱虫耐药性的测定

测量和监测驱虫抗性的能力是可持续家畜蠕虫控制的关键组成部分。通常对耐药性的测量记录为治疗后寄生虫的存活率，因此通常记录寄生虫数（或反映寄生虫数的数值）。然后统计分析这些数值（例如使用t检验或F检验）和产生的比较疗效。耐药性也可能被认为是持续治疗提供的保护期缩短。这提供了不同类型的数据，并可能适合生存分析。

最终目标是采用一种简单、快速、便宜的测定方法，可在动物中应用该方法以同时评估所有相关驱虫药对所有感兴趣的线虫物种的疗效。

实际上，迄今为止，这证明很难实现。目前有一系列方法，适用于各种情况，其中许多方法都有很大的局限性。进一步发展体外和基因测试的压力很大，但在许多情况下，仍然缺乏耐药机制的基础遗传学知识。从家畜粪便中分离样本，这是促进牲畜生产者实际收集的首选方法，也继续带来挑战。

虽然表观效力降低可能意味着驱肠虫耐药，但这只是治疗失败的一个潜在原因，记住这一点也很重要。其他原因包括另一种模仿病原体的误诊、对寄生虫的不适当的药物选择、治疗后的快速再感染、同一感染的复发以及产品质量或给药问题[164, 165]。另一个例子是山羊代谢速度较快，导致抗寄生虫化合物的疗效比绵羊低[166]。也有关于莫西替丁治疗驴和马存在差异的建议[167]。

5.1　体内生物测定

5.1.1　治疗以及屠宰后的相关研究

所有家畜物种的驱虫抗性评估的首选确定性试验是控制非必要的舍弃、或者治疗和屠宰、研究[164, 168-176]。该测试涉及人工感染无蠕虫的最终宿主，以推荐的剂量对确认的受感染动物进行单独处理以用于各自的驱虫剂，并且计数屠宰宿主和完成总蠕虫计数后存活的蠕虫的总数。

这允许对测试寄生虫的未成熟和成年阶段的真实功效进行受控评估。包括阳性和阴性对照组也可以产生剂量反应曲线，然后还计算有效剂量50（ED_{50}）和抗性因子（RF）。

这种方法的主要缺点包括动物购买和处置成本、安乐死动物的伦理学以及创建无蠕虫的试验动物。因此，现在只有在进行新的分离时才进行屠宰试验，因为在许多情况下，已经建立了体内和体外试验中寄生虫驱虫抗药性之间的关系和相关性[177]。

类似的原理也被应用于评估使用豚鼠[179]和吉尔德斯[179]分别针对蛇形毛虫和捻转血矛线虫的驱虫效力。虽然这些技术不太可能用于野外检测，但它们是有用的实验模型，因为可以比绵羊更快、更便宜地检测几种剂量的药物剂量率。

5.1.2　粪便卵数减少试验

在该领域最常用的驱虫抗药性实际评估是粪便减少卵数测试（FECRT）。该测试可用于确定常见的重要线虫的普遍驱虫抗药性状况，从而有助于指导有效治疗的选择。它也被用来调查驱虫抗药性的流行情况[168]。

已经对有关这种检测的最佳方法进行了详细讨论[77, 168, 175, 180-190]。小反刍动物的总结如下：

——该测试涉及鉴定受侵染的宿主物种组。年龄较小的动物（3～6个月大）最好能避免由于宿主免疫状态引起的并发症，并且至少在过去的6周内，测试动物不应该接受测试产品的治疗。

——将10～15只确定的动物组随机分配给每种处理。另一组也被确定为未经处理的阴性对照动物。然后通常称量最重动物的子样品，并且每个动物在其各自处理组中的最重动物单独给药。阴性对照组中的动物仍未经治疗。

——治疗后10～14 d对动物进行重新取样，根据治疗组确定个体粪便样品。治疗结束后，在感染发生之前收集这些样品很重要。

——每个粪便样本采用标准麦克马斯特粪便蠕虫卵计数，使用浮选法完成。

然后比较每个治疗组和阴性对照组之间单个虫卵计数的算术组平均值，计算每次治疗后蠕虫卵数的减少百分比。这等同于应用治疗的"功效"。单独的虫卵计数优于综合测试[191, 192]。算术平均值也是首选，因为与几何平均值相比，它们被发现能够提供更好的、偏差更小的疗效评估，特别是当部分治疗前或治疗后计数为零时[193]。

对数误差计算可用于计算减少百分比的置信界限。Dobson等人也提出了另一种计算疗效和/或线虫聚集高时的置信界限的方法[194]。当算术平均值减少小于95%，而95%置信区间低于90%时，一般公认的定义是耐药[189]。人们认为使用这两个标准可以使95%的置信度检测出临床耐药[189]，尽管当开始发生轻微的疗效损失时，对结果的有效性则有一些担忧。甚至有人提出，如果只有一个被接受的标准得到满足，那么就会发现"可疑耐药性"[195]。

考虑到开发和测试新的驱虫药，Dobson等人也建议如果疗效估计为100%，则将FECR重新设定为二项比例[194]。其中n和x分别是所有治疗前和治疗后动物计数（而不是每克卵数）的总数，p（抗性卵的比例）=x/n，百分比效力=100×（1-p）（假设处理组的大小和检测水平相同，治疗前和治疗后）。

通过包括培养收集的后处理粪便可以进一步提高减少的结果[168, 175, 196]。这允许将每组内的处理后卵数归因于通过鉴定培养的第三阶段幼虫鉴定的每个寄生虫属，并且当被处理的绵羊包含至少一些极度繁殖的捻转血矛线虫时，这可能是特别重要的[168, 197]。例如，当试验动物只排出低蛋数时，用其他漂浮和/或离心方法替代McMaster方法也可以提高灵敏度[183, 198]。

已经开发了软件工具以进一步帮助计算并最小化FECRT中的误差。RESO5是一种驱虫效力计算器，使用基于农业常务委员会动物健康委员会工作组报告中发表的计算结果[199]。它提供了上限和下限置信区间以及平均FEC减少量，并指出是否存在耐药性。由莱奥沃斯索恩和CSIRO的保罗马丁开发的最初的RESO计划经历了各种增加和修改，这些增加和修改已被整合到目前最现代化的补充[11]。由Torgerson等人在软件包R中设计的'eggCounts'包，基于分层贝叶斯框架，并结合了动物之间的抽样误差和过度分散，以严格分析粪便中的虫卵数[200]。

在很大程度上，FECRT的解释依赖于虫卵数和线虫数量之间的相关性。这种关系并不总是很强[168]。此外，一些驱虫药可以抑制产卵，而不是杀死抗性蠕虫[168]，这可能会导致对疗效的高估。治疗结束后，需卵数表明蠕虫对药物敏感但这可能会掩盖处理后14 d以上蠕虫恢复产卵的病例。通过使用降低的药物剂量率可以提高灵敏度，但是这种方法需要对抗性现象有很好的了解。

FECRT另一个主要普遍接受的潜在限制是它只能检测临床抗性，直到线虫群体中耐药性等位基因的频率达到25%或更高为止[140]。因此线虫群体内的遗传变化直到显著时才被检测到。通常建议这样做的目的是减少在没有暴露于先前被认为由于抗性水平而无法使用的驱虫剂的情况下，长时间线虫群体可能回复到驱虫敏感性的可能性[201-204]。

最后，更广泛地采用这个测试的另一个障碍是生产者对绵羊的多个养殖场以及个体动物的处理和粪便采样的热情低。为了克服这种不情愿，一项简化的测试DrenchCheck-Day10已经被提升为澳大利亚的绵羊生产商（www.wormboss.com.au；2015年5月15日查阅）。

几位作者已经讨论了FECRT专门用于牛的应用，并且人们普遍认为准确测定牛的蠕虫抗药性更为困难[4, 16, 205-211]。线虫产虫卵的数量细微差别[80, 205, 212-214]以及驱虫剂配方和输送途径都会影响牛线虫的抗性测试结果[181]。建议将经过试验的驱虫药口服给药至牛[181]，并尽可能敏感地检测圆线虫属寄生虫卵[207, 211]。更大的处理组规模单独治疗前蠕虫卵数、多次治疗后粪便采样时间、蠕虫卵数与线虫属的分化，以及进一步评估适当的计算方法可能有助于提高结果的置信度[17, 209, 210, 215]。

FECRT在马匹中的具体应用也有详细的讨论[4, 20, 91, 159, 216-221]。类似的问题，关于相对较低的个体蠕虫卵计数和过度分散以及更多的蠕虫卵数聚集在马中出现，就像牛一样[159]，强调最大限度地提高虫卵数检测方法灵敏度的重要性。对于马线虫的解释也可能更为复杂，并且必须考虑原始的，低于绵羊和牛的典型值，最初注册时，某些驱虫药对抗敏感种群的效力水平较低[221]。这一切都表明有必要考虑修改传统疗效指南以确定马线虫的驱虫抗性[19, 220, 221]，和/或调查更合适的计算方法来有效评估在某些情况下蠕虫卵数减少[159, 216, 222-224]。

评估马线虫驱虫抗性的另一个细节是卵重现期[221, 225-227]。在处理后的一段时间内，线虫卵在马粪中的再现，已被认为是早期检测驱虫抗药性发展的有用指南[228-230]。

在应用FECRT评估肝片吸虫抗驱虫药物的耐药性方面也存在并发症[164]。FECRT技术最初是为线虫开发和认可的[169, 181]，但已被用于吸虫，尽管其有效性有时会受到质疑。对成虫吸虫进行有效治疗后，粪便中检测到吸虫的灵敏度较低，成虫吸毒间歇性卵脱落和胆囊中虫卵持续释放的可能性都可能使结果的精确解释复杂化[231-238]。三氯苯达唑耐药性在未成熟阶段也会变得明显，这些阶段不会产卵，因此在使用FECRT时可以避免检测。考虑到这些因素，FECRT仍可用于肝片吸虫[239]，其中包括复合粪便样品的检测[240]，但随后讨论的共同抗原减少试验越来越受欢迎[235, 237, 241]。应用PCR检测更好地评估对片吸虫的治疗效果[242]。

5.2 体外测定

体外检测驱虫抗性的方法受到了相当多的关注，虽然通常技术要求更高，但评估驱虫耐药性的技术可能更便宜、更费时、更可靠。

通过测量在每个药物浓度范围内针对代表性寄生虫样品的效果，可以产生针对剂量治疗的响应图。由此可以计算有效浓度50（EC_{50}）。现代计算机分析（例如GraphPad PRISM）可实现更精确的曲线拟合，以及自动计算EC_{50}和标准误差。EC_{50}是影响50%寄生虫种群的有效浓度或药物剂量。类似的表达包括ID_{50}（抑制剂量）、LD_{50}（致死剂量）、LC_{50}（致死浓度）和CD_{50}（治疗剂量）。抗性因子（RF）被定义为同一物种的抗性群体和已知易感群体之间的EC_{50}值比率。

5.2.1 卵孵化检测

卵孵化试验（EHA）最初为检测绵羊线虫对噻苯咪唑抗性而开发[243]，此后多以用于评估绵羊线虫苯并咪唑抗性[244-252]。并对牛[208, 253]和马线虫[152, 218, 254-258]以及肝片吸虫中阿苯达唑和三氯苯达唑耐药的检测也进行了研究[242, 259-261]。

Taylor等人[171]和Coles等人[181]详细描述了该技术。原则上，收集新鲜、清洁、未发育的蠕虫卵，并在各种浓度的感兴趣的驱虫剂存在下孵化。孵化后，计算未孵化的卵与幼虫的比例，在没有驱虫剂存在的情况下校正卵的死亡率后，可以生成剂量-反应曲线[258]。如果可能的话，已知的驱虫剂的辨别剂量可能会导致敏感线虫分离物中99%或更多的孵化抑制，以帮助提高检测灵敏度[140, 181, 246]。有人担心至少25%的线虫群体在抗性之前，EHA不会检测到抗性[140]。

5.2.2 基于幼虫的测定

体外实验最好的特点是幼虫发育试验（LDA）[177]。该试验依赖于在液体或琼脂培养基中发育的卵，在一系列浓度的驱虫药物的存在下，发育到第一、第二和第三阶段的幼虫。校正阴性对照重复中未发育阶段的数量后，计算卵、L1和L2期幼虫占卵和幼虫总数的比例。

LDA的优点包括：单一，相对简单的复合粪便样本采集，不需要测试易感染的分离株，同时评估几种驱虫药物，可以生成剂量-反应数据，并且灵敏度可以大于95%。一般缺点包括：作为抗性测量的测定的有效性必须在一系列条件下确认，需要训练有素的实验室工作人员并需要物种鉴定幼虫。

作为Drenchrite® Test（Smithfield微生物筛选技术公司，澳大利亚）的商品，于96孔板预先涂抹的驱虫药。该方法和其他LDA方法已经成功地用于评估绵羊和山羊GIN的一系列抗苯并咪唑抗性和左旋咪唑抗性，以及捻转血矛线虫大环内酯抗性[244, 245, 251, 262-271]。然而，该测试缺乏足够的灵敏度来评估Teradorsagia的伊维菌素耐药性[272]。LDA也被用于评估牛线虫[273]和马线虫中的驱虫抗性，其中，有一些好的和一些不太令人信服的结果[216, 254, 256, 258, 274, 275]。

幼虫死亡率测定法（larval mortality assay，LMA）具有评估新鲜、出鞘的第三阶段线虫幼虫存活一系列目的驱虫药物的系列稀释度的能力，并且已证明能够评估绵羊线虫对苯并咪唑的抗性[276, 277]。

幼虫迁移抑制试验（larval migration inhibition assay，LMIA）评估在连续稀释驱虫剂的情况下，新鲜培养的、出鞘的第三阶段线虫幼虫通过筛子迁移的能力，所述筛子将仅允许有活力的幼虫通过[171, 276]。未迁移的幼虫与总幼虫的比例可用于计算抑制50%幼虫迁移的有效驱虫浓度（EC_{50}），然后可将其与已知标准进行比较。琼脂屏障也被添加到测试中以提高某些情况下的灵敏度[283]。Micromotility Meter ™[36, 278, 279]和Worminator系统[280]也被认为是自动化动力测量可能的方法。这些对捻转血矛线虫和节状古柏线虫成虫的第三阶段幼虫有应用前景[36]。

LMIA最初是为羊线虫开发的，并且发现能够确定对噻菌灵、左旋咪唑、氯沙坦和伊维菌素的抗性[276, 281-283]。它也被证明适用于绵羊线虫中的莫西克丁抗性[269]和牛线虫对苯并咪唑、伊维菌素和莫西克丁的抗性[36, 190, 207, 273, 284]。马线虫也进行了初步考虑[258]。

幼虫摄食抑制试验（larval feeding inhibition assay，LFIA）评估新鲜第一期幼虫暴露于驱虫活性的连续稀释的驱虫剂浓度对幼虫取食的影响[78, 285, 286]。这种方法已经应用于对羊线虫对伊维菌素和左旋咪唑抗性的检测[247, 285]，并且也已经用于成体蠕虫的抗性检测[287]。而对马线虫几乎没有成功[258]。

5.3　分子检测

5.3.1　DNA检测

基于DNA的检测提供了非常敏感的耐药性检测的能力。他们还可以提供在驱虫治疗前寻找潜在抗药性可能性[288]。但是，为了设计和使用基因探针，必须了解抗药性的遗传基础，而这对于牲畜的大多数驱虫抗药性实例来说远不能确定。

苯并咪唑抗性是目前唯一的一个例子，其中遗传标记已经被鉴定并用于开发耐药性检测。首先表明抗性与在同型1β-微管蛋白基因密码子200处酪氨酸而不是苯丙氨酸的表达相关[289, 290]。自那以后，其他工作已经在密码子167[291]和密码子198[292-294]上发现了另外的候选突变。然而这些与抗性标记不一致[291, 295, 296]。

位置200处的标记已被用于开发基于PCR的抗性鉴定技术应用于捻转血矛线虫（*Haemonchus contortus*）、毛状线虫（*Trichostrongylus colubriformis*）、环背改带线虫（*Teladorsagia circumcincta*）[181, 297-300]、血矛线虫属（*Haemonchus*）和牛奥斯特线虫（*Ostertagia ostertagi*）[295, 296, 301]。对马的调查显示出不同的结果[21, 219, 257, 302-305]。最新的研究调查了实时PCR或焦磷酸测序方法，以支持这种分子方法更实际的应用[248, 285, 306-309]。

最近*Hco-acr-8*的截短转录物在左旋咪唑抗性的捻转血矛线虫（*Haemonchus contortus*）中一致地被鉴定出来[28]。这在同一项工作中被调查的易感血矛线虫属（*Haemonchus*）中没有，因此被认为是左旋咪唑抗性的潜在遗传标记。最近对*Hco-dyf-7*基因的研究也表明这可能是捻转血矛线虫大环内酯抗性的一个未来标志[39]。

5.3.2　基于免疫学检测

考虑到FECRT可用于检测肝片吸虫中三氯苯达唑耐药的可靠应用，人们对于ELISA检测辅助耐药性检测的潜力已有一些关注。基于MM3单克隆抗体的商业共同抗原酶联免疫吸附实验（Bio-X Diagnostics，Jemelle，Belgium）的开发提供了比血清学ELISA试验更为敏感的诊断方法，该方法对成功的fluke治疗也更敏感[310]。该试验在共同抗原减少试验中显示出有希望的结果，在三氯苯达唑给药14 d后，在绵羊[235, 311, 312]和牛[241]中进行治疗后取样。

6　对驱虫药耐药性的出现

6.1　绵羊蠕虫耐药性

与马和牛相比，绵羊的寄生线虫通常显示出更高的抗驱虫药水平和光谱（表78.4）。

表78.4　绵羊重要寄生虫驱虫抗性的地理分布

寄生虫种类	苯并 咪唑类	左旋咪唑/ 甲噻吩嘧啶	大环 内酯类	氨基乙 腈衍生物	有机磷 酸盐	三氯 苯达唑	水杨酰 苯胺类
捻转血矛线虫	Au[11, 14], Am[309], Eu[227], Af[13], NZ[313], As[96]	Au[11, 14], Af[314], Am[315], Eu[227], As[96]	Au[316], Af[317], NZ[313], Am[318], As[96]	Am[319]	Au[55]		Au[14], Am[315], Af[320], As[96]

（续表）

寄生虫种类	苯并咪唑类	左旋咪唑/甲噻吩嘧啶	大环内酯类	氨基乙腈衍生物	有机磷酸盐	三氯苯达唑	水杨酰苯胺类
环纹背带线虫 (*Teladorsagia circumcincta*)	Au, Am, Af[320] Eu[321], NZ[313]	Au[11], NZ[313] Eu[321]	Au[11, 14], NZ[313], Eu[322]	NZ[50]			
毛圆线虫属 (*Trichostrongylus spp.*)	Au[11], NZ[313], Eu[323]	Au[11], NZAf[314, 320] As[324], Eu[322]	Au[325], NZ[313], Eu[321]	NZ[50]			
肝片吸虫 (*Fascida hepatica*)	Am[174], Eu[327, 328]					Au[329], Eu[165, 237]	Eu[328]

Au：澳大利亚；NZ：新西兰；Am：美洲；AS：亚洲；Eu：欧洲；Af：非洲。

6.2 牛蠕虫的耐药性

尽管几十年来人们对绵羊和山羊的驱虫抗性发展有广泛的兴趣，但牛线虫的驱虫抗性研究才刚刚开始（表78.5）。已经证明在一些地区，牛GIN抗性的流行率出人意料地高。

表78.5 牛重要寄生虫驱虫抗性的地理分布

寄生虫种类	苯并咪唑类	左旋咪唑	大环内酯类	三氯苯达唑	甲噻吩嘧啶
奥斯特线虫 (*Ostertagia ostertagi*)	Am[210], Au[331], NZ[330]	Eu[16], Au[331], NZ[330], Am[332]	Am[206], Au[333], NZ[330], Eu[205]	—	
古柏线虫属 (*Cooperia spp.*)	NZ[16], Am[334]	Am[332], Eu[16]	Au[331], Eu[321, 335], NZ[16], Am[213]	—	
柏氏血矛线虫 (*Haemonchus placei*)	Am[295, 336]	Au[16], Am[337]	Am[211], Au[16]		HS[16]
肝片吸虫 (*Fasciola hepatica*)				Au[241], Eu[338], Am[173]	

Au：澳大利亚；NZ：新西兰；Am：美洲；AS：亚洲；Eu：欧洲。

6.3 马线虫耐药性

马GIN中驱虫抗性的调查也仅在最近才开始（表78.6）。1999年，Coles等人报告了对普通圆线虫对噻嘧啶具有抗性的怀疑[344]，但自那以来没有报道过病例。

表78.6 马的重要线虫寄生虫驱虫抗性的地理分布

寄生虫种类	苯并咪唑类	噻嘧啶	大环内酯类
盅口线虫 (*Cyathostomins*)	Am[339], Eu[340], Au[326]	Am[91], Eu[340]	Am, Eu[326]
马副蛔虫 (*Parascaris equorum*)	Au[341]	Au[341], Am[326]	Au[341], Am[342], Eu[326]
马蛲虫 (*Oxyris equi*)		Eu[343]?	

Au：澳大利亚；Am：美洲；Eu：欧洲。

7 结论

驱虫抗药性正在重新定义牲畜蠕虫控制的最佳方法。没有耐药性监测的常规预防性治疗的传统方法已被证明是不可持续的控制方法。新型驱虫药的开发和可持续利用对于控制未来的寄生虫种群非常重要，但是，还需要结合化学和非化学控制策略的精心策划的方法以减缓抗药性的发展，并保持现有的有效药物的疗效。更好地理解耐药机制，更好地进行实用且成本效益高的测试，以便更早检测寄生虫群体中的驱虫抗药性变化也将是非常有价值的。

参考文献

［1］ Waller PJ. Global perspectives on nematode parasite control in ruminant livestock：the need to adopt alternatives to chemotherapy，with emphasis on biological control. Anim Health Res Rev. 2003；4（1）：35-43.

［2］ Nieuwhof GJ，Bishop SC. Costs of the major endemic diseases of sheep in Great Britain and the potential benefits of reduction in disease impact. Anim Sci. 2005；81（1）：23-9.

［3］ Sutherland IA，Shaw J，Shaw RJ. The production costs of anthelmintic resistance in sheep managed within a monthly preventive drench program. Vet Parasitol. 2010；171（3-4）：300-4.

［4］ Kaplan RM，Vidyashankar AN. An inconvenient truth：global worming and anthelmintic resistance. Vet Parasitol. 2012；186（1-2）：70-8.

［5］ McLeod RS. Costs of major parasites to the Australian livestock industries. Int J Parasitol. 1995；25（11）：1363-7.

［6］ Molina-Hernández V，Mulcahy G，Pérez J，Martínez-Moreno Á，Donnelly S，O'Neill SM，et al. Fasciola hepatica vaccine：we may not be there yet but we're on the right road. Vet Parasitol. 2015；208（1-2）：101-11.

［7］ Kaplan RM. Fasciola hepatica：a review of the economic impact in cattle and considerations for control. Vet Ther. 2001；2（1）：40-50.

［8］ Waller PJ. From discovery to development：current industry perspectives for the development of novel methods of helminth control in livestock. Vet Parasitol. 2006；139（1-3）：1-14.

［9］ Mezo M，Gonzalez-Warleta M，Castro-Hermida JA，Muino L，Ubeira FM. Association between anti-F. hepatica antibody levels in milk and production losses in dairy cows. Vet Parasitol. 2011；180（3-4）：237-42.

［10］ Kahn LP，Woodgate RG. Integrated parasite management：products for adoption by the Australian sheep industry. Vet Parasitol. 2012；186（1-2）：58-64.

［11］ Playford MC，Smith AN，Love S，Besier RB，Kluver P，Bailey JN. Prevalence and severity of anthelmintic resistance in ovine gastrointestinal nematodes in Australia（2009—2012）. Aust Vet J. 2014；92（12）：464-71.

［12］ Leathwick DM. Managing anthelmintic resistance-parasite fitness，drug use strategy and the potential for reversion towards susceptibility. Vet Parasitol. 2013；198（1-2）：145-53.

［13］ Van Wyk JA，Malan FS，Randles JL. How long before resistance makes it impossible to control some field strains of Haemonchus contortus in South Africa with any of the modern anthelmintics? Vet Parasitol. 1997；70（1-3）：111-22.

［14］ Besier RB，Love SCJ. Anthelmintic resistance in sheep nematodes in Australia：the need for new approaches. Aust J Exp Agr. 2003；43（12）：1383-91.

［15］ Miller CM，Waghorn TS，Leathwick DM，Candy PM，Oliver AMB，Watson TG. The production cost of anthelmintic resistance in lambs. Vet Parasitol. 2012；186（3-4）：376-81.

［16］ Sutherland IA，Leathwick DM. Anthelmintic resistance in nematode parasites of cattle：a global issue? Trends Parasitol. 2011；27（4）：176-81.

［17］ Taylor MA. SCOPS and COWS—'Worming it out of UK farmers'. Vet Parasitol. 2012；186（1-2）：65-9.

［18］ Borges FA，Almeida GD，Heckler RP，Lemes RT，Onizuka MK，Borges DG. Anthelmintic resistance impact on tropical beef cattle productivity：effect on weight gain of weaned calves. Trop Anim Health Prod. 2013；45（3）：723-7.

［19］ Kaplan RM，Nielsen MK. An evidence-based approach to equine parasite control：It ain't the 60s anymore. Eq Vet Edu. 2010；22（6）：306-16.

［20］ von Samson-Himmelstjerna G. Anthelmintic resistance in equine parasites-detection，potential clinical relevance and implications for control. Vet Parasitol. 2012；185（1）：2-8.

［21］ Nielsen MK，Pfister K，von Samson-Himmelstjerna G. Selective therapy in equine parasite control-application and limitations. Vet Parasitol. 2014；202（3-4）：95-103.

［22］ Kaplan RM，West EM，Norat-Collazo LM，Vargas J. A combination treatment strategy using pyrantel pamoate and oxibendazole demonstrates additive effects for controlling equine cyathostomins. Eq Vet Edu. 2014；26（9）：485-91.

［23］ Kotze AC，Hunt PW，Skuce P，von Samson-Himmelstjerna G，Martin RJ，Sager H，et al. Recent advances in candidate-gene and whole-genome approaches to the discovery of anthelmintic resistance markers and the description of drug/receptor interactions. Int J Parasitol Drugs Drug Resist. 2014；4（3）：164-84.

［24］ Foreyt WJ. Efficacy and safety of albendazole against experimentally induced Fasciola hepatica infections in goats. Vet Parasitol. 1988；26（3-4）：261-4.

［25］ Riviere JE，Papich MG. Veterinary pharmacology and therapeutics. Ames：Wiley；2009.

［26］ Sangster NC，Prichard RK，Lacey E. Tubulin and benzimidazole-resistance in Trichostrongylus colubriformis（Nematoda）. J Parasitol. 1985；645-651.

［27］ Sangster NC，Riley FL，Collins GH. Investigation of the mechanism of levamisole resistance in trichostrongylid nematodes of sheep. Int J Parasitol. 1988；18（6）：813-8.

［28］ Barrere V，Beech RN，Charvet CL，Prichard RK. Novel assay for the detection and monitoring of levamisole resistance in Haemonchus contortus. Int J Parasitol. 2014；44（3-4）：235-41.

［29］ Vercruysse J，Rew RS. Macrocyclic lactones in antiparasitic therapy. Wallingford：CABI；2002.

［30］ Lanusse C, Lifschitz A, Virkel G, Alvarez L, Sanchez S, Sutra JF, et al. Comparative plasma disposition kinetics of ivermectin, moxidectin and doramectin in cattle. J Vet Pharmacol Ther. 1997; 20（2）: 91-9.

［31］ Alvinerie M, Escudero E, Sutra J-F, Eeckhoutte C, Galtier P. The pharmacokinetics of moxidectin after oral and subcutaneous administration to sheep. Vet Res. 1998; 29（2）: 113-8.

［32］ Klei TR, Chapman MR, French DD, Taylor HW. Evaluation of ivermectin at an elevated dose against encysted equine cyathostome larvae. Vet Parasitol. 1993; 47（1-2）: 99-106.

［33］ Xiao L, Herd RP, Majewski GA. Comparative efficacy of moxidectin and ivermectin against hypobiotic and encysted cyathostomes and other equine parasites. Vet Parasitol. 1994; 53（1-2）: 83-90.

［34］ Monahan CM, Chapman MR, Taylor HW, French DD, Klei TR. Comparison of moxidectin oral gel and ivermectin oral paste against a spectrum of internal parasites of ponies with special attention to encysted cyathostome larvae. Vet Parasitol. 1996; 63（3-4）: 225-35.

［35］ Steinbach T, Bauer C, Sasse H, Baumgärtner W, Rey-Moreno C, Hermosilla C, et al. Small strongyle infection: consequences of larvicidal treatment of horses with fenbendazole and moxidectin. Vet Parasitol. 2006; 139（1-3）: 115-31.

［36］ Demeler J, Kuttler U, El-Abdellati A, Stafford K, Rydzik A, Varady M, et al. Standardization of the larval migration inhibition test for the detection of resistance to ivermectin in gastro intestinal nematodes of ruminants. Vet Parasitol. 2010; 174（1-2）: 58-64.

［37］ Freeman AS, Nghiem C, Li J, Ashton FT, Guerrero J, Shoop WL, et al. Amphidial structure of ivermectin-resistant and susceptible laboratory and field strains of *Haemonchus contortus*. Vet Parasitol. 2003; 110（3-4）: 217-26.

［38］ Dent JA, Smith MM, Vassilatis DK, Avery L. The genetics of ivermectin resistance in *Caenorhabditis elegans*. Proc Natl Acad Sci U S A. 2000; 97（6）: 2674-9.

［39］ Urdaneta-Marquez L, Bae SH, Janukavicius P, Beech R, Dent J, Prichard R. A dyf-7 haplotype causes sensory neuron defects and is associated with macrocyclic lactone resistance worldwide in the nematode parasite *Haemonchus contortus*. Int J Parasitol. 2014; 44（14）: 1063-71.

［40］ Kaminsky R, Ducray P, Jung M, Clover R, Rufener L, Bouvier J, et al. A new class of anthelmintics effective against drug-resistant nematodes. Nature. 2008; 452（7184）: 176-80.

［41］ Lecova L, Stuchlikova L, Prchal L, Skalova L. Monepantel: the most studied new anthelmintic drug of recent years. Parasitology. 2014; 141（13）: 1686-98.

［42］ Hosking BC, Dobson DP, Stein PA, Kaminsky R, Bapst B, Mosimann D, et al. Dose confirmation studies for monepantel, an amino-acetonitrile derivative, against fourth stage gastro-intestinal nematode larvae infecting sheep. Vet Parasitol. 2009; 160（3-4）: 251-7.

［43］ Sager H, Hosking B, Bapst B, Stein P, Vanhoff K, Kaminsky R. Efficacy of the amino-acetonitrile derivative, monepantel, against experimental and natural adult stage gastro-intestinal nematode infections in sheep. Vet Parasitol. 2009; 159（1）: 49-54.

［44］ Kaminsky R, Gauvry N, Schorderet Weber S, Skripsky T, Bouvier J, Wenger A, et al. Identification of the amino-acetonitrile derivative monepantel（AAD 1566）as a new anthelmintic drug development candidate. Parasitol Res. 2008; 103（4）: 931-9.

［45］ Stein PA, George SD, Rolfe PF, Hosking BC. Safety and efficacy against fourth-stage gastrointestinal nematode larvae, of monepantel in 6-week old lambs. Vet Parasitol. 2012; 185（2-4）: 339-42.

［46］ Rufener L, Maser P, Roditi I, Kaminsky R. *Haemonchus contortus* acetylcholine receptors of the DEG-3 subfamily and their role in sensitivity to monepantel. PLoS Pathog. 2009; 5（4）: e1000380.

［47］ Rufener L, Baur R, Kaminsky R, Maser P, Sigel E. Monepantel allosterically activates DEG-3/DES-2 channels of the gastrointestinal nematode *Haemonchus contortus*. Mol Pharmacol. 2010; 78（5）: 895-902.

［48］ Baur R, Beech R, Sigel E, Rufener L. Monepantel irreversibly binds to and opens *Haemonchus contortus* MPTL-1 and *Caenorhabditis elegans* ACR-20 receptors. Mol Pharmacol. 2015; 87（1）: 96-102.

［49］ Bartley DJ, Devin L, Nath M, Morrison AA. Selection and characterisation of monepantel resistance in *Teladorsagia circumcincta* isolates. Int J Parasitol Drugs Drug Resist. 2015; 5（2）: 69-76.

［50］ Scott I, Pomroy WE, Kenyon PR, Smith G, Adlington B, Moss A. Lack of efficacy of monepantel against *Teladorsagia circumcincta* and *Trichostrongylus colubriformis*. Vet Parasitol. 2013; 198（1-2）: 166-71.

［51］ Van den Brom R, Moll L, Kappert C, Vellema P. *Haemonchus contortus* resistance to monepantel in sheep. Vet Parasitol. 2015; 209（3-4）: 278-80.

［52］ Čolović MB, Krstić DZ, Lazarević-Pašti TD, Bondžić AM, Vasić VM. Acetylcholinesterase inhibitors: pharmacology and toxicology. Curr Neuropharmacol. 2013; 11（3）: 315-35.

［53］ Fiel C, Guzmán M, Steffan P, Rodriguez E, Prieto O, Bhushan C. The efficacy of trichlorphon and naphthalophos against multiple anthelmintic-resistant nematodes of naturally infected sheep in Argentina. Parasitol Res. 2011; 109（1）: 139-48.

［54］ Le Jambre LF, Barger IA. Efficiency of rafoxanide and naphthalophos against inhibited *Haemonchus contortus*. Aust Vet J. 1979; 55（7）: 346-7.

［55］ Green PE, Forsyth BA, Rowan KJ, Payne G. The isolation of a field strain of *Haemonchus contortus* in Queensland showing multiple anthelmintic resistance. Aust Vet J. 1981; 57（2）: 79-84.

［56］ Swan GE. The pharmacology of halogenated salicylanilides and their anthelmintic use in animals. J S Afr Vet Assoc. 1999; 70（2）: 61-70.

［57］ Mohammed-Ali NA, Bogan JA. The pharmacodynamics of the flukicidal salicylanilides, rafoxanide, closantel and oxyclosanide. J Vet Pharmacol Ther. 1987; 10（2）: 127-33.

［58］ Hall CA, Kelly JD, Whitlock HV, Ritchie L. Prolonged anthelmintic effect of closantel and disophenol against a thiabendazole selected resistant strain of *Haemonchus contortus* in sheep. Res Vet Sci. 1981; 31（1）: 104-6.

［59］ Australasian Animal Parasites Inside and Out. Australian Society for Parastology. 2015. http://parasite.org.au/publications/australian-animal-parasites-inside-and-out/.

［60］ Taylor A, Coop RL, Wall RL. Veterinary parasitology. Chichester: Wiley; 2013.

［61］ Kane HJ，Behm CA，Bryant C. Metabolic studies on the new fasciolicidal drug，closantel. Mol Biochem Parasitol. 1980；1（6）：347-55.

［62］ van der Lugt JJ，Venter I. Myelin vacuolation，optic neuropathy and retinal degeneration after closantel overdosage in sheep and in a goat. J Comp Pathol. 2007；136（2-3）：87-95.

［63］ Bennett JL，Kohler P. *Fasciola hepatica*：action *in vitro* of triclabendazole on immature and adult stages. Exp Parasitol. 1987；63（1）：49-57.

［64］ Boray JC，Crowfoot PD，Strong MB，Allison JR，Schellenbaum M，Von Orelli M，et al. Treatment of immature and mature *Fasciola hepatica* infections in sheep with triclabendazole. Vet Rec. 1983；113（14）：315-7.

［65］ Fairweather I. Triclabendazole：new skills to unravel an old（ish）enigma. J Helminthol. 2005；79（3）：227-34.

［66］ Hennessy DR，Lacey E，Steel JW，Prichard RK. The kinetics of triclabendazole disposition in sheep. J Vet Pharmacol Ther. 1987；10（1）：64-72.

［67］ Fairweather I，Boray J. Fasciolicides：efficacy，actions，resistance and its management. Vet J. 1999；158（2）：81-112.

［68］ Savage J，Meaney M，Brennan GP，Hoey E，Trudgett A，Fairweather I. Disruption of vitellogenesis and spermatogenesis by triclabendazole（TCBZ）in a TCBZ-resistant isolate of *Fasciola hepatica* following incubation *in vitro* with a P-glycoprotein inhibitor. Parasitology. 2014；141（8）：1064-79.

［69］ Little PR，Hodge A，Maeder SJ，Wirtherle NC，Nicholas DR，Cox GG，et al. Efficacy of a combined oral formulation of derquantel-abamectin against the adult and larval stages of nematodes in sheep，including anthelmintic-resistant strains. Vet Parasitol. 2011；181（2-4）：180-93.

［70］ Epe C，Kaminsky R. New advancement in anthelmintic drugs in veterinary medicine. Trends Parasitol. 2013；29（3）：129-34.

［71］ George SD，George AJ，Stein PA，Rolfe PF，Hosking BC，Seewald W. The comparative efficacy of abamectin，monepantel and an abamectin/derquantel combination against fourth-stage larvae of a macrocyclic lactone-resistant *Teladorsagia* spp. isolate infecting sheep. Vet Parasitol. 2012；188（1-2）：190-3.

［72］ Geurden T，Hodge A，Noé L，Winstanley D，Bartley DJ，Taylor M，et al. The efficacy of a combined oral formulation of derquantel-abamectin against anthelmintic resistant gastro-intestinal nematodes of sheep in the UK. Vet Parasitol. 2012；189（2-4）：308-16.

［73］ Kaminsky R，Bapst B，Stein PA，Strehlau GA，Allan BA，Hosking BC，et al. Differences in efficacy of monepantel，derquantel and abamectin against multi-resistant nematodes of sheep. Parasitol Res. 2011；109（1）：19-23.

［74］ Ruiz-Lancheros E，Viau C，Walter TN，Francis A，Geary TG. Activity of novel nicotinic anthelmintics in cut preparations of *Caenorhabditis elegans*. Int J Parasitol. 2011；41（3-4）：455-61.

［75］ Martin RJ，Puttachary S，Buxton SK，Verma S，Robertson AP. The Conqueror Worm：recent advances with cholinergic anthelmintics and techniques excite research for better therapeutic drugs. J Helminthol. 2015；89（4）：387-97.

［76］ Prichard RK，Hall CA，Kelly JD，Martin ICA，Donald AD. The problem of anthelmintic resistance in nematodes. Aust Vet J. 1980；56（5）：239-50.

［77］ Sutherland I，Scott I. Gastrointestinal nematodes of sheep and cattle：biology and control. London：Wiley；2009.

［78］ Jackson F，Coop RL. The development of anthelmintic resistance in sheep nematodes. Parasitology. 2000；120（Suppl）：S95-107.

［79］ Sutherst RW，Comins HN. The management of acaricide resistance in the cattle tick，*Boophilus microplus*（Canestrini）（Acari：Ixodidae），in Australia. Bull Entomol Res. 1979；69（3）：519-37.

［80］ Jackson R，Rhodes AP，Pomroy WE，Leathwick DM，West DM，Waghorn TS，et al. Anthelmintic resistance and management of nematode parasites on beef cattle-rearing farms in the North Island of New Zealand. N Z Vet J. 2006；54（6）：289-96.

［81］ Molento MB. Parasite control in the age of drug resistance and changing agricultural practices. Vet Parasitol. 2009；163（3）：229-34.

［82］ Woodgate RG，Besier RB. Sustainable use of anthelmintics in an integrated parasite management program for sheep nematodes. Anim Prod Sci. 2010；50（6）：440-3.

［83］ Nielsen MK. Sustainable equine parasite control：perspectives and research needs. Vet Parasitol. 2012；185（1）：32-44.

［84］ Lanusse C，Alvarez L，Lifschitz A. Pharmacological knowledge and sustainable anthelmintic therapy in ruminants. Vet Parasitol. 2014；204（1-2）：18-33.

［85］ Leathwick DM，Besier RB. The management of anthelmintic resistance in grazing ruminants in Australasia—strategies and experiences. Vet Parasitol. 2014；204（1-2）：44-54.

［86］ Martin PJ. Development and control of resistance to anthelmintics. Int J Parasitol. 1987；17（2）：493-501.

［87］ Smith G，Grenfell BT，Isham V，Cornell S. Anthelmintic resistance revisited：under-dosing，chemoprophylactic strategies，and mating probabilities. Int J Parasitol. 1999；29（1）：77-91.

［88］ Besier RB，Hopkins DL. Anthelmintic dose selection by farmers. Aust Vet J. 1988；65（6）：193-4.

［89］ Coles GC. Nematode control practices and anthelmintic resistance on British sheep farms. Vet Rec. 1997；141（4）：91-3.

［90］ McMahon C，McCoy M，Ellison SE，Barley JP，Edgar HW，Hanna RE，et al. Anthelmintic resistance in Northern Ireland（III）：uptake of 'SCOPS'（Sustainable Control of Parasites in Sheep）recommendations by sheep farmers. Vet Parasitol. 2013；193（1-3）：179-84.

［91］ Nielsen MK，Fritzen B，Duncan JL，Guillot J，Eysker M，Dorchies P，et al. Practical aspects of equine parasite control：a review based upon a workshop discussion consensus. Equine Vet J. 2010；42（5）：460-8.

［92］ Martin PJ，Anderson N，Jarrett RG，Brown TH，Ford GE. Effects of a preventive and suppressive control scheme on the development of thiabendazole-resistance in *Ostertagia* spp. Aust Vet J. 1982；58（5）：185-90.

［93］ Barton NJ. Development of anthelmintic resistance in nematodes from sheep in Australia subjected to different treatment frequencies. Int J Parasitol. 1983；13（2）：125-32.

［94］ Edwards JR，Wroth R，de Chaneet GC，Besier RB，Karlsson J，Morcombe PW，et al. Survey of anthelmintic resistance in Western Australian sheep flocks 2. Relationship with sheep management and parasite control practices. Aust Vet J. 1986；63（5）：139-44.

［95］ Chartier C, Pors I, Hubert J, Rocheteau D, Benoit C, Bernard N. Prevalence of anthelmintic resistant nematodes in sheep and goats in Western France. Small Rumin Res. 1998; 29（1）: 33-41.

［96］ Chandrawathani P, Adnan M, Waller PJ. Anthelmintic resistance in sheep and goat farms on Peninsular Malaysia. Vet Parasitol. 1999; 82（4）: 305-10.

［97］ Nielsen MK, Kaplan RM, Thamsborg SM, Monrad J, Olsen SN. Climatic influences on development and survival of free-living stages of equine strongyles: Implications for worm control strategies and managing anthelmintic resistance. Vet J. 2007; 174（1）: 23-32.

［98］ Relf VE, Morgan ER, Hodgkinson JE, Matthews JB. A questionnaire study on parasite control practices on UK breeding Thoroughbred studs. Equine Vet J. 2012; 44（4）: 466-71.

［99］ Prichard RK, Hennessy DR, Steel JW. Prolonged administration: a new concept for increasing the spectrum and effectiveness of anthelmintics. Vet Parasitol. 1978; 4（4）: 309-15.

［100］ Kelly JD, Hall CA, Whitlock HV, Thompson HG, Campbell NJ, Martin IC. The effect of route of administration on the anthelmintic efficacy of benzimidazole anthelmintics in sheep infected with strains of *Haemonchus contortus* and *Trichostrongylus colubriformis* resistant or susceptible to thiabendazole. Res Vet Sci. 1977; 22（2）: 161-8.

［101］ Hennessy DR. Modifying the formulation or delivery mechanism to increase the activity of anthelmintic compounds. Vet Parasitol. 1997; 72（3-4）: 367-90.

［102］ Sargison N, Pomroy W, Adlington B. Ruminoreticulum bypass in goats and its possible effect on the efficacy of oxfendazole against resistant gastrointestinal parasites. Small Rumin Res. 2000; 35（3）: 209-12.

［103］ Borgsteede FHM. The efficacy and persistent anthelmintic effect of ivermectin in sheep. Vet Parasitol. 1993; 50（1-2）: 117-24.

［104］ Gopal R, West D, Pomroy W. The difference in efficacy of ivermectin oral, moxidectin oral and moxidectin injectable formulations against an ivermectin-resistant strain of *Trichostrongylus colubriformis* in sheep. N Z Vet J. 2001; 49（4）: 133-7.

［105］ Alka GRM, Sandhu KS, Sidhu PK. Efficacy of abamectin against ivermectin-resistant strain of *Trichostrongylus colubriformis* in sheep. Vet Parasitol. 2004; 121（3-4）: 277-83.

［106］ Leathwick D, Miller C. Efficacy of oral, injectable and pour-on formulations of moxidectin against gastrointestinal nematodes in cattle in New Zealand. Vet Parasitol. 2013; 191（3）: 293-300.

［107］ Areskog M, Ljungström B, Höglund J. Limited efficacy of pour-on anthelmintic treatment of cattle under Swedish field conditions. Int J Parasitol Drugs Drug Resist. 2013; 3: 129-34.

［108］ Sallovitz JM, Lifschitz A, Imperiale F, Virkel G, Larghi J, Lanusse C. Doramectin concentration profiles in the gastrointestinal tract of topically-treated calves: Influence of animal licking restriction. Vet Parasitol. 2005; 133（1）: 61-70.

［109］ Gogolewski RP, Slacek B, Familton AS, Paterson B, Langholff WK, Allerton GR, et al. Efficacy of a topical formulation of eprinomectin against endoparasites of cattle in New Zealand. N Z Vet J. 1997; 45（1）: 1-3.

［110］ Bousquet-Melou A, Mercadier S, Alvinerie M, Toutain PL. Endectocide exchanges between grazing cattle after pour-on administration of doramectin, ivermectin and moxidectin. Int J Parasitol. 2004; 34（11）: 1299-307.

［111］ Sargent RM, Chambers M, Elliott T. Seasonal differences in the efficacy of pour-on formulations of triclabendazole and ivermectin or abamectin against late immature liver fluke（*Fasciola hepatica*）in cattle. Vet Parasitol. 2009; 161（1-2）: 133-7.

［112］ Toutain PL, Modric S, Bousquet-MELou A, Sallovitz JM, Lanusse C. Should licking behavior be considered in the bioavailability evaluation of transdermal products? J Vet Pharmacol Ther. 2012; 35: 39-43.

［113］ Chartier C, Pors I, Bernard N, Hubert J. Efficacy of an albendazole slow-release capsule for the control of susceptible or resistant nematode parasites of dairy goats. Vet Parasitol. 1996; 67（3-4）: 197-206.

［114］ Dobson RJ, Lejambre L, Gill JH. Management of anthelmintic resistance: Inheritance of resistance and selection with persistent drugs. Int J Parasitol. 1996; 26（8-9）: 993-1000.

［115］ Dobson RJ, Besier RB, Barnes EH, Love SCJ, Vizard A, Bell K, et al. Principles for the use of macrocyclic lactones to minimise selection for resistance. Aust Vet J. 2001; 79（11）: 756-61.

［116］ Lawrence KE, Rhodes AP, Jackson R, Leathwick DM, Heuer C, Pomroy WE, et al. Farm management practices associated with macrocyclic lactone resistance on sheep farms in New Zealand. N Z Vet J. 2006; 54（6）: 283-8.

［117］ Leathwick DM, Hosking BC, Bisset SA, McKay CH. Managing anthelmintic resistance: Is it feasible in New Zealand to delay the emergence of resistance to a new anthelmintic class? N Z Vet J. 2009; 57（4）: 181-92.

［118］ Ali DN, Hennessy DR. The effect of level of feed intake on the pharmacokinetic disposition and efficacy of ivermectin in sheep. J Vet Pharmacol Ther. 1996; 19（2）: 89-94.

［119］ Hennessy D, Ali D. The effect of feed intake level on the pharmacokinetic disposition of closantel in sheep. Int J Parasitol. 1997; 27（9）: 1081-6.

［120］ Anderson N, Martin PJ, Jarrett RG. Mixtures of anthelmintics: a strategy against resistance. Aust Vet J. 1988; 65（2）: 62-4.

［121］ Anderson N, Martin PJ, Jarrett RG. Field evaluation of a mixture of albendazole sulphoxide and levamisole against *Ostertagia* and *Trichostrongylus* spp. in sheep. Aust Vet J. 1991; 68（4）: 133-6.

［122］ Anderson N, Martin PJ, Jarrett RG. The efficacy of mixtures of albendazole sulphoxide and levamisole against sheep nematodes resistant to benzimidazole and levamisole. Aust Vet J. 1991; 68（4）: 127-32.

［123］ Smith G. A mathematical model for the evolutions of anthelmintic resistance in a direct life cycle nematode parasite. Int J Parasitol. 1990; 20（7）: 913-21.

［124］ Waller PJ, Dobson RJ, Haughey KG. The effect of combinations of anthelmintics on parasite populations in sheep. Aust Vet J. 1990; 67（4）: 138-40.

［125］ Barnes EH, Dobson RJ, Barger IA. Worm control and anthelmintic resistance: adventures with a model. Parasitol Today. 1995; 11（2）: 56-63.

［126］ Geary TG, Hosking BC, Skuce PJ, von Samson-Himmelstjerna G, Maeder S, Holdsworth P, et al. World Association for the

Advancement of Veterinary Parasitology（WAAVP）Guideline：Anthelmintic combination products targeting nematode infections of ruminants and horses. Vet Parasitol. 2012；190（1）：306-16.

[127] Bartram DJ, Leathwick DM, Taylor MA, Geurden T, Maeder SJ. The role of combination anthelmintic formulations in the sustainable control of sheep nematodes. Vet Parasitol. 2012；186（3-4）：151-8.

[128] Leathwick DM. Modelling the benefits of a new class of anthelmintic in combination. Vet Parasitol. 2012；186（1-2）：93-100.

[129] Leathwick DM, Waghorn TS, Miller CM, Candy PM, Oliver AMB. Managing anthelmintic resistance—use of a combination anthelmintic and leaving some lambs untreated to slow the development of resistance to ivermectin. Vet Parasitol. 2012；187（1-2）：285-94.

[130] Bartram DJ, Noé L, Krautmann MJ, Lane S, Geurden T. Clinical safety of rapid sequential administration of moxidectin injection and oral derquantel-abamectin as a quarantine treatment for introduced sheep. Vet Rec. 2013；172（16）：426-7.

[131] Leathwick DM, Ganesh S, Waghorn TS. Evidence for reversion towards anthelmintic susceptibility in *Teladorsagia circumcincta* in response to resistance management programmes. Int J Parasitol Drugs Drug Resist. 2015；5（1）：9-15.

[132] McKenna PB. Update on the prevalence of anthelmintic resistance in gastrointestinal nematodes of sheep in New Zealand. N Z Vet J. 2010；58（3）：172-3.

[133] Puttachary S, Trailovic SM, Robertson AP, Thompson DP, Woods DJ, Martin RJ. Derquantel and abamectin：effects and interactions on isolated tissues of *Ascaris suum*. Mol Biochem Parasitol. 2013；188（2）：79-86.

[134] Walker RS, Miller JE, Monlezun CJ, LaMay D, Navarre C, Ensley D. Gastrointestinal nematode infection and performance of weaned stocker calves in response to anthelmintic control strategies. Vet Parasitol. 2013；197（1-2）：152-9.

[135] Smith LL. Combination anthelmintics effectively control ML-resistant parasites：a real-world case history. Vet Parasitol. 2014；204（1-2）：12-7.

[136] Bennet E-M, Behm C, Bryant C, Chevis RAF. Synergistic action of mebendazole and levamisole in the treatment of a benzimidazole-resistant *Haemonchus contortus* in sheep. Vet Parasitol. 1980；7（3）：207-14.

[137] Dobson RJ, Hosking BC, Besier RB, Love S, Larsen JW, Rolfe PF, et al. Minimising the development of anthelmintic resistance, and optimising the use of the novel anthelmintic monepantel, for the sustainable control of nematode parasites in Australian sheep grazing systems. Aust Vet J. 2011；89（5）：160-6.

[138] Suter RJ, Besier RB, Perkins NR, Robertson ID, Chapman HM. Sheep-farm risk factors for ivermectin resistance in *Ostertagia circumcincta* in Western Australia. Prev Vet Med. 2004；63（3-4）：257-69.

[139] Michel JF. Strategies for the use of anthelmintics in livestock and their implications for the development of drug resistance. Parasitology. 1985；90（Pt 4）：621-8.

[140] Martin PJ, Anderson N, Jarrett RG. Detecting benzimidazole resistance with faecal egg count reduction tests and *in vitro* assays. Aust Vet J. 1989；66（8）：236-40.

[141] Gaba S, Cabaret J, Ginot V, Silvestre A. The early drug selection of nematodes to anthelmintics：stochastic transmission and population in refuge. Parasitology. 2006；133（Pt 3）：345-56.

[142] van Wyk JA. Refugia—overlooked as perhaps the most potent factor concerning the development of anthelmintic resistance. Onderstepoort J Vet Res. 2001；68（1）：55-67.

[143] Sissay MM, Asefa A, Uggla A, Waller PJ. Anthelmintic resistance of nematode parasites of small ruminants in eastern Ethiopia：exploitation of refugia to restore anthelmintic efficacy. Vet Parasitol. 2006；135（3-4）：337-46.

[144] Hughes PL, Dowling AF, Callinan AP. Resistance to macrocyclic lactone anthelmintics and associated risk factors on sheep farms in the lower North Island of New Zealand. N Z Vet J. 2007；55（4）：177-83.

[145] Besier RB. Targeted treatment strategies for sustainable worm control in small ruminants. Trop Biomed. 2008；25（1 Suppl）：9-17.

[146] Waghorn TS, Leathwick DM, Miller CM, Atkinson DS. Brave or gullible：testing the concept that leaving susceptible parasites in refugia will slow the development of anthelmintic resistance. N Z Vet J. 2008；56（4）：158-63.

[147] Kenyon F, Greer AW, Coles GC, Cringoli G, Papadopoulos E, Cabaret J, et al. The role of targeted selective treatments in the development of refugia-based approaches to the control of gastrointestinal nematodes of small ruminants. Vet Parasitol. 2009；164（1）：3-11.

[148] Martin PJ, Le Jambre LF, Claxton JH. The impact of refugia on the development of thiabendazole resistance in *Haemonchus contortus*. Int J Parasitol. 1981；11（1）：35-41.

[149] Leathwick DM, Miller CM, Atkinson DS, Haack NA, Alexander RA, Oliver AM, et al. Drenching adult ewes：implications of anthelmintic treatments pre-and post-lambing on the development of anthelmintic resistance. N Z Vet J. 2006；54（6）：297-304.

[150] Leathwick DM, Waghorn TS, Miller CM, Atkinson DS, Haack NA, Oliver AM. Selective and on-demand drenching of lambs：impact on parasite populations and performance of lambs. N Z Vet J. 2006；54（6）：305-12.

[151] Woodgate RG, Love S. WormKill to WormBoss—can we sell sustainable sheep worm control? Vet Parasitol. 2012；186（1-2）：51-7.

[152] Waghorn TS, Miller CM, Oliver AM, Leathwick DM. Drench-and-shift is a high-risk practice in the absence of refugia. N Z Vet J. 2009；57（6）：359-63.

[153] Van Wyk JA, Bath GF. The FAMACHA system for managing haemonchosis in sheep and goats by clinically identifying individual animals for treatment. Vet Res. 2002；33（5）：509-29.

[154] Leask R, Van Wyk JA, Thompson PN, Bath GF. The effect of application of the FAMACHA© system on selected production parameters in sheep. Small Rumin Res. 2013；110（1）：1-8.

[155] Greer AW, Kenyon F, Bartley DJ, Jackson EB, Gordon Y, Donnan AA, et al. Development and field evaluation of a decision support model for anthelmintic treatments as part of a targeted selective treatment（TST）regime in lambs. Vet Parasitol. 2009；164（1）：12-20.

[156] Cornelius MP, Jacobson C, Besier RB. Body condition score as a selection tool for targeted selective treatment-based nematode control strategies in Merino ewes. Vet Parasitol. 2014；206（3-4）：173-81.

［157］ O'Shaughnessy J, Earley B, Mee JF, Doherty ML, Crosson P, Barrett D, et al. Nematode control in spring-born suckler beef calves using targeted selective anthelmintic treatments. Vet Parasitol. 2014; 205（1-2）: 150-7.

［158］ Lester HE, Bartley DJ, Morgan ER, Hodgkinson JE, Stratford CH, Matthews JB. A cost comparison of faecal egg count-directed anthelmintic delivery versus interval programme treatments in horses. Vet Rec. 2013; 173（15）: 371-4.

［159］ Lester HE, Matthews JB. Faecal worm egg count analysis for targeting anthelmintic treatment in horses: points to consider. Equine Vet J. 2014; 46（2）: 139-45.

［160］ Stafford KA, Morgan ER, Coles GC. Weight-based targeted selective treatment of gastrointestinal nematodes in a commercial sheep flock. Vet Parasitol. 2009; 164（1）: 59-65.

［161］ Besier RB, Love RA, Lyon J, Van Burgel AJ. A targeted selective treatment approach for effective and sustainable sheep wormmanagement: investigations in Western Australia. Anim Prod Sci. 2010; 50（12）: 1034-42.

［162］ Chylinski C, Cortet J, Neveu C, Cabaret J. Exploring the limitations of pathophysiological indicators used for targeted selective treatment in sheep experimentally infected with *Haemonchus contortus*. Vet Parasitol. 2015; 207（1-2）: 85-93.

［163］ Leathwick DM, Miller CM, Atkinson DS, Haack NA, Waghorn TS, Oliver AM. Managing anthelmintic resistance: untreated adult ewes as a source of unselected parasites, and their role in reducing parasite populations. N Z Vet J. 2008; 56（4）: 184-95.

［164］ Fairweather I. Raising the bar on reporting 'triclabendazole resistance'. Vet Rec. 2011; 168（19）: 514-5.

［165］ Gaasenbeek CPH, Moll L, Cornelissen JBWJ, Vellema P, Borgsteede FHM. An experimental study on triclabendazole resistance of *Fasciola hepatica* in sheep. Vet Parasitol. 2001; 95（1）: 37-43.

［166］ Hennessy DR. The disposition of antiparasitic drugs in relation to the development of resistance by parasites of livestock. Acta Trop. 1994; 56: 125-41.

［167］ Matthews JB, Burden FA. Common helminth infections of donkeys and their control in temperate regions. Equine Vet Edu. 2013; 25（9）: 461-7.

［168］ Presidente P. Methods for detection of resistance to anthelmintics. In: Anderson N, Waller P, editors. Resistance in nematodes to anthelmintic drugs. Australia: CSIRO; 1985. p. 13-27.

［169］ Wood IB, Amaral NK, Bairden K, Duncan JL, Kassai T, Malone Jr JB, et al. World Association for the Advancement of Veterinary Parasitology（W.A.A.V.P.）: second edition of guidelines for evaluating the efficacy of anthelmintics in ruminants（bovine, ovine, caprine）. Vet Parasitol. 1995; 58（3）: 181-213.

［170］ Duncan JL, Abbott EM, Arundel JH, Eysker M, Klei TR, Krecek RC, et al. World Association for the Advancement of Veterinary Parasitology（WAAVP）: second edition of guidelines for evaluating the efficacy of equine anthelmintics. Vet Parasitol. 2002; 103（1-2）: 1-18.

［171］ Taylor MA, Hunt KR, Goodyear KL. Anthelmintic resistance detection methods. Vet Parasitol. 2002; 103（3）: 183-94.

［172］ Vercruysse J, Holdsworth P, Letonja T, Conder G, Hamamoto K, Okano K, et al. International harmonisation of anthelmintic efficacy guidelines（Part 2）. Vet Parasitol. 2002; 103（4）: 277-97.

［173］ Ortiz P, Scarcella S, Cerna C, Rosales C, Cabrera M, Guzmán M, et al. Resistance of *Fasciola hepatica* against triclabendazole in cattle in Cajamarca（Peru）: a clinical trial and an *in vivo* efficacy test in sheep. Vet Parasitol. 2013; 195（1-2）: 118-21.

［174］ Sanabria R, Ceballos L, Moreno L, Romero J, Lanusse C, Alvarez L. Identification of a field isolate of *Fasciola hepatica* resistant to albendazole and susceptible to triclabendazole. Vet Parasitol. 2013; 193（1）: 105-10.

［175］ Lyndal-Murphy M. Anthelmintic resistance in sheep. Australian standard diagnostic techniques for animal diseases. Australia: Standing Committee on Agriculture and Resource Management; 1992. p. 1-17.

［176］ Gordon D, Zadoks R, Skuce P, Sargison N. Confirmation of triclabendazole resistance in liver fluke in the UK. Vet Rec. 2012; 171（6）: 159-60.

［177］ Gill JH, Redwin JM, Van WJA, Lacey E. Avermectin inhibition of larval development in *Haemonchus contortus*: effects of ivermectin resistance. Int J Parasitol. 1995; 25（4）: 463-70.

［178］ Kelly JD, Sangster NC, Porter CJ. Use of guinea pigs to assay anthelmintic resistance in ovine isolates of *Trichostrongylus colubriformis*. Res Vet Sci. 1981; 30: 131-7.

［179］ Conder GA, Thompson DP, Johnson SS. Demonstration of co-resistance of *Haemonchus contortus* to ivermectin and moxidectin. Vet Rec. 1993; 132: 651-2.

［180］ Kochapakdee S, Pandey VS, Pralomkarn W, Choldumrongkul S, Ngampongsai W, Lawpetchara A. Anthelmintic resistance in goats in southern Thailand. Vet Rec. 1995; 137（5）: 124-5.

［181］ Coles G, Jackson F, Pomroy W, Prichard R, von Samson-Himmelstjerna G, Silvestre A, et al. The detection of anthelmintic resistance in nematodes of veterinary importance. Vet Parasitol. 2006; 136（3）: 167-85.

［182］ McKenna PB. How do you mean? The case for composite faecal egg counts in testing for drench resistance. N Z Vet J. 2007; 55（2）: 100-1.

［183］ Levecke B, Rinaldi L, Charlier J, Maurelli MP, Bosco A, Vercruysse J, et al. The bias, accuracy and precision of faecal egg count reduction test results in cattle using McMaster, Cornell-Wisconsin and FLOTAC egg counting methods. Vet Parasitol. 2012; 188（1-2）: 194-9.

［184］ Calvete C, Uriarte J. Improving the detection of anthelmintic resistance: evaluation of faecal egg count reduction test procedures suitable for farm routines. Vet Parasitol. 2013; 196（3-4）: 438-52.

［185］ McKenna PB. Are multiple pre-treatment groups necessary or unwarranted in faecal egg count reduction tests in sheep? Vet Parasitol. 2013; 196（3-4）: 433-7.

［186］ Lyndal-Murphy M, Swain AJ, Pepper PM. Methods to determine resistance to anthelmintics when continuing larval development occurs. Vet Parasitol. 2014; 199（3-4）: 191-200.

［187］ McKenna PB. Further studies on the necessity or otherwise of multiple pre-treatment groups in faecal egg count reduction tests in sheep. Vet

Parasitol. 2014；200（1-2）：212-5.

[188] Rinaldi L, Levecke B, Bosco A, Ianniello D, Pepe P, Charlier J, et al. Comparison of individual and pooled faecal samples in sheep for the assessment of gastrointestinal strongyle infection intensity and anthelmintic drug efficacy using McMaster and Mini-FLOTAC. Vet Parasitol. 2014；205（1-2）：216-23.

[189] Coles GC, Bauer C, Borgsteede FHM, Geerts S, Klei TR, Taylor MA, et al. World Association for the Advancement of Veterinary Parasitology（W.A.A.V.P.）：methods for the detection of anthelmintic resistance in nematodes of veterinary importance. Vet Parasitol. 1992；44（1-2）：35-44.

[190] Demeler J, Schein E, von Samson-Himmelstjerna G. Advances in laboratory diagnosis of parasitic infections of sheep. Vet Parasitol. 2012；189（1）：52-64.

[191] Cabaret J, Berrag B. Faecal egg count reduction test for assessing anthelmintic efficacy：average versus individually based estimations. Vet Parasitol. 2004；121（1-2）：105-13.

[192] Morgan ER, Cavill L, Curry GE, Wood RM, Mitchell ES. Effects of aggregation and sample size on composite faecal egg counts in sheep. Vet Parasitol. 2005；131（1-2）：79-87.

[193] Dobson RJ, Sangster NC, Besier RB, Woodgate RG. Geometric means provide a biased efficacy result when conducting a faecal egg count reduction test（FECRT）. Vet Parasitol. 2009；161（1-2）：162-7.

[194] Dobson RJ, Hosking BC, Jacobson CL, Cotter JL, Besier RB, Stein PA, et al. Preserving new anthelmintics：a simple method for estimating faecal egg count reduction test（FECRT）confidence limits when efficacy and/or nematode aggregation is high. Vet Parasitol. 2012；186（1-2）：79-92.

[195] McKenna PB. Criteria for diagnosing anthelmintic resistance by the faecal egg count reduction test. N Z Vet J. 1994；42（4）：153-4.

[196] McKenna PB. Further potential limitations of the undifferentiated faecal egg count reduction test for the detection of anthelmintic resistance in sheep. N Z Vet J. 1997；45（6）：244-6.

[197] Webb RF, McCully CH, Adams BS. The efficiency of oxfendazole against four field populations of benzimidazole resistant *Haemonchus contortus*. Aust Vet J. 1979；55（5）：249-50.

[198] Rinaldi L, Coles GC, Maurelli MP, Musella V, Cringoli G. Calibration and diagnostic accuracy of simple flotation，McMaster and FLOTAC for parasite egg counts in sheep. Vet Parasitol. 2011；177（3-4）：345-52.

[199] Working Party for the Animal Health Committee of the Standing Committee on Agriculture. Anthelmintic resistance. Melbourne：CSIRO；1989.

[200] Torgerson PR, Paul M, Furrer R. Evaluating faecal egg count reduction using a specifically designed package "eggCounts" in R and a user friendly web interface. Int J Parasitol. 2014；44（5）：299-303.

[201] McKenna PB. The detection of anthelmintic resistance by the faecal egg count reduction test：an examination of some of the factors affecting performance and interpretation. N Z Vet J. 1990；38（4）：142-7.

[202] Pomroy WE, Whelan N, Alexander AM, West DW, Stafford K, Adlington BA, et al. Multiple resistance in goat-derived *Ostertagia* and the efficacy of moxidectin and combinations of other anthelmintics. N Z Vet J. 1992；40（2）：76-8.

[203] Van Wyk JA, van Schalkwyk PC. A novel approach to the control of anthelmintic-resistant *Haemonchus contortus* in sheep. Vet Parasitol. 1990；35（1-2）：61-9.

[204] Bird J, Shulaw WP, Pope WF, Bremer CA. Control of anthelmintic resistant endoparasites in a commercial sheep flock through parasite community replacement. Vet Parasitol. 2001；97（3）：219-25.

[205] Demeler J, Van Zeveren AMJ, Kleinschmidt N, Vercruysse J, Höglund J, Koopmann R, et al. Monitoring the efficacy of ivermectin and albendazole against gastro intestinal nematodes of cattle in Northern Europe. Vet Parasitol. 2009；160（1-2）：109-15.

[206] Edmonds MD, Johnson EG, Edmonds JD. Anthelmintic resistance of *Ostertagia ostertagi* and *Cooperia oncophora* to macrocyclic lactones in cattle from the western United States. Vet Parasitol. 2010；170（3-4）：224-9.

[207] El-Abdellati A, Geldhof P, Claerebout E, Vercruysse J, Charlier J. Monitoring macrocyclic lactone resistance in *Cooperia oncophora* on a Belgian cattle farm during four consecutive years. Vet Parasitol. 2010；171（1-2）：167-71.

[208] Demeler J, Kleinschmidt N, Küttler U, Koopmann R, von Samson-Himmelstjerna G. Evaluation of the egg hatch assay and the larval migration inhibition assay to detect anthelmintic resistance in cattle parasitic nematodes on farms. Parasitol Int. 2012；61（4）：614-8.

[209] Yazwinski TA, Tucker CA, Wray E, Jones L, Reynolds J, Hornsby P, et al. Control trial and fecal egg count reduction test determinations of nematocidal efficacies of moxidectin and generic ivermectin in recently weaned，naturally infected calves. Vet Parasitol. 2013；195（1-2）：95-101.

[210] Gasbarre LC. Anthelmintic resistance in cattle nematodes in the US. Vet Parasitol. 2014；204（1-2）：3-11.

[211] Das Neves JH, Carvalho N, Rinaldi L, Cringoli G, Amarante AF. Diagnosis of anthelmintic resistance in cattle in Brazil：a comparison of different methodologies. Vet Parasitol. 2014；206（3-4）：216-26.

[212] Smith G, Grenfell BT, Anderson RM. The regulation of *Ostertagia ostertagi* populations in calves：density-dependent control of fecundity. Parasitology. 1987；95（Pt 2）：373-88.

[213] Condi GK, Soutello RGV, Amarante AFT. Moxidectin-resistant nematodes in cattle in Brazil. Vet Parasitol. 2009；161（3-4）：213-7.

[214] De Graef J, Sarre C, Mills BJ, Mahabir S, Casaert S, De Wilde N, et al. Assessing resistance against macrocyclic lactones in gastro-intestinal nematodes in cattle using the faecal egg count reduction test and the controlled efficacy test. Vet Parasitol. 2012；189（2-4）：378-82.

[215] Suarez VH, Cristel SL. Anthelmintic resistance in cattle nematode in the western Pampeana Region of Argentina. Vet Parasitol. 2007；144（1-2）：111-7.

[216] Pook JF, Power ML, Sangster NC, Hodgson JL, Hodgson DR. Evaluation of tests for anthelmintic resistance in cyathostomes. Vet Parasitol. 2002；106：331-43.

[217] Lawson E, Burden F, Elsheikha HM. Pyrantel resistance in two herds of donkey in the UK. Vet Parasitol. 2015；207（3-4）：346-9.

[218] Konigova A, Varady M, Corba J. Comparison of *in vitro* methods and faecal egg count reduction test for the detection of benzimidazole

resistance in small strongyles of horses. Vet Res Commun. 2003；27（4）：281-8.

［219］ Stratford CH, McGorum BC, Pickles KJ, Matthews JB. An update on cyathostomins：Anthelmintic resistance and diagnostic tools. Equine Vet J. 2011；43：133-9.

［220］ Vidyashankar AN, Hanlon BM, Kaplan RM. Statistical and biological considerations in evaluating drug efficacy in equine strongyle parasites using fecal egg count data. Vet Parasitol. 2012；185（1）：45-56.

［221］ Matthews JB. Anthelmintic resistance in equine nematodes. Int J Parasitol Drugs Drug Resist. 2014；4（3）：310-5.

［222］ Bauer C, Merkt JC, Janke-Grimm G, Burger HJ. Prevalence and control of benzimidazole-resistant small strongyles on German thoroughbred studs. Vet Parasitol. 1986；21（3）：189-203.

［223］ Denwood MJ, Reid SW, Love S, Nielsen MK, Matthews L, McKendrick IJ, et al. Comparison of three alternative methods for analysis of equine Faecal Egg Count Reduction Test data. Prev Vet Med. 2010；93（4）：316-23.

［224］ Craven J, Bjorn H, Henriksen SA, Nansen P, Larsen M, Lendal S. Survey of anthelmintic resistance on Danish horse farms, using 5 different methods of calculating faecal egg count reduction. Equine Vet J. 1998；30（4）：289-93.

［225］ Sangster NC, Gill J. Pharmacology of anthelmintic resistance. Parasitol Today. 1999；15（4）：141-6.

［226］ Larsen ML, Ritz C, Petersen SL, Nielsen MK. Determination of ivermectin efficacy against cyathostomins and *Parascaris equorum* on horse farms using selective therapy. Vet J. 2011；188（1）：44-7.

［227］ Geurden T, Hoste H, Jacquiet P, Traversa D, Sotiraki S, Frangipane di Regalbono A, et al. Anthelmintic resistance and multidrug resistance in sheep gastro-intestinal nematodes in France, Greece and Italy. Vet Parasitol. 2014；201（1-2）：59-66.

［228］ von Samson-Himmelstjerna G, Fritzen B, Demeler J, Schurmann S, Rohn K, Schnieder T, et al. Cases of reduced cyathostomin egg-reappearance period and failure of *Parascaris equorum* egg count reduction following ivermectin treatment as well as survey on pyrantel efficacy on German horse farms. Vet Parasitol. 2007；144（1-2）：74-80.

［229］ Rossano MG, Smith AR, Lyons ET. Shortened strongyle-type egg reappearance periods in naturally infected horses treated with moxidectin and failure of a larvicidal dose of fenbendazole to reduce faecal egg counts. Vet Parasitol. 2010；173（3-4）：349-52.

［230］ Lyons ET, Tolliver SC, Ionita M, Collins SS. Evaluation of parasiticidal activity of fenbendazole, ivermectin, oxibendazole, and pyrantel pamoate in horse foals with emphasis on ascarids（*Parascaris equorum*）in field studies on five farms in Central Kentucky in 2007. Parasitol Res. 2008；103（2）：287-91.

［231］ Happich FA, Boray JC. Quantitative diagnosis of chronic fascioliasis. 1. Comparative studies on quantitative faecal examinations for chronic *Fasciola hepatica* infection in sheep. Aust Vet J. 1969；45（7）：326-8.

［232］ Conceição MAP, Durão RM, Costa IH, da Costa JMC. Evaluation of a simple sedimentation method（modified McMaster）for diagnosis of bovine fascioliosis. Vet Parasitol. 2002；105（4）：337-43.

［233］ Rapsch C, Schweizer G, Grimm F, Kohler L, Bauer C, Deplazes P, et al. Estimating the true prevalence of *Fasciola hepatica* in cattle slaughtered in Switzerland in the absence of an absolute diagnostic test. Int J Parasitol. 2006；36（10-11）：1153-8.

［234］ Charlier J, De Meulemeester L, Claerebout E, Williams D, Vercruysse J. Qualitative and quantitative evaluation of coprological and serological techniques for the diagnosis of fasciolosis in cattle. Vet Parasitol. 2008；153（1-2）：44-51.

［235］ Flanagan M, Edgar D, Gordon A, Hanna R, Brennan G, Fairweather I. Comparison of two assays, a faecal egg count reduction test（FECRT）and a coproantigen reduction test（CRT）, for the diagnosis of resistance to triclabendazole in *Fasciola hepatica* in sheep. Vet Parasitol. 2011；176：170-6.

［236］ Sargison ND. Diagnosis of triclabendazole resistance in *Fasciola hepatica*. Vet Rec. 2012；171（6）：151-2.

［237］ Hanna REB, McMahon C, Ellison S, Edgar HW, Kajugu PE, Gordon A, et al. *Fasciola hepatica*：A comparative survey of adult fluke resistance to triclabendazole, nitroxynil and closantel on selected upland and lowland sheep farms in Northern Ireland using faecal egg counting, coproantigen ELISA testing and fluke histology. Vet Parasitol. 2015；207（1-2）：34-43.

［238］ Anderson N, Luong TT, Vo NG, Bui KL, Smooker PM, Spithill TW. The sensitivity and specificity of two methods for detecting *Fasciola* infections in cattle. Vet Parasitol. 1999；83（1）：15-24.

［239］ Flanagan AM, Edgar HWJ, Forster F, Gordon A, Hanna REB, McCoy M, et al. Standardisation of a coproantigen reduction test（CRT）protocol for the diagnosis of resistance to triclabendazole in *Fasciola hepatica*. Vet Parasitol. 2011；176（1）：34-42.

［240］ Daniel R, van Dijk J, Jenkins T, Akca A, Mearns R, Williams DJL. Composite faecal egg count reduction test to detect resistance to triclabendazole in *Fasciola hepatica*. Vet Rec. 2012；171（6）：153-5.

［241］ Brockwell YM, Elliott TP, Anderson GR, Stanton R, Spithill TW, Sangster NC. Confirmation of *Fasciola hepatica* resistant to triclabendazole in naturally infected Australian beef and dairy cattle. Int J Parasitol Drugs Drug Resist. 2014；4（1）：48-54.

［242］ Robles-Perez D, Martinez-Perez JM, Rojo-Vazquez FA, Martinez-Valladares M. The diagnosis of fasciolosis in feces of sheep by means of a PCR and its application in the detection of anthelmintic resistance in sheep flocks naturally infected. Vet Parasitol. 2013；197（1-2）：277-82.

［243］ Le Jambre LF. Egg hatch as an *in vitro* assay of thiabendazole resistance in nematodes. Vet Parasitol. 1976；2（4）：385-91.

［244］ Maingi N, Bjorn H, Dangolla A. The relationship between faecal egg count reduction and the lethal dose 50% in the egg hatch assay and larval development assay. Vet Parasitol. 1998；77（2-3）：133-45.

［245］ Varady M, Corba J. Comparison of six *in vitro* tests in determining benzimidazole and levamisole resistance in *Haemonchus contortus* and *Ostertagia circumcincta* of sheep. Vet Parasitol. 1999；80（3）：239-49.

［246］ Varady M, Cudekova P, Corba J. *In vitro* detection of benzimidazole resistance in *Haemonchus contortus*：egg hatch test versus larval development test. Vet Parasitol. 2007；149（1-2）：104-10.

［247］ Diez-Banos P, Pedreira J, Sanchez-Andrade R, Francisco I, Suarez JL, Diaz P, et al. Field evaluation for anthelmintic-resistant ovine gastrointestinal nematodes by *in vitro* and *in vivo* assays. J Parasitol. 2008；94（4）：925-8.

［248］ von Samson-Himmelstjerna G, Walsh TK, Donnan AA, Carriere S, Jackson F, Skuce PJ, et al. Molecular detection of benzimidazole resistance in *Haemonchus contortus* using real-time PCR and pyrosequencing. Parasitology. 2009；136（3）：349-58.

［249］ Cudekova P，Varady M，Dolinska M，Konigova A. Phenotypic and genotypic characterisation of benzimidazole susceptible and resistant isolates of *Haemonchus contortus*. Vet Parasitol. 2010；172（1-2）：155-9.

［250］ Calvete C，Calavia R，Ferrer LM，Ramos JJ，Lacasta D，Uriarte J. Management and environmental factors related to benzimidazole resistance in sheep nematodes in Northeast Spain. Vet Parasitol. 2012；184（2-4）：193-203.

［251］ Rialch A，Vatsya S，Kumar RR. Detection of benzimidazole resistance in gastrointestinal nematodes of sheep and goats of sub-Himalayan region of northern India using different tests. Vet Parasitol. 2013；198（3-4）：312-8.

［252］ Calvete C，Ferrer LM，Lacasta D，Calavia R，Ramos JJ，Ruizde-Arkaute M，et al. Variability of the egg hatch assay to survey benzimidazole resistance in nematodes of small ruminants under field conditions. Vet Parasitol. 2014；203（1-2）：102-13.

［253］ von Samson-Himmelstjerna G，Coles GC，Jackson F，Bauer C，Borgsteede F，Cirak VY，et al. Standardization of the egg hatch test for the detection of benzimidazole resistance in parasitic nematodes. Parasitol Res. 2009；105（3）：825-34.

［254］ Ihler CF，Bjorn H. Use of two *in vitro* methods for the detection of benzimidazole resistance in equine small strongyles（*Cyathostoma* spp.）. Vet Parasitol. 1996；65（1-2）：117-25.

［255］ Whitlock HV，Sangster NC，Gunawan M，Porter CJ，Kelly JD. *Trichostrongylus colubriformis* and *Ostertagia* sp. resistant to levamisole，morantel tartrate and thiabendazole：isolation into pure strain and anthelmintic titration. Res Vet Sci. 1980；29（1）：31-5.

［256］ Craven J，Bjorn H，Barnes EH，Henriksen SA，Nansen P. A comparison of *in vitro* tests and a faecal egg count reduction test in detecting anthelmintic resistance in horse strongyles. Vet Parasitol. 1999；85（1）：49-59.

［257］ von Samson-Himmelstjerna G，von Witzendorff C，Sievers G，Schnieder T. Comparative use of faecal egg count reduction test，egg hatch assay and beta-tubulin codon 200 genotyping in small strongyles（*Cyathostominae*）before and after benzimidazole treatment. Vet Parasitol. 2002；108（3）：227-35.

［258］ Matthews JB，McArthur C，Robinson A，Jackson F. The *in vitro* diagnosis of anthelmintic resistance in cyathostomins. Vet Parasitol. 2012；185（1）：25-31.

［259］ Fairweather I，McShane DD，Shaw L，Ellison SE，O'Hagan NT，York EA，et al. Development of an egg hatch assay for the diagnosis of triclabendazole resistance in *Fasciola hepatica*：proof of concept. Vet Parasitol. 2012；183（3-4）：249-59.

［260］ Canevari J，Ceballos L，Sanabria R，Romero J，Olaechea F，Ortiz P，et al. Testing albendazole resistance in *Fasciola hepatica*：validation of an egg hatch test with isolates from South America and the United Kingdom. J Helminthol. 2014；88（3）：286-92.

［261］ Chryssafidis AL，Fu Y，De Waal T，Mulcahy G. Standardisation of egg-viability assays for *Fasciola hepatica* and *Calicophoron daubneyi*：a tool for evaluating new technologies of parasite control. Vet Parasitol. 2015；210（1-2）：25-31.

［262］ Taylor MA. A larval development test for the detection of anthelmintic resistance in nematodes of sheep. Res Vet Sci. 1990；49（2）：198-202.

［263］ Amarante AF，Pomroy WE，Charleston WA，Leathwick DM，Tornero MT. Evaluation of a larval development assay for the detection of anthelmintic resistance in *Ostertagia circumcincta*. Int J Parasitol. 1997；27（3）：305-11.

［264］ Besier R. Field application of the Drenchrite test. Reaching new heights. In：Proceedings of the Australian Sheep Veterinary Society，1998. p. 21-5.

［265］ Terrill TH，Kaplan RM，Larsen M，Samples OM，Miller JE，Gelaye S. Anthelmintic resistance on goat farms in Georgia：efficacy of anthelmintics against gastrointestinal nematodes in two selected goat herds. Vet Parasitol. 2001；97（4）：261-8.

［266］ Kotze AC，Dobson RJ，Tyrrell KL，Stein PA. High-level ivermectin resistance in a field isolate of *Haemonchus contortus* associated with a low level of resistance in the larval stage：implications for resistance detection. Vet Parasitol. 2002；108（3）：255-63.

［267］ Kaplan RM，Vidyashankar AN，Howell SB，Neiss JM，Williamson LH，Terrill TH. A novel approach for combining the use of *in vitro* and *in vivo* data to measure and detect emerging moxidectin resistance in gastrointestinal nematodes of goats. Int J Parasitol. 2007；37（7）：795-804.

［268］ Varady M，Corba J，Letkova V，Kovac G. Comparison of two versions of larval development test to detect anthelmintic resistance in *Haemonchus contortus*. Vet Parasitol. 2009；160（3-4）：267-71.

［269］ Demeler J，Gill JH，von Samson-Himmelstjerna G，Sangster NC. The *in vitro* assay profile of macrocyclic lactone resistance in three species of sheep trichostrongyloids. Int J Parasitol Drugs Drug Resist. 2013；3：109-18.

［270］ Dolinská M，Königová A，Letková V，Molnár L，Várady M. Detection of ivermectin resistance by a larval development test—back to the past or a step forward? Vet Parasitol. 2013；198（1-2）：154-8.

［271］ Lacey E，Redwin JM，Gill JH，Demargheriti VM，Waller PJ. A larval development assay for the simultaneous detection of broad spectrum anthelmintic resistance. In：Boray JC，Martin PJ，Roush RT，editors. Resistance of parasites to antiparasitic drugs：round table conference：ICOPA VII，Paris，1990. Rahway：MSD AGVET Division of Merck；1990. p. 177-84.

［272］ Palmer D，Mitchell T，Lyon J，Besier R. Laboratory experiences with DrenchRite. In：Proceedings of the Australian Sheep Veterinary Society，1998. p. 1-9.

［273］ Demeler J，Küttler U，von Samson-Himmelstjerna G. Adaptation and evaluation of three different *in vitro* tests for the detection of resistance to anthelmintics in gastro intestinal nematodes of cattle. Vet Parasitol. 2010；170（1-2）：61-70.

［274］ Tandon R，Kaplan RM. Evaluation of a larval development assay（DrenchRite）for the detection of anthelmintic resistance in cyathostomin nematodes of horses. Vet Parasitol. 2004；121（1-2）：125-42.

［275］ Lind EO，Uggla A，Waller P，Hoglund J. Larval development assay for detection of anthelmintic resistance in cyathostomins of Swedish horses. Vet Parasitol. 2005；128（3-4）：261-9.

［276］ Rothwell JT，Sangster NC. An *in vitro* assay utilising parasitic larval *Haemonchus contortus* to detect resistance to closantel and other anthelmintics. Int J Parasitol. 1993；23（5）：573-8.

［277］ Small AJ，Coles GC. Detection of anthelmintic resistance by culture *in vitro* of parasitic stages of ovine nematodes. Vet Parasitol. 1993；51（1-2）：163-6.

［278］ Bennett JL，Pax RA. Micromotility meter：instrumentation to analyse helminth motility. Parasitol Today. 1987；3（5）：159-60.

［279］ Folz SD, Pax RA, Thomas EM, Bennett JL, Lee BL, Conder GA. Detecting *in vitro* anthelmintic effects with a micromotility meter. Vet Parasitol. 1987; 24（3-4）: 241-50.

［280］ Storey B, Marcellino C, Miller M, Maclean M, Mostafa E, Howell S, et al. Utilization of computer processed high definition video imaging for measuring motility of microscopic nematode stages on a quantitative scale: "The Worminator". Int J Parasitol Drugs Drug Resist. 2014; 4（3）: 233-43.

［281］ Wagland BM, Jones WO, Hribar L, Bendixsen T, Emery DL. A new simplified assay for larval migration inhibition. Int J Parasitol. 1992; 22（8）: 1183-5.

［282］ d'Assonville JA, Janovsky E, Verster A. *In vitro* screening of *Haemonchus contortus* third stage larvae for ivermectin resistance. Vet Parasitol. 1996; 61（1-2）: 73-80.

［283］ Kotze AC, Le Jambre LF, O'Grady J. A modified larval migration assay for detection of resistance to macrocyclic lactones in *Haemonchus contortus*, and drug screening with *Trichostrongylidae* parasites. Vet Parasitol. 2006; 137（3-4）: 294-305.

［284］ Almeida GD, Feliz DC, Heckler RP, Borges DG, Onizuka MK, Tavares LE, et al. Ivermectin and moxidectin resistance characterization by larval migration inhibition test in field isolates of *Cooperia* spp. in beef cattle, Mato Grosso do Sul, Brazil. Vet Parasitol. 2013; 191（1-2）: 59-65.

［285］ álvarez-Sánchez MA, Pérez-García J, Cruz-Rojo MA, Rojo-Vázquez FA. Real time PCR for the diagnosis of benzimidazole resistance in trichostrongylids of sheep. Vet Parasitol. 2005; 129（3-4）: 291-8.

［286］ Bartley DJ, McAllister H, Bartley Y, Dupuy J, Menez C, Alvinerie M, et al. P-glycoprotein interfering agents potentiate ivermectin susceptibility in ivermectin sensitive and resistant isolates of *Teladorsagia circumcincta* and *Haemonchus contortus*. Parasitology. 2009; 136（9）: 1081-8.

［287］ Sheriff JC, Kotze AC, Sangster NC, Martin RJ. Effects of macrocyclic lactone anthelmintics on feeding and pharyngeal pumping in *Trichostrongylus colubriformis in vitro*. Parasitology. 2002; 125（5）: 477-84.

［288］ Barrère V, Keller K, von Samson-Himmelstjerna G, Prichard RK. Efficiency of a genetic test to detect benzimidazole resistant *Haemonchus contortus* nematodes in sheep farms in Quebec, Canada. Parasitol Int. 2013; 62（5）: 464-70.

［289］ Kwa MS, Veenstra JG, Roos MH. Benzimidazole resistance in *Haemonchus contortus* is correlated with a conserved mutation at amino acid 200 in beta-tubulin isotype 1. Mol Biochem Parasitol. 1994; 63（2）: 299-303.

［290］ Elard L, Humbert JF. Importance of the mutation of amino acid 200 of the isotype 1 beta-tubulin gene in the benzimidazole resistance of the small-ruminant parasite *Teladorsagia circumcincta*. Parasitol Res. 1999; 85（6）: 452-6.

［291］ Silvestre A, Cabaret J. Mutation in position 167 of isotype 1 beta-tubulin gene of Trichostrongylid nematodes: role in benzimidazole resistance? Mol Biochem Parasitol. 2002; 120（2）: 297-300.

［292］ Ghisi M, Kaminsky R, Maser P. Phenotyping and genotyping of *Haemonchus contortus* isolates reveals a new putative candidate mutation for benzimidazole resistance in nematodes. Vet Parasitol. 2007; 144（3-4）: 313-20.

［293］ Rufener L, Kaminsky R, Maser P. *In vitro* selection of *Haemonchus contortus* for benzimidazole resistance reveals a mutation at amino acid 198 of beta-tubulin. Mol Biochem Parasitol. 2009; 168（1）: 120-2.

［294］ Kotze AC, Cowling K, Bagnall NH, Hines BM, Ruffell AP, Hunt PW, et al. Relative level of thiabendazole resistance associated with the E198A and F200Y SNPs in larvae of a multi-drug resistant isolate of *Haemonchus contortus*. Int J Parasitol Drugs Drug Resist. 2012; 2: 92-7.

［295］ Chaudhry U, Miller M, Yazwinski T, Kaplan R, Gilleard J. The presence of benzimidazole resistance mutations in *Haemonchus placei* from US cattle. Vet Parasitol. 2014; 204（3-4）: 411-5.

［296］ Encalada-Mena L, Tuyub-Solis H, Ramirez-Vargas G, Mendoza-de-Gives P, Aguilar-Marcelino L, Lopez-Arellano ME. Phenotypic and genotypic characterisation of *Haemonchus* spp. and other gastrointestinal nematodes resistant to benzimidazole in infected calves from the tropical regions of Campeche State, Mexico. Vet Parasitol. 2014; 205（1-2）: 246-54.

［297］ Elard L, Cabaret J, Humbert JF. PCR diagnosis of benzimidazole-susceptibility or resistance in natural populations of the small ruminant parasite, Teladorsagia circumcincta. Vet Parasitol. 1999; 80（3）: 231-7.

［298］ Silvestre A, Humbert JF. Diversity of benzimidazole-resistance alleles in populations of small ruminant parasites. Int J Parasitol. 2002; 32（7）: 921-8.

［299］ Tiwari J, Kumar S, Kolte AP, Swarnkar CP, Singh D, Pathak KM. Detection of benzimidazole resistance in *Haemonchus contortus* using RFLP-PCR technique. Vet Parasitol. 2006; 138（3-4）: 301-7.

［300］ Williamson SM, Storey B, Howell S, Harper KM, Kaplan RM, Wolstenholme AJ. Candidate anthelmintic resistance-associated gene expression and sequence polymorphisms in a triple-resistant field isolate of *Haemonchus contortus*. Mol Biochem Parasitol. 2011; 180（2）: 99-105.

［301］ Knapp-Lawitzke F, Krucken J, Ramunke S, von Samson-Himmelstjerna G, Demeler J. Rapid selection for beta-tubulin alleles in codon 200 conferring benzimidazole resistance in an *Ostertagia ostertagi* isolate on pasture. Vet Parasitol. 2015; 209（1-2）: 84-92.

［302］ von Samson-Himmelstjerna G, Buschbaum S, Wirtherle N, Pape M, Schnieder T. TaqMan minor groove binder real-time PCR analysis of beta-tubulin codon 200 polymorphism in small strongyles （Cyathostomins） indicates that the TAC allele is only moderately selected in benzimidazole-resistant populations. Parasitology. 2003; 127（5）: 489-96.

［303］ Pape M, Posedi J, Failing K, Schnieder T, von Samson-Himmelstjerna G. Analysis of the beta-tubulin codon 200 genotype distribution in a benzimidazole-susceptible and-resistant cyathostome population. Parasitology. 2003; 127（1）: 53-9.

［304］ Drogemuller M, Schnieder T, von Samson-Himmelstjerna G. Beta-tubulin complementary DNA sequence variations observed between cyathostomins from benzimidazole-susceptible and-resistant populations. J Parasitol. 2004; 90（4）: 868-70.

［305］ Hodgkinson JE, Clark HJ, Kaplan RM, Lake SL, Matthews JB. The role of polymorphisms at beta tubulin isotype 1 codons 167 and 200 in benzimidazole resistance in cyathostomins. Int J Parasitol. 2008; 38（10）: 1149-60.

［306］ Walsh TK, Donnan AA, Jackson F, Skuce P, Wolstenholme AJ. Detection and measurement of benzimidazole resistance alleles in

Haemonchus contortus using real-time PCR with locked nucleic acid Taqman probes. Vet Parasitol. 2007；144（3-4）：304-12.

［307］ Hoglund J，Gustafsson K，Ljungstrom BL，Engstrom A，Donnan A，Skuce P. Anthelmintic resistance in Swedish sheep flocks based on a comparison of the results from the faecal egg count reduction test and resistant allele frequencies of the beta-tubulin gene. Vet Parasitol. 2009；161（1-2）：60-8.

［308］ Martinez-Valladares M，Donnan A，Geldhof P，Jackson F，Rojo-Vazquez FA，Skuce P. Pyrosequencing analysis of the beta-tubulin gene in Spanish *Teladorsagia circumcincta* field isolates. Vet Parasitol. 2012；184（2-4）：371-6.

［309］ Barrere V，Falzon LC，Shakya KP，Menzies PI，Peregrine AS，Prichard RK. Assessment of benzimidazole resistance in *Haemonchus contortus* in sheep flocks in Ontario，Canada：comparison of detection methods for drug resistance. Vet Parasitol. 2013；198（1-2）：159-65.

［310］ Mezo M，Gonzalez-Warleta M，Carro C，Ubeira FM. An ultrasensitive capture ELISA for detection of *Fasciola hepatica* coproantigens in sheep and cattle using a new monoclonal antibody（MM3）. J Parasitol. 2004；90（4）：845-52.

［311］ Gordon DK，Zadoks RN，Stevenson H，Sargison ND，Skuce PJ. On farm evaluation of the coproantigen ELISA and coproantigen reduction test in Scottish sheep naturally infected with *Fasciola hepatica*. Vet Parasitol. 2012；187（3-4）：436-44.

［312］ Novobilský A，Averpil HB，Höglund J. The field evaluation of albendazole and triclabendazole efficacy against *Fasciola hepatica* by coproantigen ELISA in naturally infected sheep. Vet Parasitol. 2012；190（1-2）：272-6.

［313］ Waghorn TS，Leathwick DM，Rhodes AP，Lawrence KE，Jackson R，Pomroy WE，et al. Prevalence of anthelmintic resistance on sheep farms in New Zealand. N Z Vet J. 2006；54（6）：271-7.

［314］ Van Wyk JA，Stenson MO，Van der Merwe JS，Vorster RJ，Viljoen PG. Anthelmintic resistance in South Africa：surveys indicate an extremely serious situation in sheep and goat farming. Onderstepoort Vet J. 1999；66（4）：273-84.

［315］ Veríssimo CJ，Niciura SCM，Alberti ALL，Rodrigues CFC，Barbosa CMP，Chiebao DP，et al. Multidrug and multispecies resistance in sheep flocks from São Paulo state，Brazil. Vet Parasitol. 2012；187（1-2）：209-16.

［316］ Love SC，Neilson FJ，Biddle AJ，McKinnon R. Moxidectin-resistant *Haemonchus contortus* in sheep in northern New South Wales. Aust Vet J. 2003；81（6）：359-60.

［317］ Tsotetsi AM，Njiro S，Katsande TC，Moyo G，Baloyi F，Mpofu J. Prevalence of gastrointestinal helminths and anthelmintic resistance on small-scale farms in Gauteng Province，South Africa. Trop Anim Health Prod. 2013；45（3）：751-61.

［318］ Howell SB，Burke JM，Miller JE，Terrill TH，Valencia E，Williams MJ，et al. Prevalence of anthelmintic resistance on sheep and goat farms in the southeastern United States. J Am Ved Med Assoc. 2008；233（12）：1913-9.

［319］ Mederos AE，Banchero GE，Ramos Z. First report of monepantel *Haemonchus contortus* resistance on sheep farms in Uruguay. Parasit Vectors. 2014；7（1）：598-601.

［320］ Vatta A，Lindberg A. Managing anthelmintic resistance in small ruminant livestock of resource-poor farmers in South Africa：review article. J S Afr Vet Assoc. 2006；77（1）：2-8.

［321］ Rose H，Rinaldi L，Bosco A，Mavrot F，de Waal T，Skuce P，et al. Widespread anthelmintic resistance in European farmed ruminants：a systematic review. Vet Rec. 2015；176（21）：546.

［322］ Martínez-Valladares M，Martínez-Pérez JM，Robles-Pérez D，Cordero-Perez C，Famularo M，Fernandez-Pato N，et al. The present status of anthelmintic resistance in gastrointestinal nematode infections of sheep in the northwest of Spain by *in vivo* and *in vitro* techniques. Vet Parasitol. 2013；191（1）：177-81.

［323］ Peña-Espinoza M，Thamsborg SM，Demeler J，Enemark HL. Field efficacy of four anthelmintics and confirmation of drug-resistant nematodes by controlled efficacy test and pyrosequencing on a sheep and goat farm in Denmark. Vet Parasitol. 2014；206（3-4）：208-15.

［324］ Chandrawathani P，Waller PJ，Adnan M，Hoglund J. Evolution of high-level，multiple anthelmintic resistance on a sheep farm in Malaysia. Trop Anim Health Prod. 2003；35（1）：17-25.

［325］ Le Jambre LF，Geoghegan J，Lyndal-Murphy M. Characterization of moxidectin resistant *Trichostrongylus colubriformis* and *Haemonchus contortus*. Vet Parasitol. 2005；128（1-2）：83-90.

［326］ Peregrine AS，Molento MB，Kaplan RM，Nielsen MK. Anthelmintic resistance in important parasites of horses：does it really matter? Vet Parasitol. 2014；201（1）：1-8.

［327］ Alvarez-Sanchez MA，Mainar-Jaime RC，Perez-Garcia J，Rojo-Vazquez FA. Resistance of *Fasciola hepatica* to triclabendazole and albendazole in sheep in Spain. Vet Rec. 2006；159（13）：424-5.

［328］ Coles GC，Stafford KA. Activity of oxyclozanide，nitroxynil，clorsulon and albendazole against adult triclabendazole-resistant *Fasciola hepatica*. Vet Rec. 2001；148（23）：723-4.

［329］ Brennan GP，Fairweather I，Trudgett A，Hoey E，McCoy M，McConville M，et al. Understanding triclabendazole resistance. Exp Mol Pathol. 2007；82（2）：104-9.

［330］ Waghorn TS，Leathwick DM，Rhodes AP，Lawrence KE，Jackson R，Pomroy WE，et al. Prevalence of anthelmintic resistance on 62 beef cattle farms in the North Island of New Zealand. N Z Vet J. 2006；54（6）：278-82.

［331］ Cotter JL，Van Burgel A，Besier RB. Anthelmintic resistance in nematodes of beef cattle in south-west Western Australia. Vet Parasitol. 2015；207（3-4）：276-84.

［332］ Becerra-Nava R，Alonso-Díaz M，Fernández-Salas A，Quiroz R.First report of cattle farms with gastrointestinal nematodes resistant to levamisole in Mexico. Vet Parasitol. 2014；204（3-4）：285-90.

［333］ Rendell DK. Anthelmintic resistance in cattle nematodes on 13 south-west Victorian properties. Aust Vet J. 2010；88（12）：504-9.

［334］ Anziani OS，Zimmermann G，Guglielmone AA，Vazquez R，Suarez V. Avermectin resistance in *Cooperia pectinata* in cattle in Argentina. Vet Rec. 2001；149（2）：58-9.

［335］ Bartley DJ，McArthur CL，Devin LM，Sutra JF，Morrison AA，Lespine A，et al. Characterisation of macrocyclic lactone resistance in two field-derived isolates of *Cooperia oncophora*. Vet Parasitol. 2012；190（3-4）：454-60.

［336］ Mejia ME，Fernandez Igartua BM，Schmidt EE，Cabaret J. Multispecies and multiple anthelmintic resistance on cattle nematodes in a farm in Argentina: the beginning of high resistance? Vet Res. 2003; 34（4）: 461-7.

［337］ Soutello RGV, Seno MCZ, Amarante AFT. Anthelmintic resistance in cattle nematodes in northwestern São Paulo State, Brazil. Vet Parasitol. 2007; 148（3-4）: 360-4.

［338］ Moll L, Gaasenbeek CPH, Vellema P, Borgsteede FHM. Resistance of *Fasciola hepatica* against triclabendazole in cattle and sheep in The Netherlands. Vet Parasitol. 2000; 91（1-2）: 153-8.

［339］ Reinemeyer CR. Anthelmintic resistance in non-strongylid parasites of horses. Vet Parasitol. 2012; 185（1）: 9-15.

［340］ Stratford CH, Lester HE, Pickles KJ, McGorum BC, Matthews JB. An investigation of anthelmintic efficacy against strongyles on equine yards in Scotland. Equine Vet J. 2014; 46（1）: 17-24.

［341］ Armstrong SK, Woodgate RG, Gough S, Heller J, Sangster NC, Hughes KJ. The efficacy of ivermectin, pyrantel and fenbendazole against *Parascaris equorum* infection in foals on farms in Australia. Vet Parasitol. 2014; 205（3-4）: 575-80.

［342］ Slocombe JOD, de Gannes RV, Lake MC. Macrocyclic lactone-resistant *Parascaris equorum* on stud farms in Canada and effectiveness of fenbendazole and pyrantel pamoate. Vet Parasitol. 2007; 145（3）: 371-6.

［343］ Wolf D, Hermosilla C, Taubert A. *Oxyuris equi*: lack of efficacy in treatment with macrocyclic lactones. Vet Parasitol. 2014; 201（1-2）: 163-8.

［344］ Coles GC, Brown SN, Trembath CM. Pyrantel-resistant large strongyles in racehorses. Vet Rec. 1999; 145（14）: 408-10.

第十二篇

对耐药性的检测

第79章 联合抗感染评价的体外表现及分析

Robert W.，Buckheit Jr.，R. Dwayne Lunsford

1 前言

抗病毒或抗微生物药物耐药性和药物毒性的相关研究极大地推动了复合药物治疗法的发展，这些药物治疗法将抑制耐药菌的出现并允许使用较低毒性、较低剂量的药物。鉴于许多病原体迅速获得抗药性的先天性能力，对两种或更多种抗感染化合物组合的效果评估迫在眉睫。病原体对抗感染药物使用的反应是由于先前存在的具有产生抗药性突变的菌体克隆和通过累积新的突变位点来逃脱治疗药物疗法的抑制作用[1]。耐药性通过复制的易错机制和耐药元件的传播而产生[2, 3]，使单药治疗策略存在问题。联合治疗显著降低了出现耐药性的风险。另外，联合治疗可以通过允许使用较低和较低毒性或无毒浓度的协同药物来改善毒性。

在收敛性联合治疗[4, 5]中，使用的药物在组合靶标向相同的功能性蛋白质或酶，并且可能会使用较低剂量的单独药物。针对生物体复制过程中的多个关键步骤的多种药物的特定治疗方案有时被称为分歧药物治疗法[5]，该策略得益于组合疗法中对其中一种药物耐药的生物体将保持完全敏感的可能性，而在药物抑制相同的复制目标的情况下，交叉抗性也可能出现。在某些情况下，靶向相同的酶或蛋白质可能仍然被认为是一种分歧疗法，因为靶标可能包括多个抗感染作用位点。

随着针对HIV感染患者的高活性抗逆转录病毒疗法（HAARTs）的出现，联合疗法已经取得了长足的进步，产生了常规涉及3~4种药物的治疗方案，并且产生了依从性和药物—药物相互作用的额外挑战。一个例子是使用核苷和非核苷逆转录酶抑制剂，其靶向病毒逆转录酶的不同功能和结构组分以治疗HIV感染[6]。

联合治疗策略的另一个优势是可以靶向多种传染性生物[7]。涉及HIV的合并感染的发病率正在增加[8]，关键是要了解HIV治疗剂在作为直接作用的抗病毒药物治疗丙型肝类病毒（HCV）或其他机会性细菌和真菌（包括肺结核）感染患者的治疗效果。同样，呼吸道感染通常包括病毒和细菌成分[9]，因此了解药物相互作用对靶向单个药物的功效和毒性的影响非常重要。

另外感兴趣的是缺乏经批准的用于诸如HBV、疱疹病毒和流感病毒的感染物的组合疗法，这个问题归因于批准的抗病毒药物的数量少于同一机制类别的抑制剂，整体治疗费用或者在联合疗法结果分析中缺乏标准化。希望联合药物相互作用的体外评估将为开发特定联合疗法提供定量和优先考虑的基础，这将提高治疗效果，降低耐药性发生率，并允许用于毒性较低且要求较高的治疗方案。

最后，虽然大多数体外联合检测涉及疗效评估，但随着治疗进入临床[10]，对联合毒性和可能的拮抗性抗病毒相互作用的评估和理解也至关重要。对于功效和毒性，体外评估的剂量—反应曲线必须确定药物浓度的广泛棋盘模式中的药物相互作用。这种彻底的分析使研究者能够确定多种药物比例的相互作用，并确定存在不同和特定功效和毒性相互作用区域的剂量反应区域。例如，HIV治疗中使用的AZT和利巴韦林的联合核苷酸策略导致药物之间存在两个完全不同的相互作用区域，其中一个极度协同抗的病毒活性区域让位于具有显著拮抗性抗病毒活性的区域[11]。由于在体外测定中采用的组合药物浓度只能在产生小于或等于100%的最大保护浓度下进行评估，以防止传染性生物体的复制或生长，所以联合治疗的分析通常比临床中使用的浓度要低得多，因此不足以真正评估高浓度的毒性或疗效。在进行疗效评估时应始终进行适当药物浓度的单独分析，以评估毒性效应。

在下面的讨论中，描述了用于定义联合抗感染评估的常规方法。从早期使用等效线图和评价联合化疗策略用于癌症患者[12, 13]，过去20年来用于抗感染研究的联合相互作用评估主要涉及两种方法之一：Prichard和Shipman[14]描述的三维表面模型、Chou和Talalay[15]开发的中值剂量—效应方程。将详细讨论联合抗感染测定的主要方法学考虑的因素和分析备选方案，随后讨论应该用于充分确定药物组合方案效果的修正试验。所描述的标准组合测定法的新变化提供了对组合疗法在发生相互作用的细胞和组织环境中的效果的深入了解。

从有效和高效药物开发的角度来看，了解用于评估药物组合相互作用的检测方法的益处和局限性以及所获结果的含义至关重要。目标是选择合适的生物测定用于评估，以及正确的统计相关分析选项以确定化合物的相互作用。对于联合分析，体外分析合理直接，但必须使用足够的化验重复以真实和定量地确定多种化学治疗剂的相互作用。根据患者体内药物浓度的自然药代动力学变化，将体外数据转化为体内应用是困难的，但已经描述了几种药代动力学模型，其允许更好地理解体外结果的相关性和可预测性[16-18]。了解这些组合数据如何在临床试验之前被监管机构查看也很重要。从监管的角度来看，公平地说，不应该对协同毒性和/或抗病毒拮抗作用进行仔细评估和确认为协同作用，否则附加结果将取决于临床中使用的剂量和方案，并且可能无法从体外试验中预测[19]。

以下描述的方法学和分析工具对于体外和体内评估都是有用的，并且适用于必须开发联合疗法策略的整个抗感染生物体。

2 方法

2.1 药物剂量反应曲线与筛选指数的定义

确定药物相互作用的功效和毒性需要适当的基于细胞或生物化学/酶的测定和准确的统计评估。应根据药物在临床环境中使用的建议仔细选择用于联合药物评估的分析方法。在某些情况下，需要基于细胞和生化分析[20, 21]来充分了解这些药物的联合作用。根据传染性生物体的靶细胞特异性，可能需要评估多种细胞类型，包括新鲜和已建立的人类细胞。

所有组合药物相互作用体外评估的出发点是准确确定将在适当的测定模型中组成联合疗法的每种单独药剂的剂量—反应曲线。该测定将产生25%、50%、90%、95%和99%水平的疗效值（EC_{25}、EC_{50}、EC_{90}、EC_{95}和EC_{99}），这些有效浓度将用于组合测定方法学中，以便在药物浓度的棋盘式模式中设定正确的剂量—响应面。此外，了解导致直接细胞毒性或细胞抑制的测试化合物的浓度很重要，可产生对细胞生长的25%、50%、90%、95%和99%的抑制（IC_{25}、IC_{50}、IC_{90}、IC_{95}和IC_{99}浓度值）。在定义药物在其剂量—反应曲线上的疗效和毒性值时，可以计算药物的选择性（或治疗）指数（SI_{25}、SI_{50}、SI_{90}、SI_{95}或SI_{99}）；SI是通过计算在确定的保护水平（ICx/ECx）下IC浓度与EC浓度的比值来获得的，其中X被定义为实现保护的百分比水平[20]。

两种药物相互作用的评估需要选择每种测试药剂的剂量—反应曲线，该曲线从产生生物效应的浓度以下剂量开始，逐渐增加药物浓度，直到实现完全抑制传染性生物体的复制。一旦确定了组合疗法中每个单独组分的剂量—反应曲线，两种药物以棋盘格模式组合将在三维中产生广泛的剂量—响应面，其中药物浓度形成x轴和y轴，并且在z轴上生成生物效应。各个剂量—反应曲线构成了可以评估的完整剂量—反应面的一部分。

在进行组合分析时，重要的是要认识到，在大多数体外分析系统中，终点边界的范围介于0和100%的抑制之间，因此当两种化合物的相加或协同相互作用预计会超过100%抑制时，联合药物的治疗效应无法量化，因此必须仔细选择待测试剂的浓度，以便在加性抑制效应超过100%的大量点上不评估这两种药物的活性。类似地，当拮抗性相互作用导致疗效低于0%保护时，或者当组合毒性效应导致毒性百分比超过100%时，组合相互作用不能被量化。此外，两种药物的相互作用在不同药物比例下可能不同，这有可能在整个剂量-响应面上定义不同区域的协同作用、加性和拮抗作用。一般来说，将在一系列浓度下评估每种测试化合物，所述浓度范围从0至100%产生活性进展，并且药物浓度不断增加。当从测试剂量到下一个更高测试剂量药物浓度逐渐增加量很小（2~3倍）时，在完全剂量-响应面上，化合物相互作用的最敏感测量就会出现。

最后，组合分析的设计是依赖于如何在实验结束时分析数据。对于一些分析，如原始的Chou和Talalay方法（见下文），分析配置将涉及选择两种待评估药物的比例，并以该比例的固定倍数测试药物组合的效果。最近，已经认识到药物相互作用必须要观察到完整的剂量反应表面[22]，因此大多数分析都是用药物浓度的棋盘格进行的，其中两种药物浓度的每种可能的组合都需要一起测试，产生完整的三维组合剂量-响应面。多年来，用于确定一起使用的两种化合物的作用的方法已经有了显著改善。下面讨论了研究者评估组合药物疗效和毒性时所采用的方法。

这里应该注意并强调，组合分析性能的最大问题是整体分析的重现性。组合分析的规模可能非常大（对于三维模型，如MacSynergy Ⅱ，每个分析超过450个数据点），并且数据在多个微量滴定板上累积，产生从测定到测定的一定水平的数据可变性（组间变异性）和平板（组内变异性）。对于组合药物分析，重要的是开发和优化分析的组内和组间变异系数的最小化[23]。我们的经验表明，整体解释（协同作用、拮抗作用、可加性）具有高度的可重复性。通常在协同作用或拮抗作用的峰值水平以及导致协同作用或拮抗作用峰值的每种药物的浓度中观察到变异性。一般而言，必须重复组合分析以精确定量地确定两种药物的相互作用；根据我们的经验，这意味着重复给定的药物组合分析，在相对协同作用水平和用于实现最大协同作用的浓度之前，至少要重复3~5次。尽管使用了微量滴定板形式，但与常规抗感染评估相比，这些测定需要大量的测试化合物。为了在精确定义最有效的组合之前进行高通量筛选，可以使用单板组合分析形式，尤其是在测试化合物或靶细胞限制的条件下。

2.2 联合用药的相互作用分析

联合化疗的益处早已被人们所认识，并且治疗HIV感染的经验已经促使组合策略的效用达到新的发展水平，3~4种药物构成了当前高活性HAART方案的核心[24, 25]。用于分析组合测试结果的方法也在不断发展[11, 14, 22, 26-31]。各种统计方法已经开发出来，但都有其固有的优点和缺点。在抗感染药的临床前研发的整个过程中根据所采用的分析类型，都可以在这些评估技术中选择其中最佳的一种方法。一些算法（例如三维MacSynergy Ⅱ程序）最适合用于非常大的数据集，在很宽的剂量-响表面上重复许多浓度，而其他算法则非常适合于数据点数量可能有限的分析，例如在动物模型测试中（Chou和Talalay中值剂量—效应方程）。在开发用于评估组合相互作用的模型中遇到的主要问题源自这样的事实，即组合剂量-响应代表在二维分析中的三维问题，并且事实上没有获得关于加性或协同相互作用的定义的一致性[22]。幸运的是，越来越多的使用自动化和高度复杂的个人计算机进行的分析使得三维剂量反应曲线可以很容易地可视化和评估[14, 32]。

最简单地说，三维组合药物分析具有两个自变量（两种药物的浓度被评估）和一个因变量（药物组合的抗感染活性）。药物组合的活性可以看作是具有x轴和y轴上药物浓度的三维表面，以及该组合在z轴上的生物效应。在每种药物的零浓度点处，单剂药物的二维剂量-反应曲线可以在三维剂量响应表面中观察到。评估这种三维表面并用统计术语定义化合物如何相互作用，已通过下面更详细讨论的各种方法完成。

可以通过连接剂量-反应面上的50%抑制水平以产生50%抑制值的异丙醇来评估基本剂量-反应面，产生的线代表两种药物的所有组合，其达到50%抑制传染性生物体的生长。等效线最初来源于制图，仅仅是代表生物体各种抑制程度的轮廓线[33-41]。等效线图是结果的二维等值线图[35, 36, 40]。形成等效线图的轮廓线的形状表示三维剂量-响应面，因此提供了两种化合物的相互作用，如协同、相加或拮抗作用[14, 31, 33, 42-46]。通常情况下，在50%抑制浓度下绘制等效图，然而可以使用任何固定的抑制值，并且在大多数情况下，应该评估多个等效线图以了解两种药物在整个表面上的相互作用，因为完整的剂量-响应面可以包括协同作用、加和性和拮抗作用的区域。

在开发各种分析模型时，利用某些统计原理作为评估数据的基本假设。例如，一些程序，特别是由Chou和Talalay定义的程序是基于中值效应原理[15, 47, 48]。Loewe可加性模型是零参考模型[39]的基础。Loewe的可加性假定两种药物在组合测定中的抗病毒效果应该相互区分。因此，在该分析中，假定如果给定浓度的两种药物以限定的量抑制复制，则将一种药物（药物A）的任何分数浓度与第二种药物的补充分数浓度（药物B）应该以相同的量抑制复制。Loewe可加性可表示为：

$$1=D_A/(IC_p)_A+D_B/(IC_p)_B$$

其中，D_A和D_B等于药物A和药物B在引起百分比p值效应的混合物中的浓度，并且$(IC_p)_A$和$(IC_p)_B$等于药物浓度A和药物B在组合中引起对生物体复制的相同百分比p值效应。

Prichard和Shipman基于Bliss独立零参考模型[49]的MacSynergy Ⅱ分析程序[14]。该模型基于统计概率，并假定两种药物应独立作用以影响病毒复制。因此，如果药物A影响生物群体的复制达到确定的水平，那么药物B的添加应当影响剩余的生物体群，使其在不存在药物A的情况下会受到影响的水平。Bliss独立性可以表示为：

$$Z=X+Y(1-X)$$

其中，X等于药物A单独的剂量产生的相对抑制率，Y等于单独药物B获得的相对抑制率，Z等于预测的相对抑制率。

每个模型都提供了可靠的数学数据解释。在下面的章节中，将更详细地描述可以用于评估体外组合测试结果的各种方法。一般来说，为评价药物组合而开发的模型包括分数积法、多剂量反应曲线法、等效线图、组合指数法、微分曲线分析法和参数曲面拟合法[14, 15, 26, 32, 38, 43, 45, 46, 50-69]。

2.2.1 多剂量-反应曲线

解释第二种药物（药物B）对单一药物（药物A）活性影响的最简单方法是评估单一浓度的药物B对药物A的剂量-反应曲线的影响（图79.1）。该评估叠加了药物B存在下获得的药物A的剂量-反应曲线，并且由于存在第二种药剂而在剂量-反应曲线中发生移位而观察到生物活性的增加或减少。使用这两种药物联合作用的简单评估已经发表了多种研究论文[54, 59, 60, 65]，尽管这些方法没有对数据进行任何统计评估，以确认精确的相互作用作为添加剂，协同或拮抗剂，数据评估确实允许简单解释这两种药物的正面或负面影响。使用这种方法，不可能区分轻度协同、轻微拮抗或加性相互作用。尽管高度协同或高度拮抗的定义是可能的。多次剂量-反应曲线评估操作相当简单，特别是对于高度敏感和可重复的分析系统中，但它们显然缺乏严格和基于统计的数据评估，并且在解释结果时存在研究者偏见的问题。

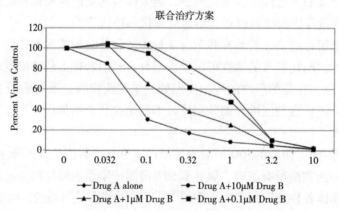

图79.1 通过多剂量-反应曲线法评估组合的相互作用

获得的抗病毒剂量-反应曲线的代表性实例：单一药物（药物A）单独并且加入单一浓度的第二种药物（药物B）。随着药物B浓度的增加，各种剂量-反应曲线可以相互比较，并且单独用药物A获得的曲线以评估组合药物作用。

2.2.2　等效线

用于检测和表征组合间可加性偏差的经典方法是等效线图法（图79.2）[39, 45, 56, 58, 63]。这种方法最初由Fraser提出[35, 36]。Loewe和Muischnek[39]，Loewe[38]和Berenbaum[33]的工作扩展了（也见Gessner[37]，Wessinger[41]和Berenbaum[34]的评论）等效线图技术在分析药物组合中的应用。等效线图基本上是剂量-响应表面上恒定剂量-响应的等高线图，与相加假设下相同轮廓的图相比。从而，对于双药物组合测定，等效线图分析将达到某一剂量反应所需的浓度（例如50%的复制抑制）与两种药物的50%抑制浓度所形成的相加线相比较（通过两种药物单独使用的抑制效应）。如果观察到的异丙醇低于相加线，则两种药物以协同方式相互作用；如果它们超出叠加线，那么这些药物就是对立的。与使用等效线图预测药物相互作用有关的主要问题是数据可变性。等值线图可用于计算两种或三种药物组合的预测相互作用。

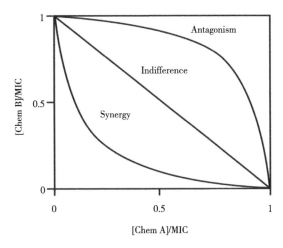

图79.2　通过等效线图评估组合的相互作用

用于评估化合物相互作用的经典等效线图方法的表示效果。

2.2.3　组合指数法

另一种广泛使用和接受的分析抗HIV数据的方法是Chou和Talalay的组合指数法（图79.3）[15, 26, 32, 51, 61]。正如最初提出的那样，Chou-Talalay方法的实验设计要求改变两种药物的总浓度，同时保持两种药物的固定浓度比。这种方法的普遍性在于，基于计算机的分析和预测药物相互作用的性质需要相对较少的样品。然而，由于固定药物比率只检查剂量-反应表面上沿着对角线的药物相互作用，因此研究者选择的药物比率可能不会揭示药物剂量-反应表面区域上的协同作用和/或拮抗作用局部区域。这意味着必须进行几个固定比例的药物组合实验以检查剂量-响应表面上的所有对角线。最近对组合指数模型的适应性允许分析药物浓度的棋盘模式，而不是固定比率。据报道，Chou和Talalay的统计模型在数据点有限时非常有用，例如在动物研究中，Chou、Talalay方法的局限性仍然是数据统计分析中缺乏置信区间。

通过利用蒙特卡罗（Monte Carlo）数学模型（一种称为ComboStat的概率模型）模拟受随机因素影响的过程（例如，与重复药物组合研究相关的实验变异性）[51]。在应用该数学模型时，统计相关的置信区间现在已经被分配给由Chou-Talalay方法产生的组合指数值。使用这种方法，有可能准确地解释Chou-Talalay药物联合指数和统计学意义上判断轻微的协同作用/拮抗作用和加性作用之间的关系。遗憾的是，与最初的Chou和Talalay设想一样，ComboStat的使用需要具有固定药物浓度比的药物组合研究。如上所述，该方法仅考察剂量-响应表面上对角线处的药物相互作用，并且除非检查剂量-响应表面上的所有对角线，否则可能错过局部协同作用和拮抗作用的区域。

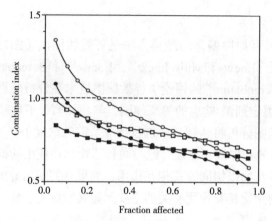

图79.3　用中值1.5倍的剂量-效应方程法评估组合的相互作用

由Chou和Talalay中值剂量-效应方程评估的代表性化合物相互作用。

2.2.4　三维表面分析

Prichard和Shipman MacSynergy Ⅱ模型根据基于同一点或不同点的作用模式的假设来评估组合数据[14, 53, 62, 66, 67]。更严格的评估假定被评估的化合物在相同的部位起作用以抑制传染性生物体的复制。MacSynery Ⅱ算法利用每种药物单独获得的数据来计算棋盘格图案中每种药物浓度下药物组合抑制的预期水平，从而产生期望的药物活性的三维表面（图79.4）。实验确定的实际数据点来源于抗感染试验，并绘制为抗病毒表面图。在每个数据点从实验确定的值中减去预期的活性值，从而产生三维协同作用图。如果在每个点的预期和实现的活性是相同的，则表明两种药物相互作用的平面结果是相加的。如果实现的活性大于预期的活性水平，则获得正值，从而导致区域延伸到平面上方。这些点代表药物浓度，在该浓度下，药物活性大于预期或具有协同作用。当实现的保护水平低于预期水平时，就会发生对抗性互动；负值以三维方式绘制为在平面下延伸的区域。用抗病毒等效线图可以很容易地看到产生最大协同活性的两种化合物的浓度。MacSynergy Ⅱ还计算协同峰值或拮抗抑制的体积，并用它们来量化协同或拮抗作用。协同体积计算置信度95%、99%和99.9%。

2.2.5　参数曲面拟合

参数曲面拟合是另一种三维建模技术，它使用响应曲面法将实验数据与方程拟合（例如COMBO软件包）[43, 52, 57, 64, 70]。数学参数用于将表面定义为加性、协同、拮抗作用的。参数曲面拟合使用Loewe加性方程。已经开发了两种模型，遗憾的是，这两种模型的应用都存在很多局限性，并且都有一个固有的问题，即方程被设计为适合平滑的三维表面，对于不规则和复杂的三维表面（如抗病毒组合测定获得的结果）来说，会产生过于简单的结果。

2.3　联合药物治疗设计过程中的其他考虑因素

除了选择正确的检测方法和适当的分析方法之外，在开发用于临床检测和使用的组合疗法方案时还应考虑其他因素。这些考虑因素是基于所提出的联合疗法的拟定使用、其他感染或药物的潜在存在、治疗的目标、正在使用两种以上的药物。这些考虑因素及其重要性将在下文中进行讨论。

2.3.1　药物组合的疗效与毒性

两种或更多种化合物组合的相互作用的评估应包括评估对抗感染功效和细胞毒性。在大多数情况下，为组合评估选择的药物浓度范围从无生物效应低剂量延伸到产生100%或接近100%复制抑制效力的高剂量。这些浓度范围很少涉及对宿主细胞有毒的浓度，因此无法适当评价组合毒性。在这些分析中，没有观察到剂量-反应曲线的毒性部分，尽管在某些情况下，当存在显著的联合毒性或者当单个化合物的选择性指数非常窄时，可能会观察到协同毒性。应评估联合毒性在单个化合物的剂量-响应曲线上，从低浓度对宿主细胞没有毒性作用，增加到具有显著毒性效应的高浓度。在定义了单个化合物的完整剂量-反应曲线后，这些分析是可行的。上述用于评估组合测定的所有分析方法可用于预测组合毒性效应。可以观察到抗感染协同作用，这可以通过两种测试化合物一起使用时毒性的降低来解释。例如，我们已经证实，通过加入第三种化合物作为抗-HCV临床治疗剂，利巴韦林和干扰素-α的疗效协同作用得到增强；第三种化合物降低利巴韦林的毒性，从而增强其与干扰素的抗病毒相互作用和协同活性，进而解释组合的抗病毒效力增加。类似地，抗HIV NCp7锌指抑制剂与许多批准的抗HIV的组合药物已经产生协同抗HIV活性，其抗病毒效力来源于测试化合物组合的毒性降低。在体内，聚乙二醇干扰素联合利巴韦林和第二代HCV蛋白酶抑制剂的三重药物疗法导致治疗时间缩短、疗效更高、耐受性和安全性更好，特别是对肝硬化患者[71]。FDA最近批准了两种直接作用HCV抑制剂的联合治疗，以免使用干扰素和利巴韦林[72]。这些HCV药物与HIV HAART联合使用的评估仍处于临床试验中，用于HIV/HCV混合感染[73]。

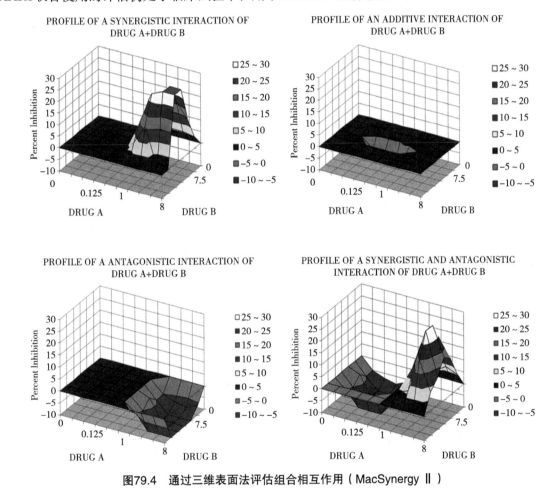

图79.4　通过三维表面法评估组合相互作用（MacSynergy Ⅱ）

　　基于MacSynergy Ⅱ的三维协同作用图的代表性例子说明了基于细胞的组合测定协同作用（a）、添加剂（b）、拮抗剂（c）或协同和拮抗剂（d）药物相互作用。

2.3.2　互斥与非互斥的评估

　　使用某些可用程序（如MacSynergy Ⅱ）分析组合相互作用需要用户确定分析是否应假定药物抑制相同或不同的抗感染靶标。这些组合参数被定义为互斥和非互斥的组合。作为一种联合治疗策略，这两种治疗方案在文献中也被描述为趋同（同一部位）或发散（不同部位）的抗感染治疗。在我们的评估中，确定分析选项的选择可能比目标酶、蛋白质或复制途径的简单定义更复杂。例如，AZT和利托那韦的组合是一种相互排斥的疗法，针对病毒复制周期中的两个不同步骤和两种不同的

HIV蛋白。然而，核苷RT抑制剂AZT与非核苷RT抑制剂Sustiva的组合可以使用互斥或非互斥方程进行评估，因为它们靶向相同的酶（RT），但位于酶上完全不用的位点。在许多情况下，在已知作用机制或化合物可能具有主要和次要作用机制之前，组合测定评估化合物的疗效。我们发现使用互斥的评估方程可以对测试化合物相互作用进行可靠的评估。

2.3.3 三药联合检测的性能和评估

随着抗药性生物体传播的发生率不断增加，病人需要同时服用两种以上的药物。在临床环境中，可以和应该联合使用的药物数量需要评估多于两种测试药物的组合的方法。Prichard和Shipman首先描述了使用MacSynergy Ⅱ来评估三种药物联合使用的相互作用[74]。在这些测定中，组合剂量-响应表面评估了阿昔洛韦和2-乙酰基吡啶缩氨基硫脲的双药物组合，生成了包括45个数据点的剂量-响应表面，每个数据点重复3次，以便计算每个数据点的95%置信区间。该剂量-反应表面重复5次，每个重复包括单剂量的5-氟脱氧尿苷。对于5个重复剂量响应表面中的每一个，减去两种药物组合确定的活性，从而产生由添加第三种药物引起的活性变化。与使用MacSynergy Ⅱ的双药相互作用分析一样，可以计算协同作用体积，并且可以直接确定产生协同作用的药物浓度。使用棋盘格评估模式，可以观察和量化不同相互作用的区域。

2.3.4 对耐药病原体的联合检测

在临床中使用联合治疗策略的主要驱动力之一是抑制耐药生物体的选择和复制。联合疗法的组成药物应该各自具有抑制病毒复制的能力，且该病毒对方案中使用的其他药物具有耐药性。在某些情况下，所使用的药物必须能够抑制选择给同一类抑制剂内的药物的抗性病毒的复制。两种或多种药物相互作用的体外评估应该扩展到包括评估药物联合抑制耐药病毒的能力，特别是已经开始在患者群中循环的多种多药耐药（MDR）[75]病毒的种类。估计有10%的新感染涉及耐药菌的传播[76, 77]，这对于抗HIV治疗已变得越来越重要。在寻找包括耐3TC的乙型肝炎病毒、耐金刚烷胺和耐奥司他韦的流感病毒株、耐蛋白酶抑制剂的HCV、耐抗生素细菌耐药结核病等病原体的药物时，必须评估治疗组合的抑制耐药菌的能力。许多研究报告已经证明了药物组合抑制耐药病毒已成为组成药物治疗方案的一个部分。在大多数情况下，当抗病毒药物的测试浓度相对于对野生型有效的水平增加时，可以观察到药物耐受性菌株的协同或加性抗病毒作用。这些结果表明临床抗性可以通过增加剂量或通过定义和使用最高可能浓度的药物复制病毒的患者进行基本消毒来克服。

2.3.5 组合抗性选择评估

多种抗性选择策略可用于筛选抗药或抗生素的生物体。这些相同的策略可以用于顺序或真正联合使用选择对药物组合有抗药性的病毒或细菌（表79.1）。我们观察到，在选择策略中使用药剂组合时，产生抗性的突变模式会发生显著变化。抗药性选择策略通常使用高固定浓度的用于选择的药物（或药物组合），或者在存在浓度递增的测试化合物的情况下使用微生物连续传代技术。由于这些技术通常用于选择抗性生物，所以这些方法并不总是提供关于组合策略的相对抗感染影响的附加数据。在有关选择压力（即，EC_{50}或EC_{90}浓度从传代到传代）高度标准化的药物存在下，已经开发了用于有机体通过的技术。我们采用单一药物和多 药物进行病毒传播灭菌试验，以在各种固定高浓度的测试药物的存在下快速选择耐药病毒株。

表79.1 使用剂量递增方法筛选联合抗药性病毒

化合物2	用以下化合物1改变氨基酸（细胞培养物传代数）			
	无	Calanolide A（香豆素衍生物A）	Costatolide	Dihydrocostatolide
无	—	T139I	T139I/L100I	L100I
3TC	M184V	M184V/L100I（5）	M184V/L100I（6）	M184V/L100I（5）

（续表）

化合物2	用以下化合物1改变氨基酸（细胞培养物传代数）			
	无	Calanolide A（香豆素衍生物A）	Costatolide	Dihydrocostatolide
二苯砜	Y181C	V108I（6）	Y188 h（6）	ND[a]
E-BPTU	Y181C	K103N/V106I（6）	ND	ND
α-APA	Y181C	ND	K103N（14）	ND
UC10	K101E/Y181C	Y188 h（6）	K103N（5）	K103N（5）
TSAO	Y181C	K101E（6）	K101E（6）	K101E（6）
二芳基砜	Y181C	Y188 h（13）	Y188 h（11）	Y188 h（8）

注：在单独或与化合物2组合的化合物1的体外药物抗性选择后，通过双脱氧测序确定病毒基因组中的氨基酸变化。测序的病毒传代数在括号内。

2.3.6　多重感染联合治疗的评估

设计联合治疗策略的另一个重要考虑因素是个别药物对用于治疗其他传染病生物的药物的影响。在考虑接受免疫抑制（中性粒细胞减少症）的移植患者、免疫受损艾滋病患者以及涉及病毒和细菌共感染的情况时，这一点尤其重要。本章讨论的组合分析策略可用于评估药物对其他适应症的影响。例如，设计用于治疗HIV感染的抗病毒剂，可以在抗菌或抗真菌测定中评估，以确定添加抗病毒剂对抗微生物剂的疗效和毒性是否具有任何正面或负面的影响。相反，应评估抗菌药物对艾滋病毒治疗的影响。由于药物对测定中使用的目标生物体可能不具有活性（例如，抗微生物剂与HIV），因此重要的是利用药物的治疗相关浓度，而不是试图确定对非特异性生物体具有实际活性的浓度。这些测定法使用棋盘格药物浓度格式可以评估最广泛的剂量-反应面。

2.3.7　特例：增强与抑制

在一些情况下，两种测试药剂可以包括对被测试的生物体没有任何可检测的活性的测试药剂，或者在所采用的特定测定中可能不具有活性。在这种情况下，讨论药剂的协同和拮抗作用并不完全正确。组合测定和分析程序可以完全如上所述在这些试剂组合上进行，但是测定结果应以活性的增强（或增强）和抑制（或抑制）来表示，根据如分析结束点所确定的结果是协同还是拮抗作用。当讨论对不同生物体具有活性的药物组合时，术语"增效"和"抑制"通常是正确的。在慢性感染模型中具有活性但在针对相同生物体的急性感染模型中不具有活性的化合物，可以在增强测定中使用仅在急性感染模型中表现有效的化合物进行评估。如前所述，仔细选择药物浓度很重要应进行评估，以便浓度在治疗上相关，即使特定药物无活性，并评估广泛的剂量-响应表面。

2.3.8　治疗策略与检测系统的生物学相关性

在考虑联合治疗的有效性时，选择合适的系统和化验用于评估是至关重要的。由于大多数联合疗法将用于全身感染的治疗性治疗，所用的试验应与感染的生物学有关。因此，应该使用合适的细胞系和病毒株，并且可以通过添加血清蛋白和其他添加剂来修改测定以更接近地模拟治疗环境。组合产品也可用作阴道或直肠杀菌剂（预防或暴露前预防方案），或用于治疗伤口或其他局部和黏膜感染。在这些系统中，用于测定的细胞、选择用于评估的分离物和用于模拟感染环境的添加剂将被修改以反映化合物的治疗用途。确定抗病毒有效性的适当终点测量也很重要，如在唇HSV-1感染中，复发性疾病的病变发展和进展主要取决于促炎症宿主反应，而不是最初感染时的病毒复制。局部抗病毒药物与抗炎药物的联合治疗正在研究用于复发性HSV感染，除非在前驱阶段早期治疗，否则抗病毒药物只能显示对病变愈合时间有中等影响[78]。对于某些方案，考虑最终产品配制的方法，并在这些条件下进行组合评估也很重要。例如，局部阴道杀微生物剂的最终形式，通常包括可能具有治疗或毒性作用，并可能增强或抑制感兴趣药物活性的赋形剂[79]。我们也清楚地表明，药物制剂的适当配方可以显著增强药物对靶细胞或组织的吸收/渗透，从而增强抗病毒的效果（也可能增强其毒性）。

2.3.9　体外药理模型的建立与评估

近年来，已经开发了组合方法来考虑药物暴露的药效学[18]。在这些模型系统中，与细胞接触的药物浓度不断地改变以接近人体内药物的血浆浓度。因此，不是在固定浓度的两种药物存在下培养细胞和病毒，而应该在药效学模型中，每种药物浓度都会在患者体内波动一样变化，这使研究者能够比组织培养系统更真实地模拟抗病毒和毒性效应。尽管这种模式是一种先进的技术，可以帮助优先考虑临床使用的联合疗法，但这些方法非常昂贵且耗时，并且不适用于化合物组合的常规和高通量评估。此外，这些仍然是体外分析测定：化合物的代谢、代谢物的生成以及与组织的相互作用不会发生，因此它们不能完全反映体内的使用情况。

3　病毒学评估

3.1　病毒复制与功能细胞分析

最相关的基于细胞的分析包括临床病毒株和新鲜的人类细胞。对于HIV，已经开发了使用新鲜人PBMC、单核细胞/巨噬细胞和树突状细胞的检测方法，以及使用组织（如宫颈外植体）进行杀微生物剂测试的检测方法[6, 20, 80]。对于许多其他病毒药物，可以进行多种体外筛选试验[81-93]，包括细胞病变效应、病毒复制或斑块形成试验的测量。在这些情况下，测定的终点是病毒产生的定量读数，并且通常涉及病毒酶、病毒衣壳蛋白或感染性病毒测定。这些值可以作为实际原始数据值或以病毒或细胞对照的百分比表示的值输入到上面定义的分析程序中。尽管这些分析中的许多适合于大量筛选，但通常新鲜人类细胞群体的变异性需要这些测定的许多重复，除非可以实现对原代细胞的高度标准化和可重现的感染。另外，测定成本和适当细胞数量或组织的可用性都会影响可执行的重复次数。

3.2　测定细胞病变效应

对于大多数生物体的抗感染测试，高通量组合抗病毒评估的一种简单、可重复且成本有效的解决方案是利用量化病毒诱导的细胞病变效应（CPE）的试验，以及测试药物抑制这些细胞病变效应的能力[81-93]。可以使用许多四唑鎓染料和其他比色记录仪来定量细胞培养物中的活力，并且可以使用病毒和细胞对照之间的差异作为保护百分比的量度。这些保护百分比（或细胞活力百分比）值可以轻松直接导入分析程序，并快速评估组合的相互作用。这些测定的一个缺点是不直接测量病毒复制，而是测量病毒复制降低的效应（其在大多数情况下，应该与产生的病毒水平呈比例）。该化合物不仅必须抑制病毒产生，而且还必须抑制CPE，这可能不是患者病毒感染的自然特征。此外，病毒诱导的CPE测定通常使用实验室衍生的病毒株，并建立了可能不能准确模拟患者感染的人类细胞。尽管有这些注意事项，但由于CPE分析具有极高的重复性（组内和组间的变异性低）和低成本，CPE分析是高通量组合评估的首选分析方法。CPE检测可用于在抗感染发展计划中常规筛选的几乎所有传染性生物体。病毒空斑减少试验是一种相似但更劳动密集的方法，因为感染产生的斑块必须进行显微镜计数，与使用报告染料的试验相比，它具有更高的成本、变异性和检测难度。

3.3　酶法和生化测定

直接定量测试化合物抑制靶酶或阻断与靶蛋白结合的能力的生物化学测定（在大多数情况下）是各种组合测定形式中最简单和最便宜的一种[20]。生物化学或酶学分析有效地再现了抗病毒机制的分析。这些测定法的读数通常具有放射性、比色、荧光或化学发光终点，并且所获得的值可以与阳性和阴性对照进行比较，从而计算抑制百分值。这些值可以直接导入到程序中，用于组合交互的分析。尽管这些检测通常是快速、廉价、易于执行，并且极易重复和定量的，但它们有几个缺点。首先，它们不在完整的细胞中发生。这些测定不需要测试药物实际穿透细胞膜并在作用部位累积。第二，生化重要性的问题是完整细胞的代谢，例如核苷类似物所需的磷酸化。在生物化学分析中会忽略对新陈代谢的拮抗作用。第三，生物化学分析不能提供通过基于细胞分析获得的组合毒性的信息。最后，组合疗法的一种组分靶向的酶通常不被另一组分靶向，因此组合生物化学分析仅向研究人员报告在生物化学分析的有限背景下，该无活性药物是否加强或干扰活性药物的活性。

3.4　慢性与急性感染分析

基于细胞分析的一个特例涉及对慢性感染传染性生物体的细胞中的药物进行测试，这些细胞可以组成性或潜伏性产生病毒。尽管大多数已批准的抗病毒药物都针对感染周期中的早期出现的步骤，但用慢性感染或潜伏感染细胞进行的检测可以量化检测药物对病毒生产后期阶段的影响，如病毒的转录、翻译、病毒装配、成熟和从感染细胞中释放。这些基于细胞的模型的优点和缺点与上面针对基于病毒复制的测定所提出的相同。虽然吞吐量和重现性远远高于原始人体细胞检测的观察结果，但慢性感染检测通常需要更昂贵的终点检测系统。无论如何，对于靶向感染晚期的化合物而言，在急性和慢性感染模型中联合使用仅在急性感染模型中可能具有活性的试剂组合来检测联合治疗的疗效和毒性。这些分析将基本证实慢性感染抑制剂不会干扰急性感染抑制剂，反之亦然。

3.5　非依赖细胞以及依赖细胞介导的病毒传播（无细胞和细胞介导的病毒传播测试）

进行的大部分抗病毒测定测量从感染细胞产生的病毒量，其用作连续几轮病毒感染的接种物。通过测量病毒蛋白质、酶和感染性后代可知由这些感染细胞产生的病毒数量减少来测量单独和组合的抗病毒剂的活性。已经表明，感染性病毒可以直接从感染细胞传播到未感染细胞，而没有细胞外生长阶段（或者释放和再感染之间的时间可能非常短）。已经开发了用于测量细胞间传递的抗病毒测定方法，其包括感染细胞和未感染细胞的共培养物与测量病毒诱导的合胞体形成和来自共培养细胞的快速产生子代病毒[94]。来自这些测定的数据可能涉及合胞体形成（或病毒诱导的细胞病变效应）的半定量或定量测量，以及来自共培养细胞的病毒暴发的测定。

4　微生物评估

联合使用抗菌药物的概念可以追溯到化疗的早期阶段。历史上的组合疗法被用作扩展的手段对不同灵敏度的不同属和生物体的治疗谱，或作为在长期治疗方案中抑制耐药菌株选择的手段。代表性的例子是用于多种细菌适应症[95]、结核病的多药物治疗[96]以及根除消化性溃疡疾病中的幽门螺杆菌[97]的甲氧苄氨嘧啶和磺胺甲噁唑的联合治疗方案。其他属于链霉抗生素药物共杀素［奎奴普丁和达福普汀30：70（w/w）用于肠胃外给药的混合物，Monarch Pharmaceuticals公司生产］的组合类别范围表明：万古霉素抗性屎肠球菌对奥格门汀（多种阿莫西林制剂和β-内酰胺酶抑制剂克拉维酸钾，葛兰素史克制药公司）主要用于治疗社区获得性肺炎（CAP）、支气管炎和中耳炎。阿莫西林/克拉维酸是独特的，因为它将抗生素与常见耐药机制的抑制剂（分泌型β-内酰胺酶）结合在一起。

4.1　抗生素互作的研究方法

已经设计了几种体外方法来测量细菌培养系统中两种或更多种抗生素之间的相互作用。这些研究的主要目的是确定这些药物是否协同作用，使杀伤效率高于单独使用这两种药物时所观察到的效率，或者它们是否相互拮抗，因此可能会降低疗效并对临床结果产生不利影响。所有方法提供直接数字读数，例如棋盘格测试的分数抑制浓度指数（FICI）或在肉汤培养物的时间杀灭测定中的生长动态和活细胞计数的可测量变化。

4.1.1 棋盘测试

该系统是用于确定最小抑制浓度（MIC）的标准肉汤微量稀释方法的扩展[98, 99]。目前，还没有官方认可的棋盘测试标准存在。然而，在测定结束时开始接种密度和细菌生长评分通常遵循临床和实验室标准研究所（CLSI，前身为NCCLS）的MIC微量稀释方案。棋盘格是各种药物在微量滴定板上以二维连续稀释的简单阵列。在测定之前针对测试生物体确定每种药物的个体MIC值。选择起始药物浓度，使得它们通过3次或4次稀释覆盖各自的MIC值范围。稀释后，培养平板并读取每个孔的标准MIC测定值。一旦对孔进行生长抑制评分，则通过将第一种药物的MIC与单独使用时该药物组合的MIC分开计算分数抑制浓度（FICs）。对第二种药物进行相同的过程。然后将两个FIC值加在一起以创建组合的分数抑制浓度指数（FICI）。FICI值≤0.5表示协同作用，而>4.0表示拮抗作用。这两个终点之间的值表示没有显著的相互作用。由于以前的文献资料来源提出中间FICI值在0.5～4.0之间的显著性，2003年的《抗微生物化学疗法杂志》编委会制定了这些值用于提交稿件的要求，并要求中间值应标记为无交互作用[100]。这些建议在该领域似乎已被广泛接受。尽管如此，棋盘式MIC测试由于缺乏重现性而受到影响，并且该测定仅测量抑菌作用。MIC评估中的变异性以及与主要杀菌剂联合测试抑菌剂可能是高估了棋盘格测试所经历的协同效应的原因。确定这些组合MIC值应该通过定量时间杀死测定来获得[101]。

4.1.2 时间依赖性杀伤测试

虽然配方不像棋盘阵列那么简单，但时间杀灭分析既提供了实验过程中细菌杀灭率的动力学读数，也显示了24 h抗生素暴露后的协同作用、拮抗作用或无效作用，以及通常用于确认在棋盘分析中确定的结果。这些测试基于用于测定CLSI规定的杀菌活性的宏观肉汤方法[102]。肉汤培养基配置有测试生物体，药物可以单独或联合添加MIC的几分之一或几倍（MIC一般为0.25～2倍）[103]。可以在暴露过程中监测培养物以检查细菌生长/杀灭动力学，并在测定期结束时测定协同作用、无效或拮抗作用。在该系统中，如Eliopoulos和Moellering所确定的，对于"协同作用"的解释需要24 h后与最活性成分相比，药物组合的cfu/mL下降了$2\log_{10}$，且初始接种物的对数下降≥$2\log_{10}$（cfu/mL）。同样，如果cfu/mL增加≥$2\log_{10}$，则认为药物组合是"拮抗性的"，并且"无相互作用"是cfu/mL<$2\log_{10}$变化的解释。White等人定义为协同作用的组合，其产生≥$2\log_{10}$CFU的对数减少与两种药物中最活跃的单独使用相比[103]。同样，CFU增加≥100倍表示拮抗作用，而<10倍的变化表示无效。

4.1.3 E-测试条

Epsilometer或E-test strip（AB Biodisk，Solna，瑞典）已用于协同测试[103]。在此配置中，将每种药物的E测试条放置在接种了测试生物体的琼脂平板上。将测试条以交叉图案铺设在琼脂表面上，使得两条的垂直相交在每种药物的单个MIC的刻度上的精确点处接触。温育后，抑制区从该交叉点辐射出来。通过记录抑制区域与交叉点远端的每个条带的接触位置来读取每种药物组合的MIC。FICI值的计算方法与用于棋盘测试的相同。在本研究中发现E测试，棋盘格和定时杀死测定之间频繁的一致性[103]，但测试之间存在充分的变异性和不一致性，表明在评估新药组合时，不能单独使用这两种测试。因此，当测试新的抗菌药物或目前批准的药物组合用于新的适应症时，应该进行多种测定并进行比较。

4.2 针对愈后的联合测试与评估

尽管可联合使用抗生素之间可能的相互作用的测试方法的可用性，但最终测定与任何治疗一样，是否有良好的治疗结果。文献中很少有协同联合治疗的例子，通常这些例子描述了特殊情况，如中性粒细胞减少症患者的革兰氏阴性败血症或肠球菌性心内膜炎的治疗[104-106]。即使最近在正常成人社区获得性肺炎（CAP）中的联合治疗指南（其中推荐大环内酯类药物与β-内酰胺同时使用），针对增加抗菌谱以涵盖非典型生物，而非任何协同药效学方面的考虑[107]。研究者必须考虑个体药物的药代动力学特性。将两种血清半衰期大不相同的药物（如大环内酯类和β-内酰胺类）联合使用，是否与实际感染部位有关联？那些地方的组织分布差异如何[108]？人们也可以争辩说，静态检测方法如棋盘检测与体内动态环境几乎没有关系，并且替代模型可能与预测临床结果更相关[109]。充其量，像棋盘检测和时间-杀灭分析等方法可以帮助预测两种抗微生物药物之间是否可能存在拮抗作用，以及体内是否存在协同作用。

4.3 抗生素联合治疗生物被膜的形成

已发现抗生素的组合在治疗与生物膜形成相关的葡萄球菌感染等慢性细菌感染方面是有效的。已显示生物膜的形成显著降低了致病细菌相对于个体浮游生物体对抗生素治疗的易感性[110-113]。因此已经提出生物膜形成是抗生素抗性的机制和组合方法来攻击这两种感染性微生物，并且生物膜的结构可能是必需的。

如上所述，抗生素组合的活性通常使用基于肉汤微量稀释和扩散的标准敏感性试验在体外评估。然而，这些方法没有考虑评估产品活性的具体要求，而不考虑复杂结构和生物膜的不同组成。尽管如上所述使用棋盘式MIC测试和时间-杀灭分析可以获得组合生物膜抑制研究的有价值的信息，但需要进一步的测试，其将考虑到构成生物膜的不同细菌细胞群[114]。生物膜易感性测定可以用多种方法进行[115-117]。除了定义多重比较生物膜抑制研究的可行性问题之外，由于各种原因，用于评估生物膜形成的组合抗生素产品的不同方法不适用于比较来自不同研究的结果[114]。这些方法的显著差异包括不同的暴露时间[113]、不同的抗生素浓度[118]、不同的细菌生长状态（即贴壁[119]与悬浮液[112, 120]）、不同细菌的黏附程度、用于生长生物膜的支持表面、生物膜的年龄以及生物体生长的培养基和特定生长条件（富养培养基与基础培养基）。

这对于开发新型疗法涉及组合抗生素的成分、个体和负责生物膜形成的细胞复合群也被作为目标，并且在决定使用适当的方法时，考虑上述分析变量。

致谢：作者衷心感谢Karen W. Buckheit（理学硕士）和Tracy Hartman（理学硕士）帮助编写本手稿。

参考文献

［1］ Kucers A，Crowe S，Grayson M，Hoy J. The use of antibiotics：a clinical review of antibacterial antifungal and antiviral drugs. Oxford，England：CRC Press；1997.

［2］ Courvalin P. Antimicrobial drug resistance："prediction is very difficult，especially about the future". Emerg Infect Dis. 2005；11：1503-6.

［3］ Wainberg MA. The emergence of HIV resistance and new antiretrovirals：are we winning? Drug Resist Updat. 2004；7：163-7.

［4］ Larder BA，Kellam P，Kemp SD. Convergent combination therapy can select viable multidrug-resistant HIV-1 in vitro. Nature. 1993；365：451-3.

［5］ Watanabe T，Kamisaki Y，Timmerman H. Convergence and divergence，a concept for explaining drug actions. J Pharmacol Sci. 2004；96：95-100.

［6］ Buckheit Jr RW，Hollingshead M，Stinson S，et al. Efficacy，pharmacokinetics，and in vivo antiviral activity of UC781，a highly potent，orally bioavailable nonnucleoside reverse transcriptase inhibitor of HIV type 1. AIDS Res Hum Retroviruses. 1997；13：789-96.

［7］ Azad RF，Brown-Driver V，Buckheit Jr RW，Anderson KP. Antiviral activity of a phosphorothioate oligonucleotide complementary to human cytomegalovirus RNA when used in combination with antiviral nucleoside analogs. Antiviral Res. 1995；28：101-11.

［8］ Brogden KA，Guthmiller JM，editors. Polymicrobial diseases. Washington，DC：ASM Press；2002.

［9］ Bevilacqua S, Rabaud C, May T. HIV-tuberculosis coinfection. Ann Med Interne (Paris). 2002; 153: 113-18.

［10］ Bateman DN. Clinical toxicology: clinical science to public health. Clin Exp Pharmacol Physiol. 2005; 32: 995-8.

［11］ Spector SA, Kennedy C, McCutchan JA, et al. The antiviral effect of zidovudine and ribavirin in clinical trials and the use of p24 antigen levels as a virologic marker. J Infect Dis. 1989; 159: 822-8.

［12］ Eder JP. Combination chemotherapy, dose and schedule. Cancer medicine. Hamilton, ON: BC Decker; 2003.

［13］ Reynolds CP, Maurer BJ. Evaluating response to antineoplastic drug combinations in tissue culture models. Methods Mol Med. 2005; 110: 173-83.

［14］ Prichard MN, Shipman Jr C. A three-dimensional model to analyze drug-drug interactions. Antiviral Res. 1990; 14: 181-205.

［15］ Chou TC, Talalay P. Quantitative analysis of dose-effect relationships: the combined effects of multiple drugs or enzyme inhibitors. Adv Enzyme Regul. 1984; 22: 27-55.

［16］ Bilello JA, Bauer G, Dudley MN, Cole GA, Drusano GL. Effect of 2′, 3′-didehydro-3′-deoxythymidine in an in vitro hollow-fiber pharmacodynamic model system correlates with results of dose-ranging clinical studies. Antimicrob Agents Chemother. 1994; 38: 1386-91.

［17］ Bilello JA, Bilello PA, Kort JJ, Dudley MN, Leonard J, Drusano GL. Efficacy of constant infusion of A-77003, an inhibitor of the human immunodeficiency virus type 1 (HIV-1) protease, in limiting acute HIV-1 infection in vitro. Antimicrob Agents Chemother. 1995; 39: 2523-7.

［18］ Drusano GL, Prichard M, Bilello PA, Bilello JA. Modeling combinations of antiretroviral agents in vitro with integration of pharmacokinetics: guidance in regimen choice for clinical trial evaluation. Antimicrob Agents Chemother. 1996; 40: 1143-7.

［19］ Antiviral drug development: conducting virology studies and submitting the data to the agency. In: Research CfDEa, ed, 2006; 17.

［20］ Rice WG, Bader JP. Discovery and in vitro development of AIDS antiviral drugs as biopharmaceuticals. Adv Pharmacol. 1995; 33: 389-438.

［21］ Buckheit R. Specialized anti-HIV testing: expediting preclinical drug development. Drug Inf J. 1997; 31: 13-22.

［22］ Prichard MN, Shipman Jr C. Analysis of combinations of antiviral drugs and design of effective multidrug therapies. Antivir Ther. 1996; 1: 9-20.

［23］ Guidance for industry bioanalytical method validation. In: Research CfDEa, ed, 2001; 25.

［24］ Mocroft A, Vella S, Benfield TL, et al. Changing patterns of mortality across Europe in patients infected with HIV-1. EuroSIDA Study Group Lancet. 1998; 352: 1725-30.

［25］ Palella Jr FJ, Delaney KM, Moorman AC, et al. Declining morbidity and mortality among patients with advanced human immunodeficiency virus infection. HIV Outpatient Study Investigators. N Engl J Med. 1998; 338: 853-60.

［26］ Synergism and Antagonism in Chemotherapy. New York: Academic Press, 1991.

［27］ Copenhaver T, Lin T, Goldneberg M. Joing drug action: a review. Proceedings of the American Statistical Association, Biopharm Section, 1987; 160-164.

［28］ Greco WR, Bravo G, Parsons JC. The search for synergy: a critical review from a response surface perspective. Pharmacol Rev. 1995; 47: 331-85.

［29］ Hall M, Duncan B. Antiviral drug and interferon combinations. In: Field R, editor. Antiviral agents: the development and assessment of antiviral chemotherapy. Boca Ratonne: CRC Press; 1988. p. 29-34.

［30］ Kodell R, Pounds J. Assessing the toxicity of mixtures in chemicals. In: Krewski C, editor. Statistics in toxicology. New York: Gordon and Breach; 1991. p. 359-91.

［31］ Berenbaum MC. The expected effect of a combination of agents: the general solution. J Theor Biol. 1985; 114: 413-31.

［32］ Chou J, Chou TC. Dose effect analysis with microcomputers: quantification of ED50, ID50, synergism, antagonism, Low risk receptor ligand binding and enzyme kinetics. Software for IBM-PC microcomputers. Cambridge, England: Elseveir-Biosoft; 1987.

［33］ Berenbaum MC. Criteria for analyzing interactions between biologically active agents. Adv Cancer Res. 1981; 35: 269-335.

［34］ Berenbaum MC. What is synergy? Pharmacol Rev. 1989; 41: 93-141.

［35］ Fraser T. An experimental research on the antagonism between the actions of physostigma and atropia. Proc R Soc Edinb. 1870; 7: 506-11.

［36］ Fraser TR. Lecture on the antagonism between the actions of active substances. Br Med J. 1872; 2: 485-7.

［37］ Gessner P. The isobolographic method applied to drug interactions. In: Cohen S, editor. Drug interactions. New York: Raven; 1974. p. 349-62.

［38］ Loewe S. The problem of synergism and antagonism of combined drugs. Arzneimittelforschung. 1953; 3: 285-90.

［39］ Loewe S, Muischnek H, Kombination-Wirkungen I. Mittelilung: hilfsmittle der fragestel-lun. Arch Exp Pathol Pharmacol. 1926; 114: 313-26.

［40］ Meadows SL, Gennings C, Carter Jr WH, Bae DS. Experimental designs for mixtures of chemicals along fixed ratio rays. Environ Health Perspect. 2002; 110 Suppl 6: 979-83.

［41］ Wessinger WD. Approaches to the study of drug interactions in behavioral pharmacology. Neurosci Biobehav Rev. 1986; 10: 103-13.

［42］ Goldin A, Mantel N. The employment of combinations of drugs in the chemotherapy of neoplasia: a review. Cancer Res. 1957; 17: 635-54.

［43］ Greco WR, Park HS, Rustum YM. Application of a new approach for the quantitation of drug synergism to the combination of cis-diamminedichloroplatinum and 1-beta-D-arabinofuranosylcytosine. Cancer Res. 1990; 50: 5318-27.

［44］ Greco WR, Unkelbach H-D, Poch G, Suhnel J, Kundi M, Bodecker W. Consensus on concepts and terminology for combined action assessment: the saariselka agreement. ACES. 1992; 4: 65-9.

［45］ Poch G. Dose factor of potentiation derived from isoboles. Arzneimittelforschung. 1980; 30: 2195-6.

［46］ Suhnel J. Comment on the paper: a three-dimensional model to analyze drug-drug interactions. Prichard, M.N. and shipman, C., Jr. (1990) Antiviral Res. 14, 181-206. Antiviral Res. 1992; 17: 91-8.

［47］ Chou TC, Talalay P. Analysis of combined drug effects: a new look at a very old problem. Trends Pharmacol Sci. 1983; 4: 450-4.

［48］ Chou TC, Talaly P. A simple generalized equation for the analysis of multiple inhibitions of Michaelis-Menten kinetic systems. J Biol

Chem. 1977；252：6438-42.

[49] Bliss C. The toxicity of poisons applied jointly. Ann Appl Biol. 1939；26：385-613.

[50] Bauer DJ. The antiviral and synergic actions of isatin thiosemicarbazone and certain phenoxypyrimidines in vaccinia infection in mice. Br J Exp Pathol. 1955；36：105-14.

[51] Belen' kii MS，Schinazi RF. Multiple drug effect analysis with confidence interval. Antiviral Res. 1994；25：1-11.

[52] Carter Jr WH. Relating isobolograms to response surfaces. Toxicology. 1995；105：181-8.

[53] Chong KT，Pagano PJ，Hinshaw RR. Bisheteroarylpiperazine reverse transcriptase inhibitor in combination with 3'-azido-3'-deoxythymidine or 2'，3'-dideoxycytidine synergistically inhibits human immunodeficiency virus type 1 replication in vitro. Antimicrob Agents Chemother. 1994；38：288-93.

[54] Dornsife RE，St Clair MH，Huang AT，et al. Anti-human immunodeficiency virus synergism by zidovudine (3'-azidothymidine) and didanosine (dideoxyinosine) contrasts with their additive inhibition of normal human marrow progenitor cells. Antimicrob Agents Chemother. 1991；35：322-8.

[55] Drewinko B，Loo TL，Brown B，Gottlieb JA，Freireich EJ. Combination chemotherapy in vitro with adriamycin. Observations of additive，antagonistic，and synergistic effects when used in two-drug combinations on cultured human lymphoma cells. Cancer Biochem Biophys. 1976；1：187-95.

[56] Elion GB，Singer S，Hitchings GH. Antagonists of nucleic acid derivatives. VIII. Synergism in combinations of biochemically related antimetabolites. J Biol Chem. 1954；208：477-88.

[57] Freitas VR，Fraser-Smith EB，Chiu S，Michelson S，Schatzman RC. Efficacy of ganciclovir in combination with zidovudine against cytomegalovirus in vitro and in vivo. Antiviral Res. 1993；21：301-15.

[58] Gennings C，Carter Jr WH，Campbell ED，et al. Isobolographic characterization of drug interactions incorporating biological variability. J Pharmacol Exp Ther. 1990；252：208-17.

[59] Jackson RC. A kinetic model of regulation of the deoxyribonucleoside triphosphate pool composition. Pharmacol Ther. 1984；24：279-301.

[60] Johnson JC，Attanasio R. Synergistic inhibition of anatid herpesvirus replication by acyclovir and phosphonocompounds. Intervirology. 1987；28：89-99.

[61] Kong XB，Zhu QY，Ruprecht RM，et al. Synergistic inhibition of human immunodeficiency virus type 1 replication in vitro by two-drug and three-drug combinations of 3'-azido-3'-deoxythymidine，phosphonoformate，and 2'，3'-dideoxythymidine. Antimicrob Agents Chemother. 1991；35：2003-11.

[62] Lambert DM，Bartus H，Fernandez AV，et al. Synergistic drug interactions of an HIV-1 protease inhibitor with AZT in different in vitro models of HIV-1 infection. Antiviral Res. 1993；21：327-42.

[63] Li RC，Schentag JJ，Nix DE. The fractional maximal effect method：a new way to characterize the effect of antibiotic combinations and other nonlinear pharmacodynamic interactions. Antimicrob Agents Chemother. 1993；37：523-31.

[64] Machado SG，Robinson GA. A direct，general approach based on isobolograms for assessing the joint action of drugs in pre-clinical experiments. Stat Med. 1994；13：2289-309.

[65] Mackay D. An analysis of functional antagonism and synergism. Br J Pharmacol. 1981；73：127-34.

[66] Prichard MN，Prichard LE，Shipman Jr C. Inhibitors of thymidylate synthase and dihydrofolate reductase potentiate the antiviral effect of acyclovir. Antiviral Res. 1993；20：249-59.

[67] Suhnel J. Evaluation of synergism or antagonism for the combined action of antiviral agents. Antiviral Res. 1990；13：23-39.

[68] Valeriote F，Lin H. Synergistic interaction of anticancer agents：a cellular perspective. Cancer Chemother Rep. 1975；59：895-900.

[69] Webb J. Enzyme and metabolic inhibitors，vol. 1. New York：Academic；1963.

[70] Weinstein JN，Bunow B，Weislow OS，et al. Synergistic drug combinations in AIDS therapy. Dipyridamole/3'-azido-3'-deoxythymidine in particular and principles of analysis in general. Ann N Y Acad Sci. 1990；616：367-84.

[71] Kohli A，Shaffer A，Sherman A，Kottilil S. Treatment of hepatitis C：a systematic review. JAMA. 2014；312：631-40.

[72] Asselah T，Marcellin P. Second-wave IFN-based triple therapy for HCV genotype 1 infection：simeprevir，faldaprevir and sofosbuvir. Liver Int. 2014；34 Suppl 1：60-8.

[73] Coppola N，Martini S，Pisaturo M，Sagnelli C，Filippini P，Sagnelli E. Treatment of chronic hepatitis C in patients with HIV/HCV coinfection. World J Virol. 2015；4：1-12.

[74] Prichard MN，Prichard LE，Shipman Jr C. Strategic design and three-dimensional analysis of antiviral drug combinations. Antimicrob Agents Chemother. 1993；37：540-5.

[75] Buckheit Jr RW，White EL，Fliakas-Boltz V，et al. Unique anti-human immunodeficiency virus activities of the nonnucleoside reverse transcriptase inhibitors calanolide A，costatolide，and dihydrocostatolide. Antimicrob Agents Chemother. 1999；43：1827-34.

[76] Cane PA. Stability of transmitted drug-resistant HIV-1 species. Curr Opin Infect Dis. 2005；18：537-42.

[77] Tozzi V，Corpolongo A，Bellagamba R，Narciso P. Managing patients with sexual transmission of drug-resistant HIV. Sex Health. 2005；2：135-42.

[78] Hull CM，Levin MJ，Tyring SK，Spruance SL. Novel composite efficacy measure to demonstrate the rationale and efficacy of combination antiviral-anti-inflammatory treatment for recurrent herpes simplex labialis. Antimicrob Agents Chemother. 2014；58：1273-8.

[79] Tien D，Schnaare RL，Kang F，et al. In vitro and in vivo characterization of a potential universal placebo designed for use in vaginal microbicide clinical trials. AIDS Res Hum Retroviruses. 2005；21：845-53.

[80] Shattock RJ，Griffin GE，Gorodeski GI. In vitro models of mucosal HIV transmission. Nat Med. 2000；6：607-8.

[81] Appleyard G，Maber HB. A plaque assay for the study of influenza virus inhibitors. J Antimicrob Chemother. 1975；1：49-53.

[82] Barnard DL，Hubbard VD，Smee DF，et al. In vitro activity of expanded-spectrum pyridazinyl oxime ethers related to pirodavir：novel capsid-binding inhibitors with potent antipicornavirus activity. Antimicrob Agents Chemother. 2004；48：1766-72.

[83] Biron KK，Elion GB. Effect of acyclovir combined with other antiherpetic agents on varicella zoster virus in vitro. Am J Med. 1982；73：

54-7.

[84] Chiba S, Striker Jr RL, Benyesh-Melnick M. Microculture plaque assay for human and simian cytomegaloviruses. Appl Microbiol. 1972; 23: 780-3.

[85] Hosoya M, Shigeta S, Nakamura K, De Clercq E. Inhibitory effect of selected antiviral compounds on measles (SSPE) virus replication in vitro. Antiviral Res. 1989; 12: 87-97.

[86] Huntley CC, Weiss WJ, Gazumyan A, et al. RFI-641, a potent respiratory syncytial virus inhibitor. Antimicrob Agents Chemother. 2002; 46: 841-7.

[87] Markland W, McQuaid TJ, Jain J, Kwong AD. Broad-spectrum antiviral activity of the IMP dehydrogenase inhibitor VX-497: a comparison with ribavirin and demonstration of antiviral additivity with alpha interferon. Antimicrob Agents Chemother. 2000; 44: 859-66.

[88] Mehl JK, Witiak DT, Hamparian VV, Hughes JH. Antiviral activity of antilipidemic compounds on herpes simplex virus type 1. Antimicrob Agents Chemother. 1980; 18: 269-75.

[89] Ouzounov S, Mehta A, Dwek RA, Block TM, Jordan R. The combination of interferon alpha-2b and n-butyl deoxynojirimycin has a greater than additive antiviral effect upon production of infectious bovine viral diarrhea virus (BVDV) in vitro: implications for hepatitis C virus (HCV) therapy. Antiviral Res. 2002; 55: 425-35.

[90] Palese P, Schulman JL, Bodo G, Meindl P. Inhibition of influenza and parainfluenza virus replication in tissue culture by 2-deoxy-2, 3-dehydro-N-trifluoroacetylneuraminic acid (FANA). Virology. 1974; 59: 490-8.

[91] Shigeta M, Nakamoto T, Nakahara M, Hiromoto N, Usui T. Horseshoe kidney with retrocaval ureter and ureteropelvic junction obstruction: a case report. Int J Urol. 1997; 4: 206-8.

[92] Sudo K, Konno K, Yokota T, Shigeta S. A sensitive assay system screening antiviral compounds against herpes simplex virus type 1 and type 2. J Virol Methods. 1994; 49: 169-78.

[93] Weislow OS, Kiser R, Fine DL, Bader J, Shoemaker RH, Boyd MR. New soluble-formazan assay for HIV-1 cytopathic effects: application to high-flux screening of synthetic and natural products for AIDS-antiviral activity. J Natl Cancer Inst. 1989; 81: 577-86.

[94] Watson KM, Buckheit CE, Buckheit Jr RW. Comparative evaluation of virus transmission inhibition by dual-acting pyrimidinedione microbicides using the microbicide transmission and sterilization assay. Antimicrob Agents Chemother. 2008; 52: 2787-96.

[95] Rubin RH, Swartz MN. Trimethoprim-sulfamethoxazole. N Engl J Med. 1980; 303: 426-32.

[96] Blumberg HM, Burman WJ, Chaisson RE, et al. American thoracic society/centers for disease control and prevention/infectious diseases society of America: treatment of tuberculosis. Am J Respir Crit Care Med. 2003; 167: 603-62.

[97] Malfertheiner P, Megraud F, O'Morain C, et al. Current concepts in the management of Helicobacter pylori infection—the Maastricht 2-2000 Consensus Report. Aliment Pharmacol Ther. 2002; 16: 167-80.

[98] Pillai S, Moellering Jr RC, Eliopoulos G. Antimicrobial combinations. In: Lorian V, editor. Antibiotics in laboratory medicine. Baltimore, MD: Lippincott Williams and Wilkins; 2005. p. 365.

[99] Methods for Dilution Antimicrobial Susceptibility Tests for Bacteria that Grow Aerobically. National Committee for Clinical Laboratory Standards. Wayne, PA, 2003; M7-A6.

[100] Odds FC. Synergy, antagonism, and what the chequerboard puts between them. J Antimicrob Chemother. 2003; 52: 1.

[101] Petersen PJ, Labthavikul P, Jones CH, Bradford PA. In vitro antibacterial activities of tigecycline in combination with other antimicrobial agents determined by chequerboard and time-kill kinetic analysis. J Antimicrob Chemother. 2006; 57: 573-6.

[102] Methods for Determining Bactericidal Activity of Antimicrobial Agents. National Committee for Clinical Laboratory Standards: Wayne, PA, 1987; M26-P.

[103] White RL, Burgess DS, Manduru M, Bosso JA. Comparison of three different in vitro methods of detecting synergy: time-kill, checkerboard, and E test. Antimicrob Agents Chemother. 1996; 40: 1914-18.

[104] De Jongh CA, Joshi JH, Newman KA, et al. Antibiotic synergism and response in gram-negative bacteremia in granulocytopenic cancer patients. Am J Med. 1986; 80: 96-100.

[105] Lau WK, Young LS, Black RE, et al. Comparative efficacy and toxicity of amikacin/carbenicillin versus gentamicin/carbenicillin in leukopenic patients: a randomized prospective trail. Am J Med. 1977; 62: 959-66.

[106] Weinstein AJ, Moellering Jr RC. Penicillin and gentamicin therapy for enterococcal infections. JAMA. 1973; 223: 1030-2.

[107] Mandell LA, Bartlett JG, Dowell SF, et al. Update of practice guidelines for the management of community-acquired pneumonia in immunocompetent adults. Clin Infect Dis. 2003; 37: 1405-33.

[108] Muller M, dela Pena A, Derendorf H. Issues in pharmacokinetics and pharmacodynamics of anti-infective agents: distribution in tissue. Antimicrob Agents Chemother. 2004; 48: 1441-53.

[109] Huang V, Rybak MJ. Pharmacodynamics of cefepime alone and in combination with various antimicrobials against methicillin-resistant Staphylococcus aureus in an in vitro pharmacodynamic infection model. Antimicrob Agents Chemother. 2005; 49: 302-8.

[110] Brandt CM, Rouse MS, Tallan BM, Laue NW, Wilson WR, Steckelberg JM. Effective treatment of cephalosporin-rifampin combinations against cryptic methicillin-resistant beta-lactamase-producing coagulase-negative staphylococcal experimental endocarditis. Antimicrob Agents Chemother. 1995; 39: 1815-19.

[111] Ferrara A, Dos Santos C, Cimbro M, Gialdroni GG. Effect of different combinations of sparfloxacin, oxacillin, and fosfomycin against methicillin-resistant staphylococci. Eur J Clin Microbiol Infect Dis. 1997; 16: 535-7.

[112] Raymond J, Vedel G, Bergeret M. In-vitro bactericidal activity of cefpirome in combination with vancomycin against Staphylococcus aureus and coagulase-negative staphylococci. J Antimicrob Chemother. 1996; 38: 1067-71.

[113] Svensson E, Hanberger H, Nilsson LE. Pharmacodynamic effects of antibiotics and antibiotic combinations on growing and nongrowing Staphylococcus epidermidis cells. Antimicrob Agents Chemother. 1997; 41: 107-11.

[114] Monzon M, Oteiza C, Leiva J, Amorena B. Synergy of different antibiotic combinations in biofilms of Staphylococcus epidermidis. J Antimicrob Chemother. 2001; 48: 793-801.

［115］ Ceri H，Olson ME，Stremick C，Read RR，Morck D，Buret A. The Calgary biofilm device：new technology for rapid determination of antibiotic susceptibilities of bacterial biofilms. J Clin Microbiol. 1999；37：1771-6.

［116］ Cooksey RC，Morlock GP，Beggs M，Crawford JT. Bioluminescence method to evaluate antimicrobial agents against Mycobacterium avium. Antimicrob Agents Chemother. 1995；39：754-6.

［117］ Pascual A，Fleer A，Westerdaal NA，Verhoef J. Modulation of adherence of coagulase-negative staphylococci to Teflon catheters in vitro. Eur J Clin Microbiol. 1986；5：518-22.

［118］ Bergamini TM，McCurry TM，Bernard JD，et al. Antibiotic efficacy against Staphylococcus epidermidis adherent to vascular grafts. J Surg Res. 1996；60：3-6.

［119］ Pascual A，Ramirez de Arellano E，Perea EJ. Activity of glycopeptides in combination with amikacin or rifampin against Staphylococcus epidermidis biofilms on plastic catheters. Eur J Clin Microbiol Infect Dis. 1994；13：515-17.

［120］ Raymond J，Vedel G，Bergeret M. In vitro bactericidal activity of cefpirome in combination with vancomycin against Staphylococcus aureus and coagulase-negative Staphylococcus. Diagn Microbiol Infect Dis. 1998；31：481-3.

第80章　细菌病原体的抗生素敏感检测的方法

Fred C. Tenover

1　简介

简单地根据物种表型鉴定来预测细菌培养分离物的抗菌药物敏感性模型已经在药敏检测中过时了。尽管化脓性链球菌分离株对青霉素仍然敏感，但人们必须不断询问这种状况可以持续多久？随着对万古霉素高度耐药的金黄色葡萄球菌株[1]、碳青霉烯耐药肠杆菌科以及泛耐药不动杆菌菌株的出现[2, 3]，抗菌药物敏感性试验在指导治疗中的作用对于传染病变得越来越重要[4]，它是临床微生物学实验室的关键功能，其结果指导医生为感染患者选择合适的抗菌治疗。然而，具有讽刺意味的是，许多这些新型的耐药表型不易使用在当今临床实验室广泛使用的自动化药敏试验方法检测[5, 6]。临床实验室检测新出现的耐药谱的能力往往与深入研究新型耐药机制的额外努力直接相关。虽然耐药菌以前只在医院的重症监护病房中很普遍，但多重耐药性已成为社区获得性病原体菌株，如沙门氏菌、志贺氏菌、淋病奈瑟氏菌的耐药性问题[7-9]。更为复杂的是，社区中出现的抗药生物体现在也正在扩散到医疗保健机构中[10, 11]。因此，必须不断监测各种细菌病原体的耐药模式变化，以确保个体患者的最佳治疗和维持经验治疗方案的疗效。抗微生物药物敏感性测试方法包括药敏片扩散法和最小抑制浓度（MIC）法，如肉汤微量稀释法、琼脂稀释法和琼脂梯度扩散法。MIC测试通常利用半自动化或全自动化平台来缩短结果生成的时间并改善工作流程。微生物学实验室通常采用补充测试来最大限度地检测异常或边界抗性表型或可能由标准方法遗漏的新兴耐药机制。抗菌药物的定性结果（易感、中等或耐药）可能伴随着MIC测试的定量值，以帮助指导给药方案。基于分子的检测，如聚合酶链式反应检测和微阵列芯片检测，越来越频繁地用于快速检测（通常在1 h内）抗性基因或与抗微生物药物耐药性相关的突变以改善抗微生物治疗，这种检测方法在血培养阳性的耐甲氧西林金黄色葡萄球菌（MRSA）、肠球菌中的万古霉素耐药基因、呼吸系统疾病患者肺结核多药耐药菌株中得到了广泛的应用。本章将详细探讨细菌病原体抗菌药物敏感性试验的方法。

2　抗生素敏感性检测方法

确定细菌分离物对抗微生物剂敏感性的两种主要表型方法是药敏片扩散法和最小抑制浓度（MIC）测试。在美国，根据非官方统计，大约85%的药敏片耐药性测试结果是使用自动化方法获得的，其余大部分是培养皿耐药扩散测试的结果。然而，临床实验室还利用一系列筛查和确认测试来研究细微的耐药分子机制，并确保抗生素药敏试验报告的准确性（表80.1）。最近，已经将用于检测抗微生物耐药基因和与耐药表型相关的突变的分子方法引入临床微生物学实验室。尽管最常用的检测方法可能是使用实时聚合酶链式反应（PCR）检测[12]直接检测鼻腔、伤口或阳性血液培养瓶中的MRSA，其他各种测试平台包括微阵列、膜阵列[13]和肽—核酸荧光原位杂交实验（PNA-FISH）[14]也用于临床微生物实验室检测抗微生物耐药菌。

表80.1 表型筛选和确认试验

测试名称	抗性表型检测	微生物群体
氨基糖苷耐药性高水平	与氨苄西林、青霉素或万古霉素的协同作用	肠球菌
头孢西丁圆盘测试	*mecA*和*mecC*介导的苯唑西林抗性	葡萄球菌
d区试验	诱导型克林霉素耐药性	葡萄球菌、链球菌
超广谱β-内酰胺酶筛查和确认试验	超广谱头孢菌素耐药性	大肠杆菌、克雷伯菌属、奇异变形杆菌
Carba NP测试	碳青霉烯抗性	肠杆菌科和假单胞菌属
改良的Hodge测试	碳青霉烯抗性	肠杆菌科

2.1 培养皿扩散实验

培养皿耐药性扩散法（Disk Diffusion）在临床微生物学测试中具有更丰富多彩的历史，其中包括抗感染研究领域的佼佼者，如Alexander Fleming、John Sherris、William Kirby等学者都很看重这种检测方法。此外，这种检测方法由具有高度公信力，由微生物学家Hans Ericsson领导的国际合作研究，甚至包括美国最高法院的判决均采信相关的研究结论和取证[15-17]。我们现在知道的方法包括将含有细菌生长抑制剂的纸片（即抗微生物剂）放置在接种于琼脂培养基表面的细菌的培养物上，将培养皿过夜孵育，并测量是否存在药敏片周围的抑制区域。20世纪50年代初期，在进行测试的实验室中，药敏片抗生素含量、接种量或培养条件几乎没有标准化。通常情况下，使用多个培养皿进行培养（每个培养皿具有不同浓度的相同抗微生物剂）以评估待检菌体培养物的易感性。Ericsson和他的同事开发了一种在斯堪的纳维亚广泛使用的标准化单圆盘方法[18]，这成为最终产生标准化方法的国际合作研究的基础。20世纪60年代中期，在华盛顿大学进行的研究产生了这种技术，它通常被称为"Kirby-Bauer法"，这是由Bauer及其同事在1966年发表[19]，该方法标准化了药敏片大小、接种物多少、温度和孵育时间的变量，定性报告结果为易感、中等或耐药。大约在同一时间，几家公司在美国生产用于测试的药敏片，但圆盘中存在的药物量因批次而异。美国食品和药物管理局负责监控在美国制造的每批药敏片的抗生素浓度和效力。药敏片制造商对该权威的挑战于1962年进入美国最高法院，在他们的裁决中，最高法院不仅重申了FDA监管每批药敏片效力的责任，而且指出药敏片制造商有法定义务描述药敏片如何使用[20]。美国最高法院推荐Bauer等的单独抗生素药敏片检测法作为选择的标准化测试方法。美国食品及药物管理局对抗菌药敏片的拒收率从1958年的66%下降到1962年的5%。Bauer等人描述的药敏片扩散法已被美国临床和实验室标准研究所（CLSI，以前称为国家临床实验室标准委员会）不断扩大应用范围并且对相关技术进行了完善。其他几个国际社会（如英国抗微生物化学疗法协会和欧盟抗微生物敏感性试验委员会EUCAST）也有类似的技术。在一些国家也使用替代的基于圆盘的方法，包括Roscoe NeoSensitabs和澳大利亚校准二分灵敏度（CDS）方法。使用相机测量抑制区域的仪器可以加速读取圆盘扩散板的过程。这些仪器还可以将区域直径读数转换为近似的MIC值。

2.2 最小抑菌浓度测试（MIC）

MIC测试的目标是提供定量结果（以 μg/mL为单位）以及可以更准确地指导抗微生物治疗的分类解释（易感、中等或耐药），特别是对于抗菌药物达到较低浓度的身体部位的感染比血清（例如脑脊髓液和骨）要高。MIC测试可以通过以下几种方法之一进行，包括琼脂稀释法、肉汤微量稀释法和琼脂梯度稀释法，或通过几种自动方法之一进行。当需要长期治疗时，如细菌性心内膜炎和骨髓炎，定量MIC结果也很有用。

2.2.1　琼脂稀释法

琼脂稀释法（Agar Dilution）包括通常以双倍稀释（即1、2、4、8、16、32 μg/mL等）制备一系列含有浓度递增的待测抗菌剂的琼脂平板。准备要测试的生物体的悬浮液以等于0.5 McFarland标准（约1×10^8CFU/mL）的浊度，并将1~5 μL该悬浮液置于每个使用Steers复制法（每个点提供约5×10^4CFU）的抗微生物剂浓度递增的一系列平板上。可以在每块琼脂平板上同时测试30种不同的细菌分离株（加上质控生物）。非挑剔的有机体通常在环境空气35℃孵育16~18 h，而挑剔的生物体，如肺炎链球菌，通常在富含CO_2的环境中孵育18~24 h。琼脂稀释法虽然费时费力，需要为每种待测抗菌剂准备每套琼脂平板，但对于测试大量细菌分离物而不使用有限套抗菌剂的实验室而言，这种方法通常具有成本效益。测试培养基通常是用于易培养微生物的Mueller-Hinton琼脂和用于挑剔生物的含有5%绵羊血液的Mueller-Hinton琼脂。例外的是需要HTM或MF-H培养基的流感嗜血杆菌分离株，以及需要GC培养基的淋病奈瑟氏球菌（Neisseria gonorrhoeae）。

2.2.2　肉汤微量稀释法

肉汤微量稀释法（Broth Microdilution）是美国和国外大多数参考实验室使用的标准方法。该方法通常在96孔一次性塑料托盘中测试多重抗微生物剂的2倍稀释度。测试培养基通常是阳离子调整的Mueller-Hinton肉汤或挑剔生物，阳离子调整的Mueller-Hinton肉汤含有5%溶胞马血。在盐水或Mueller-Hinton肉汤中制备待测有机体的悬浮液至0.5 McFarland标准（约1×10^8 CFU/mL）的浊度。将悬浮液在盐水中1:20稀释，并将1~5 μL该悬浮液转移到96孔盘中，该盘含有待测试的抗微生物剂的双倍稀释液（通常每盘8~12个抗微生物剂），使用一次性塑料接种器（接种物的大小随着接种器中针的大小而变化）。最终接种量为5×10^5 CFU/mL或5×10^4 CFU/孔。

2.2.3　自动化敏感性测试法

一系列商业上可用的自动和半自动方法（Automated susceptibility testing methods）可用于协助实验室测试和报告抗生素敏感性试验的结果。大多数方法将细菌鉴定和药敏试验试剂结合在一块板上或卡片上，以提高抗菌药敏试验结果报告的速度。许多系统还包含软件程序来解释结果，并可将结果轻松链接到实验室信息系统，然后将实验结果提供给患者的电子病历。自动化方法的目标是缩短产生准确的鉴定和药敏试验结果所需的时间，并促进多种抗菌药物的检测。事实上，对于某些细菌物种，只需6 h即可获得结果，而对于纸片扩散测试或标准MIC测试通常需要16~18 h。对于葡萄球菌、苯唑西林和万古霉素的检测结果通常需要延长孵育时间（通常为24 h）以获得准确的结果。一些软件程序使用"专家系统"通过识别和标记异常结果来加强报告，例如氨苄青霉素敏感的肺炎克雷伯菌，其细菌鉴定和易感性模式与野生型肺炎克雷伯菌群体的典型结果相矛盾；或罕见的结果，如耐碳青霉烯肠杆菌科或耐万古霉素金黄色葡萄球菌。

总的来说，它们自动化系统运行良好，尽管传统上表现出某些抗性表型的问题，包括耐苯唑西林的金黄色葡萄球菌菌株[21]和耐β-内酰胺类药物的铜绿假单胞菌菌株，如哌拉西林[22]。

2.2.4　琼脂梯度稀释法

琼脂梯度稀释法（Agar gradient dilution）将MIC测试结合成类似于药敏片扩散测试设置的模式。将抗微生物剂微胶囊化在塑料条的背面，并且当放置在琼脂平板的表面上时，抗微生物剂以快速且可预测的方式从条带扩散到琼脂培养基中形成梯度。琼脂梯度条评估单一抗菌剂在很大浓度范围内的抑制潜力，包含不同抗菌剂的多个条可以布置在单个琼脂平板上。琼脂梯度法对测试挑剔微生物，如弯曲杆菌[23]、肺炎球菌[24]和厌氧菌[25, 26]特别适用，其中只需要测试有限数量的抗微生物剂。琼脂梯度条可从几家商业制造商处获得。

3 解释性准则

一旦测定了抑制药敏片扩散区域或确定了抗微生物剂的MIC，并且微生物学家已经确认质量控制结果表明测试系统已经正确执行，则必须解释敏感性测试的结果。对于大多数抗菌药物来说，传输到患者图表的结果将是"易感""中等"或"抗性"。如果使用MIC方法，则传输的结果也可以包括定量的MIC结果。但是，对于一些抗微生物药物，如达托霉素，当测试葡萄球菌时，所传递的结果将是"敏感的"或"非敏感的"，这是因为在该药物被批准供美国食品和药物管理局以及当CLSI建立了解释标准（即断点）时，可用于建立中间和耐药断点的抗性菌株数量不足[27]。缺乏解释性中间体和耐药性断点常常对自动化方法提出挑战，根据系统的不同，对于不易受影响的结果，将解释域留空或放置"N"或"NS"（敏感的）或"NI"（不可解释的），这在解释领域可能会使医生阅读实验室报告时感到困惑。一些微生物学实验室将覆盖这些"非S、I或R结果"，并简单地报告它们为耐药以避免医生混淆相关结果。

最近，一个新的解释类别称为"易感剂量依赖性"（SDD）被引入用于报告头孢吡肟治疗细菌感染的结果。虽然这一类别用于报告抗真菌药敏试验结果已有数年的时间，但其用于细菌感染的头孢吡肟治疗结果是新颖的。通过向医生指出，如果使用高剂量的药物，引起感染的生物体仍可能对头孢吡肟产生应答，则意味着使中间类别变得清晰。

用于圆盘扩散和MIC测试结果的分类解释来自几个标准制定组织之一。在美国，抗微生物制剂的断点最初由食品和药物管理局制定。在FDA制定他们的解释标准后，CLSI收集并审查数据，CLSI独立建立了断点。通常情况下，断点是一致的，尽管对于一些药物来说，它们可能有所不同。CLSI M2文件（抗菌药物敏感性试验的性能标准）中提供了美国批准的参考药敏片扩散方法和抗微生物剂的解释标准，以及仅在美国以外的几种抗微生物剂的说明。M2系列每3年修订一次。在CLSI文件M7（有氧生长细菌的稀释抗生素敏感性测试方法）中描述了琼脂和肉汤稀释参考（MIC）方法，该文件也是每3年修订一次。包含磁盘扩散和MIC测试的解释标准、质量控制范围以及制备和稀释抗菌药物的方法的单独文件在每年1月份发布（M100系列）。欧盟抗微生物药物敏感性试验委员会（EUCAST）在线公布了类似文件（见EUCAST）http://www.srga.org/Eucastwt/bpsetting.htm），英国抗微生物化学疗法协会（见http://www.bsac.org.uk/）和其他组织。CLSI[28]也发表了一个文件，概述了用不常见的分离或挑剔细菌（M45）进行药敏试验的解释标准。

4 需要专门测试的抗性表型

4.1 β-内酰胺类药物

对革兰氏阴性生物体中的青霉素、头孢菌素和碳青霉烯类耐药性通常由内源性或获得性β-内酰胺酶介导，其水解抗微生物剂的β-内酰胺环，所述抗微生物剂使药物失去活性。尽管其他抗性机制（包括外排和孔蛋白可能会限制β-内酰胺类药物的进入）可能会发生，但没有专门的测试来检测这些机制。在革兰氏阳性生物中，除β-内酰胺酶外，β-内酰胺抗性可通过青霉素结合蛋白（PBPs）对抗微生物剂的亲和力的变化来介导。在葡萄球菌中，通常通过获得新的PBP（即PBP 2a）来介导，而在肺炎链球菌和草绿色链球菌中，通过掺入外来DNA形成镶嵌基因，亲和力降低的通常是PBP基因重构的结果。革兰氏阳性菌和革兰氏阴性菌的β-内酰胺耐药性对抗菌药敏试验方法提出了独特的挑战。

葡萄球菌对苯唑西林（或甲氧西林）的耐药性检测很困难，主要是因为苯唑西林耐药菌株生长速度较慢，往往表现出异质性耐药，即只有一部分细菌群体实际上表现出耐药表型[29]。甲氧西林耐药性可以通过*mecA*或*mecC*基因介导。*mecA*或*mecC*（最初命名为*mec*）基因最近已经在人和动物中有相关的描述[30]。多年来已经使用多种策略来增加检测抗性亚群的可能性，包括在35℃而不是37℃下生长菌株，向测试培养基中加入2% NaCl，并将测试培养24 h[21]。最近，根据Felten等[31]、Skov等[32]、Swenson和Tenover[33]等人的研究，CLSI描述了一种基于头孢西丁的纸片扩散试验，可准确预测金葡菌和凝固酶阴性葡萄球菌（CoNS）中*mecA*和*mecC*基因的存在，该测试可以在16～18 h内读取，并替代金黄色葡萄球菌和CoNS用于盘扩散测试的苯唑西林盘的使用，并且根据CLSI和EUCAST，头孢西丁也是MIC测试的优选药物。

在肠杆菌科中，主要易感性测试挑战是检测是否存在超广谱β-内酰胺酶（ESBLs）和碳青霉烯酶。在2012年之前，CLSI和EUCAST使用这些酶的检测来修改MIC和盘扩散结果从S到R的解释，以确保其准确性。然而，在过去的几年中，两个组织都制定了较低的MIC断点和较大的盘扩散区直径以代替试验酶的检测，并通过直接增加检测抗性菌株的敏感性来提高报告的准确性，而无需使用补充试验。酶（即β-内酰胺的抗性机制）的检测被认为使医生感到困惑，并且经常在实验室中无效实施，现在主要用于感染控制活动和流行病学。一些批评者反对这种方法，指出降低的断点并未解决检测抗性分离株的问题[34]。

ESBLs主要是介导对氨曲南和第三代头孢菌素，如头孢噻肟、头孢曲松和头孢他啶耐药的*bla*TEM、*bla*SHV、*bla*CTX-M基因（尽管还有其他多种不常见的ESBLs）的衍生物[35-37]，在某些情况下，第四代头孢菌素（如头孢吡肟和头孢匹罗）[38]（最新的β-内酰胺酶列表可以访问http://www.lahey.org/Studies/），由于ESBLs不能以相似的速率水解所有的超广谱头孢菌素，有些生物体可能对一些头孢菌素有抗药性，但对其他头孢菌素敏感，即使后者头孢菌素不具有临床有效性[39, 40]。为了鉴定含有ESBLs的大肠杆菌、肺炎克雷伯菌和奇异变形菌的菌株，在存在和不存在克拉维酸（即，β-内酰胺酶抑制剂）的情况下，通过盘扩散法或肉汤微量稀释法，用头孢噻肟和头孢他啶测试生物体，与没有克拉维酸时的结果相比，如果在克拉维酸存在下抑制区域增加5 mm或更多，或者在克拉维酸存在下，MICs减少3倍或更多倍稀释时，则该菌株包含一个ESBL[41]。因此，如果检测到ESBLs，则所有青霉素、头孢菌素和氨曲南（但不是头孢菌素，如头孢西丁或头孢替坦）的结果均报告为耐药性。β-内酰胺-β-内酰胺酶抑制剂组合（如哌拉西林-他唑巴坦）在测试时（敏感的、中等的或耐药的）被报道，因为它们可能仍然对一些产ESBL的肺炎克雷伯菌菌株或大肠杆菌在临床上有效[42]。但是，如果实验室制定了较低的断点，则不再进行解释性变更。已经描述了使用硼酸鉴定质粒介导的AmpC β-内酰胺酶的类似策略[43, 44]。然而，这些测试从未由CLSI颁布，因此不影响青霉素或头孢菌素的报告结果。碳青霉烯酶已经出现在Ambler A类β-内酰胺酶内，包括KPC、GES、SME和IMI；B类金属酶包括NDM、VIM和SPM；以及包括OXA48、OXA181和OXA232在内的D类β-内酰胺酶。引入改良Hodge试验（MHT）来检测这些酶，但已经证明对于一些碳青霉烯酶（如NDM）无效。在较低的断点建立之前已经有好几年使用MHT是CLSI指南的一部分。现在，它主要用于流行病学目的，除非实验室无法实施碳青霉烯新的较低断点，在这种情况下MHT仍然有用。对分离菌落进行碳青霉烯酶活性检测的其他表型检测包括carbaNP检测，这是一种碳青霉烯水解的比色检测方法，操作简单，结果往往在2 h以内可以获取[45]。

4.2 大环内酯类、氮环内酯类、林可霉素和链阳霉素

包括红霉素和克拉霉素等大环内酯类和阿奇霉素等氮化物类通常是用于治疗许多细菌性临床感染综合征的口服（和肠胃外）药物。耐药性是由于药物失活（由红霉素酯酶或磷酸化酶介导）、药物流出细胞或通过修饰作用位点[46]。后一种机制，其中50S核糖体单元的23S RNA在特定的腺嘌呤残基处被甲基化，其防止抗微生物剂与核糖体结合，导致对大环内酯的高水平抗性，但也影响林可酰胺（如克林霉素）和链阳霉素类抗生素（如普那霉素），因为所有三类药物通过结合细菌核糖体上的相同位点而起作用。通常在葡萄球菌和链球菌中观察到所谓的MLS$_B$抗性表型（用于大环内

酯-林可酰胺-链亲和素$_B$）。葡萄球菌和链球菌菌株对红霉素耐药但对克林霉素敏感，可能含有诱导型 *erm* 基因，编码MLS$_B$耐药或外排基因，如 *msrA*（葡萄球菌）或 *mefA*（链球菌）。由于 *erm* 基因的突变可导致克林霉素耐药，从而使克林霉素治疗失败，因此区分临床实验室中这两种耐药机制以提高报告的准确性非常重要（外排介导的耐药不能突变为克林霉素耐药）。D区测试是基于圆盘扩散的测定，使用一个红霉素圆盘，放置在距离克林霉素圆盘15~25 mm的琼脂平板上，种植有试验生物的涤板[47]。红霉素和克林霉素盘（其形成"D"形）之间的抑制区钝化表明存在诱导型 *erm* 基因；抑制的圆形区域（正常区域）表示阴性测试。如果D区试验为阳性，则克林霉素的结果报告为耐药[48]。

4.3　氨基糖苷类

氨基糖苷类（Aminoglycodises）药物通常与β-内酰胺类药物（或革兰氏阳性相关感染中的万古霉素）联合用于治疗严重的细菌感染，如心内膜炎，因为两组药物常常具有协同作用，特别是对肠球菌有效[49]。对氨基糖苷类药物的耐药性通常由修饰药物的酶介导，以便摄入细菌细胞受损[50]，这些酶类包括乙酰化酶、腺苷酸酶和磷酸化酶。此外，还有16SrRNA甲基化酶、多种外排泵和细胞壁渗透性屏障也介导氨基糖苷类药物的耐药性。

编码氨基糖苷修饰酶变体的基因数量非常大且多样化。为了确定氨基糖苷（即庆大霉素或链霉素与专门用于治疗肠球菌感染的细胞壁活性剂（氨苄西林或万古霉素）之间是否存在协同作用，CLSI已经建立了特殊的纸片扩散和MIC测试来检测高水平氨基糖苷的耐药性[41]。对氨基糖苷类药物高度耐药性的存在将会否定与细胞壁活性剂发生协同作用的可能性。

4.4　磺胺类药物和甲氧苄啶

磺胺药和甲氧苄啶都抑制合成二氢叶酸的酶途径。这两种药物通常以19∶1比例的磺胺甲噁唑与甲氧苄啶联合使用[41]。因为使用这种药物组合的MIC测试通常导致尾随终点（即生长逐渐减少，而不是显示出生长的MIC平板孔与没有生长的MIC平板孔之间的明显中断），该孔显示≥80%的生长抑制通常选择作为MIC。

4.5　糖肽类

糖肽抗性可以由一系列基因介导，该系列基因（如 *vanA*）通过改变的连接酶将万古霉素的D-丙氨酸-D-丙氨酸结合位点改变为丙氨酸-D-乳酸或D-丙氨酸-D-丝氨酸，通过导入有效改变生物体的细胞壁。获得性万古霉素耐药基因家族现在包括 *vanA*、*vanB*、*vanD*、*vanE*、*vanG* 和 *vanM* [51-53]。其中 *vanA* 耐药决定簇已被肠球菌[54]和金黄色葡萄球菌分离株[55]所识别，后者由于获得Tn1545及其变种[56]。在糖肽中间体金黄色葡萄球菌（GISA）菌株（也称为万古霉素中间菌株或VISA）中观察到的第二种抗性机制是细胞壁的增厚以及使得金黄色葡萄球菌分离株不再对糖肽敏感的代谢变化[57-59]。尽管检测 *vanA* 介导的金黄色葡萄球菌耐药性已成为自动化MIC方法[60]以及某些情况下GISA分离株的挑战，但GISA分离株尚未在临床实验室中使用纸片扩散检测[61]。临床实验室通常通过将含有6 μg/mL万古霉素的脑心浸液琼脂平板与约10^6 CFU葡萄球菌菌株接种到葡萄球菌株中以增强其对葡萄球菌中糖肽抗性的测试（无论是使用自动化敏感性方法还是盘扩散）[61]。这是检测GISA菌株和VRSA的非常敏感的方法。改良的E-test方法可用于检测GISA分离株[62]。最近 *vanG* 抵抗决定因素被检测到存在于无乳链球菌中[63]。

4.6　氟喹诺酮类药物

氟喹诺酮被广泛用于治疗世界各地的各种感染。对氟喹诺酮类药物的耐药性通常是由靶酶（DNA促旋酶和拓扑异构酶Ⅳ）的改变以及药物进入和外排的变化引起的[64]。编码喹诺酮类抗性的质粒介导的水平转移基因（如*qnrA*、*qnrB*和*qnrS*）的发现可能解释了这些药物耐药的一些快速出现[65, 66]。同样，AAC（6′）-Ib-cr，一种能够改变环丙沙星并降低其活性的变异型氨基糖苷类乙酰转移酶，似乎也能提供低水平的喹诺酮耐药性[67]。在治疗伤寒沙门氏菌[68]和非伤寒沙门氏菌感染[69]时，似乎对氟喹诺酮类药物的低水平耐药性（无论以何种机制）可能导致临床失败。从治疗失败患者中分离出来的菌株通常表现出环丙沙星的MIC升高（0.25～1 μg/mL，与典型的MIC为0.003～0.06 μg/mL相比），但仍处于易感范围，然而，萘啶酸MIC通常是耐药的（MIC>16 μg/mL）。尽管CLSI推荐使用萘啶酮酸筛选试验多年来检测低水平环丙沙星耐药菌株，但实施了更低的环丙沙星MIC断点，为检测低水平氟喹诺酮耐药性提供了更可靠的数据。

4.7　噁唑烷酮类

噁唑烷酮类，如利奈唑胺对许多革兰氏阳性菌有广泛的活性[70]。葡萄球菌和肠球菌对噁唑烷酮类的耐药性可能是由于核糖体RNA经常通过2 765位的G替换为T或几个其他突变之一[71, 72]，或通过获得*cfr*基因而修饰。*cfr*基因决定簇可介导对PhLOPS类药物（即苯酚类、林可酰胺类、噁唑烷酮类、截骨肽和链阳菌素A抗生素）的耐药性[73]。基于琼脂的方法，如药敏片扩散法和琼脂梯度稀释法可能很难检测出对利奈唑胺的耐药性，特别是对葡萄球菌的耐药性，这些方法往往缺乏检测某些耐药分离株的灵敏度。CDC的研究表明基于肉汤的MIC方法通常对检测抗性具有更好的灵敏度[74]。

4.8　脂肽

达托霉素是一种对大多数革兰氏阳性菌快速杀菌的脂肽[75-78]。测试达托霉素通常需要在肉汤或琼脂培养基中存在50 mmol/L Ca^{2+}以获得准确的结果。在临床研究中，药敏片扩散测试缺乏足够的灵敏度来检测对达托霉素的易感性降低。因此，从CLSI文件中删除了药敏片扩散测试。然而，琼脂梯度法显示效果很好[79]。

5　检测耐药细菌的分子测试

5.1　总则

诸如实时PCR、微阵列、线性探针和膜阵列等分子检测方法既实现了快速检测又展示出高灵敏性，用于鉴定抗菌耐药基因或与细菌分离株耐药相关的突变，甚至直接用于临床样品中的细菌。这些结果可以与其他快速细菌鉴定技术结合使用，以指导治疗或决定是否实施患者接触隔离预防措施[80, 81]。除了鉴定金黄色葡萄球菌以指示MRSA表型是否存在之外，用于鉴定血培养瓶中的革兰氏阳性球菌的几种商业方法测试*mecA*或*mecC*的存在[12, 82]。用于阳性血液培养瓶的其他分子检测方法包括存在万古霉素抗性基因*vanA*和*vanB*，用于检测肠球菌中的抗性基因，而其他检测方法检测bla_{KPC}碳青霉烯抗性基因的存在，该基因可能存在于革兰氏阴性菌中[13]。

5.2　结核分支杆菌抗药性检测

使用分子信标技术的商业性PCR检测可以检测与利福平耐药性相关的核糖体RNA聚合酶基因*rpoB*中的突变。利福平耐药性经常是结核分枝杆菌多药耐药的标志。PCR分析可以直接用于预期的痰液标本或为分枝杆菌培养制备的浓缩沉淀，并在<2 h内产生结果[83]。利用反向杂交的线探针也可用于评估与利福平和异烟肼耐药相关的突变以及对二线药物如氟喹诺酮类药物的耐药性。这些也可以直接用于标本并在大约5 h内报告结果[84]。

5.3　耐甲氧西林金黄色葡萄球菌突变株、抗万古霉素肠球菌以及碳青霉烯耐药生物体的分子检测

作为加强感染控制项目的一部分，筛查患者被纳入医院或其他医疗机构进行MRSA鼻部定殖已

成为美国、欧洲和世界其他地区相对普遍的现象，以限制其传播。可以通过将鼻拭子上的物质直接涂布在抑制大多数生物体生长的选择性琼脂培养基上，同时允许MRSA产生清晰可辨的菌落，从而完成对MRSA的筛选。然而，这通常需要18～72 h，取决于使用的培养基，是否包括过夜肉汤浓缩步骤以及实验室进行的验证试验数量，以证明生长在琼脂上的有机体是MRSA[85]。更快速的方法使用分子扩增测试，如PCR，其同时靶向*mecA*（或*mecC*）基因和金黄色葡萄球菌独特的染色体DNA序列，从而特异性地将抗性基因连接至携带它的金黄色葡萄球菌菌株[86, 87]。用于MRSA检测的基于PCR的检测常常可以通过从鼻拭子标本进入鼻腔后<2 h实验室反应结果，而通常需要18～72 h才能完成基于琼脂的鉴定测试。基于扩增的检测方法执行成本较高，但当试图控制MRSA在医院环境中的传播时，快速周转时间可能很重要[88]。

VRE和CROs的分子检测方法可用于鉴定定殖患者以帮助控制感染，已在各种医疗机构中开展。这些测定法既针对*vanA*又针对*vanB*万古霉素基因[89]或多种碳青霉烯抗性基因（例如，bla_{KPC}、bla_{VIM}、bla_{NDM}、bla_{OXA48}和bla_{IMP}）常常比常规琼脂筛选培养基敏感检测抗性生物体，结果通常在<1 h内可用。对于首席风险评估官来说，没有单一的琼脂培养基是有效的[90]。对于肠球菌，尽管在直肠拭子样本中检测*vanA*的分子检测结果与含有*vanA*的VRE分离株的阳性培养结果之间存在高度相关性，但*vanB*阳性样本的PCR检测结果和培养物的相关性较低，包含*vanB*基因的*vanB*阳性肠球菌对于几个PCR阳性样品尚未回收。这可能反映了这样的事实，肠球菌以外的肠道菌群，如梭状芽孢杆菌菌种，可以携带*vanB*耐药决定簇[91]。然而，通过培养和分子方法检测CROs的结果相关性非常高[92]。

6　总结

抗菌药物敏感性试验的目标是为从业人员提供有助于他们选择最佳抗微生物剂治疗患者感染的数据，并实施适当的感染控制措施，以遏制流行病学上显著的多重耐药菌的传播。大多数临床微生物实验室的易感性测试代表了至少为一系列抗微生物药物提供定性结果（敏感、中等或耐药）的表型分析以及可以指导给药方案的定量结果（MICs）的组合。基于分子的检测，如实时PCR，可以提供有关伤口标本或阳性血培养瓶中耐药细菌的快速信息。MRSA、CRO、ESBL或VRE定殖患者的快速识别可以帮助控制感染。最后，对直接在临床样品中快速检测结核分枝杆菌和利福平耐药相关突变可以优化治疗，特别是对于耐多药结核菌株。

参考文献

［1］ Chang S，Sievert DM，Hageman JC，Boulton ML，Tenover FC，Downes FP，Shah S，Rudrik JT，Pupp GR，Brown WJ，Cardo D，Fridkin SK. Infection with vancomycin-resistant *Staphylococcus aureus* containing the *vanA* resistance gene. N Engl J Med. 2003；348（14）：1342-7.

［2］ Mahgoub S，Ahmed J，Glatt AE. Completely resistant *Acinetobacter baumannii* strains. Infect Control Hosp Epidemiol. 2002；23（8）：477-9.

［3］ Wang SH，Sheng WH，Chang YY，Wang LH，Lin HC，Chen ML，Pan HJ，Ko WJ，Chang SC，Lin FY. Healthcare-associated outbreak due to pan-drug resistant *Acinetobacter baumannii* in a surgical intensive care unit. J Hosp Infect. 2003；53（2）：97-102.

［4］ McGowan Jr JE，Tenover FC. Confronting bacterial resistance in healthcare settings：a crucial role for microbiologists. Nat Rev Microbiol. 2004；2：251-8.

［5］ Steward CD，Mohammed JM，Swenson JM，Stocker SA，Williams PP，Gaynes RP，McGowan Jr JE，Tenover FC. Antimicrobial susceptibility testing of carbapenems：multicenter validity testing and accuracy levels of five antimicrobial test methods for detecting resistance in Enterobacteriaceae and *Pseudomonas aeruginosa* isolates. J Clin Microbiol. 2003；41（1）：351-8.

［6］ Woodford N，Eastaway AT，Ford M，Leanord A，Keane C，Quayle RM，Steer JA，Zhang J，Livermore DM. Comparison of BD Phoenix，Vitek 2，and MicroScan automated systems for detection and inference of mechanisms responsible for carbapenem resistance in Enterobacteriaceae. J Clin Microbiol. 2010；48（8）：2999-3002.

［7］ Bolan GA，Sparling PF，Wasserheit JN. The emerging threat of untreatable gonococcal infection. N Engl J Med. 2012；366（6）：485-7.

［8］ Lu Y, Zhao H, Sun J, Liu Y, Zhou X, Beier RC, Wu G, Hou X. Characterization of multidrug-resistant *Salmonella enterica* serovars Indiana and Enteritidis from chickens in Eastern China. PLoS One. 2014；9（5），e96050.

［9］ Shiferaw B, Solghan S, Palmer A, Joyce K, Barzilay EJ, Krueger A, Cieslak P. Antimicrobial susceptibility patterns of shigella isolates in foodborne diseases active surveillance network（FoodNet）sites，2000—2010. Clin Infect Dis. 2012；54 Suppl 5：S458-63.

［10］ Klevens RM, Edwards JR, Tenover FC, McDonald LC, Horan T, Gaynes R. Changes in the epidemiology of methicillin-resistant *Staphylococcus aureus* in intensive care units in US hospitals，1992—2003. Clin Infect Dis. 2006；42（3）：389-91.

［11］ Saiman L, O'Keefe M, Graham 3rd PL, Wu F, Said-Salim B, Kreiswirth B, LaSala A, Schlievert PM, Della-Latta P. Hospital transmission of community-acquired methicillin-resistant *Staphylococcus aureus* among postpartum women. Clin Infect Dis. 2003；37（10）：1313-19.

［12］ Wolk DM, Struelens MJ, Pancholi P, Davis T, Della-Latta P, Fuller D, Picton E, Dickenson R, Denis O, Johnson D, Chapin K. Rapid detection of *Staphylococcus aureus* and methicillin-resistant *S. aureus*（MRSA）in wound specimens and blood cultures：multicenter preclinical evaluation of the Cepheid Xpert MRSA/SA skin and soft tissue and blood culture assays. J Clin Microbiol. 2009；47（3）：823-6.

［13］ Rand KH, Delano JP. Direct identification of bacteria in positive blood cultures：comparison of two rapid methods，FilmArray and mass spectrometry. Diagn Microbiol Infect Dis. 2014；79（3）：293-7.

［14］ Forrest GN, Roghmann MC, Toombs LS, Johnson JK, Weekes E, Lincalis DP, Venezia RA. Peptide nucleic acid fluorescent in situ hybridization for hospital-acquired enterococcal bacteremia：delivering earlier effective antimicrobial therapy. Antimicrob Agents Chemother. 2008；52（10）：3558-63.

［15］ Barry AL. Standardization of antimicrobial susceptibility testing. Clin Lab Med. 1989；9（2）：203-19.

［16］ Fleming A. On the antibacterial action of cultures of a penicillin with a special reference to their use in the isolate of B. influenzae. Br J Exp Pathol. 1929；10：226-9.

［17］ Sherris JC. Antimicrobic susceptibility testing. A personal perspective. Clin Lab Med. 1989；9（2）：191-202.

［18］ Ericsson H. The paper disc method for determination of bacterial sensitivity to antibiotics. Studies on the accuracy of the technique. Scand J Clin Lab Invest. 1960；12：408-13.

［19］ Bauer AW, Kirby WM, Sherris JC, Turck M. Antibiotic susceptibility testing by a standardized single disk method. Am J Clin Pathol. 1966；45（4）：493-6.

［20］ Register F. Rules and regulations：antibiotic susceptibility discs. Fed Regist. 1972；37：20525.

［21］ Swenson JM, Williams PP, Killgore G, O'Hara CM, Tenover FC. Performance of eight methods, including two new rapid methods, for detection of oxacillin resistance in a challenge set of *Staphylococcus aureus* organisms. J Clin Microbiol. 2001；39（10）：3785-8.

［22］ Juretschko S, Labombardi VJ, Lerner SA, Schreckenberger PC. Accuracy of {beta}-lactam susceptibility testing results for *Pseudomonas aeruginosa* among four automated systems（BD Phoenix, MicroScan WalkAway, Vitek, Vitek 2）. J Clin Microbiol. 2007；45（4）：1339-42.

［23］ Huang MB, Baker CN, Banerjee S, Tenover FC. Accuracy of the E test for determining antimicrobial susceptibilities of staphylococci, enterococci, *Campylobacter jejuni*, and gram-negative bacteria resistant to antimicrobial agents. J Clin Microbiol. 1992；30（12）：3243-8.

［24］ Jorgensen JH, Ferraro MJ, McElmeel ML, Spargo J, Swenson JM, Tenover FC. Detection of penicillin and extended-spectrum cephalosporin resistance among *Streptococcus pneumoniae* clinical isolates by use of the E test. J Clin Microbiol. 1994；32（1）：159-63.

［25］ Croco JL, Erwin ME, Jennings JM, Putnam LR, Jones RN. Evaluation of the E-test for antimicrobial spectrum and potency determinations of anaerobes associated with bacterial vaginosis and peritonitis. Diagn Microbiol Infect Dis. 1994；20（4）：213-19.

［26］ Rennie RP, Turnbull L, Brosnikoff C, Cloke J. First comprehensive evaluation of the M.I.C. evaluator device compared to E-test and CLSI broth microdilution for MIC testing of aerobic Gram-positive and Gram-negative bacterial species. J Clin Microbiol. 2012；50（4）：1147-52.

［27］ Clinical and Laboratory Standards Instutute. Performance standards for antimicrobial susceptibility testing：fifteenth informational supplement, CLSI, document M100-S15. Wayne, Pa：CLSI；2005.

［28］ Clinical and Laboratory Standards Institute. Methods for antimicrobial dilution and disk diffusion susceptibility testing of infrequently isolated or fastidious bacteria；Document M45-A2. Approved guideline-second edition. Wayne, PA：Clinical and Laboratory Standards Institute；2010.

［29］ Chambers HF. Methicillin resistance in staphylococci：molecular and biochemical basis and clinical implications. Clin Microbiol Rev. 1997；10（4）：781-91.

［30］ Garcia-Alvarez L, Holden MT, Lindsay H, Webb CR, Brown DF, Curran MD, Walpole E, Brooks K, Pickard DJ, Teale C, Parkhill J, Bentley SD, Edwards GF, Girvan EK, Kearns AM, Pichon B, Hill RL, Larsen AR, Skov RL, Peacock SJ, Maskell DJ, Holmes MA. Methicillin-resistant *Staphylococcus aureus* with a novel *mecA* homologue in human and bovine populations in the UK and Denmark：a descriptive study. Lancet Infect Dis. 2011；11（8）：595-603.

［31］ Felten A, Grandry B, Lagrange PH, Casin I. Evaluation of three techniques for detection of low-level methicillin-resistant *Staphylococcus aureus*（MRSA）：a disk diffusion method with cefoxitin and moxalactam, the Vitek 2 system, and the MRSA-screen latex agglutination test. J Clin Microbiol. 2002；40（8）：2766-71.

［32］ Skov R, Smyth R, Clausen M, Larsen AR, Frimodt-Moller N, Olsson-Liljequist B, Kahlmeter G. Evaluation of a cefoxitin 30 {micro}g disc on Iso-Sensitest agar for detection of methicillin-resistant *Staphylococcus aureus*. J Antimicrob Chemother. 2003；52（2）：204-7.

［33］ Swenson JM, Tenover FC. Results of disk diffusion testing with cefoxitin correlate with presence of *mecA* in *Staphylococcus* spp. J Clin Microbiol. 2005；43（8）：3818-23.

［34］ Livermore DM, Andrews JM, Hawkey PM, Ho PL, Keness Y, Doi Y, Paterson D, Woodford N. Are susceptibility tests enough, or should laboratories still seek ESBLs and carbapenemases directly? J Antimicrob Chemother. 2012；67（7）：1569-77.

［35］ Bonnet R. Growing group of extended-spectrum beta-lactamases: the CTX-M enzymes. Antimicrob Agents Chemother. 2004; 48（1）: 1-14.

［36］ Bush K. New[beta]-lactamases in gram-negative bacteria: diversity and impact on the selection of antimicrobial therapy. Clin Infect Dis. 2001; 32: 1085-9.

［37］ Bush K, Jacoby GA, Medeiros AA. A functional classification scheme for beta-lactamases and its correlation with molecular structure. Antimicrob Agents Chemother. 1995; 39（6）: 1211-33.

［38］ Bradford PA. Extended-spectrum beta-lactamases in the 21st century: characterization, epidemiology, and detection of this important resistance threat. Clin Microbiol Rev. 2001; 14（4）: 933-51, table of contents.

［39］ Paterson DL, Ko WC, Von Gottberg A, Mohapatra S, Casellas JM, Goossens H, Mulazimoglu L, Trenholme G, Klugman KP, Bonomo RA, Rice LB, Wagener MM, McCormack JG, Yu VL. Antibiotic therapy for *Klebsiella pneumoniae* bacteremia: implications of production of extended-spectrum beta-lactamases. Clin Infect Dis. 2004; 39（1）: 31-7.

［40］ Paterson DL, Ko WC, Von Gottberg A, Mohapatra S, Casellas JM, Goossens H, Mulazimoglu L, Trenholme G, Klugman KP, Bonomo RA, Rice LB, Wagener MM, McCormack JG, Yu VL. International prospective study of *Klebsiella pneumoniae* bacteremia: implications of extended-spectrum beta-lactamase production in nosocomial Infections. Ann Intern Med. 2004; 140（1）: 26-32.

［41］ Clinical and Laboratory Standards Institute. Performance standards for antimicrobial susceptibility testing; twenty-fourth informational supplement; M100-S24. Wayne, PA: Clinical and Laboratory Standards Institute; 2014.

［42］ Rice LB, Carias LL, Shlaes DM. In vivo efficacies of beta-lactam-beta- lactamase inhibitor combinations against a TEM-26-producing strain of *Klebsiella pneumoniae*. Antimicrob Agents Chemother. 1994; 38（11）: 2663-4.

［43］ Coudron PE. Inhibitor-based methods for detection of plasmid-mediated AmpC beta-lactamases in *Klebsiella* spp., *Escherichia coli*, and *Proteus mirabilis*. J Clin Microbiol. 2005; 43（8）: 4163-7.

［44］ Yagi T, Wachino J, Kurokawa H, Suzuki S, Yamane K, Doi Y, Shibata N, Kato H, Shibayama K, Arakawa Y. Practical methods using boronic acid compounds for identification of class C beta-lactamase-producing *Klebsiella pneumoniae* and *Escherichia coli*. J Clin Microbiol. 2005; 43（6）: 2551-8.

［45］ Dortet L, Poirel L, Nordmann P. Rapid identification of carbapenemase types in *Enterobacteriaceae* and *Pseudomonas* spp. by using a biochemical test. Antimicrob Agents Chemother. 2012; 56（12）: 6437-40.

［46］ Roberts MC, Sutcliffe J. Macrolide, lincosamide, streptogramin, ketolide, and oxazolidinone resistance. In: White DG, Alekshun MN, McDermott PF, editors. Frontiers in antimcirobial resistance. A tribute to Stuart B. Levy. Washington, D.C.: ASM Press; 2005. p. 66-84.

［47］ Steward CD, Raney PM, Morrell AK, Williams PP, McDougal LK, Jevitt L, McGowan Jr JE, Tenover FC. Testing for induction of clindamycin resistance in erythromycin-resistant isolates of *Staphylococcus aureus*. J Clin Microbiol. 2005; 43（4）: 1716-21.

［48］ Clinical and Laboratory Standards Institute. Performance standards for antimicrobial susceptibility testing: seventeenth informational supplement. CLSI, document M100-S17. Wayne, Pa: CLSI; 2007.

［49］ Moellering Jr RC. Antibiotic synergism—lessons from the enterococcus. Trans Am Clin Climatol Assoc. 1983; 94: 55-62.

［50］ Shaw KJ, Rather PN, Hare RS, Miller GH. Molecular genetics of aminoglycoside resistance genes and familial relationships of the aminoglycoside-modifying enzymes. Microbiol Rev. 1993; 57（1）: 138-63.

［51］ Courvalin P. Genetics of glycopeptide resistance in gram-positive pathogens. Int J Med Microbiol. 2005; 294（8）: 479-86.

［52］ Depardieu F, Bonora MG, Reynolds PE, Courvalin P. The vanG glycopeptide resistance operon from *Enterococcus faecalis* revisited. Mol Microbiol. 2003; 50（3）: 931-48.

［53］ Xu X, Lin D, Yan G, Ye X, Wu S, Guo Y, Zhu D, Hu F, Zhang Y, Wang F, Jacoby GA, Wang M. *vanM*, a new glycopeptide resistance gene cluster found in *Enterococcus faecium*. Antimicrob Agents Chemother. 2010; 54（11）: 4643-7.

［54］ Perichon B, Casadewall B, Reynolds P, Courvalin P. Glycopeptide-resistant *Enterococcus faecium* BM4416 is a VanD-type strain with an impaired D-Alanine: D-Alanine ligase. Antimicrob Agents Chemother. 2000; 44（5）: 1346-8.

［55］ Weigel LM, Clewell DB, Gill SR, Clark NC, McDougal LK, Flannagan SE, Kolonay JF, Shetty J, Killgore GE, Tenover FC. Genetic analysis of a high-level vancomycin-resistant isolate of *Staphylococcus aureus*. Science. 2003; 302（5650）: 1569-71.

［56］ Clark NC, Weigel LM, Patel JB, Tenover FC. Comparison of Tn1546-like elements in vancomycin-resistant *Staphylococcus aureus* isolates from Michigan and Pennsylvania. Antimicrob Agents Chemother. 2005; 49（1）: 470-2.

［57］ Cui L, Ma X, Sato K, Okuma K, Tenover FC, Mamizuka EM, Gemmell CG, Kim MN, Ploy MC, El-Solh N, Ferraz V, Hiramatsu K. Cell wall thickening is a common feature of vancomycin resistance in Staphylococcus aureus. J Clin Microbiol. 2003; 41（1）: 5-14.

［58］ Hanaki H, Kuwahara-Arai K, Boyle-Vavra S, Daum RS, Labischinski H, Hiramatsu K. Activated cell-wall synthesis is associated with vancomycin resistance in methicillin-resistant *Staphylococcus aureus* clinical strains Mu3 and Mu50. J Antimicrob Chemother. 1998; 42（2）: 199-209.

［59］ Hiramatsu K. Vancomycin resistance in staphylococci. Drug Resist Updat. 1998; 1: 135-50.

［60］ Tenover FC, Weigel LM, Appelbaum PC, McDougal LK, Chaitram J, McAllister S, Clark N, Killgore G, O'Hara CM, Jevitt L, Patel JB, Bozdogan B. Vancomycin-resistant *Staphylococcus aureus* isolate from a patient in Pennsylvania. Antimicrob Agents Chemother. 2004; 48（1）: 275-80.

［61］ Tenover FC, Lancaster MV, Hill BC, Steward CD, Stocker SA, Hancock GA, O'Hara CM, Clark NC, Hiramatsu K. Characterization of staphylococci with reduced susceptibilities to vancomycin and other glycopeptides. J Clin Microbiol. 1998; 36: 1020-7.

［62］ Tenover FC. The quest to identify heterogeneously resistant vancomycin-intermediate *Staphylococcus aureus* strains. Int J Antimicrob Agents. 2010; 36（4）: 303-6.

［63］ Srinivasan V, Metcalf BJ, Knipe KM, Ouattara M, McGee L, Shewmaker PL, Glennen A, Nichols M, Harris C, Brimmage M, Ostrowsky B, Park CJ, Schrag SJ, Frace MA, Sammons SA, Beall B. *vanG* element insertions within a conserved chromosomal site conferring vancomycin resistance to *Streptococcus agalactiae* and *Streptococcus anginosus*. MBio. 2014；5（4）：e01386-01314.

［64］ Hooper DC. Emerging mechanisms of fluoroquinolone resistance. Emerg Infect Dis. 2001；7（2）：337-41.

［65］ Jacoby GA，Chow N，Waites KB. Prevalence of plasmid-mediated quinolone resistance. Antimicrob Agents Chemother. 2003；47（2）：559-62.

［66］ Jacoby GA，Walsh KE，Mills DM，Walker VJ，Oh H，Robicsek A，Hooper DC. *qnrB*, another plasmid-mediated gene for quinolone resistance. Antimicrob Agents Chemother. 2006；50（4）：1178-82.

［67］ Robicsek A，Strahilevitz J，Jacoby GA，Macielag M，Abbanat D，Park CH，Bush K，Hooper DC. Fluoroquinolone-modifying enzyme：a new adaptation of a common aminoglycoside acetyltransferase. Nat Med. 2006；12（1）：83-8.

［68］ Crump JA，Barrett TJ，Nelson JT，Angulo FJ. Reevaluating fluoroquinolone breakpoints for *Salmonella enterica* serotype Typhi and for non-Typhi salmonellae. Clin Infect Dis. 2003；37（1）：75-81.

［69］ Gay K，Robicsek A，Strahilevitz J，Park CH，Jacoby G，Barrett TJ，Medalla F，Chiller TM，Hooper DC. Plasmid-mediated quinolone resistance in non-Typhi serotypes of *Salmonella enterica*. Clin Infect Dis. 2006；43（3）：297-304.

［70］ Chien JW，Kucia ML，Salata RA. Use of linezolid, an oxazolidinone, in the treatment of multidrug-resistant gram-positive bacterial infections. Clin Infect Dis. 2000；30：146-51.

［71］ Pillai SK，Sakoulas G，Wennersten C，Eliopoulos GM，Moellering Jr RC，Ferraro MJ，Gold HS. Linezolid resistance in *Staphylococcus aureus*：characterization and stability of resistant phenotype. J Infect Dis. 2002；186（11）：1603-7.

［72］ Sinclair A，Arnold C，Woodford N. Rapid detection and estimation by pyrosequencing of 23S rRNA genes with a single nucleotide polymorphism conferring linezolid resistance in Enterococci. Antimicrob Agents Chemother. 2003；47（11）：3620-2.

［73］ Mendes RE，Deshpande LM，Castanheira M，DiPersio J，Saubolle MA，Jones RN. First report of *cfr*-mediated resistance to linezolid in human staphylococcal clinical isolates recovered in the United States. Antimicrob Agents Chemother. 2008；52（6）：2244-6.

［74］ Tenover FC，Williams PP，Stocker S，Thompson A，Clark LA，Limbago B，Carey RB，Poppe SM，Shinabarger D，McGowan Jr JE. Accuracy of six antimicrobial susceptibility methods for testing linezolid against staphylococci and enterococci. J Clin Microbiol. 2007；45（9）：2917-22.

［75］ Arbeit RD，Maki D，Tally FP，Campanaro E，Eisenstein BI. The safety and efficacy of daptomycin for the treatment of complicated skin and skin-structure infections. Clin Infect Dis. 2004；38（12）：1673-81.

［76］ Fowler Jr VG，Boucher HW，Corey GR，Abrutyn E，Karchmer AW，Rupp ME，Levine DP，Chambers HF，Tally FP，Vigliani GA，Cabell CH，Link AS，DeMeyer I，Filler SG，Zervos M，Cook P，Parsonnet J，Bernstein JM，Price CS，Forrest GN，Fatkenheuer G，Gareca M，Rehm SJ，Brodt HR，Tice A，Cosgrove SE. Daptomycin versus standard therapy for bacteremia and endocarditis caused by *Staphylococcus aureus*. N Engl J Med. 2006；355（7）：653-65.

［77］ Steenbergen JN，Alder J，Thorne GM，Tally FP. Daptomycin：a lipopeptide antibiotic for the treatment of serious Gram-positive infections. J Antimicrob Chemother. 2005；55（3）：283-8.

［78］ Tally FP，Zeckel M，Wasilewski MM，Carini C，Berman CL，Drusano GL，Oleson Jr FB. Daptomycin：a novel agent for Gram-positive infections. Expert Opin Investig Drugs. 1999；8（8）：1223-38.

［79］ Jevitt LA，Thorne GM，Traczewski MM，Jones RN，McGowan Jr JE，Tenover FC，Brown SD. Multicenter evaluation of the E-test and disk diffusion methods for differentiating daptomycin-susceptible from non-daptomycin-susceptible *Staphylococcus aureus* isolates. J Clin Microbiol. 2006；44（9）：3098-104.

［80］ Diekema DJ，Pfaller MA. Rapid detection of antibiotic-resistant organism carriage for infection prevention. Clin Infect Dis. 2013；56（11）：1614-20.

［81］ Tenover FC. Rapid detection and identification of bacterial pathogens using novel molecular technologies：infection control and beyond. Clin Infect Dis. 2007；44（3）：418-23.

［82］ Stamper PD，Cai M，Howard T，Speser S，Carroll KC. Clinical validation of the molecular BD GeneOhm StaphSR assay for direct detection of *Staphylococcus aureus* and methicillin-resistant *Staphylococcus aureus* in positive blood cultures. J Clin Microbiol. 2007；45（7）：2191-6.

［83］ Boehme CC，Nabeta P，Hillemann D，Nicol MP，Shenai S，Krapp F，Allen J，Tahirli R，Blakemore R，Rustomjee R，Milovic A，Jones M，O'Brien SM，Persing DH，Ruesch-Gerdes S，Gotuzzo E，Rodrigues C，Alland D，Perkins MD. Rapid molecular detection of tuberculosis and rifampin resistance. N Engl J Med. 2010；363（11）：1005-15.

［84］ Lacoma A，Garcia-Sierra N，Prat C，Ruiz-Manzano J，Haba L，Roses S，Maldonado J，Dominguez J. GenoType MTBDRplus assay for molecular detection of rifampin and isoniazid resistance in *Mycobacterium tuberculosis* strains and clinical samples. J Clin Microbiol. 2008；46（11）：3660-7.

［85］ Wolk DM，Marx JL，Dominguez L，Driscoll D，Schifman RB. Comparison of MRSASelect Agar, CHROMagar Methicillin-Resistant *Staphylococcus aureus*（MRSA）Medium, and Xpert MRSA PCR for detection of MRSA in Nares：diagnostic accuracy for surveillance samples with various bacterial densities. J Clin Microbiol. 2009；47（12）：3933-6.

［86］ Huletsky A，Lebel P，Picard FJ，Bernier M，Gagnon M，Boucher N，Bergeron MG. Identification of methicillin-resistant *Staphylococcus aureus* carriage in less than 1 hour during a hospital surveillance program. Clin Infect Dis. 2005；40（7）：976-81.

［87］ Peterson LR，Liesenfeld O，Woods CW，Allen SD，Pombo D，Patel PA，Mehta MS，Nicholson B，Fuller D，Onderdonk A. Multicenter evaluation of the LightCycler methicillin-resistant *Staphylococcus aureus*（MRSA）advanced test as a rapid method for detection of MRSA in nasal surveillance swabs. J Clin Microbiol. 2010；48（5）：1661-6.

［88］ Robicsek A，Beaumont JL，Paule SM，Hacek DM，Thomson Jr RB，Kaul KL，King P，Peterson LR. Universal surveillance for methicillin-resistant *Staphylococcus aureus* in 3 affiliated hospitals. Ann Intern Med. 2008；148（6）：409-18.

［89］ Birgand G，Ruimy R，Schwarzinger M，Lolom I，Bendjelloul G，Houhou N，Armand-Lefevre L，Andremont A，Yazdanpanah Y，Lucet JC. Rapid detection of glycopeptide-resistant enterococci：impact on decision-making and costs. Antimicrob Resist InfectControl. 2013；2（1）：30.

［90］ Canton R, Akova M, Carmeli Y, Giske CG, Glupczynski Y, Gniadkowski M, Livermore DM, Miriagou V, Naas T, Rossolini GM, Samuelsen O, Seifert H, Woodford N, Nordmann P. Rapid evolution and spread of carbapenemases among *Enterobacteriaceae* in Europe. Clin Microbiol Infect. 2012；18（5）：413-31.

［91］ Ballard SA, Pertile KK, Lim M, Johnson PD, Grayson ML. Molecular characterization of *vanB* elements in naturally occurring gut anaerobes. Antimicrob Agents Chemother. 2005；49（5）：1688-94.

［92］ Tenover FC, Canton R, Kop J, Chan R, Ryan J, Weir F, Ruiz-Garbajosa P, LaBombardi V, Persing DH. Detection of colonization by carbapenemase-producing Gram-negative bacilli in patients by use of the Xpert MDRO assay. J Clin Microbiol. 2013；51（11）：3780-7.

第81章　结核分支杆菌的耐药性检测

Sebastian G. Kurz，Max Salfinger

1　前言

及时发现携带耐药结核分枝杆菌菌株的患者对于有效治疗以及预防耐药结核病流行是至关重要的。目前用于检测耐药性的细菌学方法是琼脂比例法和自动化液体培养基系统。此外，基因型方法越来越多地用作筛查试验，并补充了常规抗菌药物敏感性试验。准确检测临床上有意义的最小抑制浓度是药代动力学和药效学相关性的先决条件。

2　耐药性结核杆菌威胁公共卫生

从抗结核化疗开始就已经认识到耐药性[1]。在过去的几十年中，观察到耐药结核病（TB）病例出现惊人的增加，其中包括对两种最有效的一线药物异烟肼（isoniazid，INH）和利福平（rifampin，RIF）的多重耐药（multidrug-resistant，MDR）菌株。世界卫生组织（世卫组织）和国际防控结核病和肺病联盟于1994年启动了"全球抗结核病耐药监测项目"，并且不断扩大，现在有144个国家的数据可用，这些国家的结核病病例占到全球的95%。尽管全世界耐多药结核病例（MDR-TB）的总体比例保持相对稳定，新病例为3.3%，以前治疗病例中保持20%，但共同承担耐多药结核病主要负担的东欧和中亚国家的新病例和以前治疗病例的比例分别为35%、75%[2]。MDR-TB疾病的治疗更复杂，持续时间更长，需要准确测定耐药谱才能取得成功[3]。因此，及时可靠的耐药性实验室诊断对于应对这一挑战至关重要。

3　与结核病相关的术语

3.1　耐药菌

与从未接受过抗病毒治疗的患者获得的"野生型"菌株相比，耐药菌株被定义为在存在较高浓度的（通常对结核分枝杆菌有效）结核药物的情况下能够生长的菌株[4, 5]。

3.2　临界浓度

每种药物的临界浓度定义为允许区分耐药和敏感菌株的单一浓度。最初，这是为基于鸡蛋Löwenstein-Jensen培养基而定义的[5]。随后为醇脂培养基定义的[6-7]。临界浓度是阻止绝大部分易感菌落生长但仍允许抗性菌株生长的浓度。临界浓度可能无法准确反映实际与细菌接种物相互作用的浓度，因为药物在培养基制备过程中已经部分失活。因此，临界浓度并不反映体内可达到的浓度，也不应尝试这种相关性。与临界浓度的概念直接相关的是临界比例，它考虑了给定培养物中的抗微生物敏感性的高斯分布。这解释了即使在来自抗微生物敏感分离株的培养物中，预计在临界浓度的药物存在下，一定比例的杆菌也会生长。如果菌落比例超出预期的临界浓度（大部分一线药物为1%），则发现该菌株具有抗药性。

3.3　药物敏感性的直接或间接检测

对于直接测试，含有药物的培养基接种加工过的临床标本如痰液（通常含有足够数量的细菌，如通过显微镜检测）。间接测试是在临床标本生长的纯培养物上进行的。

3.4　原发耐药性

对从未接受抗微生物治疗史的新诊断患者上获得的菌株中检测到对任何药物的耐药性称为原发性药物耐药性。这表明病人已经感染了耐药菌株。

3.5　继发（获得性）耐药性

在之前接受过抗结核药物治疗或仍在接受治疗的患者获得的菌株中检测到耐药性，表明在治疗过程中获得了抗性。

3.6　多重耐药性

对RIF和IN同时耐药，不管是否还有其他的药物耐药性，均称为MDR。

3.7　广谱耐药性

超出MDR表型的耐药性，包括耐氟喹诺酮类药物和至少一种可注射二线药物的耐药性被称为广泛耐药性（Extensively drug resistance，XDR）。

3.8　多种耐药性

对任何两种或多种不符合MDR标准的药物耐药性可能包括对RIF或INH的耐药性，前提是该分离株对RIF和INH都不耐药，因此不属于MDR耐药性。

3.9　一线药物

新诊断结核病患者的初始治疗方案由一线药物INH、RIF、吡嗪酰胺（pyrazinaminde，PZA）和乙胺丁醇（ethambutol，EMB）组成。

3.10　二线药物

卷曲霉素、阿米卡星、卡那霉素、莫西沙星、左氧氟沙星、乙硫异烟胺、对氨基水杨酸（para-aminosalicylic acid，PAS）、氯法齐明和环丝氨酸等药物都是在其他所有可用的抗结核菌药物对一线药物耐药或不耐药的情况下选择的备用药物。最近添加的具有较少已确定的功效和/或有限的临床数据的药物是贝达喹啉、德拉曼尼、利奈唑胺、阿莫西林/克拉维酸盐、亚胺培南/西司他丁、美罗培南和克拉霉素。

4　药敏试验的适应症（ASD）

在资源丰富的国家，对临床结核分枝杆菌进行抗生素药敏试验是保证药物治疗的标准。但是，在世界上许多分担结核病主要负担的地区，这个标准无法达到。因此，世界卫生组织概述了一种方案，可对耐药结核病高风险人群进行针对性检测。以下危险因素已被确定：新的结核病治疗方案在5个月或5个月后持续痰抗酸杆菌（acid-fast bacilli，AFB）涂片阳性、痰液转换延迟、接触已知的耐药结核病例、失败后复发和返回随访、接触高耐药结核病流行率的机构，以及某些情况下与吸收不良相关和艾滋病毒、共病病症[8]。

5　琼脂比例法

在琼脂平板上进行抗菌药物敏感性试验的主要优点与培养基的透明度有关，因此可以在培养开始时观察生长的菌落。因此，最后对于大多数菌株，报告结果可以在2～3周内获得，而使用蛋基培养基时获得报告需要4～6周或更多。有两种类型的琼脂培养基可用于直接或间接测试：Middlebrook 7h10和Middlebrook 7h11。与Middlebrook 7h10相比，Middlebrook 7h11琼脂提供更好的耐药结核菌株生长条件[9]。其制备和使用的详细描述可以在相关的出版物中找到[6, 7, 10]。这些培养基由市售的7h10或7h11琼脂基质制成。

一些菌株可能对INH具有遗传学上预定的低水平抗性[11]。因此，需要表81.1中所示的两个浓度的INH来区分对这种药物的低水平和高水平的耐药性。除了这种药物的临界浓度外（表81.1），通常在琼脂培养基中使用更高浓度的链霉素。

对于直接测试，在经过消化—去污染程序后，将浓缩的痰沉淀物接种到平板中，每个象限0.1 mL。对于间接测试，使用两组平板：一组接种稀释10^{-3}倍的细菌悬浮液，另一组接种稀释10^{-5}倍的细菌悬浮液，调整至McFarland＃1标准的光密度。

表81.1　在固体和液体介质中检测结核分枝杆菌的临界浓度（μg/mL）

药物	L-J	7h10琼脂	7h11琼脂	MGIT960	VersaTREK
参考文献	[8]	[8]	[8]	[8]	[47]
异烟肼[a]	0.2	0.2/1.0	0.2/1.0	0.1/0.4	0.1/0.4
利福平	40.0	1.0	1.0	1.0	1.0
乙胺丁醇	2.0	5.0	7.5	5.0	5.0
吡嗪酰胺	—	—	—	100.0	300.0
链霉素	4.0	2.0	2.0	1.0	—
阿米卡星	30.0	4.0	—	1.0	—
卡那霉素	30.0	5.0	6.0	2.5	—
卷曲霉素	40.0	—	—	2.5	—
乙硫异烟胺	40.0	5.0	10.0	5.0	—
环丝氨酸	30.0	—	—	—	—
对氨基水杨酸	1.0	2.0	8.0	4.0	—
氧氟沙星	4.0	2.0	2.0	2.0	—
左氧氟沙星	—	1.0	—	1.5	—
莫西沙星[b]	—	0.5/2.0	—	0.5/2.0	—
利奈唑胺	—	—	—	1.0	—

L-J：Löwenstein-Jensen培养基；7h10琼脂：Middlebrook 7h10琼脂；7h11琼脂：Middlebrook 7h11琼脂。

[a]异烟肼：某些实验室可能会测试更高的INH浓度以区分低水平和高水平INH抗性。

[b]莫西沙星：建议使用两种浓度。在使用氧氟沙星/左氧氟沙星和莫西沙星的方案中，可能的测试是仅在两种浓度下对莫西沙星进行测试，或对较高浓度的氧氟沙星/左氧氟沙星进行测试。在使用氧氟沙星/左氧氟沙星的方案中，只测试这些药物。在只使用莫西沙星的方案中，测试更高浓度的莫西沙星。

在5%～10%CO_2的环境中，将平板在35～37℃温育3周，避光，7h10和7h11琼脂平板上培养。然而，CO_2在执行间接方法时不是必需的。对菌落进行计数，并根据含药物和无药物象限上菌落数量（CFU）的比较，以百分比（比例）报告结果。如果该比例对于除PZA以外的所有药物均为1%或更高，则该分离物被认为是"耐药的"。PZA的标准是10%。但是，PZA不再在琼脂培养基上进行测试。如果在3周的读数中增长不足，那么在6周的读数中重新检验平板，但在这种情况下，只有"易感"的结果被认为是有效的。这是因为在含有药物的象限中6周的生长可能与在长时间的潜伏期中药物降解有关，而不是真正地发生耐药性。

6　液体培养基中抗生素敏感性（间接）检测

在20世纪80年代，通过开发由Becton Dickinson（Sparks，MD）引入的半自动化BACTEC460系统的抗微生物药敏试验程序[12-14]，首次提出了加速检测耐药性的需求。所需的非辐射测量系统和全自动化和计算机化的系统现在都可以在市场上买到：BACTEC960 MGIT（Becton Dickinson微生物系统公司，Sparks，MD）和VersaTREK，前身为ESP-II培养系统由Difco（Thermo Fisher Scientific，Cleveland，Ohio）提供。

在BACTEC960 MGIT系统中，细菌生长检测基于氧气的消耗，这导致嵌入管底部的指示器发出荧光，并且仪器持续监测荧光的增加。通过仪器分析含药物和无药物时管中这些模式的比较，并自动报告为"易感"或"耐药"。

在VersaTREK系统中，生长监测是基于由于生长中的细菌消耗氧气而降低瓶中的压力。该结论基于在无药小瓶中连续3天发生阳性读数后，无药对照和含药小瓶之间的比较。如果在含药小瓶中未检测到生长，则报告"易感"，如果在此时间点在含药小瓶中检测到生长，则报告"耐药"。

对于所有这些系统，已经制定了临界浓度（表81.1）。使用两种浓度的INH以区分对这种药物的低水平和高水平的耐药性[10, 11]。对于BACTEC960 MGIT系统，建议使用各种二线和更新化合物的临界浓度[15]（表81.1）。

一份简单陈述"耐药性"的报告可能不足以让临床医生为耐多药结核病甚至广泛耐药结核病患者提供足够护理。越来越多的证据表明需要额外的信息，例如特定的基因突变和/或确定耐药结核病患者的最小抑制浓度（MIC）[16]。此外，RIF MIC升高的菌株可能由使用液体培养基作为易感染的系统报道，但缺少潜在的危险信号[17]。主要由两种方法来确定特定化合物的MIC：大量稀释法和微量稀释法测定。2009年，Springer等人描述了使用BACTEC960 MGIT和EpiCenter仪器[18]定量AST的新方法，并于2012年Hall等人发表了对结核分枝杆菌复合群AST的Sensititre MycoTB Plate的评估[19]。Sensititre Mycobacterium tuberculosis MIC Plate（Thermo Fisher Scientific，Cleveland，Ohio）为CE/IVD标记，仅在美国研究使用。

7　分子表型和基因型检测方法

由于结核分枝杆菌生长缓慢，传统的基于固体和液体培养基检测的方法受到长时间周转的限制。分子方法有望加速该过程，并为临床医生提供及时、准确的信息，这些信息可以在治疗的最初阶段加以考虑。随着微流控"芯片实验室"技术的出现，在实验室外的医疗点环境中检测耐药基因型可能成为可能[20]。

基因型方法检测与耐药性相关的细菌DNA或RNA序列。基因型方法应用的持续挑战是耐药性基因的复杂性。包括INH在内的大多数结核药物的高度耐药性可能源于多个基因位点的不同突变[21, 22]。更为复杂的是，已知的耐药基因座中的一些突变可以赋予低水平的耐药性，这可能不具有临床意义。尽管大多数耐药机制在遗传学上是复杂的，但结核分枝杆菌的这一规则有一个例外：超过95%的RIF耐药结核分枝杆菌在81个碱基区域*rpoB*基因编码DNA依赖性RNA聚合酶的β亚基或靠近基因5′末端的较小区域携带点突变或小的缺失/插入。这是在世界各地进行的大量研究中确定的[22-25]。RIF是一线抗结核药物，被认为是耐多药结核病的替代指标[26, 27]。因此，基因型抗菌药物敏感性检测方法的发展主要集中在这一点。

大多数方法使用体外DNA扩增，如PCR，与用于检测已知导致耐药性的特定突变的多种方法组合，最常见的是线性探针测定法和分子信标。

线性探针分析允许鉴定赋予药物抗性的单个碱基突变。从临床标本中提取DNA后，通过PCR扩增感兴趣的基因区域，单链扩增子与高度特异性的固定化DNA探针结合，结合的DNA片段通过酶促显色反应（例如生物素）变成可见的条带。目前可商购的两种线性探针检测方法已获得世界卫生组织和相关组织INNO-LiPA-Rif.TB（Fujirebio Europe，比利时根特）和GenoType MDRplus（德国Nehren的Hain Lifescience）的推荐，这种方法进一步发展到捕获几种药物类别的抗性标记。

INNO-LiPA-Rif.TB是第一个商业上可用的线性探针测定法。它使用一组引物，其允许PCR扩增利福平抗性突变所在的*rpoB*基因中的特定区域，以及跨越抗性突变区域的若干寡核苷酸探针和特异于结核分枝杆菌的上游序列复合体[28]。当应用于灵敏度大于95%且特异性为100%的培养标本时，该试验证明非常准确，但直接应用于临床标本时灵敏度有一些下降（80%~100%）[29, 30]。

GenoType MTBDR分析及其后续产品GenoType MTBDR*plus*基于多重PCR，为利福平突变（*rpoB*）和最常见的INH耐药突变（*katG*和GenoType MTBDR*plus*，*inhA*）提供探针，因此可检测耐多药结核病菌株。在2008年对分离株的meta分析中，检测RIF耐药性的准确性非常高，灵敏度和特异性分别为98%和84%，其中包括*inhA*检测（MTBDR*plus*检测）时检测灵敏度提高到约90%[29]。进一步的发展为GenoType MTBDR*sl*测定法，其允许检测赋予对氟喹诺酮类和可注射药物阿米卡星和卷曲霉素的抗性的突变。其对基于培养的抗菌药物敏感性试验的表现是最近Cochrane meta分析[31]的主题，结果发现，它具有高度特异性，所有类别的特异性都超过98%。对于喹诺酮类药物，当应用于分离菌株时发现集合的灵敏度为83%，当用于AFB涂片阳性标本时具有相似的结果。二线注射药物阿米卡星、卡那霉素和卷曲霉素的敏感性分别为76.9%和94.4%，分别为AFB涂片阳性标本。作者的结论是，由于其敏感性和特异性不高，该试验可用作耐多药结核病AFB涂片阳性标本（直接检测）MDR-TB和XDR-TB的快速规则检测。然而，它仍然会错过1/4的广泛耐药结核病，这使得对未被鉴定为耐药的标本进行基于培养的抗菌药物敏感性试验。

2011年，Hain GenoType MTBDRplus V2的引入提高了灵敏度，可能允许检测AFB涂片阴性痰标本[32, 33]）。大约在同一时间，开发了NTM+MDR-TB检测试剂盒2（Nipro Corporation，大阪，日本），该试剂盒提供基于*rpoB*、*katG*和*inhA*的利福平和INH耐药性检测并具有优异的性能，以及各种非结核分枝杆菌[34]。通过FIND进行广泛的非劣效性分析，Hain GenoType MTBDR*plus* V2和NTM+MDR-TB检测与GenoType MTBDR*plus*进行了比较，并根据其卓越的性能特征，快速检测AFB涂片阳性标本中耐多药结核病获得了世界卫生组织认可[35]。

Xpert MTB/RIF（Cepheid，Sunnyvale，CA，USA）诊断系统是一种基于PCR的平台，可利用分子信标检测结核分枝杆菌特异性序列以及利福平耐药突变[36]。感兴趣的基因区域通过PCR扩增。分子信标是形成发夹样环的寡核苷酸。它们在每个末端的中间和短的重复序列中携带感兴趣的序列，通过杂交闭合该环。荧光团与5′末端连接、猝灭剂分子与3′末端连接，环闭合时抑制荧光信号。当探针与其互补DNA链结合时，循环扩增开始，荧光恢复，可以检测到荧光信号[37]。标本制备简单，一次性使用的滤芯技术只需少量培训即可实现安全可靠的处理。自推出以来，已积累了大量文献。Cochrane协作[38]系统地评估了其表现：27项研究的汇总敏感性和汇总特异性分别为89%（95%，CI 85%~92%）和99%（98%~99%）。在AFB涂片阴性标本上进行，汇集的敏感性仍然为67%（60%~74%）。对于利福平耐药性，汇集的敏感性为95%，特异性为98%。基于这些特点，Xpert MTB/RIF现在被美国食品和药物管理局（FDA）批准用于AFB涂片阳性和涂片阴性痰标本。

越来越多的人认识到，如Somoskovi和Salfinger[16]最近概述的那样，现有的分子平台需要从单独的筛选工具单独扩展到提供个性化和详细的耐药谱。以下是目前使用的分子检测平台潜在局限性的例子：最近关于利福平单一耐药率高达11.6%[39]，强调了潜在的耐药性问题，在依靠检测RIF耐药性作为耐多药结核病的替代指标时，可能导致过度诊断耐多药结核病。类似地，已经描述了INH单药耐药性，如果RIF测试未遵循传统的抗微生物药敏试验，则可能仍无法检测到，并且如果用标准方案治疗不当，可能导致MDR-TB。INH是需要被*katG*编码的过氧化物酶激活的前药。在密码子315处最常见的*katG*突变易于鉴定，并且与高水平的INH抗性相关。然而，存在其他不太常见的katG突变导致不同程度的抗性，并且需要通过常规INH测试来鉴定，因此，基于培养的测试不应该被*katG*阴性筛选所忽略。相反，靶基因*inhA*的启动子区域的突变也导致低水平的INH抗性，这可以通过增加INH剂量来克服。另一方面，这些突变与乙硫异烟胺的交叉耐药性有关。

目前，大多数耐药机制的复杂遗传背景都与持续的技术进步相匹配，以提高测序的速度和质量。目前正在评估个别分离株的全基因组比例分析作为预测耐药表型的工具[40]。

然而，在可预见的未来，分子检测需要与表型的抗菌药物敏感性试验相关联，以获得可能出现的新型耐药机制。同样，随着分子检测正在扩展到不同的药物靶标，需要在局部水平上适应普遍存在的耐药性突变[16, 41]。

8　药物动力学与药效学的因素

越来越多的证据表明：目前使用标准剂量方案治疗一线药物的患者在很大比例的患者中没有达到足够的血清浓度。尽管有监督直接观察治疗，这与治疗失败和耐药性发展有关[42]。药代动力学和药效学（PK/PD）相关的概念旨在优化给药方案以达到最大的微生物杀灭效果的药物量（参见文献[43]）。主要病例是随着时间推移观察药物浓度与微生物杀灭之间存在可量化的关系，可以在临床前模型（中空纤维模型、动物模型）中评估并应用于人类。这种方法的要素包括：首先是确定与治疗成功相关的最小抑制浓度（MIC）值。其次是PK/PD参数的确定与杀菌效果（C_{max}/MIC、AUC/MIC或T%/MIC）关联最好。这是凭经验确定的，对于每种药物而言可能不同。例如，在大部分一线药物中，这是给定时间间隔内药物总量与MIC（AUC/MIC）的比率，并且病效不受分剂量的影响。对于氨基糖苷类药物，相反，它是MIC可达到的最大浓度（C_{max}/MIC）。这表明氨基糖苷类应以大剂量单次给药最为有效。值得注意的是，对于不同的MIC，这种关系保持不变，并且药物暴露的增加可能能够补偿升高的MIC。第三是随着时间的推移可靠地预测血清浓度曲线的能力。在人口层面上，这通常通过Monte Carlo模拟来完成，该模拟假定药物吸收和清除在人群中的某种分布中存在差异。在个人层面上，在多个时间点测量药物水平是不切实际的。相反，治疗药物监测通常依赖于单一时间点，通常在药物施用后2 h采集以捕获血清浓度峰值。有限的采样策略旨在找到与预期AUC最佳相关的单个时间点样本[44]。

显然，准确确定MIC的能力是这种方法的核心。一旦确定了最佳效果的PK/PD参数，就可以基于个体菌株的MIC优化药物剂量。相反，有人认为目前使用的MIC断点过于乐观，并且使用标准的给药方案，药物敏感性疾病的治疗存在失败的风险[45]。这种方法的进一步优化是确定PK/PD靶点，以防止耐药性的发展。已经有证据表明，导致有效杀伤的药物暴露可能仍然不足以防止耐药性的发展[46]。

致谢：我们感谢本章前一版本的作者，已故的Leonid Heifets和Gerard Cangelosi。

参考文献

［1］　Canetti G. Present aspects of bacterial resistance in tuberculosis. Am Rev Respir Dis. 1965；92（5）：687-703.

［2］　World Health Organization. Global tuberculosis report. 2015.

［3］　Bastos ML, Hussain H, Weyer K, Garcia-Garcia L, Leimane V, Leung CC, et al. Treatment outcomes of patients with multidrug-resistant and extensively drug-resistant tuberculosis according to drug susceptibility testing to first-and second-line drugs：an individual patient data meta-analysis. Clin Infect Dis. 2014；59（10）：1364-74.

［4］　Canetti G, Froman S, Grosset J, Hauduroy P, Langerova M, Mahler HT, et al. Mycobacteria：laboratory methods for testing drug sensitivity and resistance. Bull World Health Organ. 1963；29（5）：565-78.

［5］ Canetti G, Fox W, Khomenko A, Mahler HT, Menon NK, Mitchison DA, et al. Advances in techniques of testing mycobacterial drug sensitivity, and the use of sensitivity tests in tuberculosis control programmes. Bull World Health Organ. 1969; 41（1）: 21-43.

［6］ David HL. Fundamentals of drug susceptibility testing in tuberculosis. Atlanta, GA: Centers for Disease Control and Prevention; 1971. HEW Publication No. 00-2165.

［7］ Kent PT, Kubica GP. Public health mycobacteriology. A guide for the level Ⅲ laboratory. Atlanta, GA: Centers for Disease Control and Prevention; 1985.

［8］ World Health Organization. Companion handbook to the who guidelines for the programmatic management of drug-resistant tuberculosis. 2014.

［9］ McClatchy JK, Waggoner RF, Kanes W, Cernich MS, Bolton TL. Isolation of mycobacteria from clinical specimens by use of selective 7 h 11 medium. Am J Clin Pathol. 1976; 65（3）: 412-15.

［10］ McClatchy JK. Antituberculosis drugs: mechanisms of action, drug resistance, susceptibility testing and assays of activity in biological fluids. In: Lorian V, editor. Antibiotics in laboratory medicine. Baltimore: Williams and Wilkins; 1980. p. 135-69.

［11］ Madison BM, Siddiqi SH, Heifets L, Gross W, Higgins M, Warren N, et al. Identification of a mycobacterium tuberculosis strain with stable, low-level resistance to isoniazid. J Clin Microbiol. 2004; 42（3）: 1294-5.

［12］ Siddiqi SH, Libonati JP, Middlebrook G. Evaluation of rapid radiometric method for drug susceptibility testing of mycobacterium tuberculosis. J Clin Microbiol. 1981; 13（5）: 908-12.

［13］ Roberts GD, Goodman NL, Heifets L, Larsh HW, Lindner TH, McClatchy JK, et al. Evaluation of the BACTEC radiometric method for recovery of mycobacteria and drug susceptibility testing of *Mycobacterium tuberculosis* from acid-fast smear-positive specimens. J Clin Microbiol. 1983; 18（3）: 689-96.

［14］ Siddiqi SH, Hawkins JE, Laszlo A. Interlaboratory drug susceptibility testing of *Mycobacterium tuberculosis* by a radiometric procedure and two conventional methods. J Clin Microbiol. 1985; 22（6）: 919-23.

［15］ WHO. Companion handbook to the who guidelines for the programmatic management of drug-resistant tuberculosis. 2014.

［16］ Somoskovi A, Salfinger M. The race is on to shorten the turnaround time for the diagnosis of multidrug-resistant tuberculosis. J Clin Microbiol. 2015; 53（12）: 3715-18.

［17］ Somoskovi A, Dormandy J, Mitsani D, Rivenburg J, Salfinger M. Use of smear-positive samples to assess the pcr-based genotype mtbdr assay for rapid, direct detection of the *Mycobacterium tuberculosis* complex as well as its resistance to isoniazid and rifampin. J Clin Microbiol. 2006; 44（12）: 4459-63.

［18］ Springer B, Lucke K, Calligaris-Maibach R, Ritter C, Bottger EC. Quantitative drug susceptibility testing of *Mycobacterium tuberculosis* by use of mgit 960 and epicenter instrumentation. J Clin Microbiol. 2009; 47（6）: 1773-80.

［19］ Hall L, Jude KP, Clark SL, Dionne K, Merson R, Boyer A, et al. Evaluation of the sensititre mycotb plate for susceptibility testing of the *Mycobacterium tuberculosis* complex against first-and second-line agents. J Clin Microbiol. 2012; 50（11）: 3732-4.

［20］ Cabibbe AM, Miotto P, Moure R, Alcaide F, Feuerriegel S, Pozzi G, et al. A lab-on-chip based platform for fast molecular diagnosis of multi-drug resistant tuberculosis. J Clin Microbiol. 2015; 53（12）: 2876-3880.

［21］ Rattan A, Kalia A, Ahmad N. Multidrug-resistant *Mycobacterium tuberculosis*: molecular perspectives. Emerg Infect Dis. 1998; 4（2）: 195-209.

［22］ Somoskovi A, Parsons LM, Salfinger M. The molecular basis of resistance to isoniazid, rifampin, and pyrazinamide in *Mycobacterium tuberculosis*. Respir Res. 2001; 2（3）: 164-8.

［23］ Telenti A, Imboden P, Marchesi F, Lowrie D, Cole S, Colston MJ, et al. Detection of rifampicin-resistance mutations in *Mycobacterium tuberculosis*. Lancet. 1993; 341（8846）: 647-50.

［24］ Chaves F, Alonso-Sanz M, Rebollo MJ, Tercero JC, Jimenez MS, Noriega AR. *RpoB* mutations as an epidemiologic marker in rifampin-resistant *Mycobacterium tuberculosis*. Int J Tuberc Lung Dis. 2000; 4（8）: 765-70.

［25］ Garcia L, Alonso-Sanz M, Rebollo MJ, Tercero JC, Chaves F. Mutations in the *rpoB* gene of rifampin-resistant *Mycobacterium tuberculosis* isolates in Spain and their rapid detection by PCR-enzyme-linked immunosorbent assay. J Clin Microbiol. 2001; 39（5）: 1813-18.

［26］ Telenti A, Honore N, Bernasconi C, March J, Ortega A, Heym B, et al. Genotypic assessment of isoniazid and rifampin resistance in *Mycobacterium tuberculosis*: a blind study at reference laboratory level. J Clin Microbiol. 1997; 35（3）: 719-23.

［27］ Watterson SA, Wilson SM, Yates MD, Drobniewski FA. Comparison of three molecular assays for rapid detection of rifampin resistance in *Mycobacterium tuberculosis*. J Clin Microbiol. 1998; 36（7）: 1969-73.

［28］ Rossau R, Traore H, De Beenhouwer H, Mijs W, Jannes G, De Rijk P, et al. Evaluation of the INNO-LiPA-Rif. TB assay, a reverse hybridization assay for the simultaneous detection of *Mycobacterium tuberculosis* complex and its resistance to rifampin. Antimicrob Agents Chemother. 1997; 41（10）: 2093-8.

［29］ Ling DI, Zwerling AA, Pai M. Genotype MTBDR assays for the diagnosis of multidrug-resistant tuberculosis: a meta-analysis. Eur Respir J. 2008; 32（5）: 1165-74.

［30］ Morgan M, Kalantri S, Flores L, Pai M. A commercial line probe assay for the rapid detection of rifampicin resistance in *Mycobacterium tuberculosis*: a systematic review and meta-analysis. BMC Infect Dis. 2005; 5: 62.

［31］ Theron G, Peter J, Richardson M, Barnard M, Donegan S, Warren R, et al. The diagnostic accuracy of the Genotype（r）MTBDR*sl* assay for the detection of resistance to second-line anti-tuberculosis drugs. Cochrane Database Syst Rev. 2014; 10, CD010705.

［32］ Crudu V, Stratan E, Romancenco E, Allerheiligen V, Hillemann A, Moraru N. First evaluation of an improved assay for molecular genetic detection of tuberculosis as well as rifampin and isoniazid resistances. J Clin Microbiol. 2012; 50（4）: 1264-9.

［33］ Barnard M, van Pittius NCG, van Helden PD, Bosman M, Coetzee G, Warren RM. The diagnostic performance of the Genotype MTBDR*plus* version 2 line probe assay is equivalent to that of the Xpert MTB/RIF assay. J Clin Microbiol. 2012; 50（11）: 3712-16.

［34］ Mitarai S, Kato S, Ogata H, Aono A, Chikamatsu K, Mizuno K, et al. Comprehensive multicenter evaluation of a new line probe assay kit for identification of mycobacterium species and detection of drug-resistant *Mycobacterium tuberculosis*. J Clin Microbiol. 2012；50（3）：884-90.

[35] FIND. Report for WHO：Non-inferiority evaluation of Nipro NTM+MDRTB and Hain GenoType MTBDR*plus* V2 line probe assays. 2015.

[36] Boehme CC, Nabeta P, Hillemann D, Nicol MP, Shenai S, Krapp F, et al. Rapid molecular detection of tuberculosis and rifampin resistance. N Engl J Med. 2010；363（11）：1005-15.

[37] Tyagi S, Kramer FR. Molecular beacons：probes that fluoresce upon hybridization. Nat Biotechnol. 1996；14（3）：303-8.

[38] Steingart KR, Schiller I, Horne DJ, Pai M, Boehme CC, Dendukuri N. Xpert MTB/RIF assay for pulmonary tuberculosis and rifampicin resistance in adults. Cochrane Database Syst Rev. 2014；1，CD009593.

[39] Kurbatova EV, Gammino VM, Bayona J, Becerra MC, Danilovitz M, Falzon D, et al. Predictors of sputum culture conversion among patients treated for multidrug-resistant tuberculosis. Int J Tuberc Lung Dis. 2012；16（10）：1335-43.

[40] Walker TM, Kohl TA, Omar SV, Hedge J, Del Ojo EC, Bradley P, et al. Whole-genome sequencing for prediction of *Mycobacterium tuberculosis* drug susceptibility and resistance：a retrospective cohort study. Lancet Infect Dis. 2015；15（10）：1193-202.

[41] Van Deun A, Aung KJ, Hossain A, de Rijk P, Gumusboga M, Rigouts L, et al. Disputed *rpoB* mutations can frequently cause important rifampicin resistance among new tuberculosis patients. Int J Tuberc Lung Dis. 2015；19（2）：185-90.

[42] Srivastava S, Pasipanodya JG, Meek C, Leff R, Gumbo T. Multidrug-resistant tuberculosis not due to noncompliance but to between-patient pharmacokinetic variability. J Infect Dis. 2011；204（12）：1951-9.

[43] Gumbo T, Angulo-Barturen I, Ferrer-Bazaga S. Pharmacokinetic-pharmacodynamic and dose-response relationships of antituberculosis drugs：recommendations and standards for industry and academia. J Infect Dis. 2015；211（Suppl3）：S96-106.

[44] Alsultan A, Peloquin CA. Therapeutic drug monitoring in the treatment of tuberculosis：an update. Drugs. 2014；74（8）：839-54.

[45] Gumbo T, Pasipanodya JG, Wash P, Burger A, McIlleron H. Redefining multidrug-resistant tuberculosis based on clinical response to combination therapy. Antimicrob Agents Chemother. 2014；58（10）：6111-15.

[46] Gumbo T, Louie A, Deziel MR, Parsons LM, Salfinger M, Drusano GL. Selection of a moxifloxacin dose that suppresses drug resistance in *Mycobacterium tuberculosis*, by use of an *in vitro* pharmacodynamic infection model and mathematical modeling. J Infect Dis. 2004；190（9）：1642-51.

[47] Woods GL, Lin S-YG, Desmond EP. Susceptibility test methos：mycobacteria, nocardia, and other actinomycetes. In：Jorgensen J, Pfaller M, Carroll K, Funke G, Landry M, Richter S, Warnock D, editors. Manual of clinical microbiology. 11th ed. Washington, DC：ASM Press；2015. p. 1356-78.

第82章　真菌耐药性检测

Sevtap Arikan-Akdagli，John H. Rex

1　前言

机会性真菌病（opportunistic mycosis）的增加、真菌抗药性的出现以及新型抗真菌药物的研发，需要寻找用于真菌的标准表型药物抗性测定的相关技术。用于测试酵母（CLSI M27-A3和EUCAST E.Def 7.2测定）和丝状真菌（CLSI M38-A2和EUCAST E.Def 9.2测定）的微量稀释法是有效的。用于测试念珠菌（CLSI M44-A2）和非皮肤癣菌性丝状真菌（CLSI M51-A）的培养皿扩散测定也已经标准化。尽管它们的可用性和对流行病学临界值的认识不断增加，但这些检测方法仍然存在局限性。最值得注意的是，对于一些重要的药物属组合的临床MIC断点尚未确定。为了标准化可能解决这些问题的方法以及支持分析自动化的方法，还正在研究基于梯度剥离法、比色微稀释法、琼脂稀释法、流式细胞术、固醇定量和等温微量热法的技术。MALDI-TOF MS和基因型分析是目前探索的检测抗真菌耐药性的其他方法。

2　真菌耐药性检测的必要性

过去30年来，真菌感染引起了许多关注，主要原因有以下几个：首先，由于各种原因，免疫系统受损的患者数量显著增加。由于侵入性真菌病已成为这一特定患者群体发病率和死亡率的重要原因，"真菌感染"一词不再仅仅意味着"表面感染"。其次，抗真菌药物的数量和种类增加。这是对更有效且毒性更低的抗真菌药物治疗严重感染和制药业发展的结果。因此，在某些情况下存在几种可能的治疗方法[1-5]。第三，由于感染菌株对用于治疗这些感染的抗真菌药物具有初级或次级耐药性，观察到抗真菌治疗难以治愈的真菌感染[6-17]。

在当下，我们有更多严重真菌感染患者，治疗这些感染的更多替代方案，以及成为或仍然对治疗后保持耐药性的患者中，优化抗真菌治疗策略和预测临床结果的最佳方法是确定感染真菌菌株对抗真菌药物的敏感性谱。因此，这一巨大需求导致了真菌耐药性分析的标准化，并持续努力确定其用途。

2.1　体外药物敏感性与临床症状之间的相关性

常规真菌抗性分析的最终目标是预测临床结果并允许监测和选择抗真菌治疗。关于这个目标实现到什么程度是关键问题。包括患者的体外—体内相关性研究的meta分析感染念珠菌、隐球菌或组织胞浆菌，并用各种唑类药物（氟康唑、伊曲康唑或酮康唑）治疗的患者发现，由于分离株对用于治疗的抗真菌药物敏感，感染后的临床成功率为91%，对那些感染者使用预测具有耐药性的药物治疗真菌感染的有效率为48%[18]。基于这些数据，已经提出了被称为"90-60规则"的概念，并总结指出，敏感分离株在约90%的时间内响应，而耐药株在约60%的时间内响应。这种概念模型提醒我们，敏感性分析有助于预测临床反应，但仅代表许多影响反应的因素之一。诸如药物的药代动力学性质、宿主的免疫状态、感染的严重程度、假体装置的存在（和移除）以及感染部位的手术管理等因素之间都是相关的，并且每个因素都可以是在特定情况下影响最大的因素。

在这个meta分析之后，体外—体内可用相关数据进一步扩大到包括针对不同真菌属的各种抗真菌药的那些数据。特别值得注意的是，一些体外—体内相关性研究，特别是对两性霉素B的研究，发现体外药敏和临床结果之间的相关性有限。对于两性霉素B和念珠菌，包括临床和实验室标准研究所（CLSI）微量稀释和E-test方法、抗生素培养基3和RPMI 1640培养基在内的各种体外药敏试验设置未能产生与临床结果相关的MICs值[19]。同样，体外药敏试验不能预测用两性霉素B-氟胞嘧啶或氟康唑治疗的隐球菌病患者的早期临床结果[20]。正如在3.4.1章节中所讨论的那样。这些与两性霉素B缺乏相关性的观察结果可能与体外证明两性霉素B耐药的技术困难有关[21]。

最近，用棘球菌素治疗的念珠菌病患者的相关数据有所扩大，特别是在证明对棘白菌素有继发性耐药性的分离株，表明棘白菌素治疗的临床失败与FKS突变和由FKS突变的光滑念珠菌菌株引起的念珠菌病患者的棘白菌素MIC值升高相关[22-27]。这些数据进一步加强了体外抗真菌药物敏感性试验的临床意义以及体外药敏数据与临床结果的相关性。棘白菌素耐药性似乎也存在于曲霉属内，但人们对其了解较少，一部分原因是敏感性测试不经常进行，另一部分原因是药敏测试方法不理想。在某些情况下，实验室设计的靶酶突变与体内耐药性甚至高致病性有关[28]。突破性临床感染的分离物尚未被详尽研究。

最后，还报道了曲霉菌感染和毛霉菌病病例的体外—体内相关数据，但仍然有限。对于曲霉菌，在羊毛甾醇14-α脱甲基酶中具有明确定点突变的菌株出现会产生增加的唑类MIC，并且与临床治疗失败相关[14, 25, 29-33]。在烟曲霉菌株中存在继发性唑类耐药性的证明也进一步加强了常规实践中抗真菌药敏试验的使用。正如之前对酵母属所讨论的那样，两性霉素B对霉菌的MICs与结果的相关性也不太确定。其中一些数据表明体外两性霉素B的易感性特征与曲霉菌病的临床反应无关[34]，而其他数据似乎支持两性霉素B的MIC值与曲霉病病例中不良临床结果之间的关联[35, 36]或那些感染毛霉目菌的人（特别是*Apophysomyces elegans*）[37]。

总体而言，基于可用的体外—体内相关性数据，目前常规抗真菌药物敏感性测试被认为是预测临床结果和指导抗真菌治疗（特别是念珠菌和曲霉感染）的有用辅助手段。然而，考虑到多种因素（特别是宿主的免疫系统）对临床反应的影响，体外抗真菌药敏试验结果的预测结果不完全准确也就不足为奇了。

3 参考抗真菌药敏试验方法解释指南

3.1 CLSI参考抗真菌药敏试验方法

3.1.1 CLSI参考肉汤稀释法（M27-A3和M38-A2）

基于20世纪90年代初开始的多中心研究，CLSI美国临床和实验室标准协会，前美国临床实验室标准委员会（NCCLS）抗真菌药敏试验小组委员会针对酵母菌（念珠菌属*Candida* spp.和新生隐球菌*Cryptococcus neoformans*）和霉菌（曲霉属*Aspergillus* spp.、镰刀菌属*Fusarium* spp.、假丝酵母菌*Pseudallescheria boydii*、根霉属*Rhizopus* spp.、申克孢子丝菌菌丝体mycelial form of *Sporothrix schenckii*、皮肤癣菌*dermatophytes*、暗色霉菌*dematiaceous* molds）的标准化参考肉汤稀释法，用于测试酵母和霉菌的修订版和当前可用的CLSI微量稀释文件分别为CLSI M27-A3[21]和M38-A2[38]。特别值得注意的是，皮肤癣菌测试参数的标准化和纳入已成为CLSI M38-A2方法学的附录。这些测试皮肤癣菌的参数在2003年开始的多中心分析[39,40]后进行了标准化，具体见表82.1。

最初的CLSI肉汤稀释法是在无菌试管中进行的肉汤大稀释。由于后来获得的数据提供了宏观和微观稀释分析之间的良好相关性[41,42]，基于其更实用和更具成本效益的性质，在无菌、一次性、微稀释板（含96个U形孔）中执行的肉汤微稀释法现在被应用。表82.1和表82.2分别总结了CLSI M27-A3和M38-A2文件中提出的主要试验参数（与相应EUCAST文件中建议的参数相比）和相关MIC读数终点。除了方法学文件外，CLSI还发布信息补充，以提供质量控制限值、解释指南和试验参数的更新信息。其中包括CLSI M27-S4文件[43]，该文件是CLSI M27-A3方法的信息补充。鼓励有兴趣的读者查阅引用的CLSI文件，以了解这些参考分析的更多细节。

表82.1 CLSI M27-A3、EUCAST E.Def 7.2、CLSI M38-A2和EUCAST E.Def 9.2方法的主要试验参数[21,38,80,89]

测试参数	酵母菌试验用标准微量稀释法		丝状真菌试验用标准微量稀释法	
	CLSI M27-A3	EUCAST E.Def 7.2	CLSI M38-A2	EUCAST E.Def 9.2
试验培养基	RPMI 1640培养基（含L-谷氨酰胺，不含重碳酸盐），以酚红为pH指示剂，用MOPS[（3-N-吗啉基）丙烷磺酸]（25℃时pH=7）缓冲，0.2%葡萄糖	RPMI 1640培养基（含L-谷氨酰胺，不含重碳酸盐），以酚红为pH指示剂，用MOPS[（3-N-吗啉基）丙烷磺酸]（25℃时pH=7）缓冲，2%葡萄糖	RPMI 1640培养基（含L-谷氨酰胺，不含重碳酸盐），以酚红为pH指示剂，用MOPS[（3-N-吗啉基）丙烷磺酸]（25℃时pH=7）缓冲，0.2%葡萄糖	RPMI 1640培养基（含L-谷氨酰胺，不含重碳酸盐），以酚红为pH指示剂，用MOPS[（3-N-吗啉基）丙烷磺酸]（25℃时pH=7）缓冲，2%葡萄糖
接种密度	通过分光光度测量调整为（0.5~2.5）×10^3 cfu/mL	通过分光光度测量调整为（0.5~2.5）×10^5 cfu/mL[5]	除皮肤癣菌外的霉菌：通过分光光度测量调整为（0.4~5）×10^4 cfu/mL皮肤癣菌：通过血液细胞仪测量调整为（1~3）×10^3 cfu/mL	通过血细胞仪或分光光度测量进行调整为（1~2.5）×10^5 cfu/mL
微量稀释板	96口U型孔	96口平底孔	96口U型孔	96口平底孔
孵化温度	35℃	35℃	35℃[a]	35℃
阅读时间	24~72 h（根据真菌属和生长的充分性而变化）[b]	24~48 h（根据真菌属和生长的充分性而变化）[c]	24~72 h（根据真菌属和生长的充分性而变化）[d]	24~72 h（根据真菌属和生长的充分性而变化）[e]
MIC读数法	可视化	分光光度法（530 nm）	可视化	可视化

[a] 对于某些在35℃下生长不好的链格孢菌菌株，在30℃下培养可能更可取。

[b] 在真菌充分生长的情况下，棘白菌素的可接受读取时间为24 h；两性霉素B和氟康唑分别为24 h和48 h；氟胞嘧啶、伊曲康唑、伏立康唑、康唑、泊沙康唑治疗48 h；对于针对大多数新生隐球菌分离菌株的所有参考药物，在72 h，对于表现出充分生长的分离菌株，在24 h读取MICs。

[c] 对于表现出充分生长的分离菌株，在24 h读取MICs。对于在24 h内生长不良的菌株，需要进一步重新培养12~24 h。特别值得注意的是，如果隐球菌菌株在48 h内生长不良，下一步应通过在30℃下培养重复MIC测试。

[d] 对于根霉属，在21~26 h读取MIC；曲霉属、镰刀菌属和申克孢子丝菌46~50 h；对于丝孢菌属（Scedosporium spp.）而言，建议的棘白菌素MIC读取时间为21~26 h（对于曲霉属和拟青霉属），46~72 h（对于足放线病菌属），或者在生长控制井中观察到充分生长的第1天。皮肤癣菌分离株的MICs读数在培养4 d后进行。

[e] 对于属于黏液菌目的菌株，MIC读数时间的具体建议为24 h（在生长充分的情况下），对于大多数剩余霉菌，MIC读数时间为48 h。可接受将培养时间进一步延长至72 h（但不超过72 h）（例如，对于丝孢菌属菌株），以在生长控制井中实现充分生长。

表82.2 CLSI和EUCAST关于各种真菌属—抗真菌药物组合的MIC读数终点的建议[38, 43, 80, 89]

抗真菌药物	真菌属或群	推荐的MIC读数终点	
		CLSI	EUCAST
两性霉素B	所有与测试两性霉素B有关的真菌属	MIC-0	酵母：与生长控制孔相比，在分光光度法[c]测量中，生长量减少≥90% 霉菌：通过肉眼可以观察到完全抑制生长的最低浓度
与特定真菌属或组相关的唑类药物	酵母菌（念珠菌和酵母菌，特别是隐球菌）	MIC-2	与生长对照相比，分光光度法[c]测量中，生长量减少≥50%
	曲霉菌和大多数其他机会性霉菌[a]	MIC-0	肉眼可观察到完全抑制生长的最低浓度

（续表）

抗真菌药物	真菌属或群		推荐的MIC读数终点
棘白菌素	皮肤癣菌[b]	MIC-1	
	念珠菌	MIC-2	与生长对照相比，分光光度法[c]测量中生长量减少≥50%
	曲霉菌（和其他机会主义霉菌[a]）	MEC	产生从丝状到颗粒状生长模式变化的最低浓度（宏观评估或如果宏观评估不明确，则在显微镜检查中评估）。这种改变的微观反映是，从长的菌丝外观（如在生长控制孔中观察到的）到短的、粗短的、分枝的菌丝簇
氟胞嘧啶	酵母菌（念珠菌和酵母菌，特别是隐球菌）	MIC-2	与生长对照相比，分光光度计[c]测量中生长量减少≥50%
环吡酮	皮肤癣菌[b]	MIC-1	—
灰黄霉素	皮肤癣菌[b]	MIC-1	—
特比萘芬	皮肤癣菌[b]	MIC-1	—

MIC-0：肉眼可观察到完全抑制生长的最低浓度；

MIC-1：与生长控制孔相比，生长量减少（约80%）的最低浓度；

MIC-2：与生长控制孔相比，生长量显著减少（约50%）的最低浓度；

MEC：与宏观上在生长控制孔观察到的丝状生长相比，产生小的圆形生长形式的最低浓度；

[a]在EUCAST EDef 9.2文件中通常被称为"分生孢子形成霉菌"；

[b]包括小孢子菌属，表皮癣菌属和毛癣菌属；

[c]用于测量微孔板吸光度的推荐波长为530 nm。或者，也可以使用波长405 nm或450 nm。

3.1.2 CLSI参考平板扩散法（M44-A2和M51-A）

在成功开发真菌抗真菌药敏试验标准化肉汤稀释法之后，下一步就是简化这种方法，使其对小批量检测更具吸引力。培养皿扩散长期以来一直是敏感性测试的流行和简单的技术，并且该方法已由CLSI改进并应用于抗真菌剂。基于对念珠菌与氟康唑和伏立康唑的研究[44-47]，对酵母菌特别是念珠菌与氟康唑、伏立康唑和卡泊芬净的抗真菌培养皿扩散敏感性的标准化方法（M44-A2）是可用的，并且用于抗真菌监测研究[9, 48, 49]。该方法采用了Kirby-Bauer培养皿扩散方法的基本规则。使用补充至2%葡萄糖和0.5 μg/mL亚甲蓝染料（胶凝后室温下pH=7.2～7.4）的Mueller-Hinton琼脂作为测试培养基。虽然葡萄糖的补充提供了有利的增长，但添加亚甲蓝增强了区域边缘的定义[50]。用灭菌生理盐水将接种物的密度在无菌生理盐水中调整至0.5McFarland标准，在530 nm处通过视觉或分光光度法测定，产生$1 \times 10^6 \sim 5 \times 10^6$个细胞/mL的终浓度。在35℃，观察生长显著减少的抑制区直径培育平板18～24 h后读取结果。确定在抑制区边缘观察到的菌落和该区内的大型菌落应该被忽略。仅对于在24 h生长不足的分离物，潜伏期可延长至48 h。培养皿扩散解释标准可用于氟康唑、伏立康唑、卡泊芬净和米卡芬净与念珠菌[51-54]。

圆盘扩散法也被用于研究其他抗真菌药物和/或酵母属，例如泊沙康唑与假丝酵母属念珠菌[55-57]。米卡芬净与念珠菌[52]，两性霉素B、氟胞嘧啶和唑类抗生素与头状隐孢虫*Saprochaete capitata*（以前称为*Blastoschizomyces capitatus*和*Geotrichum capitatum*）[58]，以及氟康唑和伏立康唑与毛孢子菌属物种[59]。

对于导致侵入性感染的丝状真菌，特别是用于检测卡泊芬净和米卡芬净与曲霉菌和镰刀菌相关的抗真菌药敏试验也有探索[60, 61]。泊沙康唑与曲霉、根霉、毛霉、丝胞菌属菌株和镰刀菌[62, 63]，泊沙康唑、伏立康唑、伊曲康唑、两性霉素B和卡泊芬净与犁头霉、黄曲霉、链格孢、平脐蠕孢、镰刀霉、毛霉、拟青霉、根霉和丝孢菌属菌株[64]。这些研究的结果总体上表明了药敏片扩散和CLSI参考稀释测定之间的可接受程度的相关性，并且随后通过CLSI（M51-A）记录了标准化纸片扩散测定的结果用于测定引起侵入性感染的丝状真菌[65]。该方法是对链格孢属、曲霉属、双翅目、镰刀菌属、毛霉目、拟青霉属、波氏假阿利什霉属和多育赛多孢子菌属进行了标准化。不添加钙、镁、葡萄糖或亚甲蓝染料的无补充Mueller-Hinton琼脂（在室温下pH=7.2～7.4）是推荐用于CLSI M51-A纸片扩散测定的测试培养基。通过分光光度法并根据CLSI M38-A2文件中概述的程序制备含有分生孢子或孢子囊孢子的测试接种物以产生$0.4 \times 10^6 \sim 5 \times 10^6$ cfu/mL的接种物密度。将接种的琼脂培养基在（35 ± 2）℃下温育16～24 h以便接种毛霉菌，烟曲霉、黄曲霉和黑曲霉24 h，其他曲霉菌为48 h，链格孢属、平脐蠕孢、镰孢菌、拟青霉、波氏假阿利什霉菌（*P. boydii*）和多育赛多孢子菌（*S. multiificans*）48～72 h。对于霉菌活性三唑，通过忽略区域边缘周围的轻微拖尾以及延伸到抑制区域的丝状生长，在抑制区直径在生长显著减少的终点测量。参照棘白菌素抑制区直径的推荐终点也与CLSI M51-A文件中针对卡泊芬净规定的三唑相似。抑制区直径是通过忽略在棘白霉素盘周围明确的抑制区内的拖尾生长来测量的，相反，在解释两性霉素B的结果时应考虑尾随生长，包括质量控制分离物的预期范围和CLSI M51-A方法建立的流行病学截止值（ECV）的性能标准记载于信息补充CLSI M51-S1[66]。重要的是，CLSI M51-S1文件中记录的ECV尚未确定，尚未批准用于临床试验。

CLSI M51-A方法仅针对丝状真菌导致侵入性感染是标准化的。尽管结果表明与CLSI参考稀释测定一般可接受的程度相关，但对皮肤真菌的纸片扩散敏感性测试仍然有待研究。它已用于检测针对小孢子菌和毛癣菌的氟康唑、伊曲康唑、特比萘芬、雷夫康唑和伏立康唑[67, 68]，以及环吡酮胺、氟康唑、灰黄霉素、酮康唑、伊曲康唑、咪康唑、萘替芬、泊沙康唑、弗雷康唑、特比萘芬和伏立康唑对小孢子菌、表皮癣菌属和毛癣菌属[69-71]。

平板扩散试验是另一种基于琼脂的药敏试验方法，与CLSI参考圆盘扩散法进行了比较研究。该方法使用市售的抗真菌药片（Neo-Sensitabs，Rosco Diagnostica，丹麦）代替圆盘培养基，并且在测试两性霉素B、氟康唑、伏立康唑、伊曲康唑和卡泊芬净对念珠菌和新生念珠菌时，一般用参考与圆盘扩散法和微量稀释法相比，总体符合率是可以接受的[72-74]。还将片剂扩散测定与用于测试丝状真菌的CLSI微量稀释和/或盘扩散测定法进行了比较，所述丝状真菌包括犁头霉、黄曲霉、链格孢、平脐蠕孢、镰刀霉、毛霉、拟青霉、根霉和丝孢菌属菌株。对于两性霉素B、卡泊芬净、伊曲康唑和伏立康唑，发现片剂和盘扩散试验与微量稀释试验的分类一致性相似，但用于片剂扩散试验，泊沙康唑的分类一致性较低（片剂扩散试验为84%，盘扩散试验为96%）[75]。

使用之前的MIC断点和解释区直径，参考盘扩散测定偶尔产生的结果与通过肉汤测试获得的结果不同[44, 50, 76-79]。一些对氟康唑敏感的分离菌通过纸片扩散测试被归类为氟康唑耐药性菌。圆盘扩散试验也未能区分一些氟康唑耐药菌株与剂量依赖性敏感菌株。更重要的是，一些氟康唑耐药分离株通过使用先前断点的圆盘扩散测试被归类为氟康唑敏感圆盘。最近通过基于肉汤法测试获得的氟康唑[51]和伏立康唑[53]敏感性类别与通过圆盘扩散测定和通过使用修订的物种特异性解释标准产生的敏感性类别的比较，得出了高符合率和非常大的错误率（可达1%）。另一方面，对于卡泊芬净和米卡芬净，已经提出了用修订后的断点替代原来的圆盘扩散断点，以改善野生型和突变型念珠菌株之间的分离[52]。

3.2　EUCAST参考肉汤稀释法

由欧洲抗真菌药敏试验委员会（EUCAST）抗真菌药敏试验小组委员会（AFST）标准化的酵母菌敏感性试验的肉汤稀释试验也可以获得，并已修订为EUCAST权威性文件EDef 7.2[80]。除了添加2%葡萄糖的RPMI 1640（CLSI使用0.2%葡萄糖）、接种密度为$1 \times 10^5 \sim 5 \times 10^5$个细胞/mL以及具有96孔的微量稀释平板之外，该测定类似于CLSI肉汤稀释法。EUCAST EDef 7.2和CLSI M27-A3文件中提出的主要测试参数进行了详细比较。推荐的MIC读数终点分别总结于表82.1和表82.2。

EUCAST检测的多中心评估表明，该方法获得可重复的结果[81]，而比较研究表明，在测试两性霉素B、氟胞嘧啶、氟康唑和伊曲康唑对念珠菌感染时，CLSI和EUCAST抗真菌药物敏感性方法之间有良好的相关性（符合率92%）[82]。

进一步的研究比较了由EUCAST和CLSI方法产生的氟康唑MICs对念珠菌的确认两种方法之间的非常好的相关性。但值得注意的是，发现EUCAST的MICs略低于CLSI的MICs[83]，特别是对于MICs高于2 μg/mL的分离株。使用24 h MICs和ECVs时，在测试氟康唑、泊沙康唑和伏立康唑针对各种念珠菌属时，基本和分类一致率表明EUCAST和CLSI方法之间的良好相关性（氟康唑、泊沙康唑、伏立康唑分类符合率分别为91%～99%、94%～99%、94%～99%）[84]。同样，当检测卡泊芬净、阿尼芬净和米卡芬净对念珠菌属时，通常观察到EUCAST和CLSI方法的分类符合率>90%，卡泊芬净对光滑念珠菌（85.3%）和克鲁斯念珠菌（54.5%）的符合率低。重要的是，EUCAST和CLSI方法都能够高效区分念珠菌属的FKS突变株和野生型菌株[85]。最近一项关于10种系统活性抗真菌药物对包括唑类和棘球硬杆菌的野生型和非野生型集合在内的念珠菌属菌株的易感性测试的研究证实，EUCAST和CLSI方法的一致性高（整体分类符合率95.0%，2.5%非常主要和主要差异）[86]。

重要的是，检测卡泊芬净时存在较低的一致率（85%）（10%被EUCAST归为非野生型，而被CLSI归类为野生型）。这项研究还揭示了其他具体问题点（两性霉素B、阿尼芬净和艾沙康唑针对光滑念珠菌菌株、伊曲康唑和泊沙康唑针对大多数测试菌种，以及卡泊芬净针对近平滑念珠菌、热带假丝酵母菌和C. krusei）需要在未来的研究中加以处理，重点是进一步协调这两种方法[86]。特别值得注意的是，如表82.3中所讨论的，由于技术问题，目前不推荐使用CLSI或EUCAST方法对卡泊芬净进行体外药敏试验[87]。阿尼芬净或米卡芬净应该用于基于分类的测试。目前接受的用于EUCAST方法和念珠菌的特定临床MIC断点定期修订，并在EUCAST网站上提供查阅[88]。

表82.3 临床酵母分离株常规真菌药物耐药性检测的应用建议[18, 92]

适应症	待测抗真菌药物/推荐药物（s）
由念珠菌属引起的侵入性感染[a]	唑类药物，特别是氟康唑和棘白菌素[c]
侵袭性念珠菌感染（意外）的难治性初始治疗	两性霉素B、氟胞嘧啶、氟康唑、伏立康唑和棘白菌素的敏感性试验作为与经验丰富的微生物学家的辅助参考
由念珠菌属对标准剂量的标准治疗无效而导致的难治性黏膜感染	唑类药物，特别是氟康唑
在标准剂量[b]下不能对标准治疗作出反应的难治性新生隐球菌感染	氟康唑

[a]特别推荐对光滑念珠菌进行敏感性试验。尽管对于其他念珠菌属而言，一般可预测其敏感性曲线，但由于菌株可能对一种或多种抗真菌剂产生继发性抗药性，所以以易感性测试仍然是有益的。

[b]由于缺乏氟康唑与新生念珠菌的相关MIC断点。敏感性试验结果只能通过将其MIC结果与同属的其他菌株的MIC结果来提供一般性指导。如果该菌株的特定药物的MIC值相对于该属的其他菌株的MIC高，则这可能表明微生物具有抗性。

[c]由于通过CLSI和EUCAST方法，测试念珠菌属物种时观察到的实验室间变异性的问题尚未解决。目前不建议对卡泊芬净进行体外药敏试验。阿尼芬净或米卡芬净可用作棘白菌素敏感性的替代标记，直到问题得到解决[87]。

EUCAST-AFST（EUCAST权威性文件，EDef 9.2）也提出并修订了用于分生孢子形成霉菌抗真菌敏感性试验的最佳参数[89]。其中包括使用补充2%葡萄糖的RPMI 1640作为测试培养基，使用$1 \times 10^5 \sim 2.5 \times 10^5$个分生孢子/mL（血细胞计数或分光光度计调节）作为接种密度，详见表82.1。在以前的研究中，当测试泊沙康唑和伏立康唑抗曲霉菌的作用时，EUCAST标准和CLSI方法之间达到了92.5%的总体一致率。值得注意的是，与曲霉菌分离株的CLSI方法相比，EUCAST方法倾向于产生更高的MICs[90]。最近的研究还表明，两种方法在±1稀释度范围内对泊沙康唑（87.7%）、伏立康唑（96.3%）和伊曲康唑（99.6%）抗曲霉菌的基本符合率非常高[91]。EUCAST现在已经提出了一些曲霉属和抗真菌药物的解释性视图。这些临床视图可在EUCAST网站上找到，并会定期修改[88]。主要测试参数的详细比较在EUCAST EDef 9.2和CLSI M38-A2文件中提出和推荐的MIC读数终点分别总结在表82.1和表82.2中。

3.3 用于解读由CLSI和EUCAST微量稀释法对念珠菌和曲霉菌获得的结果的临床MIC视图和ECV/ECOFF

正如在前一小节中部分总结的那样，由CLSI[43, 92]和EUCAST[25, 88]方法确定某些抗真菌药物和许多念珠菌属物种的特定临床视图是可用的。对于一些真菌物种—抗真菌药物组合，ECV也已建立，并且可能对临床视图尚未确定的病例特别有用[92]。目前的物种特异性视图常用于常规实践以及全球监测研究，以阐明念珠菌耐药性的时间和地理趋势[93]。

一些曲霉属和抗真菌药物的临床视图已经建立了，并且用于解释EUCAST方法获得的结果[25, 88, 94]。另一方面，ECVs可用于许多曲霉菌属，与CLST[95-98]和EUCAST[25-99]用于抗真属与药物的测试一样有效。

主要由于仅基于体外—体内相关性数据建立临床视图的困难，基于药代动力学、药效学数据、ECVs以及临床经验设定视图现在是常用方法。为了举例说明，EUCAST"基本文件"[99]概述了EUCAST临床视图所依据的信息[25]。已经建立临床视图的真菌属—抗真菌药物组合的数量正在稳步扩大。目前，CLSI和EUCAST-AFST委员会的主要目标是确定越来越多的真菌种类和抗真菌药物，以及CLSI和EUCAST肉汤微量稀释法的协调临床视图（以及无法确定临床视图时不确定ECVs）[51]。

3.4 抗真菌药敏测验方法的具体讨论要点

检测抗真菌剂抗性的标准测定法已经取得了显著的进展。这些分析现在被广泛用作预测临床结果和优化抗真菌治疗的常规辅助手段。但是，这些方法仍存在某些局限性。

3.4.1 两性霉素B敏感性实验

两性霉素B的MICs在狭窄范围内的分布，以及耐药菌株与易感菌株区分的困难长期以来一直是酵母菌（念珠菌属）和丝状真菌的研究焦点。为了克服这个缺点，以前已经研究了标准敏感性测试方法的各种替代方案。一些研究人员发现，使用抗生素培养基3（AM3）代替RPMI[100]，应用E-test而不是肉汤稀释[101]增强了两性霉素B对耐药性念珠菌的鉴别。然而，其他工作人员获得的数据并不支持这些发现[102]，这个问题仍然存在争议。还有人指出，诸如用于测试的AM3的技术问题也可能在结果中产生变化[43, 103]。

作为一种替代方法，一些使用MIC和最小杀真菌/致死浓度组合（MFC/MLC）的研究表明：使用两性霉素B治疗的一些念珠菌和曲霉菌感染的体外和临床抗性之间有意义的相关性[35]。然而，与MIC方法一样，不幸的是，进一步的研究未能完全支持这些发现。对从念珠菌病患者中分离出的两性霉素B MICs的分析表明，通过任何常用的体外方法（CLSI微量稀释、E-test）和测试参数（RPMI 1640和AM3为测试介质，MIC和MLC作为解释标准）都不能预测两性霉素B的临床耐药性[19]。另一方面，关于体外两性霉素B易感性与霉菌感染临床结果（特别是曲霉菌和毛霉）相关性的数据也存在争议。尽管一些研究表明两性霉素B MIC检测在确定耐药性和预测临床结果方面缺乏潜力[34]，但其他研究支持其存在[35-37]。总体而言，测定体外两性霉素B耐药性的技术问题仍然存在，并有待进一步解决。

两性霉素B仍然是一种重要的抗真菌药物，患者护理决定仍然必须使用目前可用的数据。已确定两性霉素B与念珠菌和一些曲霉菌的EUCAST解释性视图[88]。两性霉素B对念珠菌[92]和一些曲霉菌属的CLSI ECVs[95]也可用。

3.4.2　检测真菌抗药性所需时间

感染真菌的分离，用于真菌抗性测定的真菌生长以及试验的解释需要超过48 h。这个时间对于霉菌来说通常甚至更长。由于这个缺点，真菌的耐药性检测通常会给临床医生很少的选择针对特定感染的抗真菌治疗的早期指导。幸运的是，在给定感染的早期，可以应用其他线索。一旦分离株的种类已知，念珠菌菌株的唑敏感性概况通常是可预测的。例如，白色念珠菌的菌株大多对唑类敏感，而光滑念珠菌菌株可能从一个中心到另一个中心呈现不同的耐药性[18, 93, 104-106]。一旦根据对基于物种的原发性耐药性知识和该特定中心的相关流行病学数据开始抗真菌治疗，则特定感染株的真菌抗性结果将可用，并可用于指导治疗。

4　其他抗真菌药敏检测方法

4.1　商用市售系统

4.1.1　比色肉汤稀释检测法

比色培养液稀释方法测定唑类、氟胞嘧啶和棘白菌素对酵母菌的MIC需要与生长对照孔相比进行生长量的分级。做这个评估需要经验。为了缓解对分级结果的难度，可以使用比色指示剂或荧光染料。比色法已用于商业测定系统，如Sensititre YeastOne（Trek Diagnostic Systems Inc.，Westlake，Ohio，其结合alamarBlue作为氧化还原比色指示剂）和ASTY板（Kyokuto Pharmaceutical Industrial Co., Ltd.，Tokyo，日本）。

对于不允许使用商业制备系统的情况，阿尔玛蓝（alamar Blue）或其他比色指示剂也可以内部添加到RPMI肉汤中，然后应用常规参比微稀释方法。这些方法中的终点确定主要基于对颜色变化的视觉观察。使用阿尔玛蓝时，蓝色表示无生长、紫色表示部分抑制生长、红色表示生长。

由各种调查员将商业上可获得的Sensititre YeastOne（Trek Diagnostic Systems Inc.，Westlake，Ohio）[58, 107-119]和ASTY小组[120, 121]与用于念珠菌属、曲霉属或其他临床上显著的丝状真菌的CLSI或EUCAST方法进行比较。在一项将Sensititre YeastOne小组与CLSI微量稀释法进行念珠菌比较的研究中，两性霉素B、氟康唑、伊曲康唑和氟胞嘧啶分别达到93%、68%、78%和80%的一致率。这些结果表明相关性相对较低，特别是氟康唑和伊曲康唑[108]。虽然在一些研究中，伊曲康唑与念珠菌的符合率比较低（57%），但其他研究者获得的结果并不完全支持这一发现[110]。另一方面，一些研究报道，在测试吡唑类药物时，使用之前的断点（氟康唑、伊曲康唑和伏立康唑）对光滑念珠菌测试时，Sensititre YeastOne和CLSI方法之间的一致率较低，具体而言（氟康唑、伊曲康唑和伏立康唑分类一致率为34%、68%、87%）。这些结果强调了对Sensititre YeastOne结果谨慎解释的必要性，特别是在测试光滑念珠菌与唑类[113]时。另一方面，当测试两性霉素B、氟胞嘧啶、氟康唑和伏立康唑对酵母菌株（主要包括念珠菌菌株）时，Sensititre YeastOne与EUCAST参考方法进行比较后，得出它们的基本一致率分别为98%、96%、97%和96%[118]。考虑到念珠菌断点的修订，通过使用这些当前物种特异性断点，将Sensititre YeastOne小组与参考方法进行比较是现在的相关方法。对于卡泊芬净、米卡芬净和阿尼芬净，并且通过使用物种特异性断点（或当该物种的断点未确定时，则用ECV），发现Sensititre YeastOne与CLSI方法完全一致［分类符合率范围从93.6%（卡泊芬净）至99.6%（米卡芬净），且非常主要或主要错误率小于1%[122]］。特别值得注意的是，当测试棘白菌素、两性霉素B、氟胞嘧啶和念珠菌属时，已经确定用于Sensititre YeastOne方法暂定为野生型种群和ECV[123]。

Sensititre面板/阿尔玛蓝的实用工具已经投入使用，也用于曲霉的敏感性测试。在其中一项研究中，对于伊曲康唑和伏立康唑94%的病例、25%的氟胞嘧啶病例和64%的两性霉素B病例，使用alamarBlue和分光光度法读取结果与CLSI方法的结果相当[124]。与其他结果相比，当Sensititre方法（终点：伊曲康唑的微生长-MIC-紫色，完全抑制生长时），伊曲康唑和两性霉素B在24 h分别达到一致率<66%和>77%两性霉素B的MIC-blue）与曲霉菌株的CLSI方法（两种药物的终点：MIC-0）进行比较。在同一研究中，与CLSI方法相比，Sensititre方法倾向于产生较低的MIC，并且一致率取决于所使用的MIC终点和培育期，在48 h和通过使用MIC-蓝色终点[125]。其他研究也表明48 h的一致率更高[126]。在其他将Sensititre YeastOne与CLSI M38-A方法进行比较的研究中，两性霉素B、伊曲康唑和伏立康唑对曲霉菌的总体一致率分别为93%、90%和97%～99%[111, 127]。

Sensititre YeastOne小组和CLSI微量稀释法之间的一致率已经在几项针对曲霉菌以外的丝状真菌的研究中进行了探索[114, 127, 128]。在其中一项研究中，通过Sensititre YeastOne和CLSI方法检测了泊沙康唑对多种丝状真菌，包括曲霉、镰刀菌、根霉、梨头霉和毛霉属。通过在24 h使用MIC-蓝色终点，发现在±1稀释范围内的整体一致率为94%[114]。另一方面，比较这两种方法中伏立康唑对镰刀菌、尖端赛多孢子菌和微笑根毛菌的结果，显示在48 h或72 h的符合率为97%～99%，且取决于种类[127]。

ASTY面板的发布数据更加有限。对于假丝酵母，ASTY小组对两性霉素B、5-氟胞嘧啶（5FC）、氟康唑和伊曲康唑抵抗念珠菌提供93%（24 h）和96%（48 h）的高整体一致率。发现从伊曲康唑和氟胞嘧啶90%一致率到24 h两性霉素B的96%，从伊曲康唑92%到两性霉素B和氟胞嘧啶在48 h时达到99%[120]。对于阿氏丝孢酵母菌（Trichosporon asahii），比色微量稀释平板和CLSI方法之间的总体一致率被报道为当测试两性霉素B、氟胞嘧啶、氟康唑、咪康唑、伊曲康唑和伏立康唑时[97]为97.7%[121]。

最后，使用比色测定法，可以观察到与参考方法相比具有不一致结果的分离物，并且这些需要用参考测定法来评估，特别是对于常规目的。现在在已经修订了断点并且目前接受了物种特定的断点，参考方法和Sensititre YeastOne之间明确的一致率现在正在重新开发。一项研究调查CLSI方法和Sensititre YeastOne之间关于卡泊芬净和米卡芬净与念珠菌相关性的研究显示有希望的结果（非常主要和主要错误率<1%）[122]。Sensititre YeastOne小组建立了试验性方法的特异性ECVs，用于测试棘白菌素、两性霉素B和氟胞嘧啶用于检测念珠菌属耐药性，也值得注意[123]。需要进一步的研究来确定比色测定的准确性，特别是对于具有边界MIC的菌株。

4.1.2　全自动肉汤稀释法

一个完全自动化的市售系统（VITEK-2酵母易感性测试，bioMerieux, Inc.）已经开发用于抗真菌药敏试验。VITEK-2测试通过分光光度法评估MIC结果。使用之前的断点，当检测氟康唑对念珠菌时，发现该系统与参考CLSI方法在24 h和48 h分别为97.2%和88.3%，达到非常好的一致性，非常重要的错误很少被观察到（在24 h和48 h的错误率分别为0%和0.2%）[129]。对于卡波芬净、米卡芬净和泊沙康唑对念珠菌的VITEK-2敏感性结果也被发现与通过使用先前提出的断点与通过CLSI方法获得的结果非常一致，卡泊芬净、米卡芬净和泊沙康唑的分类符合率分别为99.8%、98.2%和98.1%）[130]。使用目前的物种特异性断点，当测试氟康唑和伏立康唑对念珠菌[131]和氟康唑对念珠菌和隐球菌时[132]，VITEK-2系统的结果与CLSI方法相当。这些使用当前物种特异性断点的比较数据尚有限，并且需要使用新断点和足够数量的抗性和中间毒株进一步分析。

4.1.3　MIC（梯度）条带检测法

MIC条带法是一种基于琼脂的扩散试验，可提供MIC值和真菌抗性的定量测量。以前称为E-test®（AB BioDisk, Solna, Sweden）的方法，由于最近有多种商业产品可用，现在它已经被重新命名。目前正在研究酵母菌和霉菌，尽管现有的数据对于酵母属更广泛。该方法使用浸渍有待测试的抗真菌剂的稳定浓度梯度的塑料条。可提供携带两性霉素B、酮康唑、氟康唑、伊曲康唑、氟胞嘧啶、伏立康唑、泊沙康唑、卡泊芬净、阿尼芬净和米卡芬净的MIC条。

除了可以使用抗生素培养基3琼脂测试的两性霉素B[101, 133]外，MIC条带法最相关的和最常用的测试培养基是补充2%葡萄糖的RPMI 1640[134]。一些研究人员已经使用了卡西酮琼脂（唑类）[135, 136]和酵母氮碱基（*C. neoformans*）[137]。此外，类似于纸片扩散方法，Mueller-Hinton琼脂补充2%葡萄糖和0.5 μg/mL亚甲基蓝[57, 74, 138-141]，并且当特别用于测试针对重拖尾假丝酵母菌株的唑类时，可以产生抑制椭圆的更尖锐边缘和更少的椭圆内生长。

目测或分光光度法在530 nm处将无菌盐水试验中使用的接种物密度调整至0.5 McFarland标准的接种物密度，产生$1 \times 10^6 \sim 5 \times 10^6$个细胞/mL的终浓度。根据圆盘扩散测定的基本规则，将调整后的接种物擦拭到琼脂平板上，并将E-test条放在接种的培养基上。在35℃孵育18 ~ 24 h、48 h和72 h（当需要时，特别是新生隐球菌）将结果读作MICs。该特定药物的MIC是在抑制椭圆与条带相交的点处指定在条带上的浓度。唑类药物和其他药物（如氟胞嘧啶）的倾向为了产生部分抑制，当读取MIC值时，可以忽略椭圆内部的生长和在椭圆边缘附近产生的微小菌落。这提供了接近肉汤稀释测定的MIC-2的读数终点，并且简化了对特别是倾向于严重追踪的分离物的MIC的精确测定。

MIC条带方法用于酵母菌（主要是念珠菌和新生隐球菌）和丝状真菌（主要是曲霉菌和较少广泛的根霉、镰孢菌、丝孢菌属菌株、拟青霉菌和孢子菌）的抗真菌药物敏感性试验已被几位研究人员探索。对于念珠菌，用CLSI参考方法测得（特别是E-test）的符合率：两性霉素B[142]为90% ~ 98%、氟康唑为82% ~ 100%[113, 134, 143, 144]、伊曲康唑为80% ~ 95%[113, 143]、伏立康唑为91% ~ 100%[113]、泊沙康唑[56, 57, 146]为83% ~ 95%、卡泊芬净为77% ~ 100%[142, 147]。值得注意的是，当使用前面的断点并考虑了易感性类别的相关性时，E-test与CLSI方法的相关性更低（氟康唑、伊曲康唑和伏立康唑的分类一致率分别为55%、74%和76%），特别是在对光滑念珠菌[113]测试唑时。酵母菌（*Candida*菌株）的E-test与EUCAST参考微量稀释法的相关性也得到了探索，两性霉素B、氟胞嘧啶、氟康唑和伏立康唑的基本符合率分别为98%、96%、97%和95%[118]。

对于新生隐球菌，E-test与CLSI参考方法的分类符合率：两性霉素B[148]为99%、氟康唑为[81]为81%。总体而言，当测试两性霉素B和氟康唑时，E-test与CLSI方法显示出良好的一致性[74]。其他抗真菌药物的分类一致率：伊曲康唑[149]为54%、氟胞嘧啶为89%[149]、伏立康唑为[94]为94%。特别值得注意的是，在一些以前的研究中，无论使用哪种测试培养基（补充2%葡萄糖或抗生素培养基3的RPMI 1640），E-test似乎都可以减轻两性霉素B对念珠菌和新生隐球菌耐药性的区分难度[101, 133, 150]。

对于曲霉菌，发现E-test与CLSI参考方法的百分比一致率：两性霉素B为89% ~ 98%[111, 151]、伊曲康唑为67% ~ 100%[111]、伏立康唑[151-153]为93% ~ 100%、卡泊芬净为69% ~ 80%[154]。E-test和其他丝状真菌（*Rhizopus*、*Fusarium*、*Scedosporium*、*Paecilomyces*和*Acremonium*）的数据较少[136, 155, 156]。对于这些属，百分比符合率总体较高（卡西酮和RPMI分别为8%和96%，葡萄糖琼脂为2%），但不同属之间有很大差异（0 ~ 100%）[136]。

在一些情况下，对于测试阿氏丝孢菌，与参考微量稀释法相比，发现E-test对两性霉素B的MIC范围始终较低，对唑类（氟康唑和伊曲康唑）的MIC较高。测试新生隐球菌（*C. neoformans*）时也记录了类似的结果；E-test伏立康唑MICs高于分离物的参考微稀释MIC，这两种方法产生不一致的结果[148]。然而，这种E-test增加所有唑类药物MIC的一致趋势并不总是可以观察到的[152]。还测试了E-test在阳性血培养中对酵母菌的直接抗真菌药物敏感性测试的性能。本研究结果显示，两性霉素B、氟胞嘧啶和酮康唑的直接E-test®与参考大剂量法的相关性≥80%，而伊曲康唑的相关性为64% ~ 70%[158]。

总之，MIC条带法是一种提供真菌抗性定量测量的实用方法。已经发现E-test方法与参考测定法的一致性很高[78, 113, 134, 145, 152, 159]。然而，可以观察到E-test-CLSI参照方法百分比一致率的属、种和潜伏期依赖性变化[42, 113, 125, 136, 153, 160]。应进一步解决测试参数和解释性阅读标准的标准化以及与临床结果的相关性。最重要的是，与最近对CLSI和EUCAST断点的修订相关，需要重新考虑使用这些修订的物种特异性断点的MIC条带方法与参考微量稀释法的分类一致率。

4.2 其他抗真菌药敏试验的方法

4.2.1 流式细胞术

流式细胞术敏感性试验快速测定念珠菌（两性霉素B、氟康唑、卡泊芬净和氟胞嘧啶），曲霉（两性霉素B、伊曲康唑、伏立康唑）和新生隐球菌（两性霉素B、氟康唑）[161]。该方法采用各种膜电位敏感或DNA结合活体染料（3，3′-二戊氧基碳青碘、碘化丙锭、吖啶橙或FUN1），并基于测定真菌细胞活力的改变。确定暴露于药物后用染料染色的细胞的荧光强度的降低或增加以及药物的"最小荧光增强浓度"（MFEC）。结果可在3~8 h内获得。该方法似乎与参考方法、E-test[162-167]，以及临床结果上具有良好的相关性[168, 169]。与一般较高的一致率相反，在检测卡泊芬净对克鲁维酵母菌的流式细胞术时，CLSI参考方法的基本符合率为40%[170]。流式细胞术提供了对耐药性的快速检测，并且也被认为是鉴定耐两性霉素B的念珠菌菌株的有用和准确的方法[171]。尽管有这些优点，但由于需要流式细胞仪，其可用性仍然仅限于某些中心，并且该方法在抗真菌药敏试验的常规实践中未被使用[172]。

4.2.2 麦角固醇定量法

测量细胞麦角固醇含量而不是生长抑制的固醇定量方法也作为真菌抗性测定进行了研究。该方法似乎特别适用于展现重尾的念珠菌分离物，因为这些趋化因子在48 h时对氟康唑和伊曲康唑的视觉MIC终点不明显[173]。该方法一般提供准确的结果，但不适用于常规的敏感性测试。同样重要的是，由于当前接受的MIC读数时间点在测试念珠菌时参考方法通常大多为24 h，特别是在48 h时不明确的视觉终点的问题在抗真菌药敏试验的日常实践中没有太多经验。

4.2.3 XTT代谢分析

四唑盐可用于通过测定代谢活性来检测体外抗真菌药物敏感性[174]。反映新陈代谢活动的最终颜色变化可以通过测量光密度来进行分光光度法评估。黄色四唑鎓盐在裂解为甲类衍生物时会变成紫色。

据报道，使用四唑鎓盐2，3-双{2-甲氧基-4-硝基-5-{（磺酰氨基）羰基}-2 h-四唑鎓氢氧化物}（XTT）的抗真菌药物敏感性测定法产生高水平的一致性两性霉素B的MIC-0>97%，伊曲康唑与曲霉MIC-0的相关性为83%，表明该方法具有潜在的可靠性[175]。XTT分析也用于快速敏感性测试毛霉目（*Rhizopus*、*Cunninghamella*、*Mucor*和*Absidia* spp.）的真菌。发现两性霉素B、泊沙康唑和伏立康唑的一致率分别为93%、76%和67%。重要的是，结果早在接种后6~12 h即可实现[176]。特别值得注意的是，XTT测定法通常用于确定念珠菌生物膜的抗真菌敏感性[177, 178]。该方法需要标准化以用于常规抗真菌药敏试验的潜在用途。

4.2.4 琼脂稀释与琼脂筛选法

根据其基本原理，琼脂稀释法采用含有抗真菌剂两倍稀释度的琼脂培养基平板，并接种待测试的真菌菌株的悬浮液。琼脂稀释法已用于两性霉素B、氟康唑、伊曲康唑、酮康唑和氟胞嘧啶与念珠菌的比较研究[179, 180]；卡泊芬净、米卡芬净和阿尼芬净与念珠菌[181]，氟康唑与新生念珠菌[182]，氟胞嘧啶与新生念珠菌[183]；两性霉素B、伊曲康唑和伏立康唑与烟曲霉[184]，酮康唑、伊曲康唑和特比萘芬对马拉色菌[185]，卡泊芬净与曲霉菌[186]，和特比萘芬、萘替芬和伊曲康唑与小孢子菌、表皮癣菌和毛癣菌属[69, 187]。琼脂稀释液也用于测试其他化合物，如硼酸[188]和互花米白（茶树）油[189]对念珠菌的抗真菌活性。

虽然琼脂稀释法仍未标准化并且抗真菌MIC测定需要大量劳力，但琼脂筛选方法最近似乎对曲霉（特别是烟曲霉）菌株中的初步筛选和快速推定测定继发性三唑抗性具有重要意义。所提出的方法基于在补充有伊曲康唑（4 µg/mL）、伏立康唑（1 µg/mL）和泊沙康唑（0.5 µg/mL）的四孔RPMI 2%葡萄糖琼脂平板上的生长第三孔和第四孔没有抗真菌药物用于生长控制评估[30, 190, 191]。琼脂筛选板也可商购获得（Balis Laboratorium VOF，Boven-Leeuwen，荷兰）。在任何含三唑的孔中存在生长的情况下，可通过参考方法进一步测试该菌株，从而确定相应的MIC和确定唑敏感性类别。在日常的曲霉唑敏感性测试中，琼脂筛选方法的实用性还有待进一步推荐。

4.2.5 等温微量热检测法

等温微量热法是一种用于测定体外抗真菌抗性的新方法。具体而言，该方法使用生长相关热产生和"最小热抑制浓度"（MHIC，µg/mL）的终点确定抗真菌抗性[192]。迄今为止，已经研究了在烟曲霉菌株中伏立康唑耐药性的快速检测，其中在8 h内检测到伏立康唑耐药性[193]。该方法也用于 *Mucorales*、*Fusarium* 和 *Scedosporium* 的抗真菌药敏试验，与两性霉素B、伏立康唑、泊沙康唑和卡泊芬净CLSI MIC数据产生的相关率分别为67%、92%、75%和83%[194]。还研究了等温微量热法测定人工尿样中白色念珠菌的抗真菌药物敏感性，并测定两性霉素B、氟胞嘧啶、氟康唑和噻康唑的MIC值，并提供了有希望的结果[195]。等温微量热法仍然作为真菌耐药性试验研究。该方法的局限性在于少数真菌属的有限数据的可用性、特殊仪器的要求以及目前缺乏验证研究。

4.2.6 基质辅助激光解吸电离—飞行时间质谱分析法（MALDI-TOF-MS）

除了用于真菌鉴定之外，MALDI-TOF MS现在还在探索其作为真菌抗性测定的潜在用途。迄今为止，用野生型和FKS突变体念珠菌和曲霉菌株对MALDI-TOF-MS进行检测，以确定对卡泊芬净的体外敏感性，并且与CLSI参考方法相比，MALDI-TOF-MS可产生准确的结果（与所有分离物完全基本一致假丝酵母的一致率为94%）[196]。基于MALDI-TOF MS的方法依赖于在白色念珠菌菌株与卡泊芬净在MIC断点值浓度下温育3 h后可检测到的蛋白质组变化，也已经开发并报道用于快速检测卡泊芬净抗性[197]。

使用基于MALDI-TOF MS技术的抗真菌药物敏感性测试的可用数据仍然是初步的，并且在真菌属以及测试的抗真菌药方面仍然有限。需要进一步的研究来检验MALDI-TOF-MS作为未来抗真菌药敏试验的真菌药物抗性试验的任何潜在效用和相关性。

5 杀菌活性测定

对于特定的设置，确定杀真菌活性提供临床结果的有用提示。这首先可以通过确定MIC，然后通过固体培养基上的MFC（主要定义为产生<3个菌落的生长的最小浓度，接近99%~99.5%的杀伤活性）或通过时间-杀灭实验来实现[198-203]。动物模型也被用于评估杀真菌活性。播散性念珠菌病和曲霉菌病的实验模型已被证明对确定杀真菌效果非常有用。具体来说，动物模型中残留真菌负荷的评估已经显示与MFC测量和时间-杀灭结果密切相关[204]。

目前，还没有确定MFC的标准程序。一项多中心研究调查了伊曲康唑、泊沙康唑、弗雷康唑、伏立康唑和两性霉素B与曲霉属的MFC检测的再现性。在这项研究中，MFC被定义为产生<3个菌落的最低药物浓度，其接近99%~99.5%的杀灭活性，并且使用四种不同培养基（RPMI 1640，补充2%葡萄糖的RPMI 1640、抗生素培养基3和补充2%葡萄糖的抗生素培养基3）。两性霉素B获得最高的重现性（96%~100%），所有四种培养基的结果都很好，重现率仍然很高，但对唑类的中等依赖性重现率更高（91%~98%）[205]。同样，还研究了曲霉菌以外的丝状真菌MFC测定的最佳检测条件[206]。这些研究仍然是MFC测试标准化的初始步骤，具有重要意义。

虽然正在进行调查以确定各种药物—真菌属组合的杀真菌活性，但似乎有可能证明杀真菌措施的效用将受到限制。对于特定的临床表现可能有用，如心内膜炎、脑膜炎、化脓性关节炎和骨髓炎，或对中性粒细胞减少症患者的标准，通常有效的抗真菌治疗的临床反应较差[204]。

对于时间–杀死实验，测试分离物暴露于不同浓度的药物（例如，MIC值为0.062 5～16倍）。然后在预定的时间点取样并进行电镀。孵育后测定平板上的活菌落计数，并将结果绘制为时间–杀灭曲线。该方法是劳动密集型的，但提供了关于药物药效学性质的更详细信息，以及抗真菌剂对单个菌株的杀灭活性是否取决于药物浓度[198, 200, 207-213]。与MFC测试类似，没有参考方法可用于时间–杀死实验。一些研究人员提出的时间–杀灭测定参数已经显示可以为念珠菌产生可重复结果。这些参数被指定为10^5 cfu/mL作为接种量，RPMI 1640培养基作为除棘白菌素以外的抗真菌药物的试验介质（棘白菌素的AM3），30 μL作为转移体积，35℃作为转移体积温育设置，以及从起始接种物作为终点的cfu/mL降低≥99.9%[214]。

总体而且确切地说，通过MFC测量或时间–杀灭测定来确定杀真菌活性还远未达到全球标准化，并且还有待于进一步的研究。

6 真菌药物抗性检测的适应症

真菌耐药性性分析，特别是MIC值的确定，（a）用于常规目的以预测临床结果并优化抗真菌治疗；（b）提供关于易感性谱和耐药谱的流行病学数据；（c）确定正在研究的新化合物的体外抗真菌活性。

与细菌和抗菌剂的应用不同，常规真菌药物抗性测定的使用仅针对从临床样品分离的一些真菌菌株。这些适应症目前对酵母菌的定义更为明确，尤其是念珠菌属，并列于表82.3[18, 92, 215]。特别值得注意的是，当抗真菌药物针对一个属的所有菌株（如氟康唑与克柔念珠菌）已知固有抗性或降低的易感性时，敏感性测试不会显示出有益效果。然而重要的是，它可能为感染物种提供重要数据，这些物种对抗真菌药物（如氟康唑对光滑念珠菌，两性霉素B对光滑念珠菌、季也蒙念珠菌和克柔念珠菌，两性霉素B、氟康唑、棘白菌素对皱落假丝酵母）。在后一种情况下获得性耐药性的可能性很高，需要密切监测临床失败的迹象并进行敏感性试验[92]。

作为常规实践的第一步，将感染真菌菌株鉴定为"物种"水平仍然具有最重要的意义，不仅预测对一种或多种抗真菌药物的原发性耐药的任何存在的可能性，而且还用于解释抗真菌药物敏感性试验结果现在基于"物种特异性"MIC断点和ECVs[92]。

对于丝状真菌，常规应用这些测试的相关性和益处尚不确定，需要进一步的体外–体内相关性研究来证明。一个重要的例外是曲霉菌。特别是烟曲霉菌株中继发性三唑抗性的存在和临床意义最近已有记载，曲霉菌中的唑类抗性现在在临床实践中是一个问题。在此基础上，至少在一些情况下，对霉菌活性三唑类抗曲霉菌（特别是抗烟曲霉菌）菌株（通过初始琼脂筛选试验，随后在需要时进行MIC测定）进行测试现在看起来是有益的，包括在特定地理区域或中心的环境或临床分离株中的烟曲霉中存在高度唑类抗性和/或对于特定情况的先前唑类暴露的历史。用于确定临床曲霉菌株常规唑类药敏试验的明确适应症有待进一步的建议[7, 10, 28, 172, 190, 216, 217]。

7 体外抗真菌组合研究

由于对单一疗法的临床反应率低，特别是在一些机会性真菌病中，例如曲霉病、假丝酵母菌病和接合菌病，以新药的可用性，抗真菌药物联合研究很有吸引力。用于检测抗真菌剂的体外相互作用的最好和最相关的方法尚不清楚。体外联合研究的大部分累积数据采用棋盘法［基于分数抑制浓度（FIC）指数的测定]^[218-226]，它仍然是体外联合研究中最常用的方法。但是，其性能、标准化和解释存在重大问题^[227]。Crossed E-test方法^[218，228-231]和时间-杀灭研究^[218，230-232]是用于测试体外抗真菌相互作用的其他方法。通过完全参数化响应面方法（Greco模型）评估抗真菌作用也已进行了研究^[233-237]，但似乎同样难以解释。使用联合抗真菌治疗的许多问题尚待解决，标准的体外方法和临床试验后的动物模型似乎是确定抗真菌组合的实际临床疗效的最相关方式^[238-242]。

8　抗真菌药物敏感性检测的一些结论和观点

在过去的20年中，真菌抗性测定的标准化和应用取得了很大进展。然而，仍然有待解决和澄清的问题确实存在，但越来越少。最后，虽然真菌抗性测定法目前在预测临床结果和指导治疗方面有重要的帮助，但宿主因素的影响很大，并且限制了敏感性试验完全预测疗效的整体能力。

参考文献

［1］　Rodrigues ME，Silva S，Azeredo J，Henriques M. Novel strategies to fight Candida species infection. Crit Rev Microbiol. 2014；2014：1-13.

［2］　Ostrosky-Zeichner L，Casadevall A，Galgiani JN，Odds FC，Rex JH. An insight into the antifungal pipeline：selected new molecules and beyond. Nat Rev Drug Discov. 2010；9（9）：719-27.

［3］　Arikan S，Rex JH. Antifungal agents. In：Murray PR，Baron EJ，Jorgensen JH，Pfaller MA，Yolken RH，editors. Manual of clinical microbiology. 8th ed. Washington，DC：ASM Press；2003. p. 1859-68.

［4］　Kwon DS，Mylonakis E. Posaconazole：a new broad-spectrum antifungal agent. Expert Opin Pharmacother. 2007；8（8）：1167-78.

［5］　Aperis G，Mylonakis E. Newer triazole antifungal agents：pharmacology，spectrum，clinical efficacy and limitations. Expert Opin Investig Drugs. 2006；15（6）：579-602.

［6］　Alastruey-Izquierdo A，Mellado E，Peláez T，Pemán J，Zapico S，Alvarez M，et al. Population-based survey of filamentous fungi and antifungal resistance in Spain（FILPOP Study）. Antimicrob Agents Chemother. 2013；57（7）：3380-7.

［7］　Arendrup MC. Update on antifungal resistance in Aspergillus and Candida. Clin Microbiol Infect. 2014；20 Suppl 6：42-8.

［8］　Arendrup MC，Perlin DS. Echinocandin resistance：an emerging clinical problem? Curr Opin Infect Dis. 2014；27（6）：484-92.

［9］　Pfaller MA，Diekema DJ，Gibbs DL，Newell VA，Ellis D，Tullio V，et al. Results from the ARTEMIS DISK Global Antifungal Surveillance Study，1997 to 2007：a 10.5-year analysis of susceptibilities of Candida Species to fluconazole and voriconazole as determined by CLSI standardized disk diffusion. J Clin Microbiol. 2010；48（4）：1366-77.

［10］　Arikan-Akdagli S. Azole resistance in Aspergillus：global status in Europe and Asia. Ann N Y Acad Sci. 2012；1272：9-14.

［11］　Lockhart SR，Frade JP，Etienne KA，Pfaller MA，Diekema DJ，Balajee SA. Azole resistance in Aspergillus fumigatus isolates from the ARTEMIS global surveillance study is primarily due to the TR/L98 h mutation in the cyp51A gene. Antimicrob Agents Chemother. 2011；55（9）：4465-8.

［12］　van Ingen J，van der Lee HA，Rijs TA，Zoll J，Leenstra T，Melchers WJ，et al. Azole，polyene and echinocandin MIC distributions for wild-type，TR34/L98 h and TR46/Y121F/T289A Aspergillus fumigatus isolates in the Netherlands. J Antimicrob Chemother. 2015；70（1）：178-81.

［13］　Howard SJ，Harrison E，Bowyer P，Varga J，Denning DW. Cryptic species and azole resistance in the Aspergillus niger complex. Antimicrob Agents Chemother. 2011；55（10）：4802-9.

［14］　Bueid A，Howard SJ，Moore CB，Richardson MD，Harrison E，Bowyer P，et al. Azole antifungal resistance in Aspergillus fumigatus：2008 and 2009. J Antimicrob Chemother. 2010；65（10）：2116-18.

［15］　Loeffler J，Stevens DA. Antifungal drug resistance. Clin Infect Dis. 2003；36：S31-41.

［16］　Magill SS，Shields C，Sears CL，Choti M，Merz WG. Triazole cross-resistance among *Candida* spp.：case report，occurrence among bloodstream isolates，and implications for antifungal therapy. J Clin Microbiol. 2006；44（2）：529-35.

［17］　Rogers TR. Antifungal drug resistance：limited data，dramatic impact? Int J Antimicrobial Agents. 2006；27：S7-11.

［18］　Rex JH，Pfaller MA. Has antifungal susceptibility testing come of age? Clin Infect Dis. 2002；35：982-9.

［19］　Park BJ，Arthington-Skaggs BA，Hajjeh RA，Iqbal N，Ciblak MA，Lee-Yang W，et al. Evaluation of amphotericin B interpretive breakpoints for *Candida* bloodstream isolates by correlation with therapeutic outcome. Antimicrob Agents Chemother. 2006；50（4）：1287-92.

［20］　Dannaoui E，Abdul M，Arpin M，Michel-Nguyen A，Piens MA，Favel A，et al. Results obtained with various antifungal susceptibility testing methods do not predict early clinical outcome in patients with cryptococcosis. Antimicrob Agents Chemother. 2006；50（7）：2464-70.

［21］　Clinical and Laboratory Standards Institute. Reference method for broth dilution antifungal susceptibility testing of yeasts；approved standard（CLSI document M27-A3）. Wayne，Pa：Clinical and Laboratory Standards Institute；2008.

［22］　Alexander BD，Johnson MD，Pfeiffer CD，Jiménez-Ortigosa C，Catania J，Booker R，et al. Increasing echinocandin resistance in

Candida glabrata: clinical failure correlates with presence of FKS mutations and elevated minimum inhibitory concentrations. Clin Infect Dis. 2013; 56 (12): 1724-32.

[23] Lewis JSI, Wiederhold NP, Wickes BL, Patterson TF, Jorgensen JH. Rapid emergence of echinocandin resistance in Candida glabrata resulting in clinical and microbiologic failure. Antimicrob Agents Chemother. 2013; 57 (9): 4559-61.

[24] Ostrosky-Zeichner L. Candida glabrata and FKS mutations: witnessing the emergence of the true multidrug-resistant Candida. Clin Infect Dis. 2013; 56 (12): 1733-4.

[25] Arendrup M, Cuenca-Estrella M, Lass-Flörl C, Hope WW. Breakpoints for antifungal agents: an update from EUCAST focussing on echinocandins against Candida spp. and triazoles against Aspergillus spp. Drug Resist Update. 2013; 16 (6): 81-95.

[26] Pfaller MA. Antifungal drug resistance: mechanisms, epidemiology, and consequences for treatment. Am J Med. 2012; 125 (1 Suppl): S3-13.

[27] Maubon D, Garnaud C, Calandra T, Sanglard D, Cornet M. Resistance of Candida spp. to antifungal drugs in the ICU: where are we now? Intens Care Med. 2014; 40 (9): 1241-55.

[28] Howard SJ, Arendrup MC. Acquired antifungal drug resistance in Aspergillus fumigatus: epidemiology and detection. Med Mycol. 2011; 49 Suppl 1: S90-5.

[29] Pham CD, Reiss E, Hagen F, Meis JF, Lockhart SR. Passive surveillance for azole-resistant Aspergillus fumigatus, United States, 2011—2013. Emerg Infect Dis. 2014; 20 (9): 1498-503.

[30] van der Linden JW, Snelders E, Kampinga GA, Rijnders BJ, Mattsson E, Debets-Ossenkopp YJ, et al. Clinical implications of azole resistance in Aspergillus fumigatus, The Netherlands, 2007—2009. Emerg Infect Dis. 2011; 17: 1846-54.

[31] van der Linden JW, Camps SM, Kampinga GA, Arends JP, Debets-Ossenkopp YJ, Haas PJ, et al. Aspergillosis due to voriconazole highly resistant Aspergillus fumigatus and recovery of genetically related resistant isolates from domiciles. Clin Infect Dis. 2013; 57 (4): 513-20.

[32] Zhao Y, Stensvold CR, Perlin DS, Arendrup MC. Azole resistance in Aspergillus fumigatus from bronchoalveolar lavage fluid samples of patients with chronic diseases. J Antimicrob Chemother. 2013; 68 (7): 1497-504.

[33] Buied A, Moore CB, Denning DW, Bowyer P. High-level expression of cyp51B in azole-resistant clinical Aspergillus fumigatus isolates. J Antimicrob Chemother. 2013; 68 (3): 512-14.

[34] Lionakis MS, Lewis RE, Chamilos G, Kontoyiannis DP. *Aspergillus* susceptibility testing in patients with cancer and invasive aspergillosis: difficulties in establishing correlation between in vitro susceptibility data and the outcome of initial amphotericin B therapy. Pharmacotherapy. 2005; 25 (9): 1174-80.

[35] Lass-Florl C, Kofler G, Kropshofer G, Hermans J, Kreczy A, Dierich MP, et al. In-vitro testing of susceptibility to amphotericin B is a reliable predictor of clinical outcome in invasive aspergillosis. J Antimicrob Chemother. 1998; 42 (4): 497-502.

[36] Hadrich I, Makni F, Neji S, Cheikhrouhou F, Bellaaj H, Elloumi M, et al. Amphotericin B in vitro resistance is associated with fatal Aspergillus flavus infection. Med Mycol. 2012; 50 (8): 829-34.

[37] Chakrabarti A, Shivaprakash MR, Curfs-Breuker I, Baghela A, Klaassen CH, Meis JF. Apophysomyces elegans: epidemiology, amplified fragment length polymorphism typing, and in vitro antifungal susceptibility pattern. J Clin Microbiol. 2010; 48 (12): 4580-5.

[38] Clinical and Laboratory Standards Institute. Reference method for broth dilution antifungal susceptibility testing of filamentous fungi (CLSI Document M38-A2). Wayne, PA: Clinical and Laboratory Standards Institute; 2008.

[39] Ghannoum MA, Arthington-Skaggs B, Chaturvedi V, Espinel-Ingroff A, Pfaller MA, Rennie R, et al. Interlaboratory study of quality control isolates for a broth microdilution method (modified CLSI M38-A) for testing susceptibilities of dermatophytes to antifungals. J Clin Microbiol. 2006; 44 (12): 4353-6.

[40] Ghannoum MA, Chaturvedi V, Espinel-Ingroff A, Pfaller MA, Rinaldi MG, Lee-Yang W, et al. Intra-and interlaboratory study of a method for testing the antifungal susceptibilities of dermatophytes. J Clin Microbiol. 2004; 42 (7): 2977-9.

[41] Espinel-Ingroff A, Kish CW, Kerkering TM, Fromtling RA, Bartizal K, Galgiani JN, et al. Collaborative comparison of broth macrodilution and microdilution antifungal susceptibility tests. J Clin Microbiol. 1992; 30: 3138-45.

[42] Sewell DL, Pfaller MA, Barry AL. Comparison of broth macrodilution, broth microdilution, and E-test antifungal susceptibility tests for fluconazole. J Clin Microbiol. 1994; 32: 2099-102.

[43] Clinical and Laboratory Standards Institute. Reference method for broth dilution antifungal susceptibility testing of yeasts; fourth informational supplement (CLSI document M27-S4). Wayne, PA: Clinical and Laboratory Standards Institute; 2012.

[44] Barry AL, Pfaller MA, Rennie RP, Fuchs PC, Brown SD. Precision and accuracy of fluconazole susceptibility testing by broth microdilution, E-test, and disk diffusion methods. Antimicrob Agents Chemother. 2002; 46 (6): 1781-4.

[45] Hazen KC, Baron EJ, Colombo AL, Girmenia C, Sanchez-Sousa A, del Palacio A, et al. Comparison of the susceptibilities of *Candida* spp. to fluconazole and voriconazole in a 4-year global evaluation using disk diffusion. J Clin Microbiol. 2003; 41 (12): 5623-32.

[46] Kirkpatrick WR, Turner TM, Fothergill AW, McCarthy DI, Redding SW, Rinaldi MG, et al. Fluconazole disk diffusion susceptibility testing of *Candida* species. J Clin Microbiol. 1998; 36 (11): 3429-32.

[47] Meis J, Petrou M, Bille J, Ellis D, Gibbs D. A global evaluation of the susceptibility of *Candida* species to fluconazole by disk diffusion. Diagn Microbiol Infect Dis. 2000; 36 (4): 215-23.

[48] Pfaller MA, Diekema DJ, Gibbs DL, Newell VA, Meis JF, Gould IM, et al. Results from the ARTEMIS DISK Global Antifungal Surveillance Study, 1997 to 2005: an 8.5-year analysis of susceptibilities of *Candida* species and other yeast species to fluconazole and voriconazole determined by CLSI standardized disk diffusion testing. J Clin Microbiol. 2007; 45 (6): 1735-45.

[49] Clinical and Laboratory Standards Institute. Method for antifungal disk diffusion susceptibility testing of yeasts; approved guideline. Second edition (CLSI document M44-A2). Wayne, PA: Clinical and Laboratory Standards Institute; 2009.

[50] Lee S-C, Fung C-P, Lee N, See L-C, Huang J-S, Tsai C-J, et al. Fluconazole disk diffusion test with methylene blue-and glucose-enriched Mueller Hinton agar for determining susceptibility of Candida species. J Clin Microbiol. 2001; 39: 1615-17.

［51］ Pfaller MA, Andes D, Diekema DJ, Espinel-Ingroff A, Sheehan D. Testing. CSfAS. Wild-type MIC distributions, epidemiological cutoff values and species-specific clinical breakpoints for fluconazole and Candida: time for harmonization of CLSI and EUCAST broth microdilution methods. Drug Resist Updat. 2010; 13（6）: 180-95.

［52］ Arendrup MC, Park S, Brown S, Pfaller M, Perlin DS. Evaluation of CLSI M44-A2 disk diffusion and associated breakpoint testing of caspofungin and micafungin using a well-characterized panel of wild-type and FKS hot spot mutant Candida isolates. Antimicrob Agents Chemother. 2011; 55: 1891-5.

［53］ Pfaller MA, Andes D, Arendrup MC, Diekema DJ, Espinel-Ingroff A, Alexander BD, et al. Clinical breakpoints for voriconazole and Candida spp. revisited: review of microbiologic, molecular, pharmacodynamic, and clinical data as they pertain to the development of species-specific interpretive criteria. Diagn Microbiol Infect Dis. 2011; 70（3）: 330-43.

［54］ Clinical and Laboratory Standards Institute. Zone diameter interpretive standards, corresponding minimal inhibitory concentration（MIC）interpretive breakpoints, and quality control limits for antifungal disk diffusion susceptibility testing of yeasts; informational supplement（CLSI document M44-S3）. Wayne, PA: Clinical and Laboratory Standards Institute; 2009.

［55］ Brown S, Traczewski M. Quality control limits for posaconazole disk susceptibility tests on Mueller-Hinton agar with glucose and methylene blue. J Clin Microbiol. 2007; 45（1）: 222-3.

［56］ Diekema DJ, Messer SA, Hollis RJ, Boyken LB, Tendolkar S, Kroeger J, et al. Evaluation of E-test and disk diffusion methods compared with broth microdilution antifungal susceptibility testing of clinical isolates of Candida spp. against posaconazole. J Clin Microbiol. 2007; 45（6）: 1974-7.

［57］ Sims CR, Paetznick VL, Rodriguez JR, Chen E, Ostrosky-Zeichner L. Correlation between microdilution, E-test, and disk diffusion methods for antifungal susceptibility testing of posaconazole against Candida spp. J Clin Microbiol. 2006; 44（6）: 2105-8.

［58］ Girmenia C, Pizzarelli G, D'Antonio D, Cristini F, Martino P. In vitro susceptibility testing of Geotrichum capitatum: comparison of the E-test, disk diffusion, and sensititre colorimetric methods in the NCCLS M27-A2 broth microdilution reference method. Antimicrob Agents Chemother. 2003; 47（12）: 3985-8.

［59］ Pfaller MA, Diekema DJ, Gibbs DL, Newell VA, Bijie H, Dzierzanowska D, et al. Results from the ARTEMIS DISK global antifungal surveillance study, 1997 to 2007: 10.5-year analysis of susceptibilities of noncandidal yeast species to fluconazole and voriconazole determined by CLSI standardized disk diffusion testing. J Clin Microbiol. 2009; 47（1）: 117-23.

［60］ Arikan S, Paetznick V, Rex JH. Comparative evaluation of disk diffusion with microdilution assay in susceptibility testing of caspofungin against Aspergillus and Fusarium isolates. Antimicrob Agents Chemother. 2002; 46（9）: 3084-7.

［61］ Arikan S, Yurdakul P, Hascelik G. Comparison of two methods and three end points in determination of in vitro activity of micafungin against Aspergillus spp. Antimicrob Agents Chemother. 2003; 47（8）: 2640-3.

［62］ Messer SA, Diekema DJ, Hollis RJ, Boyken LB, Tendolkar S, Kroeger J, et al. Evaluation of disk diffusion and E-test compared to broth microdilution for antifungal susceptibility testing of posaconazole against clinical isolates of filamentous fungi. J Clin Microbiol. 2007; 45（4）: 1322-4.

［63］ Lopez-Oviedo E, Aller AI, Martin C, Castro C, Ramirez M, Peman JM, et al. Evaluation of disk diffusion method for determining posaconazole susceptibility of filamentous fungi: comparison with CLSI broth microdilution method. Antimicrob Agents Chemother. 2006; 50（3）: 1108-11.

［64］ Espinel-Ingroff A, Arthington-Skaggs B, Iqbal N, Ellis D, Pfaller MA, Messer S, et al. Multicenter evaluation of a new disk agar diffusion method for susceptibility testing of filamentous fungi with voriconazole, posaconazole, itraconazole, amphotericin B, and caspofungin. J Clin Microbiol. 2007; 45（6）: 1811-20.

［65］ Clinical and Laboratory Standards Institute. Method for antifungal disk diffusion susceptibility testing of nondermatophyte filamentous fungi; approved guideline（CLSI document M51-A）. Wayne, PA: Clinical and Laboratory Standards Institute; 2010.

［66］ Clinical and Laboratory Standards Institute. Performance standards for antifungal disk diffusion susceptibility testing of nondermatophyte filamentous fungi; informational supplement CLSI M51-S1. Wayne, PA: Clinical and Laboratory Standards Institute; 2010.

［67］ Fernandez-Torres B, Carrillo-Munoz A, Inza I, Guarro J. Effect of culture medium on the disk diffusion method for determining antifungal susceptibilities of dermatophytes. Antimicrob Agents Chemother. 2006; 50（6）: 2222-4.

［68］ Mendez CC, Serrano MC, Valverde A, Peman J, Almeida C, Martin-Mazuelos E. Comparison of E-Test（R）, disk diffusion and a modified CLSI broth microdilution（M38-A）method for in vitro testing of itraconazole, fluconazole and voriconazole against dermatophytes. Med Mycol. 2008; 46（2）: 119-23.

［69］ Venugopal PV, Venugopal TV. Disk diffusion susceptibility testing of dermatophytes with allylamines. Int J Dermatol. 1994; 33（10）: 730-2.

［70］ Nweze EI, Mukherjee PK, Ghannoum MA. Agar-based disk diffusion assay for susceptibility testing of dermatophytes. J Clin Microbiol. 2010; 48（10）: 3750-2.

［71］ Singh J, Zaman M, Gupta AK. Evaluation of microdilution and disk diffusion methods for antifungal susceptibility testing of dermatophytes. Med Mycol. 2007; 45（7）: 595-602.

［72］ Rementeria A, Sanchez-Vargas LO, Villar M, Casals JB, Carrillo-Munoz AJ, Andres CR, et al. Comparison of tablet and disk diffusion methods for fluconazole and voriconazole in vitro activity testing against clinical yeast isolates. J Chemother. 2007; 19（2）: 172-7.

［73］ Espinel-Ingroff A, Canton E, Gibbs D, Wang A. Correlation of Neo-Sensitabs tablet diffusion assay results on three different agar media with CLSI broth microdilution M27-A2 and disk diffusion M44-A results for testing susceptibilities of Candida spp. and Cryptococcus neoformans to amphotericin B, caspofungin, fluconazole, itraconazole, and voriconazole. J Clin Microbiol. 2007; 45（3）: 858-64.

［74］ Ochiuzzi ME, Santiso GM, Arechavala AI. Correlation of E-test and Neo-Sensitabs diffusion assays on Mueller-Hintonmethylene blue agar with broth microdilution reference method（CLSI-M27-A2）for testing susceptibilities of Cryptococcus neoformans to amphotericin B and fluconazole. Med Mycol. 2010; 48（6）: 893-6.

［75］ Espinel-Ingroff A, Canton E. Comparison of Neo-Sensitabs tablet diffusion assay with CLSI broth microdilution M38-A and disk diffusion methods for testing susceptibility of filamentous fungi with amphotericin B, caspofungin, itraconazole, posaconazole, and voriconazole. J Clin Microbiol. 2008; 46（5）: 1793-803.

［76］ Lozano-Chiu M, Nelson PW, Paetznick VL, Rex JH. Disk diffusion method for determining susceptibilities of *Candida* spp. to MK-0991. J Clin Microbiol. 1999; 37（5）: 1625-7.

［77］ Matar MJ, Ostrosky-Zeichner L, Paetznick VL, Rodriguez JR, Chen E, Rex JH. Correlation between E-test, disk diffusion, and microdilution methods for antifungal susceptibility testing of fluconazole and voriconazole. Antimicrob Agents Chemother. 2003; 47（5）: 1647-51.

［78］ Morace G, Amato G, Bistoni F, Fadda G, Marone P, Montagna MT, et al. Multicenter comparative evaluation of six commercial systems and the National Committee for Clinical Laboratory Standards M27-A broth microdilution method for fluconazole susceptibility testing of *Candida* species. J Clin Microbiol. 2002; 40（8）: 2953-8.

［79］ Sandven P. Detection of fluconazole-resistant *Candida* strains by a disc diffusion screening test. J Clin Microbiol. 1999; 37（12）: 3856-9.

［80］ Arendrup MC, Cuenca-Estrella M, Lass-Flörl C, Hope W, （EUCAST）SoASTAotEECfAST. EUCAST DEFINITIVE DOCUMENT EDef 7.2 Revision. Method for the determination of broth dilution minimum Inhibitory concentrations of antifungal agents for yeasts 2012.

［81］ Cuenca-Estrella M, Moore CB, Barchiesi F, Bille J, Chryssanthou E, Denning DW, et al. Multicenter evaluation of the reproducibility of the proposed antifungal susceptibility testing method for fermentative yeasts of the Antifungal Susceptibility Testing Subcommittee of the European Committee on Antimicrobial Susceptibility Testing（AFST-EUCAST）. Clin Microbiol Infect. 2003; 9（6）: 467-74.

［82］ Cuenca-Estrella M, Lee-Yang W, Ciblak MA, Arthington-Skaggs BA, Mellado E, Warnock DW, et al. Comparative evaluation of NCCLS M27-A and EUCAST broth microdilution procedures for antifungal susceptibility testing of *Candida* species. Antimicrob Agents Chemother. 2002; 46（11）: 3644-7.

［83］ Rodriguez-Tudela JL, Donnelly JP, Pfaller MA, Chryssantou E, Warn P, Denning DW, et al. Statistical analyses of correlation between fluconazole MICs for *Candida* spp. assessed by standard methods set forth by the European Committee on Antimicrobial Susceptibility Testing（E.Dis. 7.1）and CLSI（M27-A2）. J Clin Microbiol. 2007; 45（1）: 109-11.

［84］ Pfaller MA, Espinel-Ingroff A, Boyken L, Hollis RJ, Kroeger J, Messer SA, et al. Comparison of the broth microdilution（BMD）method of the European Committee on Antimicrobial Susceptibility Testing with the 24-hour CLSI BMD method for testing susceptibility of Candida species to fluconazole, posaconazole, and voriconazole by use of epidemiological cutoff values. J Clin Microbiol. 2011; 49（3）: 845-50.

［85］ Pfaller MA, Castanheira M, Diekema DJ, Messer SA, Moet GJ, Jones RN. Comparison of European Committee on Antimicrobial Susceptibility Testing（EUCAST）and E-test methods with the CLSI broth microdilution method for echinocandin susceptibility testing of Candida species. J Clin Microbiol. 2010; 48（5）: 1592-9.

［86］ Pfaller MA, Castanheira M, Messer SA, Rhomberg PR, Jones RN. Comparison of EUCAST and CLSI broth microdilution methods for the susceptibility testing of 10 systemically active antifungal agents when tested against Candida spp. Diagn Microbiol Infect Dis. 2014; 79（2）: 198-204.

［87］ Espinel-Ingroff A, Arendrup MC, Pfaller MA, Bonfietti LX, Bustamante B, Canton E, et al. Interlaboratory variability of Caspofungin MICs for Candida spp. Using CLSI and EUCAST methods: should the clinical laboratory be testing this agent? Antimicrob Agents Chemother. 2013; 57（12）: 5836-42.

［88］ EUCAST Subcommittee on Antifungal Susceptibility Testing-AFST. EUCAST Breakpoint Table for Candida spp. and Aspergillus spp. 2015. http://www.eucast.org/fileadmin/src/m e d i a/P D F s/E U C A S T _ f i l e s/A F S T/A n t i f u n g a l _breakpoints_v_7.0.pdf. Accessed 10 Mar 2015.

［89］ Arendrup MC, Cuenca-Estrella M, Lass-Flörl C, Hope W, Howard SJ, （EUCAST）SoASTAotEECfAST. EUCAST DEFINITIVE DOCUMENT EDef 9.2 Method for the determination of broth dilution minimum inhibitory concentrations of antifungal agents for conidia forming moulds 2014.

［90］ Chryssanthou E, Cuenca-Estrella M. Comparison of the EUCAST-AFST broth dilution method with the CLSI reference broth dilution method（M38-A）for susceptibility testing of posaconazole and voriconazole against Aspergillus spp. Clin Microbiol Infect. 2006; 12（9）: 901-4.

［91］ Pfaller M, Boyken L, Hollis R, Kroeger J, Messer S, Tendolkar S, et al. Comparison of the broth microdilution methods of the European Committee on Antimicrobial Susceptibility Testing and the Clinical and Laboratory Standards Institute for testing itraconazole, posaconazole, and voriconazole against Aspergillus isolates. J Clin Microbiol. 2011; 49（3）: 1110-12.

［92］ Pfaller MA, Diekema DJ. Progress in antifungal susceptibility testing of Candida spp. by use of Clinical and Laboratory Standards Institute broth microdilution methods, 2010 to 2012. J Clin Microbiol. 2012; 50（9）: 2846-56.

［93］ Pfaller MA, Messer SA, Woosley LN, Jones RN, Castanheira M. Echinocandin and triazole antifungal susceptibility profiles for clinical opportunistic yeast and mold isolates collected from 2010 to 2011: application of new CLSI clinical breakpoints and epidemiological cutoff values for characterization of geographic and temporal trends of antifungal resistance. J Clin Microbiol. 2013; 51（8）: 2571-81.

［94］ Rodriguez-Tudela JL, Hope W, Cuenca-Estrella M, Donnelly JP, Lass-Flörl C, Arendrup MC. Can we achieve clinical breakpoints for the triazoles in Aspergillus. Curr Fungal Infect Rep. 2011; 5: 128-34.

［95］ Espinel-Ingroff A, Cuenca-Estrella M, Fothergill A, Fuller J, Ghannoum M, Johnson E, et al. Wild-type MIC distributions and epidemiological cutoff values for amphotericin B and Aspergillus spp. for the CLSI broth microdilution method（M38-A2 document）. Antimicrob Agents Chemother. 2011; 55（11）: 5150-4.

［96］ Espinel-Ingroff A, Fothergill A, Fuller J, Johnson E, Pelaez T, Turnidge J. Wild-type MIC distributions and epidemiological cutoff values for caspofungin and Aspergillus spp. for the CLSI broth microdilution method（M38-A2 document）. Antimicrob Agents Chemother. 2011; 55（6）: 2855-9.

［97］ Espinel-Ingroff A，Diekema DJ，Fothergill A，Johnson E，Pelaez T，Pfaller MA，et al. Wild-type MIC distributions and epidemiological cutoff values for the triazoles and six Aspergillus spp. for the CLSI broth microdilution method（M38-A2 document）. J Clin Microbiol. 2010；48（9）：3251-7.

［98］ Espinel-Ingroff A，Chowdhary A，Gonzalez GM，Lass-Flörl C，Martin-Mazuelos E，Meis J，et al. Multicenter study of isavuconazole MIC distributions and epidemiological cutoff values for Aspergillus spp. for the CLSI M38-A2 broth microdilution method. Antimicrob Agents Chemother. 2013；57（8）：3823-8.

［99］ EUCAST Subcommittee on Antifungal Susceptibility Testing A. EUCAST Rationale documents on Antifungal Agents. 2015.（www. eucast.org/fileadmin/src/media/PDFs/EUCAST_files/Rationale_documents）Accessed 10 Mar 2015.

［100］ Rex JH，Cooper Jr CR，Merz WG，Galgiani JN，Anaissie EJ. Detection of amphotericin B-resistant Candida isolates in a brothbased system. Antimicrob Agents Chemother. 1995；39：906-9.

［101］ Wanger A，Mills K，Nelson PW，Rex JH. Comparison of E-test and National Committee for Clinical Laboratory Standards broth macrodilution method for antifungal susceptibility testing：enhanced ability to detect amphotericin B-resistant Candida isolates. Antimicrob Agents Chemother. 1995；39：2520-2.

［102］ Nguyen MH，Clancy CJ，Yu VL，Yu YV，Morris AJ，Snydman DR，et al. Do in vitro susceptibility data predict the microbiologic response to amphotericin B? Results of a prospective study of patients with Candida fungemia. J Infect Dis. 1998；177：425-30.

［103］ Lozano-Chiu M，Nelson PW，Lancaster M，Pfaller MA，Rex JH. Lot-to-lot variability of antibiotic medium 3 when used for susceptibility testing of Candida isolates to amphotericin B. J Clin Microbiol. 1997；35：270-2.

［104］ Krcmery V，Barnes AJ. Non-albicans Candida spp. causing fungaemia：pathogenicity and antifungal resistance. J Hosp Infect. 2002；50（4）：243-60.

［105］ Riddell J，Kauffman CA. The evolution of resistant Candida species in cancer centers—Implications for treatment and prophylaxis. Cancer. 2008；112（11）：2334-7.

［106］ Pfaller MA，Castanheira M，Messer SA，Jones RN. In vitro antifungal susceptibilities of isolates of Candida spp. and Aspergillus spp. from China to nine systemically active antifungal agents：data from the SENTRY antifungal surveillance program，2010 through 2012. Mycoses. 2015；58（4）：209-14. doi：10.1111/myc.12299.

［107］ Pfaller MA，Messer SA，Hollis RJ，Espinel-Ingroff A，Ghannoum MA，Plavan H，et al. Multisite reproducibility of MIC results by the Sensititre（R）YeastOne colorimetric antifungal susceptibility panel. Diagn Microbiol Infect Dis. 1998；31（4）：543-7.

［108］ Bernal S，Aller AI，Chavez M，Valverde A，Serrano C，Gutierrez MJ，et al. Comparison of the Sensititre YeastOne colorimetric microdilution panel and the NCCLS broth microdilution method for antifungal susceptibility testing against Candida species. Chemotherapy. 2002；48（1）：21-5.

［109］ Chryssanthou E. Trends in antifungal susceptibility among Swedish Candida species bloodstream isolates from 1994 to 1998：comparison of the E-test and the sensititre YeastOne colorimetric antifungal panel with the NCCLS M27-A reference method. J Clin Microbiol. 2001；39（11）：4181-3.

［110］ Espinel-Ingroff A，Pfaller M，Messer SA，Knapp CC，Killian S，Norris HA，et al. Multicenter comparison of the Sensititre YeastOne Colorimetric Antifungal Panel with the National Committee for Clinical Laboratory Standards M27-A reference method for testing clinical isolates of common and emerging Candida spp.，Cryptococcus spp.，and other yeasts and yeast-like organisms. J Clin Microbiol. 1999；37（3）：591-5.

［111］ Martin-Mazuelos E，Peman J，Valverde A，Chaves M，Serrano MC，Canton E. Comparison of the Sensititre YeastOne colorimetric antifungal panel and E-test with the NCCLS M38-A method to determine the activity of amphotericin B and itraconazole against clinical isolates of Aspergillus spp. J Antimicrob Chemother. 2003；52（3）：365-70.

［112］ Pujol I，Capilla J，Fernandez-Torres B，Ortoneda M，Guarro J. Use of the sensititre colorimetric microdilution panel for antifungal susceptibility testing of dermatophytes. J Clin Microbiol. 2002；40（7）：2618-21.

［113］ Alexander BD，Byrne TC，Smith KL，Hanson KE，Anstrom KJ，Perfect JR，et al. Comparative evaluation of E-test and sensititre YeastOne panels against the clinical and laboratory standards institute M27-A2 reference broth microdilution method for testing Candida susceptibility to seven antifungal agents. J Clin Microbiol. 2007；45（3）：698-706.

［114］ Patel R，Mendrick C，Knapp CC，Grist R，McNicholas PM. Clinical evaluation of the sensititre YeastOne plate for testing susceptibility of filamentous fungi to posaconazole. J Clin Microbiol. 2007；45（6）：2000-1.

［115］ Canton E，Peman J，Gobernado M，Alvarez E，Baquero F，Cisterna R，et al. Sensititre YeastOne caspofungin susceptibility testing of Candida clinical isolates：correlation with results of NCCLS M27-A2 multicenter study. Antimicrob Agents Chemother. 2005；49（4）：1604-7.

［116］ Espinel-Ingroff A，Pfaller M，Messer SA，Knapp CC，Holliday N，Killian SB. Multicenter comparison of the sensititre YeastOne Colorimetric Antifungal Panel with the NCCLS M27-A2 reference method for testing new antifungal agents against clinical isolates of Candida spp. J Clin Microbiol. 2004；42（2）：718-21.

［117］ Pfaller MA，Espinel-Ingroff A，Jones RN. Clinical evaluation of the sensititre YeastOne colorimetric antifungal plate for antifungal susceptibility testing of the new triazoles voriconazole，posaconazole，and ravuconazole. J Clin Microbiol. 2004；42（10）：4577-80.

［118］ Cuenca-Estrella M，Gomez-Lopez A，Alastruey-Izquierdo A，Bernal-Martinez L，Cuesta I，Buitrago MJ，et al. Comparison of the Vitek 2 antifungal susceptibility system with the clinical and laboratory standards institute（CLSI）and European Committee on Antimicrobial Susceptibility Testing（EUCAST）Broth Microdilution Reference Methods and with the Sensititre YeastOne and E-test techniques for in vitro detection of antifungal resistance in yeast isolates. J Clin Microbiol. 2010；48（5）：1782-6.

［119］ Orasch C，Marchetti O，Garbino J，Schrenzel J，Zimmerli S，Mühlethaler K，et al. Candida species distribution and antifungal susceptibility testing according to European Committee on Antimicrobial Susceptibility Testing and new vs. old Clinical and Laboratory Standards Institute clinical breakpoints：a 6-year prospective candidaemia survey from the fungal infection network of Switzerland. Clin Microbiol Infect. 2014；20（7）：698-705.

［120］ Pfaller MA, Arikan S, Lozano-Chiu M, Chen YS, Coffman S, Messer SA, et al. Clinical evaluation of the ASTY colorimetric microdilution panel for antifungal susceptibility testing. J Clin Microbiol. 1998; 36（9）: 2609-12.

［121］ Kalkanci A, Mekha N, Poonwan N, Makimura K, Sugita T. Comparative evaluation of *Trichosporon asahii* susceptibility using ASTY colorimetric microdilution and CLSI M27-A2 broth microdilution reference methods. Microbiol Immunol. 2008; 52（9）: 435-9.

［122］ Pfaller MA, Chaturvedi V, Diekema DJ, Ghannoum MA, Holliday NM, Killian SB, et al. Comparison of the Sensititre YeastOne colorimetric antifungal panel with CLSI microdilution for antifungal susceptibility testing of the echinocandins against Candida spp., using new clinical breakpoints and epidemiological cutoff values. Diagn Microbiol Infect Dis. 2012; 73（4）: 365-8.

［123］ Cantón E, Pemán J, Hervás D, Iñiguez C, Navarro D, Echeverría J, et al. Comparison of three statistical methods for establishing tentative wild-type population and epidemiological cutoff values for echinocandins, amphotericin B, flucytosine, and six Candida species as determined by the colorimetric Sensititre YeastOne method. J Clin Microbiol. 2012; 50（12）: 3921-6.

［124］ Yamaguchi H, Uchida K, Nagino K, Matsunaga T. Usefulness of a colorimetric method for testing antifungal drug susceptibilities of *Aspergillus* species to voriconazole. J Infect Chemother. 2002; 8（4）: 374-7.

［125］ Meletiadis J, Mouton JW, Meis J, Bouman BA, Verweij PE. Comparison of the E-test and the sensititre colorimetric methods with the NCCLS proposed standard for antifungal susceptibility testing of *Aspergillus* species. J Clin Microbiol. 2002; 40（8）: 2876-85.

［126］ Guinea J, Pelaez T, Alcala L, Bouza E. Comparison of Sensititre YeastOne（R）with the NCCLS M38-A microdilution method to determine the activity of amphotericin B, voriconazole, and itraconazole against clinical isolates of *Aspergillus fumigatus*. Diagn Microbiol Infect Dis. 2006; 56（1）: 53-5.

［127］ Linares MJ, Charriel G, Solis F, Rodriguez F, Ibarra A, Casal M. Susceptibility of filamentous fungi to voriconazole tested by two microdilution methods. J Clin Microbiol. 2005; 43（1）: 250-3.

［128］ Carrillo-Munoz AJ, Quindos G, Ruesga M, del Valle O, Peman J, Canton E, et al. In vitro antifungal susceptibility testing of filamentous fungi with Sensititre Yeast One（TM）. Mycoses. 2006; 49（4）: 293-7.

［129］ Pfaller MA, Diekema DJ, Procop GW, Rinaldi MG. Multicenter comparison of the VITEK 2 yeast susceptibility test with the CLSI broth microdilution reference method for testing fluconazole against *Candida* spp. J Clin Microbiol. 2007; 45（3）: 796-802.

［130］ Peterson JF, Pfaller MA, Diekema DJ, Rinaldi MG, Riebe KM, Ledeboer NA. Multicenter comparison of the Vitek 2 antifungal susceptibility test with the CLSI broth microdilution reference method for testing caspofungin, micafungin, and posaconazole against Candida spp. J Clin Microbiol. 2011; 49（5）: 1765-71.

［131］ Pfaller MA, Diekema DJ, Procop GW, Rinaldi MG. Comparison of the Vitek 2 yeast susceptibility system with CLSI microdilution for antifungal susceptibility testing of fluconazole and voriconazole against Candida spp., using new clinical breakpoints and epidemiological cutoff values. Diagn Microbiol Infect Dis. 2013; 77（1）: 37-40.

［132］ Pfaller MA, Diekema DJ, Procop GW, Wiederhold NP. Multicenter evaluation of the new Vitek 2 yeast susceptibility test using new CLSI clinical breakpoints for fluconazole. J Clin Microbiol. 2014; 52（6）: 2126-30.

［133］ Lozano-Chiu M, Paetznick VL, Ghannoum MA, Rex JH. Detection of resistance to amphotericin B among *Cryptococcus neoformans* clinical isolates: performance of three different media assessed by using E-Test and National Committee for Clinical Laboratory Standards M27-A methodologies. J Clin Microbiol. 1998; 36: 2817-22.

［134］ Pfaller MA, Messer SA, Karlsson A, Bolmstrom A. Evaluation of the E-test method for determining fluconazole susceptibilities of 402 clinical yeast isolates by using three different agar media. J Clin Microbiol. 1998; 36（9）: 2586-9.

［135］ Favel A, Chastin C, Thomet AL, Regli P, Michel-Nguyen A, Penaud A. Evaluation of the E test for antifungal susceptibility testing of Candida glabrata. Eur J Clin Microbiol Infect Dis. 2000; 19（2）: 146-8.

［136］ Pfaller MA, Messer SA, Mills K, Bolmstrom A. In vitro susceptibility testing of filamentous fungi: comparison of E-test and reference microdilution methods for determining itraconazole MICs. J Clin Microbiol. 2000; 38（9）: 3359-61.

［137］ Petrou MA, Shanson DC. Susceptibility of Cryptococcus neoformans by the NCCLS microdilution and E-test methods using five defined media. J Antimicrob Chemother. 2000; 46（5）: 815-18.

［138］ Pfaller MA, Boyken L, Messer SA, Tendolkar S, Hollis RJ, Diekema DJ. Evaluation of the E-test method using Mueller-Hinton agar with glucose and methylene blue for determining amphotericin B MICs for 4, 936 clinical isolates of *Candida* species. J Clin Microbiol. 2004; 42（11）: 4977-9.

［139］ Pfaller MA, Diekema DJ, Boyken L, Messer SA, Tendolkar S, Hollis RJ. Evaluation of the E-test and disk diffusion methods for determining susceptibilities of 235 bloodstream isolates of *Candida glabrata* to fluconazole and voriconazole. J Clin Microbiol. 2003; 41（5）: 1875-80.

［140］ Shin JH, Kim MN, Jang SJ, Ju MY, Kim SH, Shin MG, et al. Detection of amphotericin B resistance in Candida haemulonii and closely related species by use of the E-test, Vitek-2 yeast susceptibility system, and CLSI and EUCAST broth microdilution methods. J Clin Microbiol. 2012; 50（6）: 1852-5.

［141］ Alvarado-Ramírez E, Torres-Rodríguez JM, Murciano F, Sellart M. Müeller-Hinton methylene blue media as an alternative to RPMI 1640 for determining the susceptibility of Cryptococcus neoformans and Cryptococcus gattii to posaconazole with E-test. Mycoses. 2010; 53（2）: 114-16.

［142］ Ranque S, Lachaud L, Gari-Toussaint M, Michel-Nguyen A, Mallié M, Gaudart J, et al. Interlaboratory reproducibility of E-test amphotericin B and caspofungin yeast susceptibility testing and comparison with the CLSI method. J Clin Microbiol. 2012; 50（7）: 2305-9.

［143］ Colombo AL, Barchiesi F, McGough DA, Rinaldi MG. Comparison of E-test and National Committee for Clinical Laboratory Standards broth macrodilution method for azole antifungal susceptibility testing. J Clin Microbiol. 1995; 33: 535-40.

［144］ Maxwell MJ, Messer SA, Hollis RJ, Boyken L, Tendolkar S, Diekema DJ, et al. Evaluation of E-test method for determining fluconazole and voriconazole MICs for 279 clinical isolates of *Candida* species infrequently isolated from blood. J Clin Microbiol. 2003; 41（3）: 1087-90.

676

［145］ Pfaller MA，Messer SA，Houston A，Mills K，Bolmstrom A，Jones RN. Evaluation of the E-test method for determining voriconazole susceptibilities of 312 clinical isolates of *Candida* species by using three different agar media. J Clin Microbiol. 2000；38（10）：3715-17.

［146］ Pfaller MA，Messer SA，Mills K，Bolmstrom A，Jones RN. Evaluation of E-test method for determining posaconazole MICs for 314 clinical isolates of *Candida* species. J Clin Microbiol. 2001；39（11）：3952-4.

［147］ Pfaller MA，Messer SA，Mills K，Bolmstrom A，Jones RN. Evaluation of E-test method for determining caspofungin （MK-0991） susceptibilities of 726 clinical isolates of *Candida* species. J Clin Microbiol. 2001；39（12）：4387-9.

［148］ Maxwell AJ，Messer SA，Hollis RJ，Diekema DJ，Pfaller MA. Evaluation of E-test method for determining voriconazole and amphotericin B MICs for 162 clinical isolates of *Cryptococcus neoformans*. J Clin Microbiol. 2003；41（1）：97-9.

［149］ Aller AI，Martin-Mazuelos E，Gutierrez MJ，Bernal S，Chavez N，Recio FJ. Comparison of the E-test and microdilution method for antifungal susceptibility testing of Cryptococcus neoformans to four antifungal agents. J Antimicrob Chemother. 2000；46（6）：997-1000.

［150］ Peyron F，Favel A，Michel-Nguyen A，Gilly M，Regli P，Bolmstrom A. Improved detection of amphotericin B-resistant isolates of *Candida lusitaniae* by E-test. J Clin Microbiol. 2001；39（1）：339-42.

［151］ Guinea J，Pelaez T，Alcala L，Bouza E. Correlation between the E test and the CLSI M-38 A microdilution method to determine the activity of amphotericin B，voriconazole，and itraconazole against clinical isolates of *Aspergillus fumigatus*. Diagn Microbiol Infect Dis. 2007；57（3）：273-6.

［152］ Pfaller JB，Messer SA，Hollis RJ，Diekema DJ，Pfaller MA. In vitro susceptibility testing of *Aspergillus* spp.：comparison of E-test and reference microdilution methods for determining voriconazole and itraconazole MICs. J Clin Microbiol. 2003；41（3）：1126-9.

［153］ Espinel-Ingroff A，Rezusta A. E-test method for testing susceptibilities of *Aspergillus* spp. to the new triazoles voriconazole and posaconazole and to established antifungal agents：Comparison with NCCLS broth microdilution method. J Clin Microbiol. 2002；40（6）：2101-7.

［154］ Espinel-Ingroff A. Evaluation of broth microdilution testing parameters and agar diffusion E-test procedure for testing suscep tibilities of *Aspergillus* spp. to caspofungin acetate（MK-0991）. J Clin Microbiol. 2003；41（1）：403-9.

［155］ Espinel-Ingroff A. Comparison of three commercial assays and a modified disk diffusion assay with two broth microdilution reference assays for testing *Zygomycetes*，*Aspergillus* spp.，*Candida* spp.，and *Cryptococcus neoformans* with posaconazole and Amphotericin B. J Clin Microbiol. 2006；44（10）：3616-22.

［156］ Pinto E，Lago M，Branco L，Vale-Silva LA，Pinheiro MD. Evaluation of E-test performed in Mueller-Hinton agar supplemented with glucose for antifungal susceptibility testing of clinical isolates of filamentous fungi. Mycopathologia. 2014；177（3-4）：157-66.

［157］ Arikan S，Hascelik G. Comparison of NCCLS microdilution method and E-test in antifungal susceptibility testing of clinical *Trichosporon asahii* isolates. Diagn Microbiol Infect Dis. 2002；43（2）：107-11.

［158］ Chang HC，Chang JJ，Chan SH，Huang AH，Wu TL，Lin MC，et al. Evaluation of E-test for direct antifungal susceptibility testing of yeasts in positive blood cultures. J Clin Microbiol. 2001；39（4）：1328-33.

［159］ Vandenbossche I，Vaneechoutte M，Vandevenne M，De Baere T，Verschraegen G. Susceptibility testing of fluconazole by the NCCLS broth macrodilution method，E-test，and disk diffusion for application in the routine laboratory. J Clin Microbiol. 2002；40（3）：918-21.

［160］ Serrano MC，Morilla D，Valverde A，Chavez M，Espinel-Ingroff A，Claro R，et al. Comparison of E-test with modified broth microdilution method for testing susceptibility of *Aspergillus* spp. to voriconazole. J Clin Microbiol. 2003；41（11）：5270-2.

［161］ Vale-Silva LA，Buchta V. Antifungal susceptibility testing by flow cytometry：is it the future? Mycoses. 2006；49（4）：261-73.

［162］ Joung YH，Kim HR，Lee MK，Park AJ. Fluconazole susceptibility testing of *Candida* species by flow cytometry. J Infect. 2007；54（5）：504-8.

［163］ Favel A，Peyron F，De Meo M，Michel-Nguyen A，Carriere J，Chastin C，et al. Amphotericin B susceptibility testing of Candida lusitaniae isolates by flow cytofluorometry：comparison with the E-test and the NCCLS broth macrodilution method. J Antimicrob Chemother. 1999；43（2）：227-32.

［164］ Ramani R，Chaturvedi V. Flow cytometry antifungal susceptibility testing of pathogenic yeasts other than *Candida albicans* and comparison with the NCCLS broth microdilution test. Antimicrob Agents Chemother. 2000；44（10）：2752-8.

［165］ Ramani R，Gangwar M，Chaturvedi V. Flow cytometry antifungal susceptibility testing of *Aspergillus fumigatus* and comparison of mode of action of voriconazole vis-a-vis amphotericin B and itraconazole. Antimicrob Agents Chemother. 2003；47（11）：3627-9.

［166］ Rudensky B，Broidie E，Yinnon AM，Weitzman T，Paz E，Keller N，et al. Rapid flow-cytometric susceptibility testing of *Candida* species. J Antimicrob Chemother. 2005；55（1）：106-9.

［167］ Mitchell M，Hudspeth M，Wright A. Flow cytometry susceptibility testing for the antifungal caspofungin. J Clin Microbiol. 2005；43（6）：2586-9.

［168］ Wenisch C，Moore CB，Krause R，Presterl E，Pichna P，Denning DW. Antifungal susceptibility testing of fluconazole by flow cytometry correlates with clinical outcome. J Clin Microbiol. 2001；39（7）：2458-62.

［169］ Morales BP，Junior IN，Trilles L，Bertho AL，Oliveira Rde V，Nishikawa MM，et al. Determination of the minimum inhibitory concentration of Cryptococcus neoformans and Cryptococcus gattii against fluconazole by flow cytometry. Med Mycol. 2014；52（1）：90-8.

［170］ Vale-Silva LA，Pinto P，Lopes V，Ramos H，Pinto E. Comparison of the E-test and a rapid flow cytometry-based method with the reference CLSI broth microdilution protocol M27-A3 for the echinocandin susceptibility testing of Candida spp. Eur J Clin Microbiol Infect Dis. 2012；31（6）：941.

［171］ Chaturvedi V，Ramani R，Rex JH. Collaborative study of antibiotic medium 3 and flow cytometry for identification of amphotericin B-resistant *Candida* isolates. J Clin Microbiol. 2004；42（5）：2252-4.

［172］ Posteraro B，Torelli R，De Carolis E，Posteraro P，Sanguinetti M. Antifungal susceptibility testing：current role from the clinical laboratory perspective. Mediterr J Hematol Infect Dis. 2014；6（1），e2014030.

［173］ Arthington-Skaggs BA，Lee-Yang W，Ciblak MA，Frade JP，Brandt ME，Hajjeh RA，et al. Comparison of visual and spectrophotometric methods of broth microdilution MIC end point determination and evaluation of a sterol quantitation method for in vitro susceptibility testing of fluconazole and itraconazole against trailing and nontrailing *Candida* isolates. Antimicrob Agents Chemother. 2002；46（8）：2477-81.

[174] Meletiadis J, Mouton JW, Meis J, Bouman BA, Donnelly JP, Verweij PE, et al. Colorimetric assay for antifungal susceptibility testing of *Aspergillus* species. J Clin Microbiol. 2001；39（9）：3402-8.

[175] Meletiadis J, Mouton JW, Meis JFG, Bouman BA, Donnelly PJ, Verweij PE, et al. Comparison of spectrophotometric and visual readings of NCCLS method and evaluation of a colorimetric method based on reduction of a soluble tetrazolium salt, 2, 3-bis{2-methox y-4-nitro-5-[（sulfenylamino）carbonyl]-2 h-tetrazolium-hydroxide}, for antifungal susceptibility testing of *Aspergillus* species. J Clin Microbiol. 2001；39（12）：4256-63.

[176] Antachopoulos C, Meletiadis J, Roilides E, Sein T, Walsh TJ. Rapid susceptibility testing of medically important zygomycetes by XTT assay. J Clin Microbiol. 2006；44（2）：553-60.

[177] Simitsopoulou M, Peshkova P, Tasina E, Katragkou AK, Velegraki A, Walsh TJ, et al. Species-specific and drug-specific differences in susceptibility of Candida biofilms to echinocandins: characterization of less common bloodstream isolates. Antimicrob Agents Chemother. 2013；57（6）：2562-70.

[178] Dhale RP, Ghorpade MV, Dharmadhikari CA. Comparison of various methods used to detect biofilm production of Candida species. J Clin Diagn Res. 2014；8（11）：DC18-c20.

[179] Tortorano AM, Viviani MA, Barchiesi F, Arzeni D, Rigoni AL, Cogliati M, et al. Comparison of three methods for testing azole susceptibilities of *Candida albicans* strains isolated sequentially from oral cavities of AIDS patients. J Clin Microbiol. 1998；36（6）：1578-83.

[180] Barchiesi F, Tortorano AM, Di Francesco LF, Cogliati M, Scalise G, Viviani MA. In-vitro activity of five antifungal agents against uncommon clinical isolates of *Candida* spp. J Antimicrob Chemother. 1999；43（2）：295-9.

[181] Arendrup MC, Garcia-Effron G, Lass-Flörl C, Lopez AG, Rodriguez-Tudela JL, Cuenca-Estrella M, et al. Echinocandin susceptibility testing of Candida species: comparison of EUCAST EDef 7.1, CLSI M27-A3, E-test, disk diffusion, and agar dilution methods with RPMI and isosensitest media. Antimicrob Agents Chemother. 2010；54（1）：426-39.

[182] Kirkpatrick WR, McAtee RK, Revankar SG, Fothergill AW, McCarthy DI, Rinaldi MG, et al. Comparative evaluation of National Committee for Clinical Laboratory Standards broth macrodilution and agar dilution screening methods for testing fluconazole susceptibility of Cryptococcus neoformans. J Clin Microbiol. 1998；36：1330-2.

[183] Viviani MA, Esposto MC, Cogliati M, Tortorano AM. Flucytosine and cryptococcosis: which in vitro test is the best predictor of outcome? J Chemother. 2003；15（2）：124-8.

[184] Verweij PE, Mensink M, Rijs A, Donnelly JP, Meis J, Denning DW. In-vitro activities of amphotericin B, itraconazole and voriconazole against 150 clinical and environmental *Aspergillus fumigatus* isolates. J Antimicrob Chemother. 1998；42（3）：389-92.

[185] Sancak B, Ayhan M, Karaduman A, Arikan S. In vitro activity of ketoconazole, itraconazole and terbinafine against Malassezia strains isolated from neonates. Mikrobiyol Bul. 2005；39（3）：301-8.

[186] Imhof A, Balajee SA, Marr KA. New methods to assess susceptibilities of *Aspergillus* isolates to caspofungin. J Clin Microbiol. 2003；41（12）：5683-8.

[187] Mock M, Monod M, Baudraz-Rosselet F, Panizzon RG. Tinea capitis dermatophytes: susceptibility to antifungal drugs tested in vitro and in vivo. Dermatology. 1998；197（4）：361-7.

[188] Otero L, Palacio V, Mendez FJ, Vazquez F. Boric acid susceptibility testing of non-*C-albicans Candida* and *Saccharomyces cerevisiae*: comparison of three methods. Med Mycol. 2002；40（3）：319-22.

[189] Banes-Marshall L, Cawley P, Phillips CA. In vitro activity of Melaleuca alternifolia（tea tree）oil against bacterial and Candida spp. isolates from clinical specimens. Br J Biomed Sci. 2001；58（3）：139-45.

[190] Astvad KM, Jensen RH, Hassan TM, Mathiasen EG, Thomsen GM, Pedersen UG, et al. First detection of TR46/Y121F/T289A and TR34/L98 h alterations in Aspergillus fumigatus isolates from azole-naive patients in Denmark despite negative findings in the environment. Antimicrob Agents Chemother. 2014；58：5096-101.

[191] Mortensen KL, Mellado E, Lass-Flörl C, Rodriguez-Tudela JL, Johansen HK, Arendrup MC. Environmental study of azole-resistant Aspergillus fumigatus and other aspergilli in Austria, Denmark, and Spain. Antimicrob Agents Chemother. 2010；54：4545-9.

[192] Furustrand Tafin U, Clauss M, Hauser PM, Bille J, Meis JF, Trampuz A. Isothermal microcalorimetry: a novel method for real-time determination of antifungal susceptibility of Aspergillus species. Clin Microbiol Infect. 2012；18（7）：E241-5.

[193] Furustrand Tafin U, Meis JF, Trampuz A. Microcalorimetry assay for rapid detection of voriconazole resistance in Aspergillus fumigatus. Antimicrob Agents Chemother. 2013；57（11）：5704-6.

[194] Furustrand TU, Meis JF, Trampuz A. Isothermal microcalorimetry for antifungal susceptibility testing of Mucorales, Fusarium spp., and Scedosporium spp. Diagn Microbiol Infect Dis. 2012；73（4）：330-7.

[195] Wernli L, Bonkat G, Gasser TC, Bachmann A, Braissant O. Use of isothermal microcalorimetry to quantify the influence of glucose and antifungals on the growth of Candida albicans in urine. J Appl Microbiol. 2013；115（5）：1186-93.

[196] De Carolis E, Vella A, Florio AR, Posteraro P, Perlin DS, Sanguinetti M, et al. Use of matrix-assisted laser desorption ionization-time of flight mass spectrometry for caspofungin susceptibility testing of Candida and Aspergillus species. J Clin Microbiol. 2012；50（7）：2479-83.

[197] Vella A, De Carolis E, Vaccaro L, Posteraro P, Perlin DS, Kostrzewa M, et al. Rapid antifungal susceptibility testing by matrix-assisted laser desorption ionization-time of flight mass spectrometry analysis. J Clin Microbiol. 2013；51（9）：2964-9.

[198] Ernst EJ, Yodoi K, Roling EE, Klepser ME. Rates and extents of antifungal activities of amphotericin B, flucytosine, fluconazole, and voriconazole against *Candida lusitaniae* determined by microdilution, E-test, and time-kill methods. Antimicrob Agents Chemother. 2002；46（2）：578-81.

［199］ Manavathu EK, Cutright JL, Loebenberg D, Chandrasekar PH. A comparative study of the in vitro susceptibilities of clinical and laboratory-selected resistant isolates of *Aspergillus* spp. to amphotericin B, itraconazole, voriconazole and posaconazole（SCH 56592）. J Antimicrob Chemother. 2000; 46（2）: 229-34.

［200］ Krishnan S, Manavathu EK, Chandrasekar PH. A comparative study of fungicidal activities of voriconazole and amphotericin B against hyphae of *Aspergillus fumigatus*. J Antimicrob Chemother. 2005; 55（6）: 914-20.

［201］ Barchiesi F, Spreghini E, Tomassetti S, Arzeni D, Giannini D, Scalise G. Comparison of the fungicidal activities of caspofungin and amphotericin B against *Candida glabrata*. Antimicrob Agents Chemother. 2005; 49（12）: 4989-92.

［202］ Canton E, Peman J, Viudes A, Quindos G, Gobernado M, Espinel-Ingroff A. Minimum fungicidal concentrations of amphotericin B for bloodstream *Candida* species. Diagn Microbiol Infect Dis. 2003; 45（3）: 203-6.

［203］ Ernst EJ, Roling EE, Petzold CR, Keele DJ, Klepser ME. In vitro activity of micafungin（FK-463）against *Candida* spp.: Microdilution, time-kill, and postantifungal-effect studies. Antimicrob Agents Chemother. 2002; 46（12）: 3846-53.

［204］ Pfaller MA, Sheehan DJ, Rex JH. Determination of fungicidal activities against yeasts and molds: lessons learned from bactericidal testing and the need for standardization. Clin Microbiol Rev. 2004; 17（2）: 268-80. CP1, CP2.

［205］ Espinel-Ingroff A, Fothergill A, Peter J, Rinaldi MG, Walsh TJ. Testing conditions for determination of minimum fungicidal concentrations of new and established antifungal agents for *Aspergillus* spp.: NCCLS Collaborative Study. J Clin Microbiol. 2002; 40（9）: 3204-8.

［206］ Espinel-Ingroff A, Chaturvedi V, Fothergill A, Rinaldi MG. Optimal testing conditions for determining MICs and minimum fungicidal concentrations of new and established antifungal agents for uncommon molds: NCCLS collaborative study. J Clin Microbiol. 2002; 40（10）: 3776-81.

［207］ Ernst EJ, Klepser ME, Ernst ME, Messer SA, Pfaller MA. In vitro pharmacodynamic properties of MK-0991 determined by time-kill methods. Diagn Microbiol Infect Dis. 1999; 33（2）: 75-80.

［208］ Burgess DS, Hastings RW, Summers KK, Hardin TC, Rinaldi MG. Pharmacodynamics of fluconazole, itraconazole, and amphotericin B against *Candida albicans*. Diagn Microbiol Infect Dis. 2000; 36（1）: 13-8.

［209］ Klepser ME, Malone D, Lewis RE, Ernst EJ, Pfaller MA. Evaluation of voriconazole pharmacodynamics using time-kill methodology. Antimicrob Agents Chemother. 2000; 44（7）: 1917-20.

［210］ Toriumi Y, Sugita T, Nakajima M, Matsushima T, Shinoda T. Antifungal pharmacodynamic characteristics of amphotericin B against *Trichosporon asahii*, using time-kill methodology. Microbiol Immunol. 2002; 46（2）: 89-93.

［211］ Hazirolan G, Canton E, Sahin S, Arikan-Akdagli S. Head-to-head comparison of inhibitory and fungicidal activities of fluconazole, itraconazole, voriconazole, posaconazole, and isavuconazole against clinical isolates of Trichosporon asahii. Antimicrob Agents Chemother. 2013; 57（10）: 4841-7.

［212］ Pappalardo M, Szeszs MW, Martins MA, Baceti LB, Bonfietti LX, Purisco SU, et al. Susceptibility of clinical isolates of Cryptococcus neoformans to amphotericin B using time-kill methodology. Diagn Microbiol Infect Dis. 2009; 64（2）: 146-51.

［213］ Gil-Alonso S, Jauregizar N, Cantón E, Eraso E, Quindós G. In vitro fungicidal activities of anidulafungin, caspofungin and micafungin against Candida glabrata, Candida bracarensis and Candida nivariensis evaluated by time-kill studies. Antimicrob Agents Chemother. 2015; 59（6）: 3615-18.

［214］ Klepser ME, Ernst EJ, Lewis RE, Ernst ME, Pfaller MA. Influence of test conditions on antifungal time-kill curve results: proposal for standardized methods. Antimicrob Agents Chemother. 1998; 42: 1207-12.

［215］ Cuenca-Estrella M, Verweij PE, Arendrup MC, Arikan-Akdagli S, Bille J, Donnelly JP, et al. ESCMID* guideline for the diagnosis and management of Candida diseases 2012: diagnostic procedures. Clin Microbiol Infect. 2012; 18 Suppl 7: 9-18.

［216］ Van Der Linden JWM, Arendrup MC, Verweij PE, Scare N, editors. Prospective International Surveillance of Azole Resistance（AR）in Aspergillus fumigatus（Af）（SCARE-Network）. 51st Interscience Conference on Antimicrobial Agents and Chemotherapy（ICAAC）. Chicago, IL: ASM; 2011.

［217］ Denning DW, Perlin DS. Azole resistance in Aspergillus: a growing public health menace. Future Microbiol. 2011; 6（11）: 1229-32.

［218］ Lewis RE, Diekema DJ, Messer SA, Pfaller MA, Klepser ME. Comparison of E-test, chequerboard dilution and time-kill studies for the detection of synergy or antagonism between antifungal agents tested against Candida species. J Antimicrob Chemother. 2002; 49（2）: 345-51.

［219］ Arikan S, Lozano-Chiu M, Paetznick V, Rex JH. In vitro synergy of caspofungin and amphotericin B against *Aspergillus* and *Fusarium* spp. Antimicrob Agents Chemother. 2002; 46（1）: 245-7.

［220］ Velasquez S, Bailey E, Jandourek A. Evaluation of the antifungal activity of Amphotericin B in combination with Fluconazole, Itraconazole, Voriconazole or Posaconazole against Candida species using a Checkerboard method. Clin Infect Dis. 2000; 31（1）: 266.

［221］ Dannaoui E, Afeltra J, Meis J, Verweij PE. In vitro susceptibilities of zygomycetes to combinations of antimicrobial agents. Antimicrob Agents Chemother. 2002; 46（8）: 2708-11.

［222］ Cuenca-Estrella M, Gomez-Lopez A, Buitrago MJ, Mellado E, Garcia-Effron G, Rodriguez-Tudela JL. In vitro activities of 10 combinations of antifungal agents against the multiresistant pathogen *Scopulariopsis brevicaulis*. Antimicrob Agents Chemother. 2006; 50（6）: 2248-50.

［223］ Philip A, Odabasi Z, Rodriguez J, Paetznick VL, Chen E, Rex JH, et al. In vitro synergy testing of anidulafungin with itraconazole, voriconazole, and amphotericin B against *Aspergillus* spp. and *Fusarium* spp. Antimicrob Agents Chemother. 2005; 49（8）: 3572-4.

［224］ Dannaoui E, Lortholary O, Dromer F. In vitro evaluation of double and triple combinations of antifungal drugs against *Aspergillus fumigatus* and *Aspergillus terreus*. Antimicrob Agents Chemother. 2004; 48（3）: 970-8.

［225］ Arikan S, Sancak B, Alp S, Hascelik G, McNicholas P. Comparative in vitro activities of posaconazole, voriconazole, itraconazole, and amphotericin B against *Aspergillus* and *Rhizopus*, and synergy testing for *Rhizopus*. Med Mycol. 2008; 46（6）: 567-73.

［226］ Seyedmousavi S, Meletiadis J, Melchers WJ, Rijs AJ, Mouton JW, Verweij PE. In vitro interaction of voriconazole and anidulafungin against triazole-resistant Aspergillus fumigatus. Antimicrob Agents Chemother. 2013；57（2）：796-803.

［227］ Hsieh MH，Yu CM，Yu VL，Chow JW. Synergy assessed by checkerboard. A critical analysis. Diagn Microbiol Infect Dis. 1993；16（4）：343-9.

［228］ White RL，Burgess DS，Manduru M，Bosso JA. Comparison of three different in vitro methods of detecting synergy：time-kill，checkerboard，and E test. Antimicrob Agents Chemother. 1996；40：1914-18.

［229］ Kontoyiannis DP，Lewis RE，Sagar N，May G，Prince RA，Rolston KVI. Itraconazole-amphotericin B antagonism in Aspergillus fumigatus：an E-test-based strategy. Antimicrob Agents Chemother. 2000；44（10）：2915-18.

［230］ Canton E，Peman J，Gobernado M，Viudes A，Espinel-Ingroff A. Synergistic activities of fluconazole and voriconazole with terbinafine against four *Candida* species determined by checkerboard，time-kill，and E-test methods. Antimicrob Agents Chemother. 2005；49（4）：1593-6.

［231］ Pankey G，Ashcraft D，Kahn H，Ismail A. Time-kill assay and E-test evaluation for synergy with polymyxin B and fluconazole against Candida glabrata. Antimicrob Agents Chemother. 2014；58（10）：5795-800.

［232］ Keele DJ，DeLallo VC，Lewis RE，Ernst EJ，Klepser ME. Evaluation of amphotericin B and flucytosine in combination against *Candida albicans* and *Cryptococcus neoformans* using time-kill methodology. Diagn Microbiol Infect Dis. 2001；41（3）：121-6.

［233］ Greco WR，Bravo G，Parsons JC. The search for synergy：a critical review from a response surface perspective. Pharmacol Rev. 1995；47（2）：331-85.

［234］ Meletiadis J，Mouton JW，Meis J，Verweij PE. In vitro drug interaction modeling of combinations of azoles with terbinafine against clinical *Scedospotium prolificans* isolates. Antimicrob Agents Chemother. 2003；47（1）：106-17.

［235］ Dorsthorst D，Verweij PE，Meis J，Punt NC，Mouton JW. In vitro interactions between amphotericin B，itraconazole，and flucytosine against 21 clinical *Aspergillus* isolates determined by two drug interaction models. Antimicrob Agents Chemother. 2004；48（6）：2007-13.

［236］ Meletiadis J，Verweij PE，Dorsthorst D，Meis J，Mouton JW. Assessing in vitro combinations of antifungal drugs against yeasts and filamentous fungi：comparison of different drug interaction models. Med Mycol. 2005；43（2）：133-52.

［237］ Brun YF，Dennis CG，Greco WR，Bernacki RJ，Pera PJ，Bushey JJ，et al. Modeling the combination of amphotericin B，micafungin，and nikkomycin Z against *Aspergillus fumigatus* in vitro using a novel response surface paradigm. Antimicrob Agents Chemother. 2007；51（5）：1804-12.

［238］ Dannaoui E，Lortholary O，Dromer F. Methods for antifungal combination studies in vitro and in vivo in animal models. J Mycologie Medicale. 2003；13（2）：73-85.

［239］ Kontoyiannis DP，Lewis RE. Combination chemotherapy for invasive fungal infections：what laboratory and clinical studies tell us so far. Drug Resist Updat. 2003；6（5）：257-69.

［240］ Johnson MD，MacDougall C，Ostrosky-Zeichner L，Perfect JR，Rex JH. Combination antifungal therapy. Antimicrob Agents Chemother. 2004；48：693-715.

［241］ Mukherjee PK，Sheehan DJ，Hitchcock CA，Ghannoum MA. Combination treatment of invasive fungal infections. Clin Microbiol Rev. 2005；18（1）：163-94. CP4.

［242］ Candoni A，Aversa F，Busca A，Cesaro S，Girmenia C，Luppi M，et al. Combination antifungal therapy for invasive mould diseasesin haematologic patients. An update on clinical data. J Chemother. 2015；27（1）：1-12.

第83章　病毒表型抗性分析

Jacqueline D. Reeves，Neil T. Parkin

1　前言

　　20世纪80年代初，人类免疫缺陷病毒（HIV）大流行的出现导致了病毒学研究的显著升级。迅速扩大的知识库不仅在艾滋病领域，而且在其他病毒性疾病中渗透。鉴定这些病毒中的药物靶点有助于抗病毒药物的开发和批准。但是，特别是对于艾滋病毒，很快发现使用这些药物可以选择抗药性病毒。迫切需要鉴定耐药菌株并指导医师的治疗决策。目前，许多抗逆转录病毒药物可用于艾滋病毒治疗，结合检测分析指导其使用，可以选择有效抑制HIV复制多年的联合用药方案。多年来艾滋病毒药物开发和临床研究获得的大量经验显著加速了最近的丙型肝炎病毒（HCV）药物研发工作。包括一种或多种直接作用至不同靶标抗病毒药物的HCV的组合药物疗法已被快速评估并被优化以最小化抗性相关突变体的出现并促进病毒清除。

　　表型敏感性分析用于临床环境中的一些病毒。对于艾滋病毒，它们可以帮助选择针对个体病毒群体的最有效的药物治疗方案。它们还用于研究、药物发现以及药物开发的临床前和临床阶段，例如描述新药的耐药性和交叉耐药模式，并建立离散基因型变化与药物敏感性之间的相关性。

　　病毒表型敏感性分析旨在确定病毒对抗病毒药物可观察到的易感性或抗性。已经描述了许多类型的测定，包括经典噬菌斑测定和最近的重组病毒测定（RVAs）。细胞培养中对抗病毒药物的易感性或抗性经常被报道为抑制病毒复制50%或90%（分别为IC_{50}或IC_{90}）的抗病毒药物的浓度。通常将IC_{50}或IC_{90}与假定为药物敏感性的对照或参照病毒的IC_{50}或IC_{90}进行比较，并且将结果表示为实验病毒与对照的比率（通常称为倍数变化或抗性指数）（例如IC_{50}实验病毒/IC_{50}对照病毒）。

　　本章回顾了主要的表型抗病毒药物敏感性分析，重点是HIV和HCV相关分析。使用完整的病毒测定法、重组病毒测定法检测HIV耐药性、复制能力和共用受体亲合性测定的研发和临床应用，用于药物开发的HCV复制子测定法的使用，以及用于其他病毒（包括HBV、CMV、HSV）表型测定法的现状，并对流感病毒进行了讨论。

2　完整病毒敏感性分析

2.1　噬斑分析

　　噬斑分析最初是为了研究20世纪初期的噬菌体而开发的[1]。在20世纪50年代早期，Dulbecco和Vogt[2-4]将该检测方法应用于脊髓灰质炎病毒的检测，并推动了动物病毒学的发展。噬菌斑测定法的原理：当培养物用半固体营养培养基覆盖时，在单层培养物中感染单个细胞的单个病毒颗粒在邻近细胞感染后会导致局部细胞病变区域（"斑块"）通过扩散来预防长期继发感染。斑块形成所需的时间量取决于病毒的类型、细胞和生长条件。通常通过染色剩余的活细胞来肉眼鉴定噬菌斑，然后出现斑块作为染色单层细胞中的清晰圆圈（图83.1）。或者，单层可以用对病毒抗原特异性的抗体和通过比色或荧光检测方法鉴定的噬斑（或灶）进行染色。在给定体积中"斑块形成单位"（pfu）或"聚焦形成单位"（ffu）的数量是样品中感染性病毒滴度的量度。

　　噬斑分析可用于测量药物敏感性。例如，可以将抗病毒药物的系列稀释液加入对照和测试病毒感染的生长培养基中。然后可以产生剂量-反应曲线（pfu/mL与药物浓度的关系），并且可以确定IC_{50}或IC_{90}，或相对于对照的IC_{50}或IC_{90}的变化。这些类型的"噬斑减少试验"已被用于测量许多病毒的药物敏感性，包括流感[5]、单纯疱疹（HSV）[6]、巨细胞病毒（CMV）[7]、水痘带状疱疹病毒（VZV）[8]和HIV-1[9]（见下文）。斑块测定法相对于其他类型的感染性测定法的一个优点是它们可以提供如噬斑大小反映的病毒适应性的视觉评估。另外，通过在基于培养物的测定过程中可能发生的体外选择，可以检测到低水平少数种类的抗性病毒的存在。

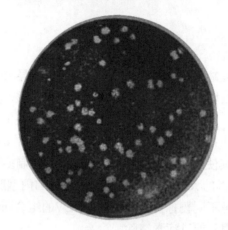

图83.1　噬斑测定

结晶紫染色微量滴定板很好地显示了Vero细胞中的HSV斑块（图片来源：Http://en.wikipedia.org/wifi/File：Plaque_assay_macro.jpg）。

2.2　病毒产量与抗原表达测定

作为噬斑减少分析的替代方法，可以通过各种技术测量在不存在和存在抗病毒剂的情况下释放到感染细胞培养物的液体培养基中的病毒，并且可以用于定量抗病毒药物敏感性。培养基中病毒的数量可以根据感染性［例如通过空斑测定或50%感染剂量（$TCID_{50}$）滴定］、病毒抗原生成（例如通过ELISA）、细胞病变效应（CPE）或病毒核酸生产来确定。病毒产量降低实验已被用于测量包括HIV[10]、HSV[11-13]、流感病毒[5, 14]和CMV[12, 15, 16]的药物敏感性，如下所述。

2.3　完整病毒检测的缺陷

噬斑减少和病毒产量降低检测是劳动密集型的，并且精确度有限，使得它们难以大规模地用于常规临床使用。该测定使用具有复制能力的病毒，其在测定过程中可能经历多轮感染。因此，对于以高错误率复制的病毒，与原始病毒样本相比，检测中的病毒可能具有改变的特征。完整病毒检测的其他局限性包括生物安全问题，这些问题可能导致涉及处理传染性病毒库的大规模操作成为后勤障碍。从临床标本中回收传染性病毒的能力并不总是可靠的，并且取决于滴度和适应性，这可能会有很大差异。最后，一些病毒不形成可见的斑块，而另一些病毒缺乏用于临床分离株的体外细胞培养系统（或适于常规使用的系统），因此不能使用斑块或依赖于来自临床材料的完整病毒感染的其他基于细胞的检测来研究。

3　HIV抗药表型药敏试验

3.1　噬斑减少试验

对HIV药物敏感性的初步测量，包括首次描述来自受感染个体的齐多夫定耐药HIV-1[9]，是通过

HeLa细胞中的噬斑减少试验来表达CD4受体[17]。感染细胞的噬斑或病灶可以根据感染细胞融合并形成多核合胞体的倾向来鉴定和计数；药物存在的情况下，斑块/聚焦数量的减少可用于推导IC$_{50}$值。通过在HIV-1 LTR控制下引入β-半乳糖苷酶报告基因来简化感染细胞的检测[18]。最初，由于HeLa细胞天然表达CXCR4共同受体，而不是CCR5（见3.5节），所以这些测定法仅产生具有合胞体诱导（SI）病毒的噬斑或病灶。CCR5在HeLa/CD4细胞或其他细胞系中的人工表达克服了这一瓶颈[19-22]。

3.2 基于外周血单核细胞的分析

在20世纪90年代早期，开发了另一种HIV表型检测方法，其中来自HIV感染个体的外周血单核细胞（PBMCs）与来自血清阴性供体的植物凝集素（PHA）刺激的PBMCs共培养[10]（图83.2）。大约7 d后，收集培养物的上清液作为病毒原液，随后在更多PHA刺激的供体PBMC上滴定（基于p24抗原产生）7 d。然后将适当稀释的病毒储液加入到PHA刺激的供体PBMCs中，并在不存在和存在抗逆转录病毒剂的情况下再生长7 d。收获上清液并通过ELISA法检测p24抗原以定量病毒产生，并产生敏感性曲线和IC$_{50}$或IC$_{90}$值。虽然这种检测方法是标准化的，并提供了有用的表型药物敏感性/耐药性数据，但它很繁琐、不精确和缓慢。另外，感染PBMCs中来自潜伏前病毒的HIV病毒库可能不反映血浆中循环的菌株。

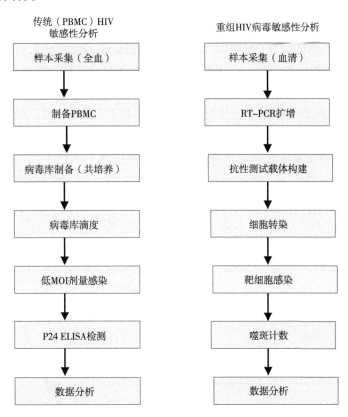

图83.2 完整HIV病毒（PBMC）与重组HIV病毒（PhenoSense HIV）的检测流程比较

3.3 重组病毒检测

HIV的第一种重组病毒测定法是通过逆转录酶（RT）去除的SI病毒克隆与源自前病毒DNA样品的PCR衍生的RT序列库的同源重组产生活病毒[23]。在T细胞系中扩增出具有复制能力的重组病毒，并在8~10 d后收获病毒，然后进行病毒滴定并在HeLa CD4$^+$细胞病灶减少试验[23]中测定药物敏感性或使用比色读数[24, 25]。该试剂盒向前迈进了一大步，因为它消除了对供体PBMC的需求，从而使病毒库存生产标准化。此外，由于不同HIV基因产物的选择性作用，特别是包膜，它降低了选择可能不同于原始样品中的病毒库的可能性。然而，原病毒DNA的使用可能不能完全反映循环的具有复制能力的病毒，并且这些检测（3~4周）的周转时间仍然很重要。后来对该测定法进行了改进，以测量HIV蛋白酶（PR）抑制剂的易感性，并从血浆病毒RNA而不是前病毒DNA扩增序列[26]。该测定法在1998年由Virco（Antivirogram®）商业化，但在2010年停止了常规临床应用。

20世纪90年代后期发生的显著进展促进了常规临床使用表型分析。VIRalliance和ViroLogic（现在是Monogram Biosciences Inc.）都开发了更快速的HIV表型分析方法并将其商业化，以测量对抗病毒药物的耐药性。VIRalliance分析（Phenoscript™）[27]涉及从血浆样品中提取的RNA分离扩增gag-PR和HIV的RT区域。然后将每种PCR产物与专有的质粒载体一起分别共转染到HeLa细胞中。感染仅限于一个周期，以确保重组病毒准确反映临床样本中的扩增区域。单周期感染通过从载体中删除包膜区域来实现；重组病毒用水泡性口炎病毒（VSV-G）的G蛋白假型包装。为了测试蛋白酶抑制剂，将转染的病毒生产细胞在连续稀释的药物存在下温育。然后将所得重组病毒用于在HIV-1 LTR的控制下感染含有*lacZ*基因的指示细胞。为了检测RT抑制剂，将在不存在药物的情况下产生的病毒添加到用系列稀释的药物预处理的细胞中。使用基于CPRG的比色测定法定量感染细胞中的β-半乳糖苷酶。该检测法不再用于常规临床使用。

在由Monogram Biosciences Inc.开发的PhenoSense®表型分析中，将血浆衍生的PR/RT序列扩增为一个扩增子，并使用限制性内切酶消化和DNA连接将其插入到荧光素酶报告抗性测试载体（RTV）中[28]（图83.2）。通过用测试载体DNA和产生双嗜性鼠白血病病毒（aMLV）包膜蛋白的表达载体共转染HEK293细胞来制备病毒原种。为了检测蛋白酶抑制剂敏感性，将转染的生产细胞在连续稀释的药物存在下温育。然后使用从转染的细胞收获的假型病毒感染新鲜的HEK293细胞。为了评估RT抑制剂，将在不存在药物的情况下产生的病毒添加到用系列稀释的药物预处理的细胞中。萤光素酶的产生取决于完成一轮复制（感染、逆转录和整合）。抑制病毒复制的药物以剂量依赖性方式降低萤光素酶活性，从而定量测量抗逆转录病毒药物的易感性（图83.3）。随后调整该测定以测量HIV整合酶（IN）抑制剂敏感性（PhenoSense®整合酶）[29, 30]，以及最近结合基因型抗性分析，来自单一RTV（PhenoSense®GT plus Integrase）测量HIV PR/RT/IN抑制剂易感性[31]。该测定也适用于评估成熟抑制剂易感性（Gag分析），以用于研究和药物开发的目的[32]。表83.1总结了各种HIV药物敏感性分析的显著特征。

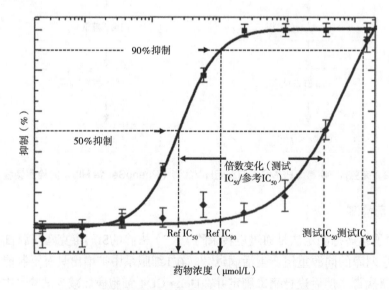

图83.3 抑制剂敏感性曲线（PhenoSense HIV测定）

参考和测试样品的IC$_{50}$、IC$_{90}$和IC$_{50}$倍数变化值的推导。

表83.1　HIV蛋白酶、逆转录酶和整合酶抑制剂敏感性测试的表型分析

	ACTG/DOD PBMC[10]	Antivirogram[a][26]	Phenoscript[b][27]	PhenoSense[28]	PhenoSense整合酶[29]	PhenoSense GT Plus 整合酶[31]
供应商	各种学术实验室	Virco,比利时	VIRalliance,法国	Monogram Biosciences Inc.,美国	Monogram Biosciences Inc.,美国	Monogram Biosciences Inc.,美国
病毒测试区域	所有	PR 1～99, RT 1～400	PR 1～99, RT 1～503	PR 1～99, RT 1～305	IN 1～288	PR 1～99, RT 1～400, IN 1～288
读数器	p24抗原	Gag变量	Gag变量	Gag418～500	RNaseH	RNaseH
		MTT/细胞活力（比色）	β-半乳糖苷酶（比色）	荧光素酶（发光）	荧光素酶（发光）	荧光素酶（发光）
细胞	供体PBMCs	MT-4	P4 HeLa	HEK 293	HEK 293	HEK 293
复制能力	具备复制能力	具备复制能力	复制缺陷，单周期	复制缺陷，单周期	复制缺陷，单周期	复制缺陷，单周期
重组病毒构建方法学	N/A	同源重组	同源重组	DNA连接	DNA连接	DNA连接
放大灵敏度	N/A	>1 000个拷贝/mL	>1 000个拷贝/mL	>500拷贝/mL	>500拷贝/mL	>500拷贝/mL
包膜	来自病毒测试的HIV env	HIV（HXB2）env	VSV-G	aMLV	aMLV	aMLV
周转时间（周）	4～6	3～4	2～3	2	2	2～2.5
根据CLIA/当地指南进行验证	没有	是	是	是	是	是

注：ᵃ中止；ᵇ不可再使用于常规临床。

上述重组病毒测定法具有一些缺点。定义耐药性的临床相关阈值对于所有药物都是未知的（见下文）。如果它们的相对比例和/或适应性低于IC_{50}在临界点上移动所需的比例，则可能会遗漏少数耐药病毒的存在。所需的比例因药物和突变模式而异。然而，这些限制（解释和检测次要物种）也适用于标准群体基因分型检测。诸如传统克隆表型或基因型分析的替代方法对于常规临床使用来说太昂贵且麻烦。然而，如果认为临床相关的话，"单基因组测序"方法的最新进展可能允许对次要物种进行成本效益高的基因型分析。部分原因是为了尽量减少遗漏抗药性病毒的可能性，目前的建议强调需要抽取血液样本，个体仍在服用失败治疗方案的同时的药物，以避免存档的药物敏感性病毒超过耐药变种的可能性[33]。

比较不同HIV-1表型分析结果的研究是有限的。Qari等在PhenoSense和Antivirogram分析中测试了一组38个样品，其中许多对所有抗逆转录病毒药物都敏感[34]。使用基于研究时使用的易感性截断值的二分评分系统。超过90%的个体结果被认为是一致的，大部分不一致的结果在IC_{50}值接近所使用的截止值时具有倍数变化。Miller等人使用了一组28个样本，其中包括更大比例的耐药性，并比较了当时商业上可用的所有三种测定法[35]。再次，结果通常有很好的一致性。Zhang等全面分析了PhenoSense和Antivirogram，并用核苷RT抑制剂证明了PhenoSense的精确度更高[36]。

3.3.1 表型检测的表述

表型敏感性分析结果的解释通过相关的阈值或"截止值"来增强旨在界定某一特定药物效用开始下降的点。基于来自临床试验的病毒学应答数据的"临床截止点"提供了临床最相关的阈值，但也最难定义。迄今为止，已有14种药物定义了PhenoSense、PhenoSense GT、PhenoSense整合酶和PhenoSense GT Plus整合酶HIV检测中临床阈值[31, 37-47]。Phenoscript分析包括9种药物的临床阈值[48, 49]和4种药物的抗病毒谱[37, 40, 50-52]（表83.2）。在没有临床阈值的情况下，已经使用了2种可选的截止值类型。"测定"截止值由临床样品重复测试期间测定的固有变异性和技术限制来定义。"生物学"截止值是由野生型病毒表现出的易感性分布的上限定义的，例如，平均变化倍数+2标准偏差[53]或第99百分位[54]。然而，生物截断的临床意义有限，因为与病毒学应答下降有关的FC值可能因药物而异。重要的是，生物截止值反映了病毒易感性的自然变化和固有的测定变异性。因此，这些临界值可能在具有不同固有变异性的测定中而有所不同。

表83.2　表型敏感性临界值

药物类别	药物	PhenoSense			Phenoscript[a]			抗病毒[b]		
		阈值（FC）	类型[c]	参考文献	阈值（FC）	类型	参考文献	截止值（FC）	类型	参考文献
NRTI	阿巴卡韦	4.5	C	[39]	8	C	[49]	3.2	C	[52]
	去羟肌苷	1.3	C	[43]	2.5	C	[49]	2.3	B	[55]
	拉米夫定	3.5	C	[41]	5.5	B	[48]	2.1	B	[55]
	恩曲他滨	3.5	D	[56]				3.1	B	[50]
	司他夫定	1.7	A	[57]	3	C	[49]	2.2	B	[50]
	替诺福韦	1.4	C	[58]	4	C	[48]	2.2	B	[50]
	齐多夫定	1.9	B	[59]	4.5	B	[48]	2.5	B	[50]
NNRTI	拉韦啶	6.2	B	[59]	10	B	[48]	7.7	B	[55]
	依法韦仑	3	B	[59]	5	C	[49]	3.3	B	[50]
	依曲韦林	2.9	C	[31]				3.2	B	[50]
	利匹韦林	2.5	B	[31]				3.7	B	[60]
	奈韦拉平	4.5	B	[59]	6.5	B	[48]	6	B	[50]

（续表）

药物类别	药物	PhenoSense			Phenoscripta			抗病毒[b]		
		阈值（FC）	类型[c]	参考文献	阈值（FC）	类型	参考文献	截止值（FC）	类型	参考文献
PI	阿扎那韦	2.2	C	[46]				2.1	B	[50]
	阿扎那韦/r	5.2	C	[46]	7	C	[49]			
	安普那韦[a]	2	B	[59]	2.5	A	[49]	2.2	B	[50]
	安普那韦/r[a]	4	C	[45]						
	达芦那韦/r	10	C	[47]				10	C	[51]
	夫沙那韦/r	4	C	[31]						
	利托那韦	2.5	B	[31]						
	茚地那韦	2.1	B	[59]	2.5	A	[49]	2.3	B	[50]
	茚地那韦/r	10	C	[42]	20	C	[49]			
	洛匹那韦/r	9	C	[40, 45]	10	C	[48]	10	C	[40]
	奈非那韦	3.6	B	[59]	3	B	[48]	2.2	B	[50]
	沙奎那韦	1.7	B	[59]	2.5	A	[49]	1.8	B	[50]
	沙奎那韦/r	2.3	C	[45]	11	C	[49]			
	替拉那韦/r	2	C	[45]				3	C	[37]
INI	多卢特格那韦	4	C	[31]						
	埃替拉韦	3.5	B	[31]						
	拉替拉韦	2.2	B	[31]						
EI	恩夫韦地	6.5	B	[61]						

FC：参考值的倍数变化。[a]不再可用于常规临床使用。[b]中止。[c]A.测定/再现性临界值；B.生物临界值；C.较低的临床临界值；D.通过类似于拉米夫定的关键参数得出的临床临界值。

3.3.2 检测重组病毒对进入抑制剂的适应性

HIV进入抑制剂包括病毒—细胞融合的肽抑制剂和可以靶向病毒包膜蛋白（Env）或细胞表面蛋白（例如CD4、CCR5或CXCR4）以防止细胞感染的小分子或抗体[62, 63]。恩夫韦地（Enfuvirtide，ENF）是一种基于HIV-1 Env的gp41亚基中七肽重复序列2（HR2）结构域的合成肽融合抑制剂。ENF特异性结合gp41中的HR1结构域，并将抗性映射到该区域[64-66]。为了监测ENF耐药性的出现，最初开发用于评估PR/RT耐药性的两种快速表型分析（Phenoscript和PhenoSense）进行了修改[61, 67]。对于Phenoscript，扩增跨越gp120和部分gp41的包膜基因（env）的片段并与env缺失的前病毒载体共转染。重组病毒用于感染含有HIV LTR-β-gal报道基因并表达CD4和一种或两种HIV共同受体CCR5或CXCR4的细胞。在PhenoSense Entry测定中，将整个env基因（gp160）转移至表达载体并与荧光素酶报道基因病毒载体共转染。所得到的病毒假型被用于感染表达CD4和CCR5和/或CCR5的细胞CXCR4。两种测定方法都使用抑制报道基因活性来产生IC$_{50}$或IC$_{90}$数据。使用这些检测方法以及其他方法的研究表明，ENF易感性的自然变异可能相当广泛[61, 67]。对这些差异的临床解释由于缺乏允许推导ENF的临床截止的研究而受到阻碍，因此，使用生物临界值将病毒定义为具有降低的敏感性。

重组病毒进入测定也可用于评估对靶向Env与CD4、CXCR4或CCR5相互作用的进入抑制剂

（包括依附抑制剂和趋化因子受体拮抗剂）的抗性。对于一些抑制剂，包括CD4抗体艾巴利珠单抗和CCR5拮抗剂马拉韦洛克（MVC），可以观察到表型测定中的抗性，因为IC_{50}和IC_{90}值的增加和/或所获得的最大抑制百分比（MPI）的降低，可视化作为一个"停滞期"，随着药物浓度的增加，感染再也无法被抑制[68-70]。

3.4 HIV适应性与复制能力的分析

病毒适应性被定义为病毒在特定环境中复制的能力。赋予药物抗性的突变通常通过干扰复制周期中的一个或多个关键步骤来降低缺乏药物时的病毒适应性。复制能力（RC）是指与野生型药物敏感性对照病毒相比，在不存在药物的情况下病毒复制的能力。已经描述了几种用于确定病毒适应性的方法，包括能够复制的病毒生长动力学测定比较平行或竞争性培养物中两种或更多种突变体的病毒复制的活性。竞争性培养实验使用包括重组标记病毒测定[71]和异源双链体追踪测定[72]在内的多种技术测量竞争性病毒随时间变化的比例。竞争测定被许多人视为评估病毒适应性的标准方法，因为其能够在相同条件下测量两种病毒株的复制能力。然而，这些测定费力和周转时间长使得它们不适合在日常临床使用。更快速的单周期表型敏感性分析已被用于测量RC（图83.4）。在这种情况下，报道的RC仅涉及转移至重组病毒的扩增序列的部分（即PR和包含在扩增片段中的部分gag和RT序列），因此必须仔细解释数据。尽管如此，有证据表明，如果适应性差异与PR/RT的变化有关，那么重组病毒RC试验就是体内适应性的良好替代指标[73]。研究表明，RCs在缺乏表型或基因型耐药性的野生型HIV中广泛分布[54, 74, 75]。一般来说，已发现抗药性HIV具有降低的RC和体内适应性，如在抗逆转录病毒疗法中断的个体中再现较少抗性病毒再次出现，伴随着病毒载量的增加和CD4细胞计数的减少[73]。然而，即使在没有药物压力和低病毒耐受力的情况下，传播的多药耐药形式的HIV仍然长时间耐受[75-77]，大概是因为逆转速率比已保留的药物敏感菌株的生长慢或由于途径中的不利（不适当）中间形式而回到药物敏感的祖细胞[78]。一种便捷的RC的可用性测定和大量数据的积累使研究能够将特定的耐药相关突变与低RC相关联[79-86]。这种分析可能有助于制定治疗策略，目的是强制某些突变的发生，这也会降低病毒的适应性[87, 88]。尽管测量病毒适应度或RC对于某个个体的临床效用尚不清楚，但一些报道指出低RC与保存CD4细胞计数之间存在相关性[74, 75, 89, 90]。

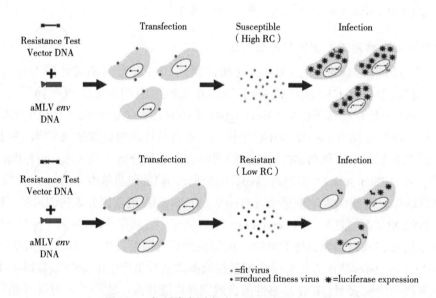

图83.4　复制能力测定（PhenoSense HIV）

与药物敏感病毒相比，耐药病毒通常表现出降低的复制能力（RC）。

3.5　HIV-1共受体的偏嗜性

HIV-1感染需要病毒Env表面糖蛋白（gp120）、细胞受体（CD4）和辅助受体（例如CCR5和/或CXCR4）之间的相互作用[91]。CCR5在原发性T细胞和巨噬细胞上表达，主要用作感染早期感染个体和病毒之间传播的HIV的共受体[92]。CXCR4在许多细胞类型上表达，包括原代T细胞、巨噬细胞、胸腺细胞和T细胞系。使用CXCR4的病毒更常见于晚期疾病患者[92]。然而，目前还不清楚CXCR4的使用是否先于疾病进展，并导致疾病进展更快或者仅仅是目标细胞可用性改变的结果。

HIV共受体的发现使特别针对CCR5的HIV-1进入抑制剂，包括MVC（Pfizer，已批准）、vicriviroc（Schering-Plough，开发停止）、aplaviroc（GlaxoSmithKline，开发停止）、cenicriviroc（Takeda Pharmaceutical和Tobira Therapeutics，暂停开发）和PRO 140（CytoDyn Inc.）[62, 63]。临床发展的辅助受体抑制剂，并随后批准了MVC，因此需要开发验证测定以确定共受体的趋向性[93, 94]。最近，以CCR5靶基因的基因治疗法进一步提高了对共受体使用和测定方法的兴趣[95]。

3.5.1　MT-2分析

当在携带CXCR4的MT-2细胞系上培养时，使用CXCR4的病毒可诱导合胞体［合胞体诱导（SI）病毒］的形成。MT-2细胞缺乏CCR5并且不能被CCR5-使用HIV-1感染。因此，在识别共同受体之前，使用CCR5的HIV-1分离物被归类为非合胞体诱导（NSI）。已经描述了两种标准化的MT-2测定方法来评估共同受体向性。如上所述，在文献[96]中，需要从PBMC共培养物中产生病毒库，这些病毒库被滴定，然后可用于感染MT-2细胞。由于MT-2细胞表达CXCR4而不是CCR5[97]，因此只有SI（CXCR4-tropic）HIV-1能够感染并诱导合胞体的形成。通常在感染后14 d或更长时间内被读取测定。评估需要对个体培养物进行显微检查以确定合胞体的存在（SI）或不存在（NSI）。第二种方法利用MT-2细胞与PBMS的HIV感染者直接共培养，然后进行显微镜检查[98]。在确定共同受体之前，MT-2分析是在临床研究环境中确定HIV表型的常用方法。利用MT-2检测的早期研究将SI表型确定为疾病进展的重要标志物[99]。尽管有这些发现，由于测定过程的时间和劳动力的依赖性，缺乏直接改变这种先前可用的抗逆转录病毒表型的能力，MT-2测定尚未成为常规临床监测测试，潜在的缺点是所测试的病毒来自受刺激的淋巴细胞而不是血浆病毒，因此可能不代表循环病毒，测定读数的非定量性质（SI或NSI），CXCR4-嗜性病毒诱导合胞体的可变能力以及潜在的一些非CXCR4嗜性病毒通过替代的共同受体诱导合胞体[100]。

3.5.2　重组病毒的偏嗜性分析

进入易感性分析（见上文）已被修改以确定HIV共受体嗜性[93, 94, 101]。重组病毒用于感染表达CD4和CXCR4或CCR5的哺乳动物细胞系。一种这样的高通量测定法（Trofile，Monogram Biosciences Inc.）[93, 94]已被用于共同受体抑制剂的临床开发中，并且可商业化用于选择适合于MVC治疗的个体。该单周期测定利用荧光素酶报告假型病毒和定量荧光素酶活性作为相对光单位（RLU），以评估表达CD4和CXCR4或CCR5的U87细胞的感染。作为确认步骤，荧光素酶的产生必须能够通过对所评估的共同受体特异的拮抗剂来抑制。当感染水平低并导致接近背景水平的荧光素酶活性时，这一步尤其重要。2008年6月，最初的Trofile测定法被一种检测少数变异体且灵敏度增加的测定法所取代[94]。这种提高的灵敏度允许早期检测纵向样品中使用的CXCR4亚群，并进一步优化个体对CCR5拮抗剂治疗的选择[94, 102-105]。增强的灵敏度Trofile分析被认为是目前共同受体嗜性评估的基准。2010年，利用细胞相关HIV-1 DNA作为模板（Trofile®DNA）而不是血浆病毒RNA的方法问世，以支持在病毒学抑制背景下的治疗决策[106]。

嗜性重组试验（TRT；VIRalliance）与原始的Trofile试验相似，只是扩增了env基因的较小区域（V1-V3）并且读数基于β-半乳糖苷酶活性比色评估[101]。该测定法将通过Eurofins提供，但目前不用于常规临床测试。在一项比较研究中，两种重组嗜性测定（TRT和原始Trofile测定）给出了基本一致的嗜性结果（85%），然而有一些未解决的不协调现象，并且没有证据表明敏感性存在差异[107]。尽管Env的gp120结构域中的V3环是辅助受体使用的主要决定因素，V3以外的区域甚至gp120以外的区域也可以影响共受体向性，因此可以解释基于V3的分析与利用整个Env的分析之间出现不一致结果的原因[108]。

已经为研究应用或探索性临床应用开发了许多其他基于病毒的重组嗜性试验。这些包括：

（1）Toulouse嗜性测试（TTT）评估从血浆病毒或细胞相关DNA克隆的gp120和gp41胞外结构域[109]。从对24个样品的趋向性结果的比较分析中，获得了与增强的灵敏度Trofile测定92%的一致性[109]。

（2）启动子-PCR（pPCR）测定，其中使用重叠PCR将CMV启动子装配到全长env基因群，然后直接与Env缺陷型荧光素酶报告基因HIV构建体共转染以产生假病毒，避免克隆/重组步骤[110]。使用该测定，9/9样品的结果与最初的Trofile测定一致。

（3）使用基于酵母的同源重组方法将env基因克隆到HIV载体中的VERITROP™细胞与细胞融合测定[111]。对原始Trofile分析的比较研究表明具有74%（56/76）的一致结果[111]。

3.5.3 MT-2分析与重组病毒共用受体偏嗜性测定的比较

MT-2分析和重组病毒测定之间存在重要差异。这些测定通常评估来自不同区室的HIV：受刺激的淋巴细胞与血浆。MT-2测定利用完整病毒，重组测定评估病毒env基因。MT-2测定允许复制的多个循环（并且可能扩增病毒亚群和/或病毒适应培养条件），而重组测定将复制限制为单个循环。

MT-2分析中的SI结果是HIV-1 CXCR4利用的确定替代物。这受到有限的数据支持，其检查通过MT-2测定和Trofile共同受体向性测定确定的表型之间的关系。在一项研究中，在MT-2检测中有11名HIV确定为SI的患者[112]用Trofile检测进行了辅助受体分型；来自所有11名患者的病毒是X4或双重/混合（DM）（双重：CCR5+CXCR4）。混合：具有混合嗜性的病毒群体，包括使用CCR5和CXCR4的病毒）。在这11个样品中，假病毒颗粒感染的表达CXCR4的细胞上获得的荧光素酶活性并不一致，而是在很宽范围的RLU上变化。将需要进一步的研究来确定这是否具有临床意义。

在第二项研究中，在进入艾滋病临床试验组5211研究[113]的vicriviroc临床试验之前，Trofile试验用于确定个体病毒的共受体嗜性。MT-2分析是在基线分离株之间进行回顾性分析，并显示两种分析方法之间仅存在有限的不一致[114]。值得注意的是，与通过Trofile测定（>90%）成功表型的样品的比例相比，MT-2测定处理的淋巴细胞样品中的病毒回收率低（50%）。在第三项研究中，原始和增强的灵敏度Trofile分析用于回顾性评估先前在MT2分析中评估过的个体的样品序列。结果高度一致，随着时间的推移，从R5/NSI到DM/SI的共受体向性的演变在两种测定中都被检测到[105]。

4 HBV病毒的表型药敏试验

目前有几种特定的抗病毒药物可用于慢性HBV感染，包括嘧啶类似物（替比夫定、拉米夫定）和嘌呤类似物（替诺福韦、恩替卡韦、阿德福韦）。与艾滋病毒一样，使用这些药物可能导致出现与聚合酶基因突变相关的耐药菌株[115]（另见Stephen Locarnini的章节）。延长治疗时间和持续的病毒复制，突变可能积累并导致一些聚合酶抑制剂之间的显著交叉耐药性。因此，检测和测量HBV耐药性对经历过治疗的HBV感染个体的治疗具有重要意义。迄今为止，在用替诺福韦治疗7年后未观察到可检测到的耐药性[116, 117]。然而，先前存在的阿德福韦耐药性可降低替诺福韦活性[118]。

虽然已经描述了一些HBV细胞培养模型[119, 120]，但是由于没有建立常规强大的细胞培养系统来支持HBV分离株的复制（例如用于病毒扩散分析），HBV提出了独特的挑战。因此，用于测量HBV抗病毒药物易感性的表型测定通常依赖于几种替代方法，并仅限于研究/临床研究应用。

使用来自父本或突变实验室菌株的全长基因组进行表型分析已被用于研究瞬时分析中的HBV耐药性测定[121, 122]。用HBV质粒载体构建体转染能够支持瞬时HBV复制的细胞（例如，HepG2或Huh7

细胞）。然后比较在存在和不存在抗病毒药物的情况下，依赖于亲本或改变的HBV聚合酶活性的细胞内进行基因组复制。传统上，复制是通过Southern印迹法来监测的；然而，由于读数繁琐，限制了其临床应用。其他问题包括实验室病毒株背景中个体突变行为的可疑相关性。

还描述了基于杆状病毒载体的HBV表型分型分析来评估药物敏感性[123, 124]。这些方法可以有效地重组HBV杆状病毒导入肝癌细胞系。已经发现大多数HBV耐药突变体在这样的系统中复制并且显示出预期的耐药性表型。然而，这个过程在临床的常规使用中仍然太麻烦。

采用PCR扩增来自临床样品的全长HBV基因组的HBV表型分型方法可提供更多相关的药物敏感性信息[125]。使用Southern印迹或RT-PCR方法监测复制[126-129]，可以在瞬时转染研究中使用这些基因组的克隆或准种群体替代亲本或突变实验室菌株。一种检测方法的修改版本由VIRalliance商业化，但不再经常提供[127]。变异分析允许在重组基因型A HBV主链的背景下对基因型A至H的临床标本的HBV聚合酶/RT序列进行表型评估[130, 131]。与全长基因组相比，聚合酶/RT序列更容易扩增，因此，这种方法有助于分析病毒载量较低的临床样本。

5 HCV病毒药物敏感性的表型分析

从2001年到2011年5月，用聚乙二醇干扰素α（peg-IFNα）和利巴韦林（RBV）联合治疗HCV感染[132]。这需要一个长期的治疗过程，其副作用显著，对于基因1型HCV（北美地区最常见的HCV基因型[133-135]）患者而言，其疗效仅约为50%。在过去几年中，广泛的抗病毒药物发现/开发工作集中在主要靶向HCV的NS3/4A蛋白酶、NS5B聚合酶或NS5A蛋白的直接作用抗病毒（DAA）制剂[132]。这导致许多不同治疗方案的批准，这些治疗方案不同程度地包含了蛋白酶抑制剂（boceprevir、telaprevir、simeprevir、asunaprevir、paritaprevir，grazoprevir）、核苷（sofosbuvir）或非核苷（dasabuvir）聚合酶抑制剂和NS5A抑制剂（daclatasvir、ledipasvir、ombitasvir、elbasvir、velpatasvir）[132]。考虑到HCV RNA依赖性RNA聚合酶的易错性和体内HCV的高复制率，对大多数这些化合物具有耐药性的病毒株可以通过不理想的治疗方案后迅速出现[136-142]。因此，就HIV而言，DAAs以联合/共同配方方式使用，包括与其他具有不同作用机制的peg-IFN-α和/或RBV的DAA[132]。

至于HBV，目前没有细胞培养系统可用于临床分离HCV的常规培养。迄今为止，大多数体外HCV病毒学研究已经使用基因型1或2亚基因组复制子[143-150]或基因型2a感染性cDNA克隆[151-153]进行。适应性突变可以促进细胞培养中的复制。到目前为止，几乎所有被测试化合物的复制子都可以被体外选择。此类研究在确定与抑制剂相互作用的蛋白酶、聚合酶或NS5A蛋白上的位点位置以及交叉抗性表征方面具有很高的信息量[139, 154-163]。例如，由不同类别的化合物[164]选择的基本上不重叠的突变组确定，NS5B聚合酶的变构抑制剂结合似乎存在4个或5个不同的位点。在体外对聚合酶、NS3/4A蛋白酶和NS5A抑制剂的耐药性变异也在用这些抑制剂治疗的HCV患者中检测到，并且与体外研究结果大部分重叠[139, 165]。已经开发了用于评估血浆衍生的HCV的药物敏感性的重组复制子系统。这些分析目前用于研究目的，并支持临床前和临床药物开发项目中DAA易感性的表型分析[166]。例如在PhenoSense HCV NS3蛋白酶和NS5A和NS5B测定法（Monogram Biosciences Inc.；第三版）中，可以将血浆病毒NS3蛋白酶和NS5A或NS5B序列转移到用于敏感性测试的基于荧光素酶报告基因的复制子载体中[161, 167-172]，见图83.5）。检测方法与HIV-1的重组测定类似，因为通过RT-PCR从血浆中扩增靶序列，转移至病毒载体，导入细胞中，并与各种抑制剂的系列稀释液一起培养。主要差异包括对体外RNA转录的要求（因为系统依赖于RNA，而不是DNA），通常是电穿孔步骤而不是转染，并且使用有限数量的细胞类型（Huh-7细胞的衍生物，包括那些已被"治愈"HCV感染的细胞），它们能够支持瞬时性所需的高水平复制转染测定模式（图83.6）。

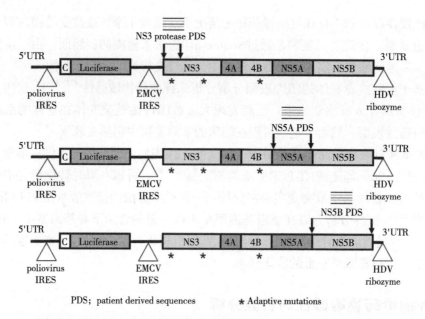

PDS；patient derived sequences   ★ Adaptive mutations

图83.5　用于HCV复制子测定的抗性测试载体（PhenoSense HCV）

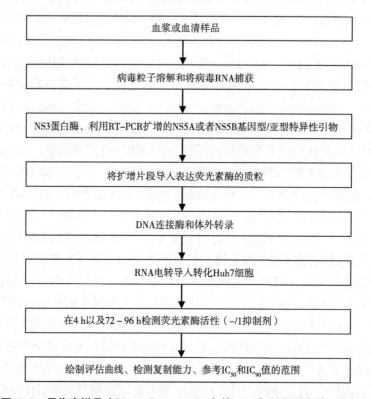

图83.6　用临床样品（PhenoSense HCV）的HCV复制子测定的工艺流程

　　HCV临床样品表型的挑战与HCV基因型和亚型之间的广泛多样性有关，包括（a）设计能够在低病毒载量下扩增高百分比样品的引物和RTPCR条件；（b）含有一些血浆来源的病毒序列的复制子（例如来自蛋白酶抑制剂抗性变体的NS3蛋白酶区域）的复制能力相对较低；（c）缺乏与一些基因间型重组体（例如GT1复制子主链中的非GT1 NS3蛋白酶区域）的复制；（d）有限数量的复制子主干的可用性。HCV多样性对于药物开发也被证明是具有挑战性的，其中许多抑制剂在HCV基因型内和之间表现出可变效力。在不存在基因型的情况下，对DAA易感性的天然变异范围可以从相对较窄（例如，对于某些核苷抑制剂在约10倍内）到广泛范围（例如对于一些非核苷聚合酶抑制剂而言超过1 000倍）或存在已知的与耐药相关的变体[167, 173]。然而，由于有效的抗病毒药物组合可以获得高持续病毒学应答（SVR）率，因此表型病毒抗性测定法目前不适合常规临床应用，因为它们用于HIV-1。目前的指南推荐使用基因型病毒抗性试验来选择合适的候选药物，以便与simeprevir联合peg-IFN-α/RBV或sofosbuvir治疗[174, 174b]。临床试验表明，当基因型1a基因型中检测到NS3蛋白酶Q80 k多态性时，simeprevir/peg-IFN-α/RBV的功效可以大大降低。西米普韦/索非布韦治疗肝硬化个体后观察到类似的结果。在表型分析中，Q80 k赋予simeprevir易感性减少约10倍[175-177]。指南还建议在HCV基因型1a感染个体中使用elbasvir/grazoprevir之前对NS5A进行基因型病毒抗性分析[174b]。抗性相关多态性的存在氨基酸位置28、30、31或93（其赋予表型测定中的elbasvir易感性至少减少至1/5）与12周治疗方案中的功效降低相关。如果确定了第28、30、31或93位的变异，推荐使用RBV强化治疗16周[174b]。

6　疱疹病毒（HSV、CMV、VZV）的药物敏感性检测

尽管临床上重要的α疱疹病毒［如单纯疱疹病毒（HSV）、巨细胞病毒（CMV）和水痘带状疱疹病毒（VZV）］的病毒分离和生长在技术上是可行的，如同HIV一样，它具有包括低重复性、周转时间长、劳动强度和生物安全问题。因此，针对HSV[6]、CMV[7]和VZV[8, 178]的传统噬斑减少测定已经适应更高的通量[179]或被重组病毒系统[180-182]所取代，包括一些依赖于对报告基因读数如分泌型碱性磷酸酶（SEAP）[183]。有关临床上有意义的耐药水平的不确定性是使用这些检测方法中的一个主要问题[184, 185]，因为它与HIV-1相同。用于临床评估HSV-1/2耐药性的噬菌斑减少分析可从有限数量的参考或专业实验室获得。

7　流感病毒药物敏感性的表型分析

完整流感病毒的表型药物敏感性分析主要限于斑块分析，通常在Madrin-Darby犬或牛肾（MDCK或MDBK）细胞中。这些测定法已成功用于测试金刚烷胺、金刚乙胺（金刚烷衍生物M2离子通道抑制剂）和利巴韦林（未批准用于流感治疗）多种流感病毒株的易感性[186]。金刚烷对治疗缺乏M2蛋白的B型流感病毒无效，并且甲型流感病毒中普遍存在的金刚烷耐药限制了它们在过去十年的效用[187]。

在20世纪90年代中期，有效的神经氨酸酶（NA）抑制剂如扎那米韦和奥司他韦的出现为流感治疗提供了新的抗病毒选择，并重新引起了评估流感抗病毒易感性的试验的兴趣。使用荧光或化学发光NA底物[188-191]开发了用于测量NA活性的表型分析，并基于病毒颗粒相关NA的酶学分析。商业试剂盒（Applied Biosystems）以及室内分析目前正在常规使用。在这些测定中，首先滴定病毒原液以选择在酶活性曲线的线性部分上的测定输入。然后将病毒和药物的适当稀释混合并一起温育，然后加入荧光或化学发光底物。温育后，终止反应，测量NA释放产物的量[192]。荧光测定法更具成本效益，而化学发光测定法可以缩短孵育时间和更宽的动态范围，但两种酶法测定都比斑块测定法更快且更可靠。也已经描述了使用血凝素和/或神经氨酸酶假型包装的病毒粒子的替代测定，并且可以允许生物安全评价对神经氨酸酶抑制剂的易感性[193-195]。然而，对于假型以及传统的荧光或化学发光法测定，由于NA抑制剂抗性的某些方面与血凝素蛋白相关[196-199]，NA酶或假病毒颗粒释放测定可能不能完全反映完整天然的抑制剂易感性病毒。其中表达HA的细胞系反式提供HA至假型HA缺失的表达绿色荧光蛋白的流感病毒的分析可便于分析流感抗病毒剂以及重构病毒系统中的中和抗体[199b]。

荧光和化学发光分析都是快速和可重复的，并且临床上也用于监测[200, 201]。表型检测神经氨酸

酶抑制剂敏感性特别适用于新病毒出现或新的抑制剂可用时，如帕拉米韦。鉴于对NA抑制剂耐药流感病毒传播的担忧，神经氨酸酶抑制剂易感性网络（NISN）最初建立的目的是通过使用上述化学发光测定来监测世界各地的耐药性。2006年，NISN报道，在引入NA抑制剂3年后，耐药病毒的检测受到限制（2 287个样本中有8个被检测），但随着抑制剂使用变得更为广泛，需要继续进行监测[202]。事实上，NISN、世界卫生组织以及其他组织随后通过荧光或化学发光表型分析以及基于序列的分析进行的监测工作，在2007年末至2008年初和2008—2009年流行的季节性流感中发现了对奥司他韦的广泛耐药性[187]。2008—2009年后期出现的病毒以及2013—2014年期间在随后季节传播/出现的病毒总体上抗药性发生率较低（全球范围内为2%或更低）。但是，在不同国家的一些社区发现的抗药性病毒群需要持续监测[187,203,204]。

致谢：感谢Christos Petropoulos和Charles Walworth对本章的审阅。

归属：PhenoSense和Trofile是Monogram Biosciences、Laboratory Corporation of America Holdings的注册商标。Antiviogram是杨森的注册商标。Phenoscript和VERITROP分别是Eurfins VIRalliance Inc.和DiagnosticHybrides，Inc.的商标。

参考文献

[1]　d' Herelle F, Smith GH. The bacteriophage and its behavior. Baltimore, MD: Williams and Wilkins; 1926.

[2]　Dulbecco R, Vogt M. Some problems of animal virology as studied by the plaque technique. Cold Spring Harb Symp Quant Biol. 1953; 18: 273-9.

[3]　Dulbecco R, Vogt M. Plaque formation and isolation of pure lines with poliomyelitis viruses. J Exp Med. 1954; 99 (2): 167-82.

[4]　Dulbecco R, Vogt M. Biological properties of poliomyelitis viruses as studied by the plaque technique. Ann N Y Acad Sci. 1955; 61 (4): 790-800.

[5]　Sidwell RW, Smee DF. In vitro and in vivo assay systems for study of influenza virus inhibitors. Antivir Res. 2000; 48 (1): 1-16.

[6]　Christophers J, Clayton J, Craske J, Ward R, Collins P, Trowbridge M, Darby G. Survey of resistance of herpes simplex virus to acyclovir in northwest England. Antimicrob Agents Chemother. 1998; 42 (4): 868-72.

[7]　Landry ML, Stanat S, Biron K, Brambilla D, Britt W, Jokela J, Chou S, Drew WL, Erice A, Gilliam B, Lurain N, Manischewitz J, Miner R, Nokta M, Reichelderfer P, Spector S, Weinberg A, Yen-Lieberman B, Crumpacker C. A standardized plaque reduction assay for determination of drug susceptibilities of cytomegalovirus clinical isolates. Antimicrob Agents Chemother. 2000; 44 (3): 688-92.

[8]　Biron KK, Fyfe JA, Noblin JE, Elion GB. Selection and preliminary characterization of acyclovir-resistant mutants of varicella zoster virus. Am J Med. 1982; 73 (1A): 383-6.

[9]　Larder BA, Darby G, Richman DD. HIV with reduced sensitivity to Zidovudine (AZT) isolated during prolonged therapy. Science. 1989; 243 (March 31): 1731-4.

[10]　Japour AJ, Mayers DL, Johnson VA, Kuritzkes DR, Beckett LA, Arduino JM, Lane J, Black RJ, Reichelderfer PS, D' Aquila RT, Crumpacker CS. Standardized peripheral blood mononuclear cell culture assay for determination of drug susceptibilities of clinical human immunodeficiency virus type 1 isolates. The RV-43 Study Group, the AIDS Clinical Trials Group Virology Committee Resistance Working Group. Antimicrob Agents Chemother. 1993; 37 (5): 1095-101.

[11]　Bacon TH, Howard BA, Spender LC, Boyd MR. Activity of penciclovir in antiviral assays against herpes simplex virus. J Antimicrob Chemother. 1996; 37 (2): 303-13.

[12]　Prichard MN, Turk SR, Coleman LA, Engelhardt SL, Shipman Jr C, Drach JC. A microtiter virus yield reduction assay for the evaluation of antiviral compounds against human cytomegalovirus and herpes simplex virus. J Virol Methods. 1990; 28 (1): 101-6.

[13]　Leary JJ, Wittrock R, Sarisky RT, Weinberg A, Levin MJ. Susceptibilities of herpes simplex viruses to penciclovir and acyclovir in eight cell lines. Antimicrob Agents Chemother. 2002; 46 (3): 762-8.

[14]　McSharry JJ, McDonough AC, Olson BA, Drusano GL. Phenotypic drug susceptibility assay for influenza virus neuraminidase inhibitors. Clin Diagn Lab Immunol. 2004; 11 (1): 21-8.

[15]　Drew WL, Miner RC, Marousek GI, Chou S. Maribavir sensitivity of cytomegalovirus isolates resistant to ganciclovir, cidofovir or foscarnet. J Clin Virol. 2006; 37 (2): 124-7.

[16]　Dankner WM, Scholl D, Stanat SC, Martin M, Sonke RL, Spector SA. Rapid antiviral DNA-DNA hybridization assay for human cytomegalovirus. J Virol Methods. 1990; 28 (3): 293-8.

[17]　Chesebro B, Wehrly K. Development of a sensitive quantitative focal assay for human immunodeficiency virus infectivity. J Virol. 1988; 62 (10): 3779-88.

[18]　Kimpton J, Emerman M. Detection of replication-competent and pseudotyped human immunodeficiency virus with a sensitive cell line on the basis of activation of an integrated beta-galactosidase gene. J Virol. 1992; 66 (4): 2232-9.

[19] Hill CM, Deng H, Unutmaz D, Kewalramani VN, Bastiani L, Gorny MK, Zolla-Pazner S, Littman DR. Envelope glycoproteins from human immunodeficiency virus types 1 and 2 and simian immunodeficiency virus can use human CCR5 as a coreceptor for viral entry and make direct CD4-dependent interactions with this chemokine receptor. J Virol. 1997; 71（9）: 6296–304.

[20] Simmons G, Clapham PR, Picard L, Offord RE, Rosenkilde MM, Schwartz TW, Buser R, Wells TN, Proudfoot AE. Potent inhibition of HIV-1 infectivity in macrophages and lymphocytes by a novel CCR5 antagonist. Science. 1997; 276（5310）: 276–9.

[21] Simmons G, Wilkinson D, Reeves JD, Dittmar MT, Beddows S, Weber J, Carnegie G, Desselberger U, Gray PW, Weiss RA, Clapham PR. Primary, syncytium-inducing human immunodeficiency virus type 1 isolates are dual-tropic and most can use either Lestr or CCR5 as coreceptors for virus entry. J Virol. 1996; 70（12）: 8355–60.

[22] Vodicka MA, Goh WC, Wu LI, Rogel ME, Bartz SR, Schweickart VL, Raport CJ, Emerman M. Indicator cell lines for detection of primary strains of human and simian immunodeficiency viruses. Virology. 1997; 233（1）: 193–8.

[23] Kellam P, Larder BA. Recombinant virus assay: a rapid, phenotypic assay for assessment of drug susceptibility of human immunodeficiency virus type 1 isolates. Antimicrob Agents Chemother. 1994; 38（1）: 23–30.

[24] Boucher CA, Keulen W, van Bommel T, Nijhuis M, de Jong D, de Jong MD, Schipper P, Back NK. Human immunodeficiency virus type 1 drug susceptibility determination by using recombinant viruses generated from patient sera tested in a cell-killing assay. Antimicrob Agents Chemother. 1996; 40（10）: 2404–9.

[25] Pauwels R, Balzarini J, Baba M, Snoeck R, Schols D, Herdewijn P, Desmyter J, De Clercq E. Rapid and automated tetrazolium-based colorimetric assay for the detection of anti-HIV compounds. J Virol Methods. 1988; 20（4）: 309–21.

[26] Hertogs K, de Bethune MP, Miller V, Ivens T, Schel P, Van Cauwenberge A, Van Den Eynde C, Van Gerwen V, Azijn H, Van Houtte M, Peeters F, Staszewski S, Conant M, Bloor S, Kemp S, Larder B, Pauwels R. A rapid method for simultaneous detection of phenotypic resistance to inhibitors of protease and reverse transcriptase in recombinant human immunodeficiency virus type 1 isolates from patients treated with antiretroviral drugs. Antimicrob Agents Chemother. 1998; 42（2）: 269–76.

[27] Race E, Dam E, Obry V, Paulous S, Clavel F. Analysis of HIV cross-resistance to protease inhibitors using a rapid single-cycle recombinant virus assay for patients failing on combination therapies. AIDS. 1999; 13（15）: 2061–8.

[28] Petropoulos CJ, Parkin NT, Limoli KL, Lie YS, Wrin T, Huang W, Tian H, Smith D, Winslow GA, Capon DJ, Whitcomb JM. A novel phenotypic drug susceptibility assay for human immunodeficiency virus type 1. Antimicrob Agents Chemother. 2000; 44（4）: 920–8.

[29] Fransen S, Gupta S, Huang W, Petropoulos CJ, Kiss L, Parkin NT. Performance characteristics and validation of the PhenoSense HIV integrase assay. In: 48th Annual Interscience Conference on Antimicrobial Agents and Chemotherapy（ICAAC）, Washington, DC, 24–28 Oct 2008. p. Abstract H-1214.

[30] Fransen S, Karmochkine M, Huang W, Weiss L, Petropoulos CJ, Charpentier C. Longitudinal analysis of raltegravir susceptibility and integrase replication capacity of human immunodeficiency virus type 1 during virologic failure. Antimicrob Agents Chemother. 2009; 53（10）: 4522–4. doi: 10.1128/AAC.00651-09.

[31] PhenoSense GT plus Integrase phenotype report（algorithm version 12）. Monogram Biosciences Inc., South San Francisco, US.（2015）.http://www.monogrambio.com/sites/default/files/PhenoSense GT-Plus-INtegrase_watermark.pdf.

[32] Choe S, Feng Y, Limoli K, Salzwedel K, McCallister S, Huang W, Parkin N. Measurement of maturation inhibitor susceptibility using the PhenoSense HIV assay. In: 15th Conference on Retroviruses and Opportunistic Infections, Boston, MA, US, 3–6 Feb 2008. p. Abstract 880.

[33] Gunthard HF, Aberg JA, Eron JJ, Hoy JF, Telenti A, Benson CA, Burger DM, Cahn P, Gallant JE, Glesby MJ, Reiss P, Saag MS, Thomas DL, Jacobsen DM, Volberding PA. Antiretroviral treatment of adult HIV infection, recommendations of the International Antiviral Society-USA Panel. JAMA. 2014; 312（4）: 410–25. doi: 10.1001/jama.2014.8722.

[34] Qari SH, Respess R, Weinstock H, Beltrami EM, Hertogs K, Larder BA, Petropoulos CJ, Hellmann N, Heneine W. Comparative analysis of two commercial phenotypic assays for drug susceptibility testing of human immunodeficiency virus type 1. J Clin Microbiol. 2002; 40（1）: 31–5.

[35] Miller V, Schuurman R, Clavel F, Harrigan PR, Hellmann N, Hertogs K, Race E, Phillips AN, DeGruttola V. Comparison of HIV-1 drug susceptibility（phenotype）results reported by three major laboratories. Antivir Ther. 2001; 6 Suppl 1: S129.

[36] Zhang J, Rhee SY, Taylor J, Shafer RW. Comparison of the precision and sensitivity of the Antivirogram and PhenoSense HIV drug susceptibility assays. J Acquir Immune Defic Syndr. 2005; 38（4）: 439–44.

[37] Naeger LK, Struble KA. Food and Drug Administration analysis of tipranavir clinical resistance in HIV-1-infected treatment-experienced patients. AIDS. 2007; 21（2）: 179–85.

[38] Coakley E, Chappey C, Benhamida J, Picchio G, Tambuyzer L, Vingerhoets J, Bethune M-P. Biological and clinical cut off analyses for etravirine in the PhenoSense™ HIV assay. Antivir Ther. 2008; 13 Suppl 3: A134（Abstract 122）.

[39] Lanier ER, Hellmann N, Scott J, Ait-Khaled M, Melby T, Paxinos E, Werhane H, Petropoulos CJ, Kusaba E, St. Clair M, Smiley L, Lafon S. Determination of a clinically relevant phenotypic resistance "cutoff" for abacavir using the PhenoSense assay. In: 8th Conference on Retroviruses and Opportunistic Infections, Chicago, IL, Feb 2001. p. Abstract 254.

[40] Kempf DJ, Isaacson JD, King MS, Brun SC, Sylte J, Richards B, Bernstein B, Rode R, Sun E. Analysis of the virological response with respect to baseline viral phenotype and genotype in protease inhibitor-experienced HIV-1-infected patients receiving lopinavir/ritonavir therapy. Antivir Ther. 2002; 7（3）: 165–74.

[41] Skowron G, Whitcomb J, Wesley M, Petropoulos C, Hellmann N, Holodniy M, Kolberg J, Detmer J, Wrin MT, Frost K. Viral load response to the addition of lamivudine correlates with phenotypic susceptibility to lamivudine and the presence of T215Y/F in the absence of M184V. Antivir Ther. 1999; 4 suppl 1: 55–6.

[42] Szumiloski J, Wilson H, Jensen E, Campo R, Miller N, Rice H, Zolopa A, Klein D, Horberg M, Coram M, Hellmann N, Bates M, Condra JH. Relationships between indinavir resistance and virological responses to indinavir-ritonavir-containing regimens in patients

with previous protease inhibitor failure. Antivir Ther. 2002；7 suppl 1：S127.

[43] Flandre P, Chappey C, Marcelin AG, Ryan K, Maa JF, Bates M, Seekins D, Bernard MC, Calvez V, Molina JM. Phenotypic susceptibility to didanosine is associated with antiviral activity in treatment-experienced patients with HIV-1 infection. J Infect Dis. 2007；195（3）：392-8.

[44] Borroto-Esoda K, Miller M, Petropoulos CJ, Parkin N. A Comparison of the phenotypic profiles of emtricitabine（FTC）and lamivudine（3TC）. In: 44th Interscience Conference on Antimicrobial Agents and Chemotherapeutics, Washington, DC, 30 Oct-2 Nov 2004.

[45] Coakley EP, Chappey C, Flandre P, Pesano R, Parkin N, Kohlbrenner V, Hall DB, Mayers DL. Defining lower（L）and upper（U）phenotypic clinical cutoffs（CCO's）for tipranavir（TPV）, lopinavir（LPV）, saquinavir（SQV）and amprenavir（APV）co-administered with ritonavir（r）within the RESIST Dataset using the PhenoSense Assay. Antivir Ther. 2006；11：S81.

[46] Coakley EP, Chappey C, Maa JF, Wang S, Bates M, Wirtz V, Seekins D. Determination of phenotypic clinical cutoffs for atazanavir and atazanavir/ritonavir from AI424-043 and AI424-045. Antivir Ther. 2005；10：S8.

[47] Coakley EP, Chappey C, Benhamida J, Picchio G, de Béthune M-P. Defining the upper and lower phenotypic clinical cut-offs for darunavir/r（DRV/r）by the PhenoSense assay. In: Paper presented at the 14th Conference on Retroviruses and Opportunistic Infections, Los Angeles, CA, 2007.

[48] HIV-1 Phenoscript phenotype report（version 1.3）. Specialty Labs, Santa Monica, US. 2003. http://www.specialtylabs.com/download/HIV_Phenoscript.pdf.

[49] Dam E, Obry V, Lecoeur H, Jouvenne P, Meynard J-L, Clavel F, Race E. Definition of clinically relevant cut-offs for the interpretation of phenotypic data obtained using Phenoscript. Antivir Ther. 2001；6 Suppl 1：123.

[50] Antivirogram phenotype report（version 2.5.00）. Virco BVBA, Mechelen, Belgium. 2008. http://www.janssendiagnostics.com/uploads/File/product_center/AVG_2.5.00_Example.pdf.

[51] De Meyer S, Vangeneugden T, Lefebvre E, Azijn H, De Baere I, Van Baelen B, de Béthune M-P. Phenotypic and genotypic determinants of resistance to TMC114: pooled analysis of POWER 1, 2 and 3. Antivir Ther. 2006；11：S83.

[52] Lanier ER, Ait-Khaled M, Scott J, Stone C, Melby T, Sturge G, St Clair M, Steel H, Hetherington S, Pearce G, Spreen W, Lafon S. Antiviral efficacy of abacavir in antiretroviral therapy-experienced adults harbouring HIV-1 with specific patterns of resistance to nucleoside reverse transcriptase inhibitors. Antivir Ther. 2004；9（1）：37-45.

[53] Harrigan PR, Montaner JS, Wegner SA, Verbiest W, Miller V, Wood R, Larder BA. World-wide variation in HIV-1 phenotypic susceptibility in untreated individuals: biologically relevant values for resistance testing. AIDS. 2001；15（13）：1671-7.

[54] Bates M, Chappey C, Parkin N. Mutations in p6 Gag associated with alterations in replication capacity in drug sensitive HIV-1 are implicated in the budding process mediated by TSG101 and AIP1. In: 11th Conference on Retroviruses and Opportunistic Infections, San Francisco, CA, 8-11 Feb 2004. p. Abstract 121.

[55] Verlinden Y, Vermeiren H, Lecocq P, Bacheler L, McKenna P, Vanpachtenbeke M, Laenen-Horvat LI, Van Houtte M, Stuyver LJ. Assessment of the Antivirogram performance over time including a revised definition of biological test cut-off values. Antivir Ther. 2005；10：S51.

[56] Borroto-Esoda K, Parkin N, Miller MD. A comparison of the phenotypic susceptibility profiles of emtricitabine and lamivudine. Antivir Chem Chemother. 2007；18（5）：297-300.

[57] Haubrich RH, Kemper CA, Hellmann NS, Keiser PH, Witt MD, Tilles JG, Forthal DN, Leedom J, Leibowitz M, McCutchan JA, Richman DD. A randomized, prospective study of phenotype susceptibility testing versus standard of care to manage antiretroviral therapy: CCTG 575. AIDS. 2005；19（3）：295-302.

[58] Miller MD, Margot N, Lu B, Zhong L, Chen SS, Cheng A, Wulfsohn M. Genotypic and phenotypic predictors of the magnitude of response to tenofovir disoproxil fumarate treatment in antiretroviral-experienced patients. J Infect Dis. 2004；189（5）：837-46.

[59] Parkin NT, Hellmann NS, Whitcomb JM, Kiss L, Chappey C, Petropoulos CJ. Natural variation of drug susceptibility in wild-type human immunodeficiency virus type 1. Antimicrob Agents Chemother. 2004；48（2）：437-43.

[60] Azijn H, Tirry I, Vingerhoets J, de Bethune MP, Kraus G, Boven K, Jochmans D, Van Craenenbroeck E, Picchio G, Rimsky LT. TMC278, a next-generation nonnucleoside reverse transcriptase inhibitor（NNRTI）, active against wild-type and NNRTI-resistant HIV-1. Antimicrob Agents Chemother. 2009；54（2）：718-27. doi: 10.1128/AAC.00986-09.

[61] Limoli K, Huang W, Toma J, Fransen S, Wrin MT, Kiss L, Utter S, Coakley E, Petropoulos CJ, Whitcomb JM. Validation, performance characteristics of the PhenoSense HIV fusion inhibitor susceptibility assay. In: 45th Annual Interscience Conference on Antimicrobial Agents and Chemotherapy（ICAAC）, Washington, DC, 16-19 Dec 2005. p. Abstract H1076.

[62] Henrich TJ, Kuritzkes DR. HIV-1 entry inhibitors: recent development and clinical use. Curr Opin Virol. 2013；3（1）：51-7. doi: 10.1016/j.coviro.2012.12.002.

[63] Haqqani AA, Tilton JC. Entry inhibitors and their use in the treatment of HIV-1 infection. Antivir Res. 2013；98（2）：158-70. doi: 10.1016/j.antiviral.2013.03.017.

[64] Greenberg M, Cammack N, Salgo M, Smiley L. HIV fusion and its inhibition in antiretroviral therapy. Rev Med Virol. 2004；14（5）：321-37.

[65] Marcelin AG, Reynes J, Yerly S, Ktorza N, Segondy M, Piot JC, Delfraissy JF, Kaiser L, Perrin L, Katlama C, Calvez V. Characterization of genotypic determinants in HR-1 and HR-2 gp41 domains in individuals with persistent HIV viraemia under T-20. AIDS. 2004；18（9）：1340-2.

[66] Zollner B, Feucht HH, Schroter M, Schafer P, Plettenberg A, Stoehr A, Laufs R. Primary genotypic resistance of HIV-1 to the fusion inhibitor T-20 in long-term infected patients. AIDS. 2001；15（7）：935-6.

[67] Labrosse B, Labernardiere JL, Dam E, Trouplin V, Skrabal K, Clavel F, Mammano F. Baseline susceptibility of primary human immunodeficiency virus type 1 to entry inhibitors. J Virol. 2003；77（2）：1610-13.

［68］ Toma J, Weinheimer SP, Stawiski E, Whitcomb JM, Lewis ST, Petropoulos CJ, Huang W. Loss of asparagine-linked glycosylation sites in variable region 5 of human immunodeficiency virus type 1 envelope is associated with resistance to CD4 antibody ibalizumab. J Virol. 2011；85（8）：3872-80. doi：10.1128/JVI.02237-10.

［69］ Petropoulos C, Huang W, Toma J, Fransen S, Bonhoeffer S, Whitcomb J. Resistance to HIV-1 entry inhibitors may occur by multiple molecular mechanisms. Antivir Ther. 2004；9（S25）：Abstract 19.

［70］ Westby M, Smith-Burchnell C, Mori J, Lewis M, Mosley M, Stockdale M, Dorr P, Ciaramella G, Perros M. Reduced maximal inhibition in phenotypic susceptibility assays indicates that viral strains resistant to the CCR5 antagonist maraviroc utilize inhibitor-bound receptor for entry. J Virol. 2007；81（5）：2359-71. doi：10.1128/JVI.02006-06.

［71］ Lu J, Kuritzkes DR. A novel recombinant marker virus assay for comparing the relative fitness of hiv-1 reverse transcriptase variants. J Acquir Immune Defic Syndr. 2001；27（1）：7-13.

［72］ Resch W, Parkin N, Stuelke EL, Watkins T, Swanstrom R. A multiple-site-specific heteroduplex tracking assay as a tool for the study of viral population dynamics. Proc Natl Acad Sci U S A. 2001；98（1）：176-81.

［73］ Deeks SG, Wrin T, Liegler T, Hoh R, Hayden M, Barbour JD, Hellmann NS, Petropoulos CJ, McCune JM, Hellerstein MK, Grant RM. Virologic and immunologic consequences of discontinuing combination antiretroviral-drug therapy in HIV-infected patients with detectable viremia. N Engl J Med. 2001；344（7）：472-80.

［74］ Skowron G, Spritzler JG, Weidler J, Robbins GK, Johnson VA, Chan ES, Asmuth DM, Gandhi RT, Lie Y, Bates M, Pollard RB, Team NNAP, Biosciences M. Replication capacity in relation to immunologic and virologic outcomes in HIV-1-infected treatment-naive subjects. J Acquir Immune Defic Syndr. 2009；50（3）：250-8. doi：10.1097/QAI.0b013e3181938faf.

［75］ Barbour JD, Hecht FM, Wrin T, Liegler TJ, Ramstead CA, Busch MP, Segal MR, Petropoulos CJ, Grant RM. Persistence of primary drug resistance among recently HIV-1 infected adults. AIDS. 2004；18（12）：1683-9.

［76］ Masquelier B, Capdepont S, Neau D, Peuchant O, Taupin JL, Coakley E, Lie Y, Carpentier W, Dabis F, Fleury HJ. Virological characterization of an infection with a dual-tropic, multidrug-resistant HIV-1 and further evolution on antiretroviral therapy. AIDS. 2007；21（1）：103-6.

［77］ Gandhi RT, Wurcel A, Rosenberg ES, Johnston MN, Hellmann N, Bates M, Hirsch MS, Walker BD. Progressive reversion of human immunodeficiency virus type 1 resistance mutations in vivo after transmission of a multiply drug-resistant virus. Clin Infect Dis. 2003；37（12）：1693-8.

［78］ van Maarseveen NM, Wensing AM, de Jong D, Taconis M, Borleffs JC, Boucher CA, Nijhuis M. Persistence of HIV-1 variants with multiple protease inhibitor（PI）-resistance mutations in the absence of PI therapy can be explained by compensatory fixation. J Infect Dis. 2007；195（3）：399-409.

［79］ Martinez-Picado J, Savara AV, Sutton L, D'Aquila RT. Replicative fitness of protease inhibitor-resistant mutants of human immunodeficiency virus type 1. J Virol. 1999；73（5）：3744-52.

［80］ Prado JG, Wrin T, Beauchaine J, Ruiz L, Petropoulos CJ, Frost SD, Clotet B, D'Aquila RT, Martinez-Picado J. Amprenavir-resistant HIV-1 exhibits lopinavir cross-resistance and reduced replication capacity. AIDS. 2002；16（7）：1009-17.

［81］ Maguire MF, Guinea R, Griffin P, Macmanus S, Elston RC, Wolfram J, Richards N, Hanlon MH, Porter DJ, Wrin T, Parkin N, Tisdale M, Furfine E, Petropoulos C, Snowden BW, Kleim JP. Changes in human immunodeficiency virus type 1 Gag at positions L449 and P453 are linked to I50V protease mutants in vivo and cause reduction of sensitivity to amprenavir and improved viral fitness in vitro. J Virol. 2002；76（15）：7398-406.

［82］ Ziermann R, Limoli K, Das K, Arnold E, Petropoulos CJ, Parkin NT. A mutation in human immunodeficiency virus type 1 protease, N88S, that causes in vitro hypersensitivity to amprenavir. J Virol. 2000；74（9）：4414-19.

［83］ Resch W, Ziermann R, Parkin N, Gamarnik A, Swanstrom R. Nelfinavir-resistant, amprenavir-hypersusceptible strains of human immunodeficiency virus type 1 carrying an N88S mutation in protease have reduced infectivity, reduced replication capacity, and reduced fitness and process the Gag polyprotein precursor aberrantly. J Virol. 2002；76（17）：8659-66.

［84］ Deval J, White KL, Miller MD, Parkin NT, Courcambeck J, Halfon P, Selmi B, Boretto J, Canard B. Mechanistic basis for reduced viral and enzymatic fitness of HIV-1 reverse transcriptase containing both K65R and M184V mutations. J Biol Chem. 2004；279（1）：509-16. doi：10.1074/jbc.M308806200.

［85］ White KL, Margot NA, Wrin T, Petropoulos CJ, Miller MD, Naeger LK. Molecular mechanisms of resistance to human immunodeficiency virus type 1 with reverse transcriptase mutations K65R and K65R+M184V and their effects on enzyme function and viral replication capacity. Antimicrob Agents Chemother. 2002；46（11）：3437-46.

［86］ Huang W, Gamarnik A, Limoli K, Petropoulos CJ, Whitcomb JM. Amino acid substitutions at position 190 of human immunodeficiency virus type 1 reverse transcriptase increase susceptibility to delavirdine and impair virus replication. J Virol. 2003；77（2）：1512-23.

［87］ Martinez-Picado J, Martinez MA. HIV-1 reverse transcriptase inhibitor resistance mutations and fitness：a view from the clinic and ex vivo. Virus Res. 2008；134（1-2）：104-23. doi：10.1016/j.virusres.2007.12.021.

［88］ Buckheit Jr RW. Understanding HIV resistance, fitness, replication capacity and compensation：targeting viral fitness as a therapeutic strategy. Expert Opin Investig Drug. 2004；13（8）：933-58. doi：10.1517/13543784.13.8.933.

［89］ Sufka SA, Ferrari G, Gryszowka VE, Wrin T, Fiscus SA, Tomaras GD, Staats HF, Patel DD, Sempowski GD, Hellmann NS, Weinhold KJ, Hicks CB. Prolonged CD4+cell/virus load discordance during treatment with protease inhibitor-based highly active antiretroviral therapy：immune response and viral control. J Infect Dis. 2003；187（7）：1027-37.

［90］ Campbell TB, Schneider K, Wrin T, Petropoulos CJ, Connick E. Relationship between in vitro human immunodeficiency virus type 1 replication rate and virus load in plasma. J Virol. 2003；77（22）：12105-12.

［91］ Wilen CB, Tilton JC, Doms RW. HIV：cell binding and entry. Cold Spring Harb Perspect Med. 2012；2：8. doi：10.1101/cshperspect.a006866.

［92］ Connor RI, Sheridan KE, Ceradini D, Choe S, Landau NR. Change in coreceptor use correlates with disease progression in HIV-1-infected individuals. J Exp Med. 1997; 185（4）: 621-8.

［93］ Whitcomb JM, Huang W, Fransen S, Limoli K, Toma J, Wrin T, Chappey C, Kiss LD, Paxinos EE, Petropoulos CJ. Development and characterization of a novel single-cycle recombinant-virus assay to determine human immunodeficiency virus type 1 coreceptor tropism. Antimicrob Agents Chemother. 2007; 51（2）: 566-75.

［94］ Reeves JD, Coakley E, Petropoulos CJ, Whitcomb JM. An enhanced-sensitivity Trofile HIV coreceptor tropism assay for selecting patients for therapy with entry inhibitors targeting CCR5: a review of analytical and clinical studies. J Viral Entry. 2009; 3: 94-102.

［95］ Levine B, Leskowitz R, Davis M. Personalized gene therapy locks out HIV, paving the way to control virus without antiretroviral drugs. Expert Opin Biol Ther. 2015; 15（6）: 831-43. doi: 10.1517/1 4712598.2015.1035644.

［96］ The ACTG Virology Technical Advisory Committee and the Division of AIDS National Institute of Allergy and Infectious Diseases. （1997）. The ACTG Virology Manual for HIV laboratories.

［97］ McKnight A, Wilkinson D, Simmons G, Talbot S, Picard L, Ahuja M, Marsh M, Hoxie JA, Clapham PR. Inhibition of human immunodeficiency virus fusion by a monoclonal antibody to a corecep tor（CXCR4）is both cell type and virus strain dependent. J Virol. 1997; 71（2）: 1692-6.

［98］ Koot M, Vos AH, Keet RP, de Goede RE, Dercksen MW, Terpstra FG, Coutinho RA, Miedema F, Tersmette M. HIV-1 biological phenotype in long-term infected individuals evaluated with an MT-2 cocultivation assay. AIDS. 1992; 6（1）: 49-54.

［99］ Koot M, Keet IP, Vos AH, de Goede RE, Roos MT, Coutinho RA, Miedema F, Schellekens PT, Tersmette M. Prognostic value of HIV-1 syncytium-inducing phenotype for rate of CD4$^+$cell depletion and progression to AIDS. Ann Intern Med. 1993; 118（9）: 681-8.

［100］ Chen Z, Zhou P, Ho DD, Landau NR, Marx PA. Genetically divergent strains of simian immunodeficiency virus use CCR5 as a coreceptor for entry. J Virol. 1997; 71（4）: 2705-14.

［101］ Trouplin V, Salvatori F, Cappello F, Obry V, Brelot A, Heveker N, Alizon M, Scarlatti G, Clavel F, Mammano F. Determination of coreceptor usage of human immunodeficiency virus type 1 from patient plasma samples by using a recombinant phenotypic assay. J Virol. 2001; 75（1）: 251-9.

［102］ Su Z, Gulick RM, Krambrink A, Coakley E, Hughes MD, Han D, Flexner C, Wilkin TJ, Skolnik PR, Greaves WL, Kuritzkes DR, Reeves JD, and for the AIDS Clinical Trials Group A5211 Team. Response to vicriviroc in treatment-experienced subjects, as determined by an enhanced-sensitivity coreceptor tropism assay: reanalysis of AIDS clinical trials group A5211. J Infect Dis. 2009; 200（11）: 1724-8. doi: 10.1086/648090.

［103］ Cooper DA, Heera J, Goodrich J, Tawadrous M, Saag M, Dejesus E, Clumeck N, Walmsley S, Ting N, Coakley E, Reeves JD, Reyes-Teran G, Westby M, Van Der Ryst E, Ive P, Mohapi L, Mingrone H, Horban A, Hackman F, Sullivan J, Mayer H. Maraviroc versus efavirenz, both in combination with zidovudine-lamivudine, for the treatment of antiretroviral-naive subjects with CCR5-tropic HIV-1 infection. J Infect Dis. 2010; 201（6）: 803-13. doi: 10.1086/650697.

［104］ Wilkin TJ, Goetz MB, Leduc R, Skowron G, Su Z, Chan ES, Heera J, Chapman D, Spritzler J, Reeves JD, Gulick RM, Coakley E. Reanalysis of coreceptor tropism in HIV-1-infected adults using a phenotypic assay with enhanced sensitivity. Clin Infect Dis. 2011; 52（7）: 925-8. doi: 10.1093/cid/cir072.

［105］ Coakley E, Reeves JD, Huang W, Mangas-Ruiz M, Maurer I, Harskamp AM, Gupta S, Lie Y, Petropoulos CJ, Schuitemaker H, van't Wout AB. Comparison of human immunodeficiency virus type 1 tropism profiles in clinical samples by the Trofile and MT-2 assays. Antimicrob Agents Chemother. 2009; 53（11）: 4686-93. doi: 10.1128/AAC.00229-09.

［106］ Chapman D, Lie Y, Paquet A, Drews W, Toma J, Petropoulos C, Demarest J, Goodrich J, Valdez H, Coakley E, Biswas P, Napolitano L. Tropism determinations derived from cellular DNA or plasma virus compartments are concordant and predict similar maraviroc treatment outcomes in an antiretroviral treatment experienced cohort. In: 19th International AIDS Conference, Washington DC, USA, 2012. p. Abstract THPE070.

［107］ Skrabal K, Low AJ, Dong W, Sing T, Cheung PK, Mammano F, Harrigan PR. Determining human immunodeficiency virus coreceptor use in a clinical setting: degree of correlation between two phenotypic assays and a bioinformatic model. J Clin Microbiol. 2007; 45（2）: 279-84.

［108］ Huang W, Toma J, Fransen S, Stawiski E, Reeves JD, Whitcomb JM, Parkin N, Petropoulos CJ. Coreceptor tropism can be influenced by amino acid substitutions in the gp41 transmembrane subunit of human immunodeficiency virus type 1 envelope protein. J Virol. 2008; 82（11）: 5584-93. doi: 10.1128/JVI.02676-07.

［109］ Raymond S, Delobel P, Mavigner M, Cazabat M, Souyris C, Encinas S, Bruel P, Sandres-Saune K, Marchou B, Massip P, Izopet J. Development and performance of a new recombinant virus phenotypic entry assay to determine HIV-1 coreceptor usage. J Clin Virol. 2010; 47（2）: 126-30. doi: 10.1016/j. jcv.2009.11.018.

［110］ Lin NH, Negusse DM, Beroukhim R, Giguel F, Lockman S, Essex M, Kuritzkes DR. The design and validation of a novel phenotypic assay to determine HIV-1 coreceptor usage of clinical isolates. J Virol Methods. 2010; 169（1）: 39-46. doi: 10.1016/j. jviromet.2010.06.012.

［111］ Weber J, Vazquez AC, Winner D, Gibson RM, Rhea AM, Rose JD, Wylie D, Henry K, Wright A, King K, Archer J, Poveda E, Soriano V, Robertson DL, Olivo PD, Arts EJ, Quinones-Mateu ME. Sensitive cell-based assay for determination of human immunodeficiency virus type 1 coreceptor tropism. J Clin Microbiol. 2013; 51（5）: 1517-27. doi: 10.1128/JCM.00092-13.

［112］ Hendrix CW, Collier AC, Lederman MM, Schols D, Pollard RB, Brown S, Jackson JB, Coombs RW, Glesby MJ, Flexner CW, Bridger GJ, Badel K, MacFarland RT, Henson GW, Calandra G. Safety, pharmacokinetics, and antiviral activity of AMD3100, a selective CXCR4 receptor inhibitor, in HIV-1 infection. J Acquir Immune Defic Syndr. 2004; 37（2）: 1253-62.

［113］ Wilkin TJ, Su Z, Kuritzkes DR, Hughes M, Flexner C, Gross R, Coakley E, Greaves W, Godfrey C, Skolnik PR, Timpone J, Rodriguez B, Gulick RM. HIV type 1 chemokine coreceptor use among antiretroviral-experienced patients screened for a clinical trial of a CCR5 inhibitor: AIDS clinical trial group A5211. Clin Infect Dis. 2007; 44（4）: 591-5.

［114］ Hosoya N, Su Z, Wilkin T, Gulick RM, Flexner C, Hughes MD, Skolnik PR, Giguel F, Greaves WL, Coakley E, Kuritzkes DR. Assessing human immunodeficiency virus type 1 tropism: comparison of assays using replication-competent virus versus plasma-derived pseudotyped virions. J Clin Microbiol. 2009; 47（8）: 2604-6. doi: 10.1128/JCM.00632-09.

［115］ Shaw T, Bartholomeusz A, Locarnini S. HBV drug resistance: mechanisms, detection and interpretation. J Hepatol. 2006; 44（3）: 593-606.

［116］ Buti M, Tsai N, Petersen J, Flisiak R, Gurel S, Krastev Z, Aguilar Schall R, Flaherty JF, Martins EB, Charuworn P, Kitrinos KM, Mani Subramanian G, Gane E, Marcellin P. Seven-year efficacy and safety of treatment with tenofovir disoproxil fumarate for chronic hepatitis B virus infection. Dig Dis Sci. 2014; 60（5）: 1457-64. doi: 10.1007/s10620-014-3486-7.

［117］ Kitrinos KM, Corsa A, Liu Y, Flaherty J, Snow-Lampart A, Marcellin P, Borroto-Esoda K, Miller MD. No detectable resistance to tenofovir disoproxil fumarate after 6 years of therapy in patients with chronic hepatitis B. Hepatology. 2013; 59（2）: 434-42. doi: 10.1002/hep.26686.

［118］ Lok AS. Drug therapy: tenofovir. Hepatology. 2010; 52（2）: 743-7. doi: 10.1002/hep.23788.

［119］ Shlomai A, Schwartz RE, Ramanan V, Bhatta A, de Jong YP, Bhatia SN, Rice CM. Modeling host interactions with hepatitis B virus using primary and induced pluripotent stem cell-derived hepatocellular systems. Proc Natl Acad Sci U S A. 2014; 111（33）: 12193-8. doi: 10.1073/pnas.1412631111.

［120］ Yang D, Zuo C, Wang X, Meng X, Xue B, Liu N, Yu R, Qin Y, Gao Y, Wang Q, Hu J, Wang L, Zhou Z, Liu B, Tan D, Guan Y, Zhu H. Complete replication of hepatitis B virus and hepatitis C virus in a newly developed hepatoma cell line. Proc Natl Acad Sci U S A. 2014; 111（13）: E1264-73. doi: 10.1073/pnas.1320071111.

［121］ Ladner SK, Miller TJ, King RW. The M539V polymerase variant of human hepatitis B virus demonstrates resistance to 2'-deoxy-3'-thiacytidine and a reduced ability to synthesize viral DNA. Antimicrob Agents Chemother. 1998; 42（8）: 2128-31.

［122］ Chin R, Shaw T, Torresi J, Sozzi V, Trautwein C, Bock T, Manns M, Isom H, Furman P, Locarnini S. In vitro susceptibilities of wild-type or drug-resistant hepatitis B virus to（-）-beta-D-2, 6-diaminop-urine diox-olane and I'-fluoro-5-methyl-beta-l-arabinofuranosyluracil. Antimicrob Agents Chemother. 2001; 45（9）: 2495-501.

［123］ Delaney 4th WE, Edwards R, Colledge D, Shaw T, Torresi J, Miller TG, Isom HC, Bock CT, Manns MP, Trautwein C, Locarnini S. Cross-resistance testing of antihepadnaviral compounds using novel recombinant baculoviruses which encode drug-resistant strains of hepatitis B virus. Antimicrob Agents Chemother. 2001; 45（6）: 1705-13.

［124］ Delaney 4th WE, Miller TG, Isom HC. Use of the hepatitis B virus recombinant baculovirus-HepG2 system to study the effects of（-）-beta-2', 3'-dideoxy-3'-thiacytidine on replication of hepatitis B virus and accumulation of covalently closed circular DNA. Antimicrob Agents Chemother. 1999; 43（8）: 2017-26.

［125］ Gunther S, Li BC, Miska S, Kruger DH, Meisel H, Will H. A novel method for efficient amplification of whole hepatitis B virus genomes permits rapid functional analysis and reveals deletion mutants in immunosuppressed patients. J Virol. 1995; 69（9）: 5437-44.

［126］ Zhu Y, Curtis M, Snow-Lampart A, Yang H, Delaney W, Miller MD, Borroto-Esoda K. In vitro drug susceptibility analysis of hepatitis B virus clinical quasispecies populations. J Clin Microbiol. 2007; 45（10）: 3335-41. doi: 10.1128/JCM.00272-07.

［127］ Barraud L, Durantel S, Ollivet A, Durantel D, Lebel-Binay S, Skrabal K, Faudon JL, Avenard G, Zoulim F. Development of a new high throughput phenotyping test to evaluate the drug susceptibility of HBV strains isolated from patients: Phenoscript-HBV. Antivir Ther. 2006; 11: S9.

［128］ Durantel D, Brunelle MN, Gros E, Carrouee-Durantel S, Pichoud C, Villet S, Trepo C, Zoulim F. Resistance of human hepatitis B virus to reverse transcriptase inhibitors: from genotypic to phenotypic testing. J Clin Virol. 2005; 34 Suppl 1: S34-43.

［129］ Yang H, Westland C, Xiong S, Delaney 4th WE. In vitro antiviral susceptibility of full-length clinical hepatitis B virus isolates cloned with a novel expression vector. Antivir Res. 2004; 61（1）: 27-36.

［130］ Liu Y, Kitrinos KM. In vitro phenotyping of recombinant hepatitis B virus containing the polymerase/reverse transcriptase gene from clinical isolates. Methods Mol Biol. 2013; 1030: 163-81. doi: 10.1007/978-1-62703-484-5_14.

［131］ Zhu Y, Curtis M, Borroto-Esoda K. HBV DNA replication mediated by cloned patient HBV reverse transcriptase genes from HBV genotypes A-H and its use in antiviral phenotyping assays. J Virol Methods. 2011; 173（2）: 340-6. doi: 10.1016/j.jviromet.2011.03.006.

［132］ Pawlotsky JM, Feld JJ, Zeuzem S, Hoofnagle JH. From non-A, non-B hepatitis to hepatitis C virus cure. J Hepatol. 2015; 62（1S）: S87-99. doi: 10.1016/j.jhep.2015.02.006.

［133］ Manns MP, Cornberg M, Wedemeyer H. Current and future treatment of hepatitis C. Indian J Gastroenterol. 2001; 20 Suppl 1: C47-51.

［134］ Manns MP, McHutchison JG, Gordon SC, Rustgi VK, Shiffman M, Reindollar R, Goodman ZD, Koury K, Ling M, Albrecht JK. Peginterferon alfa-2b plus ribavirin compared with interferon alfa-2b plus ribavirin for initial treatment of chronic hepatitis C: a randomised trial. Lancet. 2001; 358（9286）: 958-65.

［135］ Jaeckel E, Cornberg M, Wedemeyer H, Santantonio T, Mayer J, Zankel M, Pastore G, Dietrich M, Trautwein C, Manns MP. Treatment of acute hepatitis C with interferon alfa-2b. N Engl J Med. 2001; 345（20）: 1452-7.

［136］ Cabot B, Martell M, Esteban JI, Piron M, Otero T, Esteban R, Guardia J, Gomez J. Longitudinal evaluation of the structure of replicating and circulating hepatitis C virus quasispecies in nonprogressive chronic hepatitis C patients. J Virol. 2001; 75（24）: 12005-13.

［137］ Chatterjee A, Smith PF, Perelson AS. Hepatitis C viral kinetics: the past, present, and future. Clin Liver Dis. 2012; 17（1）: 13-26. doi: 10.1016/j.cld.2012.09.003.

［138］ Guedj J, Neumann AU. Understanding hepatitis C viral dynamics with direct-acting antiviral agents due to the interplay between intracellular replication and cellular infection dynamics. J Theor Biol. 2010; 267（3）: 330-40. doi: 10.1016/j.jtbi.2010.08.036.

［139］ Poveda E, Wyles DL, Mena A, Pedreira JD, Castro-Iglesias A, Cachay E. Update on hepatitis C virus resistance to direct-acting antiviral agents. Antivir Res. 2014; 108: 181-91. doi: 10.1016/j.antiviral.2014.05.015.

［140］ Martell M, Esteban JI, Quer J, Genesca J, Weiner A, Esteban R, Guardia J, Gomez J. Hepatitis C virus（HCV）circulates as a population of different but closely related genomes: quasispecies nature of HCV genome distribution. J Virol. 1992; 66（5）: 3225-9.

［141］ Neumann AU, Lam NP, Dahari H, Gretch DR, Wiley TE, Layden TJ, Perelson AS. Hepatitis C viral dynamics in vivo and the antiviral efficacy of interferon-alpha therapy. Science. 1998；282（5386）：103-7.

［142］ Steinhauer DA, Holland JJ. Rapid evolution of RNA viruses. Annu Rev Microbiol. 1987；41：409-33.

［143］ Lohmann V, Korner F, Koch J-O, Herian U, Theilmann L, Bartenschlager R. Replication of subgenomic hepatitis C virus RNAs in a hepatoma cell line. Science. 1999；285（5424）：110-13.

［144］ Blight KJ, Kolykhalov AA, Rice CM. Efficient initiation of HCV RNA replication in cell culture. Science. 2000；290（5498）：1972-4.

［145］ Krieger N, Lohmann V, Bartenschlager R. Enhancement of hepatitis C virus RNA replication by cell culture-adaptive mutations. J Virol. 2001；75（10）：4614-24. doi：10.1128/JVI.75.10.4614-4624.2001.

［146］ Blight KJ, McKeating JA, Rice CM. Highly permissive cell lines for subgenomic and genomic hepatitis C virus RNA replication. J Virol. 2002；76（24）：13001-14.

［147］ Ikeda M, Yi M, Li K, Lemon SM. Selectable subgenomic and genome-length dicistronic RNAs derived from an infectious molecular clone of the HCV-N strain of hepatitis C virus replicate efficiently in cultured Huh7 cells. J Virol. 2002；76（6）：2997-3006.

［148］ Blight KJ, McKeating JA, Marcotrigiano J, Rice CM. Efficient replication of hepatitis C virus genotype 1a RNAs in cell culture. J Virol. 2003；77（5）：3181-90.

［149］ Gu B, Gates AT, Isken O, Behrens SE, Sarisky RT. Replication studies using genotype 1a subgenomic hepatitis C virus replicons. J Virol. 2003；77（9）：5352-9.

［150］ Kato T, Date T, Miyamoto M, Furusaka A, Tokushige K, Mizokami M, Wakita T. Efficient replication of the genotype 2a hepatitis C virus subgenomic replicon. Gastroenterology. 2003；125（6）：1808-17.

［151］ Wakita T, Pietschmann T, Kato T, Date T, Miyamoto M, Zhao Z, Murthy K, Habermann A, Krausslich HG, Mizokami M, Bartenschlager R, Liang TJ. Production of infectious hepatitis C virus in tissue culture from a cloned viral genome. Nat Med. 2005；11（7）：791-6.

［152］ Zhong J, Gastaminza P, Cheng G, Kapadia S, Kato T, Burton DR, Wieland SF, Uprichard SL, Wakita T, Chisari FV. Robust hepatitis C virus infection in vitro. Proc Natl Acad Sci U S A. 2005；102（26）：9294-9.

［153］ Lindenbach BD, Evans MJ, Syder AJ, Wolk B, Tellinghuisen TL, Liu CC, Maruyama T, Hynes RO, Burton DR, McKeating JA, Rice CM. Complete replication of hepatitis C virus in cell culture. Science. 2005；309（5734）：623-6.

［154］ Fridell RA, Qiu D, Wang C, Valera L, Gao M. Resistance analysis of the hepatitis C virus NS5A inhibitor BMS-790052 in an in vitro replicon system. Antimicrob Agents Chemother. 2010；54（9）：3641-50. doi：10.1128/AAC.00556-10.

［155］ Lemm JA, O'Boyle 2nd D, Liu M, Nower PT, Colonno R, Deshpande MS, Snyder LB, Martin SW, St Laurent DR, Serrano-Wu MH, Romine JL, Meanwell NA, Gao M. Identification of hepatitis C virus NS5A inhibitors. J Virol. 2010；84（1）：482-91. doi：10.1128/JVI.01360-09.

［156］ Trozzi C, Bartholomew L, Ceccacci A, Biasiol G, Pacini L, Altamura S, Narjes F, Muraglia E, Paonessa G, Koch U, De Francesco R, Steinkuhler C, Migliaccio G. In vitro selection and characterization of hepatitis C virus serine protease variants resistant to an active-site peptide inhibitor. J Virol. 2003；77（6）：3669-79.

［157］ Nguyen TT, Gates AT, Gutshall LL, Johnston VK, Gu B, Duffy KJ, Sarisky RT. Resistance profile of a hepatitis C virus RNA-dependent RNA polymerase benzothiadiazine inhibitor. Antimicrob Agents Chemother. 2003；47（11）：3525-30.

［158］ Migliaccio G, Tomassini JE, Carroll SS, Tomei L, Altamura S, Bhat B, Bartholomew L, Bosserman MR, Ceccacci A, Colwell LF, Cortese R, De Francesco R, Eldrup AB, Getty KL, Hou XS, LaFemina RL, Ludmerer SW, MacCoss M, McMasters DR, Stahlhut MW, Olsen DB, Hazuda DJ, Flores OA. Characterization of resistance to non-obligate chain-terminating ribonucleoside analogs that inhibit hepatitis C virus replication in vitro. J Biol Chem. 2003；278（49）：49164-70.

［159］ Tong X, Chase R, Skelton A, Chen T, Wright-Minogue J, Malcolm BA. Identification and analysis of fitness of resistance mutations against the HCV protease inhibitor SCH 503034. Antivir Res. 2006；70（2）：28-38.

［160］ Yi M, Tong X, Skelton A, Chase R, Chen T, Prongay A, Bogen SL, Saksena AK, Njoroge FG, Veselenak RL, Pyles RB, Bourne N, Malcolm BA, Lemon SM. Mutations conferring resistance to SCH6, a novel hepatitis C virus NS3/4A protease inhibitor：reduced RNA replication fitness and partial rescue by second-site mutations. J Biol Chem. 2006；281（12）：8205-15.

［161］ Le Pogam S, Jiang WR, Leveque V, Rajyaguru S, Ma H, Kang H, Jiang S, Singer M, Ali S, Klumpp K, Smith D, Symons J, Cammack N, Najera I. In vitro selected Con1 subgenomic replicons resistant to 2'-C-Methyl-Cytidine or to R1479 show lack of cross resistance. Virology. 2006；351（2）：349-59.

［162］ Kukolj G, McGibbon GA, McKercher G, Marquis M, Lefebvre S, Thauvette L, Gauthier J, Goulet S, Poupart MA, Beaulieu PL. Binding site characterization and resistance to a class of non-nucleoside inhibitors of the hepatitis C virus NS5B polymerase. J Biol Chem. 2005；280（47）：39260-7.

［163］ Ascher DB, Wielens J, Nero TL, Doughty L, Morton CJ, Parker MW. Potent hepatitis C inhibitors bind directly to NS5A and reduce its affinity for RNA. Sci Rep. 2014；4：4765. doi：10.1038/srep04765.

［164］ Tomei L, Altamura S, Paonessa G, De Francesco R, Migliaccio G. HCV antiviral resistance：the impact of in vitro studies on the development of antiviral agents targeting the viral NS5B polymerase. Antivir Chem Chemother. 2005；16（4）：225-45.

［165］ Barth H. Hepatitis C virus：is it time to say goodbye yet? Perspectives and challenges for the next decade. World J Hepatol. 2015；7（5）：725-37. doi：10.4254/wjh.v7.i5.725.

［166］ Kwong AD, Najera I, Bechtel J, Bowden S, Fitzgibbon J, Harrington P, Kempf D, Kieffer TL, Koletzki D, Kukolj G, Lim S, Pilot-Matias T, Lin K, Mani N, Mo H, O'Rear J, Otto M, Parkin N, Pawlotsky JM, Petropoulos C, Picchio G, Ralston R, Reeves JD, Schooley RT, Seiwert S, Standring D, Stuyver L, Sullivan J, Miller V. Sequence and phenotypic analysis for resistance monitoring in hepatitis C virus drug development：recommendations from the HCV DRAG. Gastroenterology. 2011；140（3）：755-60. doi：10.1053/j.gastro.2011.01.029.

［167］ Huang W, Strommen K, Newton A, Cook J, Toma J, Anton ED, Frantzell A, Rivera A, Han D, Choe S, Whitcomb J,

Petropoulos CJ, Reeves JD. Cross-sectional characterization of the susceptibility of HCV genotype 1 patient isolates to direct acting antiviral (DAA) agents. Antivir Ther. 2012; 17 Suppl 1: A101.

[168] Han D, Strommen K, Anton E, Rivera A, Chen M, Tan Y, Choe S, Petropoulos CJ, Reeves JD. Analytical validation of an HCV replicon-based phenotypic assay for evaluating replication capacity and susceptibility of genotype 1a/1b patient viruses to polymerase inhibitors. Antivir Ther. 2011; 16 Suppl 1: A92.

[169] Qi X, Bae A, Liu S, Yang H, Sun SC, Harris J, Delaney W, Miller M, Mo H. Development of a replicon-based phenotypic assay for assessing the drug susceptibilities of HCV NS3 protease genes from clinical isolates. Antivir Res. 2009; 81 (2): 166–73. doi: 10.1016/j.antiviral.2008.11.002.

[170] Ludmerer SW, Graham DJ, Boots E, Murray EM, Simcoe A, Markel EJ, Grobler JA, Flores OA, Olsen DB, Hazuda DJ, LaFemina RL. Replication fitness and NS5B drug sensitivity of diverse hepatitis C virus isolates characterized by using a transient replication assay. Antimicrob Agents Chemother. 2005; 49 (5): 2059–69.

[171] Tripathi RL, Krishnan P, He Y, Middleton T, Pilot-Matias T, Chen CM, Lau DT, Lemon SM, Mo H, Kati W, Molla A. Replication efficiency of chimeric replicon containing NS5A-5B genes derived from HCV-infected patient sera. Antivir Res. 2007; 73 (1): 40–9.

[172] Penuel E, Han D, Favero K, Lam E, Liu Y, Parkin NT. Development of a rapid phenotypic susceptibility assay for HCV polymerase inhibitors. Antivir Ther. 2006; 11: S12.

[173] Anton ED, Strommen K, Jauregui S, Cheng M, Tan Y, Rivera A, Newton A, Larson J, Whitcomb JM, Petropoulos CJ, Huang W, Reeves JD. HCV GT2, GT3 and GT4 NS5B polymerases exhibit increased phenotypic susceptibility to ribavirin and a nucleoside polymerase inhibitor. Antivir Ther. 2013; 18 Suppl 1: A11.

[174] OLYSIO (simeprevir) capsules, for oral use: Highlights of Prescribing Information.[Online] (2015). http://www.olysio.com/shared/product/olysio/prescribing-information.pdf. Accessed 5 June 2015. 174b. AASLD-IDSA. Recommendations for testing, managing, and treating hepatitis C. http://www.hcvguidelines.org. Accessed December 30, 2016.

[175] Manns M, Marcellin P, Poordad F, de Araujo ES, Buti M, Horsmans Y, Janczewska E, Villamil F, Scott J, Peeters M, Lenz O, Ouwerkerk-Mahadevan S, De La Rosa G, Kalmeijer R, Sinha R, Beumont-Mauviel M. Simeprevir with pegylated interferon alfa 2a or 2b plus ribavirin in treatment-naive patients with chronic hepatitis C virus genotype 1 infection (QUEST-2): a randomised, double-blind, placebo-controlled phase 3 trial. Lancet. 2014; 384 (9941): 414–26. doi: 10.1016/S0140-6736 (14) 60538-9.

[176] Jacobson IM, Dore GJ, Foster GR, Fried MW, Radu M, Rafalsky VV, Moroz L, Craxi A, Peeters M, Lenz O, Ouwerkerk-Mahadevan S, De La Rosa G, Kalmeijer R, Scott J, Sinha R, Beumont-Mauviel M. Simeprevir with pegylated interferon alfa 2a plus ribavirin in treatment-naive patients with chronic hepatitis C virus genotype 1 infection (QUEST-1): a phase 3, randomised, double-blind, placebo-controlled trial. Lancet. 2014; 384 (9941): 403–13. doi: 10.1016/S0140-6736 (14) 60494-3.

[177] Lenz O, Verbinnen T, Fevery B, Tambuyzer L, Vijgen L, Peeters M, Buelens A, Ceulemans H, Beumont M, Picchio G, De Meyer S. Virology analyses of HCV isolates from genotype 1-infected patients treated with simeprevir plus peginterferon/ribavirin in Phase IIb/III studies. J Hepatol. 2014; 62 (5): 1008–14. doi: 10.1016/j.jhep.2014.11.032.

[178] Morfin F, Thouvenot D, De Turenne-Tessier M, Lina B, Aymard M, Ooka T. Phenotypic and genetic characterization of thymidine kinase from clinical strains of varicella-zoster virus resistant to acyclovir. Antimicrob Agents Chemother. 1999; 43 (10): 2412–16.

[179] Tardif KD, Jorgensen S, Langer J, Prichard M, Schlaberg R. Simultaneous titration and phenotypic antiviral drug susceptibility testing for herpes simplex virus 1 and 2. J Clin Virol. 2014; 61 (3): 382–6. doi: 10.1016/j.jcv.2014.08.015.

[180] Bestman-Smith J, Boivin G. Drug resistance patterns of recombinant herpes simplex virus DNA polymerase mutants generated with a set of overlapping cosmids and plasmids. J Virol. 2003; 77 (14): 7820–9.

[181] Chou S, Waldemer RH, Senters AE, Michels KS, Kemble GW, Miner RC, Drew WL. Cytomegalovirus UL97 phosphotransferase mutations that affect susceptibility to ganciclovir. J Infect Dis. 2002; 185 (2): 162–9.

[182] Kemble G, Duke G, Winter R, Spaete R. Defined large-scale alterations of the human cytomegalovirus genome constructed by cotransfection of overlapping cosmids. J Virol. 1996; 70 (3): 2044–8.

[183] Chou S, Van Wechel LC, Lichy HM, Marousek GI. Phenotyping of cytomegalovirus drug resistance mutations by using recombinant viruses incorporating a reporter gene. Antimicrob Agents Chemother. 2005; 49 (7): 2710–15.

[184] Jabs DA, Martin BK, Forman MS, Dunn JP, Davis JL, Weinberg DV, Biron KK, Baldanti F. Mutations conferring ganciclovir resistance in a cohort of patients with acquired immunodeficiency syndrome and cytomegalovirus retinitis. J Infect Dis. 2001; 183 (2): 333–7.

[185] Weinberg A, Leary JJ, Sarisky RT, Levin MJ. Factors that affect in vitro measurement of the susceptibility of herpes simplex virus to nucleoside analogues. J Clin Virol. 2007; 38 (2): 139–45.

[186] Hayden FG, Cote KM, Douglas Jr RG. Plaque inhibition assay for drug susceptibility testing of influenza viruses. Antimicrob Agents Chemother. 1980; 17 (5): 865–70.

[187] Oh DY, Hurt AC. A review of the antiviral susceptibility of human and avian influenza viruses over the last decade. Scientifica (Cairo). 2014; 2014: 430629. doi: 10.1155/2014/430629.

[188] Okomo-Adhiambo M, Hurt AC, Gubareva LV. The chemiluminescent neuraminidase inhibition assay: a functional method for detection of influenza virus resistance to the neuraminidase inhibitors. Methods Mol Biol. 2012; 865: 95–113. doi: 10.1007/978-1-61779-621-0_6.

[189] Hurt AC, Okomo-Adhiambo M, Gubareva LV. The fluorescence neuraminidase inhibition assay: a functional method for detection of influenza virus resistance to the neuraminidase inhibitors. Methods Mol Biol. 2012; 865: 115–25. doi: 10.1007/978-1-61779-621-0_7.

[190] Buxton RC, Edwards B, Juo RR, Voyta JC, Tisdale M, Bethell RC. Development of a sensitive chemiluminescent neuraminidase assay for the determination of influenza virus susceptibility to zanamivir. Anal Biochem. 2000; 280 (2): 291–300. doi: 10.1006/abio.2000.4517.

[191] Potier M, Mameli L, Belisle M, Dallaire L, Melancon SB. Fluorometric assay of neuraminidase with a sodium (4-methy lumbelliferyl-

alpha- D-N-acetylneuraminate）substrate. Anal Biochem. 1979；94（2）：287-96.

[192] McKimm-Breschkin J, Trivedi T, Hampson A, Hay A, Klimov A, Tashiro M, Hayden F, Zambon M. Neuraminidase sequence analysis and susceptibilities of influenza virus clinical isolates to zanamivir and oseltamivir. Antimicrob Agents Chemother. 2003；47（7）：2264-72.

[193] Tisoncik JR, Guo Y, Cordero KS, Yu J, Wang J, Cao Y, Rong L. Identification of critical residues of influenza neuraminidase in viral particle release. Virol J. 2011；8：14. doi：10.1186/1743-422X-8-14.

[194] Su CY, Wang SY, Shie JJ, Jeng KS, Temperton NJ, Fang JM, Wong CH, Cheng YS. In vitro evaluation of neuraminidase inhibitors using the neuraminidase-dependent release assay of hemagglutinin-pseudotyped viruses. Antivir Res. 2008；79（3）：199-205. doi：10.1016/j.antiviral.2008.03.002.

[195] Lu Y, Jiang T. Pseudovirus-based neuraminidase inhibition assays reveal potential H5N1 drug-resistant mutations. Protein Cell. 2013；4（5）：356-63. doi：10.1007/s13238-013-2125-y.

[196] Smee DF, Sidwell RW, Morrison AC, Bailey KW, Baum EZ, Ly L, Wagaman PC. Characterization of an influenza A（H3N2）virus resistant to the cyclopentane neuraminidase inhibitor RWJ-270201. Antivir Res. 2001；52（3）：251-9.

[197] Gubareva LV, Kaiser L, Matrosovich MN, Soo-Hoo Y, Hayden FG. Selection of influenza virus mutants in experimentally infected volunteers treated with oseltamivir. J Infect Dis. 2001；183（4）：523-31.

[198] Blick TJ, Sahasrabudhe A, McDonald M, Owens IJ, Morley PJ, Fenton RJ, McKimm-Breschkin JL. The interaction of neuraminidase and hemagglutinin mutations in influenza virus in resistance to 4-guanidino-Neu5Ac2en. Virology. 1998；246（1）：95-103.

[199] Bantia S, Ghate AA, Ananth SL, Babu YS, Air GM, Walsh GM. Generation and characterization of a mutant of influenza A virus selected with the neuraminidase inhibitor BCX-140. Antimicrob Agents Chemother. 1998；42（4）：801-7.

[200] Martínez-Sobrido L, Cadagan R, Steel J, Basler CF, Palese P, Moran TM, García-Sastre A. Hemagglutinin-pseudotyped green fluorescent protein-expressing influenza viruses for the detection of influenza virus neutralizing antibodies. J Virol. 2010；84（4）：2157-63. doi：10.1128/JVI.01433-09. Epub 2009 Nov 25.

[201] WHO Global Influenza Surveillance Network. Manual for the laboratory diagnosis and virological surveillance of influenza （2011）. World Health Organization.

[202] Pozo F, Lina B, Andrade HR, Enouf V, Kossyvakis A, Broberg E, Daniels R, Lackenby A, Meijer A, Community Network of Reference Laboratories for Human Influenza in E. Guidance for clinical and public health laboratories testing for influenza virus antiviral drug susceptibility in Europe. J Clin Virol. 2013；57（1）：5-12. doi：10.1016/j.jcv.2013.01.009.

[203] Monto AS, McKimm-Breschkin JL, Macken C, Hampson AW, Hay A, Klimov A, Tashiro M, Webster RG, Aymard M, Hayden FG, Zambon M. Detection of influenza viruses resistant to neuraminidase inhibitors in global surveillance during the first 3 years of their use. Antimicrob Agents Chemother. 2006；50（7）：2395-402.

[204] Meijer A, Rebelo-de-Andrade H, Correia V, Besselaar T, Drager-Dayal R, Fry A, Gregory V, Gubareva L, Kageyama T, Lackenby A, Lo J, Odagiri T, Pereyaslov D, Siqueira MM, Takashita E, Tashiro M, Wang D, Wong S, Zhang W, Daniels RS, Hurt AC. Global update on the susceptibility of human influenza viruses to neuraminidase inhibitors, 2012—2013. Antivir Res. 2014；110：31-41. doi：10.1016/j.antiviral.2014.07.001.

[205] Takashita E, Meijer A, Lackenby A, Gubareva L, Rebelo-de-Andrade H, Besselaar T, Fry A, Gregory V, Leang SK, Huang W, Lo J, Pereyaslov D, Siqueira MM, Wang D, Mak GC, Zhang W, Daniels RS, Hurt AC, Tashiro M. Global update on the susceptibility of human influenza viruses to neuraminidase inhibitors, 2013—2014. Antivir Res. 2015；117：27-38. doi：10.1016/j.antiviral.2015.02.003.

第84章　寄生虫病的耐药性分析

Danielle Légaré，Marc Ouellette

1　前言

迄今为止，原生动物和蠕虫对全球发病率影响最大。目前，由于寄生虫耐药性的增加甚至进一步扩散，导致针对这些寄生虫的药物正在丧失其功效，因此在人类和兽药中原虫和蠕虫控制的状况受到挑战。尽管这一说法令人震惊和增加寄生虫带来的沉重负担，但寄生虫病的研究进展落后于许多其他传染病。最近的创新技术可能会在不久的将来对寄生虫诊断及其控制产生重大影响，这是由于对耐药机制有更好的了解。本章回顾了主要原生动物和蠕虫病的耐药性分析、耐药性检测的点测试和多重分析，以及该领域的创新机会。

2　耐药性

每年的寄生虫病导致数百万人死亡，对伤残调整生命年（DALYs）有重大影响[1]。尽管不断有新药问世，但是耐药性还是寄生虫维持生长并持续存在的主要因素。只要药物用于治疗寄生虫感染，就会出现对这些药物产生耐药性的机会。本章涵盖的所有寄生虫（表84.1）对几乎所有可用的药物都产生抗药性，或者如果药物使用不当，最终会产生耐药性。一种有用的减少耐药性的策略是药物组合。这对疟疾[2]最有效，现在主张用于治疗其他寄生虫，尽管有限数量的药物常常限制了有效组合的可能性。除了药物联合以外，从患者身上收集的寄生虫病原体的耐药性监测不仅有助于指导初始治疗决策（例如避免在耐药情况下使用非最佳药物），还有助于保持现有疗效的决策方案。对寄生虫耐药性的检测是劳动密集型的工作，但没有很好的标准化，因此在临床实验室中并不常见，特别是在低收入国家。

表84.1　主要原生动物与蠕虫病

疾病	病原	所造成的影响
		锥虫病寄生虫
恰加斯病	克氏锥虫	估计有2 500万人在中美洲和南美洲的21个国家（以及最近在美国）有1 000万人被感染风险。每年有100万新的慢性病例和10 000多人死亡。DALYs"的负荷估计为55万
人类非洲锥虫病（昏睡病）	布氏罗得西亚锥虫；或布氏冈比亚锥虫	在被认为是HAT流行的36个国家中，仅有刚果民主共和国就占报告病例的2/3。其他受到严重影响的国家包括安哥拉、苏丹南部和乌干达。预计实际案件数量为2万～5万人，估计有7 000万人口，DALYs负荷为60万人。HAT已被世卫组织定为2020年消除的目标
动物非洲锥虫病（Nagana）	活动锥虫、刚果锥虫、布氏锥虫、依文氏锥虫、泰累尔螺、马类性病锥虫	在经济上，锥虫是最重要的物种，对牲畜生产力是一个主要制约因素，特别是在非洲发展中国家
利什曼病	利什曼原虫属	各种形式的利什曼病影响到95个以上国家的人口，其中3.5亿人生活在危险之中，1 200万人受到感染，每年约有200万新病例，每年约有6万人死亡。DALY的负荷估计为332万

（续表）

疾病	病原	所造成的影响
顶复门寄生虫		
疟疾	疟原虫属	疟疾发生在100多个国家。疟疾每年会发生3亿~5亿的病例，近百万人死亡。DALY的负荷估计约为4 000万
弓形体病	弓形虫	弓形体病在每个国家都存在。估计全球每年仅有1 000例新生儿的先天性弓形虫病发病率为1.5，导致120万DALYs。南美和一些中东和低收入国家的负担很重
隐孢子虫病	隐孢子虫属	隐孢子虫属被公认为全球主要的水生球虫寄生虫。该疾病可能占发展中国家儿童腹泻病例的25%。球虫寄生虫被认为是艾滋病定义的机会性病原体，但由于缺乏专业知识和技术，即使在大多数常规实验室的初级保健级别的已知HIV患者中也未进行筛选。隐孢子虫病的DALYs负荷是未知的
球虫病	艾美球虫属和等孢球虫	艾美球虫属。正在引起禽球虫病。人类感染罕见。*Isospora belli*只感染人类和一些灵长类动物。对艾美球虫和等孢子属的DALYs负荷在人类中是未知的
厌氧寄生虫		
滴虫	阴道毛滴虫	滴虫病是全世界最常见的可治愈的非病毒性传播感染，每年约有2.76亿病例。在女性中，滴虫病的患病率从青少年和学生的3%到监禁女性的45%以上不等。在男性中，滴虫病的发病率范围为3%~12%
贾第虫病	贾第鞭毛虫（或肠贾第虫或*G. duodenalis*）	贾第鞭毛虫（*G. intestinalis*、*G. lamblia*）是世界上最常见的肠道寄生虫。根据世卫组织的估计，全世界约有10亿贾第虫病病例，其中约30亿人生活在感染率约为30%的地区（如发展中国家）。估计发达国家的发病率为2%~8%。全球每年约有2.8亿人受到感染。贾第鞭毛虫引起急性和慢性腹泻，特别是在贫困社区的儿童中
阿米巴病	溶组织内阿米巴	全世界约有5千万人患有阿米巴病引起的结肠炎或肠外疾病。单独使用溶组织内阿米巴是造成全世界每年死亡4万~10万人的原因。阿米巴结肠炎和肝脓肿主要是造成死亡的原因，但肺部也可能被感染，这也可能导致死亡
不等鞭毛类寄生虫		
Blastocystosis	囊胚病	在一些流行病学调查中，囊胚是最常见分离的寄生虫；各国之间和社区之间的流行率有所不同。一般来说，发展中国家的估计囊胚疫苗的流行率高于发达国家（分别为30%~50%和1.5%~10%）。这可能与卫生条件差、动物接触以及污染食物或水的消耗有关
蠕虫		
血吸虫病（裂体吸虫病）	吸血虫和肠道血吸血虫引起，主要由几内亚血吸虫、夹层血吸虫、曼氏血吸虫、日本血吸虫和湄公河血吸虫中的任何一种生物引起的	血吸虫引起肠道、肝脾、肺、泌尿生殖道，大脑和其他形式的血吸虫病。血吸虫病影响全球近2.4亿人，超过7亿人生活在流行地区。DALY的负荷估计为313万。绝大多数负荷发生在非洲
淋巴丝虫病（在极端情况下也称为象皮病）	丝虫蠕虫包括班氏旋毛虫和马来丝虫	班氏丝虫和马来丝虫由蚊子传播。许多患者无症状。马来丝虫的临床特征与班氏丝虫相似。然而在马来西亚，不像班氏丝虫，外生殖器很少见。复发性淋巴管炎后，可能发生后期并发症，导致皮肤增厚和疣状变化，称为象皮病。亚洲、非洲、西太平洋以及加勒比和南美部分地区的热带和亚热带83个国家估计有12亿人处于感染风险中，全球估计有1.2亿人感染，至少有4 000万人受到严重影响。WHO组织确定到2020年根除淋巴丝虫病。淋巴丝虫病导致278万DALYs
盘尾丝虫病（河盲症）	盘尾丝虫	盘尾丝虫病是世界上最令人痛苦的蠕虫病之一，常导致失明。病原体盘尾丝虫是由物种Simulium或黑蝇传播的，它们的繁殖栖息地是由快速流动的河流或溪流。该病在非洲的30个国家，美洲的13个国家和也门流行。在世界范围内，约有1.2亿人面临这种疾病的风险，超过3 500万人受到感染，50万人有视力障碍，27万人由于长期感染而失明。DALY的负担估计为49万人

（续表）

疾病	病原	所造成的影响
囊虫病/绦虫病	猪带绦虫（猪绦虫）或牛带绦虫（牛绦虫）	在人或动物中由绦虫成虫引起的感染被称为绦虫病。只有猪绦虫可能导致人类囊虫病。全世界有超过 5 000 万人感染了牛绦虫，约 6 000 万人感染了猪绦虫，每年造成约 50 000 人死亡。人类意外摄入胚胎化卵子（粪便口服途径）或通过摄入未煮熟的牛肉或猪肉而感染。人和牛或猪都是绦虫属物种完整生活周期所必需的。在热带地区，其他几种反刍动物，例如山羊、绵羊、喇嘛和长颈鹿可以作为中间寄主。DALY 的负担估计为 50 万人
棘球蚴病（包虫病）	由棘球蚴属的幼虫阶段引起（主要是细粒棘球绦虫和细多层棘球绦虫，但也有奥特莱皮棘球绦虫、中间棘球绦虫和加拿大棘球绦虫[b]	包虫病在东非、北非、南非、中东、南美部分地区和澳大利亚地区最为广泛。中间宿主是牛、羊、猪、山羊或骆驼，这种疾病的最终宿主是狗或其他犬科动物。取决于囊肿的位置（肺、肝、其他组织），人体中的包虫病具有潜在的危险性。每年诊断约 200 000 例囊性棘球蚴病的新病例。棘球蚴病造成 14 万 DALYs
土壤传播蠕虫（肠蠕虫）	人蛔虫（蛔虫）、鞭虫和钩虫（十二指肠钩虫和美洲钩虫）	土壤传播的蠕虫感染世界上很大一部分人，其中 4.5 亿人（主要是儿童和孕妇）的发病率很高，导致超过 3 900 万 DALYs。全世界有超过 9.5 亿人感染蛔虫，每年有 6 万人死亡。美洲钩虫和十二指肠钩虫被归类为人类寄生蠕虫中最具破坏性的一种。钩虫影响全球超过 7 亿人。鞭虫不太普遍（估计接近 7 亿人感染）。鞭虫每年造成约 10 000 人死亡
食源性吸虫（FBT）感染	已知超过 100 种食源性吸虫感染人类	"吸虫"这个词源自希腊文的"孔"，它指的是它们的两个附属器官，也称吸盘，一个前口和一个后腹吸盘。全球至少有 5 600 万人患有一种或多种食源性吸虫感染（华支睾吸虫病、后睾吸虫病，肝片吸虫病、肺吸虫病等）。FBT 感染造成 188 万 DALYs
圆线虫病	粪类圆线虫（也很少由福氏圆线虫引起）	圆线虫病是土壤传播的疾病。粪圆线虫感染全世界有 4 000 万至 1 亿人。福氏圆线虫在非洲和巴布亚新几内亚偶尔被发现。圆线虫病的真实患病率是未知的，因为感染往往是亚临床的

[a]DALYs，伤残调整生命年；[b]这些棘球绦虫属，直到最近都被认为是一个物种的菌株（例如细粒棘球绦虫），但是在分类修订之后，现在提出了一些物种。

2.1　概述：原生动物

可以从临床研究或动物模型推断原生动物的耐药性，更常用的是体外试验，并且随着我们对耐药性分子机制的进一步了解，使用基于分子 DNA 的方法。简而言之，在临床研究期间，对具有临床症状的患者进行治疗并随时监测，以确定是否清除寄生虫失败或复发。尽管与临床背景相关，但可能无法密切追踪患者，治疗失败或复发可能是由于多种因素造成的，包括不适应性、宿主免疫力、药物吸收和代谢变化、再感染等。第二种体内试验的形式涉及动物模型，并且当寄生虫分离物不易适应体外条件时可以使用（当可用时）。然而这些动物模型测试昂贵，并且需要特殊的设置和合格的人员，因此不经常使用。体外试验是监测原生动物寄生虫耐药性的最常用的方法，但它们要求致病生物体在培养物中生长，在药物浓度增加以及体外存在或不存在培养的宿主细胞的情况下生长。在大多数体外试验中，抑制寄生虫生长（或其成熟或发育）的药物浓度被用作终点。一些体外方法要求寄生虫适应培养基。而其他人直接使用新鲜分离出的病人寄生虫进入测试。尽管体外试验比体内试验更便宜，更快速且大多数时间更容易实施，但体外试验也具有其固有局限性，第一个是体外应答与几种寄生虫感染患者中观察到的临床应答的相关性低。虽然在一些研究中发现青蒿素的体外敏感性与临床反应之间缺乏显著相关性[3, 4]，但在大多数抗疟研究中观察到良好的相关性[5-10]。用于测量大量原生动物寄生虫的抗性/易感性的非标准化技术的不完善性可能是造成这些不同研究之间相关性差异的关键因素之一。

目前的分子技术可以确定几种与原生动物耐药性有关的基因（表84.2），至少在实验室条件下诱导时是如此。分子靶点和分子的发现在临床分离株中耐药决定簇已经变得更复杂，但正在取得进展。在分子生物等方法中，通过聚合酶链式反应（例如PCR或其变体）或通过基因测序来评估已知与抗性相关的遗传标记，从而允许预测对药物某种程度的抗性。与其他分析方法相比，分子测试的明显优势是只需要少量的遗传物质，而不是活体寄生虫（需要以足够的量获得），并且能够在相对较短的时间内进行大量检测。缺点包括对复杂设备和培训的明显要求，以及赋予耐药性的整套基因突变对于大多数抗原虫药都不完全知晓。因此，这些分子测试的预测价值并不总是完美的，需要谨慎解释。有时，体外生物测定需要平行进行以确认分子测定。

表84.2 人类寄生虫病的主要药物治疗、作用方式和已知的耐药机制

疾病	药物	作用模式	耐药机制
		寄生虫病	
恰加斯病	硝基咪唑（苯并咪唑）	苯并咪唑的减少导致产生共价修饰大分子的细胞毒性代谢物乙二醛（还原应激）	TcOYE的基因缺失 TcFeSODA的过度表达 NTR的SNPS和基因的缺失 TcABCG1过度表达 TcAAAP069过度表达 TcPGP1和TcPGP2过度表达 DNA修复蛋白的过度表达
	硝基呋喃（硝呋替莫，NFX）	NFX还原导致生成的不饱和开链腈（活性物种），导致寄生虫死亡	NTR的SNPS和基因的缺失TcAAAP069过表达
人类非洲锥虫病（昏睡病）	有机砷（美拉砷醇）	美拉砷醇被降解为蜜胺基苯砷酸氧化物，这是一种剧毒的代谢物。美拉砷醇也与TSH相互作用，形成一种称为MelT的稳定复合物，后者又是TR的抑制剂	P2/AT1突变或丢失 MRPA过度表达 ODC和 γ-GCS过度表达 高亲和力转运蛋白 AQP2缺失（别名HAPT1）AQP2/AQP3嵌合体的产生伴随 AQP3的丢失
	鸟氨酸类似物（依氟鸟氨酸）	ODC的自杀抑制剂	TbAAT6突变或丢失
	二脒（喷他脒）	绑定到kDNA并抑制拓扑异构酶从而干扰动粒体的复制，也可能导致对包括SANDC在内的多种细胞靶点的抑制	P2/AT1突变或丢失 低亲和力的喷他脒转运蛋白LAPT1的变化 高亲和力转运蛋白AQP2（别名HAPT1）的缺失 产生伴随AQP3丧失的AQP2/AQP3嵌合体 核碱基转运蛋白NT11.1和NT12.1的变化
	萘衍生物（苏拉明）	抑制低密脂蛋白的摄取，阻止向寄生虫供应胆固醇和磷脂	TbMRPE的过度表达
	硝基呋喃（nifurtimox）	NFX减少导致细胞毒性物质的产生，导致对DNA、脂质和蛋白质的损伤，进而导致寄生虫死亡	NTR的SNPs和基因的缺失
非洲动物锥虫病（Nagana）	二甲基乙酸酯（Berenil）	Berenil的杀螺旋体作用的主要生物化学机制被认为是通过与动粒体DNA结合，从而诱导某些锥虫体内kDNA的完全和不可逆的损失。另外，二甲基乙酸酯调节宿主细胞和炎症反应以应对锥虫感染	HAPT1功能的丧失

（续表）

疾病	药物	作用模式	耐药机制
非洲动物锥虫病（Nagana）	异烟肼氯化物（如veridium，samorin）	ISMM的作用模式尚未完全了解，但有证据表明，锥体虫体的动粒性拓扑异构酶Ⅱ型可被药物选择性抑制	没有明确定义。线粒体电位的调节已被确定为耐药性的候选机制 刚果锥虫线粒体拓扑异构酶中的SNPs不参与氮氨菲啶的耐药性
利什曼病	多烯抗生素（两性霉素B）	与麦角甾醇结合产生跨膜通道，允许包括K在内的细胞质内容物泄漏+自氧化形成游离毒素自由基	SCMT的缺失增加了耐药寄生虫的膜流动性，并伴随着脂质组成的改变 AMB摄取减少 由于MDR1过度表达导致外排增加 上调锥虫氧还原蛋白（Tryparedoxin）级联 细胞内巯基含量降低 Sir2上调
	五价锑（Sbⱽ）（锑酸葡糖酸钠/葡甲胺锑酸盐）	体内三价形式还原，产生导致大分子合成中断的氧化应激	减少或不存在或药物减少为三价形式 AQP1突变或丢失 通过与硫醇结合解毒三价形式（由于ODC和γ-GCS活性增加，耐药寄生虫的硫醇水平增加） 通过过量表达MRPA对巯基杂环化合物的细胞内药物隔离作用 外排泵的调节可能是MAPK1依赖性的，能够泵出药物-巯基缀合物 ARM58过表达 宿主MDR1转运蛋白在巨噬细胞表面的过度表达
	二脒（喷他脒）	寄生虫内部的积累导致kDNA网络解体并破坏线粒体膜电位	Efflux泵
	氨基糖苷类（巴龙霉素）	抑制蛋白质合成并干扰囊泡介导的运输	PM液泡隔离的增加，随后胞吐 其他潜在的耐药机制（见下文）
	唑类（伊曲康唑/酮康唑/甲硝唑）	细胞色素P-450依赖性羊毛甾醇C14α-脱甲基酶的抑制剂，是麦角甾醇生物合成的一个步骤	角鲨烯合成酶的过度表达赋予伊曲康唑耐药性
	烷基溶血磷脂（米替福辛）	扰乱脂类代谢，特别是磷脂 抑制细胞色素c氧化酶，线粒体去极化导致与细胞凋亡类似的死亡	由于P型ATP酶转运蛋白或其特定β亚基中的点突变导致米替福辛摄取减少 通过MDR1外排增加 ABCG4和ABCG6在质膜磷脂运输中的作用 其他ABC转运最后的可能作用 HSP83和SKCRP1的作用都能防止由MIL诱导的程序性细胞死亡 吡哆醛激酶和α-adaptin样蛋白的作用以及大的299 kDa蛋白
	吡唑并嘧啶（别嘌呤醇）	主要用于犬利什曼病。其转化为核糖核苷三磷酸类似物并进一步掺入RNA破坏大分子的生物合成，别嘌呤醇是已知可抑制嘌呤补救途径的酶	嘌呤补救途径的酶亲和力的差异

（续表）

疾病	药物	作用模式	耐药机制
		顶复门寄生虫	
疟疾	喹诺酮衍生物（氯喹、奎宁）	血红素聚合酶的抑制导致无细胞毒性血红素的积累	pfCRT和pfMDR1中的SNPs pfMRP1和pfNHE-1的变化 pfMRP2中的SNPs pfMDR2中的变化
	叶酸拮抗物（磺胺多辛-乙胺嘧啶）	DHPS是磺胺多辛的靶标 DHFR是乙胺嘧啶的靶标	DHPS中的SNPs DHFR中的SNPs GCH1中的CNV
	甲氟喹	干扰寄生虫对血红蛋白的消化	pfMDR1中的CNV pfMRP1和pfMRP2中的SNPs pfMDR2的变化
	青蒿素	青蒿素通过自由基（ROS）的产生而起作用，其自由基由内过氧化物的铁生物活化和/或由铁依赖性氧化应激所催化	pfMDR5中变化 K13螺旋桨蛋白质的kelch结构域中的SNPs
	阿托伐醌	线粒体电子传递链中细胞色素Bc1复合物的抑制；间接抑制DHODH	细胞色素b中的SNPs pfMDR2的变化
	氯胍	抗代谢物代谢成针对疟疾酶DHFR的环胍	DHFR中的SNPs
弓形体病	抗叶酸剂（乙胺嘧啶）	DHFR是乙胺嘧啶的靶标	治疗靶标DHFR中没有检测到SNPs，也没有检测到ABC转运蛋白TgABC.B1、TgABC.B2和TgABC.C1；耐药机制是未知的
	磺胺（磺胺嘧啶）	DHPS是磺胺嘧啶的靶标	在治疗靶标DHPS中没有检测到SNPs，也没有在ABC转运蛋白SNPs中检测到TgABC.B1、TgABC.B2和TgABC.C1 在磺胺嘧啶抗性弓形虫中检测到差异表达的蛋白质，但它们在抗性中的正式作用需要进一步的调查
	阿托伐醌	抑制线粒体电子传递过程（与细胞色素bc1复合物结合）	细胞色素b基因未发现突变，所以抗性机制未知
隐孢子虫	巴龙霉素	靶向核糖体，它与A位点结合并破坏蛋白质合成	Cgd1_1350（例如CpABC4）和Cgd7_4510编码ABC转运蛋白的转录物水平的上调
	阿奇霉素	大环内酯可能是通过抑制蛋白质合成起作用	ND
	硝唑尼特	硝唑尼特及其两种代谢产物替唑尼特和替唑尼特-葡萄糖醛酸苷抑制微小隐孢子虫孢子和卵囊的生长	ND
球虫病（艾美球虫属、孢球虫）	对于艾美球虫：离子载体（如拉沙洛西、莫能菌素、那拉霉素、盐霉素、生度米星）	破坏寄生虫细胞膜上的离子梯度	ND
	对于艾美尔球虫：合成药物（如碳酸奎尼丁、氯吡啶、磺胺、氨苄青霉素、地克珠利、卤夫酮、尼卡巴嗪和罗本尼丁）	在很多情况下，作用模式是未知的	ND
	对于等孢菌：磺胺（甲氧苄啶-磺胺甲噁唑）	抑制叶酸途径	ND

（续表）

疾病	药物	作用模式	耐药机制
		厌氧菌寄生虫	
滴虫病	甲硝唑	甲硝唑在专性厌氧菌中被丙酮酸还原为铁氧还蛋白氧化还原酶系统。甲硝唑的减少会产生浓度梯度，其驱动更多药物的吸收并促进形成对细胞有毒的中间化合物和自由基	体外耐药性寄生虫： 在实验室产生的抗Tv耐药性株中氢化酶体收缩 PFOR的下调 铁氧还蛋白具有优异的氧化还原电位 细胞内铁氧还蛋白含量减少 降低硫氧还蛋白还原酶活性和游离黄素 在临床耐药菌株中：FR1的活性降低 FR1和ADH1减少 硝基还原酶基因*ntr4Tv*和 *ntr6Tv*中的SWPs
	替硝唑	替硝唑的硝基通过铁氧还蛋白介导的电子传递系统在毛滴虫中被还原。由于这种减少而产生的游离硝基被认为是造成抗原虫活性的原因。有人建议，毒性自由基与DNA共价结合，造成DNA损伤并导致细胞死亡	PFOR在体外产生的耐药菌株中下调
贾第虫病	甲硝唑（MTZ）	与毛滴虫病相同	表观遗传调控 对MTZ的抗性与细胞内PFOR浓度呈负相关，导致游离MTZ摄入细胞的量同时减少 硝基还原酶GlNR1和GlNR2
	替硝唑（TDZ）	替硝唑对贾第鞭毛虫物种表现出活性的机制尚不清楚，但可能类似于针对滴虫病描述的那种	对TDZ的交叉耐药性也证明了耐MTZ的贾第鞭毛虫菌株
	阿苯达唑（与甲苯达唑组合）	苯并咪唑药物选择性结合β-微管蛋白并抑制微管形成； 阿苯达唑诱导的阿苯达唑易感性贾第鞭毛虫寄生虫的ROS积累，但不是耐药菌	细胞骨架改变但不与β-微管蛋白中氨基酸200处的突变相关 8种蛋白质参与能量代谢，细胞骨架动力学和抗氧化反应 抗氧化酶在ABZ抗性克隆中上调，导致R-SH库增加
	奎那克林	抗寄生虫作用的确切机制尚不清楚；然而，奎纳克林在体外与DNA结合，抑制转录和翻译。然而，奎纳克林似乎不能定位于贾第虫滋养体的细胞核，这表明DNA结合可能不是其抗微生物作用的主要机制。使用贾第虫的荧光研究表明可能涉及外膜。在其他生物体中，奎纳克林抑制琥珀酸氧化并干扰电子传递	耐药寄生虫积累的药物较少
	硝唑尼特	硝唑尼特及其两种代谢产物替唑尼特和替唑尼特-葡萄糖醛酸苷抑制贾第虫的生长	硝基还原酶GlNR1和GlNR2 重氮PDI2和PDI4被硝唑尼特抑制
阿米巴病	甲硝唑	通过改变变形虫的原生质细胞器来杀死滋养体，但对囊肿的治疗无效	增加Fe-SOD和过氧化物氧的表达 黄素还原酶 和铁氧还蛋白1（FR1）的表达降低
	替硝唑	通过改变变形虫的原生质细胞器来杀死滋养体，但对囊肿的治疗无效	增加Fe-SOD和过氧化物氧还蛋白的表达 黄素还原酶 和铁氧还蛋白1（FR1）的表达降低

（续表）

疾病	药物	作用模式	耐药机制
不等鞭毛类寄生虫			
囊胚病	甲硝唑	甲硝唑诱导囊胚细胞程序性死亡，并且在生长无菌的培养物中可观察到细胞凋亡样特征	某些囊胚菌株的耐药性可能导致出现了适应，表现为寄生虫沾染而造成损害，是由于甲硝唑对其毒力降低导致的耐亚硝酸盐胁迫
蠕虫			
阿苯达唑		苯并咪唑药物选择性结合β-微管蛋白并抑制微管形成	引起β-微管蛋白中氨基酸取代的SNPs存在于药物转运糖蛋白中的SNPs
甲苯咪唑		苯并咪唑药物选择性结合β-微管蛋白并抑制微管形成	与阿苯达唑相同
左旋咪唑		激动剂引起痉挛性麻痹的线虫肌肉烟碱型乙酰胆碱受体	左旋咪唑敏感的乙酰胆碱受体的调节或丧失蛋白质调节蛋白的突变乙酰胆碱受体
噻嘧啶		激动剂引起痉挛性麻痹的线虫肌肉烟碱型乙酰胆碱受体	调节烟碱型乙酰胆碱受体亚单位，形成嘧啶敏感受体乙酰胆碱受体调节蛋白的突变
大环内酯类（伊维菌素）		伊维菌素增加谷氨酸门控氯化物（GluCl）和通道的开放并产生咽泵瘫痪	谷氨酸盐门控氯通道两个等位基因频率的变化 P-糖蛋白修饰
吡喹酮（PZQ）		治疗后钙的快速流入可能会导致死亡。吡喹酮可能阻断蠕虫的腺苷受体，引起钙内流；吡喹酮可特异性结合血吸虫谷胱甘肽S-转移酶（GST）的亚基间隙，但已证明GST不是吡喹酮的分子靶标	与敏感性菌株相比，细胞色素C氧化酶（SCOX1）表达在PZQ抗性的血吸虫株中增加，但SCOX1酶活性的水平在抗性蠕虫中降低。这提高了线粒体/呼吸过程参与抗PZQ的可能性 钙调节或膜组成的改变（假定钨受体的调节或丢失） 曼氏血吸虫对吡喹酮表现出更高水平的SmMRP1 调节SmMDR2表达
乙胺嗪		DEC阻断宿主，并可能参与花生四烯酸代谢的寄生虫酶，并且通过改变寄生虫表面结构来增强先天的非特异性免疫系统，使其易于被宿主防御破坏，DEC干扰寄生虫信号传导途径，包括一氧化氮途径	ND

ND：未定义；NTR：硝基还原酶；AAT6：氨基酸转运蛋白6；AT1：腺苷转运蛋白1；MRP：多药耐药蛋白；HAPT：高亲和力的喷他脒转运蛋白；LAPT：低亲和力的戊脒转运蛋白；SNPs：单核苷酸多态性；耐多药：多药耐药；DHFR：二氢叶酸还原酶；DHPS：二氢蝶酸合酶；MRP：多药耐药蛋白；GCH1：GTP-环水解酶；NHE-1：钠氢交换器1；CRT：氯喹耐药转运蛋白；SIR2：无声信息调节器2；PGP：P-糖蛋白；ABC：ATP结合盒；ODC：鸟氨酸脱羧酶；γ-GCS：γ-谷氨酰半胱氨酸合酶；AQP：水通道蛋白；SCMT：S-腺苷-1-甲硫氨酸-C24-Δ-甾醇甲基转移酶；AMB：两性霉素B；BZ：苯并咪唑；NFX：nifurtimox；SAMDC：S-腺苷甲硫氨酸脱羧酶；kDNA：动载体DNA；低密度脂蛋白：低密度脂蛋白；MAPK1：丝裂原活化蛋白激酶1；ARM58：假想蛋白质ARM58；MIL：米替福新；TR，trypanothione还原酶；DHODH，二氢乳清酸脱氢酶；ROS，活性氧物种；SOD，超氧化物歧化酶；FR1：黄素还原酶1；PDI：二硫键异构酶；PFOR：丙酮酸对铁氧还蛋白氧化还原酶；ADH1：醇脱氢酶-1。

2.2 概述：蠕虫类

蠕虫是一组不同的寄生虫，包括线虫、绦虫和吸虫。总体而言，寄生虫是世界范围内人类慢性感染的最常见原因，特别是血吸虫病、丝虫病、盘尾丝虫病和肠道蛔虫感染（表84.1）。世界卫生组织估计目前全球有29亿人感染一种或多种蠕虫。目前控制寄生蠕虫的方法依赖于使用少量活性驱虫药，即大环内酯类（如伊维菌素）、苯并咪唑类（如阿苯达唑、甲苯达唑）、吡喹酮和左旋咪唑/吡咯类衍生物。药物治疗后蠕虫感染的再感染率很高意味着疫苗仍然是人类控制蠕虫的最佳希望，虽然疫苗是最佳途径[11]，但目前还没有疫苗可用。为学龄儿童和其他高危人群定期大规模使用驱虫药物已被证明能有效地限制蠕虫的负担，特别是对于土壤传播的蠕虫。蠕虫感染的实验室诊断通常通过显微镜检测虫卵和某些情况下尿液或粪便中的幼虫或通过免疫学方法进行，例如通过抗体或抗原检测（表84.3）。

表84.3　NTDs控制中的诊断测试和耐药性分析实例

疾病	诊断测试ᵃ	药物耐药性测定
	锥虫病寄生虫	
恰加斯病	使用不同平台的多重血清学测试［例如，ELISA，间接免疫荧光抗体测试（IFAT）和间接血凝（IHA）］，但交叉反应发生尤其是与内脏和皮肤利什曼病和HAT共存于恰加斯病相同的地理区域。例如：来自Chembio Diagnostic Systems 公司的Chagas Stat-Pak®快速测定（RDT）。由PATH开发的Chagas免疫色谱条（ICS）测试；Hemagen Chagas试剂盒（ELISA）；Chagas instantest（Silanes）；Ortho 克氏锥虫 ELISA测试系统；SD Chagas Ab Rapid（标准诊断）；Serodia Chagas（Fujirebio公司；OligoC-测试和克氏锥虫kDNA。OligoC-测试（Coris BioConcept）；其他几种RDT。**用吉姆萨或其他适当的染色剂染色对薄或厚的血液或血沉棕黄层被膜进行显微镜检查。使用特殊培养基（例如Novy-MacNeal-Nicolle琼脂或Evan's改良的Tobies's培养基）进行血液培养也可以完成。**各种基于PCR的检测包括LAMP检测放射免疫沉淀检测（RIPA）：锥虫分泌型分泌抗原免疫印迹分析（TESA-blot）Abbott PRISM Chagas试验（自动化学发光分析仪）；病媒接种诊断法（未感染的实验室接吻虫可以喂食患者，然后检查锥虫）新生儿：毛细管中的微量血细胞比容浓度法或eppendorf管中的Strout浓缩法；基于肽的谱系特异性血清学检测；基于微流控/实验室芯片的检测（例如，来自Veredus Laboratories公司的VereTrop）	**缺乏允许在公共卫生实验室监测克氏锥虫药物敏感性的方法。**基于四唑类染料的体外药敏试验[MTT；3-（4，5-二甲基噻唑-2-基)-2,5-二苯基四唑溴化物]酶促微量方法（抗BZ）。体外上鞭毛体测试结合血培养与定量的BZ/NFX敏感性检测；体外细胞内无鞭毛体试验，其涉及将来自血培养物的上鞭毛体分化成为循环后期锥毛体以便在哺乳动物细胞单层中建立感染动物体内药物敏感性测定，主要在小鼠模型中进行
人类非洲锥虫病*（昏睡病）	CATT对冈比亚树的血清学现场测试（例如，全血传统卡凝集试验、CATT-TP版和CATT-D10热稳定版）。没有类似于布氏罗德西亚锥虫的CATT测试。冈比亚布氏锥虫免疫锥虫测试LiTAT1.3和LiTAT1.5 Coris BioConcept HAT Sero-strip（试纸）和HAT sero-K-SeT试验（侧流装置）用于血液或血浆样本。这些测试是由NIDIAG联盟开发的（http://www.nidiag.org/），并含有布氏冈布素抗体型变体LiTat1.3和LiTat1.5的变体表面糖蛋白。SD BIOLINE HAT测试（免疫层析快速血清学检测用于血液中的冈比亚人的血液检测）IFA、ELISA和Dot-ELISA方法	

（续表）

疾病	诊断测试[a]	药物耐药性测定
人类非洲锥虫病*（昏睡病）	LATEX/Tb冈比亚血清学试验。 **血液/淋巴结/脑脊液显微镜检查和检查（例如，用吉姆萨或其他适当的染色剂染色的薄或厚血液或血沉棕黄层被膜，也可使用血沉棕黄层样品的新鲜湿制剂）。** **目前，HAT的阶段决定依赖于CSF的直接检查；首先将CSF中的寄生虫离心并通过光学显微镜在mAECT观察室或mAECT管中检查。HCT或QBC技术也可以使用。** 各种PCR和RT-PCR分析（常规、TMA、NASBA、NASBA-OC、LAMP、RIME-LAMP、NEAR、HAD、RPA）。但是，分子诊断尚未发展到适合广泛使用的水平。基于血清抗性相关（SRA）基因开发了布氏罗德西亚锥虫的分子诊断试验。 使用肽核酸（PNA）探针的FISH检测。人血浆中的生物标志物 基于发光二极管（LED）的吖啶橙荧光显微镜检测。 基于纳米抗体的寄生虫抗原检测（由FIND和标准诊断公司共同开发）。 用于血液中锥虫抗原检测的单链可变片段（scFv）工程化抗体。 基于微流体/基于实验室的芯片检测（例如，来自Veredus Laboratories 公司的VercTrop）	**没有标准化的方法可以在公共卫生实验室监测HAT药物的有效性。** 分子测试； 评估小鼠的药物敏感性； 基于活细胞对染料Alamar blue（刃天青）代谢的测定以产生比色和荧光信号； 基于碘化丙啶与DNA相互作用的荧光分析； 荧光二胺DB99试验耐甲砷醇检测
非洲动物锥虫病（Nagana）	**标准寄生虫学方法（显微镜检查法）**；基于PCR的检测方法（一些基于18S）；微卫星基因位点分析	反刍动物试验； **在老鼠身上进行测试** 体外测定（例如药物-ELISA技术）；分子检测（例如，对刚果锥虫特异性的DpnII-PCR-RFLP测定或类似的BclI-PCR-RFLP测定）； 几种基于PCR的检测也是可用的
利什曼病	目前VL的快速诊断测试是基于抗体/抗原的。然而，血清学检查在无症状携带者和过去病例中均为阳性。实例包括直接凝集检测（DAT）、基于K39重复抗原的测试，包括InBios International公司经FDA批准的Kalazar直接快速测试和Kalon Biological公司提供的尿胶乳凝集测试KAtex。 基于融合合成蛋白rK28的RDT（生物化学诊断系统）； 对于VL：显微镜检查（吉姆萨或苏木精素染色）、脾脏、淋巴结或骨髓穿刺物的培养。 **对于CL和MCL：显微镜检查（吉姆萨或苏木精素染色）/活检/抽吸培养。** **最近报道了印压涂片法。** 各种PCR和RT-PCR测定。包括Coris BioConcept Leishmania OligoC-测试（例如偶联于寡色谱检测的PCR测定）和LAMP测定 现场适应性管内Liat/Cobas分析仪（IQuum公司，现为罗氏诊断）是一种简化的PCR检测方法。 使用比色检测系统和便携式仪器，同时可以提取和扩增DNA以及检测PCR产物。 PCR-ELISA分析。 适配子生物学传感器。 利什曼素皮肤试验（LST）：该测定在72 h后测量迟发性超敏反应。 干扰素释放测定（IGRAs）；检测对利什曼原虫抗原有反应的外周血中的T细胞。 IQuum Liat Analyzer，一种四色荧光实时荧光检测器。 对于动物，已经在毛发中发现利什曼病的生物标志物	**没有标准化的方法可以在公共卫生实验室监测抗利什曼药物的有效性。** 感染利什曼原虫株并用抗利什曼原虫药物处理的BALB/c小鼠。用于Sb[V]抗性的无鞭毛体/巨噬细胞培养物测定。 前鞭毛体检测测定和无菌无鞭毛体培养物测定。 基于刃天青的萤光素荧光测定法（详见HAT部分）

疾病	诊断测试[a]	药物耐药性测定
	顶复门复合寄生虫	
疟疾	**显微镜检查厚和薄的血涂片** 抗原检测（试纸或ELISA形式）（抗原：HRP-II，泛疟原虫醛缩酶、pLDH）。抗体检测（例如来自Cellabs的泛疟疾抗体CELISA）。 REED技术。 微磁共振弛豫测量 基于微阵列的技术。 PCR和LAMP分析。 适体传感器、免疫传感器和DNA生物传感器。 纸微流控检测。 基于芯片的实验室检测（例如，来自Veredus Laboratories 公司的VereTrop。） 流式细胞术和自动血细胞计数技术检测受感染的红细胞中血红素或疟原虫dsDNA。 焦平面阵列技术检测寄生虫中的脂肪酸（红外特征）。 蒸气纳米气泡技术（Rice University）	药物敏感性试验的啮齿动物模型。 监测患者随时间推移的寄生虫和/或临床反应。 光谱分析法。 基于[³H]-次黄嘌呤掺入或其他标记前体的体外测定。 体外测定法测量寄生虫乳酸脱氢酶（LDH）活性。 检测针对HRPII或乳酸脱氢酶（LDH）的抗体，或通过用荧光染料染色寄生虫。DNA荧光染色法。 **裂殖体成熟试验/MarkⅢ显微检测** 用于检测寄生虫成熟期间的疟原虫生产的"视觉凝集测试"。 疟疾 Ag CELISA。 双位点酶联pLDH免疫检测（DELI）分析。 青蒿素抗性的体外和离体表型分析。 用于检测与耐药性CDC相关的靶基因中的SNPs的基于PCR的测定和焦磷酸测序方法。 正在开发用于迅速检测耐药寄生虫的下一代测序方法。 Clamp-probe实时PCR检测*Pfcrt* K76T SNPs。 用于耐药性测试的基因芯片（可以分析整个寄生虫基因组中间隔约7 000个SNP。由Notre Dame的Eck全球健康研究所开发）
弓形虫病	**粪便中弓形虫的分离、组织学检查** 血清学试验-免疫过氧化物酶染色法； 弓形虫皮肤检测； 抗原特异性淋巴细胞转化试验 接种实验动物； 基于PCR和LAMP检测	**没有标准化的方法可以在公共卫生实验室监测抗弓形虫药物的有效性。** 可以使用酶联免疫吸附测定（ELISA）在Vero细胞上评估磺胺嘧啶敏感性。 磺胺嘧啶敏感性可以在MRC-5细胞上评估
隐孢子虫病	**粪便标本中的抗原检测**（直接荧光抗体检测，包括Meridian Merifluor试剂盒，用于隐孢子虫/贾节鞭毛虫。Crypto CELISA、PARA-TECT、Cryptosporidium Antigen 96和来自Remel的ProSpecT等） 改进的耐酸染色技术和显微镜PCR分析	**没有标准化的方法可以监测公共卫生实验室的抗隐孢子虫药物的有效性。** 最近描述了用于人类原代肠细胞的微小隐孢子虫感染的体外模型，但它尚未用于抗药性测试。 卵囊的易感性测试：包含或排除荧光活性染料（DAPI/碘化丙啶等）或通过反映卵囊的代谢潜力及其传染性潜力的替代技术。 可利用的动物模型：人隐孢子虫可以在非生物性小猪和免疫抑制的沙鼠中繁殖，而人隐孢子虫可以在小牛和羔羊中繁殖。体内药物筛选/耐药性检测已具备，然而，主要在免疫抑制的啮齿动物中完成
球虫病	**显微镜检测粪便中的卵囊**（耐酸染色或使用荧光染料，例如金胺罗丹明）； 十二指肠治体组织检查；弦线试验（肠系膜试验）； PCR分析	**没有标准化的方法可以监测公共卫生实验室的抗球虫药物的有效性。** 对于艾美球虫，在动物模型（鸡）中的体内测定。 使用McMaster玻片室或Neubauer计数室处理前后的卵囊计数。通常使用抗球虫指数（ACI）、全局指数和最佳抗球虫（OAA）指数来评价药物功效。 实验动物模型（牛犊、辛克莱微型猪、常规猪）

（续表）

疾病	诊断测试[a]	药物耐药性测定
	厌氧寄生虫	
滴虫病	**通过湿法显微镜检查直接检测阴道分泌物或尿道标本中的滋养体。** 阴道拭子标本中抗原检测的乳胶凝集试验用于OSOM毛滴虫快速检测（Genzyme Diagnostics，一种免疫层析毛细管流速试纸）。Aptima TV转录介导的扩增（TMA）检测； 直接荧光抗体染色培养（Pouch TV培养）； PCR分析； Rheonix CARD技术，一种自动分子诊断设备	**阴道毛滴虫敏感性检测不能常规使用。** 有氧条件下的体外敏感性分析（最初由Meingassner和Thurne开发）。 在管或板的厌氧条件下的体外敏感性测定： $[^3H]$-胸苷摄取试验 抗滴虫活性比色测定； 厌氧微系统； 小鼠模型和非人灵长类动物模型
贾第虫病	**显微镜检查粪便；** 抗原测试（Wampole，Antibodies公司，Cellabs和Remel公司） Uni-Gold快速测试（Trinity Biotech公司）； 用于隐孢子虫属/贾第虫属的Meridian Merifluor试剂盒； 基于PCR和LAMP分析； 惠特利的三色染色和显微镜检查粪便标本 肠道试验（例如，弦线测试）； 内窥镜抽吸和显微镜检查	**通常无法进行敏感性检测。** 放射性测量方法寻找^{3}H-胸腺嘧啶脱氧核苷（测量寄生虫增殖）的摄取减少或寻找寄生虫与宿主细胞黏附的减少； 比色法检测杀死滋养体在药物存在下释放的产物； MTT（四唑盐还原为MTT-formazan）或荧光底物刃天青的比色法； 厌氧测定； 使用碘化丙锭的流式细胞术测定法；微流体装置； 体内蒙古沙土鼠和小鼠模型试验；使用微阵列技术和定量检测对甲硝唑和硝噻醋柳胺的耐药性 实时PCR
阿米巴病	**商业化免疫测定试剂盒（抗原检测），**用于检测溶组织内阿米巴。大多数测试检测新鲜粪便标本中致病性溶组织内阿米巴中的半乳糖可抑制黏附蛋白（例如：TechLab、Cellabs和Wampole提供对溶组织内阿米巴的特异性测试）。目前，这些测试需要使用新鲜或冷冻的粪便标本，不能用于保存标本。 三色染色涂片和显微镜中的滋养体。 快速免疫层析盒测定：检测溶组织内阿米巴/迪斯帕内阿米巴的抗原。毒蛾。然而，该测定不能区分溶组织内阿米巴和迪斯帕内阿米巴。该测定还检测贾第鞭毛虫和隐孢子虫的抗原。粪便样本必须是新鲜的或冷冻的	**通常不具有易感性测试。**硝基蓝四氮唑。（NBT）还原实验。 动物实验模型（无菌豚鼠、仓鼠）
	不等鞭毛寄生虫	
胚囊病	显微镜观察（粪便中存在液泡形式和阿米巴型腹泻粪便中）。 直接涂片、碘染色涂片、福尔马林-醚浓缩技术和三色染色涂片。 **使用Jones培养基进行体外培养。**	**易感性测试通常不可用。**Caco-2人肠上皮细胞模型。Resazurin和XTT活力微量测定
	蠕虫	
血吸虫病（胆汁病）	**粪便/尿液/直肠活检的显微镜检查（例如Kato-Katz粪便涂片技术）。** ELISA、Dot-ELISA、免疫印迹试验。 曼氏血吸虫醚浓缩技术的间接血凝试验； Midi ParaSep SF无溶剂粪便寄生虫浓缩器； PCR和RT-PCR分析，包括用于曼氏血吸虫的OC-PCR试纸试验	

（续表）

疾病	诊断测试[a]	药物耐药性测定
血吸虫病（胆汁病）	免疫学方法（抗体或抗原检测）。 来自快速医学诊断的尿液-CCA和尿液-CAA（循环阴极和阳极抗原）盒试验；对于曼氏血吸虫，埃及血吸虫和日本血吸虫。检测针对可溶性卵抗原（SEA）的抗体。 通过计算机视觉成像技术已经实现了在尿中的吸血虫卵的芯片成像。 荧光素酶免疫沉淀系统（LIPS）检测。 基于PCR的检测。 通过计算机视觉对尿液中的虫卵进行芯片上成像； 基于PCR的测定	**通常无法进行药物敏感性试验。** 吡喹酮的动物模型：经治疗的感染啮齿动物的蠕虫数量。蜗牛模型也存在。 吡喹酮存在下的毛蚴形态学和生存分析； 肌肉收缩研究和⁴⁵Ca²⁺摄取。ECRT（所有驱虫药）。 EHT（伊维菌素）； LFIA（伊维菌素）分析；xCeLLigence系统（吡喹酮）
淋巴丝虫病*（在极端情况下也被称为象皮病）	**用吉姆萨或其他适当的血迹染色的厚/薄血膜或血沉棕黄层被膜的活检样本检查或显微镜检查。** ICT丝虫病抗原检测试验（仅限于巴氏弗氏霉）（BinaxNOW Filariasis；Binax）。 PCR和PCR-ELISA试验（丝虫病CELISA，Cellabs）。 用于巴氏疟原虫TROPbio ELISA测试；布氏疟原虫快速试纸检测； 通过涉及淋巴管的超声波检查可以观察到运动的成虫	**敏感性测试不可常规使用。** PCR检测阿苯达唑抗性
盘尾丝虫病（河盲症）	**多重Giemsa染色皮肤显微镜检查。**通过裂隙灯检查观察眼内微丝蚴超声波检测。 电磁路径（授予Manu Prakash博士，请参阅：https：//biox.stanford.edu/highlight/）。 Ov16快速检测（由PATH开发的POC原型；检测寄生虫抗原Ov16的抗体）。 SD BIOLINE盘尾丝虫病IgG4快速POC检测（由PATH开发并由Standard Diagnostics公司生产）	**在重复伊维菌素治疗后，常规检测不到。**常规检测盘尼丝虫中β-微管蛋白中SNPs的易感性测试
囊虫病（绦虫病）	**血清学：**对血清或CSF进行各种免疫诊断试验（例如：RIDASCREEN 猪带绦虫 IgG）。 猪带绦虫的PCR和LAMP试验。 **组织活检的显微镜检查（恢复粪便中的节段或脊柱）或抽吸囊肿样本。** CT或MRI扫描脑或脊髓神经囊尾蚴病，骨骼肌平片。	**敏感性测试不可常规使用。** PCR、多重PCR。 绦虫属鞭毛虫引起的实验性脑炎。 小鼠囊尾蚴。
棘球蚴病（包虫病）	**组织活检的显微镜检查或抽取囊肿样本。** 血清学诊断（ELISA检测、间接血凝检测、补体结合检测、免疫印迹检测）成像，例如CXR、肝脏或腹部CT扫描、脑部CT或MRI扫描	**敏感性测试不可常规使用。** PCR分析用于BZ抗性测试。 小型实验室动物模型（小鼠和长爪沙土鼠）
土壤传播蠕虫（肠蠕虫）	**显微镜法** 在粪便中检测卵的5种最常用的技术是FLOTAC方法（钩虫）、Midi Parasep®SF无溶剂粪便寄生虫浓缩方法、McMaster方法、Kato-Katz技术（由于裂解而不是非常好的钩虫）脆弱的钩虫卵）和甲醛醚浓缩技术。 一种全自动化的基于视觉的仪器，称为鞭虫的Ovaspec。 鞭虫抗原ELISA分析检测鞭虫感染（在狗中）。	**FECRT（所有类型的驱虫药）** 卵孵化试验（EHT）（钩虫中的BZ抗性）。 EHT在钩虫中效果很好，但对蛔虫和鞭虫无用，因为它们不会在宿主外孵化。 幼虫发育试验（BZ、左旋咪唑、吡咯和甲苯咪唑、伊维菌素）。 运动性和幼虫捕获的形态学测定（LAMA）（吡咯左旋咪唑和甲苯咪唑）PCR。 实时PCR和焦磷酸测序分析（苯并咪唑）。 使用氰化苯并咪唑氨基甲酸酯进行体外测定 第三阶段幼虫的微管蛋白提取物
食源性吸虫（FBT）感染	**显微镜法。** ELISA和Dot-ELISA测试免。疫印迹分析	**敏感性测试不可常规使用。** 体内动物模型：剂量和屠宰试验。 小鼠模型是最常用的肝片吸虫病动物模型

715

（续表）

疾病	诊断测试a	药物耐药性测定
粪类圆线虫病	胸部造影和对比增强扫描。 **寄生虫学诊断**（例如，使用古加氏琼脂培养法和贝尔曼方法等共培养方法，以及较少的已知蛭石粪便培养方法，鉴定粪便中的幼虫，这些方法的灵敏度可通过检查大便样本进一步提高，也可以使用直接盐水涂片法和定量福尔马林乙酸乙酯浓缩技术。 血清学和分子学方法。 使用重组抗原（NIE）的荧光素酶免疫沉淀系统（LIPS）	**敏感性测试不可常规使用**

a参考技术以粗体显示。

b用于现场治疗决策的检测方法以粗体显示。TMA：转录介导的扩增；NASBA：基于核酸序列的扩增；LAMP：环路等温扩增；NEAR：切口酶扩增反应；HAD：依赖于解旋酶扩增；RPA：重组酶聚合扩增；mAECT：小型阴离子交换离心技术；HCT：微量血细胞比容离心技术；NASBA-OC：基于核酸序列的扩增偶联到寡霉体色谱试纸检测；FISH：荧光原位杂交；QBC：定量血沉棕黄层；PATH：国际性非营利组织；REED：滚环增强酶活性检测；HRP-Ⅱ：富含组氨酸的蛋白质Ⅱ；pLDH：寄生虫乳酸脱氢酶；CATT：锥虫病卡氏凝集试验；CSF：脑脊髓液；DAT：直接凝集试验；FECRT：粪便卵数减少测试；EHT：卵孵化试验；LFIA：幼虫摄食抑制试验；LDT：幼虫发育试验；LPT：幼虫麻痹试验；MMT：微动测试。

对一种或多种驱虫药具有耐药性寄生蠕虫的发展是一个日益严重的问题，特别是在牲畜中。事实上，每一个牲畜主人和每一个驱虫药都有抗药性的报道。羊和山羊受寄生线虫影响最大，其中多药耐药性（multidrug resistance，MDR）的发病率高。马和牛线虫的抗性尚未发生在小规模养殖的反刍动物中，但有证据表明，包括MDR蠕虫在这些宿主中的耐药性也在增加。在人类的蠕虫中，耐药性是罕见的虽然越来越多的耐药性出现，但一些研究报道痊愈率低，样本中的粪便/尿液中的虫卵数在减少。[12-18]。

一般来说，蠕虫比原生动物要困难得多。它们经历一个复杂的生命周期，并不总是有可能在它们自然寄主之外的寄生虫的所有阶段进行生长和测试。因此，类似于原生动物寄生虫，测试寄生虫线虫中的抗性很困难，因此在诊断实验室中不常用。尽管如此，已经开发了多种体外测试和少量体内测定来检测对驱虫主要群体有抗性的线虫种群，但是它们中的大多数受到可靠性、灵敏度和繁殖力的影响，因为它们中的大多数没有很好地标准化。大多数测定法目前都是基于粪检法（如粪便样品）。从这些方法中，检测和监测线虫中驱虫抗药性的最广泛使用的方法是所谓的粪便卵数减少测试（FECRT），该测试适用于所有类型的驱虫剂，并且基本上是测量鸡蛋产量之前和之后的变化药物治疗后。或者，已经开发了一系列表型分析以及一些分子分析方法（参见蠕虫部分）。

下一节将讨论目前用于特定寄生虫的各种药敏试验，从原生动物开始，然后是蠕虫。

3 锥虫药物敏感性分析

锥虫病寄生虫感染全世界2 100万人，每年新病例超过200万例[1, 19, 20]。据报道，引起南美锥虫病的锥虫病、非洲锥虫病的布氏锥虫和利什曼原虫属的负担最重，这些临床表现的疾病统称为利什曼病。这3种疾病共同导致400多万DALYs（表84.1）

3.1 恰加斯病

恰加斯病（Chagas disease，CD）也称为美洲锥虫病，是由原生动物寄生虫克氏锥虫引起的人畜共患病[21, 22]，这是自古以来就盛行的一种重要寄生负担，主要在拉丁美洲。克氏锥虫是在人类、昆虫媒介和动物中循环的异质物种种群，最近分类6个基因定义的群体：克氏锥虫I～Ⅵ[23]。CD通常是一种终生疾病，主要由大型吸血昆虫（*Triatominae* spp.）传播，这种昆虫在流行国家广泛称为"接吻虫"。感染可以通过输血、器官移植、垂直和先天性传播，通过摄入受昆虫粪便污染的食物或饮料或来自克氏锥虫的家养或野生哺乳动物宿主而产生。CD在人体中呈现3个临床阶段：急性、不确定和慢性阶段。急性疾病的特征在于许多症状，这些症状常常在数周或数月内自发缓解。在无症状的"不确定"阶段，患者可以将寄生虫传播给其他人，同时不显示疾病迹象，这个无症状阶段可能持续数十年。估计10%～30%感染克氏锥虫的个体将发展称为慢性症状性CD的最后阶段，其表现为心脏疾病或病理性肠道肿大（例如巨大食道和/或巨结肠）、神经系统的损害。如果不治疗，在这个关键阶段感染克氏锥虫的患者通常死于心脏（心肌炎）和胃肠道损伤。诊断CD的主要方法是血清学和寄生虫学，但这些试验的灵敏度并不理想、特异性较低（表84.3）[24]。最近开发的分子技术提供更好的灵敏度和特异性，尽管在慢性期，PCR检测似乎不如血清学敏感。没有有效的CD疫苗，化疗仅限于两种注册药物，即硝基杂环类药物硝呋替莫（NFX）和苯并硝唑（BZ）。被认为是40多年来对克氏锥虫的黄金标准治疗，NFX和BZ仍然不是最佳的选择；这些治疗方法在疾病的慢性阶段疗效低（寄生虫治愈率为10%～20%），急性期疗效有限（寄生虫治疗率60%～80%）[25, 26]。此外，克氏锥虫处理常常由于克氏锥虫田间菌株的敏感性的自然变化、种群间免疫应答的差异以及获得性耐药菌株的出现而变得复杂，自从在流行地区记录了治疗失败的病例以来[27-30]。尽管迫切需要新的CD疗法，但只有别嘌呤醇和几种唑类药物（包括目前用于非洲锥虫病、泊沙康唑和雷夫康唑试验的非那唑唑）进入临床试验[31]，但结果似乎令人失望（80%治疗失败）[32]。目前正在评估许多临床前有希望的药物（例如，SCYX-6759、EPL-BS967、EPL-BS1246、SQ109[33, 34]，少数其他药物[35-37]），但他们的潜在临床发展只能在中期至长期范围内进行[34]。

3.1.1 耐药性和诊断分析

克氏锥虫与非洲锥虫和利什曼虫相反，没有关于抗药性的特定章节，我们将在这里更详细地描述它。NFX和BZ都是通过线粒体NADPH依赖型I型硝基还原酶（NTR）在克氏锥虫中在细胞内激活的前体药物，这种酶在人类中不存在[38]。BZ的还原导致产生细胞毒性代谢物乙二醛[39]，而NFX还原导致产生具有杀锥虫特性的不饱和开链腈[40]（表84.2）。迄今为止，CD对这些药物的治疗失败主要归因于克氏锥虫菌株的天然药物敏感性的变化，而非本身对抗药性分离株的变化，因为尚未报道临床分离物中真正的基于遗传的抗性机制的正式证据，尽管耐药性很容易从体外选择的临床分离株[41-46]以及实验室毒株[38, 47]和动物[41, 48]中产生。然而，在体外产生的细胞系中报道了几种对BZ的抗性机制（表84.2）。事实上，在克氏锥虫中删除了编码与黄色体内酶（TcOYE）、体外诱导的BZ抗性有关的NAD（P）H黄素氧化还原酶的基因拷贝[49]，以及过量表达含铁超氧化物歧化酶A（TcFeSODA），可能有助于毒性代谢产物的解毒[50]（表84.2）。酪氨酸转氨酶（TcTAT）在耐BZ的寄生虫菌株中也过表达[51]。尽管与药物抗性表型不直接相关，但TcTAT酶的过表达被认为是寄生虫中的一般辅助代偿机制或应激反应因子。在体外选择的BZ抗性克氏锥虫中观察到破坏NTR酶的黄素单核苷酸（FMN）结合能力和NTR基因缺失的点突变[52, 53]（表84.2）。有趣的是，尽管临床分离株中NTR的基因型尚未经过测试，但由敏感的临床分离株逐步诱导的BZ耐药表明耐药克隆已经失去了NTR拷贝[46]。P-糖蛋白外排泵、TcPGP1和TcPGP2作为ATP结合盒（ABC）转运蛋白超家族的一部分[54, 55]，在克氏锥虫BZ抗性中的参与也最近在提交给体外诱导抗性的寄生虫系中被提出[56]（表84.2）。类似地，AQBCG样转运蛋白TcABCG1基因在BZ天然耐药的寄生虫菌株中表现出过表达。临床BZ难治菌株中的该基因与CL Brener BZ敏感参考菌株[57]相比表现出若干SNPs，但不幸的是，分析显示任何这些SNP与BZ抗性表型没有直接相关性。然而，它被认为是这种ABC转运蛋白在自然界中。克氏锥虫BZ难治菌株的过表达（最可能受到克氏锥虫中观察到的基因组高可塑性的影响）是本领域观察到的"天然耐药表型"的关键决定因素[57]。最近，在体外产生的克氏锥虫菌株对NFX和BZ的抗性也与ad 1-脯氨酸转运蛋白的过表达相关，克氏锥虫氨基酸/生长素通透酶表示为TcAAAP069，位于靠近鞭毛囊的特定结构中[58]。增加脯氨酸在过表达该转运蛋白的抗性寄生虫中的细胞内浓度，不仅提高了对杀锥虫剂药物的抗性，而且提高了活性氧（ROS）的抗性，支持了脯氨酸是自由基清除剂，即杀锥虫剂药物还原产生的自由基这一事实[59]（表84.2）。有趣的是，在布氏锥虫中［非洲锥虫病的病原体（见下文）］，同源蛋白TbAAT6不仅能够运输脯氨酸，而且能够运输杀死杀锥虫的药物依氟鸟氨酸，并且该基因中的突变足以产生抗性[60]（表84.2）。尽管水通道蛋白（AQP）同系物在包括非洲锥虫在内的几种人类寄生虫中的药物应答中有明确的参与（见下文），但迄今还没有关于四种克氏锥虫的AQP同源物和药物反应的报道，无论是体外筛选的耐药菌株，还是临床抗性分离株。最后，虽然已知BZ诱导了克氏锥虫中自由基和亲电子代谢物（例如乙二醛）的形成，其可能导致细胞死亡，但其确切的作用机制直到最近才被发现。的确，BZ在寄生虫生长过程中优先氧化克氏锥虫的核苷酸库，并且在寄生虫DNA复制过程中大量掺入氧化的核苷酸导致潜在致命的双链DNA断裂[61]。此外，还表明BZ处理的细胞中DNA修复蛋白的过表达增加了对BZ的体外抗性[61]（表84.2）。如果在体外产生的抗性克氏锥虫菌株中检测到的抗性机制是否可能在临床分离株中发挥作用，仍有待验证。然而，如在醇脱氢酶TcADH中所报道的，体外诱导的BZ抗性群体中的表达降低，体外选择的菌株和临床分离株之间可能会出现差异，这在天然抗性菌株中未被观察到[62]。

评估从人类分离的克氏锥虫寄生虫的BZ和NFX"自然敏感性"的简单和快速程序很难标准化，但在克氏锥虫生命周期的确定阶段仍然是可能的。简而言之，克氏锥虫的生命周期包括非复制性血流锥虫鞭毛体和哺乳动物宿主中的复制性细胞内无鞭毛体，以及上鞭毛体和哺乳动物感染性的循环后期锥鞭毛体在锥蝽携带中。目前，锥虫鞭毛体没有广泛用于耐药性测试，因为它们的数量在CD的慢性期太低。基于四唑鎓染料MTT的比色方法是在16年前开发的，用于确定克氏锥虫的体外敏感性，目前仍在广泛使用[63]（表84.3）。简而言之，在各种浓度的药物存在（或不存在）下，将从固定相的体外培养获得的上鞭毛体形式在28℃下在96孔板中培养24 h。在这段时间后，将MTT溶液加入到每个孔中，并将平板孵育1 h。然后加入HCl和SDS以停止MTT掺入，并将板在室温下再保持30 min。读数在595 nm的分光光度计上进行。MTT检测应始终包括一式三份，结果通常以IC_{50}表示，例如杀死50%寄生虫的药物浓度。

最近，报道了通过血培养将寄生虫分离与所产生的上鞭毛虫形式中的BZ/NFX敏感性定量结合的体外过程[64, 65]（表84.3）。该测定也用上鞭毛体标准化，因为这个发育阶段主要在从受感染个体获得的血液培养中。将分类为抗BZ的参考菌株用作阳性对照，并用各种BZ/NFX浓度（系列稀释1∶2）温育72 h以测定IC_{50}。然后在施用BZ/NFX疗法和疗法后将测定法应用于来自慢性患者的分离物。在从30 mL血液中获得血细胞培养物约60 d后，可以实现用于测定的合适的表面鞭毛虫密度。如上所述确定分离株的IC_{50}值，并将其与参考株比较。然而，重要的是要提到这种体外试验不能预测CD的治疗结果[64]。这个令人失望的结论最明显的解释是，上鞭毛体不是CD中的感染阶段，它对BZ/NFX的易感性不反映在人宿主中遇到的其他阶段（例如，锥虫鞭毛体和无鞭毛体）的易感性。事实上，在克氏锥虫中报道了几种数量级的上鞭毛体和无鞭毛体的IC_{50}值的差异。为了减轻这种限制，开发了一种强大的细胞内无鞭毛体模型（http://www.nature.com/protocolexchange/proto-的cols/2240）（表84.3）。无鞭毛体模型涉及将来自血培养的上鞭毛体分化为循环后期锥鞭毛体，以便在哺乳动物细胞单层中建立感染。最后，动物中的药物敏感性测定存在于克氏锥虫中，并且大部分使用小鼠模型，其中化合物在感染的急性期早期施用[44, 66]（表84.3）。最近，一种有趣的实时体内生物发光成像方法已经开发用于药物筛选[67, 68]，该方法允许跟踪寄生虫负担整个感染的慢性阶段。该系统基于表达红移荧光素酶的生物发光寄生虫，该荧光素酶在组织穿透光谱的橙色区域发光。尽管不适合在临床分离株中进行耐药性检测（因为在临床菌株中不存在荧光报告基因），但该系统仍然可以加速CD中的药物发现。

3.2 人类非洲锥虫病

人类非洲锥虫病（HAT）也称为昏睡病，是一种由两种亚种的原生动物寄生虫布氏锥虫引起的病媒传播性疾病，例如西非和中非的冈比亚锥虫、非洲东部和南部的罗德西亚锥虫（表84.1）。其他物种不会对人类产生感染而导致动物非洲锥虫病（见下一节）[69, 70]。在人类中，冈比亚锥虫占报告病例的90%以上，并表现为几个月后宣称其受害者的慢性病。相反，罗德西亚锥虫引起急性感染，可能会在几周内杀死患者。HAT发生在与寄生虫在人体中增殖的位置相关的两个阶段中：第一阶段称为血淋巴期，包括非特异性症状，如头痛、关节痛和发热。在这个阶段，寄生虫在淋巴和血液周围器官中增殖。如果没有主动HAT监测，阶段1通常是未确诊的。第二阶段称为神经系统或脑膜脑炎阶段，当寄生虫穿过血脑屏障并侵入中枢神经系统时发生。后期可导致严重的睡眠周期中断（因此而得名），瘫痪、精神衰退加重、精神错乱和昏迷，因没有得到有效的治疗而最终导致死亡。

昏睡病的诊断涉及病例检测，然后进行分期（表84.3），这对决定采用何种治疗方案是至关重要的。HAT病例识别主要依靠使用显微镜确认体液（血液、淋巴或脑脊液（CSF））中寄生虫的存在。CATT的快速血液检查可用于现场诊断，但该检测仅检测冈比亚绦虫感染，而不检测罗得西亚锥虫病例。最近已经在HAT患者的脑脊液中发现了冈比亚HAT（例如新喋呤和CXCL13）的非常好的标记物，并且正在开发用于分期和监测治疗的双重目的快速测试（http://www.finddiagnostics.org/）。这项创新测试应该可以绕过后续随访期间脑脊液检查所需的腰椎穿刺[71]。最近对HAT的许多诊断方法进行了回顾，鼓励读者参考参考文献获取有关该主题的更多信息[72]。无论采用何种方法，疾病越早发现，治愈的前景就越好。虽然有报道称健康携带者的病例[73, 74]，提示应该有可能进行预防性治疗，但HAT没有接种疫苗。因此HAT的控制在很大程度上依赖于化疗，其中仅有少数药物是老的和有毒的（表84.2）：阶段1用喷他脒和苏拉明；阶段2用美拉胂醇、硝呋替莫和依氟鸟氨酸。2009年的最新治疗方案是NECT，将硝呋替莫联合依氟鸟氨酸治疗恰加斯病。不幸的是，NECT只对冈比亚锥虫有活性，因为罗德西亚锥虫天然耐受依氟鸟氨酸[75-77]。目前，非西咪唑正在进行临床试验[78]，而另外两种化合物（称为苯并噁唑的Scyx-7158和化合物DB829）正在进行第2阶段HAT治疗的试验[79, 80]（另见Http://www.dndi.org/diseases-projects/portfolio/oxaborole-scyx-7158.html）。因此，学术界正在积极努力改善对锥虫的治疗，新化合物应该很快进入市场[35, 81]。

目前许多的HAT单一疗法的失败案例均有报道，但在喷他脒的情况下，这些是罕见的[82]。NECT联合治疗也报道少数复发案例[83, 84]。虽然锥虫在动物或人类宿主的无性繁殖过程中或在通过采蝇过程中发生对杀锥虫剂药物的抗性，但可能发生遗传交换（性重组），进一步促成这些寄生虫中观察到的高度遗传多样性。目前的数据主要来源于对各种体外耐药的布氏锥虫抗药实验，突显了该寄生虫多种耐药机制（表84.2）。本书在Graf和Maser的这一章已经对这些内容进行了回顾。

非洲锥虫中对美拉胂醇和戊脒摄取的介质是P2腺苷转运蛋白AT1[85, 86]。TbAT1的突变或丢失使得布氏锥虫对两种药物都不敏感[87]。然而，并非所有耐药临床分离株都修饰了该基因座[88, 89]，这表明其他耐药机制可能在耐药细胞中发挥作用（表84.2）。此外，AT1基因缺失仅赋予美拉胂醇敏感性降低2倍[90]，支持针对该药物的额外抗性机制。事实上，虽然在临床菌株MRPA过表达似乎并不是一个频繁的事件[92]，据报道巯基共轭转运蛋白TbMRPA的过表达导致实验室人类布氏锥虫的菌株产生美拉胂醇抗性[91]。色氨酰硫生物合成酶或鸟氨酸脱羧酶（ODC）和γ-谷氨酰半胱氨酸合成酶（γ-GCS）的过度表达会产生2~4倍的美拉胂醇耐药性，但这些酶的过度产生对MRPA引起的耐药性没有明显贡献[91]。最近，因为它对应于先前称为HAPT1的高亲和性摄取转运蛋白，所以将布氏锥虫aquaglyceroporin2（AQP2）定位为对喷他脒和美拉胂醇耐药性的主要遗传决定因素[93]。TbAQP2的损失导致美拉肿醇—喷他脒交叉耐药[94]（表84.2）。有趣的是，在一些美拉肿醇和喷他脒耐药的临床分离株中，发现了嵌合AQP2/AQP3，同时丧失了基因组中的AQP3等位基因[94, 95]。最后，除AT1转运蛋白[96-98]和AQP2/HAPT1外，还描述了一种低亲和力的喷他脒转运蛋白（LAPT）[99-101]以及2种AT1相关的核碱基转运蛋白NT11.1和NT12 .1[102]。这些转运蛋白似乎对喷他脒的摄取有特异性（表84.2）。

由于硝呋替莫和依氟鸟氨酸的毒性综合作用，NECT是治疗冈比亚昏睡病的首选药物[76]。依氟鸟氨酸是一种鸟氨酸的类似物，通过抑制ODC阻断亚精胺合成，从而阻止TSH的形成（氧化还原调节剂）[103, 104]（表84.2）。在实验室中产生了依氟鸟氨酸抗性的锥虫，并且这些细胞表现出显著降低的药物摄取并且比易感性寄生虫积累更少的药物[60, 105]。氨基酸吸收转运蛋白TbAAT6被确定为在布氏锥虫中依氟鸟氨酸摄取的关键决定因素，并且证明TbAAT6的突变或该转运蛋白的缺失导致对依氟鸟氨酸的抗性[60]（表84.2）。NECT中的第二种活性成分是NFX，虽然它增加了锥虫体寄生虫的氧化应激，但显然不与依氟鸟氨酸协同作用[104]。NFX作为前体药物起作用，需要硝基还原酶（NTRs）通过酶介导还原以产生对大分子（例如DNA，脂质和蛋白质）造成损害的细胞毒性物质，这是与泛醌可用性相关的过程[106]（表84.2）。锥虫体内NTR水平的调节直接影响它们对硝基化合物的敏感性，导致硝基药物抗性的酶水平降低。在体外的血液锥虫体内可以相对容易地产生对NFX的抗性，而NFX抗性细胞系对许多其他硝基药物（包括先导化合物非西咪唑）具有交叉耐药性[107]。在来自苏丹以及西非和中非的临床分离的冈比亚绦虫中，报道了对NFX的10倍范围的敏感性，但NTR的水平尚未在这些野外分离株中进行评估[108]。

抗核泛酶抗体的最后一个药物部分是苏拉明，一种磺化萘胺，对许多血浆蛋白包括低密度脂蛋白（LDL）表现出结合亲和力[109]。事实上，由于强负电荷，这种药物不能通过被动扩散跨膜脂质膜，必须通过称为ISG75的血流阶段特异性不变表面糖蛋白来吸收[106]。一旦内化，苏拉明已显示在其他活动中各种糖酵解酶[110, 111]，但其主要的杀锥虫病作用可能是由于通过ISG75抑制LDL摄取，阻止寄生虫供应胆固醇和磷脂（表84.2）。到目前为止，很少有关于苏拉明的抗性机制被描述，但其中之一是ABC转运蛋白TbMRPE的过表达，其显示出$2\sim3$倍的抗性[91]（表84.2）。最近，在布氏锥虫中进行了基因组规模的RNA干扰（RNAi）目标测序（RIT-seq）筛选，并且已经揭示了参与苏拉明作用模式的许多蛋白质[106]。其中一些蛋白质也可能与耐药性有关，但需要进一步调查。

很少有PCR检测可用于非洲锥虫的耐药性检测，例如检测特定耐药决定簇的遗传状态或检测后处理，尽管其中大多数是为动物锥虫而开发的[44, 112-115]（表84.3）。除了分子检测，通常使用两种技术来鉴定这些寄生虫的耐药性：小鼠和体外试验中的检测（表84.3）。小鼠测试：将至少6只小鼠的组腹膜内接种10个感兴趣的分离物的寄生虫。接种后24 h或寄生虫血症的第一个峰，也施用一系列杀锥虫剂药物，也是腹膜内施用。还需要一个对照组，例如未经处理的（仅缓冲液）。治疗后，在第一周期间每天监测寄生虫血症，在第二周期间每周3次，并且其后在潮湿的尾血涂片中一周2次。监测治疗组直到发生复发或治疗后60 d，对小鼠实施安乐死。如果6只治疗小鼠中的至少5只治愈，则认为锥虫分离物是对药物敏感的。如果少于5只小鼠被治愈，该分离物被认为具有耐药性。可以计算ED_{50}或ED_{95}（分别给予50%或95%的动物临时清除寄生虫的有效剂量），CD_{50}或CD_{95}（治疗剂量，分别给予50%或95%的动物完全治愈）。然后将这些值与使用参考敏感的锥虫体菌株进行比较。

基于代谢组学的荧光/比色测定法，通过活体细胞培养在各种浓度的药物存在下体外染料Alamar Blue的存在是可用的（表84.3）。简而言之，非荧光染料Alamar Blue（阿尔玛蓝）在活细胞内还原为试卤灵，一种粉红色和荧光分子（在544 nm和590 nm处激发和发射）。尽管对于耐药性测试或药物筛选非常有用，但该测定法不容易区分细胞死亡和生长停滞。基于碘化丙锭与DNA相互作用的另一种荧光测定法，其允许实时监测细胞活力或产生EC_{50}值在一个预定的时间点因此得到了发展[117]（表84.3）。该测定非常灵敏，荧光读数容易与寄生虫数或DNA含量相关。

对于美拉司洛唑耐药性检测，报道了一种快速、简单且敏感的检测方法[118]（表84.3）。该测定基于这样的事实，即抗性寄生虫在质膜转运蛋白中是有缺陷的，其不仅负责药物摄取，而且负责荧光二脒DB99［（2，5-双-（4-脒基苯基）-3，4-二甲基呋喃］在锥虫体内的特异性摄取。除非寄生虫具有抗性，否则锥虫细胞核和动粒体中的两种含DNA结构在DB99引入培养基后1 min内开始发荧光。随着抗性的分子决定因素被发现，很可能将在锥虫中开发许多基于PCR的检测方法。

3.3 动物非洲锥虫病

动物非洲锥虫病（AAT）或那地那病是由舌蝇和各种吸血性蝇机械性生物传播的疾病[119-121]。该病是由锥虫属的一些种类引起的，例如间日疟原虫、刚果锥虫、布氏锥虫、伊文氏锥虫、秦勒氏锥虫、马类性病锥虫。这些物种一起造成非洲、拉丁美洲和东南亚动物生产的巨大损失。经济上，刚果锥虫是最重要的物种。为了使家畜保持在可接受的健康状态，农民依靠治疗或预防性治疗分别使用二乙酰胺三氮脒（DA）或异美氯铵（ISM）处理动物。然而，由于这两种杀锥虫剂已经上市数十年，现在报道了治疗失败和耐药性[122-126]。对ISM的耐药性比DA更广泛，但越来越多的报道对这两种药物都有耐药性[126-128]。与人类锥体虫的描述相似，在动物锥虫中，腺苷渗透酶（P1和P2型）在锥虫的摄取和抗性中发挥重要作用。ISM抗性刚果锥虫也表现出线粒体电势的变化[129]。

目前常用4种技术鉴定动物锥虫中的抗药性：反刍动物试验、小鼠试验、体外试验和分子检测（表84.3）。但是，这些都不是理想的测试，其他测试仍处于开发或验证阶段。实验感染动物体内杀伤效力的评估是检测AAT分离株中耐药性的最有效方法之一[130]（表84.3）。简而言之，一组动物是实验性的感染了分离株。当该组的所有动物变为寄生虫病后，用推荐治疗剂量的DA或ISM治疗。从治疗日期开始，通过血沉棕黄层技术监测动物的寄生虫血症[131]每周2次，持续100 d。当在动物中证实复发（例如，药物治疗后通过显微镜检测锥虫）时，用另一种不同的药物治疗动物。如果在第一次和第二次杀螨剂药物给药后100 d未检测到复发，则该治疗被认为是成功的并且锥虫对药物治疗敏感。将杀螺旋体药物给药100 d内检测到的复发感染作为耐药性的指示。如果超过20%的动物试验出现复发，则认为该分离株对所用药物的剂量有抗性[130]。由于显微镜检查方法敏感性较差，因此建议在治疗后最多追踪100 d，以增加检测复发性寄生虫血症的机会。这种限制的替代方法是基于PCR的检测方法[132]。例如，针对核糖体DNA内部转录间隔区1（ITS1 TD PCR）的降落PCR检测方法被开发成为一种有效的工具，用于评估牛对刚果锥虫感染的药物疗效[113]。由于该检测方法具有检测各种锥虫物种混合感染的潜力，因此可能适用于药物功效研究和诊断应用。

鼠标测试是通过扩展一个隔离区来执行的供体小鼠，然后向5只或6只小鼠的组接种。24 h后，或在寄生虫血症的第一个高峰期，除对照组以外的各组均用一系列药物剂量治疗。此后，应该每周监测小鼠3次，持续60d。可以计算有效剂量ED_{50}或ED_{95}，治疗剂量CD_{50}或CD_{95}也是如此。小鼠测试在反刍动物测试中的优势在于它更便宜且不麻烦。然而，大多数间日疟原虫分离物以及一些刚果淋巴瘤菌株不能在小鼠身上生长。其次，由于代谢活性的巨大差异，为了获得与牛相当的结果，必须在小鼠中使用较高剂量的药物（通常提高10倍），尽管小鼠和牛药物敏感性之间存在合理的相关性数据在。因此，不能直接外推小鼠的结果来计算用于动物的治愈剂量。每个分离株需要大量的小鼠以获得对抗性程度的精确评估。最后，测试需要60 d才能评估分离物的药物敏感性。

DA抗性也可通过控DpnII-PCR-RFLP抗性试验进行监测（表84.3）。简言之，使用靶向P1型嘌呤转运蛋白TcoNT10基因的两个引物扩增来自锥虫感染的动物的所有阳性样品（通常基于18S-PCR-RFLP）。然后，通过DpnII限制消化PCR产物酶和消化模式进行分析DA抗性[133]。虽然Munday等人对这种测试仍然是DA抗性的可靠读数[134]。显示该测试中的靶基因（例如P1型嘌呤转运蛋白）不直接参与DA转运。事实上，转运蛋白HAPT1被证明是造成动物锥虫体大部分P2依赖性二咪唑烯摄入的原因，并且它的缺失似乎通常与高水平的二咪唑烯耐药有关[135]。

最后，动物锥虫体外试验的性价比很高，需要良好的实验室设施和训练有素的工作人员。有竞争力的ELISA可以检测牛血清中的少量氮氨菲啶[136-138]。该测试既敏感，可检测亚纳克级浓度，又具有特异性。它允许从血浆中监测长时间的药物水平。ISM浓度>0.4 ng/mL的动物存在锥虫表明有抗药性。已经开发了类似的DA测试方法[139]。

3.4 利什曼病

利什曼病是由20多种不同的原生动物寄生虫属利什曼原虫引起的，由雌性沙蝇（*Phlebotomus*和*Lutzomyia* spp.）的叮咬传播（表84.1）。利什曼病是一种复杂的疾病，具有内脏、黏膜和皮肤表现，每种疾病的发病率和严重程度都不相同。早期的病例检测和耐药性检测随后进行适当的治疗是控制利什曼病的关键，特别是VL形式，如果治疗不当，可能在数月内致命。数十年来，组织（淋巴结、骨髓、脾脏或皮肤）涂片中寄生虫的直接显示已成为利什曼原虫诊断的黄金标准，这是一种侵入性技术，需要大量专业知识（表84.3）。或者，高水平的抗寄生虫抗原特异性血清抗体允许使用ELISA进行VL的血清学诊断。PCR通常对检测利什曼病感染高度敏感，但由于在流行地区存在感染的携带者，因此这些分子检测无法区分急性感染与无症状病例。

利什曼病的治疗选择是有限的，远非令人满意（表84.2）。近60多年来，利什曼病的治疗集中在五价锑（Sb^V）制剂（即锑酸葡糖酸钠或葡甲胺锑酸盐）上。然而，广泛的滥用导致了Sb^V抗性的出现，特别是在印度北部比哈尔邦的高度流行地区。其他抗真菌药物包括两性霉素B（AmB）、米替福新（MIL）和巴龙霉素（PM）也可能面临同样的命运，因为越来越多的复发报道[140-143]。促成利什曼原虫耐药性上升的另一个因素是HIV/VL合并感染患者极难治疗，并已在全球至少35个国家报道[144, 145]。

锑通过产生氧化应激来介导它们的抗动脉血管活性，从而导致寄生虫细胞中大分子合成的中断。为了生存，寄生虫必须控制这种氧化攻击，这是通过复杂的分子和多因子反应来实现的。普遍认为Sb^V是需要生物学还原成其三价形式（Sb^{III}）以获得抗动脉血管活性的前药[146]。显然可能在宿主细胞或寄生虫中发生锑降低。在巨噬细胞中，还原的三价形式通过水甘油通道蛋白AQP1进入寄生虫细胞[147]。已经表明，通过点突变获得的AQP1较低的活性或通过端粒基因缺失完全丧失功能导致Sb^{III}在利什曼原虫中增加的抗性[147-149]。与Sb^{III}相反，Sb^V形式被推测通过识别与葡萄糖酸盐共享的糖部分样结构的蛋白质进入寄生虫[150]。在抗疟寄生虫中观察到抗氧化剂分子trypanothione（TSH）的细胞内水平增加，这一事件通常与参与谷胱甘肽（γ-GCS）和多胺（ODC）合成的速率限制酶的过表达有关，它们是TSH的两个基本组成部分。ABC转运蛋白MRPA通过在鞭毛袋附近的细胞器内螯合Sb^{III}-TSH缀合物来赋予抗性，其中锑靶位点可能不存在[151]。此外，据报道位于寄生虫细胞表面的蛋白质负责寄生虫外TSH-缀合的锑化合物的主动外排[152]，虽然这种质膜疏基-X-泵的身份仍然难以捉摸[153]。其他几种抗性标记已经被描述，并在本书的章节中由Mandal和合作者以及Sundar和Chakravarty撰写。在研究体外抗蝎耐药性时发现的几种标志物在天然锑抗利什曼原虫临床分离株中得到证实，该分离株从对葡萄糖酸锑钠无反应的患者中回收[154-158]。尽管如此，由于不同的途径导致利什曼原虫的耐药性，除了这里描述的替代体外机制也可能在野外分离株中发挥作用[159-161]。最近，已经发现利什曼原虫寄生虫通过分布在其细胞表面的聚糖影响哺乳动物宿主细胞的细胞功能[162]。事实上，寄生虫细胞表面上的特定聚糖超过宿主的免疫系统，并允许通过使人类宿主细胞通过定位于巨噬细胞表面的ATP结合盒（ABC）转运蛋白MDR1排出锑药物而抵抗锑类药物的毒性作用。

AmB是目前对抗选择的二级治疗利什曼病和抗疟疾的最佳治疗方法，也是高度流行地区的屈光性利什曼病的最佳方法，AmB的作用机制是复杂的，并且基于AmB分子与麦角甾醇的结合，麦角甾醇是利什曼原虫寄生虫膜中主要的甾醇（表84.2）。结合麦角固醇的AMB产生聚集体，产生跨膜通道，使细胞质内容物泄漏，可能加速细胞死亡[163-165]。对AMB的敏感性水平取决于物种，取决于膜中麦角甾醇含量的变化[166]。显示体外产生的利什曼原虫前鞭毛体的抗性是由质膜甾醇的显著变化引起的，其中麦角甾醇被前体胆汁-5，7，24-三烯-3β醇代替（表84.2）。这种变化显然是由于S-腺苷-1-甲硫氨酸-C24-Δ-甾醇甲基转移酶（SCMT）功能丧失而损害C转甲基作用。另外，体外抗性细胞和外排中AmB摄取减少，最可能是由于ABC转运蛋白（MDR1）的过表达增加（表84.2）。迄今为止，仅有少数AmB临床耐药病例被报道[168, 169]，但对一种临床分离的杜氏利什曼原虫的分析显示，先前在体外AmB抗性突变体中观察到的类似的耐药机制也在临床分离株中起作用[169]。最后，沉默信息调节因子2（Sir2）的上调通过调节MDR1、ROS浓度和AmB治疗后的类凋亡现象[170]（表84.2）与临床分离株中的AmB抗性相关。

巴龙霉素（PM）对利什曼原虫的作用模式已通过蛋白质组学进行了研究，并且与其他氨基糖苷类似，似乎通过抑制蛋白质合成和干扰小泡介导的运输来起作用[171]（表84.2）。与亲本敏感菌株相比，体外产生的耐药菌株具有更高数量的囊泡液泡和参与囊泡运输的许多蛋白质的增加。其他几种产品也可能涉及，但有待进一步确认[172]。有趣的是，在最近的一项研究[173]中，尽管前鞭毛体仍然完全是PM敏感的，但是在几个物种和品系的无鞭毛体阶段可以容易地选择实验性PM抗性。这项研究强烈建议，至少在PM易感性测试中使用细胞内无鞭毛体，因为前鞭毛体的抗性机制可能与无鞭毛体不同。

虽然尔替福新（MIL）是最近进入市场的抗利什曼药物，但实地报告指出治疗失败趋势越来越明显[174-176]。MIL的作用模式包括扰乱脂质（特别是磷脂）的代谢[177]，抑制细胞色素c氧化酶活性和线粒体去极化，导致细胞凋亡样死亡[178]（表84.2）。药物吸收是MIL抗利什曼原虫活性的先决条件，并且所有MIL耐药株系中的共同特征是药物积累减少。这是通过减少摄取和/或外流增加。MIL吸收机制由两种蛋白质组成，即米替福新转运蛋白LdMT（P4-ATPase亚家族的成员）和其特定的β亚基LdROS3（参见文献[179]）。两者对于寄生虫细胞表面的MIL吸收都是必不可少的，任何使这两种成分中任何一种的表达失活或降低的突变都会使得寄生虫细胞对MIL[180-182]具有高度抗性（表84.2）。利什曼原虫MDR1是利什曼原虫ABC家族的一种类似糖蛋白的转运蛋白，是第一个参与体外耐药的分子[183]。ABCG亚家族的两名成员也被报道涉及利什曼原虫的MIL耐药性，即ABCG4和ABCG6，主要存在于寄生虫质膜和鞭毛囊中[184-186]。其他蛋白质参与了利什曼原虫实验性MIL抗性，但它们在临床分离株中的作用仍有待阐明（表84.2）。

利什曼原虫寄生虫的耐药性可以在寄生虫生命周期的两个主要阶段进行测定（表84.3）。利什曼原虫属是在沙蝇载体的肠内鞭毛前鞭毛体与细胞内无鞭毛体之间穿梭的遗传生物，主要在哺乳动物宿主的巨噬细胞的吞噬溶酶体中。这两种形式都可以在培养瓶体外培养，并且这两个阶段已经在药物发现和药物抗性测定中被利用，但一致认为监测利什曼原虫分离物抗性的唯一可靠方法是技术上要求的体外无鞭毛体-巨噬细胞模型[187]（表84.3）。事实上，已经研究了各种体外宿主细胞模型，如小鼠腹腔巨噬细胞[188]、人单核细胞（U-937）[189]、THP-1[190]和中国仓鼠卵巢（CHO）细胞[191]以测试有希望的候选药物的抗有丝分裂活性或监测临床分离物中的耐药性水平。在所有这些体外模型中，通常通过贴壁细胞的显微镜检查来测量感染率，尽管THP1和小鼠腹膜巨噬细胞中的技术也可以用游离的非贴壁细胞进行。一旦感染确立并确认，用药物处理感染的细胞一段时间，并记录病原体生长/繁殖或抑制。流式细胞术也可用作显微镜检查的替代方法来测量对各种感染哺乳动物细胞的药物作用程度[192-195]。尽管目前没有像前者那样可靠地替代无鞭毛体巨噬细胞模型，但它是基于没有巨噬细胞的无菌无鞭毛体，因此对应于"半体内"状态[196-198]（表84.3）。尽管无菌利什曼虫寄生虫与巨噬细胞内无鞭毛虫相比更容易大量获得，但无菌无鞭毛虫显然仅模仿真正的巨噬细胞内无鞭毛体形式，因此可能无法得出与无鞭毛体-原噬细胞模型得出临床耐药性水平的可靠结论。最近，一项新的利什曼原虫-巨噬细胞三维模型已被报道，可能是一个有趣的初始药物筛选模型或在更接近体内环境下研究药物耐药机制[199]。

替代体外试验的体内系统存在于利什曼原虫体内，该体系基于实验动物模型（主要用于VL），如啮齿动物（小鼠、大鼠、仓鼠）、狗和猴子[200]（表84.3）。但是，它们并未广泛用于临床分离株的耐药性监测。最后，尽管存在内在限制，但使用培养瓶中的前鞭毛体通常被用作评估分离物对当前处理的易感性水平的第一个抗药性测试，因为它简单、相对便宜并且易于在几种环境中适用（表84.3）。简言之，使用前鞭毛体进行抗药性分析，将寄生虫稀释至（1~2）×10^6个/mL，并将适当浓度的药物加入到实验培养基中，具体则取决于物种，大约3 d后评估对前鞭毛体繁殖的抑制。然而，从这种体外前鞭毛体测试得出的结果总是需要在无鞭毛体模型中进行反验证。

4 顶复体门寄生虫药物敏感性

顶复体门寄生虫对世界大部分人口造成破坏性影响。该门包括临床和兽医重要性的几种病原体，如疟原虫、弓形虫、隐孢子虫和艾美球虫。特别是，家养动物的顶复门寄生虫病主要与养殖动物有关，并以农业产业产生的巨大经济成本而闻名。所有顶复体门寄生虫的特点是存在一个代表性细胞器，顶端体是一个功能不确定的、含有数百个功能预测蛋白质的叶绿体样细胞器，并赋予其名称。大多数（如果不是全部）顶复体门是专性细胞内寄生虫。它们典型地通过与宿主细胞膜形成环状连接来侵入宿主细胞，裂殖子将通过宿主细胞膜内化。据估计，大约120万~1 000万顶复体门物种中，迄今只有大约0.1%被命名和描述[201]。

4.1 疟疾

估计每年有3亿~5亿个疟疾临床病例，导致近100万人死亡，其中大部分是5岁以下的婴幼儿[202-204]。疟疾发生在100多个国家（表84.1）。日益严重的耐药问题阻碍了许多疟疾控制计划。通过按蚊叮咬人传播，疟疾是由5种疟原虫中的一种引起的。恶性疟原虫是严重临床疟疾和死亡的主要原因，但5种人类疟疾中最常见的是间日疟原虫。通过显微镜、血清学或快速诊断试验（RDTs）可以实现对疟疾的快速诊断确认，目前市场上有200多种疟疾RDT（表84.2）。到目前为止，检测疟疾寄生虫和确认物种的最准确的测试是基于PCR的测试，但显微镜仍然是疟疾诊断的金标准工具，尽管此方法的准确性和灵敏度高度依赖于训练有素和经验丰富的技术人员。

耐药现在是疟疾管理中的一个主要问题。除了对氯喹和磺胺多辛-乙胺嘧啶的广泛耐药外，还报道了寄生虫对甲氟喹、奎宁和其他抗疟药物的抗药性，包括最后的以青蒿素为基础的联合治疗，在老挝、缅甸、泰国、越南、柬埔寨、大湄公河次区域的抗药性已有报道[205-208]。

近几十年来，对几种抗疟药的作用方式和耐药机制进行了广泛的研究，并在Biagini和Ward以及Pradines（表84.2）的章节中对其进行了综述。已经发现了几个氯喹（CQ）抗性的分子标记，包括*pfCRT*（消化-空泡跨膜氯喹抗性转运蛋白基因）和*pfMDR1*（多药耐药性1基因）中的SNPs[209-213]（表84.2）。参与调节恶性疟原虫喹啉反应的其他因素包括*pfMRP1*（多药耐药蛋白1基因）[214]和*pfNHE-1*（钠氢交换蛋白基因）[215, 216]，后者特别与低水平的QN抗性有关。其他ABC转运蛋白突变与耐药有关[217, 218]。甲氟喹（MF）耐药性与扩增的*pfMDR1*基因座（例如拷贝数变异，CNVs）密切相关。野外分离株[219, 220]和培养的寄生虫[221]的两种分析都支持增加的pfMDR1 CNVs和MF抵抗之间的联系。事实上，CNVs和SNPs之间存在复杂的关系，这些关系导致了寄生虫对MF的抵抗力。还发现*pfMRP1*和*pfMRP2*中的一些突变不仅与MF而且与CQ[217, 222]的易感性降低有关。

磺胺多辛-乙胺嘧啶（SP）组合靶向疟疾寄生虫中的叶酸途径。疟原虫对SP组合的抗性的主要决定因素是在二氢喋呤合酶（DHPS，磺胺多辛的靶标）和二氢叶酸还原酶（DHFR，乙胺嘧啶的靶标）中的描述性点突变（在文献[223]中描述）。然而最近的工作强调了额外的寄生虫适应抗叶酸剂抗性的贡献（表84.2）。事实上，寄生虫叶酸合成途径中的第一种酶GTP-环水解酶（GCH1）的基因扩增（例如CNV）与抗性寄生虫密切相关并且可能有助于抗性寄生虫的发育和持续存在[223]。

含有氯胍的阿托伐喹酮（ATQ）是马来酮的一个组分，其靶向疟疾呼吸，更精确地抑制线粒体电子传递链中的细胞色素Bc1复合物。该领域对ATQ的抗性与细胞色素b中的点突变有关，最显著的是靠近ef环中保守的Pro（260）-Glu（261）-Trp（262）-Tyr（263）（PEWY）区[224]（表84.2）。即使在细胞色素b蛋白活性位点发生单点突变（在Y268位置），也可以迅速使ATQ对恶性疟原虫寄生虫无效[225]。

青蒿素是目前疟疾有效治疗的基石。这些药物被认为是通过自由基（ROS）的产生发挥作用的，这些自由基是由内过氧化物的铁生物活化和/或由铁依赖性氧化应激所催化的[226, 227]。最近，鉴定出青蒿素抗性的分子标记物——恶性疟原虫中的K13螺旋桨蛋白质[228, 229]（表84.2）。来自中缅边界的青蒿素使用历史最悠久的寄生虫群体中，现在存在于凯洛奇领域的突变现已普遍存在（>40%）。特别是，确定了显性突变（F446I）和N末端普遍的微卫星变异[230]。

常规用于评估疟疾寄生虫中化合物的抗疟活性的3种基本方法是体内和体外测定以及分子鉴定。在现有的试验中（表84.3），体内试验最能反映实际临床或流行病学情况，即当前流行的寄生虫的治疗反应。简而言之，使用啮齿动物模型可以实现体内评估抗血小板活性以及由此产生的抗性，其中测定主要（a）通过光学显微镜或其他更灵敏的方法（例如基于PCR）检测的寄生虫清除率，（b）最后药物剂量和寄生虫血清清除之间的时间，以及（c）以剂量反应方式清除寄生虫的药物剂量。体内研究也可以在人体中进行，并且通常代表经过仔细控制的治疗，随后随着时间监测寄生虫学和/或临床反应的选定的一组症状和寄生虫个体的下列情况。最近，一种光谱分析方法被证明对识别抗疟治疗对寄生虫和感染红细胞的结构和组成的敏感性[231]。预计这种新技术可能有助于提高实验室或现场测试的准确性和临床实用性。

对于恶性疟原虫，寄生虫药物敏感性的体外评估（包括系列药物浓度存在下寄生虫的短期培养）证明对于评估对抗疟药物的固有易感性是非常有用的。因此，体外试验通常包括从寄主身上去除寄生虫并将它们置于严格控制的实验环境中。过去几十年来已有几种体外试验，但其中大多数是基于通过计数寄生虫、测量[^{3}H]-次黄嘌呤的掺入量[232]，在各种药物浓度下测量寄生虫生长或生长抑制，或其他同位素标记的前体（如棕榈酸、丝氨酸、胆碱、肌醇和异亮氨酸），测量寄生虫乳酸脱氢酶（LDH）活性，检测富含组氨酸蛋白Ⅱ（HRPⅡ）或LDH的抗体，或用SYBR绿、DAPI（4, 6-二脒基-2-苯基吲哚）、PicoGreen或YOYO-1染料[233-238]。然而，这些疟疾体外试验要求高且相对昂贵，低成本标准化体外试验称为裂殖体成熟试验（SMT），也被称为Mark Ⅲ微量试验，是由WHO在15年前开发的（http://www.who.int/malaria/publications/atoz/ctd_mal_97_20_Rev_2_2001/en/），并且基于24～36 h微生物培养中的寄生虫成熟（在不存在或存在药物的情况下），然后通过显微镜计数从环成功发育成棘球绦虫的寄生虫的数量（即，具有3个或更多个的寄生虫染色质）在吉姆萨染色的厚膜。对于氯喹、甲氟喹、奎宁、阿莫地喹、磺胺多辛/乙胺嘧啶和青蒿素敏感性测试，MarkⅢ微量试验（表84.3）进行了优化。有经验的显微镜专家应该进行这项测试，但因为它容易出现个体差异。用于检测寄生虫成熟期间的疟原虫生产的"视觉凝集测试"也是常用的。一般说，所有体外方法都涉及将疟疾寄生虫直接暴露于培养板中的药物。这些在别处被广泛描述[239]。开发了一种商业试剂盒（疟疾Ag CELISA）只需要约2.5 h即可完成，如果寄生虫生长被抗疟药物抑制，该抑制反映在HPR2水平中，因此可以通过抗体介导的检测轻松定量。这种方法的缺点在于来自包括秘鲁亚马逊地区在内的许多地区的一些菌株缺乏pfhrp2基因[240, 241]，并且在本试验中会产生假阴性结果。双位点酶联pLDH免疫检测（DELI）也用于获得恶性疟原虫抗疟药物敏感性[242, 243]。该测定法与PCR同样灵敏，与同位素测定法相比，其性能更为简单。

2013年，开发了2种新型测试，可以在3 d内辨别某一病人是否患有疟疾寄生虫对青蒿素是耐药的或易受青蒿素的影响，青蒿素是治疗疟疾的关键药物[205]（表84.3）。在这两项试验中，幼虫寄生虫短暂接触高剂量的青蒿素，模拟寄生虫在接受疟疾治疗的人中接触药物的方式，并在72 h后测量其存活率。一项测试很快确定了特定患者的疟疾寄生虫如何对青蒿素产生反应。它包括采集血液样本并用青蒿素在试管中处理6 h。将药物洗涤并将处理过的寄生虫再培养66 h，并计数。第二个测试旨在在其生命周期的早期即所谓的环状阶段中隔离疟疾寄生虫。在这个阶段，疟原虫对青蒿素特别敏感，所以测试可以确定这些不成熟的形式如何对药物产生抗药性。

最终在疟疾中，已建立的分子标记［（如氯喹抗性转运蛋白（pfCRT）、二氢叶酸还原酶（dhfr）、二氢蝶酸合酶（dhps）和细胞色素b（cytb）］中存在明显的点突变与药物抗性高度相关，并且基于PCR的检测方法现在可用于检测临床分离株中大多数抗疟药物的耐药性，包括青蒿素[244-246]（表84.3）。但是，当设计疟疾耐药性检测的分子检测方法时，应始终记住，存在于≤10%寄生虫群体中的具有抗性的微小DNA等位基因很难通过RT-qPCR、焦磷酸测序或微卫星分型等基因分型方法检测到（例如，在流行的疟疾地区普遍存在的混合疟原虫基因型感染）。因此，即使PCR是高度敏感的，但是可能会在检测低水平的耐药等位基因中遇到一些困难，从而可能影响治疗结果。

4.2 弓形虫病

弓形虫病是广泛存在于动物和人类中的人畜共患的球虫病。全球约有1/3的人口感染弓形虫[247]（表84.1）。临床上，绝大多数感染者组织中终生存在寄生虫通常被认为无症状。最终的寄主是这个家族的代表。弓形虫有3个感染阶段：（a）快速分裂的侵袭性速殖子；（b）组织囊肿中缓慢分裂的缓殖子；（c）一个环境阶段，即子孢子，它被保护在一个卵囊内，并且是在猫的肠中进行性循环的产物。在人体中，弓形虫通常通过食用轻度熟肉来传播。它也可以通过无意摄取含有子孢子的卵囊获得，这种卵囊在环境上非常稳定。弓形体病的诊断可能通过血清学试验、扩增特定核酸序列（即PCR）、寄生虫和/或其抗原的组织学证明（即免疫过氧化物酶染色）或通过分离生物体来确定[248]（表84.3）。其他很少使用的方法包括是否存在血清和体液中的抗原血症和抗原、弓形虫皮肤试验和抗原特异性淋巴细胞转化。为了诊断怀孕期间的弓形虫病，可以使用羊水样品来检测寄生虫。眼部疾病根据眼部病变的表现、症状、疾病过程以及血清学检查来诊断。弓形虫病目前的治疗选择是有限的，只包括少数化合物，如乙胺嘧啶和磺胺嘧啶，它们通过抑制DHPS和DHFR协同阻断叶酸生物合成途径，以及与细胞色素bc1复合物结合，从而抑制线粒体电子传递过程的阿托瓦醌（表84.2）。已报道这些药物的治疗失败[249-251]和磺胺嘧啶的"天然抗性"[252]。

弓形虫菌株在遗传上高度多样化，但只有少数谱系广泛传播。弓形虫的3种不同基因型在致病性和"天然"药物敏感性方面表现出很大的差异。如前所述，已报道弓形虫菌株对磺胺嘧啶具有"天然抗性"[252]，但磺胺嘧啶抗性（"自然"或"获得性"）似乎与表达水平或靶基因中的SNPs无相关性（例如DHPS和DHFR）[252, 253]。对于阿托瓦醌抗性，在细胞色素b基因内发现了突变（M129L和I254L）[254]。弓形虫抗乙胺嘧啶耐药机制的研究目前未知（表84.2）。

很少有分析可用于弓形虫药物敏感性试验（表84.3）。使用酶联免疫吸附试验（ELISA）[255]，可以在96孔板中感染速殖子的Vero细胞上评估磺胺嘧啶敏感性。或者，可以在MRC-5成纤维细胞感染的细胞上评估乙胺嘧啶、磺胺嘧啶和阿托瓦醌[256]。

4.3 隐孢子虫病

隐孢子虫病在健康宿主中通常是一种自限性疾病，但在免疫功能低下和年轻个体中代表威胁生命的疾病（表84.1）。该病是由隐孢子虫属引起的。这被公认为全球主要的水生球虫寄生虫[257-259]。全球大多数感染归因于人隐孢子虫和微小隐孢子虫。然而，隐孢子虫感染的诊断试验次优，因此需要通常不敏感的专业化试验（表84.3）。抗原检测和PCR提高了灵敏度。尽管针对巴龙霉素、阿奇霉素和硝唑尼特是第一种FDA批准用于治疗非免疫缺陷儿童和成人隐孢子虫病的药物，但对隐孢子虫属没有有效治疗方法[259]。对巴龙霉素的抗性似乎归因于ABC转运蛋白的调节[260]。在隐孢子虫属中没有描述阿奇霉素和硝唑尼特的耐药机制（表84.2）。

隐孢子虫病新药的开发存在许多障碍，包括体外生物难以繁殖。最近，人们已经报道了一种新的人体原发性肠细胞微小隐孢子虫感染模型[261]。然而，用于药物评估和耐药性测试的动物模型标准化程度很差（表84.3）。非生物小猪和免疫抑制沙鼠是人隐孢子虫唯一可用的动物模型[259]，然而，微小隐孢虫可以在小牛和羔羊中繁殖。体内药物筛选主要在免疫抑制的啮齿类动物中进行。可以在目前的抗隐孢子虫药物的体外药物抗性测定中最终转化的测定是酶联免疫吸附测定法（ELISA），其最初描述为检查13种抗病毒药物对人类回盲肠腺癌（HCT-8）细胞[262]中小隐孢子虫发育的影响。最后，还可以通过包含或排除各种荧光活性染料以及通过脱细胞技术[263, 264]评估纯化的微小隐孢子虫卵囊暴露于不同时间的不同浓度的药物（或消毒剂）的存活力。

4.4　艾美尔球虫

艾美尔球虫是重要的家畜疾病的原因，在家禽业中具有很高的影响，因为大量易感禽类的高密度住宅有利于寄生虫的传播。事实上，艾美尔球虫属导致全球每年家禽肉鸡业损失15亿美元[265]。疾病通过粪—口途径传染给人是罕见的。通常通过在粪便中显示卵囊来诊断球虫病（表84.3）。由于卵囊可能会间歇性地少量通过，建议重复进行粪便检查和浓缩程序，耐酸染色是球虫的首选方法（表84.3）。如果粪便检查结果为阴性，可能需要通过活检或串检（肠检测）检查十二指肠标本。或者，分子工具已被开发用于诊断艾美球虫[266, 267]。

在牲畜中，艾美尔球虫已经对批准用于禽类的所有十多种药物产生了耐药性，并且目前存在不同程度的耐药性[268, 269]。对抗球虫药的作用方式知之甚少，对抗性机制的了解更少（表84.2）。用于禽类的抗球虫药物大致可分为两类：离子载体和合成药物，这些在Aubert等人撰写的章节中进行了描述。

通过不同的指标和标准可以检测鸡的抗药性的发展，但检测应包括至少一组加药的感染鸟类、一组未加药物的感染鸟类、第三组未感染的鸟类[270]（表84.3）。评估抗球虫药物效果最有用的标准是感染急性期体重增加。可以从接种当天直到接种后第6或第7天或在最大生长抑制期间（接种后3～7 d或4～8 d）体重增加。加药感染鸡群的体重增加可以直接与未接受药物治疗的感染和未接受药物治疗的未感染对照进行比较。如果含药感染禽类的增重与未介导感染禽类的增重没有显著差异，则认为该分离株具有抗性。除了体重增加，病变评分系统也可用[271]。这个过程本质上是主观的，因为它需要视觉评估受感染的鸟的肠道的不同区域的状况，无论是否用药。人们还可以依靠来自肠内容物的卵囊计数来估计寄生虫数量方面的感染程度，尽管个体鸟类产生的卵囊数量可能有相当大的变化（表84.3）。抗球虫指数（ACI）也用于评估鸟类的耐药性。含药感染鸡的ACI与未感染鸡相比减少50%或更多，这归因于抵抗力，其中25%～50%的减少被认为敏感性降低。全球指数和最佳抗球虫药（OAA）指数是另外两种常用的抗球虫药效力指数，可用于监测禽类的药效[272]。

4.5　贝氏等胞球虫

贝氏等孢球虫被认为是仅感染人类和一些灵长类动物的物种。它在世界范围内分布，但在热带地区和卫生条件差的地区更为常见。感染往往无症状，有症状者往往是自限性的特征，且可持续几周。艾滋病患者感染更为常见，症状更严重。一般来说，症状与隐孢子虫病相似。感染是通过摄入污染外部环境包括食物和水供应的孢子化卵囊而获得的。目前还没有公认的用于诊断异孢子虫病的金标准方法，但通常通过对球虫卵囊的宿主粪便进行检查（使用各种沉降浮选技术进行浓缩）来诊断是否感染（表84.3）。食肉动物的粪便也可以用乙醚/氯仿进行预处理以去除脂肪物质。通过使用次优透射照明（冷凝器降下以引入衍射）、相位对比或干涉对比度光学的光学显微镜可以更好地观察未染色的卵囊。另外，卵母细胞可以用吉姆萨染色或干涂片的耐酸染色或用湿制剂中的荧光染料

（金胺-罗丹明）染色（表84.3）。新鲜的粪便样本可能只含有未形成的卵囊，因此有区别的特定诊断有时可能需要短期储存以促进孢子形成（2%重铬酸钾通常用于在储存过程中抑制微生物群落，如果现场样品需要，冷冻可以减慢这一过程）。推荐的等孢子虫治疗方案是甲氧苄啶-磺胺甲噁唑的联合治疗[273]。很少有报告失败的治疗案例[274, 275]。这些病例中的耐药性只是被怀疑但未被证实，因为免疫特异性部位的寄生虫隔离也可能在复发病例中发挥作用[276]。监测等孢子虫的易感性没有很好的标准化方法，因此不能常规进行（表84.3）。

5　厌氧寄生虫药物敏感检测

Smith Orozco等人在本系列文章中详细介绍了厌氧性寄生虫的药物和耐药机制。我们将重点介绍其要点和诊断方法。

5.1　滴虫病

滴虫病是全世界最常见的可治愈性非病毒性传播感染性疾病，每年约有2.76亿例[277]（表84.1）。Tv的诊断工具在过去的十年里已经有了显著的改进，现在各种实验室方法已经被常规使用（表84.3）。滴虫病可用甲硝唑（MTZ）或替硝唑（TDZ）治疗，这两种5-硝基咪唑化合物被寄生虫作为前药通过被动扩散吸收并通过氢化酶还原而激活，Tv等同于线粒体[278]（表84.2）。通过关键的丙酮酸氢酶生成铁氧还蛋白氧化还原酶（PFOR）产生药物还原所需的电子。在PFOR反应中释放的电子被铁氧还蛋白所接受，随后被氢化酶再氧化。这种用于Tv中MTZ激活的氢胞体模型最近受到了挑战，因为基于黄素MTZ激活的机制已被提出作为替代机制[279]。无论激活途径如何，药物活化总是导致产生有毒的硝基自由基分子，这可能会干扰蛋白质和蛋白质的运输，从而导致细胞损伤，并最终导致寄生虫死亡[280]（表84.2）。

对MTZ和TDZ的耐药性已经在Tv野外分离株和治疗难治的患者和通过将毛滴虫暴露于体外亚致死压力所获得的实验室开发的菌株中所证实。目前在2.5%～10%的测试分离物中发现了Tv中的临床MTZ抗性[281-285]。幸运的是，TDZ的耐药率较低，但MTZ和TDZ之间的交叉耐药性非常受关注，因为这两种药物在作用方式上相似。在实验室产生的Tv耐药菌株中，观察到氢化小体构象的改变（缩小）[286, 287]，以及药物活化所需酶表达的下调，包括PFOR酶[288]，它是一种具有特殊的氧化还原电位[287]和细胞内铁氧化还原蛋白含量减少的铁氧还原蛋白酶类[289]（表84.2）。然而，耐药临床分离株不含缩小的氢化小体，并且不显示PFOR或铁氧还蛋白基因的转录减少[290]。此外，实验室产生的抗药性还与硫氧还蛋白还原酶活性和游离黄素减少有关，这两种方法都被提出用于减少MTZ[279, 291]。在临床分离株中，类似地观察到黄素还原酶活性降低（FR1，以前称为NADPH氧化酶）[279, 292, 293]以及乙醇脱氢酶1（ADH1）的下调（表84.2）。临床分离株的MTZ耐药性与硝基还原酶基因ntr4Tv和ntr6Tv的单核苷酸多态性明显相关[294]，尽管它们在耐药中的正式作用还需要进一步研究。一旦确认，这些SNPs可能在基于PCR的快速检测中识别Tv的MTZ耐药方面具有临床实用性。然而，需要指出的是，在具有完整的ntr4Tv和ntr6Tv基因的Tv分离株中确实发生MTZ耐药性，这表明替代的抗性机制也可以在临床菌株中起作用。

在体外的有氧和厌氧条件下不同药物浓度存在下培养Tv菌株，研究了其对硝基咪唑类药物的耐药性（表84.3）。由于大多数报道显示有氧耐受性水平显著，且厌氧耐受性极少[295]，最近的特点是体外极低致死浓度（MLC）值极高（超过1 000 μg/mL MTZ），因此在滴虫分离菌中需氧耐受性与厌氧耐药性是一个重要考虑因素），迄今为止仅在实验室开发的菌株中被证实[296, 297]。Tv对MTZ的低水平抗性通常定义为需氧MLC为50～100 μg/mL、中等水平抗性为200 μg/mL、高水平抗性为≥400 μg/mL[298]。一般而言，需氧MLC值的升高与治疗失败的可能性较高相关，但存在不一致的情况[298]。

确定Tv分离株间体外有氧MTZ（或TDZ）抗性的标准程序如下：从感染者获得拭子样品，并将寄生虫在InPouch Tv（BioMed Diagnostics）培养基中于35～37℃培养持续24～96 h。在显微镜下检查培养物以观察毛滴虫寄生虫，然后将阳性培养物在TYM培养基中的多孔板（一式三份）中在37℃下孵育直至获得无菌培养物。然后在有氧条件下，使用连续稀释的药物浓度（0.2～410 μg/mL）测定无菌寄生虫的MTZ和TDZ易感性[299, 300]。简而言之，在二甲基亚砜（DMSO）中制备MTZ或NTZ的储备溶液并用TYM培养基稀释以获得储备溶液，然后用多孔板中的相同培养基进一步连续稀释。在对照孔中使用TYM中的DMSO（0.05%）作为媒介物。向孔中加入寄生虫（5×10^3滋养体/孔）以及对照Tv菌株（抗性和敏感性），并将平板在37℃孵育。在至少2次独立实验中，MLC是显微镜观察不能观察到活动毛滴虫的最低稀释度。

在厌氧条件下，已经优化了2种主要的传统易感性试验，例如试管测定法和微量滴定板测定法，两者都有其自身的局限性。微量滴定板有问题，因为需要从厌氧或低氧环境中取出滴定板以监测测定的进展。另一方面，试管测定更麻烦且费时。过去几十年，在管内或板式优化后，已报道了许多Tv厌氧药敏试验，例如，来自Giardial试验的[³H]-胸腺嘧啶核苷的吸收[301]，可用基于采用嘌呤补救途径酶的合成底物[302, 303]的贾第虫病比色测试[303]的比色测定[302]。即使是商业系统也存在厌氧菌寄生虫，Anaerocult微系统已被用于测定包括Tv在内的几种厌氧原生动物物种的化学敏感性[284]（表84.3）。该系统允许在密封袋或气密罐中使用多孔板在低氧环境中进行寄生虫培养。最后，可获得用于研究Tv感染的实验动物，包括小鼠模型[304]和非人灵长类动物模型[305-307]（表84.3），但它们并不常用于体内药物敏感性试验。

5.2 贾第虫病

厌氧菌双单胞菌寄生虫蓝氏贾第鞭毛虫（又名十二指肠贾节鞭毛虫或肠贾节鞭毛虫）是一种常见的肠道寄生虫，遍布世界各地受到污染的食物和水中（表84.1）。可能发生几个月至几年的慢性感染，但无症状携带贾第鞭毛虫在人类中很常见[308]。粪—口途径被认为是感染的主要来源。只有10个囊肿可能导致人类感染[309]。控制这种感染既需要灭活环境中传播的传染性囊肿，也需要消除附着于小肠上皮细胞的致病性滋养体。贾第鞭毛虫病的诊断通常是在几天内通过粪便样品中囊肿或滋养体来进行鉴定。粪便标本的酶免疫分析和荧光抗体分析可用于Entero检测（例如，细线检测）[310]（表84.3）。在一些粪便检查反复阴性的慢性腹泻的患者中，内窥镜下小肠抽吸也是可能的。

可用甲硝唑（MTZ）或替硝唑（TDZ）治疗贾第虫病，但也有替代药物，如阿苯达唑（联合甲苯达唑）、奎纳克林和硝唑尼特（表84.2）。MTZ治疗失败发生在大约20%的病例中，并且在体内蒙古沙鼠和小鼠模型试验中，贾第鞭毛虫的临床分离物中已经证实了抗性[311]（表84.3）。在体外产生的MTZ菌株中，耐药性与DNA变化（表观遗传调节）有关（表84.2）。与特定染色体和重复序列杂交的DNA探针表明重排在染色体和重复DNA水平都与MTZ抗性发展同时发生[312]。对MTZ的抗性也与细胞内丙酮酸与铁氧还蛋白氧化还原酶（PFOR，它替代好氧生物中的丙酮酸脱氢酶）的浓度呈负相关，导致游离MTZ摄入到细胞中的量同时减少[313, 314]（表84.2）。与Tv类似，硝基还原酶（和其他硝唑尼特药物）和贾第鞭毛虫寄生虫编码2种硝化还原酶GlNR1和GlNR2在激活MTZ过程中起作用[315]。与对照滋养体相比过度表达GlNR1的滋养体对MTZ和硝唑尼特具有较高的敏感性[316]，而过度表达GlNR2的滋养体对这2种药物的敏感性更低[315]。因此，贾第鞭毛虫对硝基药物的易感性不仅取决于2种贾第鞭毛虫硝基还原酶的激活，而且还取决于其对药物的灭活作用（表84.2）。最后，显示重氮蛋白二硫键异构酶2和4（PDI2和PDI4）被硝唑尼特抑制[317]（表84.2）。在贾第鞭毛虫中，对硝唑尼特和MTZ的抗性是相关联的。耐MTZ的贾第鞭毛虫菌株也证明了替硝唑的交叉耐药性[318, 319]。

贾第鞭毛虫抗药性在贾第鞭毛虫病中的出现也是公众健康日益受到威胁的问题。阿苯达唑抗性可以在贾第虫体外产生[320]，并且显示抗性与细胞骨架变化相关，但与β-微管蛋白氨基酸200处的突变无关，这是几乎所有阿苯达唑抗性蠕虫物种中发现的常见突变（见下文）[321]。阿苯达唑诱导对阿苯达唑敏感的贾第鞭毛虫体内的ROS积累，但不在耐药的寄生虫中积累，而阿苯达唑耐药培养物中阿苯达唑氧化代谢物（如亚砜/ABZ-SO和砜/ABZ-SOO）的积累低于敏感菌株[322]。NAD（P）H和黄素生成途径以及可能的氧化还原敏感的表观遗传调节也可能涉及贾第虫中复杂的阿苯达唑耐药机制[323]。因此表明抗性寄生虫中的强抗氧化剂应答可能有助于克服敏感性贾第虫寄生虫中观察到的阿苯达唑的促氧化细胞毒性，并且因此可能促成该寄生虫的抗性表型（表84.2）。

体外药敏试验在贾第鞭毛虫中不易实施，这些困难源于对厌氧生长的要求以及使寄生虫菌株适应体外培养的困难，例如滋养体的脱囊和无菌化[324-326]。尽管如此，已经开发了许多不同的方法来测定贾第虫中的药物敏感性，这与为Tv开发的相似（表84.3）。一般而言，无菌滋养体在"大容量"气密管[327]、小瓶[328]或微量滴定板[329-332]中培养。一些方法依靠放射性测量方法寻找³H-胸苷测量寄生虫繁殖[301, 333, 334]的摄取减少50%，寄生虫黏附减少50%[335-337]，在药物存在下杀死滋养体释放的产物进行比色分析测定[303]，基于可溶性甲臢产量[338, 339]或荧光底物刃天青进行测定[330]（表84.3）。在厌氧寄生虫与肠细胞共培养的情况下，通常使用具有寄生虫特异性靶标的实时PCR对贾第虫滋养体进行定量[340]。厌氧测定法也可用于贾第虫中的药物敏感性测试[284]，以及使用碘化丙啶[341]的新型流式细胞术测定法[341]（表84.3）。最近，报道了一种用于培养贾第鞭毛虫的集成微流体装置，该系统还能够进行剂量反应实验以监测耐药性[342]。沙鼠模型[343]和小鼠模型[311, 344]也可进行体内药物敏感性测试。

5.3 阿米巴病

阿米巴病是由全球高发病率的内阿米巴菌属引起的（表84.1）。内阿米巴属有两种不同但形态相同的物种：溶组织内阿米巴（Entamoeba histolytica），它对人类有致病性，以及阿斯帕内阿米巴（这对人类是非致病的）。肝病（阿米巴肝脓肿）是最常见的症状表现，发生在有机体穿透肠黏膜并进入门静脉循环的4%～10%的病例中。抗原检测是阿米巴病诊断的首选工具（表84.3）。依美汀是一种植物生物碱，最初用于治疗溶组织内阿米巴感染，但MTZ/TDZ在20世纪60年代中期被确认为具有杀微生物特性后成为首选药物（表84.2）。

依美汀主要通过抑制蛋白质合成杀死溶组织内阿米巴滋养体，而MTZ和TDZ（两种5-硝基咪唑）通过改变变形虫的原生质细胞器来杀死滋养体。然而，两者在治疗囊肿方面都是无效的[345]。滥用药物导致这些治疗剂的最小抑制浓度（MIC）增加。实际上，溶组织内阿米巴的MTZ/TDZ耐药似乎并不是一个严重的问题，因为偶尔会有MTZ失败的报道[346, 347]。尽管如此，使用药物剂量的逐步递增，可以在溶组织内阿米巴无菌系中诱导产生MTZ抗性[348, 349]。与其他厌氧菌相比，抗性阿米巴虫不会显著下调丙酮酸对铁氧还蛋白氧化还原酶（PFOR）或上调P-糖蛋白的表达，但表现出含铁超氧化物歧化酶（Fe-SOD）和过氧化物氧还蛋白的表达增加，以及黄素还原酶和铁氧还蛋白的表达降低[348]（表84.2）。

由于生物难以从患者身上进行培养，因此很少有用于监测临床分离株耐药水平的检测方法（表84.3）。临床分离物可以单活体培养后，保存在多异活体培养物中。临床分离株的体外药物敏感性通常通过硝基蓝四唑（NBT）还原试验评估，在暴露于不同浓度的每种药物后，与标准参照株[345]平行。在无菌豚鼠[350]和仓鼠[351]的实验动物模型也可以使用无组织阿米巴的无菌或单异活体培养获得。

6 不等鞭毛类寄生虫药物敏感性检测

6.1 人芽囊原虫病

囊细胞病是由一种微观寄生虫——人芽囊原虫，它是已知该类中的唯一一种会导致人类感染的寄生虫[352]引起的（表84.1）。几种动物（例如，猫、狗、猪、马、牛）也可以被感染，并且人类感染通常是由于摄入受污染的食物或水（粪-口途径）而导致的。体外培养是检测人芽孢原虫最敏感的方法，而不是采用简单的涂片和浓缩技术（表84.3）[353]。多年来，囊胚的分类一直未明确，但已经有关于完整SSU rRNA基因的序列信息；人芽囊原虫被归类在一个非正式的群体中，不等鞭毛寄生虫是囊泡藻界的一个分支[354]。一旦某人或动物感染了人芽孢杆菌，该寄生虫就生活在肠内，并通过粪便传播。由于寄生虫受到外壳的保护，在某些情况下，它可以长时间在身体外部和环境中生存。事实上，囊肿少的无症状个体通常无需治疗。虽然MTZ是囊胚感染的标准治疗方法（表84.2），但是有关治疗失败的报道已有增加，这表明存在耐药分离株[355]。其中许多原因之一可能是囊肿形成，除了遗传异质性之外，还对药物的细胞毒性作用具有抗性[356]（表84.2）。替代方案包括NTZ、甲氧苄氨嘧啶-磺胺甲基异噁唑、巴龙霉素、碘喹、酮康唑、塞克硝唑、依米汀、TDZ和益生菌布拉氏酵母菌[355]。

MTZ诱导囊胚发生程序性细胞死亡、细胞凋亡样死亡[357]。线粒体样细胞器中铁氧还蛋白的减少似乎在MTZ转化为其活性状态中起作用[357, 358]。人类肠上皮细胞的Caco-2模型也被开发用于感染研究，也可用于耐药性检测[359]（表84.3）。人芽囊原虫的快速体外高通量活力测定，针对MTZ耐药性试验和广泛的药物敏感性亚型依赖性变异进行了优化[360]。这些是基于刃天青和XTT生存能力的微量分析（表84.3）。

7 蠕虫药物敏感性检测

有限数量的驱虫药可用于治疗蠕虫感染，其中大部分也可用于动物数十年。作为这种长期使用的结果，对于市场上的每种驱虫药都描述了牲畜的抗药性。人类蠕虫感染的抵抗力虽然不是很普遍，但现在已成为世界范围内的一个新兴问题。只有少数广谱驱虫药可用于治疗和控制人类线虫（表84.2），第一类是苯并咪唑类药物（如阿苯达唑和甲苯咪唑），第二类包括咪唑并噻唑类（如左旋咪唑）和氢嘧啶类（如噻嘧啶），第三类对应于大环内酯类（如伊维菌素）。此外，在20世纪70年代，吡嗪喹啉衍生物吡喹酮被成功开发为新的广谱驱虫药，现在广泛用于对抗大多数寄生性吸虫和绦虫[361]。吡喹酮引起蠕虫的蠕虫肌肉组织快速收缩，导致蠕虫运动丧失，皮层迅速形成，空泡形成，然后破裂出泡和空泡[361]。然而吡喹酮给药后过敏性和超敏反应的罕见发生可能会限制其使用[362]。确切的作用机制尚不清楚[377]。同样，一个合成的衍生物哌嗪、二乙基卡马嗪（DEC）在20世纪40年代被发现[363]，现在在大规模药物管理项目中用作抗疟药和其他药物（表84.2）。DEC是全球消除人类淋巴丝虫病（GPELF）计划的一部分，每年与阿苯达唑（或伊维菌素）一起施用。DEC阻断宿主，并可能参与花生四烯酸代谢的寄生虫酶，并通过改变寄生虫表面结构来增强天生的非特异性免疫系统，使其易受宿主防御的破坏。这些驱虫药物中的每一种都有自己的作用机制和抗药机制（表84.2），这里将简要描述。

目前广泛研究的肯定是苯并咪唑（BZs）。这类成员选择性结合β-微管蛋白并抑制寄生虫中的微管形成（表84.2）。因此寄生虫被固定并在治疗后慢慢死亡。BZ抗性的特征是单核苷酸多态性（SNPs），其导致β-微管蛋白中的氨基酸被取代[364-366]。β-微管蛋白中的突变抑制药物结合并因此赋予抗性（表84.2）。最近，药物转运糖蛋白中存在的SNPs也同样参与了BZ耐药[367, 368]。生物学上，BZs防止线虫卵的胚胎发育和孵化。因此，已经开发了许多卵孵化/胚胎化验检测法（见下文）

以检测对这组抗蠕虫药的耐药性。

左旋咪唑和噻嘧啶是线虫肌肉烟碱型乙酰胆碱受体的激动剂，并引起痉挛性瘫痪（表84.2）。这两种药物都用于治疗临床和兽医重要的线虫，特别是土壤传播的蠕虫。然而，对这些药物耐药的分子机制知之甚少。在动物中，编码烟碱乙酰胆碱受体亚单位的mRNA转录减少并形成吡喃类敏感受体被描述为吡唑类抗性机制的一个组成部分[369]（表84.2）。一些编码乙酰胆碱受体的基因发生了许多变化，导致左旋咪唑敏感的乙酰胆碱受体缺失，从而可能引起耐药[370]。在捻转血矛线虫中，主要感染绵羊和山羊的线虫已被发现[371]，这是一种潜在的左旋咪唑抗性标记[371]。的确，位于下游的63 bp的片段的存在或缺失特定位点的替代性第三外显子Hco-acr-8b的剪接受体位点与左旋咪唑抗性状态相关。利用这些知识，开发了基于DNA的检测和监测动物寄生线虫中左旋咪唑抗性的方法[371]。该测试尚未经人体线虫验证。

大环内酯类（MLs）主要用于治疗盘尾丝虫病、淋巴丝虫病和类圆线虫病。大多数关于MLs作用模式的研究基于阿维菌素类药物，如伊维菌素类。伊维菌素耐药现在是家畜中寄生虫防治面临的严重问题。阿维菌素抑制幼虫的运动和咽泵的功能，可抑制线虫的摄食。更具体地说，一定浓度的伊维菌素通过增加了谷氨酸盐门控氯化物（GluCl）通道的开放，目标神经肌肉细胞的超极化使线虫产生咽肌麻痹（表84.2），这种谷氨酸盐门控氯离子通道基因的两个等位基因频率的变化赋予了抗性[372]（表84.2）。有趣的是，在盘尾丝虫中，β-微管蛋白基因的基因型频率变化与伊维菌素治疗相关[373]。最后，P-糖蛋白也可能参与对伊维菌素的抗性[374-376]（表84.2）。

7.1 诊断分析

已经开发了一系列用于兽医和人体应用的体外测试以及在动物体内进行的少量体内测定，用于检测对抗驱虫主要组耐药性的线虫种群（表84.3）。然而，每种方法在可靠性、重现性、灵敏度和易解释性方面都有一定程度的不同。

7.1.1 体外方法

可用于监测蠕虫中耐药性的体外测试分为三大类：①粪便卵计数降低测试（FECRT），其中比较药物处理前和处理后样本中的粪便卵数，以指示作为药物治疗后的卵数减少百分比[378]。②用体外生物测定法检查药物对自由生命周期阶段的影响的表型分析[378-380]。③使用基于聚合酶链反应（PCR）的方法监测与耐药性相关的基因型变化的分子检测[380,381]。

FECRT测定法测量化学方法治疗后粪便寄生虫卵数的变化，是目前确定所有驱虫化疗在人类或动物使用中的治疗功效的标准方法。然而，只有当抗性在线虫群体中变得普通时，例如当至少20%~25%的种群产生了耐药性[382]。所有FECRT方案（如FLOTAC、McMaster、Kato-Katz）都是从抗寄生物药物治疗之前收集的粪便样品开始，并且在治疗后再次收集。在治疗前和治疗后的粪便样品中计数寄生虫卵。如果治疗后样品中的虫卵数未减少至少90%，则可能会怀疑存在耐药性，但对于蛔虫和鞭虫，建议临界值已分别设定为70%和50%[383]。FECRT方案可于人类中应用[384-386]。Kato-Katz方案被广泛用于检测血吸虫卵，但对于检测STHs卵并且特别是用于定量钩虫卵负荷（例如，钩虫十二指肠和美洲钩虫），因为处理过程中易碎的钩虫卵的裂解。麦克马斯特技术是兽医寄生虫学中最常用的技术。与Kato-Katz方法相比，FLOTAC和McMaster技术的设计都是定量的，尽管如此，它仍可用于蠕虫的药物敏感性筛查。虽然FECRT方法非常有用，但FECRT的一个缺点是某些药物，如伊维菌素，可能会暂时抑制产卵，因此耐药性蠕虫似乎在常规检测中易受影响[387]。此外，不同蠕虫种群间的密度依赖性繁殖力效应也是该方法所关注的问题。事实上，雌性产卵量在不同物种之间有所不同，并且在某些条件下可能会发生变化，这可能会使该测定结果的解释变得复杂[388]。

寄生蠕虫敏感性检测被称为卵孵化试验（EHT）。该试验评估在给定药物浓度下苯并咪唑药物（BZ）抑制新收集的线虫卵的胚胎化和孵化的能力，表示为抑制50%卵（ED_{50}）所需的剂量。EHT

已被广泛用于检测家畜线虫抗性[389, 390]，但一些研究使用这种类型的检测方法检测了人类钩虫种群[391, 392]。该测定可以使用"基于琼脂的方案"或"水基"方式进行。对于基于琼脂的方法，在二甲基亚砜（DMSO）中制备BZ的储备溶液并在相同溶剂中连续稀释2倍。将一系列稀释液的等分试样加入到96孔微量滴定板中，使得板的每一行包含10个稀释度的梯度。每排的前两个孔用作对照孔（例如，仅接受DMSO）。每个药物浓度至少存在于每个平板上的一式三份孔中。将2%琼脂溶液的等分试样分配到平板的每个孔中并放置。将平板置于塑料压制密封袋中并在4℃下保存不超过3个月。在使用之前，将平板在室温下平衡2 h，然后将水中的卵悬浮液的等分试样分配到每个孔中的琼脂表面上。根据物种的不同，每个孔分布的卵数可能会有所不同。例如，对于美洲钩虫来说，它相当于每孔30～35个卵。然后将平板放回袋中并在26℃下温育48 h。再将卢戈氏碘液加入到每个孔中。使用倒置显微镜计数每个药物孔中存在的幼虫的数量，并且在每个实验的12个对照孔中也计数幼虫和未孵化的卵的数量。对于某些物种，每个孔中粪便的数量会阻止在孔内直接计数。在这些情况下，将每个孔的内容物移液到载玻片上以计数幼虫，实验重复3次。在水基测定中，每个药物孔含有一系列BZ溶液的等分试样，而对照孔只含有DMSO。加入卵溶液，将板密封在塑料袋中，短暂搅动，并在26℃下孵育48 h。然后如前所述对琼脂测定法计数幼虫和/或卵的数量。EHT是用于人类钩虫的最适合的测试，因为它们的卵孵化速度很快。EHT对蛔虫和鞭虫没有帮助，它在外部环境中发育至卵内的感染阶段，但不在宿主外部孵化。作为FECRT，EHT很难检测到低水平的耐药性（低于25%）[382]。

另一种监测驱虫抗性常用的体外试验是一种幼虫发育试验（LDT），它允许检测抗药性而不考虑药物的作用模式。已经发表了几种不同的方法，测量不同种类的驱虫药物在各种寄生虫物种中的作用。目前有2种幼虫发育测试，基于液体的测试[393]和基于琼脂的测试[394]。LDT主要用于检测对苯并咪唑（BZs）、吡喃/左旋咪唑和一些大环内酯的抗药性。据报道使用琼脂可消除阿维菌素（包括伊维菌素）的溶解度问题[395]。基本上，LDT测量治疗后蠕虫群体的形态（或动力）变化。简而言之，这些测定在96孔微量滴定板中用幼虫进行，并且LDT测定作为EHT检测进行，但使用L1阶段幼虫代替卵，它们的发育一直持续到第三幼虫阶段（L3）。LDTs主要用于监测2种土传的美洲钩虫和钩虫属蠕虫的耐药性。

幼虫麻痹试验（LPT）用于检测左旋咪唑（动物莫伦泰尔）的耐药性[396]。在该测定中，将感染的第三阶段幼虫在连续稀释的驱虫剂中温育24 h。此后，在每个浓度下确定麻痹幼虫的百分比，并绘制剂量-反应线，并与已知参考菌株进行比较。Sutherland和Lee[397]描述了改进的适用于检测大环内酯类抗生素噻菌灵的幼虫麻痹试验。

微型流量计测试（MMT）已经开发出来，其中使用了微型流量计[398]。在微型流量计的基础上，放置一盏灯，通过试管及其内容物向上投射。它从弯月面水平地折射到管外，光信号由光电探测器测量。蠕虫的移动引起反射光线的变化，并因此引起所接收信号的变化。信号与其平均值的平均偏差通过放大器、转换器和计算机来确定。这个信号的数字表示被称为动力指数。然后使用软件来记录读数，这些读数可以很好地测量在各种浓度的药物存在或不存在下被测蠕虫的运动性。死蠕虫产生的读数与从纯液体获得的读数相当；活跃蠕虫造成的指数高于不活跃的蠕虫。MMT已被证明可用于检测对大环内酯类内酯（伊维菌素）和左旋咪唑的耐药性，但对BZ药物无效[399]。

幼虫运动和幼虫迁移（LMT）可以通过筛子移动或直接观察[400-405]来测量药物的剂量。这些方法大多数都需要熟练的操作员进行目测评分。为了减轻这种限制，药物筛选和耐药性诊断的自动化客观检测已经得到优化[406]。xCeLLigence系统（Roche）目前可市场上购买，其通过测量集成在组织培养电子板底部的交叉指型微电极上的电阻抗来实时监测细胞事件，而无需标记结合。每次寄生虫碰到电极时，都会受到监测。由于许多驱虫药的作用是通过影响目标寄生虫的运动能力来体现的，特定敏感菌株的寄生虫运动性下降幅度是呈现治疗活性化合物的指标。相反，如果存在耐药菌株，则动力不会受到影响。因此，使用对照菌株对数据进行统计分析所产生的运动指数可以清楚地区分寄生虫的抗性菌株和敏感菌株。

幼虫进食抑制分析（LFIAs）用于检测线虫对大环内酯类药物（伊维菌素和咪唑噻唑类）的耐药性[407]。这些测定包括研究通过在连续稀释的驱虫剂中温育的第一阶段幼虫（称为L1）减少食物摄入（如标记的细菌）。通过检查幼虫的肠道以及幼虫摄食抑制剂量50（IC$_{50}$）（即抑制L1中50%摄取所需的驱虫剂浓度）来确定每种稀释液的幼虫喂食百分比。由于耐受菌株继续以较高浓度的待测药物进食，因此其具有较高的IC$_{50}$值。控制孔提供了一个定性的指标幼虫生存力。被喂食的幼虫计数（观察肠荧光）通过荧光倒置显微镜进行。饲喂成虫的分析也是可能的[408]。

已经描述了用于测量阿维菌素结合位点的化学发光测定[409]。生物活性化学发光化合物（伊维菌素-鲁米诺）为研究阿维菌素结合位点提供了非常灵敏的非放射性探针。

微管蛋白结合试验专门针对苯并咪唑耐药性试验进行了优化[410]。该测定基于BZ药物的作用方式，其与耐药性寄生虫中观察到的微管蛋白对驱虫药的亲和力降低相关。简而言之，该测定涉及成年寄生虫、感染幼虫或卵的粗微管蛋白提取物与氚化苯并咪唑孵育一段时间。使用活性炭去除仍悬浮的游离未结合药物，并通过液体闪烁分光光度计计数结合微管蛋白的标签。来自抗性寄生虫的微管蛋白结合的能力显著低于易感寄生虫。该测试的一些缺点是，除了需要放射性标记的药物和昂贵的实验室设备外，它需要相对大量的起始材料（蠕虫、幼虫或卵），使其不适用于常规现场测定。

用于活体全虫分选的微流控芯片对于药物筛选和抗性测试也显示出很大的潜力，正如最近针对线虫模型蠕虫[411-413]所证明的。利用微通道引导蠕虫和捕获单个蠕虫的微型阀门，微芯片设备可根据药物敏感性表型对整个蠕虫进行分类。分选芯片与荧光和数字成像相结合，并允许筛选到单细胞蠕虫，虽然这个系统非常有吸引力，但其局限性在于许多物种一些成年寄生虫太大而不能用这种装置进行筛选。

目前认为分子诊断是未来抗蠕虫药物的耐药性诊断的发展方向。事实上，几种检测蠕虫抗寄生虫抗性的试验是PCR或基于焦磷酸测序的试验，主要是苯并咪唑抗性试验。事实上，许多测试已经应用于兽医寄生虫学，特别是土壤传播的蠕虫[376, 414-417]，有些已经适用于人类[418-420]（表84.3）。然而，除了苯并咪唑类药物之外，目前对其他驱虫类药物的耐药分子机制知之甚少，这限制了准确和灵敏的基于PCR/焦磷酸测序的检测方法的发展。这可能通过在一些物种中携带耐药菌株基因组特征的联合体主导地的变化而发生变化[421]。由于苯并咪唑抗性的机制似乎主要与微管蛋白对驱虫药的亲和力降低有关[422-424]，已经开发了使用氚化苯并咪唑氨基甲酸酯与第三阶段幼虫的微管蛋白提取物的结合来检测动物中苯并咪唑抗性线虫的耐药性诊断方法[410]。据称这种检测方法快速（小于2 h）、鲁棒性好、重现性好、对寄生虫种群抗性状态的微小变化敏感，但它需要相对大量的幼虫，因此不适合常规现场检测。对于人类线虫，该测定尚未标准化。

7.1.2 体内方法

体内试验可用于监测感染虫体和绦虫感染的动物中的可疑驱虫抗性，其被称为可控效力试验（CET）。CET可以评估针对任何类型的驱虫药的抗性。在人工感染之后接着用杀吸虫剂进行治疗后，处死动物并计算其肝脏（或特定胃肠道区域）中的吸虫数量[389]。通过使用各种对照组（例如，未处理的和易感染的蠕虫分离株），可以产生剂量-反应曲线，然后计算ED$_{50}$值。然而，目前还没有关于如何根据这些计数确定耐药性发生的一致意见，所以这种测试不是常规使用。

下一章节将描述人类主要的蠕虫感染，并讨论目前用于特定寄生蠕虫的各种药敏试验（表84.3）。这里要提到的是很少有用于检测人类线虫的驱虫药抗性的体外测定法已经被验证，并且大部分来自先前为具有兽医重要性的线虫所开发的测定法。限制验证过程的一个主要问题显然是缺乏人类参照的耐药菌株。

7.2 血吸虫病

血吸虫病是由感染6种寄生虫血吸虫之一的淡水蜗牛携带的寄生虫病，例如曼氏血吸虫、埃及血吸虫、日本血吸虫、刚果裂体血吸虫、几内亚血吸虫、湄公河血吸虫，其中埃及血吸虫和曼氏血吸虫是导致疾病的主要原因（表84.1）。只有埃及血吸虫会引起膀胱（尿）人血吸虫病，严重的可导致膀胱癌。其他血吸虫可导致肠道疾病（腹部出血），但也可能会攻击肝脏、肺部和脾脏，同时损害肠道。约80个国家的2.4亿人患有血吸虫病[425]。传播是通过接触污染的淡水（湖泊和池塘、河流、水坝）与携带寄生虫的蜗牛土壤而发生的。寄生虫在接触淡水或含有受污染蜗牛的土壤时会渗入皮肤。定量的Kato-Katz粪便涂片技术被认为是诊断血吸虫病的金标准方法（表84.3）。吡喹酮是治疗所有血吸虫物种的主要药物，并且它可以与阿苯达唑或伊维菌素安全联合使用。发现血吸虫P-糖蛋白*SmMDR2*的表达在暴露于吡喹酮（PZQ）的蠕虫中被改变，并且在来自具有降低的PZQ易感性的分离物的蠕虫中以更高水平表达[426]（表84.2）。第二个ABC转运蛋白SmMRP1与PZQ抵抗有关[426]。通常使用FECRT（所有驱虫药）、EHT（伊维菌素）和LFIA（伊维菌素）测定血吸虫体内的抗药性。也报道了使用xCeLLigence系统（吡喹酮）[406]和动物模型（蜗牛[427, 428]和小鼠[429]）进行检测，尽管这些模型仍然难以处理和解释。

7.3 淋巴丝虫病

淋巴丝虫病影响全球80个国家的1.2亿多人，并且是一种令人痛苦且使人虚弱的疾病（表84.1）。这种疾病是由丝状寄生丝虫蠕虫班氏丝虫和马来丝虫引起的，它们生活在淋巴系统中，可引起四肢和生殖器的极度肿胀。这种疾病通过蚊子传播给人类。这种感染的标准实验室检测是活检样本中丝虫的检测（表84.3）。淋巴丝虫病用阿苯达唑和乙基卡马嗪（DEC）联合治疗，或者，伊维菌素已被证明有效。虽然伊维菌素是唯一批准用于治疗人类丝虫感染的大环内酯，但莫西菌素似乎对马来丝虫有效，尽管可通过调节ABC转运蛋白在体外获得抗性[430]（表84.2）。关于班氏丝虫对DEC不敏感的证据很少有报道[431]。通常使用FECRT和LMT分析丝虫（蠕虫）中的抗药性。已报道了用于筛选班氏丝虫种群中阿苯达唑抗性的PCR和焦磷酸测序法[15, 432-434]。

7.4 其他寄生虫病

7.4.1 盘尾丝虫病

盘尾丝虫病也称为河盲症，由丝虫线虫盘尾丝虫感染引起，它感染了2 600万居住在撒哈拉以南非洲河流和快速流动的河流附近的人（表84.1）。这种疾病是由被感染的蚋属黑蝇传染给人。估计约有3 700万人感染了盘尾丝虫病。幼虫在咬合部位进入皮肤并在它们成熟的皮下组织形成结节，成年雌性动物释放数百万个微观幼虫（称为微丝蚴）进入周围组织，可导致视力障碍和失明。盘尾丝虫病用两年一剂伊维菌素治疗。近年来有报道称，尽管用伊维菌素多次治疗表明盘尾丝虫对药物的抗生殖作用具有抗性，但持续的微血管浸润仍有报道[18, 435-437]。可以使用FECRT、LDT、LMT、MMT，有时也使用LFIA测定该寄生虫的耐药性。通过PCR检测也可以监测重复伊维菌素处理后盘尾丝虫管中选择β-微管蛋白中的单核苷酸多态性[373]。

7.4.2 囊虫病/绦虫病

2种绦虫属是常见的人类肠道寄生虫。在所有食用牛肉的国家中都会发现最常见的牛带绦虫。猪带绦虫也被称为猪绦虫，在拉丁美洲、非洲和一些亚洲国家流行（表84.1）。当一个人吃了受感染的牛肉或猪肉时感染就会发生。虫卵通过人的粪便传播[438]。全世界6 000万～7 000万人感染了*Tania spp.*。绦虫病/囊虫病可用阿苯达唑或吡喹酮治疗。只有少数治疗失败的病例[439, 440]。通常使用FECRT试验进行引起囊虫病/绦虫病的寄生虫的耐药性测试。在小鼠中由*Taenia crassiceps*囊尾蚴引起的实验性脑炎也是可用的[441]（表84.3）。

7.4.3 囊性包虫病

囊性包虫病（CE）或包虫病是影响人和动物的疾病（表84.1）。CE由亚洲、澳大利亚、东非、西班牙南部地区、南美洲和北美常见的细粒棘球绦虫幼虫阶段引起，主要的携带者是狗和狼，人是偶然的宿主，肝脏是身体中最常见的器官。10%～30%的成人病例涉及肺脏。肺棘球蚴病多年来可能无症状，症状通常仅在囊肿破裂或重叠感染后发生，最常见的是烟曲霉[442, 443]。在人类中，该疾病通过手术治疗，并辅以化学疗法。小（<5 cm）囊肿（CE1和CE3a）可能主要用苯并咪唑治疗，第一种选择药物是阿苯达唑。在一些情况下，阿苯达唑和吡喹酮的组合可能是优选的[444]。在细粒棘球绦虫的3种β-微管蛋白基因同种型中，β-微管蛋白基因同种型2显示出一个BZ抗性的保守点突变[445]。第二个物种多房棘球绦虫可能也会感染人类。该报告与细粒棘球绦虫类似，但囊肿是多房的。

尽管高剂量的阿苯达唑或甲苯达唑可能有效，但多疣梭菌对吡喹酮具有抗性。通常使用FECRT和LDT测定法进行CE寄生虫的耐药性测试，并且还针对BZ抗性测试开发了PCR测定法。小型实验室动物如小鼠和蒙古兔也用于体内药物敏感性分析。

7.4.4 土壤传播的蠕虫

主要的土壤传播蠕虫是蛔虫/类圆线虫（蛔虫）、美洲绦虫/十二指肠钩虫（钩虫）和毛肖鞭虫（鞭虫）（表84.1）。可用于控制STHs感染的主要干预措施是定期给予WHO推荐的4种驱肠虫药之一：甲苯咪唑、阿苯达唑、左旋咪唑或嘧啶类。其中，苯并咪唑（BZs）（例如甲苯达唑、阿苯达唑）是治疗SHTs最常用的驱虫药。除了类肉芽肿病外，伊维菌素不推荐用于STHs（见下文）。FECRT是迄今为止用于诊断人类STHs耐药性的最常用测试。表型试验也用于畜牧业一些药物组，最显著的是用BZ进行卵孵化试验[378, 380]。表型分析也被用来测量人类钩虫的药物敏感性[446]。分子检测也可用于检测某些家畜线虫物种对BZ药物的抗药性[421]。对于nAChR拮抗剂药物组（嘧啶类和左旋咪唑），已经描述了家畜和伴侣动物胃肠物种的表型测试[447, 448]。

类圆线虫病是由类圆线虫（*Strongyloides stercoralis*）引起的，蛔虫主要存在于热带和亚热带地区，但也存在于温带气候下（表84.1）。估计全球有1亿～4亿人感染，其中50%以上的类圆线虫感染无症状，大多数为慢性感染[449]。这种疾病的2种侵袭性形式是高感染综合征或播散性圆线虫病。在第一种情况下，感染发生在一个非常沉重的蠕虫负担中，而后者的幼虫穿透肠壁并到达血液，造成脑膜炎和感染性休克。严重的类圆绦虫病的死亡率很高（高达80%），因为诊断通常会延迟。粪便中的幼虫的寄生虫学诊断依赖于鉴定粪便中的幼虫。另外，也可以使用血清学和分子学方法以及胸部X线摄影（表84.2）。目前，伊维菌素是治疗类圆线虫感染的标准治疗方法，尽管许多报道显示治愈不完全[450, 451]。其他药物已用于治疗，包括甲苯达唑和阿苯达唑[452, 453]。一个通常使用体外幼虫运动性测定法来测定类圆线虫物种的驱虫灵敏度[454]。已经描述了一种改进的滤纸培养技术用于体外筛选临床标本中的类固醇依斯克菌素敏感性[455]。该程序不需要寄生虫分离，并且基于药物对感染期幼虫运动的影响原理，并结合使用滤纸培养技术的改良的混合培养物。简而言之，收集粪便样品感染类圆线虫的受试者和粪便涂抹在窄滤纸条的中心。然后将条带放入玻璃试管中，并在25℃下将各种浓度的伊维菌素或对照（蒸馏水）加入每个管的底部。在25℃培养的第3和第5天，基于感染期幼虫在×40放大率下的动力，检查药物对蠕虫生存力的影响。所有对照（无药物）管应显示运动蠕虫。耐药性标准是在培养3 d或5 d后至少一次在2个管中显示运动蠕虫。可以使用FECRT、LFIA、LDT和通过xCeLLigence平台交替进行在*S. stercoralis*中的耐药性测试。

有2种常见的钩虫——美洲钩虫和十二指肠钩虫，两者影响全球超过7亿人，特别是非洲和拉丁美洲。如果不治疗，钩虫会导致内部失血、铁缺乏性贫血和蛋白质营养不良，特别是在孕妇和儿童中。此外，儿童慢性钩虫感染会造成身体和智力障碍，学习困难和学校表现不佳。钩虫传播是一个复杂的重复循环。幼虫在人类的粪便中被发现，并通过皮肤从污染的土壤中传播给人类，或者意外摄入污染的土壤。蠕虫在主人的小肠中成熟。目前一种疫苗正在进行临床试验[456, 457]。钩虫感染每年使用驱虫药阿苯达唑或甲苯咪唑治疗。替代治疗可能包括左旋咪唑或嘧啶类。美洲钩虫和十二指肠钩虫的耐药性检测通常使用FECRT和EHT检测进行，但PCR检测可用于检测β-微管蛋白基因中赋予BZ抗性的SNP。

人类鞭虫病是由鞭虫属毛肖鞭虫种引起的寄生虫。该疾病影响全球近7亿人，特别是在温暖潮湿的热带气候中（表84.1）。症状包括腹部不适、腹泻、营养不良、脱水和贫血，这取决于蠕虫的数量。成年蠕虫生活在结肠，每年以驱虫药阿苯达唑或甲苯达唑为基础治疗，替代疗法包括左旋咪唑、噻嘧啶和伊维菌素。这些药物都不是最佳的，因为它们在以单剂量施用时仅显示中等治愈率。虽然这还没有成为一个问题，但毛肖鞭虫的耐药性的潜在出现值得关注[458]。潜在的新药候选物的鉴定目前依赖于最初为小鼠鞭虫[459]开发的成人毛首鞭虫运动性分析，该测定法的一个变体已经适用于基于L1期幼虫的药物测试，但该测定法也适用于检测对左旋咪唑和其他药物的抗性[460]。或者，可以使用FECRT（所有驱虫药）和LDT（BZ）测定来检测鞭虫中的药物抗性。xCELLigence系统也被用于毛肖鞭虫[459]中的左旋咪唑、硝唑尼特和伊维菌素耐药性检测，并且分子检测可用于检测BZ耐药[461]。EHT对于在外部环境中发育至卵内感染阶段但不在宿主外部孵化的鞭虫无用。

7.4.5　食源性吸虫

食源性吸虫可能引起片吸虫病、华支睾吸虫病、呼吸道症和肺吸虫病（表84.1）。这些感染可以用吡喹酮治疗。最臭名昭著的吸虫是肝片吸虫，这是一种在牛羊中雌雄同体的两性蠕虫。人类感染偶尔发生，主要是在欧洲、非洲和拉丁美洲的某些地区。成年蠕虫生活在宿主的肝脏或胆管中，通过粪便传播卵，卵子在淡水中孵化，寄生虫在蜗牛中完成其生命周期。感染发生在植物和水中摄入囊蚴。已报道感染肝片吸虫的人类患者的吡喹酮治疗失败[462, 463]。在牛、绵羊中，可以通过共同抗原还原试验（CRT）进行肝片吸虫药物敏感性试验。共同抗原测定（ELISA格式）测量从侥幸释放到动物宿主粪便中的抗原性肠道酶的水平。共同抗原测定也已在人体中测试[464, 465]。替代药物抗性测定法包括FECRT和EHT。小鼠模型是最常用的片吸虫病动物模型[466]（表84.3）。

8　护理点耐药性检测

POC分析是能够确定患者（临床上患病或无症状）是否感染特定病原体的快速检测设备。这种类型的测定或者检测病原体本身或者检测病原体高度特异的替代生物标记物。由于寄生虫对现有药物产生耐药性的威胁，POC检测对于检测寄生虫的重要性同时它们的抗性决定因素也很明显。需要新的或改进的诊断方法，包括用于寄生虫鉴定和耐药性检测的POC检测。为了便于在资源有限的环境中实施新型POC检测，已经提出了首字母缩略词"ASSURED"下的一系列标准[467, 468]。根据这些标准，理想的POC检测应在数分钟内产生结果；不需要实验室、电力或任何特殊的设备且用无需特殊储存要求的热稳定试剂且由训练最少的个人轻松完成，该测定还应该对于特定试剂高度敏感和特异，便宜并且便携。除了以高准确度和高灵敏度加速病原体检测外，该检测还应确定耐药性病例，以确保更好地管理患者，这不是一个小挑战。目前可用于感染性寄生虫病的少数POC检测通常使用与妊娠带检测类似的侧流免疫层析法。基于这种格式的臭名昭着的疟疾诊断实例包括富含组氨酸的蛋白质2（HRP2）恶性疟原虫、寄生虫特异性乳酸盐脱氢酶（pLDH）和泛疟原虫醛缩酶，其他POC分析使用凝集或固相方法。目前，很少有POC检测确定耐药性的病例。

在开发针对低收入资源环境的POC检测时，一个特别具有挑战性的问题是如何在没有专用仪器的情况下实现高灵敏度或定量检测。等温DNA扩增（如LAMP）检测正在为发展中国家所青睐，因为它们不需要复杂的设备并证明具有成本效益。LAMP在所有等温扩增技术中都是独一无二的，因为它是稳健的、快速的（可以在1 h内将低拷贝DNA扩增到超过10⁹拷贝），并且易于执行。此外，LAMP能够区分SNPs，所以使用该技术进行耐药性检测（当已知突变时）看起来非常有前景。

LAMP测定的特征在于使用对抑制剂具有低敏感性的DNA聚合酶（例如*Bst*或*Bsm*聚合酶）以及特别设计为识别靶基因上不同序列的一组引物。仅当所有引物结合时才发生扩增，从而形成产物。该反应允许释放由于沉淀引起浑浊的焦磷酸盐，这可以用肉眼或通过其他方式解释，如琼脂糖凝胶电泳以及通过在相对便宜的浊度计中实时监测。也可以使用DNA结合染料来进一步提高检测的灵敏度，或者可以使用金属离子指示剂如钙荧光素或着色染料羟基萘酚蓝（HNB）进行产品比色检测，而不需要运行凝胶。LAMP分析不仅可以用于检测DNA，而且还可以用于检测RNA，称为RT-LAMP。LAMP分析可以在微流体芯片（microLAMP）上或与侧向流动阵列（LFA-LAMP）组合进行。典型的LAMP分析已经开发用于许多寄生虫，包括锥虫属[71, 469, 470]，布鲁氏丝虫病[471]、疟疾[472-476]、班氏线虫[477]和利什曼虫[478-482]。关于寄生虫中的抗性基因分型，很少有"自制的"LAMP检测方法[483]，市场上有一些即用型LAMP试剂盒可用，但尚未用于寄生虫耐药性基因分型。

由于这些技术与廉价材料和制造方法兼容，因此纳米流体越来越多地用于POC测定。由欧盟资助的公私联合体Nanomal（http://www.nanomal.org/）开发了一款DNA测试微流控智能手机样设备，即Nanomal DNA分析仪。第一个原型旨在快速测试疟疾遗传标记的血样（来自针刺）。该分析基于微流体PCR和纳米线传感技术。该测定法能够在10～15 min内鉴定哪种疟原虫是感染的原因以及寄生虫是否对抗疟药物有抗性。为了使用它，卫生专家会将患者的样本放入信用卡大小的一次性盒中，并将盒弹出到设备中进行分析。在快速机械裂解之后，样品流过特殊的过滤器，在3 min之内去除所有非核酸血液成分。纯化的DNA洗脱液然后重新水合冻干的PCR试剂并流经不同的温度区以进行快速热循环（在不到4 min的30个循环中）。然后扩增子只是流入纳米线阵列通道。当来自样品的寄生虫DNA片段与盒中的互补链或探针结合时就可以检测，这些探针与纳米线相关联。绑定会在电线中产生电气变化，该设备会将其解释为正面结果。原型设备目前被称为Q-POC™，但仍未在临床中使用。该平台采用电池供电，不需要特殊等级的水。

POC应用的第三个有趣的研究领域是paperfluidics也被称为纸上实验室。纸上实验室于2007年推出[484, 485]，并且由于该领域以极低的成本代表了一个极具吸引力的病原体鉴定和耐药基因分型平台，因此该领域已经爆炸性增长。在过去的几年中已经开发了一些优雅的原型[486]。他们大多受纳米技术、微流体、蛋白质组学和基因组学等领域的融合启发。可以使用几种技术在纸片上制造微通道，即光刻法，使用聚二甲基硅氧烷（PDMS）的喷墨印刷、蜡印刷方法和热辊压印技术。这些新的纸流动测定法在不久的将来将成为常规筛查个体寄生虫存在及其抗性谱的宝贵工具。

9 寄生虫感染的多重耐药性检测

有近150个国家流行寄生虫病，其中至少有100个国家流行2种或更多种疾病，30个国家流行6种或以上的疾病[487]。在经常发生合并感染的地区，诊断应允许检测相关或多重感染以及多种耐药性概况。很少的分析已经被优化和商业化，以同时检测几种寄生虫，并且它们都没有提供耐药性测试。VereTrop™是一种分子实验室芯片设备，可以识别13种不同的主要热带病，其中包括5种致病性疟原虫种类、昏睡病和恰加斯病，它们来自单一血液样本超过3 h（http://vereduslabs.com/产品/临床/veretrop/）。VereTrop™芯片是基于PCR微阵列的诊断测试，需要在便携式VerePLEX™生物系统上进行处理。该公司声称该芯片可定制，因此有可能包括与阻力相关的SNP，这些SNP未包含在目前的格式中。其他多重测定法包括用于检测8种胃肠道寄生虫粪便的多重实时PCR测定[488]，允许同时检测8种致病性寄生虫的测定法和许多引起胃肠炎的细菌（Savyon Diagnostics及其专有的NC400纳米芯片分子电子微阵列，参见Http://www.savyondiagnostics.com/）。

10　寄生虫诊断和耐药性分析中的新技术

分子诊断市场毫无疑问是体外诊断行业发展最迅速的领域。接下来的5年应该看到核酸扩增系统、自动化和小型化方面的重大进展，以及引入一系列新产品，促进产品检测和耐药性检测，并提高灵敏度。这些有前景的技术当然代表了寄生虫诊断和耐药性测试的下一代平台，这里将简要概述这些。

10.1　新一代测序

近年来，DNA测序领域取得了显著进展，公司报告了更快速和更便宜的测序方法，统一称为下一代测序（NGS）方法。这些NGS方法具有不同的潜在生物化学和不同的测序方案，通量和序列长度输出（参见文献[489]）。目前，基于测序的方法对于耐药性检测来说更加昂贵，但它代表了筛选全基因组（或RNAseq的转录组）以检测耐药基因和耐药决定因素（即使是未经处理的临床标本）的最有效方法之一。假如获得了良好的基因组覆盖率，混合寄生虫基因型和混合感染也可以在患者分离株中容易地检测到。常规使用NSG技术诊断寄生虫学和抗性测试的当前障碍包括测序仪的购置成本，几乎没有用户友好的生物信息学平台[490]和足够的计算资源（超级计算机）。事实上，数据分析步骤非常耗时，需要生物信息学方面的大量人力和专业知识。尽管如此，NGS可能会长期革新耐药性测试，最终取代传统的基于文化的方法。目前，NGS已成功用于检测临床标本中的抗病毒药物耐药性[491, 492]，但在寄生虫学中仅很少使用[493, 494]。此外，NGS技术在SNPs检测中的功能和速度最近促使CDC（疾病控制中心和预防中心）开发NGS方法，用于控制和监测最近出现在东南亚地区的青蒿素抗性疟疾寄生虫的潜在传播（http://www.cdc.gov/amd/project-summaries/next-genama locrea-methods.html）。使用的前提是通过NGS方法及早识别低水平的耐药性寄生虫，将使得选择合适的药物进行治疗比目前的做法更容易和更快速，从而限制了寄生虫对青蒿素为基础的联合治疗耐药的风险区域。预计成本的降低和周转时间的改善将导致NGS在寄生虫学常规诊断中的使用增加。

10.2　基于DNA焦磷酸测序的测定

焦磷酸测序技术为传统的电阻检测方法提供了一种快速、廉价且敏感的替代方法，并且可以轻松适应高通量格式进行人类病原体中耐药性的分子监测。焦磷酸测序[495]是检测技术SNPs和短读测序的理想选择。这是一种灵活的生物发光的测量方法，不需要标记的核苷酸或凝胶电泳。在该技术中，使用酶促级联反应将在掺入脱氧核苷三磷酸的过程中释放的无机焦磷酸盐（PPi）转化为成比例量的可见光，然后可以进行测量。有趣的是，据报道焦磷酸测序分析可以检测到低至5%的次要等位基因[496]。最近，PCR扩增子的DNA焦磷酸测序已成功应用于原生动物寄生虫[497-501]和线虫[415, 502-504]的基因分型和物种水平鉴定。

10.3　Luminex xMAP技术

当使用qPCR、多重PCR或焦磷酸测序时，抗性基因中共同发生的SNP突变具有挑战性。为了应对这一挑战，开发了Luminex xMAP技术，该技术允许在单个反应中同时检测多个目标，例如，在单个样品内最多可以检测500个独特分析物。实质上，Luminex技术是一种基于颜色编码珠粒的多重流式细胞术测定法（http://www.luminexcorp.com/）。Luminex珠粒进入500个特异性集合，每个激光激发时都会发出独特的荧光信号。每个珠子组可以涂覆对特定生物测定特异的试剂（例如，在SNP检测的情况下为抗原、抗体或寡核苷酸），从而允许捕获和检测来自样品的特定分析物。在Luminex紧凑型分析仪内，激光激发可识别每个微球颗粒的内部染料，从而实现目标识别。适应于寄生虫研究，Luminex检测可以在同一反应中鉴定一种特定的生物体，多种生物或不同的基因型（包括耐药性等位基因）。该技术已应用于寄生虫病，包括疟疾诊断[505]和肠道寄生虫[506-508]。

10.4 基于寡核苷酸的DNA微阵列

该方法允许快速并且同时鉴定致病病原体并基于其基因组或转录组产生其抗微生物剂抗性谱。微阵列涉及多达数千个特定的DNA序列（探针），以皮摩尔量在任何合适的表面上发现。探针和靶标（例如微生物DNA靶标）的杂交通常通过目标样品的荧光团标记来检测和定量。大多数微阵列成像结果是通过激光激发与光电倍增管光耦合的扫描获得的探测器。目前，DNA微阵列技术主要用于TB、HIV和流感病毒抗菌药物的常规检测[509-513]，并已用于利什曼原虫检测[514-516]。

10.5 通过引物延伸进行微测序，然后进行基质辅助激光解吸/电离飞行时间（PEX-MALDI-TOF）和PCR-电喷雾电离质谱（PCR/ESI-MS）检测法

PEX/MALDI-TOF是用于快速检测抗性的方法，但对于每个反应，可以检测到单核苷酸多态性（SNP）。该技术需要引物的3′末端直接位于要检测的突变位点。在突变核苷酸互补一个核苷酸之后的WT等位基因的情况下，以及在突变体的情况下，在双核苷酸（ddNTP）的两个核苷酸之后，由聚合酶催化的延伸反应终止。由于分子量差异，使用MALDI-TOF可以容易地区分突变体和WT等位基因。与PEX-MALDITOF相反，PCR/ESI-MS允许多重技术，能够平行检测多种抗性等位基因或基因，以及病原体鉴定。正如其名称所述，该技术将宽范围PCR扩增与ESI-MS相结合，通过质谱灵敏检测扩增子。ESI-MS用于确定每个扩增子的分子量，然后用它来计算每个扩增子的碱基组成，并与广泛的病原体和抗性SNPs鉴定数据库进行比较。PCR/ESI-MS技术的另一个特点是它可以对样本中存在的微生物（及其抗性基因）进行相对定量。该技术的一个当前局限性是，我们对大多数寄生虫的抗性机制和进化的认识仍然存在很多差距，而控制许多药物抗性的完整基因组尚未确定。PCR/ESI-MS技术已经被商业化商品名为PLEX-ID（www.abbott.com/）。

10.6 单细胞流式细胞术

质量流式细胞仪是最近开发的技术平台，可以对复杂生物系统中的单个细胞进行高含量多参数分析[517]。应用可能包括药物筛选和药物敏感性分析研究、生物标记物发现和时间课程治疗分析等。开发了2种重要的基于流式细胞术的技术，即荧光细胞条形码（FCB）[518, 519]和大规模细胞条形码（MCB）[520]方法。这2种方法都有可能影响细胞中耐药机制的研究和检测方式。第一种技术FCB使用荧光标签，而第二种技术使用金属同位素报告器。这些技术可实现高通量，减少样品间变化，并减少试剂消耗。简而言之，在MCB中，单个细胞样品在组合成单个样品之前用质量标签的独特组合标记。然后将混合的样品用单一抗体混合物染色并在质量流式细胞仪上进行一次分析。大致相同的方法代表FCB。随后基于其独特的"质量条形码"签名将测量的单元分配给对应的源样本。这两种方法已用于癌症细胞研究，但可应用于许多传染病，包括寄生虫。

10.7 基于适体子的多蛋白质组学分析

适体是与特定靶标结合的寡核酸（ssDNA或RNA）。寡核酸适体通常通过称为SELEX的体外迭代选择-扩增过程（通过指数富集表示配体的系统进化）从一个大的随机序列库中选择[521, 522]。类似地，肽适体可以选自通过噬菌体展示和其他表面展示技术如mRNA展示、核糖体展示、细菌展示和酵母展示构建的组合肽文库。适体是用于多种分析和诊断应用的有吸引力的工具。最近，基于适体的新兴诊断技术被称为基于适体的多重蛋白质组学[523, 524]，由SomaLogic商业化（Http://www.somalogic.com/）。该技术能够进行多生物标志物蛋白质测量，从而有助于疾病与健康状态的诊断区分或预测治疗结果[523]。目前，该技术尚未被优化用于检测来自耐药敏感病原体的特征，但适配子的高度特异性强调了这种类型检测的可行性，最近针对耐药HIV-1[525]和MRSA[526]。在这种情况下，公司Operational Technologies（OPTech）正在研究一种适用于活性和潜伏利什曼病的基于手持适配体的磁珠量子点传感器[527]（另见http://www.sbir.gov/sbirsearch/detal/383773）。

11 结论

寄生虫的耐药性是不可避免的，但其发展速度并非如此。对现有药物的病原体抗药性水平的提高加剧了全球的健康状况，特别是在发展中国家，寄生虫病是造成高死亡率和发病率的原因。为对抗寄生虫，特别是耐药寄生虫，将需要新的和低成本的诊断工具以及更敏感和特异性的耐药性分析、理想的POC分析。对抗性的机制和遗传学需要更多的研究。了解参与抗性的主要参与者无疑将成为更敏感和更准确的诊断测试的基础，用于早期发现耐药性，并且肯定会加快发现新的治疗靶点以开发更安全的药物。

参考文献

[1] Hotez PJ，Alvarado M，Basanez MG，Bolliger I，et al. The global burden of disease study 2010：interpretation and implications for the neglected tropical diseases. PLoS Negl Trop Dis. 2014；8，e2865.

[2] Taylor SM，Juliano JJ. Artemisinin combination therapies and malaria parasite drug resistance：the game is afoot. J Infect Dis. 2014；210：335-7.

[3] Dondorp AM，Nosten F，Yi P，Das D，et al. Artemisinin resistance in Plasmodium falciparum malaria. N Engl J Med. 2009；361：455-67.

[4] Carrara VI，Zwang J，Ashley EA，Price RN，et al. Changes in the treatment responses to artesunate-mefloquine on the northwestern border of Thailand during 13 years of continuous deployment. PLoS One. 2009；4，e4551.

[5] Denis MB，Tsuyuoka R，Lim P，Lindegardh N，et al. Efficacy of artemether-lumefantrine for the treatment of uncomplicated falciparum malaria in northwest Cambodia. Trop Med Int Health. 2006；11：1800-7.

[6] Denis MB，Tsuyuoka R，Poravuth Y，Narann TS，et al. Surveillance of the efficacy of artesunate and mefloquine combination for the treatment of uncomplicated falciparum malaria in Cambodia. Trop Med Int Health. 2006；11：1360-6.

[7] Vijaykadga S，Rojanawatsirivej C，Cholpol S，Phoungmanee D，et al. In vivo sensitivity monitoring of mefloquine monotherapy and artesunate-mefloquine combinations for the treatment of uncomplicated falciparum malaria in Thailand in 2003. Trop Med Int Health. 2006；11：211-19.

[8] Pradines B，Bertaux L，Pomares C，Delaunay P，Marty P. Reduced in vitro susceptibility to artemisinin derivatives associated with multi-resistance in a traveller returning from South-East Asia. Malar J. 2011；10：268.

[9] Jambou R，Legrand E，Niang M，Khim N，et al. Resistance of Plasmodium falciparum field isolates to in-vitro artemether and point mutations of the SERCA-type PfATPase6. Lancet. 2005；366：1960-3.

[10] Yang H，Liu D，Yang Y，Fan B，et al. Changes in susceptibility of Plasmodium falciparum to artesunate in vitro in Yunnan Province，China. Trans R Soc Trop Med Hyg. 2003；97：226-8.

[11] Blair P，Diemert D. Update on prevention and treatment of intestinal helminth infections. Curr Infect Dis Rep. 2015；17：465.

[12] Bennett A，Guyatt H. Reducing intestinal nematode infection：efficacy of albendazole and mebendazole. Parasitol Today. 2000；16：71-4.

[13] Albonico M，Bickle Q，Ramsan M，Montresor A，et al. Efficacy of mebendazole and levamisole alone or in combination against intestinal nematode infections after repeated targeted mebendazole treatment in Zanzibar. Bull World Health Organ. 2003；81：343-52.

[14] Albonico M，Engels D，Savioli L. Monitoring drug efficacy and early detection of drug resistance in human soil-transmitted nematodes：a pressing public health agenda for helminth control. Int J Parasitol. 2004；34：1205-10.

[15] Schwab AE，Boakye DA，Kyelem D，Prichard RK. Detection of benzimidazole resistance-associated mutations in the filarial nematode Wuchereria bancrofti and evidence for selection by albendazole and ivermectin combination treatment. Am J Trop Med Hyg. 2005；73：234-8.

[16] Flohr C，Tuyen LN，Lewis S，Minh TT，et al. Low efficacy of mebendazole against hookworm in Vietnam：two randomized controlled trials. Am J Trop Med Hyg. 2007；76：732-6.

[17] Vercruysse J，Behnke JM，Albonico M，Ame SM，et al. Assessment of the anthelmintic efficacy of albendazole in school children in seven countries where soil-transmitted helminths are endemic. PLoS Negl Trop Dis. 2011；5，e948.

[18] Osei-Atweneboana MY，Awadzi K，Attah SK，Boakye DA，et al. Phenotypic evidence of emerging ivermectin resistance in Onchocerca volvulus. PLoS Negl Trop Dis. 2011；5，e998.

[19] Mathers CD，Ezzati M，Lopez AD. Measuring the burden of neglected tropical diseases：the global burden of disease framework. PLoS Negl Trop Dis. 2007；1，e114.

[20] McCall LI，McKerrow JH. Determinants of disease phenotype in trypanosomatid parasites. Trends Parasitol. 2014；30：342-9.

[21] Chagas CJR.，Memórias do Instituto Oswaldo Cruz. 1909. p. 159-218.

[22] Zingales B，Miles MA，Campbell DA，Tibayrenc M，et al. The revised Trypanosoma cruzi subspecific nomenclature：rationale，epidemiological relevance and research applications. Infect Genet Evol. 2012；12：240-53.

[23] Zingales B，Andrade SG，Briones MR，Campbell DA，et al. A new consensus for Trypanosoma cruzi intraspecific nomenclature：second revision meeting recommends TcI to TcVI. Mem Inst Oswaldo Cruz. 2009；104：1051-4.

[24] Gorlin J，Rossmann S，Robertson G，Stallone F，et al. Evaluation of a new Trypanosoma cruzi antibody assay for blood donor

screening. Transfusion. 2008; 48: 531-40.

[25] Bahia-Oliveira LM, Gomes JA, Cancado JR, Ferrari TC, et al. Immunological and clinical evaluation of chagasic patients subjected to chemotherapy during the acute phase of Trypanosoma cruzi infection 14-30 years ago. J Infect Dis. 2000; 182: 634-8.

[26] Cancado JR. Long term evaluation of etiological treatment of chagas disease with benznidazole. Rev Inst Med Trop Sao Paulo. 2002; 44: 29-37.

[27] Filardi LS, Brener Z. Susceptibility and natural resistance of Trypanosoma cruzi strains to drugs used clinically in Chagas disease. Trans R Soc Trop Med Hyg. 1987; 81: 755-9.

[28] Trischmann TM. Natural and acquired resistance to Trypanosoma cruzi. Adv Exp Med Biol. 1983; 162: 365-82.

[29] Murta SM, Nogueira FB, Dos Santos PF, Campos FM, et al. Differential gene expression in Trypanosoma cruzi populations susceptible and resistant to benznidazole. Acta Trop. 2008; 107: 59-65.

[30] Veloso VM, Carneiro CM, Toledo MJ, Lana M, et al. Variation in susceptibility to benznidazole in isolates derived from Trypanosoma cruzi parental strains. Mem Inst Oswaldo Cruz. 2001; 96: 1005-11.

[31] Barrett MP, Croft SL. Management of trypanosomiasis and leishmaniasis. Br Med Bull. 2012; 104: 175-96.

[32] Molina I, Salvador F, Sanchez-Montalva A. Posaconazole versus benznidazole for chronic Chagas' disease. N Engl J Med. 2014; 371: 966.

[33] Veiga-Santos P, Li K, Lameira L, de Carvalho TM, et al. SQ109, a new drug lead for chagas disease. Antimicrob Agents Chemother. 2015; 59: 1950-61.

[34] Moraes CB, Giardini MA, Kim H, Franco CH, et al. Nitroheterocyclic compounds are more efficacious than CYP51 inhibitors against Trypanosoma cruzi: implications for Chagas disease drug discovery and development. Sci Rep. 2014; 4: 4703.

[35] Pena I, Pilar Manzano M, Cantizani J, Kessler A, et al. New compound sets identified from high throughput phenotypic screening against three kinetoplastid parasites: an open resource. Sci Rep. 2015; 5: 8771.

[36] Martinez-Mayorga K, Byler KG, Ramirez-Hernandez AI, Terrazas-Alvares DE. Cruzain inhibitors: efforts made, current leads and a structural outlook of new hits. Drug Discov Today. 2015.

[37] Soeiro Mde N, de Souza EM, da Silva CF, Batista Dda G, et al. In vitro and in vivo studies of the antiparasitic activity of sterol 14alpha-demethylase (CYP51) inhibitor VNI against drug-resistant strains of Trypanosoma cruzi. Antimicrob Agents Chemother. 2013; 57: 4151-63.

[38] Wilkinson SR, Taylor MC, Horn D, Kelly JM, Cheeseman I. A mechanism for cross-resistance to nifurtimox and benznidazole in trypanosomes. Proc Natl Acad Sci U S A. 2008; 105: 5022-7.

[39] Hall BS, Wilkinson SR. Activation of benznidazole by trypanosomal type I nitroreductases results in glyoxal formation. Antimicrob Agents Chemother. 2012; 56: 115-23.

[40] Hall BS, Bot C, Wilkinson SR. Nifurtimox activation by trypanosomal type I nitroreductases generates cytotoxic nitrile metabolites. J Biol Chem. 2011; 286: 13088-95.

[41] Murta SM, Romanha AJ. In vivo selection of a population of Trypanosoma cruzi and clones resistant to benznidazole. Parasitology. 1998; 116 (Pt 2): 165-71.

[42] Murta SM, Gazzinelli RT, Brener Z, Romanha AJ. Molecular characterization of susceptible and naturally resistant strains of Trypanosoma cruzi to benznidazole and nifurtimox. Mol Biochem Parasitol. 1998; 93: 203-14.

[43] Camandaroba EL, Reis EA, Goncalves MS, Reis MG, Andrade SG. Trypanosoma cruzi: susceptibility to chemotherapy with benznidazole of clones isolated from the highly resistant Colombian strain. Rev Soc Bras Med Trop. 2003; 36: 201-9.

[44] Teston AP, Monteiro WM, Reis D, Bossolani GD, et al. In vivo susceptibility to benznidazole of Trypanosoma cruzi strains from the western Brazilian Amazon. Trop Med Int Health. 2013; 18: 85-95.

[45] Rego JV, Duarte AP, Liarte DB, de Carvalho Sousa F, et al. Molecular characterization of Cyclophilin (TcCyP19) in Trypanosoma cruzi populations susceptible and resistant to benznidazole. Exp Parasitol. 2015; 148: 73-80.

[46] Mejia-Jaramillo AM, Fernandez GJ, Palacio L, Triana-Chavez O. Gene expression study using real-time PCR identifies an NTR gene as a major marker of resistance to benzonidazole in Trypanosoma cruzi. Parasit Vectors. 2011; 4: 169.

[47] Buckner FS, Wilson AJ, White TC, Van Voorhis WC. Induction of resistance to azole drugs in Trypanosoma cruzi. Antimicrob Agents Chemother. 1998; 42: 3245-50.

[48] Dos Santos FM, Caldas S, de Assis Cau SB, Crepalde GP, et al. Trypanosoma cruzi: induction of benznidazole resistance in vivo and its modulation by in vitro culturing and mice infection. Exp Parasitol. 2008; 120: 385-90.

[49] Murta SM, Krieger MA, Montenegro LR, Campos FF, et al. Deletion of copies of the gene encoding old yellow enzyme (TcOYE), a NAD (P) H flavin oxidoreductase, associates with in vitro-induced benznidazole resistance in Trypanosoma cruzi. Mol Biochem Parasitol. 2006; 146: 151-62.

[50] Nogueira FB, Krieger MA, Nirde P, Goldenberg S, et al. Increased expression of iron-containing superoxide dismutase-A TcFeSOD-A) enzyme in Trypanosoma cruzi population with in vitro-induced resistance to benznidazole. Acta Trop. 2006; 100: 119-32.

[51] Rego JV, Murta SM, Nirde P, Nogueira FB, et al. Trypanosoma cruzi: characterisation of the gene encoding tyrosine aminotransferase in benznidazole-resistant and susceptible populations. Exp Parasitol. 2008; 118: 111-17.

[52] Campos MC, Leon LL, Taylor MC, Kelly JM. Benznidazole-resistance in Trypanosoma cruzi: evidence that distinct mechanisms can act in concert. Mol Biochem Parasitol. 2014; 193: 17-9.

[53] Mejia AM, Hall BS, Taylor MC, Gomez-Palacio A, et al. Benznidazole-resistance in Trypanosoma cruzi is a readily acquired trait that can arise independently in a single population. J Infect Dis. 2012; 206: 220-8.

[54] Wilkens S. Structure and mechanism of ABC transporters. F1000Prime Rep. 2015; 7: 14.

[55] Rice AJ, Park A, Pinkett HW. Diversity in ABC transporters: type I, II and III importers. Crit Rev Biochem Mol Biol. 2014; 49: 426-37.

[56] Campos MC, Castro-Pinto DB, Ribeiro GA, Berredo-Pinho MM, et al. P-glycoprotein efflux pump plays an important role in

Trypanosoma cruzi drug resistance. Parasitol Res. 2013；112：2341-51.

［57］ Franco J，Ferreira RC，Ienne S，Zingales B. ABCG-like transporter of Trypanosoma cruzi involved in benznidazole resistance：gene polymorphisms disclose inter-strain intragenic recombination in hybrid isolates. Infect Genet Evol. 2015；31：198-208.

［58］ Saye M，Miranda MR，di Girolamo F，de los Milagros Camara M，Pereira CA. Proline modulates the Trypanosoma cruzi resistance to reactive oxygen species and drugs through a novel D，L-proline transporter. PLoS One. 2014；9，e92028.

［59］ Kaul S，Sharma SS，Mehta IK. Free radical scavenging potential of L-proline：evidence from in vitro assays. Amino Acids. 2008；34：315-20.

［60］ Vincent IM，Creek D，Watson DG，Kamleh MA，et al. A molecular mechanism for eflornithine resistance in African trypanosomes. PLoS Pathog. 2010；6，e1001204.

［61］ Rajao MA，Furtado C，Alves CL，Passos-Silva DG，et al. Unveiling benznidazole's mechanism of action through overexpression of DNA repair proteins in Trypanosoma cruzi. Environ Mol Mutagen. 2014；55：309-21.

［62］ Campos FM，Liarte DB，Mortara RA，Romanha AJ，Murta SM. Characterization of a gene encoding alcohol dehydrogenase in benznidazole-susceptible and-resistant populations of Trypanosoma cruzi. Acta Trop. 2009；111：56-63.

［63］ Muelas-Serrano S，Nogal-Ruiz JJ，Gomez-Barrio A. Setting of a colorimetric method to determine the viability of Trypanosoma cruzi epimastigotes. Parasitol Res. 2000；86：999-1002.

［64］ Moreno M，D'Avila DA，Silva MN，Galvao LM，et al. Trypanosoma cruzi benznidazole susceptibility in vitro does not predict the therapeutic outcome of human Chagas disease. Mem Inst Oswaldo Cruz. 2010；105：918-24.

［65］ Luna KP，Hernandez IP，Rueda CM，Zorro MM，et al. In vitro susceptibility of Trypanosoma cruzi strains from Santander，Colombia，to hexadecylphosphocholine（miltefosine），nifurtimox and benznidazole. Biomedica. 2009；29：448-55.

［66］ Bustamante JM，Tarleton RL. Methodological advances in drug discovery for Chagas disease. Expert Opin Drug Discov. 2011；6：653-61.

［67］ Lewis MD，Fortes Francisco A，Taylor MC，Burrell-Saward H，et al. Bioluminescence imaging of chronic Trypanosoma cruzi infections reveals tissue-specific parasite dynamics and heart disease in the absence of locally persistent infection. Cell Microbiol. 2014；16：1285-300.

［68］ Lewis MD，Francisco AF，Taylor MC，Kelly JM. A new experimental model for assessing drug efficacy against Trypanosoma cruzi infection based on highly sensitive in vivo imaging. J Biomol Screen. 2015；20：36-43.

［69］ Hoare CA. Nagana. Trans R Soc Trop Med Hyg. 1971；65：531-2.

［70］ Cook GC. Sir David Bruce's elucidation of the aetiology of nagana—exactly one hundred years ago. Trans R Soc Trop Med Hyg. 1994；88：257-8.

［71］ FIND，FIND Communications. 2013.

［72］ Matovu E，Kazibwe AJ，Mugasa CM，Ndungu JM，Njiru ZK. Towards point-of-care diagnostic and staging tools for human african trypanosomiaisis. J Trop Med. 2012；2012：340538.

［73］ Wery M，Burke J. Human "healthy carriers" of Trypanosoma（brucei type）discovered by immunofluorescence test in the Republique Democratique du Congo. Trans R Soc Trop Med Hyg. 1972；66：332-3.

［74］ Jamonneau V，Ilboudo H，Kabore J，Kaba D，et al. Untreated human infections by Trypanosoma brucei gambiense are not 100% fatal. PLoS Negl Trop Dis. 2012；6，e1691.

［75］ Bacchi CJ，Garofalo J，Ciminelli M，Rattendi D，et al. Resistance to DL-alpha-difluoromethylornithine by clinical isolates of Trypanosoma brucei rhodesiense. Role of S-adenosylmethionine. Biochem Pharmacol. 1993；46：471-81.

［76］ Iten M，Mett H，Evans A，Enyaru JC，et al. Alterations in ornithine decarboxylase characteristics account for tolerance of Trypanosoma brucei rhodesiense to D，L-alpha-difluoromethylornithine. Antimicrob Agents Chemother. 1997；41：1922-5.

［77］ Phillips MA，Coffino P，Wang CC. Cloning and sequencing of the ornithine decarboxylase gene from Trypanosoma brucei. Implications for enzyme turnover and selective difluoromethylornithine inhibition. J Biol Chem. 1987；262：8721-7.

［78］ Torreele E，Bourdin Trunz B，Tweats D，Kaiser M，et al. Fexinidazole—a new oral nitroimidazole drug candidate entering clinical development for the treatment of sleeping sickness. PLoS Negl Trop Dis. 2010；4，e923.

［79］ Jacobs RT，Nare B，Wring SA，Orr MD，et al. SCYX-7158，an orally-active benzoxaborole for the treatment of stage 2 human African trypanosomiasis. PLoS Negl Trop Dis. 2011；5，e1151.

［80］ Wenzler T，Yang S，Braissant O，Boykin DW，et al. Pharmacokinetics，Trypanosoma brucei gambiense efficacy，and time of drug action of DB829，a preclinical candidate for treatment of second-stage human African trypanosomiasis. Antimicrob Agents Chemother. 2013；57：5330-43.

［81］ Gilbert IH. Target-based drug discovery for human African trypanosomiasis：selection of molecular target and chemical matter. Parasitology. 2014；141：28-36.

［82］ Barrett MP，Vincent IM，Burchmore RJ，Kazibwe AJ，Matovu E. Drug resistance in human African trypanosomiasis. Future Microbiol. 2011；6：1037-47.

［83］ Franco JR，Simarro PP，Diarra A，Ruiz-Postigo JA，et al. Research and reports in tropical medicine. 2012. p. 93-101.

［84］ Alirol E，Schrumpf D，Amici Heradi J，Riedel A，et al. Nifurtimox-eflornithine combination therapy for second-stage gambiense human African trypanosomiasis：medecins sans frontieres experience in the democratic Republic of the Congo. Clin Infect Dis. 2013；56：195-203.

［85］ Carter NS，Fairlamb AH. Arsenical-resistant trypanosomes lack an unusual adenosine transporter. Nature. 1993；361：173-6.

［86］ Maser P，Sutterlin C，Kralli A，Kaminsky R. A nucleoside transporter from Trypanosoma brucei involved in drug resistance. Science. 1999；285：242-4.

［87］ Munday JC，Tagoe DN，Eze AA，Krezdorn JA，et al. Functional analysis of drug resistance-associated mutations in the Trypanosoma brucei adenosine transporter 1（TbAT1）and the proposal of a structural model for the protein. Mol Microbiol. 2015.

［88］ Matovu E，Geiser F，Schneider V，Maser P，et al. Genetic variants of the TbAT1 adenosine transporter from African trypanosomes in relapse infections following melarsoprol therapy. Mol Biochem Parasitol. 2001；117：73-81.

［89］ Stewart ML，Burchmore RJ，Clucas C，Hertz-Fowler C，et al. Multiple genetic mechanisms lead to loss of functional TbAT1 expression in drug-resistant trypanosomes. Eukaryot Cell. 2010；9：336-43.

［90］ Matovu E, Stewart ML, Geiser F, Brun R, et al. Mechanisms of arsenical and diamidine uptake and resistance in Trypanosoma brucei. Eukaryot Cell. 2003；2：1003-8.

［91］ Shahi SK, Krauth-Siegel RL, Clayton CE. Overexpression of the putative thiol conjugate transporter TbMRPA causes melarsoprol resistance in Trypanosoma brucei. Mol Microbiol. 2002；43：1129-38.

［92］ Alibu VP, Richter C, Voncken F, Marti G, et al. The role of Trypanosoma brucei MRPA in melarsoprol susceptibility. Mol Biochem Parasitol. 2006；146：38-44.

［93］ Munday JC, Eze AA, Baker N, Glover L, et al. Trypanosoma brucei aquaglyceroporin 2 is a high-affinity transporter for pentamidine and melaminophenyl arsenic drugs and the main genetic determinant of resistance to these drugs. J Antimicrob Chemother. 2014；69：651-63.

［94］ Baker N, Glover L, Munday JC, Aguinaga Andres D, et al. Aquaglyceroporin 2 controls susceptibility to melarsoprol and pentamidine in African trypanosomes. Proc Natl Acad Sci U S A. 2012；109：10996-1001.

［95］ Graf FE, Ludin P, Wenzler T, Kaiser M, et al. Aquaporin 2 mutations in Trypanosoma brucei gambiense field isolates correlate with decreased susceptibility to pentamidine and melarsoprol. PLoS Negl Trop Dis. 2013；7，e2475.

［96］ Barrett MP, Zhang ZQ, Denise H, Giroud C, Baltz T. A diamidine-resistant Trypanosoma equiperdum clone contains a P2 purine transporter with reduced substrate affinity. Mol Biochem Parasitol. 1995；73：223-9.

［97］ Carter NS, Berger BJ, Fairlamb AH. Uptake of diamidine drugs by the P2 nucleoside transporter in melarsen-sensitive and -resistant Trypanosoma brucei brucei. J Biol Chem. 1995；270：28153-7.

［98］ de Koning HP, Anderson LF, Stewart M, Burchmore RJ, et al. The trypanocide diminazene aceturate is accumulated predominantly through the TbAT1 purine transporter：additional insights on diamidine resistance in african trypanosomes. Antimicrob Agents Chemother. 2004；48：1515-19.

［99］ De Koning HP. Uptake of pentamidine in Trypanosoma brucei brucei is mediated by three distinct transporters：implications for crossresistance with arsenicals. Mol Pharmacol. 2001；59：586-92.

［100］ de Koning HP. Ever-increasing complexities of diamidine and arsenical crossresistance in African trypanosomes. Trends Parasitol. 2008；24：345-9.

［101］ Bridges DJ, Gould MK, Nerima B, Maser P, et al. Loss of the high-affinity pentamidine transporter is responsible for high levels of cross-resistance between arsenical and diamidine drugs in African trypanosomes. Mol Pharmacol. 2007；71：1098-108.

［102］ Ortiz D, Sanchez MA, Quecke P, Landfear SM. Two novel nucleobase/pentamidine transporters from Trypanosoma brucei. Mol Biochem Parasitol. 2009；163：67-76.

［103］ Bacchi CJ, Garofalo J, Mockenhaupt D, McCann PP, et al. In vivo effects of alpha-DL-difluoromethylornithine on the metabolism and morphology of Trypanosoma brucei brucei. Mol Biochem Parasitol. 1983；7：209-25.

［104］ Vincent IM, Creek DJ, Burgess K, Woods DJ, et al. Untargeted metabolomics reveals a lack of synergy between nifurtimox and eflornithine against Trypanosoma brucei. PLoS Negl Trop Dis. 2012；6，e1618.

［105］ Phillips MA, Wang CC. A Trypanosoma brucei mutant resistant to alpha-difluoromethylornithine. Mol Biochem Parasitol. 1987；22：9-17.

［106］ Alsford S, Eckert S, Baker N, Glover L, et al. High-throughput decoding of antitrypanosomal drug efficacy and resistance. Nature. 2012；482：232-6.

［107］ Sokolova AY, Wyllie S, Patterson S, Oza SL, et al. Cross-resistance to nitro drugs and implications for treatment of human African trypanosomiasis. Antimicrob Agents Chemother. 2010；54：2893-900.

［108］ Likeufack AC, Brun R, Fomena A, Truc P. Comparison of the in vitro drug sensitivity of Trypanosoma brucei gambiense strains from West and Central Africa isolated in the periods 1960—1995 and 1999—2004. Acta Trop. 2006；100：11-6.

［109］ Vansterkenburg EL, Coppens I, Wilting J, Bos OJ, et al. The uptake of the trypanocidal drug suramin in combination with low-density lipoproteins by Trypanosoma brucei and its possible mode of action. Acta Trop. 1993；54：237-50.

［110］ Pepin J, Milord F. The treatment of human African trypanosomiasis. Adv Parasitol. 1994；33：1-47.

［111］ Wang CC. Molecular mechanisms and therapeutic approaches to the treatment of African trypanosomiasis. Annu Rev Pharmacol Toxicol. 1995；35：93-127.

［112］ Kazibwe AJ, Nerima B, de Koning HP, Maser P, et al. Genotypic status of the TbAT1/P2 adenosine transporter of Trypanosoma brucei gambiense isolates from Northwestern Uganda following melarsoprol withdrawal. PLoS Negl Trop Dis. 2009；3，e523.

［113］ Tran T, Napier G, Rowan T, Cordel C, et al. Development and evaluation of an ITS1 "Touchdown" PCR for assessment of drug efficacy against animal African trypanosomosis. Vet Parasitol. 2014；202：164-70.

［114］ Moti Y, De Deken R, Thys E, Van Den Abbeele J, et al. PCR and microsatellite analysis of diminazene aceturate resistance of bovine trypanosomes correlated to knowledge, attitude and practice of livestock keepers in South-Western Ethiopia. Acta Trop. 2015；146：45-52.

［115］ Faccio L, Da Silva AS, Gressler LT, Tonin AA, et al. Susceptibility of Brazilian isolates of Trypanosoma evansi to suramin sodium：test in experimentally infected mice. Exp Parasitol. 2013；134：309-12.

［116］ Raz B, Iten M, Grether-Buhler Y, Kaminsky R, Brun R. The Alamar Blue assay to determine drug sensitivity of African trypanosomes （T.b. rhodesiense and T.b. gambiense）in vitro. Acta Trop. 1997；68：139-47.

［117］ Gould MK, Vu XL, Seebeck T, de Koning HP. Propidium iodide-based methods for monitoring drug action in the kinetoplastidae：comparison with the Alamar Blue assay. Anal Biochem. 2008；382：87-93.

［118］ Stewart ML, Krishna S, Burchmore RJ, Brun R, et al. Detection of arsenical drug resistance in Trypanosoma brucei with a simple fluorescence test. Lancet. 2005；366：486-7.

［119］ Wells EA. The importance of mechanical transmission in the epidemiology of nagana：a review. Trop Anim Health Prod. 1972；4：74-88.

［120］ Desquesnes M, Dia ML. Mechanical transmission of Trypanosoma congolense in cattle by the African tabanid Atylotus agrestis. Exp

Parasitol. 2003；105：226-31.

［121］Hoppenheit A, Steuber S, Bauer B, Ouma EM, et al. Host preference of tsetse：an important tool to appraise the Nagana risk of cattle in the cotton zone of Mali. Wien Klin Wochenschr. 2010；122 Suppl 3：81-6.

［122］Codjia V, Mulatu W, Majiwa PA, Leak SG, et al. Epidemiology of bovine trypanosomiasis in the Ghibe valley, southwest Ethiopia 3 Occurrence of populations of Trypanosoma congolense resistant to diminazene, isometamidium and homidium. Acta Trop. 1993；53：151-63.

［123］Mulugeta W, Wilkes J, Mulatu W, Majiwa PA, et al. Long-term occurrence of Trypanosoma congolense resistant to diminazene, isometamidium and homidium in cattle at Ghibe. Ethiopia Acta Trop. 1997；64：205-17.

［124］Peregrine AS, Gray MA, Moloo SK. Cross-resistance associated with development of resistance to isometamidium in a clone of Trypanosoma congolense. Antimicrob Agents Chemother. 1997；41：1604-6.

［125］Van den Bossche P, Chigoma D, Shumba W. The decline of anti-trypanosomal antibody levels in cattle after treatment with trypanocidal drugs and in the absence of tsetse challenge. Acta Trop. 2000；77：263-70.

［126］Vitouley HS, Sidibe I, Bengaly Z, Marcotty T, et al. Is trypanocidal drug resistance a threat for livestock health and production in endemic areas? Food for thoughts from Sahelian goats infected by Trypanosoma vivax in Bobo Dioulasso（Burkina Faso）. Vet Parasitol. 2012；190：349-54.

［127］Mungube EO, Vitouley HS, Allegye-Cudjoe E, Diall O, et al. Detection of multiple drug-resistant Trypanosoma congolense populations in village cattle of south-east Mali. Parasit Vectors. 2012；5：155.

［128］Sow A, Sidibe I, Bengaly Z, Marcotty T, et al. Field detection of resistance to isometamidium chloride and diminazene aceturate in Trypanosoma vivax from the region of the Boucle du Mouhoun in Burkina Faso. Vet Parasitol. 2012；187：105-11.

［129］Wilkes JM, Mulugeta W, Wells C, Peregrine AS. Modulation of mitochondrial electrical potential：a candidate mechanism for drug resistance in African trypanosomes. Biochem J. 1997；326（Pt 3）：755-61.

［130］Eisler MC, Brandt J, Bauer B, Clausen PH, et al. Standardised tests in mice and cattle for the detection of drug resistance in tsetse-transmitted trypanosomes of African domestic cattle. Vet Parasitol. 2001；97：171-82.

［131］Murray M, Murray PK, McIntyre WI. An improved parasitological technique for the diagnosis of African trypanosomiasis. Trans R Soc Trop Med Hyg. 1977；71：325-6.

［132］Delespaux V, Geysen D, Van den Bossche P, Geerts S. Molecular tools for the rapid detection of drug resistance in animal trypanosomes. Trends Parasitol. 2008；24：236-42.

［133］Chitanga S, Marcotty T, Namangala B, Van den Bossche P, et al. High prevalence of drug resistance in animal trypanosomes without a history of drug exposure. PLoS Negl Trop Dis. 2011；5, e1454.

［134］Munday JC, Rojas Lopez KE, Eze AA, Delespaux V, et al. Functional expression of TcoAT1 reveals it to be a P1-type nucleoside transporter with no capacity for diminazene uptake. Int J Parasitol Drugs Drug Resist. 2013；3：69-76.

［135］Teka IA, Kazibwe AJ, El-Sabbagh N, Al-Salabi MI, et al. The diamidine diminazene aceturate is a substrate for the high-affinity pentamidine transporter：implications for the development of high resistance levels in trypanosomes. Mol Pharmacol. 2011；80：110-16.

［136］Whitelaw DD, Gault EA, Holmes PH, Sutherland IA, et al. Development of an enzyme-linked immunosorbent assay for the detection and measurement of the trypanocidal drug isometamidium chloride in cattle. Res Vet Sci. 1991；50：185-9.

［137］Eisler MC, Gault EA, Smith HV, Peregrine AS, Holmes PH. Evaluation and improvement of an enzyme-linked immunosorbent assay for the detection of isometamidium in bovine serum. Ther Drug Monit. 1993；15：236-42.

［138］Eisler MC, Elliott CT, Holmes PH. A simple competitive enzyme immunoassay for the detection of the trypanocidal drug isometamidium. Ther Drug Monit. 1996；18：73-9.

［139］Karanja WM, Mdachi RE, Murilla GA. A competitive enzyme-linked immunosorbent assay for diminazene. Acta Trop. 2002；84：75-81.

［140］Salih NA, van Griensven J, Chappuis F, Antierens A, et al. Liposomal amphotericin B for complicated visceral leishmaniasis（kala-azar）in eastern Sudan：how effective is treatment for this neglected disease? Trop Med Int Health. 2014；19：146-52.

［141］Nyakundi PM, Rashid JR, Wasunna KM, Were JB, et al. Problems in the treatment of kala-azar：case report. East Afr Med J. 1995；72：406-8.

［142］Pandey BD, Pandey K, Kaneko O, Yanagi T, Hirayama K. Relapse of visceral leishmaniasis after miltefosine treatment in a Nepalese patient. Am J Trop Med Hyg. 2009；80：580-2.

［143］Soni P, Prasad N, Khandelwal K, Ghiya BC, et al. Unresponsive cutaneous leishmaniasis and HIV co-infection：report of three cases. Indian J Dermatol Venereol Leprol. 2011；77：251.

［144］Zijlstra EE. PKDL and other dermal lesions in HIV co-infected patients with Leishmaniasis：review of clinical presentation in relation to immune responses. PLoS Negl Trop Dis. 2014；8, e3258.

［145］Orsini M, Canela JR, Disch J, Maciel F, et al. High frequency of asymptomatic Leishmania spp. infection among HIV-infected patients living in endemic areas for visceral leishmaniasis in Brazil. Trans R Soc Trop Med Hyg. 2012；106：283-8.

［146］Shaked-Mishan P, Ulrich N, Ephros M, Zilberstein D. Novel Intracellular SbV reducing activity correlates with antimony susceptibility in Leishmania donovani. J Biol Chem. 2001；276：3971-6.

［147］Gourbal B, Sonuc N, Bhattacharjee H, Legare D, et al. Drug uptake and modulation of drug resistance in Leishmania by an aquaglyceroporin. J Biol Chem. 2004；279：31010-17.

［148］Marquis N, Gourbal B, Rosen BP, Mukhopadhyay R, Ouellette M. Modulation in aquaglyceroporin AQP1 gene transcript levels in drug-resistant Leishmania. Mol Microbiol. 2005；57：1690-9.

［149］Mukherjee A, Boisvert S, Monte-Neto RL, Coelho AC, et al. Telomeric gene deletion and intrachromosomal amplification in antimony-resistant Leishmania. Mol Microbiol. 2013；88：189-202.

［150］Brochu C, Wang J, Roy G, Messier N, et al. Antimony uptake systems in the protozoan parasite Leishmania and accumulation differences in antimony-resistant parasites. Antimicrob Agents Chemother. 2003；47：3073-9.

［151］ Legare D, Richard D, Mukhopadhyay R, Stierhof YD, et al. The Leishmania ATP-binding cassette protein PGPA is an intracellular metal-thiol transporter ATPase. J Biol Chem. 2001; 276: 26301-7.

［152］ Dey S, Ouellette M, Lightbody J, Papadopoulou B, Rosen BP. An ATP-dependent As（III）-glutathione transport system in membrane vesicles of Leishmania tarentolae. Proc Natl Acad Sci U S A. 1996; 93: 2192-7.

［153］ Manzano JI, Garcia-Hernandez R, Castanys S, Gamarro F. A new ABC half-transporter in Leishmania major is involved in resistance to antimony. Antimicrob Agents Chemother. 2013; 57: 3719-30.

［154］ Garg M, Goyal N. MAPK1 of Leishmania donovani modulates antimony susceptibility by down regulating P-glycoprotein efflux pumps. Antimicrob Agents Chemother. 2015.

［155］ Rai Bhaskar S, Goel SK, Nath Dwivedi U, et al. Role of efflux pumps and intracellular thiols in natural antimony resistant isolates of Leishmania donovani. PLoS One. 2013; 8, e74862.

［156］ Mukherjee A, Padmanabhan PK, Singh S, Roy G, et al. Role of ABC transporter MRPA, gamma-glutamylcysteine synthetase and ornithine decarboxylase in natural antimony-resistant isolates of Leishmania donovani. J Antimicrob Chemother. 2007; 59: 204-11.

［157］ Singh R, Kumar D, Duncan RC, Nakhasi HL, Salotra P. Overexpression of histone H2A modulates drug susceptibility in Leishmania parasites. Int J Antimicrob Agents. 2010; 36: 50-7.

［158］ Jeddi F, Mary C, Aoun K, Harrat Z, et al. Heterogeneity of molecular resistance patterns in antimony-resistant field isolates of Leishmania species from the western Mediterranean area. Antimicrob Agents Chemother. 2014; 58: 4866-74.

［159］ Singh N. Drug resistance mechanisms in clinical isolates of Leishmania donovani. Indian J Med Res. 2006; 123: 411-22.

［160］ Kazemi-Rad E, Mohebali M, Khadem-Erfan MB, Hajjaran H, et al. Overexpression of ubiquitin and amino acid permease genes in association with antimony resistance in Leishmania tropica field isolates. Korean J Parasitol. 2013; 51: 413-19.

［161］ t' Kindt R, Scheltema RA, Jankevics A, Brunker K, et al. Metabolomics to unveil and understand phenotypic diversity between pathogen populations. PLoS Negl Trop Dis. 2010; 4, e904.

［162］ Mukherjee B, Mukhopadhyay R, Bannerjee B, Chowdhury S, et al. Antimony-resistant but not antimony-sensitive Leishmania donovani up-regulates host IL-10 to overexpress multidrug-resistant protein 1. Proc Natl Acad Sci U S A. 2013; 110: E575-82.

［163］ Urbina JA, Cohen BE, Perozo E, Cornivelli L. Spin-labeled amphotericin B: synthesis, characterization, biological and spectroscopic properties. Biochim Biophys Acta. 1987; 897: 467-73.

［164］ Brajtburg J, Powderly WG, Kobayashi GS, Medoff G. Amphotericin B: current understanding of mechanisms of action. Antimicrob Agents Chemother. 1990; 34: 183-8.

［165］ Baginski M, Czub J. Amphotericin B and its new derivatives-mode of action. Curr Drug Metab. 2009; 10: 459-69.

［166］ Escobar P, Matu S, Marques C, Croft SL. Sensitivities of Leishmania species to hexadecylphosphocholine（miltefosine）, ET-18-OCH（3）（edelfosine）and amphotericin B. Acta Trop. 2002; 81: 151-7.

［167］ Mbongo N, Loiseau PM, Billion MA, Robert-Gero M. Mechanism of amphotericin B resistance in Leishmania donovani promastigotes. Antimicrob Agents Chemother. 1998; 42: 352-7.

［168］ Srivastava P, Prajapati VK, Rai M, Sundar S. Unusual case of resistance to amphotericin B in visceral leishmaniasis in a region in India where leishmaniasis is not endemic. J Clin Microbiol. 2011; 49: 3088-91.

［169］ Purkait B, Kumar A, Nandi N, Sardar AH, et al. Mechanism of amphotericin B resistance in clinical isolates of Leishmania donovani. Antimicrob Agents Chemother. 2012; 56: 1031-41.

［170］ Purkait B, Singh R, Wasnik K, Das S, et al. Up-regulation of silent information regulator 2（Sir2）is associated with amphotericin B resistance in clinical isolates of Leishmania donovani. J Antimicrob Chemother. 2015; 70: 1343-56.

［171］ Chawla B, Jhingran A, Panigrahi A, Stuart KD, Madhubala R. Paromomycin affects translation and vesicle-mediated trafficking as revealed by proteomics of paromomycin-susceptible-resistant Leishmania donovani. PLoS One. 2011; 6, e26660.

［172］ Bhandari V, Sundar S, Dujardin JC, Salotra P. Elucidation of cellular mechanisms involved in experimental paromomycin resistance in Leishmania donovani. Antimicrob Agents Chemother. 2014; 58: 2580-5.

［173］ Hendrickx S, Boulet G, Mondelaers A, Dujardin JC, et al. Experimental selection of paromomycin and miltefosine resistance in intracellular amastigotes of Leishmania donovani and L. infantum. Parasitol Res. 2014; 113: 1875-81.

［174］ Rijal S, Ostyn B, Uranw S, Rai K, et al. Increasing failure of miltefosine in the treatment of Kala-azar in Nepal and the potential role of parasite drug resistance, reinfection, or noncompliance. Clin Infect Dis. 2013; 56: 1530-8.

［175］ Troya J, Casquero A, Refoyo E, Fernandez-Guerrero ML, Gorgolas M. Long term failure of miltefosine in the treatment of refractory visceral leishmaniasis in AIDS patients. Scand J Infect Dis. 2008; 40: 78-80.

［176］ Obonaga R, Fernandez OL, Valderrama L, Rubiano LC, et al. Treatment failure and miltefosine susceptibility in dermal leishmaniasis caused by Leishmania subgenus Viannia species. Antimicrob Agents Chemother. 2014; 58: 144-52.

［177］ Imbert L, Ramos RG, Libong D, Abreu S, et al. Identification of phospholipid species affected by miltefosine action in Leishmania donovani cultures using LC-ELSD, LC-ESI/MS, and multivariate data analysis. Anal Bioanal Chem. 2012; 402: 1169-82.

［178］ Luque-Ortega JR, Rivas L. Miltefosine（hexadecylphosphocholine）inhibits cytochrome c oxidase in Leishmania donovani promastigotes. Antimicrob Agents Chemother. 2007; 51: 1327-32.

［179］ Perez-Victoria FJ, Sanchez-Canete MP, Seifert K, Croft SL, et al. Mechanisms of experimental resistance of Leishmania to miltefosine: implications for clinical use. Drug Resist Updat. 2006; 9: 26-39.

［180］ Perez-Victoria FJ, Castanys S, Gamarro F. Leishmania donovani resistance to miltefosine involves a defective inward translocation of the drug. Antimicrob Agents Chemother. 2003; 47: 2397-403.

［181］ Perez-Victoria FJ, Sanchez-Canete MP, Castanys S, Gamarro F. Phospholipid translocation and miltefosine potency require both L. donovani miltefosine transporter and the new protein LdRos3 in Leishmania parasites. J Biol Chem. 2006; 281: 23766-75.

［182］ Cojean S, Houze S, Haouchine D, Huteau F, et al. Leishmania resistance to miltefosine associated with genetic marker. Emerg Infect Dis. 2012; 18: 704-6.

746

［183］ Perez-Victoria JM，Perez-Victoria FJ，Parodi-Talice A，Jimenez IA，et al. Alkyl-lysophospholipid resistance in multidrug-resistant Leishmania tropica and chemosensitization by a novel P-glycoprotein-like transporter modulator. Antimicrob Agents Chemother. 2001；45：2468-74.

［184］ Castanys-Munoz E，Perez-Victoria JM，Gamarro F，Castanys S. Characterization of an ABCG-like transporter from the protozoan parasite Leishmania with a role in drug resistance and transbilayer lipid movement. Antimicrob Agents Chemother. 2008；52：3573-9.

［185］ Castanys-Munoz E，Alder-Baerens N，Pomorski T，Gamarro F，Castanys S. A novel ATP-binding cassette transporter from Leishmania is involved in transport of phosphatidylcholine analogues and resistance to alkyl-phospholipids. Mol Microbiol. 2007；64：1141-53.

［186］ BoseDasgupta S，Ganguly A，Roy A，Mukherjee T，Majumder HK. A novel ATP-binding cassette transporter，ABCG6 is involved in chemoresistance of Leishmania. Mol Biochem Parasitol. 2008；158：176-88.

［187］ Utaile M，Kassahun A，Abebe T，Hailu A. Susceptibility of clinical isolates of Leishmania aethiopica to miltefosine，paromomycin，amphotericin B and sodium stibogluconate using amastigote-macrophage in vitro model. Exp Parasitol. 2013；134：68-75.

［188］ Berman JD，Lee LS. Activity of antileishmanial agents against amastigotes in human monocyte-derived macrophages and in mouse peritoneal macrophages. J Parasitol. 1984；70：220-5.

［189］ Looker DL，Martinez S，Horton JM，Marr JJ. Growth of Leishmania donovani amastigotes in the continuous human macrophage cell line U937: studies of drug efficacy and metabolism. J Infect Dis. 1986；154：323-7.

［190］ Ogunkolade BW，Colomb-Valet I，Monjour L，Rhodes-Feuillette A，et al. Interactions between the human monocytic leukaemia THP-1 cell line and Old and New World species of Leishmania. Acta Trop. 1990；47：171-6.

［191］ Veras PS，Moulia C，Dauguet C，Tunis CT，et al. Entry and survival of Leishmania amazonensis amastigotes within phagolysosome-like vacuoles that shelter Coxiella burnetii in Chinese hamster ovary cells. Infect Immun. 1995；63：3502-6.

［192］ Abdullah SM，Flath B，Presber HW. Comparison of different staining procedures for the flow cytometric analysis of U-937 cells infected with different Leishmania-species. J Microbiol Methods. 1999；37：123-38.

［193］ Abdullah SM，Flath B，Presber W. Mixed infection of human U-937 cells by two different species of Leishmania. Am J Trop Med Hyg. 1998；59：182-8.

［194］ Bertho AL，Cysne L，Coutinho SG. Flow cytometry in the study of the interaction between murine macrophages and the protozoan parasite Leishmania amazonensis. J Parasitol. 1992；78：666-71.

［195］ Di Giorgio C，Ridoux O，Delmas F，Azas N，et al. Flow cytometric detection of Leishmania parasites in human monocyte-derived macrophages: application to antileishmanial-drug testing. Antimicrob Agents Chemother. 2000；44：3074-8.

［196］ Hansen BD，Webster HK，Hendricks LD，Pappas MG. Leishmania mexicana: purine metabolism in promastigotes，axenic amastigotes，and amastigotes derived from Vero cells. Exp Parasitol. 1984；58：101-9.

［197］ Bates PA. Axenic culture of Leishmania amastigotes. Parasitol Today. 1993；9：143-6.

［198］ Gupta N，Goyal N，Rastogi AK. In vitro cultivation and characterization of axenic amastigotes of Leishmania. Trends Parasitol. 2001；17：150-3.

［199］ Petropolis DB，Rodrigues JC，Viana NB，Pontes B，et al. Leishmania amazonensis promastigotes in 3D Collagen I culture: an in vitro physiological environment for the study of extracellular matrix and host cell interactions. PeerJ. 2014；2，e317.

［200］ Gupta S. Visceral leishmaniasis: experimental models for drug discovery. Indian J Med Res. 2011；133：27-39.

［201］ Adl SM，Leander BS，Simpson AG，Archibald JM，et al. Diversity，nomenclature，and taxonomy of protists. Syst Biol. 2007；56：684-9.

［202］ Mueller I，Slutsker L，Tanner M. Estimating the burden of malaria: the need for improved surveillance. PLoS Med. 2011；8，e1001144.

［203］ Alonso PL，Brown G，Arevalo-Herrera M，Binka F，et al. A research agenda to underpin malaria eradication. PLoS Med. 2011；8，e1000406.

［204］ Bhaumik S. Malaria funds drying up: World Malaria Report 2012. Natl Med J India. 2013；26：62.

［205］ Witkowski B，Amaratunga C，Khim N，Sreng S，et al. Novel phenotypic assays for the detection of artemisinin-resistant Plasmodium falciparum malaria in Cambodia: in-vitro and ex-vivo drug-response studies. Lancet Infect Dis. 2013；13：1043-9.

［206］ Wangroongsarb P，Satimai W，Khamsiriwatchara A，Thwing J，et al. Respondent-driven sampling on the Thailand-Cambodia border. II. Knowledge，perception，practice and treatment-seeking behaviour of migrants in malaria endemic zones. Malar J. 2011；10：117.

［207］ Ashley EA，Dhorda M，Fairhurst RM，Amaratunga C，et al. Spread of artemisinin resistance in Plasmodium falciparum malaria. N Engl J Med. 2014；371：411-23.

［208］ Amaratunga C，Sreng S，Suon S，Phelps ES，et al. Artemisinin-resistant Plasmodium falciparum in Pursat province，western Cambodia: a parasite clearance rate study. Lancet Infect Dis. 2012；12：851-8.

［209］ Djimde A，Doumbo OK，Cortese JF，Kayentao K，et al. A molecular marker for chloroquine-resistant falciparum malaria. N Engl J Med. 2001；344：257-63.

［210］ Anderson TJ，Nair S，Qin H，Singlam S，et al. Are transporter genes other than the chloroquine resistance locus (pfcrt) and multidrug resistance gene (pfmdr) associated with antimalarial drug resistance? Antimicrob Agents Chemother. 2005；49：2180-8.

［211］ Duraisingh MT，Drakeley CJ，Muller O，Bailey R，et al. Evidence for selection for the tyrosine-86 allele of the pfmdr 1 gene of Plasmodium falciparum by chloroquine and amodiaquine. Parasitology. 1997；114（Pt 3）：205-11.

［212］ Duraisingh MT，Cowman AF. Contribution of the pfmdr1 gene to antimalarial drug-resistance. Acta Trop. 2005；94：181-90.

［213］ Rungsihirunrat K，Muhamad P，Chaijaroenkul W，Kuesap J，Na-Bangchang K. Plasmodium vivax drug resistance genes; Pvmdr1 and Pvcrt-o polymorphisms in relation to chloroquine sensitivity from a malaria endemic area of Thailand. Korean J Parasitol. 2015；53：43-9.

［214］ Klokouzas A，Tiffert T，van Schalkwyk D，Wu CP，et al. Plasmodium falciparum expresses a multidrug resistance-associated protein. Biochem Biophys Res Commun. 2004；321：197-201.

［215］ Ferdig MT，Cooper RA，Mu J，Deng B，et al. Dissecting the loci of low-level quinine resistance in malaria parasites. Mol Microbiol. 2004；52：985-97.

［216］ Wendler JP, Okombo J, Amato R, Miotto O, et al. A genome wide association study of Plasmodium falciparum susceptibility to 22 antimalarial drugs in Kenya. PLoS One. 2014；9，e96486.

［217］ Veiga MI, Osorio NS, Ferreira PE, Franzen O, et al. Complex polymorphisms in the Plasmodium falciparum multidrug resistance protein 2 gene and its contribution to antimalarial response. Antimicrob Agents Chemother. 2014；58：7390-7.

［218］ van der Velden M, Rijpma SR, Russel FG, Sauerwein RW, Koenderink JB. PfMDR2 and PfMDR5 are dispensable for Plasmodium falciparum asexual parasite multiplication but change in vitro susceptibility to anti-malarial drugs. Malar J. 2015；14：76.

［219］ Wilson CM, Serrano AE, Wasley A, Bogenschutz MP, et al. Amplification of a gene related to mammalian mdr genes in drug-resistant Plasmodium falciparum. Science. 1989；244：1184-6.

［220］ Price RN, Uhlemann AC, Brockman A, McGready R, et al. Mefloquine resistance in Plasmodium falciparum and increased pfmdr1 gene copy number. Lancet. 2004；364：438-47.

［221］ Preechapornkul P, Imwong M, Chotivanich K, Pongtavornpinyo W, et al. Plasmodium falciparum pfmdr1 amplification, mefloquine resistance, and parasite fitness. Antimicrob Agents Chemother. 2009；53：1509-15.

［222］ Gupta B, Xu S, Wang Z, Sun L, et al. Plasmodium falciparum multidrug resistance protein 1 (pfmrp1) gene and its association with in vitro drug susceptibility of parasite isolates from north-east Myanmar. J Antimicrob Chemother. 2014；69：2110-17.

［223］ Heinberg A, Kirkman L. The molecular basis of antifolate resistance in Plasmodium falciparum：looking beyond point mutations. Ann N Y Acad Sci. 2015；1342：10-8.

［224］ Fisher N, Abd Majid R, Antoine T, Al-Helal M, et al. Cytochrome b mutation Y268S conferring atovaquone resistance phenotype in malaria parasite results in reduced parasite bc1 catalytic turnover and protein expression. J Biol Chem. 2012；287：9731-41.

［225］ Akhoon BA, Singh KP, Varshney M, Gupta SK, Shukla Y. Understanding the mechanism of atovaquone drug resistance in Plasmodium falciparum cytochrome b mutation Y268S using computational methods. PLoS One. 2014；9, e110041.

［226］ Antoine T, Fisher N, Amewu R, O'Neill PM, et al. Rapid kill of malaria parasites by artemisinin and semi-synthetic endoperoxides involves ROS-dependent depolarization of the membrane potential. J Antimicrob Chemother. 2014；69：1005-16.

［227］ O'Neill PM, Barton VE, Ward SA. The molecular mechanism of action of artemisinin—the debate continues. Molecules. 2010；15：1705-21.

［228］ White NJ. Malaria：a molecular marker of artemisinin resistance. Lancet. 2014；383：1439-40.

［229］ Ariey F, Witkowski B, Amaratunga C, Beghain J, et al. A molecular marker of artemisinin-resistant Plasmodium falciparum malaria. Nature. 2014；505：50-5.

［230］ Wang Z, Shrestha S, Li X, Miao J, et al. Prevalence of K13-propeller polymorphisms in Plasmodium falciparum from China-Myanmar border in 2007—2012. Malar J. 2015；14：168.

［231］ Serebrennikova YM, Patel J, Milhous WK, Garcia-Rubio LH, et al. Spectrophotometric detection of susceptibility to anti-malarial drugs. Malar J. 2013；12：305.

［232］ Desjardins RE, Canfield CJ, Haynes JD, Chulay JD. Quantitative assessment of antimalarial activity in vitro by a semiautomated microdilution technique. Antimicrob Agents Chemother. 1979；16：710-18.

［233］ Chaorattanakawee S, Tyner SD, Lon C, Yingyuen K, et al. Direct comparison of the histidine-rich protein-2 enzyme-linked immunosorbent assay (HRP-2 ELISA) and malaria SYBR green I fluorescence (MSF) drug sensitivity tests in Plasmodium falciparum reference clones and fresh ex vivo field isolates from Cambodia. Malar J. 2013；12：239.

［234］ Rason MA, Randriantsoa T, Andrianantenaina H, Ratsimbasoa A, Menard D. Performance and reliability of the SYBR Green I based assay for the routine monitoring of susceptibility of Plasmodium falciparum clinical isolates. Trans R Soc Trop Med Hyg. 2008；102：346-51.

［235］ Kaddouri H, Nakache S, Houze S, Mentre F, Le Bras J. Assessment of the drug susceptibility of Plasmodium falciparum clinical isolates from africa by using a Plasmodium lactate dehydrogenase immunodetection assay and an inhibitory maximum effect model for precise measurement of the 50-percent inhibitory concentration. Antimicrob Agents Chemother. 2006；50：3343-9.

［236］ Noedl H, Attlmayr B, Wernsdorfer WH, Kollaritsch H, Miller RS. A histidine-rich protein 2-based malaria drug sensitivity assay for field use. Am J Trop Med Hyg. 2004；71：711-14.

［237］ Cerutti Junior C, Marques C, Alencar FE, Durlacher RR, et al. Antimalarial drug susceptibility testing of Plasmodium falciparum in Brazil using a radioisotope method. Mem Inst Oswaldo Cruz. 1999；94：803-9.

［238］ Webster HK, Boudreau EF, Pavanand K, Yongvanitchit K, Pang LW. Antimalarial drug susceptibility testing of Plasmodium falciparum in Thailand using a microdilution radioisotope method. Am J Trop Med Hyg. 1985；34：228-35.

［239］ Basco LK, Report of the World Health Organization (WHO). 2007.

［240］ Gamboa D, Ho MF, Bendezu J, Torres K, et al. A large proportion of P. falciparum isolates in the Amazon region of Peru lack pfhrp2 and pfhrp3：implications for malaria rapid diagnostic tests. PLoS One. 2010；5, e8091.

［241］ Akinyi S, Hayden T, Gamboa D, Torres K, et al. Multiple genetic origins of histidine-rich protein 2 gene deletion in Plasmodium falciparum parasites from Peru. Sci Rep. 2013；3：2797.

［242］ Brasseur P, Agnamey P, Moreno A, Druilhe P. Evaluation of in vitro drug sensitivity of antimalarials for Plasmodium falciparum using a colorimetric assay (DELI-microtest). Med Trop (Mars). 2001；61：545-7.

［243］ Dieng T, Bah IB, Ndiaye PM, Diallo I, et al.[In vitro evaluation of the sensitivity of Plasmodium falciparum to chloroquine using the deli-microtest in region of Dakar, Senegal]. Med Trop (Mars). 2005；65：580-3.

［244］ Tun KM, Imwong M, Lwin KM, Win AA, et al. Spread of artemisinin-resistant Plasmodium falciparum in Myanmar：a cross-sectional survey of the K13 molecular marker. Lancet Infect Dis. 2015；15：415-21.

［245］ Talundzic E, Okoth SA, Congpuong K, Plucinski MM, et al. Selection and spread of artemisinin-resistant alleles in Thailand prior to the global artemisinin resistance containment campaign. PLoS Pathog. 2015；11, e1004789.

［246］ Mishra N, Prajapati SK, Kaitholia K, Bharti RS, et al. Surveillance of Artemisinin Resistance in Plasmodium falciparum in India Using the kelch13 Molecular Marker. Antimicrob Agents Chemother. 2015；59：2548-53.

[247] Flegr J, Prandota J, Sovickova M, Israili ZH. Toxoplasmosis—a global threat. Correlation of latent toxoplasmosis with specific disease burden in a set of 88 countries. PLoS One. 2014；9, e90203.

[248] Remington JS, Thulliez P, Montoya JG. Recent developments for diagnosis of toxoplasmosis. J Clin Microbiol. 2004；42：941-5.

[249] Allinson J, Topping W, Edwards SG, Miller RF. Sulphadiazine-induced obstructive renal failure complicating treatment of HIV-associated toxoplasmosis. Int J STD AIDS. 2012；23：210-12.

[250] Faucher B, Moreau J, Zaegel O, Franck J, Piarroux R. Failure of conventional treatment with pyrimethamine and sulfadiazine for secondary prophylaxis of cerebral toxoplasmosis in a patient with AIDS. J Antimicrob Chemother. 2011；66：1654-6.

[251] Durand JM, Cretel E, Bagneres D, Guillemot E, et al. Failure of atovaquone in the treatment of cerebral toxoplasmosis. AIDS. 1995；9：812-13.

[252] Doliwa C, Escotte-Binet S, Aubert D, Sauvage V, et al. Sulfadiazine resistance in Toxoplasma gondii：no involvement of overexpression or polymorphisms in genes of therapeutic targets and ABC transporters. Parasite. 2013；20：19.

[253] Pashley TV, Volpe F, Pudney M, Hyde JE, et al. Isolation and molecular characterization of the bifunctional hydroxymethyldihydropterin pyrophosphokinase-dihydropteroate synthase gene from Toxoplasma gondii. Mol Biochem Parasitol. 1997；86：37-47.

[254] McFadden DC, Tomavo S, Berry EA, Boothroyd JC. Characterization of cytochrome b from Toxoplasma gondii and Q（o）domain mutations as a mechanism of atovaquone-resistance. Mol Biochem Parasitol. 2000；108：1-12.

[255] Doliwa C, Escotte-Binet S, Aubert D, Velard F, et al. Induction of sulfadiazine resistance in vitro in Toxoplasma gondii. Exp Parasitol. 2013；133：131-6.

[256] Derouin F, Chastang C. Enzyme immunoassay to assess effect of antimicrobial agents on Toxoplasma gondii in tissue culture. Antimicrob Agents Chemother. 1988；32：303-7.

[257] Slapeta J. Cryptosporidiosis and Cryptosporidium species in animals and humans：a thirty colour rainbow? Int J Parasitol. 2013；43：957-70.

[258] Bouzid M, Hunter PR, Chalmers RM, Tyler KM. Cryptosporidium pathogenicity and virulence. Clin Microbiol Rev. 2013；26：115-34.

[259] Checkley W, White Jr AC, Jaganath D, Arrowood MJ, et al. A review of the global burden, novel diagnostics, therapeutics, and vaccine targets for cryptosporidium. Lancet Infect Dis. 2015；15：85-94.

[260] Benitez AJ, McNair N, Mead J. Modulation of gene expression of three Cryptosporidium parvum ATP-binding cassette transporters in response to drug treatment. Parasitol Res. 2007；101：1611-16.

[261] Castellanos-Gonzalez A, Cabada MM, Nichols J, Gomez G, White Jr AC. Human primary intestinal epithelial cells as an improved in vitro model for Cryptosporidium parvum infection. Infect Immun. 2013；81：1996-2001.

[262] Woods KM, Upton SJ. Efficacy of select antivirals against Cryptosporidium parvum in vitro. FEMS Microbiol Lett. 1998；168：59-63.

[263] Castro-Hermida JA, Ares-Mazas ME. In vitro and in vivo efficacy of alpha-cyclodextrin for treatment of experimental cryptosporidiosis. Vet Parasitol. 2003；114：237-45.

[264] Jenkins MB, Anguish LJ, Bowman DD, Walker MJ, Ghiorse WC. Assessment of a dye permeability assay for determination of inactivation rates of Cryptosporidium parvum oocysts. Appl Environ Microbiol. 1997；63：3844-50.

[265] Sharman PA, Smith NC, Wallach MG, Katrib M. Chasing the golden egg：vaccination against poultry coccidiosis. Parasite Immunol. 2010；32：590-8.

[266] Morris GM, Gasser RB. Biotechnological advances in the diagnosis of avian coccidiosis and the analysis of genetic variation in Eimeria. Biotechnol Adv. 2006；24：590-603.

[267] Morgan JA, Morris GM, Wlodek BM, Byrnes R, et al. Real-time polymerase chain reaction（PCR）assays for the specific detection and quantification of seven Eimeria species that cause coccidiosis in chickens. Mol Cell Probes. 2009；23：83-9.

[268] Li GQ, Kanu S, Xiao SM, Xiang FY. Responses of chickens vaccinated with a live attenuated multi-valent ionophore-tolerant Eimeria vaccine. Vet Parasitol. 2005；129：179-86.

[269] Chapman HD. Drug resistance in avian coccidia（a review）. Vet Parasitol. 1984；15：11-27.

[270] Holdsworth PA, Conway DP, McKenzie ME, Dayton AD, et al. World Association for the Advancement of Veterinary Parasitology（WAAVP）guidelines for evaluating the efficacy of anticoccidial drugs in chickens and turkeys. Vet Parasitol. 2004；121：189-212.

[271] Johnson J, Reid WM. Anticoccidial drugs：lesion scoring techniques in battery and floor-pen experiments with chickens. Exp Parasitol. 1970；28：30-6.

[272] Arabkhazaeli F, Modrisanei M, Nabian S, Mansoori B, Madani A. Evaluating the resistance of eimeria spp. Field isolates to anticoccidial drugs using three different indices. Iran J Parasitol. 2013；8：234-41.

[273] Verdier RI, Fitzgerald DW, Johnson Jr WD, Pape JW. Trimethoprim-sulfamethoxazole compared with ciprofloxacin for treatment and prophylaxis of Isospora belli and Cyclospora cayetanensis infection in HIV-infected patients. A randomized, controlled trial. Ann Intern Med. 2000；132：885-8.

[274] Boyles TH, Black J, Meintjes G, Mendelson M. Failure to eradicate Isospora belli diarrhoea despite immune reconstitution in adults with HIV—a case series. PLoS One. 2012；7, e42844.

[275] Gorricho Mendivil J, Torres Sopena L, Paradineiro Somoza JC, Moles Calandre B. Treatment of recurrent Isospora belli diarrhea. Rev Esp Enferm Dig. 1995；87：612-13.

[276] Bialek R, Overkamp D, Rettig I, Knobloch J. Case report：nitazoxanide treatment failure in chronic isosporiasis. Am J Trop Med Hyg. 2001；65：94-5.

[277] Smith J, Garber GE. Current status and prospects for development of a vaccine against Trichomonas vaginalis infections. Vaccine. 2014；32：1588-94.

[278] Hrdy I, Cammack R, Stopka P, Kulda J, Tachezy J. Alternative pathway of metronidazole activation in Trichomonas vaginalis

hydrogenosomes. Antimicrob Agents Chemother. 2005；49：5033-6.

[279] Leitsch D, Kolarich D, Binder M, Stadlmann J, et al. Trichomonas vaginalis：metronidazole and other nitroimidazole drugs are reduced by the flavin enzyme thioredoxin reductase and disrupt the cellular redox system. Implications for nitroimidazole toxicity and resistance. Mol Microbiol. 2009；72：518-36.

[280] Dunne RL, Dunn LA, Upcroft P, O'Donoghue PJ, Upcroft JA. Drug resistance in the sexually transmitted protozoan Trichomonas vaginalis. Cell Res. 2003；13：239-49.

[281] Kirkcaldy RD, Augostini P, Asbel LE, Bernstein KT, et al. Trichomonas vaginalis antimicrobial drug resistance in 6 US cities, STD Surveillance Network, 2009—2010. Emerg Infect Dis. 2012；18：939-43.

[282] Krashin JW, Koumans EH, Bradshaw-Sydnor AC, Braxton JR, et al. Trichomonas vaginalis prevalence, incidence, risk factors and antibiotic-resistance in an adolescent population. Sex Transm Dis. 2010；37：440-4.

[283] Schwebke JR, Barrientes FJ. Prevalence of Trichomonas vaginalis isolates with resistance to metronidazole and tinidazole. Antimicrob Agents Chemother. 2006；50：4209-10.

[284] Upcroft JA, Upcroft P. Drug susceptibility testing of anaerobic protozoa. Antimicrob Agents Chemother. 2001；45：1810-14.

[285] Upcroft P, Upcroft JA. Drug targets and mechanisms of resistance in the anaerobic protozoa. Clin Microbiol Rev. 2001；14：150-64.

[286] Townson SM, Boreham PF, Upcroft P, Upcroft JA. Resistance to the nitroheterocyclic drugs. Acta Trop. 1994；56：173-94.

[287] Yarlett N, Gorrell TE, Marczak R, Muller M. Reduction of nitroimidazole derivatives by hydrogenosomal extracts of Trichomonas vaginalis. Mol Biochem Parasitol. 1985；14：29-40.

[288] Kulda J, Kabíčková H, Tachezy J, Çerkasovová A, Çerkasov J. Metronidazole resistant trichomonads：mechanisms of in vitro developed anaerobic resistance. In：Lloyd D, Coombs GH, Paget TAP, editors. Biochemistry and molecular biology of 'Anaerobic' protozoa. Chur：Harwood Academic Publishers；1989. p. 137-60.

[289] Muller M, Gorrell TE. Metabolism and metronidazole uptake in Trichomonas vaginalis isolates with different metronidazole susceptibilities. Antimicrob Agents Chemother. 1983；24：667-73.

[290] Wright JM, Webb RI, O'Donoghue P, Upcroft P, Upcroft JA. Hydrogenosomes of laboratory-induced metronidazole-resistant Trichomonas vaginalis lines are downsized while those from clinically metronidazole-resistant isolates are not. J Eukaryot Microbiol. 2010；57：171-6.

[291] Leitsch D, Kolarich D, Duchene M. The flavin inhibitor diphenyleneiodonium renders Trichomonas vaginalis resistant to metronidazole, inhibits thioredoxin reductase and flavin reductase, and shuts off hydrogenosomal enzymatic pathways. Mol Biochem Parasitol. 2010；171：17-24.

[292] Leitsch D, Drinic M, Kolarich D, Duchene M. Down-regulation of flavin reductase and alcohol dehydrogenase-1 (ADH1) in metronidazole-resistant isolates of Trichomonas vaginalis. Mol Biochem Parasitol. 2012；183：177-83.

[293] Leitsch D, Janssen BD, Kolarich D, Johnson PJ, Duchene M. Trichomonas vaginalis flavin reductase 1 and its role in metronidazole resistance. Mol Microbiol. 2014；91：198-208.

[294] Paulish-Miller TE, Augostini P, Schuyler JA, Smith WL, et al. Trichomonas vaginalis metronidazole resistance is associated with single nucleotide polymorphisms in the nitroreductase genes ntr4Tv and ntr6Tv. Antimicrob Agents Chemother. 2014；58：2938-43.

[295] Meri T, Jokiranta TS, Suhonen L, Meri S. Resistance of Trichomonas vaginalis to metronidazole：report of the first three cases from Finland and optimization of in vitro susceptibility testing under various oxygen concentrations. J Clin Microbiol. 2000；38：763-7.

[296] Brown DM, Upcroft JA, Dodd HN, Chen N, Upcroft P. Alternative 2-keto acid oxidoreductase activities in Trichomonas vaginalis. Mol Biochem Parasitol. 1999；98：203-14.

[297] Kulda J, Tachezy J, Cerkasovova A. In vitro induced anaerobic resistance to metronidazole in Trichomonas vaginalis. J Eukaryot Microbiol. 1993；40：262-9.

[298] Lossick JG, Muller M, Gorrell TE. In vitro drug susceptibility and doses of metronidazole required for cure in cases of refractory vaginal trichomoniasis. J Infect Dis. 1986；153：948-55.

[299] Meingassner JG, Thurner J. Strain of Trichomonas vaginalis resistant to metronidazole and other 5-nitroimidazoles. Antimicrob Agents Chemother. 1979；15：254-7.

[300] Thurner J, Meingassner JG. Isolation of Trichomonas vaginalis resistant to metronidazole. Lancet. 1978；2：738.

[301] Boreham PF, Phillips RE, Shepherd RW. The sensitivity of Giardia intestinalis to drugs in vitro. J Antimicrob Chemother. 1984；14：449-61.

[302] Gero AM, Kang EW, Harvey JE, Schofield PJ, et al. Trichomonas vaginalis：detection of nucleoside hydrolase activity as a potential screening procedure. Exp Parasitol. 2000；94：125-8.

[303] Kang EW, Clinch K, Furneaux RH, Harvey JE, et al. A novel and simple colorimetric method for screening Giardia intestinalis and anti-giardial activity in vitro. Parasitology. 1998；117 (Pt 3)：229-34.

[304] Abraham MC, Desjardins M, Filion LG, Garber GE. Inducible immunity to Trichomonas vaginalis in a mouse model of vaginal infection. Infect Immun. 1996；64：3571-5.

[305] Kulda J. Employment of experimental animals in studies of Trichomonas vaginalis infection. In：Honigberg BM, editor. Trichomonads parasitic in humans. New York：Springer；1990. p. 112-54.

[306] Patton DL, Sweeney YT, Agnew KJ, Balkus JE, et al. Development of a nonhuman primate model for Trichomonas vaginalis infection. Sex Transm Dis. 2006；33：743-6.

[307] Henning T, Fakile Y, Phillips C, Sweeney E, et al. Development of a pigtail macaque model of sexually transmitted infection/HIV coinfection using Chlamydia trachomatis, Trichomonas vaginalis, and SHIV (SF162P3). J Med Primatol. 2011；40：214-23.

[308] Escobedo AA, Cimerman S. Giardiasis：a pharmacotherapy review. Expert Opin Pharmacother. 2007；8：1885-902.

[309] Gardner TB, Hill DR. Treatment of giardiasis. Clin Microbiol Rev. 2001；14：114-28.

[310] Rosenthal P, Liebman WM. Comparative study of stool examinations, duodenal aspiration, and pediatric Entero-Test for giardiasis in

children. J Pediatr. 1980；96：278-9.

［311］ Lemee V，Zaharia I，Nevez G，Rabodonirina M，et al. Metronidazole and albendazole susceptibility of 11 clinical isolates of Giardia duodenalis from France. J Antimicrob Chemother. 2000；46：819-21.

［312］ Upcroft JA，Upcroft P，Boreham PF. Drug resistance in Giardia intestinalis. Int J Parasitol. 1990；20：489-96.

［313］ Leitsch D，Burgess AG，Dunn LA，Krauer KG，et al. Pyruvate：ferredoxin oxidoreductase and thioredoxin reductase are involved in 5-nitroimidazole activation while flavin metabolism is linked to 5-nitroimidazole resistance in Giardia lamblia. J Antimicrob Chemother. 2011；66：1756-65.

［314］ Smith NC，Bryant C，Boreham PF. Possible roles for pyruvate：ferredoxin oxidoreductase and thiol-dependent peroxidase and reductase activities in resistance to nitroheterocyclic drugs in Giardia intestinalis. Int J Parasitol. 1988；18：991-7.

［315］ Muller J，Schildknecht P，Muller N. Metabolism of nitro drugs metronidazole and nitazoxanide in Giardia lamblia：characterization of a novel nitroreductase（GlNR2）. J Antimicrob Chemother. 2013；68：1781-9.

［316］ Nillius D，Muller J，Muller N. Nitroreductase（GlNR1）increases susceptibility of Giardia lamblia and Escherichia coli to nitro drugs. J Antimicrob Chemother. 2011；66：1029-35.

［317］ Muller J，Sterk M，Hemphill A，Muller N. Characterization of Giardia lamblia WB C6 clones resistant to nitazoxanide and to metronidazole. J Antimicrob Chemother. 2007；60：280-7.

［318］ Upcroft JA，Upcroft P. Drug resistance and Giardia. Parasitol Today. 1993；9：187-90.

［319］ Upcroft P. Drug resistance in Giardia：clinical versus laboratory isolates. Drug Resist Updat. 1998；1：166-8.

［320］ Lindquist HD. Induction of albendazole resistance in Giardia lamblia. Microb Drug Resist. 1996；2：433-4.

［321］ Upcroft J，Mitchell R，Chen N，Upcroft P. Albendazole resistance in Giardia is correlated with cytoskeletal changes but not with a mutation at amino acid 200 in beta-tubulin. Microb Drug Resist. 1996；2：303-8.

［322］ Arguello-Garcia R，Cruz-Soto M，Gonzalez-Trejo R，Paz-Maldonado LM，et al. An antioxidant response is involved in resistance of Giardia duodenalis to albendazole. Front Microbiol. 2015；6：286.

［323］ Ansell BR，McConville MJ，Ma'ayeh SY，Dagley MJ，et al. Drug resistance in Giardia duodenalis. Biotechnol Adv. 2015；33（6 Pt 1）：888-901.

［324］ Cruz A，Sousa MI，Azeredo Z，Leite E，et al. Isolation，excystation and axenization of Giardia lamblia isolates：in vitro susceptibility to metronidazole and albendazole. J Antimicrob Chemother. 2003；51：1017-20.

［325］ Vargas-Villarreal J，Mata-Cardenas BD，Hernandez-Garcia ME，Garza-Gonzalez JN，et al. Modified PEHPS medium as an alternative for the in vitro culture of Giardia lamblia. Biomed Res Int. 2014；2014：714173.

［326］ Schupp DG，Januschka MM，Sherlock LA，Stibbs HH，et al. Production of viable Giardia cysts in vitro：determination by fluorogenic dye staining，excystation，and animal infectivity in the mouse and Mongolian gerbil. Gastroenterology. 1988；95：1-10.

［327］ Manna D，Dutta PK，Achari B，Lohia A. A novel galacto-glycerolipid from Oxalis corniculata kills Entamoeba histolytica and Giardia lamblia. Antimicrob Agents Chemother. 2010；54：4825-32.

［328］ Mata-Cardenas BD，Vargas-Villarreal J，Gonzalez-Salazar F，Palacios-Corona R，Said-Fernandez S. Pharmacologyonline. 2008. p. 529-537.

［329］ Busatti HG，Vieira AE，Viana JC，Silva HE，et al. Effect of metronidazole analogues on Giardia lamblia cultures. Parasitol Res. 2007；102：145-9.

［330］ Benere E，da Luz RA，Vermeersch M，Cos P，Maes L. A new quantitative in vitro microculture method for Giardia duodenalis trophozoites. J Microbiol Methods. 2007；71：101-6.

［331］ Faghiri Z，Santiago RB，Wu Z，Widmer G. High-throughput screening in suboptimal growth conditions identifies agonists of Giardia lamblia proliferation. Parasitology. 2011；138：194-200.

［332］ Adagu IS，Nolder D，Warhurst DC，Rossignol JF. In vitro activity of nitazoxanide and related compounds against isolates of Giardia intestinalis，Entamoeba histolytica and Trichomonas vaginalis. J Antimicrob Chemother. 2002；49：103-11.

［333］ McIntyre P，Boreham PF，Phillips RE，Shepherd RW. Chemotherapy in giardiasis：clinical responses and in vitro drug sensitivity of human isolates in axenic culture. J Pediatr. 1986；108：1005-10.

［334］ Hill DR，Pohl R，Pearson RD. Giardia lamblia：a culture method for determining parasite viability. Am J Trop Med Hyg. 1986；35：1129-33.

［335］ Favennec L，Chochillon C，Magne D，Meillet D，et al. A new screening assay for antigiardial compounds：effects of various drugs on the adherence of Giardia duodenalis to Caco2 cells. Parasitol Res. 1992；78：80-1.

［336］ Farbey MD，Reynoldson JA，Thompson RC. In vitro drug susceptibility of 29 isolates of Giardia duodenalis from humans as assessed by an adhesion assay. Int J Parasitol. 1995；25：593-9.

［337］ Meloni BP，Thompson RC，Reynoldson JA，Seville P. Albendazole：a more effective antigiardial agent in vitro than metronidazole or tinidazole. Trans R Soc Trop Med Hyg. 1990；84：375-9.

［338］ Wright CW，Melwani SI，Phillipson JD，Warhurst DC. Determination of anti-giardial activity in vitro by means of soluble formazan production. Trans R Soc Trop Med Hyg. 1992；86：517-19.

［339］ Ponce-Macotela M，Gomez-Garduno J，Gonzalez-Maciel A，Reynoso-Robles R，et al. In vitro measurement of nitazoxanide sensitivity of 4 Giardia duodenalis isolates obtained from different hosts. Rev Invest Clin. 2001；53：41-5.

［340］ Muller J，Ruhle G，Muller N，Rossignol JF，Hemphill A. In vitro effects of thiazolides on Giardia lamblia WB clone C6 cultured axenically and in coculture with Caco2 cells. Antimicrob Agents Chemother. 2006；50：162-70.

［341］ Barbosa J，Rodrigues AG，Perez MJ，Pina-Vaz C. Evaluation of Giardia duodenalis viability after metronidazole treatment by flow cytometry. Mem Inst Oswaldo Cruz. 2014；109：1078-80.

［342］ Zheng GX，Zhang XM，Yang YS，Zeng SR，et al. An integrated microfludic device for culturing and screening of Giardia lamblia. Exp Parasitol. 2014；137：1-7.

［343］ Benere E, VAN Assche T, Cos P, Maes L. Variation in growth and drug susceptibility among Giardia duodenalis assemblages A, B and E in axenic in vitro culture and in the gerbil model. Parasitology. 2011; 138: 1354-61.

［344］ Deyab FA, El-Nouby KA, Shoheib ZS, El-Fadl AA. Effect of organochlorine (DDT) exposure on experimental giardiasis. J Egypt Soc Parasitol. 2008; 38: 225-41.

［345］ Bansal D, Sehgal R, Chawla Y, Mahajan RC, Malla N. In vitro activity of antiamoebic drugs against clinical isolates of Entamoeba histolytica and Entamoeba dispar. Ann Clin Microbiol Antimicrob. 2004; 3: 27.

［346］ Pehrson PO, Bengtsson E. A long-term follow up study of amoebiasis treated with metronidazole. Scand J Infect Dis. 1984; 16: 195-8.

［347］ Agrawal P, Gandhi V, Nagral A, Nagral S. An unusual cause of acute liver failure. BMJ Case Rep. 2010. doi: 10.1136/bcr.03.2010.2837.

［348］ Wassmann C, Hellberg A, Tannich E, Bruchhaus I. Metronidazole resistance in the protozoan parasite Entamoeba histolytica is associated with increased expression of iron-containing superoxide dismutase and peroxiredoxin and decreased expression of ferredoxin 1 and flavin reductase. J Biol Chem. 1999; 274: 26051-6.

［349］ Samarawickrema NA, Brown DM, Upcroft JA, Thammapalerd N, Upcroft P. Involvement of superoxide dismutase and pyruvate: ferredoxin oxidoreductase in mechanisms of metronidazole resistance in Entamoeba histolytica. J Antimicrob Chemother. 1997; 40: 833-40.

［350］ Jervis HR, Takeuchi A. Amebic dysentery Animal model: experimental Entamoeba histolytica infection in the germfree guinea pig. Am J Pathol. 1979; 94: 197-200.

［351］ Anaya-Velazquez F, Martinez-Palomo A, Tsutsumi V, Gonzalez-Robles A. Intestinal invasive amebiasis: an experimental model in rodents using axenic or monoxenic strains of Entamoeba histolytica. Am J Trop Med Hyg. 1985; 34: 723-30.

［352］ Arisue N, Hashimoto T, Yoshikawa H, Nakamura Y, et al. Phylogenetic position of Blastocystis hominis and of stramenopiles inferred from multiple molecular sequence data. J Eukaryot Microbiol. 2002; 49: 42-53.

［353］ Elghareeb AS, Younis MS, El Fakahany AF, Nagaty IM, Nagib MM. Laboratory diagnosis of Blastocystis spp. in diarrheic patients. Trop Parasitol. 2015; 5: 36-41.

［354］ Silberman JD, Sogin ML, Leipe DD, Clark CG. Human parasite finds taxonomic home. Nature. 1996; 380: 398.

［355］ Sekar U, Shanthi M. Blastocystis: consensus of treatment and controversies. Trop Parasitol. 2013; 3: 35-9.

［356］ Zaman V, Zaki M. Resistance of Blastocystis hominis cysts to metronidazole. Trop Med Int Health. 1996; 1: 677-8.

［357］ Nasirudeen AM, Hian YE, Singh M, Tan KS. Metronidazole induces programmed cell death in the protozoan parasite Blastocystis hominis. Microbiology. 2004; 150: 33-43.

［358］ Lantsman Y, Tan KS, Morada M, Yarlett N. Biochemical characterization of a mitochondrial-like organelle from Blastocystis sp. subtype 7. Microbiology. 2008; 154: 2757-66.

［359］ Mirza H, Wu Z, Kidwai F, Tan KS. A metronidazole-resistant isolate of Blastocystis spp. is susceptible to nitric oxide and downregulates intestinal epithelial inducible nitric oxide synthase by a novel parasite survival mechanism. Infect Immun. 2011; 79: 5019-26.

［360］ Mirza H, Teo JD, Upcroft J, Tan KS. A rapid, high-throughput viability assay for Blastocystis spp. reveals metronidazole resistance and extensive subtype-dependent variations in drug susceptibilities. Antimicrob Agents Chemother. 2011; 55: 637-48.

［361］ Chai JY. Praziquantel treatment in trematode and cestode infections: an update. Infect Chemother. 2013; 45: 32-43.

［362］ Kyung SY, Cho YK, Kim YJ, Park JW, et al. A paragonimiasis patient with allergic reaction to praziquantel and resistance to triclabendazole: successful treatment after desensitization to praziquantel. Korean J Parasitol. 2011; 49: 73-7.

［363］ Bhargava P. Indian Acad Clin Med. 2001. p. 1-2.

［364］ Kwa MS, Veenstra JG, Roos MH. Benzimidazole resistance in Haemonchus contortus is correlated with a conserved mutation at amino acid 200 in beta-tubulin isotype 1. Mol Biochem Parasitol. 1994; 63: 299-303.

［365］ Silvestre A, Cabaret J. Mutation in position 167 of isotype 1 beta-tubulin gene of Trichostrongylid nematodes: role in benzimidazole resistance? Mol Biochem Parasitol. 2002; 120: 297-300.

［366］ Ghisi M, Kaminsky R, Maser P. Phenotyping and genotyping of Haemonchus contortus isolates reveals a new putative candidate mutation for benzimidazole resistance in nematodes. Vet Parasitol. 2007; 144: 313-20.

［367］ Blackhall WJ, Prichard RK, Beech RN. P-glycoprotein selection in strains of Haemonchus contortus resistant to benzimidazoles. Vet Parasitol. 2008; 152: 101-7.

［368］ Kerboeuf D, Guegnard F, Le Vern Y. Analysis and partial reversal of multidrug resistance to anthelmintics due to P-glycoprotein in Haemonchus contortus eggs using Lens culinaris lectin. Parasitol Res. 2002; 88: 816-21.

［369］ Kopp SR, Coleman GT, Traub RJ, McCarthy JS, Kotze AC. Acetylcholine receptor subunit genes from Ancylostoma caninum: altered transcription patterns associated with pyrantel resistance. Int J Parasitol. 2009; 39: 435-41.

［370］ Boulin T, Fauvin A, Charvet CL, Cortet J, et al. Functional reconstitution of Haemonchus contortus acetylcholine receptors in Xenopus oocytes provides mechanistic insights into levamisole resistance. Br J Pharmacol. 2011; 164: 1421-32.

［371］ Barrere V, Beech RN, Charvet CL, Prichard RK. Novel assay for the detection and monitoring of levamisole resistance in Haemonchus contortus. Int J Parasitol. 2014; 44: 235-41.

［372］ Blackhall WJ, Pouliot JF, Prichard RK, Beech RN. Haemonchus contortus: selection at a glutamate-gated chloride channel gene in ivermectin-and moxidectin-selected strains. Exp Parasitol. 1998; 90: 42-8.

［373］ Nana-Djeunga H, Bourguinat C, Pion SD, Kamgno J, et al. Single nucleotide polymorphisms in beta-tubulin selected in Onchocerca volvulus following repeated ivermectin treatment: possible indication of resistance selection. Mol Biochem Parasitol. 2012; 185: 10-8.

［374］ Xu M, Molento M, Blackhall W, Ribeiro P, et al. Ivermectin resistance in nematodes may be caused by alteration of P-glycoprotein homolog. Mol Biochem Parasitol. 1998; 91: 327-35.

［375］ Pohl PC, Carvalho DD, Daffre S, Vaz Ida Jr S, Masuda A. In vitro establishment of ivermectin-resistant Rhipicephalus microplus cell line and the contribution of ABC transporters on the resistance mechanism. Vet Parasitol. 2014; 204: 316-22.

［376］ Prichard RK. Ivermectin resistance and overview of the consortium for anthelmintic resistance SNPs. Expert Opin Drug Discov. 2007; 2:

S41-52.

［377］ Wang W，Wang L，Liang YS. Susceptibility or resistance of praziquantel in human schistosomiasis：a review. Parasitol Res. 2012；
111：1871-7.

［378］ Coles GC，Bauer C，Borgsteede FH，Geerts S，et al. World Association for the Advancement of Veterinary Parasitology（W.A.A.V.P.）
methods for the detection of anthelmintic resistance in nematodes of veterinary importance. Vet Parasitol. 1992；44：35-44.

［379］ Taylor MA，Hunt KR，Goodyear KL. Anthelmintic resistance detection methods. Vet Parasitol. 2002；103：183-94.

［380］ Coles GC，Jackson F，Pomroy WE，Prichard RK，et al. The detection of anthelmintic resistance in nematodes of veterinary importance.
Vet Parasitol. 2006；136：167-85.

［381］ Chandra S，Prasad A，Yadav N，Latchumikanthan A，et al. Status of benzimidazole resistance in Haemonchus contortus of goats from
different geographic regions of Uttar Pradesh. India Vet Parasitol. 2015；208：263-7.

［382］ Martin PJ，Anderson N，Jarrett RG. Detecting benzimidazole resistance with faecal egg count reduction tests and in vitro assays. Aust Vet J.
1989；66：236-40.

［383］ Levecke B，Speybroeck N，Dobson RJ，Vercruysse J，Charlier J. Novel insights in the fecal egg count reduction test for monitoring drug
efficacy against soil-transmitted helminths in large-scale treatment programs. PLoS Negl Trop Dis. 2011；5，e1427.

［384］ Barda B，Cajal P，Villagran E，Cimino R，et al. Mini-FLOTAC，Kato-Katz and McMaster：three methods，one goal；highlights
from north Argentina. Parasit Vectors. 2014；7：271.

［385］ Utzinger J，Rinaldi L，Lohourignon LK，Rohner F，et al. FLOTAC：a new sensitive technique for the diagnosis of hookworm
infections in humans. Trans R Soc Trop Med Hyg. 2008；102：84-90.

［386］ Levecke B，Behnke JM，Ajjampur SS，Albonico M，et al. A comparison of the sensitivity and fecal egg counts of the McMaster egg
counting and Kato-Katz thick smear methods for soil-transmitted helminths. PLoS Negl Trop Dis. 2011；5，e1201.

［387］ Le Jambre LF. Relationship of blood loss to worm numbers，biomass and egg production in Haemonchus infected sheep. Int J Parasitol.
1995；25：269-73.

［388］ Kumba FF，Katjivena H，Kauta G，Lutaaya E. Seasonal evolution of faecal egg output by gastrointestinal worms in goats on communal
farms in eastern Namibia. Onderstepoort J Vet Res. 2003；70：265-71.

［389］ Johansen MV. An evaluation of techniques used for the detection of anthelmintic resistance in nematode parasites of domestic livestock. Vet
Res Commun. 1989；13：455-66.

［390］ Chintoan-Uta C，Morgan ER，Skuce PJ，Coles GC. Wild deer as potential vectors of anthelmintic-resistant abomasal nematodes between
cattle and sheep farms. Proc Biol Sci. 2014；281：20132985.

［391］ Albonico M，Wright V，Ramsan M，Haji HJ，et al. Development of the egg hatch assay for detection of anthelminthic resistance in
human hookworms. Int J Parasitol. 2005；35：803-11.

［392］ De Clercq D，Sacko M，Behnke J，Gilbert F，et al. Failure of mebendazole in treatment of human hookworm infections in the southern
region of Mali. Am J Trop Med Hyg. 1997；57：25-30.

［393］ Hubert J，Kerboeuf D. A microlarval development assay for the detection of anthelmintic resistance in sheep nematodes. Vet Rec. 1992；
130：442-6.

［394］ Gill JH，Redwin JM，van Wyk JA，Lacey E. Avermectin inhibition of larval development in Haemonchus contortus—effects of
ivermectin resistance. Int J Parasitol. 1995；25：463-70.

［395］ Dolinska M，Konigova A，Letkova V，Molnar L，Varady M. Detection of ivermectin resistance by a larval development test—back to
the past or a step forward? Vet Parasitol. 2013；198：154-8.

［396］ Martin PJ，Le Jambre LF. Larval paralysis as an in vitro assay of levamisole and morantel tartrate resistance in Ostertagia. Vet Sci Comm.
1979；3（1）：159-64.

［397］ Sutherland IA，Lee DL. A larval paralysis assay for the detection of thiabendazole resistance in trichostrongyles. Parasitology. 1990；100
（Pt 1）：131-5.

［398］ Bennett JL，Pax RA. Micromotility meter：an instrument designed to evaluate the action of drugs on motility of larval and adult
nematodes. Parasitology. 1986；93（Pt 2）：341-6.

［399］ Rothwell JT，Sangster NC. An in vitro assay utilising parasitic larval Haemonchus contortus to detect resistance to closantel and other
anthelmintics. Int J Parasitol. 1993；23：573-8.

［400］ Gill JH，Redwin JM，van Wyk JA，Lacey E. Detection of resistance to ivermectin in Haemonchus contortus. Int J Parasitol. 1991；21：
771-6.

［401］ Douch PG，Morum PE. The effects of anthelmintics on ovine larval nematode parasite migration in vitro. Int J Parasitol. 1994；24：321-6.

［402］ Gatongi PM，Njoroge JM，Scott ME，Ranjan S，et al. Susceptibility to IVM in a field strain of Haemonchus contortus subjected to four
treatments in a closed sheep-goat flock in Kenya. Vet Parasitol. 2003；110：235-40.

［403］ Kimambo AE，MacRae JC. Measurement in vitro of a larval migration inhibitory factor in gastrointestinal mucus of sheep made resistant
to the roundworm Trichostrongylus colubriformis. Vet Parasitol. 1988；28：213-22.

［404］ Rabel B，McGregor R，Douch PG. Improved bioassay for estimation of inhibitory effects of ovine gastrointestinal mucus and
anthelmintics on nematode larval migration. Int J Parasitol. 1994；24：671-6.

［405］ Wagland BM，Jones WO，Hribar L，Bendixsen T，Emery DL. A new simplified assay for larval migration inhibition. Int J Parasitol.
1992；22：1183-5.

［406］ Smout MJ，Kotze AC，McCarthy JS，Loukas A. A novel high throughput assay for anthelmintic drug screening and resistance diagnosis
by real-time monitoring of parasite motility. PLoS Negl Trop Dis. 2010；4，e885.

［407］ Alvarez-Sanchez MA，Perez Garcia J，Bartley D，Jackson F，Rojo-Vazquez FA. The larval feeding inhibition assay for the diagnosis of
nematode anthelmintic resistance. Exp Parasitol. 2005；110：56-61.

［408］ Tritten L，Braissant O，Keiser J. Comparison of novel and existing tools for studying drug sensitivity against the hookworm Ancylostoma ceylanicum in vitro. Parasitology. 2012; 139: 348-57.

[409] Schaeffer JM, Stiffey JH, Mrozik H. A chemiluminescent assay for measuring avermectin binding sites. Anal Biochem. 1989; 177: 291-5.

[410] Lacey E, Snowdon KL. A routine diagnostic assay for the detection of benzimidazole resistance in parasitic nematodes using tritiated benzimidazole carbamates. Vet Parasitol. 1988; 27: 309-24.

[411] Hulme SE, Shevkoplyas SS, McGuigan AP, Apfeld J, et al. Lifespan-on-a-chip: microfluidic chambers for performing lifelong observation of C. elegans. Lab Chip. 2010; 10: 589-97.

[412] Rohde CB, Zeng F, Gonzalez-Rubio R, Angel M, Yanik MF. Microfluidic system for on-chip high-throughput whole-animal sorting and screening at subcellular resolution. Proc Natl Acad Sci U S A. 2007; 104: 13891-5.

[413] Rohde C, Gilleland C, Samara C, Zeng F, Yanik MF. High-throughput in vivo genetic and drug screening using femtosecond laser nano-surgery, and microfluidics. Conf Proc IEEE Eng Med Biol Soc. 2008; 2008: 2642.

[414] Diawara A, Halpenny CM, Churcher TS, Mwandawiro C, et al. Association between response to albendazole treatment and beta-tubulin genotype frequencies in soil-transmitted helminths. PLoS Negl Trop Dis. 2013; 7, e2247.

[415] Diawara A, Drake LJ, Suswillo RR, Kihara J, et al. Assays to detect beta-tubulin codon 200 polymorphism in Trichuris trichiura and Ascaris lumbricoides. PLoS Negl Trop Dis. 2009; 3, e397.

[416] Schwenkenbecher JM, Albonico M, Bickle Q, Kaplan RM. Characterization of beta-tubulin genes in hookworms and investigation of resistance-associated mutations using real-time PCR. Mol Biochem Parasitol. 2007; 156: 167-74.

[417] Phosuk I, Intapan PM, Thanchomnang T, Sanpool O, et al. Molecular detection of Ancylostoma duodenale, Ancylostoma ceylanicum, and Necator americanus in humans in northeastern and southern Thailand. Korean J Parasitol. 2013; 51: 747-9.

[418] Phuphisut O, Yoonuan T, Sanguankiat S, Chaisiri K, et al. Triplex polymerase chain reaction assay for detection of major soil-transmitted helminths, Ascaris lumbricoides, Trichuris trichiura, Necator americanus, in fecal samples. Southeast Asian J Trop Med Public Health. 2014; 45: 267-75.

[419] Staudacher O, Heimer J, Steiner F, Kayonga Y, et al. Soil-transmitted helminths in southern highland Rwanda: associated factors and effectiveness of school-based preventive chemotherapy. Trop Med Int Health. 2014; 19: 812-24.

[420] van Mens SP, Aryeetey Y, Yazdanbakhsh M, van Lieshout L, et al. Comparison of real-time PCR and Kato smear microscopy for the detection of hookworm infections in three consecutive faecal samples from schoolchildren in Ghana. Trans R Soc Trop Med Hyg. 2013; 107: 269-71.

[421] Kotze AC, Hunt PW, Skuce P, von Samson-Himmelstjerna G, et al. Recent advances in candidate-gene and whole-genome approaches to the discovery of anthelmintic resistance markers and the description of drug/receptor interactions. Int J Parasitol Drugs Drug Resist. 2014; 4: 164-84.

[422] Sangster NC, Prichard RK, Lacey E. Tubulin and benzimidazole-resistance in Trichostrongylus colubriformis (Nematoda). J Parasitol. 1985; 71: 645-51.

[423] Lacey E, Prichard RK. Interactions of benzimidazoles (BZ) with tubulin from BZ-sensitive and BZ-resistant isolates of Haemonchus contortus. Mol Biochem Parasitol. 1986; 19: 171-81.

[424] Lacey E, Snowdon KL, Eagleson GK, Smith EF. Further investigation of the primary mechanism of benzimidazole resistance in Haemonchus contortus. Int J Parasitol. 1987; 17: 1421-9.

[425] WHO. Schistosomiasis: number of people treated worldwide in 2013. Wkly Epidemiol Rec. 2015; 90: 25-32.

[426] Kasinathan RS, Morgan WM, Greenberg RM. Schistosoma mansoni express higher levels of multidrug resistance-associated protein 1 (SmMRP1) in juvenile worms and in response to praziquantel. Mol Biochem Parasitol. 2010; 173: 25-31.

[427] Couto FF, Coelho PM, Araujo N, Kusel JR, et al. Schistosoma mansoni: a method for inducing resistance to praziquantel using infected Biomphalaria glabrata snails. Mem Inst Oswaldo Cruz. 2011; 106: 153-7.

[428] Lotfy WM, Hishmat MG, El Nashar AS, Abu El Einin HM. Evaluation of a method for induction of praziquantel resistance in Schistosoma mansoni. Pharm Biol. 2015; 53 (8): 1214-19.

[429] Zelia OP. Laboratory animal infection in modeling intestinal schistosomiasis. Parazitologiia. 1984; 18: 368-73.

[430] Stitt LE, Tompkins JB, Dooley LA, Ardelli BF. ABC transporters influence sensitivity of Brugia malayi to moxidectin and have potential roles in drug resistance. Exp Parasitol. 2011; 129: 137-44.

[431] Eberhard ML, Lammie PJ, Dickinson CM, Roberts JM. Evidence of nonsusceptibility to diethylcarbamazine in Wuchereria bancrofti. J Infect Dis. 1991; 163: 1157-60.

[432] Hoti SL, Dhamodharan R, Subramaniyan K, Das PK. An allele specific PCR assay for screening for drug resistance among Wuchereria bancrofti populations in India. Indian J Med Res. 2009; 130: 193-9.

[433] Hoti SL, Subramaniyan K, Das PK. Detection of codon for amino acid 200 in isotype 1 beta-tubulin gene of Wuchereria bancrofti isolates, implicated in resistance to benzimidazoles in other nematodes. Acta Trop. 2003; 88: 77-81.

[434] Pechgit P, Intarapuk A, Pinyoowong D, Bhumiratana A. Touchdown-touchup nested PCR for low-copy gene detection of benzimidazole-susceptible Wuchereria bancrofti with a Wolbachia endosymbiont imported by migrant carriers. Exp Parasitol. 2011; 127: 559-68.

[435] Osei-Atweneboana MY, Eng JK, Boakye DA, Gyapong JO, Prichard RK. Prevalence and intensity of Onchocerca volvulus infection and efficacy of ivermectin in endemic communities in Ghana: a two-phase epidemiological study. Lancet. 2007; 369: 2021-9.

[436] Awadzi K, Attah SK, Addy ET, Opoku NO, et al. Thirty-month follow-up of sub-optimal responders to multiple treatments with ivermectin, in two onchocerciasis-endemic foci in Ghana. Ann Trop Med Parasitol. 2004; 98: 359-70.

[437] Awadzi K, Boakye DA, Edwards G, Opoku NO, et al. An investigation of persistent microfilaridermias despite multiple treatments with ivermectin, in two onchocerciasis-endemic foci in Ghana. Ann Trop Med Parasitol. 2004; 98: 231-49.

[438] Roberts LS, Schmidt G, Janovy Jr J. Foundations of parasitology. 6th ed. Boston: McGraw-Hill; 2000. p. 670.

[439] Marquez-Navarro A, Cornejo-Coria Mdel C, Cebada-Lopez F, Sanchez-Manzano RM, et al. Taenia saginata: failure treatment in a

child with 5-year long-lasting infection. Gastroenterol Nurs. 2012；35：125-7.

[440] Pretell EJ, Garcia HH, Gilman RH, Saavedra H, Martinez M. Failure of one-day praziquantel treatment in patients with multiple neurocysticercosis lesions. Clin Neurol Neurosurg. 2001；103：175-7.

[441] Matos-Silva H, Reciputti BP, Paula EC, Oliveira AL, et al. Experimental encephalitis caused by Taenia crassiceps cysticerci in mice. Arq Neuropsiquiatr. 2012；70：287-92.

[442] Garcia MB, Lledias JP, Perez IG, Tirado VV, et al. Primary super-infection of hydatid cyst—clinical setting and microbiology in 37 cases. Am J Trop Med Hyg. 2010；82：376-8.

[443] Kocer NE, Kibar Y, Guldur ME, Deniz H, Bakir K. A retrospective study on the coexistence of hydatid cyst and aspergillosis. Int J Infect Dis. 2008；12：248-51.

[444] Nazligul Y, Kucukazman M, Akbulut S. Role of chemotherapeutic agents in the management of cystic echinococcosis. Int Surg. 2015；100：112-14.

[445] Pan D, Das S, Bera AK, Bandyopadhyay S, et al. Molecular and biochemical mining of heat-shock and 14-3-3 proteins in drug-induced protoscolices of Echinococcus granulosus and the detection of a candidate gene for anthelmintic resistance. J Helminthol. 2011；85：196-203.

[446] Kotze AC, Lowe A, O'Grady J, Kopp SR, Behnke JM. Dose-response assay templates for in vitro assessment of resistance to benzimidazole and nicotinic acetylcholine receptor agonist drugs in human hookworms. Am J Trop Med Hyg. 2009；81：163-70.

[447] Kopp SR, Coleman GT, McCarthy JS, Kotze AC. Phenotypic characterization of two Ancylostoma caninum isolates with different susceptibilities to the anthelmintic pyrantel. Antimicrob Agents Chemother. 2008；52：3980-6.

[448] Kotze AC, Stein PA, Dobson RJ. Investigation of intestinal nematode responses to naphthalophos and pyrantel using a larval development assay. Int J Parasitol. 1999；29：1093-9.

[449] Puthiyakunnon S, Boddu S, Li Y, Zhou X, et al. Strongyloidiasis—an insight into its global prevalence and management. PLoS Negl Trop Dis. 2014；8，e3018.

[450] Ashraf M, Gue CL, Baddour LM. Case report：strongyloidiasis refractory to treatment with ivermectin. Am J Med Sci. 1996；311：178-9.

[451] Shikiya K, Kinjo N, Uehara T, Uechi H, et al. Efficacy of ivermectin against Strongyloides stercoralis in humans. Intern Med. 1992；31：310-12.

[452] Bisoffi Z, Buonfrate D, Angheben A, Boscolo M, et al. Randomized clinical trial on ivermectin versus thiabendazole for the treatment of strongyloidiasis. PLoS Negl Trop Dis. 2011；5，e1254.

[453] Suputtamongkol Y, Premasathian N, Bhumimuang K, Waywa D, et al. Efficacy and safety of single and double doses of ivermectin versus 7-day high dose albendazole for chronic strongyloidiasis. PLoS Negl Trop Dis. 2011；5，e1044.

[454] Kotze AC, Clifford S, O'Grady J, Behnke JM, McCarthy JS. An in vitro larval motility assay to determine anthelmintic sensitivity for human hookworm and Strongyloides species. Am J Trop Med Hyg. 2004；71：608-16.

[455] Intapan PM, Prasongdee TK, Laummaunwai P, Sawanyawisuth K, et al. A modified filter paper culture technique for screening of Strongyloides stercoralis ivermectin sensitivity in clinical specimens. Am J Trop Med Hyg. 2006；75：563-4.

[456] Schneider B, Jariwala AR, Periago MV, Gazzinelli MF, et al. A history of hookworm vaccine development. Hum Vaccin. 2011；7：1234-44.

[457] Hawdon JM. Controlling soil-transmitted helminths：time to think inside the box? J Parasitol. 2014；100：166-88.

[458] Keiser J, Utzinger J. Efficacy of current drugs against soil-transmitted helminth infections：systematic review and meta-analysis. JAMA. 2008；299：1937-48.

[459] Silbereisen A, Tritten L, Keiser J. Exploration of novel in vitro assays to study drugs against Trichuris spp. J Microbiol Methods. 2011；87：169-75.

[460] Wimmersberger D, Tritten L, Keiser J. Development of an in vitro drug sensitivity assay for Trichuris muris first-stage larvae. Parasit Vectors. 2013；6：42.

[461] Diawara A, Schwenkenbecher JM, Kaplan RM, Prichard RK. Molecular and biological diagnostic tests for monitoring benzimidazole resistance in human soil-transmitted helminths. Am J Trop Med Hyg. 2013；88：1052-61.

[462] Patrick DM, Isaac-Renton J. Praziquantel failure in the treatment of Fasciola hepatica. Can J Infect Dis. 1992；3：33-6.

[463] Schubert S, Phetsouvanh R. Praziquantel is mostly ineffective：treatment of fasciola hepatica infection（large liver fluke）. Z Arztl Fortbild（Jena）. 1990；84：705-7.

[464] Valero MA, Periago MV, Perez-Crespo I, Angles R, et al. Field evaluation of a coproantigen detection test for fascioliasis diagnosis and surveillance in human hyperendemic areas of Andean countries. PLoS Negl Trop Dis. 2012；6，e1812.

[465] Zumaquero-Rios JL, Sarracent-Perez J, Rojas-Garcia R, Rojas-Rivero L, et al. Fascioliasis and intestinal parasitoses affecting schoolchildren in Atlixco, Puebla State, Mexico：epidemiology and treatment with nitazoxanide. PLoS Negl Trop Dis. 2013；7，e2553.

[466] Dalchow W, Horchner F. Experimental infection with Fasciola hepatica in various animal species. Berl Munch Tierarztl Wochenschr. 1972；85：271-4.

[467] Urdea M, Penny LA, Olmsted SS, Giovanni MY, et al. Requirements for high impact diagnostics in the developing world. Nature. 2006；444 Suppl 1：73-9.

[468] Mabey D, Peeling RW, Ustianowski A, Perkins MD. Diagnostics for the developing world. Nat Rev Microbiol. 2004；2：231-40.

[469] Thekisoe OM, Inoue N, Kuboki N, Tuntasuvan D, et al. Evaluation of loop-mediated isothermal amplification（LAMP）, PCR and parasitological tests for detection of Trypanosoma evansi in experimentally infected pigs. Vet Parasitol. 2005；130：327-30.

[470] Kuboki N, Inoue N, Sakurai T, Di Cello F, et al. Loop-mediated isothermal amplification for detection of African trypanosomes. J Clin Microbiol. 2003；41：5517-24.

[471] Poole CB, Tanner NA, Zhang Y, Evans Jr TC, Carlow CK. Diagnosis of brugian filariasis by loop-mediated isothermal amplification. PLoS Negl Trop Dis. 2012；6，e1948.

［472］ Polley SD, Gonzalez IJ, Mohamed D, Daly R, et al. Clinical evaluation of a loop-mediated amplification kit for diagnosis of imported malaria. J Infect Dis. 2013；208：637-44.

［473］ Poon LL, Wong BW, Ma EH, Chan KH, et al. Sensitive and inexpensive molecular test for falciparum malaria：detecting Plasmodium falciparum DNA directly from heat-treated blood by loop-mediated isothermal amplification. Clin Chem. 2006；52：303-6.

［474］ Buates S, Bantuchai S, Sattabongkot J, Han ET, et al. Development of a reverse transcription-loop-mediated isothermal amplification (RT-LAMP) for clinical detection of Plasmodium falciparum gametocytes. Parasitol Int. 2010；59：414-20.

［475］ Dinzouna-Boutamba SD, Yang HW, Joo SY, Jeong S, et al. The development of loop-mediated isothermal amplification targeting alpha-tubulin DNA for the rapid detection of Plasmodium vivax. Malar J. 2014；13：248.

［476］ Hsiang MS, Greenhouse B, Rosenthal PJ. Point of care testing for malaria using LAMP, loop mediated isothermal amplification. J Infect Dis. 2014；210：1167-9.

［477］ Takagi H, Itoh M, Kasai S, Yahathugoda TC, et al. Development of loop-mediated isothermal amplification method for detecting Wuchereria bancrofti DNA in human blood and vector mosquitoes. Parasitol Int. 2011；60：493-7.

［478］ Chaouch M, Mhadhbi M, Adams ER, Schoone GJ, et al. Development and evaluation of a loop-mediated isothermal amplification assay for rapid detection of Leishmania infantum in canine leishmaniasis based on cysteine protease B genes. Vet Parasitol. 2013；198：78-84.

［479］ Takagi H, Itoh M, Islam MZ, Razzaque A, et al. Sensitive, specific, and rapid detection of Leishmania donovani DNA by loop-mediated isothermal amplification. Am J Trop Med Hyg. 2009；81：578-82.

［480］ Verma S, Avishek K, Sharma V, Negi NS, et al. Application of loopmediated isothermal amplification assay for the sensitive and rapid diagnosis of visceral leishmaniasis and post-kala-azar dermal leishmaniasis. Diagn Microbiol Infect Dis. 2013；75：390-5.

［481］ Adams ER, Schoone GJ, Ageed AF, Safi SE, Schallig HD. Development of a reverse transcriptase loop-mediated isothermal amplification (LAMP) assay for the sensitive detection of Leishmania parasites in clinical samples. Am J Trop Med Hyg. 2010；82：591-6.

［482］ Khan MG, Bhaskar KR, Salam MA, Akther T, et al. Diagnostic accuracy of loop-mediated isothermal amplification (LAMP) for detection of Leishmania DNA in buffy coat from visceral leishmaniasis patients. Parasit Vectors. 2012；5：280.

［483］ Abdul-Ghani R. Towards rapid genotyping of resistant malaria parasites：could loop-mediated isothermal amplification be the solution? Malar J. 2014；13：237.

［484］ Martinez AW, Phillips ST, Butte MJ, Whitesides GM. Patterned paper as a platform for inexpensive, low-volume, portable bioassays. Angew Chem Int Ed Engl. 2007；46：1318-20.

［485］ Carrilho E, Martinez AW, Whitesides GM. Understanding wax printing：a simple micropatterning process for paper-based microfluidics. Anal Chem. 2009；81：7091-5.

［486］ Costa MN, Veigas B, Jacob JM, Santos DS, et al. A low cost, safe, disposable, rapid and self-sustainable paper-based platform for diagnostic testing：lab-on-paper. Nanotechnology. 2014；25：094006.

［487］ WHO. The World Health Organization, World health report. Geneva：WHO；2010.

［488］ Mejia R, Vicuna Y, Broncano N, Sandoval C, et al. A novel, multi-parallel, real-time polymerase chain reaction approach for eight gastrointestinal parasites provides improved diagnostic capabilities to resource-limited at-risk populations. Am J Trop Med Hyg. 2013；88：1041-7.

［489］ Bavarva JH, Bavarva MJ, Karunasena E. Next in line in next-generation sequencing：are we there yet? Pharmacogenomics. 2015；16：1-4.

［490］ Oliver GR, Hart SN, Klee EW. Bioinformatics for clinical next generation sequencing. Clin Chem. 2015；61：124-35.

［491］ Barzon L, Lavezzo E, Costanzi G, Franchin E, et al. Next-generation sequencing technologies in diagnostic virology. J Clin Virol. 2013；58：346-50.

［492］ Capobianchi MR, Giombini E, Rozera G. Next-generation sequencing technology in clinical virology. Clin Microbiol Infect. 2013；19：15-22.

［493］ Wain J, Mavrogiorgou E. Next-generation sequencing in clinical microbiology. Expert Rev Mol Diagn. 2013；13：225-7.

［494］ Neafsey DE. Genome sequencing sheds light on emerging drug resistance in malaria parasites. Nat Genet. 2013；45：589-90.

［495］ Ronaghi M, Uhlen M, Nyren P. A sequencing method based on real-time pyrophosphate. Science. 1998；281：363-5.

［496］ Wasson J, Skolnick G, Love-Gregory L, Permutt MA. Assessing allele frequencies of single nucleotide polymorphisms in DNA pools by pyrosequencing technology. Biotechniques. 2002；32：1144-6, 1148, 1150 passim.

［497］ Cheesman S, Creasey A, Degnan K, Kooij T, et al. Validation of Pyrosequencing for accurate and high throughput estimation of allele frequencies in malaria parasites. Mol Biochem Parasitol. 2007；152：213-19.

［498］ Edvinsson B, Darde ML, Pelloux H, Evengard B. Rapid genotyping of Toxoplasma gondii by pyrosequencing. Clin Microbiol Infect. 2007；13：424-9.

［499］ Geiger C, Compaore G, Coulibaly B, Sie A, et al. Substantial increase in mutations in the genes pfdhfr and pfdhps puts sulphadoxine-pyrimethamine-based intermittent preventive treatment for malaria at risk in Burkina Faso. Trop Med Int Health. 2014；19：690-7.

［500］ Stensvold CR, Traub RJ, von Samson-Himmelstjerna G, Jespersgaard C, et al. Blastocystis：subtyping isolates using pyrosequencing technology. Exp Parasitol. 2007；116：111-19.

［501］ Zhang H, Ehrenkaufer GM, Hall N, Singh U. Small RNA pyrosequencing in the protozoan parasite Entamoeba histolytica reveals strain-specific small RNAs that target virulence genes. BMC Genomics. 2013；14：53.

［502］ Cantacessi C, Giacomin P, Croese J, Zakrzewski M, et al. Impact of experimental hookworm infection on the human gut microbiota. J Infect Dis. 2014；210：1431-4.

［503］ Demeler J, Kruger N, Krucken J, von der Heyden VC, et al. Phylogenetic characterization of beta-tubulins and development of pyrosequencing assays for benzimidazole resistance in cattle nematodes. PLoS One. 2013；8, e70212.

［504］ von Samson-Himmelstjerna G, Walsh TK, Donnan AA, Carriere S, et al. Molecular detection of benzimidazole resistance in Haemonchus contortus using real-time PCR and pyrosequencing. Parasitology. 2009；136：349-58.

［505］ McNamara DT, Kasehagen LJ, Grimberg BT, Cole-Tobian J, et al. Diagnosing infection levels of four human malaria parasite species by a polymerase chain reaction/ligase detection reaction fluorescent microsphere-based assay. Am J Trop Med Hyg. 2006；74：413-21.

［506］ Taniuchi M, Verweij JJ, Noor Z, Sobuz SU, et al. High throughput multiplex PCR and probe-based detection with Luminex beads for seven intestinal parasites. Am J Trop Med Hyg. 2011；84：332-7.

［507］ Beckmann C, Heininger U, Marti H, Hirsch HH. Gastrointestinal pathogens detected by multiplex nucleic acid amplification testing in stools of pediatric patients and patients returning from the tropics. Infection. 2014；42：961-70.

［508］ Wessels E, Rusman LG, van Bussel MJ, Claas EC. Added value of multiplex Luminex Gastrointestinal Pathogen Panel（xTAG（R） GPP）testing in the diagnosis of infectious gastroenteritis. Clin Microbiol Infect. 2014；20：O182-7.

［509］ Mikhailovich V, Gryadunov D, Kolchinsky A, Makarov AA, Zasedatelev A. DNA microarrays in the clinic：infectious diseases. Bioessays. 2008；30：673-82.

［510］ Zhang G, Cai F, Zhou Z, DeVos J, et al. Simultaneous detection of major drug resistance mutations in the protease and reverse transcriptase genes for HIV-1 subtype C by use of a multiplex allele-specific assay. J Clin Microbiol. 2013；51：3666-74.

［511］ Masimba P, Gare J, Klimkait T, Tanner M, Felger I. Development of a simple microarray for genotyping HIV-1 drug resistance mutations in the reverse transcriptase gene in rural Tanzania. Trop Med Int Health. 2014；19：664-71.

［512］ Linger Y, Kukhtin A, Golova J, Perov A, et al. Simplified microarray system for simultaneously detecting rifampin, isoniazid, ethambutol, and streptomycin resistance markers in Mycobacterium tuberculosis. J Clin Microbiol. 2014；52：2100-7.

［513］ Moure R, Espanol M, Tudo G, Vicente E, et al. Characterization of the embB gene in Mycobacterium tuberculosis isolates from Barcelona and rapid detection of main mutations related to ethambutol resistance using a low-density DNA array. J Antimicrob Chemother. 2014；69：947-54.

［514］ Guimond C, Trudel N, Brochu C, Marquis N, et al. Modulation of gene expression in Leishmania drug resistant mutants as determined by targeted DNA microarrays. Nucleic Acids Res. 2003；31：5886-96.

［515］ Leprohon P, Legare D, Girard I, Papadopoulou B, Ouellette M. Modulation of Leishmania ABC protein gene expression through life stages and among drug-resistant parasites. Eukaryot Cell. 2006；5：1713-25.

［516］ du Monte-Neto RL, Coelho AC, Raymond F, Legare D, et al. Gene expression profiling and molecular characterization of antimony resistance in Leishmania amazonensis. PLoS Negl Trop Dis. 2011，5，e1167.

［517］ Ornatsky O, Bandura D, Baranov V, Nitz M, et al. Highly multiparametric analysis by mass cytometry. J Immunol Methods. 2010；361：1-20.

［518］ Krutzik PO, Clutter MR, Trejo A, Nolan GP. Fluorescent cell barcoding for multiplex flow cytometry. Curr Protoc Cytom. 2011；Chapter 6, Unit 6 31.

［519］ Krutzik PO, Nolan GP. Fluorescent cell barcoding in flow cytometry allows high-throughput drug screening and signaling profiling. Nat Methods. 2006；3：361-8.

［520］ Bodenmiller B, Zunder ER, Finck R, Chen TJ, et al. Multiplexed mass cytometry profiling of cellular states perturbed by small-molecule regulators. Nat Biotechnol. 2012；30：858-67.

［521］ Tuerk C, Gold L. Systematic evolution of ligands by exponential enrichment：RNA ligands to bacteriophage T4 DNA polymerase. Science. 1990；249：505-10.

［522］ Ellington AD, Szostak JW. In vitro selection of RNA molecules that bind specific ligands. Nature. 1990；346：818-22.

［523］ Nahid P, Bliven-Sizemore E, Jarlsberg LG, De Groote MA, et al. Aptamer-based proteomic signature of intensive phase treatment response in pulmonary tuberculosis. Tuberculosis（Edinb）.2014；94：187-96.

［524］ Gold L, Ayers D, Bertino J, Bock C, et al. Aptamer-based multiplexed proteomic technology for biomarker discovery. PLoS One. 2010；5，e15004.

［525］ Li N, Wang Y, Pothukuchy A, Syrett A, et al. Aptamers that recognize drug-resistant HIV-1 reverse transcriptase. Nucleic Acids Res. 2008；36：6739-51.

［526］ Turek D, Van Simaeys D, Johnson J, Ocsoy I, Tan W. Molecular recognition of live cells using DNA aptamers. World J Transl Med. 2013；2：67-74.

［527］ Bruno JG, Richarte AM, Phillips T, Savage AA, et al. Development of a fluorescent enzyme-linked DNA aptamer-magnetic bead sandwich assay and portable fluorometer for sensitive and rapid leishmania detection in sandflies. J Fluoresc. 2014；24：267-77.

第85章　细菌基因型耐药性分析

A. Huletsky，Michel G. Bergeron

1　前言

抗微生物药物耐药性的增加显著降低了目前抗生素治疗常见感染的有效性。然而，自1987年以来没有成功发现新型抗生素。在此期间，数百种抗药机制已经发展到极端水平，世界卫生组织（WHO）宣布抗生素耐药性是对全球人类健康的威胁[1]。2015年，美国总统奥巴马发布了"抗击抗生素耐药细菌国家行动计划"（https：//www.whitehouse.gov/sites/default/files/docs/national_action_plan_for_combating_antibotic-resistant_bacteria.pdf），并提供了2 000万美元的奖金，以促进医疗保健提供商快速、定点诊断测试的发展，以确定高度耐药的细菌感染。

随着基因组技术的迅速发展，这将是一段危险的时期，但同时也会令人兴奋，并将促进工具的开发，以更好地诊断抗生素耐药性细菌感染、评估抗药性的传播并研究其流行病学。实际上，医院获得性感染（HAIs）的70%是由多重耐药（MDR）微生物引起[2]，正在迅速蔓延，使我们的医院不再安全，在美国，每年造成超过75 000人死亡[3]（http://www.cdc.gov/HAI/surveillance/）。一些医院获得性MDR病原体，即所谓的超级细菌，最近被命名为"ESKAPE"病原体（屎肠球菌、金黄色葡萄球菌、肺炎克雷伯菌、鲍曼不动杆菌、铜绿假单胞菌和肠杆菌属），以强调它们"逃脱"有效抗菌剂的杀菌作用[4-6]。ESKAPE病原体组的一些菌株不仅是MDR，而且还具有广泛耐药（XDR）或耐药（PDR）[5]。在社区中，肺炎链球菌中多药耐药性的流行率正在增加，包括对β-内酰胺类抗性（对青霉素和交叉耐药的头孢类抗生素的中、高度耐药性）、大环内酯类，以及最近的氟喹诺酮类药物[7-9]。此外，社区出现了不同于医院毒株的MRSA毒株，即所谓的社区相关MRSA（CA-MRSA），现在已进入医疗机构，从而导致HAIs[10, 11]。另一个主要的公共卫生问题是MDR结核分枝杆菌（MDR-TB）的发病率增加以及XDR结核分枝杆菌（XDR-TB）的出现[12-14]。在医院和社区实践的医师必须治疗由多重抗药性微生物引起的感染，并且新出现的抗微生物药物耐药性正在变得越来越复杂[15-17]。由于可用于治疗由多重耐药菌引起的感染的抗微生物剂的数量有限，因此对用于检测抗微生物药物耐药性的快速、可靠的易感性测试方法或替代抗性测试方法的需求变得越来越重要。常规的基于表型培养的药敏试验结果通常在细菌培养分离后24～48 h或更长时间内获得。此外，敏感性试验并不总是准确的，难以检测新出现的抗微生物药物耐药性，并且通常需要多种方法才能获得准确的药敏谱。微生物学实验室缺乏准确和及时的敏感性数据，会对抗生素的使用和处方产生影响。患者必须经验性地接受广谱抗生素治疗，导致耐药率和医疗费用增加[18]。我们对抗生素耐药性遗传机制的了解以及样品制备、核酸扩增和敏感核酸检测方面的进展，使我们开发了用于快速检测抗微生物药物耐药性的基因型方法。现在可以在大约1 h内直接从临床标本中鉴定微生物及其对抗微生物剂的抗性[19, 20]。一些基因型耐药性分析越来越多地用于提供更准确和快速耐药性检测的临床环境中。

这篇综述描述了这种新型瘟疫的机制和重要性，总结了用于检测抗微生物药物耐药性的新型快速分子诊断试验，其中一些通过允许临床医生实时介入（<1 h）而不必等待2～3 d进行培养和药敏试验的结果，这避免了经验性治疗和过度使用广谱抗生素，这些抗生素通过干扰患者的微生物群体来发展艰难梭菌感染和抵抗传播。在20 min内幸存了42亿年的微生物数量增加了1倍，并且能够

非常迅速地形成抗性。此外，这种抗性可通过移动遗传元件（质粒、转座子等）传递给其他病原体。分子诊断革命已经开始于2002年，当时我们的研究小组开发了第一个由FDA批准的实时PCR测定法（IDI-Strep B，现在来自BD Diagnostics的BD GeneOhm StrepB），该方法可用于检测在孕妇分娩期间B组链球菌[21]。2004年，我们的第二次实时PCR检测（IDI-MRSA，现在BD Diagnostics的BD GeneOhm MRSA）是FDA批准的第一种直接用于临床标本的分子MRSA检测[19, 22]。

10年后的今天，有很多可用的分子测试和"没有培养的变化"（使用核酸为基础的测试）[23]发生缓慢但可以确定，并希望将确保更好地使用抗生素和更少的经验性治疗。在护理点的快速分子检测现在也出现了，并且在未来5～10年内对临床实践将产生巨大影响。

2　抗菌剂耐药性的机制

细菌已经开发出不同的策略来逃避抗微生物剂的作用。一般来说，抗微生物药物耐药性来源于：

（1）生产灭活或破坏抗微生物剂或靶基因的酶。

（2）获得不受抗微生物剂抑制的外源抗性基因。

（3）减少抗菌剂的摄取。

（4）抗菌剂主动外排。

（5）减少抗微生物剂结合的细胞靶基因的过量产生、丢失或突变。

以下描述了重要菌类的主要耐药机制。

2.1　氨基糖甙类药物的耐药性

氨基糖苷类药物构成了一大类抗菌药物，通过与30S核糖体亚单位的细菌16S rRNA结合而抑制翻译过程。已经描述了5种抗氨基糖苷类药物的机制[24-26]，包括：

（1）氨基糖苷修饰酶（AMEs）的酶失活。

（2）核糖体靶位点中的突变（编码S12蛋白的*rrs*基因和编码S12蛋白的*rpSL*基因）阻止结合细。

（3）细胞膜通透性下降。

（4）外排泵驱逐。

（5）16S rRNA靶位点的甲基化。

在耐药频率和抗性水平方面，AMEs失活是最重要的[26]。氨基糖苷类被三类分类为氨基糖苷类磷酸转移酶（APHs）、氨基糖苷类腺苷三磷酸酶（ANTs）和氨基糖苷类乙酰转移酶（AACs）的酶所修饰。这些酶共价修饰特定的氨基或羟基，导致与目标核糖体结合不佳的氨基糖苷类。在每一类氨基糖苷中都有不同特定修饰位点的酶。已经描述了100多种氨基糖苷类修饰酶[26]。

2.2　β-内酰胺的耐药性

β-内酰胺是结构多样的一组抗菌剂，由于它们与青霉素结合蛋白（PBPs）相互作用而干扰细菌细胞壁的合成。对β-内酰胺类抗生素的抗药性可以由4种不同的机制引起：（a）被认为是最常见的耐药机制是β-内酰胺酶的获得或超表达；（b）PBPs的改变、过表达或获得；（c）外膜的渗透性变化；（d）抗微生物剂的主动外排[27, 28]。目前已有1 300多种β-内酰胺酶被描述[29]。β-内酰胺酶可以根据其分子结构或功能分组。根据氨基酸序列的相似性已经定义了4种不同的分子类型的β-内酰胺酶。A、B和C类是丝氨酸β-内酰胺酶，而B类是金属-β-内酰胺酶[30, 31]。

2.3　糖肽的耐药性

糖肽类抗生素，如万古霉素和替考拉宁通过与五肽肽聚糖前体分子的末端d-丙氨酰-d-丙氨酸结合而抑制细胞壁合成。这种结合阻止了形成细胞壁所必需的肽聚糖前体的交联。获得性耐万古霉素的革兰氏阳性细菌根据已描述的细菌种类而不同：（a）肠球菌和葡萄球菌中前体形成的改变；（b）葡萄球菌中突变细胞壁的改变；（c）肺炎链球菌耐受[32-35]。迄今为止，在肠球菌中已经描述了8个赋予不同糖肽抗性表型的基因簇（*vanA*、*vanB*、*vanD*、*vanE*、*vanG*、*vanL*、*vanM*和*vanN*），而第9个（*vanC*）通常存在于鸡肠球菌和卡氏肠球菌/黄肠球菌[32]。然而，最近的研究报道在粪肠球菌和屎肠球菌中存在*vanC*基因，显示这些基因在细菌之间转移的能力[36-38]。*vanA*、*vanB*、*vanD*和*vanM*基因编码d-丙氨酸-d-乳酸连接酶，而*vanC*、*vanE*、*vanG*、*vanL*和*vanN*基因编码D-丙氨酸-d-丝氨酸连接酶。已经描述了肠球菌以外的细菌物种含有*van*基因[39-55]。世界上第一个含有*vanA*［万古霉素耐药金黄色葡萄球菌（VRSA）］的金黄色葡萄球菌分离株于2002年6月被美国报道[39]。目前，全世界的VRSA菌株数量仍然很少[34, 56-58]。最近，在印度、伊朗和苏丹描述了含有*vanB*以及同时含有*vanA*和*vanB*的金黄色葡萄球菌分离株[57-59]。

2.4 大环内酯、林可酰胺和链球菌素的耐药性

大环内酯类、林可酰胺类和链球菌素（A和B）通过与50S核糖体亚基的肽基-tRNA结合区域可逆结合来抑制蛋白质合成，从而在伸长期间刺激肽基-tRNA分子从核糖体解离[60, 61]。已经描述了3种不同的大环内酯、林可酰胺和链霉抗性机制：

（1）几种不同的获得性红霉素核糖体甲基化酶在23S rRNA中甲基化相同的腺嘌呤残基或通过染色体基因突变（例如编码23S rRNA的*rrl*基因）改变核糖体靶位点，导致对大环内酯类、林可酰胺类和链球菌B抗生素（MLS_B）（靶位点的改变尚未描述链球菌A抗性）。

（2）抗微生物剂［例如，赋予大环内酯抗性的*mef*（A），赋予链阳菌素A抗性的*vga*（A）和赋予大环内酯和链霉抗生物素B抗性的*msr*（A）］的主动外排。

（3）通过几种不同的酶（包括酯酶、磷酸化酶、裂解酶和转移酶）使药物失活[62, 63]。

2.5 喹诺酮类的耐药性

喹诺酮类药物与2种Ⅱ型拓扑异构酶、DNA促旋酶和拓扑异构酶Ⅳ相互作用，这2种酶都是细菌DNA复制所必需的。通过药物与由DNA和这2种靶酶中的任一种组成的复合物的相互作用似乎发生抑制。DNA促旋酶的GyrA和GyrB亚基分别与拓扑异构酶Ⅳ的ParC和ParE亚基同源。喹诺酮类药物的耐药性主要来源于药物靶标中的染色体突变和通过改变渗透机制或增加药物流出而改变药物进入靶酶的作用[64, 65]。（a）保护DNA促旋酶免于喹诺酮作用的质粒编码的Qnr蛋白；（b）由乙酰基喹诺酮的*aac*（6'）-*Ib-cr*编码的氨基糖苷乙酰转移酶；（c）由*qepA*编码的质粒介导的喹诺酮外排泵[65, 66]。

2.6 甲氧苄啶和磺胺类药物的耐药性

甲氧苄啶和磺胺类药物是2种酶［分别为二氢叶酸还原酶（DHFR）和二氢门合酸合成酶（DHPS）］的抑制剂，它们依次在四氢叶酸（THF）的形成中起作用。甲氧苄啶抗性最常见的机制是获得低亲和力的*dhfr*基因，其中约20个已被描述[67]。对甲氧苄氨嘧啶的抗性也可以由启动子突变赋予，导致*DHFR*的过量产生，*dhfr*基因内的点突变或两种机制同时出现。对磺胺类药物的耐药性可能是由于获得不同的低亲和力*dhps*基因和染色体*dhps*基因中的点突变引起的[67]。

2.7 四环素的耐药性

四环素是一组抑菌抗生素，其通过与核糖体受体A位点附近的16S rRNA可逆结合起作用，抑制氨酰-tRNA与该位点的连接，由此阻止蛋白质的延伸步骤合成[68]。四环素耐药性由4种机制引起：（a）使四环素离开细胞质的主动外排；（b）防止四环素与核糖体结合的核糖体保护；（c）四环素分子的失活；（d）rRNA突变可以防止四环素与核糖体结合[68, 69]。

2.8　氯霉素的抗性耐药性

氯霉素与50S核糖体亚基结合并抑制原核肽转移酶。氯霉素的耐药性最常见的机制是产生使抗生素失活的氯霉素乙酰转移酶（CATs）。已经报道了大量的CAT基因，并且这些决定簇通常赋予氯霉素高水平的抗性[70]。对氯霉素的抗性也可能由靶位点突变、渗透障碍、磷酸转移酶失活和主动外排引起[71]。

2.9　利奈唑胺的耐药性

利奈唑胺是一种噁唑烷酮抗菌剂，通过与23S rRNA的结构域Ⅴ区域结合来抑制细菌蛋白质的合成[72]。对利奈唑胺的耐药性主要由编码23S rRNA的*rrl*基因的一个或多个等位基因的结构域Ⅴ中心区域的突变介导[73]。也已经描述了分别编码核糖蛋白L3和L4的*rplC*和*rplD*基因中的突变以及23S rRNA基A2503的甲基化[73]。

2.10　抗利福平的耐药性

利福平通过与由*rpoB*基因编码的细菌DNA依赖性RNA聚合酶的β亚基结合而发挥作用，导致转录被抑制[74]。对利福平的耐药性由*rpoB*基因中心区的染色体突变或短缺失和插入赋予[75]。

2.11　耐异烟肼的耐药性

异烟肼是一种合成抗菌剂，用于治疗由结核分枝杆菌复合物引起的感染。确切的作用机制仍不清楚，但目标似乎是抑制霉菌酸合成[76, 77]。对异烟肼的耐药性可能由6种不同基因的突变引起：

（1）编码过氧化氢酶-过氧化物酶的*katG*基因。
（2）编码烯醇还原酶的*inhA*基因及其启动子。
（3）编码烷基过氧化氢还原酶亚基的*ahpC*基因及其启动子。
（4）编码β-酮酯酰基载体蛋白合成酶的*kasA*基因。
（5）编码NAD脱氢酶的*ndh*基因。
（6）编码芳基胺N-乙酰转移酶的*nat*基因[75, 77-79]。

2.12　乙胺丁醇的耐药性

乙胺丁醇是一种合成的抗结核药物。这种化合物通过抑制阿拉伯半乳聚糖的合成来改变外部分枝杆菌膜的形成[74, 80]。对乙胺丁醇的耐药性通常是由*embB*编码阿拉伯糖基转移酶的突变引起的[81]。

2.13　吡嗪酰胺的耐药性

吡嗪酰胺（烟酰胺的吡嗪类似物）是结核分枝杆菌的前药，其需要通过细菌吡嗪酰胺酶转化成活性吡嗪酸。对吡嗪酰胺的抗性通常是由编码吡嗪酰胺酶的*pncA*基因突变或在基因上游的假定调控区引起的[82]。

3　耐药性检测方法

临床微生物学实验室有责任在一个时间范围内提供重要细菌分离株的可靠、准确和敏感的数据，这对于临床医生开发特定感染的最合适的抗微生物剂（最便宜和/或更窄的谱）是有用的，并在可能的情况下减少耐药性的发展。确定病原体的抗菌药物敏感性特征与鉴定感染中涉及的病原体一样重要。随着抗微生物药物耐药性的增加，治疗方案更加有限，这变得更加重要。通过常规表型敏感性方法测量的临床分离物的抗微生物药物敏感性目前是提供给临床医生的参数。然而，被定义为对抗微生物剂敏感的分离物不总是被成功治疗，但是大多数耐药分离物导致治疗失败。因此，开发能够检测耐药机制并更好地了解哪种耐药机制最难检测的方法非常重要[83]。在过去的几年中，已经进行了常规易感性测试的优化和难以检测的耐药机制新型表型方法的开发[84, 85]。此外，几种创新的抗菌药敏试验的表型方法，如基质辅助激光解吸电离-飞行时间质谱（MALDI-TOF MS），可以在不久的将来提供有价值的新选择[86, 87]。作为这些表型方法的替代或补充，已经开发了几种基因型耐药性分析，并越来越多地用于临床微生物学实验室，提供快速、准确和灵敏的方法来检测是否存在药物耐药性[16, 86, 88, 89]。

3.1 表型分析/敏感性试验（培养）

常规基于培养的易感性方法测量抗体的体外表型表达，其可以定量解释为最小抑制浓度（MIC）或定性解释为敏感、中等或抗性。MIC被定义为在限定的时间间隔内抑制生物体可见生长的抗微生物剂的最低浓度。临床微生物学实验室采用了几种常规抗菌药敏试验方法[90]。表型抗性可以定量报道为稀释法（肉汤和琼脂稀释）和抗生素梯度扩散（如E-test）的MIC，或者可以用纸片扩散法（例如Bauer-Kirby纸片扩散法）定性表达。肉汤微量稀释法已适用于基于仪器的自动化系统，便于阅读和解释结果。这些仪器可以在24～48 h内提供物种鉴定和/或抗生素敏感性结果。目前最常用的系统包括Microscan WalkAway系统（西门子医疗诊断公司）、Vitek 2系统（bioMérieux）、BD Phoenix系统（BD诊断公司）和Sensititre系统（TREK诊断公司）。最近的综述[91, 92]详细描述了这些系统的优点和局限性。

无论测试微生物和抗生素以及使用的方法如何，通过体外抗生素敏感性测试获得的结果可以根据培养基、所测试的生物体的接种物浓度以及培养条件（持续时间、温度和大气）而大不相同。临床和实验室标准研究所（CLSI，前身为NCCLS）[93-96]（clsi.org）和欧洲抗微生物药物敏感性委员会（EUCAST）[97]（eucast.org）是促成抗菌药物敏感性检测的主要机构，为方法学和标准化提供最新指导方针控制程序以确保实验室内和实验室之间的准确性和可重复性[98]。不同的国家标准化方法也可以使用，包括英国抗微生物化学疗法学会（BSAC）在英国发布的那些标准化方法，以及其他国家的等效方法[98, 99]。

3.1.1 断点的临床意义

抗菌药物敏感性试验的目标是根据MIC建立的断点，通过将细菌菌株分为临床相关类别（即易感、中等或耐药）来预测临床结果。通常选择抗生素的断点作为血液中的治疗浓度，用常规给药方案可以容易地实现，但这不容易确定。在建立MIC断点时，如MIC分布、药代动力学和药效学、临床和细菌学响应率以及圆盘扩散法的区域直径分布，必须考虑几个因素[100]。必须定期重新评估细菌耐药性、易感性试验方法或抗生素治疗方案的变化。MIC的测定受到许多变量的影响，如测试培养基的组成、接种量、培养时间和生物体抗性亚群的存在。此外，用于测定MIC的体外测试条件不能模拟可影响体内抗微生物活性的其他因素，包括亚MIC效应、后抗生素效应、蛋白质结合、感染部位处氧化还原电位的变化以及血液中药物水平的差异并在感染部位[100]。然而，当MIC在标准化条件下确定时，它为设定断点以预测体内功效提供了方便的参考点。

解释性断点分配给一种抗微生物药物，通过影响在当地、地区、国家或国际层面测量的耐药率，双药可以对该药物的处方经验治疗产生重大影响[101]。在北美，CLSI有责任建立断点。然而，不同的国家已经定义了不同的断点来确定耐药性[98]（见3.1节）。这种差异可能与不同剂量或给药间隔有关，或者可能来自技术方面，如不同的药敏试验培养基和检测条件[102]。此外，一些国家在确定易感性方面或多或少保守。因此，如果使用不同的方法比较国家间的耐药率，有时候会感到困惑。在欧洲，EUCAST已经统一了MIC断点。但是，迫切需要在国际上统一易感性方法和MIC断点[98, 103]。

3.2 特殊的表型敏感性方法

常规的易感性测试方法或自动化系统对于某些苛刻的生物或具有难以检测的抗性机制的生物是不可靠的。（如分枝杆菌属、链球菌属，包括肺炎链球菌、嗜血杆菌属物种，淋球菌和厌氧菌）需要特殊的生长培养基和条件，某些生物体具有可诱导的抗性或MIC的微小变化（在断点处或附近）〔例如耐甲氧西林金黄色葡萄球菌（MRSA）、耐万古霉素肠球菌（VRE）、万古霉素中间体金黄色葡萄球菌（VISA）以及产碳青霉烯酶肠杆菌科细菌（CPE）〕需要特殊的表型检测方法进行检测的耐药性。在最近的综述[77, 84, 104, 105]中可以找到用于这些苛刻有机体的易感性测试方法和难以检测的耐药机制的完整描述。进一步描述了用于难以检测抗性的表型方法的一些例子。

3.2.1 葡萄球菌中苯唑西林抗药性的检测

金黄色葡萄球菌对苯唑西林的耐药性来自于至少3种不同的耐药机制：

（1）获得携带编码改变的PBP-PBP2a/PBP2′-的*mecA*基因的葡萄球菌盒式染色体（SCC*mec*）-对β-内酰胺抗生素（名为*mecC*的新*mecA*同系物（原来为*mecA*LGA251）最近已有描述[106-108]。

（2）通过增加产生β-内酰胺酶产量导致低水平或临界抗性（BORSA）来灭活药物。

（3）生产修改后的内在PBPs（MOD-SA），其对药物的亲和力也发生改变，这也导致临界耐药性[84, 109, 110]。

将具有*mecA*和*mecC*阳性抗性的分离株与具有其他2种类型的抗性的分离株区分开很重要，因为*mecA*和*mecC*基因赋予对所有细菌β-内酰胺的抗性。此外，携带*mecA*的分离株通常也是多药耐药性的，而对于其他2种类型的耐药性和*mecC*分离株则不是这种情况[108]。尽管大多数MRSA分离株对于最近在美国和世界其他地方已被批准的新型抗MRSA超广谱头孢菌素头孢洛林敏感[111]，但最近描述了一些对这种新药耐药的金黄色葡萄球菌分离株[112-114]。此外，一些新出现的社区相关的*mecA*阳性MRSA菌株（命名为CA-MRSA）通常对非β-内酰胺类抗生素敏感[115]。

携带*mecA*的一些分离株在其抗性表达中是均质的或不均质的。与具有均匀抗性的分离株相反，异质抗性导致MIC似乎是边界线，并且可能与BORSA或MOD-SA分离株混淆，其中MIC也是分界线。为了检测异质亚群，常规苯唑西林敏感性试验需要特殊的培养基，培养温度和时间。此外，一些罕见的MRSA菌株具有诱导性耐药性，需要检测特异性程序[111]。BORSA抗性通常可以通过在苯唑西林MIC试验中添加β-内酰胺酶抑制剂（如克拉维酸）与*mecA*抗性加以区分，MIC试验可将MIC降低2倍以上[84]。在过去几年中，头孢西丁已被证明比苯唑西林更敏感，用于检测含*mecA*的分离株，现在已广泛用于预测*mecA*介导的苯唑西林耐药性，作为MIC和盘扩散法中苯唑西林的替代物[84, 93]。此外，头孢西丁比苯唑西林更可靠地检测*mecC* MRSA[116]。然而，这个测试并没有检测到BORSA和MOD-SA分离株[84]。因此，CLSI和EUCAST都建议检测苯唑西林和头孢西丁以检测所有可能的苯唑西林耐药机制[111]。

其他商业可用的方法被广泛用于快速确认金黄色葡萄球菌分离株中苯唑西林抗性的临床微生物学实验室，例如在15～20 min内检测PBP 2a存在的乳胶凝集试验，包括MRSA筛选试验（Denka Seiken有限公司）、PBP 2乳胶凝集试验（Oxoid有限公司）、Mastalex-MRSA试验（Mast Diagnostics）和Slidex MRSA检测试验（bioMérieux）[84]。但是，这些方法不能检测含有*mecC*的分离菌[106]。第3.1节中描述的细菌鉴定和药敏试验自动化仪器在过去几年中得到了改进，现在能够可靠地鉴定MRSA分离株。

快速准确地鉴定MRSA分离株不仅对于患者护理至关重要，而且对于有效的感染控制计划来限制MRSA的传播也至关重要[117-122]。对MRSA携带者进行主动监测，无论是针对性还是普遍性，是防止MRSA在医疗机构中传播的最常见和有效的措施之一[2, 118, 123, 124]。然而，如上所述，用于鉴定金黄色葡萄球菌与敏感性测试的基于培养的方法通常需要至少48 h。近年来，已开发了包含选择性抗生素（例如头孢西丁）的数种商业生色培养基（例如来自BD Diagnostics的BBL-CHROMagar MRSA、CHROMagar Microbiology的CHROMagar MRSA、Oxoid的Brilliance MRSA琼脂、Bio-Rad的MRSAS和bioMérieux的ChromID MRSA）可以从原始筛选培养物中直接鉴定MRSA菌落，避免传代培养的需要，并将结果的时间缩短至20~26 h。这些不同媒体的表现已经在几项研究中得到评估，并在最近的评论[111, 121, 125, 126]中进行了描述。这些媒体的敏感性和特异性非常多变。已经表明在将样品接种到这些显色培养基之前48 h的长孵育时间或选择性富集肉汤提高了灵敏度，但增加了MRSA检测的时间。

3.2.2 万古霉素耐药性在肠球菌和葡萄球菌中的耐药性检测

迄今为止，在肠球菌中描述的9种糖肽抗性表型中（见2.3节），三种最常见于临床环境中：（a）具有替考拉宁抗性的万古霉素高度耐药性（VanA表型）；（b）中度至高度万古霉素耐药，通常无替考拉宁耐药（VanB表型）；（c）与之相关的固有的低水平抗性 *E. gallinarum* 和 *E. casseliflavus/flavescens*（VanC表型）[84]。过去，临床实验室常用的基于标准培养基的方法（尤其是纸片扩散法）和自动化系统有时未能检测到某些肠球菌菌株中的低水平万古霉素抗性（VanB和VanC表型）。然而，一些自动化系统如Vitek 2（bioMérieux）和BD Phoenix（BD Diagnostics）系统现在已得到增强，并且CLSI增加了新的建议以改善万古霉素纸片扩散方法[35, 84]。CLSI推荐使用万古霉素琼脂筛选试验检测肠球菌对万古霉素的低度耐药性[93]。然而，从感染控制的角度来看，区分含有vanC的肠球菌可以在琼脂筛选板上生长，与临床上重要的耐万古霉素肠球菌（VRE），包括粪肠球菌和屎肠球菌[93]（见3.3.3节）。需要特殊的表型检测来区分这些肠球菌[84]。

使用直肠/直肠周围标本主动筛查VRE或粪便标本检测高危患者的携带风险已被证明有助于减少VRE定殖、感染和医疗保健成本[127, 128]。几种选择性琼脂培养基可商购获得（例如，来自Oxoid的Brilliance VRE琼脂、来自bioMérieux的chromID VRE、来自CHROMagar微生物学的CHROMagar VRE和来自Bio-Rad的VRESelect）用于VRE筛选，并已显示减少识别VRE载体的时间。这些选择性培养基检测VRE的性能已经在几项研究中得到评估[129-133]。虽然大多数琼脂培养基表现出优异的特异性，但这些培养基的敏感性（特别是在24 h与48 h评估时）用于低万古霉素MIC检测vanB-VRE的效果很差。

金黄色葡萄球菌描述了3种类型的万古霉素耐药表型：（a）万古霉素中度耐药（VISA），（b）异质性VISA，（c）耐万古霉素（VRSA）[33]。鉴于VRSA对万古霉素的耐药性通常来自 *vanA* 基因的获得（参见2.3节），少数葡萄球菌染色体调节基因的不同突变与VISA和hVISA相关，导致细胞壁体积和组成的变化。这些菌株的细胞壁通常增厚，被认为可以阻止万古霉素扩散到分隔中细胞质膜的活性位点[33]。使用标准盘扩散和肉汤微量稀释方法以及用于检测VRE和大多数商业方法的万古霉素琼脂筛选测试可准确检测VRSA菌株。然而，只有用肉汤微稀释法才能可靠地检测到VISA菌株[84]。最近，一些含万古霉素中度耐药或万古霉素敏感表型 *vanA* 或 *vanB* 的金黄色葡萄球菌分离株已有报道[57, 134]。

3.2.3 革兰氏阴性细菌中碳青霉烯生产菌的检测

虽然其他耐药机制可能涉及诸如由于孔蛋白改变或高外排泵活性导致的外膜渗透性降低，但是革兰氏阴性菌对碳青霉烯类的耐药性主要源自获得碳青霉烯酶编码基因[135]。碳青霉烯酶是能够水解碳青霉烯类（亚胺培南、厄他培南、美罗培南和多利培南）和大多数其他β-内酰胺类的β-内酰胺酶，并且位于携带许多其他抗性决定簇的可移动遗传元件上，因此产生可传播的多药耐药性，甚至广泛的耐药性，并限制了抗生素治疗的选择[136]。碳青霉烯酶可分为3类β-内酰胺酶，即A类（如KPC类型）、B类或金属β-内酰胺酶（MBL）（如IMP、NDM和VIM类型）和D类（如OXA-48型），每个类别都具有针对β-内酰胺的特定水解性质[135, 137]。生产碳青霉烯酶的革兰氏阴性菌（CPGN）主要是肠杆菌科、铜绿假单胞菌和鲍曼不动杆菌，与死亡率增加有关，并已成为全球主要关心的问题[138-141]。质粒编码的碳青霉烯酶基因的高传导率及其与多种抗生素耐药决定因素的相关性，解释了需要检测碳青霉烯酶生产者以选择适当的治疗方法和实施有效的感染控制措施[142]。碳青霉烯酶的检测通常根据MIC对碳青霉烯耐药多断点分析[143]。然而，革兰氏阴性菌对碳青霉烯类抗生素的耐药性通常只能根据标准肉汤微量稀释法和纸片扩散法获得的敏感性试验结果进行可靠性检测，因为自动化抗菌测试系统或梯度扩散技术（如E-test）已显示性能不佳[144]。尽管如此，一些碳青霉烯类抗生素低于既定CLSI断点的碳青霉烯酶生产商可能未被检测到，尤其是OXA-48型生产者[136]。最近有人提出，应该在任何肠道细菌分离株上进行碳青霉烯酶生产的检索，与野生型表型相比，其对碳青霉烯类的敏感性甚至略有下降[136]。

　　几种表型方法可用于确认碳青霉烯酶活性。CLSI推荐修改后的Hodge试验（MHT）筛选肠杆菌科碳青霉烯酶的产生[93]。然而，一些产生AmpC型β-内酰胺酶或ESBL的分离株与孔蛋白缺失偶联可能会导致假阳性，并且缺乏灵敏度已被报道用于检测B类碳青霉烯酶[136, 144]。还可以使用双盘协同作用和联合盘法[136, 144, 145]进行其他检测，以确定碳青霉烯酶生产者的分子是否可以抑制碳青霉烯酶和/或其他类型的β-内酰胺酶。基于不同碳青霉烯酶的特异性抑制特性的组合盘测试可商购获得（例如，来自Rosco Diagnostica的KPC/MBL和OXA-48确认试剂盒以及来自Mast Diagnostics的Carbapenemase检测试剂盒）。这些方法的敏感性和特异性取决于检测到的碳青霉烯酶[136, 143-147]。

　　最近，Nordmann等人描述了基于亚胺培南的β-内酰胺环水解的新的快速（<2 h）显色碳青霉烯酶检测方法——Carba NP测试[148-150]。该试验已经在几项用于检测肠杆菌科、假单胞菌属和不动杆菌属中的碳青霉烯酶生产者的研究中得到验证。报道的灵敏度在78.9% ~ 100%之间变化，而特异性通常为100%[148-155]。此测试的2个商业版本现已推出（来自bioMérieux的RAPIDEC CARBA NP和来自Rosco Diagnostica的Rapid CARB Screen Kit）。快速CARB筛选试剂盒的性能最近已经被用于检测肠杆菌科和铜绿假单胞菌中碳青霉烯酶的产生，并且表现出比Carba NP测试更好的性能[156]。

　　最近，一些研究报道了使用检测碳青霉烯环水解的MALDI-TOF-MS鉴定革兰氏阴性细菌分离株碳青霉烯酶活性的方法[145]。MALDI-TOF-MS也被用来直接从阳性血液培养物中检测碳青霉烯酶活性[157]。这些方法似乎是简单、快速和可靠的，可用于鉴定碳青霉烯酶。

　　为了应对碳青霉烯酶产生者日益增多的出现和高传播潜力，疾病控制和预防中心推荐筛查粪便或直肠拭子，以确定产碳青霉烯酶的肠杆菌科细菌（CPE）携带者并启动适当的感染控制措施[158]。为了筛查CPE携带者，通常将粪便或直肠拭子涂布在含有碳青霉烯类的选择性培养基上[159, 160]。选择性显色培养基可商购获得（例如来自Oxoid的Brilliance CRE、来自CHROMagar的CHROMagar KPC和来自bioMérieux的chromID Carba）用于检测碳青霉烯酶产生菌。这些培养基的性能已经在最近的评论[136, 144, 145, 161]中描述的几项研究中进行了评估。这些培养基表现出可变特异性，其敏感性取决于产碳青霉烯酶的分离株的MIC。在选择性培养基上生长的碳青霉烯酶生产菌应通过上述方法通过敏感性试验和碳青霉烯酶活性进行确认。

3.3　基因型分析

　　易感性测试的表型方法通常很简单，自动化系统大大促进了易感性测试程序和数据分析[91, 92]。尽管获得敏感性数据的孵化时间在某些自动化系统中减少到3 ~ 5 h，或者在特殊敏感性试验（如MRSA-Screen test）（见3.2.1）中更短（15 ~ 20 min），所有表型敏感性方法都需要细菌分离，因此直到开始治疗24 h或更长时间才能获得结果。目前进行的几个敏感性测试高度依赖于实验条件，并且通常必须进行特殊的表型测试才能获得准确的敏感性曲线。此外，目前在抗菌药物敏感性试验中尚未就易感性方法和断点的解释达成国际协议（见3.1和3.1.1节）。

　　与传统的敏感性方法相比，使用基因型方法进行抗性测试有几个优点[86, 88, 162]：

（1）因为它不依赖于实验室条件下的可变基因表达[85]，因此检测抗性基因对于检测具有难以检测的抗性谱的分离株（在断点处或附近的MIC或诱导型抗性）更准确。

（2）基因型测试可以快速提供抗性谱（用一些分子方法小于1 h），因为可以直接从临床标本进行：这不仅对于不能培养、不容易培养的生物或生长缓慢的生物体，而且在培养物呈阳性之前，在疾病早期选择最合适的治疗方法而言尤其重要。

（3）基因型测试可以减少与培养物繁殖微生物有关的生物危害风险。

（4）基因型检测是对医院或社区抗微生物药物耐药性进行流行病学研究的有力工具，对耐药表型遗传机制的直接了解。

（5）基因型检测可作为评估新的改良敏感性方法的黄金标准，用于检测难以检测到耐药谱的临床分离株。

随着对抗菌药物耐药机制的了解以及公共数据库中可用抗性基因序列数量的增加[163]，已经开发了几种用于检测与抗性相关的细菌基因和突变的基因型测定。一些评论提供了关于几种基因型耐药性测定的更多细节[16, 86, 88, 89, 164-166]。表85.1显示了已经开发了基因型抗性测定的最常见的抗生素抗性基因。对于这些基因中的大多数，迄今为止开发的基因型耐药性测定是内部测试，其尚未通过临床微生物学实验室的彻底过程进行验证。然而，CLSI发布了描述实验室开发的测试验证的指南[167]。此外，近年来，食品和药物管理局（FDA）清除的和/或欧洲共同体（CE）标记的（表85.2）以及分析物特异性试剂（ASR）的市售试剂盒的数量显著增加，促进了这些技术的使用。尽管如此，临床实验室改进修正案（Clinical Laboratory Improvement Amendments，CLIA）[168]中临床微生物实验室的用户仍需要对ASRs进行优化和验证，使实验室越来越难以使用ASRs[88]。

基因型耐药性分析通常靶向核酸包含一部分或全部抗性基因的序列或与可以通过DNA探针技术或扩增技术检测到的抗性相关的突变。然而，未扩增的探针技术不足以检测大多数临床标本中发现的少量细菌细胞，因此限于直接检测生物体数量大的标本中的病原体。例如，mecA XpressFISH（AdvanDX），一种荧光原位杂交（FISH）检测使用PNA探针，检测血培养阳性的*mecA*[169]。用于基因型测试的扩增技术包括：

（1）核酸靶扩增［包括逆转录酶PCR（RTPCR）、巢式PCR、多重PCR、实时PCR和数字PCR的聚合酶链式反应（PCR），以及几种等温扩增方法，如链置换扩增（SDA）、自我维持序列复制、转录介导扩增（TMA）、基于核酸序列的扩增（NASBA）、解螺旋酶依赖性扩增（HAD）、环介导等温扩增（LAMP）和重组酶聚合酶扩增（RPA）］。

（2）探针扩增（如连接酶链式反应、循环探针技术和裂解酶-入侵技术）。

（3）信号放大［如信号介导的RNA技术扩增（SMART）和分支DNA（bDNA）测定］[165, 170, 171]。

扩增产物或扩增子可以在通过不同方法扩增后检测；最常见的是杂交阵列、线性探针分析、凝胶和毛细管电泳方法、比色微量滴定板系统、限制性片段长度多态性（RFLP）分析、DNA测序或质谱。最近的综述提供了这些技术的综合描述[170-172]。

PCR扩增是用于检测抗微生物剂抗性基因的最常用的核酸扩增技术。然而，PCR扩增与PCR后扩增子检测相结合，由于这些PCR后检测方法的时间消耗和残留污染问题[173]，发现诊断实验室检测的接受度有限。实时PCR是常规微生物实验室中基因型耐药性测试中应用最广泛的技术，因为这种通过荧光技术实时监测的闭管放大过程由于超快速热循环和易于执行而很快，而结转风险最小化[174]。为了检测抗生素抗性基因和突变，已经开发了多种室内或商业实时PCR测定法（表85.1和85.2）。当需要检测几种细菌种类和/或抗微生物剂抗性基因时，可以使用实时多重PCR。然而，实时多重PCR由于可以由光学检测系统区分的荧光团数量受限，因此可以同时检测到的遗传靶标的数量受到限制。检测一些更广泛的微生物和抗微生物药物耐药基因临床样品，多参数技术是必要的。最近已经公布了这些技术的综合评论[16, 175, 176]。

阵列技术是最强大的多检测技术之一，具有识别多个目标的能力，多达数千个，具体取决于系统[176-178]。但是，由于阵列技术的分析灵敏度较差，其中大部分包括阵列检测前的PCR扩增。已经开发了几种内部DNA探针阵列结合或不结合PCR扩增来检测多种抗生素抗性基因和突变[179-205]（表85.1）。不同类型的阵列技术也可商业获得并越来越多地用于临床微生物学实验室，包括低密度PCR阵列如FilmArray技术（bioMérieux）、液珠阵列如xTAG技术（Luminex）、DNA微阵列如Check MDR技术（Check-Points）和Verigene技术（Nanosphere）以及线性探针阵列，如DNA条带技术（Hain Lifescience），其中一些检测抗生素抗性基因和细菌物种，而另一些还检测毒力基因（表85.2）。大多数商业阵列技术在阵列检测之前使用PCR扩增，特别是直接从临床标本检测细菌和药物耐药性靶标。然而，两步非整合PCR/阵列技术的扩增子结转污染的潜力推动了新系统的开发，其中PCR阵列上的扩增和多重检测在封闭系统中进行（例如，来自bioMérieux的FilmArray Blood Culture Identification Panel）。来自纳米球的Verigene革兰氏阳性（BC-GP）和革兰氏阴性（BC-GN）血培养核酸测试允许直接检测来自阳性血培养物的细菌和药物抗性靶标的DNA微阵列，而不使用敏感的金纳米颗粒基于探针的杂交技术[206]。但是，由于血培养阳性的细菌负荷很大，因此缺乏事先扩增是可能的。

在下一节中，将进一步描述在临床微生物学实验室中越来越多地使用的一些基因型耐药性测定。

表85.1　基因型方法检测的常见细菌耐药基因

抗菌剂	基因（参考文献）
氨基糖苷类	aac（$2'$）$-la$[337]，aac（3）$-la$[182, 201, 203, 337-344]，aac（3）$-bl$[337]，aac（3）$-IIa$[203, 334, 340-343]，aac（$3'$）$-IIc$[345]，aac（$6'$）$-aph$（$2''$）[179, 187, 298, 346-356]，aac（$6'$）$-la$[337, 357, 358]，aac（$6'$）$-Ib$[179, 182, 201, 203, 338, 343, 357-361]，aac（$6'$）$-lc$[337]，aac（$6'$）$-II$[344, 362]，aac（$6'$）$-Ih$[343, 358]，aac（$6'$）$-IIa$[339]，aac（$6'$）$-IIb$[339]，ant（$2''$）$-Ia$[182, 201, 203, 337-343, 363]，ant（$3''$）$-Ia$[203, 205, 337, 340, 341, 344, 363-366]，ant（$4'$）$-Ia$[187, 341, 347, 349-352, 355, 356]，ant（$4'$）$-IIa$[203, 337, 342]，ant（$4'$）$-Ia$[360]，ant（6）$-Ia$[182, 187, 203, 355]，ant（6）$-Ib$[205]，ant（$6'$）$-Ie$[187]，ant（$6'$）$-Ii$[187]，ant（6）$-Im$[187]，ant（9）$-Ia$[187]，ant（9）$-Ib$[205]，aph（$2''$）$-a$[187]，aph（$2''$）$-Ib$[187, 203, 348, 356]，aph（$2''$）$-Ic$[187, 203, 355, 356]，aph（$2''$）$-Id$[187, 203, 348, 356]，aph（$2''$）$-Ie$[205]，aph（$3'$）$-Ia$[203, 337, 334]，aph（$3'$）$-Ib$[203]，aph（$3'$）$-IIa$[203, 341, 367]，aph（$3'$）$-IIb$[339, 360]，aph（$3'$）$-III$[187]，aph（$3'$）$-IIIa$[187, 203, 347, 349-351, 355, 356, 367]，aph（$3'$）$-IVa$[187, 203]，aph（$3'$）$-VIa$[340, 343, 368]，aph（6）$-Id$[182, 337, 366]，$armA$[359, 369-372]，$rmtA$[369, 370, 372]，$rmtB$[359, 369-372]，$rmtC$[179, 369-372]，$rmtD$[369, 370]，$rmtE$[373]，$rmtF$[374]，$npmA$[339, 375]，$rpsL$[a376-383]，rrs[a209, 378, 379, 381-390]，$eis/eis\ promoter$[a385-387, 389, 390]，$tlyA$[a385, 389, 390]
β-内酰胺类	bla_{SHV}-type[b201-204, 291, 359, 391-399]，bla_{TEM}-type[b188, 189, 201-204, 291, 359, 363, 391, 392, 394, 395, 398-403]，bla_{CTX-M}-type[201-204, 291, 359, 392, 393, 398, 399, 403-408]，bla_{PER}[179, 203, 392, 399]，bla_{GES}-type[179, 203, 399, 409, 410]，bla_{VEB}[179, 203, 399]，bla_{SFO}[398, 411]，bla_{KPC}[179, 203, 286, 289, 290, 359, 399, 409, 410, 412]，bla_{OXA}-48-like[179, 287, 291, 399, 410, 412]，bla_{NDM}[288, 291, 359, 410, 412, 413]，bla_{VIM}[203, 291, 344, 359, 399, 408, 410, 412-417]，bla_{IMP}[179, 189, 203, 291, 344, 359, 361, 399, 407, 408, 410, 412, 413, 415-419]，bla_{SME}[203, 359, 409, 410]，$bla_{IMI/NMC-A}$[179, 409, 410]，bla_{SPM}[179, 203, 291, 408, 410, 412, 413, 417, 419]，bla_{GIM}[179, 203, 410, 412, 413]，bla_{AIM}[291, 408, 412]，bla_{SIM}[203, 408, 410, 412, 413]，bla_{DIM}[291, 412]，bla_{BIC}[291, 412]，bla_{MOX} group[179, 201, 203, 399, 410, 420, 421]，bla_{DHA} group[201, 203, 399, 420, 421]，bla_{FOX} group[201, 203, 399, 420, 421]，bla_{CIT} group[179, 182, 201, 203, 399, 420, 421]，bla_{EBC} group[399, 420, 421]，bla_{ACC} group[201, 203, 399, 420, 421]，bla_{OXA}-23-like[179, 291, 408, 410, 413]，bla_{OXA}-24/40-like[179, 408, 410, 413]，bla_{OXA}-58-like[179, 291, 408, 410, 413]，bla_Z[187, 203, 297, 352, 353, 422, 423]，$mecA$[184, 187, 203, 225-244, 297, 346, 349-352, 424-442]，$mecC$[205, 225, 226, 243, 443]，SCCmec/$orfX$[22, 441, 442, 444]，$pbp1a$[a203, 445-448]，$pbp2b$[a445, 446, 448-452]，$pbp2x$[a445, 446, 448]
大环内酯类、林可酰胺类、链格列酮B	erm（A）[180, 187, 203, 298, 346, 352, 353, 453-456]，erm（B）[180, 187, 203, 298, 445, 453-458]，erm（C）[180, 187, 203, 298, 346, 352, 353, 454-456]
大环内酯类、链雷霉素B	msr（A）[180, 187, 203, 298, 352, 353, 454, 456, 459]
大环内酯类	mef（A）[187, 445, 453, 455, 457, 460]，rrl[a454, 456, 458, 461-466]
链菌素A	vga（A）[203, 205, 352, 467-469]，vga（B）[187, 203]，vga（C）[205, 454]，vat（A）[187, 203, 346, 352, 469]，vat（B）[187, 203, 346, 352, 469]，vat（C）[187, 346]，vat（D）[187, 203, 205, 467, 469]，vat（E）[179, 187, 203, 205, 467, 470]
链菌素B	vgb（A）[187, 203, 352]，vgb（B）[187, 203]

（续表）

抗菌剂	基因（参考文献）
利奈唑胺	rrl[a][471-476], $rplC$[a][477], $rplD$[a][476, 478], $rplV$[a][477], cfr[476, 479]
喹诺酮类	$gyrA$[a][181, 184, 186, 190, 200, 209, 377, 378, 381, 383, 385, 386, 388, 389, 480-507], $gyrB$[184, 190, 378, 388, 389, 480, 482, 483, 489-491, 494, 495, 500, 503, 507, 508], $parC$ ($grlA$)[a][181, 184, 190, 200, 480, 483, 486, 487, 489, 490, 493-496, 498, 500, 503, 505, 509–511], $parE$ ($grlB$)[a][184, 190, 200, 480, 483, 487, 489, 490, 493-495, 500, 503], $qnrA$[32, 201, 359, 503, 512, 513], $qnrB$[32, 359, 503, 512], $qnrC$[512, 513], $qnrD$[513, 514], $qnrS$[32, 503, 513], aac[6]-Ib-cr[359, 503, 513, 515, 516], $qepA$[32, 503, 513, 515], $oqxAB$[512, 515, 517]
氯霉素	$cat1$[341, 363], $cat2$[341, 363], $catP$[187, 518], $catQ$[187, 518], $catpC194$[187, 203, 205, 518, 519], $catpC221$[187, 205, 198], $florR$[189, 201, 203, 341, 363-365, 520], $cmlA$[201, 341, 521, 522], $cmlB$[341]
乙胺丁醇	$embB$[a][377, 379-383, 385, 502, 523-528]
吡嗪酰胺	$pncA$[199, 377, 380, 381, 385, 499, 501, 526, 529-534]
利福平	$rpoB$[a][183, 191-198, 209, 377-380, 382, 383, 385, 386, 389, 502, 507, 524, 526, 528, 531, 535-560]
异烟肼	$katG$[a][183, 196, 197, 209, 377, 378, 380, 382, 383, 386, 389, 502, 507, 508, 524, 526, 528, 536, 545-550, 555, 561], $inhA$/$inhA$ promoter[a][183, 197, 209, 378, 379, 382, 385, 386, 389, 502, 508, 526, 536, 545-547, 549, 556, 558, 562], $ahpC$/$aphC$ promoter[a][183, 209, 380, 526, 546, 549, 563-565], $kasA$[a][564], ndh[a][564], nat[a][78]
万古霉素	$vanA$[52, 187, 203, 257, 260, 264, 266-268, 354, 443, 566-575], $vanB$[52, 187, 203, 257, 264, 266-268, 354, 443, 566-568, 570-573, 575], $vanC$[187, 203, 257, 354, 566, 567, 571-573], $vanD$[52, 187, 203, 257, 354, 443, 576], $vanE$[52, 187, 203, 577], $vanG$[52, 187, 203, 578]
四环素	tet (B)[189, 201, 203, 341, 579-582], tet (K)[187, 203, 346, 352, 443, 458, 579, 580, 582-584], tet (L)[203, 443, 458, 580, 285-284], tet (M)[187, 203, 205, 346, 352, 443, 504, 580-585], tet (O)[205, 579-585], rrs[a][586, 587]
磺胺类药物	$sul1$[189, 201, 203, 308, 341, 363, 401, 588-590], $sul2$[189, 201, 203, 308, 341, 363, 588, 590], $sul3$[201, 203, 308, 341, 521, 588, 590, 591]
甲氧苄啶	$dhfrIa$[67, 189, 363, 591-593], $dhfrIb$[67, 189, 592, 593], $dhfrV$[67, 203, 591-593], $dhfrVI$[67, 203, 592, 593], $dhfrVII$[67, 201, 203, 591-593], $dhfrVIII$[67, 203, 592-594], $dhfrXII$[201, 203, 591-593], $dhfrXV$[203, 595], $dhfrXVII$[201, 203, 591]

[a]通常在这些基因中检测到赋予抗性的核苷酸突变；

[b]可在这些基因中检测到赋予对超广谱β-内酰胺抗性的核苷酸突变。

表85.2　商业细菌基因型耐药性分析[CE IVD[a]或FDA 510（k）[b]]

抗菌剂和抗性基因靶标	生物	分子方法	生产厂家
糖肽			
$vanA$+$vanB$	肠球菌	实时PCR	BD GeneOhm VanR Assay（BD Diagnostics） Xpert $vanA/vanB$（Cepheid）
23S rDNA+$vanA$+$vanB$ +$vanC1$+$vanC2/C3$	肠球菌	PCR/DNA条带杂交	GenoType Enterococcus （Hain Life science）
β-内酰胺类			
$mecA$	葡萄球菌	实时PCR	LightCycler SeptiFast MecA Test（Roche）
$mecA$	金黄色葡萄球菌	DNA探针	$mecA$ XpressFISH（AdvanDx）
23S rDNA+$mecA$+$mecC$+ $lukS$-$lukF$	金黄色葡萄球菌 +表皮葡萄球菌	PCR/DNA条带杂交	GenoType MRSA（Hain Life science）
23S rDNA+$mecA$+$lukS$-$lukF$	葡萄球菌	PCR/DNA条带杂交	GenoType Staphylococcus（Hain Life science）
$ldh1$+$mecA$	金黄色葡萄球菌	实时PCR	MRSA/SA ELITe MGB（ELITechGroup）
$orfX$中-的$SCCmec$	金黄色葡萄球菌	PCR/DNA条带杂交	GenoType MRSA Direct（Hain Lifescience） GenoQuick MRSA （Hain Lifescience）

（续表）

抗菌剂和抗性基因靶标	生物	分子方法	生产厂家
*orfX*中-的*SCCmec*	金黄色葡萄球菌	实时PCR	BD GeneOhm MRSA Assay（BD Diagnostics） Xpert MRSA Assay（Cepheid） LightCycler MRSA Advanced Test（Roche） FluoroType MRSA（Hain Lifescience）
荚膜多糖酶编码基因 +*orfX*-SCC*mec*	金黄色葡萄球菌	实时PCR	Cobas MRSA/SA Test（Roche）
nuc+*orfX*-SCC*mec*	金黄色葡萄球菌	实时PCR	BD GeneOhm StaphSR Assay（BD Diagnostics）
spa+*orfX*-SCC*mec*+*mecA*	金黄色葡萄球菌	实时PCR	Xpert MRSA/SA Nasal Complete Assay （Cepheid） Xpert MRSA/SA SSTI Assay（Cepheid） Xpert MRSA/SA Blood Culture Assay（Cepheid）
orfX-SCC*mec*+*mecA*	金黄色葡萄球菌	NASBA^c	NucliSENS EasyQ MRSA Assay（bioMérieux）
orfX-SCC*mec*+*mecA*+*mecC*	金黄色葡萄球菌	实时PCR	BD MAX MRSA XT（BD Diagnostics） BD MAX StaphSR Assay（BD Diagnostics）
$bla_{\text{CTX-M-1, CTX-M-2, CTX-M-9组}}$+$bla_{\text{SHV}}$ ESBL	肠杆菌科	实时PCR	Check-*Direct* ESBL for BD MAX（Check-Points） Check-*Direct* ESBL Screen for BD MAX（Check-Points）
$bla_{\text{CTX-M-1, CTX-M-2, CTX-M-9组}}$+$bla_{\text{TEM}}$ ESBL+bla_{SHV} ESBL	肠杆菌科	连接介导的实时PCR	Check-MDR ESBL
bla_{KPC}+$bla_{\text{OXA-48样}}$+bla_{NDM}+bla_{VIM}+bla_{IMP}+bla_{GES}+bla_{GIM}+bla_{SPM}+$bla_{\text{OXA-23样, -24样, -58样}}$+bla CTX-M-1样, CTX-M-2, CTX-M-3样, CTX-M-15样, CTX-M-32样, CTX-M-8和-25, CTX-M-9组+bla_{TEM} wt^d+bla_{TEM} ESBL^e+bla_{SHV} wt^d+bla_{SHV} ESBL^e+bla_{VEB}+bla_{PER}+bla_{BEL}+bla_{GES}+$bla_{\text{CMY-1/MOX}}$+bla_{ACC} bla_{DHA}+$bla_{\text{ACT/MIR}}$+$bla_{\text{CMY II}}$+bla_{FOX}	革兰氏阴性菌	PCR/杂交	Check-MDR CT103XL（Check-Points）
细菌特异性基因+bla_{KPC}+bla_{VIM}+bla_{NDM}+bla_{IMP}+bla$_{\text{OXA-23, -40, -48, -58}}$+$bla_{\text{CTX-M}}$	革兰氏阴性菌	微阵列金纳米颗粒探针分析	Verigene Gram-Negative Blood Culture（BC-GN） Nucleic Acid Test（Luminex）
bla_{KPC}+bla$_{\text{OXA-48样}}$+bla_{NDM}+bla_{VIM}+bla_{IMP}	革兰氏阴性菌	实时PCR	Xpert Carba-R（Cepheid）
bla_{KPC}+$bla_{\text{OXA-48样}}$+bla_{NDM}+bla_{VIM}	肠杆菌科	实时PCR	Check-*Direct* CPE（Check-Points） Check-*Direct* CPE for BD MAX（Check-Points） Check-*Direct* CPE Screen for BD MAX（Check-Points）
bla_{KPC}+$bla_{\text{OXA-样}}$+bla_{NDM}+bla_{VIM}+bla_{IMP}	革兰氏阴性菌	连接介导的实时PCR	Check-MDR Carba（Check-Points）
bla_{KPC}+$bla_{\text{OXA-48样}}$+bla_{NDM}+bla$_{\text{VIM}}$+bla$_{\text{CTX-M-1}}$和CTX-M-9组	革兰氏阴性菌	实时LAMP^f	eazyplex SuperBug CRE（Amplex BioSystems）

（续表）

抗菌剂和抗性基因靶标	生物	分子方法	生产厂家
β-内酰胺+糖肽			
细菌特异性基因+ *vanA*+*vanB*+*mecA*	几种革兰氏阳性菌，一些革兰氏阳性和革兰氏阴性菌	微阵列金纳米颗粒低密度PCR阵列	Verigene Gram-Positive Blood Culture（BC-GP） Nucleic Acid Test（Luminex） FilmArray Blood Culture Identification Panel （bioMérieux）
细菌特异性基因+ *mecA*+*vanA*+*vanB*+ *vanC1*+*vanC2/C3*	链球菌+葡萄球菌+肠球菌	PCR/DNA条带杂交	GenoType BC grampositive（Hain Lifescience）
细菌和真菌特异性基因+ *mecA*+*vanA*+*vanB*	革兰氏阳性和革兰氏阴性细菌+真菌	实时PCR	Magicplex Sepsis Real-time Test（Seegene）
细菌和真菌特异性基因+ *vanA*+*vanB*+*mecA*	革兰氏阳性和革兰氏阴性菌+真菌	PCR/管或条带杂交阵列	Prove-it Bone/Joint（MOBIDIAG）
细菌和真菌特异性基因+ *vanA*+*vanB*+*mecA*+*bla*_{KPC}	革兰氏阳性和革兰氏阴性菌+真菌	PCR/ESI-TOF-MS[g]	IRIDICA BAC BSI Assay （Abbott Diagnostics）
利福平			
rpoB	结核分枝杆菌复合体	实时PCR	Xpert MTB/RIF Assay（Cepheid）
利福平+异烟肼			
23S rDNA+*rpoB*+*inhA* 启动子+*katG*	结核分枝杆菌复合体	PCR/DNA条带杂交	GenoType MTBDR*plus*（Hain Lifescience）
分枝杆菌特异性基因+*rpoB*+*inhA*启动子+*katG*	结核分枝杆菌和非结核分枝杆菌	基于DPO[h]和TOCE[i]	Anyplex plus MTB/NTM/ MDR-TBDetection（Seegene）
利福平+异烟肼+氟喹诺酮类+ 氨基糖苷类/环肽分枝杆菌特异性基因+ *rpoB*+*inhA*启动子+*katG*+*gyrA*+*rrs*+*eis*启动子	结核分枝杆菌复合体	基于DPO[h]和TOCE[i]	Anyplex Ⅱ MTB/MDR/XDR Detection （Seegene）
氟喹诺酮+氨基糖苷类/环肽+乙胺丁醇 23S rDNA+*gyrA*+*rrs*+*embB*	结核分枝杆菌复合体	PCR/DNA条带杂交	GenoType MTBDR*sl*（Hain Lifescience）

[a] CE IVD，Conformité Européenne标志用于体外诊断；

[b] FDA 510（k），由美国食品和药物管理局清除，用于体外诊断；

[c] NASBA，基于核酸序列的扩增；

[d] 野生型；

[e] ESBL，超广谱β-内酰胺酶；

[f] ESI-TOF-MS，电喷雾电离飞行时间质谱；

[g] DPO，双引发寡核苷酸；

[h] TOCE，标记寡核苷酸切割延伸。

3.3.1 结核分枝杆菌耐药株的基因型检测

MDR-TB（利福平和异烟肼的耐药性）和XDR-TB（MDR加上氟喹诺酮类药物和至少一种可注射药物阿米卡星、卡那霉素或卷曲霉素的耐药性）的出现是一个严重的全球健康问题，导致发病率和死亡率上升很快[12-14]。耐多药结核病和广泛耐药结核病的快速鉴定对改善结核病治疗、预防和控制至关重要[207]。然而，由于结核分枝杆菌生长缓慢，因此鉴定和确定该生物体的易感性可能需要几周时间。在过去的几年里，基于肉汤的方法，无论是手动还是全自动化，都可以加速分枝杆菌的培养和抗菌谱的提供。尽管如此，基于培养的药物敏感性试验（CDST）方法在原代培养结果后仍需要几周。最近出版了关于分枝杆菌敏感性方法的综述[77, 208]。

我们对结核分枝杆菌耐药性遗传机制的研究进展使几种不同的快速基因型耐药性分析的发展成为可能。描述这些检测的近期评论已经发表[25, 89, 209, 210]（见第2节）。检测抗性的大多数分子方法都基于确定是否存在与抗性相关的突变（表85.1）。有关结核分枝杆菌抗生素耐药相关突变的综合数据库可供查阅有关突变的最新信息[211-213]。几年前，基因型分析主要是为检测利福平耐药性而开发，因为利福平耐药性的遗传基础结核分枝杆菌的结构简单且特征清楚，由耐利福平耐药结核病95%以上的*rpoB*基因特异性突变引起[75]（见第2节）。此外，耐利福平耐药常可用作耐多药结核病的标志，因为超过90%的利福平耐药结核也耐异烟肼[75]。然而，在过去几年中，已经开发了内部分子方法来检测赋予对利福平（*rpoB*）、异烟肼（*katG*、*inhA*、*ndh*、*kasA*以及*inhA*和*ahpC*启动子）、乙胺丁醇（*embB*）、吡嗪酰胺（*pncA*）、氟喹诺酮类（*gyrA*和*gyrB*）、链霉素（*rrs*和*rpsL*）、阿米卡星/卡那霉素（*rrs*）、卡那霉素（*eis*和*eis*启动子）和卷曲霉素［*rrs*和*tlyA*的抗性的大多数已知靶基因中的突变，（表85.1）］（见第2节）。已有多种分子生物学方法被用于检测这些突变，包括Sanger测序、焦磷酸测序、全基因组测序（WGS）、PCR-单链构象多态性（PCR-SSCP）、PCR-限制性片段长度多态性（PCR-RFLP）、PCR异源双链形式（PCR HDF）、多重等位基因特异性PCR（MAS-PCR）、使用不同类型的荧光探针的实时PCR、LAMP以及在条带和微阵列上的杂交；并且这些方法中的大多数在最近的评论中已经被描述[25, 172, 209, 214-216]。

3种分子检测方法，即GenoType MTBDRplus、GenoType MTBDRsl（Hain Lifescience）和GeneXpert MTB/Rif（Cepheid），可直接从样本、浓缩样本和培养物中检测出耐药性（表85.2）。INNO-LIPA rifTB检测法，过去广泛使用的（Fujirebio）现已停产。GenoType MTBDRplus和GenoType MTBDRs1是基于多重扩增结合反向杂交以鉴定野生型序列或特定突变的线性探针分析，而GeneXpert MTB/Rif分析是一种嵌套实时PCR分析，它使用分子信标探针检测突变。GeneXpert MTB/Rif检测可检测结核分枝杆菌复合群（MTBC）和利福平耐药（*rpoB*突变），而GenoType MTBDRplus检测MTBC以及利福平（*rpoB*突变）和异烟肼的耐药性（*katG*和*inhA*启动子突变）。GenoType MTBDRs1测定检测对氟喹诺酮（*gyrA*突变），氨基糖苷/环肽（*rrs*突变）和乙胺丁醇（*embB*突变）的抗性。最近综述了这些测试的优点、局限性以及性能[25, 209, 214-218]。

非商业化测序方法如焦磷酸测序和Sanger测序正在越来越多地被使用，因为它们可以直接从样本或培养物中提供特定靶基因座的基因序列信息，以鉴定已知突变以及必须由CDST确认的新的未知潜在突变[209]。近年来，WGS已成为表征结核分枝杆菌分离株抗生素耐药性的有前途的技术[216]。一些研究已经在数百种临床分离物上使用WGS来鉴定赋予抗生素抗性的已知和新型突变[219-223]。在最近的一项研究中，WGS还用于结核病的诊断和抗药性筛查（39种抗生素），以及3 d后痰标本上的菌株分型[224]。这项研究表明，在资源充足的国家，快速全基因组测序可能会取代当前鉴定和分型结核病的方法，并在检测到已知耐药性的突变时快速鉴定耐药性。

使用分子方法检测分枝杆菌中的抗性标记对于临床分枝杆菌学实验室来说具有巨大的潜在益处，可以在样品采集后的同一天或数天内诊断耐多药结核和广泛耐药结核。然而，表型和基因型耐药性检测之间的相关性并不总是准确的，因为某些抗结核药物的耐药遗传机制尚不完全清楚[209]。因此，鉴定耐药结核病的"黄金标准"仍然是CDST。

3.3.2　基因型检测葡萄球菌中苯唑西林的耐药性

尽管检测苯唑西林抗性的表型方法有所改进和发展（见3.2.1节），但*mecA*基因的分子检测被认为是检测金黄色葡萄球菌苯唑西林抗性的"黄金标准"，因为它不依赖于变量表达PBP 2a[109]。不幸的是，新描述的*mecC*同源物*mecA*（见3.2.1节）通常不能用*mecA*特异性引物检测到，因为这两个基因具有<70%的同源性[106]。已经开发了许多基于分子的测试来增加MRSA检测灵敏度、特异性和速度。这些方法大多是内部检测金黄色葡萄球菌特异性基因和/或*mecA*的检测方法（表85.1）。最近还开发了检测*mecC*的内部分子测定法[225, 226]（表85.1）。一些商业化验也可用于检测MRSA，但只有少数能检测到*mecC*（表85.2）。检测金黄色葡萄球菌和*mecA*/*mecC*的分子方法可用于从纯培养物或直接从无菌标本，如脑脊液和腹膜液、气管内吸出物、血液和血培养物中检测MRSA[169, 227-244]，但几乎不可能用于检测非无菌标本中的MRSA，例如含有CoNS和金黄色葡萄球菌混合菌群的鼻腔筛查标本，因为它们都可以携带*mecA*[245-247]。在过去几年中，开发了基于PCR的新型策略，以快速鉴定来自非无菌筛选标本的MRSA。使用最常用的PCR策略之一是我们小组开创的[22]，它基于我们对含有*mecA*遗传元件日益增长的了解（见3.2.1节）。基于这种方法的PCR分析通常包括金黄色葡萄球菌染色体*orfX*基因特异性引物与特异性针对不同葡萄球菌盒染色体*mec*（SCC*mec*）的右末端序列的引物，所述引物在*orfX*接头附近含有*mecA*，从而提供了*mecA*和金黄色葡萄球菌之间的联系。通过将*mecA*连接至金黄色葡萄球菌，这些PCR测试允许直接从含有葡萄球菌混合物的临床标本中检测MRSA，而无需事先分离或富集细菌，从而减少了样品制备步骤的数量并缩短了产生结果的时间。我们最初的试验[22]导致了第一次实时PCR检测（IDI MRSA，现在是BD GeneOhm MRSA），由FDA批准用于从鼻拭子（约2 h）快速检测MRSA，并且最初由Infectio Diagnostic Inc.（IDI）商业化（现在BD诊断）。基于这种策略的几种PCR分析现在可以在不同的系统平台上商业获得，以满足不同的临床需求（批处理或按需求）（表85.2）。这些检测方法缩短了从临床样品中鉴定MRSA的时间从不到1 h到3 h。这些不同测定的描述和临床表现可以在最近的综述中找到[111, 121]。一些系统平台完全自动化，包括样品制备步骤，因此需要最少的手动操作时间（例如BD MAX MRSA、BD Diagnostics和Xpert MRSA、Cepheid）（表85.2）。除了SCC*mec*/*orfX*引物之外，一些PCR测定还含有用于鉴定金黄色葡萄球菌和*mecA*的引物，并且可以用于检测MSSA和MRSA。将*mecA*引物添加到金黄色葡萄球菌SCC*mec*/*orfX*引物可以减少由于存在一些携带SCC*mec*但缺乏*mecA*的金黄色葡萄球菌分离物导致的假阳性的数目[22, 248-250]。一些测定法已经适用于检测鼻拭子，伤口拭子或血液中的这些微生物，（表85.2）。由于所用引物未检测到SCC*mec*的序列变异[251, 252]，一些分析也已经描述了假阴性。随着最近对一些MRSA分离株中新的SCC*mec*序列和新的*mecC*基因的描述[108, 253]，FDA最近批准了新的分析方法，其中包括新SCC*mec*和*mecC*序列的特异性引物（例如BD MAX MRSA XT、BD Diagnostics）。

新的食品和药物管理局清理的PCR分析（MRSA/SA ELITe MGB，Epoch Biosciences）使用另一种策略来检测鼻拭子中的MRSA。该PCR分析包含金黄色葡萄球菌和mecA/*mecC*特异性引物。MRSA鉴定是基于两个标记物存在相同的相对量，其通过循环阈值（Ct）的差异测量。这项新的检测方法尚未在几项研究中进行评估，但该公司声称，与传统的肉汤培养法［食品和药物管理局，医疗器械，MASA/SA ELITe MGB，510（k）概要，http://www.accessdata.fda.gov/cdrh docs/pdf11/K112937.pdf）］相比，检测鼻拭子标本中MRSA的临床敏感性和特异性分别为92.3%和95.2%。

通过提供对MRSA携带者的即时检测（1~3 h），许多研究表明快速分子检测对减少MRSA传播具有积极影响[117,254-256]。

3.3.3 肠球菌和葡萄球菌糖肽耐药性的基因型检测

大多数传统的表型敏感性方法可准确检测肠球菌中的高水平万古霉素耐药（VanA和VanD表型）；然而，通过表型方法很难检测到低水平的万古霉素耐药性（VanB、VanC、VanE、VanG、VanL、VanM和VanN表型）和不同Van类型之间的差异（见3.2.2节）。已经开发了许多内部或商业扩增或探针杂交测定来检测在纯培养的肠球菌中赋予糖肽抗性的各种*van*基因（表85.1和表85.2）。多重PCR检测6种类型的糖肽抗性基因（*vanA*、*vanB*、*VanC*、*vanD*、*vanE*和*vanG*）[257]。该多重PCR还含有特异于屎肠球菌、粪肠球菌、金黄色葡萄球菌和表皮葡萄球菌的引物，允许检测含糖肽肠球菌和含*vanA*的金黄色葡萄球菌（VRSA）。其他研究组使用PCR检测方法检测金黄色葡萄球菌分离株中的*vanA*和/或*vanB*[57, 58, 258-260]。然而，近年来对肠球菌新*van*基因的描述（例如，*vanL*、*vanM*和*vanN*）强调未来需要更通用的*van*基因引物[261-263]。

尽管开发了各种选择性培养基和筛选标本检测VRE的新型药敏试验方法，但仍需72 h才能确定，通过培养方法对VRE进行培养（见3.2.2节）。此外，选择性培养基对低水平万古霉素耐药性检测VanB型VRE的敏感性仍然较低[130, 133]（见3.2.2节）。在VRE中描述的9种不同的糖肽抗性基因中，由于*vanA*和*vanB*具有遗传性且最普遍，从感染控制的角度来看，在临床上是重要的。由于*vanA*和*vanB*通常与粪肠球菌和屎肠球菌相关，已经开发了不同的内部PCR测定法，包括基于凝胶的PCR测定法和实时PCR分析法以检测这2种抗性基因（一些测定法还包括*vanC*）直接从粪便标本中或在肉汤培养中富集（用于提高敏感性），而不需要包括对这2种细菌物种特异性的PCR引物[264-269]（表85.1）。从粪便标本中直接检测*vanA*和*vanB*的实时PCR分析也是可商购的（例如BD GeneOhm VanR、BD Diagnostics和Xpert *vanA*/*vanB*，Cepheid）（表85.2）。这些商业试验的临床表现已经在几项粪便标本中检测VRE的研究中得到评估[270-276]。虽然这些检测的灵敏度通常较好，但在一些研究中，特异性受到限制，主要是由于*vanB*的假阳性结果[51, 271, 274-276]。这些可以解释为粪便标本中存在含*vanB*的厌氧菌[50, 52, 53]。在这种情况下，VRE的存在必须通过*vanB*阳性的粪便进行培养来证实[274-276]。最近的一项研究表明，用于VRE检测的快速实时PCR检测方法有助于快速决定最佳的感染控制措施，从而大大节省成本[278]。

3.3.4　革兰氏阴性菌中碳青霉烯酶的基因型检测

由CPGN引起的感染观察到的高死亡率促使这些微生物的快速检测[139-141]（见3.2.3节）。然而，用于检测革兰氏阴性细菌中碳青霉烯酶的基于培养基的方法耗时至少24~48 h，通常缺乏灵敏度和特异性，并且不能识别碳青霉烯酶的类型[136, 144, 279-282]（见3.2.3节）。目前，最普遍的碳青霉烯酶包括KPC、NDM、OXA-48样、VIM和IMP。每个基因的流行程度因国家或地区而异[135, 138, 283, 284]。每种碳青霉烯酶类型包括几种突变体，VIM和IMP含有最多数量的突变体（http://www.lahey.org/Studies/access）。为了克服基于表型培养的方法的局限性，进行了几种允许检测单个或多个碳青霉烯酶基因的内部或商业分子测试（例如，实时和常规单一和多重PCR、DNA微阵列和LAMP分析）（表85.1和表85.2）。这些分子检测在最近的综述中有所描述[136, 144, 145, 161, 285]。一些内部测定已经用于直接从临床标本如尿、痰、粪便、血液或手术部位样本中检测碳青霉烯酶基因[286-291]。例如，根据所用的核酸提取方法，用于检测187个肛周/直肠拭子中KPC的实时PCR的灵敏度和特异性分别为97.9%~100%和96.4%~95%[286]。这项研究表明，检测KPC携带者的时间从24 h减少到4 h。

可用于检测碳青霉烯酶基因的不同商业化分子技术（表85.2）包括实时PCR测定法，如Xpert Carba-R试剂盒（Cepheid）和Check-*Direct* CPE试剂盒（Check-Points），LAMP测定法如eazyplex SuperBug CRE试剂盒（Amplex BioSystems）和微阵列捕获探针杂交（结合多重PCR），例如不同的Check-MDR试剂盒（Check-Points）。碳青霉烯酶基因的类型和检测到的突变体取决于不同的试剂盒。这些测试可用于从细菌培养物中检测碳青霉烯酶基因，但也可以从临床标本中直接使用，如Xpert Carba-R试剂盒、Check-*Direct* CPE试剂盒和eazyplex SuperBug CRE试剂盒。已经评估了一些这些商业化验的性能，以检测纯培养物中碳青霉烯酶的主要家族[292-294]。大多数测定法检测包含在他们的测定中的碳青霉烯酶的所有分离物。然而，包含OXA-48的Xpert Carba-R试剂盒的第一版没有检测到名为OXA-181的常见OXA-48突变体[292, 294]。该套件的新版本现在可以检测OXA-

181和OXA-232。Xpert Carba-R试剂盒是检测IMP碳青霉烯酶的唯一方法，但它只能检测IMP-1亚组[293]。Check-*Direct* CPE试剂盒与NucliSENS easyMAG提取试剂盒（bioMérieux）结合使用加标直肠样本进行了碳青霉烯酶基因检测，并且与ChromID CARBA琼脂（bioMérieux）[295]相当。使用分子检测方法直接在临床样品中快速检测碳青霉烯酶产品应有助于快速检测感染或定殖患者，改善由这些耐药微生物引起的治疗效果并控制其传播。

3.3.5 基因型耐药性测试的潜在伪影

基因型耐药性检测有一些潜在的人为因素可以确定微生物的抗药性特征。例如，抗性基因的存在可能并不总是表示抗性细菌，并且不一定导致治疗失败，因为表达水平可能较低。例如，ß-内酰胺酶生产中的抗性发展肠杆菌科取决于表达的模式和水平[296]。然而，基因的存在可能表明发生抗性的可能性。例如，在对金黄色葡萄球菌的抗微生物药物耐药性的研究中，已经表明，*mecA*的存在不一定导致苯唑西林抗性表型；然而，容易选择携带该基因的苯唑西林敏感的金黄色葡萄球菌分离株通过暴露于增加的抗生素浓度来进行抗性表达，这表明至少对于某些抗性基因而言，基因的存在足以使细菌最终对药物产生抗性[297, 298]。耐药性测试的另一个局限性是缺乏编码药物抗性的基因并不总是意味着该细菌对该药物敏感，因为抗性测试仅识别已表征的基因或突变，并且其他未知的抗性机制可能存在。因此，基于敏感性试验和耐药机制研究的不断更新耐药细菌流行病学研究，将有助于开发基因型检测方法，以检测将来在细菌中无疑会出现的新型耐药性类型。

4 基因型耐药性检测的未来

在过去的10年中，基因型耐药性分析的发展取得了巨大的进展，可以提供更准确、更快速的耐药性检测。临床微生物学实验室中越来越多地使用基因型耐药性测定法，尤其是用于检测生长缓慢的微生物（如MDR和XDR结核分枝杆菌）中的耐药性，或用于快速检测MRSA中难以检测到的耐药机制，VRE和产碳青霉烯酶的微生物的耐药性。随着MDR和XDR病原体的日益流行，亟需新型快速基因型诊断试验来检测耐药性，而不需要费时的基于培养的系统。对于感染控制项目，使用特定的基因型检测方法可以直接筛选临床标本，快速检测抗菌药物耐药病原菌（如MRSA、VRE和碳青霉烯酶微生物），有助于预防或减少传播[117, 139-141, 254-256, 278]。然而，为了诊断目的，用于检测抗微生物剂抗性病原体的基因型检测将必须快速（在不到1 h）检测并识别针对特定感染或综合征（例如，脑膜炎、医院内肺炎、败血症等）的所有可能的致病病原体以及赋予对潜在有效治疗剂的抗性的相关基因或突变[175, 299, 300]。

在公共数据库中可以找到几种基因组序列以及许多保守基因靶序列用于细菌鉴定和抗菌药物耐药性基因和突变的序列[163]。尽管如此，基因型检测的发展将允许敏感地检测多种病原体以及多种抗微生物药物耐药基因和直接来自临床标本的突变，这些都将构成重大挑战。当需要检测有限数量的细菌种类和/或抗微生物剂抗性基因和突变时，基于PCR的技术，特别是多重实时PCR，仍然是当今最常用的分子方法。然而，阵列技术代表了用于多目标检测的最强大的工具[176, 178]。为了克服扩增子残留和阵列技术缺乏敏感性的问题，现在可以将阵列与先前封闭系统中的PCR扩增相结合（例如来自biMéieux的FilmArray技术和GenMark的eSensor技术）[206, 301]。其他能够在单个密闭室或封闭系统中实现PCR扩增和阵列检测的平台，结合放大和创新检测技术正在开发中，并且应该有助于解决敏感多重检测的挑战[302-309]。此外，用于核酸分析的超灵敏生物传感器的开发是另一个有前景的工具，可以避免将来需要多个靶扩增[310-313]。

近年来，下一代测序（NGS）成本下降和各种快速桌面测序仪的开发，这些技术在传染病中发挥重大作用[176, 314-317]。现在有可能在不到1 d的时间内直接从主隔离平板上的单个菌落快速测序整个细菌基因组[318]。全基因组测序（WGS）在临床抗微生物药物耐药性[317]中有着广泛的应用，如表征临床分离株中抗生素耐药性的遗传决定因素和预测抗菌药物敏感性[319, 320]、测量耐药性出现的速率[321]、改善基因型耐药性试验[108]、对流行病学监测的多重耐药菌株进行分型[322, 323]、追踪疫情[324-326]。然而，尽管在一些研究中观察到的基于全基因组的抗性基因型和表型之间高度一致，[319]，WGS在近期不会对纯细菌培养进行常规易感性测试，考虑到周转时间、缺乏自动化序列分析系统，与传统的表型方法和新的分子测试相比，这些技术的成本仍然较高。无偏差的宏基因组NGS也可直接从临床标本中进行鉴定，以鉴定抗生素耐药病原体[327, 328]，但这种方法非常昂贵，不如表型和分子方法敏感，没有确定哪种病原体在混合培养物中含有质粒携带的抗性基因[176, 318, 328]。尽管如此，持续的技术进步（最终全自动化）以及NGS技术的成本和周转时间的下降以及序列数据分析的自动化以生成与临床相关的数据应推动这些诊断平台在临床和公共健康微生物学通过在单一平台上提供临床分离物的前所未有的信息[317, 329]。

最后，用于检测抗微生物剂抗性病原体的下一代基因型检测应该完全自动化，并且需要整合样品制备和核酸检测（样品到结果）。事实上，标准的基于文化的方法的自动化正在整个临床微生物实验室中稳步传播[330]，基因型测试应该遵循这一趋势，同时提供新的更快的技术。最终，一些分子检测应在低复杂度环境下（如急诊室）的护理点（POC）（即靠近医疗保健用户）使用，例如，当快速结果（理想情况下小于1 h）对于患者结果或感染控制实践而言是重要的[331]。尽管完全自动化或集成的系统在商业上可用于检测细菌和抗生素抗性基因（例如来自BD Diagnostics的BD MAX技术、来自Cepheid的Xpert技术和来自bio-Mérieux的FilmArray技术），但没有可用的POC分子测试用于检测抗生素耐药性。实际上，2015年1月，在Alere I平台（Alere）上进行的15 min Alere I A型流感A和B测试是首次获得FDA CLIA豁免的基于核酸的测试。2015年5月，FDA批准了第二种基于核酸的POC测试，Liat系统（Roche）上的Strep A测定。这两家公司的其他测试现已获得FDA CLIA豁免以及其他公司的测试（例如，Cepheid的Xpert Xpress流感/RSV和bioMérieux的FilmArray呼吸面板EZ）。目前正在开发几种POC诊断设备，可在1 h内从多种类型的样品中鉴定多种核酸靶标[175, 332-334]。GenePOC是一家加拿大公司，开发了一种简单的微流体向心平台，可以在1 h内不到1 min的实际操作时间对传染性微生物进行全自动核酸检测。该系统能够处理多达12个遗传目标的大量临床样本[331]。纳米技术和微流体或"芯片实验室"系统的最新进展将为未来检测抗微生物药物的病原体带来革命[305-307, 331-336]。

致谢：这项工作得到了魁北克创新和健康伙伴基金（FPQIS）的资助。

参考文献

［1］ World Health Organization. Antimicrobial resistance. Global report on surveillance. Geneva；2014.

［2］ Rebmann T，Aureden K. Preventing methicillin-resistant *Staphylococcus aureus* transmission in hospitals：an Executive Summary of the Association for Professionals in Infection Control and Epidemiology，Inc，Elimination Guide. Am J Infect Control. 2011；39：595-8.

［3］ Magill SS，Edwards JR，Bamberg W，et al. Multistate point-prevalence survey of health care-associated infections. N Engl J Med. 2014；370：1198-208.

［4］ Boucher HW，Talbot GH，Bradley JS，et al. Bad bugs，no drugs：no ESKAPE! An update from the Infectious Diseases Society of America. Clin Infect Dis. 2009；48：1-12.

［5］ Magiorakos AP，Srinivasan A，Carey RB，et al. Multidrug-resistant，extensively drug-resistant and pandrug-resistant bacteria：an international expert proposal for interim standard definitions for acquired resistance. Clin Microbiol Infect. 2012；18：268-81.

［6］ Rice LB. Federal funding for the study of antimicrobial resistance in nosocomial pathogens：no ESKAPE. J Infect Dis. 2008；197：1079-81.

［7］ Lee S，Kim SH，Park M，Bae S. High prevalence of multiresistance in levofloxacin-nonsusceptible *Streptococcus pneumoniae* isolates in Korea. Diagn Microbiol Infect Dis. 2013；76：227-31.

［8］ Low DE. Quinolone resistance among pneumococci：therapeutic and diagnostic implications. Clin Infect Dis. 2004；38 Suppl 4：S357-62.

［9］ Pletz MW，McGee L，Jorgensen J，et al. Levofloxacin-resistant invasive *Streptococcus pneumoniae* in the United States：evidence for clonal spread and the impact of conjugate pneumococcal vaccine. Antimicrob Agents Chemother. 2004；48：3491-7.

[10] Calfee DP. Methicillin-resistant *Staphylococcus aureus* and vancomycin-resistant enterococci, and other Gram-positives in healthcare. Curr Opin Infect Dis. 2012；25：385-94.

[11] Otto M. Community-associated MRSA: what makes them special? Int J Med Microbiol. 2013；303：324-30.

[12] Hoffner S. Unexpected high levels of multidrug-resistant tuberculosis present new challenges for tuberculosis control. Lancet. 2012；380：1367-9.

[13] Günther G. Multidrug-resistant and extensively drug-resistant tuberculosis: a review of current concepts and future challenges. Clin Med. 2014；14：279-85.

[14] World Health Organization. Global tuberculosis report Geneva；2013.

[15] McGowan Jr JE, Tenover FC. Confronting bacterial resistance in healthcare settings: a crucial role for microbiologists. Nat Rev Microbiol. 2004；2：251-8.

[16] Frickmann H, Masanta WO, Zautner AE. Emerging rapid resistance testing methods for clinical microbiology laboratories and their potential impact on patient management. Biomed Res Int. 2014；2014：375681.

[17] Jenkins SG, Schuetz AN. Current concepts in laboratory testing to guide antimicrobial therapy. Mayo Clin Proc. 2012；87：290-308.

[18] Bergeron MG, Ouellette M. Preventing antibiotic resistance using rapid DNA-based diagnostic tests. Infect Control Hosp Epidemiol. 1998；19：560-4.

[19] Huletsky A, Lebel P, Picard FJ, et al. Identification of methicillin-resistant *Staphylococcus aureus* carriage in less than 1 hour during a hospital surveillance program. Clin Infect Dis. 2005；40：976-81.

[20] Dubouix-Bourandy A, de Ladoucette A, Pietri V, et al. Direct detection of *Staphylococcus* osteoarticular infections by use of Xpert MRSA/SA SSTI real-time PCR. J Clin Microbiol. 2011；49：4225-30.

[21] Bergeron MG, Ke D, Menard C, et al. Rapid detection of group B streptococci in pregnant women at delivery. N Engl J Med. 2000；343：175-9.

[22] Huletsky A, Giroux R, Rossbach V, et al. New real-time PCR assay for rapid detection of methicillin-resistant *Staphylococcus aureus* directly from specimens containing a mixture of staphylococci. J Clin Microbiol. 2004；42：1875-84.

[23] Bergeron MG. Revolutionizing the practice of medicine through rapid (<1 h) DNA-based diagnostics. Clin Invest Med. 2008；31：E265-71.

[24] Houghton JL, Green KD, Chen W, Garneau-Tsodikova S. The future of aminoglycosides: the end or renaissance? ChemBioChem. 2010；11：880-902.

[25] Laurenzo D, Mousa SA. Mechanisms of drug resistance in *Mycobacterium tuberculosis* and current status of rapid molecular diagnostic testing. Acta Trop. 2011；119：5-10.

[26] Ramirez MS, Tolmasky ME. Aminoglycoside modifying enzymes. Drug Resist Updat. 2010；13：151-71.

[27] Tang SS, Apisarnthanarak A, Hsu LY. Mechanisms of beta-lactam antimicrobial resistance and epidemiology of major communityand healthcare-associated multidrug-resistant bacteria. Adv Drug Deliv Rev. 2014；78：3-13.

[28] Amyes SG. Resistance to beta-lactams-the permutations. J Chemother. 2003；15：525-35.

[29] Bush K. The ABCD's of beta-lactamase nomenclature. J Infect Chemother. 2013；19：549-59.

[30] Bush K, Jacoby GA. Updated functional classification of beta-lactamases. Antimicrob Agents Chemother. 2010；54：969-76.

[31] Bush K, Jacoby GA, Medeiros AA. A functional classification scheme for beta-lactamases and its correlation with molecular structure. Antimicrob Agents Chemother. 1995；39：1211-33.

[32] Cattoir V, Leclercq R. Twenty-five years of shared life with vancomycin-resistant enterococci: is it time to divorce? J Antimicrob Chemother. 2013；68：731-42.

[33] Howden BP, Peleg AY, Stinear TP. The evolution of vancomycin intermediate *Staphylococcus aureus* (VISA) and heterogenous-VISA. Infect Genet Evol. 2014；21：575-82.

[34] Perichon B, Courvalin P. VanA-type vancomycin-resistant *Staphylococcus aureus*. Antimicrob Agents Chemother. 2009；53：4580-7.

[35] Sujatha S, Praharaj I. Glycopeptide resistance in gram-positive cocci: a review. Interdiscip Perspect Infect Dis. 2012；2012：781679.

[36] Moura TM, Cassenego AP, Campos FS, et al. Detection of *vanC1* gene transcription in vancomycin-susceptible *Enterococcus faecalis*. Mem Inst Oswaldo Cruz. 2013；108：453-6.

[37] Schwaiger K, Bauer J, Hormansdorfer S, et al. Presence of the resistance genes *vanC1* and *pbp5* in phenotypically vancomycin and ampicillin susceptible *Enterococcus faecalis*. Microb Drug Resist. 2012；18：434-9.

[38] Sun M, Wang Y, Chen Z, Zhu X, Tian L, Sun Z. The first report of the *vanC* (1) gene in *Enterococcus faecium* isolated from a human clinical specimen. Mem Inst Oswaldo Cruz. 2014；109：712-15.

[39] Chang S, Sievert DM, Hageman JC, et al. Infection with vancomycin-resistant *Staphylococcus aureus* containing the *vanA* resistance gene. N Engl J Med. 2003；348：1342-7.

[40] Ligozzi M, Lo Cascio G, Fontana R. *vanA* gene cluster in a vancomycin-resistant clinical isolate of *Bacillus circulans*. Antimicrob Agents Chemother. 1998；42：2055-9.

[41] Mevius D, Devriese L, Butaye P, Vandamme P, Verschure M, Veldman K. Isolation of glycopeptide resistant *Streptococcus gallolyticus* strains with *vanA*, *vanB*, and both *vanA* and *vanB* genotypes from faecal samples of veal calves in The Netherlands. J Antimicrob Chemother. 1998；42：275-6.

[42] Power EG, Abdulla YH, Talsania HG, Spice W, Aathithan S, French GL. *vanA* genes in vancomycin-resistant clinical isolates of *Oerskovia turbata* and *Arcanobacterium* (*Corynebacterium*) *haemolyticum*. J Antimicrob Chemother. 1995；36：595-606.

[43] Poyart C, Pierre C, Quesne G, Pron B, Berche P, Trieu-Cuot P. Emergence of vancomycin resistance in the genus *Streptococcus*: characterization of a *vanB* transferable determinant in *Streptococcus bovis*. Antimicrob Agents Chemother. 1997；41：24-9.

[44] Stinear TP, Olden DC, Johnson PD, Davies JK, Grayson ML. Enterococcal *vanB* resistance locus in anaerobic bacteria in human

faeces. Lancet. 2001；357：855-6.

［45］ Domingo MC, Huletsky A, Bernal A, et al. Characterization of a Tn*5382*-like transposon containing the *vanB2* gene cluster in a *Clostridium* strain isolated from human faeces. J Antimicrob Chemother. 2005；55：466-74.

［46］ Dahl KH, Sundsfjord A. Transferable *vanB2* Tn*5382*-containing elements in fecal streptococcal strains from veal calves. Antimicrob Agents Chemother. 2003；47：2579-83.

［47］ Fontana R, Ligozzi M, Pedrotti C, Padovani EM, Cornaglia G. Vancomycin-resistant *Bacillus circulans* carrying the *vanA* gene responsible for vancomycin resistance in enterococci. Eur J Clin Microbiol Infect Dis. 1997；16：473-4.

［48］ Patel R. Enterococcal-type glycopeptide resistance genes in non-enterococcal organisms. FEMS Microbiol Lett. 2000；185：1-7.

［49］ Launay A, Ballard SA, Johnson PD, Grayson ML, Lambert T. Transfer of vancomycin resistance transposon Tn*1549* from *Clostridium symbiosum* to *Enterococcus* spp. in the gut of gnotobiotic mice. Antimicrob Agents Chemother. 2006；50：1054-62.

［50］ Ballard SA, Pertile KK, Lim M, Johnson PD, Grayson ML. Molecular characterization of *vanB* elements in naturally occurring gut anaerobes. Antimicrob Agents Chemother. 2005；49：1688-94.

［51］ Ballard SA, Grabsch EA, Johnson PD, Grayson ML. Comparison of three PCR primer sets for identification of *vanB* gene carriage in feces and correlation with carriage of vancomycin-resistant enterococci：interference by *vanB*-containing anaerobic bacilli. Antimicrob Agents Chemother. 2005；49：77-81.

［52］ Domingo MC, Huletsky A, Giroux R, et al. High prevalence of glycopeptide resistance genes *vanB*, *vanD*, and *vanG* not associated with enterococci in human fecal flora. Antimicrob Agents Chemother. 2005；49：4784-6.

［53］ Domingo MC, Huletsky A, Boissinot M, et al. *Clostridium lavalense* sp. nov., a glycopeptide-resistant species isolated from human faeces. Int J Syst Evol Microbiol. 2009；59：498-503.

［54］ Park C, Nichols M, Schrag SJ. Two cases of invasive vancomycin-resistant group B streptococcus infection. N Engl J Med. 2014；370：885-6.

［55］ Domingo MC, Huletsky A, Boissinot M, Bernard KA, Picard FJ, Bergeron MG. *Ruminococcus gauvreauii* sp. nov., a glycopeptide-resistant species isolated from a human faecal specimen. Int J Syst Evol Microbiol. 2008；58：1393-7.

［56］ Moravvej Z, Estaji F, Askari E, Solhjou K, Naderi Nasab M, Saadat S. Update on the global number of vancomycin-resistant *Staphylococcus aureus*（VRSA）strains. Int J Antimicrob Agents. 2013；42：370-1.

［57］ Saadat S, Solhjoo K, Norooz-Nejad MJ, Kazemi A. *vanA* and *vanB* positive vancomycin-resistant *Staphylococcus aureus* among clinical isolates in Shiraz. South of Iran. Oman Med J. 2014；29：335-9.

［58］ Chakraborty SP, KarMahapatra S, Bal M, Roy S. Isolation and identification of vancomycin resistant *Staphylococcus aureus* from post operative pus sample. Al Ameen J Med Sci. 2011；4：152-68.

［59］ Abdelgadeir LM, Elhassan MM. Van B Positive Vancomycin-resistant *Staphylococcus aureus* among clinical isolates in Shendi City, Northern Sudan. IOSR J Dental Med Sci. 2015；14：87-91.

［60］ Starosta AL, Karpenko VV, Shishkina AV, et al. Interplay between the ribosomal tunnel, nascent chain, and macrolides influences drug inhibition. Chem Biol. 2010；17：504-14.

［61］ Auerbach T, Mermershtain I, Davidovich C, et al. The structure of ribosome-lankacidin complex reveals ribosomal sites for synergistic antibiotics. Proc Natl Acad Sci USA. 2010；107：1983-8.

［62］ Roberts MC, Sutcliffe J, Courvalin P, Jensen LB, Rood J, Seppala H. Nomenclature for macrolide and macrolide-lincosamide-streptogramin B resistance determinants. Antimicrob Agents Chemother. 1999；43：2823-30.

［63］ Roberts MC. Environmental macrolide-lincosamide-streptogramin and tetracycline resistant bacteria. Front Microbiol. 2011；2：40.

［64］ Hooper DC. Mechanisms of fluoroquinolone resistance. Drug Resist Updat. 1999；2：38-55.

［65］ Guan X, Xue X, Liu Y, et al. Plasmid-mediated quinolone resistance- current knowledge and future perspectives. J Int Med Res. 2013；41：20-30.

［66］ Strahilevitz J, Jacoby GA, Hooper DC, Robicsek A. Plasmid-mediated quinolone resistance：a multifaceted threat. Clin Microbiol Rev. 2009；22：664-89.

［67］ Huovinen P, Sundstrom L, Swedberg G, Skold O. Trimethoprim and sulfonamide resistance. Antimicrob Agents Chemother. 1995；39：279-89.

［68］ Zakeri B, Wright GD. Chemical biology of tetracycline antibiotics. Biochem Cell Biol. 2008；86：124-36.

［69］ Chopra I, Roberts M. Tetracycline antibiotics：mode of action, applications, molecular biology, and epidemiology of bacterial resistance. Microbiol Mol Biol Rev. 2001；65：232-60.

［70］ Murray IA, Shaw WV. O-Acetyltransferases for chloramphenicol and other natural products. Antimicrob Agents Chemother. 1997；41：1-6.

［71］ Schwarz S, Kehrenberg C, Doublet B, Cloeckaert A. Molecular basis of bacterial resistance to chloramphenicol and florfenicol. FEMS Microbiol Rev. 2004；28：519-42.

［72］ Wilson DN, Schluenzen F, Harms JM, Starosta AL, Connell SR, Fucini P. The oxazolidinone antibiotics perturb the ribosomal peptidyl-transferase center and effect tRNA positioning. Proc Natl Acad Sci U S A. 2008；105：13339-44.

［73］ Shaw KJ, Barbachyn MR. The oxazolidinones：past, present, and future. Ann N Y Acad Sci. 2011；1241：48-70.

［74］ Inderlied CB, Pfyffer GE. Susceptibility test methods：mycobacteria. In：Murray PR, Baron EJ, Jorgensen JH, Pfaller MA, Yolken RH, editors. Manual of clinical microbiology. 8th ed. Washington DC：ASM Press；2003. p. 1149-77.

［75］ Ramaswamy S, Musser JM. Molecular genetic basis of antimicrobial agent resistance in *Mycobacterium tuberculosis*：1998 update. Tuber Lung Dis. 1998；79：3-29.

［76］ Vilcheze C, Jacobs Jr WR. The mechanism of isoniazid killing：clarity through the scope of genetics. Annu Rev Microbiol. 2007；61：35-50.

［77］ Woods GL, Lin SG, Desmond EP. Susceptibility test methods：Mycobacteria, *Nocardia*, and other Actinomycetes. In：Versalovic J,

Carroll KC, Funke G, Jorgensen JH, Landry ML, Warnock DW, editors. Manual of clinical microbiology. 10th ed. Washington DC: ASM Press; 2011. p. 1215-38.

[78] Coelho MB, Costa ER, Vasconcellos SE, et al. Sequence and structural characterization of *tbnat* gene in isoniazid-resistant *Mycobacterium tuberculosis*: identification of new mutations. Mutat Res. 2011; 712: 33-9.

[79] Lee AS, Teo AS, Wong SY. Novel mutations in *ndh* in isoniazid-resistant *Mycobacterium tuberculosis* isolates. Antimicrob Agents Chemother. 2001; 45: 2157-9.

[80] Takayama K, Kilburn JO. Inhibition of synthesis of arabinogalactan by ethambutol in *Mycobacterium smegmatis*. Antimicrob Agents Chemother. 1989; 33: 1493-9.

[81] Telenti A, Philipp WJ, Sreevatsan S, et al. The *emb* operon, a gene cluster of *Mycobacterium tuberculosis* involved in resistance to ethambutol. Nat Med. 1997; 3: 567-70.

[82] Zhang Y, Mitchison D. The curious characteristics of pyrazinamide: a review. Int J Tuberc Lung Dis. 2003; 7: 6-21.

[83] Shima SM, Donahoe LW. Bacterial resistance: how to detect three types. Med Lab Obs. 2004; 36: 12-6.

[84] Swenson JM, Patel JB, Jorgensen JH. Special phenotypic methods for detecting antibacterial resistance. In: Versalovic J, Carroll KC, Funke G, Jorgensen JH, Landry ML, Warnock DW, editors. Manual of clinical microbiology. 10th ed. Washington DC: ASM Press; 2011. p. 1155-79.

[85] Jorgensen JH, Ferraro MJ. Antimicrobial susceptibility testing: special needs for fastidious organisms and difficult-to-detect resistance mechanisms. Clin Infect Dis. 2000; 30: 799-808.

[86] Pulido MR, Garcia-Quintanilla M, Martin-Pena R, Cisneros JM, McConnell MJ. Progress on the development of rapid methods for antimicrobial susceptibility testing. J Antimicrob Chemother. 2013; 68: 2710-17.

[87] van Belkum A, Dunne Jr WM. Next-generation antimicrobial susceptibility testing. J Clin Microbiol. 2013; 51: 2018-24.

[88] Rasheed JK, Tenover FC. Detection and characterization of antimicrobial resistance genes in pathogenic bacteria. In: Versalovic J, Carroll KC, Funke G, Jorgensen JH, Landry ML, Warnock DW, editors. Manual of clinical microbiology. 10th ed. Washington DC: ASM Press; 2011. p. 1239-61.

[89] Tenover FC, Rasheed JK. Detection of antimicrobial resistance genes and mutations associated with antimicrobial resistance in bacteria. In: Persing DH, Tenover FC, Versalovic J, et al., editors. Molecular microbiology diagnostic principles and practices. 2nd ed. Washington DC: ASM Press; 2011. p. 463-77.

[90] Jorgensen JH, Ferraro MJ. Antimicrobial susceptibility testing: a review of general principles and contemporary practices. Clin Infect Dis. 2009; 49: 1749-55.

[91] Winstanley T, Courvalin P. Expert systems in clinical microbiology. Clin Microbiol Rev. 2011; 24: 515-56.

[92] Richter SS, Ferraro MJ. Susceptibility testing instrumentation and computerized expert systems for data analysis and interpretation. In: Versalovic J, Carroll KC, Funke G, Jorgensen JH, Landry ML, Warnock DW, editors. Manual of clinical microbiology. 10th ed. Washington DC: ASM Press; 2011. p. 1144-54.

[93] Clinical and Laboratory Standards Institute. Performance standards for antimicrobial susceptibility testing; Twenty-fourth Informational Supplement. CLSI document M100-S26. Wayne, PA, USA; 2016.

[94] Clinical and Laboratory Standards Institute. Performance standards for antimicrobial disk susceptibility tests, Approved Standard Eleventh Edition; CLSI document M02-A12. Wayne, PA, USA; 2016.

[95] Clinical and Laboratory Standards Institute. Methods for dilution antimicrobial susceptibility tests for bacteria that grow aerobically, Approved standard-Ninth Edition. CLSI document M07-A10. Wayne, PA, USA; 2016.

[96] Clinical and Laboratory Standards Institute. Methods for antimicrobial susceptibility testing of anaerobic bacteria; Approved Standard Eighth Edition, CLSI document M11-A8. Wayne, PA, USA; 2012.

[97] Leclercq R, Canton R, Brown DF, et al. EUCAST expert rules in antimicrobial susceptibility testing. Clin Microbiol Infect. 2013; 19: 141-60.

[98] Silley P. Susceptibility testing methods, resistance and breakpoints: what do these terms really mean? Rev Sci Tech. 2012; 31: 33-41.

[99] Patel JB, Tenover FC, Turnridge JD, Jorgensen JH. Susceptibility test methods: dilution and disk diffusion methods. In: Versalovic J, Carroll KC, Funke G, Jorgensen JH, Landry ML, Warnock DW, editors. Manual of clinical microbiology. 10th ed. Washington DC: ASM Press; 2011. p. 1122-43.

[100] Turnridge JD, Ferraro MJ, Jorgensen JH. Susceptibility test methods: general considerations. In: Versalovic J, Carroll KC, Funke G, Jorgensen JH, Landry ML, Warnock DW, editors. Manual of clinical microbiology. 10th ed. Washington DC: ASM Press; 2011. p. 1115-21.

[101] Jorgensen JH. Who defines resistance? The clinical and economic impact of antimicrobial susceptibility testing breakpoints. Semin Pediatr Infect Dis. 2004; 15: 105-8.

[102] Jorgensen JH, Ferraro MJ. Antimicrobial susceptibility testing: general principles and contemporary practices. Clin Infect Dis. 1998; 26: 973-80.

[103] Kahlmeter G. Defining antibiotic resistance-towards international harmonization. Ups J Med Sci. 2014; 119: 78-86.

[104] Hindler JA, Jorgensen JH. Susceptibility test methods: fastidious bacteria. In: Versalovic J, Carroll KC, Funke G, Jorgensen JH, Landry ML, Warnock DW, editors. Manual of clinical microbiology. 10th ed. Washington DC: ASM Press; 2011. p. 1180-203.

[105] Citron DM, Hecht DW. Susceptibility test methods: fastidious bacteria. In: Versalovic J, Carroll KC, Funke G, Jorgensen JH, Landry ML, Warnock DW, editors. Manual of clinical microbiology. 10th ed. Washington DC: ASM Press; 2011. p. 1204-14.

[106] Garcia-Alvarez L, Holden MT, Lindsay H, et al. Meticillin-resistant *Staphylococcus aureus* with a novel *mecA* homologue in human and bovine populations in the UK and Denmark: a descriptive study. Lancet Infect Dis. 2011; 11: 595-603.

[107] Ito T, Hiramatsu K, Tomasz A, et al. Guidelines for reporting novel *mecA* gene homologues. Antimicrob Agents Chemother. 2012; 56: 4997-9.

［108］ Paterson GK, Harrison EM, Holmes MA. The emergence of *mecC* methicillin-resistant *Staphylococcus aureus*. Trends Microbiol. 2014; 22: 42-7.

［109］ Chambers HF. Methicillin resistance in staphylococci: molecular and biochemical basis and clinical implications. Clin Microbiol Rev. 1997; 10: 781-91.

［110］ Tomasz A, Drugeon HB, de Lencastre HM, Jabes D, McDougall L, Bille J. New mechanism for methicillin resistance in *Staphylococcus aureus*: clinical isolates that lack the PBP 2a gene and contain normal penicillin-binding proteins with modified penicillin-binding capacity. Antimicrob Agents Chemother. 1989; 33: 1869-74.

［111］ Baron EJ, Tenover FC. Methicillin-resistant *Staphylococcus aureus* diagnostics: state of the art. Expert Opin Med Diagn. 2012; 6: 585-92.

［112］ Alm RA, McLaughlin RE, Kos VN, Sader HS, Iaconis JP, Lahiri SD. Analysis of *Staphylococcus aureus* clinical isolates with reduced susceptibility to ceftaroline: an epidemiological and structural perspective. J Antimicrob Chemother. 2014; 69: 2065-75.

［113］ Jones RN, Mendes RE, Sader HS. Ceftaroline activity against pathogens associated with complicated skin and skin structure infections: results from an international surveillance study. J Antimicrob Chemother. 2010; 65 Suppl 4: iv17-31.

［114］ Long SW, Olsen RJ, Mehta SC, et al. PBP2a mutations causing high-level ceftaroline resistance in clinical methicillin-resistant *Staphylococcus aureus* isolates. Antimicrob Agents Chemother. 2014; 58: 6668-74.

［115］ Nastaly P, Grinholc M, Bielawski KP. Molecular characteristics of community-associated methicillin-resistant *Staphylococcus aureus* strains for clinical medicine. Arch Microbiol. 2010; 192: 603-17.

［116］ Skov R, Larsen AR, Kearns A, et al. Phenotypic detection of *mecC*-MRSA: cefoxitin is more reliable than oxacillin. J Antimicrob Chemother. 2014; 69: 133-5.

［117］ Cunningham R, Jenks P, Northwood J, Wallis M, Ferguson S, Hunt S. Effect on MRSA transmission of rapid PCR testing of patients admitted to critical care. J Hosp Infect. 2007; 65: 24-8.

［118］ Harbarth S, Hawkey PM, Tenover F, Stefani S, Pantosti A, Struelens MJ. Update on screening and clinical diagnosis of meticillin-resistant *Staphylococcus aureus* (MRSA). Int J Antimicrob Agents. 2011; 37: 110-17.

［119］ Jog S, Cunningham R, Cooper S, et al. Impact of preoperative screening for meticillin-resistant *Staphylococcus aureus* by real-time polymerase chain reaction in patients undergoing cardiac surgery. J Hosp Infect. 2008; 69: 124-30.

［120］ Leung EC, Lee MK, Lai RW. Admission screening of methicillin-resistant *Staphylococcus aureus* with rapid molecular detection in intensive care unit: a three-year single-centre experience in Hong Kong. ISRN Microbiol. 2013; 2013: 140294.

［121］ Palavecino EL. Rapid methods for detection of MRSA in clinical specimens. Methods Mol Biol. 2014; 1085: 71-83.

［122］ Polisena J, Chen S, Cimon K, McGill S, Forward K, Gardam M. Clinical effectiveness of rapid tests for methicillin resistant *Staphylococcus aureus* (MRSA) in hospitalized patients: a systematic review. BMC Infect Dis. 2011; 11: 336.

［123］ Kang J, Smith KJ, Bryce CL, Muto CA. Economic analysis of universal active surveillance screening for methicillin-resistant *Staphylococcus aureus*: perspective matters. Infect Control Hosp Epidemiol. 2015; 36: 14-6.

［124］ Kavanagh KT, Calderon LE, Saman DM. Viewpoint: a response to "Screening and isolation to control methicillin-resistant *Staphylococcus aureus*: sense, nonsense, and evidence". Antimicrob Resist Infect Control. 2015; 4: 4.

［125］ Leeuwen W, Belkum A. Molecular detection and identification of methicillin-resistant *Staphylococcus aureus*. In: Persing DH, Tenover FC, Versalovic J, et al., editors. Molecular microbiology diagnostic principles and practices. 2nd ed. Washington DC: ASM Press; 2011. p. 463-77.

［126］ te Witt R, van Belkum A, van Leeuwen WB. Molecular diagnostics and genotyping of MRSA: an update. Expert Rev Mol Diagn. 2010; 10: 375-80.

［127］ Humphreys H. Controlling the spread of vancomycin-resistant enterococci. Is active screening worthwhile? J Hosp Infect. 2014; 88: 191-8.

［128］ Perencevich EN, Fisman DN, Lipsitch M, Harris AD, Morris Jr JG, Smith DL. Projected benefits of active surveillance for vancomycin-resistant enterococci in intensive care units. Clin Infect Dis. 2004; 38: 1108-15.

［129］ Anderson NW, Buchan BW, Young CL, et al. Multicenter clinical evaluation of VRESelect agar for identification of vancomycin-resistant *Enterococcus faecalis* and *Enterococcus faecium*. J Clin Microbiol. 2013; 51: 2758-60.

［130］ Hegstad K, Giske CG, Haldorsen B, et al. Performance of the EUCAST disk diffusion method, the CLSI agar screen method, and the Vitek 2 automated antimicrobial susceptibility testing system for detection of clinical isolates of Enterococci with lowand medium-level VanB-type vancomycin resistance: a multicenter study. J Clin Microbiol. 2014; 52: 1582-9.

［131］ Klare I, Fleige C, Geringer U, Witte W, Werner G. Performance of three chromogenic VRE screening agars, two E-test®vancomycin protocols, and different microdilution methods in detecting *vanB* genotype *Enterococcus faecium* with varying vancomycin MICs. Diagn Microbiol Infect Dis. 2012; 74: 171-6.

［132］ Ongut G, Kilinckaya H, Baysan BO, et al. Evaluation of Brilliance VRE agar for the detection of vancomycin-resistant enterococci in rectal swab specimens. J Med Microbiol. 2013; 62: 661-2.

［133］ Wijesuriya TM, Perry P, Pryce T, et al. Low vancomycin MICs and fecal densities reduce the sensitivity of screening methods for vancomycin resistance in Enterococci. J Clin Microbiol. 2014; 52: 2829-33.

［134］ Banerjee T, Anupurba S. Colonization with vancomycin-intermediate *Staphylococcus aureus* strains containing the *vanA* resistance gene in a tertiary-care center in north India. J Clin Microbiol. 2012; 50: 1730-2.

［135］ Nordmann P, Naas T, Poirel L. Global spread of Carbapenemase-producing *Enterobacteriaceae*. Emerg Infect Dis. 2011; 17: 1791-8.

［136］ Nordmann P, Gniadkowski M, Giske CG, et al. Identification and screening of carbapenemase-producing *Enterobacteriaceae*. Clin Microbiol Infect. 2012; 18: 432-8.

［137］ Carattoli A. Plasmids and the spread of resistance. Int J Med Microbiol. 2013; 303: 298-304.

［138］ Canton R, Akova M, Carmeli Y, et al. Rapid evolution and spread of carbapenemases among *Enterobacteriaceae* in Europe. Clin Microbiol Infect. 2012; 18: 413-31.

［139］ Carmeli Y, Akova M, Cornaglia G, et al. Controlling the spread of carbapenemase-producing Gram-negatives: therapeutic approach and infection control. Clin Microbiol Infect. 2010；16：102-11.

［140］ Falagas ME, Tansarli GS, Karageorgopoulos DE, Vardakas KZ. Deaths attributable to carbapenem-resistant *Enterobacteriaceae* infections. Emerg Infect Dis. 2014；20：1170-5.

［141］ Nordmann P, Cornaglia G. Carbapenemase-producing *Enterobacteriaceae*：a call for action! Clin Microbiol Infect. 2012；18：411-12.

［142］ Nordmann P, Poirel L. Strategies for identification of carbapenemase-producing *Enterobacteriaceae*. J Antimicrob Chemother. 2013；68：487-9.

［143］ Miriagou V, Cornaglia G, Edelstein M, et al. Acquired carbapenemases in Gram-negative bacterial pathogens：detection and surveillance issues. Clin Microbiol Infect. 2010；16：112-22.

［144］ Hammoudi D, Moubareck CA, Sarkis DK. How to detect carbapenemase producers? A literature review of phenotypic and molecular methods. J Microbiol Methods. 2014；107：106-18.

［145］ Hrabak J, Chudackova E, Papagiannitsis CC. Detection of carbapenemases in *Enterobacteriaceae*：a challenge for diagnostic microbiological laboratories. Clin Microbiol Infect. 2014；20：839-53.

［146］ Bartolini A, Frasson I, Cavallaro A, Richter SN, Palu G. Comparison of phenotypic methods for the detection of carbapenem non-susceptible *Enterobacteriaceae*. Gut Pathog. 2014；6：13.

［147］ Doyle D, Peirano G, Lascols C, Lloyd T, Church DL, Pitout JD. Laboratory detection of *Enterobacteriaceae* that produce carbapenemases. J Clin Microbiol. 2012；50：3877-80.

［148］ Dortet L, Brechard L, Poirel L, Nordmann P. Impact of the isolation medium for detection of carbapenemase-producing *Enterobacteriaceae* using an updated version of the Carba NP test. J Med Microbiol. 2014；63：772-6.

［149］ Dortet L, Poirel L, Errera C, Nordmann P. CarbAcineto NP test for rapid detection of carbapenemase-producing Acinetobacter spp. J Clin Microbiol. 2014；52：2359-64.

［150］ Nordmann P, Poirel L, Dortet L. Rapid detection of carbapenemase-producing *Enterobacteriaceae*. Emerg Infect Dis. 2012；18：1503-7.

［151］ Maurer FP, Castelberg C, Quiblier C, Bloemberg GV, Hombach M. Evaluation of carbapenemase screening and confirmation tests with *Enterobacteriaceae* and development of a practical diagnostic algorithm. J Clin Microbiol. 2015；53：95-104.

［152］ Osterblad M, Hakanen AJ, Jalava J. Evaluation of the Carba NP test for carbapenemase detection. Antimicrob Agents Chemother. 2014；58：7553-6.

［153］ Peter S, Lacher A, Marschal M, et al. Evaluation of phenotypic detection methods for metallo-beta-lactamases（MBLs）in clinical isolates of *Pseudomonas aeruginosa*. Eur J Clin Microbiol Infect Dis. 2014；33：1133-41.

［154］ Tijet N, Boyd D, Patel SN, Mulvey MR, Melano RG. Evaluation of the Carba NP test for rapid detection of carbapenemase-producing *Enterobacteriaceae* and *Pseudomonas aeruginosa*. Antimicrob Agents Chemother. 2013；57：4578-80.

［155］ Vasoo S, Cunningham SA, Kohner PC, et al. Comparison of a novel, rapid chromogenic biochemical assay, the Carba NP test, with the modified Hodge test for detection of carbapenemase-producing Gram-negative bacilli. J Clin Microbiol. 2013；51：3097-101.

［156］ Yusuf E, Van Der Meeren S, Schallier A, Pierard D. Comparison of the Carba NP test with the Rapid CARB Screen Kit for the detection of carbapenemase-producing *Enterobacteriaceae* and *Pseudomonas aeruginosa*. Eur J Clin Microbiol Infect Dis. 2014；33：2237-40.

［157］ Hoyos-Mallecot Y, Riazzo C, Miranda-Casas C, Rojo-Martin MD, Gutierrez-Fernandez J, Navarro-Mari JM. Rapid detection and identification of strains carrying carbapenemases directly from positive blood cultures using MALDI-TOF MS. J Microbiol Methods. 2014；105：98-101.

［158］ Centers for Disease Control and Prevention. Guidance for control of infections with carbapenem-resistant or carbapenemase-producing *Enterobacteriaceae* in acute care facilities. Morb Mortal Wkly Rep. 2009；58：256-60.

［159］ Blackburn J, Tsimiklis C, Lavergne V, et al. Carbapenem disks on MacConkey agar in screening methods for detection of carbapenem-resistant Gram-negative rods in stools. J Clin Microbiol. 2013；51：331-3.

［160］ Lolans K, Calvert K, Won S, Clark J, Hayden MK. Direct ertapenem disk screening method for identification of KPC-producing *Klebsiella pneumoniae* and *Escherichia coli* in surveillance swab specimens. J Clin Microbiol. 2010；48：836-41.

［161］ Voulgari E, Poulou A, Koumaki V, Tsakris A. Carbapenemase-producing *Enterobacteriaceae*：now that the storm is finally here, how will timely detection help us fight back? Future Microbiol. 2013；8：27-39.

［162］ Rasheed JK, Tenover FC. Detection and characterization of antimicrobial resistance genes in bacteria. In：Murray PR, Baron EJ, Jorgensen JH, Pfaller MA, Yolken RH, editors. Manual of clinical microbiology. 8th ed. Washington DC：ASM Press；2003. p. 1196-212.

［163］ Benson DA, Cavanaugh M, Clark K, et al. GenBank. Nucleic Acids Res. 2013；41：D36-42.

［164］ Fluit AC, Visser MR, Schmitz FJ. Molecular detection of antimicrobial resistance. Clin Microbiol Rev. 2001；14：836-71.

［165］ Cockerill 3rd FR. Genetic methods for assessing antimicrobial resistance. Antimicrob Agents Chemother. 1999；43：199-212.

［166］ Lupo A, Papp-Wallace KM, Sendi P, Bonomo RA, Endimiani A. Non-phenotypic tests to detect and characterize antibiotic resistance mechanisms in *Enterobacteriaceae*. Diagn Microbiol Infect Dis. 2013；77：179-94.

［167］ Clinical and Laboratory Standards Institute. Quality system regulation for laboratory-developed tests：A practical guide for the laboratory. CLSI document QSRLDT. Wayne, PA, USA；2015.

［168］ U.S. Department of Health and Human Services：Centers for Medicare and Medicaid Services. Clinical laboratory improvements amendments of 1988（CLIA）. 1992.

［169］ Salimnia H, Fairfax MR, Lephart P, et al. An international, prospective, multicenter evaluation of the combination of AdvanDx *Staphylococcus QuickFISH* BC with *mecA XpressFISH* for detection of methicillin-resistant *Staphylococcus aureus* isolates from positive blood cultures. J Clin Microbiol. 2014；52：3928-32.

［170］ Yan L, Zhou J, Zheng Y, et al. Isothermal amplified detection of DNA and RNA. Mol BioSyst. 2014；10：970-1003.

［171］ Nolte FS, Caliendo AM. Molecular microbiology. In：Versalovic J, Carroll KC, Funke G, Jorgensen JH, Landry ML, Warnock DW, editors. Manual of clinical microbiology. 10th ed. Washington DC：ASM Press；2011. p. 27-59.

［172］ Gupta A, Anupurba S. Detection of drug resistance in *Mycobacterium tuberculosis*：methods, principles and applications. Indian J

Tuberc. 2015；62：13-22.

[173] Cockerill 3rd FR. Application of rapid-cycle real-time polymerase chain reaction for diagnostic testing in the clinical microbiology laboratory. Arch Pathol Lab Med. 2003；127：1112-20.

[174] Wilhelm J，Pingoud A. Real-time polymerase chain reaction. ChemBioChem. 2003；4：1120-8.

[175] Bissonnette L，Bergeron MG. Multiparametric technologies for the diagnosis of syndromic infections. Clin Microbiol Newsl. 2012；34：159-68.

[176] Greatorex J，Ellington MJ，Koser CU，Rolfe KJ，Curran MD. New methods for identifying infectious diseases. Br Med Bull. 2014；112：27-35.

[177] Donatin E，Drancourt M. DNA microarrays for the diagnosis of infectious diseases. Med Mal Infect. 2012；42：453-9.

[178] Miller MB，Tang YW. Basic concepts of microarrays and potential applications in clinical microbiology. Clin Microbiol Rev. 2009；22：611-33.

[179] Card R，Zhang J，Das P，Cook C，Woodford N，Anjum MF. Evaluation of an expanded microarray for detecting antibiotic resistance genes in a broad range of gram-negative bacterial pathogens. Antimicrob Agents Chemother. 2013；57：458-65.

[180] Volokhov D，Chizhikov V，Chumakov K，Rasooly A. Microarray analysis of erythromycin resistance determinants. J Appl Microbiol. 2003；95：787-98.

[181] Booth SA，Drebot MA，Martin IE，Ng LK. Design of oligonucleotide arrays to detect point mutations：molecular typing of antibiotic resistant strains of *Neisseria gonorrhoeae* and hantavirus infected deer mice. Mol Cell Probes. 2003；17：77-84.

[182] Frye JG，Jesse T，Long F，et al. DNA microarray detection of antimicrobial resistance genes in diverse bacteria. Int J Antimicrob Agents. 2006；27：138-51.

[183] Gryadunov D，Mikhailovich V，Lapa S，et al. Evaluation of hybridisation on oligonucleotide microarrays for analysis of drug-resistant *Mycobacterium tuberculosis*. Clin Microbiol Infect. 2005；11：531-9.

[184] Nagaoka T，Horii T，Satoh T，et al. Use of a three-dimensional microarray system for detection of levofloxacin resistance and the *mecA* gene in *Staphylococcus aureus*. J Clin Microbiol. 2005；43：5187-94.

[185] Vernet G，Jay C，Rodrigue M，Troesch A. Species differentiation and antibiotic susceptibility testing with DNA microarrays. J Appl Microbiol. 2004；96：59-68.

[186] Yu X，Susa M，Knabbe C，Schmid RD，Bachmann TT. Development and validation of a diagnostic DNA microarray to detect quinolone-resistant *Escherichia coli* among clinical isolates. J Clin Microbiol. 2004；42：4083-91.

[187] Perreten V，Vorlet-Fawer L，Slickers P，Ehricht R，Kuhnert P，Frey J. Microarray-based detection of 90 antibiotic resistance genes of gram-positive bacteria. J Clin Microbiol. 2005；43：2291-302.

[188] Grimm V，Ezaki S，Susa M，Knabbe C，Schmid RD，Bachmann TT. Use of DNA microarrays for rapid genotyping of TEM beta-lactamases that confer resistance. J Clin Microbiol. 2004；42：3766-74.

[189] van Hoek AH，Scholtens IM，Cloeckaert A，Aarts HJ. Detection of antibiotic resistance genes in different *Salmonella* serovars by oligonucleotide microarray analysis. J Microbiol Methods. 2005；62：13-23.

[190] Couzinet S，Yugueros J，Barras C，et al. Evaluation of a high-density oligonucleotide array for characterization of *grlA*, *grlB*, *gyrA* and *gyrB* mutations in fluoroquinolone resistant *Staphylococcus aureus* isolates. J Microbiol Methods. 2005；60：275-9.

[191] Mikhailovich V，Lapa S，Gryadunov D，et al. Identification of rifampin-resistant *Mycobacterium tuberculosis* strains by hybridization, PCR，and ligase detection reaction on oligonucleotide microchips. J Clin Microbiol. 2001；39：2531-40.

[192] Yue J，Shi W，Xie J，et al. Detection of rifampin-resistant *Mycobacterium tuberculosis* strains by using a specialized oligonucleotide microarray. Diagn Microbiol Infect Dis. 2004；48：47-54.

[193] Deng JY，Zhang XE，Lu HB，et al. Multiplex detection of mutations in clinical isolates of rifampin-resistant *Mycobacterium tuberculosis* by short oligonucleotide ligation assay on DNA chips. J Clin Microbiol. 2004；42：4850-2.

[194] Bi LJ，Zhou YF，Zhang XE，Deng JY，Wen JK，Zhang ZP. Construction and characterization of different MutS fusion proteins as recognition elements of DNA chip for detection of DNA mutations. Biosens Bioelectron. 2005；21：135-44.

[195] Sougakoff W，Rodrigue M，Truffot-Pernot C，et al. Use of a high-density DNA probe array for detecting mutations involved in rifampicin resistance in *Mycobacterium tuberculosis*. Clin Microbiol Infect. 2004；10：289-94.

[196] Tang X，Morris SL，Langone JJ，Bockstahler LE. Microarray and allele specific PCR detection of point mutations in *Mycobacterium tuberculosis* genes associated with drug resistance. J Microbiol Methods. 2005；63：318-30.

[197] Aragon LM，Navarro F，Heiser V，Garrigo M，Espanol M，Coll P. Rapid detection of specific gene mutations associated with isoniazid or rifampicin resistance in *Mycobacterium tuberculosis* clinical isolates using non-fluorescent low-density DNA microarrays. J Antimicrob Chemother. 2006；57：825-31.

[198] Head SR，Parikh K，Rogers YH，Bishai W，Goelet P，Boyce-Jacino MT. Solid-phase sequence scanning for drug resistance detection in tuberculosis. Mol Cell Probes. 1999；13：81-7.

[199] Denkin S，Volokhov D，Chizhikov V，Zhang Y. Microarray-based *pncA* genotyping of pyrazinamide-resistant strains of *Mycobacterium tuberculosis*. J Med Microbiol. 2005；54：1127-31.

[200] Davies TA，Goldschmidt R. Screening of large numbers of *Streptococcus pneumoniae* isolates for mutations associated with fluoroquinolone resistance using an oligonucleotide probe assay. FEMS Microbiol Lett. 2002；217：219-24.

[201] Batchelor M，Hopkins KL，Liebana E，et al. Development of a miniaturised microarray-based assay for the rapid identification of antimicrobial resistance genes in Gram-negative bacteria. Int J Antimicrob Agents. 2008；31：440-51.

[202] Leinberger DM，Grimm V，Rubtsova M，et al. Integrated detection of extended-spectrum-beta-lactam resistance by DNA microarray-based genotyping of TEM，SHV，and CTX-M genes. J Clin Microbiol. 2010；48：460-71.

[203] Leski TA，Vora GJ，Barrows BR，et al. Molecular characterization of multidrug resistant hospital isolates using the antimicrobial resistance determinant microarray. PLoS One. 2013；8，e69507.

［204］ Rubtsova MY, Ulyashova MM, Edelstein MV, Egorov AM. Oligonucleotide microarrays with horseradish peroxidase-based detection for the identification of extended-spectrum beta-lactamases. Biosens Bioelectron. 2010；26：1252-60.

［205］ Strauss C, Endimiani A, Perreten V. A novel universal DNA labeling and amplification system for rapid microarray-based detection of 117 antibiotic resistance genes in Gram-positive bacteria. J Microbiol Methods. 2015；108：25-30.

［206］ Raich T, Powell S. Identification of bacterial and fungal pathogens from positive blood culture bottles：a microarray-based approach. Methods Mol Biol. 2015；1237：73-90.

［207］ Dheda K, Gumbo T, Gandhi NR, et al. Global control of tuberculosis：from extensively drug-resistant to untreatable tuberculosis. Lancet Respir Med. 2014；2：321-38.

［208］ Simons SO, van Soolingen D. Drug susceptibility testing for optimizing tuberculosis treatment. Curr Pharm Des. 2011；17：2863-74.

［209］ Lin SY, Desmond EP. Molecular diagnosis of tuberculosis and drug resistance. Clin Lab Med. 2014；34：297-314.

［210］ Zhang Y, Yew WW. Mechanisms of drug resistance in *Mycobacterium tuberculosis*. Int J Tuberc Lung Dis. 2009；13：1320-30.

［211］ Flandrois JP, Lina G, Dumitrescu O. MUBII-TB-DB：a database of mutations associated with antibiotic resistance in *Mycobacterium tuberculosis*. BMC Bioinformatics. 2014；15：107.

［212］ Salamon H, Yamaguchi KD, Cirillo DM, et al. Integration of published information into a resistance-associated mutation database for *Mycobacterium tuberculosis*. J Infect Dis. 2015；211 Suppl 2：S50-7.

［213］ Sandgren A, Strong M, Muthukrishnan P, Weiner BK, Church GM, Murray MB. Tuberculosis drug resistance mutation database. PLoS Med. 2009；6，e2.

［214］ Drobniewski F, Nikolayevskyy V, Maxeiner H, et al. Rapid diagnostics of tuberculosis and drug resistance in the industrialized world：clinical and public health benefits and barriers to implementation. BMC Med. 2013；11：190.

［215］ Wilson ML. Rapid diagnosis of *Mycobacterium tuberculosis* infection and drug susceptibility testing. Arch Pathol Lab Med. 2013；137：812-19.

［216］ Wlodarska M, Johnston JC, Gardy JL, Tang P. A microbiological revolution meets an ancient disease：improving the management of tuberculosis with genomics. Clin Microbiol Rev. 2015；28：523-39.

［217］ Arentz M, Sorensen B, Horne DJ, Walson JL. Systematic review of the performance of rapid rifampicin resistance testing for drug-resistant tuberculosis. PLoS One. 2013；8，e76533.

［218］ Heysell SK, Houpt ER. The future of molecular diagnostics for drug-resistant tuberculosis. Expert Rev Mol Diagn. 2012；12：395-405.

［219］ Casali N, Nikolayevskyy V, Balabanova Y, et al. Evolution and transmission of drug-resistant tuberculosis in a Russian population. Nat Genet. 2014；46：279-86.

［220］ Eldholm V, Norheim G, von der Lippe B, et al. Evolution of extensively drug-resistant *Mycobacterium tuberculosis* from a susceptible ancestor in a single patient. Genome Biol. 2014；15：490.

［221］ Farhat MR, Shapiro BJ, Kieser KJ, et al. Genomic analysis identifies targets of convergent positive selection in drug-resistant *Mycobacterium tuberculosis*. Nat Genet. 2013；45：1183-9.

［222］ Safi H, Lingaraju S, Amin A, et al. Evolution of high-level ethambutol-resistant tuberculosis through interacting mutations in decaprenylphosphoryl-beta-D-arabinose biosynthetic and utilization pathway genes. Nat Genet. 2013；45：1190-7.

［223］ Zhang H, Li D, Zhao L, et al. Genome sequencing of 161 *Mycobacterium tuberculosis* isolates from China identifies genes and intergenic regions associated with drug resistance. Nat Genet. 2013；45：1255-60.

［224］ Koser CU, Bryant JM, Becq J, et al. Whole-genome sequencing for rapid susceptibility testing of *M. tuberculosis*. N Engl J Med. 2013；369：290-2.

［225］ Nijhuis RH, van Maarseveen NM, van Hannen EJ, van Zwet AA, Mascini EM. A rapid and high-throughput screening approach for methicillin-resistant *Staphylococcus aureus* based on the combination of two different real-time PCR assays. J Clin Microbiol. 2014；52：2861-7.

［226］ Paterson GK, Larsen AR, Robb A, et al. The newly described *mecA* homologue, *mecA*LGA251, is present in methicillin-resistant Staphylococcus aureus isolates from a diverse range of host species. J Antimicrob Chemother. 2012；67：2809-13.

［227］ Mason WJ, Blevins JS, Beenken K, Wibowo N, Ojha N, Smeltzer MS. Multiplex PCR protocol for the diagnosis of staphylococcal infection. J Clin Microbiol. 2001；39：3332-8.

［228］ Lem P, Spiegelman J, Toye B, Ramotar K. Direct detection of *mecA*, *nuc* and 16S rRNA genes in BacT/Alert blood culture bottles. Diagn Microbiol Infect Dis. 2001；41：165-8.

［229］ Carroll KC, Leonard RB, Newcomb-Gayman PL, Hillyard DR. Rapid detection of the staphylococcal *mecA* gene from BACTEC blood culture bottles by the polymerase chain reaction. Am J Clin Pathol. 1996；106：600-5.

［230］ Jaffe RI, Lane JD, Albury SV, Niemeyer DM. Rapid extraction from and direct identification in clinical samples of methicillin-resistant staphylococci using the PCR. J Clin Microbiol. 2000；38：3407-12.

［231］ Hallin M, Maes N, Byl B, Jacobs F, De Gheldre Y, Struelens MJ. Clinical impact of a PCR assay for identification of *Staphylococcus aureus* and determination of methicillin resistance directly from blood cultures. J Clin Microbiol. 2003；41：3942-4.

［232］ Maes N, Magdalena J, Rottiers S, De Gheldre Y, Struelens MJ. Evaluation of a triplex PCR assay to discriminate *Staphylococcus aureus* from coagulase-negative Staphylococci and determine methicillin resistance from blood cultures. J Clin Microbiol. 2002；40：1514-17.

［233］ Schmitz FJ, Steiert M, Hofmann B, et al. Detection of staphylococcal genes directly from cerebrospinal and peritoneal fluid samples using a multiplex polymerase chain reaction. Eur J Clin Microbiol Infect Dis. 1998；17：272-4.

［234］ Vannuffel P, Laterre PF, Bouyer M, et al. Rapid and specific molecular identification of methicillin-resistant *Staphylococcus aureus* in endotracheal aspirates from mechanically ventilated patients. J Clin Microbiol. 1998；36：2366-8.

［235］ Kitagawa Y, Ueda M, Ando N, et al. Rapid diagnosis of methicillin-resistant *Staphylococcus aureus* bacteremia by nested polymerase chain reaction. Ann Surg. 1996；224：665-71.

［236］ Grisold AJ，Leitner E，Muhlbauer G，Marth E，Kessler HH. Detection of methicillin-resistant *Staphylococcus aureus* and simultaneous confirmation by automated nucleic acid extraction and real-time PCR. J Clin Microbiol. 2002；40：2392-7.

［237］ Rohrer S，Tschierske M，Zbinden R，Berger-Bachi B. Improved methods for detection of methicillin-resistant *Staphylococcus aureus*. Eur J Clin Microbiol Infect Dis. 2001；20：267-70.

［238］ Elsayed S，Chow BL，Hamilton NL，Gregson DB，Pitout JD，Church DL. Development and validation of a molecular beacon probe-based real-time polymerase chain reaction assay for rapid detection of methicillin resistance in *Staphylococcus aureus*. Arch Pathol Lab Med. 2003；127：845-9.

［239］ Reischl U，Linde HJ，Metz M，Leppmeier B，Lehn N. Rapid identification of methicillin-resistant *Staphylococcus aureus* and simultaneous species confirmation using real-time fluorescence PCR. J Clin Microbiol. 2000；38：2429-33.

［240］ Killgore GE，Holloway B，Tenover FC. A 5′ nuclease PCR（TaqMan）high-throughput assay for detection of the *mecA* gene in staphylococci. J Clin Microbiol. 2000；38：2516-19.

［241］ Tan TY，Corden S，Barnes R，Cookson B. Rapid identification of methicillin-resistant *Staphylococcus aureus* from positive blood cultures by real-time fluorescence PCR. J Clin Microbiol. 2001；39：4529-31.

［242］ Shrestha NK，Tuohy MJ，Hall GS，Isada CM，Procop GW. Rapid identification of *Staphylococcus aureus* and the *mecA* gene from BacT/ALERT blood culture bottles by using the LightCycler system. J Clin Microbiol. 2002；40：2659-61.

［243］ Chan WS，Chan TM，Lai TW，et al. Complementary use of MALDI-TOF MS and real-time PCR-melt curve analysis for rapid identification of methicillin-resistant staphylococci and VRE. J Antimicrob Chemother. 2015；70：441-7.

［244］ Wang XR，Wu LF，Wang Y，Ma YY，Chen FH，Ou HL. Rapid detection of *Staphylococcus aureus* by loop-mediated isothermal amplification. Appl Biochem Biotechnol. 2015；175：882-91.

［245］ Aires De Sousa M，Santos Sanches I，Ferro ML，De Lencastre H. Epidemiological study of staphylococcal colonization and crossinfection in two West African Hospitals. Microb Drug Resist. 2000；6：133-41.

［246］ Becker K，Pagnier I，Schuhen B，et al. Does nasal colonization by methicillin-resistant coagulase-negative staphylococci and methicillin-susceptible *Staphylococcus aureus* strains occur frequently enough to represent a risk of false-positive methicillin-resistant *S. aureus* determinations by molecular methods? J Clin Microbiol. 2006；44：229-31.

［247］ Faria NA，Conceicao T，Miragaia M，Bartels MD，de Lencastre H，Westh H. Nasal carriage of methicillin resistant staphylococci. Microb Drug Resist. 2014；20：108-17.

［248］ Blanc DS，Basset P，Nahimana-Tessemo I，Jaton K，Greub G，Zanetti G. High proportion of wrongly identified methicillin-resistant *Staphylococcus aureus* carriers by use of a rapid commercial PCR assay due to presence of staphylococcal cassette chromosome element lacking the *mecA* gene. J Clin Microbiol. 2011；49：722-4.

［249］ Stamper PD，Louie L，Wong H，Simor AE，Farley JE，Carroll KC. Genotypic and phenotypic characterization of methicillin-susceptible *Staphylococcus aureus* isolates misidentified as methicillin-resistant *Staphylococcus aureus* by the BD GeneOhm MRSA assay. J Clin Microbiol. 2011；49：1240-4.

［250］ Wong H，Louie L，Lo RY，Simor AE. Characterization of *Staphylococcus aureus* isolates with a partial or complete absence of staphylococcal cassette chromosome elements. J Clin Microbiol. 2010；48：3525-31.

［251］ Bartels MD，Boye K，Rohde SM，et al. A common variant of staphylococcal cassette chromosome *mec* type IVa in isolates from Copenhagen，Denmark，is not detected by the BD GeneOhm methicillin-resistant *Staphylococcus aureus* assay. J Clin Microbiol. 2009；47：1524-7.

［252］ Laurent C，Bogaerts P，Schoevaerdts D，et al. Evaluation of the Xpert MRSA assay for rapid detection of methicillin-resistant *Staphylococcus aureus* from nares swabs of geriatric hospitalized patients and failure to detect a specific SCC*mec* type IV variant. Eur J Clin Microbiol Infect Dis. 2010；29：995-1002.

［253］ Hiramatsu K，Ito T，Tsubakishita S，et al. Genomic basis for methicillin resistance in *Staphylococcus aureus*. Infect Chemother. 2013；45：117-36.

［254］ Hardy K，Price C，Szczepura A，et al. Reduction in the rate of methicillin-resistant *Staphylococcus aureus* acquisition in surgical wards by rapid screening for colonization：a prospective，cross-over study. Clin Microbiol Infect. 2010；16：333-9.

［255］ Peterson LR，Diekema DJ. To screen or not to screen for methicillin-resistant *Staphylococcus aureus*. J Clin Microbiol. 2010；48：683-9.

［256］ Robicsek A，Beaumont JL，Paule SM，et al. Universal surveillance for methicillin-resistant *Staphylococcus aureus* in 3 affiliated hospitals. Ann Intern Med. 2008；148：409-18.

［257］ Depardieu F，Perichon B，Courvalin P. Detection of the *van* alphabet and identification of enterococci and staphylococci at the species level by multiplex PCR. J Clin Microbiol. 2004；42：5857-60.

［258］ Thati V，Shivannavar CT，Gaddad SM. Vancomycin resistance among methicillin resistant *Staphylococcus aureus* isolates from intensive care units of tertiary care hospitals in Hyderabad. Indian J Med Res. 2011；134：704-8.

［259］ Tiwari HK，Sen MR. Emergence of vancomycin resistant *Staphylococcus aureus*（VRSA）from a tertiary care hospital from northern part of India. BMC Infect Dis. 2006；6：156.

［260］ Sinsimer D，Leekha S，Park S，et al. Use of a multiplex molecular beacon platform for rapid detection of methicillin and vancomycin resistance in *Staphylococcus aureus*. J Clin Microbiol. 2005；43：4585-91.

［261］ Boyd DA，Willey BM，Fawcett D，Gillani N，Mulvey MR. Molecular characterization of *Enterococcus faecalis* N06-0364 with low-level vancomycin resistance harboring a novel D-Ala-D-Ser gene cluster，*vanL*. Antimicrob Agents Chemother. 2008；52：2667-72.

［262］ Lebreton F，Depardieu F，Bourdon N，et al. D-Ala-d-Ser VanN-type transferable vancomycin resistance in *Enterococcus faecium*. Antimicrob Agents Chemother. 2011；55：4606-12.

［263］ Xu X，Lin D，Yan G，et al. *vanM*，a new glycopeptide resistance gene cluster found in *Enterococcus faecium*. Antimicrob Agents Chemother. 2010；54：4643-7.

［264］ Fang H，Ohlsson AK，Jiang GX，Ullberg M. Screening for vancomycin-resistant enterococci：an efficient and economical laboratory-developed test. Eur J Clin Microbiol Infect Dis. 2012；31：261-5.

［265］ Satake S, Clark N, Rimland D, Nolte FS, Tenover FC. Detection of vancomycin-resistant enterococci in fecal samples by PCR. J Clin Microbiol. 1997；35：2325-30.

［266］ Palladino S, Kay ID, Flexman JP, et al. Rapid detection of *vanA* and *vanB* genes directly from clinical specimens and enrichment broths by real-time multiplex PCR assay. J Clin Microbiol. 2003；41：2483-6.

［267］ Paule SM, Trick WE, Tenover FC, et al. Comparison of PCR assay to culture for surveillance detection of vancomycin-resistant enterococci. J Clin Microbiol. 2003；41：4805-7.

［268］ Petrich AK, Luinstra KE, Groves D, Chernesky MA, Mahony JB. Direct detection of *vanA* and *vanB* genes in clinical specimens for rapid identification of vancomycin resistant enterococci (VRE) using multiplex PCR. Mol Cell Probes. 1999；13：275-81.

［269］ Diekema DJ, Dodgson KJ, Sigurdardottir B, Pfaller MA. Rapid detection of antimicrobial-resistant organism carriage：an unmet clinical need. J Clin Microbiol. 2004；42：2879-83.

［270］ Babady NE, Gilhuley K, Cianciminio-Bordelon D, Tang YW. Performance characteristics of the Cepheid Xpert *vanA* assay for rapid identification of patients at high risk for carriage of vancomycin-resistant Enterococci. J Clin Microbiol. 2012；50：3659-63.

［271］ Bourdon N, Berenger R, Lepoultier R, et al. Rapid detection of vancomycin-resistant enterococci from rectal swabs by the Cepheid Xpert *vanA/vanB* assay. Diagn Microbiol Infect Dis. 2010；67：291-3.

［272］ Hassan H, Shorman M. Evaluation of the BD GeneOhm MRSA and VanR assays as a rapid screening tool for detection of methicillin-resistant *Staphylococcus aureus* and vancomycin-resistant enterococci in a Tertiary Hospital in Saudi Arabia. Int J Microbiol. 2011；2011：861514.

［273］ Marner ES, Wolk DM, Carr J, et al. Diagnostic accuracy of the Cepheid GeneXpert *vanA/vanB* assay ver. 1.0 to detect the *vanA* and *vanB* vancomycin resistance genes in *Enterococcus* from perianal specimens. Diagn Microbiol Infect Dis. 2011；69：382-9.

［274］ Usacheva EA, Ginocchio CC, Morgan M, et al. Prospective, multicenter evaluation of the BD GeneOhm VanR assay for direct, rapid detection of vancomycin-resistant *Enterococcus* species in perianal and rectal specimens. Am J Clin Pathol. 2010；134：219-26.

［275］ Werner G, Serr A, Schutt S, et al. Comparison of direct cultivation on a selective solid medium, polymerase chain reaction from an enrichment broth, and the BD GeneOhm VanR Assay for identification of vancomycin-resistant enterococci in screening specimens. Diagn Microbiol Infect Dis. 2011；70：512-21.

［276］ Zabicka D, Strzelecki J, Wozniak A, et al. Efficiency of the Cepheid Xpert *vanA/vanB* assay for screening of colonization with vancomycin-resistant enterococci during hospital outbreak. Antonie Leeuwenhoek. 2012；101：671-5.

［277］ Domingo MC, Huletsky A, Giroux R, Picard FJ, Bergeron MG. *vanD* and *vanG*-like gene clusters in a *Ruminococcus* species isolated from human bowel flora. Antimicrob Agents Chemother. 2007；51：4111-17.

［278］ Birgand G, Ruimy R, Schwarzinger M, et al. Rapid detection of glycopeptide-resistant enterococci：impact on decision-making and costs. Antimicrob Resist Infect Control. 2013；2：30.

［279］ Girlich D, Poirel L, Nordmann P. Comparison of the SUPERCARBA, CHROMagar KPC, and Brilliance CRE screening media for detection of *Enterobacteriaceae* with reduced susceptibility to carbapenems. Diagn Microbiol Infect Dis. 2013；75：214-17.

［280］ Moran Gilad J, Carmeli Y, Schwartz D, Navon-Venezia S. Laboratory evaluation of the CHROMagar KPC medium for identification of carbapenem-nonsusceptible *Enterobacteriaceae*. Diagn Microbiol Infect Dis. 2011；70：565-7.

［281］ Samra Z, Bahar J, Madar-Shapiro L, Aziz N, Israel S, Bishara J. Evaluation of CHROMagar KPC for rapid detection of carbapenem-resistant *Enterobacteriaceae*. J Clin Microbiol. 2008；46：3110-11.

［282］ Wilkinson KM, Winstanley TG, Lanyon C, Cummings SP, Raza MW, Perry JD. Comparison of four chromogenic culture media for carbapenemase-producing *Enterobacteriaceae*. J Clin Microbiol. 2012；50：3102-4.

［283］ Jean SS, Lee WS, Lam C, Hsu CW, Chen RJ, Hsueh PR. Carbapenemase-producing Gram-negative bacteria：current epidemics, antimicrobial susceptibility and treatment options. Future Microbiol. 2015；10：407-25.

［284］ Nordmann P. Carbapenemase-producing *Enterobacteriaceae*：overview of a major public health challenge. Med Mal Infect. 2014；44：51-6.

［285］ Gazin M, Paasch F, Goossens H, Malhotra-Kumar S, Mosar WP, Teams SWS. Current trends in culture-based and molecular detection of extended-spectrum-beta-lactamase-harboring and carbapenem-resistant *Enterobacteriaceae*. J Clin Microbiol. 2012；50：1140-6.

［286］ Hindiyeh M, Smollen G, Grossman Z, et al. Rapid detection of *bla*KPC carbapenemase genes by real-time PCR. J Clin Microbiol. 2008；46：2879-83.

［287］ Naas T, Cotellon G, Ergani A, Nordmann P. Real-time PCR for detection of bla_{OXA-48} genes from stools. J Antimicrob Chemother. 2013；68：101-4.

［288］ Naas T, Ergani A, Carrer A, Nordmann P. Real-time PCR for detection of NDM-1 carbapenemase genes from spiked stool samples. Antimicrob Agents Chemother. 2011；55：4038-43.

［289］ Nakano R, Nakano A, Ishii Y, et al. Rapid detection of the *Klebsiella pneumoniae* carbapenemase (KPC) gene by loop-mediated isothermal amplification (LAMP). J Infect Chemother. 2015；21：202-6.

［290］ Peter H, Berggrav K, Thomas P, et al. Direct detection and genotyping of *Klebsiella pneumoniae* carbapenemases from urine by use of a new DNA microarray test. J Clin Microbiol. 2012；50：3990-8.

［291］ Trung NT, Hien TT, Huyen TT, et al. Simple multiplex PCR assays to detect common pathogens and associated genes encoding for acquired extended spectrum betalactamases (ESBL) or carbapenemases from surgical site specimens in Vietnam. Ann Clin Microbiol Antimicrob. 2015；14：23.

［292］ Findlay J, Hopkins KL, Meunier D, Woodford N. Evaluation of three commercial assays for rapid detection of genes encoding clinically relevant carbapenemases in cultured bacteria. J Antimicrob Chemother. 2015；70：1338-42.

［293］ Kaase M, Szabados F, Wassill L, Gatermann SG. Detection of carbapenemases in *Enterobacteriaceae* by a commercial multiplex PCR. J Clin Microbiol. 2012；50：3115-18.

［294］ Lafeuille E，Laouira S，Sougakoff W，et al. Detection of OXA-48-like carbapenemase genes by the Xpert（R）Carba-R test：room for improvement. Int J Antimicrob Agents. 2015；45：441-2.

［295］ Nijhuis R，Samuelsen O，Savelkoul P，van Zwet A. Evaluation of a new real-time PCR assay（Check-Direct CPE）for rapid detection of KPC，OXA-48，VIM，and NDM carbapenemases using spiked rectal swabs. Diagn Microbiol Infect Dis. 2013；77：316-20.

［296］ Livermore DM. Clinical significance of beta-lactamase induction and stable derepression in gram-negative rods. Eur J Clin Microbiol. 1987；6：439-45.

［297］ Martineau F，Picard FJ，Grenier L，Roy PH，Ouellette M，Bergeron MG. Multiplex PCR assays for the detection of clinically relevant antibiotic resistance genes in staphylococci isolated from patients infected after cardiac surgery. The ESPRIT Trial. J Antimicrob Chemother. 2000；46：527-34.

［298］ Martineau F，Picard FJ，Lansac N，et al. Correlation between the resistance genotype determined by multiplex PCR assays and the antibiotic susceptibility patterns of *Staphylococcus aureus* and *Staphylococcus epidermidis*. Antimicrob Agents Chemother. 2000；44：231-8.

［299］ Bouricha M，Samad MA，Levy PY，Raoult D，Drancourt M. Point-of-care syndrome-based，rapid diagnosis of infections on commercial ships. J Travel Med. 2014；21：12-6.

［300］ Fournier PE，Dubourg G，Raoult D. Clinical detection and characterization of bacterial pathogens in the genomics era. Genome Med. 2014；6：114.

［301］ Ruggiero P，McMillen T，Tang YW，Babady NE. Evaluation of the BioFire FilmArray respiratory panel and the GenMark eSensor respiratory viral panel on lower respiratory tract specimens. J Clin Microbiol. 2014；52：288-90.

［302］ Chandler DP，Knickerbocker C，Bryant L，et al. Profiling in situ microbial community structure with an amplification microarray. Appl Environ Microbiol. 2013；79：799-807.

［303］ Foglieni B，Brisci A，San Biagio F，et al. Integrated PCR amplification and detection processes on a Lab-on-Chip platform：a new advanced solution for molecular diagnostics. Clin Chem Lab Med. 2010；48：329-36.

［304］ Girard LD，Boissinot K，Peytavi R，Boissinot M，Bergeron MG. Structured oligonucleotides for target indexing to allow single-vessel PCR amplification and solid support microarray hybridization. Analyst. 2015；140：912-21.

［305］ Mani V，Wang S，Inci F，De Libero G，Singhal A，Demirci U. Emerging technologies for monitoring drug-resistant tuberculosis at the point-of-care. Adv Drug Deliv Rev. 2014；78：105-17.

［306］ Njoroge SK，Chen HW，Witek MA，Soper SA. Integrated microfluidic systems for DNA analysis. Top Curr Chem. 2011；304：203-60.

［307］ Roy E，Stewart G，Mounier M，et al. From cellular lysis to microarray detection，an integrated thermoplastic elastomer（TPE）point of care Lab on a Disc. Lab Chip. 2015；15：406-16.

［308］ Shin Y，Perera AP，Tang WY，et al. A rapid amplification/detection assay for analysis of *Mycobacterium tuberculosis* using an isothermal and silicon bio-photonic sensor complex. Biosens Bioelectron. 2015；68：390-6.

［309］ Summerer D，Hevroni D，Jain A，et al. A flexible and fully integrated system for amplification，detection and genotyping of genomic DNA targets based on microfluidic oligonucleotide arrays. N Biotechnol. 2010；27：149-55.

［310］ Ahmed MU，Saaem I，Wu PC，Brown AS. Personalized diagnostics and biosensors：a review of the biology and technology needed for personalized medicine. Crit Rev Biotechnol. 2014；34：180-96.

［311］ Kaittanis C，Santra S，Perez JM. Emerging nanotechnology-based strategies for the identification of microbial pathogenesis. Adv Drug Deliv Rev. 2010；62：408-23.

［312］ Paniel N，Baudart J，Hayat A，Barthelmebs L. Aptasensor and genosensor methods for detection of microbes in real world samples. Methods. 2013；64：229-40.

［313］ Syed MA. Advances in nanodiagnostic techniques for microbial agents. Biosens Bioelectron. 2014；51：391-400.

［314］ Caboche S，Audebert C，Hot D. High-throughput sequencing，a versatile weapon to support genome-based diagnosis in infectious diseases：applications to clinical bacteriology. Pathogens. 2014；3：258-79.

［315］ Didelot X，Bowden R，Wilson DJ，Peto TE，Crook DW. Transforming clinical microbiology with bacterial genome sequencing. Nat Rev Genet. 2012；13：601-12.

［316］ Koser CU，Ellington MJ，Cartwright EJ，et al. Routine use of microbial whole genome sequencing in diagnostic and public health microbiology. PLoS Pathog. 2012；8，e1002824.

［317］ Koser CU，Ellington MJ，Peacock SJ. Whole-genome sequencing to control antimicrobial resistance. Trends Genet. 2014；30：401-7.

［318］ Koser CU，Fraser LJ，Ioannou A，et al. Rapid single-colony whole-genome sequencing of bacterial pathogens. J Antimicrob Chemother. 2014；69：1275-81.

［319］ Gordon NC，Price JR，Cole K，et al. Prediction of *Staphylococcus aureus* antimicrobial resistance by whole-genome sequencing. J Clin Microbiol. 2014；52：1182-91.

［320］ Stoesser N，Batty EM，Eyre DW，et al. Predicting antimicrobial susceptibilities for *Escherichia coli* and *Klebsiella pneumoniae* isolates using whole genomic sequence data. J Antimicrob Chemother. 2013；68：2234-44.

［321］ Ford CB，Shah RR，Maeda MK，et al. *Mycobacterium tuberculosis* mutation rate estimates from different lineages predict substantial differences in the emergence of drug-resistant tuberculosis. Nat Genet. 2013；45：784-90.

［322］ Salipante SJ，SenGupta DJ，Cummings LA，Land TA，Hoogestraat DR，Cookson BT. Application of whole-genome sequencing for bacterial strain typing in molecular epidemiology. J Clin Microbiol. 2015；53：1072-9.

［323］ Struelens MJ，Brisse S. From molecular to genomic epidemiology：transforming surveillance and control of infectious diseases. Euro Surveill. 2013；18：20386.

［324］ Koser CU，Holden MT，Ellington MJ，et al. Rapid whole-genome sequencing for investigation of a neonatal MRSA outbreak. N Engl J Med. 2012；366：2267-75.

［325］ Roetzer A, Diel R, Kohl TA, et al. Whole genome sequencing versus traditional genotyping for investigation of a *Mycobacterium tuberculosis* outbreak: a longitudinal molecular epidemiological study. PLoS Med. 2013; 10, e1001387.

［326］ Snitkin ES, Zelazny AM, Thomas PJ, et al. Tracking a hospital outbreak of carbapenem-resistant *Klebsiella pneumoniae* with whole-genome sequencing. Sci Transl Med. 2012; 4: 148ra116.

［327］ Hasman H, Saputra D, Sicheritz-Ponten T, et al. Rapid whole-genome sequencing for detection and characterization of microorganisms directly from clinical samples. J Clin Microbiol. 2014; 52: 139-46.

［328］ Loman NJ, Constantinidou C, Christner M, et al. A culture-independent sequence-based metagenomics approach to the investigation of an outbreak of Shiga-toxigenic *Escherichia coli* O104: H4. JAMA. 2013; 309: 1502-10.

［329］ Fricke WF, Rasko DA. Bacterial genome sequencing in the clinic: bioinformatic challenges and solutions. Nat Rev Genet. 2014; 15: 49-55.

［330］ Bourbeau PP, Ledeboer NA. Automation in clinical microbiology. J Clin Microbiol. 2013; 51: 1658-65.

［331］ Bissonnette L, Chapdelaine S, Peytavi R, et al. A revolutionary microfluidic stand-alone platform (GenePOC) for nucleic-acid based point-of-care diagnostics. In: Kost GJ, Corbin CM, editors. Global point of care—strategies for disasters, emergencies, and public health resilience. Washington, DC: AACC Press; 2015. p. 235-47.

［332］ Chin CD, Linder V, Sia SK. Commercialization of microfluidic point-of-care diagnostic devices. Lab Chip. 2012; 12: 2118-34.

［333］ Eicher D, Merten CA. Microfluidic devices for diagnostic applications. Expert Rev Mol Diagn. 2011; 11: 505-19.

［334］ Niemz A, Ferguson TM, Boyle DS. Point-of-care nucleic acid testing for infectious diseases. Trends Biotechnol. 2011; 29: 240-50.

［335］ de Paz HD, Brotons P, Munoz-Almagro C. Molecular isothermal techniques for combating infectious diseases: towards low-cost point-of-care diagnostics. Expert Rev Mol Diagn. 2014; 14: 827-43.

［336］ Wang S, Inci F, De Libero G, Singhal A, Demirci U. Point-of-care assays for tuberculosis: role of nanotechnology/microfluidics. Biotechnol Adv. 2013; 31: 438-49.

［337］ Miro E, Grunbaum F, Gomez L, et al. Characterization of aminoglycoside-modifying enzymes in *Enterobacteriaceae* clinical strains and characterization of the plasmids implicated in their diffusion. Microb Drug Resist. 2013; 19: 94-9.

［338］ Seward RJ, Lambert T, Towner KJ. Molecular epidemiology of aminoglycoside resistance in *Acinetobacter* spp. J Med Microbiol. 1998; 47: 455-62.

［339］ Chuanchuen R, Wannaprasat W, Ajariyakhajorn K, Schweizer HP. Role of the MexXY multidrug efflux pump in moderate aminoglycoside resistance in *Pseudomonas aeruginosa* isolates from *Pseudomonas mastitis*. Microbiol Immunol. 2008; 52: 392-8.

［340］ Hujer KM, Hujer AM, Hulten EA, et al. Analysis of antibiotic resistance genes in multidrug-resistant *Acinetobacter* sp. isolates from military and civilian patients treated at the Walter Reed Army Medical Center. Antimicrob Agents Chemother. 2006; 50: 4114-23.

［341］ Ma M, Wang H, Yu Y, Zhang D, Liu S. Detection of antimicrobial resistance genes of pathogenic *Salmonella* from swine with DNA microarray. J Vet Diagn Invest. 2007; 19: 161-7.

［342］ Michalska AD, Sacha PT, Ojdana D, Wieczorek A, Tryniszewska E. Prevalence of resistance to aminoglycosides and fluoroquinolones among *Pseudomonas aeruginosa* strains in a University Hospital in Northeastern Poland. Braz J Microbiol. 2014; 45: 1455-8.

［343］ Noppe-Leclercq I, Wallet F, Haentjens S, Courcol R, Simonet M. PCR detection of aminoglycoside resistance genes: a rapid molecular typing method for *Acinetobacter baumannii*. Res Microbiol. 1999; 150: 317-22.

［344］ Toleman MA, Biedenbach D, Bennett DM, Jones RN, Walsh TR. Italian metallo-beta-lactamases: a national problem? Report from the SENTRY antimicrobial surveillance programme. J Antimicrob Chemother. 2005; 55: 61-70.

［345］ Boehme S, Werner G, Klare I, Reissbrodt R, Witte W. Occurrence of antibiotic-resistant enterobacteria in agricultural foodstuffs. Mol Nutr Food Res. 2004; 48: 522-31.

［346］ Strommenger B, Kettlitz C, Werner G, Witte W. Multiplex PCR assay for simultaneous detection of nine clinically relevant antibiotic resistance genes in *Staphylococcus aureus*. J Clin Microbiol. 2003; 41: 4089-94.

［347］ Klingenberg C, Sundsfjord A, Ronnestad A, Mikalsen J, Gaustad P, Flaegstad T. Phenotypic and genotypic aminoglycoside resistance in blood culture isolates of coagulase-negative staphylococci from a single neonatal intensive care unit, 1989—2000. J Antimicrob Chemother. 2004; 54: 889-96.

［348］ Kao SJ, You I, Clewell DB, et al. Detection of the high-level aminoglycoside resistance gene *aph* (2″) *-Ib* in *Enterococcus faecium*. Antimicrob Agents Chemother. 2000; 44: 2876-9.

［349］ Choi SM, Kim SH, Kim HJ, et al. Multiplex PCR for the detection of genes encoding aminoglycoside modifying enzymes and methicillin resistance among *Staphylococcus* species. J Korean Med Sci. 2003; 18: 631-6.

［350］ Ardic N, Sareyyupoglu B, Ozyurt M, Haznedaroglu T, Ilga U. Investigation of aminoglycoside modifying enzyme genes in methicillin-resistant staphylococci. Microbiol Res. 2006; 161: 49-54.

［351］ Vanhoof R, Godard C, Content J, Nyssen HJ, Hannecart-Pokorni E. Detection by polymerase chain reaction of genes encoding aminoglycoside-modifying enzymes in methicillin-resistant *Staphylococcus aureus* isolates of epidemic phage types. Belgian Study Group of Hospital Infections (GDEPIH/GOSPIZ). J Med Microbiol. 1994; 41: 282-90.

［352］ Monecke S, Jatzwauk L, Weber S, Slickers P, Ehricht R. DNA microarray-based genotyping of methicillin-resistant *Staphylococcus aureus* strains from Eastern Saxony. Clin Microbiol Infect. 2008; 14: 534-45.

［353］ Zhu LX, Zhang ZW, Wang C, et al. Use of a DNA microarray for simultaneous detection of antibiotic resistance genes among staphylococcal clinical isolates. J Clin Microbiol. 2007; 45: 3514-21.

［354］ Yean CY, Yin LS, Lalitha P, Ravichandran M. A nanoplex PCR assay for the rapid detection of vancomycin and bifunctional aminoglycoside resistance genes in *Enterococcus* species. BMC Microbiol. 2007; 7: 112.

［355］ Kobayashi N, Alam M, Nishimoto Y, Urasawa S, Uehara N, Watanabe N. Distribution of aminoglycoside resistance genes in recent clinical isolates of *Enterococcus faecalis*, *Enterococcus faecium* and *Enterococcus avium*. Epidemiol Infect. 2001; 126: 197-204.

［356］ Vakulenko SB, Donabedian SM, Voskresenskiy AM, Zervos MJ, Lerner SA, Chow JW. Multiplex PCR for detection of aminoglycoside resistance genes in enterococci. Antimicrob Agents Chemother. 2003；47：1423-6.

［357］ Jin W, Wachino J, Kimura K, Yamada K, Arakawa Y. New plasmid-mediated aminoglycoside 6'-N-acetyltransferase, AAC（6'）-Ian, and ESBL, TLA-3, from a *Serratia marcescens* clinical isolate. J Antimicrob Chemother. 2015；70：1331-7.

［358］ Ploy MC, Giamarellou H, Bourlioux P, Courvalin P, Lambert T. Detection of *aac*（6'）-*I* genes in amikacin-resistant *Acinetobacter* spp. by PCR. Antimicrob Agents Chemother. 1994；38：2925-8.

［359］ Huang S, Dai W, Sun S, Zhang X, Zhang L. Prevalence of plasmid-mediated quinolone resistance and aminoglycoside resistance determinants among carbapeneme non-susceptible *Enterobacter cloacae*. PLoS One. 2012；7, e47636.

［360］ Islam S, Oh H, Jalal S, et al. Chromosomal mechanisms of aminoglycoside resistance in *Pseudomonas aeruginosa* isolates from cystic fibrosis patients. Clin Microbiol Infect. 2009；15：60-6.

［361］ Senda K, Arakawa Y, Ichiyama S, et al. PCR detection of metallo-beta-lactamase gene（*bla*IMP）in gram-negative rods resistant to broad-spectrum β-lactams. J Clin Microbiol. 1996；34：2909-13.

［362］ Hu X, Xu B, Yang Y, et al. A high throughput multiplex PCR assay for simultaneous detection of seven aminoglycoside-resistance genes in *Enterobacteriaceae*. BMC Microbiol. 2013；13：58.

［363］ Randall LP, Cooles SW, Osborn MK, Piddock LJ, Woodward MJ. Antibiotic resistance genes, integrons and multiple antibiotic resistance in thirty-five serotypes of *Salmonella enterica* isolated from humans and animals in the UK. J Antimicrob Chemother. 2004；53：208-16.

［364］ Osman KM, Hassan WM, Mohamed RA. The consequences of a sudden demographic change on the seroprevalence pattern, virulence genes, identification and characterisation of integron-mediated antibiotic resistance in the *Salmonella enterica* isolated from clinically diarrhoeic humans in Egypt. Eur J Clin Microbiol Infect Dis. 2014；33：1323-37.

［365］ Singh P, Mustapha A. Multiplex TaqMan（R）detection of pathogenic and multi-drug resistant *Salmonella*. Int J Food Microbiol. 2013；166：213-18.

［366］ Madsen L, Aarestrup FM, Olsen JE. Characterisation of streptomycin resistance determinants in Danish isolates of *Salmonella typhimurium*. Vet Microbiol. 2000；75：73-82.

［367］ Woegerbauer M, Zeinzinger J, Springer B, et al. Prevalence of the aminoglycoside phosphotransferase genes *aph*（3'）-*IIIa* and *aph*（3'）-*IIa* in *Escherichia coli*, *Enterococcus faeculis*, *Enterococcus faecium*, *Pseudomonas aeruginosa*, *Salmonella enterica* subsp. *enterica* and *Staphylococcus aureus* isolates in Austria. J Med Microbiol. 2014；63：210-17.

［368］ Vila J, Ruiz J, Navia M, et al. Spread of amikacin resistance in *Acinetobacter baumannii* strains isolated in Spain due to an epidemic strain. J Clin Microbiol. 1999；37：758-61.

［369］ Bercot B, Poirel L, Nordmann P. Updated multiplex polymerase chain reaction for detection of 16S rRNA methylases：high prevalence among NDM-1 producers. Diagn Microbiol Infect Dis. 2011；71：442-5.

［370］ Doi Y, Arakawa Y. 16S ribosomal RNA methylation：emerging resistance mechanism against aminoglycosides. Clin Infect Dis. 2007；45：88-94.

［371］ Guo X, Dillon BB, Ginn AN, Wiklendt AM, Partridge SR, Iredell JR. Simple multiplex real-time PCR for rapid detection of common 16S rRNA methyltransferase genes. Diagn Microbiol Infect Dis. 2014；80：29-31.

［372］ Yamane K, Wachino J, Suzuki S, et al. 16S rRNA methylase-producing, gram-negative pathogens, Japan. Emerg Infect Dis. 2007；13：642-6.

［373］ Davis MA, Baker KN, Orfe LH, Shah DH, Besser TE, Call DR. Discovery of a gene conferring multiple-aminoglycoside resistance in *Escherichia coli*. Antimicrob Agents Chemother. 2010；54：2666-9.

［374］ Hidalgo L, Hopkins KL, Gutierrez B, et al. Association of the novel aminoglycoside resistance determinant RmtF with NDM carbapenemase in *Enterobacteriaceae* isolated in India and the UK. J Antimicrob Chemother. 2013；68：1543-50.

［375］ Zhou Y, Yu H, Guo Q, et al. Distribution of 16S rRNA methylases among different species of Gram-negative bacilli with high-level resistance to aminoglycosides. Eur J Clin Microbiol Infect Dis. 2010；29：1349-53.

［376］ Mieskes KT, Rusch-Gerdes S, Truffot-Pernot C, et al. Rapid, simple, and culture-independent detection of *rpsL* codon 43 mutations that are highly predictive of streptomycin resistance in *Mycobacterium tuberculosis*. Am J Trop Med Hyg. 2000；63：56-60.

［377］ Shi R, Otomo K, Yamada H, Tatsumi T, Sugawara I. Temperature-mediated heteroduplex analysis for the detection of drug-resistant gene mutations in clinical isolates of *Mycobacterium tuberculosis* by denaturing HPLC, SURVEYOR nuclease. Microbes Infect. 2006；8：128-35.

［378］ Siddiqi N, Shamim M, Hussain S, et al. Molecular characterization of multidrug-resistant isolates of *Mycobacterium tuberculosis* from patients in North India. Antimicrob Agents Chemother. 2002；46：443-50.

［379］ Mokrousov I, Bhanu NV, Suffys PN, et al. Multicenter evaluation of reverse line blot assay for detection of drug resistance in *Mycobacterium tuberculosis* clinical isolates. J Microbiol Methods. 2004；57：323-35.

［380］ Cooksey RC, Morlock GP, Holloway BP, Limor J, Hepburn M. Temperature-mediated heteroduplex analysis performed by using denaturing high-performance liquid chromatography to identify sequence polymorphisms in *Mycobacterium tuberculosis* complex organisms. J Clin Microbiol. 2002；40：1610-16.

［381］ Bergval I, Sengstake S, Brankova N, et al. Combined species identification, genotyping, and drug resistance detection of *Mycobacterium tuberculosis* cultures by MLPA on a bead-based array. PLoS One. 2012；7, e43240.

［382］ Sun Y, Li S, Zhou L, et al. A rapid fluorescence polarization-based method for genotypic detection of drug resistance in *Mycobacterium tuberculosis*. Appl Microbiol Biotechnol. 2014；98：4095-105.

［383］ Zheng R, Zhu C, Guo Q, et al. Pyrosequencing for rapid detection of tuberculosis resistance in clinical isolates and sputum samples from re-treatment pulmonary tuberculosis patients. BMC Infect Dis. 2014；14：200.

［384］ Meier A, Kirschner P, Bange FC, Vogel U, Bottger EC. Genetic alterations in streptomycin-resistant *Mycobacterium tuberculosis*：mapping of mutations conferring resistance. Antimicrob Agents Chemother. 1994；38：228-33.

［385］ Campbell PJ, Morlock GP, Sikes RD, et al. Molecular detection of mutations associated with first-and second-line drug resistance compared with conventional drug susceptibility testing of *Mycobacterium tuberculosis*. Antimicrob Agents Chemother. 2011; 55: 2032–41.

［386］ Colman RE, Schupp JM, Hicks ND, et al. Detection of Low-level mixed-population drug resistance in *Mycobacterium tuberculosis* using high fidelity amplicon sequencing. PLoS One. 2015; 10, e0126626.

［387］ Liu Q, Luo T, Li J, Mei J, Gao Q. Triplex real-time PCR melting curve analysis for detecting *Mycobacterium tuberculosis* mutations associated with resistance to second-line drugs in a single reaction. J Antimicrob Chemother. 2013; 68: 1097–103.

［388］ Poudel A, Maharjan B, Nakajima C, et al. Characterization of extensively drug-resistant *Mycobacterium tuberculosis* in Nepal. Tuberculosis (Edinb). 2013; 93: 84–8.

［389］ Rodwell TC, Valafar F, Douglas J, et al. Predicting extensively drug-resistant *Mycobacterium tuberculosis* phenotypes with genetic mutations. J Clin Microbiol. 2014; 52: 781–9.

［390］ Sowajassatakul A, Prammananan T, Chaiprasert A, Phunpruch S. Molecular characterization of amikacin, kanamycin and capreomycin resistance in M/XDR-TB strains isolated in Thailand. BMC Microbiol. 2014; 14: 165.

［391］ Neonakis IK, Scoulica EV, Dimitriou SK, Gikas AI, Tselentis YJ. Molecular epidemiology of extended-spectrum beta-lactamases produced by clinical isolates in a university hospital in Greece: detection of SHV-5 in *Pseudomonas aeruginosa* and prevalence of SHV-12. Microb Drug Resist. 2003; 9: 161–5.

［392］ Paterson DL, Hujer KM, Hujer AM, et al. Extended-spectrum beta-lactamases in *Klebsiella pneumoniae* bloodstream isolates from seven countries: dominance and widespread prevalence of SHV-and CTX-M-type beta-lactamases. Antimicrob Agents Chemother. 2003; 47: 3554–60.

［393］ Chia JH, Chu C, Su LH, et al. Development of a multiplex PCR and SHV melting-curve mutation detection system for detection of some SHV and CTX-M beta-lactamases of *Escherichia coli*, *Klebsiella pneumoniae*, and *Enterobacter cloacae* in Taiwan. J Clin Microbiol. 2005; 43: 4486–91.

［394］ Colom K, Perez J, Alonso R, Fernandez-Aranguiz A, Larino E, Cisterna R. Simple and reliable multiplex PCR assay for detection of bla_{TEM}, bla_{SHV} and bla_{OXA-1} genes in *Enterobacteriaceae*. FEMS Microbiol Lett. 2003; 223: 147–51.

［395］ Rasheed JK, Jay C, Metchock B, et al. Evolution of extended-spectrum beta-lactam resistance (SHV-8) in a strain of *Escherichia coli* during multiple episodes of bacteremia. Antimicrob Agents Chemother. 1997; 41: 647–53.

［396］ Nuesch-Inderbinen MT, Hachler H, Kayser FH. Detection of genes coding for extended-spectrum SHV beta-lactamases in clinical isolates by a molecular genetic method, and comparison with the E test. Eur J Clin Microbiol Infect Dis. 1996; 15: 398–402.

［397］ Hammond DS, Schooneveldt JM, Nimmo GR, Huygens F, Giffard PM. bla (SHV) Genes in *Klebsiella pneumoniae*: different allele distributions are associated with different promoters within individual isolates. Antimicrob Agents Chemother. 2005; 49: 256–63.

［398］ Schlesinger J, Navon-Venezia S, Chmelnitsky I, et al. Extended-spectrum beta-lactamases among *Enterobacter* isolates obtained in Tel Aviv, Israel. Antimicrob Agents Chemother. 2005; 49: 1150–6.

［399］ Dallenne C, Da Costa A, Decre D, Favier C, Arlet G. Development of a set of multiplex PCR assays for the detection of genes encoding important beta-lactamases in *Enterobacteriaceae*. J Antimicrob Chemother. 2010; 65: 490–5.

［400］ Alonso R, Fernandez-Aranguiz A, Colom K, Cisterna R. Non-radioactive PCR-SSCP with a single PCR step for detection of inhibitor resistant beta-lactamases in *Escherichia coli*. J Microbiol Methods. 2002; 50: 85–90.

［401］ Güerri ML, Aladueña A, Echeíta A, Rotger R. Detection of integrons and antibiotic-resistance genes in *Salmonella enterica* serovar Typhimurium isolates with resistance to ampicillin and variable susceptibility to amoxicillin-clavulanate. Int J Antimicrob Agent. 2004; 24: 327–33.

［402］ Mroczkowska JE, Barlow M. Fitness trade-offs in bla_{TEM} evolution. Antimicrob Agents Chemother. 2008; 52: 2340–5.

［403］ Pallecchi L, Malossi M, Mantella A, et al. Detection of CTX-Mtype β-lactamase genes in fecal *Escherichia coli* isolates from healthy children in Bolivia and Peru. Antimicrob Agents Chemother. 2006; 48: 4556–61.

［404］ Woodford N, Fagan EJ, Ellington MJ. Multiplex PCR for rapid detection of genes encoding CTX-M extended-spectrum β-lactamases. J Antimicrob Chemother. 2006; 57: 154–5.

［405］ Xu L, Ensor V, Gossain S, Nye K, Hawkey P. Rapid and simple detection of bla_{CTX-M} genes by multiplex PCR assay. J Med Microbiol. 2005; 54: 1183–7.

［406］ Pitout JD, Hossain A, Hanson ND. Phenotypic and molecular detection of CTX-M-beta-lactamases produced by *Escherichia coli* and *Klebsiella* spp. J Clin Microbiol. 2004; 42: 5715–21.

［407］ van Loon HJ, Box ATA, Verhoef J, Fluit AC. Evaluation of genetic determinants involved in β-lactam-and multiresistance in a surgical ICU. Int J Antimicrob Agents. 2004; 24: 130–4.

［408］ Woodford N. Rapid characterization of beta-lactamases by multiplex PCR. Methods Mol Biol. 2010; 642: 181–92.

［409］ Hong SS, Kim K, Huh JY, Jung B, Kang MS, Hong SG. Multiplex PCR for rapid detection of genes encoding class A carbapenemases. Ann Lab Med. 2012; 32: 359–61.

［410］ Pasanen T, Koskela S, Mero S, et al. Rapid molecular characterization of *Acinetobacter baumannii* clones with rep-PCR and evaluation of carbapenemase genes by new multiplex PCR in Hospital District of Helsinki and Uusimaa. PLoS One. 2014; 9, e85854.

［411］ Guo Q, Wang P, Ma Y, Yang Y, Ye X, Wang M. Co-production of SFO-1 and DHA-1 beta-lactamases and 16S rRNA methylase ArmA in clinical isolates of *Klebsiella pneumoniae*. J Antimicrob Chemother. 2012; 67: 2361–6.

［412］ Poirel L, Walsh TR, Cuvillier V, Nordmann P. Multiplex PCR for detection of acquired carbapenemase genes. Diagn Microbiol Infect Dis. 2011; 70: 119–23.

［413］ Aksoy MD, Cavuslu S, Tugrul HM. Investigation of metallo beta lactamases and oxacilinases in carbapenem resistant *Acinetobacter baumannii* strains isolated from inpatients. Balkan Med J. 2015; 32: 79–83.

［414］ Fiett J, Baraniak A, Mrowka A, et al. Molecular epidemiology of acquired-metallo-beta-lactamase-producing bacteria in Poland. Antimicrob Agents Chemother. 2006; 50: 880–6.

［415］ Wang CX, Mi ZH. IMP-1 metallo-beta-lactamase-producing *Pseudomonas aeruginosa* in a university hospital in the People's Republic of China. J Antimicrob Chemother. 2004；54：1159−60.

［416］ Lee K, Ha GY, Shin BM, et al. Metallo-beta-lactamase-producing Gram-negative bacilli in Korean Nationwide Surveillance of Antimicrobial Resistance group hospitals in 2003：continued prevalence of VIM-producing *Pseudomonas* spp. and increase of IMP-producing *Acinetobacter* spp. Diagn Microbiol Infect Dis. 2004；50：51−8.

［417］ Pitout JD, Gregson DB, Poirel L, McClure JA, Le P, Church DL. Detection of *Pseudomonas aeruginosa* producing metallo-beta-lactamases in a large centralized laboratory. J Clin Microbiol. 2005；43：3129−35.

［418］ Hirakata Y, Izumikawa K, Yamaguchi T, et al. Rapid detection and evaluation of clinical characteristics of emerging multiple-drug-resistant gram-negative rods carrying the metallo-beta-lactamase gene *bla*IMP. Antimicrob Agents Chemother. 1998；42：2006−11.

［419］ Shibata N, Doi Y, Yamane K, et al. PCR typing of genetic determinants for metallo-beta-lactamases and integrases carried by gramnegative bacteria isolated in Japan, with focus on the class 3 integron. J Clin Microbiol. 2003；41：5407−13.

［420］ Geyer CN, Reisbig MD, Hanson ND. Development of a TaqMan multiplex PCR assay for detection of plasmid-mediated AmpC beta-lactamase genes. J Clin Microbiol. 2012；50：3722−5.

［421］ Pérez-Pérez FJ, Hanson ND. Detection of plasmid-mediated AmpC β-lactamase genes in clinical isolates by using multiplex PCR. J Clin Microbiol. 2002；40：2153−62.

［422］ Papanicolas LE, Bell JM, Bastian I. Performance of phenotypic tests for detection of penicillinase in *Staphylococcus aureus* isolates from Australia. J Clin Microbiol. 2014；52：1136−8.

［423］ Pereira LA, Harnett GB, Hodge MM, Cattell JA, Speers DJ. Real-time PCR assay for detection of *blaZ* genes in *Staphylococcus aureus* clinical isolates. J Clin Microbiol. 2014；52：1259−61.

［424］ Schmitz FJ, Mackenzie CR, Hofmann B, et al. Specific information concerning taxonomy, pathogenicity and methicillin resistance of staphylococci obtained by a multiplex PCR. J Med Microbiol. 1997；46：773−8.

［425］ Kobayashi N, Wu H, Kojima K, et al. Detection of *mecA*, *femA*, and *femB* genes in clinical strains of staphylococci using polymerase chain reaction. Epidemiol Infect. 1994；113：259−66.

［426］ Tsuji H, Tsuru T, Okuzumi K. Detection of methicillin-resistant *Staphylococcus aureus* in donor eye preservation media by polymerase chain reaction. Jpn J Ophthalmol. 1998；42：352−6.

［427］ Skov RL, Pallesen LV, Poulsen RL, Espersen F. Evaluation of a new 3-h hybridization method for detecting the *mecA* gene in *Staphylococcus aureus* and comparison with existing genotypic and phenotypic susceptibility testing methods. J Antimicrob Chemother. 1999；43：467−75.

［428］ Olsson-Liljequist B, Larsson P, Ringertz S, Lofdahl S. Use of a DNA hybridization method to verify results of screening for methicillin resistance in staphylococci. Eur J Clin Microbiol Infect Dis. 1993；12：527−33.

［429］ Ubukata K, Nakagami S, Nitta A, et al. Rapid detection of the *mecA* gene in methicillin-resistant staphylococci by enzymatic detection of polymerase chain reaction products. J Clin Microbiol. 1992；30：1728−33.

［430］ Hamels S, Gala JL, Dufour S, Vannuffel P, Zammatteo N, Remacle J. Consensus PCR and microarray for diagnosis of the genus *Staphylococcus*, species, and methicillin resistance. BioTechniques. 2001；31：1364−6. 1368, 1370−1362.

［431］ Kolbert CP, Arruda J, Varga-Delmore P, et al. Branched-DNA assay for detection of the *mecA* gene in oxacillin-resistant and oxacillinsensitive staphylococci. J Clin Microbiol. 1998；36：2640−4.

［432］ Fong WK, Modrusan Z, McNevin JP, Marostenmaki J, Zin B, Bekkaoui F. Rapid solid-phase immunoassay for detection of methicillin-resistant *Staphylococcus aureus* using cycling probe technology. J Clin Microbiol. 2000；38：2525−9.

［433］ Kearns AM, Seiders PR, Wheeler J, Freeman R, Steward M. Rapid detection of methicillin-resistant staphylococci by multiplex PCR. J Hosp Infect. 1999；43：33−7.

［434］ Vannuffel P, Gigi J, Ezzedine H, et al. Specific detection of methicillin-resistant *Staphylococcus* species by multiplex PCR. J Clin Microbiol. 1995；33：2864−7.

［435］ Smyth RW, Kahlmeter G, Olsson Liljequist B, Hoffman B. Methods for identifying methicillin resistance in *Staphylococcus aureus*. J Hosp Infect. 2001；48：103−7.

［436］ Petersson AC, Miorner H. Species-specific identification of methicillin resistance in staphylococci. Eur J Clin Microbiol Infect Dis. 1995；14：206−11.

［437］ Salisbury SM, Sabatini LM, Spiegel CA. Identification of methicillin-resistant staphylococci by multiplex polymerase chain reaction assay. Am J Clin Pathol. 1997；107：368−73.

［438］ Siripornmongcolchai T, Chomvarin C, Chaicumpar K, Limpaiboon T, Wongkhum C. Evaluation of different primers for detecting *mecA* gene by PCR in comparison with phenotypic methods for discrimination of methicillin-resistant *Staphylococcus aureus*. Southeast Asian J Trop Med Public Health. 2002；33：758−63.

［439］ Fang H, Hedin G. Rapid screening and identification of methicillin-resistant *Staphylococcus aureus* from clinical samples by selective-broth and real-time PCR assay. J Clin Microbiol. 2003；41：2894−9.

［440］ Murakami K, Minamide W, Wada K, Nakamura E, Teraoka H, Watanabe S. Identification of methicillin-resistant strains of staphylococci by polymerase chain reaction. J Clin Microbiol. 1991；29：2240−4.

［441］ Kim JU, Cha CH, An HK, Lee HJ, Kim MN. Multiplex real-time PCR assay for detection of methicillin-resistant *Staphylococcus aureus*（MRSA）strains suitable in regions of high MRSA endemicity. J Clin Microbiol. 2013；51：1008−13.

［442］ Weidner J, Cassens U, Gohde W, Wullenweber J, Greve B. A new triplex real time PCR which distinguishes between MRSA, MSSA, and *mecA* coagulase negative strains by means of melting point analysis using SYTO 9. Clin Lab. 2013；59：795−804.

［443］ Granger K, Rundell MS, Pingle MR, et al. Multiplex PCR-ligation detection reaction assay for simultaneous detection of drug resistance and toxin genes from *Staphylococcus aureus*, *Enterococcus faecalis*, and *Enterococcus faecium*. J Clin Microbiol. 2010；48：277−80.

［444］ Cuny C, Witte W. PCR for the identification of methicillin-resistant *Staphylococcus aureus*（MRSA）strains using a single primer pair specific for SCC*mec* elements and the neighbouring chromosome-borne *orfX*. Clin Microbiol Infect. 2005；11：834-7.

［445］ Nagai K，Shibasaki Y，Hasegawa K，et al. Evaluation of PCR primers to screen for *Streptococcus pneumoniae* isolates and beta-lactam resistance，and to detect common macrolide resistance determinants. J Antimicrob Chemother. 2001；48：915-18.

［446］ Jalal H，Organji S，Reynolds J，Bennett D，O' Mason Jr E，Millar MR. Determination of penicillin susceptibility of *Streptococcus pneumoniae* using the polymerase chain reaction. Mol Pathol. 1997；50：45-50.

［447］ du Plessis M，Smith AM，Klugman KP. Application of *pbp1A* PCR in identification of penicillin-resistant *Streptococcus pneumoniae*. J Clin Microbiol. 1999；37：628-32.

［448］ Zhanel GG，Wang X，Nichol K，et al. Molecular characterisation of Canadian paediatric multidrug-resistant *Streptococcus pneumoniae* from 1998—2004. Int J Antimicrob Agents. 2006；28：465-71.

［449］ Ubukata K，Asahi Y，Yamane A，Konno M. Combinational detection of autolysin and penicillin-binding protein 2B genes of *Streptococcus pneumoniae* by PCR. J Clin Microbiol. 1996；34：592-6.

［450］ du Plessis M，Smith AM，Klugman KP. Rapid detection of penicillin-resistant *Streptococcus pneumoniae* in cerebrospinal fluid by a seminested-PCR strategy. J Clin Microbiol. 1998；36：453-7.

［451］ Beall B，Facklam RR，Jackson DM，Starling HH. Rapid screening for penicillin susceptibility of systemic pneumococcal isolates by restriction enzyme profiling of the *pbp2B* gene. J Clin Microbiol. 1998；36：2359-62.

［452］ O' Neill AM，Gillespie SH，Whiting GC. Detection of penicillin susceptibility in *Streptococcus pneumoniae* by *pbp2b* PCR-restriction fragment length polymorphism analysis. J Clin Microbiol. 1999；37：157-60.

［453］ Sutcliffe J，Grebe T，Tait-Kamradt A，Wondrack L. Detection of erythromycin-resistant determinants by PCR. Antimicrob Agents Chemother. 1996；40：2562-6.

［454］ Arana DM，Rojo-Bezares B，Torres C，Alos JI. First clinical isolate in Europe of clindamycin-resistant group B *Streptococcus* mediated by the *lnu*（B）gene. Rev Esp Quimioter. 2014；27：106-9.

［455］ Atkinson CT，Kunde DA，Tristram SG. Acquired macrolide resistance genes in *Haemophilus influenzae*? J Antimicrob Chemother. 2015；70（8）：2234-6.

［456］ Zmantar T，Kouidhi B，Miladi H，Bakhrouf A. Detection of macrolide and disinfectant resistance genes in clinical *Staphylococcus aureus* and coagulase-negative staphylococci. BMC Res Notes. 2011；4：453.

［457］ Amezaga MR，McKenzie H. Molecular epidemiology of macrolide resistance in β-haemolytic streptococci of Lancefield groups A，B，C and G and evidence for a new *mef* element in group G streptococci that carries allelic variants of *mef* and *msr*（D）. J Antimicrob Chemother. 2006；57：443-9.

［458］ Malhotra-Kumar S，Lammens C，Piessens J，Goossens H. Multiplex PCR for simultaneous detection of macrolide and tetracycline resistance determinants in streptococci. Antimicrob Agents Chemother. 2005；49：4798-800.

［459］ Shortridge VD，Flamm RK，Ramer N，Beyer J，Tanaka SK. Novel mechanism of macrolide resistance in *Streptococcus pneumoniae*. Diagn Microbiol Infect Dis. 1996；26：73-8.

［460］ Clancy J，Petitpas J，Dib-Hajj F，et al. Molecular cloning and functional analysis of a novel macrolide-resistance determinant，*mefA*，from *Streptococcus pyogenes*. Mol Microbiol. 1996；22：867-79.

［461］ Chisholm SA，Owen RJ，Teare EL，Saverymuttu S. PCR-based diagnosis of *Helicobacter pylori* infection and real-time determination of clarithromycin resistance directly from human gastric biopsy samples. J Clin Microbiol. 2001；39：1217-20.

［462］ De Francesco V，Zullo A，Giorgio F，et al. Change of point mutations in *Helicobacter pylori* rRNA associated with clarithromycin resistance in Italy. J Med Microbiol. 2014；63：453-7.

［463］ Hao H，Liu J，Kuang X，et al. Identification of Campylobacter jejuni and determination of point mutations associated with macrolide resistance using a multiplex TaqMan MGB real-time PCR. J Appl Microbiol. 2015；118：1418-25.

［464］ Liu Y，Ye X，Zhang H，Wu Z，Xu X. Rapid detection of *Mycoplasma pneumoniae* and its macrolide-resistance mutation by Cycleave PCR. Diagn Microbiol Infect Dis. 2014；78：333-7.

［465］ Touati A，Peuchant O，Jensen JS，Bebear C，Pereyre S. Direct detection of macrolide resistance in *Mycoplasma genitalium* isolates from clinical specimens from France by use of real-time PCR and melting curve analysis. J Clin Microbiol. 2014；52：1549-55.

［466］ Wold C，Sorthe J，Hartgill U，Olsen AO，Moghaddam A，Reinton N. Identification of macrolide-resistant *Mycoplasma genitalium* using real-time PCR. J Eur Acad Dermatol Venereol. 2015；29（8）：1616-20.

［467］ Robredo B，Singh KV，Torres C，Murray BE. Streptogramin resistance and shared pulsed-field gel electrophoresis patterns in *vanA*-containing *Enterococcus faecium* and *Enterococcus hirae* isolated from humans and animals in Spain. Microb Drug Resist. 2000；6：305-11.

［468］ Lozano C，Aspiroz C，Rezusta A，et al. Identification of novel *vga*（A）-carrying plasmids and a Tn*5406*-like transposon in meticillin-resistant *Staphylococcus aureus* and *Staphylococcus epidermidis* of human and animal origin. Int J Antimicrob Agents. 2012；40：306-12.

［469］ Allignet J，el Solh N. Diversity among the gram-positive acetyltransferases inactivating streptogramin A and structurally related compounds and characterization of a new staphylococcal determinant，*vatB*. Antimicrob Agents Chemother. 1995；39：2027-36.

［470］ Werner G，Klare I，Heier H，et al. Quinupristin/dalfopristin-resistant enterococci of the *satA*（*vatD*）and *satG*（*vatE*）genotypes from different ecological origins in Germany. Microb Drug Resist. 2000；6：37-47.

［471］ Werner G，Strommenger B，Klare I，Witte W. Molecular detection of linezolid resistance in *Enterococcus faecium* and *Enterococcus faecalis* by use of 5′nuclease real-time PCR compared to a modified classical approach. J Clin Microbiol. 2004；42：5327-31.

［472］ Woodford N，Tysall L，Auckland C，et al. Detection of oxazolidinone-resistant *Enterococcus faecalis* and *Enterococcus faecium* strains by real-time PCR and PCR-restriction fragment length polymorphism analysis. J Clin Microbiol. 2002；40：4298-300.

［473］ Gabriel EM，Douarre PE，Fitzgibbon S，et al. High-resolution melting analysis for rapid detection of linezolid resistance（mediated by G2576T mutation）in *Staphylococcus epidermidis*. J Microbiol Methods. 2012；90：134-6.

［474］ Schnitzler P，Schulz K，Lampson C，Geiss M，Geiss HK. Molecular analysis of linezolid resistance in clinical *Enterococcus faecium* isolates by polymerase chain reaction and pyrosequencing. Eur J Clin Microbiol Infect Dis. 2011；30：121-5.

［475］ Takaya A, Kimura A, Sato Y, et al. Molecular characterization of linezolid-resistant CoNS isolates in Japan. J Antimicrob Chemother. 2015; 70: 658-63.

［476］ Toh SM, Xiong L, Arias CA, et al. Acquisition of a natural resistance gene renders a clinical strain of methicillin-resistant *Staphylococcus aureus* resistant to the synthetic antibiotic linezolid. Mol Microbiol. 2007; 64: 1506-14.

［477］ Mendes RE, Deshpande LM, Farrell DJ, Spanu T, Fadda G, Jones RN. Assessment of linezolid resistance mechanisms among *Staphylococcus epidermidis* causing bacteraemia in Rome, Italy. J Antimicrob Chemother. 2010; 65: 2329-35.

［478］ Rajan V, Kumar VG, Gopal S. A *cfr*-positive clinical staphylococcal isolate from India with multiple mechanisms of linezolidresistance. Indian J Med Res. 2014; 139: 463-7.

［479］ Wang L, He Y, Xia Y, Wang H, Liang S. Investigation of mechanism and molecular epidemiology of linezolid-resistant *Enterococcus faecalis* in China. Infect Genet Evol. 2014; 26: 14-9.

［480］ Pan XS, Ambler J, Mehtar S, Fisher LM. Involvement of topoisomerase IV and DNA gyrase as ciprofloxacin targets in *Streptococcus pneumoniae*. Antimicrob Agents Chemother. 1996; 40: 2321-6.

［481］ Cheng AF, Yew WW, Chan EW, Chin ML, Hui MM, Chan RC. Multiplex PCR amplimer conformation analysis for rapid detection of *gyrA* mutations in fluoroquinolone-resistant *Mycobacterium tuberculosis* clinical isolates. Antimicrob Agents Chemother. 2004; 48: 596-601.

［482］ Dauendorffer JN, Guillemin I, Aubry A, et al. Identification of mycobacterial species by PCR sequencing of quinolone resistance-determining regions of DNA gyrase genes. J Clin Microbiol. 2003; 41: 1311-15.

［483］ Takahashi H, Kikuchi T, Shoji S, et al. Characterization of *gyrA*, *gyrB*, *grlA* and *grlB* mutations in fluoroquinolone-resistant clinical isolates of *Staphylococcus aureus*. J Antimicrob Chemother. 1998; 41: 49-57.

［484］ Weigel LM, Steward CD, Tenover FC. *gyrA* mutations associated with fluoroquinolone resistance in eight species of *Enterobacteriaceae*. Antimicrob Agents Chemother. 1998; 42: 2661-7.

［485］ Ozeki S, Deguchi T, Yasuda M, et al. Development of a rapid assay for detecting *gyrA* mutations in *Escherichia coli* and determination of incidence of *gyrA* mutations in clinical strains isolated from patients with complicated urinary tract infections. J Clin Microbiol. 1997; 35: 2315-19.

［486］ Qiang YZ, Qin T, Fu W, Cheng WP, Li YS, Yi G. Use of a rapid mismatch PCR method to detect *gyrA* and *parC* mutations in ciprofloxacin-resistant clinical isolates of *Escherichia coli*. J Antimicrob Chemother. 2002; 49: 549-52.

［487］ Bachoual R, Tankovic J, Soussy CJ. Analysis of the mutations involved in fluoroquinolone resistance of *in vivo* and *in vitro* mutants of *Escherichia coli*. Microb Drug Resist. 1998; 4: 271-6.

［488］ Walker RA, Saunders N, Lawson AJ, et al. Use of a LightCycler *gyrA* mutation assay for rapid identification of mutations conferring decreased susceptibility to ciprofloxacin in multiresistant *Salmonella enterica* serotype Typhimurium DT104 isolates. J Clin Microbiol. 2001; 39: 1443-8.

［489］ Ling JM, Chan EW, Lam AW, Cheng AF. Mutations in topoisomerase genes of fluoroquinolone-resistant *Salmonella*e in Hong Kong. Antimicrob Agents Chemother. 2003; 47: 3567-73.

［490］ Giraud E, Brisabois A, Martel JL, Chaslus-Dancla E. Comparative studies of mutations in animal isolates and experimental in vitroand in vivo-selected mutants of *Salmonella* spp. suggest a counter selection of highly fluoroquinolone-resistant strains in the field. Antimicrob Agents Chemother. 1999; 43: 2131-7.

［491］ Zirnstein G, Li Y, Swaminathan B, Angulo F. Ciprofloxacin resistance in *Campylobacter jejuni* isolates: detection of *gyrA* resistance mutations by mismatch amplification mutation assay PCR and DNA sequence analysis. J Clin Microbiol. 1999; 37: 3276-80.

［492］ Wilson DL, Abner SR, Newman TC, Mansfield LS, Linz JE. Identification of ciprofloxacin-resistant *Campylobacter jejuni* by use of a fluorogenic PCR assay. J Clin Microbiol. 2000; 38: 3971-8.

［493］ Alonso R, Morales G, Escalante R, Campanario E, Sastre L, Martinez-Beltran JL. An extended PCR-RFLP assay for detection of *parC*, *parE* and *gyrA* mutations in fluoroquinolone-resistant *Streptococcus pneumoniae*. J Antimicrob Chemother. 2004; 53: 682-3.

［494］ Morrissey I, Farrell DJ, Bakker S, Buckridge S, Felmingham D. Molecular characterization and antimicrobial susceptibility of fluoroquinolone-resistant or-susceptible *Streptococcus pneumoniae* from Hong Kong. Antimicrob Agents Chemother. 2003; 47: 1433-5.

［495］ Pestova E, Beyer R, Cianciotto NP, Noskin GA, Peterson LR. Contribution of topoisomerase IV and DNA gyrase mutations in *Streptococcus pneumoniae* to resistance to novel fluoroquinolones. Antimicrob Agents Chemother. 1999; 43: 2000-4.

［496］ Shigemura K, Shirakawa T, Okada H, et al. Rapid detection of *gyrA* and *parC* mutations in fluoroquinolone-resistant *Neisseria gonorrhoeae* by denaturing high-performance liquid chromatography. J Microbiol Methods. 2004; 59: 415-21.

［497］ Sultan Z, Nahar S, Wretlind B, Lindback E, Rahman M. Comparison of mismatch amplification mutation assay with DNA sequencing for characterization of fluoroquinolone resistance in *Neisseria gonorrhoeae*. J Clin Microbiol. 2004; 42: 591-4.

［498］ Tanaka M, Nakayama H, Haraoka M, Saika T. Antimicrobial resistance of *Neisseria gonorrhoeae* and high prevalence of ciprofloxacin-resistant isolates in Japan, 1993 to 1998. J Clin Microbiol. 2000; 38: 521-5.

［499］ Li Z, Yokoi S, Kawamura Y, Maeda S, Ezaki T, Deguchi T. Rapid detection of quinolone resistance-associated *gyrA* mutations in *Neisseria gonorrhoeae* with a LightCycler. J Infect Chemother. 2002; 8: 145-50.

［500］ Lee JK, Lee YS, Park YK, Kim BS. Alterations in the GyrA and GyrB subunits of topoisomerase II and the ParC and ParE subunits of topoisomerase IV in ciprofloxacin-resistant clinical isolates of *Pseudomonas aeruginosa*. Int J Antimicrob Agents. 2005; 25: 290-5.

［501］ Lee AS, Tang LL, Lim IH, Wong SY. Characterization of pyrazinamide and ofloxacin resistance among drug resistant *Mycobacterium tuberculosis* isolates from Singapore. Int J Infect Dis. 2002; 6: 48-51.

［502］ Bergval IL, Vijzelaar RN, Dalla Costa ER, et al. Development of multiplex assay for rapid characterization of *Mycobacterium tuberculosis*. J Clin Microbiol. 2008; 46: 689-99.

［503］ Jeong HS, Kim JA, Shin JH, et al. Prevalence of plasmid-mediated quinolone resistance and mutations in the gyrase and topoisomerase IV genes in *Salmonella* isolated from 12 tertiary-care hospitals in Korea. Microb Drug Resist. 2011; 17: 551-7.

［504］ Lawung R, Cherdtrakulkiat R, Charoenwatanachokchai A, Nabu S, Suksaluk W, Prachayasittikul V. One-step PCR for the identification of multiple antimicrobial resistance in *Neisseria gonorrhoeae*. J Microbiol Methods. 2009；77：323-5.

[505] Nakano R, Okamoto R, Nakano A, et al. Rapid assay for detecting gyrA and parC mutations associated with fluoroquinolone resistance in *Enterobacteriaceae*. J Microbiol Methods. 2013；94：213-16.

[506] Zhao LL, Xia Q, Lin N, Liu ZG, Zhao XQ, Wan KL. Multiplex allele-specific PCR combined with PCR-RFLP analysis for rapid detection of gyrA gene fluoroquinolone resistance mutations in *Mycobacterium tuberculosis*. J Microbiol Methods. 2012；88：175-8.

[507] Arnold C, Westland L, Mowat G, Underwood A, Magee J, Gharbia S. Single-nucleotide polymorphism-based differentiation and drug resistance detection in *Mycobacterium tuberculosis* from isolates or directly from sputum. Clin Microbiol Infect. 2005；11：122-30.

[508] Herrera-León L, Molinas T, Saíz P, Sáez-Nieto JA, Jiménez MS. New multiplex PCR for rapid detection of isoniazid-resistant *Mycobacterium tuberculosis* clinical isolates. Antimicrob Agents Chemother. 2005；49：144-7.

[509] Lapierre P, Huletsky A, Fortin V, et al. Real-time PCR assay for detection of fluoroquinolone resistance associated with *grlA* mutations in *Staphylococcus aureus*. J Clin Microbiol.2003；41：3246-51.

[510] Decousser JW, Methlouthi I, Pina P, Collignon A, Allouch P. New real-time PCR assay using locked nucleic acid probes to assess prevalence of ParC mutations in fluoroquinolone-susceptible *Streptococcus pneumoniae* isolates from France. Antimicrob Agents Chemother. 2006；50：1594-8.

[511] Vakili B, Khorvash F, Fazeli H, Khaleghi M. Detection of quinolone-resistance mutations of *parC* gene in clinical isolates of *Acinetobacter baumannii* in Iran. J Res Med Sci. 2014；19：567-70.

[512] Ciesielczuk H, Hornsey M, Choi V, Woodford N, Wareham DW. Development and evaluation of a multiplex PCR for eight plasmid-mediated quinolone-resistance determinants. J Med Microbiol. 2013；62：1823-7.

[513] Guillard T, Moret H, Brasme L, et al. Rapid detection of qnr and qepA plasmid-mediated quinolone resistance genes using realtime PCR. Diagn Microbiol Infect Dis. 2011；70：253-9.

[514] Cavaco LM, Hasman H, Xia S, Aarestrup FM. *qnrD*, a novel gene conferring transferable quinolone resistance in *Salmonella* enterica serovar Kentucky and Bovismorbificans strains of human origin. Antimicrob Agents Chemother. 2009；53：603-8.

[515] Park KS, Kim MH, Park TS, Nam YS, Lee HJ, Suh JT. Prevalence of the plasmid-mediated quinolone resistance genes, *aac (6′)-Ib-cr*, *qepA*, and *oqxAB* in clinical isolates of extended-spectrum beta-lactamase（ESBL）-producing *Escherichia coli* and *Klebsiella pneumoniae* in Korea. Ann Clin Lab Sci. 2012；42：191-7.

[516] Wareham DW, Umoren I, Khanna P, Gordon NC. Allele-specific polymerase chain reaction（PCR）for rapid detection of the *aac (6′)-Ib-cr* quinolone resistance gene. Int J Antimicrob Agents. 2010；36：476-7.

[517] Kim HB, Wang M, Park CH, Kim EC, Jacoby GA, Hooper DC. *oqxAB* encoding a multidrug efflux pump in human clinical isolates of *Enterobacteriaceae*. Antimicrob Agents Chemother. 2009；53：3582-4.

[518] Trieu-Cuot P, de Cespedes G, Bentorcha F, Delbos F, Gaspar E, Horaud T. Study of heterogeneity of chloramphenicol acetyltransferase（CAT）genes in streptococci and enterococci by polymerase chain reaction：characterization of a new CAT determinant. Antimicrob Agents Chemother. 1993；37：2593-8.

[519] Zolezzi PC, Laplana LM, Calvo CR, Cepero PG, Erazo MC, Gómez-Lus R. Molecular basis of resistance to macrolides and other antibiotics in commensal viridans group streptococci and *Gemella* spp. and transfer of resistance genes to *Streptococcus pneumoniae*. Antimicrob Agents Chemother. 2004；48：3462-7.

[520] Rajtak U, Leonard N, Bolton D, Fanning S. A real-time multiplex SYBR Green I polymerase chain reaction assay for rapid screening of *Salmonella* serotypes prevalent in the European Union.Foodborne Pathog Dis. 2011；8：769-80.

[521] Curiao T, Canton R, Garcillan-Barcia MP, de la Cruz F, Baquero F, Coque TM. Association of composite IS*26-sul3* elements with highly transmissible IncI1 plasmids in extended-spectrum-beta-lactamase-producing *Escherichia coli* clones from humans. Antimicrob Agents Chemother. 2011；55：2451-7.

[522] Post V, Hall RM. AbaR5, a large multiple-antibiotic resistance region found in *Acinetobacter baumannii*. Antimicrob Agents Chemother. 2009；53：2667-71.

[523] Ahmad S, Mokaddas E, Jaber AA. Rapid detection of ethambutol-resistant *Mycobacterium tuberculosis* strains by PCR-RFLP targeting *embB* codons 306 and 497 and *iniA* codon 501 mutations. Mol Cell Probes. 2004；18：299-306.

[524] Wada T, Maeda S, Tamaru A, Imai S, Hase A, Kobayashi K. Dual-probe assay for rapid detection of drug-resistant *Mycobacterium tuberculosis* by real-time PCR. J Clin Microbiol. 2004；42：5277-85.

[525] Johnson R, Jordaan AM, Pretorius L, et al. Ethambutol resistance testing by mutation detection. Int J Tuberc Lung Dis. 2006；10：68-73.

[526] Jnawali HN, Hwang SC, Park YK, et al. Characterization of mutations in multi-and extensive drug resistance among strains of *Mycobacterium tuberculosis* clinical isolates in Republic of Korea. Diagn Microbiol Infect Dis. 2013；76：187-96.

[527] Yoon JH, Nam JS, Kim KJ, Ro YT. Simple and rapid discrimination of *embB* codon 306 mutations in *Mycobacterium tuberculosis* clinical isolates by a real-time PCR assay using an LNA-TaqMan probe. J Microbiol Methods. 2013；92：301-6.

[528] Parsons LM, Salfinger M, Clobridge A, et al. Phenotypic and molecular characterization of *Mycobacterium tuberculosis* isolates resistant to both isoniazid and ethambutol. Antimicrob Agents Chemother. 2005；49：2218-25.

[529] Suzuki Y, Suzuki A, Tamaru A, Katsukawa C, Oda H. Rapid detection of pyrazinamide-resistant *Mycobacterium tuberculosis* by a PCR-based in vitro system. J Clin Microbiol. 2002；40：501-7.

[530] McCammon MT, Gillette JS, Thomas DP, et al. Detection by denaturing gradient gel electrophoresis of *pncA* mutations associated with pyrazinamide resistance in *Mycobacterium tuberculosis* isolates from the United States-Mexico border region. Antimicrob Agents Chemother. 2005；49：2210-17.

[531] Liu YP, Behr MA, Small PM, Kurn N. Genotypic determination of *Mycobacterium tuberculosis* antibiotic resistance using a novel mutation detection method, the branch migration inhibition *M. tuberculosis* antibiotic resistance test. J Clin Microbiol. 2000；38：3656-62.

[532] Streicher EM, Maharaj K, York T, et al. Rapid sequencing of the *Mycobacterium tuberculosis* pncA gene for detection of pyrazinamide susceptibility. J Clin Microbiol. 2014；52：4056-7.

［533］ Tan Y, Hu Z, Zhang T, et al. Role of *pncA* and *rpsA* gene sequencing in detection of pyrazinamide resistance in *Mycobacterium tuberculosis* isolates from southern China. J Clin Microbiol. 2014; 52: 291-7.

［534］ Xia Q, Zhao LL, Li F, et al. Phenotypic and genotypic characterization of pyrazinamide resistance among multidrug-resistant *Mycobacterium tuberculosis* isolates in Zhejiang, China. Antimicrob Agents Chemother. 2015; 59: 1690-5.

［535］ Kapur V, Li LL, Hamrick MR, et al. Rapid *Mycobacterium* species assignment and unambiguous identification of mutations associated with antimicrobial resistance in *Mycobacterium tuberculosis* by automated DNA sequencing. Arch Pathol Lab Med. 1995; 119: 131-8.

［536］ Kim SY, Park YJ, Song E, et al. Evaluation of the CombiChip Mycobacteria drug-resistance detection DNA chip for identifying mutations associated with resistance to isoniazid and rifampin in *Mycobacterium tuberculosis*. Diagn Microbiol Infect Dis. 2006; 54: 203-10.

［537］ Scarpellini P, Braglia S, Carrera P, et al. Detection of rifampin resistance in *Mycobacterium tuberculosis* by double gradient-denaturing gradient gel electrophoresis. Antimicrob Agents Chemother. 1999; 43: 2550-4.

［538］ Nash KA, Gaytan A, Inderlied CB. Detection of rifampin resistance in *Mycobacterium tuberculosis* by use of a rapid, simple, and specific RNA/RNA mismatch assay. J Infect Dis. 1997; 176: 533-6.

［539］ Thomas GA, Williams DL, Soper SA. Capillary electrophoresis-based heteroduplex analysis with a universal heteroduplex generator for detection of point mutations associated with rifampin resistance in tuberculosis. Clin Chem. 2001; 47: 1195-203.

［540］ Garcia L, Alonso-Sanz M, Rebollo MJ, Tercero JC, Chaves F. Mutations in the *rpoB* gene of rifampin-resistant *Mycobacterium tuberculosis* isolates in Spain and their rapid detection by PCR-enzyme-linked immunosorbent assay. J Clin Microbiol. 2001; 39: 1813-18.

［541］ El-Hajj HH, Marras SA, Tyagi S, Kramer FR, Alland D. Detection of rifampin resistance in *Mycobacterium tuberculosis* in a single tube with molecular beacons. J Clin Microbiol. 2001; 39: 4131-7.

［542］ Fan XY, Hu ZY, Xu FH, Yan ZQ, Guo SQ, Li ZM. Rapid detection of *rpoB* gene mutations in rifampin-resistant *Mycobacterium tuberculosis* isolates in shanghai by using the amplification refractory mutation system. J Clin Microbiol. 2003; 41: 993-7.

［543］ Carvalho WS, Spindola de Miranda S, Costa KM, et al. Low-stringency single-specific-primer PCR as a tool for detection of mutations in the *rpoB* gene of rifampin-resistant *Mycobacterium tuberculosis*. J Clin Microbiol. 2003; 41: 3384-6.

［544］ Iwamoto T, Sonobe T. Peptide nucleic acid-mediated competitive PCR clamping for detection of rifampin-resistant *Mycobacterium tuberculosis*. Antimicrob Agents Chemother. 2004; 48: 4023-6.

［545］ Espasa M, Gonzalez-Martin J, Alcaide F, et al. Direct detection in clinical samples of multiple gene mutations causing resistance of *Mycobacterium tuberculosis* to isoniazid and rifampicin using fluorogenic probes. J Antimicrob Chemother. 2005; 55: 860-5.

［546］ Park YK, Shin S, Ryu S, et al. Comparison of drug resistance genotypes between Beijing and non-Beijing family strains of *Mycobacterium tuberculosis* in Korea. J Microbiol Methods. 2005; 63: 165-72.

［547］ Nikolayevsky V, Brown T, Balabanova Y, Ruddy M, Fedorin I, Drobniewski F. Detection of mutations associated with isoniazid and rifampin resistance in *Mycobacterium tuberculosis* isolates from Samara Region, Russian Federation. J Clin Microbiol. 2004; 42: 4498-502.

［548］ Bockstahler LE, Li Z, Nguyen NY, et al. Peptide nucleic acid probe detection of mutations in *Mycobacterium tuberculosis* genes associated with drug resistance. BioTechniques. 2002; 32: 508-10. 512, 514.

［549］ Telenti A, Honore N, Bernasconi C, et al. Genotypic assessment of isoniazid and rifampin resistance in *Mycobacterium tuberculosis*: a blind study at reference laboratory level. J Clin Microbiol. 1997; 35: 719-23.

［550］ Cooksey RC, Holloway BP, Oldenburg MC, Listenbee S, Miller CW. Evaluation of the invader assay, a linear signal amplification method, for identification of mutations associated with resistance to rifampin and isoniazid in *Mycobacterium tuberculosis*. Antimicrob Agents Chemother. 2000; 44: 1296-301.

［551］ Chen X, Wang B, Yang W, et al. Rolling circle amplification for direct detection of *rpoB* gene mutations in *Mycobacterium tuberculosis* isolates from clinical specimens. J Clin Microbiol. 2014; 52: 1540-8.

［552］ Deng M, Feng S, Luo F, et al. Visual detection of *rpoB* mutations in rifampin-resistant *Mycobacterium tuberculosis* strains by use of an asymmetrically split peroxidase DNAzyme. J Clin Microbiol. 2012; 50: 3443-50.

［553］ Engstrom A, Zardan Gomez de la Torre T, Stromme M, Nilsson M, Herthnek D. Detection of rifampicin resistance in *Mycobacterium tuberculosis* by padlock probes and magnetic nanobead-based readout. PLoS One. 2013; 8, e62015.

［554］ Guo Q, Yu Y, Zhu YL, et al. Rapid detection of rifampin-resistant clinical isolates of *Mycobacterium tuberculosis* by reverse dot blot hybridization. Biomed Environ Sci. 2015; 28: 25-35.

［555］ Gupta A, Prakash P, Singh SK, Anupurba S. Rapid genotypic detection of rpoB and katG gene mutations in *Mycobacterium tuberculosis* clinical isolates from Northern India as determined by MAS-PCR. J Clin Lab Anal. 2013; 27: 31-7.

［556］ Krothapalli S, May MK, Hestekin CN. Capillary electrophoresis-single strand conformation polymorphism for the detection of multiple mutations leading to tuberculosis drug resistance. J Microbiol Methods. 2012; 91: 147-54.

［557］ Pang Y, Liu G, Wang Y, Zheng S, Zhao YL. Combining COLD-PCR and high-resolution melt analysis for rapid detection of low-level, rifampin-resistant mutations in *Mycobacterium tuberculosis*. J Microbiol Methods. 2013; 93: 32-6.

［558］ Pedrosa P, Veigas B, Machado D, Couto I, Viveiros M, Baptista PV. Gold nanoprobes for multi loci assessment of multi-drug resistant tuberculosis. Tuberculosis（Edinb）. 2014; 94: 332-7.

［559］ Shi X, Zhang C, Shi M, et al. Development of a single multiplex amplification refractory mutation system PCR for the detection of rifampin-resistant *Mycobacterium tuberculosis*. Gene. 2013; 530: 95-9.

［560］ Veigas B, Pedrosa P, Couto I, Viveiros M, Baptista PV. Isothermal DNA amplification coupled to Au-nanoprobes for detection of mutations associated to Rifampicin resistance in *Mycobacterium tuberculosis*. J Nanobiotechnol. 2013; 11: 38.

［561］ Leung ET, Kam KM, Chiu A, et al. Detection of *katG* Ser315Thr substitution in respiratory specimens from patients with isoniazid-resistant *Mycobacterium tuberculosis* using PCR-RFLP. J Med Microbiol. 2003; 52: 999-1003.

［562］ Riahi F, Derakhshan M, Mosavat A, Soleimanpour S, Rezaee SA. Evaluation of point mutation detection in *Mycobacterium tuberculosis* with isoniazid resistance using real-time PCR and TaqMan probe assay. Appl Biochem Biotechnol. 2015; 175: 2447-55.

［563］ Kiepiela P, Bishop KS, Smith AN, Roux L, York DF. Genomic mutations in the *katG*, *inhA* and *aphC* genes are useful for the prediction of isoniazid resistance in *Mycobacterium tuberculosis* isolates from Kwazulu Natal, South Africa. Tuber Lung Dis. 2000; 80: 47-56.

[564] Ramaswamy SV, Reich R, Dou SJ, et al. Single nucleotide polymorphisms in genes associated with isoniazid resistance in *Mycobacterium tuberculosis*. Antimicrob Agents Chemother. 2003; 47: 1241-50.

[565] Mokrousov I, Narvskaya O, Limeschenko E, Otten T, Vyshnevskiy B. Detection of ethambutol-resistant *Mycobacterium tuberculosis* strains by multiplex allele-specific PCR assay targeting *embB306* mutations. J Clin Microbiol. 2002; 40: 1617-20.

[566] Miele A, Bandera M, Goldstein BP. Use of primers selective for vancomycin resistance genes to determine *van* genotype in enterococci and to study gene organization in VanA isolates. Antimicrob Agents Chemother. 1995; 39: 1772-8.

[567] Dutka-Malen S, Evers S, Courvalin P. Detection of glycopeptide resistance genotypes and identification to the species level of clinically relevant enterococci by PCR. J Clin Microbiol. 1995; 33: 24-7.

[568] Jayaratne P, Rutherford C. Detection of clinically relevant genotypes of vancomycin-resistant enterococci in nosocomial surveillance specimens by PCR. J Clin Microbiol. 1999; 37: 2090-2.

[569] Dutka-Malen S, Leclercq R, Coutant V, Duval J, Courvalin P. Phenotypic and genotypic heterogeneity of glycopeptide resistance determinants in gram-positive bacteria. Antimicrob Agents Chemother. 1990; 34: 1875-9.

[570] Modrusan Z, Marlowe C, Wheeler D, Pirseyedi M, Bryan RN. Detection of vancomycin resistant genes *vanA* and *vanB* by cycling probe technology. Mol Cell Probes. 1999; 13: 223-31.

[571] Poulsen RL, Pallesen LV, Frimodt-Moller N, Espersen F. Detection of clinical vancomycin-resistant enterococci in Denmark by multiplex PCR and sandwich hybridization. APMIS. 1999; 107: 404-12.

[572] Bell JM, Paton JC, Turnidge J. Emergence of vancomycin-resistant enterococci in Australia: phenotypic and genotypic characteristics of isolates. J Clin Microbiol. 1998; 36: 2187-90.

[573] Patel R, Uhl JR, Kohner P, Hopkins MK, Cockerill 3rd FR. Multiplex PCR detection of *vanA*, *vanB*, *vanC-1*, and *vanC-2/3* genes in enterococci. J Clin Microbiol. 1997; 35: 703-7.

[574] Kim TS, Kwon HL, Song SH, et al. Real-time PCR surveillance of *vanA* for vancomycin-resistant *Enterococcus faecium*. Mol Med Rep. 2012; 6: 488-92.

[575] Tripathi A, Shukla SK, Singh A, Prasad KN. A new approach of real time polymerase chain reaction in detection of vancomycin-resistant enterococci and its comparison with other methods. Indian J Med Microbiol. 2013; 31: 47-52.

[576] Perichon B, Reynolds P, Courvalin P. VanD-type glycopeptide-resistant *Enterococcus faecium* BM4339. Antimicrob Agents Chemother. 1997; 41: 2016-18.

[577] Fines M, Perichon B, Reynolds P, Sahm DF, Courvalin P. VanE, a new type of acquired glycopeptide resistance in *Enterococcus faecalis* BM4405. Antimicrob Agents Chemother. 1999; 43: 2161-4.

[578] McKessar SJ, Berry AM, Bell JM, Turnidge JD, Paton JC. Genetic characterization of *vanG*, a novel vancomycin resistance locus of *Enterococcus faecalis*. Antimicrob Agents Chemother. 2000; 44: 3224-8.

[579] Fluit AC, Florijn A, Verhoef J, Milatovic D. Presence of tetracycline resistance determinants and susceptibility to tigecycline and minocycline. Antimicrob Agents Chemother. 2005; 49: 1636-8.

[580] Call DR, Bakko MK, Krug MJ, Roberts MC. Identifying antimicrobial resistance genes with DNA microarrays. Antimicrob Agents Chemother. 2003; 47: 3290-5.

[581] Aminov RI, Chee-Sanford JC, Garrigues N, Mehboob A, Mackie RI. Detection of tetracycline resistance genes by PCR methods. Methods Mol Biol. 2004; 268: 3-13.

[582] Ng LK, Martin I, Alfa M, Mulvey M. Multiplex PCR for the detection of tetracycline resistant genes. Mol Cell Probes. 2001; 15: 209-15.

[583] Nishimoto Y, Kobayashi N, Alam MM, Ishino M, Uehara N, Watanabe N. Analysis of the prevalence of tetracycline resistance genes in clinical isolates of *Enterococcus faecalis* and *Enterococcus faecium* in a Japanese hospital. Microb Drug Resist. 2005; 11: 146-53.

[584] Aarestrup FM, Agerso Y, Gerner-Smidt P, Madsen M, Jensen LB. Comparison of antimicrobial resistance phenotypes and resistance genes in *Enterococcus faecalis* and *Enterococcus faecium* from humans in the community, broilers, and pigs in Denmark. Diagn Microbiol Infect Dis. 2000; 37: 127-37.

[585] Olsvik B, Olsen I, Tenover FC. Detection of *tet* (M) and *tet* (O) using the polymerase chain reaction in bacteria isolated from patients with periodontal disease. Oral Microbiol Immunol. 1995; 10: 87-92.

[586] Lawson AJ, Elviss NC, Owen RJ. Real-time PCR detection and frequency of 16S rDNA mutations associated with resistance and reduced susceptibility to tetracycline in *Helicobacter pylori* from England and Wales. J Antimicrob Chemother. 2005; 56: 282-6.

[587] Toledo H, Lopez-Solis R. Tetracycline resistance in Chilean clinical isolates of *Helicobacter pylori*. J Antimicrob Chemother. 2010; 65: 470-3.

[588] Grape M, Sundstrom L, Kronvall G. Sulphonamide resistance gene *sul3* found in *Escherichia coli* isolates from human sources. J Antimicrob Chemother. 2003; 52: 1022-4.

[589] Chiu CH, Su LH, Chu CH, et al. Detection of multidrug-resistant *Salmonella enterica* serovar Typhimurium phage types DT102, DT104, and U302 by multiplex PCR. J Clin Microbiol. 2006; 44: 2354-8.

[590] Chung HS, Kim K, Hong SS, Hong SG, Lee K, Chong Y. The *sul1* gene in *Stenotrophomonas maltophilia* with high-level resistance to trimethoprim/sulfamethoxazole. Ann Lab Med. 2015; 35: 246-9.

[591] Blahna MT, Zalewski CA, Reuer J, Kahlmeter G, Foxman B, Marrs CF. The role of horizontal gene transfer in the spread of trimethoprim-sulfamethoxazole resistance among uropathogenic *Escherichia coli* in Europe and Canada. J Antimicrob Chemother. 2006; 57: 666-72.

[592] Adrian PV, Klugman KP, Amyes SG. Prevalence of trimethoprim resistant dihydrofolate reductase genes identified with oligonucleotide probes in plasmids from isolates of commensal faecal flora. J Antimicrob Chemother. 1995; 35: 497-508.

[593] Adrian PV, Thomson CJ, Klugman KP, Amyes SG. Prevalence and genetic location of non-transferable trimethoprim resistant

dihydrofolate reductase genes in South African commensal faecal isolates. Epidemiol Infect. 1995；115：255-67.

［594］ Sundstrom L，Jansson C，Bremer K，Heikkila E，Olsson-Liljequist B，Skold O. A new *dhfrVIII* trimethoprim-resistance gene，flanked by IS*26*，whose product is remote from other dihydrofolate reductases in parsimony analysis. Gene. 1995；154：7-14.

［595］ Adrian PV，Dup M，Klugman KP，Amyes SG. New trimethoprim-resistant dihydrofolate reductase cassette，*dfrXV*，inserted in a class 1 integron. Antimicrob Agents Chemother. 1998；42：2221-4.

第86章 监测HIV-1感染及其他慢性病毒疾病耐药性的基因型分析

Ying-Shan Han，Mark A. Wainberg

1 前言

在临床微生物学环境中常规引入基因型耐药性分析是治疗HIV-1感染的重要里程碑；它在指导抗病毒治疗方面具有实际应用价值。这些实验室方法可以鉴定病毒分离株基因组核苷酸序列的特定变化，与HIV-1参照株比较，以监测抗逆转录病毒疗法的耐药性发展[1, 2]。通过基因型测试，通过基于Sanger方法的双脱氧终止子核苷酸测序自动化技术常常可检测由于易出错病毒复制而自发出现的突变和/或通过HIV-1聚合酶基因（*pol*）或包膜基因（*env*）中的药物压力选择的突变[1]，或者用杂交测试，如线性探针测定法（LiPA）来监测已知对抗特异性抗逆转录病毒药物（ARVs）具有重要作用的密码子处的点突变[1, 3, 4]。对HIV-1感染的基因型耐药性分析的有效利用也经常需要专家对复杂的突变模式进行临床解释。通过使用专门为HIV-1基因型分析而设计的几种计算机算法，这项任务得到了极大的促进[5-7]。

HIV-1包膜中编码单个或多个氨基酸替换的逆转录酶（RT）或蛋白酶（PR）的基因，或gp41的七肽重复序列1（HR-1）结构域的耐药突变已被证明是降低这些病毒靶点抑制剂敏感性的直接原因。因此，它们被认为是预测HIV-1耐药性的重要分子标记物[8]。在一些前瞻性和回顾性临床研究中已经记录了基因型耐药性检测在改善HIV-1感染抗逆转录病毒治疗病毒学结果方面的预后价值，包括与护理标准的比较[9-12]。此外，来自CPCRA 046[13]和VIRADAPT[14]的卫生经济学分析研究证实，基因型耐药性测试可用于指导最初抗逆转录病毒治疗过程中出现病毒学失败的患者的治疗选择决策。在CPCRA 046中，接受标准抗逆转录病毒治疗方案的患者被随机分配到两个研究组中的一个，其中通过单独临床判断确定治疗决策，或者使用基因型抗逆转录病毒耐药测试（GART）作为临床判断的辅助手段[9]。通过GART，34%的患者被报告获得了成功的病毒学应答，而22%的患者的治疗选择决定完全基于医师的临床判断[9-12]。VIRADAPT研究也报道了类似的结果[10]，其中32%的患者被分配到耐药基因分型（DRG）组，对抗逆转录病毒疗法的反应满意，而无DRG组患者的反应率为14%[10, 13]。

哈瓦那试验[15]也进一步证实了HIV-1基因分型对有治疗经验的患者中获得的益处。在该研究中，使用基因分型指导治疗选择决定的患者在治疗24周后出现了不可检测的血浆病毒血症（即HIV-1 RNA<400拷贝/mL）的比例显著高于护理标准管理的患者[15]。此外，使用专家建议协助治疗决策也显示与改善的病毒学应答相关，特别是在经历第二次病毒学失败的患者中[15]。因此，来自CPCRA 046、VIRADAPT和哈瓦那的结果以及其他相关研究的结果在更能反映当前情况的环境中进行临床实践[16]，支持使用基因型耐药性分析和专家建议作为重要干预措施，以提高HIV-1感染患者抗逆转录病毒疗法的持续有效性。

基因型耐药性分析的应用范围正在增加，该技术也被用于监测对抗乙型肝炎病毒（HBV）感染治疗所使用的抗病毒药物的耐药性，以及与某些疱疹病毒相关的有限数量的其他慢性病毒疾病，如巨细胞病毒（CMV）[1, 2, 17]。尽管抗病毒药物近来也可用于流感等其他病毒感染，但在所有情况下常规使用基因型耐药性试验可能并不可行[1]。有趣的是，经过验证的肿瘤分子标记的分子基因分型，类似于HIV-1感染的耐药性检测，在未来可能有助于预测抗新型靶向抗癌药物的发展[18]。例如，慢性粒细胞白血病（CML）中Bcr-Abl/c-kit肿瘤标志物的基因型监测可用于检测对目标抗癌药物如目前用于治疗该疾病的格列卫（甲磺酸伊马替尼，STI571）的抗性[19]。这种治疗策略对于CML患者的替代治疗方案的选择是有利的，该患者已经变得难以用格列卫治疗，因此，与未使用基因型耐药性检测指导化疗的患者相比，这也可能导致治疗结果的改善[18]。

尽管许多与基因分型相关技术最初被开发用于治疗HIV-1疾病，这些方法也将证明对其他病毒性疾病有用，包括与人巨细胞病毒（CMV）和单纯疱疹病毒（HSV）等相关的病毒；这些技术也可能在某些类型癌症的治疗中被证明是有用的。本章回顾了可用于基因分型检测耐药性的方法以及目前可用的检测程序的临床应用。

2　HIV-1感染耐药性的基因型

抗逆转录病毒药物（ARVs）的发展很大程度上被认为是不完全抑制方案的结果，此外，这些药物对于治疗HIV-1感染的持续有效性构成严重的限制[20-23]。对任何目前批准的抗逆转录病毒药物［包括最近引入的融合抑制剂安福韦肽（T-20）］具有抗药性突变的HIV-1突变体可能在治疗开始之前因为自发突变或耐药病毒的传播，并随后通过抗逆转录病毒疗法[8, 24]选择。基因型分析显示，长时间暴露于联合治疗与复杂且经常重叠的抗性赋予突变模式相关，所述突变与抗性水平的提高相对应，并且就此而言，与包含治疗方案的一些抗逆转录病毒药物交叉耐药性相当。一般来说，需要选择任何单一或多种ARVs组合的多种药物突变，以对大多数ARVs产生临床抗性。然而，对于有限数量的核苷类逆转录酶抑制剂（NRTIs），如拉米夫定（3TC）和密切相关的化合物恩曲他滨（FTC）以及对于大多数非核苷类逆转录酶抑制剂（NNRTIs）。与蛋白酶抑制剂（PIs）相比，这些化合物对耐药性发展具有相对较低的遗传障碍，并且在RT中出现单一原发性耐药突变后常常会经历大量的抗病毒活性丧失[25-29]。表86.1列出了通常与抗逆转录病毒治疗相关的大多数HIV-1耐药突变。

表86.1　常见的抗逆转录病毒药物耐药突变

与HIV耐药性有关的核苷（酸）逆转录酶抑制剂（NRTI）突变		
NRTI		
阿巴卡韦	K65R，L74V，Y115F，M184V	
去羟肌苷	K65R，L74V	
拉米夫定/恩曲他滨	K65R，M184V	
司他夫定	M41L，D67N，K70R，L210W，T215YF，K219 kE	
替诺福韦	K65R，K70E	
齐多夫定	M41L，D67N，K70R，L210W，T215YF，K219 kE	
胸苷类似物突变（TAMs）	M41L，D67N，K70R，L210W，T215YF，K219 kE	影响所有NRTIs
69插入	TAMs+T69X+X或XX	影响所有NRTIs
151复合体	A62V，V75I，F77L，F116Y和Q151M	影响除替诺福韦以外的所有NRTIs

（续表）

与HIV耐药性相关的非核苷（酸）逆转录酶抑制剂（NNRTI）突变

NNRTI

拉韦啶	K103N，V106AM，Y181C，Y188L，P236L
依法韦仑	K103N，V106AM，V108I，Y181C，Y188L，G190SA，P225 h
奈韦拉平	K103N，V106AM，V108I，Y181CI，Y188CLH，G190A

根据IAS-USA小组的抗逆转录病毒药物抗性的蛋白酶抑制剂（PI）抗性突变

PI	交叉抗性突变		独特的突变	
	重大的	次要	重大的	次要
沙奎那韦	L90M，G48V	10IRV，24I，54VL，62V，71VT，73S，77I，82AFTS，84V		
茚地那韦/RTV	46IL，82AFT，84V	10IRV，20MR，24I，32I，36I，54V，71VT，73SA，77I，90M		
奈非那韦	90M	10FIRV，L24I，M36I，M46IL，A71VT，G73S，V77I，V82AFTS，I84V，N88DS	30N	
夫沙那韦/RTV	I50V	L10FIRV，V32I，M46IL，I47V，I54LVM，G73S，V82AFST，L90M		
洛匹那韦/RTV	V32I，I47VA，V82AFTS	L10FIRV，K20MR，L24I，L33F，M46IL，I50V，F53L，I54VLAMTS，A71VT，G73S，I84V，I90M		L63P
阿扎那韦	I84V，N88S，	L10IFVC，K20RMITV，L24I，V32I，L33IFV，M36ILV，M46IL，G48V，F53LY，I54，LVMTA，I62V，A71VITL，G73CSTA，V82ATFI，L90M	I50L	G16E，E34Q，D60E，I64LMV，I93LM
替拉那韦	L33F，V82LT，I84V	L10V，K20MR，E35G，M36I，K43T，M46L，I47V，I54AMV，L90M		I13V，Q58E，H69 k，T74P，N83D
达芦那韦	I50V，I54ML，I84V	V11I，V32I，L33F，I47V，G73S，	L76V	V11I，L89V

整合链转移抑制剂（INSTIs）突变与HIV耐药性有关

拉替拉韦	Y143R/C，Q148R/H/K，N155 h
埃替拉韦	E92Q，Y143R/C，Q148R/H/K，N155 h
多鲁特韦	G118R，R263 k

3 核苷酸逆转录酶抑制剂（NRTIs）

与其他药物类别的抗逆转录病毒药物不同，NRTIs作为前体化合物给予患者治疗，通过宿主细胞激酶磷酸化为其活性三磷酸形式[30, 31]。NRTIs模拟天然存在的脱氧核苷酸三磷酸（dNTPs），并且可以有效地与这些细胞内底物竞争结合RT并掺入前病毒DNA。然而，NRTI缺乏DNA聚合所必需的3′-羟基，因此，这些化合物的抗病毒活性是由于它们能够引起新生病毒DNA链的终止[30, 32-34]。

已经报道了与使用任何单一NRTI相关的耐药相关突变[8]。然而，并非所有药物都能诱发相同的诱变反应，因此，必须考虑单个药物的耐药模式和敏感性。例如，在体外和[27, 29]用含3TC的方案治疗的患者对3TC的耐药性发展都很快[35, 36]。对这种核苷类似物的高水平抗性（即IC$_{50}$增加500～1 000倍）是由编码甲硫氨酸氨基酸残基取代异亮氨酸（M184I）或更通常地为在HIV-1 RT的第184位缬氨酸（M184V）被取代[29, 37-39]。此外，在不存在M184V的情况下，RT中由V118I单独或与E44A/D结合构成的新的突变模式也显示赋予3TC适度的表型抗性（即IC$_{50}$增加3～4倍）[40, 41]。长期使用ZDV/d4T会增加V118I和E44A/D的患病率。

与3TC的这些发现相反，对齐多夫定（ZDV）和其他NRTIs的耐药性可能在治疗开始后仅约6个月就突显临床上的重要性[42, 43]。此外，长时间暴露于ZDV的特征在于逐步累积的称为胸苷类似物突变（TAM）的抗性突变，其可能导致对该化合物的抗病毒活性逐渐丧失。TAMs在RT中包含一组6个耐药突变（即M41L、D67N、K70R、L210W、T215Y/F和K219Q），其最初描述与ZDV抗性相关并且也涉及降低对司他夫定的敏感性d4T）[8, 44-47]。此外，依赖于突变模式的存在，TAMs还可以赋予对其他NRTI［如中度肌苷（ddI）和扎西他滨（ddC）］的中等水平的抗性。然而，L74V是由ddI选择的主要抗性赋予突变，其导致该药物的抗病毒活性最大损失[8, 42, 44, 46]。同样，各种TAMs的选择也与ddC的易感性降低相关，尽管与ddI一样，其他抗性赋予突变（即K65R和T69N）在这方面也很重要[8, 42, 45, 46]。值得注意的是，尽管RT中的歧视性突变（如M184V）主要针对选择它们的药物赋予耐药性，但另一方面，TAMs可以介导对一系列无关的NRTIs药物敏感性降低[8, 44-47]。

来自患者的病毒分离株的基因型分析包括d4T或ZDV在内的抗逆转录病毒治疗方案指出存在2种主要的遗传路径，即通过检测TAMs随时间推移的不同模式叫以证明胸腺嘧啶核苷类似物产生耐药性[48-51]。最初，M41L和T215Y/F突变中的每一个通常存在于2条途径中（50），并且随后在位置210和215处（即41L-210W-215Y模式）或者在位置210和215处逐步累积其他TAM或者，位置67、70和219（即67 N-70R-219Q/E模式）[48, 49, 51]。

此外，观察到的TAM积累的特定序列可能取决于ZDV单一疗法或双重NRTI组合是否用于开始抗逆转录病毒疗法。已证明ZDV单药治疗更常见于首先出现的K70R突变，主要导致选择67 N-70R-219Q/E模式[48]，而开始用ZDV/ddI或ZDV/ddC治疗的患者通常最初出现215Y/F，然后是41L和210W[48]。此外，41 L-210 W-215Y模式似乎比67 N-70R-219Q/E更为普遍[52]。V118I和E44A/D突变常与41 L-210 W-215Y途径联合聚集，但只有与67 N-70R-219Q/E模式相关联才能被单独观察[52]。当来自41 L-210 W-215Y途径的TAMs与其他突变一起存在时，与通过67 N-70R-219Q/E途径获得的相同数量的TAMs相比，通常对其他NRTIs产生更高水平的交叉抗性[52]。

另一个不太常见的耐药突变K65R已被证明与先前用阿巴卡韦（abacavir）（ABC）方案治疗相关，并导致对ABC和核苷酸类似物逆转录酶抑制剂替诺福韦（TDF）的抗病毒敏感性降低。因此，对这些抗逆转录病毒药物的耐药性可以通过涉及TAMs或K65R作为标志性药物耐药突变的遗传途径独立发展[53]。在体外TDF也选择K65R[54]，并且在HIV-1感染患者接受TDF治疗疗程长达96周的临床试验中观察到低频率（即3%的病例）[55]。

临床样品中同时存在K65R和TAMs是非常罕见的。一项研究发现只有K65R和TAMs［Q151M（正相关）和K70R（无相关）除外］负相关[56]。将TAM和K65R导入临床分离株的定点诱变实验确定了相互拮抗的表型效应。TAMs降低了由K65R赋予TDF、ABC和ddC的抗性，并且K65R降低了TAMs对AZT赋予的抗性。TAMs对K65R对3TC或FTC产生的抗性没有影响，但增强了M184V对ABC、ddI和TDF各自的抗性[56]。这一发现如基于AZT和TDF的NRTZ主干的顺序使用提供了支持。

与多种NRTIs具有广泛交叉耐药性有关的突变模式也已被确定。Q151多药耐药（MDR）复合物由RT中的5个突变编码：A62V、V75I、F77L、F116Y和Q151M。这些突变最初在HIV-1感染患者的病毒分离株中观察到，这些患者接受ZDV+ddC或ZDV+ddI联合治疗超过1年[57, 58]。在这些分离物中不存在通常与在单一疗法中对ZDV、ddI或ddC的抗性相关的原发性抗性突变。Q151M是这5种突变体中在体内发展的第一种，与其他Q151M相比，MDR取代也对额外的NRTIs产生最大的耐药性[57]。

此外，已经显示，RT中密码子67和70之间的插入突变家族可引起对各种NRTI（包括ZDV、3TC、ddI、ddC和d4T）的抗性。通常，当这些突变存在于抗ZDV背景时，赋予对多种NRTIs的抗性[59, 60]。这些突变的发展也与先前用ZDV/ddI和ZDV/ddC联合治疗方案相关。然而，据报道插入突变的发生率低于含有Q151M MDR复合物替代的发生率[61]。

4　非核苷酸逆转录酶抑制剂

非核苷RT抑制剂（NNRTIs）通过与位于RT的催化位点附近的疏水口袋结合起来作为酶活性的非竞争性拮抗剂[62, 63]。NNRTIs在不影响核苷酸结合或核苷酸诱导的构象变化的情况下降低聚合反应的催化速率[64]。这些药物在RT酶自然停顿的模板位置特别活跃，此外，似乎不影响双磷酸核苷三磷酸（ddNTPs）和自然存在的dNTPs之间的竞争，以插入日益增长的前病毒DNA链中[65]。

NNRTIs对组织培养选择方案和患者的敏感性降低很快[25, 62, 63]。NNRTIs共享一个共同的结合位点，编码NNRTIs抗性的突变位于使药物接触的结合口袋内[62-69]。这解释了目前在所有批准的NNRTIs中观察到广泛交叉耐药[25, 70, 71]。181位密码子的替换（即Y181C）是编码许多NNRTIs之间交叉耐药的常见突变[25, 68, 70, 72]。用丝氨酸或组氨酸取代Y181也赋予HIV对NNRTIs的耐药性[73]。氨基酸236（即P236L）突变赋予对包括地拉夫定在内的特定类型的NNRTIs的耐药性，也可以降低对奈韦拉平和其他NNRTIs的耐药性，特别是如果Y181C突变也存在于相同病毒中[74]。Y188C和Y188 h是其他重要的突变，也可以赋予对NNRTIs的抗性。

另一种耐药突变，即K103N也常见，并且导致对所有批准的NNRTIs的易感性降低[25, 68, 70, 72]。K103N的替代导致NNRTIs与RT之间相互作用的改变。与Y181C和P236L拮抗相互作用不同，K103N突变与Y181C在抗NNRTIs方面显示出协同作用[75]。

5　蛋白酶抑制剂（PIs）

在迄今为止开发的所有蛋白酶抑制剂（PIs）的情况下都观察到耐药性病毒[76-78]。此外，在临床使用或体外药物暴露后，一些HIV毒株已经显示出对各种PIs的交叉耐药性[76-78]。一般来说，用PIs观察到的突变模式比RT拮抗剂观察到的更复杂和更广泛[8]。这涉及更大的变异性，如不同突变出现的时间模式以及突变的不同组合可以引起表型抗性的方式。这些数据表明病毒蛋白酶（PR）比RT酶可以适应更多且更容易抗病毒药物施加的压力。PR中至少有70个突变已被确定为PIs耐药性的原因[8, 76-79]。

一般而言，为了使PIs失去抗HIV-1的活性，需要几个突变。HIV-1 PR中的某些突变比其他突变更易影响酶，并且可以单独赋予对某些PIs的抗性[76-78]。特别是，D30N和D50L突变分别是奈非那韦和阿扎那韦所特有的。沙奎那韦是早期的PI，主要选择突变L90M和G48V。安普那韦和福沙那韦可以选择D50V突变，它可以赋予达鲁那韦（DRV）一定程度的交叉耐药性[80]。关于洛匹那韦，PR中至少5个突变的积累是这种药物高度耐药性发展所必需的[81, 82]。最近，突变I47A的存在虽然不常见，但显示其对洛匹那韦的耐药性水平非常高（IC_{50}增加100倍以上），并对沙奎那韦表现出超易感[83, 84]。替普那韦或达芦那韦的特征性突变尚未明确。

多种突变可能赋予PI家族内多种药物之间的交叉耐药性。交叉抗性突变可以降低PIs的亲和力，但是这些突变的特异性效应根据每个PI而变化。作为一个典型的例子，突变V82F/I84V可以有助于抵抗目前可用于治疗的几乎所有PI，这两个位置位于PR的活性位点空腔的β-折叠中，所有PIs必须与之结合才能使酶失活。有趣的是，IAS-USA耐药突变小组认为，第82位的突变可以影响迄今为止临床使用的所有PIs，但DRV除外（尽管DRV的耐药性尚未完全确定）[79]。类似地，I84V突变影响临床使用中的所有 PIs，并且是其中 5 个 PIs 的主要突变。尽管位于活动部位之外，但 L90M 突变也影响除 DRV 以外的所有 PIs，并且本身不影响替普那韦（TPV）抗性[79]。对每个特定 PI 的相应抗性突变的影响的广泛综述超出了本评论的范围，可以在别处找到[85]。

另一方面，广泛的二级突变已经观察到，当与初级突变结合时，可以引起抗性水平增加。突变如 L90M 和 L63P（一种常见的多态性）对结合亲和力没有明显影响，但可部分恢复 PR 的催化活性，从而影响病毒的适应性[86]。应该指出的是对 PIs 的抗性也可能由 PR 酶底物内的突变引起。HIV 的 gag 和 gag-pol 前体蛋白可以在它们的切割位点或其附近获得突变，使它们更容易被 PR 水解[87-90]。因此，切割更有效地发生并且病毒适应性可以在一定程度上恢复。已经有一些 gag 和 gag-pol 突变在经历过治疗的患者中报道包括 p7/p1 突变 A431V、K436R、I437V，以及 p1-/p6-gag 突变 L449F/V 和 P452S-P453L/A[91]。在接受治疗的患者中，60% 的患者至少有 1 个突变发生，而未接受治疗的患者中发现这些突变的发生率为 10%[91]。尽管如此，这些裂解位点突变在 PI 耐药性方面的全部临床意义仍有待阐明。

6　融合抑制剂（安福韦肽，T-20）

安福韦肽（T-20）是一种新型抗逆转录病毒药物中的第一个入口，被称为 HIV-1 进入抑制剂，最近已被批准用于治疗 HIV-1 感染[92]。该化合物是由 36 个氨基酸组成的合成肽，其与位于病毒包膜的 gp41 跨膜糖蛋白中七肽重复 2（HR-2）结构域的 C 端 127～162 位的残基同源。T-20 与 gp41 内的 HR-1 结构域竞争性结合，从而阻止与 HR-2 的相互作用和形成病毒与宿主细胞膜融合所需的发夹样结构[92, 93]。

在 TORO-1 和 TORO-2 研究中，将 T-20 加入由 3～5 种活性抗逆转录病毒药物组成的优化背景治疗，这些药物是使用基因型耐药性测试选择的，结果表明：与单独使用优化背景治疗相比，对 NRTIs、NNRITs 和 PIs 耐药的 HIV-1 患者的血浆 HIV-1 RNA 和 CD4 细胞计数显著降低[94, 95]。这种药物的附加开放标记和对照临床试验的结果同样证明，HIV-1 患者在以前的治疗方案中出现病毒学失败时，治疗效果可以长达 48 周[96, 97]。在第一阶段的临床试验中，对 T-20 的耐药性迅速发展，并在 4 名接受中等剂量（即每天 2 次 30 mg）T-20 治疗的患者接受单药治疗 14 d 后血浆 HIV-1 RNA 反弹了[98]。来自这些患者的克隆病毒的基因型分析表明，通过取代高度保守的 GIV 基序而产生对 T-20 的抗性，所述 GIV 基序包含 HR-1 结构域内对残基 36～38 之间的 3 个氨基酸序列是病毒和细胞膜发生融合所必需的。经常检测到在 GIV 中含有单个氨基酸替换的突变体（即 G36D、I37V 和 V38A/M）[98]（84）。与具有野生型包膜序列的 HIV-1 菌株相比，G36D，特别是 V38A 在 T-20 的 IC$_{50}$ 中表现出显著的倍增。此外，还观察到含有 G36D 以及 HR-1 内其他氨基酸残基（即 Q32 h/R 和 Q39R）取代的双重突变体，并显示其对 T-20 的敏感性降低，程度与 G36D 本身产生的程度相似[98]。有趣的是，在 B 亚型（即残基 37、39 和 42）和非 B 型（即残基 42）HIV 菌株中已经证明 HR-1 结构域在与 T-20 抗性相关的位置处的 HIV-1 株分离自 T-20 未经治疗的患者[99]。然而，在缺乏药物治疗的情况下，通常与 T-20 耐药分离株相关的主要 GIV 突变体未被观察到，表明对这种药物的原发性基因型耐药性并不常见[99]。需要进一步研究以更好地理解这些罕见的耐药突变在接受融合抑制剂治疗的 HIV-1 患者中的长期影响。

7　整合酶抑制剂

HIV 整合酶抑制剂是最新类型的抗逆转录病毒剂，并抑制导致将病毒 DNA 插入靶宿主 DNA 中的链转移反应，因此称为整合酶链转移抑制剂（INSTI）。INSTIs 特异性地紧密结合整合酶的活性位点并螯合位于整合酶催化三联体中的二价金属离子。目前批准的 INSTI 包括雷格特韦（RAL）、埃替拉韦（EVG）和多卢特格拉韦（DTG）[100, 101]。所有批准的INSTIs对耐受其他类药物且具有良好耐受性、安全性的变体都具有良好的耐受性和高效性。

已经在体外和患者中报道了对INSTIs的耐药性有不同程度的发展[102-104]。基因型研究表明，对细胞培养选择和临床上RAL和EVG的耐药性迅速发展，对RAC的耐药性（FC10～100）通常是由于在N155 h、Q148 h/K/R位置发生3处主要突变，而在整合酶活性位点发生Y143R/C/H较少，导致整合酶活性降低和抗病毒失败。在涉及雷格特韦的抗病毒失败时，例如，G140S/Q148 h和G140S/Q148R赋予对RAL的高水平抗性后，经常观察到与一种或多种次级突变组合的主要突变。N155的突变通常在RAL治疗早期出现，并常被其他具有继发性突变的初级突变（例如Q148 h、K或R）所取代。已经观察到RAL和EVG之间的交叉耐药。在T66I、E92Q、N155 h和Q148 h/K/R位置发现了赋予EVG抗性的主要初级突变。对Q148 h/R/K添加G140S后，如果耐受EVG（即FC≥100），则会导致水平升高。然而，第二代INSTI的DTG仍然可以在体外对抗RAL和EVG耐药病毒的部分或完全活性，并且它是唯一一在临床实践中对HIV没有产生抗性突变的抗HIV药物。在未经治疗的患者中，只有基于R263 k的主要突变观察到对DTG的低水平抗性（即FC<10），伴随着病毒复制适应性受损。然而，自2013年批准该药以来，迄今为止，未见报道由于R263 k或任何其他突变导致的病毒学失败。

8 基因型检测HIV-1感染耐药性的缺点

尽管基因型耐药性检测代表了HIV治疗的一项重要进展，但它增加了HIV感染管理的复杂性，因为结果的解释并不简单，并且所有耐药突变尚不存在临床相关性。基因型耐药性测试的局限性包括无法检测病毒储存中存档的病毒、对病毒少数群体（小于总病毒混合物的20%的群体）不敏感，以及实现检测的最低病毒载量（血浆HIV RNA500～1 000拷贝/mL）。然而，人们普遍认为基因型比表型检测对少数群体更为敏感。例如，在表型抗性变得明显之前，基因分型可检测前哨突变（如M184V）。重要的是，一些研究已经清楚地表明，专家建议有助于提高耐药性检测结果的准确性[12, 15, 16, 105-107]。

另一方面，成对基因型-表型分析的大型数据库允许构建"虚拟表型"估计量，其基于对给定基因序列的表型的统计预测来量化HIV-1对抗ARV药物的抗性。这种估计的准确性取决于数据库中与基因型问题匹配的基因型频率和用于创建预测库的表型药物敏感性的变异性。不常见的序列和那些次优匹配的序列比那些更频繁和更好匹配的预测值具有更低的准确性。尽管已经报道了虚拟表型与"真实表型"的良好相关性[108, 109]，但应该记住，"虚拟表型"是一种概率估计。进一步的研究正在推进，以便信息辅助工具能够显示从病毒核酸序列的计算机化评估开始的抗逆转录病毒疗法的选项。

最后，在目前的HIV抗性数据库中，存在非B亚型基因序列的子表示，这些数据库子表示已被用于生成耐药性的算法。因此，在解释非B亚型临床分离株的耐药性时，耐药途径和突变可能会受到限制。在组织培养中暴露于依非韦伦的C亚型HIV-1中的经典实例是V106M突变的出现，其被观察到在V106A取代处出现，更常见于B亚型病毒[110]。目前还不清楚不同非B亚型的自然多态性在多大程度上可导致个体突变频率的不同突变模式。例如，在TDF存在下，C亚型-HIV-1的组织培养中已报道K65R的快速出现。博茨瓦纳患者服用ddI后，这种突变的高发病率也有所描述[111, 112]。

9 乙型肝炎（HBV）感染

慢性乙型肝炎的抗病毒治疗已重新获得重视，因为只有一小部分积极感染患者以干扰素为基础的治疗达到理想的效果。也有新的数据表明，较高的病毒载量与肝硬化和肝细胞癌的风险增加是相关的，至少在亚洲人群中是这样的[113, 114]。因此，在慢性HBV感染中使用抗病毒药物抑制病毒载量是降低患者发病率有希望的选择。

目前有4种核苷逆转录酶抑制剂被批准用于治疗慢性HBV感染：拉米夫定（3TC）、阿德福韦、恩替卡韦和替比夫定。它们可单独使用或与免疫疗法联合使用，即α-干扰素（常规或聚乙二醇化）用于治疗HIV/HBV共感染。所有人都对乙肝病毒具有高度活性，经常与针对慢性HIV-1感染的抗逆转录病毒疗法一起使用。其他尚未特别批准用于HBV治疗但具有出色抗HBV活性的药物是泛昔洛韦、替诺福韦、恩曲他滨、克拉夫定、普拉德福韦、ANA 380、美曲度和伐妥昔他滨。

拉米夫定是一种广泛使用的抗病毒药物，常用于乙型肝炎病毒（HBV）感染患者的治疗开始。在乙型肝炎合并感染的免疫活性和HIV/AIDS患者中，据报道拉米夫定（3TC）耐药的乙型肝炎病毒（HBV）变异体的患病率在治疗1年后为16%～43%，在治疗4年后约为70%[115, 116]。与野生型HBV相比，rtM204V（先前定位于M552V）突变诱导体外对拉米夫定的易感性降低1 000倍[117]。在这些患者中拉米夫定治疗6个月后可以选择抗药性病毒，并且耐药性随着暴露于该药物的持续时间的增加而增加[115, 118]。与HIV-1一样，基因型分析显示对拉米夫定的抗性主要来自异亮氨酸（I）或缬氨酸（V）氨基酸取代取代HBV DNA聚合酶高度保守的酪氨酸-甲硫氨酸-天冬氨酸-天冬氨酸（YMDD）基序的C结构域中rt204位置的甲硫氨酸（M）[1, 115]。与拉米夫定耐药有关的补偿性突变（rtV173L，rtL180M）存在于B结构域[119, 120]。这种突变和HIV-1 RT中类似的M184V/I替换导致对拉米夫定的高水平抗性。

除了rtM204I/V之外，HBV聚合酶基因中的几种其他突变已经显示在长时间接触拉米夫定后出现，并且与该药物的易感性降低有关。使用这些突变的特定模式将拉米夫定耐药HBV变异分配到2个基因型组之一。HBV组I突变体含有拉米夫定耐药突变，分别位于主要包括rtL180M（先前的L528M）和rtM204I/V（先前的M552I/）取代的聚合酶B和C结构域中。另一方面，HBV II组病毒的特征在于C结构域中存在rtM204I作为主要的拉米夫定耐药性突变，并且已显示其发生频率低于I组对应物[115]。

还记录了用于治疗HBV感染的其他核苷类似物的抗性。诸如更昔洛韦（GCV）和泛昔洛韦（FCV）等化合物在体外和体内均是HBV聚合酶的有效抑制剂，尽管它们似乎不如拉米夫定有效[1, 118]，但这两种抗病毒剂已用于治疗HBV感染的研究。基因型分析显示，这些药物的最重要的抗性突变是在YMDD基序之外选择的，包括rtV173L（以前是V521L）、rtP177L（以前是P525L）、rtL180M（以前是L528M/V）、T184S（以前是T532S）和HBV聚合酶基因的B结构域中的rtV207I（先前的V555I）取代。此外，已经显示rtV207I替代对FCV产生最高的抗病毒易感性衰减，并且该突变和rtP177L都与对拉米夫定的交叉耐药性相关[1]。

阿德福韦酯（PMEA）是一类被称为核苷酸类似物逆转录酶抑制剂（NtRTIs）的新型抗病毒药物[121]，已被许可用于治疗慢性乙型肝炎[122-124]。对阿德福韦耐药似乎在体内很少发生，并且在包括700名HBV感染患者的两项大型安慰剂对照试验[122, 123]中，阿德福韦治疗48周未选择与该化合物相关的突变[125]。来自这些研究的4名阿德福韦治疗患者的临床分离株中，HBV聚合酶保守结构域（即rtS119A、rtH133L、rtV214A和rtH234Q）中的替代物很少被检测为少数物种。此外，这些二级突变并未赋予阿德福韦表型耐药性，并且在治疗期间与这种药物的病毒学应答减弱无关[125]。然而，持续暴露于治疗水平的阿德福韦长达96周导致一名患者在HBV聚合酶D结构域（即rtN236T）内选择阿德福韦耐药突变[126]。接受10 mg/d单药治疗的患者在2～5年的治疗后，出现了2%、5.9%、18%和29%的抗性突变体[126-128]。含有这种替代物的临床分离物在体外显示出对阿德福韦的抗病毒活性降低，但仍然对拉米夫定和恩替卡韦敏感[126]。聚合酶B结构域中的rtA181V突变最近已有描述，并可能导致对拉米夫定的易感性丧失[128, 129]。此外，在拉米夫定耐药患者中阿德福韦耐药的发生率显著高于以前无拉米夫定耐药者（10%：0%）[130]。然而，当阿德福韦作为拉米夫定的补充而不是替代药物时，阿德福韦耐药性发生的可能性较小[131]。因此，阿德福韦加入拉米夫定失败患者已被广泛接受。重要的是，携带自然发生的突变rtI233V的病毒变体似乎对阿德福韦的易感性较低[132]。这种突变尚未在体外选择，也未见于病毒学突破的患者。总的来说，这些数据表明联合治疗HBV疾病的重要性。

核苷类似物恩替卡韦2005年被批准治疗HBV感染。在Ⅱ期和Ⅲ期临床试验中，在拉米夫定治疗失败1年、2年和3年后，接受恩替卡韦治疗的患者中，分别有5.8%、10%、25%的患者经过基因型分析后证实出现了病毒学突破[133-136]。对恩替卡韦耐药的患者在HBV聚合酶rtL180M和rtM204V上有2种特征性拉米夫定耐药突变，以及新型突变rtM250V或rtS202I和rtT184G。在拉米夫定耐药突变背景下，与恩替卡韦耐药关联更密切的突变似乎为rtM250V[133]。迄今为止，还没有报道在没有先前存在拉米夫定耐药的情况下对恩替卡韦的原发耐药性[133]。此外，最近的研究表明，恩替卡韦具有抗HIV-1和HBV的活性，并可选择HIV-1中的M184V突变[137]。这一发现导致修订了HIV/HBV合并感染患者的治疗指南。

恩曲他滨（FTC）是一种非常类似于拉米夫定的L核苷。当作为HBV感染的单一疗法施用时，其选择HBV聚合酶的C结构域中的rtM204I/V（YIDD/YMDD）突变。据报道，每天接受200 mg FTC的患者中出现的YMDD突变率在治疗48周时为9% ~ 13%，在治疗96周时为19%[138]。

替比夫定是一种有效的L-类似物和最新的抗病毒药物，被批准用于治疗慢性肝炎。替比夫定在治疗1年后约5%的患者出现了耐药性，是由于HBV聚合酶"YIDD"中的rtM204I突变，但这似乎与HBV聚合酶"YMDD"基序中的rtM204V突变无关[139]。替比夫定耐药突变与恩替卡韦耐药突变不重叠，对于这些药物中的任何一种治疗失败的患者都是完整的选择。最后，迄今为止，用于治疗HBV的所有药物抗性的出现提供了在临床实践中对组合疗法需要的证据。

10 疱疹病毒感染：巨细胞病毒（CMV）与单纯疱疹病毒（HSV）

由于引入高效抗逆转录病毒疗法（HAART），与艾滋病毒/艾滋病有关的机会性感染的发病率显著下降。然而，在某些临床情况下，例如严重原发性联合免疫缺陷（SCID）患者和需要器官移植的患者，巨细胞病毒（CMV）感染的发展仍然是严重的并发症，通常需要使用抗病毒治疗[1, 140]。在抗逆转录病毒治疗（HAART）前期，每种抗CMV药物的耐药率估计约为每人每年25%[141-144]。

关于人类CMV疗法，包括阿昔洛韦、更昔洛韦（GCV）、口服更昔洛韦（一种转化为GCV首过代谢的前体药物）、膦甲酸（FOS）、核苷酸类似物、西多福韦（CDV）和福米韦素的在内的多种药物用于治疗CMV疾病[1, 121, 140]。已显示这些化合物通过抑制由CMV UL54基因编码的病毒DNA聚合酶来抑制病毒复制。序列分析已经证明，该基因中的突变可以赋予这3种药物抗性。另外，与所有其他核苷类似物一样，GCV需要被激活为其病毒学形式——GCV-三磷酸。该过程最初涉及通过病毒编码的磷酸转移酶将GCV磷酸化为其单磷酸部分（图86.1）。这种酶被表达由UL97基因决定。研究表明，对于GCV的耐药性可以在用该药开始治疗后10 d内出现，并且许多突变位于UL97的氨基酸残基590 ~ 606或460或520位[145]，可能有助于减少一些免疫功能低下患者对GCV的易感性[140]。同样，在SCID患者的GCV耐药分离株中也发现了一个新的缺失突变体，涉及UL97中590 ~ 600位的11个氨基酸序列[146]。在其他研究中，发现UL97中的GCV相关突变在病毒分离株中高度流行，其对GCV显示不同程度的耐药性[147]。然而，单独使用UL97的序列分析不能用于预测对GCV的耐药性水平，而不知道关于UL54获得的额外的基因型和/或表型信息[1]。在长期GCV治疗期间，UL97突变早期出现并导致较低水平的耐药性，而UL54突变稍后出现并赋予较高水平的耐药性[147-150]。

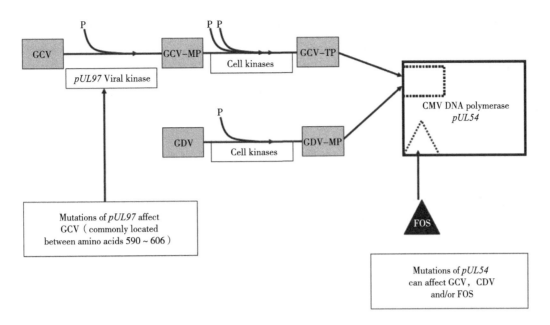

图86.1　抗CMV药物：耐药机制和耐药性

（更昔洛韦）GCV需要首先被*PUL97*编码的病毒激酶磷酸化。由*PUL54*编码的CMV DNA聚合酶，也可能发生变异并可能导致对CGV、西多福韦（CDV）和膦甲酸钠（FOS）的耐药性。

对艾滋病临床分离株及器官移植患者临床分离株的最新研究表明：

GCV抗性突变体中最常见的UL97突变为A594V、L595S、M460V和H520Q[150-152]。其他与耐药相关的常见UL97突变包括C592G和C603W。与GCV抗性增加率最高的相关突变为M460V、C603W、密码子595～603缺失、H520Q、L595S、A594V、C607Y的缺失和密码子595的缺失，根据突变情况耐药性从4.9倍变化为13.3倍[145, 153-156]。相反，突变C592G、A594T和E596G以及密码子600的缺失会降低药物敏感性[145]。

由基因*pUL54*编码的CMV DNA聚合酶也可以在药物压力下发生突变，并且这样的突变可能潜在地影响所有目前批准的抗病毒药物。一些最常见的DNA聚合酶突变引起耐药性的是赋予FOS抗性的V715M、V781I和L802M，它们对FOS产生耐药性，而F412C、L501I/F和P522S则对GCV和CDV产生抗性。也报道了赋予对GCV和FOS的抗性的突变A809V、赋予对GCV和CDV的抗性的突变N408K，以及引起对GCV、FOS和CDV的抗性的突变A834P[157, 158]。一些突变（A834P、E756K、V812L，以及密码子981和982的缺失）可能会对这3种抗病毒药物产生耐药性[157-159]。组合突变的效果可以是协同的，如突变N408K和A834P的相同作用。N408 K和A834P对GCV的抗性分别增加4.2倍和5.4倍，当一起存在时，产生耐药性的倍数增加22.7倍，使得病毒对这种药物具有高度抗性[158]。突变L501I、K513N和密码子981～982的缺失导致GCV易感性降低至1/8～1/6，突变F412C/V、K513N和A987G与CDV易感性降低至1/18～1/10有关[157, 159, 160]。此外，取代D588N、V715M、E756K、L802M和T821I可将FOS的易感性降低至1/21～1/5.5[157, 159-162]。

福米韦森（ISIS 2922）是一种含有21个碱基的寡核苷酸，与人CMV即刻早期2（IE2）mRNA互补的硫代磷酸酯键。因此，福米韦森与这种互补的CMV mRNA序列结合并抑制几种CMV即刻早期蛋白的翻译[32, 163]。尽管已经在体外分离出抗性病毒，但抗性机制不是由于与寡核苷酸编码的互补性缺失所致。迄今为止，还没有关于福米韦森耐药性的报道[164]。

与CMV疾病一样，抗药性单纯疱疹病毒（HSV）变异体的患病率也是免疫功能低下宿主中最高和最受关注的[165]。据报道，多达30％的异基因骨髓移植患者可能感染了耐阿昔洛韦（ACV）的HSV[166]（97）。这些突变体自发产生，并通过暴露于抗病毒剂来选择。对ACV以及用于治疗HSV

感染的相关药物如喷昔洛韦的抗性主要来自病毒编码的胸苷激酶（TK）基因的突变。TK基因产物负责ACV磷酸化为ACV单磷酸，这是一个重要的起始步骤，对HSV感染细胞中ACV等核苷类似物的激活至关重要。TK中的ACV抗性突变涉及在含有高密度鸟嘌呤-胞嘧啶（GC）序列且被认为更易于诱变的区域中经常发生的核苷酸添加、缺失或取代。TK中常见ACV抗性突变的实例包括密码子92处的重复核苷酸、在大多数ACV抗性临床分离物中检测到密码子146处的移码突变、精氨酸取代HSV 1型密码子176或HSV 2型密码子177，以及在临床和实验室HSV毒株中观察到的密码子336处的氨基酸置换对ACV的敏感性降低[166]。此外，基因型研究已经表明，TK具有异常高的发生与多态性相关的突变倾向，多态性不会对ACV产生耐药性。这些多态性位于整个TK基因中，但不涉及保守结构域或编码TK内ATP和核苷结合位点的核苷酸序列。最后，HSV DNA聚合酶基因保守结构域的突变也被证明与ACV的抗性有关[166, 167]。例如，聚合酶保守区域Ⅵ中的L774V取代已被证明与对ACV和焦磷酸类似物膦甲酸二甲酯的易感性降低有关[168]。

11　未来展望

如本文所述，基因型耐药性检测的应用已被证明可用于临床监测抗逆转录病毒药物的耐药性，并且现在已成为发达国家HIV-1感染患者护理标准的重要组成部分。此外，包括CPCRA 046和VIRADAPT以及哈瓦那临床试验在内的多项研究结果证实了基因型耐药检测的预后价值和成本效益，以指导在第二或以后方案中经历病毒学失败的患者的治疗。特别是HIV-1基因分型是优化用于包括融合抑制剂T-20在内的挽救疗法方案中使用联合疗法的基本策略。

然而，尽管取得了这些重大进展，但与基因型耐药性分析相关的高成本和复杂性仍然是其更广泛实施的重要经济和技术障碍，特别是在资源贫乏的国家[169]。基因分型的细致计划和优先使用对于在这些情况下实现最佳成本效益至关重要。还有其他几种潜在的基因分型应用，可能代表进一步改善HIV-1感染治疗效果的机会。一个例子涉及使用基因型分析来监测非B型HIV-1亚型的多态性，与HIV-1亚型B病毒相比，在抗逆转录病毒易感性的差异模式上可能是重要的。例如，已知某些亚型C HIV-1变体在几个RT和PR密码子处具有天然存在的多态性，这些多态性与耐药性有关[170, 171]。研究表明，这些多态性的存在既不会显著降低对抗逆转录病毒药物的易感性，也不会降低最初抗逆转录病毒疗法治疗方案在18个月内的有效性[170, 172]。然而，也有人提出，耐药位点的多态性可能有助于在某些情况下选择新途径，导致耐药性，尤其是不完全抑制抗逆转录病毒疗法中[170]。反过来，这可能对抗逆转录病毒疗法的选择和长期益处有重要的临床意义，这可能确实需要增加基因型监测，特别是在全球非B型HIV-1感染流行迅速增加的情况下[173]。先前接受过抗逆转录病毒治疗的HIV-1感染孕妇代表了另一种重要的情况，而基因型耐药性检测可能是指导治疗预防艾滋病毒传播给婴儿的围产期策略[174, 175]。

基因型监测也可能对原发性HIV-1耐药患者的临床管理具有预后价值。估计欧洲[176]和北美[177, 178]最近感染者中主要HIV-1耐药性（RT和PR耐药相关突变）的患病率分别约为7%和20%。此外，最近的报道表明，在抗逆转录病毒治疗初始个体中全球传播抗药性HIV-1变异体的趋势存在[179]。特别令人感兴趣和关注的是HIV-1感染的高度耐药性和多重耐药（MDR）HIV-1变异体的传播，这些变异体对两类或三类抗逆转录病毒药物具有抗性赋予的突变。研究表明，这些病毒的体内复制能力通常与药物敏感物种相当，而且它们能够在没有抗逆转录病毒药物压力的情况下建立持续性感染[170-182]。在该临床环境中使用HIV-1基因分型可能允许更早检测到HIV-1 MDR变体，并因此增加慢性感染期间改善治疗结果的可能性。此外，此类检测可能有助于减少HIV-1耐药性的整体传播。

如前所述，使用解释性算法与HIV-1基因分型相结合的研究已经促进了由于过多的与抗逆转录病毒疗法失败有关的突变模式的预测耐药性。已经开发了两种基于计算机的算法来分析HIV-1基因型数据，这些是基于规则的算法和虚拟表型^[183]。基于规则的算法源于体外药物敏感性分析的知识，HIV-1感染患者中特异性耐药相关突变与病毒学应答之间的关系，以及专家意见^[184]。另一方面，虚拟表型利用数据库将各种突变模式与实际体外表型抗性和临床反应相关联，以推断病毒分离物基于其HIV-1基因型对ARV耐药水平（即敏感、中等或抗性）^[183]。广泛使用的解释算法中的结果不一致，其中病毒分离物被一个程序评分为敏感而被另一个程序评价为抗性。这种情况构成了当前技术的一个重要局限，而且突出了与编码和解释复杂的耐药突变模式相关的技术挑战。

一些研究表明，与NNRTIs和大多数PIs相比，各种算法在NRTIs方面的不一致性最大，除3TC之外，其中不一致程度通常较低^[185-187]。例如，在斯坦福大学数据库（HIV db）、拜耳诊断TRUGENE（BDT）和Virco VirtualPhenotype（VP）HIV-1基因分型方案的一项研究中，对ddI、ddC、d4T和ABC报道的HIV病毒db和VP与BDT和VP算法的比较分别超过50%和40%^[186]。与这些研究结果相反，3TC基因分型方案在>90%的研究^[186]中获得了一致的评分。还有人提出，算法之间存在的不一致性反映了在开发这些工具期间需要更多的临床验证和更好的解释耐药数据的共识，特别是对于一些药物如NRTI^[185, 186]。

此外，在某些情况下，使用表型耐药性分析结合基因分型可能具有进一步的预测价值^[184, 188]。与基因分型不同，表型检测代表了一种更直接的检测HIV-1耐药性的方法，该方法基于50%抑制浓度（即IC₅₀）对于病毒分离株的特定ARV的变化与一个HIV-1参考株相比^[7, 184, 189, 190]。然而，基因型和表型检测之间的不协调并不少见，并且可能由于几种情况而出现^[82, 184, 191]。在不同HIV-1基因型解释系统之间的基因型-表型不一致或有分歧的情况下，获得关于HIV-1耐药性的专家建议可能是非常宝贵的，以帮助减少关于随后治疗方案决定的不确定性。

最后，对其他慢性病毒感染（即HBV、CMV和HSV）也已成功实施基因型耐药性测试，并且还可能有望用于指导治疗选择决定以改善某些类型癌症的治疗结果。针对其他病毒性疾病的抗病毒治疗的发展和未来的可用性以及鉴定癌症的新型分子标志物，可能是关于癌症的关键决定因素基因型耐药性分析的扩展利用。

致谢：在我们的实验室进行的研究由加拿大卫生研究院资助。

参考文献

［1］ Arens M. Clinically relevant sequence-based genotyping of HBV, HCV, CMV, and HIV. J Clin Virol. 2001；22（1）：11-29.

［2］ Smith TF. Susceptibility testing. Viral pathogens. Infect Dis Clin North Am. 2001；15（4）：1263-94.

［3］ Servais J, et al. Comparison of DNA sequencing and a line probe assay for detection of human immunodeficiency virus type 1 drug resistance mutations in patients failing highly active antiretroviral therapy. J Clin Microbiol. 2001；39（2）：454-9.

［4］ Stuyver L, et al. Line probe assay for rapid detection of drug-selected mutations in the human immunodeficiency virus type 1 reverse transcriptase gene. Antimicrob Agents Chemother. 1997；41（2）：284-91.

［5］ Hanna GJ, D'Aquila RT. Clinical use of genotypic and phenotypic drug resistance testing to monitor antiretroviral chemotherapy. Clin Infect Dis. 2001；32（5）：774-82.

［6］ Schmidt B, Korn K, Walter H. Technologies for measuring HIV-1 drug resistance. HIV Clin Trials. 2002；3（3）：227-36.

［7］ Youree BE, D'Aquila RT. Antiretroviral resistance testing for clinical management. AIDS Rev. 2002；4（1）：3-12.

［8］ D'Aquila RT, et al. Drug resistance mutations in HIV-1. Top HIV Med. 2003；11（3）：92-6.

［9］ Baxter JD, et al. A randomized study of antiretroviral management based on plasma genotypic antiretroviral resistance testing in patients failing therapy. CPCRA 046 Study Team for the Terry Beirn Community Programs for Clinical Research on AIDS. AIDS. 2000；14（9）：F83-93.

［10］ Durant J, et al. Drug-resistance genotyping in HIV-1 therapy：the VIRADAPT randomised controlled trial. Lancet. 1999；353（9171）：2195-9.

［11］ Meynard JL, et al. Phenotypic or genotypic resistance testing for choosing antiretroviral therapy after treatment failure：a randomized trial. AIDS. 2002；16（5）：727-36.

［12］ Torre D, Tambini R. Antiretroviral drug resistance testing in patients with HIV-1 infection：a meta-analysis study. HIV Clin Trials. 2002；3（1）：1-8.

［13］ Weinstein MC，et al. Use of genotypic resistance testing to guide hiv therapy: clinical impact and cost-effectiveness. Ann Intern Med. 2001；134（6）：440-50.

［14］ Chaix C，et al. Economic evaluation of drug resistance genotyping for the adaptation of treatment in HIV-infected patients in the VIRADAPT study. J Acquir Immune Defic Syndr. 2000；24（3）：227-31.

［15］ Tural C，et al. Clinical utility of HIV-1 genotyping and expert advice: the Havana trial. AIDS. 2002；16（2）：209-18.

［16］ Badri SM，et al. How does expert advice impact genotypic resistance testing in clinical practice? Clin Infect Dis. 2003；37（5）：708-13.

［17］ Pillay D. Emergence and control of resistance to antiviral drugs in resistance in herpes viruses，hepatitis B virus，and HIV. Commun Dis Public Health. 1998；1（1）：5-13.

［18］ Petrella M，et al. The role of surrogate markers in the clinical development of antiretroviral therapy: a model for early evaluation of targeted cancer drugs. Cancer Invest. 2004；22（1）：149-60.

［19］ Roumiantsev S，et al. Clinical resistance to the kinase inhibitor STI-571 in chronic myeloid leukemia by mutation of Tyr-253 in the Abl kinase domain P-loop. Proc Natl Acad Sci U S A. 2002；99（16）：10700-5.

［20］ Lorenzi P，et al. Impact of drug resistance mutations on virologic response to salvage therapy. Swiss HIV Cohort Study. AIDS. 1999；13（2）：F17-21.

［21］ Quiros-Roldan E，et al. Analysis of HIV-1 mutation patterns in patients failing antiretroviral therapy. J Clin Lab Anal. 2001；15（1）：43-6.

［22］ Rousseau MN，et al. Patterns of resistance mutations to antiretroviral drugs in extensively treated HIV-1-infected patients with failure of highly active antiretroviral therapy. J Acquir Immune Defic Syndr. 2001；26（1）：36-43.

［23］ Winters MA，et al. Frequency of antiretroviral drug resistance mutations in HIV-1 strains from patients failing triple drug regimens. The Terry Beirn Community Programs for Clinical Research on AIDS. Antivir Ther. 2000；5（1）：57-63.

［24］ Yeni PG，et al. Antiretroviral treatment for adult HIV infection in 2002: updated recommendations of the International AIDS Society-USA Panel. JAMA. 2002；288（2）：222-35.

［25］ Deeks SG. International perspectives on antiretroviral resistance. Non-nucleoside reverse transcriptase inhibitor resistance. J Acquir Immune Defic Syndr. 2001；26 Suppl 1：S25-33.

［26］ Gao HQ，et al. The role of steric hindrance in 3TC resistance of human immunodeficiency virus type-1 reverse transcriptase. J Mol Biol. 2000；300（2）：403-18.

［27］ Quan Y，et al. Endogenous reverse transcription assays reveal high-level resistance to the triphosphate of（-）2'-dideoxy-3'-thiacytidine by mutated M184V human immunodeficiency virus type 1. J Virol. 1996；70（8）：5642-5.

［28］ Quiros-Roldan E，et al. Genotype resistance profiles in patients failing an NNRTI-containing regimen，and modifications after stopping NNRTI therapy. J Clin Lab Anal. 2002；16（2）：76-8.

［29］ Tisdale M，et al. Rapid in vitro selection of human immunodeficiency virus type 1 resistant to 3'-thiacytidine inhibitors due to a mutation in the YMDD region of reverse transcriptase. Proc Natl Acad Sci U S A. 1993；90（12）：5653-6.

［30］ Squires KE. An introduction to nucleoside and nucleotide analogues. Antivir Ther. 2001；6 Suppl 3：1-14.

［31］ Stein DS，Moore KH. Phosphorylation of nucleoside analog antiretrovirals: a review for clinicians. Pharmacotherapy. 2001；21（1）：11-34.

［32］ Anderson KS. Perspectives on the molecular mechanism of inhibition and toxicity of nucleoside analogs that target HIV-1 reverse transcriptase. Biochim Biophys Acta. 2002；1587（2-3）：296-9.

［33］ Goody RS，Muller B，Restle T. Factors contributing to the inhibition of HIV reverse transcriptase by chain-terminating nucleotides in vitro and in vivo. FEBS Lett. 1991；291（1）：1-5.

［34］ Mitsuya H，et al. Long-term inhibition of human T-lymphotropic virus type III/lymphadenopathy-associated virus（human immunodeficiency virus）DNA synthesis and RNA expression in T cells protected by 2'，3'-dideoxynucleosides in vitro. Proc Natl Acad Sci U S A. 1987；84（7）：2033-7.

［35］ Schuurman R，et al. Rapid changes in human immunodeficiency virus type 1 RNA load and appearance of drug-resistant virus populations in persons treated with lamivudine（3TC）. J Infect Dis. 1995；171（6）：1411-9.

［36］ Wainberg MA，et al. Development of HIV-1 resistance to（-）2'-deoxy-3'-thiacytidine in patients with AIDS or advanced AIDS-related complex. AIDS. 1995；9（4）：351-7.

［37］ Back NK，et al. Reduced replication of 3TC-resistant HIV-1 variants in primary cells due to a processivity defect of the reverse transcriptase enzyme. EMBO J. 1996；15（15）：4040-9.

［38］ Boucher CA，et al. High-level resistance to（-）enantiomeric 2'-deoxy-3'-thiacytidine in vitro is due to one amino acid substitution in the catalytic site of human immunodeficiency virus type 1 reverse transcriptase. Antimicrob Agents Chemother. 1993；37（10）：2231-4.

［39］ Gao Q，et al. The same mutation that encodes low-level human immunodeficiency virus type 1 resistance to 2'，3'-dideoxyinosine and 2'，3'-dideoxycytidine confers high-level resistance to the（-）enantiomer of 2'，3'-dideoxy-3'-thiacytidine. Antimicrob Agents Chemother. 1993；37（6）：1390-2.

［40］ Hertogs K，et al. A novel human immunodeficiency virus type 1 reverse transcriptase mutational pattern confers phenotypic lamivudine resistance in the absence of mutation 184V. Antimicrob Agents Chemother. 2000；44（3）：568-73.

［41］ Romano L，et al. Broad nucleoside-analogue resistance implications for human immunodeficiency virus type 1 reverse-transcriptase mutations at codons 44 and 118. J Infect Dis. 2002；185（7）：898-904.

［42］ Lange J. A rational approach to the selection and sequencing of nucleoside/nucleotide analogues: a new paradigm. Antivir Ther. 2001；6 Suppl 3：45-54.

［43］ Mayers DL. Prevalence and incidence of resistance to zidovudine and other antiretroviral drugs. Am J Med. 1997；102（5B）：70-5.

［44］ Gotte M，Wainberg MA. Biochemical mechanisms involved in overcoming HIV resistance to nucleoside inhibitors of reverse transcriptase. Drug Resist Updat. 2000；3（1）：30-8.

［45］ Loveday C. International perspectives on antiretroviral resistance. Nucleoside reverse transcriptase inhibitor resistance. J Acquir Immune Defic Syndr. 2001；26 Suppl 1：S10-24.

［46］ Miller V，Larder BA. Mutational patterns in the HIV genome and cross-resistance following nucleoside and nucleotide analogue drug exposure. Antivir Ther. 2001；6 Suppl 3：25-44.

［47］ Soriano V，de Mendoza C. Genetic mechanisms of resistance to NRTI and NNRTI. HIV Clin Trials. 2002；3（3）：237-48.

［48］ Bocket L，et al. Thymidine analogue mutations emergence in antiretroviral-naive patients on triple therapy including either zidovudine or stavudine. In：XII International HIV Drug Resistance Workshop. Cabo del Sol，Los Cabos，Mexico；10-14 Jun 2003.

［49］ Flandre P，et al. Predictive factors and selection of thymidine analogue mutations by nucleoside reverse transcriptase inhibitors according to initial regimen received. Antivir Ther. 2003；8（1）：65-72.

［50］ Marcelin A，et al. Selection of thymidine analogue mutations by nucleoside reverse transcriptase inhibitors occurs step by step and through two different pathways. Antivir Ther. 2002；7：S34. Abstract 40.

［51］ Van Houtte M，Lecocq P，Bacheler L. Prevalence and quantitative phenotypic resistance patterns of specific nucleoside analogue mutation combinations and of mutations 44 and 118 in reverse transcriptase in a large dataset of recent HIV-1 clinical isolates. In：XII International HIV Drug Resistance Workshop. Cabo del Sol，Los Cabos，Mexico；10-14 Jun 2003.

［52］ Kuritzkes D，Bassett R，Young R，et al. for ACTG 306 and 370 Protocol Teams. Rate of emergence of thymidine analogue resistance mutations in HIV-1 reverse transcriptase selected by stavudine or zidovudine-based regimens in treatment-naïve patients. Antivir Ther. 2002；7：S31. Abstract 36.

［53］ Winston A，et al. The prevalence and determinants of the K65R mutation in HIV-1 reverse transcriptase in tenofovir-naive patients. AIDS. 2002；16（15）：2087-9.

［54］ Wainberg MA，et al. In vitro selection and characterization of HIV-1 with reduced susceptibility to PMPA. Antivir Ther. 1999；4（2）：87-94.

［55］ Margot NA，et al. Extended treatment with tenofovir disoproxil fumarate in treatment-experienced HIV-1-infected patients：genotypic，phenotypic，and rebound analyses. J Acquir Immune Defic Syndr. 2003；33（1）：15-21.

［56］ Parikh UM，et al. The K65R mutation in human immunodeficiency virus type 1 reverse transcriptase exhibits bidirectional phenotypic antagonism with thymidine analog mutations. J Virol. 2006；80（10）：4971-7.

［57］ Shirasaka T，et al. Emergence of human immunodeficiency virus type 1 variants with resistance to multiple dideoxynucleosides in patients receiving therapy with dideoxynucleosides. Proc Natl Acad Sci U S A. 1995；92（6）：2398-402.

［58］ Ueno T，Shirasaka T，Mitsuya H. Enzymatic characterization of human immunodeficiency virus type 1 reverse transcriptase resistant to multiple 2′，3′-dideoxynucleoside 5′-triphosphates. J Biol Chem. 1995；270（40）：23605-11.

［59］ Boyer PL，et al. Nucleoside analog resistance caused by insertions in the fingers of human immunodeficiency virus type 1 reverse transcriptase involves ATP-mediated excision. J Virol. 2002；76（18）：9143-51.

［60］ Larder BA，et al. A family of insertion mutations between codons 67 and 70 of human immunodeficiency virus type 1 reverse transcriptase confer multinucleoside analog resistance. Antimicrob Agents Chemother. 1999；43（8）：1961-7.

［61］ Van Vaerenbergh K，et al. Prevalence and characteristics of multinucleoside-resistant human immunodeficiency virus type 1 among European patients receiving combinations of nucleoside analogues. Antimicrob Agents Chemother. 2000；44（8）：2109-17.

［62］ Ding J，et al. Structure of HIV-1 RT/TIBO R 86183 complex reveals similarity in the binding of diverse nonnucleoside inhibitors. Nat Struct Biol. 1995；2（5）：407-15.

［63］ Wu JC，et al. A novel dipyridodiazepinone inhibitor of HIV-1 reverse transcriptase acts through a nonsubstrate binding site. Biochemistry. 1991；30（8）：2022-6.

［64］ Spence RA，et al. Mechanism of inhibition of HIV-1 reverse transcriptase by nonnucleoside inhibitors. Science. 1995；267（5200）：988-93.

［65］ Gu Z，et al. Effects of non-nucleoside inhibitors of human immunodeficiency virus type 1 in cell-free recombinant reverse transcriptase assays. J Biol Chem. 1995；270（52）：31046-51.

［66］ Chong KT，Pagano PJ，Hinshaw RR. Bisheteroarylpiperazine reverse transcriptase inhibitor in combination with 3′-azido-3′-deoxythymidine or 2′，3′-dideoxycytidine synergistically inhibits human immunodeficiency virus type 1 replication in vitro. Antimicrob Agents Chemother. 1994；38（2）：288-93.

［67］ Esnouf R，et al. Mechanism of inhibition of HIV-1 reverse transcriptase by non-nucleoside inhibitors. Nat Struct Biol. 1995；2（4）：303-8.

［68］ Richman D，et al. Human immunodeficiency virus type 1 mutants resistant to nonnucleoside inhibitors of reverse transcriptase arise in tissue culture. Proc Natl Acad Sci U S A. 1991；88（24）：11241-5.

［69］ Vandamme AM，et al. Characterization of HIV-1 strains isolated from patients treated with TIBO R82913. AIDS Res Hum Retroviruses. 1994；10（1）：39-46.

［70］ Byrnes VW，et al. Comprehensive mutant enzyme and viral variant assessment of human immunodeficiency virus type 1 reverse transcriptase resistance to nonnucleoside inhibitors. Antimicrob Agents Chemother. 1993；37（8）：1576-9.

［71］ Fletcher RS，et al. Synergistic inhibition of HIV-1 reverse transcriptase DNA polymerase activity and virus replication in vitro by combinations of carboxanilide nonnucleoside compounds. Biochemistry. 1995；34（32）：10106-12.

［72］ Balzarini J，et al. Treatment of human immunodeficiency virus type 1（HIV-1）-infected cells with combinations of HIV-1-specific inhibitors results in a different resistance pattern than does treatment with single-drug therapy. J Virol. 1993；67（9）：5353-9.

［73］ Sardana VV，et al. Functional analysis of HIV-1 reverse transcriptase amino acids involved in resistance to multiple nonnucleoside inhibitors. J Biol Chem. 1992；267（25）：17526-30.

［74］ Dueweke TJ，et al. A mutation in reverse transcriptase of bis（heteroaryl）piperazine-resistant human immunodeficiency virus type 1 that confers increased sensitivity to other nonnucleoside inhibitors. Proc Natl Acad Sci U S A. 1993；90（10）：4713-7.

［75］ Nunberg JH，et al. Viral resistance to human immunodeficiency virus type 1-specific pyridinone reverse transcriptase inhibitors. J Virol. 1991；65（9）：4887-92.

［76］ Condra JH. Virological and clinical implications of resistance to HIV-1 protease inhibitors. Drug Resist Updat. 1998；1（5）：292-9.

［77］ Deeks SG. Failure of HIV-1 protease inhibitors to fully suppress viral replication. Implications for salvage therapy. Adv Exp Med Biol. 1999；458：175-82.

［78］ Murphy RL. New antiretroviral drugs part I：PIs. AIDS Clin Care. 1999；11（5）：35-7.

［79］ Johnson VA，et al. Update of the drug resistance mutations in HIV-1：Fall 2006. Top HIV Med. 2006；14（3）：125-30.

［80］ De Meyer S，et al. Phenotypic and genotypic determinants of resistance to TMC114：pooled analysis of POWER 1，2 and 3. In：XV International Drug Resistance Workshop. Sitges，Spain；2006，Abstract 73.

［81］ Carrillo A，et al. In vitro selection and characterization of human immunodeficiency virus type 1 variants with increased resistance to ABT-378，a novel protease inhibitor. J Virol. 1998；72（9）：7532-41.

［82］ Parkin NT，Chappey C，Petropoulos CJ. Improving lopinavir genotype algorithm through phenotype correlations：novel mutation patterns and amprenavir cross-resistance. AIDS. 2003；17（7）：955-61.

［83］ de Mendoza C，et al. Prevalence of the HIV-1 protease mutation I47A in clinical practice and association with lopinavir resistance. AIDS. 2006；20（7）：1071-4.

［84］ Kagan RM，et al. Structural analysis of an HIV-1 protease I47A mutant resistant to the protease inhibitor lopinavir. Protein Sci. 2005；14（7）：1870-8.

［85］ Turner D，et al. The influence of protease inhibitor resistance profiles on selection of HIV therapy in treatment-naive patients. Antivir Ther. 2004；9（3）：301-14.

［86］ Martinez-Picado J，et al. Replicative fitness of protease inhibitor-resistant mutants of human immunodeficiency virus type 1. J Virol. 1999；73（5）：3744-52.

［87］ Gatanaga H，et al. Amino acid substitutions in Gag protein at non-cleavage sites are indispensable for the development of a high multitude of HIV-1 resistance against protease inhibitors. J Biol Chem. 2002；277（8）：5952-61.

［88］ Tamiya S，et al. Amino acid insertions near gag cleavage sites restore the otherwise compromised replication of human immunodeficiency virus type 1 variants resistant to protease inhibitors. J Virol. 2004；78（21）：12030-40.

［89］ Doyon L，et al. Second locus involved in human immunodeficiency virus type 1 resistance to protease inhibitors. J Virol. 1996；70（6）：3763-9.

［90］ Doyon L，et al. Novel Gag-Pol frameshift site in human immunodeficiency virus type 1 variants resistant to protease inhibitors. J Virol. 1998；72（7）：6146-50.

［91］ Verheyen J，et al. Compensatory mutations at the HIV cleavage sites p7/p1 and p1/p6-gag in therapy-naive and therapy-experienced patients. Antivir Ther. 2006；11（7）：879-87.

［92］ Cervia JS，Smith MA. Enfuvirtide（T-20）：a novel human immunodeficiency virus type 1 fusion inhibitor. Clin Infect Dis. 2003；37（8）：1102-6.

［93］ Tomaras GD，Greenberg ML. Mechanisms for HIV-1 entry：current strategies to interfere with this step. Curr Infect Dis Rep. 2001；3（1）：93-9.

［94］ Lalezari JP，et al. Enfuvirtide，an HIV-1 fusion inhibitor，for drug-resistant HIV infection in North and South America. N Engl J Med. 2003；348（22）：2175-85.

［95］ Lazzarin A，et al. Efficacy of enfuvirtide in patients infected with drug-resistant HIV-1 in Europe and Australia. N Engl J Med. 2003；348（22）：2186-95.

［96］ Lalezari JP，et al. A controlled Phase II trial assessing three doses of enfuvirtide（T-20）in combination with abacavir，amprenavir，ritonavir and efavirenz in non-nucleoside reverse transcriptase inhibitor-naive HIV-infected adults. Antivir Ther. 2003；8（4）：279-87.

［97］ Lalezari JP，et al. A phase II clinical study of the long-term safety and antiviral activity of enfuvirtide-based antiretroviral therapy. AIDS. 2003；17（5）：691-8.

［98］ Wei X，et al. Emergence of resistant human immunodeficiency virus type 1 in patients receiving fusion inhibitor（T-20）monotherapy. Antimicrob Agents Chemother. 2002；46（6）：1896-905.

［99］ Roman F，et al. Uncommon mutations at residue positions critical for enfuvirtide（T-20）resistance in enfuvirtide-naive patients infected with subtype B and non-B HIV-1 strains. J Acquir Immune Defic Syndr. 2003；33（2）：134-9.

［100］ Mesplede T，Wainberg MA. Integrase strand transfer inhibitors in HIV therapy. Infect Dis Ther. 2013；2（2）：83-93.

［101］ Fantauzzi A，Mezzaroma I. Dolutegravir：clinical efficacy and role in HIV therapy. Ther Adv Chronic Dis. 2014；5（4）：164-77.

［102］ Geretti AM，Armenia D，Ceccherini-Silberstein F. Emerging patterns and implications of HIV-1 integrase inhibitor resistance. Curr Opin Infect Dis. 2012；25（6）：677-86.

［103］ Quashie PK，Mesplede T，Wainberg MA. Evolution of HIV integrase resistance mutations. Curr Opin Infect Dis. 2013；26（1）：43-9.

［104］ Grobler JA，Hazuda DJ. Resistance to HIV integrase strand transfer inhibitors：in vitro findings and clinical consequences. Curr Opin Virol. 2014；8c：98-103.

［105］ Bossi P，et al. GENOPHAR：a randomized study of plasma drug measurements in association with genotypic resistance testing and expert advice to optimize therapy in patients failing antiretroviral therapy. HIV Med. 2004；5（5）：352-9.

［106］ Clevenbergh P，et al. Variable virological outcomes according to the center providing antiretroviral therapy within the PharmAdapt clinical trial. HIV Clin Trials. 2003；4（2）：84-91.

［107］ Saracino A，et al. Selection of antiretroviral therapy guided by genotypic or phenotypic resistance testing：an open-label，randomized，multicenter study（PhenGen）. J Acquir Immune Defic Syndr. 2004；37（5）：1587-98.

［108］ Graham NPM，Verbiest W，Harrigan R，Larder B. The Virtual Phenotype is an independent predictor of clinical response. In：Program and abstracts of the 8th Conference on Retroviruses and Opportunistic Infections. Chicago，USA；4-8 Feb 2001，Abstract 524.

［109］ Larder BAKS，Hertogs K. Quantitative prediction of HIV-1 phenotypic drug resistance from genotypes：the virtual phenotype（VirtualPhenotype）. Antiviral Ther. 2000；5 Suppl 3：49. Abstract 63.

［110］ Brenner B，et al. A V106M mutation in HIV-1 clade C viruses exposed to efavirenz confers cross-resistance to non-nucleoside reverse transcriptase inhibitors. AIDS. 2003；17（1）：F1-5.

［111］ Brenner BG，et al. HIV-1 subtype C viruses rapidly develop K65R resistance to tenofovir in cell culture. AIDS. 2006；20（9）：F9-13.

［112］ Doualla-Bell F，et al. High prevalence of the K65R mutation in human immunodeficiency virus type 1 subtype C isolates from infected patients in Botswana treated with didanosine-based regimens. Antimicrob Agents Chemother. 2006；50（12）：4182-5.

［113］ Chen CJ，et al. Risk of hepatocellular carcinoma across a biological gradient of serum hepatitis B virus DNA level. JAMA. 2006；295（1）：65-73.

［114］ Iloeje UH，et al. Predicting cirrhosis risk based on the level of circulating hepatitis B viral load. Gastroenterology. 2006；130（3）：678-86.

［115］ Nafa S，et al. Early detection of viral resistance by determination of hepatitis B virus polymerase mutations in patients treated by lamivudine for chronic hepatitis B. Hepatology. 2000；32（5）：1078-88.

［116］ Lai CL，et al. Prevalence and clinical correlates of YMDD variants during lamivudine therapy for patients with chronic hepatitis B. Clin Infect Dis. 2003；36（6）：687-96.

［117］ Allen MI，et al. Identification and characterization of mutations in hepatitis B virus resistant to lamivudine. Lamivudine Clinical Investigation Group. Hepatology. 1998；27（6）：1670-7.

［118］ Papatheodoridis GV，Dimou E，Papadimitropoulos V. Nucleoside analogues for chronic hepatitis B：antiviral efficacy and viral resistance. Am J Gastroenterol. 2002；97（7）：1618-28.

［119］ Melegari M，Scaglioni PP，Wands JR. Hepatitis B virus mutants associated with 3TC and famciclovir administration are replication defective. Hepatology. 1998；27（2）：628-33.

［120］ Delaney WE，et al. Combinations of adefovir with nucleoside analogs produce additive antiviral effects against hepatitis B virus in vitro. Antimicrob Agents Chemother. 2004；48（10）：3702-10.

［121］ De Clercq E. Clinical potential of the acyclic nucleoside phosphonates cidofovir，adefovir，and tenofovir in treatment of DNA virus and retrovirus infections. Clin Microbiol Rev. 2003；16（4）：569-96.

［122］ Hadziyannis SJ，et al. Adefovir dipivoxil for the treatment of hepatitis B e antigen-negative chronic hepatitis B. N Engl J Med. 2003；348（9）：800-7.

［123］ Karayiannis P. Hepatitis B virus：old，new and future approaches to antiviral treatment. J Antimicrob Chemother. 2003；51（4）：761-85.

［124］ Marcellin P，et al. Adefovir dipivoxil for the treatment of hepatitis B e antigen-positive chronic hepatitis B. N Engl J Med. 2003；348（9）：808-16.

［125］ Westland CE，et al. Week 48 resistance surveillance in two phase 3 clinical studies of adefovir dipivoxil for chronic hepatitis B. Hepatology. 2003；38（1）：96-103.

［126］ Angus P，et al. Resistance to adefovir dipivoxil therapy associated with the selection of a novel mutation in the HBV polymerase. Gastroenterology. 2003；125（2）：292-7.

［127］ Brunelle MN，et al. Susceptibility to antivirals of a human HBV strain with mutations conferring resistance to both lamivudine and adefovir. Hepatology. 2005；41（6）：1391-8.

［128］ Villeneuve JP，et al. Selection of a hepatitis B virus strain resistant to adefovir in a liver transplantation patient. J Hepatol. 2003；39（6）：1085-9.

［129］ Fung SK，et al. Adefovir-resistant hepatitis B can be associated with viral rebound and hepatic decompensation. J Hepatol. 2005；43（6）：937-43.

［130］ Lee YS，et al. Increased risk of adefovir resistance in patients with lamivudine-resistant chronic hepatitis B after 48 weeks of adefovir dipivoxil monotherapy. Hepatology. 2006；43（6）：1385-91.

［131］ Lampertico P，et al. Five years of sequential LAM TO LAM+ADV therapy suppresses HBV replication in most HBeAg-negative cirrhotics，preventing decompensation but not hepatocellular carcinoma. J Hepatol. 2006；44（S2）：S38. Abstract 85.

［132］ Chang TT，Lai CL. Hepatitis B virus with primary resistance to adefovir. N Engl J Med. 2006；355（3）：322-3. Author reply 323.

［133］ Tenney DJ，et al. Clinical emergence of entecavir-resistant hepatitis B virus requires additional substitutions in virus already resistant to lamivudine. Antimicrob Agents Chemother. 2004；48（9）：3498-507.

［134］ Chang T-T，et al. A dose-ranging study of the efficacy and tolerability of entecavir in lamivudine-refractory chronic hepatitis B patients. Gastroenterology. 2005；129（4）：1198.

［135］ Colonno RJ，et al. Assessment at three years show high barrier to resistance is maintained in entecavir-related nucleoside naive patients while resistance emergence increase over time in lamivudine refractory patients. In：AASLD. Boston，Massachusetts；27-31 Oct 2006，Abstract 110.

［136］ Sherman M，et al. Entecavir for treatment of lamivudine-refractory，HBeAg-positive chronic hepatitis B. Gastroenterology. 2006；130（7）：2039.

［137］ McMahon M，et al. The anti-hepatitis B drug entecavir inhibits HIV-1 replication and selects HIV-1 variants resistant to antiretroviral drugs. In：14th Conference on Retroviruses and Opportunistic Infections；25-28 Feb 2007.

［138］ Saag MS. Emtricitabine，a new antiretroviral agent with activity against HIV and hepatitis B virus. Clin Infect Dis. 2006；42（1）：126-31.

［139］ Lai CL，et al. A 1-year trial of telbivudine，lamivudine，and the combination in patients with hepatitis B e antigen-positive chronic hepatitis B. Gastroenterology. 2005；129（2）：528-36.

［140］ Wolf DG，et al. Early emergence of ganciclovir-resistant human cytomegalovirus strains in children with primary combined immunodeficiency. J Infect Dis. 1998；178（2）：535-8.

［141］ Cherrington JM，et al. In vitro antiviral susceptibilities of isolates from cytomegalovirus retinitis patients receiving first- or second-line cidofovir therapy：relationship to clinical outcome. J Infect Dis. 1998；178（6）：1821-5.

［142］ Jabs DA，et al. Cytomegalovirus retinitis and viral resistance：ganciclovir resistance. CMV Retinitis and Viral Resistance Study Group. J Infect Dis. 1998；177（3）：770-3.

［143］ Jabs DA，et al. Incidence of foscarnet resistance and cidofovir resistance in patients treated for cytomegalovirus retinitis. The Cytomegalovirus Retinitis and Viral Resistance Study Group. Antimicrob Agents Chemother. 1998；42（9）：2240-4.

［144］ Weinberg A，et al. Mutations conferring foscarnet resistance in a cohort of patients with acquired immunodeficiency syndrome and cytomegalovirus retinitis. J Infect Dis. 2003；187（5）：777-84.

［145］ Chou S，et al. Cytomegalovirus UL97 phosphotransferase mutations that affect susceptibility to ganciclovir. J Infect Dis. 2002；185（2）：162-9.

［146］ Wolf DG，et al. Emergence of multiple human cytomegalovirus ganciclovir-resistant mutants with deletions and substitutions within the UL97 gene in a patient with severe combined immunodeficiency. Antimicrob Agents Chemother. 2001；45（2）：593-5.

［147］ Smith IL，et al. High-level resistance of cytomegalovirus to ganciclovir is associated with alterations in both the UL97 and DNA polymerase genes. J Infect Dis. 1997；176（1）：69-77.

［148］ Erice A，et al. Antiviral susceptibilities and analysis of UL97 and DNA polymerase sequences of clinical cytomegalovirus isolates from immunocompromised patients. J Infect Dis. 1997；175（5）：1087-92.

［149］ Jabs DA，et al. Mutations conferring ganciclovir resistance in a cohort of patients with acquired immunodeficiency syndrome and cytomegalovirus retinitis. J Infect Dis. 2001；183（2）：333-7.

［150］ Jabs DA，et al. Longitudinal observations on mutations conferring ganciclovir resistance in patients with acquired immunodeficiency syndrome and cytomegalovirus retinitis：The Cytomegalovirus and Viral Resistance Study Group Report Number 8. Am J Ophthalmol. 2001；132（5）：700-10.

［151］ Boivin G，et al. Rate of emergence of cytomegalovirus（CMV）mutations in leukocytes of patients with acquired immunodeficiency syndrome who are receiving valganciclovir as induction and maintenance therapy for CMV retinitis. J Infect Dis. 2001；184（12）：1598-602.

［152］ Lurain NS，et al. Analysis and characterization of antiviral drug-resistant cytomegalovirus isolates from solid organ transplant recipients. J Infect Dis. 2002；186（6）：760-8.

［153］ Baldanti F，et al. A three-nucleotide deletion in the UL97 open reading frame is responsible for the ganciclovir resistance of a human cytomegalovirus clinical isolate. J Virol. 1995；69（2）：796-800.

［154］ Baldanti F，et al. The Cys607→Tyr change in the UL97 phosphotransferase confers ganciclovir resistance to two human cytomegalovirus strains recovered from two immunocompromised patients. Antimicrob Agents Chemother. 1998；42（2）：444-6.

［155］ Chou S，et al. Analysis of the UL97 phosphotransferase coding sequence in clinical cytomegalovirus isolates and identification of mutations conferring ganciclovir resistance. J Infect Dis. 1995；171（3）：576-83.

［156］ Hanson MN，et al. Novel mutation in the UL97 gene of a clinical cytomegalovirus strain conferring resistance to ganciclovir. Antimicrob Agents Chemother. 1995；39（5）：1204-5.

［157］ Chou S，et al. Viral DNA polymerase mutations associated with drug resistance in human cytomegalovirus. J Infect Dis. 2003；188（1）：32-9.

［158］ Scott GM，et al. Multidrug resistance conferred by novel DNA polymerase mutations in human cytomegalovirus isolates. Antimicrob Agents Chemother. 2007；51（1）：89-94.

［159］ Cihlar T，et al. A point mutation in the human cytomegalovirus DNA polymerase gene selected in vitro by cidofovir confers a slow replication phenotype in cell culture. Virology. 1998；248（2）：382-93.

［160］ Baldanti F，et al. Single amino acid changes in the DNA polymerase confer foscarnet resistance and slow-growth phenotype，while mutations in the UL97-encoded phosphotransferase confer ganciclovir resistance in three double-resistant human cytomegalovirus strains recovered from patients with AIDS. J Virol. 1996；70（3）：1390-5.

［161］ Chou S，et al. Evolution of mutations conferring multidrug resistance during prophylaxis and therapy for cytomegalovirus disease. J Infect Dis. 1997；176（3）：786-9.

［162］ Mousavi-Jazi M，et al. Variations in the cytomegalovirus DNA polymerase and phosphotransferase genes in relation to foscarnet and ganciclovir sensitivity. J Clin Virol. 2001；23（1-2）：1-15.

［163］ Anderson KP，et al. Inhibition of human cytomegalovirus immediate-early gene expression by an antisense oligonucleotide complementary to immediate-early RNA. Antimicrob Agents Chemother. 1996；40（9）：2004-11.

［164］ Mulamba GB，et al. Human cytomegalovirus mutant with sequence-dependent resistance to the phosphorothioate oligonucleotide fomivirsen（ISIS 2922）. Antimicrob Agents Chemother. 1998；42（4）：971-3.

［165］ Chen Y，et al. Resistant herpes simplex virus type 1 infection：an emerging concern after allogeneic stem cell transplantation. Clin Infect Dis. 2000；31（4）：927-35.

［166］ Morfin F，Thouvenot D. Herpes simplex virus resistance to antiviral drugs. J Clin Virol. 2003；26（1）：29-37.

［167］ Chibo D，et al. Molecular analysis of clinical isolates of acyclovir resistant herpes simplex virus. Antiviral Res. 2004；61（2）：83-91.

［168］ Hwang YT，et al. A point mutation within conserved region VI of herpes simplex virus type 1 DNA polymerase confers altered drug sensitivity and enhances replication fidelity. J Virol. 2004；78（2）：650-7.

［169］ Petrella M，et al. HIV drug resistance and implications for the introduction of antiretroviral therapy in resource-poor countries. Drug Resist Updat. 2001；4（6）：339-46.

［170］ Holguin A，Soriano V. Resistance to antiretroviral agents in individuals with HIV-1 non-B subtypes. HIV Clin Trials. 2002；3（5）：403-11.

［171］ Kantor R，et al. HIV-1 subtype C reverse transcriptase and protease genotypes in Zimbabwean patients failing antiretroviral therapy. AIDS Res Hum Retroviruses. 2002；18（18）：1407-13.

［172］ Alexander CS，et al. Prevalence and response to antiretroviral therapy of non-B subtypes of HIV in antiretroviral-naive individuals in

British Columbia. Antivir Ther. 2002；7（1）：31-5.

［173］ Kantor R，Katzenstein D. Polymorphism in HIV-1 non-subtype B protease and reverse transcriptase and its potential impact on drug susceptibility and drug resistance evolution. AIDS Rev. 2003；5（1）：25-35.

［174］ Fowler MG. Prevention of perinatal HIV infection. What do we know? Where should future research go? Ann N Y Acad Sci. 2000；918：45-52.

［175］ Welles SL，et al. HIV-1 genotypic zidovudine drug resistance and the risk of maternal-infant transmission in the women and infants transmission study. The Women and Infants Transmission Study Group. AIDS. 2000；14（3）：263-71.

［176］ Yerly S，et al. Transmission of antiretroviral-drug-resistant HIV-1 variants. Lancet. 1999；354（9180）：729-33.

［177］ Salomon H，et al. Prevalence of HIV-1 resistant to antiretroviral drugs in 81 individuals newly infected by sexual contact or injecting drug use. Investigators of the Quebec Primary Infection Study. AIDS. 2000；14（2）：F17-23.

［178］ Simon V，et al. Evolving patterns of HIV-1 resistance to antiretroviral agents in newly infected individuals. AIDS. 2002；16（11）：1511-9.

［179］ Wensing AM，Boucher CA. Worldwide transmission of drug-resistant HIV. AIDS Rev. 2003；5（3）：140-55.

［180］ Brenner BG，et al. Persistence and fitness of multidrug-resistant human immunodeficiency virus type 1 acquired in primary infection. J Virol. 2002；76（4）：1753-61.

［181］ Chan KC，et al. Prolonged retention of drug resistance mutations and rapid disease progression in the absence of therapy after primary HIV infection. AIDS. 2003；17（8）：1256-8.

［182］ Simon V，et al. Infectivity and replication capacity of drug-resistant human immunodeficiency virus type 1 variants isolated during primary infection. J Virol. 2003；77（14）：7736-45.

［183］ Sturmer M，Doerr HW，Preiser W. Variety of interpretation systems for human immunodeficiency virus type 1 genotyping：confirmatory information or additional confusion? Curr Drug Targets Infect Disord. 2003；3（4）：373-82.

［184］ Parkin N，et al. Phenotypic and genotypic HIV-1 drug resistance assays provide complementary information. J Acquir Immune Defic Syndr. 2002；31（2）：128-36.

［185］ De Luca A，Perno CF. Impact of different HIV resistance interpretation by distinct systems on clinical utility of resistance testing. Curr Opin Infect Dis. 2003；16（6）：573-80.

［186］ Kijak GH，et al. Discrepant results in the interpretation of HIV-1 drug-resistance genotypic data among widely used algorithms. HIV Med. 2003；4（1）：72-8.

［187］ Sturmer M，et al. Comparison of nine resistance interpretation systems for HIV-1 genotyping. Antivir Ther. 2003；8（3）：239-44.

［188］ Zazzi M，et al. Comparative evaluation of three computerized algorithms for prediction of antiretroviral susceptibility from HIV type 1 genotype. J Antimicrob Chemother. 2004；53（2）：356-60.

［189］ Demeter L，Haubrich R. International perspectives on antiretroviral resistance. Phenotypic and genotypic resistance assays：methodology，reliability，and interpretations. J Acquir Immune Defic Syndr. 2001；26 Suppl 1：S3-9.

［190］ Dunne AL，et al. Comparison of genotyping and phenotyping methods for determining susceptibility of HIV-1 to antiretroviral drugs. AIDS. 2001；15（12）：1471-5.

［191］ Zolopa AR. Genotype-phenotype discordance：the evolution in our understanding HIV-1 drug resistance. AIDS. 2003；17（7）：1077-8.

第十三篇

耐药性引起的公共卫生事件

第87章　耐药性：一个国际公共卫生问题

Joseph D. Lutgring，Carlos A. Diaz Granados，John E. McGowan Jr.

1　前言

近年来，国际、地区和国家公共卫生机构、当局和专业协会已经认识到并解决了抗菌素耐药性问题[1-4]。自从抗生素被发现并引入临床实践以来，它已经拯救了数百万人的生命，并使许多其他医学进步成为可能。日益恶化的抗微生物耐药性问题现在危及许多这方面的进展。然而，全球许多公共卫生机构已经制定了将这种威胁降至最低的行动计划[5-8]。在未来几年里，公共卫生机构的关注重点可能会增加。这个问题的几个方面涉及人类和动物使用抗菌剂之间的关系[3,9]。本章从公共卫生的角度总结了耐药性成本的组成部分，并将此观点与其他社会观点进行了对比。然后回顾了从患者护理提供者到国际机构等不同责任层次的战略。最后，根据可用于控制的资源考虑适当的公共卫生对策。在全球化的时代，抗菌药物耐药性是一个国际关注的问题，需要多个卫生和工业部门的共同努力。公共卫生必须站在这些努力的前列。抗菌药物耐药性是一个复杂的国际问题[1, 2, 4, 7, 8, 10-13]。全世界对多种抗菌药物具有耐药性的病原体数量有所增加[14]。有报告称铜绿假单胞菌和不动杆菌对所有可用抗生素都有耐药性[15]。其他病原体，如淋病奈瑟菌，以前相对容易治疗，但现在由于耐药性而变得更难治疗[16]。还有证据表明，以前被限制在急性护理医院环境中的抗药性微生物现在是社区获得性感染的来源[17]。耐药性不仅是葡萄球菌、肠球菌、大肠埃希菌、克雷伯氏菌、奈瑟菌和结核分枝杆菌等细菌病原体的问题，而且在念珠菌、艾滋病毒、疟疾和流感等非细菌病原体中，耐药性问题也越来越被认识[14]。

全世界耐药性流行率的增加是一个令人担忧的问题，因为它威胁到对感染患者的最佳护理和当前医疗系统的效用与生存[18]。对于个别患者，抗菌药物耐药性对患者发病率和死亡率有明显影响[5,19,20]。卫生保健系统关注的是耐药性对经济的影响[20-23]。在美国，对医疗系统和支持这类系统的第三方付款人来说，抵制成本尤其高昂[20, 22]。对于以国家为基础的医疗保健项目来说，成本也是一个负担[23]。护理感染了抗药性微生物的病人所增加的费用有几个方面[19, 20, 22]。随着耐药率的增加，医生们经常用较旧的、较便宜的药物来代替较新的、较昂贵的药物[24]。在美国，此类费用仅部分由第三方付款人承担，第三方付款人通常根据人数、诊断相关群体或与向个别患者提供的特定服务无关的其他方法进行报销。因此，大多数与抗药性感染相关的成本必须由医疗系统本身承担[25]。随着抗药性微生物的流行增加，这些额外的成本将增加，并对地方、地区和国家医疗系统的财政稳定构成威胁，其中许多医疗系统已经在挣扎着生存。

2　从公共卫生角度看待耐药性

公共卫生涉及整个人口。它关注的是我们作为一个社会所做的事情，以确保我们能够健康的条件[26]。公共卫生的目标，即人口的健康，可以与医疗保健的目标，即病人的健康区分开来[27]。以社会公益为目标的公共卫生目标范围更广。它可以涵盖社区、城市、国家甚至整个世界的健康状况[21]。从公共卫生的角度来看，长期评估通常是合适的。由于抗菌素可以预防和治疗社会上的感染，社会认为它们是一种宝贵的资源[28]。随着耐药性减少了这种资源，社会的目标应该是尽量减少耐药性，从而减少产生耐药性的力量[6, 29, 30]。

所有抗微生物药物的使用都会增加产生耐药性的可能性[13]。从社会的角度来看，使用抗菌素来适当治疗感染将是这一宝贵资源的适当消耗率[25, 31]。过度使用或滥用抗菌素将不适当地增加这种资源的消耗[32]。从公共卫生的角度来看，抗药性的成本可以概括为：治疗感染抗药性微生物的患者所产生的成本，治疗未感染抗药性微生物的患者所产生的成本，以及在农业、动物养殖、水产养殖和工业中使用抗菌剂所产生的成本（表87.1）。

表87.1　抗微生物药物耐药性对公共卫生的影响因素

由感染耐药菌的患者使用抗菌药物所致	增加死亡[a]
	增加了痛苦、疼痛、不便、焦虑
	增加住院的时间成本：导致工作缺勤和生产力损失
	购买抗菌药物增加了成本（使用更昂贵的药剂）
	诊断和治疗过程中涉及初始治疗和并发症的费用增加
	感染控制活动增加了成本
	旧药市场的丧失（减去新药市场的增长）
由未感染耐药菌的患者使用抗菌药物所致	替代药物进行经验性治疗增加了成本，因为可能存在抗药性生物体（通常覆盖面更广、选择新的抗性）
	在经验治疗中替代药物增加了成本，因为可能存在抗生素（通常更昂贵）
	感染监测增加了成本
	增加了对治疗失败的焦虑
非人类使用抗菌药物所致（动物、水产养殖、农业、工业等）	通过从非人类环境中转移抗性决定因素而在人群中产生抗性

[a]除了感染易感生物体的相似感染之外。

抗微生物耐药性的影响包括发病率、死亡率的增加，以及抗微生物患者的额外费用。增加的成本包括使用稀缺的医疗资源所产生的成本：对耐药菌感染患者的护理、预防传播、最大限度地进行适当的经验性治疗和耐药性监测。此外，过度的生产力损失和过度的无形成本，如病人和医生的焦虑、疼痛、痛苦和不便，也增加了耐药性。抗菌药物市场也可能受到耐药性增加的影响。旧的、更便宜的、更窄谱的药物通常变得不那么有用，而新的、更昂贵的、更宽谱的药物则受到青睐[33]。

2.1　发病率和死亡率

大量研究表明，与易感微生物相比，耐药微生物具有更高的发病率和死亡率。这已经在许多不同类型的抗药性生物中得到证实[34-40]。与对甲氧西林敏感的金黄色葡萄球菌（MSSA）相比，耐甲氧西林金黄色葡萄球菌（MRSA）的侵袭性感染经常被证明与更高的死亡率和住院时间增加有关[35, 36, 38]。在肠球菌研究中也发现了类似的关系。万古霉素耐药肠球菌（VRE）血流感染的死亡率高于万古霉素敏感肠球菌血流感染[38]。尽管先前的研究没有显示青霉素耐药肺炎球菌感染的死亡率较高[38, 41]，但最近的Meta分析显示，与青霉素敏感感染相比，青霉素耐药肺炎球菌感染的死亡率较高[38, 42]。

对抗生素耐药的革兰氏阴性菌感染也有类似的结果。大肠杆菌和肺炎克雷伯菌对超广谱头孢菌素、耐多药（MDR）铜绿假单胞菌和碳青霉烯类耐药不动杆菌感染具有耐药性，与敏感的菌株相比，这些菌株都与住院时间和死亡率增加有关[34, 35, 37, 43]。具体来说，在研究感染性休克环境下的耐抗生素革兰氏阴性杆菌时，这种死亡率更高[40]。这一发现的一个合理原因是，在高度耐药的革兰氏阴性菌感染时代，很难选择合适的经验性抗生素方案。众所周知，未经适当抗菌治疗的低血压持续时间是感染性休克存活概率的关键因素[44]。

除了革兰氏阳性和革兰氏阴性病原体外，抗药性结核病也被证明比药物敏感结核病具有更高的死亡率[39]。对于所有不同类型的耐药感染，从公共卫生角度进行检查时，死亡率的增加不仅仅影响患者。虽然难以量化，但早逝的后果包括生产力的损失（损失的生产年数乘以平均年生产力）以及家庭成员和朋友的痛苦[25]。

2.2　增加的公共卫生成本

除了发病率和死亡率增加之外，抗微生物药物耐药性与增加的医疗保健成本相关。这些成本对应于病人护理的直接和间接成本（医疗保健专业人员的时间、药物、设备、测试、管理、空间、公用事业和病人旅行成本）[45]。对于需要住院治疗的感染，通过比较感染耐药微生物的患者的住院总支出与感染易感生物的患者的医院总支出来估计这些费用。这些研究有时控制混杂因素，如合并症和疾病严重程度。在2012年的一项研究中，耐药微生物住院治疗的平均费用为15 626美元。这项研究包括金黄色葡萄球菌、肠球菌、肺炎克雷伯菌、铜绿假单胞菌和鲍曼不动杆菌[20]。2009年的研究结果类似，增加的成本从18 588美元到29 069美元不等[22]。

除住院费用外，可通过查看可使用的住院时间来估计医疗费用作为替代指标。与易感菌株相比，耐药金黄色葡萄球菌、肺炎克雷伯菌、鲍曼不动杆菌、铜绿假单胞菌和肠球菌的停留时间更长。在各种生物体的各种研究中，这些增加的停留时间范围从3.3天到39.6天不等[20, 22, 34, 36, 37]。

结核病是感染的另一个例子，与药物敏感菌株相比，耐药菌株明显与更高的医疗保健成本相关。最近的一项研究表明，耐多药（MDR）肺结核病例的平均成本为134 000美元，广泛耐药性结核病例为430 000美元。这两个数字与非耐多药结核病的平均费用17 000美元相比昂贵很多[46]。

还应考虑感染控制活动和抗菌药物管理计划的成本，因为这些计划主要因抗微生物药物耐药性而存在。这些费用包括人员费用、设备费用、监督费用和微生物实验室费用[21]。抗菌素耐药性也导致了抗药性诱导抗菌替代的现象[21, 24]。例如，在感染性休克的经验性治疗中，医师认为有义务试图覆盖所有可能的病原体。随着抗菌药物耐药性的恶化，所需药物的数量也会增加。药物的成本也经常增加，新药通常应用更广泛。除了这种现象的直接成本之外，抗菌剂耐药性的总体问题在恶化[21, 24]。

3　公共卫生耐药性观点与其他观点的对比

抗菌素耐药性涉及多个利益相关者。这些不同的群体对抗性及其影响有不同的观点（表87.2）[21]。从公共卫生角度看，抗微生物药物耐药性的观点将与医生和其他医疗提供者、患者、医疗保健企业（提供者和付款人）以及制药公司的观点形成鲜明对比。

表87.2　关于抗微生物药物耐药性重要性的不同观点[a]

	公众	医疗专业	患者	医疗业务	行业
焦点	人口	个人	个人	护理小组	潜在客户
期望的结果	使健康最大化	没有疾病	没有疾病	降低护理成本	增加销量
大体时间	长	短	短	短	短长
动机	社会的好处	职业化	个人福祉	利润	利润
途径	减少导致耐药性的途径	治疗	治疗	成本控制	开发新药，保持旧药可行

[a]部分改编自文献[18]。

3.1 医生的视角

医生和其他医疗保健提供者专注于治疗个体患者[21]。他们通过治疗疾病来寻求治愈疾病和缓解痛苦。大多数患者—提供者关系的时间框架很短（至少在治疗感染方面）。从医生的角度来看，假设单一抗微生物剂的有效性丧失通常不会受到影响，还有其他抗菌剂可以使用。然而，随着微生物累积耐药性机制使多种抗菌药物无效，医疗机构将会感到震惊。提供者可能会留下毒性更大或根本没有可替代的治疗方案。这种情况的一个例子是产生碳青霉烯酶的革兰氏阴性菌遍布世界[47-51]。随着这些非常耐药病原体的发病率的增加，医疗服务提供商将非常重视。

3.2 患者的视角

患者对抗微生物药物耐药性感兴趣，因为这会影响他们的个人健康。他们会担心知道抗微生物药物耐药性感染的死亡率高于易感染的死亡率[34-40]。他们也可能担心与耐药性有关的成本增加（特别是如果患者为其医疗保健支付零售价格）。

3.3 医疗保健服务

对于控制医疗保健系统财务资源的管理员（包括提供医疗服务的系统和支付此类服务的机构），耐药性的主要影响是与耐药性相关的医疗保健成本上升[19-23]。这些团体的管理者也担心发病率和死亡率下降，但他们希望以财政有效的方式实现这一目标。它们旨在最大限度地减少日益稀缺的财务资源的成本。抗微生物药物通常是照顾这些人群负责的患者的一种经济有效的方法[25]。必须采取措施处理抗微生物药物耐药性，可能导致药物、诊断和治疗服务成本的增加。该机构还必须资助用于机构计划的人员时间、用品和设备的成本，以处理抵抗（感染控制计划、抗菌管理计划等）。

2008年10月，医疗保险和医疗补助服务中心决定停止向医院支付某些医院获得性感染的费用，医疗保健系统干预措施是处理抗生素耐药性和增加费用的一个例子。做出这一决定是为了遏制成本和降低医院获得性感染率。不幸的是（至少目前为止），这项政策似乎并没有减少美国的感染率[52, 53]。

3.4 企业视角

制药公司、诊断仪器制造商和其他提供传染病治疗和预防产品的行业团体（抗菌剂、刺激宿主防御的产品、疫苗等）在某些方面与医疗保健业务类似。然而，在这种情况下，感兴趣的客户是他们产品的直接（患者）和间接（医疗系统、政府等）的潜在用户。产品销售是期望的结果，短期销售是他们开发前景的一部分。然而，行业也必须对这个问题持更长时间的观点，并将耐药性的影响视为新产品推出和销售的潜在机会。这有时会导致对问题的对立和相互矛盾的看法。一方面，这些公司希望维持现有抗菌产品的使用寿命，这一目标受到抗菌剂耐药性新模式的威胁。另一方面，抵制可能会使竞争对手的产品过时。它还可能为新药或新药的新用途开辟新的潜在市场[54]。一个有趣的现象是以前很少使用的旧抗微生物剂如粘菌素的再度出现，这是由于毒性高随着抗菌素耐药性增加而发现了新的市场[55]。因此，对工业的耐药性后果各不相同，取决于个人情况。例如，诊断仪器制造商可能因抗微生物药物耐药性而受益，因为他们的产品可能变得需求量更大。

3.5 总结：观点差异的内在原因

很显然，关心抗菌素耐药性的不同利益相关者对这个问题有不同的侧重点、动机和方法。这种公共卫生观点与他人观点之间的差异决定了这些不同群体的行为方式。

4 策略：耐药性以及控制策略的影响

影响耐药率的因素有几种（图87.1）。抗生素耐药性是一种天然存在的现象，抗生素抗性基因早在人类使用抗生素之前就已存在于自然界。这是因为环境有机体经常产生与抗菌剂非常相似（如果不相同）的物质，并且细菌已经进化以生存这些天然存在的物质[56]。抗菌剂的传播和扩散肯定受到人类行为的严重影响。尽量减少抗菌素耐药包括适当的抗生素处方、抗菌药物管理计划、感染控制计划、教育、在人群以外限制使用抗微生物药物以及新型抗微生物药物的开发[57, 58]。不同的个人和团体针对抗微生物药物耐药性的侧重点不同（表87.3）。虽然控制抗微生物药物耐药性的某些原则适用于所有生物体，但其他原则是生物体特定的[59]。例如，控制革兰氏阴性抗菌素耐药性蔓延的预防策略与控制艾滋病毒耐药性的策略不同。在接下来的段落中，将检查各利益相关方用来抗击抗微生物药物耐药性的策略。

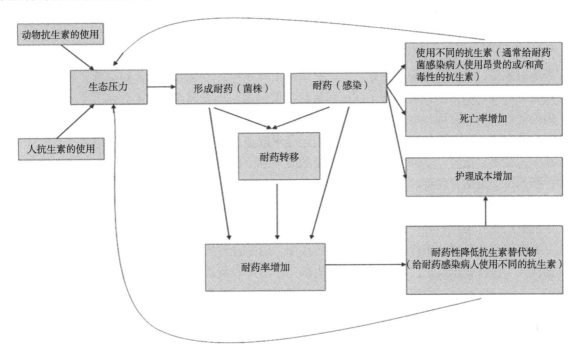

图87.1　影响抗微生物药物耐药性的因素及其后果

表87.3　根据公共卫生和医疗保健系统内责任级别控制耐药性的可能控制策略

战略	提供者级别	当地卫生部门/医院级别	区域卫生部门一级	全国水平	国际水平
患者教育	行为	提供材料	提供材料	提供材料	提供材料
医生教育	自我教育	提供材料	提供材料	提供材料	提供材料
耐药性与抗菌药物使用的监测	报告案例	汇总并传播抗药性和抗生素使用总结	汇总并传播抗药性和抗生素使用总结	汇总并传播抗药性和抗生素使用总结	汇总并传播抗药性和抗生素使用总结
治疗	实行	社区计划	提供指导方针和资源；确保药物供应/质量	提供指导方针和资源；确保药物供应/质量	提供指导方针和资源；确保药物供应/质量
预防传播	实施隔离、检疫和疫苗接种	接触追踪、疫苗接种活动	提供指导方针和资源、疫苗接种活动	提供指导方针和资源、疫苗接种活动	提供指导方针和资源
研究	研究个别患者或一组患者（病例报告和病例系列）	研究有效的服务提供	研究有效的服务提供	支持当地和区域研究；研究药物、诊断测试和疫苗开发	支持当地和区域研究；研究药物、诊断测试和疫苗开发

4.1 供应商

无论对哪种抗生素感兴趣，医疗保健提供者对抗击抗菌素耐药性至关重要。提供者有责任尝试教导他们的患者关于抗微生物药物耐药性的问题[7]。除了教育之外，医疗服务提供者通过处方行为对抗菌素耐药性产生巨大影响。抗生素过度使用、滥用和使用不足都是不恰当地使用，有助于抵抗抗菌剂的形成[60]。当给予非感染性炎症过程（如胰腺炎）时，抗生素被过度使用，当给予不必要的长时间或用于治疗细菌定殖而不是感染时，选择不必要的广谱药物或在培养结果返回后抗生素没有适当缩小时，抗生素被滥用。当不恰当地使用药物或抗生素过早停用时，抗生素使用不足[60]。尽管提供商出于好意，但抗生素的不适当使用仍然很猖獗。许多医院已经制定了抗菌药物管理计划（通常由医疗机构领导）试图优化抗菌药物的使用[61-63]。

4.2 当地的卫生机构和医院

当地卫生部门和医院应参与教育，生产有用的工具并将其传播给提供者和患者。如前所述，抗菌药物管理计划（通常由医院管理）在试图优化抗菌药物使用方面具有重要作用[61-63]。在过去十年中，美国的抗菌药物管理计划数量增加[64]。抗菌药物管理计划的目标有几个，他们试图降低抗微生物药物耐药率（或至少减缓这种增长）。他们还寻求改善患者的护理（确保感染得到适当治疗），尽量减少药物不良反应，并降低艰难梭菌感染的发生率。他们也可能有能力降低医疗成本[65]。实现这些目标的可能策略有几种。抗菌药物管理计划试图制定临床指南，教育提供者和患者，需要处方批准，并使用基于计算机的决策支持系统[65, 66]。

除抗菌药物管理计划外，医院和当地卫生部门在监督方面发挥重要作用。以淋病奈瑟菌为例，当地卫生部门在监测耐药菌株方面发挥了关键作用。对于这种感染，通常通过核酸扩增试验（其不能检测抗性）进行临床诊断。因此，当地卫生部门在继续收集培养物以监测耐药淋病奈瑟菌方面发挥作用[67]。结核病是另一种感染，对耐药性的监测很重要。最理想的情况是，在所有结核病例中，分离株应进行药敏试验，特别是当病人治疗失败或抗药率很高的地区是必要的[68]。

4.3 区域、国家和国际卫生组织

所有这些组织在控制耐药性方面都有类似的责任。一个重要的作用是抗微生物药物耐药监测。他们应该汇总、总结和传播监测报告，帮助医疗机构做出患者护理决定，并帮助政府和卫生机构做出决策[69-74]。这些团体还在制定"行动呼吁"和调动政治意愿以实现解决抗微生物药物耐药问题的立法方面发挥作用[75-78]。

国家和国际组织的另一个作用是制定降低抗微生物药物耐药性的指导方针，这种指导方针发展的一个例子是疾病控制和预防中心呼吸机相关肺炎监测定义工作组，该组的成立是为了改善呼吸机相关的肺炎监测，最终目的是减少这类事件的发生[79-81]。

5 根据资源限制水平的抗菌素耐药性的公共卫生展望

由于抗微生物药物耐药性既是资源利用的原因，也是资源利用的后果，推动抗药性产生和扩散的力量明显不同。同样，对于每种情况下的公共卫生后果和适当的公共卫生政策反应都不同。表87.4显示了对耐药性的出现和蔓延、其公共健康后果，以及根据资源限制水平可能作出的反应的简单归类。

表87.4 按照资源限制水平对抗菌素耐药性的公共卫生观点

资源限制级别	极端资源限制	严重到中度的资源限制	最小到中等适度资源限制	最小的资源限制
资源利用	最少至没有	一些（不一致和/或不足）	不适当（过度使用和不合规）	"完美"使用
抗菌药物的使用和后果	没有抗微生物使用—最小抗微生物药物耐药性（自然发生）	抗菌药物使用不一致（供应中断、给药次数不足、使用假药和非处方抗菌药物使用）—出现过度的抗药性	过度使用抗菌素（包括那些未被人类使用的抗菌素）和过度使用广谱抗菌剂—耐药性过度出现	适当的（适应症和剂量）和一致的（不间断的供应）使用优质抗菌剂-不可避免地出现耐药性
感染控制活动和后果	没有感染控制活动—最小的耐药性传播	感染控制活动不一致和不完全-耐药性传播过度	不适当地使用感染控制活动（不合规、执行缓慢等）—过度的耐药性传播	适当使用隔离措施和其他感染控制策略-减少耐药性传播
公共卫生后果	可治疗感染引起的死亡率过高，公共卫生成本过高	由抗药性生物体引起的感染导致的过高的发病率、死亡率和过度的医疗保健费用	由药性抗生物体引起的感染引导的过高的发病率、死亡率和过度的医疗保健费用	不可避免的但合理的抵制和公共卫生成本的出现
可能的回应	扩大抗菌药物、监测、疫苗接种和感染控制策略（受资源可用性的限制）	优化适当和一致地使用优质抗菌剂、监测、疫苗接种和感染控制措施	优化适当的抗菌药物使用、监测、疫苗接种、感染控制措施、药物开发、疫苗开发和诊断开发	监测、药物开发、疫苗开发和诊断开发
设置	极度贫困或低收入国家	主要是中等收入国家	主要是高收入国家	不存在的（乌托邦）

5.1 对大范围资源的限定

为了便于比较，我们假设一个资源有限的乌托邦，总是恰当地使用抗菌药物，并且感染控制措施是及时并充分实施。在这种情况下，由于使用抗菌剂，一些抗药性将不可避免地出现，但由于良好的感染控制策略，其传播将受到限制。由于合理使用抗菌剂可以防止感染导致的死亡，所以抗菌药物使用导致的过量抵抗和费用是合理的。在这种情况下，抗生素使用所带来的好处超过了新出现的耐药性风险。还可以分配资源以优化主动监测并开发新的诊断测试、新型抗菌剂和新疫苗。当然，这个乌托邦并不存在。

5.2 资源最少的设置

在资源极端有限的情况下，抗微生物剂不可用，抗微生物药物耐药性仅作为自然现象出现。对于世界上每天生活费不足1.25美元的10亿人而言，支付抗生素费用不可能[3]。过量的死亡是由于缺乏抗菌素而导致可治疗感染。在这些环境中，应该扩大使用抗菌药物、接种疫苗、监测工作和感染控制活动。

5.3 对重点资源的设定

这种情况可能在许多低收入国家和一些高收入国家的农村地区占主导地位。在这些情况下，抗微生物剂可用，但由于过度使用，未经处方或自行用药而无法使用，以及缺乏诊断测试[82-84]。由于这些做法，抗微生物药物耐药性过高。此外，感染控制措施和抗菌管理计划尚未得到优化，因此新出现的耐药性生物很容易传播[85]。在这种情况下，由耐药性生物引起的感染会导致感染发病率、死亡率和医疗保健成本增加。针对这种情况的适当的公共卫生应对措施包括优化高质量抗菌药物的使用和供应、积极抗药性监测、疫苗接种的优先次序以及改进的感染控制措施。

5.4 对最少至中等资源的设置

这种情况在全球高收入国家和高度复杂的医疗中心占主导地位。在这些环境中，抗菌剂很容易获得。但是，抗菌剂经常被不恰当地使用，这包括过度使用和使用不必要的代理[60]。抗生素也常用于动物、农业、水产养殖业和工业[9, 76]。过度使用抗菌药物造成的生态压力导致过量的抵抗力。在这些环境中，大量资源专门用于感染控制实践[21]，但这些实践往往得不到适当的遵守或实施。净效应是耐药性的过度传递。过度的耐药性导致抗性生物体相关死亡率的增加以及医疗保健费用的增加。适当的公共卫生应对措施包括优化抗菌药物使用[61-63]、积极的抗药性监测、改进的疫苗接种以及改进的感染控制措施。资源还可以针对新药、诊断和疫苗开发。

6 结论：全球化时代的抗菌素耐药性—国际关注公共卫生

人类移徙、动物和媒介运动以及食品市场可能会促进几乎任何地理或政治边界的抗微生物药物耐药性的扩散[76]。英国首次报道耐甲氧西林金黄色葡萄球菌和耐万古霉素肠球菌。在北美和欧洲普及之后，亚洲也出现了相同的阻力模式。目前，新型革兰氏阴性碳青霉烯耐药机制如OXA-48和NDM-1（新德里金属-β-内酰胺酶）在亚洲首先被发现，并已传播到欧洲和北美[86]。抗菌素耐药性的全球传播需要多个卫生和工业部门（在低资源和高资源国家）努力加强跨国/国际伙伴关系和法规。公共卫生必须站在这些努力的最前沿。

参考文献

［1］ Bell M. Antibiotic misuse：a global crisis. JAMA Intern Med. 2014；174：1920-1.

［2］ Carlet JM, Artigas A, Niederman MS, Torres A, World Alliance against Antibiotic Resistance. The Barcelona declaration from the world alliance against antibiotic resistance：engagement of intensivists. Crit Care. 2012；16：145.

［3］ Laxminarayan R, Duse A, Wattal C, Zaidi AKM, Wertheim HFL, Sumpradit N, Vlieghe E, Hara GL, Gould IM, Goosens H, Greko C, So AD, Bigdeli M, Tomson G, Woodhouse W, Ombaka E, Peralta AQ, Qamar FN, Mir F, Kariuki S, Bhutta ZA, Coates A, Bergstrom R, Wright GD, Brown ED, Cars O. Antibiotic resistance—the need for global solutions. Lancet Infect Dis. 2014；13：1057-98.

［4］ Shallcross LJ, Davies SC. The World Health Assembly resolution on antimicrobial resistance. J Antimicrob Chemother. 2014；69：2883-5.

［5］ CDC. Antibiotic resistance threats in the United States.（2013）. http://www.cdc.gov/drugresistance/threat-report-2013/pdf/ar-threats-2013-508.pdf. Accessed 11 Dec 2014.

［6］ Kessel AS, Sharland M. The new UK antimicrobial resistance strategy and action plan. BMJ. 2013；346：f1601.

［7］ Keown OP, Warburton W, Davies SC, Darzi A. Antimicrobial resistance：addressing the global threat through greater awareness and transformative action. Health Aff（Millwood）. 2014；33：1620-6.

［8］ Paphitou NI. Antimicrobial resistance：action to combat the rising microbial challenges. Int J Antimicrob Agents. 2013；42：S25-8.

［9］ McIntosh D, Dean W. Factors associated with the inappropriate use of antimicrobials. Zoonoses Public Health. 2014；61：1-7.

［10］ Carlet J, Collignon P, Goldmann D, Goossens H, Gyssens IC, Harbarth S, Jarlier V, Levy SB, N'Doye B, Pittet D, Richtmann R, Seto WH, van der Meer JWM, Voss A. Society's failure to protect a precious resource：antibiotics. Lancet. 2011；378：369-71.

［11］ Speck P. Antibiotics：avert an impending crisis. Nature. 2013；496：169.

［12］ Spellberg B, Bartlett JG, Gilbert DN. The future of antibiotics and resistance. N Engl J Med. 2013；368：299-302.

［13］ Woolhouse M, Farrar J. An intergovernmental panel on antimicrobial resistance. Nature. 2014；509：555-7.

［14］ WHO. Antimicrobial resistance：global report on surveillance.（2014）. http://apps.who.int/iris/bitstream/10665/112642/1/9789241564748_eng.pdf. Accessed 11 Dec 2014.

［15］ Paterson DL. The epidemiological profile of infections with multidrug-resistant *Pseudomonas aeruginosa* and *Acinetobacter* species. Clin Infect Dis. 2006；43：S43-8.

［16］ Ndowa FJ, Ison CA, Cole MJ, Lusti-Narasimhan M. Gonococcal antimicrobial resistance：challenges for public health control. Sex Transm Infect. 2013；89：iv3-4.

［17］ Dantes R, Mu Y, Belflower R, Aragon D, Dumyati G, Harrison LH, Lessa FC, Lynfield R, Nadle J, Petit S, Ray SM, Schaffner W, Townes J, Fridkin S, Emerging Infections Program-Active Bacterial Core Surveillance MRSA Surveillance Investigators. National burden of invasive methicillin-resistant *Staphylococcus aureus* infections, United States, 2011. JAMA Intern Med. 2013；173：1970-8.

［18］ DiazGranados CA, Cardo DM, McGowan Jr JE. Antimicrobial resistance：international control strategies, with a focus on limited-resource settings. Int J Antimicrob Agents. 2008；32：1-9.

［19］ Cosgrove SE. The relationship between antimicrobial resistance and patient outcomes：mortality, length of hospital stay, and health care costs. Clin Infect Dis. 2006；42：S82-9.

［20］ Neidell MJ, Cohen B, Furuya Y, Hill J, Jeon CY, Glied S, Larson EL. Costs of healthcare-and community-associated infections with antimicrobial-resistant versus antimicrobial-susceptible organisms. Clin Infect Dis. 2012；55：807-15.

［21］ McGowan Jr JE. Economic impact of antimicrobial resistance. Emerg Infect Dis. 2001；7：286-92.

［22］ Roberts RR, Hota B, Ahmad I, Scott 2nd RD, Foster SD, Abbasi F, Schabowski S, Kampe LM, Kampe LM, Ciavarella GG, Supino M, Naples J, Cordell R, Levy SB, Weinstein RA. Hospital and societal costs of antimicrobial-resistant infections in a Chicago teaching hospital：implications for antibiotic stewardship. Clin Infect Dis. 2009；49：1175-84.

［23］ White AR, BSAC Working Party on The Urgent Need：Regenerating Antibacterial Drug Discovery and Development. Effective antibacterials：at what cost? The economics of antibacterial resistance and its control. J Antimicrob Chemother. 2011；66：1948-53.

［24］ Laxminarayan R. Antibiotic effectiveness：balancing conservation against innovation. Science. 2014；345：1299-301.

［25］ Laxminarayan R, Malani A. Extending the cure：policy responses to the growing threat of antibiotic resistance.（2007）. http://www.cddep.org/publications/extending_cure_policy_responses_growing_threth_antibiotic_resistance. Accessed 11 Dec 2014.

［26］ Institute of Medicine. The future of public health. Washington, D.C.：National Academy Press；1988.

［27］ McGowan Jr JE. Antimicrobial stewardship—the state of the art in 2011：focus on outcome and methods. Infect Control Hosp Epidemiol. 2012；33：331-7.

［28］ Carlet J, Pittet D. Access to antibiotics：a safety and equity challenge for the next decade. Antimicrob Resist Infect Control. 2013；2：1.

［29］ Carlet J, Pulcini C, Piddock LJV. Antibiotic resistance：a geopolitical issue. Clin Microbiol Infect. 2014；20：949-53.

［30］ Choudhury R, Panda S, Singh DV. Emergence and dissemination of antibiotic resistance：a global problem. Indian J Med Microbiol. 2012；30：384-90.

［31］ Bartlett JG. A call to arms：the imperative for antimicrobial stewardship. Clin Infect Dis. 2011；53：S4-7.

［32］ Bartlett JG, Gilbert DN, Spellberg B. Seven ways to preserve the miracle of antibiotics. Clin Infect Dis. 2013；56：1445-50.

［33］ Van Boeckel TP, Gandra S, Ashok A, Caudron Q, Grenfell BT, Levin SA, Laxminarayan R. Global antibiotic consumption 2000 to 2010：an analysis of national pharmaceutical sales data. Lancet Infect Dis. 2014；14：742-50.

［34］ Giske CG, Monnet DL, Cars O, Carmeli Y, ReAct-Action on Antibiotic Resistance. Clinical and economic impact of common multidrug-resistant gram-negative bacilli. Antimicrob Agents Chemother. 2008；52：813-21.

［35］ de Kraker MEA, Davey PG, Grundmann H, Burden study group. Mortality and hospital stay associated with resistant *Staphylococcus aureus* and *Escherichia coli* bacteremia：estimating the burden of antibiotic resistance in Europe. PLoS Med. 2011；8, e1001104.

［36］ de Kraker MEA, Wolkewitz M, Davey PG, Grundmann H, Burden Study Group. Clinical impact of antimicrobial resistance in European hospitals：excess mortality and length of hospital stay related to methicillin-resistant *Staphylococcus aureus* bloodstream infections. Antimicrob Agents Chemother. 2011；55：1598-605.

［37］ de Kraker MEA, Wolkewitz M, Davey PG, Koller W, Berger J, Nagler J, Icket C, Kalenic S, Horvatic J, Seifert H, Kaasch A, Paniara O, Argyropoulou A, Bompola M, Smyth E, Skally M, Raglio A, Dumpis U, Kelmere AM, Borg M, Xuereb D, Ghita MC, Noble M, Kolman J, Grabljevec S, Turner D, Lansbury L, Grundmann H. Burden of antimicrobial resistance in European hospitals：excess mortality and length of hospital stay associated with bloodstream infections due to *Escherichia coli* resistant to third-generation cephalosporins. J Antimicrob Chemother. 2011；66：398-407.

［38］ Lode HM. Clinical impact of antibiotic-resistant gram-positive pathogens. Clin Microbiol Infect. 2009；15：212-17.

［39］ Pietersen E, Ignatius E, Streicher EM, Mastrapa B, Padanilam X, Pooran A, Badri M, Lesosky M, van Helden P, Sirgel FA, Warren R, Dheda K. Long-term outcomes of patients with extensively drug-resistant tuberculosis in South Africa：a cohort study. Lancet. 2014；383：1230-9.

［40］ Pop-Vicas A, Opal SM. The clinical impact of multidrug-resistant gram-negative bacilli in the management of septic shock. Virulence. 2014；5：189-95.

［41］ Moroney JF, Fiore AE, Harrison LH, Patterson JE, Farley MM, Jorgensen JH, Phelan M, Facklam RR, Cetron MS, Breiman RF, Kolczak M, Schuchat A. Clinical outcomes of bacteremic pneumococcal pneumonia in the era of antibiotic resistance. Clin Infect Dis. 2001；33：797-805.

［42］ Tleyjeh IM, Tlaygeh HM, Hejal R, Montori VM, Baddour LM. The impact of penicillin resistance on short-term mortality in hospitalized adults with pneumococcal pneumonia：a systematic review and meta-analysis. Clin Infect Dis. 2006；42：788-97.

［43］ Lemos EV, de la Hoz FP, Alvis N, Einarson TR, Quevedo E, Castañeda C, Leon Y, Amado C, Cañon O, Kawai K. Impact of carbapenem resistance on clinical and economic outcomes among patients with *Acinetobacter baumannii* infection in Columbia. Clin Microbiol Infect. 2013；20：174-80.

［44］ Kumar A, Roberts D, Wood KE, Light B, Parrillo JE, Sharma S, Suppes R, Feinstein D, Zanotti S, Taiberg L, Gurka D, Kumar A, Cheang M. Duration of hypotension before initiation of effective antimicrobial therapy is the critical determinant of survival in human septic shock. Crit Care Med. 2006；34：1589-96.

［45］ Meltzer MI. Introduction to health economics for physicians. Lancet. 2001；358：993-8.

［46］ Marks SM, Flood J, Seaworth B, Hirsch-Moverman Y, Armstrong L, Mase S, Salcedo K, Oh P, Graviss EA, Colson PW, Armitige L, Revuelta M, Sheeran K, TB Epidemiologic Studies Consortium. Treatment practices, outcomes, and costs of multidrug-resistant and extensively drug-resistant tuberculosis, United States, 2005—2007. Emerg Infect Dis. 2014；20：812-20.

［47］ Adler A, Hussein O, Ben-David D, Masarwa S, Navon-Venezia S, Schwaber MJ, Carmeli Y, Post-Acute-Care Hospital Carbapenem-Resistant Enterobacteriaceae Working Group. Persistence of *Klebsiella pneumoniae* ST258 as the predominant clone of carbapenemase-producing Enterobacteriaceae in post-acute-care hospitals in Israel, 2008—2013. J Antimicrob Chemother. 2015；70：89-92.

［48］ Johnson AP, Woodford N. Global spread of antibiotic resistance：the example of New Delhi metallo-β-lactamase（NDM）-mediated carbapenem resistance. J Med Microbiol. 2013；62：499-513.

［49］ Manenzhe RI, Zar HJ, Nicol MP, Kaba M. The spread of carbapenemase-producing bacteria in Africa：a systematic review. J Antimicrob Chemother. 2015；70：23-40.

［50］ Morris D, Boyle F, Morris C, Condon I, Delannoy-Vieillard AS, Power L, Khan A, Morris-Downes M, Finnegan C, Powell J, Monahan R, Burns K, O'Connell N, Boyle L, O'Gorman A, Humphreys H, Brisse S, Turton J, Woodford N, Cormican M. Interhospital outbreak of *Klebsiella pneumoniae* producing KPC-2 carbapenemase in Ireland. J Antimicrob Chemother. 2012；67：2367-72.

[51] Wright LL, Turton JF, Livermore DM, Hopkins KL, Woodford N. Dominance of international 'high-risk clones' among metallo-β-lactamase-producing *Pseudomonas aeruginosa* in the UK. J Antimicrob Chemother. 2015；70：103-10.

[52] Lee GM, Kleinman K, Soumerai SB, Tse A, Cole D, Fridkin SK, Horan T, Platt R, Gay C, Kassler W, Goldmann DA, Jernigan J, Jha AK. Effect of nonpayment for preventable infections in U.S. hospitals. N Engl J Med. 2012；367：1428-37.

[53] Lee GM, Hartmann CW, Graham D, Kassler W, Linn MD, Krein S, Saint S, Goldmann DA, Fridkin S, Horan T, Jernigan J, Jha A. Perceived impact of the medicare policy to adjust payment for health care-associated infections. Am J Infect Control. 2012；40：314-19.

[54] Livermore DM. Fourteen years in resistance. Int J Antimicrob Agents. 2012；39：283-94.

[55] Li J, Nation RL, Turnidge JD, Milne RW, Coulthard K, Rayner CR, Paterson DL. Colistin：the re-emerging antibiotic for multidrug-resistant gram-negative bacterial infections. Lancet Infect Dis. 2006；6：589-601.

[56] Finley RL, Collignon P, Joakim Larsson DG, McEwen SA, Li XZ, Gaze WH, Reid-Smith R, Timinouni M, Graham DW, Topp E. The scourge of antibiotic resistance：the important role of the environment. Clin Infect Dis. 2013；57：704-10.

[57] Davey P, Sneddon J, Nathwani D. Overview of strategies for overcoming the challenge of antimicrobial resistance. Expert Rev Clin Pharmacol. 2010；3：667-86.

[58] Lee CR, Cho IH, Jeong BC, Lee SH. Strategies to minimize antibiotic resistance. Int J Environ Res Public Health. 2013；10：4274-305.

[59] Gould IM. Antibiotic resistance：understanding how to control it. Int J Antimicrob Agents. 2012；40：193-5.

[60] Hand K. Antibiotic stewardship. Clin Med. 2013；13：499-503.

[61] Leuthner KD, Doern GV. Antimicrobial stewardship programs. J Clin Microbiol. 2013；51：3916-20.

[62] O'Brien DJ, Gould IM. Maximizing the impact of antimicrobial stewardship：the role of diagnostics, national and international efforts. Curr Opin Infect Dis. 2013；26：352-8.

[63] Pile JC. Antimicrobial stewardship：optimizing antibiotic use in an era of increasing resistance and rising costs. J Hosp Med. 2011；6：S1-3.

[64] Johannsson B, Beekmann SE, Srinivasan A, Hersh AL, Laxminarayan R, Polgreen PM, The Infectious Diseases Society of America Emerging Infections Network. Improving antimicrobial stewardship：the evolution of programmatic strategies and barriers. Infect Control Hosp Epidemiol. 2011；32：367-74.

[65] Tamma PD, Cosgrove SE. Antimicrobial stewardship. Infect Dis Clin North Am. 2011；25：245-60.

[66] Amadeo B, Dumartin C, Parneix P, Fourrier-Réglat A, Rogues AM. Relationship between antibiotic consumption and antibiotic policy：an adjusted analysis in the French healthcare system. J Antimicrob Chemother. 2011；66：434-42.

[67] Whiley DM, Goire N, Lahra MM, Donovan B, Limnios AE, Nissen MD, Sloots TP. The ticking time bomb：escalating antibiotic resistance in *Neisseria gonorrhoeae* is a public health disaster in waiting. J Antimicrob Chemother. 2012；67：2059-61.

[68] Frieden TR, Brudney KF, Harries AD. Global tuberculosis：perspectives, prospects, and priorities. JAMA. 2014；312：1393-4.

[69] Chitnis AS, Edwards JR, Ricks PM, Sievert DM, Fridkin SK, Gould CV. Device-associated infection rates, device utilization, and antimicrobial resistance in long-term acute care hospitals reporting to the national healthcare safety network, 2010. Infect Control Hosp Epidemiol. 2012；33：993-1000.

[70] Chitnis AS, Magill SS, Edwards JR, Chiller TM, Fridkin SK, Lessa FC. Trends in *Candida* central line-associated bloodstream infections among NICUs, 1999—2009. Pediatrics. 2012；130：e46-52.

[71] Fagan RP, Edwards JR, Park BJ, Fridkin SK, Magill SS. Incidence trends in pathogen-specific central line-associated bloodstream infections in US intensive care units, 1990—2010. Infect Control Hosp Epidemiol. 2013；34：893-9.

[72] Grundmann H, Klugman KP, Walsh T, Ramon-Pardo P, Sigauque B, Khan W, Laxminarayan R, Heddini A, Stelling J. A framework for global surveillance of antibiotic resistance. Drug Resist Updat. 2011；14：79-87.

[73] Magill SS, Hellinger W, Cohen J, Kay R, Bailey C, Boland B, Carey D, de Guzman J, Dominguez K, Edwards J, Goraczewski L, Horan T, Miller M, Phelps M, Saltford R, Seibert J, Smith B, Starling P, Viergutz B, Walsh K, Rathore M, Guzman N, Fridkin S. Prevalence of healthcare-associated infections in acute care hospitals in Jacksonville, Florida. Infect Control Hosp Epidemiol. 2012；33：283-91.

[74] Zarb P, Goosens H. European Surveillance of Antimicrobial Consumption（ESAC）：value of a point-prevalence survey of antimicrobial use across Europe. Drugs. 2011；71：745-55.

[75] Carlet J. World Alliance against antibiotic resistance（WAAR）：safeguarding antibiotics. Intensive Care Med. 2012；38：1723-4.

[76] Cully M. The politics of antibiotics. Nature. 2014；509：S16-17.

[77] Lusti-Narasimhan M, Pessoa-Silva CL, Temmerman M. Moving forward in tackling antimicrobial resistance：WHO actions. Sex Transm Infect. 2013；89：iv57-9.

[78] Slaughter LM. Antibiotics：support US policy change. Nature. 2013；500：400.

[79] Magill SS, Fridkin SK. Improving surveillance definitions for ventilator-associated pneumonia in an era of public reporting and performance measurement. Clin Infect Dis. 2012；54：378-80.

[80] Magill SS, Klompas M, Balk R, Burns SM, Deutschman CS, Diekema D, Fridkin S, Greene L, Guh A, Gutterman D, Hammer B, Henderson D, Hess DR, Hill NS, Horan T, Kollef M, Levy M, Septimus E, VanAntwerpen C, Wright D, Lipsett P. Developing a new national approach to surveillance for ventilator-associated events：executive summary. Am J Infect Control. 2013；41：1096-9.

[81] Magill SS, Klompas M, Balk R, Burns SM, Deutschman CS, Diekema D, Fridkin S, Greene L, Guh A, Gutterman D, Hammer B, Henderson D, Hess D, Hill NS, Horan T, Kollef M, Levy M, Septimus E, VanAntwerpen C, Wright D, Lipsett P. Developing a new, national approach to surveillance for ventilator-associated events：executive summary. Clin Infect Dis. 2013；57：1742-6.

[82] Laxminarayan R, Heymann D. Challenges of drug resistance in the developing world. BMJ. 2012；344, e1567.

［83］　Nguyen KV，Thi Do NT，Chandna A，Nguyen TV，Pham CV，Doan PM，Nguyen AQ，Thi Nguyen CK，Larsson M，Escalante S，Olowokure B，Laxminarayan R，Gelband H，Horby P，Thi Ngo HB，Hoang MT，Farrar J，Hien TT，Wertheim HFL. Antibiotic use and resistance in emerging economies：a situation analysis for Viet Nam. BMC Public Health. 2013；13：1158.

［84］　Wang J，Wang P，Wang X，Zheng Y，Xiao Y. Use and prescription of antibiotics in primary health care settings in China. JAMA Intern Med. 2014；174：1914-20.

［85］　Murni I，Duke T，Triasih R，Kinney S，Daley AJ，Soenarto Y. Prevention of nosocomial infections in developing countries，a systematic review. Paediatr Int Child Health. 2013；33：61-78.

［86］　Molton JS，Tambyah PA，Ang BSP，Ling ML，Fisher DA. The global spread of healthcare-associated multidrug-resistant bacteria：a perspective of Asia. Clin Infect Dis. 2013；56：1310-18.

第88章 医院感染控制：耐药菌管理与控制的思考

Summer Donovan，Gonzalo M. L. Bearman

1 前言

在过去的20年里，医院获得性抗生素耐药菌的流行率显著增加。2013年发布的国家医疗安全网络（NHSN）报告显示，耐药病原体的比例惊人[1]。NHSN系统报告代表来自全美4 000多个医疗机构的数据。来自参与机构的医院获得性感染和微生物学数据每年发布。从样本来看，2009—2010年，43.7%～58.7%的金黄色葡萄球菌分离株对甲氧西林耐药，这取决于感染部位。粪肠球菌和屎肠球菌分别有6.2%～9.8%和62.3%～82.6%耐万古霉素[1]。欧洲和南美也报道了耐药性葡萄球菌和肠球菌的增加[2-4]。

随着医院获得性感染与耐药病原体的日益普遍和流行，卫生保健系统采取了各种感染控制措施，以限制其频率和传播（表88.1）。3个参数定义了耐药菌血症的流行率：从外部进入机构的数量、抗生素使用和滥用的程度、人与人之间的传播数量[5]。早期承认和隔离携带抗药性病原体的入院患者，适当的抗生素控制计划和勤勉的感染控制是必要的，以尽量减少交叉感染。在感染控制领域，可能会做出特别努力来尽量减少患者、医护人员（HCW）和环境水库，并努力创造细致的手部卫生以及使用合适的手套和医护服。此外，医院获得性病原体感染监测系统对于确定流行率和确定疫情至关重要。对无症状传染库的积极监测可能具有价值，但并非没有争议。感染控制计划的其他考虑因素包括医院设计考虑和抗生素控制计划。

表88.1 管理和控制耐药生物体选定的感染控制措施列表

感染控制措施	理论基础	注 释
莫匹罗星鼻腔净化	进入医院的患者中有25%会在金黄色葡萄球菌的鼻腔中定殖 与MSSA定殖相比，住院期间MRSA定殖和MRSA获得均增加了感染的相对风险	在一项前瞻性研究中，在外科队列中使用鼻内莫匹罗星仅在以前定殖金黄色葡萄球菌的患者中有效降低金黄色葡萄球菌医院获得性感染的频率 莫匹罗星降低血液透析患者的金黄色葡萄球菌感染率
洗必泰沐浴	细菌在患者皮肤上的定殖导致环境污染 环境污染增加了医院感染传播的风险	洗必泰沐浴降低了定殖率和医院获得性感染率 洗必泰浸渍的布提供了一种方便的免冲洗选择 研究显示洗必泰洗浴没有显著的毒性 未满2个月婴儿不允许使用
环境净化	无生命的环境可能受到MRSA、艰难梭菌、VRE和耐药革兰氏阴性杆菌的污染。这是通过医护人员交叉传播医院获得病原体的潜在储存库	所有医疗机构应制定终端政策并定期对患者护理区和环境服务进行消毒 该政策应包括感染控制从业人员、工业卫生专家和环境服务主管的意见 紫外线和过氧化氢蒸气是整个房间终端清洁的有用选择
手部卫生	手部卫生是限制耐药病原体传播和医院获得性感染的最有效方法 在医院环境中存在医护人员双手受到污染的多重机会，包括直接护理患者和与环境表面的接触	提高手部卫生代理人的可及性与提高依从性有关 药用洗手液具有杀菌作用（酒精、葡萄糖酸洗必泰、三氯生），并有效减少手部的细菌数量 洗必泰具有产生残余抗菌效果的优点，由此限制手部再次被污染，直到下一次手部卫生事件发生时 手部卫生合规性的持续改进应通过多种手段实现，其中包括努力增加使用无障碍、易于使用含药的手部卫生用品，以及医院范围的、由政府支持的、高度优先的手部卫生活动新型手部卫生技术正成为监测手部卫生合规性的有用方法

（续表）

感染控制措施	理论基础	注释
手套	应戴上手套以防止医护人员暴露于血源性病原体，并防止在护理患者活动中使用耐药病原体对手部造成污染	即使使用了适当的手套，手也可能会在取下手套或带有允许微生物传播的微裂纹时受到污染 不应将手套用作手部卫生的替代品
隔离衣	一些研究记录了在不使用隔离衣的病人护理活动期间医护人员服装和器械的定殖	使用手套和隔离衣是限制医院获得性病原体交叉传播的惯例；然而，在流行地区，隔离衣使用的增加收益可能很小
医护人员服装	医护人员服装污染在整个正常工作日期间发生 生物似真性表明受污染的服装可能导致患者之间的生物体传播	SHEA的专家指导建议实施医院范围内的政策，包括"裸露在肘下"，在患者护理活动期间限制白色外套以及频繁洗涤服装
联系注意事项	接触预防措施适用于已知或怀疑存在某些感染的选定患者	接触预防措施通常用于MRSA、VRE的地方性控制。艰难梭菌，以及耐多药的革兰氏阴性杆菌 在医院暴发耐药性感染期间，通常采用联系预防措施以及其他感染控制措施 接触预防措施的争议包括低依从率、不良事件发生率增加和焦虑/抑郁，以及接触隔离患者的护理满意度下降
用无症状患者耐药性病原体的筛选	一些当局主张积极监测文化，以确定MRSA和VRE的水库 主动监测的目标是确定每一个移植患者，以便实施感染控制干预措施，如接触隔离和分组，以降低交叉传播的风险	这项措施是有争议的 大多数研究有多种干预措施和主要的方法学弱点。因此，许多研究中证据的质量被认为是微弱的 采用严格的隔离措施可能会对患者护理的过程和质量产生不利影响
抗生素控制程序	头孢菌素类抗生素的长期预防是头孢菌素耐药革兰阴性杆菌感染的logistic回归分析的独立危险因素 肠道VRE定殖与头孢菌素的使用有关 MRSA定殖与氟喹诺酮的使用有关	抗生素压力直接导致医院获得性感染交叉传播的程度仍不明确 鼓励所有医疗机构实施多学科抗生素管理团队，其中应包括医师、药剂师、临床微生物学家和感染预防专家

1.1 患者和医务工作者是耐药菌定殖的主要传染库

定殖作为抗药性医院获得性病原体的重要储库。耐药性病原体例如VRE和MRSA的患者定殖已被充分描述。30%~50%的健康成人鼻腔定殖金黄色葡萄球菌，10%~20%持续定殖[6, 7]。对甲氧西林敏感的金黄色葡萄球菌（MSSA）和MRSA耐药分离株都可以是持久性定殖者。MRSA定殖已在各种医疗保健环境中得到充分记录。据报道，25%的住院患者会在鼻腔内被金黄色葡萄球菌定殖[8]。根据不同的人群和风险因素，这个数字差别很大。据报道，包括糖尿病和艾滋病病毒感染者在内的特定人群中的比例高达40%~60%。在入院时，某些人群易患金黄色葡萄球菌定殖。Dupeyron等前瞻性分析了551例肝硬化患者队列中的金黄色葡萄球菌定殖。在入院48 h内进行鼻和直肠拭子的筛查。研究者报告MSSA的携带率为19%，MRSA的携带率为16%。当比较鼻携带者和非携带者时，研究者分别记录了以前MRSA菌血症和尿路感染的频率分别为8.3%：0.8%和11.4%：0.6%。此外，定殖的MRSA菌株通过脉冲场凝胶电泳与侵入性菌株相匹配[9]。

然而，在不同的前瞻性系列研究中，仅有2.7%的菌株被鉴定为MRSA[10]。使用病例对照研究和多变量分析确定MRSA定殖的危险因素，MRSA定殖的独立预测因子是入院之前（OR 16.5）和以前住院时间超过5 d[10]。

在养老院进行的监测显示，金黄色葡萄球菌定殖日益普遍。Sheckler等在20世纪80年代中期进行了一项前瞻性研究未能将耐MRSA定殖在社区养老院队列中的情况加以考虑[11]。另一项从20世纪90年代早期开始的基于社区的疗养院的研究显示：24%的金葡菌感染患者，而所有患者中有8.7%患有耐MRSA感染[12]。Lee等报道了在1年期间拥有149张床位的熟练护理机构中的金黄色葡萄球菌定殖和感染。在这个系列中，鼻腔和大便或直肠筛选培养在入院时进行，然后每季度1次，为期一年。在研究结束时，在分析期间，35%的所有患者在金黄色葡萄球菌中至少定殖一次。在阳性培养物中，72%是MSSA、25%是MRSA、3%是混合表型。只有少数定殖病人发展了金黄色葡萄球菌感染。作者报道MRSA定殖与金黄色葡萄球菌感染的频率无关[13]。

在重症监护环境中研究了MRSA定殖情况，Garrouste-Orgeas等人前瞻性研究三级医疗中心医疗外科ICU中的MRSA定殖和感染[14]。在这个前瞻性的观察性研究中，在住院48 h内获得培养物，然后每周一次，入院时，所有患者中有5%患有MRSA、4.9%在ICU住院期间新接受MRSA定殖。多变量分析后，与MRSA感染相关的因素是疾病严重程度（HR 1.64）、男性性别（HR 2.2）和MRSA定殖（HR 3.84）。然而，MRSA定殖与死亡率增加无关[14]。总体而言，队列中有10%的患者被MRSA定殖。其他研究者已经记录了类似的MRSA定殖率[15]。

多种不同人群中已报道与多重耐药病原体共定殖或合并感染。对熟练护理机构居民抗菌药物耐药病原体的流行率调查显示MRSA定殖率高。在接受调查的177名患者中，24%被MRSA定殖。此外，在他们的患者群中发现产ESBL的生物体，包括肺炎克雷伯菌（18%）、大肠杆菌（15%）和VRE（3.5%）。由于这些患者无症状，研究人员在其养老院人群中发现了一个未被识别的大量抗微生物药物病原体[16]。沃伦等在研究中确认了三级医疗中心医疗ICU内医疗患者共同定殖与合并感染VRE和MRSA的情况。筛选培养物需要至少48 h的重症监护治疗。该研究评估了878名连续患者，其中40%被定殖或感染VRE、4.4%被定殖或感染MRSA、9.5%与MRSA和VRE共定殖或合并感染。共同定殖或合并感染的危险因素是年龄增加，之前6个月内住院，以及从长期护理机构转入院[17]。在一项针对城市学术中心高危病房患者的研究中，近30%携带VRE的患者与MRSA共同定殖[18]。

1.2 获得耐药菌定殖状态对医院的影响

存在MRSA定殖与MRSA医院获得性感染随后确定了相互之间的关联。Pujol等前瞻性分析了MRSA鼻腔定殖与菌血症的关系[19]。在ICU的1年期间，所有患者在入院后48 h内获得鼻拭子，然后每周1次。所有患者中有30%是鼻腔金黄色葡萄球菌携带者：MSSA为17%、MRSA为13%。38%的MRSA携带者和9.5%的MSSA携带者观察到菌血症。使用Cox比例风险模型，MRSA与MSSA鼻腔载体比较，金黄色葡萄球菌菌血症的相对危险度（RR）为3.9[19]。

其他研究人员已经证实了MRSA定殖的重要性及其对后续感染的偏好。戴维斯等研究入院时MRSA定殖及其对MRSA感染率的后续影响[20]。Nares培养物是在住院的各种医院单位（包括内科、外科和创伤科）入院时获得的。随访贯穿整个研究期间，随后1年，MSSA鼻腔定殖远远超过MRSA（21%：3.4%）。然而，19%入院时MRSA定殖患者和25%随后定殖患者发生MRSA感染。报道的感染包括线败血症、菌血症以及皮肤和软组织感染。与MSSA定殖相比，住院期间MRSA定殖和MRSA获取增加了感染的相对风险（RR 13和RR 12）[20]。

鼻腔携带MRSA和MSSA与2型糖尿病透析患者血管通路相关感染的风险增加有关。在这个系列中，从1996年到1999年间，208名患者参加了长期血液透析的鼻拭子[21]。持续鼻腔运输被定义为两种或更多种积极的阳性培养。糖尿病患者的MSSA和MRSA携带率（分别为54%和19%）高于非糖尿病患者（6%）。总体而言，所有糖尿病患者中有73%在MRSA或MSSA鼻腔内定殖。此外，与非糖尿病血液透析患者相比，血管通路相关血流感染的相对风险显著更大[21]。

最后，公布的数据表明，被耐药病原体定殖的护理工作者可能与交叉传播和医院获得性感染有关。wang等人调查了医院收购的外科医生运营商发起的MRSA感染暴发[22]。超过4个月，5例接受过心脏直视手术的患者发生手术伤口感染和MRSA伴有纵隔炎。由感染控制小组进行的调查导致MRSA对所有ICU工作人员和手术团队进行鼻腔筛查，采用脉冲场凝胶电泳技术进行分离分型。在5家医院获得性MRSA感染中，所有主治医生和2～3名助理外科医生都有同样的情况。除1名助理外科医生外，其他5名员工的监测结果都是阳性。外科医生的分离型的分型与3种病例的分型相同，其余2种分离物丢失，因此没有分型。然而，由于相同的抗菌谱[22]，这些推测与其他推测相同。其他研究人员报告了医疗保健定殖及其对交叉传播和随后的MRSA感染和定殖的影响。Boyce等报道了MRSA在医院内的传播。一名患有慢性鼻窦炎的医务工作者被视为感染源[23]。此外，烧伤病房中MRSA感染的暴发已经将护理人员视为感染源[24, 25]。

1.3 葡萄球菌去定殖化的策略

鉴于金黄色葡萄球菌作为医院获得性病原体的重要性，已经在各种人群中尝试了载体的非均质化。早期调查采用局部和全身治疗来根除金黄色葡萄球菌鼻定殖。20世纪80年代，在实验研究中，莫匹罗星可有效减少带有甲氧西林敏感的金黄色葡萄球菌的志愿者的鼻腔携带[26]。随后显示莫匹罗星对金黄色葡萄球菌的甲氧西林耐药菌株有活性[26]。在20世纪90年代早期，作为多学科方法的一部分，Darouich等人试图控制MRSA在脊髓单位内的扩散[27]。脊髓单位的11名患者被MRSA定殖。定殖位置不同，但包括鼻孔、腋窝、气管切开部位、尿道、伤口和尿液。10名定殖患者接受2周100 mg米诺环素每日2次和600 mg利福平每日1次。其余患者仅用米诺环素/利福平组合治疗1周。对于鼻内定殖的患者，每天2次应用鼻内莫匹罗星软膏5天。作者报道11例患者中有10例根除了MRSA定殖[27]。

随后的数据表明，对于鼻腔MRSA，莫匹罗星单独就足以实现去定殖。在来自法国的一项为期6个月的两步前瞻性研究中，评估了鼻用莫匹罗星预防金黄色葡萄球菌鼻腔运输的功效[28]。在前4个月中，手术ICU中的所有患者都在没有鼻腔去污染方案的情况下进行培养。在入院时收集鼻腔和手术伤口拭子和气管分泌物，然后每周1次。在随后的2个月中，所有入住SICU的患者每天给予2次鼻内注射莫匹罗星1周。在比较中，31.3%的未治疗患者和5.1%的莫匹罗星治疗患者随后在外科ICU中获得了鼻腔金黄色葡萄球菌。另外，鼻支架在支气管肺道和手术创伤中的比例更高（62%），而非鼻塞者低（14%）。与未治疗组相比，接受莫匹罗星治疗组的支气管肺道感染率降低。因此，在外科ICU队列中，使用预防性莫匹罗星治疗降低了MRSA鼻腔定殖率和随后的MRSA定殖支气管肺感染率[28]。此外，使用莫匹罗星已经成功地降低了透析患者的金黄色葡萄球菌感染率，尽管这些分离株大部分对甲氧西林敏感[29]。

鼻内莫匹罗星已用于预防术后金黄色葡萄球菌感染。Perl等人进行了一项随机、双盲、安慰剂对照进行研究来确定莫匹罗星在减少手术部位感染和预防其他医院获得性感染方面的疗效[30]。意向治疗分析共纳入3 864例患者，其中891例（32.1%）为在前鼻孔定殖的金黄色葡萄球菌，该队列接受普通、妇科、神经或心胸手术，在研究结束时，2.3%的莫匹罗星接受者和2.4%的安慰剂接受者在手术部位有金黄色葡萄球菌感染。然而，在接受莫匹罗星的金黄色葡萄球菌鼻腔携带者的亚组分析中，金黄色葡萄球菌医院获得性感染的发生率显著降低为4.0%，安慰剂接受者的发生率为7.7%。因此，在该分析中，在外科队列中使用鼻内莫匹罗星仅在先前用金黄色葡萄球菌定殖的患者中有效降低金黄色葡萄球菌医院获得性感染的频率。对于已知为金黄色葡萄球菌鼻腔携带者的患者，应考虑术前使用莫匹罗星。

上述研究使用针对MRSA定殖患者的去定殖方法，这需要主动检测和分离该菌。这种方法可能会导致直接和间接的成本高昂[32]。普遍的去定殖化方法，其中涉及广泛使用感染预防实践，在所有高风险的医院获得性感染的人群中，被一些人认为是首选方法[31]。Huang等人进行了一项实用的集群随机试验，以评估哪种方法更好[32]。该研究将来自43家医院的74 256名患者随机分为3组，与筛选和分离以及靶向去定殖化相比，接受普遍去定殖化组的MRSA阳性临床分离物的比例显著降低。普遍的去定殖化也导致由于任何病原体造成的血流感染率下降。两组间MRSA血流感染的数量无显著差异。

1.4 洗必泰（Chlorhexidine，CHG）在预防医院获得性耐药性中的作用

洗必泰是一种对广谱有机体（包括革兰氏阴性菌、革兰氏阳性菌和真菌）有活性的杀菌剂[33]。洗必泰沐浴已被用作减少患者皮肤细菌负荷的手段。用4%溶液沐浴或淋浴可有效减少患者皮肤上的细菌密度[34, 35]。最近，浸渍有2%CHG的布已经成为广泛应用的一种免冲洗选择。一项研究表明，2%CHG布料可以优于局部应用4%CHG[35]。洗必泰浸渍的布也显示出有效降低多重耐药菌的细菌负荷，如肺炎克雷伯菌和皮肤表面的MDR GNR[36]。2012年，Karki和Cheng发表了一篇系统评价，评估CHG沐浴（CHG浸渍布）对医疗相关感染和定殖的影响，包括20项分析研究：15项准实验研究、3项队列研究、1项交叉研究和1项随机对照研究。最后的分析表明均降低MRSA和VRE定殖率、降低CHG沐浴后医院感染率。对于接受每日CHG沐浴的患者没有显著的毒性报道[37]。随后，一项多中心、集群随机、非盲交叉试验也得出结论：CHG沐浴降低定殖率和CLABSI。使用洗必泰浸渍的布比采用非微量组织抹布的情况下获得多重耐药性生物的整体比率更低（分别为每1 000个患者日5.10例和每1 000个患者日6.60例）。同样的研究表明，使用CHG浸渍的浴布与非抗菌布料显著降低了医院获得性血流感染的发生率（4.78例相对于每1 000个患者的6.60例）。有趣的是，洗必泰洗澡后中心线相关的真菌血流感染也减少[38]。2项研究也支持洗必泰在儿童中的使用。一项包括成人和儿科患者的准实验研究发现，使用洗必泰沐浴可显著减少艰难梭菌感染。与没有进行洗必泰沐浴的基线期相比，使用洗必泰沐浴的所有队列的C艰难梭菌感染相对风险较低[39]。在10个儿科重症监护病房中进行的一项多中心、整群随机交叉试验表明，与接受标准沐浴的患者相比，接受日常洗必泰沐浴的患者的菌血症发生率降低。尽管使用意向治疗分析降低菌血症的发生率并无统计学意义，但按方案分析确实显示菌血症发生率显著降低。没有报告严重的不良事件。然而，干预组更多的患者报告皮肤刺激[40]。值得注意的是，这些研究评估了洗必泰在2个月以上儿童中的耐受性和有效性。由于可能发生刺激或化学灼伤[41]，洗必泰目前尚未被美国食品和药物管理局批准用于2个月以下的儿童。存在一些关于发展细菌对洗必泰抗性和使用洗必泰选择抗性生物体的关注。有关这一主题的资料很少，但已报道体外降低了洗必泰的易感性[42, 43]。一项研究表明，耐多药肺炎克雷伯菌株对洗必泰的MIC较高。在耐多药的肺炎克雷伯菌中，99%的MIC>32 μg/mL，而其他肺炎克雷伯菌的MIC为52%[42]。

1.5 环境污染

据报道，在患者中定殖或感染耐药病原体，如MRSA、VRE或耐多药的革兰氏阴性杆菌污染无生命的环境。被污染的物体可以包括但不限于地板、床单、病人罩衣、床垫桌、床栏、尿液容器、肠内营养管、电灯开关、浴室水龙头、静脉输液泵、电话和血压袖套[23, 44-46]。除了患者房间中的物体外，污染还可能超出直接患者护理区域。Devine等人对英国的2家急诊医院（A和B）进行了调查，重点关注了基于病房的计算机模块的污染[47]。总共有24%的电脑终端样本为MRSA阳性。6个电脑终端培养物中的5个来自A医院。与A医院相反，B医院的感染控制团队定期与医生和护士进行洗手依从性检查。B医院还报告了更高的纸巾使用率，这是手部卫生依从性的替代指标。尽管从这些研究中无法确定转移方向，但数据表明，无生命的病毒污染源有可能污染医护人员的手。此外，手部卫生依从性对于最小化环境污染风险至关重要[47]。医务人员的衣物和手套受到污染（护理患者和没有直接接触患者进行护理活动的人）也被记录在案[23]。

环境可能是医护人员手部污染的潜在来源，这是医院获得性病原体交叉传播的重要一步。Duckro等人的一项研究证实了这一观点[48]。98名医护人员在常规护理之前和之后，从VRE和来自各种环境站点的22名患者的完整皮肤获得培养物。在患者护理前后从医护人员的手部获得培养物，并对分离物进行脉冲场凝胶电泳分型。在此分析中，10.6%的机会是通过VRE从环境中的污染场所或患者的完整皮肤转移到通过医护人员清洁之前未污染的环境和身体部位。在这16个VRE转移部位

中，有12个是患者身体部位[48]。这些数据表明，医院环境是耐药病原体交叉传播的潜在重要储库。

　　由于患有耐药病原体的患者可能会污染环境，所以适当的环境消毒是降低风险或交叉传播的重要步骤。对经批准的消毒剂和环境清洁实践的广泛审查超出了本章的范围。但是，几个一般原则值得注意。病房的末端清洁应该旨在减少耐药病原体的持续存在。医院环境服务人员应使用环境保护署（EPA）批准的消毒剂和根据手册指南使用[49]清洁床架和扶手、床垫以及所有其他病房的家具。吸入容器应该被移除并准备处理或再处理，所有其他可重复使用的设备应该使用（EPA）批准的消毒剂进行净化。隔离室内的浴室应彻底清洁和消毒，特别注意水槽、马桶和门把手区域。与患者身体和手部接触程度高的环境表面，如床栏杆、门把手、浴室、电灯开关和墙壁区域应该更频繁地清洁，而不是在患者出院时进行清洁。传统的房间净化可能不足以消除环境生物负荷。因此，需要替代的病房终端消毒方法。紫外线（UV）光照能够灭活广泛的生物制剂。Rastogi等人研究了UVC灯对3个医院表面（铝床栏杆、不锈钢手术台和实验室外套）的净化效果[50]。将鲍曼不动杆菌接种到3种材料中的每一种的小型试样上。15 min UVC曝光（通量为90 J/m[2]）导致减少≥4-log并完全杀死两个金属表面上的生物体。然而，UVC灯对实验室涂层消毒是无效的[50]。除了不充分的织物渗透之外，使用紫外线进行全室消毒具有仅提供"现场"杀菌的缺点。

　　与紫外线照射一样，过氧化氢蒸气（HPV）通过产生氧自由基来灭活各种生物制剂。其有效性在一项前瞻性队列干预研究中得到证实[51]。干预（HPV）是在对季铵化合物进行日常清洁和消毒之后实施的。所有房间先前都被已知感染或多种耐药菌生长的患者占据。入住接受HPV净化治疗的病房的病人比没有进行HPV净化治疗的病房的病人获得耐多药微生物的可能性降低64%。具体来说，在接受HPV去污染的房间中患者获得VRE的可能性降低了80%[51]。

　　监测合规性和评估环境卫生存在几种潜在的策略。Boyce等人比较了3种监测方法和100个医院房间的前瞻性观察研究[52]。在这项研究中，5个高接触表面在终端清洁之前用不同品牌的荧光标记物进行标记，并在用黑光清洁之后进行检查以评估标记物是否被部分或完全去除。在终端清洁之前和之后在同一表面上进行需氧菌落计数（ACCs）和三磷酸腺苷（ATP）生物发光测定。ATP方法比荧光标记或ACC将房间归类为干净的可能性要小得多。这一结果并不令人意外，因为ACC只测量需氧细菌的污染，而ATP生物发光测定检测许多含ATP的有机物质，如分泌物、血液和食物。作者认为，每种方法都适用于不同的情况。荧光标记实施起来很简单，对于向清洁人员提供有关充分清洁的管家反馈信息非常有用。需氧菌落计数提供了表面污染的定量测量，并提供有关特定生物体造成污染的信息，但成本高且耗时。ATP生物发光检测的优点是易于使用、结果快速，并提供可用于趋势和反馈的定量测量[52]。所有医疗机构都应制定相关政策，对病人护理区和环境终端定期消毒。该政策应包括感染控制从业人员、工业卫生专家和环境服务主管的意见。

2　手部卫生

　　通过常规手洗或消毒手部卫生是限制耐药病原体传播和医院获得性感染的最有效方法[53]。从概念上讲，医院获得性病原体的交叉传播总结如下[54]。

　　（1）存在于患者皮肤上或来自无生命环境中的生物必须转移到医护人员手中。

　　（2）医院获得的病原体必须能够在医护人员手中幸存下来。

　　（3）手部卫生必须不够或者被忽略。

　　（4）医务人员的受污染的手必须接触另一位患者，或者接触一个后来与患者接触的无生命表面。

　　手部微生物可分为暂驻菌群和常驻菌群[55]。常驻菌群通常为低毒力病原体，如微球菌、凝固酶阴性葡萄球菌和棒状杆菌。这些微生物很难通过洗手除去，但很少有致病性，除了通过侵入性手术引入患者之外。暂驻菌群主要通过与病人或无生命物体接触而获得，松散地附着在皮肤上，并且通过手洗很容易去除[55]。这些有机体包括MRSA、VRE和MDR GNR。另外，这些细菌是医院获得性感染的重要原因。

许多研究表明，在医院环境中存在医护人员双手污染的多重机会。医院获得的病原体可以从各种病人护理情景中恢复。患者接触，包括接触伤口和完好的皮肤，可能导致医护人员手部污染[56-67]。患者皮肤上高医院获得性病原体浓度的区域包括腋窝、躯干、会阴、腹股沟区和手[59, 61, 62, 64, 66-68]。如前所述，无生命的环境是污染的来源。

在与每位患者接触前后，医务人员应该进行手部卫生。手部卫生方法包括用普通肥皂和水清洗，或使用抗菌剂如酒精、葡萄糖酸氯己定或三氯生作为洗涤剂、清洗剂或无水手工擦拭剂。传统的肥皂和水可能存在各种缺陷和障碍。虽然肥皂和水可以去除松散粘连的暂时性皮肤，但这些制剂具有最小的抗微生物活性[54]。为了有效减少细菌，建议使用30 s的手部擦拭；不幸的是，这段时长的洗手时间很少实践。此外，一些研究表明，用普通肥皂和水洗手可能会导致皮肤刺激、干燥和皮肤上微生物数量的反常增加[69-73]。药用洗手液具有杀菌作用（酒精、葡萄糖酸氯己定、三氯生），并有效减少手上的细菌数量。此外，洗必泰具有产生残余抗菌效果的优点，从而限制手部再次污染，直至下一次手部卫生的时间[74]。

至少有一项研究支持洗必泰作为手部消毒剂在感染控制终点方面的有效性。Doebbling等比较不同的手部卫生剂与手部卫生依从性观察的最终结果以及在重症监护病房环境中减少医院获得性感染[75]。在8个月期间，在3个重症监护病房进行了一项前瞻性多重交叉试验。该试验涉及1 894名成年患者接受氯己定或60%酒精溶液交替使用，并可选用非药用皂。与洗必泰手部卫生剂相比，酒精和肥皂组合的医院获得性感染频率更高（202：152）。然而，在洗必泰使用期间，医院获得性感染率下降，观察到的手部卫生依从性频率增加，加上洗必泰消耗量超过酒精制剂。医院获得性感染的差异可能部分是由于增加了对手部卫生习惯的遵守。无论如何，由于其杀菌特性，药物手部卫生制剂（包括洗必泰、酒精和三氯生）应予以高度重视，特别是在耐药性病原体率升高的环境中。

不幸的是，关于医护人员手部卫生的实践数据令人沮丧。依从性差的原因是多方面的，并且已经有许多研究者进行了研究。观察性研究手部卫生合规报告达标率为5%～81%[76-108]。可能影响手部卫生依从性差的因素包括时间不够、人员不足、患者过度拥挤、缺乏手部卫生准则知识、对洗手效果的怀疑、洗手池和手消毒剂的不便位置，以及该机构缺乏手部卫生推广[54]。

在重症监护病房，危重病人特别容易受到医院感染，手部卫生差。英国的一项研究对16个ICU的手部卫生习惯进行了详细的调查[55]。此外，还有381名（非护士）医疗保健专业人员遵守手部卫生规定。符合手卫生和适当的手套使用范围为9%～25%。调查结果表明，重症监护病房对手部卫生的依从性差的原因包括感染控制建议的沟通无效、手消毒的宣传不足以及感染控制教育的不足[55]。Kaplan等人在美国三级医疗医院也观察到对手部卫生依从性差[81]。医生对手部卫生的遵守率为19%，而护理人员的遵守率为63%。护理人员在1：1床沉率上的手卫生更加符合手卫生的要求，而床沉比率则更高（76%：51%）[81]。

在ICU和全院范围内努力改善手部卫生可能需要多个层面的同时干预。在Bischoff等人的一项研究中，在将酒精为基础的手部消毒剂引入ICU时，当手部消毒剂与医护人员的比例从1：4变为1：1时，观察到手部卫生依从性增幅最大，从而突出了无障碍的重要性[82]。因此，疾控中心现在建议由床边用药者和医护人员口袋大小的分配器促进酒精类手部消毒剂的使用[54]。Pittet及其同事通过实施整个医院范围内的计划，特别强调床边和酒精类手部消毒，改善了手部卫生的整体符合性。这项活动从1994年12月至1997年12月进行，主要包括通过大型醒目海报促进手部卫生，促进整个病人护理区的手部卫生。该项目得到了高级医院管理层的支持和大力推动。此外，基于酒精的擦手液大量分发，安装在床/墙上，送给医护人员以鼓励便于携带。在此期间，每年进行2次7项全机构手部卫生观察调查。其他措施包括医院获得性感染率、MRSA感染率和手消毒剂的总体消费量。在这项为期3年的研究中，观察到2万个手部卫生机会。对手卫生的遵守情况从1994年的44%提高到1997年的66%。值得注意的是，护理人员手部卫生状况明显改善，但医生仍然很差。此外，在研究期间，医院获得性感染的总体患病率从16.9%下降至9.9%，MRSA传播率从每千日患者的2.16次降至0.93次，酒精为基础的手消耗从每天3.5 L/1 000患者日增加至15.4 L/1 000患者日[109]。不幸的是，由于同时采用多种干预措施，各组成部分的相对影响难以适当评估。因此，尽管持续改善手部卫生依从性的最有效和最有效的手段尚未确定，但措施至少应包括加大对可用、易于使用、加药的手部卫生用品的使用以及医院范围内的努力，政府支持的高度优先的卫生教育和宣传活动。

2.1　手部卫生包

在感染预防实践中，捆绑包是常用的多模式方法，旨在改善患者护理和结果。他们同时结合了几项干预措施，以便比任何干预措施单独实现的结果更优化。手部卫生包的可能组成部分包括行政支持、教育和培训、手部卫生资源（例如洗手液、肥皂等）的可用性，以及持续监测和反馈手部卫生依从性[110]。世界卫生组织推广的一种常用包裹包括改善手部卫生、获得酒精手揉搓（ABHR）、表现反馈、教育和提醒的行政支持[111]。一些研究评估了捆绑的使用以改善手部卫生依从性。最近的一项meta分析回顾了文献，旨在评估手部卫生包的效用[112]。最终分析纳入了46项研究。有39个准实验、4个集群随机化和2个随机对照试验。2个捆绑包与改善手部卫生依从性相关，1个捆绑包包括教育、提醒、反馈、行政支持和访问ABHR，而另一个捆绑包包括教育、提醒和反馈。有趣的是，增加手部卫生包中干预的次数与改善依从性无关，这篇综述受研究异质性的限制。此外，大多数研究在设计中是准实验的，这些研究存在偏差。缺乏可靠的随机对照试验评估手部卫生包的效果。目前正在进行一项多中心随机对照试验，旨在确定最佳的手部卫生包[113]。将评估3种干预措施（手部卫生使用提醒标志作为环境行为提示、个人洗手液和医务人员手部培养）的组合。

2.2　监控手部卫生的新兴技术

手部卫生监测提供了有关基线和医护人员持续依从性的重要信息。已经尝试了几种不同的监测方法。直接观察是传统的监测方法，并提供有关遵守手部卫生各个组成部分的详细信息（例如，患者接触前后的适当技术和合规性）。然而，直接观察的可靠性受限于观察者偏见和霍桑效应[114, 115]，这种做法既耗时又昂贵。新型手部卫生技术的使用已成为最近感兴趣的话题，并代表了直接观察的可能替代方案。测量产品消耗和电子监控系统已经被研究。博伊斯最近发表了对这些新兴技术的全面评论[116]。产品消耗的测量是通过使用的产品的体积或重量或购买的产品的数量来完成。大多数研究表明，产品消耗量与依从性之间存在直接关系[76, 117-119]。然而，其他一些研究表明，产品消费与观察到的手卫生率之间没有相关性[120, 121]。一项前瞻性观察研究比较了直接观察、产品使用和电子计数装置作为巴西40级床位ICU三级医院监护方法。观察到2 249个手部卫生机会，总体依从度为62.3%。直接观察与所用产品的量无关。作者从本研究中得出结论：直接观察是一种不准确的监测方法[120]。Morgan等人的另一个准实验研究也得出类似的结论：直接观察与分配计数无关[121]。尽管这些数据相互矛盾，但对产品使用情况的监控可能会成为通过直接观察进行监控的有用辅助手段。对产品使用情况的监控既省时又省力，而且每个情节的细节也较少。一旦确立了机构的基准产品使用情况，就可以遵循这种趋势。

产品使用也可以通过电子计数器来监控，这些设备每次分配清洁剂时，都会记录手部卫生事件。它们提供额外的重要数据，包括使用频率、具体日期、时间和使用地点。一项准实验研究表明，电子计数可能是比直接观察更好的监测方法。在30周的时间里，记录了424 682个分配器计数、338 h的人体观察记录和1 783个房间使用记录。手部卫生率在反馈干预前后进行监测，其中包括海报显示单位特定的依从度和医护人员的教育课程。根据电子计数器计算的发病率显著增加（NCICU的平均计数/患者日增加22.7次，CCU的患者日增加7.3次），但根据直接观察，发病率没有显著变化[121]。Larson等研究手部卫生依从性（使用电子计数装置）以应对医院组织文化的变化[122]。在这两个中大西洋医院的准实验研究中（一家医院接受了干预，另一家作为对照），在8个月的时间内记录了860 567次手部卫生事件。在研究医院实施的干预措施包括建立领导支持以及适当手部卫生的角色建模，正向偏差以及对当前合规率单位的反馈。尽管两家医院的手部卫生率都有所上升，但干预医院的差异更大。除了手部卫生改善之外，干预组与对照组相比，VRE感染率显著降低（分别为85%和44%）[122]。其他研究表明，计数装置提供有关卫生洗涤剂使用模式的有用信息[123, 124]，例如，患者房外使用的消毒剂比患者房内使用的消毒剂的比例更高[123]。无接触式分配器优于手动分配器[124]。

其他技术，例如专用手部卫生系统和实时定位设备，则针对个人层面的手部卫生。Marra等进行了两阶段试验[125]。第一阶段使用电子计数装置评估基准手部卫生率。第二阶段使用无线识别设备（徽章）进行实时反馈，无线识别设备（徽章）在卫生保健工作人员接近病床并且没有执行手部卫生时呈红色闪烁，在执行手部卫生时呈绿色闪烁。实施实时反馈技术后，手部卫生状况显著增加（干预前为74.5次/患者日，干预期为90.1次/患者日）[125]。另一项两阶段研究以连续3次蜂鸣声和预先录制的语音提示"请洗手"的形式进行实时反馈，当医护人员在进入或离开病房时未能遵守手部卫生时。手卫生从第一阶段（干预前）的36.3%提高到第二阶段（干预后）的70.1%[126]。其他研究报告说在实施反馈技术后，手部卫生率有了类似的改善[127, 128]。另一种新颖的手部卫生技术是实时定位系统。这些系统使用诸如Wi-Fi、有源射频识别（RFID）、红外线和超声波等技术来传递来自医护人员佩戴的特殊徽章的信息。他们的优势是能够找到个人医疗保健工作者和他们访问的分配器。这些数据被传回中央服务器进行实时分析[116]。Pineles等人比较直接观察手部卫生与RFID系统。与RFID系统记录的数据相比较，直接观察结果准确率仅为52.4%[129]。

视频监控也被用于评估医护人员手部卫生依从性。Armellino等人使用视频监控作为在反馈期间之前和期间远程评估医疗ICU中的手部卫生的方式。在16周的反馈前期手部卫生率为6.5%，在反馈后16周的手部卫生率为81.6%。更重要的是，这一增长维持了75周，达到87.9%[130]。视频监控类似于直接观察，需要大量工时，但可能具有提高准确性的优点。

实施这些技术的可能障碍包括前期和维护成本以及医疗保健工作者的支持。虽然这些新技术可能会提高手部卫生监测的准确性和医护人员的依从率，但仍然存在缺陷。它们没有提供通过直接观察获得的详细监测水平，例如手部卫生技术，以及无菌操作前手部卫生习惯或手脏污时的手部卫生习惯。

2.3 使用手套和医护服可以降低交叉感染的风险

应穿戴手套以防止医护人员暴露于血源性病原体，并防止患者护理活动期间患有耐药病原体的手受到污染。尽管如此，即使使用了适当的手套，也可能会在手套取出时或在允许微生物传播的裂纹中被污染[132]。不应将手套用作手部卫生的替代品。促进手套的使用可能会增加对手部卫生协议的遵守。Kim及其同事最近的一项研究观察了使用手套和患者隔离手部消毒的比率[133]。在这项前瞻性观察性研究中，在三级医院的两个ICU中测量手部卫生和手套使用符合率。注意到超过40 h的观察和589次手部消毒机会。整体手部卫生依从性为22%。研究人员发现手套使用和手部消毒之间存在统计学显著的正相关性（RR 3.9）。隔离预防措施不会显著增加手部卫生依从性。为了控制感染，应该提倡使用手套作为限制手部沾染MRSA和VRE等耐药性病原体的手段。此外，手套使用和手部卫生应同时进行。

2.4 医护服

医护服已被用作接触预防措施的一部分，以限制医院获得性病原体的传播。一些研究记录了病人护理活动期间医护人员服装和器械的定殖，在没有使用医护服下[134-136]。Boyce等的一项研究表明，证明了一次性医护服在预防HCW衣物污染方面的功效[136]。在另一项研究中，Srinivasen等人前瞻性测量了三重护理医疗中心的16张床位医疗ICU中医护服和手套的使用效果。在3个月内，所有进入ICU的患者都通过直接拭子进行VRE的筛选。VRE培养阳性的患者根据医院政策被隔离，需要使用医护服和手套进行患者护理。在接下来的3个月中，预防措施已单独改为手套使用。在医护服/手套组中，VRE获得率是每100个病人每天有1.8个病例，在手套使用期间每100个病人只有3.78例病例[137]。

然而，并不是所有的研究都支持常规使用感染控制措施。另外，关于定殖和交叉传播的终点，与使用合适的手套和手部卫生相比对医护服的使用几乎没有增加的益处。Pelke等在8个月的时间框架内研究新生儿重症监护病房中穿着医护服的效果，采用交替的2个月医护服和非医护服周期。感兴趣的结果是定殖模式、坏死性小肠结肠炎、呼吸道合胞病毒，其他医院获得性感染、死亡率和洗手。研究人员未能证明穿着医护服和非穿着医护服队列在细菌定殖率、感染类型或死亡率方面存在显著差异。另外，手部卫生习惯没有显著差异[138]。

其他研究人员比较了衣物和手套的使用情况，以及VRE对医院获得性传播的影响。Slaughter等人比较了通用医护服和通用手套与医护服和医用手套在医疗重症监护病房采集VRE的情况。这项前瞻性研究共涉及181次连续入院。在患者护理活动期间，16床ICU中有一半被指定用于通用医护服和手套，另一半则是使用用于患者护理活动的通用手套。监测者每天从患者处获取直肠监测培养物以及患者房间的床栏，床头柜和其他常见物体的每月环境培养物。研究人员发现，在医疗ICU队列中，普遍使用医护服和手套与仅使用手套预防VRE的直肠定殖没有优势[102]。Trick及其同事比较了常规手套使用与接触隔离对熟练护理环境中多药耐药细菌传播的影响[139]。在18个月的时间内，入住急诊和长期护理机构的熟练护理单位的所有人员被随机分配到2种不同的接触隔离预防措施（使用医护服和手套），而不是在患者护理期间使用常规手套。在两个研究组之间传播包括MRSA、VRE和产广谱β-内酰胺酶生肺炎克雷伯氏菌和大肠杆菌的抗微生物剂耐药细菌没有观察到差异。值得注意的是，在常规手套使用部分[139]中可以更好地遵守适当的手套使用和手部卫生要求。Harris等在20个医疗和外科ICU中进行了一项集群随机试验，被分配到干预组的10个ICU中的所有医务工作者都必须穿戴上手套和医护服，以便所有患者接触并进入任何病房。对照组的10个ICU继续遵循其通常的护理标准，其中涉及接触预防措施（手套和医护服）用于已知感染或患有多重耐药菌的病人。MRSA和VRE的监测培养在ICU入院时和出院时进行。从26 180名患者中共收集92 241个拭子用于监测培养。在基线和研究期间，干预和控制ICU的患者获得抗生素抗性生物体的次数减少。然而，各组之间的变化差异并不显著。在这项同样的研究中，通用手套和医护服的使用导致了房间出口手部卫生依从性增加（干预前为62.9%，干预后为78.3%）。潜在的问题是，医务人员房间的进入也减少了（干预前为每小时5.24项，而干预后为每小时4.28项）。然而，不良事件发生率没有变化[140]。因此，尽管使用手套和医护服是限制医院获得性病原体交叉传播的惯例，但在流行地区，医护服使用的增加效益可能很小。

2.5　医护人员服装在医院获得性病原体中的作用

医护人员服装的污染已被详细记录[141-147]。最常见的分离的有机体包括金黄色葡萄球菌、肠球菌（包括VRE）和革兰氏阴性菌。尽管缺乏通过污染的衣物传播微生物的证据，但仍然担心医护人员的服装可能成为传播有害生物的媒介。美国医疗保健流行病学协会（SHEA）最近发布了有关急诊医院医务人员服装的专家指导[148]。尽管缺乏确凿的证据，这些建议具有低成本和低伤害的可能性。在对文献和专家意见进行全面审查的基础上，他们为自愿采纳以下政策提供了指导。

（1）肘部以下裸露（BBE）：这被定义为在执行临床工作时穿着短袖、没有手表、不戴首饰、没有绑带。据作者介绍，虽然没有直接证据表明生物体从衣服传染给患者，但这种做法得到生物合理性和低危害风险的支持。

（2）白色外套：如果使用白色外套，设施应提供两个或两个以上外套，方便进入现场洗涤。挂钩也应该由设施提供，作为在患者接触期间可以悬挂白色外套的地方。

（3）洗衣频率：每天洗涤与患者接触的衣服，白色衣服至少每周洗涤1次，并在弄脏时洗涤。优选地，在家中洗涤的物品应该经过热水洗涤循环（如果可行的话用漂白剂），然后进行干燥循环。对于不经常与患者直接接触的医护人员来说，衣物洗涤频率可较低。

（4）鞋类：为了保护医护人员的安全，应该穿戴带闭合脚趾、低跟鞋和防滑鞋底的鞋。这种做法也降低了接触血液、其他潜在传染性物质以及尖锐物体造成伤害的风险。

（5）身份证明：身份证件应由医护人员佩戴，并始终清晰可见，以便进行身份识别和安全。

（6）其他建议：应在患者之间对多个患者（如听诊器）使用的设备进行清洁。对于诸如手机、传呼机或其他衣物等附加个人物品，没有其他建议。一般来说，任何与多名患者接触的物品都应在患者之间进行清洁。

3　接触的注意事项

接触预防措施通过直接（接触患者）或间接接触（接触患者的表面或物体）来防止感染患者的生物体传播。这种预防措施要求病人要么放置在私人房间内，要么与同一个有机体的室友一起。进入房间时，医护人员应戴手套。在病人护理或环境接触后，应在离开房间之前拆下手套并执行手部卫生。另外，提倡使用防护服以降低医护人员服装污染的风险。患者接触预防措施中使用的患者护理用品，如听诊器和血压袖带，不应与其他患者共用，除非在再次使用前妥善清洁和消毒。患者应该被限制在隔离房间[150]。

接触隔离建议用于感染源性腹泻病和艰难梭菌感染。传统上，接种预防措施也被推荐用于耐药病原体，如MRSA、VRE和耐多药的革兰氏阴性杆菌的患者。但是，存在使用接触防护措施的争议。

3.1　接触注意事项存在的争论

在暴发情况下已经展示了接触预防措施的有效性[151-153]。推断这些结果导致使用接触预防措施作为控制措施用于在医疗保健机构中传播耐多药的微生物，如MRSA、VRE和耐多药的革兰氏阴性杆菌。虽然有些研究记录了使用接触预防措施时耐药生物传播率降低的情况，但其他研究未能证实这种关联[140, 161-163]。除了相互矛盾的结果之外，缺乏精心设计、稳健的研究。

一些研究已经注意到接触预防措施不符合要求。一项大型的前瞻性队列研究分析了接触分离实践的各个组成部分的遵守情况，包括戴手套前的手部卫生、更衣、使用手套、脱下长衫和手套，以及取下长衫和手套后的手部卫生。在所观察到的1 013名医护人员中，只有28.9%的人遵守所有接触防护措施[161]。另一项涉及900张床位的三级护理教学医院的前瞻性观察性研究观察到常规长袍的总体依从率为73%。具体来说，医护人员符合率为76%，而访问者依从率为65%[162]。另一方面，有人认为，长袍使用可能实际上会改善手部卫生依从率。戈兰等在同一三级医院的两个ICU中进行了一项介入性研究，研究了这一假设。干预ICU取消了接触预防措施的使用，而另一个ICU继续使用衣服和手套进行接触预防措施。值得关注的是，观察到整体手部卫生依从性非常低（患者护理前为10.1%，患者护理后为35.6%，患者护理前后仅为5%）。干预组和对照组手部卫生依从性没有差异[163]。另一项观察性研究表明，接触预防措施（63.2%）与未接触预防措施的患者（47.4%）相比，退出患者房间的手部卫生依从率（$p<0.001$）[164]。值得注意的是，最近的一项前瞻性队列研究发现，随着隔离负担从≤20%增加到>60%，进入房间的手部卫生依从率从43.6%下降到4.9%[161]。

还是有令人忧虑的事情发生。与使用有关的不良事件已经记录了接触预防措施。Saint等在一项前瞻性队列研究中报道，接触预防措施的患者接受主诊医师检查的次数少于非隔离对照者（分别为

35%和73%）[165]。2009年，Morgan等对与接触预防有关的不良后果的文献进行了评估，确认了4项主要成果：孤立患者与医疗保健工作者接触较少、护理延误和不良事件增加、焦虑和抑郁增加以及对护理更加不满[164]。自那时以来，其他几份报告强化了这些结果。一项前瞻性观察研究报告说，采取接触预防措施的患者每小时医护人员接触次数减少36.4%，与医护人员接触时间减少17.7%。这些患者的外部访问者也较少。另一项研究比较150名患者采取接触预防措施和300名对照者。孤立的患者更可能经历可预防的不良事件，如跌倒和压力性溃疡，经历对护理的满意度较低，并且医师进度记录较少[166]。另一项研究调查了1 876名成年患者。那些采取接触预防措施患者有更高的抑郁和焦虑评分[167]。此外，采取接触预防措施的患者会出现更多的用药错误，如错误使用胰岛素和抗凝剂给药[168]。

4　控制医院获得性耐药菌暴发流行的措施

疾控中心发表的数据表明，超过70%的细菌病原体与医院获得性感染有关，至少对一种常用的抗感染药物具有抗药性[169]。另外，目前的证据表明：MRSA和VRE在交叉传播中所占的比例很大。克隆MRSA菌株在医疗保健环境中的传播已经通过脉冲场凝胶电泳所证实，并且发生在各种医疗机构，包括综合医院病房、新生儿重症监护病房和外科重症监护病房[155, 170-178]。类似地，VRE在医疗机构内的克隆传播已经通过分子分型进行了记录[179-189]。

没有一种适用于控制医院获得性耐药病原体的方法，如MRSA或VRE。文献中充斥着关于限制耐药病原体传播的干预措施和方案报道。这些例子发生在不同的患者群体中，例如医院病房、重症监护病房和新生儿病房，通常涉及多种干预措施的不同组合，例如监测培养、分离物的脉冲场凝胶电泳分型、患者隔离、群体分组、手套、穿医护服、抗生素限制和医务人员非定殖化[10, 190-195]。控制医院获得的MRSA或VRE等病原体传播的最佳方法应考虑医院获得性感染的传播频率、病菌库、患者风险因素和医疗系统资源，以实施各种感染控制措施。

5　无症状患者耐药菌定殖的筛选

随着患者感染和MRSA或VRE等抗药性病原体定殖的发生率有所增加，这种现象的管理已经有所发展。积极的策略包括筛查以检测无症状携带者和严格使用隔离措施来控制传播。尽管如此，对于控制潜在的医院获得性病原体的地方性流行传播的方法的基本原理和有效性仍然有很多争论。

在美国卫生保健流行病学协会（SHEA）最新的抗生素耐药性病原体预防和传播指南中，强烈建议使用主动监测培养物来鉴定MRSA和VRE储库[196]。主动监测的最终目标是确定每一个被感染患者，以便实施感染控制干预措施，如接触隔离和分组，以降低交叉传播的风险。根据SHEA指南，这些主动监测培养在入院时适用于携带MRSA和/或VRE的高危患者[196-201]。对于持续或住院时间延长的患者，或由于住院地点、潜在合并症和同时抗生素治疗导致的VRE或MRSA高风险患者，建议定期重新培养，通常每周进行一次[176, 187, 202-209]。此外，对于高危患者监测确定的VRE或MRSA流行率高的设施，应进行全机构范围调查，以确定这些患者是否接触隔离或共同接受[196]。

然而，由英国国家卫生服务局最近发表的关于隔离政策的评论强调了MRSA不同隔离和筛查政策有效性的有力证据[210]。数据来源于报道感染控制机制，政策和MRSA相关结局干预措施的文章，包括定殖或感染。从4 382篇摘要中，完成了254篇全文评论，最终评审纳入了46篇论文。在46项研究中，18项包括使用隔离病房、9项使用护士队列、19项涉及其他隔离政策，包括不同干预措施的多种组合，例如单人或多人入住房间的病人队列，严格使用医护服、手套和面罩，抗生素处方的变化，入院时的筛查和随后的每周检查，提示患者出院，莫匹罗星进行非定殖化，对卫生保健工作者提供或不提供反馈的手部卫生教育以及抗生素限制。尽管该评价的结论是包括隔离在内的协同努力可以降低地方流行和流行病地区MRSA的发病率，但其他一些发现值得注意。大多数研究有多种干预措施和主要的方法缺陷，如缺乏防止偏倚的措施、缺乏混杂因素考虑和不恰当的统计分析。因此，许多研究中的证据质量被认为很薄弱，MRSA降低的许多替代和合理的解释不能被排除，隔离措施的作用和影响没有经过精心设计的研究评估。

至少有一篇最近发表的设计良好的前瞻性研究评估了MRSA在重症监护室环境中的单室和队列分离疗效[211]。在两所教学医院的重症监护室进行的1年分析中，所有患者均在入院时和每周一次进行了MRSA筛查。在前3个月和最后3个月期间，所有MRSA阳性患者被转移到单一占用隔离室或与其他MRSA阳性患者共同转诊。在中期6个月期间，MRSA阳性患者不会被隔离或同时接受治疗，除非他们与另一种多药耐药病原体共同定殖。患者特征、手部卫生依从性和MRSA采集率在患者移动和未移动期间类似。使用Cox比例风险模型来控制混杂因素，如性别、年龄、APACHE Ⅱ评分、抗生素使用、血管内导管数量和定殖压力，两组之间未观察到MRSA采集显著减少[211]。

采用严格的隔离措施可能会导致严重的后果，对患者护理的过程和质量产生严重影响。Evans等人前瞻性观察在ICU和普通手术楼层的外科病人。在ICU和手术楼层，接触隔离手术患者的医护人员就诊次数较少，整体接触时间较短，尽管APACHE Ⅱ评分测量的疾病严重程度较高[212]。Stelfox等人研究了使用病例对照研究设计分离出MRSA相关感染控制预防措施的患者接受的医疗护理质量。虽然孤立和对照患者的基线特征相似，但孤立患者的可能性是非孤立患者在住院期间发生不良事件的2倍。这些不良事件包括支持性护理措施和护理措施过程，如生命体征不完整或不存在的日子以及没有护理记录和医生进度记录的日子。此外，MRSA接触隔离的患者对其治疗质量表现出更大的不满[166]。同样，Saint和他的同事在一项对两种住院医疗服务进行的前瞻性队列研究中观察到，接触隔离患者作为非孤立患者的可能性是主治医师检查的一半[165]。

接触隔离可能对患者的心理具有不利的影响。一项横断面匹配病例对照研究比较了接触性孤立与非孤立性老年患者[213]。接触分离组表现出的抑郁和焦虑症状水平超过非接触分离组的水平。Catalano等人前瞻性研究接触隔离对非危重病住院患者焦虑和抑郁的影响[214]。将MRSA或VRE接触分离的患者与不需要隔离的传染性疾病的其他住院患者进行比较。所有患者在住院过程中均进行了汉密尔顿焦虑和抑郁评定量表评估。尽管在基线焦虑和抑郁评分方面没有显著差异，但对于接触隔离患者，两种评分在住院期间后期均有统计学意义的高分值。

因此，控制地方性耐药病原体如MRSA或VRE的最佳策略尚未确定。对定殖的病人群体层监视培养的积极措施可能无法有效降低病原体交叉传播的速度。此外，随着监测培养等隔离措施的介入可能会增加患者抑郁和焦虑，并可能对护理的过程和质量都有不利影响。

6 抗生素控制项目和医院获得性感染的监测

广泛使用抗生素的影响，包括对公共健康的影响，超出了本章的范围。读者可以参考本教科书中的其他章节以获取有关该主题的更多信息。尽管抗生素压力直接导致医院获得性感染交叉传播的程度仍然很差，但值得一提的是一些研究和观察。Harbath及其同事前瞻性研究了心血管手术患者的手术部位感染。在这个队列中，长时间使用头孢菌素预防性抗生素是头孢菌素耐药革兰氏阴性杆菌感染的逻辑回归分析的独立危险因素[215]。此外，在一项新生儿重症监护病房的前瞻性非随机队列研究中，新的经验性抗生素方案的改变导致革兰氏阴性生物对标准或先前经验方案耐药的定殖或感染减少[216]。Donskey及其同事发现肠道VRE定殖与定殖压力，喂食管和头孢菌素使用存在显著相关性[217]。同样，MRSA定殖与抗生素的使用有关。正如多变量回归分析所定义的，延长MRSA定殖的一个重要危险因素是使用氟喹诺酮[218]。此外，使用生态学研究设计，比利时的研究人员报道了氟喹诺酮的使用与MRSA感染之间存在直接关联[219]。在医院获得性耐药病原体率升高的情况下，应考虑应用抗生素限制和控制计划。

根据美国卫生保健流行病学协会（SHEA），抗菌药物管理是指协调干预措施，旨在通过促进选择来改进和测量抗菌剂的适当使用最佳抗微生物药物方案、剂量、治疗持续时间和给药途径[220]。敦促美国的所有医疗机构采用抗菌药物管理计划。这些计划的目标是通过优化抗菌药物使用来改善临床结果，以便最大限度地减少毒性，减少不良事件，并减少导致抗生素耐药性的选择性压力。2012年，SHEA、美国传染病协会（IDSA）和儿科传染病学会（PIDS）发布了关于抗微生物管理的联合政策声明[221]，并提出了以下几个建议。

第一，应通过监管任务［通过州和联邦授权以及医疗保险和医疗补助服务中心（CMS）的组合］，要求开展抗菌药物管理计划。但是，目标应该足够灵活，以便资源有限的设施能够继续参与此类计划。一个计划的要求应该包括：（a）一个多学科的抗菌管理团队，由医生指导，至少有一名团队成员接受过抗菌药物管理培训。团队应该至少包括一名医生、一名药剂师、一名临床微生物学家和一名感染预防专家。（b）药物配方仅限于临床需要的非重复性抗生素。（c）使用抗生素治疗常见临床综合征的体制指南。（d）以冗余、不适当或不充分的方式检测和消除抗生素的使用方法（例如，使用抗生素治疗非细菌性疾病和使用抗生素方案，这些抗生素方案要么过于宽泛、要么不够广泛或者不适合病原体）。（e）监测内部基准抗生素使用的过程。（f）定期向临床医师分发设施特异性抗生素药物。

此外，CMS应要求机构向国家医疗保健安全网络（NHSN）药物相关模块的抗菌药物使用和耐药选项进行汇报，开展前瞻性监测和并行干预以优化抗菌药物使用，建立国家抗菌药物使用基准根据护理和患者组合的敏锐度，并报告有效抗菌药物使用的其他指标，例如耐药生物体和艰难梭菌感染的发病率。

第二，对于门诊医疗机构而言，不存在经过验证的抗菌药物管理干预措施。因此，试点项目应设计为在这些环境中开展和实施抗菌药物管理干预措施。国家组织，例如国际原子能机构医疗研究和质量（AHRQ）、CMS、国立卫生研究院（NIH）和疾病控制和预防中心（CDC）应为这些项目提供资金。建议的研究领域包括将临床决策支持纳入电子健康记录和电子处方系统。一旦确认，干预措施应成为CMS要求。

第三，应该建立机制来教育医生学员（如医学专业学生、住院医师和研究员）关于抗生素耐药性和抗菌药物管理。此外，执业临床医生也应接受教育。例如，教育材料可以通过专业协会、FDA和个人机构进行分发。

第四，应该有一个收集抗菌素使用数据的国家系统，然后可以用它来对机构进行基准测试。这些数据可能会被用作基于激励的支付系统的一部分。

第五，需要开展抗菌药物管理研究，以了解抗菌素耐药性以及干预措施如何影响抗菌药物耐药性。这最好通过转化研究来完成。研究重点应放在以下几点：（a）制定适当和不适当的抗微生物药物使用标准定义、使用措施和导致误用的因素。此外，应制定标准化的数据收集工具，用于测量和解释抗微生物药物的使用。（b）确定在各种环境下实施抗生素管理计划的最有效和最具成本效益的手段，使用强大的研究设计。（c）开发和验证过程和结果测量，以便比较医疗机构内部和整个医疗机构内的抗菌药物使用情况。措施可能包括有效和适当使用抗生素的替代指标，例如耐药菌和艰难梭菌感染引起的感染率、抗生素的不良反应以及住院/ICU的住院时间。（d）了解仿制药与商品名抗菌剂如何影响使用。（e）评估快速诊断检测和生物标志物（如降钙素原）对抗生素使用的影响，以及是否减少不必要的抗生素使用（例如病毒感染）。

7 结论

过去20年来，医院获得性抗生素耐药病原体的流行率显著增加。医院感染控制项目对控制抗生素耐药微生物越来越重要。通过抗药性病原体来控制医院感染传播的策略是多种多样的。病人、医疗保健人员和环境是耐药性病原体的储存库。对于MRSA定殖的高危患者，如手术候选者和重症监护病房的患者，应考虑使用鼻莫匹罗星去殖化。患有抗药性病原体如MRSA、VRE和耐药性革兰氏阴性杆菌的患者可能会污染环境。因此，所有医疗机构都应制定终端和定期对患者护理区和环境服务进行消毒的政策。医护人员手中医院获得的病原体的交叉传播已有详细记录。应使用含药洗手剂（酒精、葡萄糖酸氯己定、三氯生）进行细致的手部卫生，这些杀菌剂可有效减少手部的细菌数量。促进手部卫生依从性的措施应包括努力加强使用触手可及、易于使用、含药的手部卫生用品，并配以医院范围的、由政府支持的、高度优先的手部卫生活动。手套的使用有利于限制医务人员手部的污染，但不能代替手部卫生。人们担心医院获得的病原体对人员服装的污染导致将衣服用于接触隔离的患者。长袍和手套使用的增加收益可能很小。基于传播的预防措施可用于控制医院获得性感染，包括接触、空气传播和液滴预防措施。无症状储库的积极监测可能具有价值，但并非没有争议，包括关于疗效和对护理质量的影响问题。感染控制计划的其他考虑因素包括抗生素控制计划和医院获得性病原体感染监测系统。这种类型的监测对于确定流行率和疾病暴发程度，以及制定特定机构抗菌谱图至关重要。最终，医院感染监测计划的目的是确定流行率、识别暴发情况，并在确认感染的范围和原因时获取有价值的数据。这些数据以后将应用于规划和实施降低风险政策和干预措施。

参考文献

[1] Sievert DM, Ricks P, Edwards JR, et al. Antimicrobial-Resistant Pathogens Associated with Healthcare-Associated Infections: Summary of Data Reported to the National Healthcare Safety Network at the Centers for Disease Control and Prevention, 2009—2010. Infect Control Hosp Epidemiol. 2013; 34 (1): 1-14.

[2] Reacher M, Shah A, Livermore D, et al. Bacteraemia and antibiotic resistance of its pathogens reported in England and Wales between 1990 and 1998: trend analysis. BMJ. 2000; 320: 213.

[3] Diekema D, Pfaller M, Jones R, et al. Trends in antimicrobial susceptibility of bacterial pathogens isolated from patients with bloodstream infections in the USA, Canada and Latin America. Int J Antimicrob Agents. 2000; 13: 257.

[4] deKraker ME, Jarlier V, Monen JC, et al. The changing epidemiology of bacteraemias in Europe: trends from the European Antimicrobial Resistance Surveillance System. Clin Microbiol Infect. 2013; 19 (9): 860-8.

[5] Wong M, Kauffman C, Standiford H, Linden P, Fort G, Fuchs H, et al. Effective suppression of vancomycin-resistant Enterococcus species in asymptomatic gastrointestinal carriers by a novel glycolipodepsipeptide, ramoplanin. Clin Infect Dis. 2001; 33: 1476.

[6] Noble W, Valkenburg H, Wolters C. Carriage of Staphylococcus aureus in random samples of a normal population. J Hyg. 1967; 65: 567.

[7] Casewell M, Hill R. The carrier state: methicillin-resistant Staphylococcus aureus. J Antimicrob Chemother. 1986; 18 (Suppl A): 1.

[8] Willems FTC. Epidemiology of nasal carriage of *Staphylococcus aureus*. In: van der Meer JWM, editor. Nasal carriage of Staphylococcus aureus. A round table discussion, vol. 3. Amsterdam: ExcerptaMedica; 1990.

[9] Dupeyron C, Campillo B, Mangeney N, Bordes M, Richardet J, Leluan G. Carriage of Staphylococcus aureus and of gram-negative bacilli resistant to third-generation cephalosporins in cirrhotic patients: a prospective assessment of hospital-acquired infections. Infect Control Hosp Epidemiol. 2001; 22: 427.

[10] Jernigan J, Clemence M, Stott G, Titus M, Alexander C, Palumbo C, Farr B. Control of methicillin-resistant Staphylococcus aureus at a university hospital: one decade later. Infect Control Hosp Epidemiol. 1995; 16: 686-96.

[11] Sheckler W, Peterson P. Infections and infection control among residents of eight rural Wisconsin nursing homes. Arch Intern Med. 1986; 146: 1981-4.

[12] Hsu C. Serial survey of methicillin-resistant *Staphylococcus aureus* nasal carriage among residents in a nursing home. Infect Control Hosp Epidemiol. 1991; 12: 416-21.

[13] Lee Y, Cesario T, Gupta G, Flionis L, Tran C, Decker M, Thrupp L. Surveillance of colonization and infection with Staphylococcus aureus susceptible or resistant to methicillin in a community skilled-nursing facility. Am J Infect Control. 1997; 25: 312-21.

[14] Garrouste-Orgeas M, Timsit J, Kallel H, Ali A, Dumay M, Paoli B, Misset B, Carlet J. Colonization with methicillin-resistant Staphylococcus aureus in ICU patients: morbidity, mortality, and glycopeptide use. Infect Control Hosp Epidemiol. 2001; 22: 687.

[15] Girou E, Pujade G, Legrand P, Cizeau F, Brun-Buisson C. Selective screening of carriers for control of methicillin-resistant

Staphylococcus aureus（MRSA）in high-risk hospital areas with a high level of endemic MRSA. Clin Infect Dis. 1999；27：543.

［16］　Trick W, Weinstein R, DeMarais P, Kuehnert M, Tomaska W, Nathan C, et al. Colonization of skilled-care facility residents with antimicrobial-resistant pathogens. JAGS. 2001；49：270.

［17］　Warren D, Nitin A, Hill C, Fraser V, Kollef M. Occurrence of co-colonization or co-infection with vancomycin-resistant enterococci and methicillin-resistant Staphylococcus aureus in a medical intensive care unit. Infect Control Hosp Epidemiol. 2004；25：99.

［18］　Franchi D, Climo M, Wong A, Edmond M, Wenzel R. Seeking vancomycin resistant Staphylococcus aureus among patients with vancomycin-resistant enterococci. Clin Infect Dis. 1999；29：1566.

［19］　Pujol M, Pena C, Pallares R, et al. Nosocomial Staphylococcus aureus bacteremia among nasal carriers of methicillin-resistant and methicillin-susceptible strains. Am J Med. 1996；100（5）：509-16.

［20］　Davis K, Stewart J, Crouch H, Florez C, Hospenthal D. Methicillin-resistant Staphylococcus aureus（MRSA）nares colonization at hospital admission and its effect on subsequent MRSA infection. Clin Infect Dis. 2004；39：776.

［21］　An S, Panhotra B, Venkateshappa C, Sundaram D, Naguib M, Uzzaman W, Mulhim K. The impact of nasal carriage of methicillin-resistant and methicillin-susceptible Staphylococcus aureus（MRSA & MSSA）on vascular access-related septicemia among patients with type-II diabetes on dialysis. Ren Fail. 2002；24：763.

［22］　Wang J, Chang S, Ko W, Chang Y, Chen M, Pan H, Luh K. A hospital-acquired outbreak of methicillin-resistant Staphylococcus aureus infection initiated by a surgeon carrier. J Hosp Infect. 2001；47：104.

［23］　Boyce J, Potter-Bynoe G, Chenevert C, King T. Environmental contamination due to Methicillin-resistant Staphylococcus aureus：possible infection control implications. Infect Control Hosp Epidemiol. 1997；18：622.

［24］　Arnow P, Allyn P, Nichols E, Hill D, Pezzlo M, Bartlett R. Control of methicillin-resistant *Staphylococcus aureus* in a burn unit：role of nurse staffing. J Trauma. 1982；22：954.

［25］　Espersen F, Nielsen P, Lund K, Sylvest B, Jensen K. Hospital-acquired infections in a burn unit caused by an imported strain of *Staphylococcus aureus* with unusual multi-resistance. J Hyg. 1982；88：535.

［26］　Reagan D, Doebbeling R, Pfaller M, Sheetz C, Houston A, Hollis F, Wenzel R. Elimination of coincident Staphylococcus aureus nasal and hand carriage with intranasal application of mupirocin calcium ointment. Ann Intern Med. 1991；114：101.

［27］　Darouiche R, Wright C, Hamill R, Koza M, Lewis D, Markowski J. Eradication of colonization by methicillin-resistant staphylococcus aureus by using oral minocycline-rifampin and topical mupirocin. Antimicrob Agents Chemother. 1991；35：1612.

［28］　Talon D, Rouget C, Cailleaux V, Bailly P, Thouverez M, Barale F, Michel-Briand Y. Nasal carriage of Staphylococcus aureus and cross-contamination in a surgical intensive care unit：efficacy of mupirocin ointment. J Hosp Infect. 1995；30：39.

［29］　Herwaldt L. Staphylococcus aureus nasal carriage and surgical-site infections. Surgery. 2003；134：S2.

［30］　Perl T, Cullen J, Wenzel R, Zimmerman B, Pfaller M, Sheppard D, Twombley J, French P, Herwaldt L, et al. Intranasal mupirocin to prevent postoperative Staphylococcus aureus infections. N Engl J Med. 2002；346：1871.

［31］　Wenzel RP, Edmond MB. Infection control：the case for horizontal rather than vertical interventional programs. Int J Infect Dis. 2010；14 Suppl 4：S3-5.

［32］　Haung SS, Septimus E, Kleinman K, et al. Targeted versus universal decolonization to prevent ICU infection. N Engl J Med. 2013；24：2255-65.

［33］　McDonnell G, Russell AD. Antiseptics and disinfectants：activity, action, and resistance. Clin Microbiol Rev. 1999；12：147-79.

［34］　Paulson DS. Efficacy evaluation of a 4% chlorhexidine gluconate as a full-body shower wash. Am J Infect Control. 1993；21：205-9.

［35］　Edmiston CE, Seabrook JR, Johnson CP, et al. Comparative of a new and innovative 2% chlorhexidine gluconate-impregnated cloth with 4% chlorhexidine gluconate as topical antiseptic for preparation of the skin prior to surgery. Am J Infect Control. 2007；35：89-96.

［36］　Lin MY, Lolans K, Blom DW, et al. The effectiveness of routine daily chlorhexidine gluconate bathing in reducing Klebsiella pneumoniae carbapenemase-producing Enterobacteriaceae skin burden among long-term acute care hospital patients. Infect Control Hosp Epidemiol. 2014；35（4）：440-2.

［37］　Karki S, Heng AC. Impact of non-rinse skin cleansing with chlorhexidine gluconate on prevention of healthcare-associated infections and colonization with multi-resistant organisms：a systematic review. J Hosp Infect. 2012；82（2）：71-84.

［38］　Climo MW, Yokoe DS, Warren DK, et al. Effect of Daily Chlorhexidine Bathing on Hospital-Acquired Infection. N Engl J Med. 2013；368：533-42.

［39］　Rupp ME, Cavalieri RJ, Lyden E, et al. Effect of hospital-wide chlorhexidine patient bathing on healthcare-associated infections. Infect Control Hosp Epidemiol. 2012；33（11）：1094-100.

［40］　Milstone AM, Elward A, Song X, et al. Daily chlorhexidine bathing to reduce bacteraemia in critically ill children：a multicentre, cluster-randomised, crossover trial. Lancet. 2013；381：1099-106.

［41］　United States Food and Drug Administration. 2% ChlorhexidineGluconate（CHG）Cloth. Safety labeling changes approved by FDA Center for Drug Evaluation and Research. 2012. Accessed from http://www.fda.gov/Safety/MedWatch/SafetyInformation/Safety-RelatedDrugLabelingChanges/ucm307387.htm.

［42］　Naparstek L, Carmeli Y, Chmelnitsky I, et al. Reduced susceptibility to chlorhexidine among extremely-drug-resistant strains of *Klebsiella pneumonia*. J Hosp Infect. 2012；81（1）：15-9.

［43］　Horner C, Mawer D, Wilcox M. Reduced susceptibility to chlorhexidine in staphylococci：is it increasing and does it matter? J Antimicrob Chemother. 2012；67（11）：2547-59.

［44］　Bonten M, Hayden M, Nathan C, van Voorhis J, Matushek M, Slaughter S, Rice T, Weinstein R. Epidemiology of colonization of patients and environment with vancomycin-resistant enterococci. Lancet. 1996；348：1615.

［45］　Martinez J, Ruthazer R, Hanjosten K, Barefoot L, Snydman D. Role of environmental contamination as a risk facto for acquisition of vancomycin-resistant enterococci in patients treated in a medical intensive care unit. Arch Intern Med. 2003；163：1905.

［46］　Trick W, Temple R, Chen D, Wright M, Solomon S, Peterson L. Patient colonization and environmental contamination by vancomycin-resistant enterococci in a rehabilitation facility. Arch Phys Med Rehabil. 2002；83：899.

［47］ Devine J，Cooke R，Wright E. Is methicillin-resistant Staphylococcus aureus（MRSA）contamination of ward-based computer terminals a surrogate marker for nosocomial MRSA transmission and handwashing compliance? J Hosp Infect. 2001；48：72.

［48］ Duckro A，Blom D，Lyle E，Weinstein R，Hayden M. Transfer of vancomycin-resistant enterococci via health care worker hands. Arch Intern Med. 2005；165：302.

［49］ Rutala WA. APIC guideline for selection and use of disinfectants. Am J Infect Control. 1996；24：313.

［50］ Rastogi VK，Wallace L，Smith LS. Disinfection of Acinetobacter baumannii-contaminated surfaces relevant to medical treatment facilities with ultraviolet C light. Mil Med. 2007；172（11）：1166.

［51］ Passaretti CL，Otter JA，Reich NG，et al. An evaluation of environmental decontamination with hydrogen peroxide vapor for reducing the risk of patient acquisition of multidrug-resistant organisms. Clin Infect Dis. 2013；56（1）：27-35.

［52］ Boyce JM，Havill NL，Havill HL，et al. Comparison of fluorescent marker systems with 2 quantitative methods of assessing terminal cleaning practices. Infect Control Hosp Epidemiol. 2011；32（12）：1187-93.

［53］ Larson E，The Association for Professionals in Infection Control and Epidemiology 1992—1993 and 1994 APIC Guidelines Committee. APIC guideline for handwashing and hand antisepsis in health care settings. Am J Infect Control. 1995；23：251.

［54］ Centers for Disease Control and Prevention. Guideline for hand hygiene in health-care settings. Morb Mortal Wkly Rep. 2002；51：1.

［55］ Sproat L，Inglis T. A multicentre survey of hand hygiene practice in intensive care units. J Hosp Infect. 1994；26：137.

［56］ Lowbury E. Gram-negative bacilli on the skin. Br J Dermatol. 1969；81（supp 1）：55.

［57］ Noble W. Distribution of the micrococcaceae. Br J Dermatol. 1969；81（Supp 1）：27.

［58］ McBride M，Duncan W，Bodey G，McBride C. Microbial skin flora of selected cancer patients and hospital personnel. J Clin Microbiol. 1976；3：14.

［59］ Casewell M. Role of hands in nosocomial gram-negative infection. In：Maiback HI，Aly R，editors. Skin microbiology：relevance to clinical infection. New York，NY：Springer；1981.

［60］ Larson E，McGinley K，Foglia A，Talbot G，Leyden J. Composition and antimicrobic resistance of skin flora in hospitalized and healthy adults. J Clin Microbiol. 1986；23：604.

［61］ Ehrenkranz N，Alfonso B. Failure of bland soap handwash to prevent hand transfer of patient bacteria to urethral catheters. Infect Control Hosp Epidemiol. 1991；12：604.

［62］ Sanderson P，Weissler S. Recovery of coliforms from the hands of nurses and patients：activities leading to contamination. J Hosp Infect. 1992；21：85.

［63］ Coello R，Jimenez J，Garcia M，et al. Prospective study of infection，colonization and carriage of methicillin-resistant Staphylococcus aureus in an outbreak affecting 990 patients. Eur J Clin Microbiol Infect Dis. 1994；13：74.

［64］ Sanford M，Widmer A，Bale M，Jones R，Wenzel R. Efficient detection and long-term persistence of the carriage of methicillin-resistant Staphylococcus aureus. Clin Infect Dis. 1994；19：1123.

［65］ Bertone S，Fisher M，Mortensen J. Quantitative skin cultures at potential catheter sites in neonates. Infect Control Hosp Epidemiol. 1994；15：315.

［66］ Bonten M，Hayden M，Nathan C，VanVoorhis J，et al. Epidemiology of colonization of patients and environment with vancomycin-resistant enterococci. Lancet. 1995；348：1615.

［67］ Larson E，Cronquist A，Whittier S，Lai L，Lyle C，Della LP. Differences in skin flora between inpatients and chronically ill patients. Heart Lung. 2000；29：298.

［68］ Polakoff S，Richards I，Parker M，Lidwell O. Nasal and skin carriage of Staphylococcus aureus by patients undergoing surgical operation. J Hyg. 1967；65：559.

［69］ Larson E，Leyden J，McGinley K，Grove G，Talbot G. Physiologic and microbiologic changes in skin related to frequent handwashing. Infect Control. 1986；7：59.

［70］ Meers P，Yeo G. Shedding of bacteria and skin squames after handwashing. J Hyg. 1978；81：99.

［71］ Winnefeld M，Richard M，Drancourt M，Grobb J. Skin tolerance and effectiveness of two hand decontamination procedures in every-day hospital use. Br J Dermatol. 2000；143：546.

［72］ Maki D，Zilz M，Alvarado C. Evaluation of the antibacterial efficacy of four agents for handwashing. In：Nelson JC，Grassi C，editors. Current chemotherapy and infectious disease proceedings of the 11th International Congress on Chemotherapy and the 19th ICAAC. Washington，DC：American Society for Microbiology；1979.

［73］ Boyce J，Kelliher S，Vallande N. Skin irritation and dryness associated with two hand-hygiene regimens：soap-and-water handwashing versus hand antisepsis with an alcoholic hand gel. Infect Control Hosp Epidemiol. 2000；21：442.

［74］ Wade J，Casewell M. The evaluation of residual antimicrobial activity on hands and its clinical relevance. J Hosp Infect. 1991；18（Supp 2）：23.

［75］ Doebbeling B，Stanley G，Sheetz C，Pfaller M，Houston A，Annis L，Li N，Wenzel R. Comparative efficacy of alternative hand-washing agents in reducing nosocomial infections in intensive care units. N Engl J Med. 1992；327：88.

［76］ Pittet D，Hugonnet S，Harbarth S，Mourouga P，Sauvan V，Touveneau S. Effectiveness of a hospital-wide programme to improve compliance with hand hygiene. Lancet. 2000；356：1307.

［77］ Lund S，Jackson J，Leggett J，Hales L，Dworkin R，Gilbert D. Reality of glove use and handwashing in a community hospital. Am J Infect Control. 1994；22：352.

［78］ Meengs M，Giles B，Chisholm C，Cordell W，Nelson D. Hand washing frequency in an emergency department. Ann Emerg Med. 1994；23：1307.

［79］ Mayer J，Dubbert P，Miller M，Burkett P，Chapman S. Increasing handwashing in an intensive care unit. Infect Control. 1986；7：259.

［80］ Preston G，Larson E，Stamm W. The effect of private isolation rooms on patient care practices，colonization and infection in an intensive care unit. Am J Med. 1981；70：641.

［81］　Kaplan L，McGuckin M. Increasing handwashing compliance with more accessible sinks. Infect Control. 1986；7：408.

［82］　Bischoff W，Reynolds T，Sessler C，Edmond M，Wenzel R. Handwashing compliance by health care workers. The impact of introducing an accessible，alcohol-based hand antiseptic. Arch Intern Med. 2000；160：1017.

［83］　Wurtz R，Moye G，Jovanovic B. Handwashing machines，handwashing compliance，and potential for cross-contamination. Am J Infect Control. 1994；22：228.

［84］　Albert R，Condie F. Hand-washing patterns in medical intensive-care units. N Engl J Med. 1981；304：1465.

［85］　Larson E. Compliance with isolation technique. Am J Infect Control. 1983；11：221.

［86］　Donowitz L. Handwashing techniques in a pediatric intensive care unit. Am J Dis Child. 1987；141：683.

［87］　Conly J，Hill S，Ross J，Lertzman J，Loule T. Handwashing practices in an intensive care unit：the effects of an education program and its relationship to infection rates. Am J Infect Control. 1989；17：330.

［88］　DeCarvalho M，Lopes J，Pellitteri M. Frequency and duration of handwashing in a neonatal intensive care unit. Pediatr Infect Dis J. 1989；8：179.

［89］　Graham M. Frequency and duration of handwashing in an intensive care unit. Am J Infect Control. 1990；18：77.

［90］　Dubbert P，Dolce J，Richter W，Miller M，Chapman S. Increasing ICU staff handwashing：effects of education and group feedback. Infect Control Hosp Epidemiol. 1990；11：191.

［91］　Simmons B，Bryant J，Neiman K，Spencer L，Arheart K. The role of handwashing in prevention of endemic intensive care unit infections. Infect Control Hosp Epidemiol. 1990；11：589.

［92］　Pettinger A，Nettleman M. Epidemiology of isolation precautions. Infect Control Hosp Epidemiol. 1991；12：303.

［93］　Lohr J，Ingram D，Dudley S，Lawton E，Donowitz L. Hand washing in pediatric ambulatory settings：an inconsistent practice. Am J Dis Child. 1991；145：1198.

［94］　Raju T，Kobler C. Improving handwashing habits in the newborn nurseries. Am J Med Sci. 1991；302：355.

［95］　Larson E，McGinley K，Foglia A，et al. Handwashing practices and resistance and density of bacterial hand flora on two pediatric units in Lima，Peru. Am J Infect Control. 1992；20：65.

［96］　Zimakoff J，Stormark M，Larsen S. Use of gloves and handwashing behaviour among health care workers in intensive care units. A multicentre investigation in four hospitals in Denmark and Norway. J Hosp Infect. 1993；24（1）：63-7.

［97］　Pelke S，Ching D，Easa D，Melish M. Gowning does not affect colonization or infection rates in a neonatal intensive care unit. Arch Pediatr Adolesc Med. 1994；148：24.

［98］　Gould D. Nurses' hand decontamination practice：results of a local study. J Hosp Infect. 1994；28：15.

［99］　Shay D，Maloney S，Montecalvo M，et al. Epidemiology and mortality risk of vancomycin-resistant enterococcal bloodstream infections. J Infect Dis. 1995；172：993.

［100］　Berg D，Hershow R，Ramirez C. Control of nosocomial infections in an intensive care unit in Guatemala City. Clin Infect Dis. 1995；21：588.

［101］　Tibbals J. Teaching hospital medical staff to handwash. Med J Aust. 1996；164：395.

［102］　Slaughter S，Hayden M，Nathan C，et al. A comparison of the effect of universal use of gloves and gowns with that of glove use alone on acquisition of vancomycin-resistant enterococci in a medical intensive care unit. Ann Intern Med. 1996；125：448.

［103］　Dorsey S，Cydulka R，Emerman C. Is handwashing teachable？：failure to improve handwashing behavior in an urban emergency department. Acad Emerg Med. 1995；3：360.

［104］　Watanakunakorn C，Wang C，Hazy J. An observational study of hand washing and infection control practices by healthcare workers. Infect Control Hosp Epidemiol. 1998；19：858.

［105］　Avila-Aguero M，UmaZa M，Jimenez A，Faingezicht I，Paris M. Handwashing practices in a tertiary-care，pediatric hospital and the effect on an education program. Clin Perform Qual Health Care. 1998；6：70.

［106］　Kirkland K，Weinstein J. Adverse effects on contact isolation. Lancet. 1999；354：1177.

［107］　Maury E，Alzieu M，Baudel J，et al. Availability of an alcohol solution can improve hand disinfection compliance in an intensive care unit. Am J Respir Crit Care Med. 2000；162：324.

［108］　Muto C，Sistrom M，Farr B. Hand hygiene rates unaffected by installation of dispensers of a rapidly acting hand antiseptic. Am J Infect Control. 2000；28：273.

［109］　Pittet D，Hugonnet S，Harbarth S，Mourouga P，Sauvan V，Touveneau S，Perneger T，The members of the Infection Control Programme. Effectiveness of a hospital-wide programme to improve compliance with hand hygiene. Lancet. 2000；356：1307.

［110］　Pincock T，Bernstein P，Warthman S，et al. Bundling hand hygiene interventions and measurement to decrease health care-associated infections. Am J Infect Control. 2012；40（4 Suppl 1）：S18-27.

［111］　World Health Organization. WHO guidelines on hand hygiene in health care. Geneva[Switzerland]：World Health Organization；2009.

［112］　Schweizer ML，Reisinger HS，Ohl M，et al. Searching for an optimal hand hygiene bundle：a meta-analysis. Clin Infect Dis. 2014；58（2）：248.

［113］　Iowa City Veterans Affairs Medical Center. Building an optimal hand hygiene bundle. In：clinicaltrials.gov[Internet]. 2014. Available from http://clinicaltrials.gov/show/NCT02223455.

［114］　Bittner MJ，Rich EC，Turner PD，et al. Limited impact of sustained simple feedback based on soap and paper towel consumption on the frequency of hand washing in an adult intensive care unit. Infect Control Hosp Epidemiol. 2002；23：120-6.

［115］　Srigley JA，Furness CD，Baker GR，et al. Quantification of the Hawthorne effect in hand hygiene compliance monitoring using an electronic monitoring system：a retrospective cohort study. BMJ Qual Saf. 2014；23：974-80.

［116］　Boyce JM. Measuring healthcare worker hand hygiene activity：current practices and emerging technologies. Infect Control Hosp Epidemiol. 2011；32（10）：1016-28.

[117] Johnson PDR, Martin R, Burell LJ, et al. Efficacy of an alcohol/chlorhexidine hand hygiene program in a hospital with high rates of nosocomial methicillin-resistant Staphylococcus aureus (MRSA) infection. Med J Aust. 2005; 183: 509-14.

[118] Boyce JM, Ligi C, Kohan C, et al. Lack of association between an increased incidence of Clostridium difficile-associated disease and the increasing use of alcohol-based hand rubs. Infect Control Hosp Epidemiol. 2006; 27: 479-83.

[119] Scheithauer S, Faefner H, Schwanz T, et al. Compliance with hand hygiene nonsurgical, medical, and urologic intensive care units: direct observation versus calculate the disinfectant usage. Am J Infect Control. 2009; 37: 835-41.

[120] Marra AR, FariaMoura D, TaveresPaes A, et al. Measuring the rates of hand hygiene adherence in the intensive care setting: a comparative study of direct observation, product usage, and electronic counting devices. Infect Control Hosp Epidemiol. 2010; 31 (8): 796-801.

[121] Morgan DJ, Pineles L, Shardell M. Automated hand hygiene count devices may better measure compliance than human observation. Am J Infect Control. 2012; 40: 955-9.

[122] Larson EL, Early E, Cloonan P, et al. An organizational climate intervention associated with increased handwashing and decreased nosocomial infections. Behav Med. 2000; 26: 14-22.

[123] Boyce JM, Cooper TM, Dolan MJ. Evaluation of an electronic device for real-time measurement of alcohol-based hand rub use. Infect Control Hosp Epidemiol. 2009; 30 (11): 1090-5.

[124] Larson EL, Albrecht S, O'Keefe M. Hand hygiene behavior in a pediatric emergency department and a pediatric intensive care unit: comparison of 2 dispenser systems. Am J Crit Care. 2005; 14: 304-11.

[125] Marra AR, Camargo TZS, Magnus TP, et al. The use of real-time feedback via wireless technology to improve hand hygiene compliance. Am J Infect Control. 2014; 42 (6): 608-11.

[126] Venkatesh AK, Lankford MG, Rooney DM, et al. Use of electronic alerts to enhance hand hygiene compliance and decrease transmission of vancomycin-resistant Enterococcus in a hematology unit. Am J Infect Control. 2008; 36 (3): 199-205.

[127] Edmond MB, Goodell A, Zuelzer W, et al. Successful use of alcohol sensor technology to monitor and report hand hygiene compliance. J Hosp Infect. 2010; 76 (4): 364-5.

[128] Levchenko AI, Boscart VM, Fernie GR. The effect of automated monitoring and real-time prompting on nurses' hand hygiene performance. Comput Inform Nurs. 2013; 31 (10): 498-504.

[129] Pineles LL, Morgan DJ, Limper HM, et al. Accuracy of a radiofrequency identification (RFID) badge system to monitor hand hygiene behavior during routine clinical activities. Am J Infect Control. 2014; 42 (2): 144-7.

[130] Armellino D, Hussain E, Schilling ME, et al. Using high-technology to enforce Low-technology safety measures: the use of third-party remote video auditing and real-time feedback in healthcare. Clin Infect Dis. 2012; 54 (1): 1-7.

[131] Armellino D, Trivedi M, Law I, et al. Replicating changes in hand hygiene in a surgical intensive care unit with remote video auditing and feedback. Am J Infect Control. 2013; 41 (10): 925-7.

[132] Doebbeling B, Pfaller M, Houston A, et al. Removal of nosocomial pathogens from the contaminated glove: implications for glove reuse and handwashing. Ann Intern Med. 1988; 109: 394.

[133] Kim P, Roghmann M, Perencevich E, Harris A. Rates of hand disinfection associated with glove use, patient isolation, and changes between exposure to various body sites. Am J Infect Control. 2003; 31: 97.

[134] Zachary K, Bayne P, Morrison V, Ford D, Silver L, Hooper D. Contamination of gowns, gloves, and stethoscopes with vancomycin-resistant enterococci. Infect Control Hosp Epidemiol. 2001; 22: 560.

[135] Boyce J, Potter-Bynoe G, Chenevert C, King T. Environmental contamination due to methicillin-resistant *Staphylococcus aureus*: possible infection control implications. Infect Control Hosp Epidemiol. 1997; 18: 622.

[136] Boyce J, Chenevert C. Isolation gowns prevent health care workers (HCWs) from contamination their clothing, and possibly their hands, with methicillin-Resistant *Staphylococcus aureus* (MRSA) and resistant enterococci. Presented at the 8th Annual Meeting of the Soceity for Healthcare Epidemiology of America. 1998; Orlando, FL. Abstract S74: 52.

[137] Srinivasan A, Song X, Ross T, et al. A prospective study to determine whether cover gowns in addition to gloves decrease nosocomial transmission of vancomycin-resistant enterococci in an intensive care unit. Infect Control Hosp Epidemiol. 2002; 23 (8): 424-8.

[138] Pelke S, Ching D, Easa D, Melish M. Gowning does not affect colonization or infection rate in a neonatal intensive care unit. Arch Pediatr Adolesc Med. 1994; 148: 1016.

[139] Trick W, Weinstein R, DeMarais P, Tomaska W, Nathan C, McAllister S, et al. Comparison of routine Gove use and contact-isolation precautions to prevent transmission of multidrug-resistant bacteria in a long-term care facility. JAGS. 2004; 52: 2003.

[140] Harris AD, Pineles L, Belton B, et al. Universal glove and gown use and acquisition of antibiotic-resistant bacteria in the ICU: a randomized trial. JAMA. 2013; 310 (15): 1571-80.

[141] Burden M, Cervantes L, Weed D, et al. Newly cleaned physician uniforms and infrequently washed white coats have similar rates of bacterial contamination after an 8-hour workday: a randomized controlled trial. J Hosp Med. 2011; 6: 177-82.

[142] Wong D, Nye K, Hollis P. Microbial flora on doctors' white coats. Am J Infect Control. 2009; 37: 101-5.

[143] Perry C, Marshall R, Jones E. Bacterial contamination of uniforms. J Hosp Infect. 2001; 48: 238-41.

[144] Gaspard P, Eschbach E, Gunther D, et al. Methicillin-resistant Staphylococcus aureus contamination of healthcare workers' uniforms in long-term care facilities. J Hosp Infect. 2009; 71: 170-5.

[145] Loh W, Ng VV, Holdton J. Bacterial flora on the white coats of medical students. J Hosp Infect. 2000; 45: 65-8.

[146] Lopez PJ, Ron O, Parthasarathy P, et al. Bacterial counts from hospital doctors' ties are higher than those from shirts. Am J Infect Control. 2009; 37: 79-80.

[147] Treakle AM, Thom KA, Furuno JP, et al. Bacterial contamination of health care workers' white coats. Am J Infect Control. 2009; 37: 101-5.

[148] Bearman G, Bryant K, Leekha S, et al. Healthcare personnel attire in non-operating-room settings. Infect Control Hosp Epidemiol.

2014；35（2）：107-21.

[149] HICPAC Guidelines. Available from http://www.cdc.gov/ncidod/hip/ISOLAT/Isolat.htm.

[150] Seto WH, Tsang D, Yung RW, et al. Effectiveness of precautions against droplets and contact in prevention of nosocomial transmission of severe acute respiratory syndrome（SARS）. Lancet. 2003；361（9368）：1519-20.

[151] Landelle C, Legrand P, Lesprit P, et al. Protracted outbreak of multidrug-resistant Acinetobacter baumannii after intercontinental transfer of colonized patients. Infect Control Hosp Epidemiol. 2013；34（2）：119-24.

[152] Cantey JB, Sreeramoju P, Jaleel M. Prompt control of an outbreak caused by extended-spectrum β-lactamase-producing Klebsiella pneumoniae in a neonatal intensive care unit. J Pediatr. 2013；163（3）：672-9. e1-3.

[153] Jernigan JA, Titus MG, Groschel DH, et al. Effectiveness of contact isolation during a hospital outbreak of methicillin-resistant Staphylococcus aureus. Am J Epidemiol. 1996；143（5）：496-504.

[154] Dhar S, Marchaim D, Tansek R, et al. Contact precautions：more is not necessarily better. Infect Control Hosp Epidemiol. 2014；35（3）：213-21.

[155] Manian FA, Ponzillo JJ. Compliance with routine use of gowns by healthcare workers（HCWs）and non-HCW visitors on entry in to the rooms of patients under contact precautions. Infect Control Hosp Epidemiol. 2007；28（3）：337-40.

[156] Golan Y, Doron S, Griffith J, et al. The impact of gown-use requirement on hand hygiene compliance. Clin Infect Dis. 2006；42（3）：370-6.

[157] Morgan DJ, Pineles L, Shardell M, et al. The effect of contact precautions on healthcare worker activity in acute care hospitals. Infect Control Hosp Epidemiol. 2013；34（1）：69-73. doi：10.1086/668775.

[158] Saint S, Higgins LA, Nallamothu BK, et al. Do physicians examine patients in contact isolation less frequently? A brief report. Am J Infect Control. 2003；31（6）：354-6.

[159] Stelfox HT, Bates DW, Redelmeier DA. Safety of patients isolated for infection control. JAMA. 2003；290（14）：1899-905.

[160] Day HR, Perencevich EN, Harris AD, et al. Depression, anxiety, and moods of hospitalized patients under contact precautions. Infect Control Hosp Epidemiol. 2013；34（3）：251-8.

[161] Zahar JR, Garrouste-Orgeas M, Vesin A, et al. Impact of contact isolation for multidrug-resistant organisms on the occurrence of medical errors and adverse events. Intensive Care Med. 2013；39（12）：2153-60.

[162] Centers for Disease Control and Prevention. Campaign to prevent antimicrobial resistance in healthcare settings：why a campaign? centers for disease control and prevention：2001.

[163] Haley R, Cushion N, Tenover F, et al. Eradication of endemic methicillin-resistant Staphylococcus aureus infections from a neonatal intensive care unit. J Infect Dis. 1995；171：612.

[164] Salmenlinna S, Lyytikainen O, Kotilainen P, Scotford R, Siren E, Vuopio-Varkila J. Molecular epidemiology of methicillin-resistant Staphylococcus aureus in Finland. Eur J Clin Microbiol Infect Dis. 2000；19：101.

[165] Roberts R, de Lancastre A, Eisner W, et al. Molecular epidemiology of methicillin-resistant Staphylococcus aureus in 12 New York Hospitals：MRSA collaborative group. J Infect Dis. 1998；178：164.

[166] de Lancaster H, Severina E, Roberts R, Kreiswirth B, Tomasz A. Testing the efficacy of a molecular surveillance network：methicillin-resistant Staphylococcus aureus（MRSA）and vancomycin-resistant Enterococcus faecium（VREF）genotypes in six hospitals in the metropolitan New York City area. Microb Drug Resist. 1996；2：343.

[167] Villari P, Faullo C, Torre I, Nani E. Molecular characterization of methicillin-resistant Staphylococcus aureus（MRSA）in a university hospital in Italy. Eur J Epidemiol. 1998；14：802.

[168] Diekema D, Pfaller M, Trunidge J, et al. Genetic relatedness of multidrug-resistant, methicillin-resistant Staphylococcus aureus bloodstream isolates：SENTRY antimicrobial resistance surveillance centers worldwide. Microb Drug Resist. 2000；6：213.

[169] Vriens M, Fluit A, Troelstra A, Verhoef J, Van Der Werken C. Are MRSA more contagious than MSSA in a surgical intensive care unit. Infect Control Hosp Epidemiol. 2002；23：491.

[170] Dominguez M, De Lencastre H, Linare J, Tomasz A. Spread and maintenance of a dominant Methicillin-resistant Staphylococcus aureus（MRSA）clone during an outbreak of MRSA disease in a Spanish Hospital. J Clin Microbiol. 1994；32：2081.

[171] Embil J, McLeod J, Al-Barrak A, Thompson G, Aoki F, Witwicki E, Stranc M, Kabani A, Nicoll D, Nicolle L. An outbreak of methicillin-resistant Staphylococcus aureus on a burn unit：potential role of contaminated hydrotherapy equipment. Burns. 2001；27：681.

[172] Spindel S, Strausbaugh L, Jacobsen C. Infections caused by staphylococcus aureus in a Veteran's affairs nursing home care unit：a 5-year experience. Infect Control Hosp Epidemiol. 1995；16：217.

[173] Boyce J, Mermel L, Zervos M, et al. Controlling vancomycin-resistant enterococci. Infect Control Hosp Epidemiol. 1995；16：634.

[174] Boyce J, Opal S, Chow J, et al. Outbreak of multi-drug resistant Enterococci faecium with transferable vanB class vancomycin resistance. J Clin Microbiol. 1994；32：1148.

[175] Clark N, Cooksey B, Hille B, Swenson J, Tenover F. Characterization of glycopeptide-resistant enterococci from US Hospitals. Antimicrob Agents Chemother. 1993；37：2311.

[176] Handwerger S, Raucher B, Altarac D, et al. Nosocomial outbreak due to Enterococcus faecium highly resistant to vancomycin, penicillin, and gentamicin. Clin Infect Dis. 1993；16：750.

[177] Livornese L, Dias S, Romanowski B, et al. Hospital-acquired infection with vancomycin-resistant Enterococcus faecium transmitted by electronic thermometers. Ann Intern Med. 1992；117：112.

[178] Kim W, Weinstein R, Hayden M. The changing molecular epidemiology and establishment of endemicity of vancomycin resistance in enterococci at one hospital over a 6-year period. J Infect Dis. 1999；179：163.

[179] Moreno R, Grota P, Crisp C, et al. Clinical and molecular epidemiology of vancomycin-resistant Enterococcus faecium during its emergence in a city in Southern Texas. Clin Infect Dis. 1995；21：1234.

[180] Byers K, Anglim A, Anneski C, et al. A hospital epidemic of vancomycin-resistant enterococcus：risk factors and control. Infect Control

Hosp Epidemiol. 2001; 22: 140.

[181] Falk P, Winnike J, Woodmansee C, Desai M, Mayhall G. Outbreak of vancomycin-resistant enterococci in a burn unit. Infect Control Hosp Epidemiol. 2000; 21: 575.

[182] Montecalvo M, Horowitz H, Gedris C, Carbonaro C, Tenover F, Issah A, Cook P, Wormser G. Outbreak of vancomycin-, ampicillin-, and aminoglycoside-resistant enterococcus faecium bacteremia in an adult oncology unit. Antimicrob Agents Chemother. 1994; 38: 1363.

[183] Duerden M, Bergeron J, Baker R, Braddom R. Controlling the spread of Vancomycin-resistant Enterococci with a rehabilitation cohort unit. Arch Phys Med Rehabil. 1997; 78: 553.

[184] Farr B. Prevention and control of methicillin-resistant Staphylococcus aureus infections. Curr Opin Infect Dis. 2004; 17: 317.

[185] Saiman L, Cronquist A, Wu F, Zhou J, Rubenstein D, Eisner W, Kreiswirth B, Della-Latta P. An outbreak of Methicillin-resistant Staphylococcus aureus in a neonatal intensive care unit. Infect Control Hosp Epidemiol. 2003; 24: 317.

[186] Graham P, Morel A-S, Zhou J, Wu F, Della-Latta P, Rubenstein D, Saiman L. Epidemiology of Methicillin-susceptible Staphylococcus aureus in the neonatal intensive care unit. Infect Control Hosp Epidemiol. 2002; 23: 677.

[187] Hartstein A, Denny M, Morthland V, LeMonte A, Pfaller M. Control of methicillin-resistant Staphylococcus aureus in a hospital and an intensive care unit. Infect Control Hosp Epidemiol. 1995; 16: 405.

[188] Richet H, Wiesel M, Le Gallou F, Andre-Richet B, Espaze E, et al. Methicillin-resistant staphylococcus aureus control in hospitals: the French experience. Infect Control Hosp Epidemiol. 1996; 17: 509.

[189] Muto C, Jernigan J, Ostrowsky B, Richet H, Jarvis W, Boyce J, Farr B. SHEA guideline for preventing nosocomial transmission of multidrug-resistant strains of staphylococcus aureus and Enterococcus. Infect Control Hosp Epidemiol. 2003; 24: 362.

[190] Troillet N, Carmeli Y, Samore M, et al. Carriage of methicillin-resistant Staphylococcus aureus at hospital admission. Infect Control Hosp Epidemiol. 1998; 19: 181.

[191] Muto C, Cage E, Durbin L, Simonton B, Farr B. The utility of culturing patients on admission transferred from other health care facilities for methicilling-resistant Staphylococcus aureus (MRSA). Ninth Annual Meeting of the Society for Health Epidemiology of America. 1999; San Francisco, CA. Abstract M33: 67.

[192] Nouer A, Araujo A, Chebabo A, Cardoso F, Pinto M, HospitalUniversitarioUniversidade Federal do Rio de Janeiro. Control of methicillin-resistantStaphylococcusaureus (MRSA) in an intensive care unit after the institution of routine screening. Presented at 42nd General Meeting of the Interscience Conference on Antimicrobial Agents and Chemotherapy. 2002; San Francisco, CA. Abstract K-98.

[193] Calfee D, Giannetta E, Durbin L, Farr B. The increasing prevalence of MRSA and VRE colonization among patients transferred from primary and secondary health care facilities. Presented at the 11th Annual Meeting of the Society for Healthcare Epidemiology of America. 2001; Toronto, Ontario, Canada. Abstract 171.

[194] Muto C, Cage E, Durbin L, Simonton B, Farr B. The utility of culturing patients on admission transferred from other hospitals or nursing homes forvancomycin resistant Enterococcus (VRE). Presented at the 35th Annual Meeting of the Infectious Diseases Society of America. 1998; Denver, CO. Abstract.

[195] Back N, Linnemann C, Staneck J, Kotagal U. Control of methicillin-resistant Staphylococcus aureus in a neonatal intensive-care unit: use of intensive microbiologic surveillance and mupirocin. Infect Control Hosp Epidemiol. 1996; 17: 227.

[196] Calfee D, Farr B. Infection control and cost control in the era of managed care. Infect Control Hosp Epidemiol. 2002; 223: 407.

[197] Rupp M, Marion N, Fey P, et al. Outbreak of vancomycin-resistant Enterococcus faecium in a neonatal intensive care unit. Infect Control Hosp Epidemiol. 2001; 22: 301.

[198] Price C, Paule S, Noskin G, Peterson L. Active surveillance reduces vancomycin-resistant enterococci (VRE) bloodstream isolates. Presented at the 39th Annual Meeting of the Infectious Diseases Society of America. 2001; San Francisco, CA. Abstract 212: 75.

[199] Siddiqui A, Harris A, Hebden J, Wilson P, Morris J, Roghmann M. The effect of active surveillance for vancomycin resistant enterococci in high risk units on vancomycin resistant enterococci incidence hospital-wide. Am J Infect Control. 2002; 30: 40.

[200] Calfee D, Giannetta E, Farr B. Effective control of VRE colonization using CDC recommendations for detection and isolation. Presented at the 38th Annual Meeting of the Infectious Diseases Society of America.2000; New Orleans, LA. Abstract 21: 44.

[201] Cantey J, Rhoton B, Southgate W, Snyder C. Control of spread of methicillin resistant Staphylococcus aureusin a neonatal ICU. Presented at the 12th Annual Meeting of the Society for Healthcare Epidemiology of America. 2002; Salt Lake City, UT. Abstract 36: 49.

[202] Muto C, Giannetta E, Durbin L, Simonton B, Farr B. Cost effectiveness of perirectal surveillance cultures for controlling vancomycin-resistant enterococcus. Infect Control Hosp Epidemiol. 2002; 23: 429.

[203] Cooper B, Medley G, Stone T, Duckworth G, Kibbler C, Lai R, et al. Systematic review of isolation policies in the hospital management of methicillin resistant *Staphylococcus aureus*: a review of the literature with epidemiological and economic modeling. Health Technol Assess. 2003; 7 (39): 1-194.

[204] Cepeda J, Whitehouse T, Cooper B, Heails J, Jones K, Kwaku F, et al. Isolation of patients in single rooms or cohorts to reduce spread of MRSA in intensive-care units: prospective two-centre study. Lancet. 2005; 365: 295.

[205] Evans H, Shaffer M, Hughes M, Smith R, Chong T, Raymond D, et al. Contact isolation in surgical patients: a barrier to care? Surgery. 2003; 134: 180.

[206] Tarzi S, Kennedy P, Stone S, Evans M. Methicillin-resistant Staphylococcus aureus: psychological impact of hospitalization and isolation in an older adult population. J Hosp Infect. 2001; 49: 250.

[207] Catalano G, Houston S, Catalano M, Butera A, Jennings S, Hakala S, et al. Anxiety and depression in hospitalized patients in resistant organism isolation. South Med J. 2003; 96: 141.

[208] Harbarth S, Samore MH, Lichtenberg D, Carmeli Y. Prolonged antibiotic prophylaxis after cardiovascular surgery and its effects on surgical site infections and antimicrobial resistance. Circulation. 2000; 101: 2916.

[209] de Man P, Verhoeven B, Verbrugh H, et al. An antibiotic policy to prevent emergence of resistant bacilli. Lancet. 2000; 355: 973.

［210］ Donskey C，Chowdhry T，Hecker M，et al. Effect of antibiotic therapy on the density of vancomycin-resistant enterococci in the stool of colonized patients. N Engl J Med. 2000；343：1925.

［211］ Harbarth S，Liassine N，Charan S，et al. Risk factors for persistent carriage of methicillin-resistant Staphylococcus aureus. Clin Infect Dis. 2000；31：1380.

［212］ Crowcroft N，Ronveaux O，Monnet D，Mertens R. Methicillin-resistant Staphylococcus aureus and antimicrobial use in Belgian hospitals. Infect Control Hosp Epidemiol. 1999；20：31.

［213］ Antimicrobial stewardship：overview. Society for Healthcare Epidemiology of America website. http://www.shea-online.org/PriorityTopics/AntimicrobialStewardship/Overview.aspx. Accessed 1 Oct 2014.

［214］ Society for Healthcare Epidemiology of America. Infectious Diseases Society of America；Pediatric Infectious Diseases Society. Policy statement on antimicrobial stewardship by the Society for Healthcare Epidemiology of America（SHEA），the Infectious Diseases Society of America（IDSA），and the Pediatric Infectious Diseases Society（PIDS）. Infect Control Hosp Epidemiol. 2013；33（4）：322-7.

第89章　重症监护室中耐药病原体流行暴发的控制

Tara N. Palmore，David K. Henderson

1　前言

正如在本文中详细描述的那样，抗菌药物耐药性已经成为20世纪和21世纪现代医学面临的主要挑战。由重症监护病房（ICU）扩大的抗菌药物耐药性的迅速增加带来的挑战被放大了，在这里对重症患者进行积极的侵入性护理为耐药性病原体掀起了完美的风暴。ICU患者经常发生院内感染，这通常很严重，难以治疗，并且在一些人群中经常复发[1]。广泛接触抗菌药物、医院细菌定殖和长期免疫抑制使ICU患者面临高度感染耐药病原体的风险。一些最具侵袭性的耐药病原体已经在医院环境中流行，并且这些病原体中的许多已经在重症监护病房中定殖[2-4]。这些病原体的例子是耐甲氧西林金黄色葡萄球菌（MRSA）、耐万古霉素肠球菌和一些碳青霉烯耐药革兰氏阴性杆菌（例如肺炎克雷伯氏菌、肠杆菌属、鲍氏不动杆菌）。医院内革兰氏阴性细菌广泛耐药性和多种耐药性的增加使控制这些生物体在ICU环境中的传播变得更加重要。此外，一些人认为艰难梭菌感染是一种多药耐药性病原体，因为它是通过抗菌疗法选出来的。本章讨论与ICU相关的特殊问题，使抗微生素耐药性成为重症监护医生面临的主要问题：（a）重症监护病房感染库，（b）重症监护病房常见的院内感染，（c）特别影响ICU患者的耐药病原体，（d）ICU背景下防止由耐药病原体引起感染的方法。

2　耐药菌的储库

耐药菌的医院内储库因病原体和临床情况而异。生物体可以通过医护人员的手传递或通过受污染的表面或设备传播。所有的人都被黏膜、皮肤和粪便菌群中的细菌定殖。住院患者的菌群在住院期间迅速改变，常常并入当地特有的耐多药细菌[5]。这些新菌群的来源可能是患者、提供者或ICU的无生命环境。几乎没有证据表明，医院访客是多重耐药细菌传播的重要来源，尽管为被感染患者提供广泛护理的家庭成员当然可能会被感染[6-8]。住院患者的内源性菌群可能因抗生素暴露而变得更加耐药，或者可能获得在ICU内传播的新的耐药性病原体。定殖有耐药细菌的患者可能是通过医护人员或环境污染传播给其他患者的潜在储库（宿主）。鉴定和隔离定殖患者、手部卫生、环境消毒和其他感染控制措施是防止或中断这一传播循环的关键。

葡萄球菌常常被携带在工作人员和患者的皮肤和黏膜上[9]。金黄色葡萄球菌可以在身体上的几个部位定殖，包括脸部、手部、喉部、腋窝和腹股沟，但最常见发现于前鼻孔的上皮[10]。患有抗性葡萄球菌的患者可以作为这些生物体在医疗机构内传播的储库（宿主）[11]。研究表明，30%～60%的健康成人携带金黄色葡萄球菌，并且这些个体中有10%～20%是长期定殖[12, 13]。许多患者在住院时被确定为金黄色葡萄球菌的鼻载体，包括耐甲氧西林的菌株[14, 15]。医疗人员的MRSA携带率高于普通人群，在一些研究中，高达44%的医务人员携带金黄色葡萄球菌，高达15%的医务人员携带MRSA[16-19]。医院内MRSA传播的主要途径似乎是从病人到病人，医护人员可能是携带病菌的媒介。此外，一些研究表明耐药葡萄球菌可以建立一个无生命的环境储库，并可以在环境中的污染物上持续存在。当这些物体用于后续患者时，由于患者直接接触受污染的物体或处理该物体的医护人员，然后接触患者，它们可以作为耐药病原体的传播媒介[20-22]。一些受人尊敬的研究人员认为，环境或体内传播可能被大大低估为潜在的耐药生物体的医院传播途径。

一些病原体（例如艰难梭菌、肠球菌屎肠球菌、耐药革兰氏阴性菌等）可以携带在患者的粪便菌群中。细菌可能不会侵入并引起感染，除非肠上皮受损，肠微生物受到抗生素治疗或两者兼而有之。抗生素压力可以赋予耐多药细菌选择性优势（例如，大部分粪便菌群—尤其是粪便厌氧菌—易感染的抗微生物剂的使用，但病原体并非如此）。类似地，生物体可以作为皮肤菌群的一部分携带，导致很少问题，直到正常菌群受到外力（如抗微生物剂）的干扰。

在ICU环境中，卫生保健人员手部卫生不到位可能会携带耐多药细菌，携带可能是暂时的，但持续时间足以将细菌与设施一起传播到ICU环境或直接传播给患者。工作人员可以在长指甲或人造指甲下长期携带细菌病原体，并且长指甲和人造指甲在疾病暴发中的复发作用导致疾病控制中心和预防中心（CDC）建议他们不留长指甲或人造指甲[23]。

2.1　无生命环境

某些生物在医疗保健环境中的无生命环境中有建立储存库的倾向。一些这样的生物在环境中找到潮湿的地方并在生物膜中建立居住地。例如嗜麦芽寡养单胞菌、假单胞菌属物种、气单胞菌属、鞘氨醇单胞菌属等。其他有机体是有弹性的并且能够耐受一系列温度和湿度条件，包括艰难梭菌、不动杆菌属物种和肠球菌的孢子。后一种耐寒细菌在医院环境中可能存活数月，如果没有有效的消毒，可能会在病人离开后很长时间内都可以传播给患者，从而形成延长的传播周期。多重耐药菌一旦建立在环境储存库中，可能会导致重症监护病房中的集体性感染。在多种耐多药细菌的ICU暴发中，相关生物体已经在粪便排水生物膜中被发现。虽然间接证据可能牵涉到暴发流域的下水道定殖，但从汇流排到病人的传播尚未得到明确证实[24-27]。在偶发感染甚至暴发的情况下，确定精确的环境储库可能非常困难[28]。

3　常见于重症监护病房的重症传染病综合征

鉴于ICU住院患者实际上可能出现任何感染性综合征，有几个类别值得特别提及，因为其发生的频率以及这些综合征与耐药性病原体相关的频率：导管相关性血流感染、ICU获得性医院获得性肺炎、艰难梭菌感染和免疫抑制患者的败血症。重症监护者必须特别适应ICU患者群体中这些感染综合征的发病机理，以及增加这些感染涉及抗性生物体的可能性的因素。

大多数（如果不是全部的话）这些综合征是医学进步的副产品。通过使用积极的化疗和免疫疗法，使用先进的生命支持设备以及其他侵入性诊断和治疗方法，我们能够延长生命。使用每种药物或装置会增加并发症（包括感染）的风险。严重病患的ICU患者经常会持续反复感染，因此会暴露于多种抗菌药物、抗病毒药物和抗真菌药物的多个疗程。由于宿主的免疫力不足和多种侵入性设备的治疗，这些患者基本上都是抗微生物的孵化器。

3.1　中心静脉导管相关的血液感染（CLABSI）

ICU患者CLABSI（Central venous line-associated bloodstream infection）的发生已经司空见惯。微生物通过导管插入部位，沿着枢纽[29, 30]、连接处和环路进入循环连接器，并通过输液的内在或外在污染。有利于皮肤菌群生长和增殖的条件促进了插入位点的定殖和感染，从而加速了沿着导管插入道从皮肤表面迁移生物体。插入时可能会出现污染，更可能是数周至数月后发生污染。这种类型的污染通常会导致沿着导管外表面定殖，并且通过外导管表面上的纤维蛋白鞘/血小板沉积和循环通道中的导管表面处的生物体产生的生物膜促进。类似地，对于通过导管毂和导管的接头和连接器引入系统的污染物而言，驻留皮肤菌群是产生装置相关感染的最常见病原体。再次，这些有机体的来源可能是患者、医疗保健提供者或ICU环境。这些有机体通常在设备被操作时引入系统。该途径更可能导致导管管腔的定殖。由于感染是在设备被操纵时引入的，随着导管插入持续时间的增加，这种感染途径作为感染源变得越来越常见。污染和定殖的可能性可能与设备的设计有关，并且还将通过导管表面上的纤维蛋白鞘产生、血小板沉积和/或生物膜形成而促进。

通过输液本身引入污染不太常见。这种污染可能是固有的（即由于制造或加工过程中的污染）或外在的（即在悬挂流体时或在添加剂注入容器时引入污染物）。

3.2 呼吸机导致的肺炎感染

呼吸机相关性肺炎菌的储存库也是最常见的患者自己的口咽菌群。患者的口腔菌群通常在住院24 h内的危重病人中迅速改变，一般来说，主要是厌氧菌群变成以有氧革兰氏阴性杆菌和金黄色葡萄球菌为主的口腔菌群[7]。当患者插管并置于呼吸机上时，肺部感染的风险显著增加。气管导管本身有助于这种风险。可能由于交叉污染或无菌技术中断而直接接种呼吸装置。

气管内管的内腔也以很高的浓度快速形成含微生物的生物膜[31, 32]，例如好氧革兰氏阴性杆菌和金黄色葡萄球菌。这种生物膜可以通过通气流或通过插入抽吸导管直接接种到下呼吸道，并产生传染性栓子[33, 34]。此外，在危重病人仰卧通气的患者中，口腔分泌物在口咽部和气管套管上方的声门下空间中汇集，形成被改变的菌群污染的分泌物储库[33, 34]。如果没有排泄声门下液体的措施，这些患者几乎都会均匀地在袖带周围发生合并分泌物的渗漏。

如果患者有鼻气管插管或插入了鼻胃管，则会增加医院内鼻窦炎的风险。对于精神状态明显改变的患者，这种鼻窦感染往往是不被怀疑和未确诊的。这些鼻窦感染的主要病原体是需氧革兰氏阴性杆菌。更重要的是，医院内鼻窦炎的发展使呼吸道相关性肺炎的风险增加4倍[35, 36]。

患者的体位也与呼吸机相关性肺炎的风险有关。当患者处于仰卧位时，胃内容物的抽吸频率是当患者的床头部以45°角升高[37]时的4倍。在一项研究中，32%的半卧位病人在胃、咽和支气管内样本中分离出相同的生物体，而仰卧位的病人只有68%[38]。遗憾的是，无论鼻胃管的机械通气患者的体位如何，胃反流都会发生。

通常将通气患者置于质子泵抑制剂上以降低胃酸度从而降低胃出血的风险。胃酸度降低（这对于通气患者显然是合适的）增加了胃的微生物定殖[39]。肠内给药（通常给予这些患者）也增加革兰氏阴性杆菌胃内定殖的风险。连续或间歇性肠内喂养的使用增加了胃液pH值，并且与80%的胃的革兰氏阴性菌定殖风险相关[40]。相反，维持充足的营养状态显然与呼吸机相关性肺炎的风险降低有关，而肠内营养显然是这些患者选择的途径。在接受过多次经验性和/或治疗性抗菌药物治疗的ICU患者中，定殖到胃中的生物体具有多药耐药性病原体的可能性大大增加。与抗生素易感性生物体引起的VAP相比，多药耐药菌引起的VAP可延长ICU住院时间[41]。

3.3 与导尿管相关的尿路感染

尿路感染是所有医疗保健相关感染中最常见的一类。绝大多数（约75%）这些感染与使用留置尿道导管有关[42]。这样的使用留置导管在ICU中非常常见。据报道，美国疾病预防控制中心国家医疗保健安全网络报告的成人ICU患者的导尿管相关尿路感染率（Catheter-associated urinary tract infections CAUTI）在每1 000个导尿管日为1.2～4.7次感染[43]。与成人ICU患者CAUTI风险相关的因素包括导尿时间、年龄增长、女性性别以及未能维持封闭的引流系统[44]。

3.4 由于免疫抑制导致ICU患者出现败血症

免疫抑制患者缺乏一些正常的感染障碍。伴随着一些免疫抑制状态的皮肤和黏膜的完整性受损使得这些表面成为定殖于皮肤或肠道的病原体的入口。伴随放射疗法、化学疗法、烧伤、移植物抗宿主病、手术、创伤以及许多其他病症的皮肤和黏膜损伤促进了医院病原体的定殖。再次，ICU

患者已经接触过多个抗菌药物疗程，并且定殖于皮肤的生物是多药耐药性病原体（例如MRSA、VRE、革兰氏阴性菌）的可能性大大增加。经过放疗或化疗后，患者的口腔、咽部和肠黏膜加速细胞凋亡而无细胞更新，最终导致溃疡期（黏膜炎），从而使得院内获得性微生物菌落进入循环。溃疡期之后是恢复黏膜屏障完整性的愈合期。另外，抗微生物剂的使用可以促进抗性病原体对肠道的定殖。此外，抗性病原体进入门户包括呼吸道、泌尿生殖道（特别是如果该道已被安装器械）。

由于所有这些原因，这些患者感染的风险极高。在这些患者中引起感染的病原体可能来自患者的内源性菌群、医疗保健人员的手、污染物和设备、无生命的医疗保健环境，甚至是空气。粗略估计，约80%引起中性粒细胞减少症患者感染的细菌病原体来源于患者的内源性菌群，并且大约一半患者的内源微生物菌群是通过手术获得。出于上述原因，口咽、皮肤和下胃肠道的正常菌群受到干扰，特别是由于频繁暴露于广谱抗菌剂，耐药菌在这种情况下感染定殖中发挥越来越重要的作用。导致这些感染的ICU中经常遇到的耐药病原体包括MRSA、VRE以及耐多药的革兰氏阴性细菌，包括产碳青霉烯酶的菌株和具有其他抗性机制的生物体。

4 ICU医护人员接触机会大的耐药菌

值得特别提及的是某些耐药病原体对ICU住院患者特别重要。尽管各种各样的细菌、病毒和真菌病原体可以影响ICU住院患者，但在过去的20年中，4种细菌病原体对于危重护理人员来说特别具有挑战性：耐甲氧西林的金黄色葡萄球菌（MRSA）、耐万古霉素的屎肠球菌（*Enterococcus faecium*）、艰难梭菌（*Clostridium difficile*）、产碳青霉烯酶的鲍曼不动杆菌和产碳青霉烯酶的肠杆菌科的高度耐药革兰氏阴性菌。下面将更详细地讨论与这些病原体相关的ICU感染。

4.1 耐甲氧西林金黄色葡萄球菌

耐甲氧西林金黄色葡萄球菌（Methicillin-resistant *Staphylococcus aureus*，MRSA）通常从医务人员手中传播给患者，这些生物体可以从感染或定殖患者获得，然后在手部卫生程序不足以除去生物体时会转移至另一个患者。此外，与其他耐药医院生物体不同，MRSA也在社区环境中广泛传播，因此许多患者现在可能因医疗机构之外的获得而被定殖。ICU环境及其随之而来的紧急情况和即时护理是MRSA传播的理想环境。因此，从20世纪80年代开始，MRSA成为ICU的主要病原体[11]。如上所述，耐药葡萄球菌还可以在环境中的物体上建立短暂居住地，并通常通过医护人员的手从这些物体传播给患者[20-22]。

由于葡萄球菌主要被认为是皮肤和鼻孔定殖者，抗性葡萄球菌的环境或体液传播为医院内传播途径可能被大大低估。耐受性葡萄球菌与相对易感的葡萄球菌生物的情况一样，具有基本相同数量的毒素和毒力因子，因此是侵略性的人类病原体，甚至能够在免疫正常的患者中产生显著的感染。在ICU中，MRSA主要是作为引起皮肤、软组织、伤口的病原体感染、CLABSIs，以及不太常见的呼吸道感染。MRSA引起CLABSIs的倾向已经被证实。一些研究表明，耐葡萄球菌感染与住院时间延长和住院费用增加有关[45-50]。

重症监护医生有多种治疗MRSA感染的选择。抗菌药物的选择应受疾病严重程度、易感性模式、临床治疗反应和成本的影响。目前的胃肠外治疗选择包括万古霉素、利奈唑胺、达托霉素、头孢他林、替考拉宁和特拉万星。对于耐药性葡萄球菌感染偶尔被忽视，但仍然重要的治疗干预是确保脓液收集的充分排出。

4.2 耐万古霉素肠球菌

早在1987年，在欧洲首次发现耐万古霉素的屎肠球菌（Vancomycin-resistant Enterococcus，VRE），但在出现之前，对其他抗菌药物的耐药性（例如对氨苄西林等β-内酰胺类抗生素的耐药性和对氨基糖苷类的耐药水平）出现在肠球菌分离物中。

在北美洲，VRE是一种重要的医院病原体。ICU常见的是VRE移植，特别是长期住院并且接受多种广谱抗菌药物治疗的慢性病、危重病和免疫功能低下患者。由于生物体可以在医务人员的手部携带并在无生命的环境中很好地存活，在过去的15年中，复杂的ICU环境中的交叉传播已经成为一个实质性问题。

在美国的医院，特别是美国的ICU，无生命环境可能是VRE传播的重要来源。Hayden及其同事的研究证明，VRE在其ICU的无生命环境中非常普遍，并且随后证明减少环境污染对VRE在其ICU中的传播具有统计学显著影响[51]。正如本文其他部分所讨论的，以美国ICU患者为对象的万古霉素和抗微生物药物的使用越来越多地可能对肠球菌分离株产生了巨大的抗菌压力[52]。迄今为止，据我们所知，美国没有发现VRE的社区储库。

与MRSA不同，VRE不是一种非常侵略性的病原体。尽管如此，由于许多21世纪重症患者的急性免疫抑制状态，ICU患者接受多种广谱抗菌药物的频率以及这些患者接触侵入性技术的程度，这些病原体通常会导致感染，特别是在三级转诊中心。1993年，参与国家医院感染研究（NNIS）的美国医院ICU的VRE发病率增加了20倍[53]；然而，近年来耐万古霉素的肠球菌感染的比例已达到约30%[54]。

尽管几种抗微生物制剂对VRE有活性，但对某些制剂的耐药性使得VRE感染的治疗变得困难。目前，市场上针对VRE有效的药物包括利奈唑胺、噁唑烷酮和达托霉素（一种脂肽）。一种被批准用于治疗皮肤和软组织感染的脂糖肽药特拉万星对VRE中的Van A菌株的效力低[55]。链霉素、奎努普瑞汀和达福普瑞司汀的联合治疗因不良的副作用而不受青睐。替加环素是一种甘氨酰环素，因为缺乏对VRE临床疗效的证据以及接受者总体死亡率增加[56]，通常不用于治疗肠球菌感染。对于那些没有更好的治疗方案的人来说，它的使用可能是合适的抢救治疗的一个组成部分。

4.3 艰难梭菌引起的小肠结肠炎

艰难梭菌性肠炎是广谱抗生素治疗中非常普遍的后遗症。大约3%的健康成人[57]和14%~40%的住院患者存在艰难梭菌定殖（通常以代谢失活的孢子形式）[58-61]。由于艰难梭菌在环境中持久存在并且能抵抗孢子形式的标准清洁剂和消毒剂的卓越能力，因此来自医院环境的传播可能在生物体的医院传播中起重要作用。通常在暴露于广谱抗微生物剂后发生艰难梭菌感染。其他危险因素包括病人护理单位艰难梭菌感染的定殖密度和潜在的胃肠疾病（如炎症性肠病[62, 63]和肠移植物抗宿主病[64]）及胃酸抑制[65]。

在过去的10年中，北美和欧洲的艰难梭菌相关性疾病急剧复苏，因此它已成为美国最流行的医疗相关病原体[66]。尽管欧洲的比率较低[67]，但测试的差异可能低估了其在该地区的流行率[68]。在老年人中，艰难梭菌感染尤其严重，其中绝大多数可导致死亡的发生[69]。毒素A和B主要参与艰难梭菌相关疾病的发病机制。然而，过去10年出现的超强毒株包含二元毒素，毒素产量增加和对氟喹诺酮类的高水平抗性[70]。tcdC基因的多态性下调毒素的产生，这可能解释毒素产量比其他毒株高出16~23倍[71]。专家推测，广泛使用氟喹诺酮可能已经选择了这种菌株并导致其出现。这种现在占主导地位的高毒力毒株（BI/NAP1/027）的毒力增加与暴发性和致死性艰难梭菌感染率较高有关[70, 72]。

环境持久性与ICU患者使用的大量抗菌药物以及使ICU患者处于危险中的其他宿主因素相结合，使得艰难梭菌成为控制最具挑战性的ICU病原体之一。

4.4 产碳青霉烯酶的革兰氏阴性细菌

携带碳青霉烯酶的革兰氏阴性菌在过去10年中出现并在全球范围内传播，极大地改变了许多国家医院感染的流行病学。ICU获得性血流感染的主要细菌病因在许多中心从革兰氏阳性转变为革兰氏阴性菌，其中耐多药的革兰氏阴性菌株的比例较高[73, 74]。虽然广泛的革兰氏阴性菌种可以携带质粒携带的碳青霉烯酶基因（在第56章已讨论），在北美和欧洲最常见的是肺炎克雷伯菌和肠杆菌。全球范围内，铜绿假单胞菌和鲍曼不动杆菌也是重要的病原体，其多重耐药性通常但并非总是归因于碳青霉烯酶基因。

临床上显著的碳青霉烯酶基因包括bla_{KPC}、bla_{OXA-48}、bla_{OXA-23}和金属β-内酰胺酶基因bla_{NDM-1}、bla_{VIM}和bla_{IMP}。编码这些酶的基因通常存在于已经含有其他抗性基因的生物体中，例如超广谱β-内酰胺酶，因此碳青霉烯酶引起广泛甚至泛耐药性。这些细菌在每个有人居住的大陆都引起了许多基于ICU的暴发，并且深刻地影响了产碳青霉烯酶生物体流行率最高的国家所有年龄患者的ICU获得性感染流行病学[73, 75-78]。

由于碳青霉烯酶或其他抗性机制的存在而对碳青霉烯耐药的革兰氏阴性菌引起的感染通常非常难以治疗。与耐多药的革兰氏阳性感染相比，通常几种抗生素会保留活性，因此耐药性革兰阴性菌感染的治疗方案可能会急剧缩小，通常会留下一种、两种或不含抗生素的选择（通常这些生物体可能最初易受粘菌素和氨基糖苷类的影响）。粘菌素是一种先前主要有历史意义并且用途有限的多粘菌素抗生素，已成为许多革兰氏阴性菌种的最后一种治疗方法。该药物具有明显的副作用，包括显著的神经毒性和肾毒性的可能性，特别是在危重症患者中，尤其是当给予氨基糖苷类或其他肾毒性药物时，这些药物可能是治疗这些细菌所必需的。粘菌素耐药菌株在治疗期间已经发展[77]，并导致院内暴发[79]。据报道，由于耐药革兰氏阴性菌不呈比例地影响易感宿主，因此高免疫力低下宿主感染碳青霉烯酶的细菌死亡率为40%～80%[77, 80, 81]。

与其他医疗保健相关细菌的情况一样，高度耐药的革兰氏阴性杆菌很可能由医护人员传播，在医院传播中可能具有较小的环境污染作用。在某些地理区域的长期急诊医院中，传播非常猖獗。从这些设施转移到医院的患者可能会定殖或感染，如果监测或临床培养不能确定其是否被携带，这些患者可以作为医院传播的来源。生物体加入敏感患者的粪便菌群中，这些患者可能随后通过医院的人员或环境发展成感染或成为储存库并传播给其他患者。如果没有开发新的抗微生物药物治疗或实施更好的感染控制，这些生物体可能会对未来几年的重症监护人员构成巨大挑战。

4.5 耐多药的鲍曼不动杆菌

鲍曼不动杆菌是一种有氧、不发酵、革兰氏阴性的球杆菌，在过去的10年中，已成为重症肌无力患者的一个难题。虽然其他不动杆菌属物种可引起社区或医院感染，但鲍曼不动杆菌主要是与医疗相关的病原体，并且在世界范围内通常具有显著的抗微生物药物耐药性。鲍曼不动杆菌是手术和医疗ICU中的特殊问题。据估计，鲍曼不动杆菌在美国和欧洲的重症监护病房中占所有革兰阴性菌感染的2%～10%[82]。鲍曼不动杆菌经常被认为是美国军队从中东返回的战地伤病中重要的伤口病原体[83]，导致美国军队医疗机构的医院内传播[84, 85]。病原体在世界某些地方无处不在，它已成为ICU感染的主要原因[86]。鲍曼不动杆菌具有显著的能力，以惊人的速度发展耐久的抗菌素耐药性；可以从携带大量抗性基因簇的转座子、整合子或质粒获得抗性基因。它越来越多地携带上述碳青霉烯酶基因的质粒，这是它的抗性机制之一。此外，在其他几个方面，鲍氏不动杆菌也是一种强大的病原体。例如，非典型的大多数革兰氏阴性杆菌，鲍曼不动杆菌能够经受长时间的干燥，因此可以持续存在于医院ICU的无生命环境中。事实上，鲍曼不动杆菌已被发现污染了ICU中的各种病人的设备，包括呼吸机、床垫、枕头、床、手套、泵和其他电气设备[87]。鲍曼不动杆菌的医院储库尚不清楚，可能相当多样。这种有问题的病原体的候选病灶包括医护人员的手和皮肤、医院食品、无生命的医院环境和医院设备，甚至节肢动物（尽管节肢动物不太可能用于传播）[88, 89]。鲍曼不动杆菌可以是负责任的病原体包括菌血症、肺炎（包括呼吸机相关性肺炎）、脑膜炎、尿路感染以及伤口感染[90]，这些患者在ICU住院治疗的患者中有几种传染性综合征。来自CDC的监测数据显示，不动杆菌分离株对碳青霉烯类的耐药率从1986年的0上升到2003年的42%，到2010年超过60%[91, 92]。

由于这些微生物迅速获得多药耐药性的能力非常强，所以对鲍曼不动杆菌感染的治疗具有很大的挑战性。如上所述，粘菌素已成为治疗多药耐药鲍曼不动杆菌感染的最常用药物之一。治疗必须个性化，并且必须以抗菌药物敏感性和患者的临床进展为指导。

5 预防和控制ICU感染的措施

5.1 一般感染控制措施

几家机构和组织已经发布了控制耐药病原体在医疗机构中传播的指南[92, 93]。其中一些指导原则是一般性的，而另一些指导原则则针对特定的病原体。美国卫生保健流行病学协会（SHEA）发布了关于预防MRSA和艰难梭菌感染以及与设备相关和其他医疗相关感染的准则[93]。疾控中心的卫生保健感染控制措施咨询委员会（HICPAC）发布的指南描述了控制碳青霉烯耐药菌的医院传播的工具和方法[94]。这些组织和其他组织的感染控制干预措施的建议已被证明是有价值的，可以限制这些抗生素和其他抗生素在医疗保健机构中的传播[95]。在第88章中详细描述了旨在控制病原体的医院传播的原则。然而，这些原则中的一些值得特别强调，以解决ICU中的这些重要问题。

HICPAC指南提倡采用合理的"双层"方法来管理耐药病原体[96]，这表明耐药病原体的控制是一个动态过程，需要针对问题和独特的医疗保健环境量身定制系统方法。当从业者面临出现无法用标准或传统感染控制措施控制的抗性病原体问题时，应从第二级干预措施中选择其他控制措施，其中包括以下类别的干预措施：行政措施/依从性监测、工作人员教育、抗菌管理、监测、感染控制预防措施、环境措施和非定殖化[96]。增加控制活动的决策应基于个人情况[96]。

在行政控制方面，最重要的是建立并确保强有力的行政支持，以明确的政策和程序，以科学为基础，明确划定组织对特定感染综合症管理中常规使用技术的期望。一些研究认为，行政参与和支持对于控制ICU中耐药病原体的传播至关重要[97-99]。一些感染控制干预措施需要大量的政府投资，其中包括：①使用信息系统在护理点向医疗保健提供者提供重要的"实时"数据（例如警报、警告、遵守数据反馈）；②确保提供适当的医院基础设施和用品（例如，足够数量的手部卫生用品，在ICU和整个设施内有足够数量和安放洗手槽和手部擦拭分配器）；③确保ICU员工的教育和持续培训；④提供适当的人员配备水平以满足重症监护需求[100, 101]；⑤确保在ICU制定和实施感染控制政策和程序（例如使用口罩、医护服和手套以及使用接触隔离对多重耐药病原体采取预防措施），并提供监督以确保遵守这些感染控制政策、程序和做法[96]。

第二个预防感染原则是重症监护病房设置的抗菌管理。重症监护病房的抗菌药滥用的可能性比医疗机构中的其他任何地点都要大。尽管很少实施单一的战略干预措施，但几项研究表明，抗微生物限制和抗性控制之间至少存在时间上的关联[102-105]。尽管在过去10年中出现和传播超强毒力和氟喹诺酮耐药的NAP1/B1/027毒株与氟喹诺酮的广泛使用有关[106]，但头孢菌素和克林霉素的使用同样使患者发生艰难梭菌感染的风险增加[107]。在某些情况下，靶向减少广谱抗菌药物使用可显著降低艰难梭菌感染率[108, 109]。虽然抗菌药物管理的全面讨论超出了本章的范围，但试图提高抗菌药物管理的干预措施却采用了几种不同的方法。SHEA/IDSA合作制定了抗菌药物管理指南，包括其他主题、教育、处方药限制、事先批准制度、简化经验治疗方案、治疗方案循环或轮换、使用计算机辅助程序以提供相关的使用信息提供者，以及结合部分或全部这些策略的全面计划（参考文献中进行详细讨论）[110]。

第三种值得进一步讨论的感染控制策略或干预是使用针对耐药病原体的监测培养物，根据耐多药细菌的地方和机构流行病学以及入院患者的起源，推荐以有针对性的方式使用监测培养物[111]。使用全面微生物监测作为干预措施来尽量减少耐药病原体传播的重要性和有效性仍然存在争议。尽管该策略直观上具有吸引力，并且在某些模型[112]以及某些临床设置（包括ICU设置）[113]中已被证明是有效的，但广泛使用该策略既费钱又费力。通过对所有患者进行筛查并鉴定那些定殖或感染了耐药病原体的患者，重症监护医务工作者可以采取隔离预防措施积极治疗患病患者。许多使用主动监测培养的研究的一个主要问题是，该策略不作为独立干预进行研究。几乎所有发表的研究都表明前瞻性监测培养的益处已经将这一策略作为疫情暴发控制的几种干预措施之一。在所有这些研究中，我们无法确定哪些干预措施会产生益处。缺乏有效的微生物监测问题的良好对照研究一直是这种干预持续批评的来源。在ICU发生传播事件或暴发后，监测培养可能会成为"二级预防"的一个组成部分[114]。

5.2　综合征特异性感染控制措施

鉴于上述原则涉及与ICU设置具有特定相关性的一般感染控制实践和程序，针对ICU中经常遇到的4种主要医院感染综合征（上文讨论）也已制定了具体的干预措施。

5.2.1　预防ICU中与设备相关的菌血症

有几种策略专门针对限制生物体进入导管插入部位的血管内装置。在插入过程中使用无菌技术，在进入或操作系统时注意无菌技术的细节，以及对适当手部卫生细节的严格关注都有助于降低ICU中与设备相关的菌血症发生率。已经反复证明的减少与装置相关的菌血症发生率的其他技术包括在导管插入过程中使用最大无菌屏障预防措施，使用洗必泰/酒精的皮肤消毒，避免成人股静脉插入以及每日复查有必要建立线路，并在不再必要时及时拆除[115]。实施这种基于证据的方法的实验室在减少器械相关性菌血症方面取得了巨大成功[116-118]。

除了在导管插入过程中采取以下严格的预防措施之外，导管的细致护理和维护对于防止晚期CLABSI至关重要。每日使用2%葡萄糖酸洗必泰浴可降低ICU患者的CLABSI率[119-122]。建议采取预防措施[115]，使用氯己定浸渍的导管敷料和防腐盖或套管，在进入管道之前用洗必泰/酒精擦洗管道和无针连接器或管路及其管道的注射口至少5 s[115]。在选择的患者群体中已经提出了其他技术。例如，使用抗菌或抗生素浸渍的导管在一些但并非全部的研究中已经有效，因此当CLABSI发生率高时或者在感染血管内部位的高风险的个体患者中或在患有很少有其他静脉通路[115]。在CLABSI之后用于导管抢救的抗生素锁定疗法可以用于具有长期血液透析导管的患者以及那些有高度感染血管内部位或仅有少量静脉通道部位的患者的CLABSI预防[115]。无针连接器用于导管是一个悬而未决的争论话题。20世纪90年代引进了无针连接器，以减少针头进入导管的使用，从而避免医护人员受到针刺伤害，从而导致肠外接触血源性病原体。早期设计的分离式隔膜装置可通过钝套管进入，由于缺乏阀门而具有自由流动和简单的内部结构。较新的连接器设计包含具有正向、负向或中性位移的机械阀，并通过Luer锁与注射器或管路连接。瓣膜结构或毂的复杂性可能促进生物膜和细菌定殖的形成。许多报告记录了在引入机械阀装置后[123, 128]增加的CLABSI率。在使用初期，由于对医护人员的培训和教育不足而导致的不当使用被归咎于较高的感染率[129]，最近，无针连接器CLABSI的临床试验已经显示出对CLABSI率的可变影响[123, 128-131]，可能与研究设计、患者人群、使用的设备和医护人员在无针连接器护理方面的差异有关。无针接入端口消毒和使用抗菌剂浸渍组件的策略在减少微生物污染和感染率方面取得了不同的成功[132, 133]。洗必泰葡萄糖盐消毒似乎是最有效的消毒剂，并具有残留抗菌作用[134]。尽管这些连接器因易用性而在ICU中被广泛使用，但我们还没有临床数据指出CLABSI预防的最佳设计。在更加确定的数据之前，从业者必须加倍努力，细心遵守导管护理和消毒指导，使用所有类型的无针连接器和导管。

5.2.2　预防呼吸机相关肺炎

已制定策略来解决与呼吸机相关性肺炎风险相关的各种发病机制。为了解决与住院患者微生物菌群快速变化相关的问题，指南强调了在所有适当机会下的手部卫生。来自欧洲的精心设计的临床试验表明，使用选择性口服去污染和选择性消化去污染，使用预防性局部、口服和静脉内抗微生物制剂来减少ICU相关的呼吸道感染，并提高28 d的生存率以减少口咽和胃肠道中的微生物负荷[135]。虽然这些干预措施已成为荷兰的护理标准，但北美的重症监护人尚未采取这些策略，部分原因是担心培育抗微生物药物耐药性（这些研究主要在耐药性背景水平较低的ICU中进行）。虽然对使用选择性口服去污染或选择性消化道去污染的ICU进行的两项纵向研究未显示抗微生物药物耐药性增加[136, 137]，但在荷兰更大的多中心随机化的研究表明耐药率低，但使用选择性消化道去污染后，氨基糖苷类耐药性较低，但会缓慢发展[138]。为了解决与气管导管本身相关的风险，已经开发了无创通气策略以及减少分泌物的声门下集中的方法。如果可能，应避免鼻气管插管或鼻胃管插管，因为细菌性鼻窦炎会增加患肺炎的风险。工作人员应尽量减少镇静，应避免不必要的呼吸机电路/管道操作，并应每天进行自主呼吸试验，同时提升镇静以评估是否需要继续插管。为尽量减少误吸风险，如果插管预计持续2～3 d以上，应将患者的床头抬高至45°，并应使用带有声门下引流口的气管插管[139]。现在指南建议不要采取以前受到某些紧张主义者青睐的干预措施。一些例子是使用葡萄糖酸氯己定的口腔护理和使用抗菌涂层的气管内导管，这些导管尚未关联结果改善[139]。

5.2.3　预防ICU患者的导尿管相关性尿路感染

预防CAUTI涉及ICU的团队方法，首先创建并植入明确的导管使用、插入和维护机构指南。应制定导管使用和导管移除的具体适应症。应该对工作人员进行适应症、无菌插入、导管监测的需要，以及迅速切除导尿管的重要性方面的教育。只有经过培训的专职人员才能插入导尿管。ICU工作人员应仔细跟踪和记录每位患者病历中的导管状态。各机构应制定协议，帮助识别不再需要的导管并确保迅速切除这些导管。同样，根据该机构的医疗保健流行病学计划，ICU工作人员应制定并实施一项政策，要求对持续导尿的必要性进行强制性定期评估，例如，使用机构触发或提醒，要求评估持续需要导尿以及使用自动停止命令或每条导管的日常复查集中在使用和/或切除的机构适应症[140]。

我们认为，已经提出的一些预防CAUTI的干预措施并没有被证明是可靠有益的（或者在某些情况下实际上是有害的）。这些干预措施包括：常规使用抗菌/防腐浸渍导管；ICU留置导管患者无症状菌尿筛查分析；目的探讨无症状菌尿的治疗方法；常规使用导管冲洗，冲洗液中添加或不添加抗菌剂；使用全身抗菌药物作为预防措施；定期更换导管。

5.2.4　预防ICU免疫功能低下患者的感染

预防重症监护病房严重免疫功能低下患者的医疗相关感染是一项艰巨的挑战。由于上述发病机制部分概述的无数原因，潜在疾病和治疗的影响使免疫抑制患者极易受到来自内部和外部的感染。基本上，重症监护人员和ICU工作人员必须关注感染控制的各个方面，强调手部卫生、管理控制、积极的早期诊断和适当的经验性治疗；保持对酵母菌和丝状真菌感染的高度怀疑，并采取适当的抗菌和抗真菌化学预防措施；以及对上述一种或多种侵袭性抗药性病原体引起的感染发展的可能性保持持续警惕，记住这些抗药性病原体的来源可能是患者、提供者或医疗环境。这类免疫抑制患者感染上述MRSA、VRE、鲍曼不动杆菌和其他耐多药微生物的风险显著增加。

在某些情况下，预防免疫功能低下患者感染的其他策略包括使用完全保护的环境和选择性净化口腔和胃肠道菌群（在某些情况下保护患者的厌氧菌群）。

归根结底，ICU工作人员必须对耐药病原体保持警惕。由于重症监护病房的病原体耐药性日益增强，治疗感染十分困难，因此预防至关重要。在这种情况下，使用肥皂和水或酒精洗手对手部卫生至关重要，以防止抗药性微生物的传播。对具有流行病学意义的生物体进行有针对性的监测可能有助于控制这些病原体的储存。坚持其他感染控制预防措施，保持对侵入性设备的细致护理，尽量减少设备和设备的使用天数，以及明智地使用抗菌药物，这些都是减少ICU耐多药微生物感染发生率的关键。

参考文献

［1］　Dudau D，Camous J，Marchand S，et al. Incidence of nosocomial pneumonia and risk of recurrence after antimicrobial therapy in critically ill lung and heart-lung transplant patients. Clin Transplant. 2014；28：27-36.

［2］　National Nosocomial Infections Surveillance System. National Nosocomial Infections Surveillance（NNIS）System Report，data summary from January 1992 through June 2004，issued October 2004. Am J Infect Control. 2004；32：470-85.

［3］　Bonten MJ，Willems R，Weinstein RA. Vancomycin-resistant enterococci：why are they here，and where do they come from? Lancet Infect Dis. 2001；1：314-25.

［4］　Haddadin AS，Fappiano SA，Lipsett PA. Methicillin resistant Staphylococcus aureus（MRSA）in the intensive care unit. Postgrad Med J. 2002；78：385-92.

［5］　Adler A，Baraniak A，Izdebski R，et al. A multinational study of colonization with extended spectrum beta-lactamase-producing Enterobacteriaceae in healthcare personnel and family members of carrier patients hospitalized in rehabilitation centres. Clin Microbiol Infect. 2014；20：O516-23.

［6］　Esposito S，Capuano A，Noviello S，et al. Modification of patients' endogenous bacterial flora during hospitalization in a large teaching hospital in Naples. J Chemother. 2003；15：568-73.

［7］　Filius PM，Gyssens IC，Kershof IM，et al. Colonization and resistance dynamics of gram-negative bacteria in patients during and after hospitalization. Antimicrob Agents Chemother. 2005；49：2879-86.

［8］　Ho PL，Hong Kong intensive care unit antimicrobial resistance study Group. Carriage of methicillin-resistant Staphylococcus aureus，ceftazidime-resistant Gram-negative bacilli，and vancomycin-resistant enterococci before and after intensive care unit admission. Crit Care Med. 2003；31：1175-82.

［9］　Henderson DK. Managing methicillin-resistant staphylococci：a paradigm for preventing nosocomial transmission of resistant organisms. Am J Med. 2006；119：S45-52；discussion S62-70.

［10］　Williams RE. Healthy carriage of Staphylococcus aureus：its prevalence and importance. Bacteriol Rev. 1963；27：56-71.

［11］　Thompson RL，Cabezudo I，Wenzel RP. Epidemiology of nosocomial infections caused by methicillin-resistant Staphylococcus aureus. Ann Intern Med. 1982；97：309-17.

［12］　Foster TJ. The Staphylococcus aureus "superbug". J Clin Invest. 2004；114：1693-6.

［13］　Sista RR，Oda G，Barr J. Methicillin-resistant Staphylococcus aureus infections in ICU patients. Anesthesiol Clin North America. 2004；22：405-35. vi.

［14］　Hidron AI，Kourbatova EV，Halvosa JS，et al. Risk factors for colonization with methicillin-resistant Staphylococcus aureus（MRSA）in patients admitted to an urban hospital：emergence of community-associated MRSA nasal carriage. Clin Infect Dis. 2005；41：159-66.

［15］　Troillet N，Carmeli Y，Samore MH，et al. Carriage of methicillin-resistant Staphylococcus aureus at hospital admission. Infect Control Hosp Epidemiol. 1998；19：181-5.

［16］　Cesur S，Cokca F. Nasal carriage of methicillin-resistant Staphylococcus aureus among hospital staff and outpatients. Infect Control Hosp Epidemiol. 2004；25：169-71.

［17］　Eveillard M，Martin Y，Hidri N，Boussougant Y，Joly-Guillou ML. Carriage of methicillin-resistant Staphylococcus aureus among hospital employees：prevalence，duration，and transmission to households. Infect Control Hosp Epidemiol. 2004；25：114-20.

［18］　Bisaga A，Paquette K，Sabatini L，Lovell EO. A prevalence study of methicillin-resistant Staphylococcus aureus colonization in emergency department health care workers. Ann Emerg Med. 2008；52：525-8.

［19］　Suffoletto BP，Cannon EH，Ilkhanipour K，Yealy DM. Prevalence of Staphylococcus aureus nasal colonization in emergency department personnel. Ann Emerg Med. 2008；52：529-33.

［20］　Devine J，Cooke RP，Wright EP. Is methicillin-resistant Staphylococcus aureus（MRSA）contamination of ward-based computer terminals a surrogate marker for nosocomial MRSA transmission and handwashing compliance? J Hosp Infect. 2001；48：72-5.

［21］　Oie S，Kamiya A. Survival of methicillin-resistant Staphylococcus aureus（MRSA）on naturally contaminated dry mops. J Hosp Infect. 1996；34：145-9.

［22］　Rutala WA，Katz EB，Sherertz RJ，Sarubbi Jr FA. Environmental study of a methicillin-resistant Staphylococcus aureus epidemic in a burn unit. J Clin Microbiol. 1983；18：683-8.

［23］　Boyce JM，Pittet D. Healthcare Infection Control Practices Advisory Committee. Society for Healthcare Epidemiology of America. Association for Professionals in Infection Control. Infectious Diseases Society of America. Hand Hygiene Task F. Guideline for Hand Hygiene in Health-Care Settings：recommendations of the Healthcare Infection Control Practices Advisory Committee and the HICPAC/SHEA/APIC/IDSA Hand Hygiene Task Force. Infect Control Hosp Epidemiol. 2002；23：S3-40.

［24］　Gillespie TA，Johnson PR，Notman AW，Coia JE，Hanson MF. Eradication of a resistant Pseudomonas aeruginosa strain after a cluster of infections in a hematology/oncology unit. Clin Microbiol Infect. 2000；6：125-30.

［25］　Hota S，Hirji Z，Stockton K，et al. Outbreak of multidrug-resistant Pseudomonas aeruginosa colonization and infection secondary to imperfect intensive care unit room design. Infect Control Hosp Epidemiol. 2009；30：25-33.

［26］　Lowe C，Willey B，O'Shaughnessy A，et al. Outbreak of extended-spectrum beta-lactamase-producing Klebsiella oxytoca infections associated with contaminated handwashing sinks. Emerg Infect Dis. 2012；18：1242-7.

［27］ Vergara-Lopez S，Dominguez MC，Conejo MC，Pascual A，Rodriguez-Bano J. Wastewater drainage system as an occult reservoir in a protracted clonal outbreak due to metallo-beta-lactamase-producing Klebsiella oxytoca. Clin Microbiol Infect. 2013；19：E490-8.

［28］ Henderson DK，Baptiste R，Parrillo J，Gill VJ. Indolent epidemic of Pseudomonas cepacia bacteremia and pseudobacteremia in an intensive care unit traced to a contaminated blood gas analyzer. Am J Med. 1988；84：75-81.

［29］ Sitges-Serra A，Puig P，Jaurrieta E，et al. Hub colonization as the initial step in an outbreak of catheter-related sepsis due to coagulase negative staphylococci during parenteral nutrition. J Parenter Enteral Nutr. 1984；8：668-72.

［30］ Sitges-Serra A，Hernandez R，Maestro S，Pi-Suner T，Garces JM，Segura M. Prevention of catheter sepsis：the hub. Nutrition. 1997；13：30S-5.

［31］ Bauer TT，Torres A，Ferrer R，Heyer CM，Schultze-Werninghaus G，Rasche K. Biofilm formation in endotracheal tubes. Association between pneumonia and the persistence of pathogens. Monaldi Arch Chest Dis. 2002；57：84-7.

［32］ Adair CG，Gorman SP，Feron BM，et al. Implications of endotracheal tube biofilm for ventilator-associated pneumonia. Inten Care Med. 1999；25：1072-6.

［33］ Rumbak MJ. The pathogenesis of ventilator-associated pneumonia. Semin Respir Crit Care Med. 2002；23：427-34.

［34］ Safdar N，Crnich CJ，Maki DG. The pathogenesis of ventilator-associated pneumonia：its relevance to developing effective strategies for prevention. Respir Care. 2005；50：725-39. discussion 39-41.

［35］ Holzapfel L，Chevret S，Madinier G，et al. Influence of long-term oro-or nasotracheal intubation on nosocomial maxillary sinusitis and pneumonia：results of a prospective，randomized，clinical trial. Crit Care Med. 1993；21：1132-8.

［36］ Riga M，Danielidis V，Pneumatikos I. Rhinosinusitis in the intensive care unit patients：a review of the possible underlying mechanisms and proposals for the investigation of their potential role in functional treatment interventions. J Crit Care. 2010；25：171. e9-14.

［37］ Ibanez J，Penafiel A，Raurich JM，Marse P，Jorda R，Mata F. Gastroesophageal reflux in intubated patients receiving enteral nutrition：effect of supine and semirecumbent positions. JPEN J Parenter Enteral Nutr. 1992；16：419-22.

［38］ Torres A，Serra-Batlles J，Ros E，et al. Pulmonary aspiration of gastric contents in patients receiving mechanical ventilation：the effect of body position. Ann Intern Med. 1992；116：540-3.

［39］ Vakil N. Acid inhibition and infections outside the gastrointestinal tract. Amer J Gastroenterol. 2009；104 Suppl 2：S17-20.

［40］ Spilker CA，Hinthorn DR，Pingleton SK. Intermittent enteral feeding in mechanically ventilated patients. The effect on gastric pH and gastric cultures. Chest. 1996；110：243-8.

［41］ Arvanitis M，Anagnostou T，Kourkoumpetis TK，Ziakas PD，Desalermos A，Mylonakis E. The impact of antimicrobial resistance and aging in VAP outcomes：experience from a large tertiary care center. PLoS One. 2014；9，e89984.

［42］ Weber DJ，Sickbert-Bennett EE，Gould CV，Brown VM，Huslage K，Rutala WA. Incidence of catheter-associated and non-catheter-associated urinary tract infections in a healthcare system. Infect Control Hosp Epidemiol. 2011；32：822-3.

［43］ Dudeck MA，Weiner LM，Allen-Bridson K，et al. National Healthcare Safety Network（NHSN）report，data summary for 2012，Device-associated module. Am J Infect Control. 2013；41：1148-66.

［44］ Chenoweth CE，Gould CV，Saint S. Diagnosis，management，and prevention of catheter-associated urinary tract infections. Infect Dis Clin North Am. 2014；28：105-19.

［45］ Blot SI，Vandewoude KH，Hoste EA，Colardyn FA. Outcome and attributable mortality in critically Ill patients with bacteremia involving methicillin-susceptible and methicillin-resistant Staphylococcus aureus. Arch Intern Med. 2002；162：2229-35.

［46］ Cosgrove SE，Qi Y，Kaye KS，Harbarth S，Karchmer AW，Carmeli Y. The impact of methicillin resistance in Staphylococcus aureus bacteremia on patient outcomes：mortality，length of stay，and hospital charges. Infect Control Hosp Epidemiol. 2005；26：166-74.

［47］ Harbarth S，Rutschmann O，Sudre P，Pittet D. Impact of methicillin resistance on the outcome of patients with bacteremia caused by Staphylococcus aureus. Arch Intern Med. 1998；158：182-9.

［48］ Kaw R. Is MRSA more pathogenic in critically ill patients? Arch Intern Med. 2003；163：739-40. author reply 40.

［49］ Soriano A，Martinez JA，Mensa J，et al. Pathogenic significance of methicillin resistance for patients with Staphylococcus aureus bacteremia. Clin Infect Dis. 2000；30：368-73.

［50］ Yzerman EP，Boelens HA，Tjhie JH，Kluytmans JA，Mouton JW，Verbrugh HA. Delta APACHE II for predicting course and outcome of nosocomial Staphylococcus aureus bacteremia and its relation to host defense. J Infect Dis. 1996；173：914-19.

［51］ Hayden MK，Bonten MJ，Blom DW，Lyle EA，van de Vijver DA，Weinstein RA. Reduction in acquisition of vancomycin-resistant enterococcus after enforcement of routine environmental cleaning measures. Clin Infect Dis. 2006；42：1552-60.

［52］ Al-Nassir WN，Sethi AK，Li Y，Pultz MJ，Riggs MM，Donskey CJ. Both oral metronidazole and oral vancomycin promote persistent overgrowth of vancomycin-resistant enterococci during treatment of Clostridium difficile-associated disease. Antimicrob Agents Chemother. 2008；52：2403-6.

［53］ Centers for Disease Control and Prevention. Nosocomial enterococci resistant to vancomycin-United States，1989—1993. MMWR Morb Mortal Wkly Rep. 1993；42：597-9.

［54］ Centers for Disease Control and Prevention. Antibiotic Resistance Threats in the United States，2013. Atlanta，GA：U.S. Department of Health and Human Services；2013.

［55］ Krause KM，Renelli M，Difuntorum S，Wu TX，Debabov DV，Benton BM. In vitro activity of telavancin against resistant gram-positive bacteria. Antimicrob Agents Chemother. 2008；52：2647-52.

［56］ Prasad P，Sun J，Danner RL，Natanson C. Excess deaths associated with tigecycline after approval based on noninferiority trials. Clin Infect Dis. 2012；54：1699-709.

［57］ Nakamura S，Mikawa M，Nakashio S，et al. Isolation of Clostridium difficile from the feces and the antibody in sera of young and elderly adults. Microbiol Immunol. 1981；25：345-51.

［58］ Marciniak C，Chen D，Stein AC，Semik PE. Prevalence of Clostridium difficile colonization at admission to rehabilitation. Arch Phys Med Rehabil. 2006；87：1086-90.

［59］　Hota B. Contamination，disinfection，and cross-colonization：are hospital surfaces reservoirs for nosocomial infection? Clin Infect Dis. 2004；39：1182-9.

［60］　Kyne L，Warny M，Qamar A，Kelly CP. Asymptomatic carriage of Clostridium difficile and serum levels of IgG antibody against toxin A. N Engl J Med. 2000；342：390-7.

［61］　Bartlett JG. Antibiotic-associated diarrhea. Clin Infect Dis. 1992；15：573-81.

［62］　Nylund CM，Goudie A，Garza JM，Fairbrother G，Cohen MB. Clostridium difficile infection in hospitalized children in the United States. Arch Ped Adoles Med. 2011；165：451-7.

［63］　Rodemann JF，Dubberke ER，Reske KA，da Seo H，Stone CD. Incidence of Clostridium difficile infection in inflammatory bowel disease. Clin Gastroenterol Hepatol. 2007；5：339-44.

［64］　Alonso CD，Dufresne SF，Hanna DB，et al. Clostridium difficile infection after adult autologous stem cell transplantation：a multicenter study of epidemiology and risk factors. Biol Blood Marrow Transplant. 2013；19：1502-8.

［65］　Dial S，Delaney JA，Schneider V，Suissa S. Proton pump inhibitor use and risk of community-acquired Clostridium difficile-associated disease defined by prescription for oral vancomycin therapy. CMAJ：Canadian Med Assoc J. 2006；175：745-8.

［66］　Magill SS，Edwards JR，Bamberg W，et al. Multistate point-prevalence survey of health care-associated infections. N Engl J Med. 2014；370：1198-208.

［67］　Zarb P，Coignard B，Griskeviciene J，et al. The European Centre for Disease Prevention and Control（ECDC）pilot point prevalence survey of healthcare-associated infections and antimicrobial use. Euro Surveillance：2012；17（46），pii：20316.

［68］　Davies KA，Longshaw CM，Davis GL，et al. Underdiagnosis of Clostridium difficile across Europe：the European，multicentre，prospective，biannual，point-prevalence study of Clostridium difficile infection in hospitalised patients with diarrhoea（EUCLID）. Lancet Infect Dis. 2014；14：1208-19.

［69］　Hoyert DL，Xu J. Deaths：preliminary data for 2011. National vital statistics reports：from the Centers for Disease Control and Prevention，National Center for Health Statistics. National Vital Statistics System. 2012；61：1-51.

［70］　McDonald LC，Killgore GE，Thompson A，et al. An epidemic，toxin gene-variant strain of Clostridium difficile. N Engl J Med. 2005；353：2433-41.

［71］　Warny M，Pepin J，Fang A，et al. Toxin production by an emerging strain of Clostridium difficile associated with outbreaks of severe disease in North America and Europe. Lancet. 2005；366：1079-84.

［72］　Bartlett JG. Narrative review：the new epidemic of Clostridium difficile-associated enteric disease. Ann Intern Med. 2006；145：758-64.

［73］　Orsi GB，Giuliano S，Franchi C，et al. Changed epidemiology of ICU acquired bloodstream infections over 12 years in an Italian teaching hospital. Minerva anestesiologica. 2014.

［74］　Rodriguez-Creixems M，Munoz P，Martin-Rabadan P，Cercenado E，Guembe M，Bouza E. Evolution and aetiological shift of catheter-related bloodstream infection in a whole institution：the microbiology department may act as a watchtower. Clin Microbiol Infect. 2013；19：845-51.

［75］　Espedido BA，Steen JA，Ziochos H，et al. Whole genome sequence analysis of the first Australian OXA-48-producing outbreak-associated Klebsiella pneumoniae isolates：the resistome and in vivo evolution. PLoS One. 2013；8，e59920.

［76］　Kontopidou F，Giamarellou H，Katerelos P，et al. Infections caused by carbapenem-resistant Klebsiella pneumoniae among patients in intensive care units in Greece：a multi-centre study on clinical outcome and therapeutic options. Clin Microbiol Infect. 2014；20：O117-23.

［77］　Snitkin ES，Zelazny AM，Thomas PJ，et al. Tracking a hospital outbreak of carbapenem-resistant Klebsiella pneumoniae with whole-genome sequencing. Sci Translat Med. 2012；4：148ra16.

［78］　Viswanathan R，Singh AK，Basu S，Chatterjee S，Roy S，Isaacs D. Multi-drug-resistant，non-fermenting，gram-negative bacilli in neonatal sepsis in Kolkata，India：a 4-year study. Paediatr Int Child Health. 2014；34：56-9.

［79］　Mammina C，Bonura C，Di Bernardo F，et al. Ongoing spread of colistin-resistant Klebsiella pneumoniae in different wards of an acute general hospital，Italy，June to December 2011. Euro Surveill. 2012；17（33）：pii：20248.

［80］　Freire MP，Pierrotti LC，Filho HH，et al. Infection with Klebsiella pneumoniae carbapenemase（KPC）-producing Klebsiella pneumoniae in cancer patients. Eur J Clin Microbiol Infect Dis. 2015；34（2）：277-86.

［81］　Papadimitriou-Olivgeris M，Marangos M，Christofidou M，et al. Risk factors for infection and predictors of mortality among patients with KPC-producing Klebsiella pneumoniae bloodstream infections in the intensive care unit. Scand J Infect Dis. 2014；46：642-8.

［82］　Richet H，Fournier PE. Nosocomial infections caused by Acinetobacter baumannii：a major threat worldwide. Infect Control Hosp Epidemiol. 2006；27：645-6.

［83］　Centers for Disease Control and Prevention. Acinetobacter baumannii infections among patients at military medical facilities treating injured U.S. service members，2002—2004. MMWR Morb Mortal Wkly Rep. 2004；53：1063-6.

［84］　Hospenthal DR，Crouch HK，English JF，et al. Multidrug-resistant bacterial colonization of combat-injured personnel at admission to medical centers after evacuation from Afghanistan and Iraq. J Trauma. 2011；71：S52-7.

［85］　Weintrob AC，Roediger MP，Barber M，et al. Natural history of colonization with gram-negative multidrug-resistant organisms among hospitalized patients. Infect Control Hosp Epidemiol. 2010；31：330-7.

［86］　Zhang Y，Yao Z，Zhan S，et al. Disease burden of intensive care unit-acquired pneumonia in China：a systematic review and meta-analysis. Int J Infect Dis. 2014；29：84-90.

［87］　Chastre J. Infections due to Acinetobacter baumannii in the ICU. Semin Respir Crit Care Med. 2003；24：69-78.

［88］　La Scola B，Raoult D. Acinetobacter baumannii in human body louse. Emerg Infect Dis. 2004；10：1671-3.

［89］　Faulde M，Spiesberger M. Role of the moth fly Clogmia albipunctata（Diptera：Psychodinae）as a mechanical vector of bacterial pathogens in German hospitals. J Hosp Infect. 2013；83：51-60.

［90］　Jain R，Danziger LH. Multidrug-resistant Acinetobacter infections：an emerging challenge to clinicians. Ann Pharmacother. 2004；38：1449-59.

［91］ Sievert DM, Ricks P, Edwards JR, et al. Antimicrobial-resistant pathogens associated with healthcare-associated infections: summary of data reported to the National Healthcare Safety Network at the Centers for Disease Control and Prevention, 2009—2010. Infect Control Hosp Epidemiol. 2013; 34: 1-14.

［92］ McDonald LC. Trends in antimicrobial resistance in health care-associated pathogens and effect on treatment. Clin Infect Dis. 2006; 42 Suppl 2: S65-71.

［93］ Yokoe DS, Anderson DJ, Berenholtz SM, et al. A compendium of strategies to prevent healthcare-associated infections in acute care hospitals: 2014 updates. Infect Control Hosp Epidemiol. 2014; 35 Suppl 2: S1-128.

［94］ Centers for Disease Control and Prevention. CRE toolkit: guidance for control of carbapenem-resistance Enterobacteriaceae (CRE). Atlanta, GA: U.S. Department of Health and Human Services; 2012.

［95］ Enfield KB, Huq NN, Gosseling MF, et al. Control of simultaneous outbreaks of carbapenemase-producing enterobacteriaceae and extensively drug-resistant Acinetobacter baumannii infection in an intensive care unit using interventions promoted in the Centers for Disease Control and Prevention 2012 carbapenemase-resistant Enterobacteriaceae Toolkit. Infect Control Hosp Epidemiol. 2014; 35: 810-17.

［96］ Management of Multidrug-Resistant Organisms In Healthcare Settings, 2006. Centers for Disease Control and Prevention, 2006. http://www.cdc.gov/ncidod/dhqp/pdf/ar/mdroGuideline2006.pdf. Accessed 5 Jan 2007.

［97］ Calfee DP, Farr BM. Infection control and cost control in the era of managed care. Infect Control Hosp Epidemiol. 2002; 23: 407-10.

［98］ Haley RW, Cushion NB, Tenover FC, et al. Eradication of endemic methicillin-resistant Staphylococcus aureus infections from a neonatal intensive care unit. J Infect Dis. 1995; 171: 614-24.

［99］ Jochimsen EM, Fish L, Manning K, et al. Control of vancomycin-resistant enterococci at a community hospital: efficacy of patient and staff cohorting. Infect Control Hosp Epidemiol. 1999; 20: 106-9.

［100］ Grundmann H, Hori S, Winter B, Tami A, Austin DJ. Risk factors for the transmission of methicillin-resistant Staphylococcus aureus in an adult intensive care unit: fitting a model to the data. J Infect Dis. 2002; 185: 481-8.

［101］ Robert J, Fridkin SK, Blumberg HM, et al. The influence of the composition of the nursing staff on primary bloodstream infection rates in a surgical intensive care unit. Infect Control Hosp Epidemiol. 2000; 21: 12-7.

［102］ Marion ND, Rupp ME. Infection control issues of enteral feeding systems. Curr Opin Clin Nutr Metab Care. 2000; 3: 363-6.

［103］ Rahal JJ, Urban C, Horn D, et al. Class restriction of cephalosporin use to control total cephalosporin resistance in nosocomial Klebsiella. JAMA. 1998; 280: 1233-7.

［104］ Rahal JJ, Urban C, Segal-Maurer S. Nosocomial antibiotic resistance in multiple gram-negative species: experience at one hospital with squeezing the resistance balloon at multiple sites. Clin Infect Dis. 2002; 34: 499-503.

［105］ Rupp ME, Marion N, Fey PD, et al. Outbreak of vancomycin-resistant Enterococcus faecium in a neonatal intensive care unit. Infect Control Hosp Epidemiol. 2001; 22: 301-3.

［106］ O' Connor JR, Johnson S, Gerding DN. Clostridium difficile infection caused by the epidemic BI/NAP1/027 strain. Gastroenterol. 2009; 136: 1913-24.

［107］ Slimings C, Riley TV. Antibiotics and hospital-acquired Clostridium difficile infection: update of systematic review and meta-analysis. J Antimicrob Chemother. 2014; 69: 881-91.

［108］ Aldeyab MA, Kearney MP, Scott MG, et al. An evaluation of the impact of antibiotic stewardship on reducing the use of high-risk antibiotics and its effect on the incidence of Clostridium difficile infection in hospital settings. J Antimicrob Chemother. 2012; 67: 2988-96.

［109］ Dancer SJ, Kirkpatrick P, Corcoran DS, Christison F, Farmer D, Robertson C. Approaching zero: temporal effects of a restrictive antibiotic policy on hospital-acquired Clostridium difficile, extended-spectrum beta-lactamase-producing coliforms and meticillin-resistant Staphylococcus aureus. Int J Antimicrob Agents. 2013; 41: 137-42.

［110］ Dellit TH, Owens RC, McGowan Jr JE, et al. Infectious Diseases Society of America and the Society for Healthcare Epidemiology of America guidelines for developing an institutional program to enhance antimicrobial stewardship. Clin Infect Dis. 2007; 44: 159-77.

［111］ New carbapenem-resistant Enterobacteriaceae warrant additional action by healthcare providers. U.S. Department of Health and Human Services, 2014. http://emergency.cdc.gov/han/han00341. asp. Accessed 10 Dec 2014.

［112］ Bootsma MC, Diekmann O, Bonten MJ. Controlling methicillin-resistant Staphylococcus aureus: quantifying the effects of interventions and rapid diagnostic testing. Proc Natl Acad Sci U S A. 2006; 103: 5620-5.

［113］ Shadel BN, Puzniak LA, Gillespie KN, Lawrence SJ, Kollef M, Mundy LM. Surveillance for vancomycin-resistant enterococci: type, rates, costs, and implications. Infect Control Hosp Epidemiol. 2006; 27: 1068-75.

［114］ Palmore TN, Henderson DK. Managing transmission of carbapenem-resistant enterobacteriaceae in healthcare settings: a view from the trenches. Clin Infect Dis. 2013; 57: 1593-9.

［115］ Marschall J, Mermel LA, Fakih M, et al. Strategies to prevent central line-associated bloodstream infections in acute care hospitals: 2014 update. Infect Control Hosp Epidemiol. 2014; 35: 753-71.

［116］ Halton KA, Cook D, Paterson DL, Safdar N, Graves N. Cost-effectiveness of a central venous catheter care bundle. PloS One 2010; 5 (9). pii: e12815.

［117］ Helder O, van den Hoogen A, de Boer C, van Goudoever J, Verboon-Maciolek M, Kornelisse R. Effectiveness of non-pharmacological interventions for the prevention of bloodstream infections in infants admitted to a neonatal intensive care unit: A systematic review. Internat J Nurs Stud. 2013; 50: 819-31.

［118］ Kim JS, Holtom P, Vigen C. Reduction of catheter-related bloodstream infections through the use of a central venous line bundle: epidemiologic and economic consequences. Am J Infect Control. 2011; 39: 640-6.

［119］ Bleasdale SC, Trick WE, Gonzalez IM, Lyles RD, Hayden MK, Weinstein RA. Effectiveness of chlorhexidine bathing to reduce catheter-associated bloodstream infections in medical intensive care unit patients. Arch Intern Med. 2007; 167: 2073-9.

［120］ Milstone AM, Elward A, Song X, et al. Daily chlorhexidine bathing to reduce bacteraemia in critically ill children: a multicentre, cluster-randomised, crossover trial. Lancet. 2013; 381: 1099-106.

［121］Montecalvo MA，McKenna D，Yarrish R，et al. Chlorhexidine bathing to reduce central venous catheter-associated bloodstream infection：impact and sustainability. Am J Med. 2012；125：505-11.

［122］O' Horo JC，Silva GL，Munoz-Price LS，Safdar N. The efficacy of daily bathing with chlorhexidine for reducing healthcare-associated bloodstream infections：a meta-analysis. Infect Control Hosp Epidemiol. 2012；33：257-67.

［123］Danzig LE，Short LJ，Collins K，et al. Bloodstream infections associated with a needleless intravenous infusion system in patients receiving home infusion therapy. JAMA. 1995；273：1862-4.

［124］Cookson ST，Ihrig M，O' Mara EM，et al. Increased bloodstream infection rates in surgical patients associated with variation from recommended use and care following implementation of a needleless device. Infect Control Hosp Epidemiol. 1998；19：23-7.

［125］Maragakis LL，Bradley KL，Song X，et al. Increased catheter-related bloodstream infection rates after the introduction of a new mechanical valve intravenous access port. Infect Control Hosp Epidemiol. 2006；27：67-70.

［126］Jarvis WR，Murphy C，Hall KK，et al. Health care-associated bloodstream infections associated with negative-or positive-pressure or displacement mechanical valve needleless connectors. Clin Infect Dis. 2009；49：1821-7.

［127］Rupp ME，Sholtz LA，Jourdan DR，et al. Outbreak of bloodstream infection temporally associated with the use of an intravascular needleless valve. Clin Infect Dis. 2007；44：1408-14.

［128］Salgado CD，Chinnes L，Paczesny TH，Cantey JR. Increased rate of catheter-related bloodstream infection associated with use of a needleless mechanical valve device at a long-term acute care hospital. Infect Control Hosp Epidemiol. 2007；28：684-8.

［129］Kellerman S，Shay DK，Howard J，et al. Bloodstream infections in home infusion patients：the influence of race and needleless intravascular access devices. J Pediatr. 1996；129：711-17.

［130］Btaiche IF，Kovacevich DS，Khalidi N，Papke LF. The effects of needleless connectors on catheter-related bloodstream infections. Am J Infect Control. 2011；39：277-83.

［131］Yebenes JC，Vidaur L，Serra-Prat M，et al. Prevention of catheter-related bloodstream infection in critically ill patients using a disinfectable，needle-free connector：a randomized controlled trial. Am J Infect Control. 2004；32：291-5.

［132］Perez E，Williams M，Jacob JT，et al. Microbial biofilms on needleless connectors for central venous catheters：comparison of standard and silver-coated devices collected from patients in an acute care hospital. J Clin Microbiol. 2014；52：823-31.

［133］Casey AL，Karpanen TJ，Nightingale P，Cook M，Elliott TS. Microbiological comparison of a silver-coated and a non-coated needleless intravascular connector in clinical use. J Hosp Infect. 2012；80：299-303.

［134］Hong H，Morrow DF，Sandora TJ，Priebe GP. Disinfection of needleless connectors with chlorhexidine-alcohol provides long-lasting residual disinfectant activity. Am J Infect Control. 2013；41：e77-9.

［135］de Smet AM，Kluytmans JA，Cooper BS，et al. Decontamination of the digestive tract and oropharynx in ICU patients. N Engl J Med. 2009；360：20-31.

［136］Heininger A，Meyer E，Schwab F，Marschal M，Unertl K，Krueger WA. Effects of long-term routine use of selective digestive decontamination on antimicrobial resistance. Intens Care Med. 2006；32：1569-76.

［137］Leone M，Albanese J，Antonini F，Nguyen-Michel A，Martin C. Long-term（6-year）effect of selective digestive decontamination on antimicrobial resistance in intensive care，multiple-trauma patients. Crit Care Med. 2003；31：2090-5.

［138］Oostdijk EA，Kesecioglu J，Schultz MJ，et al. Effects of decontamination of the oropharynx and intestinal tract on antibiotic resistance in ICUs：a randomized clinical trial. JAMA. 2014；312：1429-37.

［139］Klompas M，Branson R，Eichenwald EC，et al. Strategies to prevent ventilator-associated pneumonia in acute care hospitals：2014 update. Infect Control Hosp Epidemiol. 2014；35：915-36.

［140］Lo E，Nicolle LE，Coffin SE，et al. Strategies to prevent catheter-associated urinary tract infections in acute care hospitals：2014 update. Infect Control Hosp Epidemiol. 2014；35 Suppl 2：S32-47.

863

第90章　抗生素耐药性在潜在生物恐怖主义的意义 *
Linda M. Weigel，Stephen A. Morse

1　前言

对全球公共卫生的最新挑战之一是通过许多不同的途径故意传播生物制剂，包括空气、水、食物和被病原体污染的媒介，以影响人类和牲畜的健康。美国国会通过向疾病控制和预防中心（CDC）提供资金来加强国家流行病学和实验室系统应对故意投放生物制剂的能力，从而解决了人类健康方面的这一挑战[1]。国家战略储备库（SNS，以前称为国家药物储备库）的建立也是为了在这种紧急情况下向各州和地方社区提供大量基本医疗物资。SNS包含抗生素、化学解毒剂、抗毒素、生命维持药物、静脉注射用药盒、气道维护用品以及医疗/手术用品[2]。由于蓄意投放生物病原体，SNS中的广谱抗生素在暴露于或感染细菌制剂的受感染个体提供暴露后预防和治疗方面起着重要作用。SNS中的抗生素部分根据每种细菌物种的当前抗菌药物敏感性数据选择其有效性。常规的敏感性测试方法可能需要一至几天，具体情况取决于对物种的生长特征。然而，最近的研究表明，前苏联进攻性生物武器计划的优先事项是发展对常见疗法有抵抗力的重组生物[3-5]。例如，针对准备工作的细菌剂，如炭疽芽孢杆菌（*Bacillus anthracis*）、鼠疫耶尔森氏菌（*Yersinia pestis*）、土拉弗朗西斯菌（*Francisella tularensis*）、伯克霍尔德氏菌属（*Burkholderia* spp.）、布鲁氏菌属（*Brucella* spp.）和伯氏考克斯体（*Coxiella burnetii*）需要Ⅲ级生物安全实验室（BSL-3）进行相关操作来研发其治疗和灭菌的方法。这通常不是在临床实验室发现，但是对于安全进行抗生素敏感性试验是必需的。许多这些细菌对一种或多种抗微生物剂具有内在的抗性，并且已经报道了具有获得性抗性的分离物。虽然遗传分析可能提供一些易感性的线索，在许多情况下，抗性表型与基因型不相关。所有这些细菌已通过引入抗性基因或通过体外传代选择抗性突变体而被基因工程改造以获得抗微生物剂抗性。随着故意传播抗微生物药物耐药病原体的可能性增加，迅速确定生物恐怖药物的抗生素药物敏感性对于选择和颁发有效的预防性或治疗性治疗，以确保在暴发或故意发生时适当的公共卫生应对至关重要。

本章的目标是检查已被确定用于公共卫生准备工作的选定细菌制剂涉及抗生素药敏试验和抗微生物药物耐药性检测的问题。

1.1　定义

生物制剂的使用通常以其使用方式为特征。就本文而言，生物战争被定义为政府针对目标进行的一种特殊类型的战争；生物恐怖主义被定义为由政治、宗教、生态或其他意识形态目的驱动的个人或团体对生物制剂（或毒素）的威胁或使用[6]。犯罪分子也可能被精神疾病驱使使用生物制剂。当罪犯使用生物制剂进行谋杀、敲诈勒索或复仇时，它被称为生物犯罪[6]。恐怖分子与犯罪分子的区别在于动机和目标。

---

* 这份稿中的发现和结论，不一定代表疾病预防控制中心的观点。

2　具有作为生物恐怖制剂的现实威胁

许多生物制剂可能导致人体疾病，但并非所有生物制剂都能够影响公共健康和大规模的[7]医疗基础设施结构。为了将重点放在公共卫生准备活动上，疾控中心于1999年6月召集了一次国家专家会议，审查选择对平民构成最大威胁的细菌、病毒和毒素制剂的标准，并帮助制定这些制剂的清单以进行公共卫生准备工作。列入"关键制剂清单"的考虑因素包括介质以气溶胶或其他有效手段广泛传播的能力、介质在人与人之间传播的能力、病原体引起恐惧的能力，以及特殊的公共卫生准备需求，如疫苗、治疗学、增强监测和诊断[7]。关键生物病原体列表[1]包括病毒、毒素和细菌。然而，由于本章重点讨论了抗菌素耐药性，病毒性生物威胁剂的控制通常不侧重于使用抗病毒药物进行预防，本章仅涵盖关键的细菌剂（表90.1）。在这些类别中没有分配优先权，并且该清单未对故意使用生物病原体的可能性进行排名。所做的相关工作均发生在国土安全部（DHS）成立之前。尽管如此，本章讨论的所有细菌剂都经过了DHS风险评估和细菌威胁评估。

本章中讨论的所有细菌剂都被归类为选择剂。选择剂是微生物（细菌或病毒）或毒素，自1997年以来，已由美国卫生与公众服务部（HHS）或美国农业部（USDA）宣布有可能对公共健康和安全造成威胁。为了方便管理，选择的药剂分为三类：①HHS选择剂和毒素（影响人类的那些种类）；②美国农业部选择药剂（影响植物或动物的药剂）；③重叠（HHS和USDA）选择剂和毒素（影响人类和动物的）。本章讨论的HHS选择剂包括伯氏考克斯体、土拉弗朗西斯菌和鼠疫耶尔森氏菌。本章讨论的重叠选择剂是炭疽芽孢杆菌、布鲁氏菌属、伯克霍尔德氏菌和类鼻疽伯克霍尔德菌。CDC负责管理HHS的选择制剂程序（Select Agent Program，SAP），而动植物卫生检验局（APHIS）管理USDA选择药剂程序。CDC和APHIS都管理重叠代理。SAP负责管理可能在美国境内拥有、使用或转移选定药剂的实验室。在2001年炭疽袭击和几次高级别计划审查之后，2012年对选择生物药剂的规定进行了审查，随后进行了修订，以确定一组被指定为一级生物药剂的特定代表。根据以下标准，一级特选药剂有形成严重后果事件的记录风险：①产生大规模伤亡事件或对经济造成破坏性影响的能力；②传播能力；③低感染剂量；④恐怖组织的历史或确认对武器化的兴趣。本章讨论的一级生物介质包括炭疽杆菌、土拉弗朗西斯菌、鼠疫耶尔森氏菌、炭疽芽孢杆菌和类鼻疽伯克霍尔德菌[8]。与第1级特选代理合作的实验室已增加生物安全要求，包括定期进行人员健康评估。由一级选择生物制剂引起的一些疾病也非常罕见。例如，自1949年以来美国首例报道的麻疹嗜血杆菌感染（即鼻疽）病例发生于2001年，患者是一位患有胰岛素依赖性糖尿病的微生物学家[9]。尽管患者有研究炭疽杆菌的经历，但临床和实验室诊断都有所推迟，这突出了识别这些罕见感染的困难。

选择不包括在1类别中的药剂也有一些大规模传播的潜力，但通常会导致比1级生物介质、更少的严重疾病和死亡。这些生物介质过去已被武器化，或被某些国家赞助的计划视为武器[3, 10]。它们也可能被用来污染食物或水源。此外，这些药剂中的许多种类相对容易获得，因此更有可能用于制造生物犯罪或生物恐怖主义[11]。

美国国土安全部进行的风险评估和细菌威胁评估支持发布通知联邦政府的医疗对策决策的细菌威胁判定，以及根据2004年《生物保护法案》制定或获取有效医疗对策的需求。

表90.1　为公共卫生问题制备的关键病原体[a]

病原体	疾病
A类[b]	
炭疽杆菌	炭疽
耶尔森氏菌鼠疫	鼠疫

（续表）

病原体	疾病
土拉弗朗西斯菌	兔热病
B类[c]	
贝氏柯克斯体	Q热
布鲁氏菌	布病
鼻疽假单胞菌	马鼻疽
类鼻疽伯克氏菌	类鼻疽
B类在食物和水传播中的亚型	
沙门氏菌	沙门氏菌病
痢疾志贺菌	细菌性痢疾
大肠杆菌O157：H7	溶血性尿毒症综合征
霍乱弧菌	霍乱
C类[d]	
多重耐药结合分支杆菌	结核病

[a] 修饰后的形式。

[b] 其他A类病原体：重型无花、丝状病毒（如埃博拉、马尔堡病毒）、沙粒病毒（拉沙、朱宁病毒）、肉梭菌神经毒素。

[c] 其他B类病原体：α病毒（委内瑞拉、东部和西部脑脊髓类病毒）、菌球菌肠毒素B、蓖麻毒、产气荚膜梭菌ε毒素、微小隐孢子虫。

[d] 其他C类病原体：黄热病病毒、蜱传胞类复合物病毒、蜱传出血热病毒、尾帕和亨德拉复合物病毒、汉坦病毒。

3 防范和应对生物恐怖主义

3.1 实验室响应网络

由于预防或其他控制措施可以实施以降低与生物恐怖主义事件有关的发病率和死亡率，因此挽回损失和危害性的有效窗口期很小，公共卫生应对措施必须迅速有效[12]。实验室响应网络（LRN）的建立是为了促进快速识别威胁因素[13]。LRN由疾病预防控制中心于1999年与公共卫生实验室协会（APHL）合作，并与联邦调查局（FBI）和美国陆军传染病医学研究所（USAMRIID）合作建立，以解决诊断测试实验室的国家基础设施极为有限，无法胜任当时存在的生物恐怖主义问题。

该国家体系旨在将州和地方公共卫生实验室与其他具有先进技术能力的临床、军事、兽医、农业、水和食品检测实验室（包括联邦一级的实验室）相结合，在全国公众卫生实验室及其辅助疾病监测活动中相互合作[14]。

LRN由实验室组成，这些实验室既可以充当哨兵也可以作为参考运行，后者的特点是安全性、遏制能力和技术熟练度逐步提高[13]。哨兵实验室大部分是医院和临床实验室，因为很可能在秘密的生物恐怖袭击事件发生后，患者将在广泛分散的医院里寻求医疗服务，其中一些医院可以容纳这些实验室[14]。哨兵实验室国家通过排除关键因素的存在或将其日常工作中遇到的可疑关键因素（表90.1）提交给附近的LRN参考实验室参与LRN。协议和算法可在互联网上获得（www.asm.org或www.bt.cdc.gov），以使这个过程尽可能快。参考实验室可以执行测试来检测和确认威胁生物介质的存在。它们主要是地方和州公共卫生实验室，采用BSL-3实践（即用于培养和鉴定结核分枝杆菌）的生物安全二级（BSL-2）设施和具有完整BSL-3设施的公共卫生实验室。LRN参考实验室使用已经标准化和验证的方案和试剂，以识别威胁因子并对其进行鉴定。从临床样品中分离出来的细菌药物的特征包括确定抗菌药物的易感性和耐药性，由于需要对结果进行直观解释所需的广泛培训和经验，因此在所有LRN实验室都没有执行这一流程。然而，基于实时PCR来检测炭疽芽孢杆菌的快速药敏试验，以检测抗生素的生长或抑制生长[15]。

还有一些国家LRN实验室有测定和分析全基因组序列的能力。这些联邦实验室鉴定参考实验室提交的样品中的试剂，还可以通过全基因组序列分析表征的重组（例如嵌合体）或基因工程微生物，这些微生物只能通过全基因组序列分析来表征。

3.2 流行病学调查

生物恐怖主义事件可以通过两种情景来描述：公开的（宣布的）和隐蔽的（未公布的）。故意释放的故意性通常是显而易见的，例如含有高度精制炭疽孢子的多个邮寄信件[16]。收到并在哈特参议院办公大楼参议员办公室打开的这封信是公开攻击的一个例子。某些形式的生物恐怖主义可能更为隐蔽，例如在沙拉酒吧故意污染沙门氏菌，在奥勒冈州的达勒斯，鼠伤寒沙门氏菌致751多人感染[17]。

LRN具有双重功能，因为它有能力检测和响应不仅是有意发布的制剂，而且还有自然发生的生物介质，这是一种值得强调的能力，因为在检测时通常不会知道疫情暴发是故意的或自然的。几个涉及关键细菌制剂的例子就足够了。首先，2000年夏季在马萨葡萄园暴发的11例患者原发肺炎兔热病可能已经表明有人故意释放A型兔病热。然而，流行病学调查表明，感染与割草和灌本修剪有关，这种活动可以使环境中的生物体雾化[18]。其次，在2002年11月访问纽约市的一对夫妇中发生鼠疫非常罕见，并提出生物恐怖主义的可能性，因为这些感染发生在美国瘟疫流行的地区之外[19]。在与医务人员进行初步咨询后，这对夫妇说，他们从新墨西哥州的圣达菲县出发，新墨西哥州卫生部门进行的例行监测已经发现了一只死于鼠疫的老鼠，以及从当地跳蚤体内发现了相关病原体。在对患者进行评估后的一天，新墨西哥州卫生部和疾病预防控制中心调查了这对夫妇的新墨西哥州财产和附近的一条远足路径，那里收集了啮齿动物和跳蚤。脉冲场凝胶电泳和多位点可变数量串联重复测定（MLVA）对来自一名患者和7个跳蚤样品的分离物的结果表明，鼠疫菌感染最有可能在这对夫妻身上进行了增殖。第三，2006年2月在纽约市居住的一位男性鼓匠吸入炭疽病案引发了生物恐怖主义的幽灵。然而，流行病学调查确定，接触来源是从科特迪瓦带回来的干山羊皮上的孢子[20]。

流行病学调查可以确定指标，其中一个或多个指标在上述例子中已经提到，这些指标提高了人们怀疑疫情可能是故意造成的。这些流行病学线索包括Treadwell等人列举的以下内容[21]：

（1）没有足够流行病学解释的罕见病原体引起的单一病例（如吸入或皮肤炭疽、鼻疽）。

（2）介质或抗生素耐药模式的不寻常、非典型或过时应变的存在。

（3）与常见疾病或综合征相关的较高发病率和死亡率，或此类患者对标准疗法的治疗失败。

（4）不寻常的疾病表现，如吸入炭疽或肺鼠疫。

（5）具有不寻常的地理或季节分布的疾病（例如，非瘟疫区域的瘟疫）。

（6）稳定的地方发病率意外增加，如兔热病或鼠疫。

（7）通过气溶胶、食物或水传播的非典型疾病，其传播模式表明存在被破坏（即没有其他可能的解释）。

（8）一些不同寻常或无法解释的疾病在同一位患者中共存，且没有任何其他解释。

（9）影响大型不同人群的异常疾病（例如，大型异质人群中的呼吸系统疾病可能表明暴露于吸入式生物制剂）。

（10）对于特定人群或年龄组（例如，成年人暴发麻疹样皮疹），这种疾病是不寻常的（或非典型的）。

（11）动物死亡或疾病的异常模式是不明原因的或归因于人类疾病或死亡之前或伴随生物恐怖

主义的因素。

（12）动物疾病或死亡之前或伴随的死亡或疾病的异常模式，这可能是无法解释的或归因于生物恐怖主义的因素。

（13）从具有相似基因型的时间或空间不同的来源分离的不寻常疾病的生物病原体。

（14）在非邻近地区，国内或国外同时发生类似的不寻常疾病。

（15）大量不明原因的疾病或死亡。

（16）大量同时寻求治疗的病人（具有点源压缩流行曲线的特征）。

4 关键的细菌制剂

对于大多数细菌制剂而言，接种疫苗并不是一般人群事先准备好的主要策略；一个例外是炭疽疫苗和抗菌剂的组合推荐用于暴露后预防。因此，确定生物恐怖主义疑似细菌剂的抗菌药物敏感性模式是必要的，以便可以进行有效的预防或治疗[22]。然而，所有的1级细菌药物和许多其他细菌选择药物（表90.1）都需要BSL-3控制措施和实践，这在哨兵实验室和其他临床实验室中通常找不到，但这些实验室对于进行抗生素药物敏感性研究是必要的，这些细菌中的一些对一种或多种抗菌剂具有固有的抗性。此外，这些细菌剂中许多可以通过引入抗微生物剂耐药所需的基因进行基因工程改造，[22]或通过在低水平的抗微生物药剂上体外传代选择抗性突变体[23, 74]。因此，作为有意释放的结果而遇到的微生物的抗微生物药物敏感性模式不一定可预测。

对于故意引入抗微生物药物耐药性标记物或选择对治疗有用的抗微生物剂的耐药性菌株通常被认为是禁止的实验。然而，在某些情况下，引入抗菌药物耐药标记可能合理[24]。例如，对毒力因子进行基因研究的DNA操作通常需要使用具有抗微生物抗性基因的质粒作为选择标记。在这种情况下，所使用的抗微生物药物耐药基因不应赋予对用于治疗该生物体引起的感染的抗生素的耐药性[25]。尽管如此，已经产生了用于治疗的抗微生物剂抗性的实验室突变体（例如环丙沙星），用于分子基础研究和检测氟喹诺酮耐药性[23, 26, 27]。大多数实验室为此目的使用减毒或无毒菌株。

4.1 耐药性检测

用于药敏试验的程序可能会产生气溶胶，这些气溶胶会导致实验室获得性感染的高风险。因此，关键细菌剂的抗菌药物敏感性试验只能在指定的LRN实验室或疾病控制中心（CDC）进行。需要经过培训的人员、BSL-2或BSL-3实验室设施（取决于生物体）以及个人防护设备来处理这些生物体。除了与进行敏感性测试的机制相关的危害之外，BSL-3环境中的工作条件也难以获得准确一致的结果。Mohammed等人[28]认识到这个问题，认为肉汤微量稀释试验中生长的视觉评估或在琼脂平板上观察单个菌落或生长薄膜的能力由于需要通过生物安全柜的玻璃屏障读取敏感性结果而变得复杂。当实验室人员使用配有面罩的助力呼吸器时，可见度可能会进一步下降。

敏感性测试方法包括传统的药敏片扩散法、琼脂稀释法、肉汤微稀释法和E-test法。还有上述的炭疽芽孢杆菌快速敏感性方法。目前正针对其他1级细菌选择介质进行修改。影响抗菌药物敏感性试验结果的因素很多。其中包括：①接种密度，已被描述为敏感性试验中唯一最重要的变量[29]；②介质的pH值、电解质浓度和组成；③孵化的时间和温度；④待测菌株的生长特性。生长特性是至关重要的，因为典型的敏感性试验培养基，如Mueller-Hinton肉汤或琼脂，必须用特定的补充剂（即弗朗西斯氏菌）增强或改为特定的培养基（即布鲁氏菌）来支持某些细菌生长的介质。并非所有程序都适用于每个物种。例如，圆盘扩散试验的结果对于生长缓慢的微生物[29]如土拉热弗朗西斯菌和布鲁氏菌属不可靠。

每个物种的内在抗性机制、单个菌株间其他天然获得性抗性机制的可能性以及工程抗性的可能性都是令人信服的原因，这些原因用于指导治疗和暴露后的自然暴发或有意释放时的暴露后预防微生物感染，例如，炭疽杆菌和布鲁氏菌是利用肉汤稀释敏感性试验准则。*B. mallei*、*B. pseudomallei*、*F. tularensis*和鼠疫耶尔森菌可在临床和实验室标准研究所（CLSI）文件M45-A2[30]中获得。该指南提供了测试条件、质量控制建议以及MIC（μg/mL）敏感性和耐药性解释的设定断点。

对兼性（如布鲁氏菌属、土拉弗朗西斯菌、*B.mallei*、类假单胞菌、鼠疫杆菌）或专性细胞内病原体（如*C.burnetii*）需要考虑可能影响试剂的体内活性的多种因素。这些因素包括抗微生物剂进入感染的宿主吞噬细胞的能力以及生物体存在的真核细胞内空间内的微环境。吞噬细胞对各种药剂的摄取和积聚（药代动力学）取决于药剂的化学结构。抗微生物剂的细胞内浓度表示为C_i/C_e，即细胞内（C_c）和细胞外（C_e）浓度的比率。因此，$C_i/C_e>1$表示宿主真核细胞内较高浓度（积累）。微酸性胞质溶胶具有防止弱酸性抗微生物剂（如β-内酰胺[31]）在细胞内积累的作用，因此，$C_i/C_e<1$。然而，甚至两性离子β-内酰胺（例如氨苄青霉素）和许多头孢菌素不会在细胞内累积，表明其他因素参与排除细胞内胞质溶胶和隔室中的β-内酰胺[32]。然而，大环内酯积累在许多类型的细胞中[33-37]。这类抗微生物剂具有弱碱性特征，使得在酸性（pH值=5）吞噬溶酶体内药物的浓度远高于细胞质[38, 39]。在大环内酯类药物中，C_i/C_e在红霉素平衡范围为4～10，阿奇霉素平均为40～300[32]。氟喹诺酮类药物在细胞内很快积累[40-42]，而氨基糖苷类药物在细胞内积聚得非常慢，以至于早期研究认为这类抗菌药物不能进入真核细胞[43]。然而，在数天的时间内，巨噬细胞内的氨基糖苷浓度已显示增加至细胞外浓度的2～4倍[44-46]。关于四环素[45, 47]或磺酰胺[48]的细胞内积聚的数据有限。重要的是要注意，用于确定细胞内浓度的各种方法以及C_i/C_e值可能导致研究之间的数据冲突。

除了细胞内积累之外，还必须考虑抗微生物剂的细胞内活性（药效学）。感染微生物和抗微生物剂都可能对感染的宿主细胞产生未知影响[49]。细胞质或吞噬溶酶体内的pH值会比其他药物更有效地影响某些药物的抗微生物活性。普遍的共识是氟喹诺酮类、大环内酯类和四环素类应具有抗细胞内细菌的活性，并且β-内酰胺类和氨基糖苷类对细胞内细菌几乎没有活性。然而，已知β-内酰胺和氨基糖苷类疗法已知可有效对抗细胞内感染。这些包括使用β-内酰胺用于治疗李斯特菌病和使用氨基糖苷类治疗布鲁氏菌病、鼠疫、兔热病和结核病[50-53]。

4.1.1 基因组分析来鉴定可能的内源性抗性

细菌药物的许多基因组序列已经完成，并且可以公开获取[54]。可以在注释的基因组中搜索与抗微生物剂抗性相关的基因（表90.2）。以这种方式获得的信息很重要，但有一定的局限性。基因组注释由计算机算法产生以基于数据库的序列同源性搜索鉴定假定的蛋白质编码区。许多由此确定的基因尚未通过实验室方法验证。此外，体外药敏研究对于确定潜在的抗性基因是否表达以及产物是否有功能是必需的。另外，不同菌株之间的抗性基因可能存在相当大的变异，这在一个或几个菌株的可用基因组序列中没有反映出来。此外，基因组数据可能并不反映最近获得的抗微生物药物耐药性。尽管如此，基因组数据补充了体外敏感性数据，并且可以提供关于特定菌株特征的重要信息，包括抗性或易感性的遗传基础。

表90.2　在A类和B类细菌制剂[a]的注释基因组中鉴定的抗微生物抗性基因/因子

基因组	抗性基因/因子
氨基糖苷类	
炭疽芽孢杆菌（*Bacillus anthracis*）[b]	*aacC7*，氨基糖苷*N*-乙酰转移酶
	str，氨基糖苷6-腺苷酰转移酶和氨基糖苷磷酸转移酶

（续表）

基因组	抗性基因/因子
A0039	β-内酰胺类抗生素
	bla1，β-内酰胺酶（青霉素酶）
	bla2，β-内酰胺酶（头孢菌素酶）
	金属-β-内酰胺酶家族蛋白
	mecR1，耐甲氧西林
Ames	氯霉素
	cat，氯霉素乙酰转移酶
	bmr，氯霉素耐药蛋白
Ames祖先	糖肽类
	vanW，万古霉素B型耐药蛋白
	vanZ，替考拉宁耐药
CNEVA 9066（法国）	大环内酯类
	大环内酯2-磷酸转移酶
	大环内酯外排蛋白
	大环内酯糖基转移酶
Kruger B	四环素类
	tet（*V*），推定的四环素外排
Sterne	其他
	bacA-1，*bacA-2*，杆菌肽耐药性
	bmr1，双环霉素抗性
Vollum	*fosB-1*，膦胺霉素抗性
	vgaB，普那霉素抗性
Western N. America USA6153	*emrA*，多重耐药性
	qac，季铵化合物抗性
	多药耐药蛋白，*Smr*家族
Brucella melitensis	β-内酰胺类
	推定的β-内酰胺酶
	金属-β-内酰胺酶家族蛋白
9-941	大环内酯类
	大环内酯外排蛋白
	其他
	fsr，膦胺霉素抗性
	qacH，季铵化合物抗性

（续表）

基因组	抗性基因/因子
Brucella melitensis	氨基糖苷类
	氨基糖苷磷酸转移酶
	β-内酰胺类
	β-内酰胺酶
	金属-β-内酰胺酶家族蛋白
Biovar Abortus	大环内酯类
	大环内酯外排蛋白
	四环素类
	tet（*B*），四环素外排
	其他
	多药耐药性外排蛋白
	norM，可能的多药耐药性
	膦胺霉素抗性蛋白
	氟苯尼考耐药蛋白
	博莱霉素抗性蛋白
	qacE，*qacH*，季铵盐化合物
	marC，多种抗生素耐药性
	双环霉素抗性
	fusB，*fusC*；镰孢菌酸耐药性
Brucella melitensis	氨基糖苷类
	氨基糖苷磷酸转移酶
	cat，氯霉素乙酰转移酶
16M	其他
	emrB/qacA，大环内酯外排蛋白氟苯尼考耐药性
	fosB，膦胺霉素抗性
	多药耐药蛋白
	norM，推定的多药抗药性
Brucella suis	金属-*β*内酰胺酶
	norM，推定的多药耐药蛋白
1330	*fsr*，*fosmidomycin*抗性
	膦胺霉素抗性家族蛋白
Burkholderia mallei	氨基糖苷类
	aac（*6′*）-*Iz*，氨基糖苷6-乙酰转移酶

（续表）

基因组	抗性基因/因子
	β-内酰胺类抗生素
	金属-β-内酰胺酶
	penA（*A*类β-内酰胺酶）
ATCC 23344	其他
	磷霉素抗性蛋白
	镰孢菌抗性蛋白
	norM，推定的多药耐药蛋白
Burkholderia pseudomallei	氨基糖苷类
	氨基糖苷磷酸转移酶
	β-内酰胺类抗生素
	β-内酰胺酶
	金属-β-内酰胺酶
	oxa β-内酰胺酶
	大环内酯类
	macA，*macB*（大环内酯特异性*ABC*型外排）
	四环素类
1710b	四环素耐药蛋白，*A*类（外排）
	其他
	博莱霉素抗性蛋白
	emrA，*emrB*；多药耐药性
	fsr，膦胺霉素抗性
	镰孢菌酸抗性
	mdtA、*mdtB*、*mdtC*；多药耐药性
	qacE，季铵盐化合物抗性
Burkholderia pseudomallei	氨基糖苷类
	氨基糖苷类乙酰转移酶
	β-内酰胺酶
	blaA（*A*类β-内酰胺酶）
	oxa β-内酰胺酶
	金属-β-内酰胺酶
K96243	推定的*B*类β-内酰胺酶
	四环素类
	假定的四环素外排蛋白
	其他

（续表）

（续表）

基因组	抗性基因/因子
K96243	博莱霉素抗性蛋白
	emrB，多药耐药性
	fsr，膦胺霉素抗性
	镰刀菌酸抗性蛋白，推定
	mexB，推定多药耐药性
	norM，多药耐药性
	qacE，季铵盐化合物抗性
Francisella tularensis sub. sp. tularensis	β-内酰胺类抗生素
	blaA（A类β-内酰胺酶）
	β-内酰胺酶
	金属-β-内酰胺酶（推定）
Schu 4	四环素类
	tet（多药转运蛋白）
	bcr/cflA，耐药转运蛋白
	镰刀菌酸抗性蛋白，推定
Coxiella burnetii	氨基糖苷类
	aacA4，氨基糖苷6-乙酰转移酶
RSA 493	β-内酰胺类抗生素
	β-内酰胺酶
	金属-β-内酰胺酶家族蛋白
	其他
	多药耐药蛋白
yersinia pestis	β-内酰胺类抗生素
	ampG、ampE、ampD β-内酰胺酶诱导蛋白
CO92	大环内酯类
	大环内酯外排蛋白，推定
	其他
	bacA，杆菌肽抗性，推定
	bicR/bicA，可能的耐药转位子
	emrA、emrB、emrD-2；多药耐药性
	marC，多药耐药性
	qacE，季铵盐化合物抗性
	tcaB，多药耐药性
	vceA/vceB，多药耐药

（续表）

基因组	抗性基因/因子
yersinia pestis	*bacA*，杆菌肽抗性蛋白
KIM	*bcr*，双环霉素抗性
	emrA、*emrD-2*、*emrE*多药耐药性
	farB，耐药性易位酶
	抗性蛋白
yersinia pestis	β-内酰胺类抗生素
	ampD1、*ampE*、*ampG*、*ampG1*（β-内酰胺酶诱导蛋白）
Biovar Medievalis 91001	β-内酰胺酶
	金属-β-内酰胺酶家族蛋白
	预测的锌依赖性β-内酰胺酶
	其他
	bcr，双环霉素抗性
	*bssH*双环霉素抗性（磺胺抗性）
	emrA/emrB，多药耐药性
	镰孢菌酸抗性
	marC2，多重抗生素耐药性
	qacE，季铵盐化合物抗性
	ydeF，假定的多药耐药性

[a]TIGR-CMR：基因组研究—综合微生物资源研究所（www.cmr.tigr.org）。
[b]鉴定的基因、基因拷贝数和染色体位置在炭疽芽孢杆菌全基因组序列的注释中有所不同。

4.2 炭疽芽孢杆菌

4.2.1 一般特征

炭疽杆菌是炭疽病的致病因子，是一种兼性厌氧的、可以形成孢子的、不动的、非溶血的革兰氏阳性杆菌[55]，在大多数微生物培养基上生长迅速（加倍时间约30 min）。营养细胞在氧气存在下形成孢子。孢子具有传染性，在经常发现的环境中高度稳定，在很长时间内，竹节状链是生物体的特征。在被感染的牲畜和野生动物尸体周围的土壤中，接种易感宿主后，孢子萌发，并且所得到的营养细胞繁殖。在37℃时可实现最佳生长，在≥43℃时不会生长。炭疽细胞被包裹在受感染组织中或在适当的体外培养条件下生长。

两种质粒pXO1和pXO2与炭疽芽孢杆菌的毒力相关。pXO1携带表达炭疽毒素成分、保护性抗原、致死因子和水肿因子所需的基因（*pagA*、*lef* 和*cya*）[56]。pXO2编码产生抗吞噬聚-d-谷氨酸胶囊所需的3种基因（*capA*、*capB*和*capD*）[57]。高温、CO_2浓度和特定营养素被认为是导致孢子萌发的炭疽芽孢杆菌的生理信号。通过在5% CO_2中生长或在补充有碳酸氢盐的培养基中增强毒素产生和胶囊形成。CO_2/碳酸氢盐反应是特异性的（不是由于缓冲能力或氧气浓度的降低）并导致囊基因转录增加20~25倍，以及毒素产量增加5~8倍。炭疽杆菌的毒素基因的表达在37℃时会进一步增强。

炭疽杆菌是食草动物的一种病原体，人类感染通常是偶然的，由于接触污染肉类或皮革中的孢子而产生。在人类中，根据感染途径，该疾病可表现为皮肤炭疽、吸入性、胃肠道或注射性炭疽。在通过皮肤破裂引入孢子后发生皮肤炭疽，病变从丘疹发展为特征性焦痂，是一种伴有广泛水肿的坚硬、干燥、黑色病变。抗生素不会改变病变的进展，但会预防全身感染。胃肠道炭疽可能影响口咽部位（导致喉咙痛、吞咽困难、发热和局部淋巴结病）或肠道（以恶心、呕吐、发热和血性腹泻为特征）。在没有有效治疗的情况下，感染会迅速导致毒血症，继而引发休克和死亡。胃肠炭疽病死亡率>50%，症状出现后2～5 d发生死亡。吸入性炭疽通常是一种快速致命的疾病，死亡发生在暴露后2～7 d，取决于吸入孢子的数量。最初的症状可能是轻微的，但如果不及时治疗，突然的休克、猝倒和死亡都会在几个小时内发生。死亡时，未经治疗的患者血液中每毫升含有多达10^9个杆菌[9]。注射炭疽已经出现在注射了被炭疽芽孢杆菌孢子污染的药物的人体中。这种疾病的形式更多比传统的皮肤炭疽严重，并可能发展为脓毒性休克、脑膜炎和死亡[58]。

4.2.2　抗菌药物敏感性和耐药性

4.2.2.1　内源性耐药性

表90.3列出了用于暴露后预防和治疗各种形式炭疽的抗菌剂。历史上，青霉素一直是治疗炭疽的首选药物。已经发表了几项易感性研究[28, 59-62]，其中大部分是自2001年有意释放炭疽芽孢杆菌以来进行的（表90.4）。在这些研究中确定MICs比较困难，因为没有标准化的测试方法，也没有任何解释标准可用于炭疽杆菌。大多数研究都依赖为金黄色葡萄球菌公布的断点来解释数据。Mohammed等，在比较肉汤微量稀释法和E-test琼脂梯度扩散法时发现这个问题，并发现两种方法的大部分结果是可比的，但青霉素除外[28]。对炭疽杆菌青霉素抗性分离株的E-test得出的MIC结果始终处于易感染范围内，与来自肉汤微稀释法的MIC相比具有4～9倍的稀释度差异。用于治疗或预防炭疽的其他药剂的MIC结果，如环丙沙星和多西环素，表明对炭疽芽孢杆菌具有良好的体外活性。

虽然炭疽芽孢杆菌一般对青霉素敏感，但也有青霉素耐药菌株以及青霉素治疗失败报道[63-65]。根据不同地理位置不同菌株组的实验室结果，自然发生的耐青霉素炭疽芽孢杆菌的发生率估计为3%～11.5%[61, 62]。已经在炭疽芽孢杆菌的染色体中发现了两个相距约900 kb的β-内酰胺酶基因[66]。编码2a组青霉素酶的*bla1*基因通常不表达。编码与第3组蜡状芽孢杆菌金属酶相似的头孢菌素酶的*bla2*基因表达差。这两种酶的基因已经被克隆，并且在大肠杆菌中表达时显示出对β-内酰胺的抗性[67]。易感性的基础尽管存在两种β-内酰胺酶基因，但炭疽杆菌对青霉素的抑制作用是由Ross等人报道的[68]与胞外功能（extracytoplasmic function，ECF）西格玛因子（σ^P）和抗西格玛因子（abut-sugna factor，RsiP）相关。当产生功能性RsiP时，σ^P被隔离且不能与RNA聚合酶相互作用，从而有效地阻止β-内酰胺酶基因的有效转录。在天然存在的青霉素耐药菌株中，*rsiP*中的核苷酸缺失被鉴定，导致截短的非功能性蛋白质，因此，σ^P不被RsiP隔离，并且两种β-内酰胺酶组成性表达。这些数据也解释了为什么当存在β-内酰胺抗生素时，*bla1*和*bla2*的表达是不可诱导的。

表90.3　用于治疗由选定的关键细菌剂引起的感染的抗生素

疾病	抗生素	参考文献
炭疽病	环丙沙星[a]	[26，27]
	左氧氟沙星[a]	
	多西环素[a]	
	四环素[a]	
	青霉素[a]	
	阿莫西林[a]	

（续表）

疾病	抗生素	参考文献
炭疽病	氨苄西林	
	亚胺培南	
	美罗培南	
	万古霉素	
	利福平	
	氯霉素	
	克林霉素	
	克拉霉素	
兔热病	链霉素[a]	[28]
	庆大霉素[a]	
	多西环素[a]	
	四环素[a]	
	氯霉素[a]	
	坏丙沙星[a]	
	左氧氟沙星[a]	
鼠疫	链霉素[a]	[29]
	庆大霉素[a]	
	多西环素[a]	
	四环素[a]	
	环丙沙星[a]	
	左氧氟沙星[a]	
	氯霉素[a]	
	甲氧苄啶-磺胺甲噁唑[a]	
布鲁氏菌病	多西环素[a]	
	四环素[a]	[30]
	庆大霉素[a]	
	链霉素[a]	
	利福平	
	甲氧苄啶-磺胺甲噁唑[a]	
马鼻疽	头孢他啶[a]	[31]
	亚胺培南[a]	
	多西环素[a]	
	四环素[a]	

（续表）

疾病	抗生素	参考文献
	头孢他啶[a]	[31，32]
	亚胺培南[a]	
	甲氧苄啶-磺胺甲噁唑[a]	
类鼻疽	氯霉素	
	多西环素[a]	
	四环素[a]	
	阿莫西林/克拉维酸[a]	
	强力霉素	[33]
	环丙沙星	
Q热	利福平	
	红霉素	

[a] CLSI的易感性或耐药性解释指南[176]。

炭疽芽孢杆菌表现出对与β-内酰胺酶活性无关的第二代和第三代头孢菌素的固有抗性。Chen等[66]证明实验室产生的炭疽芽孢杆菌Sterne缺乏bla1和bla2的突变体仍然对头孢吡肟、头孢他啶和头孢泊肟耐药（MICs>32 μg/mL、>128 μg/mL、>16 μg/mL）。体外药敏结果（表90.4）表明，<10%的被测菌株对头孢菌素敏感[59]。

炭疽芽孢杆菌对氨曲南具有高度耐药性（表90.4），并表现出对大环内酯类药物如红霉素的易感性下降。使用金黄色葡萄球菌的易感性断点，两项研究[28，62]发现97%和85%的MICs在检测炭疽芽孢杆菌分离株时是红霉素的中间产物。据报道，来自韩国的炭疽芽孢杆菌菌株具有ermJ大环内酯抗性决定簇[69]，如果表达它将赋予对大环内酯类、林可酰胺类和链球菌素B的抗性。然而，这些抗微生物剂的MICs不包括在报告中。

炭疽芽孢杆菌对甲氧苄啶和磺胺甲噁唑具有天然的耐药性[70]。该生物体在体外似乎对利福平敏感；然而，在体内小鼠模型中，用利福平治疗并不能显著提高感染小鼠的存活率[71]。目前还没有关于氨基糖苷类、多西环素或氟喹诺酮类抗生素的天然炭疽杆菌的报道。然而，炭疽杆菌已被证明在其自然环境，草本植物的根际[72]中获得抗性决定簇，并且已知共存的土壤栖息细菌具有大量的抗性决定簇[73]。因此，不应忽视自然获得额外抗菌素耐药基因的可能性。

已经确定了许多炭疽芽孢杆菌菌株的全基因组序列，其中39个在国家生物技术信息中心（NCBI）数据库[74]中被指定为完整（无遗传染色体）。这些菌株包括A0039菌株、Ames菌株、Ames祖先菌株、HYU01菌株、Sterne菌株、Vollum菌株、Western North America USA6153菌株、CNEVA 9066菌株（法国）和Kruger B菌株。对这些菌株中几个菌株的注释序列进行搜索，结果显示（表90.2）除了已知的β-内酰胺酶基因外，还记录了bla1和bla2，氨基糖苷类、氯霉素、大环内酯类和四环素的推定耐药决定簇。与青霉素一样，抗性决定簇的存在不一定赋予抗性表型，例如，氯霉素乙酰基转移酶（cat）和氯霉素抗性蛋白（bmr）的基因已在所有已测序的菌株的基因组中鉴定出来（表90.2），但体外敏感性研究表明这种生物对氯霉素仍然敏感（表90.4）。基因和/或编码的蛋白质可能是不完整的或无功能的，或者调节转录或翻译的调节元件中的突变可能阻止或限制其表达。

表90.4 通过E-test、肉汤微量稀释和琼脂稀释法对炭疽芽孢杆菌进行选定的抗微生物敏感性研究

抗菌剂	Doganay and Aydin (1991)[a] 琼脂稀释液, n=22		Mohammed等 (2002)[b] 肉汤微量稀释, n=65		Coker等 (2002)[c] E-test, n=25		Cavallo等 (2002)[d] 琼脂稀释液, n=96		Turnbull等 (2004年)[e] E-test, n=76	
	MIC范围[f]	S~I~R[g] (%)	MIC范围	S~I~R[g] (%)	MIC范围	S~I~R[g] (%)	MIC范围	S~I~R[g] (%)	MIC范围	S~I~R[g] (%)
阿米卡星	0.03~0.06	100~0~0							0.016~0.5	100~0~0
阿莫西林	0.015~003	ND					0.125~16	88.5~0~11.5	1~12	26~64~10
阿莫西林/克拉维	0.015~0.015	100~0~0								
阿奇霉素										
氨曲南	>128	0~0~100					1>128	0~0~100		
头孢克洛					0.125~0.75	100~0~0				
头孢噻肟	8~32	4.5~13.5~82							3>32	1~1~98
头孢西丁	128~256	4.5~0~95.5					1~64	74~15.3~10.7		
头孢他啶	16~32	9~50~41	4~32	22~78~0						
头孢曲松	16~64	4.5~9~86.5			6~48	4~76~20	4~64	0~100~0		
头孢呋辛										
头孢氨苄					0.38~2	100~0~0				
头孢噻吩							0.125~32	83.2~12.2~4.6		
氯霉素	1~2	100~0~0	2~8	100~0~0			1~4	100~0~0		
环丙沙星	0.03~0.06	100~0~0	0.03~0.12	100~0~0	0.032~0.38	100~0~0	0.03~0.5	100~0~0	0.032~0.094	100~0~0
克林霉素	0.5~1	95.5~4.5~0	≤0.5~1	94~6~0			0.125~1	100~0~0		
强力霉素					0.094~0.38	100~0~0	0.125~0.25	100~0~0		
红霉素	0.5~1		0.5~1	3~97~0			0.5~4	95.4~4.6	0.5~1	15~85~0
加替沙星							0.125~0.125	100~0~0		

（续表）

抗菌剂	Doganay and Aydin (1991)[a] 琼脂稀释液, n=22		Mohammed等 (2002)[b] 肉汤微量稀释, n=65		Coker等 (2002)[c] E-test, n=25		Cavallo等 (2002)[d] 琼脂稀释液, n=96		Turnbull等 (2004年)[e] E-test, n=76	
	MIC范围[f]	S~I~R[g]（%）	MIC范围	S~I~R[g]（%）	MIC范围	S~I~R[g]（%）	MIC范围	S~I~R[g]（%）	MIC范围	S~I~R[g]（%）
庆大霉素	0.03~0.25	100~0~0					0.125~0.5	100~0~0	0.064~0.5	100~0~0
亚胺培南							0.125~2	0~0~100		
左氧氟沙星							0.03~1	100~0~0		
萘啶酸							0.125~32	94.8~4.2~1		
氧氟沙星	0.03~0.06	100~0~0					0.06~2	99~1~0		
青霉素			≤0.06~128	97~0~3	≤0.016~0.5	88~0~12	0.125~16	88.5~0~11.5	≤0.016~>32	97~0~3
培氟沙星	0.125~0.5	100~0~0					0.03~1	100~0~0		
哌拉西林							0.25~32	99~1~0		
利福平			≤0.25~0.5	100~0~0			0.125~0.5	100~0~0		
链霉素	1~4	ND					0.5~2	100~0~0		
替考拉宁							0.125~0.5	100~0~0		
四环素									0.016~0.094	100~0~0
妥布霉素	0.25~1	100~0~0	0.03~0.06	100~0~0	0.25~1.5	100~0~0				
万古霉素	0.25~1	95.5~4.5~0	0.5~2	100~0~0			0.25~2	100~0~0	0.75~5	99~1~0

a Doganay: Mueller-Hinton琼脂，37℃/过夜[60]；
b Mohammed: 经阳离子调整的Mueller-Hinton肉汤，35℃/16~24 h[32]；
c Coker: 具有5%绵羊血的胰蛋白酶大豆琼脂，37℃/过夜[60]；
d Cavallo: Mueller-Hinton琼脂，37℃/18 h[61]；
e urnbull: Mueller-Hinton琼脂，36℃/18~20 h[62]；
f MIC最小抑制浓度（μg/mL）；
g S敏感，I中间，R抗性；基于金黄色葡萄球菌的折点（环丙沙星、多西环素、青霉素、青霉素和自2003年以来可获得的四环素的解释标准）CLSI于2016年发布了青霉素和阿莫西林的新断点。

n，菌株数。

4.2.2.2 制造出来的耐药性

对几种抗微生物剂的抗性已被遗传导入或通过体外传代筛选了抗性突变体。例如，炭疽芽孢杆菌耐氟喹诺酮类突变体已经在含有浓度增加的氟喹诺酮类药物的培养基上进行连续传代而选择出来[23, 26, 27, 75, 76]。基因gyrA、parC和gyrB的喹诺酮耐药决定区（quinolone-resistance determingin regions，QRDR）中发现耐药菌的点突变。氧氟沙星、环丙沙星、左氧氟沙星和莫西沙星的MICs增加了16 ~ 2 048倍[77]。在革兰氏阳性菌，如金黄色葡萄球菌和肺炎链球菌中，检测到的第一个突变通常见于parC[78]。然而，炭疽芽孢杆菌的第一步突变体在gyrA中含有点突变，第二步突变体在parC中获得突变或在gyrA中获得额外突变。否则，QRDR内的所得氨基酸取代处于相同的位置并且与其他革兰氏阳性细菌中发现的氨基酸取代相似。对于GyrA，观察到的最频繁的变化是Ser85-Leu；对于ParC，则是Ser81-Phe（或Tyr）；在GyrA的Glu89位置检测到的氨基酸变化是高度可变的[27, 75, 77]。

四环素耐药性已转移至炭疽杆菌的顺式通过引入质粒或转座子。在引入pBC16之后报道了对四环素、多西环素和米诺环素的抗性，所述pBC16是最初从蜡状芽孢杆菌菌株GP7获得的质粒[79-81]。Pomerantsev和Staritsyn[81]将编码tet（L）基因的重组质粒pCET导入俄罗斯炭疽疫苗株STI-1中。tet（L）基因赋予对四环素的抗性，但不赋予对米诺环素或甘氨酰环素的耐药性[82]。使用Tn916[83]和Tn917[84]转座子诱变后，四环素抗性也已转移到炭疽芽孢杆菌中。紫外线诱变后已经分离出具有链霉素和利福平抗性的点突变菌株[84]。

炭疽芽孢杆菌的多重耐药菌株由Stepanov等[85]设计，通过将质粒pTEC导入疫苗菌株STI-1中。这种新型菌株被命名为STI-AR，对青霉素、利福平、四环素、氯霉素、大环内酯类和林可酰胺类有抗药性。该菌株证实了质粒和抗性表型的稳定遗传。

据报道，其他被列入的炭疽芽孢杆菌的抗性基因包括pE194上的ermC，它编码大环内酯类药物[86]；aad9在重组质粒pDC上，并编码对大观霉素的耐药性[87]；此外，编码氯霉素乙酰转移酶（pC194/cat），并且赋予对氯霉素的抗性[80]。

4.3 鼠疫耶尔森氏菌

4.3.1 一般特征

鼠疫耶尔森氏菌是肠杆菌科和瘟疫病原体的成员。这种小型革兰氏阴性球菌属是兼性厌氧性和不可移动的。生物体生长相对较慢，在24 ~ 48 h后形成小的种子（直径0.1 ~ 1.0 mm）。在大多数温度下，鼠疫菌在大多数实验室培养基上生长[88]，最适生长温度为28℃。为了达到肉汤微稀释敏感性测试所需的可见生长，可能需要孵育达48 h。

瘟疫是一种人畜共患病。Bacot于1915年描述了从跳蚤到哺乳动物的传播鼠疫菌的经典模型。在该模型中，媒介是东方鼠蚤（Xenopsylla cheopis）。通过食用鼠疫菌感染动物血粉中的跳蚤导致跳蚤感染。在X. cheopis中，鼠疫菌在消化道中繁殖，最终形成细菌团块，这些团块通过摄入另一份血粉来阻止进食。在这个模型中，当一只受阻的感染跳蚤试图以另一只动物或人类为食时，就会发生传播。受污染的口腔部位或被感染物质的反流会导致新宿主的感染。跳蚤感染需要12 ~ 16 d才能进入堵塞导致感染性病媒的时间点，这一时间点与流行病或流行期间鼠疫的迅速传播不一致。然而，最近的报道表明，鼠疫菌也可以通过畅通的跳蚤传播。Eisen等[87a]研究了来自北美的Oropsylla montana瘟疫的传播，这是一种感染松鼠的蚤，也是鼠疫杆菌对人类的主要媒介。这些跳蚤很少被阻塞，立即具有传染性，并且在受感染的血粉4 d之后有效地传播鼠疫耶尔森氏菌。这种跳蚤模型的动力学与支持鼠疫耶尔森氏菌的流行性和流行性传播所需的快速传播速度是一致的。鼠疫菌的动物贮存器包括许多啮齿动物，特别是老鼠、松鼠和草原犬。人类感染最常见的类型是腺鼠疫，其特征是淋巴腺素（急性淋巴结炎），病菌由跳蚤通过血流传播到淋巴结，并在淋巴结中大量生长。然而，人类瘟疫也可能表现为肺炎、败血症或脑膜炎[89]。

在人类和动物中，鼠疫菌是一种兼性细胞内有机体。尽管多形核白细胞（polymorphonuclear，PMN）大部分被破坏，但被单核细胞吞噬的鼠疫菌细胞将在细胞内生长，并对两种类型的吞噬细胞吞噬作用产生抗性[51]。

4.3.2　抗菌药物敏感性和耐药性

4.3.2.1　内源性耐药性

在没有有效的抗菌治疗的情况下，鼠疫死亡率很高。幸运的是，大多数分离的鼠疫菌都易受抗革兰氏阴性细菌活性的抗菌药物的影响。表90.5列出了用于治疗各种形式鼠疫的抗微生物剂。鼠疫菌似乎在体外对β-内酰胺敏感（表90.5）；然而，青霉素和头孢菌素被认为对治疗无效[51]，这可能是由于鼠疫杆菌的兼性细胞内性质或由于人宿主中抗性基因的诱导表达所致。链霉素是治疗鼠疫的首选药物，但这种药物的可用性有限[54a][162]。庆大霉素是一种可接受的替代品（MIC$_{90}$=0.5 ~ 1 μg/mL，表90.5）。已证明强力霉素和环丙沙星都是有效的治疗药物。

表90.5　部分对鼠疫耶尔森氏菌的抗菌药物敏感性研究

抗菌剂	Bonacorsi等（1994）[a] 琼脂稀释，n=18		Smith等（1995年）[b] 琼脂稀释，n=78		Frean等（1996）[c] 琼脂稀释，n=100		Wong等（2000）[d] E-test，n=92		Frean等（2003）[e] 琼脂稀释，n=28	
	MIC范围[f]	MIC$_{90}$	MIC范围	MIC$_{90}$	MIC范围	MIC$_{90}$	MIC范围	MIC$_{90}$	MIC范围	MIC$_{90}$
阿莫西林	0.12 ~ 0.5	0.5			≤0.03 ~ 0.25	0.12				
氨苄西林			0.125 ~ 0.5	0.5			0.094 ~ 0.38	0.38		
阿奇霉素			4 ~ 32	32						
头孢噻肟	≤0.03	0.03			≤0.03	≤0.03				
头孢克肟							0.006 ~ 0.032	0.023		
头孢他啶							0.016 ~ 0.19	0.125		
头孢曲松	≤0.03	0.03	0.008 ~ 0.031	0.031			0.006 ~ 0.032	0.023		
氯霉素			0.5 ~ 4	4	0.06 ~ 2.0	1	0.25 ~ 4.0	2		
环丙沙星			0.008 ~ 0.031	0.062					0.016 ~ 0.031	0.031
克拉霉素									4 ~ >32	>32
强力霉素	0.25 ~ 1	1	0.25 ~ 1	1	≤0.03 ~ 4.0	1	0.125 ~ 2.0	1.5	0.25 ~ 0.5	0.5
红霉素					≤0.03 ~ >16	16			16 ~ 32	32
庆大霉素	0.25 ~ 1	0.5	0.25 ~ 1	1			0.19 ~ 1.0	0.75		
亚胺培南							0.094 ~ >32	>32		
左氧氟沙星					≤0.03 ~ 0.06	≤0.03				
氧氟沙星	0.06 ~ 0.12	0.12	0.031 ~ 0.25	0.25	≤0.03 ~ 0.12	≤0.03				
青霉素			0.25 ~ 2	2						
利福平			2 ~ 8	8	≤0.03 ~ 8.0	8	2 ~ 32	16		
链霉素	2 ~ 8	4	4 ~ 8	4	≤0.03 ~ 2.0	0.5	1.5 ~ 4	3		
四环素			0.5 ~ 4	4	≤0.03 ~ 2.0	2				

（续表）

抗菌剂	Bonacorsi等（1994）[a]		Smith等（1995年）[b]		Frean等（1996）[c]		Wong等（2000）[d]		Frean等（2003）[e]	
	琼脂稀释，n=18		琼脂稀释，n=78		琼脂稀释，n=100		E-test，n=92		琼脂稀释，n=28	
	MIC范围[f]	MIC90	MIC范围	MIC90	MIC范围	MIC90	MIC范围	MIC90	MIC范围	MIC90
TMP-SMX[g]			0.5/2～1/32	1/16	≤0.03/0.59～0.06/1.18	0.06/1.18	0.012～0.047	0.032		

[a] Mueller-Hinton琼脂，28℃/48 h[177]；

[b] Mueller-Hinton琼脂[178]；

[c] 没有关于琼脂或孵化的信息[179]；

[d] 带羊血的Mueller-Hinton琼脂，35℃/过夜[92]；

[e] 28℃/48 h[180]；

[f] MIC最小抑制浓度（μg/mL）；

[g] TMP-SMX甲氧苄啶-磺胺甲噁唑。

1997年，从马达加斯加的一名鼠疫患者身上分离出一种多重耐药菌株鼠疫菌[90]，该分离株对许多推荐用于治疗和预防的药物具有抗性，抗性表型和相关基因包括氨苄青霉素（TEM-1 β-内酰胺酶）、氯霉素（catI）、卡那霉素［aph（3'）-I］、链霉素和壮观霉素［aad（3″）］、磺酰胺（sulI）、四环素和米诺环素［tet（D）］。一个150 kb的广泛宿主范围接合质粒pIP1202，最可能来自肠杆菌科，被发现是造成多药抗药性的原因，该质粒在体外高度可转移，引起人们担忧的是在未来的鼠疫暴发中多药耐药鼠疫菌的发病率可能增加。

最近，另一个来自马达加斯加的鼠疫杆菌临床分离株对美国以外许多国家用于治疗鼠疫的药物链霉素的高度耐药性[91]。抗性决定簇位于40 kb接合质粒pIP1203上，可以高频率地转移到其他鼠疫菌株。分子分析将抗性基因鉴定为aph（3″）-Ib和aph（6）-Id。携带多重耐药性质粒pIP1202和链霉素抗性质粒pIP1203的鼠疫菌菌株具有不同的核糖体型。此外，pIP1202和pIP1203属于不同的质粒不相容组。这些结果表明这两个菌株独立产生，并且在马达加斯加发现的鼠疫菌中存在至少两种不同的抗性质粒。

Wong等[92]报道，虽然来自不同来源的92株鼠疫菌分离株中有20%对利福平和亚胺培南具有耐药性，但所有菌株均对推荐用于治疗和预防的抗菌药物敏感。鼠疫菌通常对甲氧苄啶很敏感，尽管来自俄罗斯的公开报道表明对甲氧苄氨嘧啶的抗药性是从田鼠中回收的鼠疫杆菌变体的天然标记[93]。

目前，NCBI数据库[74]在装配和注释的各个阶段列出了>200个鼠疫耶尔森氏菌基因组。其中，被指示为完整（闭合染色体）的27个菌株的基因组序列包括：CO92、KIM10+、biovar Microtus菌株91001（先前称为biovar Medievalis）、Pestoides F、Nepal516、Antiqua、Angola、D106004、D18308、Z176003、Harbin35和A1122。

在来自几个菌株的注释基因组序列中的推定抗性基因（表90.2）包括β-内酰胺酶基因、大环内酯类药物特异性外排系统和磺胺类抗性基因。

4.3.2.2 工程性耐药性

对鼠疫菌的遗传研究通常需要引入具有抗微生物抗性基因的质粒作为选择标记。大多数实验室使用鼠疫杆菌的KIM菌株，由于Lcr（低Ca^{2+}应答）质粒的丢失，该菌株是无毒的。已经产生了对环丙沙星具有抗性的鼠疫菌的实验室突变体，用于检测氟喹诺酮类药物的研究[94]。在增加浓度的环丙沙星的培养基上的连续传代导致鼠疫杆菌KIM 5的自发突变体的MIC增加≥40倍[95]。与大多数革兰氏阴性菌种一样，在第一轮选择后，序列分析揭示了两个氨基酸密码子中的gyrA点突变：Ser83-Ile（或-Arg）和Gly81-Asp（或-Cys）。本研究仅选择了第一轮突变体，因此通常在革兰氏阴性细菌的第二轮突变体中检测到的拓扑异构酶IV（*parC*）突变的重要性尚不清楚。

据称，俄罗斯科学家开发了抗生素耐药的鼠疫菌菌株作为生物武器[96]。Ryzhoko等报道了使用含有质粒RP-1（TEM-2）、R57b（OXA-3）和R40a（对羧苄青霉素的抗性）的产β-内酰胺酶的菌株[97]。这个小组进一步的研究使用了一个无毒菌株鼠疫363 Monr，对氨基糖苷类链霉素、卡那霉素、庆大霉素和阿米卡星具有抗性[98]。已经描述了对利福平（称为菌株Rifr）和萘啶酸（菌株Nair）具有抗性的突变菌株。Nair菌株的突变株对氟喹诺酮类如环丙沙星、氧氟沙星、培氟沙星和洛美沙星具有交叉耐药性[98, 99]。一项2004年报道的研究提到了使用被命名为鼠疫杆菌EV Rifr R（SmTc）和鼠疫杆菌231 R（SmTc）的菌株，这两种菌株显然对链霉素和四环素都具有抗药性[100]。另一份报告指出，氨基糖苷类（庆大霉素-卡那霉素）抗性基因通过使用P1型噬菌体转导而转移至鼠疫耶尔森氏菌[101]。

4.4　土拉弗朗西斯菌病

4.4.1　一般特征

土拉菌病的病原菌土拉弗朗西斯菌被分为3个亚种，即土拉菌（*tularensis*）、*holarctica*和中间丝虫（*mediasiatica*）。这些亚种的毒力和地理分布都不同[102]。弗朗西斯菌属的分类学在过去几年发生了变化。基于脉冲场凝胶电泳（PFGE）和全基因组单核苷酸多态性（SNP）分型，目前已将致病物种*F. tularensis* subsp. *tularenis*（高毒力，A型土拉菌病）分为3个基因截然不同的进化枝A1a、A1b和A2。根据SNP和插入/缺失突变（indels）将*F. tularensis* subsp. *holarctica*（负责不太严重的B型兔热病）分成4个进化枝，Volger等人[104, 105]将进化枝命名为BⅠ、BⅡ、BⅢ和BⅣ。Karlsson等人随后确定了另一个进化枝BV。对于人类来说，毒力最强的类型是*F. tularensis* subsp. *tularenis*。这种微生物体外培养表现出实验室获得性感染的高风险。该生物体是一种型小型、多形的、需氧的革兰氏阴性球菌，染色不佳，生长非常缓慢，需要补充半胱氨酸的琼脂培养基。最佳生长温度是37℃。单个菌落可能需要2～3 d才能出现，因此在检测前可能会被其他过度生长的细菌掩盖。

土拉弗朗西斯菌广泛存在于动物宿主中，土拉菌病也称为兔热病或鹿热病，是由于通过咬节肢动物、接触受感染的动物，或暴露于受污染的气溶胶、食物或水中，将土拉热弗朗西斯菌传播给人类[106]。低传染性的剂量（估计气溶胶中有10个生物体）[107]、事先武器化，以及广泛分散的可能性，使土拉弗朗西斯菌成为生物恐怖主义的生物介质。

4.4.2　抗菌药物敏感性和耐药性

4.4.2.1　内源性耐药性

表90.6列出了常用于治疗兔热病的抗菌药物。因为*F. tularensis*是一种兼性细胞内细菌，驻留在宿主细胞内部并进行复制，通常是巨噬细胞，易感性数据（表90.6）不一定与有效治疗相关。体外杀菌的抗微生物剂可能在体内抑菌。抗微生物治疗后的复发并不少见，可能是由于微生物的保护性细胞内位置所致。

表90.6　对土拉热弗朗西丝菌的部分抗菌药物敏感性研究

抗菌剂	Johansson等（2002）[a]		Ikaheimo等（2000）[b]		Baker等（1985）[c]	
	E-test，*n*=24		E-test，*n*=38		肉汤微量稀释，*n*=15	
	MIC范围[4]	MIC_{90}	MIC范围	MIC_{90}	MIC范围	MIC_{90}
氨苄西林					>8	>8
阿奇霉素	0.064～2	ND	>256	>256		
氨曲南					4.0～>32	>32
头孢噻肟					≤0.12～4.0	4

（续表）

抗菌剂	Johansson等（2002）[a] E-test, n=24		Ikaheimo等（2000）[b] E-test, n=38		Baker等（1985）[c] 肉汤微量稀释, n=15	
	MIC范围[4]	MIC90	MIC范围	MIC90	MIC范围	MIC90
头孢西丁					≤0.25～16	8
头孢匹罗			>256	>256		
头孢他啶			>256	>256	≤0.5～1.0	≤0.5
头孢曲松钠			>32	>32	0.5～16	8
头孢噻吩					≤0.25～8.0	>8
氯霉素	0.25～1	ND	0.125～0.5	0.38	≤0.25～4.0	1
环丙沙星	0.016～0.064	ND	0.008～0.023	0.016		
克林霉素					1.0～>2.0	>2
强力霉素	0.125～2	ND				
红霉素	0.125～2	ND			0.5～2.0	2
庆大霉素	0.032～0.25	ND	0.38～1.5	1	0.25～2.0	2
亚胺培南			>32	>32		
左氧氟沙星	0.016～0.064	ND	0.008～0.023	0.016		
利奈唑胺	1～16	ND				
美罗培南			>32	>32		
甲氧西林					≤0.12～>4	>4
苯唑					≤0.06～>2	>2
青霉素					4.0～>8	>8
哌拉西林					≤0.5～>64	>64
哌拉西林他唑巴坦			>256	>256		
利福平	0.125～2	ND	0.094～0.38	0.25	≤0.03～1.0	1
链霉素	0.032～2	ND	0.25～4.0	4	≤0.5～4.0	4
四环素			0.094～0.5	0.38	≤0.25～2.0	2
妥布霉素			0.5～2.0	1.5	≤0.12～4.0	2
万古霉素					>16	>16

[a] 该研究包括20株人分离株和4株动物分离株；8株来自美国不同州的土拉弗朗西斯菌亚种tularensis菌株和16株土拉弗朗西斯菌亚种holarctica菌株；在补充有1% isoVitaleX的Mueller-Hinton Ⅱ琼脂和补充有9%巧克力化羊血的半胱氨酸心脏琼脂上；37℃/48 h/环境空气。对于每种测试药物，两个亚种tularensis和holarctica的MICs相似[181]。

[b] 所有分离株均鉴定为土拉热弗朗西斯菌；补充有2%血红蛋白的半胱氨酸心脏琼脂；在5% CO_2中35℃，过夜或两晚[182]。

[c] 菌株从疾病控制中心收集；大多数菌株来自美国的东南部和西南部地区。阳离子调节的Mueller-Hinton肉汤补充有0.1%葡萄糖、2% IsoVitaleX；35℃/CO_2 24 h[108]。

土拉弗朗西斯菌本质上对大多数β-内酰胺类抗生素（包括青霉素、头孢菌素、碳青霉烯类）和阿奇霉素具有内源性耐药性[106, 108]，并且通常对万古霉素和磺胺类药物具有耐药性[109]（表90.6）。MIC数据显示，头孢菌素在体外对土拉弗朗西斯菌具有优异的活性，导致治疗失败[110]。NCBI数据库表明已经完成了14株土拉弗朗西斯菌菌株亚种tularensis、8株亚种holarctica和1株亚种mediasiatica。F. tularensis subsp. Schu 4基因组序列注释表示存在编码A类β-内酰胺酶和金属-β-内酰胺酶的基因。诱变研究表明，其中一种bla基因（blaA）不表达或活性很低，另一个bla基因（blaB）的表达不能解释对β-内酰胺抗性的全部[111]。其他因素，如细胞膜通透性或对β-内酰胺抗菌药物亲和力低的靶点（青霉素结合蛋白）可能会导致这种耐药表型。描述为多药转运蛋白的tet基因在基因组注释中也被注意到。

4.4.2.2 工程性的耐药性

许多质粒载体已经开发用于各种土拉弗朗西斯菌的研究。其中许多来源于一种神秘的质粒pFNL10，最初是从质粒中分离出来的类似*F. novicida*菌株F6168。pFNL10与pBR328的连接产生衍生物pFNL100。这种在土拉热弗朗西斯氏菌和大肠杆菌中复制的重组质粒赋予对氨苄青霉素、四环素和氯霉素的抗性，并且显示出可以由土拉弗朗西斯菌稳定遗传[112]。另外的构建体也产生了具有各种抗性基因组合的稳定质粒。开发了一种杂交质粒pSKEFT5，该质粒衍生自pFNL10并编码氯霉素抗性基因，用于土拉弗朗西丝菌的诱变。穿梭载体也被构建用于大肠杆菌或土拉弗朗西斯菌。这些载体赋予对四环素和氯霉素[113]或对卡那霉素和四环素或氨苄青霉素的抗性[114]。另一种质粒pOM1也是由pFNL10衍生的，是一个4.4 kb的质粒，编码Tet（C）代表四环素抗性[115]。

除质粒外，Lauriano等人[116]还描述了使用包含*ermC*基因的线性PCR产物的等位基因交换方法，所述*ermC*基因在导入和重组后导致产生对红霉素抗性的土拉弗朗西丝菌菌株。

4.5 类鼻疽伯克霍尔德菌

4.5.1 一般特征

类鼻疽伯克霍尔德菌（*B. pseudomallei*）是一种小的、运动的、不规则染色的革兰氏阴性杆菌，也是一种兼性细胞内病原体。*B. pseudomallei*在简单的媒体上生长良好，包括营养素、血液和麦康凯琼脂，但不生长在脱氧胆酸枸橼酸盐或沙门氏菌-志贺菌琼脂上。在37℃下的营养琼脂上培养过夜后，菌落直径为1～2 mm。对假鼻疽的培养和操作给实验室人员带来了风险；涉及活体培养的所有程序都应在BSL-3实验室中进行。一种天然的腐生菌，在东南亚和澳大利亚北部的土壤和水中发现，这种疾病（类鼻疽病）是地方性的。人体感染通常通过机体皮肤擦伤进入，尽管气雾吸入或摄取也是可能的。虽然人与人之间的传播已被记录下来，但这种情况非常罕见[117]。类鼻疽难以治疗，需要长时间的抗生素治疗。治疗的临床反应缓慢，并且复发很常见。

4.5.2 抗菌药物的敏感性和耐药性

4.5.2.1 内源性耐性

表90.7列出了用于治疗各种形式的类鼻疽病的治疗剂。*B. pseudomallei*通常对碳青霉烯类、β-内酰胺-β-内酰胺酶抑制剂组合、头孢他啶、复方新诺明和四环素敏感（表90.7）[118-122]。治疗分两个阶段进行：强化阶段需要静脉治疗持续10～14 d（如果分离株易感染，则为头孢他啶），根除阶段由一种或多种口服药物（复方新诺明和多西环素）至少持续3个月。*B. pseudomallei*对多种氨基糖苷类、β-内酰胺类、氟喹诺酮类和大环内酯类药物存在内源性耐药[123]。多药耐药性外排系统涉及抗微生物药物耐药性；AmrAB-OprA，特异于氨基糖苷类和大环内酯类，BpeER-OprC，与甲氧苄氨嘧啶耐药有关[122-124]。*B. pseudomallei*的全基因组序列分析揭示了至少3种β-内酰胺酶基因的存在，编码A、C和D类酶（表90.2）。PenA（A类）β-内酰胺酶的突变或过表达导致对阿莫西林-克拉维酸和头孢他啶的抗性，这两者都是治疗的主要原因。自1988年以来，氯霉素抗性菌株得到了认可[119]。CeoA是一种耐氯霉素的多药耐药性外排泵，已在ARDB-抗生素耐药基因数据库中的类鼻疽基因组序列中的抗性基因列表中被鉴定出来[125]。氨基糖苷类磷酸转移酶Aph3-Ia也被鉴定出来，它赋予对庆大霉素B、卡那霉素和新霉素的抗性。在一项来自泰国的199个临床分离株的研究中，只有不到20%的菌株对甲氧苄啶-磺胺甲噁唑和卡那霉素敏感[126]。长效治疗期间已出现对多西环素、头孢他定、阿莫西林/克拉维酸和复方新诺明的耐药性[118]。

表90.7 对伯克霍尔德氏菌的选择性抗菌药物敏感性研究

抗菌剂	Thibault等（2004年）[a] 琼脂稀释，n=15		Heine等（2001）[b] 肉汤微量稀释E-test，n=11				Kenny等（1999年）[c] 肉汤微量稀释，n=17	
	MIC范围[d]	MIC90	MIC范围	MIC90	MIC范围	MIC90	MIC范围	MIC90
阿米卡星	1~128	64	0.5~4	2	0.25~1	0.5		
庆大霉素	0.125~128	128	0.25~1	0.5	0.047~0.125	0.094	0.063~0.5	0.5
链霉素			2~8	4				
妥布霉素			0.25~16	0.5				
克林霉素	>128	>128						
阿奇霉素			0.25~1	1	0.094~0.75	0.5	0.25~16	4
红霉素	0.25~2	1						
克拉霉素			4~16	4				
氧氟沙星	0.125~32	2	0.5~8	8	0.023~3	1	0.5~8	8
环丙沙星	0.5~16	4	≤0.03~4	1	0.008~0.5	0.25	0.25~8	8
左氧氟沙星	0.125~4	1						
阿莫西林	16~128	64	>64	>64				
阿莫西林/克拉维酸	0.125~8	4	1~4	4	0.125~0.5	0.25	1~8	8
氨苄西林			32~64	64	2~16	6	1~>64	>64
哌拉西林	0.125~8	8	1~8	8	0.125~1	0.38	4~16	16
亚胺培南	0.125~0.5	0.5	0.12~1	0.25	0.064~0.19	0.125	0.125~0.25	0.25
头孢他啶	1~4	2	1~6	4	0.125~1	0.5	2~16	8
头孢噻肟	0.5~32	16	4~6	16				
头孢替坦			16~>64	32	2~32	16		
头孢西丁	4~>128	>128						
头孢呋辛			32~64	64	1.5~16	6	8~>64	>64
头孢唑啉			32~>64	>64				
头孢曲松钠			16~64	16	1~32	12		
氨曲南	4~128	64	32~>64	32	2~32	12		
磺胺甲噁唑			0.25~>64	16			1~>64	>64
复方新诺明	1~4	4	0.25~64	32	0.003~0.25	0.125	0.063~>64	>64
甲氧苄啶			1~32	16			0.125~64	32
强力霉素	0.125~0.5	0.25	≤0.5	0.12	≤0.016~0.094	0.032	0.125~4	2
利福平	0.25~16	4	2~16	8			1~16	16
氯霉素	0.125~8	4	2~64	32	0.25~24	8	1~>64	>64
奎奴普丁-达福普汀			1~32	32				

[a] 来自中国、土耳其、匈牙利、伊朗和印度的选定菌株在1920—1966年从人和动物中收集；Mueller-Hinton琼脂，37℃/48 h[123]。

[b] 7个NCTC菌株和4个ATCC菌株；阳离子调整的Mueller-Hinton肉汤中的微量肉汤稀释液；37℃/过夜；在温育37℃/18~24 h的Mueller-Hinton琼脂上进行E-test[183]。

[c] 来自英国Weybridge的Central Veterinary Laboratories的10个ATCC菌株和7个菌株。阳离子调整的Mueller-Hinton肉汤中的肉汤微量稀释，37℃/36 h[133]。

[d] MIC最小抑制浓度（μg/mL）。

NCBI数据库[74]显示49个基因组假荚膜假单胞菌菌株的序列被指定为完整的（闭合染色体）。该生物体异常大的基因组由两条染色体组成，总大小约为7.3 Mb。在基因注释中，已经确定了β-内酰胺酶、金属-β-内酰胺酶家族蛋白、大环内酯外排蛋白和假定的四环素外排蛋白（表90.2）。

4.5.2.2　工程性耐性

俄罗斯科学家通过引入天然和重组质粒设计了对几种抗菌药物的抗药性。Abaev等[127]报道了天然存在的质粒能够有效和稳定地转移到类鼻疽伯克霍尔德菌中；RSF1010（链霉素和磺胺抗性）、pSa（aacA4-庆大霉素和卡那霉素抗性、aad2-链霉素和壮观霉素抗性、sul1-磺胺抗性）、RP4（aphA-氨基糖苷抗性、tetA和tetB-四环素抗性）和R15（没有描述）。在同一研究中，RSF1010的衍生物未能成功保持。Zakharenko等将含有链霉素、卡那霉素和四环素抗性基因的质粒pOV13转移到伯克霍尔德氏菌属中[128]。

4.6　鼻疽伯克霍尔德菌

4.6.1　一般特征

鼻疽伯克霍尔德菌（*Burkholderia mallei*）是鼻疽的病原体，是一种小型非运动性需氧革兰氏阴性杆菌。它的生长不如营养琼脂上的类鼻疽伯克霍尔德菌，在37℃下18 h内可形成直径0.5～1 mm的菌落。鼻疽伯克霍尔德菌（*B.mallei*）的体外生长给实验室人员带来风险；涉及活体培养的所有程序都应在BSL-3实验室中进行。该生物体与类鼻疽伯克霍尔德菌（*B. pseudomallei*）在遗传上非常相似，但已经演化为马的专性病原体。与这种宿主适应一致，*B. mallei*具有显著更小的基因组（5.8 Mb），这被认为是基因缺失的结果，因为它是从类鼻疽伯克霍尔德菌的祖先进化而来的。

总体而言，染色体上剩余约1 000个基因，因为*B. mallei*从需要在环境和广泛的哺乳动物宿主中生存的生活方式演变为马的有限感染。有一段时间，马鼻疽在全世界范围内普遍存在，如今，这种疾病基本上已经在美国和加拿大的马群中消除，但仍然在中东、亚洲、非洲和南美洲发现[129]。尽管目前在人体中很少见到鼻疽，但感染可能是致命的，并且像类鼻疽病一样，治疗时间延长、临床治愈难以实现。人与人之间的鼻疽传播已有记录，但很少见。亚里士多德首先将这种疾病描述为"起源于头部区域的疾病，而鼻孔则发出浓密而微红的分泌物"[130]。在马中，它的特征是慢性鼻涕，伴有淋巴管和淋巴结的增大和硬结。该疾病发展成侧腹和四肢的结节、脓疱和溃疡。鼻孔和溃疡的分泌物是向其他动物以及人类传播的来源[131]。

在美国内战期间，第一次世界大战和第二次世界大战期间*B. mallei*被用作感染马的生物武器[132]。在较早的文献中，鼻疽病被称为鼻息癖。*B. mallei*和*B. pseudomallei*都具有使其成为潜在生物武器的特性。它们具有很高的传染性，可以传播到长期存活的环境中，并且有能力导致死亡率高的严重疾病。

4.6.2　抗菌药物的敏感性和耐药性

4.6.2.1　内源性耐药性

几个关于*B. mallei*抗菌药物敏感性研究，这可能反映了临床分离株的稀缺性和这种微生物的危害性。*B. mallei*对许多抗微生物剂（包括β-内酰胺类、大环内酯类和氨基糖苷类）具有内在抗性（表90.8）。尽管对氨苄西林而言大多数菌株都具有高度抗性，氨苄青霉素与β-内酰胺酶抑制剂，如克拉维酸的组合导致体外非常低的MICs值。庆大霉素耐药菌株的百分比从0%～19%不等[133]。一些对体外培养的*B. mallei*具有活性的抗微生物剂在临床上是无效的，最可能是由于生物体的细胞内位置所致。头孢他啶已成功用于治疗鼻疽，然而，已经报道了耐药菌株[134]。*B. mallei*通常对亚胺培南、强力霉素和米诺环素敏感，许多菌株对红霉素敏感，但对克林霉素耐药。NCBI数据库[74]目前列出了12个已完成全基因组序列的菌株（闭合染色体）。在ARDB中鉴定和列出的抗菌素耐药基因包括与氯霉素、氨基糖苷类和大环内酯类耐药性相关的基因（表90.2）。

4.6.2.2 工程性耐药性

关于*B. mallei*的发病机理和遗传学的研究通常包括引入具有抗微生物剂抗性标记的质粒。这些包括抵制卡那霉素、链霉素、四环素、氯霉素、甲氧苄氨嘧啶和博莱霉素。据报道，俄罗斯科学家开发了一种多重耐药菌株，然而，引入的抗性基因没有被指定[3]。Abaev等[127]描述了*B. mallei*中的天然质粒RSF1010、pSA、R15和RP4的成功导入（如上面关于*B. pseudomallei*所述）。与*B. pseudomallei*不同，这些质粒的几个衍生物稳定地存在于*B. mallei*中。

4.7 布鲁氏菌属

4.7.1 一般特征

布鲁氏菌属，（布氏杆菌病的病原体）是小的革兰氏阴性球菌。这些非运动性有氧生物是兼性细胞内细菌，其生长缓慢并且需要含有血清或血液的复杂培养基。许多菌株需要CO_2才能生长。术语传统上基于宿主偏好和致病性。这6种经典物种（及其寄主）包括羊种布鲁氏菌（山羊、牛、绵羊）、牛布鲁氏菌（牛）、猪布鲁氏菌（猪）、绵羊布鲁氏菌（绵羊）和啮齿类动物布鲁氏菌（啮齿动物）。在DNA-DNA杂交的高水平遗传相关性的基础上，是否应该将这些生物体重新归类为单个物种的生物变种有争论。然而，目前的方法是基于基因分型、宿主偏好、毒力和致病性作为使用物种而不是生物变种进行分类的标准来考虑系统发育进化数据[135]。用于基因分型的分子方法包括多位点序列分析、多位点可变数目串联重复序列（VNTR）分析（MLVA）和单核苷酸多态性分析（SNPs）[136]。根据这些方法，分型已涉及了其他物种：*B. ceti*（鲸和其他鲸类）、*B. pinnipedialis*（海豹）、*B. microti*（来自普通田鼠*Microtus arvalis*）、*B. inopinata* BO1和BO2[137]。

这些细菌具有高度传染性，并且遍布全球。布鲁氏菌病是以波状发热、肌痛、关节痛、盗汗和不适为特征的衰弱疾病。该病的众多名称包括马耳他热、地中海热和波状热。*B. melitensis*是人类中毒力最强的物种，可能会感染通过吸入获得、食用未经高温消毒的乳制品等污染食品，或接触受感染的动物。如果在怀孕期间被感染会导致早期或中期流产。记录了个人间传播的罕见情况[138]无论是通过性接触或通过组织转移，包括血液和骨髓[139]。实验室获得性感染*B. melitensis*、*B. abortus*、*B. suis*和*B. canis*是一个令人头疼的问题，并且是意外摄取、吸入、注射、黏膜和皮肤污染而导致的感染结果。估计感染剂量在10~100个病原体之间[140]。涉及布鲁氏菌培养的程序应该在BSL-3实验室中进行。需要扩展的联合抗微生物治疗，治疗后经常出现复发。

表90.8 部分对类鼻疽伯克霍尔德菌的抗菌药物敏感性研究

抗菌剂	Yamamoto等（1990）[a]		Smith等（1996）[b]		Sookpranee等（1991）[c]		Ashdown（1988）[d]	
	琼脂稀释液，*n*=97		琼脂稀释，*n*=100		琼脂稀释度，*n*=199		肉汤微量稀释，*n*=100	
	MIC范围	MIC_{90}	MIC范围	MIC_{90}	MIC范围	MIC_{90}	MIC范围	MIC_{90}
氨苄西林					0.25~>512	32		
安培/SUL					0.25~128	8		
阿莫西林							>64	>64
Amox/clav			0.5~8	4			2~>64	4
青霉素	0.39~3.13	1.56						
哌拉西林					0.25~16	2	1~4	2
头孢吡肟	3.13~50	12.5						
头孢噻肟	0.78~12.5	3.13					2~8	8

（续表）

抗菌剂	Yamamoto等（1990）[a] 琼脂稀释液，*n*=97		Smith等（1996）[b] 琼脂稀释，*n*=100		Sookpranee等（1991）[c] 琼脂稀释度，*n*=199		Ashdown（1988）[d] 肉汤微量稀释，*n*=100	
	MIC范围	MIC_{90}	MIC范围	MIC_{90}	MIC范围	MIC_{90}	MIC范围	MIC_{90}
头孢他啶	0.39 ~ 3.13	1.56	0.25 ~ 32	2	0.125 ~ 16	2	1 ~ 8	4
头孢曲松钠							2 ~ 8	8
亚胺培南	0.2 ~ 1.56	0.78	0.12 ~ 1	0.5	0.06 ~ 4	0.5	0.25 ~ 2	1
美罗培南	0.39 ~ 3.13	0.78	0.25 ~ 1	1				
氨曲南	6.25 ~ 50	25			8 ~ >256	32	2 ~ 16	8
萘啶酸	3.13 ~ >200	50						
氧氟沙星	0.78 ~ 12.5	6.25						
环丙沙星	0.78 ~ 6.25	3.13			0.125 ~ 16	8	0.5 ~ 16	8
四环素	0.78 ~ 12.5	12.5						
米诺环素	0.78 ~ 3.13	3.13						
氯霉素	6.25 ~ >200	25						
利福平	3.13 ~ 25	25						
SXT	0.78 ~ 25	12.5						

[a] 人类分离株：来自泰国Ubon-Rajathanee的27株（1989）；70名来自泰国农塔布里的患者（1981—1989年）；培养基：Mueller-Hinton琼脂，孵育37℃/20 h，[119]。

[b] 在1991—1992年收集泰国乌汶府的人体分离株[184]。

[c] 来自泰国孔敬的人类分离株；Mueller-Hinton琼脂[126]。

[d] 来自澳大利亚北部，Mueller-Hinton肉汤的人分离株[121]。

4.7.2　抗菌药物的敏感性和耐药性

4.7.2.1　内源性耐药性

表90.3列出了用于治疗布鲁氏菌病的抗微生物剂。推荐的方案需要联合强力霉素和氨基糖苷类药物，如链霉素或庆大霉素、或强力霉素和利福平联合治疗6 ~ 8周。在体外，布鲁氏菌通常对四环素类、氨基糖苷类、氟喹诺酮类和利福平敏感（表90.9）[141-143]。红霉素（$MIC_{90}>8$）和万古霉素（$MIC_{90}>16$）的活性通常较差[141, 144]。与其他细胞内细菌一样，抗微生物剂的体内功效可能与体外测试结果不一致。其他因素包括药剂在宿主细胞内的渗透和积累，以及生物体所在吞噬溶酶体中的低pH值的影响。在B. melitensis[145]（表90.2）中已经确定了一种多药外排泵NorMI，这种类型泵的底物轮廓包括氟喹诺酮类[146]。虽然临床影响（如果有的话）尚未建立，但外排机制可能降低对抗微生物剂的易感性，允许选择增加耐药水平的突变时间。

NCBI数据库[74]列出了许多全基因组已经完成的布鲁氏菌属的序列（闭合染色体）。已完成的基因组中有7株羊布鲁菌、12株牛布鲁氏菌、5株犬布鲁氏菌、15株猪布鲁氏菌。基因组由两条染色体组成，总大小约3.2 ~ 3.3 Mb。在注释的基因组中已经鉴定出抗性基因（表90.2）。推定的抗性基因在物种中不同。在几个外排系统中检测到羊布鲁氏菌（B. melitensis），但在猪布鲁氏菌（B. suis）中没有。大肠杆菌和四环素抗性基因也在B. melitensis基因组中存在，但不是猪布鲁氏菌。然而，猪布鲁氏菌序列包括β-内酰胺酶基因和未在B. melitensis基因组中鉴定的氯霉素抗性决定簇。

4.7.2.2　工程性耐药性

前苏联的报告记载了在布鲁氏菌中引入抗微生物耐药基因。描述了赋予对链霉素、四环素和卡那霉素抗性的质粒pOV13被布鲁氏菌以及假单胞菌属（*Pseudomonas spp*）稳定遗传（即伯克霍尔德里亚）[128]。选择牛布鲁氏菌（*B. abortus*）菌株19-BA对利福平耐药，然后用质粒pOV1转化，所产生的菌株对利福平、四环素、多西环素、氨苄青霉素和链霉素具有抗性[147]。

4.8　伯氏考克斯氏体

4.8.1　一般特征

Q热病的病原体（Q起源于调查不明原因发热的调查问卷）是伯氏考克斯体（*Coxiella burnetii*），来自柯克斯体科（Coxiellaceae）家族的小型革兰氏变异球菌，其中包含伯氏考克斯体（*Coxiella*）和立克次体（*Rickettsiella*）属[148]。该生物体是一种专性细胞内寄生虫，其生长在动物细胞的细胞质空泡中，主要是巨噬细胞。历史上，*C. burnetii* 只能在真核宿主细胞培养物或胚卵中培养，最快的培养方法，即小瓶技术需要7~10 d[149]。然而，2009年，通过使用表达微阵列系统地评估代谢需求并开发了一种无细胞培养基，命名为酸化柠檬酸半胱氨酸培养基（ACCM）[150]。作者报道，在微需氧（2.5%氧气）环境中培养6 d后，复合营养培养基中生长指标的基因组当量以2.5~3的对数增加。

C. burnetii 的小菌落变异体（SCVs）类似于衣原体原体，是常见的，并且显然代表了发育周期的一个阶段[151]。SCV对高温、干燥和化学物质，如10%漂白剂、5%Lysol和5%福尔马林具有高度耐受性[152]。已证明SCV能够在巴氏消毒下存活，并能在牛奶或干粪中存活数月。

C. burnetii 菌体，包括SCVs，作为气溶胶具有高度传染性。向人类传播的自然途径包括吸入受污染的灰尘或干草，直接接触受感染的动物、受污染的牛奶或其他乳制品，以及体虱。与人类感染不同，蜱在向动物传播过程中发挥作用。人类的感染剂量大约有10个生物体[153]。Q热可能表现为急性感染，通常为发热性肺炎或肝炎，或作为通常包括心内膜炎的持续性慢性疾病。生物体的环境稳定性和低感染剂量是这种药物被认为是潜在的生物武器的原因[154, 155]。

表90.9　部分布鲁氏菌布氏菌的抗菌药物敏感性研究

抗菌剂	Baykam等（2004年）[a]		Akova等（1999年）[b]		Trujillano-Martín等（1999年）[c]	
	E-test, n=37		肉汤微量稀释, n=43		琼脂稀释液, n=160	
	MIC范围[d]	MIC₉₀	MIC范围	MIC₉₀	MIC范围	MIC₉₀
复方新诺明	0.047~3.0	1.5				
头孢曲松钠	0.125~1	0.5				
强力霉素	0.016~0.094	0.064	≤0.125~8	≤0.125	0.12~0.25	0.25
利福平	0.19~1.5	1.0	1~32	2	0.5~1	1
红霉素			0.5~256	128		
阿奇霉素			≤0.126~4	1		
链霉素			0.25~8	2	4~16	8
环丙沙星	0.064~0.50	0.19	≤0.125~8	2	0.25~1	1
氧氟沙星			≤0.125~4	1	1~2	2

[a] 2000—2003年在土耳其安卡拉收集的人血液分离株。培养基：添加5%绵羊血的Mueller-Hinton琼脂；孵育35℃/48 h[185]。

[b] 1991—1994年在土耳其安卡拉收集的血液或骨髓中的人分离物。培养基：添加1% PoliVitex的Mueller-Hinton培养液，调整pH值至7.0，孵育35℃/48 h[186]。

[c] 1997年从西班牙萨拉曼卡收集的人血液分离株。培养基：补充1%血红蛋白和1% PoliVitex的Mueller-Hinton琼脂[187]。

[d] MIC最小抑制浓度（μg/mL）。

4.8.2　抗菌药物的敏感性和耐药性

4.8.2.1　方法

历史上，*C. burnetii*的易感性研究是用受感染的胚胎卵或细胞培养物进行[156, 157]，该生物复制数量高，但倍增时间估计为12～20 h[158]。这些培养方法是劳动和时间密集的，并且不容易适用于多种抗微生物剂。现在正在使用两种替代方法：壳小瓶试验[159]是一种改进的细胞培养技术，有助于检测多种抗生素；第二种方法，即定量实时PCR法，可检测培养物中*C. burnetii*特异性基因的拷贝数作为生长的估计值[160, 161]。这两种方法在细胞培养中需要6～7 d的细菌生长。目前还没有使用上述无细胞培养基的敏感性试验研究报告。

离心管（centrifugation-shell）技术采用含有人胚肺（Human embryonic hung，HEL）成纤维细胞单层的小离心管（由Sterilin，Feltham，England制造），加入*C. burnetii*的接种物并进行低速离心（700×g）以使细菌接触HEL单层。生长6 d后，使30%～50%的细胞感染，用含有特定浓度的抗微生物剂的培养基置换细胞培养基。在37℃、5%CO_2中温育6 d，期间，每日更换培养基/抗微生物溶液，通过使用抗*C. burnetii*兔血清和荧光标记的山羊抗兔抗体的间接免疫荧光测定细胞数量，将测试中的*C. burnetii*细胞的数目与阳性和阴性对照（分别为有、无*C. burnetii*感染的HEL细胞培养物）进行比较，以确定菌株是否易感（无感染的细胞）、中间（少于10%感染细胞）或抗性（在抗生素存在下正常生长）。

Brennan和Samuel[160]报道了通过实时PCR确定*C. burnetii*的抗菌药物敏感性。在该方法中，抗微生物剂量反应曲线基于通过实时PCR半定量测定的来自*C. burnetii*的*com1*基因的拷贝数。Boulos等人使用了类似的方法[161]，使用超氧化物歧化酶基因。这两项研究都使用了被*C. burnetii*感染的鼠巨噬细胞系。通过实时PCR建立了未使用抗生素的情况下生长的受*C. burnetii*感染细胞的基因拷贝数量的标准曲线。与对照培养物的生长曲线相比抗生素对*C. burnetii*生长的影响由抗生素存在下基因拷贝数量的差异确定。

4.8.2.2　内源性耐药性

尽管氟喹诺酮类药物似乎可用作替代药物[162]，但强力霉素是治疗急性Q热病的首选药物[162]。持续感染的治疗存在问题，需要延长治疗时间，并且在停止使用抗微生物制剂后可能会发生复发。已经推荐由多西环素与氧氟沙星或利福平组合的联合疗法治疗3年。也推荐使用羟氯喹，一种吞噬溶酶体液泡的碱化化合物，以达到杀菌活性[163, 164]。使用上述方法的代表性易感性研究的结果见表90.10中。

NCBI数据库中列出了4种*C. burnetii*菌株的全基因组序列[74, 165]。推定的β-内酰胺酶和金属-β-内酰胺酶家族蛋白的基因序列已在注释的基因组中被鉴定出来（表90.2），这两个基因都位于染色体上。还有一种氨基糖苷类乙酰转移酶被鉴定为aacA4。不同品系的*C. burnetii*在遗传上是异质的，染色体和质粒DNA都有变异。*C. burnetii*中通常有一个质粒。然而，在菌株中，在大小（为34kb以上甚至大于50 kb）和质粒上的基因排列方面存在相当大的差异。有报道显示不同分离株[166, 167]以及急性与慢性疾病分离株的易感性特征存在显著差异[168]。这些数据表明，对*C. burnetii*分离株进行药敏试验可能有利于选择合适的抗菌药物治疗。

4.8.2.3　工程性耐药性

尽管对组织培养物生长的要求和生长缓慢的要求限制了*C. burnetii*的遗传学研究，但体外选择了氟喹诺酮抗性突变体。有两篇报道表明，通过体外筛选获得8～16 μg/mL环丙沙星[169]和32～64 μg/mL培氟沙星[170]的MIC。四环素耐药菌株也已在实验室研究中被开发出来[171]。

表90.10　部分关于*C. burnetii*抗菌药物敏感性的研究

抗菌剂	Raoult等[149]1991年	Boulos等[143]2004年	Gikas等[170]1998年	
	S-I-R（no. 分离物），*n*=13	MIC范围（μg/mL），*n*=2	MIC范围（μg/mL），*n*=8	
	Shell vial assay[a]	实时PCR	IFA[b]	Shell vial assay
阿米卡星	R（13）			
阿莫西林	R（13）			
环丙沙星	S（5）；I（8）	2~4[c]	4~8	4~8
克拉霉素				2~4
氯霉素	S（10）；I（3）			
复方新诺明	S（13）	8~16	8	
强力霉素	S（13）	2~4	1~2	1~2
红霉素	I（7）；R（6）	2~4	4~8	
庆大霉素		>10	>10	
氧氟沙星	S（12）；I（1）	2	1~2	1~2
利福平	S（13）	4	2	
四环素	S（13）			

[a]S表示易感（无生长），I表示中等（生长减少）、R表示耐药（正常生长）；

[b]IFA：免疫荧光抗体测定；

[c]MIC范围（μg/mL）。

5　结论和展望

　　抗菌素耐药性仍然是制备和应对传染性病原体故意释放的一个重要因素。虽然细菌剂的抗微生物药物敏感性是由天然暴发或生物恐怖主义导致的感染的一个问题，但人们越来越担心基因工程可用于使正常易感微生物对一种或多种常用于治疗抗微生物剂产生耐药性。常规抗菌药物敏感性试验需要时间来分离生物体的纯培养物并需要培养生长1~3 d（取决于生物体）才能进行敏感性试验。快速检测潜在的耐药性对于有效的治疗和预防治疗至关重要。为了解决这个问题，已经开发了涉及标准PCR或微阵列的分子检测来检测抗性决定簇的存在[172, 173]。然而，已知的抗性基因的存在不一定与表型抗性相关。与氟喹诺酮抗性相关的突变也可以通过快速DNA序列分析或杂交分析（如微阵列）来检测。因为耐药性决定因子可能是未知的或者以前在特定生物体中未被发现，已经开发了能够识别所有已知的抗性决定簇的阵列[174, 175]。然而，表型抗性只能通过分析存在抗生素的分离物来确定。已经使用实时PCR来检测表型敏感性或抗性的快速方法来检测生长或不生长。这种方法将得到分离株后的结果时间缩短至炭疽芽孢杆菌[6]为6 h、鼠疫耶尔森氏菌为8 h、类鼻疽芽孢杆菌为8 h（未发表数据）。这些快速方法是为实验室响应网络开发的，作为疫情或生物恐怖事件的准备措施。随着新技术的出现，快速测试可能会被广泛使用。尽管注释基因组的可用性已经提供了有关测序菌株中存在的抗性基因的信息，但表型敏感性测试对于确定任何已鉴定的抗性基因的临床意义（如果有的话）仍然是必不可少的，并检测新的抗性决定因子或耐药机制，因为它们通过微生物群体出现并传播。

参考文献

［1］　Khan AS，Morse S，Lillibridge S. Public-health preparedness for biological terrorism in the USA. Lancet. 2000；356：1179-82.

［2］　Strikas RA，Sinclair MF，Morse SA. Centers for Disease Control and Prevention's bioterrorism preparedness program. Hoboken，NJ：Wiley-Liss；2005.

［3］　Alibek K，Handleman S. Biohazard. New York：Random House；1999.

［4］　Lindler LE，Choffnes E，Korch GW. Definition and overview of emerging threats. Totowa，NJ：Humana Press Inc；2005.

［5］　Ainscough M. Next generation bioweapons：genetic engineering and biowarfare. In：Davis J，Schneider B，editors. The gathering biological warfare storm. 2nd ed. Alabama：USAF Counterproliferation Center，Maxwell Air Force Base；2002.p. 253-88.

［6］　Carus WS. Bioterrorism and biocrimes：the illicit use of biological agents since 1900.Amsterdam：Fredonia books；2002.

［7］　Rotz LD，Khan AS，Lillibridge SR，Ostroff SM，Hughes JM. Public health assessment of potential biological terrorism agents. Emerg Infect Dis. 2002；8：225-30.

［8］　Morse S. Pathogen security-help or hindrance? Front Bioeng Biotechnol. 2015；2.

［9］　Srinivasan A，Kraus CN，DeShazer D，et al. Glanders in a military research microbiologist. N Engl J Med. 2001；345：256-8.

［10］　Miller J，Engelberg S，Broad W. Germs：biological weapons and America's secret war. New York：Simon & Schuster；2001.

［11］　Kolavic SA，Kimura A，Simons SL，Slutsker L，Barth S，Haley CE. An outbreak of *Shigella dysenteriae* type 2 among laboratory workers due to intentional food contamination. JAMA. 1997；278：396-8.

［12］　Kaufman AF，Meltzer MI，Schmid GP. The economic impact of a bioterrorist attack：are prevention and postattack intervention programs justifiable. Emerg Infect Dis. 1997；3：83-94.

［13］　Morse S，Kellogg RB，Perry S，et al. Detecting biothreat agents：the laboratory response network. ASM News. 2003；69：433-7.

［14］　Gilchrist MJR. A national laboratory network for bioterrorism：evolution from a prototype network of laboratories performing routine surveillance. Mil Med. 2000；165：28-31.

［15］　Weigel LM，Sue D，Michel PA，Kitchel B，Pillai SP. A rapid antimicrobial susceptibility test for *Bacillus anthracis*. Antimicrob Agents Chemother. 2010；54：2793-800.

［16］　Jernigan JA，Stephens DS，Ashford DA，et al. Bioterrorism-related inhalational anthrax：the first 10 cases reported in the United States. Emerg Infect Dis. 2001；7：933-44.

［17］　Torok TJ，Tauxe RV，Wise RP，et al. A large community outbreak of salmonellosis caused by intentional contamination of restaurant salad bars. JAMA. 1997；278：389-95.

［18］　Feldman KA，Enscore RE，Lathrop SL，et al. An outbreak of primary pneumonic tularemia on Martha's Vineyard. N Engl J Med. 2001；345：1601-6.

［19］　Prevention CfDCa. Imported plague—New York City，2002. Morb Mortal Wkly Rep. 2003；52：725-8.

［20］　CDC. Morbidity and mortality weekly report. 2006.

［21］　Treadwell TA，Koo D，Kuker K，Khan AS. Epidemiologic clues to bioterrorism. Public Health Rep. 2003；118：92-8.

［22］　Tenover FC. Antimicrobial susceptibility testing of bacterial agents of bioterrorism：strategies and considerations. Washington，DC：ASM Press；2005.

［23］　Athamna A，Athamna M，Abu-Rashed N，Medlej B，Bast DJ，Rubinstein E. Selection of *Bacillus anthracis* isolates resistant to antibiotics. J Antimicrob Chemother. 2004；54：424-8.

［24］　TNR Council. Biotechnology research in an age of terrorism. Washington，DC：The National Academies Press；2004.

［25］　Agerso Y，Jensen LB，Givskov M，Roberts MC. The identification of a tetracycline resistance gene *tet*（M），on a Tn916-like transposon，in the *Bacillus cereus* group. FEMS Microbiol Lett. 2002；214：251-6.

［26］　Brook I，Elliott TB，Pryor 2nd HI，et al. In vitro resistance of *Bacillus anthracis* Sterne to doxycycline，macrolides and quinolones. Int J Antimicrob Agents. 2001；18：559-62.

［27］　Grohs P，Podglajen I，Gutmann L. Activities of different fluoroquinolones against *Bacillus anthracis* mutants selected in vitro and harboring topoisomerase mutations. Antimicrob Agents Chemother. 2004；48：3024-7.

［28］　Mohammed MJ，Marston CK，Popovic T，Weyant RS，Tenover FC. Antimicrobial susceptibility testing of *Bacillus anthracis*：comparison of results obtained by using the National Committee for Clinical Laboratory Standards broth microdilution reference and E-test agar gradient diffusion methods. J Clin Microbiol. 2002；40：1902-7.

［29］　Acar JF，Goldstein FW. Disk susceptibility test. In：Lorian V，editor. Antibiotics in laboratory medicine. 4th ed. Baltimore，MD：Williams & Wilkins；1996. p. 1-51.

［30］　CLSI. Methods for antimicrobial dilution and disk susceptibility testing of infrequently isolated or fastidious bacteria；approved guideline. Wayne，PA：Clinical and Laboratory Standards Institute；2010.

［31］　Wilkinson GR. Pharmacokinetics：the dynamics of drugs absorption，distribution and elimination. In：Hardman JG，Limbird LL，editors. The pharmacological basis of therapeutics. New York：McGraw Hill Medical Publishing Division；2001. p. 3-30.

［32］　Carryn S，Chanteux H，Seral C，Mingeot-Leclercq MP，Van Bambeke F，Tulkens PM. Intracellular pharmacodynamics of antibiotics. Infect Dis Clin North Am. 2003；17：615-34.

［33］　Mandell GL，Coleman E. Uptake，transport，and delivery of antimicrobial agents by human polymorphonuclear neutrophils. Antimicrob Agents Chemother. 2001；45：1794-8.

［34］　Martin JR，Johnson P，Miller MF. Uptake，accumulation，and egress of erythromycin by tissue culture cells of human origin. Antimicrob Agents Chemother. 1985；27：314-9.

［35］　Miller MF，Martin JR，Johnson P，Ulrich JT，Rdzok EJ，Billing P. Erythromycin uptake and accumulation by human polymorphonuclear leukocytes and efficacy of erythromycin in killing ingested *Legionella pneumophila*. J Infect Dis. 1984；149：714-8.

［36］　Tyteca D，Van Der Smissen P，Van Bambeke F，et al. Azithromycin，a lysosomotropic antibiotic，impairs fluid-phase pinocytosis in cultured fibroblasts. Eur J Cell Biol. 2001; 80: 466-78.

[37] Anderson R, Van Rensburg CE, Joone G, Lukey PT. An in-vitro comparison of the intraphagocytic bioactivity of erythromycin and roxithromycin. J Antimicrob Chemother. 1987; 20 (Suppl B): 57-68.

[38] Ohkuma S, Poole B. Fluorescence probe measurement of the intralysosomal pH in living cells and the perturbation of pH by various agents. Proc Natl Acad Sci U S A. 1978; 75: 3327-31.

[39] de Duve C, de Barsy T, Poole B, Trouet A, Tulkens P, Van Hoof F. Commentary. Lysosomotropic agents. Biochem Pharmacol. 1974; 23: 2495-531.

[40] Easmon CS, Crane JP. Uptake of ciprofloxacin by macrophages. J Clin Pathol. 1985; 38: 442-4.

[41] Carlier MB, Scorneaux B, Zenebergh A, Desnottes JF, Tulkens PM. Cellular uptake, localization and activity of fluoroquinolones in uninfected and infected macrophages. J Antimicrob Chemother. 1990; 26 (Suppl B): 27-39.

[42] Garcia I, Pascual A, Ballesta S, Perea EJ. Uptake and intracellular activity of ofloxacin isomers in human phagocytic and non-phagocytic cells. Int J Antimicrob Agents. 2000; 15: 201-5.

[43] Bonventre PF, Hayes R, Imhoff J. Autoradiographic evidence for the impermeability of mouse peritoneal macrophages to tritiated streptomycin. J Bacteriol. 1967; 93: 445-50.

[44] Van der Auwera P, Matsumoto T, Husson M. Intraphagocytic penetration of antibiotics. J Antimicrob Chemother. 1988; 22: 185-92.

[45] Hand WL, King-Thompson NL, Steinberg TH. Interactions of antibiotics and phagocytes. J Antimicrob Chemother. 1983; 12 (Suppl C): 1-11.

[46] Maurin M, Raoult D. Use of aminoglycosides in treatment of infections due to intracellular bacteria. Antimicrob Agents Chemother. 2001; 45: 2977-86.

[47] Najar I, Oberti J, Teyssier J, Caravano R. Kinetics of the uptake of rifampicin and tetracycline into mouse macrophages. In vitro study of the early stages. Pathol Biol (Paris). 1984; 32: 85-9.

[48] Berneis K, Boguth W. Distribution of sulfonamides and sulfonamide potentiators between red blood cells, proteins and aqueous phases of the blood of different species. Chemotherapy. 1976; 22: 390-409.

[49] Pallister CJ, Lewis RJ. Effects of antimicrobial drugs on human neutrophil-microbe interactions. Br J Biomed Sci. 2000; 57: 19-27.

[50] Solera J, Martinez-Alfaro E, Espinosa A. Recognition and optimum treatment of brucellosis. Drugs. 1997; 53: 245-56.

[51] Perry RD, Fetherston JD. *Yersinia pestis*—etiologic agent of plague. Clin Microbiol Rev. 1997; 10: 35-66.

[52] Enderlin G, Morales L, Jacobs RF, Cross JT. Streptomycin and alternative agents for the treatment of tularemia: review of the literature. Clin Infect Dis. 1994; 19: 42-7.

[53] Meyers BR. Tuberculous meningitis. Med Clin North Am. 1982; 66: 755-62.

[54] Morse SA, Budowle B. Microbial forensics: application to bioterrorism preparedness and response. Infect Dis Clin North Am. 2006; 20: 455-73. xi.

[55] Logan N, De Vos P. Bacillus. In: Parte A, editor. Bergey's manual of systematic bacteriology. New York: Springer; 2009.

[56] Mikesell P, Ivins BE, Ristroph JD, Dreier TM. Evidence for plasmid-mediated toxin production in *Bacillus anthracis*. Infect Immun. 1983; 39: 371-6.

[57] Green BD, Battisti L, Koehler TM, Thorne CB, Ivins BE. Demonstration of a capsule plasmid in *Bacillus anthracis*. Infect Immun. 1985; 49: 291-7.

[58] Price E, Seymour M, Sarovich D, et al. Molecular epidemiologic investigation of an anthrax outbreak among heroin users, Europe. Emerg Infect Dis. 2012; 18: 8.

[59] Doganay M, Aydin N. Antimicrobial susceptibility of *Bacillus anthracis*. Scand J Infect Dis. 1991; 23: 333-5.

[60] Coker PR, Smith KL, Hugh-Jones ME. Antimicrobial susceptibilities of diverse *Bacillus anthracis* isolates. Antimicrob Agents Chemother. 2002; 46: 3843-5.

[61] Cavallo JD, Ramisse F, Girardet M, Vaissaire J, Mock M, Hernandez E. Antibiotic susceptibilities of 96 isolates of *Bacillus anthracis* isolated in France between 1994 and 2000. Antimicrob Agents Chemother. 2002; 46: 2307-9.

[62] Turnbull PC, Sirianni NM, LeBron CI, et al. MICs of selected antibiotics for *Bacillus anthracis*, *Bacillus cereus*, *Bacillus thuringiensis*, and *Bacillus mycoides* from a range of clinical and environmental sources as determined by the E-test. J Clin Microbiol. 2004; 42: 3626-34.

[63] Bradaric N, Punda-Polic V. Cutaneous anthrax due to penicillin-resistant *Bacillus anthracis* transmitted by an insect bite. Lancet. 1992; 340: 306-7.

[64] Lalitha MK, Thomas MK. Penicillin resistance in *Bacillus anthracis*. Lancet. 1997; 349: 1522.

[65] McSwiggan DA, Hussain KK, Taylor IO. A fatal case of cutaneous anthrax. J Hyg (Lond). 1974; 73: 151-6.

[66] Chen Y, Tenover FC, Koehler TM. Beta-lactamase gene expression in a penicillin-resistant *Bacillus anthracis* strain. Antimicrob Agents Chemother. 2004; 48: 4873-7.

[67] Materon IC, Queenan AM, Koehler TM, Bush K, Palzkill T. Biochemical characterization of beta-lactamases Bla1 and Bla2 from *Bacillus anthracis*. Antimicrob Agents Chemother. 2003; 47: 2040-2.

[68] Ross C, Thomason K, Koehler T. An extracytoplasmic function sigma factor controls β-lactamase gene expression in *Bacillus anthracis* and other *Bacillus cereus* group species. J Bacteriol. 2009; 191: 6683-93.

[69] Kim HS, Choi EC, Kim BK. A macrolide-lincosamide-streptogramin B resistance determinant from *Bacillus anthracis* 590: cloning and expression of ermJ. J Gen Microbiol. 1993; 139: 601-7.

[70] Barrow EW, Bourne PC, Barrow WW. Functional cloning of *Bacillus anthracis* dihydrofolate reductase and confirmation of natural resistance to trimethoprim. Antimicrob Agents Chemother. 2004; 48: 4643-9.

[71] Navashin SM, Fomina IP, Buravtseva NP, Nikitin AV, Ivanitskaya LP. Combined action of rifampicin and peptidoglycan in experimental anthracic infection[abstract 115]. 18th international congress on chemotherapy. Stockholm: American Society of

Microbiology Press；1993.

[72] Saile E，Koehler TM. *Bacillus anthracis* multiplication，persistence，and genetic exchange in the rhizosphere of grass plants. Appl Environ Microbiol. 2006；72：3168-74.

[73] D'Costa VM，McGrann KM，Hughes DW，Wright GD. Sampling the antibiotic resistome. Science. 2006；311：374-7.

[74] Geer L，Marchler-Bauer A，Geer R，et al. The NCBI BioSystems Database. Nucleic Acids Res. 2010；38（Database issue）：D492-6.

[75] Price LB，Vogler A，Pearson T，Busch JD，Schupp JM，Keim P. In vitro selection and characterization of *Bacillus anthracis* mutants with high-level resistance to ciprofloxacin. Antimicrob Agents Chemother. 2003；47：2362-5.

[76] Choe CH，Bouhaouala SS，Brook I，Elliot TB，Knudson GB. In vitro development of resistance to ofloxacin and doxycycline in *Bacillus anthracis* Sterne. Antimicrob Agents Chemother. 2000；44：1766.

[77] Bast DJ，Athamna A，Duncan CL，et al. Type Ⅱ topoisomerase mutations in *Bacillus anthracis* associated with high-level fluoroquinolone resistance. J Antimicrob Chemother. 2004；54：90-4.

[78] Hooper DC. Mechanisms of quinolone resistance. In：Hooper DC，Rubinstein E，editors. Quinolone antimicrobial agents. 3rd ed. Washington，DC：ASM Press；2003.p.41-67.

[79] Pomerantsev AP，Shishkova NA，Marinin LI. Comparison of therapeutic effects of antibiotics of the tetracycline group in the treatment of anthrax caused by a strain inheriting *tet*-gene of plasmid pBC16. Antibiot Khimioter. 1992；37：31-4.

[80] Ruhfel RE，Robillard NJ，Thorne CB. Interspecies transduction of plasmids among *Bacillus anthracis*，*B. cereus*，and *B. thuringiensis*. J Bacteriol. 1984；157：708-11.

[81] Pomerantsev AP，Staritsyn NA. Behavior of heterologous recombinant plasmid pCET in cells of *Bacillus anthracis*. Genetika. 1996；32：500-9.

[82] Testa RT，Petersen PJ，Jacobus NV，Sum PE，Lee VJ，Tally FP. In vitro and in vivo antibacterial activities of the glycylcyclines，a new class of semisynthetic tetracyclines. Antimicrob Agents Chemother. 1993；37：2270-7.

[83] Ivins BE，Welkos SL，Knudson GB，Leblanc DJ. Transposon Tn916 mutagenesis in *Bacillus anthracis*. Infect Immun. 1988；56：176-81.

[84] Koehler TM. *Bacillus anthracis* genetics and virulence gene regulation. In：Koehler TM，editor. Anthrax. Berlin：Springer；2002. p. 144-61.

[85] Stepanov AV，Marinin LI，Pomerantsev AP，Staritsin NA. Development of novel vaccines against anthrax in man. J Biotechnol. 1996；44：155-60.

[86] Pomerantsev AP，Sukovatova LV，Marinin LI. Characterization of a Rif-R population of *Bacillus anthracis*. Antibiot Khimioter. 1993；38：34-8.

[87] Pomerantsev AP，Sitaraman R，Galloway CR，Kivovich V，Leppla SH. Genome engineering in *Bacillus anthracis* using Cre recombinase. Infect Immun. 2006；74：682-93.

[88] Gutman LT. Yersinia. In：Joklik WK，Willett HP，Amos DB，Wilfert CM，editors. Zinsser microbiology. 19th ed. Norwalk，CT：Appleton & Lange；1988. p. 493-501.

[89] Butler T. Yersinia infections：centennial of the discovery of the plague bacillus. Clin Infect Dis. 1994；19：655-61. quiz 62-3.

[90] Galimand M，Guiyoule A，Gerbaud G，et al. Multidrug resistance in *Yersinia pestis* mediated by a transferable plasmid. N Engl J Med. 1997；337：677-80.

[91] Guiyoule A，Gerbaud G，Buchrieser C，et al. Transferable plasmid-mediated resistance to streptomycin in a clinical isolate of *Yersinia pestis*. Emerg Infect Dis. 2001；7：43-8.

[92] Wong JD，Barash JR，Sandfort RF，Janda JM. Susceptibilities of *Yersinia pestis* strains to 12 antimicrobial agents. Antimicrob Agents Chemother. 2000；44：1995-6.

[93] Kravchenko AN，Mishan'kin BN，Ryzhkov V，et al. Trimethoprim resistance—a differential trait of strains of *Yersinia pestis* from a variety of voles. Mikrobiol Zh. 1990；52：84-8.

[94] Lindler LE，Fan W. Development of a 5′ nuclease assay to detect ciprofloxacin resistant isolates of the biowarfare agent *Yersinia pestis*. Mol Cell Probes. 2003；17：41-7.

[95] Lindler LE，Fan W，Jahan N. Detection of ciprofloxacin-resistant *Yersinia pestis* by fluorogenic PCR using the LightCycler. J Clin Microbiol. 2001；39：3649-55.

[96] Orent W. Plague：the mysterious past and terrifying future of the world's most dangerous disease. New York：Free Press；2004.

[97] Ryzhko IV，Samokhodkina ED，Tsuraeva RI，Shcherbaniuk AI，Pasiukov VV. Experimental evaluation of prospects for the use of beta-lactams in plague infection caused by pathogens with plasmid resistance to penicillins. Antibiot Khimioter. 1998；43：11-5.

[98] Ryzhko IV，Shcherbaniuk AI，Skalyga E，Tsuraeva RI，Moldavan IA. Formation of virulent antigen-modified mutants（Fra-，Fra-Tox-）of plague bacteria resistant to rifampicin and quinolones. Antibiot Khimioter. 2003；48：19-23.

[99] Ryzhko IV，Shcherbaniuk AI，Samokhodkina ED，et al. Virulence of rifampicin and quinolone resistant mutants of strains of plague microbe with Fra+and Fra-phenotypes. Antibiot Khimioter. 1994；39：32-6.

[100] Ryzhko IV，Tsuraeva RI，Moldavan IA，Shcherbaniuk AI. Efficacy of plague prophylaxis with streptomycin，tetracycline，and rifampicin in simultaneous immunization of white mice by resistant EV NRIEG strain. Antibiot Khimioter. 2004；49：17-21.

[101] Grebtsova NN，Lebedeva SA，Cherniavskaia AS. Mutagenic effect during transduction of（Gm-Km）R markers of the R323 plasmid in *Yersinia pestis*. Mol Gen Mikrobiol Virusol 1985：22-7.

[102] Thomas R，Johansson A，Neeson B，et al. Discrimination of human pathogenic subspecies of *Francisella tularensis* by using restriction fragment length polymorphism. J Clin Microbiol. 2003；41：50-7.

[103] Molins CR，Delorey MJ，Yockey BM，et al. Virulence differences among *Francisella tularensis* subsp. tularensis clades in mice. PLoS One. 2010；5：e10205.

[104] Vogler A，Birdsell D，Price L，Bowers J，et al. Phylogeography of *Francisella tularensis*：global expansion of a highly fit clone. J Bacteriol. 2009；191（8）：2474-84.

［105］ Karlsson E, Svensson K, Lindgren P, et al. The phylogeographic pattern of *Francisella tularensis* in Sweden indicates a Scandinavian origin of Eurosiberian tularaemia. Environ Microbiol. 2013；15：634-45.

［106］ Ellis J, Oyston PC, Green M, Titball RW. Tularemia. Clin Microbiol Rev. 2002；15：631-46.

［107］ McCrumb FR. Aerosol infection of man with *Pasteurella tularensis*. Bacteriol Rev. 1961；25：262-7.

［108］ Baker CN, Hollis DG, Thornsberry C. Antimicrobial susceptibility testing of *Francisella tularensis* with a modified Mueller-Hinton broth. J Clin Microbiol. 1985；22：212-5.

［109］ Vasi'lev NT, Oborin VA, Vasi'lev PG, Glushkova OV, Kravets ID, Levchuk BA. Sensitivity spectrum of *Francisella tularensis* to antibiotics and synthetic antibacterial drugs. Antibiot Khimioter. 1989；34：662-5.

［110］ Cross JT, Jacobs RF. Tularemia：treatment failures with outpatient use of ceftriaxone. Clin Infect Dis. 1993；17：976-80.

［111］ LoVullo ED, Sherrill LA, Perez LL, Reader MD, Pavelka Jr MS. Genetic analysis of beta-lactam antibiotic resistance in *Francisella tularensis*, Tularemia workshop. Rochester：University of Rochester Medical Center；2005.

［112］ Pavlov VM, Mokrievich AN, Volkovoy K. Cryptic plasmid pFNL10 from Francisella novicida-like F6168：the base of plasmid vectors for *Francisella tularensis*. FEMS Immunol Med Microbiol. 1996；13：253-6.

［113］ Norqvist A, Kuoppa K, Sandstrom G. Construction of a shuttle vector for use in *Francisella tularensis*. FEMS Immunol Med Microbiol. 1996；13：257-60.

［114］ Maier TM, Havig A, Casey M, Nano FE, Frank DW, Zahrt TC. Construction and characterization of a highly efficient Francisella shuttle plasmid. Appl Environ Microbiol. 2004；70：7511-9.

［115］ Pomerantsev AP, Obuchi M, Ohara Y. Nucleotide sequence, structural organization, and functional characterization of the small recombinant plasmid pOM1 that is specific for *Francisella tularensis*. Plasmid. 2001；46：86-94.

［116］ Lauriano CM, Barker JR, Nano FE, Arulanandam BP, Klose KE. Allelic exchange in *Francisella tularensis* using PCR products. FEMS Microbiol Lett. 2003；229：195-202.

［117］ Melioidosis. www.cdc.gov/melioidosis. 2012.

［118］ Jenney AW, Lum G, Fisher DA, Currie BJ. Antibiotic susceptibility of *Burkholderia pseudomallei* from tropical northern Australia and implications for therapy of melioidosis. Int J Antimicrob Agents. 2001；17：109-13.

［119］ Yamamoto T, Naigowit P, Dejsirilert S, et al. In vitro susceptibilities of *Pseudomonas pseudomallei* to 27 antimicrobial agents. Antimicrob Agents Chemother. 1990；34：2027-9.

［120］ Smith MD, Wuthiekanun V, Walsh AL, White NJ. Susceptibility of *Pseudomonas pseudomallei* to some newer beta-lactam antibiotics and antibiotic combinations using time-kill studies. J Antimicrob Chemother. 1994；33：145-9.

［121］ Ashdown LR. In vitro activities of the newer beta-lactam and quinolone antimicrobial agents against *Pseudomonas pseudomallei*. Antimicrob Agents Chemother. 1988；32：1435-6.

［122］ Moore RA, DeShazer D, Reckseidler S, Weissman A, Woods DE. Efflux-mediated aminoglycoside and macrolide resistance in *Burkholderia pseudomallei*. Antimicrob Agents Chemother. 1999；43：465-70.

［123］ Thibault FM, Hernandez E, Vidal DR, Girardet M, Cavallo JD. Antibiotic susceptibility of 65 isolates of *Burkholderia pseudomallei* and *Burkholderia mallei* to 35 antimicrobial agents. J Antimicrob Chemother. 2004；54：1134-8.

［124］ Podnecky NL, Wuthiekanun V, Peacock SJ, Schweizer HP. The BpeEF-OprC efflux pump is responsible for widespread trimethoprim resistance in clinical and environmental *Burkholderia pseudomallei* isolates. Antimicrob Agents Chemother. 2013；57：4381-6.

［125］ Liu B, Pop M. ARDB-antibiotic resistance genes database. Nucleic Acids Res. 2009；37（Database issue）：D443-7.

［126］ Sookpranee T, Sookpranee M, Mellencamp MA, Preheim LC. *Pseudomonas pseudomallei*, a common pathogen in Thailand that is resistant to the bactericidal effects of many antibiotics. Antimicrob Agents Chemother. 1991；35：484-9.

［127］ Abaev IV, Astashkin EI, Pachkunov DM, Stagis NI, Shitov VT, Svetoch EA. *Pseudomonas mallei* and *Pseudomonas pseudomallei*：introduction and maintenance of natural and recombinant plasmid replicons. Mol Gen Mikrobiol Virusol 1995：28-36.

［128］ Zakharenko VI, Gorelov VN, Seliutina DF, Kulakov Iu K, Nenashev AV, Skavronskaia AG. Functional properties of the pOV13 plasmid as a vector for DNA cloning in a broad spectrum of gram negative bacteria. Mol Gen Mikrobiol Virusol 1990：22-6.

［129］ Coenye T, Mahenthiralingam E, LiPuma J. Burkholderia：from genomes to function. Norfolk, UK：Caister Academic Press；2014.

［130］ Blancou J. Early methods for the surveillance and control of glanders in Europe. Rev Sci Tech. 1994；13：545-57.

［131］ Galyov E, Brett P, DeShazer D. Molecular insights into *Burkholderia pseudomallei* and Burkholderia mallei pathogenesis. Annu Rev Microbiol. 2010；64：495-517.

［132］ Nierman WC, DeShazer D, Kim HS, et al. Structural flexibility in the *Burkholderia mallei* genome. Proc Natl Acad Sci U S A. 2004；101：14246-51.

［133］ Kenny DJ, Russell P, Rogers D, Eley SM, Titball RW. In vitro susceptibilities of *Burkholderia mallei* in comparison to those of other pathogenic Burkholderia spp. Antimicrob Agents Chemother. 1999；43：2773-5.

［134］ Dance DA, Wuthiekanun V, Chaowagul W, Suputtamongkol Y, White NJ. Development of resistance to ceftazidime and co-amoxiclav in *Pseudomonas pseudomallei*. J Antimicrob Chemother. 1991；28：321-4.

［135］ Osterman B, Moriyon I. International Committee on Systematics of Prokaryotes：subcommittee on the taxonomy of *Brucella*. Int J Syst Evol Microbiol. 2006；56：1173-5.

［136］ Ficht T. Brucella taxonomy and evolution. Future Microbiol. 2010；5：859-66.

［137］ Tiller RV, Gee JE, Lonsway DR, et al. Identification of an unusual Brucella strain（BO2）from a lung biopsy in a 52 year-old patient with chronic destructive pneumonia. BMC Microbiol. 2010；10：23.

［138］ Mantur BG, Mangalgi SS, Mulimani M. *Brucella melitensis*—a sexually transmissible agent? Lancet. 1996；347：1763.

［139］ Naparstek E, Block CS, Slavin S. Transmission of brucellosis by bone marrow transplantation. Lancet. 1982；1：574-5.

［140］ Pappas G, Panagopoulou P, Christou L, Akritidis N. Brucella as a biological weapon. Cell Mol Life Sci. 2006；63：2229-36.

［141］ Mortensen JE, Moore DG, Clarridge JE, Young EJ. Antimicrobial susceptibility of clinical isolates of Brucella. Diagn Microbiol Infect

Dis. 1986；5：163-9.

[142] Bosch J, Linares J, Lopez de Goicoechea MJ, Ariza J, Cisnal MC, Martin R. In-vitro activity of ciprofloxacin, ceftriaxone and five other antimicrobial agents against 95 strains of *Brucella melitensis*. J Antimicrob Chemother. 1986；17：459-61.

[143] Trujillano-Martin I, Garcia-Sanchez E, Martinez IM, Fresnadillo MJ, Garcia-Sanchez JE, Garcia-Rodriguez JA. In vitro activities of six new fluoroquinolones against *Brucella melitensis*. Antimicrob Agents Chemother. 1999；43：194-5.

[144] Mateu-de-Antonio EM, Martin M. In vitro efficacy of several antimicrobial combinations against *Brucella canis* and *Brucella melitensis* strains isolated from dogs. Vet Microbiol. 1995；45：1-10.

[145] Braibant M, Guilloteau L, Zygmunt MS. Functional characterization of *Brucella melitensis* NorMI, an efflux pump belonging to the multidrug and toxic compound extrusion family. Antimicrob Agents Chemother. 2002；46：3050-3.

[146] Piddock LJ. Clinically relevant chromosomally encoded multidrug resistance efflux pumps in bacteria. Clin Microbiol Rev. 2006；19：382-402.

[147] Gorelov VN, Gubina EA, Grekova NA, Skavronskaia AG. The possibility of creating a vaccinal strain of *Brucella abortus* 19-BA with multiple antibiotic resistance. Zh Mikrobiol Epidemiol Immunobiol 1991：2-4.

[148] Drancourt M, Raoult D. Coxiellaceae. In：Brenner D, Krieg N, Staley J, editors. Bergey's manual of systematic bacteriology. New York：Springer；2005. p. 237-41.

[149] Raoult D, Levy PY, Harle JR, et al. Chronic Q fever：diagnosis and follow-up. Ann N Y Acad Sci. 1990；590：51-60.

[150] Omsland A, Cockrell DC, Howe D, et al. Host cell-free growth of the Q fever bacterium *Coxiella burnetii*. Proc Natl Acad Sci U S A. 2009；106：4430-4.

[151] Samuel JE. Developmental cycle of Coxiella burnetii. In：Brun YV, Shimkets LJ, editors. Procaryotic development. Washington, DC：ASM Press；2000. p. 427-40.

[152] Scott GH, Williams JC. Susceptibility of *Coxiella burnetii* to chemical disinfectants. Ann N Y Acad Sci. 1990；590：291-6.

[153] Waag DM, Thompson HA. Pathogenesis and Immunity of *Coxiella Burnetii*. In：Lindler L, Lebeda FJ, Korch GW, editors. Biological weapons defense：infectious diseases and counterbioterrorism. Totowa, NJ：Humana Press；2005. p. 185-207.

[154] Christopher GW, Cieslak TJ, Pavlin JA, Eitzen Jr EM. Biological warfare. A historical perspective. JAMA. 1997；278：412-7.

[155] Greenfield RA, Drevets DA, Machado LJ, Voskuhl GW, Cornea P, Bronze MS. Bacterial pathogens as biological weapons and agents of bioterrorism. Am J Med Sci. 2002；323：299-315.

[156] Jackson ER. Comparative efficacy of several antibiotics on experimental rickettsial infections in embryonated eggs. Antibiot Chemother. 1951；1：231-5.

[157] Yeaman MR, Mitscher LA, Baca OG. In vitro susceptibility of *Coxiella burnetii* to antibiotics, including several quinolones. Antimicrob Agents Chemother. 1987；31：1079-84.

[158] Zamboni DS, Mortara RA, Freymuller E, Rabinovitch M. Mouse resident peritoneal macrophages partially control in vitro infection with *Coxiella burnetii* phase II. Microbes Infect. 2002；4：591-8.

[159] Raoult D, Torres H, Drancourt M. Shell-vial assay：evaluation of a new technique for determining antibiotic susceptibility, tested in 13 isolates of *Coxiella burnetii*. Antimicrob Agents Chemother. 1991；35：2070-7.

[160] Brennan RE, Samuel JE. Evaluation of *Coxiella burnetii* antibiotic susceptibilities by real-time PCR assay. J Clin Microbiol. 2003；41：1869-74.

[161] Boulos A, Rolain JM, Maurin M, Raoult D. Measurement of the antibiotic susceptibility of *Coxiella burnetii* using real time PCR. Int J Antimicrob Agents. 2004；23：169-74.

[162] Rolain JM, Maurin M, Raoult D. Bacteriostatic and bactericidal activities of moxifloxacin against *Coxiella burnetii*. Antimicrob Agents Chemother. 2001；45：301-2.

[163] Raoult D, Houpikian P, Tissot Dupont H, Riss JM, Arditi-Djiane J, Brouqui P. Treatment of Q fever endocarditis：comparison of 2 regimens containing doxycycline and ofloxacin or hydroxychloroquine. Arch Intern Med. 1999；159：167-73.

[164] Maurin M, Benoliel AM, Bongrand P, Raoult D. Phagolysosomal alkalinization and the bactericidal effect of antibiotics：the *Coxiella burnetii* paradigm. J Infect Dis. 1992；166：1097-102.

[165] Seshadri R, Paulsen IT, Eisen JA, et al. Complete genome sequence of the Q-fever pathogen *Coxiella burnetii*. Proc Natl Acad Sci U S A. 2003；100：5455-60.

[166] Yeaman MR, Baca OG. Mechanisms that may account for differential antibiotic susceptibilities among *Coxiella burnetii* isolates. Antimicrob Agents Chemother. 1991；35：948-54.

[167] Raoult D, Bres P, Drancourt M, Vestris G. In vitro susceptibilities of Coxiella burnetii, Rickettsia rickettsii, and Rickettsia conorii to the fluoroquinolone sparfloxacin. Antimicrob Agents Chemother. 1991；35：88-91.

[168] Yeaman MR, Roman MJ, Baca OG. Antibiotic susceptibilities of two *Coxiella burnetii* isolates implicated in distinct clinical syndromes. Antimicrob Agents Chemother. 1989；33：1052-7.

[169] Musso D, Drancourt M, Osscini S, Raoult D. Sequence of quinolone resistance-determining region of gyrA gene for clinical isolates and for an in vitro-selected quinolone-resistant strain of *Coxiella burnetii*. Antimicrob Agents Chemother. 1996；40：870-3.

[170] Spyridaki I, Psaroulaki A, Aransay A, Scoulica E, Tselentis Y. Diagnosis of quinolone-resistant *Coxiella burnetii* strains by PCR-RFLP. J Clin Lab Anal. 2000；14：59-63.

[171] Brezina R, Schramek S, Kazar J. Selection of chlortetracycline-resistant strain of *Coxiella burnetii*. Acta Virol. 1975；19：496.

[172] Espy MJ, Uhl JR, Sloan LM, et al. Real-time PCR in clinical microbiology：applications for routine laboratory testing. Clin Microbiol Rev. 2006；19：165-256.

[173] Ng LK, Martin I, Alfa M, Mulvey M. Multiplex PCR for the detection of tetracycline resistant genes. Mol Cell Probes. 2001；15：209-15.

[174] Ivnitski D, O'Neil DJ, Gattuso A, Schlicht R, Calidonna M, Fisher R. Nucleic acid approaches for detection and identification of biological warfare and infectious disease agents. Biotechniques. 2003；35：862-9.

［175］ Burton JE, Oshota OJ, North E, et al. Development of a multi-pathogen oligonucleotide microarray for detection of *Bacillus anthracis*. Mol Cell Probes. 2005；19：349-57.

［176］ CLSI. Performance standards for antimicrobial susceptibility testing; sixteenth informational supplement. Wayne, PA: Clinical and Laboratory Standards Institute; 2006.

［177］ Bonacorsi SP, Scavizzi MR, Guiyoule A, Amouroux JH, Carniel E. Assessment of a fluoroquinolone, three beta-lactams, two aminoglycosides, and a cycline in treatment of murine *Yersinia pestis* infection. Antimicrob Agents Chemother. 1994；38：481-6.

［178］ Smith MD, Vinh DX, Nguyen TT, Wain J, Thung D, White NJ. In vitro antimicrobial susceptibilities of strains of *Yersinia pestis*. Antimicrob Agents Chemother. 1995；39：2153-4.

［179］ Frean JA, Arntzen L, Capper T, Bryskier A, Klugman KP. In vitro activities of 14 antibiotics against 100 human isolates of *Yersinia pestis* from a southern African plague focus. Antimicrob Agents Chemother. 1996；40：2646-7.

［180］ Frean J, Klugman KP, Arntzen L, Bukofzer S. Susceptibility of *Yersinia pestis* to novel and conventional antimicrobial agents. J Antimicrob Chemother. 2003；52：294-6.

［181］ Johansson A, Urich SK, Chu MC, Sjostedt A, Tarnvik A. In vitro susceptibility to quinolones of *Francisella tularensis* subspecies tularensis. Scand J Infect Dis. 2002；34：327-30.

［182］ Ikaheimo I, Syrjala H, Karhukorpi J, Schildt R, Koskela M. In vitro antibiotic susceptibility of *Francisella tularensis* isolated from humans and animals. J Antimicrob Chemother. 2000；46：287-90.

［183］ Heine HS, England MJ, Waag DM, Byrne WR. In vitro antibiotic susceptibilities of *Burkholderia mallei* (causative agent of glanders) determined by broth microdilution and E-test. Antimicrob Agents Chemother. 2001；45：2119-21.

［184］ Smith MD, Wuthiekanun V, Walsh AL, White NJ. In-vitro activity of carbapenem antibiotics against beta-lactam susceptible and resistant strains of *Burkholderia pseudomallei*. J Antimicrob Chemother. 1996；37：611-5.

［185］ Baykam N, Esener H, Ergonul O, Eren S, Celikbas AK, Dokuzoguz B. In vitro antimicrobial susceptibility of Brucella species. Int J Antimicrob Agents. 2004；23：405-7.

［186］ Akova M, Gur D, Livermore DM, Kocagoz T, Akalin HE. In vitro activities of antibiotics alone and in combination against *Brucella melitensis* at neutral and acidic pHs. Antimicrob Agents Chemother. 1999；43：1298-300.

［187］ Trujillano-Martin I, Garcia-Sanchez E, Fresnadillo MJ, Garcia-Sanchez JE, Garcia-Rodriguez JA, Montes MI. In vitro activities of five new antimicrobial agents against *Brucella melitensis*. Int J Antimicrob Agents. 1999；12：185-6.

第91章　互联网上关于耐药性的信息资源

Matthew E. Falagas，Kyriakos K. Trigkidis

1　前言：互联网资源对抗生素耐药性的意义

几年前，我们编制了一份主要国际网络网站的万维网（WWW）地址列表，其中列出了关于对常用抗微生物治疗剂的耐药性的数据。相关文章已发布，并且是一个开放获取的教育资源（http://cid.oxfordjournals.org/content/43/5/630.long）[1]。本章主要基于已发表的文章[1]，然而，为了提供可靠和最新的信息，最近修订了互联网地址列表。

我们从抗生素药物耐药性监测研究数据中获取万维网资源清单可能对从业人员，特别是传染病专家以及对抗生素耐药性领域有研究兴趣的科学家有用。这种教育和信息丰富的万维网资源可能是有帮助的，因为抗生素耐药性问题日益严重，已成为全球重大的公共卫生问题[2]。这实际上涉及所有类型的病原体，包括病毒、细菌、分枝杆菌、真菌和寄生虫。以前的研究表明，抗生素耐药性对各种结果的影响包括死亡率、发病率、住院费用和住院时间[3-5]。

美国传染病学协会（IDSA）和欧洲临床微生物学和传染病学会疾病（ESCMID）最近公布了他们对大部分耐多数抗菌药物的临床分离株的担忧[6, 7]。为了消除这一现象，IDSA提出了强制执行抗菌药物管理计划[8]。在各种临床上重要的细菌中，金黄色葡萄球菌、肺炎链球菌属、肠球菌属、不动杆菌属、假单胞菌属和克雷伯菌属是导致高感染率的主要病原体，这些感染对许多抗微生物类抗生素治疗具有耐药性[9-13]。近期尤其值得关注的是，多数国家社区获得性耐甲氧西林金黄色葡萄球菌（MRSA）的发病率不断增加[14, 15]，以及多个国家的多重耐药鲍曼不动杆菌感染的流行，特别是在（ICU）中的患者[16]。

在这个易于国际旅行的时代，由于在不同国家的医院之间转移患者的情况并不少见，临床医师尤其是传染病专家应该可以方便地获得关于抗微生物药物耐药性的流行病学数据。此外，研究抗菌素耐药性问题各个方面的研究人员也从这些数据的获得中受益匪浅。因此，临床医生和研究人员通过了解在其社区、医院、地区、国家、大陆以及全球范围内对各种抗菌药物有耐药性的临床分离株的比例而受益，因为人和物品的跨大陆旅行导致抗生素耐药菌从一个国家传播到另一个国家。

现代技术的进步，包括互联网和万维网的发展，使临床医生和研究人员有机会立即获得各种科学领域不断更新的信息。因此，从各种来源收集和更新正在进行的监测抗微生物药物耐药性数据已成为可能[17]。作为从业人员和研究人员的有用指导工具，我们试图编制一份主要网络的网页/网站清单，以便提供有价值的万维网链接和有关抗菌素耐药性问题的其他信息。

2　网上资源的收集

我们通过利用互联网搜索引擎（Google、Bing和Yahoo）收集了有关万维网相关资源的信息。我们使用关键词（即EARS-Net、NARMS、STRAMA、DANMAP等）的主要抗菌监视系统/项目的缩写名称。我们通过使用以下关键词，对PubMed数据库，当前内容和万维网进行搜索，了解有关其他相关来源的信息：耐药性（resistancel）、抗菌素耐药性（antimicrobial resistan）、监测（surveillance）、网络（network）、计划（program）和项目（project）。此外，我们审查了最初确定的信息来源中提供的信息，以寻找包含与抗微生物药物耐药性有关的数据的其他万维网链接。

筛选后在我们的名单中列入可靠的英文网页，我们将这些网页分为三组：呈现来自主要国际网络的抗微生物药物耐药性数据的网页；提供来自主要国家网络的抗微生物药物耐药性数据的网页提供与其他研究抗微生物药物耐药性的国际监测组织/协会建立联系的机构。关于第一组网页，根据提供国际监测数据（涉及两个以上国家）的标准，我们评估中最终提交的网页是从一个非常广泛的目录中选择的。在第二组中，我们包括了有代表性的主要国家网络网站。对于这两组来说，强有力的选择标准是全面的，以证据为基础的信息，并且易于获取这些信息。在第三组中，我们提供了由感染专家最常访问的网页链接的网站。

尽管我们通过收集战略来管理大部分主要的国际和国家网络网站/页面，但有些被忽略是不可避免的，但对于其他一些作者而言，作者认为这并不符合被选入的标准。

3 抗菌素耐药性的主要国际互联网资源

在表91.1中，我们列出了11个主要国际网络的15个网页/网站，它们显示了抗菌素耐药性数据，既可以作为交互式数据库，也可以作为国际抗菌素耐药监测系统的报告。我们访问了每个网址并证实其中包含抗菌药耐药性监测研究的数据。

表91.1 主要国际网络提供抗微生物药物耐药性数据的网页/网站摘要

标题/主题	网址	内容/目标	资源
耐药性	http://www.who.int/drug resistance/en/	抗菌素耐药性：全球监测报告（2014年最新版）。关于大肠杆菌、肺炎克雷伯菌、金黄色葡萄球菌、肺炎链球菌、非伤寒沙门氏菌属、志贺菌属、淋病奈瑟菌、TBC、疟疾、HIV、流感、侵入性念珠菌病的信息	世界卫生组织（WHO）
欧洲抗菌药物耐药监测网络（EARS-Net）	http://www.ecdc.europa.eu/en/activities/surveillance/EARS-Net/Pages/index.aspx	交互式数据库和监控报告（2012年最新版）。关于大肠杆菌、粪肠球菌、屎肠球菌、肺炎克雷伯菌、铜绿假单胞菌、金黄色葡萄球菌、肺炎链球菌的信息	欧洲疾病预防控制中心（ECDC）
抗生素/抗微生物药物耐药性	http://www.cdc.gov/drugresistance/index.html	耐药性、监视系统和教育项目	疾病控制和预防中心（CDC）
医疗保健相关感染（HAI）	http://www.cdc.gov/hai	耐药生物体、预防和控制、运动、实验室实践	疾病控制和预防中心（CDC）
全国抗微生物药物耐药监测系统（NARMS）肠道细菌	http://www.cdc.gov/narms/	肠道细菌分离株对人类的抗菌药物耐药性。交互式数据库和报告（最新一期2013）	疾病控制和预防中心的NARMS
国家肠道细菌耐药性监测系统NARMS	http://www.fda.gov/AnimalVeterinary/SafetyHealth/AntimicrobialResistance/NationalAntimicrobialResistanceMonitoringSystem/ucm059089.htm	零售肉类肠道细菌分离物中的抗菌素耐药性。出版物和报告（2011年最新一期）	美国食品和药物管理局（FDA）的NARMS
抗生素抗性储库（ROAR）网络	http://www.roarproject.org/	数据库访问需要注册。可获得年度论坛出版物	谨慎使用抗生素联盟（APUA）
欧洲抗菌消费网络监测（ESAC-Net）	http://www.ecdc.europa.eu/en/activities/surveillance/esac-net/pages/index.aspx	其中包括欧洲国家有趣的抗生素消费互动数据库	ECDC
淋病耐药性计划（GASP）	http://www.wpro.who.int/hiv/topics/gasp/en/	西太平洋地区淋球菌对抗生素耐药性的信息	WHO

标题/主题	网址	内容/目标	资源
欧洲抗菌素耐药监测（ESAR）	http://www.esbic.de/esbic/ind_esar.htm	该网站提供了整体耐药性的结果（自1999年以来未更新）	欧洲临床微生物学和传染病学会（ESCMID）
亚洲耐药性病原体监测网络（ANSORP）	http://www.ansorp.org/	提供抗生素耐药性的在线出版物	亚太传染病基金会（APFID）
抗菌素耐药性、菌血症	http://www.bsacsurv.org/	交互式数据库，包含呼吸道感染的抗微生物药物耐药性信息和菌血症信息	英国抗菌化疗协会——来自英国和爱尔兰的数据（BSAC）
世界疫病情报网	http://www.promedmail.org/?p=2400:1000	新兴传染病和毒素暴发的全球电子报告系统向所有来源开放	国际传染病学会（ISID）
全球抗生素耐药性伙伴关系（GARP）	http://www.cddep.org/map	包含多种病原体抗微生物药物耐药性信息的交互式数据库	疾病动态、经济和政策中心（CDDEP）——贝尔和梅林达盖茨基金会
抗生素耐药性管理（ARM）计划	http://www.armprogram.com/TrendCrystalReport.aspx?Region=National&OrganismID=1	包含粪肠球菌、屎肠球菌、金黄色葡萄球菌、肺炎链球菌、大肠杆菌、流感嗜血杆菌、奇异变形杆菌、铜绿假单胞菌的抗微生物剂抗性信息的交互式数据库	来自美国佛罗里达大学的数据

所有互联网地址最后在2014年9月评估。

4　关于抗菌素耐药性的主要国家互联网资源

在表91.2中，显示了15个代表性主要国家网络网页的目录，它们以互动数据库或作为年度监测报告的形式呈现耐药微生物的数据。我们可以验证表格中提供的网址是否容易获取，并且包含全面和有价值的抗微生物药物耐药信息。

表91.2　具有代表性的主要国家网络网页/网站摘要关于抗微生物药物耐药性的数据

国家	标题/主题	网页地址	信息来源	内容
澳大利亚	传染性疾病情报（CDI）杂志	http://www.health.gov.au/internet/main/publishing.nsf/Content/cda-pubs-cdicdiintro.htm	澳大利亚政府健康部门	载有澳大利亚传染病监测报告的电子期刊
加拿大	加拿大抗生素耐药监测综合计划（CIPARS）	http://www.phac-aspc.gc.ca/cipars-picra/pubs-eng.php	加拿大政府、加拿大公共卫生署	提供CIPARS年度报告（2011年最新一期）
加拿大	加拿大抗菌素耐药性联盟（CARA）	http://www.can-r.com/	医学微生物学和传染病协会（加拿大AMMI）、加拿大细菌监测网络（CBSN）、曼尼托巴大学等	交互式数据库，关于多种病原体抗微生物药物耐药性的信息
丹麦	丹麦综合抗菌素耐药监测和研究计划（DANMAP）	http://www.danmap.org/	Statens血清研究所	DANMAP年度报告（2012年最新版）
英国	耐药性监控网站	http://www.bsacsurv.org/	英国抗微生物化学疗法协会（BSAC）	专注于呼吸道感染和菌血症

901

（续表）

国家	标题/主题	网页地址	信息来源	内容
希腊	希腊监测抗微生物药物耐药性的系统（WHO NET希腊）	http://www.mednet.gr/whonet/	国家公共卫生学院（NSPH），希腊疾病控制和预防中心—卫生部（HCDCP）	互动数据库。
日本	传染病监测中心（IDSC）	http://idsc.nih.go.jp/index.html	日本国立传染病研究所（NIID）	感染者监测月报。
荷兰	NethMap	http://www.swab.nl/english	荷兰抗生素政策工作组（SWAB），国家公共卫生与环境研究所（RIVM）	关于消费抗菌剂和抗微生物药物耐药性的报告（2014年最新一期）
新西兰	公共卫生监测—抗菌素耐药性	https://surv.esr.cri.nz/antimicrobial/antimicrobial_resistance.php	新西兰卫生部环境科学与研究所（ESR）	关于多种病原体抗微生物药物耐药性的报告
挪威	NORM抗菌药物耐药监测计划	http://www.vetinst.no/eng/Publications/NORM-NORM-VET-Report	挪威北部大学医院公共卫生研究所	关于消费抗菌剂和抗微生物药物耐药性的报告（2012年最新版）/
菲律宾	抗菌素耐药监测计划	http://www.ritm.gov.ph/	菲律宾卫生部热带医学研究所（RITM）	关于多种病原体抗微生物药物耐药性的报告（最新一期，2013年）
俄国	俄罗斯的抗菌素耐药性	http://www.antibiotic.ru/index.php?doc=73	斯摩棱斯克州立医学院（SSMA）抗菌化疗研究所（IAC），俄罗斯联邦卫生部，地区间临床微生物学和抗微生物化疗协会（IACMAC）	提供有关院内和社区获得性病原体耐药性的信息（自2004年以来未更新）
瑞典	瑞典合理使用抗菌剂和抗药性监测战略计划（STRAMA）	http://en.strama.se/dyn//,92,4.html	瑞典抗生素参考组织（SRGA），医疗产品局，国家健康和福利委员会，瑞典传染病控制研究所（SMI）等	提供监视数据并链接到交互式数据库
泰国	泰国国家抗菌素耐药监测中心（NARST）	http://narst.dmsc.moph.go.th/	泰国国家卫生研究所	关于多种病原体抗微生物药物耐药性的报告（最新一期，2014年）
美国	疾控中心监视系统	http://www.cdc.gov/drugresistance/surveillance.html	疾病控制和预防中心（CDC）、卫生、人类服务部	美国国家监视系统的链接和出版物

注：各国按字母顺序排列。所有互联网地址的评估于2014年9月完成。

5　关于抗菌素耐药性的主要网络链接

在表91.3中，提供了7个主要网络的网页/网站，为进行抗菌药物耐药性研究和/或建议感染控制以及谨慎使用抗生素的国际生物体/协会提供许多有价值的网络链接。我们访问了该表中包含的每个链接，并确认它们包含与抗菌素耐药性领域相关的信息。

表91.3　提供有关抗微生物药物耐药性的重要网络链接的主要网络网页/网站摘要

标题/主题	网址	内容/目标	资源
抗生素/抗微生物药物耐药相关的环节	http://www.cdc.gov/drugresistance/resources.html	美国国内和国际抗菌素耐药性广泛的链接列表	CDC（疾病控制和预防中心）

（续表）

标题/主题	网址	内容/目标	资源
有机体和特定疾病问题/链接	http://www.who.int/medicines/areas/rational_use/DC_Organism_or_Disease_Specific_Issues/en	包含按疾病和病原体类型分类信息的网站链接	世卫组织（世界卫生组织）
关于抗微生物药物耐药性的国家/国际网络	http://www.ecdc.europa.eu/en/activities/surveillance/EARS-Net/external_sites/Pages/external_sites.aspx	提供与抗生素耐药性的欧洲国家和国际网络网页的链接	ECDC（欧洲疾病预防控制中心）
抗菌素耐药性	https://www.gov.uk/government/collections/antimicrobial-resistance-amr-informationand-resources#tools-and-resources	相关主题和链接	英格兰公共卫生部/卫生部/英国政府
北欧临床微生物学和传染病学会（NSCMID）	http://nscmid.org/links	研究抗菌素耐药性的斯堪德纳维亚和其他国际组织的链接	NSCMID
相关传染病监测链接	http://www.health.gov.au/internet/main/publishing.nsf/Content/cda-cdilinks.htm	链接到传染病监测网站	澳大利亚政府健康和老龄部门
ReAct参考库	http://www.reactgroup.org/resource-center/6-reference_library	关于耐药性数据的科学文章和评论的链接	对抗生素耐药性的反应—作用

注：所有互联网地址的评估于2014年9月完成。

6　选择相关互联网资源的局限性

我们努力的目标是为临床医生和研究人员提供立即访问万维网资源集合的资源，其中包括有关世界各地患者临床分离株的抗微生物药物耐药模式的最新信息。我们承认，我们列出的清单并非详尽无遗。相反，它们应该被视为相关的万维网资源的一个子集，其中包括关于抗微生物药物耐药性的现成信息。

我们需要强调，许多国家抗菌药物耐药监测项目的重要性，这些监测项目正在监测每个国家边界内患者的临床分离株的耐药模式。调查人员与其中一些项目有关，在科学出版物中报告了其国家级数据。此外，与这些努力相关的少数数据也包含在区域网站中。尽管每个国家的国家抗微生物监视网络各个网站的介绍都很有价值，但它被认为超出了本项目的范围。

我们认为，应当鼓励和支持财政支持努力不断更新报告抗菌素耐药监测研究结果的数据库信息。由于耐多药的病原体导致感染的死亡率太高，以至于无法忽视各类抗菌素耐药性研究的重要性。

7　总结

现代技术的进步，包括互联网和万维网的发展，使临床医生和研究人员有机会迅速获得各种科学领域不断更新的信息。我们试图编制一份万维网来源的抗菌药物耐药性监测研究资料清单，这可能对从业人员特别是传染病专家以及对抗微生物药物耐药性领域具有研究兴趣的科学家有利用价值。

参考文献

［1］ Falagas ME, Karveli EA. World Wide Web resources on antimicrobial resistance. Clin Infect Dis. 2006; 43（5）: 630-3.

［2］ Zhang R, Eggleston K, Rotimi V, et al. Antibiotic resistance as a global threat: evidence from China, Kuwait and the United States. Global Health. 2006; 2: 6.

［3］ Falagas ME, Bliziotis IA, Siempos II. Attributable mortality of Acinetobacter baumannii infections in critically ill patients: a systematic review of matched cohort and case-control studies. Crit Care. 2006; 10（2）: R48.

［4］ Ang JY, Ezike E, Asmar BI. Antibacterial resistance. Indian J Pediatr. 2004; 71: 229-39.

［5］ Myrianthefs PM, Kalafati M, Samara I, et al. Nosocomial pneumonia. Crit Care Nurs Q. 2004; 27: 241-57.

［6］ Tacconelli E, Cataldo MA, Dancer SJ, et al. ESCMID guidelines for the management of the infection control measures to reduce transmission of multidrug-resistant Gram-negative bacteria in hospitalized patients. Clin Microbiol Infect. 2014; 20 Suppl 1: 1-55.

［7］ Boucher HW, Talbot GH, Bradley JS, et al. Bad bugs, no drugs: no ESKAPE! An update from the Infectious Diseases Society of America. Clin Infect Dis. 2009; 48（1）: 1-12.

［8］ Fishman N, et al. Policy statement on antimicrobial stewardship by the Society for Healthcare Epidemiology of America（SHEA）, the Infectious Diseases Society of America（IDSA）, and the Pediatric Infectious Diseases Society（PIDS）. Infect Control Hosp Epidemiol. 2012; 33（4）: 322-7.

［9］ Stryjewski ME, Corey GR. Methicillin-resistant Staphylococcus aureus: an evolving pathogen. Clin Infect Dis. 2014; 58 Suppl 1: S10-9.

［10］ Reinert RR. The public health ramifications of pneumococcal resistance. Clin Microbiol Infect. 2009; 15 Suppl 3: 1-3.

［11］ Karaiskos I, Giamarellou H. Multidrug-resistant and extensively drug-resistant Gram-negative pathogens: current and emerging therapeutic approaches. Expert Opin Pharmacother. 2014; 15（10）: 1351-70.

［12］ Thomson JM, Bonomo RA. The threat of antibiotic resistance in Gram-negative pathogenic bacteria: beta-lactams in peril! Curr Opin Microbiol. 2005; 8: 518-24.

［13］ Peterson LR. Squeezing the antibiotic balloon: the impact of antimicrobial classes on emerging resistance. Clin Microbiol Infect. 2005; 11 Suppl 5: 4-16.

［14］ Moran GJ, Krishnadasan A, Gorwitz RJ, Fosheim GE, McDougal LK, Carey RB, Talan DA, EMERGEncy ID Net Study Group. Methicillin-resistant S. aureus infections among patients in the emergency department. N Engl J Med. 2006; 355（7）: 666-74.

［15］ Otto M. Community-associated MRSA: what makes them special? Int J Med Microbiol. 2013; 303（6-7）: 324-30.

［16］ Michalopoulos A, Falagas ME. Treatment of acinetobacter infections. Expert Opin Pharmacother. 2010; 11（5）: 779-88.

［17］ Barboza P, Vaillant L, Le Strat Y, Hartley DM, Nelson NP, et al. Factors influencing performance of internet-based biosurveillance systems used in epidemic intelligence for early detection of infectious diseases outbreaks. PLoS One. 2014; 9（3）: e90536.